KLINISCHE RADIOLOGIE

Diagnostik mit bildgebenden Verfahren

Herausgegeben von F.H.W. Heuck

Springer
Berlin
Heidelberg
New York
Barcelona
Budapest
Hongkong
London
Mailand
Paris
Santa Clara
Singapur
Tokio

ARTERIEN UND VENEN

Diagnostik mit bildgebenden Verfahren

Herausgegeben von

E. Zeitler

Mit einem Vorwort von

F.H.W. Heuck

Bearbeitet von

K. Alexander · I.P. Arlart · I. Bär · S. Beyer-Enke · K. Breddin · W. Brockhaus
P. Capasso · K. Detmar · R.F. Dondelinger · E. Egner · A. Gerlach · H. Haid
H. Heidrich · T. Heimig · F.H.W. Heuck · R. Hildebrandt · V. Hoffmann
M. Jünger · G.W. Kauffmann · B. Kraus-Huonder · B. Kramann
A. Kriessmann · W. Loeffler · H.-U. Markmann · M. Martin · K. Mathias
D. Neuerburg-Heusler · M. Oldendorf · K.J. Pfeifer · A.R. Pries · D. Raithel
E.-I. Richter · H. Rieger · W. Ritter · S. Roman · F. Schenk · H.E. Schmitt
C. Schunn · A.L. Strauss · G. Trotteur · G. Trübestein · J. Weber
K. Wolschendorf · E. Zeitler

Mit 493 zum Teil farbigen Abbildungen in 793 Einzeldarstellungen
und 92 Tabellen

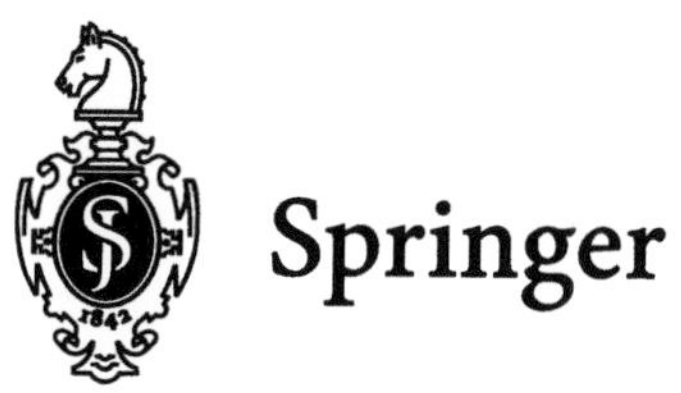

Springer

ZEITLER, E., Professor Dr. med, Direktor emeritus
Klinikum Nürnberg-Nord
Flurstraße 17, 90340 Nürnberg, Deutschland

ISBN-13: 978-3-642-64380-4 Springer-Verlag Berlin Heidelberg New York

Die Deutsche Bibliothek – CIP-Einheitsaufnahme
Klinische Radiologie: Diagnostik mit bildgebenden Verfahren/
hrsg. von F. H. W. Heuck. – Berlin; Heidelberg; New York;
Barcelona; Budapest; Hongkong; London; Mailand; Paris;
Santa Clara; Singapur; Tokio; Springer.
NE: Heuck, Friedrich [Hrsg.]
Arterien und Venen/hrsg. von E. Zeitler. Mit einem Vorw.
von Friedrich H. W. Heuck. – 1997

ISBN-13: 978-3-642-64380-4 e-ISBN-13: 978-3-642-60381-5

DOI: 10.1007/978-3-642-60381-5

NE: Zeitler, Eberhard [Hrsg.]

Softcover reprint of the hardcover 1st edition 1997

Umschlaggestaltung: Design & Production GmbH, Heidelberg

Herstellung: P. Venkateswara Rao

Satz: Scientific Publishing Services (P) Ltd, Madras

SPIN: 10472885 21/3135/SPS – 5 4 3 2 1 0 – Gedruckt auf säurefreiem Papier

Mitarbeiterverzeichnis

ALEXANDER, K., Prof. Dr. med.
Medizinische Hochschule Hannover
Zentrum für Innere Medizin und Dermatologie, Abteilung Angiologie
Konstanty-Gutschow-Str. 8, 30625 Hannover, Deutschland

ARLART, I.P., Prof. Dr. med.
Katharinenhospital, Radiologisches Institut Stuttgart
Kriegsbergstr. 60, 70174 Stuttgart, Deutschland

BÄR, I., Dr. med.
Klinikum Nürnberg-Süd
Abteilung für Diagnostische und Interventionelle Radiologie
Breslauer Str. 201, 90471 Nürnberg, Deutschland

BEYER-ENKE, S., Dr. med.
Klinikum Nürnberg-Nord, Zentrum für Radiologie
Abteilung Radiologische Diagnostik
Flurstr. 17, 90340 Nürnberg, Deutschland

BREDDIN, K., Prof. Dr. med.
Zentrum für Innere Medizin, Abteilung für Angiologie
Theodor-Stern-Kai 7, 60596 Frankfurt, Deutschland

BROCKHAUS, W., Dr. med.
Klinikum Nürnberg-Süd, Medizinische Klinik 7
Hämostaseologie, Hämatologie und Angiologie
Breslauer Str. 201, 90471 Nürnberg, Deutschland

CAPASSO, P., Dr. med.
Centre Hospitalier Universitaire de Liège, Service d'Imagerie Medicale
Domaine Universitaire du Sart Tilman – B.35, 4000 Liège 1, Belgien

DETMAR, K., Dr. med.
Klinikum Nürnberg-Nord, Institut für Interventionelle und Diagnostische Radiologie
Flurstr. 17, 90340 Nürnberg, Deutschland

DONDELINGER, R.F., Prof. Dr. med.
Centre Hospitalier Universitaire de Liège, Service d'Imagerie Medicale
Domaine Universitaire du Sart Tilman – B.35, 4000 Liège 1, Belgien

EGNER, E., Dr. med.
Katharinenhospital, Pathologisches Institut
Kriegsbergstr. 60, 70174 Stuttgart, Deutschland

GERLACH, A., Dr. med.
Katharinenhospital, Zentrum für Radiologie, Radiologisches Institut
Kriegsbergstr. 60, 70174 Stuttgart, Deutschland

HAID, H., Dr. med.
Haderunstr. 25, 81375 München, Deutschland

HEIDRICH, H., Priv.-Doz. Dr. med.
Franziskuskrankenhaus, Innere Abteilung
Budapester Str. 15–19, 10787 Berlin, Deutschland

HEIMIG, T., Dr. med.
Herz-Jesu-Krankenhaus
Hauptstr. 55, 51789 Lindlar, Deutschland

HEUCK, F.H.W., Prof. Dr. med.
Hermann-Kurz-Str. 5, 70192 Stuttgart, Deutschland

HILDEBRANDT, R., Dr. med.
Klinikum Nürnberg-Nord, Institut für Interventionelle und Diagnostische Radiologie
Flurstr. 17, 90340 Nürnberg, Deutschland

HOFFMANN, V., Dr. med.
Radiologische Klinik der Universität Heidelberg, Abteilung Radiodiagnostik
Im Neuenheimer Feld 110, 69120 Heidelberg, Deutschland

JÜNGER, M., Dr. med.
Universitäts-Hautklinik, Angiologie
Liebermeisterstr. 25, 72076 Tübingen, Deutschland

KAUFFMANN, G.W., Prof. Dr. med.
Radiologische Klinik der Universität Heidelberg, Abteilung Radiodiagnostik
Im Neuenheimer Feld 110, 69120 Heidelberg, Deutschland

KRAUS-HUONDER, B., Prof. Dr. med.
Katharinenhospital, Pathologisches Institut
Kriegsbergstr. 60, 70174 Stuttgart, Deutschland

KRAMANN, B., Prof. Dr. med.
Radiologische Klinik der Universität des Saarlandes, Abteilung Radiodiagnostik
66424 Homburg, Deutschland

KRIESSMANN, A., Prof. Dr. med.
Städtische Krankenanstalten Esslingen am Neckar
Hirschlandstr. 97, 73730 Esslingen, Deutschland

LOEFFLER, W.
Siemens AG, Medizinische Technik
Henkestr. 127, 91052 Erlangen, Deutschland

MARKMANN, H.-U., Dr. med.
Marienhospital, Institut für Pathologie
Böheimstr. 37, 70178 Stuttgart, Deutschland

Martin, M., Prof. Dr. med.
Städtische Kliniken Duisburg, Klinikum Kalkweg
Zu den Rehwiesen 9, 47055 Duisburg, Deutschland

Mathias, K., Prof. Dr. med.
Städtische Kliniken Dortmund, Institut für Strahlendiagnostik
Akademisches Lehrkrankenhaus
Beurhausstr. 40, 44137 Dortmund, Deutschland

Neuerburg-Heusler, D., Dr. med.
Goethestr. 68, 50968 Köln, Deutschland

Oldendorf, M., Dr. med.
Klinikum Nürnberg-Nord, Institut für Diagnostische und Interventionelle Radiologie
Abteilung Radiologische Diagnostik
Flurstr. 17, 90340 Nürnberg, Deutschland

Pfeifer, K.J., Prof. Dr. med.
Chirurgische Klinik und Poliklinik der LMU München
Klinikum Innenstadt, Röntgenabteilung
Nußbaumstr. 20, 80336 München, Deutschland

Pries, A.R., Prof. Dr. med.
Freie Universität Berlin, Institut für Physiologie
Arnimallee 22, 14195 Berlin, Deutschland

Raithel, D., Prof. Dr. med.
Klinikum Nürnberg-Süd, Klinik für Gefäßchirurgie
Breslauer Str. 201, 90471 Nürnberg, Deutschland

Richter, E.-I., Dr. med.
Klinikum Nürnberg-Nord, Institut für Diagnostische und Interventionelle Radiologie
Flurstr. 17, 90340 Nürnberg, Deutschland

Rieger, H.
Aggertalklinik, Schwerpunktklinik für Gefäßerkrankungen
51766 Engelskirchen, Deutschland

Ritter, W., Dr. med.
Klinikum Nürnberg-Süd
Abteilung für Diagnostische und Interventionelle Radiologie
Breslauer Str. 201, 90471 Nürnberg, Deutschland

Schenk F., Dr.
Chirurgische Klinik und Poliklinik der LMU München
Klinikum Innenstadt, Röntgenabteilung
Nußbaumstr. 20, 80336 München, Deutschland

Roman, S., Dr. med.
Avenue Roosevelt 9, 57800 Freyming-Merlebach, Frankreich

Schmitt, H.E., Prof. Dr. med.
Universität Basel/Kantonsspital, Departement Medizinische Radiologie
Institut für Diagnostische Radiologie
4031 Basel, Schweiz

SCHUNN, C., Dr. med.
Klinikum Nürnberg-Süd, Klinik für Gefäßchirurgie
Breslauer Str. 201, 90471 Nürnberg, Deutschland

STRAUSS, A.L., Dr. med.
Aggertalklinik, Schwerpunktklinik für Gefäßerkrankungen
51766 Engelskirchen, Deutschland

TROTTEUR, G., Dr. med.
Centre Hospitalier Universitaire de Liège, Service d'Imagerie Medicale
Domaine Universitaire du Sart Tilman – B.35, 4000 Liège 1, Belgien

TRÜBESTEIN, G., Prof. Dr. med.
Spessart-Klinik Bad Orb, Klinik für Herz-Kreislauferkrankungen
und Erkrankungen des Bewegungsapparates
Würzburger Str. 7–11, 63619 Bad Orb, Deutschland

WEBER, J., Prof. Dr. med.
Krankenhaus Rissen der DRK-Schwesternschaft Hamburg GmbH,
Institut für Röntgendiagnostik und Interventionelle Radiologie
Suurheid 20, 22559 Hamburg, Deutschland

WOLSCHENDORF, K., Prof. Dr. med.
Christian-Albrechts-Universität Kiel, Institut für Angewandte Physik
24098 Kiel, Deutschland

ZEITLER, E., Prof. Dr. med.
Klinikum Nürnberg-Nord
Flurstr. 17, 90340 Nürnberg, Deutschland

Gewidmet meiner Frau Christine Zeitler
und
Gabriele
Andreas
Katrin
und
Fabian
Sarah
Lena
Leo

Auch in den Wissenschaften kann man eigentlich nicht alles wissen, es will immer *getan* sein.

(Frei nach J.W. von Goethe)

Vorwort

Der vorliegende Band der klinischen Radiologie von Arterien und Venen wurde von Eberhard Zeitler unter Berücksichtigung interventioneller Methoden zusammengestellt und herausgegeben. Er umfaßt sein klinisches und wissenschaftliches Lebenswerk, das sich vorrangig mit der Erkennung und Behandlung von Gefäßerkrankungen beschäftigt hat. Der Inhalt des Bandes ebenso wie der berufliche Weg von Eberhard Zeitler machen das stets von Optimismus getragene Bemühen um die immer notwendige interdisziplinäre Zusammenarbeit in Klinik und Praxis deutlich. Seine reichen Kenntnisse und Erfahrungen hat er in West und Ost bereitwillig zur Verfügung gestellt.

Bereits während der Weiterbildung zum Facharzt an der Martin-Luther-Universität in Halle konnte Eberhard Zeitler an der Arbeitsstätte von Max Ratschow die wichtigen Aufgaben der Radiologie bei der Erkennung und Behandlung von Gefäßerkrankungen kennenlernen. Als Oberarzt am Institut für klinische Strahlenkunde des Klinikums der Johann-Gutenberg-Universität zu Mainz unter dem damaligen Direktor Lothar Diethelm beschäftigte er sich wissenschaftlich mit der postmortalen Angiographie der Herz- und Lebergefäße, um die Grundlagen für experimentelle Studien zu erarbeiten. Unter seiner Leitung wurde die Koronarangiographie in der 1967 eröffneten Spezialklinik für Gefäßkrankheiten in Engelskirchen bei Köln (Aggertal-Klinik) systematisch eingesetzt. In dieser „hohen Schule der Angiologie" wurden mit W. Schoop, I. Schmidtke und M. Martin neue Behandlungsverfahren entwickelt, etwa das Prinzip der intravenösen und der intraarteriellen Thrombolyse, die Angioplastie (PTA) und die aszendierende Phlebographie. Beste Voraussetzungen zur Weiterentwicklung und Verbesserung der interventionellen Radiologie fand er am Klinikum Nürnberg vor, da ihm dort als Direktor der Radiodiagnostischen Abteilung im Radiologischen Zentrum ab 1976 eine Bettenstation zur Verfügung stand. Eine erfolgreiche, interdisziplinäre Kooperation mit der Gefäßchirurgie und allen Fachgebieten dieses großen Klinikums brachten beachtliche Fortschritte und Erfolge, die weltweit Anerkennung gefunden haben. So wurde Eberhard Zeitler als Mitherausgeber der internationalen Fachzeitschrift *Cardiovascular and Interventional Radiology* (Springer-Verlag) ein Begründer der „Arbeitsgemeinschaft Interventionelle Radiologie" und der Fachgesellschaft „Cardiovascular and Interventional Radiological Society of Europe", deren Jahreskongreß er 1979 leitete und die ihn zum „Distinguished Fellow" ernannt hat. Nationale und internationale Anerkennungen wie die Grashey-Medaille der Bayerischen Röntgengesellschaft, die Albers-Schönberg-Medaille der Deutschen Röntgengesellschaft, die Boris-Rajewsky-Medaille der „Association Européenne de Radiologie", die Goldmedaille der japanischen „Society of Cardiovascular and Interventional Radiology", Ehrenmitgliedschaften in mehreren nationalen Gesellschaften für Radiologie sowie der Schweizer und der Deutschen Gesellschaft für Angiologie blieben nicht aus.

Der vorliegende Band berücksichtigt als Grundlage zur Gefäßdiagnostik mit den Methoden der Radiologie die pathologische Anatomie von Gefäßerkrankungen und erläutert wichtige therapeutische Möglichkeiten, unter denen die interventionellen Verfahren der Radiologie einen hervorragenden Platz einnehmen. So finden hier nicht nur Radiologen, Angiologen und Gefäßchirurgen, sondern alle Fachgebiete der klinischen Medizin fundierte Informationen über Gefäßkrankheiten und deren Folgen, die in den sog. Kulturnationen eine deutliche Zunahme erkennen lassen und damit auch gesundheitspolitisch Bedeutung erlangt haben. Damit wird dieser Band jedem Arzt, der sich mit den verschiedenartigen Erkrankungen des Gefäßsystems beschäftigt, eine wertvolle Hilfe bei der täglichen Arbeit sein.

F.H.W. HEUCK

Inhaltsverzeichnis

Einführung

E. ZEITLER

Die sich immer weiter „zivilisierende“ Menschheit hat in den sogenannten hochentwickelten Ländern mittels qualifizierter Wohn-, Wasser- und Nahrungsmittelhygiene, Impfungen und Antibiotika die Risiken, an Infektionskrankheiten im Kindes- oder jungen Erwachsenenalter zu sterben, ganz wesentlich verringert. Als Ergebnis hiervon hat sich die Lebenserwartung der Menschen deutlich verlängert.

Heute und in absehbarer Zukunft sind dagegen Gefäßkrankheiten sowie Malignome, gefolgt von Unfallfolgen, die häufigsten Ursachen für Krankheit, Frühinvalidität und Ableben bereits vor dem durchschnittlich zu erwartenden Lebensalter.

Die gemeinsame Verantwortung aller Ärzte mit unterschiedlicher fachärztlicher Qualifikation und anderer Gesundheitsberufe besteht darin, sachkundig und interdisziplinär immer wieder neu zu prüfen, welcher Diagnoseweg erfolgreich, schnell und wirtschaftlich zu einer therapierelevanten Krankheitserkennung führt. Der Weg, der ohne Umwege zu schneller Therapie des Leidens mit Heilung, Linderung oder Beseitigung der Beschwerden führt, ist in der Regel der beste.

Die Verfahren der diagnostischen Radiologie zur Erkennung von Gefäßkrankheiten in allen Körperbereichen haben sich in den letzten 20 Jahren so verändert, daß Ängste der Patienten vor ihrem Einsatz unbegründet sind. Die Fortschritte der letzten Jahrzehnte darzustellen sowie aus der Diagnose mit bildgebenden Systemen richtungsweisend die geeignete Therapie abzuleiten, ist ein Anliegen der Beiträge dieses Bandes.

Der Radiologe und die Ärzte anderer Fachdisziplinen, die Gefäßkrankheiten diagnostizieren wollen, müssen die Grundlagen der Pathologie und Pathophysiologie des Gefäßsystems sowie auch die Wertigkeit nichtinvasiver und invasiver Diagnoseverfahren kennen. Dies bedeutet, daß einfache klinische Untersuchungsverfahren – wie Erhebung des Pulsstatus, Bestimmung der Blutdruckwerte mit der Dopplertechnik – selbstverständlich zum Arbeitsgebiet des Radiologen gehören. Darüber hinaus sind die Ergebnisse funktionsanalytischer Untersuchungsverfahren wie Laufbandergometrie und belastungsabhängige nuklearmedizinische Untersuchungsverfahren sinnvoll in den ökonomischen Untersuchungsablauf einzubauen.

Die Untersuchungsverfahren der arteriellen und venösen Gefäße mit Kontrastmittel haben die morphologischen Grundlagen aller Krankheiten erschlossen und am wachen, nicht-narkotisierten Patienten zweifelsfrei erkennbar gemacht. Die Venen können in weiten Bereichen hinreichend sicher mit der Duplexsonographie analysiert werden, und die klassische aszendierende Beinphlebographie ist zunehmend erst für die Therapieplanung und bei Rezidivvarikose von entscheidender Bedeutung. Auch bei Verdacht auf akute Phlebothrombose der tiefen Bein- und Beckenvenen ist, zum sicheren Nachweis thrombotischer Verschlüsse oder zum sicheren Ausschluß, die Duplexsonographie – bevorzugt unter Verwendung der farbkodierten Verfahren – ausreichend, um eine Therapieentscheidung vorzubereiten. Bei unklarem Ergebnis der Duplexsonographie und vor wesentlichen Therapieentscheidungen ist jedoch die Phlebographie mit ihren Möglichkeiten der Darstellung des tiefen und oberflächlichen Venensystems Grundlage für eine optimierte Behandlung.

Die Indikation zur arteriellen Angiographie erfährt zur Zeit ebenfalls eine zunehmende Einschränkung durch die Duplexsonographie auf der einen Seite und die schnellen Schnittbildverfahren wie Computer- und Kernspintomographie auf der anderen. Diese digitalen Angiographietechniken haben unterschiedliche Vor- und Nachteile. Ihre Vorteile sind die sekundäre, dreidimensionale Rekonstruktion der axialen Schnittbilder. In gleicher Weise wie die klassische arterielle Angiographie mit traditioneller oder digitaler Technik benötigt auch die Spiral-CT zur Gefäßdarstellung jodhaltige, gut verträgliche und wenig toxische Kontrastmittel. Die nichtionischen jodhaltigen, monomeren oder dimeren Kontrastmittel haben eine sehr geringe Toxizität, sind gut verträglich, setzen aber die konsequente Erhebung einer Allergieanamnese voraus, damit eine erforderliche medikamentöse Vorbehandlung eingeleitet werden kann oder eine bildgebende Diagnostik erfolgt, die keine jodhaltigen Kontrastmittel erforderlich macht. Dies gelingt mit der digitalen Subtraktionsangiographie mit CO_2 und der gleichen apparativen Ausrüstung oder mit der MR-Angiographie, welche – bei entsprechender Software – völlig ohne Kontrastmittel durchführbar ist. Sie kann auch kontrastmittelverstärkt mit einem gadoliniumhaltigen Kontrastmittel (z.B. Magnevist) durchgeführt werden. Da die gadoliniumhaltigen Kontrastmittel zur Kernspintomographie eine wesentlich geringere Toxizität haben und seltener Unverträglichkeitsreaktionen auftreten, wird diese Alternative zunehmend an Bedeutung gewinnen. Dies führt zu einer Risikoreduzierung bei Patienten mit Verdacht auf Hyperthyreose oder Niereninsuffizienz. In beiden Fällen können die CO_2-Angiographie, die MR-Angiographie und die Duplexsonographie zum Einsatz kommen.

Die erkennbare Entwicklung wird eine zunehmende Differenzierung beim Einsatz der verschiedenen bildgebenden Verfahren auch aus ökonomischer Sicht erforderlich machen. Die Vorteile der Kernspintomographie bestehen darin, daß sie ohne jodhaltige Kontrastmittel, ohne Röntgenstrahlen und ohne Kathetertechnik – also ohne jegliche Invasivität – die weitaus meisten arteriellen und venösen Gefäßbereiche morphologisch darzustellen vermag. Einschränkend wirkt sich derzeit noch ihre nicht flächendeckende Verfügbarkeit aus. Dies kann sich aber rasch ändern. Die Angiographie hat jedoch zur Zeit immer noch das höchste Auflösungsvermögen, und die Kosten sind gering.

Für die Planung differenzierter chirurgischer oder interventioneller Behandlungskonzepte unter Röntgendurchleuchtungskontrolle, im Sinne einer minimal-invasiven Therapie, ist und bleibt die Röntgenangiographie zunächst nicht ersetzbar. Die heutigen, optimierten Möglichkeiten der Bildverstärker-Fernseh-Röntgendurchleuchtung haben die Strahlenexposition für Patient und Arzt nachhaltig reduziert. Man kann von einer Reduktion der „Strahlenbelastung" des meist älteren Patienten bei der Angiographie bei gleichem Zeitbedarf um den Faktor 4 ausgehen. Bei den Verfahren der interventionellen Radiologie kann durch bewußten Einsatz der technischen Hilfsmittel ein immer wieder diskutiertes Risiko durch Strahlenexposition weitgehend vermindert werden. Da die neuen Angiographieeinheiten Vorfilterung, gepulste Durchleuchtung und Blendeneinstellung während des „last image hold" ermöglichen, ist die intratherapeutische Angiographie im Röntgenangiographieraum hinsichtlich der Ortsauflösung und der Möglichkeit multipler Projektionen und der Nachverarbeitung nicht nur qualitativ besser als der Einsatz von Röntgengeräten im Operationssaal.

Die Verfahren der operativen und konservativen Therapie muß der sich mit Gefäßkrankheiten beschäftigende Radiologe ebenfalls kennen, um ein gleichwertiger Gesprächspartner für den Angiologen und Gefäßchirurgen, für den Phlebologen und Venenchirurgen, für Allgemeinärzte, Kardiologen und Neuro- sowie Allgemeinchirurgen zu sein, vor allem im Interesse des Patienten.

Es ist daher das Anliegen dieses Buches, allen Radiologen und Fachärzten, die sich mit Gefäßerkrankungen befassen, die Möglichkeiten aufzuzeigen, welche die moderne Diagnostik von Gefäßerkrankungen und die interventionelle Radiologie zu bieten vermag. Dabei wird im Spezialfall gezielt auf weitere Fachliteratur verwiesen.

Trotz verschiedener interdisziplinärer Aufgaben hat der Radiologe, der sich speziell mit Gefäßerkrankungen oder mit der Neuroradiologie beschäftigt, das Spektrum der häufigen Verfahren der interventionellen Radiologie zu beherrschen und ihre Grenzen zu kennen. Ganz wesentlich sind dabei die Verfahren der Gefäßrekanalisation (perkutane Thrombusaspiration, Ballonangioplastie, mechanische und pharmakologische lokale Thrombolyse, Stentimplantation), der Gefäßokklusion (Ballonokklusion, Sklerotherapie, Embolisation mit Spiralen, Gewebeklebern und anderen Embolisaten, Chemoembolisation) sowie der mechanischen Lungenembolieprophylaxe mittels Cava-Filter und der Fremdkörperextraktion.

Der Radiologe als sach- und fachkundiger Arzt hat die volle Verantwortung für den diagnostischen und interventionell-therapeutischen Eingriff. Ihm obliegt daher auch die Entscheidung über Aufklärung und Information des Patienten sowie die medikamentöse Zusatztherapie vor, während und nach dem Eingriff. Besondere Probleme sind fachübergreifend vorher jeweils zu klären, und der Patient ist darüber zu informieren. Letzteres gilt insbesondere bei kombinierten Behandlungsverfahren, wie Operation und Angioplastie, systemische Thrombolyse und Ballonangioplastie.

Unter diesen Aspekten kann kein Zweifel mehr bestehen, daß die diagnostische und interventionelle Radiologie eine eigenständige klinische Fachrichtung ist, die über eigene Betten verfügen und volle klinische Vor- und Nachsorge betreiben muß, wie dies bei anderen – „auch operativen" – Fächern selbstverständlich ist. Patientensicherheit, ärztliche Qualifikation und Wirtschaftlichkeit begründen diesen Standpunkt, wie die erfolgreiche Praxis der interventionellen Radiologie und kardiovaskulären Radiologie in nunmehr 30 Jahren bewiesen hat.

Bei der Gestaltung dieser „Angiologie für Radiologen" haben hervorragend qualifizierte Kollegen ganz entscheidende Beiträge geleistet. Da das Ziel aller Mitautoren eine klinische, patientenorientierte Weiterentwicklung des Fachgebietes Radiologie ist, waren in dem Band Überschneidungen und auch Wiederholungen nicht zu vermeiden. Ich gehe davon aus, daß dies nicht von Nachteil ist.

Allen, die zum Gelingen beigetragen haben, gilt mein besonderer Dank. Dieser Dank geht sowohl an den hochverdienten und engagierten Herausgeber der Buchreihe „Klinische Radiologie", Friedrich Heuck, als auch an jeden Mitautor und seine Helfer. Persönlich danke ich sowohl meinen Sekretärinnen Frau Groschner und Frau Usinger als auch Herrn Richard, der mich bei der Gestaltung von Abbildungen und Tabellen graphisch unterstützt hat. Dem Springer-Verlag danke ich für die sehr angenehme Mitwirkung bei der Buchgestaltung, -bearbeitung und Drucklegung. Persönlich geht dabei mein Dank an Frau Davis, Frau Rück und Frau Meyer-Schlichtmann.

Nachhaltig möchte ich darauf hinweisen, daß sich die Radiologie – neben Servicefunktion für alle Fachrichtungen – zu einer klinischen und poliklinischen, wenn nötig auch bettenführenden Fachrichtung weiterentwickeln muß. Nur so kann sie stärker bei der Kostensenkung und der Reduktion der Strahlenexposition mitwirken.

Dies alles will vor allem nicht nur gedacht, sondern auch reell bei jedem Patienten und ganzheitlich im Kontext der vielen medizinischen Fachrichtungen umgesetzt werden. Keine Organisationsform muß ewigen Bestand haben.

Basisliteratur

Abrams H (1983) Angiography, vol 3, 3rd edn. Little, Brown & Co, Boston

Alexander K (1994) Gefäßkrankheiten. Urban & Schwarzenberg, München Wien Baltimore

Dondelinger RF, Rossi P, Kurdziel JC, Wallace S (1990) Interventional radiology. Thieme, Stuttgart New York

Günther RW, Thelen M (1988) Interventionelle Radiologie. Thieme, Stuttgart

Schoop W (1988) Praktische Angiologie. Thieme, Stuttgart

Weber J, May R (1990) Phlebographie. Thieme, Stuttgart

Wenz W (1972) Abdominale Angiographie. Springer, Berlin Heidelberg New York

Wenz W, Beduhn D (1976) Extremitätenarteriographie. Springer, Berlin Heidelberg New York

Allgemeine Grundlagen

1 Grundlagen der Pathomorphologie der Blutgefäße

E. EGNER, B. KRAUS-HUONDER und H.-U. MARKMANN

INHALT

1.1 Orthologe embryonale Entwicklung des Gefäßsystems

H.-U. MARKMANN

Die Angiogenese beginnt am 13.–15. Entwicklungstag des Embryo im extraembryonalen Mesoderm von Dottersack, Chorion und Allantois, erst kurze Zeit später im Embryo selbst. Nach Bildung kompakter, mesenchymaler Zellhaufen und stränge und Differenzierung der Mesenchymzellen zu Angioblasten entstehen innerhalb dieser sog. Blutinseln schrittweise endothelial ausgekleidete Hohlräume, die später zu einem ersten einfachen Kanalsystem anastomosieren. Durch Spezialisierung der angrenzenden Mesenchymzellen zu Myo- und Fibroblasten baut sich eine Gefäßwand auf, die in diesem Stadium noch keine Unterschiede in der Architektur von Arterien und Venen erkennen läßt. Bereits am Ende der 3. Woche ist eine Blutzirkulation nachweisbar [50].

Mit Bildung der Kiemenbögen im Laufe der 4. Embryonalwoche kommt es zur Teilung des etwas erweiterten initialen Truncusarteriosus-Segments ventral des Branchialskeletts mit Entwicklung von 6 paarigen Arterienbögen. Diese Kiemenbogenarterien bestimmen Ende der 8. Woche die endgültigen arteriellen Gefäßstrukturen. Dabei ist die 1. Kiemenbogenarterie streckenweise an der Entstehung der A. maxillaris und der A. carotis externa beteiligt, aus dem dorsalen Abschnitt der zweiten entwickelt sich die A. stapedia, die sich in der Fetalzeit wieder zurückbildet und nur das Loch im Stapes hinterläßt. Während die 3. Bogenarterie in ihrem proximalen Abschnitt die A. carotis communis, im distalen die A. carotis interna liefert, gestalten sich aus dem 4. Arterienbogen rechts der Truncus brachiocephalicus und die proximale A. subclavia dextra, linksseitig vereinigt sie sich mit der Aorta ascendens zum Arcus aortae. Das 5. Arterienpaar, in 50% der Fälle nicht angelegt, bildet ein rudimentäres Gefäß, das rasch degeneriert und ohne Überreste vollständig verschwindet.

Die 6. Kiemenbogenarterie links differenziert sich proximal zum Truncus pulmonalis, distal wandelt sie sich zu einem Kurzschlußgefäß, dem Ductus arteriosus Botalli, um. Auch rechtsseitig persistiert der proximale Anteil in Form des Anfangsteils der A. pulmonalis, der distale bildet sich zurück. Die paarig angelegten Aortae caudales als Fortsetzung des Verbindungsstückes zwischen 4. bis 6. Kiemenbogenarterie nähern sich ab der 3. Entwicklungswoche einander an und verschmelzen am Ende der 4. Woche zur Aorta descendens [10, 50].

Die wichtigsten Entwicklungsschritte des venösen Systems schließen sich an die Ausbildung eines Atrium commune in der 4. Embryonalwoche an, in das der Sinus venosus einmündet. Man unterscheidet im wesentlichen 4 Venenpaare: die paarigen Dottervenen anastomosieren und bilden innerhalb des Septum transversum zwischen den rasch proliferierenden Leberzellbalken ein Kapillarnetz, die späteren Lebersinusoide. Aus weiteren Anteilen, insbesondere der rechten Dottervene, entwickeln sich der Endabschnitt der V. cava inferior, die V. hepaticae und die Pfortader. Die rechte Umbilikalvene und derjenige Teil der linken, der zwischen Leber und Sinus venosus liegt, degenerieren, der Restabschnitt der linken führt das gesamte arterialisierte Blut aus der Plazenta zum Feten unter gleichzeitiger Bildung des Ductus venosus Arantii, einer großen Anastomose zwischen Umbilikalvene und V. cava inferior. Die beiden intraembryonalen Paare der kranialen und kaudalen Kardinalvenen vereinigen sich vor der Einmündung in den Sinus venosus jeweils zu einem Ductus Cuvieri und bringen das Blut aus den entsprechenden Körperregionen zum Herzen. Dabei fließt es durch ein schräg verlaufendes Kurzschlußgefäß, die spätere linke V. brachiocephalica, von der linken zur rechten vorderen Kardinalvene. Diese formt zusammen mit der rechten V. cardinalis communis die V. cava superior, während aus der rechten hinteren die Wurzel der V. azygos entsteht. Die Entwicklung der Kardinalvenen läßt im Gegensatz zum arteriellen System eine deutliche Bevorzugung der rechten Seite erkennen, die linke hintere Kardinalvene beteiligt sich nur an der V. intercostalis superior, die V. cardinalis communis links wird nach Reduktion zur V. obliqua atrii sinistra. Die Venenklappen entwickeln sich in der 18. bis 25. Woche [10, 50].

1.2 Angeborene Fehlbildungen, Anomalien und Variationen des Gefäßsystems

1.2.1 Arterien

Das breite Spektrum arterieller Mißbildungen und Variationen beruht im allgemeinen auf frühembryonalen Fehlentwicklungen der arteriellen Gefäßanlage während der vielfältigen Umformungen zum späteren, definitiven Schlagadersystem, wobei die Charakterisierung der Mißbildung als morphologische Anomalie außerhalb der üblichen Variationsbreite einer Spezies fließende Übergänge zur Variation zuläßt. Die Möglichkeiten reichen von der Persistenz normalerweise zurückgebildeter Gefäßabschnitte über Abweichungen normaler Arterien in Ursprung, Verlauf, Kaliber und Einmündung bis hin zur Degeneration und Obliteration normalerweise persistierender Gefäße unter Bildung eines Kollateralkreislaufs. Während der überwiegende Anteil dieser Fehlanlagen ausschließlich von angiologischem und chirurgischen Interesse ist, können einzelne Abnormitäten insbesondere der großen zentralen Arterien, häufig mit zusätzlichen Herzfehlern einhergehend, eine schwere klinische Symptomatik mit langjährigem Siechtum oder frühzeitigem Exitus letalis zeitigen.

1.2.1.1 Anomalien des Aortenbogens [10, 34, 44, 50]

Fehlen des Arcus aortae

Infolge Obliteration der 4. Kiemenbogenarterie und des Verbindungsstückes zwischen 4. und 5. ist der Aortenbogen nicht ausgebildet, die Kontinuität in diesem zwischen Aorta ascendens und descendens gelegenen Abschnitt unterbrochen. Dabei zweigen der Truncus brachiocephalicus und die linksseitige A. carotis communis von der aufsteigenden Aorta ab, die A. subclavia und die Aorta descendens werden über einen offenen Ductus arteriosus Botalli mit Blut versorgt.

Doppelter Aortenbogen

Die Verdoppelung des Arcus aortae kann bereits kurz oberhalb der Aortenklappen unter Ausbildung zweier lateral verlaufender Aortae ascendentes beginnen. Dupliziert sich der Aortenbogen bei regelrechter aszendierender Aorta, resultiert ein Gefäßring mit Einschluß und eventueller Kompression von Luft- und Speiseröhre. Der vordere, häufiger schwächere, entsteht aus der 4. Kiemenbogenarterie links, der hintere aus der 4. rechts.

Rechtsseitiger Aortenbogen

Degeneriert die linke distale Aorta dorsalis bei gleichzeitiger Persistenz der rechten, entwickelt sich ein rechtsseitiger Arcus aortae, der rechts oder links absteigen kann. Bleibt er rechts neben der Wirbelsäule lokalisiert, verbindet der Ductus Botalli direkt die rechte Pulmonalarterie mit dem Aortenbogen. Ein Gefäßring kann bei der linksseitigen Variante eine Dysphagia lusoria hervorrufen, da der rechte Aortenbogen zum Teil retroösophageal liegt und der normal angelegte Ductus arteriosus links in der Aorta descendens mündet.

Ursprungsanomalie der A. subclavia dextra

Verursacht wird diese mit 0,5–2% häufigste Mißbildung des Aortenbogens durch Rückbildung der 4. Kiemenbogenarterie rechts und der Aorta dorsalis oberhalb der 7. Segmentarterie. Die A. subclavia dextra entspringt dadurch aus der absteigenden Aorta distal der linken A. subclavia und zieht hinter dem Ösophagus auf die gegenüberliegende Seite. Stenosierung von Ösophagus und Trachea ist wegen der relativen Weite des Gefäßringes hier eher selten.

1.2.1.2 Stenosen der Aorta [10, 34, 37, 50]

Supravalvuläre Aortenstenose

Infolge abnormer Septen im Truncus arteriosus können intraluminale Strang-, Netz- und Klappenbildungen mit Einengung der Aorta ascendens und entsprechender klinischer Symptomatik entstehen.

Aortenisthmusstenose

Bei der Aortenisthmusstenose ist der Isthmus aortae entweder kurz vor oder unmittelbar nach Eintritt des Ductus arteriosus Botalli verschmälert. Die seltenere, präduktale oder Neugeborenenform zeichnet sich durch eine oft langstreckige Einengung der Aorta und offenen Ductus arteriosus aus, so daß der aortopulmonale Kurzschluß erhalten bleibt. In der Regel ist diese Variante mit weiteren Herzfehlern und einer Minderperfusion der Lunge verbunden, welche die betroffenen Kinder meist nur kurzzeitig überleben. Die postduktale oder Erwachsenenform, die von einem Botalli-Verschluß begleitet wird, entwickelt bereits intrauterin einen ausreichenden Kollateralkreislauf über die Aa. subclaviae, mammariae internae, epigastricae und intercostales zur Aorta descendens. Drei Hypothesen werden als Ursache diskutiert: Zum einen soll sich aus dem Ductus arteriosus in die Aortenwand eingewandertes Muskelgewebe zusammen mit diesem nach der Geburt kontrahieren. Daneben könnte auch ein kleines Wandsegment der linken Aorta dorsalis, das später mit der A. subclavia sinistra nach kranial in die Gegend des Ductus wandert, in seiner Entwicklung zurückgeblieben sein. Schließlich wird an das Ausbleiben der Erweiterung des normalerweise in der Fetalzeit schon engen Isthmus aortae gedacht.

Coarctatio aortae abdominalis

Beim sog. Mittelaortasyndrom handelt es sich in 20% der Falle um lang-, ansonsten um kurzstreckige Stenosierungen der Bauchaorta supra-, inter- oder infrarenal. Morphologisch werden segmentäre und hypoplastische Formen unterschieden, letztere können eine Verringerung aller Gefäßwandbestandteile aufweisen.

1.2.1.3 Hyperplasie und Ektasie der Arterien [10, 37]

Dieser Gruppe von Fehlbildungen liegen strukturelle Störungen der Gefäßwandarchitektur zugrunde, welche über eine Schwächung der Widerstandsfähigkeit eine Lumenausweitung (Aneurysma cirsoideum) und Elongation der Arterien mit Schlingen- und Knickbildung bewirken. Beschrieben wurden Intimaproliferation, herdförmige Degeneration, Sklerose und Aplasie der Media mit Texturstörungen der elastischen Fasern und Adventitiafibrose. Als bekanntestes Beispiel soll die kongenitale Aortenelongation (Pseudocoarctatio) erwähnt werden, eine extreme Verlängerung des distalen Aortenbogens, der sich infolge Zugwirkung eines angeborenen, abnorm kurzen Ligamentum arteriosum in der Thoraxkuppe aufwirft.

1.2.1.4 **Aortopulmonale Kurzschlüsse** [34, 50]

Offener Ductus Botalli

Als Folge mangelhafter oder fehlender Obliteration der 6. Kiemenbogenarterie links bleibt der Ductus arteriosus erhalten und leitet arterialisiertes Blut aus dem Körper in den Lungenkreislauf. Dabei kann der Kanal stark verkürzt, zylinderförmig, trichterähnlich oder aneurysmatisch erweitert sein. Als primäre Ursache dieser bei Frauen 2- bis 3mal häufigeren Abnormität ist die unzureichende postnatale Kontraktion seiner Wandmuskulatur anzusehen. Gehäuftes Auftreten wird bei Rötelninfektion in der Schwangerschaft, niedrigem neonatalen Sauerstoffgehalt im Blut und starkem, auf hohem Druckunterschied zwischen Aorta und Truncus pulmonalis beruhenden Durchfluß beobachtet.

Aortopulmonales Fenster

Nahe dem freien Rand der Aortenklappe kann eine ca. 1 cm große fensterartige Öffnung zwischen aufsteigender Aorta und Pulmonalarterienstamm stehen, die sich als seltene Shuntursache durch eine Hemmungsmißbildung des Bulbusseptums erklärt.

1.2.1.5 **Anomalien der Pulmonalarterien** [34, 37, 61]

Aplasie einer Lungenarterie

Die seltene Mißbildung bevorzugt geringgradig die linke Seite. Formalgenetisch ist die Entwicklung einer ventralen Knospe der 6. Kiemenbogenarterie rechts oder links unter gleichzeitiger Bildung einer alternativen Blutversorgung der Lunge durch Persistenz und Ausbau embryonaler systemischer Gefäße gehemmt. Die fehlende Lungenarterie wird links durch erweiterte Bronchialarterien, die linke A. subclavia oder zusätzliche Gefäßäste aus dem Aortenbogen ersetzt, rechtsseitig kann sie über einen persistierenden Ductus Botalli oder Zweige der Aorta ascendens kompensiert werden.

Hypoplasie des Truncus pulmonalis und beider Pulmonalarterien

Eine Hypoplasie peripherer Arterienäste führt, ähnlich der Aplasie, zur Unterentwicklung des betroffenen Lungenparenchyms, gegebenenfalls mit bronchiektatischer und polyzystischer Lungenfehlbildung. Die Unterentwicklung zentraler Abschnitte oder des Truncus pulmonalis ergibt sich in der Regel sekundär aus einer Pulmonalklappenstenose.

Angeborene Stenose der Lungenarterien

Sowohl der Pulmonalarterienhauptstamm als auch die zentralen und peripheren Lungenarterien können durch regionale Intimafibrosen zirkulär segmentförmig eingeengt sein. Häufig bestehen Begleitmißbildungen in Form der Fallot-Tetralogie, von Lungenvenenfehlmündungen und eines persistierenden Ductus arteriosus Botalli.

1.2.1.6 **Organarterien** [10, 12, 37, 44, 65]

Gehirn

Die vielfältigen Anomalien der intrakraniellen Gefäßanlage besitzen in der Regel erst dann klinische Relevanz, wenn aufgrund einer anderweitigen Störung der Blutzufuhr der Kollateralkreislauf über den Circulus Wilisii in Anspruch genommen werden muß. So kann der Ursprung der A. carotis interna aus der A. communis nach distal oder proximal verschoben sein. Selten resultiert das Fehlen oder die Hypoplasie einer oder beider Karotiden in einer Atrophie des Großhirns. Die Vertebralarterien weisen in ca. 74% der Hirnsektionen eine größere Kaliberdifferenz auf, während eine besonders kräftig entwickelte A. basilaris bei persistierender A. trigemina auf die erhalten gebliebene Blutzufuhr aus der Halsschlagader zurückzuführen ist. Nur in ca. 50% der Obduktionen liegt die klassische Form des Circulus Wilisii vor, so daß Abweichungen nicht als Anomalien, sondern nur als Variationen zu betrachten sind. Dabei unterscheidet man einen Normaltyp mit symmetrischer Anlage, kleinen Aa. communicantes posteriores mit einer Blutversorgung der hinteren Hirnarterien über die A. basilaris von einer primitiven Form, bei der entsprechend der frühen Entwicklungsphase die inneren Karotiden als Hauptzufluß für die Aa. cerebri posteriores fungieren.

Herz

Abnormitäten der Koronararterien betreffen zumeist ihren Ursprung. Als Rarität wird ein singuläres Ostium für beide Koronararterien beobachtet. Auch die Pulmonalarterien können als Quelle jeder einzelnen oder beider Kranzgefäße dienen. Schließlich ist die Versorgung des gesamten Myokards durch eine einzige Koronararterie möglich; eine zusätzliche dritte entspringt in 25% der Herzen dem Stamm der linken Kranzarterie, schlingt sich nach rechts um das Infundibulum herum und erreicht manchmal sogar die Herzspitze. Insbesondere der Austritt beider Koronararterien aus der A. pulmonalis wird nur kurz überlebt, die übrigen Fehlbildungen zeitigen gelegentlich nach hinzutreten eines weiteren Faktors, häufig aber bereits primär, eine unterschiedlich starke, hämodynamische Wirkung.

Darm

Vielfältige Variationen im Mesenterialarterienverlauf sind pathophysiologisch belanglos und beschäftigen vor allem den Chirurgen. Als Claudicatio intestinalis kann klinisch eine angeborene ringförmige Stenosierung des Truncus coeliacus durch das Ligamentum arcuatum medianum imponieren.

Niere

Entwicklungsgeschichtlich resultieren beide Nierenarterien aus den zum Metanephros am günstigsten gelegenen, strickleiterartig von der Aorta abgehenden Arterien, wodurch sich die bei Nierendystopien gefundenen, verschiedenen Abgangshöhen der Gefäße erklären. Erreicht die Niere im Laufe der Ontogenese ihre endgültige Lage, verkümmern 3 der ursprünglich 4 angelegten Arterien. Weitere persistierende Nierenarterien werden als akzessorisch bezeichnet. Eine zusätzliche Polarterie entspringt der Aorta, der A. iliaca oder der proximalen A. renalis. Überkreuzen aberrierende Nierenarterien den Ureter, können sie durch Harnaufstau eine Hydronephrose bedingen. Eine Hypoplasie oder segmentale Subinfarzierung der Niere mit Hypertonie ist mittels einer hypoplastischen oder stenosierten akzessorischen Nierenschlagader möglich.

Extremitäten

Die Zahl physiologischer Gefäßanomalien der oberen und unteren Extremitäten ist groß und von chirurgischer und angiologischer Bedeutung. Hier sollen nur einige Beispiele erwähnt werden: von der A. brachialis, die embryonal in 2 Ästen angelegt ist, bleiben nur in 10% der Fälle beide erhalten, in 75% bildet sich der oberflächliche, in 15% der tiefe Ast wieder zurück. Im Unterarm kann eine der 3 großen Arterien (A. radialis, A. interossea communis, A. ulnaris) durch besonders kräftige Entwicklung das Versorgungsgebiet der anderen ganz oder teilweise mit übernehmen.

Manchmal entspringt die A. profunda femoris am distalen Ende der Lacuna vasorum direkt aus der Stammarterie und entspricht dann in ihrem Durchmesser der A. femoralis communis. Als Trifurkation der A. poplitea bezeichnet man eine gleichzeitige Aufgabelung derselben in die A. tibialis anterior, A. tibialis posterior und A. peronea. Eine Hypo- bzw. Aplasie der A. tibialis anterior oder posterior wird bei 2–3% der Menschen gefunden. Selten ersetzt eine Fortsetzung der A. tibialis posterior die fehlende A. dorsalis pedis.

1.2.2 Venen

Die außerordentliche Plastizität des Venensystems spiegelt sich im Laufe der embryonalen und fetalen Entwicklung in einer mehrfachen Um-, Neu- und Rückbildung der Gefäßbahnen wider, die klinisch belanglos sind. Pathologisch relevant sind nur jene Mißbildungen, die wesentliche Abweichungen der Blutversorgung verursachen. Dazu zählen Fehlbildungen und -einmündungen der V. cava superior und der großen Pulmonalvenen, die häufig mit Herzfehlern kombiniert sind und durch Shunts arterialisiertes und sauerstoffarmes Blut in wechselndem Ausmaße mischen.

1.2.2.1 Vena cava superior [5, 50]

Situs inversus

Eine linksseitige V. cava superior tritt als harmlose Anomalie beim Situs inversus auf. Sie ist nicht als venöse Mißbildung, sondern als Folge der Malrotation des gesamten Viszerums zu verstehen.

Persistenz der linken V. cava superior mit und ohne Verdoppelung

Bei Persistenz der linken V. cava superior kann diese als Ersatz für die fehlende rechte Hohlvene (scheinbare partielle Transposition) oder aber bei Erhaltung auch der rechten Seite als Verdoppelung der V. cava superior auftreten. Gewöhnlich mündet die linke V. cava superior in den Sinus coronarius, der dadurch als mächtiges, eigenständiges Gefäß unterhalb der V. cava inferior in den rechten Vorhof eintritt. Als für die Verdoppelung ursächlich wird das Fehlen einer Anastomose (Anlage der späteren linken V. anonyma) zwischen den vorderen Kardinalvenen diskutiert, die normalerweise das Blut aus der linken, vorderen Körperhälfte in den rechten Ductus Cuvieri leitet.

1.2.2.2 **Vena cava inferior** [5, 10]

Situs inversus

Eine echte Transposition kommt bei der unteren Hohlvene nur in Verbindung mit einem Situs inversus vor.

Partielle Transposition und Verdoppelung

Bei Persistenz der linken, hinteren Kardinalvene resultiert eine partielle Transposition der V. cava inferior, die dann in Höhe der Nierenvene auf die rechte Seite übertritt. Bleiben beide Kardinalvenen erhalten, so vereinigen sich die verdoppelten kaudalen Hohlvenenabschnitte wiederum auf Nierenvenenebene zu einem gemeinsamen Gefäßrohr.

Agenesie

Die seltene Agenesie des unteren Hohlvenenstammes macht Kollateralkreisläufe über die V. azygos und hemiazygos notwendig, wobei die Lebervenen unberührt von diesen Veränderungen entweder direkt im oder knapp vor dem Herzen einmünden.

1.2.2.3 **Lungenvenen** [5, 24, 50, 61]

Numerische Variationen

Zahlenmäßige Veränderungen der in das linke Atrium führenden Pulmonalvenenstämme stellen bedeutungslose Variationen dar, die sich ontogenetisch teilweise durch Verlagerung der Lungenvenen direkt in das linke Atrium (numerische Zunahme), teilweise durch mangelhafte Einbeziehung des ursprünglich gemeinsamen Lungenvenenstammes und seines Zuflusses aus einer linken und einer rechten Vene in den linken Vorhof (numerische Abnahme) erklären.

Fehlmündungen der Pulmonalvenen

Klinisch bedeutsamer sind anomal mündende Pulmonalvenen durch die Vermischung ihres arterialisierten, sauerstoffreichen Blutes mit venösem sauerstoffarmen Blut. Es wird eine totale Form, bei der sämtliche Lungenvenen zum rechten statt zum linken Vorhof ziehen, von einer partiellen Form unterschieden. Hierbei nehmen immer nur einzelne Venen einen atypischen Verlauf. Neben einer paradoxen Einmündung in den rechten Vorhof sind Kommunikationen mit der V. cava superior und der V. anonyma, aber auch mit der Pfortader und der unteren Hohlvene beobachtet worden. Entwicklungsgeschichtlich leitet sich die anomale Mündung ins rechte Herz von einer fehlerhaften Vorhofseptierung mit Verschiebung des Septums nach links ab. Darüber hinaus entstehen die Pulmonalvenen in der Ontogenese erst später und anastomosieren dann mit einem Gefäßplexus, der in der frühen Embryonalphase die Lungen drainiert. Dieser Plexus steht jedoch vielerorts auch mit den Kardinalvenen in Verbindung. Bilden sich die Anastomosen nicht wie üblich zurück, resultiert eine Fehlmündung der Pulmonalvenen in die Derivate der Kardinalvenen. Beim sog. Türkensäbelsyndrom kombiniert sich eine solche Einmündung der rechten Lungenvenen in die V. cava mit einer Dextroposition des Herzens und Hypoplasie der rechten Lunge.

1.2.2.4 **Pfortader, Ductus venosus Arantii, Umbilikalvenen** [5, 10]

Pfortader

Die seltene Aplasie der Pfortader gehört beim Azephalus zu den regelmäßigen Begleitmißbildungen, wobei sich die Eingeweidevenen in die V. cava inferior oder die Nabelvene entleeren.

Die Pfortader kann auch Verbindung zu Lungen-, Nieren-, Spermatica- und Ovarialvenen aufweisen oder direkt in die untere Hohlvene bzw. V. azygos fehlmünden.

Umbilikalvenen und Ductus venosus Arantii

Häufiger persistieren die Nabelvenen, jedoch oft sekundär, um bei Atresie oder Aplasie des Ductus venosus Arantii einen Abfluß des Blutes zu garantieren. Bleibt der Ductus offen, kann über die Nabelvene eine Kommunikation zur V. epigastrica bestehen. Ähnliche Verhältnisse herrschen bei kongenitaler und erworbener Leberzirrhose durch Rekanalisation der obliterierten Nabelvenen mit Ausbildung eines Caput medusae.

1.2.2.5 Nierenvenen [5, 37]

Als Folge eines abnormalen Einbaus der Kardinalvenen kann die linke Nierenvene hinter der Aorta vorbeiziehen, was für eine in diesen Fällen häufig feststellbare Albuminurie verantwortlich gemacht wird. Im Gegensatz zu den Nierenarterien weisen die Venen selten aberrierende und akzessorische Äste auf. Klinische Bedeutung kann aber die Persistenz der embryonal angelegten, zweiten, linken Nierenvene zusammen mit der regulären linken Nierenvene als zirkumaortaler Venenring erlangen, der in 11% renaler Venendarstellungen gefunden wird. Durch ihn können nämlich Embolien aus Becken- und Beinvenen nach Verschluß der Vena cava inferior einen Umweg in die Lunge nehmen.

1.2.2.6 Extremitätenvenen [10, 37]

Anomalien vor allem der Beinvenen sind phlebographisch in großer Zahl dokumentiert, wobei es sich um abnorme Netz- und Ringbildungen, aber auch Verdoppelungen handelt. Im Rahmen kongenitaler Mißbildungen mit Hypo- und Aplasie des tiefen Beinvenensystems (z.B. Klippel-Trenaunay-Syndrom) persistieren als Umgehungsgefäße unter Umständen laterale Marginalvenen an der Außenseite von Ober- und Unterschenkel zur Kommunikation mit den tieferen Venen auf unterschiedlichen Ebenen. Strikturen durch kongenitale Septen der Intima oder Fibrose der Adventitia disponieren ebenso wie das teilweise oder vollständige Fehlen der Venenklappen vor allem der unteren Extremitäten zu lokaler venöser Insuffizienz und sekundärer Varikosis. Kongenitale Varizen treten als Resultat umschriebener Wandschwächen oft in den Beinen auf, während lokalisierte Phlebektasien bei Phakomatosen oder in Begleitung arteriovenöser Fisteln als Hämartome zu verstehen sind.

1.3 Normaler histologischer Wandbau der Blutgefäße

B. Kraus-Huonder

Die Bestandteile von Arterien, Kapillaren und Venen sind mesenchymaler Herkunft [35]. In allen Gefäßprovinzen ist grundsätzlich eine Dreischichtung der Wand vorhanden (Intima, Media, Adventitia), die je nach näherer Eigenart, Kaliber und funktionellen Erfordernissen in ihrer quantitativen Zusammensetzung variiert. (Abb 1.1.) Die Ernährung von Intima und innerer Media erfolgt durch Diffusion vom Blutstrom her, die der äußeren Media und Adventitia durch die Vasa vasorum. In Adventitia und äußerem Drittel der Media finden sich markfreie, vasomotorische Nerven.

Kapillaren haben einen mittleren Durchmesser von 7–9μm. Das Lumen wird von einschichtigen Endothelien ausgekleidet. Es folgt eine Basalmembran aus Typ IV-Kollagen, in der Perizyten liegen. Die adventitiellen Zellen schließen sich außerhalb der Basalmembran an. Arteriolen (Durchmesser weniger als 0,5 mm) bestehen aus Endothel als Intima, 1–5 zirkulär angeordneten Schichten von glatten Muskelzellen als Media und einer spärlich entwickelten Adventitia.

Bei den Arterien vom muskulären Typ (z.B. Extremitätenarterien) folgt auf das Endothel der Intima eine subendotheliale Schicht aus lockerem Bindegewebe und als Grenze zur Media die gefensterte Membrana elastica interna. Charakteristisch ist die muskelreiche Media, zwischen deren bis 40 Lagen von Muskelzellen elastisches und kollagenes Bindegewebe liegt. Sonderformen sind Sperrarterien, Endarterien und Glomusanastomosen.

Die Arterien vom elastischen Typ (Aorta und ihre Hauptäste) haben eine dickere Intima als muskuläre Arterien. Eine eigene Elastica interna läßt sich nicht abgrenzen, sie ist mit der Media verschmolzen. Diese enthält konzentrisch angeordnete, im Laufe des Lebens dicker werdende, elastische Membranen, dazwischen glatte Muskelzellen, Fibroblasten, dünne kollagene Fasern und amorphe Zwischensubstanzen.

Die postkapillären Venolen sehen zum Teil wie Kapillaren aus, zum Teil haben sie bei Durchmessern bis 1 mm unter dem Endothel eine dünne Media aus glatten Muskelzellen. Die dickste Schicht ist die Adventitia aus kollagenfaserreichem Bindegewebe. Kleine und mittelgroße Venen (Durchmesser 1–9 mm) besitzen eine Intima mit

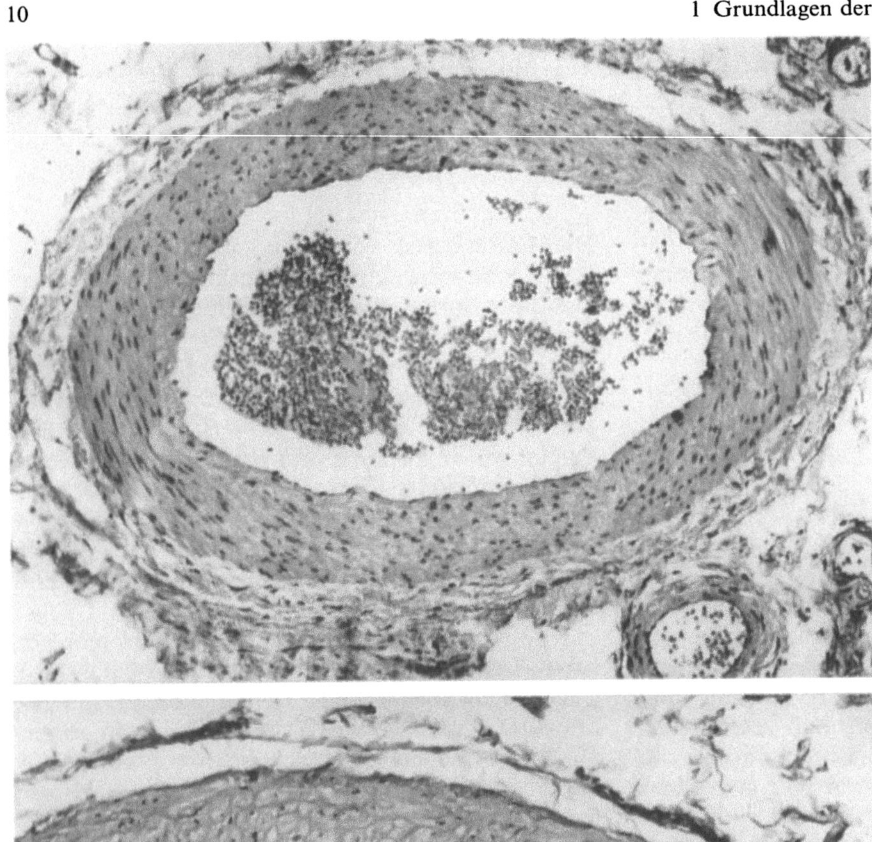
a

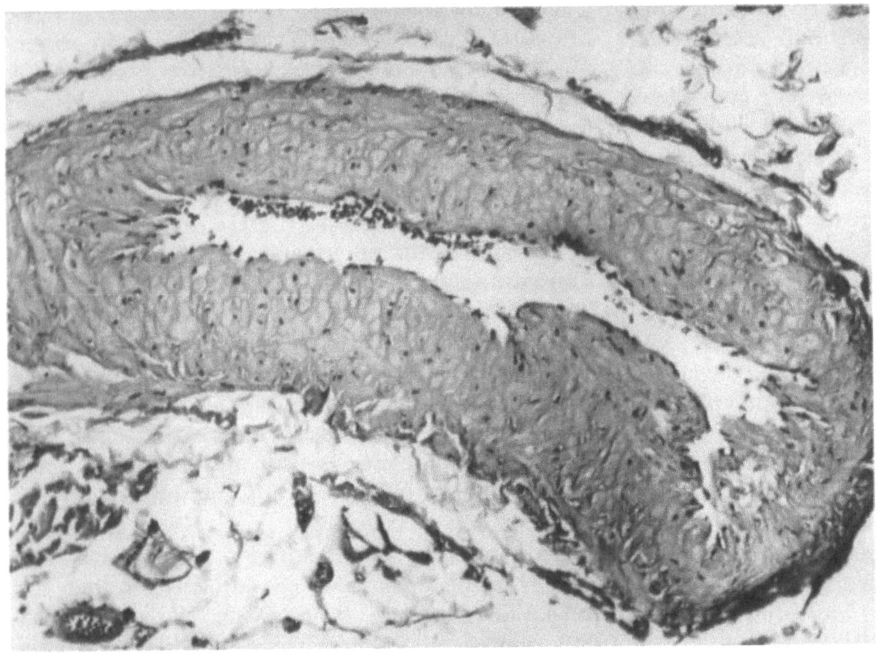
b

Abb. 1.1a,b. Normale kleine Fettgewebsarterie (**a**) und -vene (**b**). Das Arterienlumen ist fast kreisrund, das der Vene erscheint im Schnitt kollabiert. HE-Färbung

dünner subepithelialer Schicht, die Media enthält glatte Muskelzellen, viel Kollagen und ein zartes Netz elastischer Fasern. Die Adventitia ist kollagenfaserreich und gut entwickelt. An der Innenseite, vor allem der Extremitätenvenen, sind Klappen aus endothelüberzogenem elastischen Gewebe eingebaut.

Große Venen besitzen eine dicke Intima, die Media ist relativ schmal, die Adventitia ist die dickste Schicht und enthält auch Bündel glatter Muskelfasern.

1.4 Pathologie der Arterien

1.4.1 Veränderungen der Intima

1.4.1.1 Arteriosklerose/Atherosklerose

(Sklerose = Verhärtung durch Kollagenfaservermehrung; Atherom = breiartiges Lipoidmaterial Abb. 1.2–1.5 [16, 21, 31, 52, 57])

Es handelt sich um eine primär nichtentzündliche Arterienerkrankung mit Verdickung und Verhärtung der Wand unter Elastizitätsverlust. Sie beginnt in der Intima, kann aber auch die Media beteiligen. Die Ätiologie der primären Arteriosklerose ist nicht endgültig geklärt, mehrere Risikofaktoren sind aber gut bekannt (arterielle Hypertonie, Hyperlipidämie, Adipositas, Rauchen). Sekundär entstehen Sklerosen der Gefäßwand nach länger dauernden entzündlichen, mechanischen und physikalischen Schäden.

Makroskopisch werden folgende Verlaufstypen der Arteriosklerose unterschieden: der zentrifugal-senile Typ beginnt in der Bauchaorta und ihren Seitenastabgängen. Die mechanische Belastung ist hier besonders hoch und es fehlen die Vasa vasorum. Zunehmend beteiligt sich später die Peripherie, wobei die Herde zur Konfluenz neigen. Der multifokal-juvenile Typ findet sich vorwiegend bei Lipidstoffwechselstörungen. Der zentripetal-progrediente Typ beginnt in der Peripherie und breitet sich rasch diffus aus (typisch für die diabetische Makroangiopathie).

Die Prädilektionsorte für Atherome liegen an Gefäßverzweigungen, -abgängen und an der konvexen Innenwand des Aortenbogens, wo bei Richtungsänderungen der Blutströme Wirbel zustandekommen.

Morphologisch können sich bereits im Kindesalter gelbliche Intimapolster finden, denen Lipidablagerungen zugrundeliegen. Sie sind rückbildungsfähig. – Als Frühstadium der Arteriosklerose gilt das Intimaödem, welches schon bei jugendlichen Erwachsenen vorkommt. Es besteht makroskopisch aus flachen, gelatinösen Intimaerhebungen, mikroskopisch enthalten sie unter Endotheldefekten vermehrt Proteine des Blutplasmas. Zunächst sind wenige Lipide und Proteoglykane enthalten, die sich aber mit Fortbestehen des Herdes vermehren. Er wird färberisch stärker fett- und alzianblaupositiv. Vermehrt treten Myofibroblasten und lipidhaltige Makrophagen auf. Durch Größenzunahme des Herdes und seiner Lipidmenge fallen Cholesterinkristalle aus. Elastische Fasern werden aufgelöst, glatte Muskelfasern der Media gehen zugrunde. Durch solche Prozesse wird die Synthese von Kollagen vorwiegend vom Typ I induziert. Darauf beruht die Gefäßverhärtung. Je nach dem überwiegenden Gehalt des Plaque an Lipiden bzw. kollagenen Fasern erscheint er mehr gelb oder weiß. Reißt seine Oberfläche auf, scheidet sich auf dem Defekt eine Thrombose ab. Durch zusätzliche Verkalkung und Verknöcherung wird die Arterienwand kalkhart und spröde. Die Adventitia kann mitreagieren, von ihr aus wachsen Kapillaren in die Atheromherde ein. Ist die Media an dem Prozeß stark mitbetroffen, wobei untergegangene glatte Muskulatur durch Bindegewebe ersetzt wird, neigt die Arterienwand an solchen Stellen unter dem Druck des Blutes zu Aussackungen (s. Aneurysma). Partielle Rückbildung von Atheromherden ist möglich. Die aufgebrochene Intima kann evtl. auch erneut mit Endothel überzogen werden.

1.4.1.2 Diabetische Angiopathie

Die Makroangiopathie tritt beim Diabetiker zeitiger auf als beim Nichtdiabetiker und entspricht der Arteriosklerose vorzugsweise vom zentripetal-

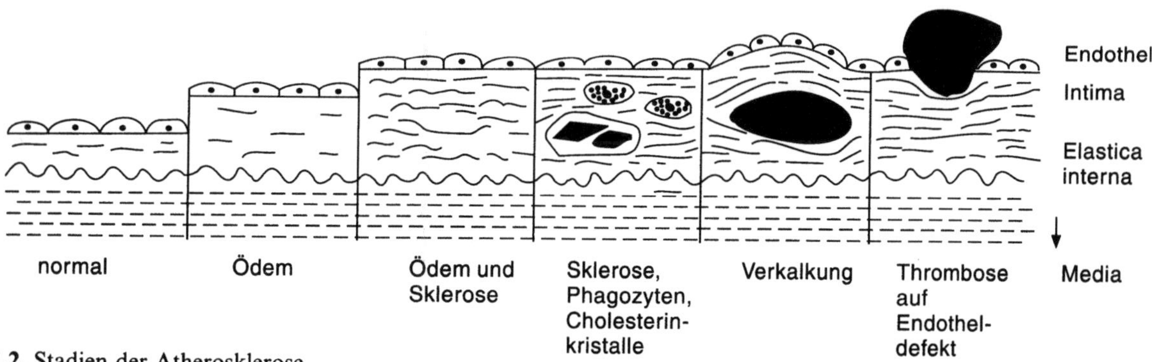

Abb. 1.2. Stadien der Atherosklerose

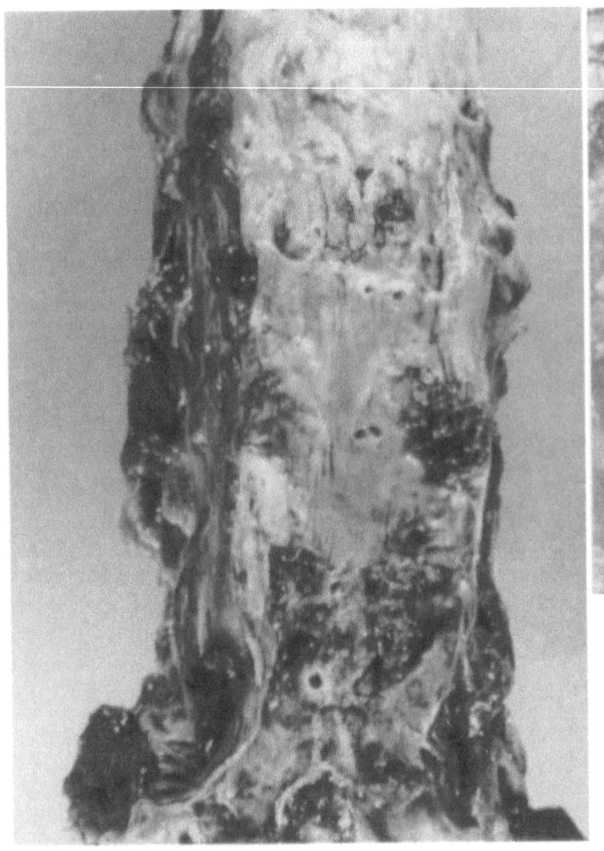

a

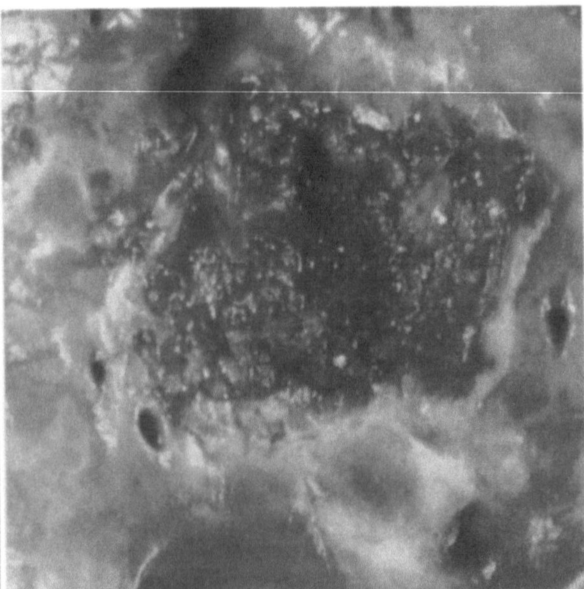

b

Abb. 1.3a,b. Schwere Atherosklerose der Bauchaorta eines 73jährigen Mannes mit Intimaaufbrüchen und thrombotischen Auflagerungen

progredienten Typ. Sie kann in der Peripherie klinisch der Endangitis obliterans ähneln. Die Arterien vom muskulären Typ des Diabetikers neigen zusätzlich zur Mönckeberg-Mediasklerose (s. dort). Eine Arteriosklerose und lipidreiche Arteriolenhyalinose tritt häufig beim Diabetes mellitus auf und befällt in den Nieren die Vasa afferentia und efferentia der Glomerula. Die

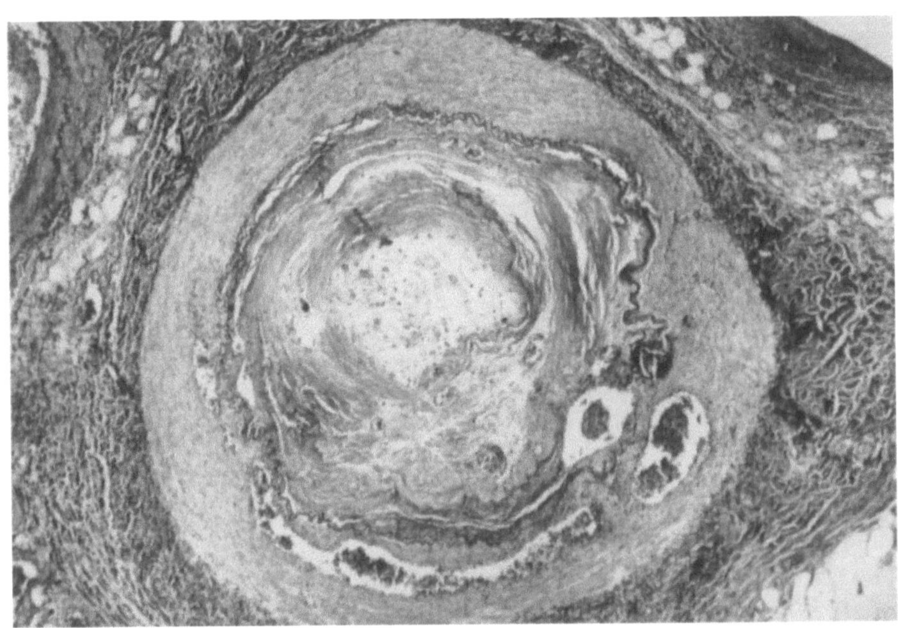

a

Abb. 1.4a,b. Histologische Veränderungen der schweren Atherosklerose (Unterschenkelamputat eines 79jährigen Mannes). **a** Obliteration der A. poplitea mit Sklerose. Aufsplitterung der Elastica interna. Vaskularisierung der ungleich dicken Media. EVG. **b** Stärkere Vergrößerung eines Wandausschnittes der A. poplitea. Cholesterinablagerungen in der Intimasklerose (linke Bildhälfte). HE-Färbung

Abb. 1.4b

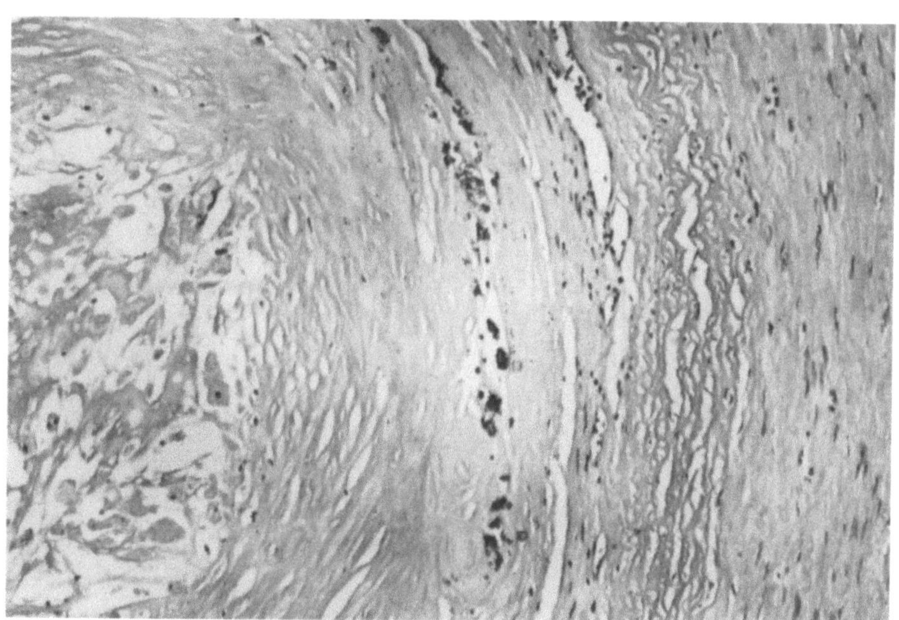

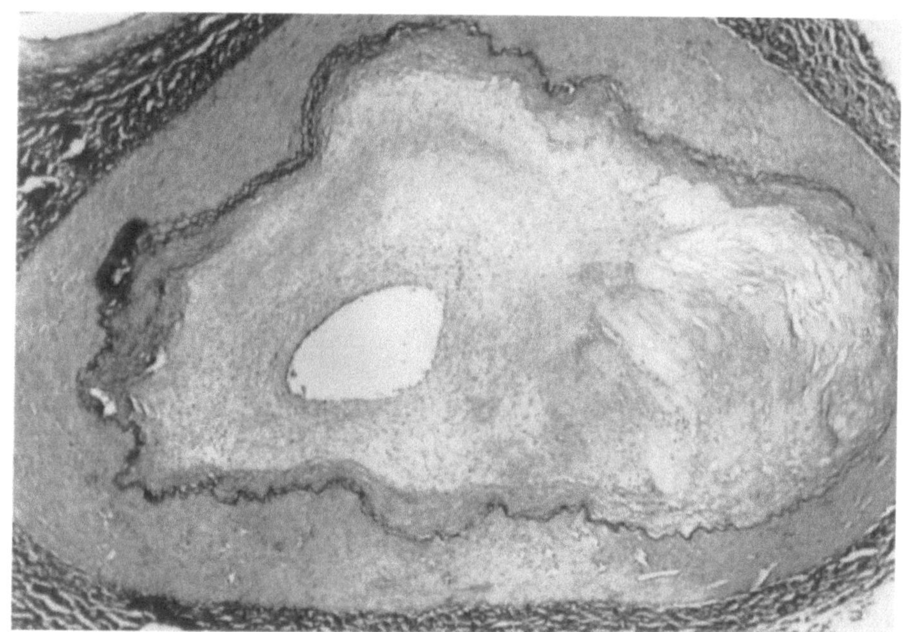

Abb. 1.5. Querschnitt der A. tibialis aus dem Unterschenkelamputat eines 64jährigen Mannes. Fast lumenverschließende Intimasklerose, Verbreiterung und Aufsplitterung der Elastica interna (schwarz). EG

diabetische Mikroangiopathie betrifft die Kapillaren, deren Basalmembran bei erhöhter Glukosekonzentration und nichtenzymatischer Kohlenhydratbindung an Proteine eine Beeinträchtigung ihrer Kollagenvernetzung erfahren. Sie verdicken sich dabei erheblich. Wichtige Manifestationen sind die Niere (Morbus Kimmelstiel-Wilson) und die Netzhaut des Auges.

1.4.2 Veränderungen der Media

1.4.2.1 Mediaverkalkung (Mönckeberg-Sklerose der Arterien)

Ihre Ursache ist weitgehend unbekannt. Sie kommt selten unter 50 Jahren, verstärkt mit höherem Alter, gehäuft bei Patienten mit Diabetes mellitus und chronischer Hämodialyse vor (Abb. 1.6). Möglicherweise kann sie durch eine Vitamin-D-Prophylaxe initiiert werden. Im Tier-

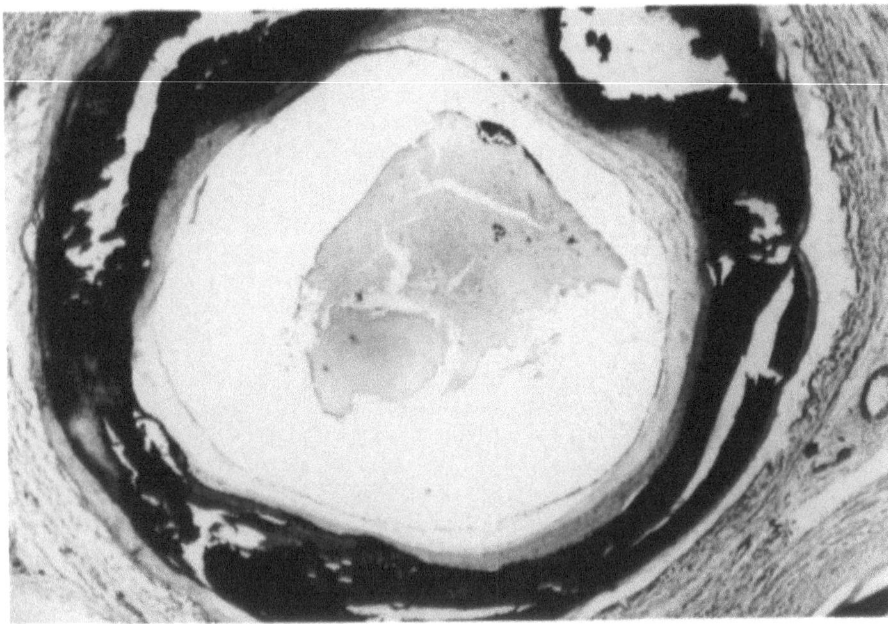

Abb. 1.6. Mönckeberg-Sklerose einer Unterschenkelarterie bei Diabetes mellitus (69jähriger Mann). Die Media ist ringförmig verkalkt (schwarz, mit Schnittartefakten). HE-Färbung

experiment ist die Mediaverkalkung durch ein Hyperkalzämiesyndrom und auch durch langdauernde intravaskuläre Infusion von Vasokonstriktoren erzeugt worden [49].

Die Veränderungen beginnen an Lücken der Membrana elastica interna, die vermutlich durch Enzyme extrazellulär freigesetzter Lysosomen entstehen. Die Media wird nach Untergang der glatten Muskelzellen fibrosiert und enthält röhrenförmige Kalkspangen und Verknöcherungen, die eine gänsegurgelartige Erstarrung der Gefäßwand mit Herabsetzung ihrer Verformbarkeit zur Folge haben. Die Intima wird nicht beteiligt und das Lumen des Gefäßes nicht eingeengt. Atheromatöse Intimaveränderungen können aber gleichzeitig bestehen. Befallen werden vorzugsweise mittelgroße und kleine Muskelarterien der Extremitäten, aber auch die Arterien von Uterus und Schilddrüse, gelegentlich auch die Koronarien.

1.4.2.2. Mukoide Mediadegeneration (Abb. 1.7)

Charakteristisch für die mukoide oder zystische Mediadegeneration bzw. -nekrose ist die fokale Separation der elastischen und fibromuskulären Elemente der Tunica media durch kleine, spaltartige bis zystische Räume, die mit Grundsubstanz gefüllt sind (Abb. 1.7). Das normale Muster der elastischen Media ist zerstört und durch basophiles, amorphes Material ersetzt. Die Herde werden zystisch genannt, ohne scharf begrenzte Ränder zu haben und sind wahllos in der Media verstreut. Manchmal findet sich keine eindeutige Vermehrung der Grundsubstanz, statt dessen eine Verminderung von Muskelfasern und Verdichtung von elastischen Fasern, gelegentlich auch eine Fibrose. Die Veränderungen können qualitativ und quantitativ gering ausgebildet sein und werden ohne Elastikafärbungen leicht übersehen. Die Aorta alter Menschen zeigt häufig mehr oder weniger deutlich eine mukoide Mediadegeneration ohne besonderen Krankheitswert.

Zahlreiche unterschiedliche Bedingungen, die sich in einer gemeinsamen Endstrecke morphologisch an der Aortenmedia als mukoide Degeneration manifestieren, können Ursache eines dissezierenden Aortenaneurysmas werden (s. auch 1.4.6): Genetisch bedingt (z.B. Marfan-Syndrom, Ehlers-Danlos-Syndrom, Osteogenesis imperfecta) stehen primäre Defekte der Kollagen-Elastin-Synthese im Vordergrund, beim Pfaundler-Hurler-Syndrom ist der Abbau der Proteoglykane gestört und es werden Mukopolysaccharide in den Mediamyozyten gespeichert. Sie beeinträchtigen dadurch die Kollagenvernetzung. Endokrin bedingte Störungen des Gefäßbindegewebes führen z.B. bei Hypothyreose zur Vermehrung saurer Mukopolysaccharide in der Gefäßwand. Beim Hyperkortizismus ist die Synthese von Kollagen und Proteoglykanen gedrosselt.

In der Gravidität ist das Bindegewebe durch Proteoglykanvermehrung unter der Progesteroneinwirkung verstärkt gelockert. Hämodynamische

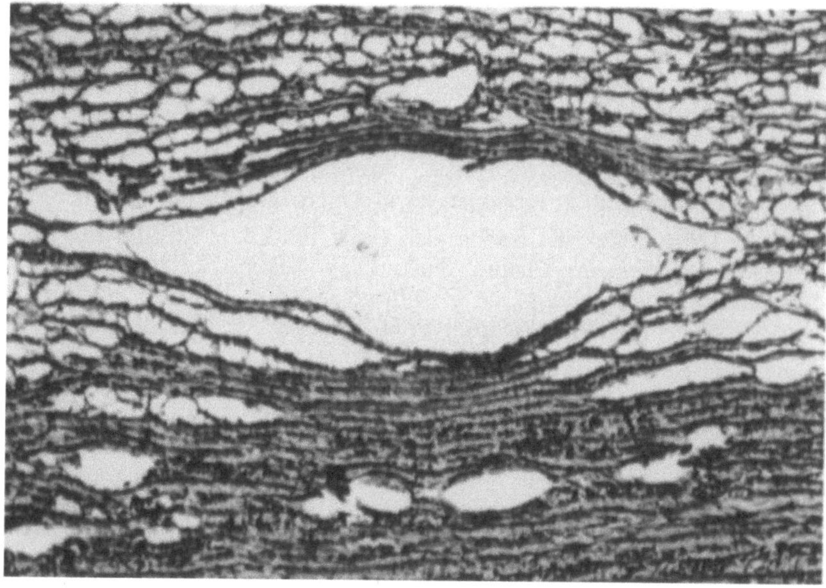

Abb. 1.7. Mukoide Mediadegeneration der Aorta eines 64jährigen Mannes als Ursache eines dissezierenden Aneurysmas mit Tod im hämorrhagischen Schock. Die Aortenmedia ist von zahlreichen zystenartigen Defekten durchlöchert. Größere solche Zysten sind als besondere Schwachstellen Prädilektionsorte der Dissezierung. EG

Störungen führen im Tierexperiment nach Schockzuständen zu Medianekrosen, was beim Menschen jedoch nicht sicher nachgewiesen ist. Hier steht vermutlich als häufigste Ursache für entsprechende Mediaveränderungen und 75% aller dissezierenden Aortenaneurysmen die Hypertonie im Vordergrund. Dafür spricht auch das gehäufte Auftreten solcher histologischer Mediaveränderungen und dissezierender Aneurysmen bei Patienten mit Aortenisthmusstenose, wo sich parallel zur Hypertonie der Mediabefund zwischen Aortenklappe und Isthmusstenose an der Aortenmedia morphologisch niederschlägt. Infolge Atherosklerose eingeengte Vasa vasorum sollen die Ernährung der Media schlechter stellen. Nur in 10% der Fälle von dissezierendem Aortenaneurysma kann eine der aufgeführten Ursachen nicht gefunden werden, man spricht dann von der Medianecrosis aortae idiopathica cystica Erdheim-Gsell. Eingeschränkt muß zu dieser Namengebung gesagt werden, daß weder echte Nekrose noch echte Zysten vorliegen. Vielmehr handelt es sich um fokale Elastikadefekte der Media mit intramuralen Rissen, die nachträglich mit mukoidem Material aus Mukopolysacchariden gefüllt werden.

Bei allen aufgeführten Bedingungen wirkt sich die Bindegewebsstörung auf die Festigkeit der Gefäßwand aus. Die Intima wird gegen Media und Adventitia verschieblich, es können vor allem unter erhöhten Blutdruckwerten Zerreißungen durch tangentiale Scherkräfte zustande kommen.

1.4.3 Weitere nichtentzündliche Arterienwandveränderungen

1.4.3.1 Hypertropisch-hyperplastische Wandveränderungen von Arterien

Sie entstehen bei erhöhtem arteriellen Druck. In der Arterienmedia sind die glatten Muskelfasern durch Zunahme ihrer Myofibrillen verdickt (Hypertrophie). Elastische und kollagene Fasern sind reichlicher vorhanden. Hinzukommen kann eine hyperplastische Zunahme der Zellzahl. Die hyperplastische Arteriolosklerose tritt ebenfalls bei stärker erhöhtem Blutdruck, z.B. maligner Hypertonie, mit zwiebelschalenartiger konzentrischer Wandverdickung und konsekutiver Lumeneinengung auf. Die glatten Muskelzellen sind dabei vermehrt, die Basalmembran der Arteriolen ist verdoppelt, zusätzlich können Gefäßwandnekrosen zu sehen sein.

1.4.3.2 Hypoplasie und Atrophie von Arterien

Die Gefäßwandhypoplasie von Arterien kommt angeboren und bei solchen Bindegewebskrankheiten vor, die auch zu zystoider Medianekrose neigen (s. dort). Arterienwandatrophie erfolgt mit zunehmendem Alter durch Verkleinerung der glatten Muskelfasern, in denen vermehrt Residualbodies vorhanden sind. Gleichzeitig ist der Anteil der Zwischensubstanz im Arterienwandgewebe erhöht, es finden sich Veränderungen der Proteoglykane und des Fasergerüsts.

1.4.3.3 Wandfibrose von Arterien

Dazu zählen Gefäßwandfibrosen außerhalb der Atherosklerose, also ohne gleichzeitige Verfettung. Die Ursache kann entzündlich, ischämisch, trophisch oder idiopathisch sein. Intima oder Adventitia sind durch Kollagenfaservermehrung verdickt. Intimafibrosen finden sich auch reaktiv z.B. an Arterien im Grund eines chronischen Magenulkus, nach operativen Gefäßunterbindungen oder bei Parenchymatrophie von Organen.

1.4.3.4 Fibromuskuläre Dysplasien. Idiopathische Fibroelastose der Nierenarterien

Beide Erkrankungen zeigen gemeinsame Eigenschaften, werden aber nicht für identisch gehalten. Die idiopathische Fibroelastose befällt vor allem die Nierenarterien und beruht auf einer bis zur Nekrose reichenden Degeneration der Mediamyozyten möglicherweise durch spastische und Schockzustände. Es ensteht eine sekundäre, adaptative Intimafibrose, selten bilden sich Aneurysmen durch Ruptur. Der Beginn der Erkrankung liegt im zweiten Dezennium mit Zunahme im Alter [54, 56].

Die fibromuskuläre Dysplasie kommt systemisch an der Aorta und multiplen großen Arterien vor, an denen der Nieren verursacht sie Hypertonie. In weniger als 15% der beobachteten Fälle lag histologisch eine Fibroplasie der Intima vor, in mehr als 80% eine fibromuskuläre Dysplasie der Media und in weniger als 5% eine periarterielle Fibroplasie. Die Ursache der fibromuskulären Dysplasie ist unbekannt.

1.4.3.5 Perisklerose

(Synonym: Adventitiasklerose; Adventitiafibrose)

Sie kommt in höherem Lebensalter als unterschiedlich breite, kollagenfaserige, narbenartige Manschette um die A. femoralis vor. Als Ursache wird eine Lymphabflußstörung im Bereich des Leistenbandes angenommen.

1.4.4 Funktionelle Vasospasmen

1.4.4.1 Raynaud-Krankheit

Die Raynaud-Krankheit wird durch funktionelle Vasospasmen mit vorübergehenden Gefäßstenosen ohne pathologisch-anatomisches Substrat verursacht. Die Reduktion des Gefäßquerschnittes beruht allein auf der Kontraktion der Gefäßwandmuskulatur. Weitere typische vasospastische Erkrankungen sind Prinzmetal-Angina, Migräne und zerebraler Gefäßspasmus nach Subarachnoidalblutung. Lokale Gefäßspasmen können außerdem durch folgende Anlässe ausgelöst werden: Einführung eines Katheters, während Koronarangiographie, bei Traumen, lokalisiert oder generalisiert nach Gabe von Pharmaka (Sympathomimetika, hormonelle Antikonzeptiva). Die Raynaud-Krankheit kommt bevorzugt bei jungen, sonst gesunden Frauen vor, sie wird durch Kälte oder emotionale Stimuli ausgelöst. Die Akren, vor allem die Fingerendglieder, aber auch Zehen und Nasenspitze, werden durch Vasokonstriktion zunächst weiß, dann blau, schließlich rot. Die Ätiologie der Erkrankung ist unbekannt. Es wird eine Hyperlabilität der autonomen Innervation der betroffenen Gefäße angenommen. Ein morphologisches Substrat der funktionellen akralen Durchblutungsstörung ist nicht bekannt, Biopsien sind deswegen kontraindiziert. Nur nach längerem Bestehen können sekundär Intimaverdickung und Epithelproliferation der betroffenen Blutgefäße vorkommen und Hautatrophie, Ulzeration und ischämische Gangrän entstehen. Der Verlauf ist grundsätzlich aber benigne.

1.4.4.2 Das Raynaud-Phänomen

Das Raynaud-Phänomen (Abb. 1.8) beruht dagegen auf organischen Veränderungen der Gefäßwand bei zugrundeliegenden anderen Erkrankungen, z.B. Arteriosklerose, Kollagenose (vor allem Sklerodermie, systemischer Lupus erythematodes), Thrombangitis obliterans, Kryoglobulinämie, nach Anwendung von Drogen (Ergotamin), bei Bleivergiftung, bei gewerblicher Exposition (Vibration), bei primärer pulmonaler Hypertonie und selten bei okkultem Karzinom [8]. Das Phänomen kann die erste Manifestation der Grunderkrankung sein. Morphologisch kommen trophische Störung, Ulzeration und Gangrän zustande.

1.4.5 Veränderungen des Gefäßinhaltes

1.4.5.1 Thrombose

Die Thrombose stellt einen partiellen oder totalen Verschluß eines Blutgefäßes durch ein intravital entstandenes Blutgerinnsel dar. Postmortale Gerinnsel sind davon zu unterscheiden. Die Throm-

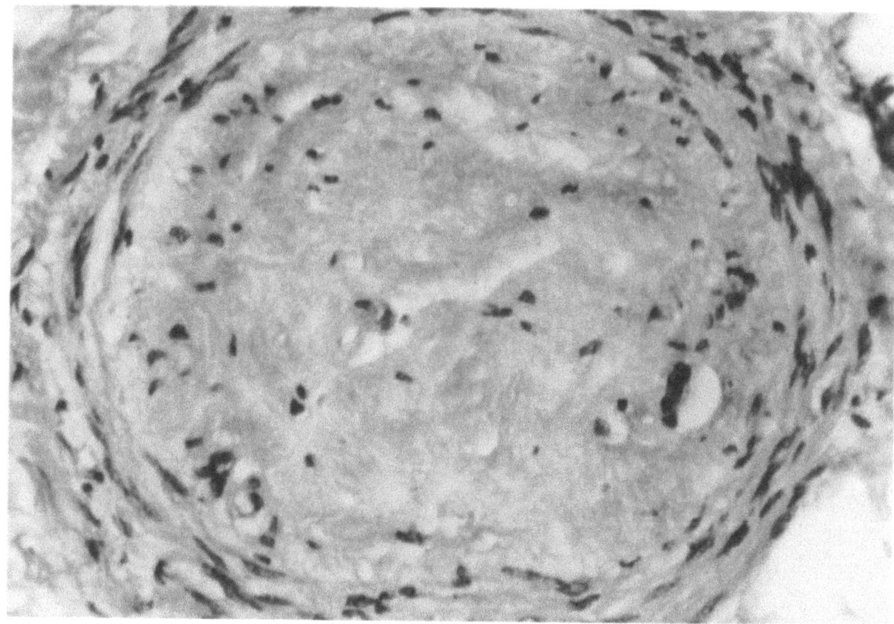

Abb. 1.8. Der 53jährige Mann leidet an Sklerodermie und hat infolge Mitbeteiligung innerer Organe eine Niereninsuffizienz. Das wegen trophischer Störungen amputierte Fingerendglied enthält durch Sklerose vollständig verschlossene subkutane Arterien. HE-Färbung

bose läuft analog der normalen Blutgerinnung ab, jedoch nicht mit dem Zweck der Blutstillung. Vorbedingungen zur Thrombosebildung in Blutgefäßen sind Läsionen der inneren Gefäßwand, Störungen der Hämodynamik und gesteigerte Gerinnungsfähigkeit des Blutes: Die Endothelläsion entblößt das subendotheliale Gewebe, der hämodynamische Faktor besteht in Verlangsamung oder Wirbelbildung der Blutströmung (z.B. bei Bettlägerigkeit oder Gefäßkompression bzw. Strömungsturbulenzen an Gefäßaufzweigungen u.ä.), an der gesteigerten Blutgerinnung sind vermehrt in die Blutbahn eingeschwemmte Gerinnungsfaktoren, Thrombozytose und Inaktivierung der aktivierten Gerinnungsfaktoren durch Hemmstoffe als wichtigste beteiligt (Abb. 1.9–1.11).

Pathologisch-anatomisch werden makroskopisch weiße, rote und gemischte Thromben sowie weitere Formen unterschieden.

Abscheidungsthrombus(weiß). Die Gefäßinnenwandschädigung steht pathogenetisch im Vordergrund. Thrombozyten bleiben haften, häufen sich an, die Gerinnung wird in Gang gesetzt. Ausfallendes Fibrin stabilisiert den Thrombus, der appositionell weiterwächst. Der Thrombuskopf sitzt der Endothelläsion auf, der übrige Thrombus kann frei im Lumen flotieren. Der Abscheidungsthrombus hat eine helle Farbe, eine geriffelte, „sandbankähnliche" Oberfläche und haftet locker an. Die Riffelung entspricht schichtenweise abgelagerten Thrombozyten, zwischen denen Fibrinfäden verlaufen. Granulozyten und Erythrozyten sind zusätzlich schichtenweise abgelagert.

Gerinnungsthrombus(rot). Die Stagnation des Blutstromes ist der wichtigste ursächliche Faktor seiner Entstehung. Der Gerinnungsthrombus ist bröckelig, rot und hat eine glatte Oberfläche. Er setzt sich vor allem aus Erythrozyten zusammen, die zusammen mit Granulozyten durch einen Fibrinfilz locker zusammengehalten werden, so daß er leicht zerfällt.

Gemischter Thrombus(grau-rot). Er besteht aus Gerinnseln von einem oder mehreren Abscheidungsthromben und dazwischenliegenden oder angehefteten Gerinnungsthromben. Entsprechend ist er teils hellgrau, teils rot.

Hyaliner Thrombus(hyalin = glasartig). Er ist homogen, kompakt und eosinrot und findet sich in kleinen Blutgefäßen (Mikrothrombus) als Korrelat einer Verbrauchskoagulopathie. Er besteht hauptsächlich aus zerfallenden Thrombozyten und Fibrin.

Postmortale Blutgerinnsel. Cruor und Speckhautgerinnsel (Leichengerinnsel). Cruor ist elastisch, glatt und homogen rot, besteht aus allen Blutbestandsteilen und kommt durch rasche postmortale Gerinnung zustande. Er haftet der Gefäßwand nicht an und kann als Gefäßausguß entfernt werden. Speckhautgerinnsel verhalten sich ähn-

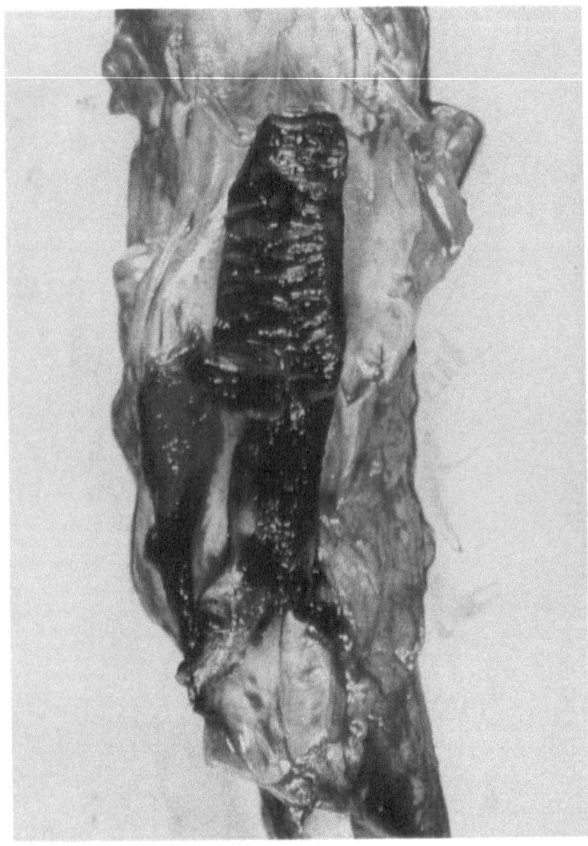
a

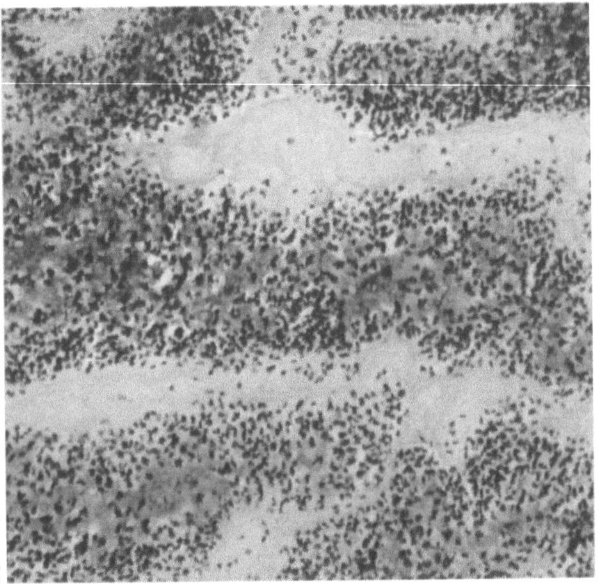
b

Abb. 1.9. a Kombinierter Thrombus aus der V. femoralis eines 61jährigen Mannes, obere Hälfte als geschichteter Abscheidungs-, untere Hälfte als oberflächlich glatter Gerinnungsthrombus. Am oberen Bildrand ausgesackte Venentaschenklappen erkennbar. **b** Frischer geschichteter Abscheidungsthrombus mit Lagen von Fibrin (hell) dazwischen Granulozyten und Erythrozyten. HE-Färbung

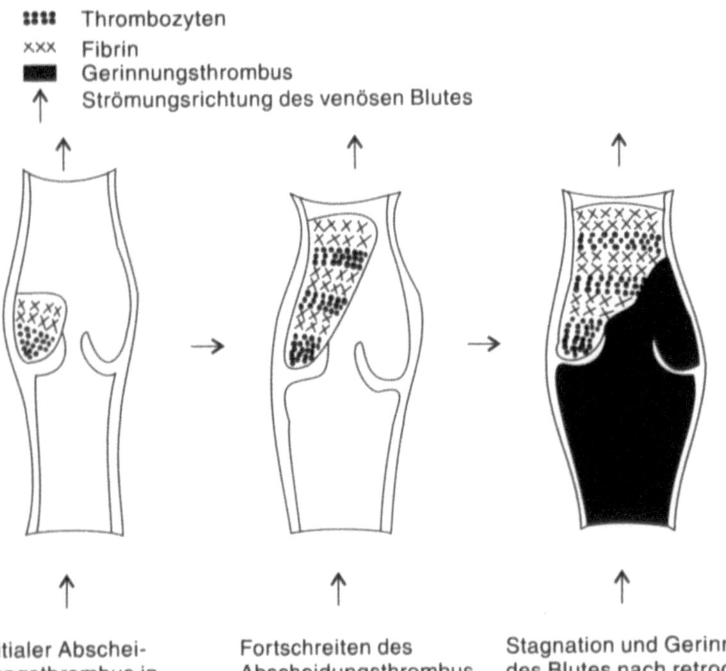

Abb. 1.10. Stadien und Formen der venösen Thrombose

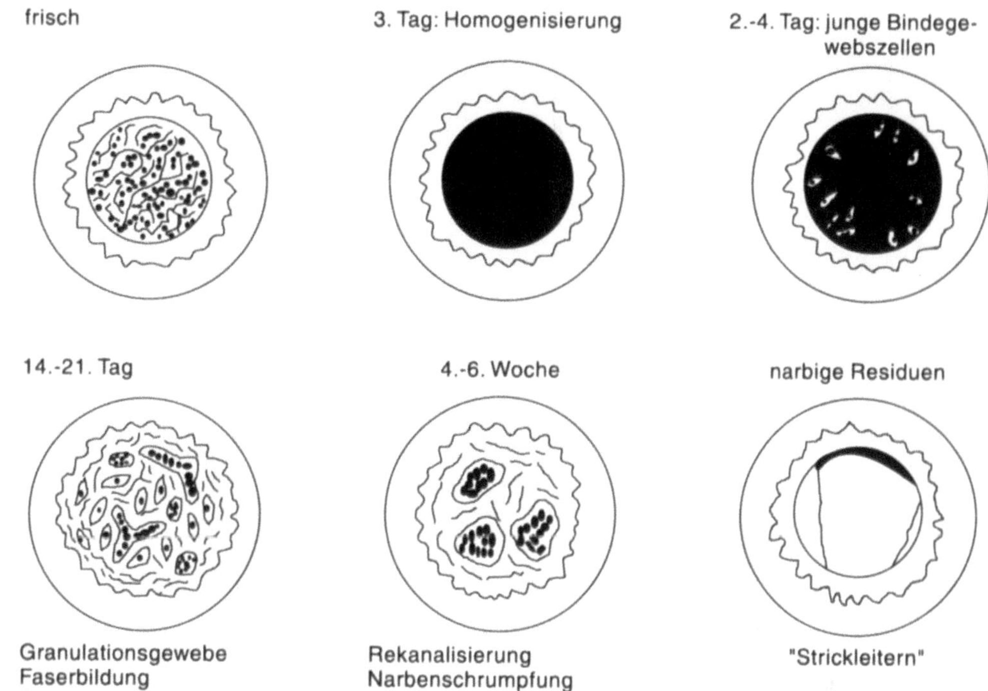

Abb. 1.11. Zeitlicher Ablauf der Thrombusorganisation

lich, sind aber gelblich-glasig, da ohne Erythrozyten. Diese sind vor Bildung des Gerinnsels z.B. durch hohe Blutsenkungsgeschwindigkeit abgesunken.

Schicksal eines Thrombus. Die Reaktion des Organismus auf eine Thrombose ist ähnlich wie bei der Wundheilung. Nach einem Tag Überhäutung der Thrombusoberfläche mit Endothel, nach 3 Tagen Homogenisierung von Fibrin und Erythrozyten (hyalines Aussehen), danach beginnende Organisation durch kapillarreiches Granulationsgewebe von der Gefäßwand her. Es dringt in das thrombotische Material ein und löst es mit Hilfe von Histiozyten und durch Proteolyse auf. Im weiteren Verlauf von Wochen bis Monaten Sklerosierung und bindegewebige Organisation oder myxoide Umwandlung. Dabei als günstigster Endzustand Gefäßwiedereröffnung mit narbiger Intimasklerose oder aber narbiger Gefäßverschluß. Thromben können, vor allem durch bakterielle Besiedelung, sekundär erweichen. Löst sich ein Thrombus vor seiner Lysis oder Organisation von der Gefäßinnenwand ab, kann er mit dem Blutstrom weggeschwemmt werden (Embolie).

1.4.5.2 Embolie

Embolie bedeutet allgemein Verschleppung von verschiedenen Stoffen innerhalb der Blutbahn. Sie gelangen aus größeren Blutgefäßen, in die sie eingebracht worden sind, oder von denen sie sich als Thrombus losgelöst haben, mit dem Blutstrom in kleinere Gefäße, wo sie, je nach Kaliber, schließlich steckenbleiben. Embolien können aus Thromben, Fetttropfen, Knochenmarkbestandteilen, Gasen, Parasiten, Fruchtwasserbestandteilen und Fremdkörpermaterial bestehen. Embolien in Strömungsrichtung werden orthograd genannt, retrograde Embolien entgegen sind selten. Paradoxe (gekreuzte) Embolien kommen durch Übertreten eines Embolus aus dem kleinen Kreislauf durch Lücken im Septum des linken Vorhofs in den großen Kreislauf zustande (Voraussetzung ist eine stärkere Druckerhöhung im rechten Vorhof) (Abb. 1.12).

1.4.5.3 Thrombembolie (Abb. 1.13)

Man versteht darunter Verschleppung von Thrombenmaterial im arteriellen (seltener) oder venösen System (häufig). Bei der arteriellen Thrombembolie gelangt thrombotisches Material

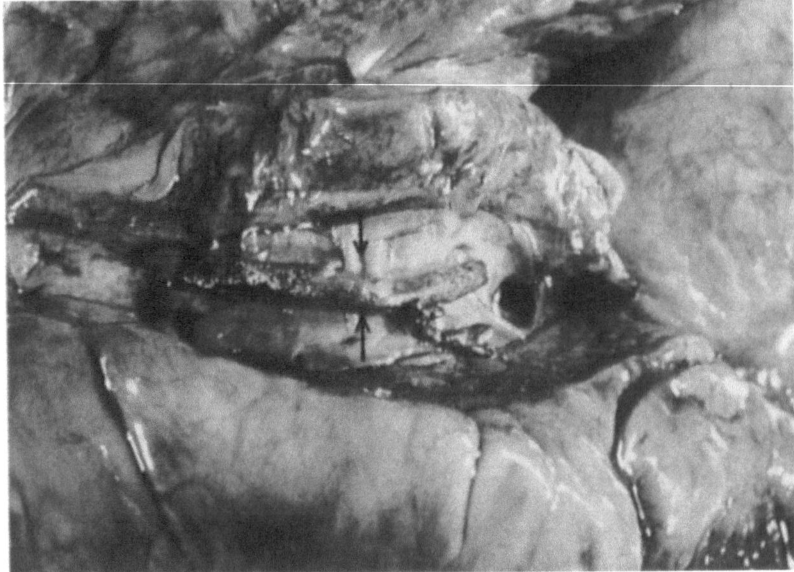

Abb. 1.12. Paradoxe Embolie aus dem venösen System über einen Vorhofseptumdefekt in das linke Herz und von hier aus in eine Koronararterie (*Pfeil*). Tod der 60jährigen Frau am frischen Herzinfarkt

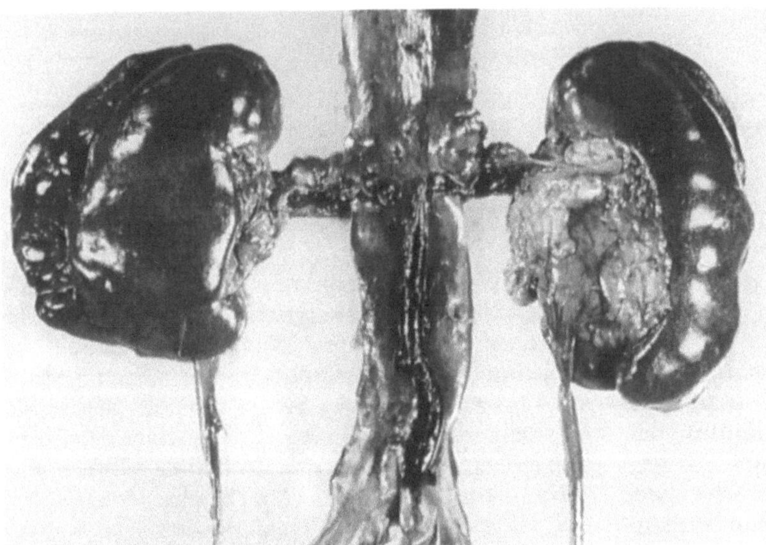

Abb. 1.13. Arterielle Thrombembolie der Aorta und beider Nierenarterien bei einem 56jährigen Mann

in die arterielle Strombahn, bis es, entsprechend seinem Kaliber, peripher steckenbleibt. Quellthromben finden sich meist im linken Herzen oder der Aorta (Abb. 1.13). Sie treten bei Vorhofflimmern auf, bilden sich im linken Herzventrikel oft über einem Myokardinfarkt oder stammen von entzündeten Herzklappen. Auch Thromben aus atherosklerotischen Beeten können sich, ebenso wie das Atherommaterial selbst, ablösen und, meist als Mikroembolien, in kleinen peripheren Gefäßen oder kleineren Organarterien steckenbleiben.

1.4.6 Erweiterungen und Aneurysmen

Aneurysmen sind als lokalisierte, abnorme Ausweitungen eines arteriellen oder venösen Blutgefäßes definiert. Ihre Entstehungsmöglichkeiten sind vielfältig, die Einteilung der Aneurysmen erfolgt je nach Lokalisation, makroskopischem Befund (Form) oder mikroskopischem Bild bzw. Ätiologie.

Einteilungsmöglichkeiten von Aneurysmen

1 Lokalisation
1.1 arteriell – venös
1.2 betroffene Arterie (z.B. Milzarterie)
1.3 präziser Sitz (z.B. Aorta ascendens oder descendens)

2 Makroskopisches Aussehen nach Gestalt und Größe (Abb. 1.14)
2.1 beerenförmig (Durchmesser 1–1,5 cm) bzw. sackförmig (= Riesenbeerenaneurysma, Durchmesser bis 20 cm) mit „maulartiger“ Öffnung bzw. Verbindung zum Ursprungsgefäß.
2.2 Fusiform (spindelförmig), Durchmesser bis 20 cm, häufig.
2.3 Zylindrisch (selten) bzw. kahnförmig.
2.4 Zirsoid – geschlängelt.
2.5 Dissezierend mit Spaltung und Aufblätterung der Arterienwand (ohne wesentliche Lumenerweiterung des betroffenen Gefäßabschnittes).
3 Mikroskopisches Aussehen (Abb. 1.15)
3.1 Echt (Aneurysma verum): an der Aussackung sind histologisch alle Wandschichten beteiligt.
3.2 Falsch (Aneurysma falsum): nach z.B. traumatischer Gefäßwandverletzung sickert Blut aus dem Lumen nach extravasal und bildet ein Hämatom (keine histologisch typischen Gefäßwandschichten).
4 Ätiologie bzw. Ursachen (Abb. 1.16–1.18).
4.1 Kongenital.
4.2 Arteriosklerose/Atherosklerose.
4.3 Syphilis.
4.4 Bei mukoider/zystoider Mediadegeneration.
4.5 Mykotisch.
4.6 Traumatisch.
4.7 Bei nekrotisierender Arteriitis.

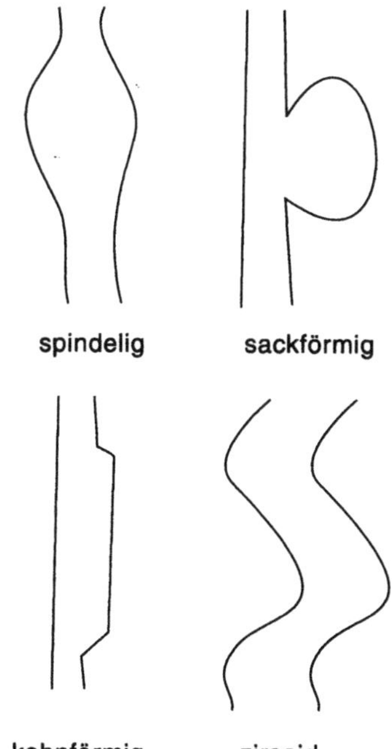

Abb. 1.14. Formen von Aneurysmen

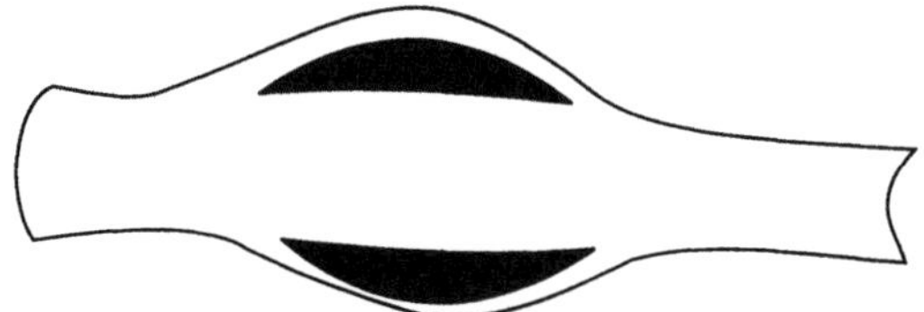

Aneurysma verum: alle Wandschichten an Aussackung beteiligt
Folge: intraluminale Thrombusbildung

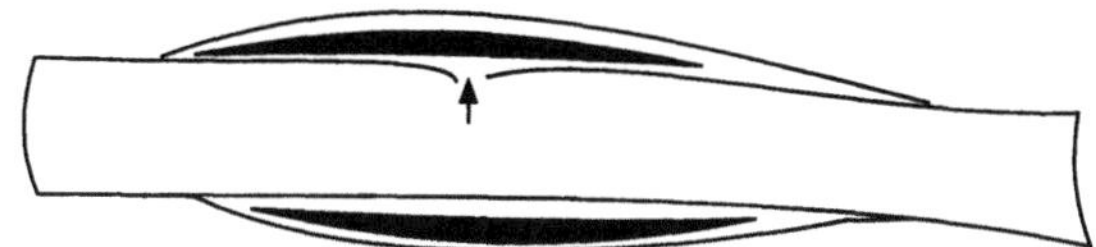

Aneurysma dissecans: Spaltbildung innerhalb der Wandschichten
Folge: nach sekundärem Intimaeinriß intramurales Hämatom

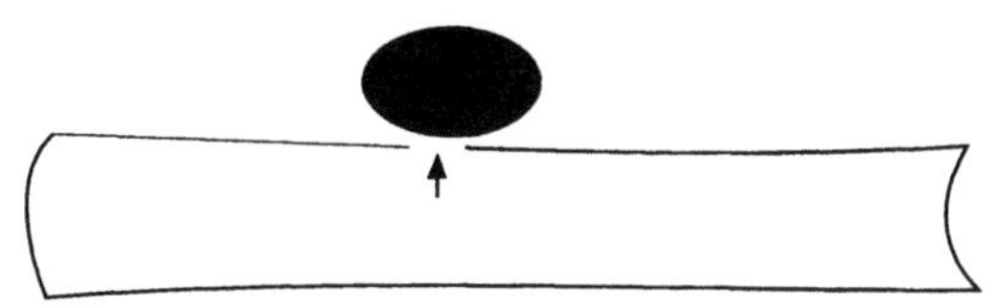

Aneurysma spurium = *Aneurysma falsum*: z.B. traumatischer transmuraler Defekt. Folge: extramurales Hämatom

Abb. 1.15. Typen von Aneurysmen

1.4.6.1 Kongenitales Aneurysma

Es findet sich bei angeborener Schwäche der Arterienmedia besonders an Verzweigungen von Blutgefäßen und wird im Laufe des Lebens allmählich größer. Bevorzugte Lokalisation sind die Hirnbasisarterien (50% A. communicans anterior, 20% A. cerebri media, 10% A. communicans posterior, 10% A. carotis interna). Morphologisch ist die Gefäßwand in ein zellarmes Bindgewebe mit Resten der ursprünglichen Wandstrukturen umgewandelt [30]. Nach früheren Blutungen findet man Siderinablagerungen in Wand und Umgebung, evtl. ist das Aneurysma von geschichtetem thrombotischem Material ausgefüllt, die gefährlichen Komplikationen kommen vor allem bei Hypertonie durch Ruptur mit Wühlblutung ins Gehirn, evtl. mit Hämatocephalus internus, vor. Thrombotische Verschlüsse der Arterie, aus der das Aneurysma hervorgeht, können anämische Hirninfarkte verursachen, bei entsprechender Größe kann das Aneurysma auch Tumorsymptome vortäuschen.

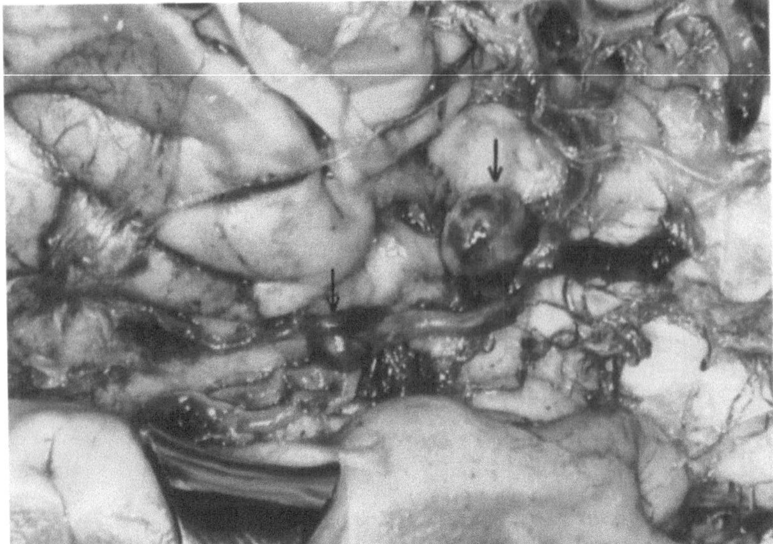

a

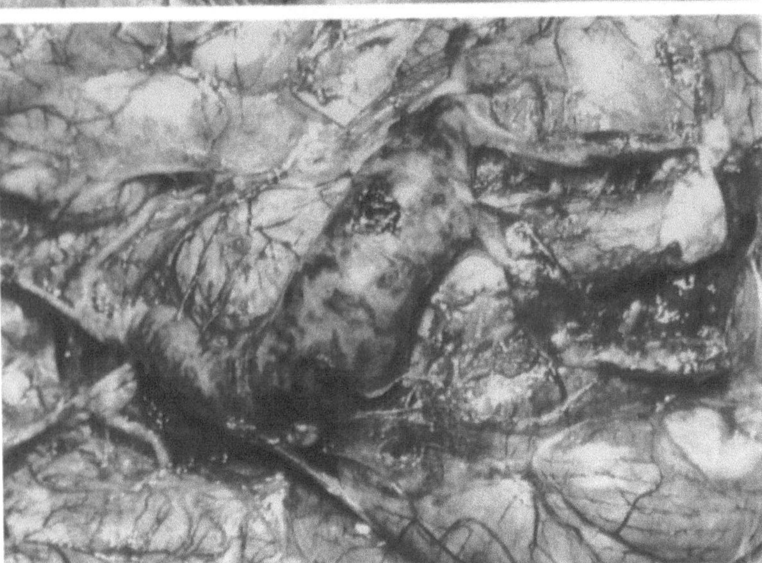

b

Abb. 1.16a,b. Gegenüberstellung zweier ätiologisch und morphologisch unterschiedlicher Aneurysmatypen am Beispiel der Hirnbasisarterien. **a** 57jähriger Mann. Zwei unterschiedlich große, beerenförmige Hirnbasisarterienaneurysmen (*Pfeile*) an Verzweigungen des Circulus arteriosus Wilisii bei angeborener Gefäßwandschwäche. Zufallsbefund ohne Blutung. **b** Spindelförmiges atherosklerotisches Aneurysma der A. basilaris bei einer 51jährigen Frau. Lumenverschließende Thrombose

1.4.6.2 Arteriosklerotisches/atherosklerotisches Aneurysma

Es handelt sich um die häufigste Aneurysmaform, die selten vor dem 50. Lebensjahr vorkommt. Verhältnis Männer zu Frauen wie 5:1. Sitz ist am häufigsten die Aorta abdominalis zwischen Abgang der Nierenarterien und Teilung in die Iliakalarterien. Gelegentlich findet es sich auch im auf- oder absteigenden Teil der Brustaorta. Die Formen sind fusiform, zylindrisch oder sackförmig. Atherosklerotische Aneurysmen können multipel vorkommen, z.B. in der Aorta abdominalis und gleichzeitig als kleinere Spindelsackaneurysmen an den Iliakalarterien. Das atherosklerotische Aneurysma entsteht bei schweren Graden dieser Erkrankung mit Verdünnung und Destruktion der Media. Häufig ist es thrombosiert mit der Gefahr embolischer Streuung in die unteren Extremitäten. Gelegentlich sind die Abgänge der Nieren- oder Mesenterialarterien in das Aneurysma einbezogen. Symptome werden durch folgende Komplikationen verursacht: Ruptur in die Peritonealhöhle oder nach retroperitoneal (selten bei Durchmessern unter, häufig bei Durchmessern über 6 cm), massive bzw. letale Blutung, Kompression des Ureters durch das Aneurysma, Arrosion eines Wirbels, Verschluß eines Gefäßes, Embolien, Vortäuschung eines Tumors. Die Operationsletalität beträgt bei infrarenaler Lage nach vorausgegangener Ruptur 50%, bei elektiver Operation ohne Ruptur 3% [25].

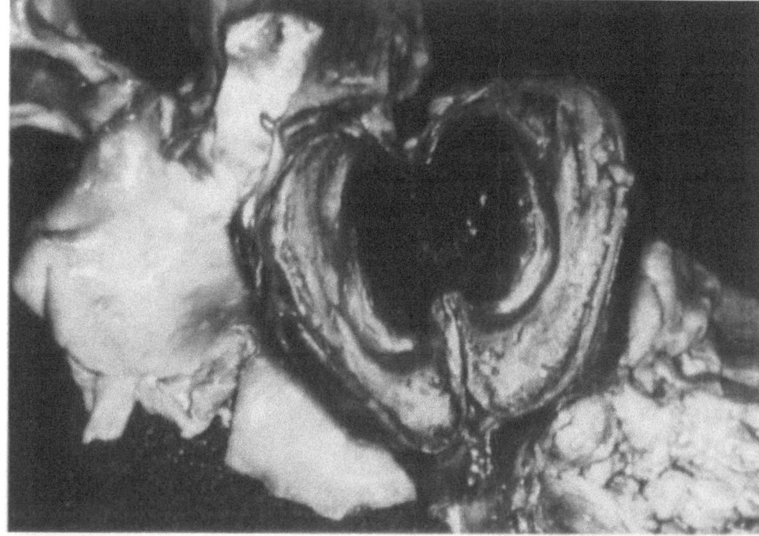

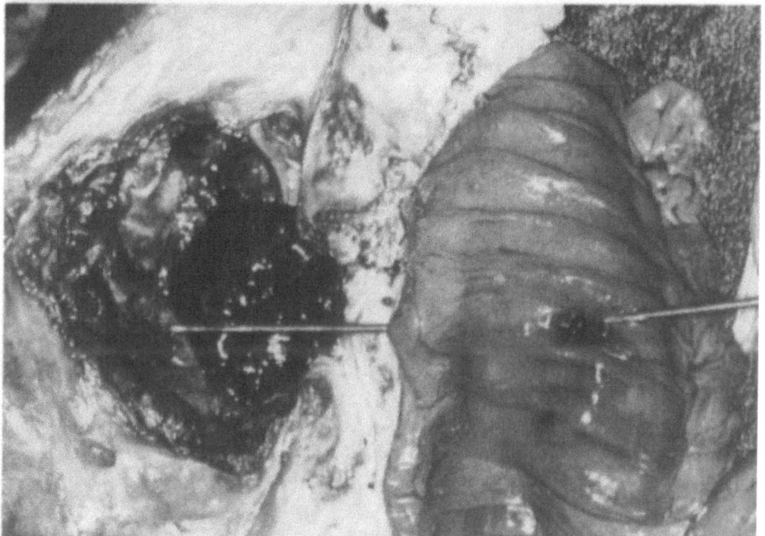

Abb. 1.17. a Atherosklerotisches, echtes Aortenbogenaneurysma bei einer 67jährigen Frau. Schichtenweise Thrombosierung des Aneurysmalumens. Der Aneurysmasack ist durch einen Schnitt halbiert und aufgeklappt (*Pfeile*). **b** In den Dünndarm (*rechts*) perforiertes Aneurysma falsum der Bauchaorta (*links*) bei massiver, schwerer, ulzerierender Atherosklerose (57jähriger Mann). Massive Blutung in den Darm. Tod im hämorrhagischen Schock

1.4.6.3 Syphilitisches (luetisches) Aneurysma

Diese Aneurysmaart ist heute mit Abnahme der tertiären Syphilis gegenüber früher sehr viel seltener geworden. Es ist fast immer auf die Brustaorta beschränkt und beteiligt gewöhnlich den Bogen. Häufigster Sitz ist die Aorta ascendens samt dem Querteil. Die Ausweitung des Gefäßes kann proximal bis zur Aortenklappe und distal bis zum Zwerchfell reichen. Makroskopisch handelt es sich um sackförmige, spindelige und zylindrische Typen (Durchmesser 15–20 cm oder mehr). Die Entwicklung dieses Aneurysmas beruht auf einer Mediazerstörung, die charakteristisch für die tertiäre luetische Aortitis ist. Eine Atherosklerose pfropft sich gerne auf, was die Wand weiter schwächt. Das große, herznahe Aneurysma pulsiert und verursacht im Laufe der Zeit eine Erosion der Rippen und Wirbelkörper, evtl. kann es sich bis subkutan ausweiten. Der Tod erfolgt durch Ruptur in Perikard, Pleura, Bronchien, Trachea oder Ösophagus. Ein Teil der Patienten stirbt an der Herzinsuffizienz durch die luetische Beteiligung der Aortenklappe. Mikroskopisches Aussehen siehe bei entzündlichen Gefäßerkrankungen.

1.4.6.4 Das dissezierende Aortenaneurysma [63]

Es ist die häufigste katastrophale Erkrankung der Aorta mit einem tödlichen Risiko von 35% innerhalb 15 min von Symptombeginn und von 75% nach einer Woche. Zugrundeliegen die morpholo-

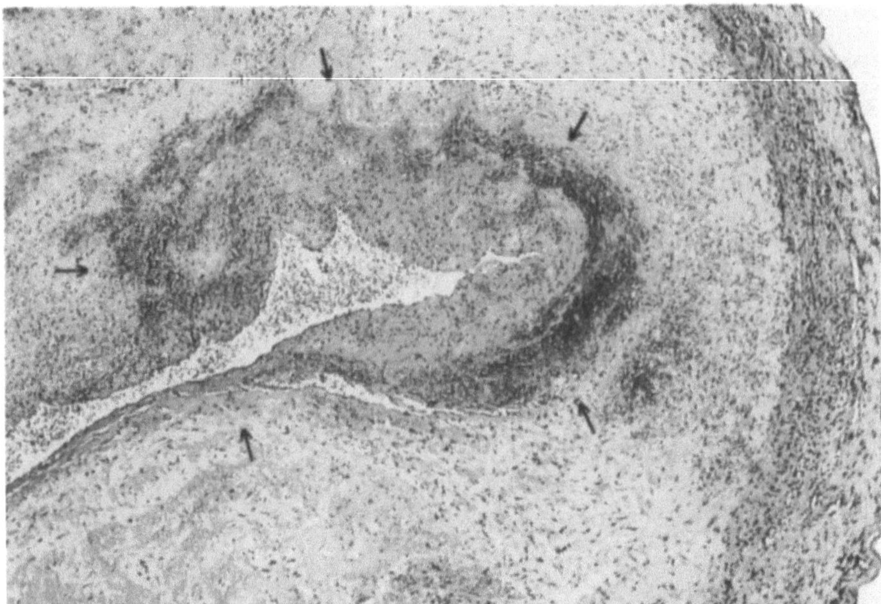

a

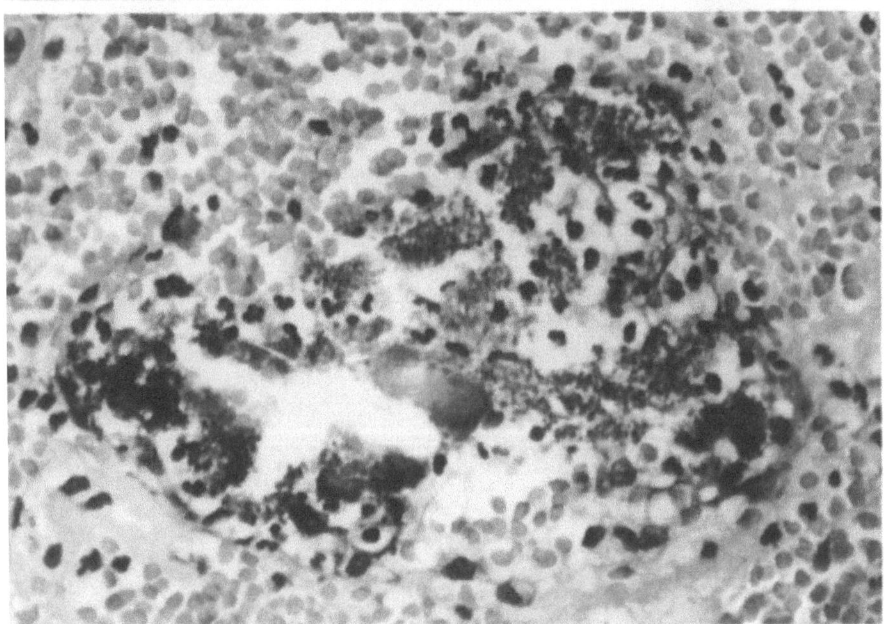

b

Abb 1.18. a 53jährige Frau mit bakterieller Endokarditis. Sogenanntes myokotisches Aneurysma der A. femoralis profunda. HE-Färbung. Die embolisch infizierte Arterienwand ist durch Nekrose und entzündliches Infiltrat geschwächt und ausgesackt (*Pfeile*). **b** Bei stärkerer mikroskopischer Vergrößerung des Lumeninhaltes sind zwischen Granulozyten und Erythrozyten dunkel dargestellte Bakterienhaufen erkennbar

gischen Veränderungen der zystoiden Mediadegeneration. Charakteristisch ist die Aufspleißung der Mediaschichten mit Entstehung eines blutgefüllten Kanals in dieser Wandregion. Im Gegensatz zum luetischen und atherosklerotischen Aneurysma ist die Aorta dabei nicht wesentlich ausgeweitet. Die Patienten sind meist 40–60 Jahre alt. Das dissezierende Aneurysma kommt 2- bis 3mal häufiger bei Männern als bei Frauen vor. 94% der Patienten haben eine Hypertonie. Die Dissektion ist bevorzugt zwischen mittlerem und äußerem Drittel der Aorta lokalisiert. Der Intimariß, der der intramuralen Hämatombildung vorausgeht, liegt zu 90% in der Aorta ascendens, gewöhnlich 10 cm oberhalb der Aortenklappe. Er kann quer oder schräg verlaufen, ist meist 4–5 cm lang und hat scharfe Ränder. Die Dissektion setzt sich mit der Hämatombildung von hier aus nach proximal zum Herzen und nach distal in der Aorta über unterschiedlich weite Strecken evtl. bis in die Iliakalarterien fort. Sie greift häufig auch auf die Koronar-, Nieren- und Mesenterialarterien über. Gelegentlich ist die Dissektion nur auf eine kurze Strecke ausgebildet und rupturiert früh nach außen. Selten kommen Rückrupturen des Blutstroms durch einen zweiten Intimariß vor, wobei der Blutstrom dann wieder in das ursprüngliche Aortenlumen bzw. die Iliakal- oder Halsgefäße zurückgeleitet wird. Bei der Ruptur nach außen nach unterschiedlich langer Dissektion können sich extravasal unterschiedlich große Blutmengen anhäufen. In fatalen Fällen erfolgen sie in die Periadventitia und umgebende Strukturen und Höhlen, z.B. Pleura, Perikard, Peritoneum. Nach De Bakey werden 3, heute allgemein 2 Typen des dissezierenden Aortenaneurysmas unterschieden. Typ A betrifft die Aorta ascendens und descendens, ist am häufigsten und endet im allgemeinen letal. Typ B zeigt den Beginn der Dissektion nach dem Abgang der A. subclavia und erstreckt sich in der Aorta weiter abwärts.

Die klinischen Symptome hängen vom Ort der Dissektion und von denjenigen Problemen ab, die sich durch den Verschluß der aus der Aorta abgehenden Gefäße infolge der Dissektion ergeben. Klassisch ist der plötzliche Beginn mit starkem Schmerzgefühl wie beim akuten Herzinfarkt, wobei dieses dem Verlauf der Dissektion meist von der Brust den Rücken abwärts folgt. Zunächst besteht normaler oder erhöhter Blutdruck, bis der Patient, entsprechend dem Grad der Extravasation bzw. Ruptur in den Schock gerät. Je nach Beteiligung abgehender Blutgefäße kommt es zu Pulslosigkeit abhängiger arterieller Gebiete (z.B. Nierenversagen bei Einengung der Nierenarterien).

1.4.6.5 Sogenanntes mykotisches Aneurysma (infektiöses Aneurysma)

Es handelt sich um lokalisierte Gefäßwandschwächen, hervorgerufen durch bakterien- oder pilzhaltige Thrombembolien, z.B. bei Endokarditis. Sie können vom Lumen her, über Streuung in die Vasa vasorum, oder aber durch Übergreifen eines entzündlichen Prozesses (s. Abb. 1.18) von außen auf die Arterienwand entstehen (Arrosionsaneurysma).

1.4.6.6 Traumatisches Aneurysma

Es kommt z.B. Schußverletzung mit Beteiligung der äußeren Gefäßwandschichten vor, wobei Blut aus dem Lumen durch die verletzte Wand nach extravasal sickert und ein Hämatom bildet. Unter Umständen wird sich das entstehende falsche Aneurysma durch Organisation retrahieren und vom Gefäßlumen her endothelialisiert werden. Traumatische Mitbeteiligung der benachbarten Vene kann Kurzschlußverbindungen als sog. arteriovenöses Aneurysma verursachen (s. unten).

1.4.6.7 Aneurysma bei nekrotisierender Arteriitis

Zum Beispiel bei Panarteriitis nodosa (s. entzündliche Gefäßerkrankungen). Befallen sind vor allem mittlere und kleine Arterien in herdförmiger Verteilung mit lokalisierter Wandschwäche und Ausweitung bzw. Thrombose.

1.4.6.8 Arteriovenöse Aneurysmen

Sie stellen abnorme Verbindungen zwischen einer Arterie und ihrer Begleitvene dar (klinisches Schwirrgeräusch). Die Ursachen sind kongenital, Ruptur eines arteriellen Aneurysmas in die benachbarte Vene, Stichverletzung von Arterie und Begleitvene oder entzündliche Nekrose benachbarter Blutgefäße mit deren Verbindung. Immer weitet sich auch das betroffene Venenstück mit aus.

1.5 Venen

1.5.1 Varikosis

Varizen sind oft oberflächlich gelegene, krankhaft ausgeweitete, geschlängelte und knotig aufgetriebene Venen [28]. Die Dilatation ist umschrieben oder über größere Strecken ausgebildet. Die Hauptformen sind je nach Kaliber Stammvarizen, retikuläre Varizen der Nebenäste und besenreiserartige Varizen der kleinen Sammelvenen. Die Varikosis ist als degenerative Erkrankung mit chronisch-venöser Insuffizienz häufig. Primäre Varizen entstehen aufgrund einer oft familiären Venenwandschwäche, sekundäre als Kollateralkreisläufe bei Hindernissen im Venenabflußsystem. Klinische Bedeutung haben sekundäre Varizen in venösen Verbindungen zwischen dem portalen und cavalen System z.B. bei portalem Hochdruck. Hämorrhoiden treten vor allem bei sitzender Arbeitsweise häufig isoliert auf. In primären wie sekundären Varizen der Beine ist der Venendruck erhöht, die Venen sind erweitert, ihre schwalbennesterartigen Klappen insuffizient. Die Venenwand reagiert auf die Druckerhöhung mit vermehrter Synthese von Kollagen-Typ I-Fasern und gleichzeitiger Auseinanderdrängung der glatten Muskelzellen. Dies verstärkt ihre Aussackung. Morphologisches Substrat sind Phlebosklerose (weißliche, diffuse oder herdförmige Verdickung der Venenintima) und Phlebektasie mit histologischer Fragmentierung der Elastika, Kollagenfaservermehrung, Myozytenuntergängen und -proliferaten sowie herdförmigen Verkalkungen [46]. Komplikationen entstehen durch bakterielle Entzündung, Platzen der Varixknoten, Thrombose (mit der Gefahr der Lungenarterienembolie) [29, 58], ekzematöse Hautveränderungen, Ulcus cruris, Phlebolithen. Venenthromben können durch proteolytische Leukozytenenzyme bis zur Spontanheilung eingeschmolzen werden. Wird ein Venenthrombus im Verlauf der Organisation durch Granulationsgewebe resorbiert, bleibt schließlich eine Narbe als herdförmige weißliche Intimaverdickung zurück. In Pulmonalarterien kann man als Reste organisierter Thrombembolien ziemlich häufig weißliche Narbenfäden das Lumen „strickleiterartig" durchziehen sehen (Abb. 1.19). In Thrombosen einbezogene Venenklappen wandeln sich häufig ebenfalls narbig um, woraus eine Klappeninsuffizienz resultiert [23].

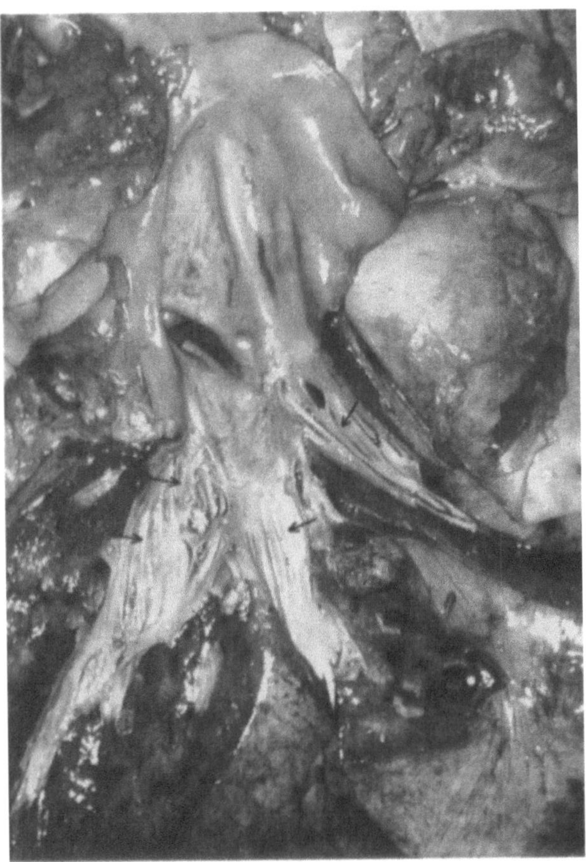

Abb. 1.19. Reichlich ausgebildete sog. „Strickleitern" (*Pfeile*) als Reste organisierter Embolien in Pulmonalarterienästen bei einem 72jährigen Mann

1.5.2 Venöse Thrombembolie

Die Lungenembolie ist eine sehr häufige Form der venösen Thrombembolie und stellt eine Komplikation der Venenthrombose mit relativ hoher Letalität dar [51]. Der Quellthrombus liegt meist in den tiefen Oberschenkel- und Beckenvenen. Besonders frische Thromben werden durch plötzliche Steigerungen der Strömungsgeschwindigkeit, venöse Druckänderungen infolge Bauchpresse u.a. mechanisch losgerissen. Sie entsprechen in Dicke und z.T. auch in ihrer Länge dem Quellgefäß. Als meist brüchige Gerinnungsthromben zerfallen sie in mehrere Stücke, die dann in zentralen bis peripheren Lungenarterien steckenbleiben. Die weniger brüchigen Abscheidungsthromben knäueln sich gerne vor der Gefäßaufzweigung in der Lunge zusammen und „reiten" auf dem Gefäßsporn. Weitere venöse Thrombemboliequellen stellen die periprostatischen Plexus und die Ovarial- bzw. periuterinen Venen dar.

1.6 Iatrogene Gefäßveränderungen

1.6.1 Embolische Verschleppung von körperfremdem und körpereigenem Material

Kontrastmittelsubstanzen oder Instrumentarien bzw. Teile davon können z.B. bei Angiographien embolisch verschleppt werden, je nach Ort der Applikation gelangen sie entweder arteriell nach peripher oder venös nach zentral, d.h. in die Lunge (Abb. 1.20). Bei kleinpartikulärer Zusammensetzung des embolisierten Fremdmaterials können granulomatöse und Riesenzellreaktionen in Organen und Geweben hervorgerufen werden. Der Nachweis gelingt evtl. morphologisch durch die Doppelbrechung des Fremdmaterials bei Betrachtung im polarisierten Licht.

Die „Balle" von Starr-Edwards-Klappen, als Ersatz erkrankter Herzklappen implantiert, können im Laufe der Zeit durch Verschleiß und Abrieb des Silikongummis verkleinert und deformiert werden und sich aus ihren Körben lösen. So wurde bei einer 20jährigen Patientin 7 Jahre nach Implantation einer Starr-Edwards-Prothese der Aortenklappe nach ihrem plötzlichen Tod an akuter Aorteninsuffizienz bei der Obduktion eine

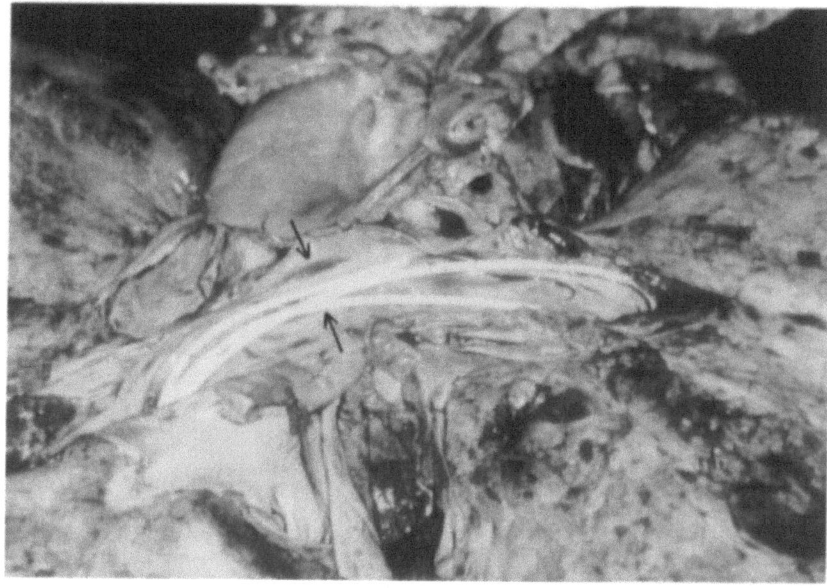

Abb. 1.20. Pulmonalarterienstamm und -hauptäste sind durch einen abgebrochenen, embolisch hierher verschleppten Katheter (*Pfeile*) monatelang teilweise verlegt gewesen

sog. Ballembolie an die Aortenbifurkation gefunden. Dem tödlichen Ereignis waren multiple Embolien mit Hirnerweichung und Hemiparese vorausgegangen. Unter Umständen können kleine Silikongummiembolien in Punktionen von Milz, Niere oder Leber als Fremdmaterial mit granulomatösen Umgebungsreaktionen nachgewiesen werden.

Anläßlich perkutaner, transluminaler Rekanalisation atherosklerotischer Gefäßstenosen ist die akzidentelle Verschleppung von Atherommaterial möglich. Bei Patienten mit hohem Operationsrisiko oder isolierten Gefäßstenosen wird dabei die sklerotische Gefäßenge durch einen Ballonkatheter zur Wiedereröffnung dilatiert. Die therapeutischen Erfolge sind gut, Komplikationen in Form von Atheromembolien und erneuten Gefäßverschlüssen jedoch nicht selten. Durch die induzierte Wandschädigung können sich Thromben bilden und erneut atherosklerotische Beete entstehen.

1.6.2 Aneurysmen nach Dilatation von Gefäßstenosen

Nach Ballondilatation von Aortenisthmusstenosen treten selten akut, häufiger aber 1 bis 2 Jahre nach dem Eingriff, nämlich bei 10–30% der Patienten, Aortenaneurysmen an der Dehnungsstelle auf. Sie erfordern bei entsprechender Größe Resektion und prothetischen Gefäßwandersatz.

1.6.3 Kunststoffgefäßprothesen

Nach Verschluß großer Körperschlagadern, z.B. der Aorta bzw. Iliakalarterien, werden die betroffenen Gefäßabschnitte durch alloplastische Gefäßprothesen ersetzt bzw. mit ihrer Hilfe umgangen (Abb. 1.21) [7]. An den Gefäßprothesen bilden sich regelmäßig Fremdkörperreaktionen, die mit organisierendem Granulationsgewebe auch die Gefäßwandtextur durchsprießen können. An der Innenseite der Prothese können Abscheidungsthromben entstehen, die von Endothel überwachsen und in eine Neointima umgewandelt werden können. Komplikationen stellen Nahteinrisse durch Fremdkörperentzündung an der Implantationsstelle, rezidivierende Thromben mit Stenose und Verschlüsse dar.

1.6.4 Venenbypass

Arterienstenosen werden durch ein Venenstück umgangen (z.B. Koronararterienstenosen durch Explantate der V. saphena magna). Die Wand des Venenimplantates wird durch die nun erfolgende arterielle Belastung mehr oder weniger arterienähnlich umgewandelt und kann auch eine stenosierende Arteriosklerose entwickeln [7].

1.6.5 Verödung von Varizen

Varizen z.B. des Ösophagus bei Leberzirrhose werden häufig durch Substanzen verödet, die nach Polymerisation innerhalb des Gefäßlumens dieses

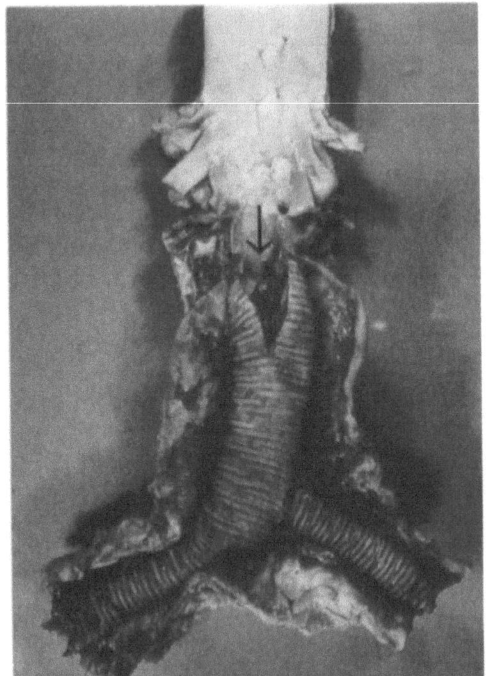

a

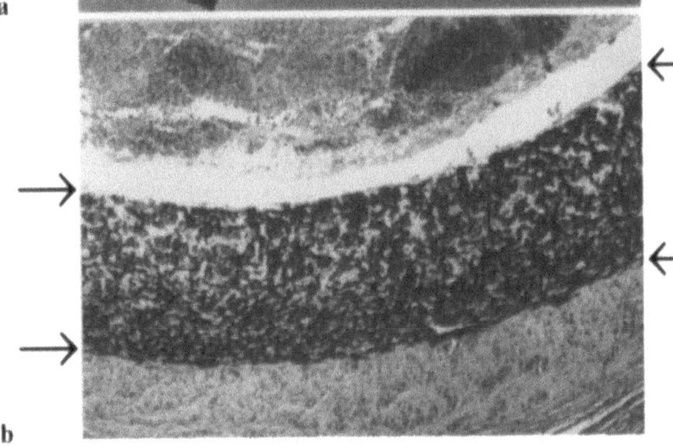

b

Abb. 1.21. a Prothetischer Ersatz der Aorta abdominalis, unterhalb der Nierenarterienabgänge beginnend, und der Iliakalarterien. Im Lumen der Kunststoffprothese thrombotisches Material (*Pfeil*). **b** Histologischer Ausschnitt einer reizlos eingeheilten arteriellen Kunststoffprothese (*Pfeile*). Gefäßlumen oben. HE-Färbung

verschließen bzw. nach Injektion ins Gewebe zwischen den Varizen eine granulierende und riesenzellhaltige Entzündung mit Fibrose hervorrufen. Die Varizen werden dadurch vor Ruptur geschützt.

1.6.6 Strahlenvaskulopathie

Radiogene Gewebsschäden beruhen im wesentlichen auf pathologischen Veränderungen der Kapillaren und der größeren Blutgefäße. Sie laufen stadienweise ab. In der Frühphase reagieren die Gefäßendothelien der Kapillaren mit Ödem und Lockerung ihrer Verbindungen untereinander. Dadurch können Plasmabestandteile in die Kapillarwand und das perikapilläre Interstitium eindringen. Stärkere Strahlendosen zerstören die Gefäßendothelien innerhalb weniger Tage, verursachen Blutungen und thrombotische Kapillarverschlüsse. Solche Veränderungen können Monate bis Jahre nach Bestrahlungsende wieder auftreten. In der Spätphase der Strahlenschädigung entstehen auch teleangiektatische Kapillarerweiterungen. Herdförmig ausgebildet führen sie zu Kapillaraneurysmen mit Blutungsgefahr.

Frühe Arterienveränderungen nach Bestrahlung drücken sich morphologisch ähnlich wie an den Kapillaren infolge vermehrter Gefäßdurchlässigkeit in einem Intimaödem aus. Dieses geht allmählich in Sklerose über, dabei können außer vermehrtem kollagenfaserigem Bindegewebe auch lipidhaltige Schaumzellen auftreten. Auf dem geschädigten Endothel lagern sich Thromben ab, in der Spätphase ist die Elastica interna aufgesplittert, glatte Muskelzellen der Media sind zerstört, sie wird sklerosiert. Infolge der verminderten Durchblutung des abhängigen Organs oder Organteiles kommt es zu hypoxischen Schäden z.B. mit Strahlenproktitis und -ulzerationen des Darmes (Abb. 1.22).

1.7 Blutgefäßtumoren

Histologische Klassifikation der Weichteiltumoren. Tumoren und tumorähnliche Veränderungen der Blutgefäße [15, 17]

1 Gutartig
1.1 Hämangiom
1.1.1 kapillär
1.1.2 kavernös
1.1.3 arteriovenös
1.1.4 venös
1.1.5 epitheloid (angiolymphoide Hyperplasie, Kimura's disease)
1.1.6 Granulationsgewebstyp (pyogenes Granulom)
1.2 Tiefes Hämangiom (intramuskulär, synovial, perineural)
1.3 Hämangiomatose
1.4 Papilläre Endothelhyperplasie (intravaskuläres vegetierendes Hämangioendotheliom Masson)
2 Intermediär
2.1 Hämangioendotheliom (epitheloid, spindelzellig, malignes endovaskuläres papilläres Angioendotheliom)

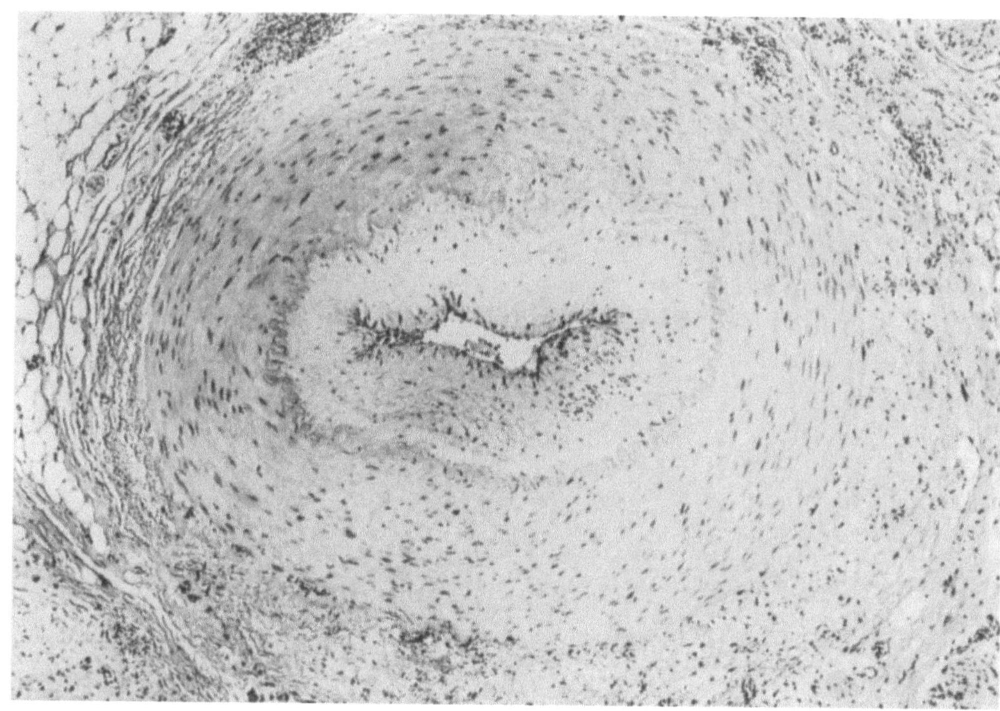

Abb. 1.22. Strahlenvaskulopathie des Ileums nach Bestrahlung eines Endometriumkarzinoms bei einer 44jährigen Frau. Hochgradige Lumeneinengung der submukösen Arterie durch Sklerose. HE-Färbung

3 Maligne
3.1 Angiosarkom
3.2 Kaposi-Sarkom
4 Glomustumor
5 Hämangioperizytom

1.7.1 Gutartige Gefäßtumoren

1.7.1.1 Hämangiom

Hämangiome sind gutartige Tumoren, die an normale Blutgefäße erinnern. Dabei ist es manchmal schwer, zwischen Neoplasma, Hamartom und Fehlbildung zu unterscheiden. Aus diesem Grund wird als Hämangiom im weitesten Sinne ein gutartiger, nicht reaktiver Prozeß mit Vermehrung der Zahl normaler oder abnorm aussehender Blutgefäße definiert. Hämangiome können lokalisiert sein oder größere Segmente des Körpers einnehmen (Angiomatosen). Sie gehören, vor allem in Kindheit und Jugend zu den häufigsten Weichteiltumoren und machen 7% aller gutartigen Tumoren aus. Ihre Lage ist oft an Kopf und Hals, sie kommen aber auch in inneren Organen, z.B. der Leber, vor. Kapilläre und kavernöse Hämangiome betreffen öfter Frauen als Männer und können sich in Abhängigkeit von Schwangerschaft und Menarche in ihrer Größe verändern. Dies läßt eine Reaktion der Endothelzellen dieser Tumoren auf zirkulierende Hormone vermuten. Manche vaskuläre Tumoren, z.B. die juvenilen Hämangiome, bilden sich wieder zurück, die meisten persistieren, haben aber nur ein begrenztes Wachtumspotential. Es gibt keine Hinweise darauf, daß sie mit bestimmter Regelmäßigkeit maligne werden.

Kapilläres Hämangiom

Es liegt als rötlich-purpurne Erhabenheit in Haut oder subkutanem Gewebe und besteht aus Proliferaten von Blutgefäßen vom Kaliber der Kapillaren mit flachem Endothel.

Kavernöses Hämangiom

Es ist seltener als das kapilläre Hämangiom, aber tritt im gleichen Alter und anatomischer Verteilung auf (Abb. 1.23). Es ist gewöhnlich größer als das kapilläre Hämangiom, weniger gut umschrieben und sitzt häufiger auch tiefer. Es bildet sich nicht zurück und kann durch Druck auf benachbarte Organe lokal destruieren. Oberflächlich

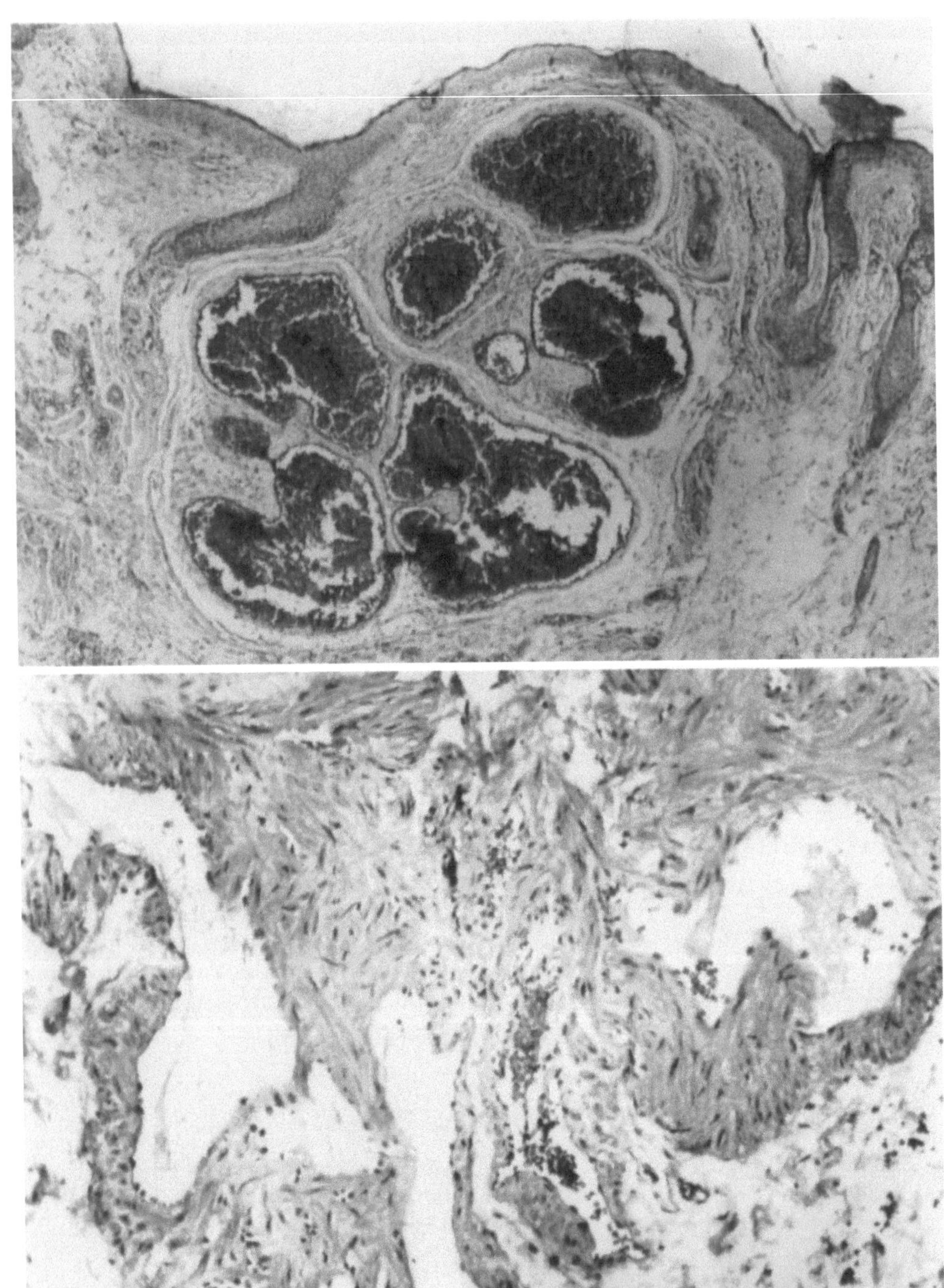

Abb. 1.23. a Kavernöses Hämangiom des Unterlides. **b** Kavernöses Hämangiom des Handrückens. HE-Färbung

liegende kavernöse Hämangiome imponieren als blaue Massen mit infolge Gefäßdilatation unregelmäßiger Konfiguration. Tiefer liegende Exemplare sind u.U. kaum gefärbt. Sie erscheinen als lokalisierte oder diffuse, unhomogene Verdichtungen mit wasserartiger Konsistenz. Verkalkung organisierter intraluminaler Thromben ist häufig (Phlebolithen). Kavernöse Hämangiome bestehen aus großen, ausgeweiteten Blutgefäßen mit flachem Endothel. Sie können eine läppchenförmige Anordnung haben oder wahllos orientiert sein.

Arteriovenöses Hämangiom

Man unterteilt es in 2 Typen, solche in tiefer Lokalisation und mit unterschiedlichen Graden arteriovenöser Shunts und solche mit oberflächlicher Lage in der Dermis ohne Shunt. Die wichtigere tiefe Form kommt bei jungen Menschen vor und wird von manchen als arteriovenöse Fehlbildung angesehen. Dabei nimmt man partielle Persistenz des fetalen Kapillarbettes mit abnormen Verbindungen zwischen Arterien und Venen an. Die Läsionen liegen am häufigsten an Kopf, Hals und unteren Extremitäten. Die Symptome hängen von der Größe des Shunts ab. Die oberflächliche Form des arteriovenösen Hämangioms kommt einheitlich bei Erwachsenen als kleiner, asymptomatischer kutaner Knoten ohne Shunt oder klinische Bedeutung vor.

Venöses Hämangiom

Es kommt beim Erwachsenen meist in tiefer Lokalisation wie Retroperitoneum, Mesenterium und Extremitätenmuskel als große Masse venöser Gefäße vor. Da in ihnen das Blut langsam fließt und die Lumina häufig thrombosiert sind, werden sie oft in der Arteriographie nicht gesehen. Venographie oder direkte Injektion stellt sie besser dar. Gegenüber kapillären und kavernösen Hämangiomen hat das venöse Hämangiom eine dicke Gefäßwand. Die Wandmuskulatur ist aber weniger organisiert als die normaler Venen. Auch in dieser Form des Hämangioms kommen Verkalkungen organisierten thrombotischen Materials wie im kavernösen Hämangiom vor.

Epitheloides Hämangiom
(angiolymphoide Hyperplasie mit Eosinophilie, Kimura disease, histiozytoides Hämangiom) [40]

Epitheloide Hämangiome kommen im mittleren Erwachsenenleben (20–40 Jahre) vor und betreffen häufiger Frauen als Männer. Sie liegen oberflächlich an Kopf und Hals, besonders um das Ohr herum und werden deswegen früh als kleine, rötliche, häufig multiple Flecken erkannt. Es handelt sich um umschriebene Tumoren der Subkutis und der Dermis mit lobulärer Anordnung aus kleinen kapillarartigen Gefäßen und ein zentrales Muttergefäß. Sie werden von einem epithlelähnlichen Endothel ausgekleidet. Die epitheloiden Endothelien haben runde oder lobuläre Kerne und reichliches eosinophiles Zytoplasma mit gelegentlichen Vakuolen. Ein Drittel dieser Tumoren rezidiviert; Metastasen sind bisher nicht beschrieben. Die kontroversen Ansichten über die Natur dieser Veränderung reichen von reaktiv bis hin zu neoplastisch.

Granulationsgewebstyphämangiom
(pyogenes Granulom, sog. eruptives Angiom)

Es handelt sich um die polypoide, oft ulzerierte und deswegen blutende Form eines kapillären Hämangioms in Haut oder Schleimhäuten. Die begleitenden entzündlichen Veränderungen des oft pilzartig vorragenden Gebildes können so ausgeprägt sein, daß es wie Granulationsgewebe aussieht. Häufigste Lokalisationen: Gingiva, Finger, Lippen, Gesicht, Zunge. Es entsteht rasch und erreicht in Wochen bis Monaten eine maximale Größe von mehreren Millimetern. Histologisch liegt ein läppchenförmig gebautes zellreiches Hämangiom mit fibromyxoider Matrix vor. – Das Granuloma gravidarum ist eine Sonderform des pyogenen Granuloms an der Gingiva während der Schwangerschaft. Das intravenöse pyogene Granulom kann als organisierter Thrombus mißverstanden werden.

1.7.1.2 Tiefe Hämangiome mit verschiedener Lokalisation

Das intramuskuläre Hämangiom kommt vor allem bei jungen Erwachsenen mit Manifestation vor dem 30. Lebensjahr vor. Dies spricht dafür daß es sich möglicherweise um kongenitale Tumoren mit langsam zunehmenden Symptomen während der späten Kindheit und dem frühen Erwachsenenalter handelt. Die Mehrheit liegt in der Muskulatur der unteren Extremität, vor allem den Oberschenkeln. Selten ist die darüber liegende Haut dyskoloriert, selten zeigt sich Pulsation. Die beteiligten Blutgefäße verlaufen häufig parallel zueinander in einem streifigen Muster zwischen den Muskelbündeln. Schmerzen sind ein häufiges Symptom. Intramuskuläre Hämangiome variieren stark im makroskopischen und mikroskopischen Aussehen in Abhängigkeit von ihrem kapillären, kavernösen oder gemischten Aufbau. Weitere tiefe Hämangiome sind das seltene synoviale Hämangiom und des extrem seltene Angiom peripherer Nerven bzw. ihres Epineuriums.

1.7.1.3 Angiomatose (diffuses Hämangiom)

Sie beginnt wahrscheinlich im frühen intrauterinen Leben, wächst proportional mit dem Fetus und befällt entsprechend große Areale des Stammes oder der Extremitäten. Sie imponiert als Schwellung, Induration oder Dyskoloration des betroffenen Körpergebietes, in manchen Fällen mit gleichzeitiger Hypertrophie der betroffenen Extremität. Die meisten Angiomatosen bestehen aus Proliferaten kleiner bis mittelgroßer Blutgefäße von unregelmäßiger Gestalt in Haut, Subkutis, Muskulatur und sogar Knochen. Die Gefäße sind gewöhnlich dünnwandig, blutgefüllt oder leer, manchmal von Lymphozyten umgeben, so daß differentialdiagnostisch Bezüge zu Lymphangiomen bestehen. Charakteristisch ist die große Menge reifen Fettgewebes, das die proliferienden Gefäße begleitet.

1.7.1.4 Papilläre Endothelhyperplasie (intravaskuläres vegetierendes Hämangioendotheliom Masson)

Die papilläre Endothelhyperplasie stellt eine überschießende intravaskuläre Endothelproliferation dar, die in mancher Hinsicht ein Angiosarkom nachahmt. Wahrscheinlich handelt es sich um eine ungewöhnliche Form der Thrombusorganisation. Warum sie sich nur in manchen Thromben entwickelt, ist unklar. Die papilläre Endothelhyperplasie kommt am häufigsten innerhalb von Venen des Kopfes, Halses, der Finger und des Stammes vor. Sie erscheint als kleine, feste, oberflächliche Masse mit roter bis blauer Verfärbung der darüber liegenden Haut. Im allgemeinen ist das ursächliche Trauma nicht bekannt. Die papilläre Endothelhyperplasie kann auch zusätzlich in präexistierenden vaskulären Veränderungen vorkommen, z.B. im intramuskulären Hämangiom. Die Prognose ist exzellent. Alle Fälle sind mit der Exzision geheilt. Im Fälle von Rezidiven handelt es sich meist um papilläre Endothelhyperplasien innerhalb anderer Gefäßtumoren.

1.7.2 Intermediäre Dignität

1.7.2.1 Epitheloides Hämangioendotheliom

Es kommt in jedem Alter, selten in der Kindheit vor und betrifft beide Geschlechter gleich. Es entsteht als solitärer, leicht schmerzhafter Tumor im oberflächlichen oder tiefen Weichteilgewebe. Wenigstens die Hälfte der Fälle steht mit einem Blutgefäß, gewöhnlich einer Vene, in Verbindung. Der Verschluß dieses Gefäßes kann stärkere Symptome wie Ödem oder Thrombophlebitis hervorrufen. Die aus Blutgefäßen hervorgehenden Tumoren dieser Art haben weiß-rötliche, die nicht mit Blutgefäßen in Verbindung stehenden weiß-graue Farbe. Große, tief gelegene Tumoren sind gelegentlich verkalkt. Mikroskopisch zeigen die aus Gefäßen entstehenden Hämangioendotheliome zentrifugales Wachstum aus dem Lumen dieses Gefäßes in die Umgebung. Das Lumen ist mit einer Mischung von Tumor, Nekrose und Kollagen gefüllt. Die vaskuläre Differenzierung ist primitiver als im epitheloiden Hämangiom. Der Tumor besteht aus soliden Nestern oder kleinen Verbänden von leicht spindeligen Endothelzellen. Manchmal enthalten sie intrazelluläre Lumina, die an Schleimvakuolen von Adenokarzinomen erinnern. In einem Viertel der Fälle treten signifikante Atypien und erhöhte mitotische Aktivität auf. Solche Eigenschaften können mit einem mehr aggressiven Verlauf korreliert werden. Wenn Metastasen vorkommen, entwickeln sie sich gewöhnlich aus Tumoren mit solchen Atypien.

Weitere Varianten sind das spindelzellige Hämangioendotheliom und das maligne endovaskuläre papilläre Angioendotheliom.

1.7.3 Maligne Gefäßtumoren

1.7.3.1 Angiosarkom

Seine Zellen haben die funktionellen und morphologischen Eigenschaften des normalen Endothels. Entsprechend enthalten sie elektronenmikroskopisch Weibel-Palade-Körperchen, [62] immunhistochemisch ergibt sich eine positive Reaktion beim Nachweis des endothelspezifischen Faktors 8. Angiosarkome variieren von hoch differenzierten Tumoren, die an Hämangiome erinnern, bis zu solchen mit hoher Anaplasie, die kaum von Karzinomen oder Melanomen zu unterscheiden sind. Sie gehören zu den seltensten Weichteiltumoren, kommen in jeder Lokalisation des Körpers vor, entstehen selten aus größeren Blutgefäßen und haben Prädilektionsstellen in Haut und oberflächlichen Weichteilen. Sie werden in das kutane Angiosarkom ohne Lymphödem, das kutane Angiosarkom mit Lymphödem (Lymphangiosarkom), das Angiosarkom der Brust (Abb. 1.24) und das Angiosarkom des tiefen Weichteilgewebes eingeteilt.

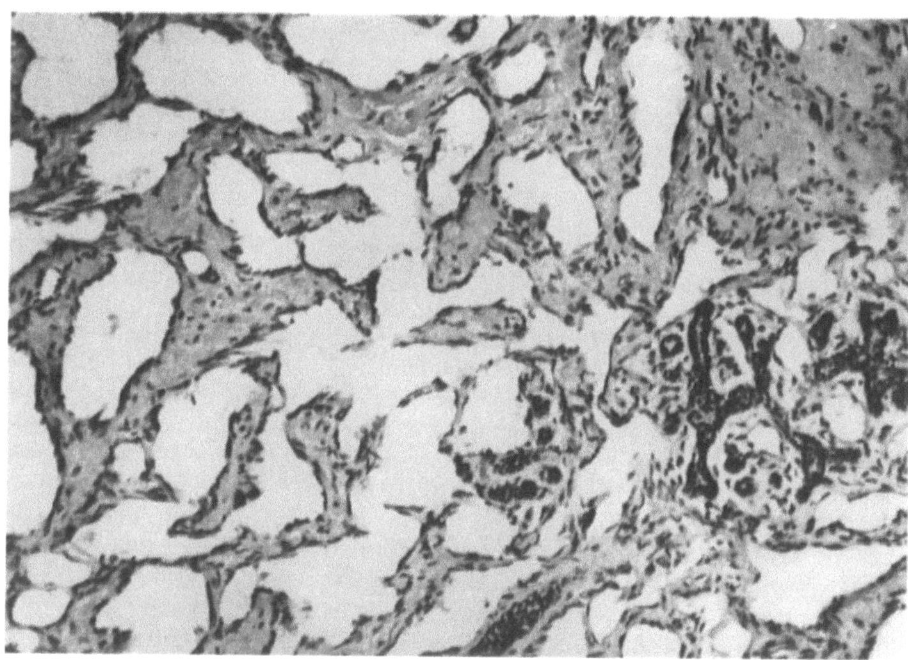

Abb. 1.24. Angiosarkom der Mamma. Zwischen den mit Faktor VIII-positiven Endothelien ausgekleideten neoplastischen Gefäßen sind am rechten Bildrand Reste eines Mammadrüsenläppchens erkennbar. HE-Färbung

Das kutane Angiosarkom ohne Lymphödem ist ein unscharf umschriebenes, hämorrhagisches Areal mit mikrozystischer oder schwammiger Beschaffenheit. Der Tumor befällt ausgedehnt die Dermis und kann auch Subkutis und Faszien angreifen. Seine tumorösen Gefäßkanäle kommunizieren untereinander und bilden ein anastomosierendes Netzwerk von Sinusoiden.

Das Angiosarkom mit Lymphödem entsteht als vaskuläres Sarkom nach radikaler Mastektomie und Lymphknotenentfernung wegen Mammakarzinoms. Obwohl einige der Patienten zusätzlich eine Bestrahlung erhalten hatten, scheint der gemeinsame Nenner für diese Fälle das chronische Lymphödem zu sein. Die Pathogenese des ungewöhnlichen Tumors ist unbekannt. Mikroskopisches Merkmal der Läsion sind kleinere, kapillarartige Gefäße aus deutlich malignen Zellen, die die Weichteile und die Haut infiltrieren. Die Lumina können leer oder mit Flüssigkeit gefüllt sein oder Erythrozyten enthalten. Lymphozyten findet man gelegentlich um die neoplastischen Gefäße.

Das seltene Angiosarkom der Brust hat trotz seiner hohen Malignität eine ziemlich blande Erscheinungsform. Es kommt ausschließlich bei Frauen, gewöhnlich in der dritten oder vierten Dekade, vor. Einige Fälle sind bei schwangeren Frauen beschrieben worden. Der Tumor entwickelt sich gewöhnlich als unscharf begrenzte, rasch wachsende Masse mit diffuser Vergrößerung der befallenen Brust und blau-roter Verfärbung der Haut. Er ist tief in dem Mammagewebe lokalisiert, bereitet sich aber nur selten bis in die Fascia pectoralis aus. Er besteht aus schwammigen Massen, die von gut differenzierten, neoplastischen, kapillargroßen Gefäßen umgeben werden.

Beim Angiosarkom der Weichteile handelt es sich um eine schlecht definierbare Gruppe von Tumoren, die nur selten beschrieben werden. Sie zeigen nicht die relativ homogenen klinischen Charakteristika der anderen Angiosarkome, kommen in jedem Lebensalter und gleichmäßig über alle Dekaden verteilt vor. Sie entstehen vor allem an den Extremitäten oder in der Bauchhöhle als große, stark hämorrhagische Massen.

1.7.3.2 Kaposi-Sarkom

Es wurde 1872 von Kaposi [36] als ungewöhnlicher, die Haut der unteren Extremitäten multifokal und oft symmetrisch befallender Tumor beschrieben (Abb. 1.25). Wegen seiner deutlichen inflammatorischen Komponente in Verbindung mit Proliferaten relativ blander, spindeliger Zellelemente hat man an eine Reaktion auf eine Virusinfektion gedacht. Das Kaposi-Sarkom zeigt auch keine üblichen Metastasen, sondern entwickelt sich eher multifokal. Das Spektrum der histologischen Befunde verändert sich im Verlauf der Erkrankung, der Ausgang wird vermutlich durch genetische und immunologische Faktoren mitbeeinflußt.

Nach heutiger Ansicht ist das Kaposi-Sarkom ein virusassoziierter, wenn nicht virusinduzierter Tumor. Die geographische Verteilung in Afrika ist ähnlich wie die des Burkitt-Lymphoms, ein Tumor, der mit dem Epstein-Barr-Virus assoziiert ist.

Das Kaposi-Sarkom kommt in 4 verschiedenen klinischen Formen vor, der chronischen, der lymphadenopatischen, der transplantationsassoziierten und der AIDS-related Form. Histologisch bestehen keine fundamentalen Unterschiede zwischen diesen Gruppen [22].

Die früheste, fleckförmige, flache Läsion (*patch*) besteht aus einer Proliferation von Miniaturgefäßen um größere ektatische Gefäße. In etwas fortgeschritteneren Stadien findet man zusätzlich ein lockeres, verzweigtes Netzwerk zick-zack-förmiger Gefäße in der oberen Dermis. Das Bild erinnert an ein gut differenziertes Angiosarkom mit der Ausnahme, daß die Zellen sehr blande wie normale Kapillar- oder Lymphendothelien aussehen. Zwischen ihnen liegen lockere Infiltrate von Lymphozyten und Plasmazellen. Das *Plaquestadium* (s. Abb. 1.25a) zeigt eine leichte Erhebung der Haut, da zu diesem Zeitpunkt die Gefäßproliferation gewöhnlich die Dermis mitbeteiligt und sich auch schon in die Subkutis erstrecken kann. Es erscheint eine gut abgrenzbare, relativ blande Spindelzellkomponente, die sich um die proliferierten Gefäßkanäle herum entwickelt. Im weiteren Verlauf fließen die spindelzelligen Herde zum klassischen *nodulären Kaposi-Sarkom* zusammen. (s. Abb. 1.25b). Fortgeschrittene Fälle können dann rein spindelzellig aussehen (s. Abb. 1.25c). In der Peripherie der Läsionen findet man Entzündungszellen, Siderinablagerungen und ausgeweitete Blutgefäße. Ein ziemlich charakteristisches, aber wahrscheinlich nicht spezifisches Phänomen der voll entwickelten Läsion sind PAS-positive hyaline Globuli. Das AIDS-assoziierte Kaposi-Sarkom entwickelt sich bei einem mittleren Alter von 39 Jahren außer an der Haut auch in anderen Organen, bei fast allen Patienten zusätzlich im Gastrointestinaltrakt.

1.7.4 Glomustumor

Der Glomustumor ist ein Neoplasma von Zellen, die an modifizierte glatte Muskelzellen eines normalen Glomus erinnern. Bei der Mehrzahl der Fälle handelt es sich wahrscheinlich nicht um echte Tumoren, sondern um Hyperplasien dieser Struktur. Der normale Glomuskörper ist eine spezialisierte Form einer arteriovenösen Anastomose, die der Wärmeregulation dient, ist im Stratum reticulare der Dermis und am häufigsten in subungualer Region an den seitlichen Fingern und an der Handfläche lokalisiert.

Glomustumoren kommen mit annähernd gleicher Häufigkeit bei beiden Geschlechtern vor, die subungualen sind bei Frauen 3mal häufiger als bei Männern. Meist werden sie während des Erwachsenenalters diagnostiziert. Sie entwickeln sich als kleine blaurote Knötchen in der tiefen Dermis oder Subkutis der oberen oder unteren Extremität. Es gibt sie außer in der Haut auch in Rektum, Zervix, Vagina, Labien und Mesenterium. Meist sind sie solitär. Die kleinen blauroten Knoten, die meist weniger als 1 cm messen, können röntgenologisch osteolytische Defekte mit sklerotischen Rändern in der terminalen Phalanx verursachen. Histologisch enthält der Glomustumor unterschiedliche Anteile von Glomuszellen, Gefäßstrukturen und glattes Muskelgewebe. Man teilt ihn in 3 Gruppen ein: den eigentlichen Glomustumor (Abb. 1.26), das Glomangiom und das Glomangiomyom. Der übliche Glomustumor ist scharf umschrieben und enthält Konvolute kapillärer Gefäße, kragenartig von Glomuszellen in einem hyalinisierten oder myxoiden Stroma umgeben. Maligne Entartung ist nicht üblich. Beim Glomangiosarkom handelt es sich um äußerst seltene Tumoren, die Anteile von gutartigen Glomustumoren in Assoziation mit sarkomatösen Strukturen besitzen. Die malignen Anteile bestehen aus kurzen Spindelzellen ähnlich wie im Fibrosarkom und Leiomyosarkom.

1.7.5 Hämangioperizytom

Das Hämangioperizytom ist ein ziemlich seltener Tumor, 1942 von Stout und Murray [59] als hauptsächlich aus Perizyten bestehend beschrieben. Die Autoren nahmen eine enge Verwandtschaft zum Glomustumor an. Der Ursprung von Perizyten ist ultrastrukturell bestätigt worden. Die Diagnose des Hämangioperizytoms beruht hauptsächlich auf der Erkennung seiner Architektur.

Das Hämangioperizytom ist vorzugsweise ein Tumor des Erwachsenenalters und bei Kindern selten. Es wächst langsam, verursacht selten Schmerzen und kommt vor allem an den unteren Extremitäten und im Retroperitoneum, seltener an

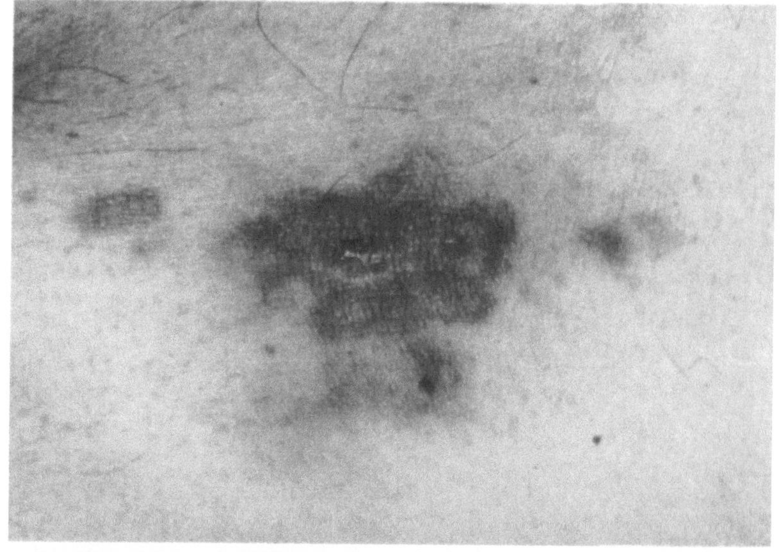

a

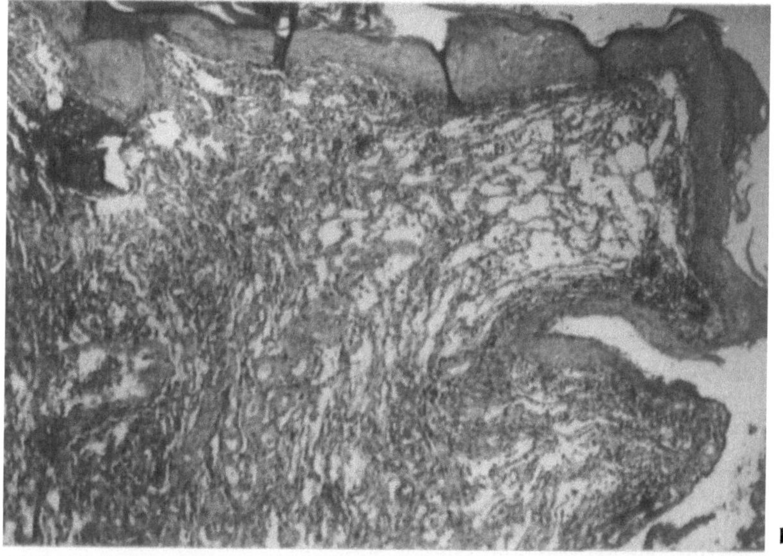

b

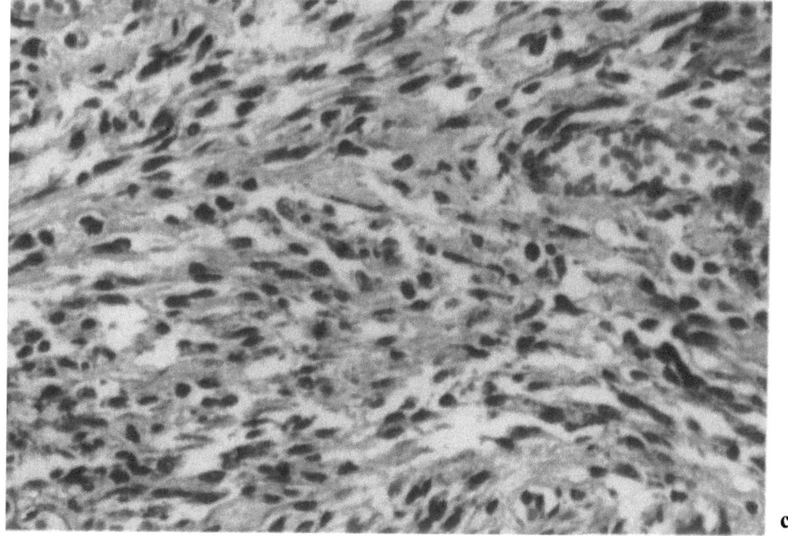

c

Abb. 1.25a–c. Generalisiertes Kaposi-Sarkom bei AIDS-infiziertem 40jährigen Mann. **a** Flach erhabener Hautherd im Plaquestadium. **b** Noduläres Kaposi-Sarkom der Haut. **c** Spindelzelliges Kaposi-Sarkom der Lunge. HE-Färbung

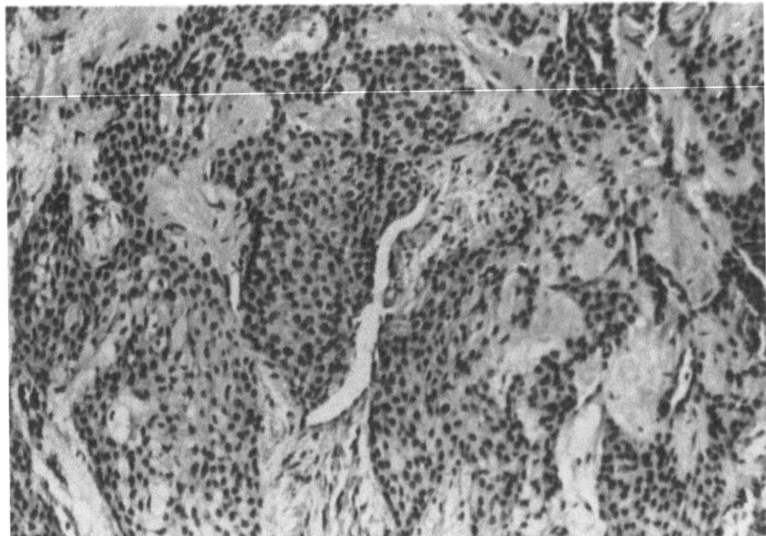

Abb. 1.26. Glomustumor aus subungualer Lokalisation. Gleichförmige, kompakt zusammengelagerte Glomuszellen, dazwischen fibröshyalines Stroma. HE-Färbung

Kopf und Hals, Stamm und oberen Extremitäten vor. Auch innere Organe, besonders der Uterus, können befallen sein (Abb. 1.27). Verkalkung des Tumors ist selten. Makroskopisch präsentiert sich eine mäßig gut umschriebene Masse, von einer dünnen und reich vaskularisierten Pseudokapsel bedeckt. Die durchschnittlichen Durchmesser sind 4–8 cm, aber auch weniger als 1 und bis 21 cm. Die Schnittfläche ist grau bis rotbraun mit variabler Zahl ausgeweiteter Gefäßanschnitte, nicht selten mit Blutungen und zystischer Degeneration. In malignen Formen des Hämangioperizytoms kommen auch Nekrosen vor.

Histologisch besteht der Tumor aus enggepackten Zellen um dünnwandige, endothelausgekleidete Gefäßkanäle herum, die Kapillargröße haben bis hin zu großen klaffenden, sinusoidalen Räumen. Diese können hirschgeweihähnlich konfiguriert sein. Die Zellen haben runde bis ovale Kerne und mäßige Mengen an Zytoplasma mit unscharfer Begrenzung. Es gibt auch spindelzellige und solide Anteile, manchmal Palisadenstellungen wie in neuralen Tumoren. Die Zahl der Mitosen variiert und stellt ein hilfreiches Kriterium für die Vorhersage des biologischen Verhaltens und in der Unterscheidung gut- und bösartiger Varianten des Hämangioperizytoms dar.

Eine Sonderform ist das infantile Hämangioperizytom, das einen gutartigen klinischen Verlauf hat und durch Lokalexzision zu heilen ist.

1.8 Angiitis (Vaskulitis, Arteriitis, Phlebitis)

E. Egner

1.8.1 Einleitung

1.8.1.1 Definitionen

Pathologisch-anatomisch wird unter der Angiitis allgemein ein entzündlicher Prozeß der Gefäßwand einschließlich der Adventitia verstanden. Sie geht mit Ödem, vermehrter Permeabilität und Ansammlung von Entzündungszellen einher. Beteiligt sein können an der zelligen Infiltration neutrophile, eosinophile und basophile Granulozyten, Lymphozyten der B- und T-Reihen, Monozyten, ferner histiozytäre Elemente, Makrophagen, epitheloide Zellen und vielkernige Riesenzellen. Fakultativ sind Nekrosen und Thrombosen. Das entzündliche Geschehen kann umschrieben sein oder systemischen Charakter haben.

Je nach der befallenen Gefäßprovinz sprechen wir von Aortitis, Arteriitis, Arteriolitis, Kapillaritis, Venolitis, Phlebitis, Lymphangitis. In Abhängigkeit davon, ob nur die Intima, die Media, die Adventitia oder alle Schichten der Gefäßwand am entzündlichen Prozeß beteiligt sind, benennen wir ihn als

- Endangiitis (Endarteriitis, Endophlebitis),
- Mesangiitis (Mesaortitis),
- Periangiitis (Perivaskulitis, Periarteriitis, Periphlebitis) bzw.
- Panangiitis (Panvaskulitis, Panarteriitis, Panphlebitis).

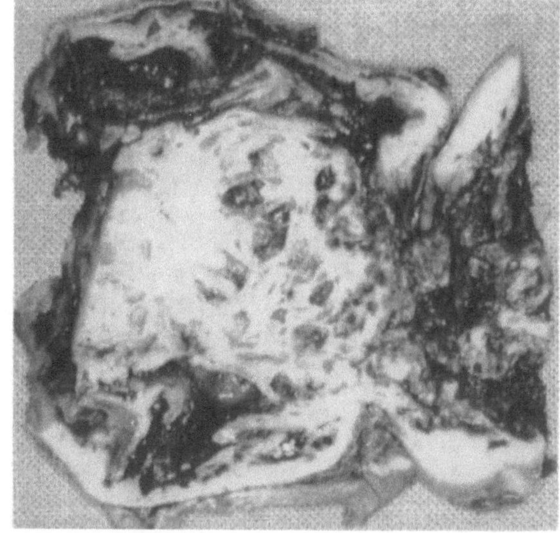

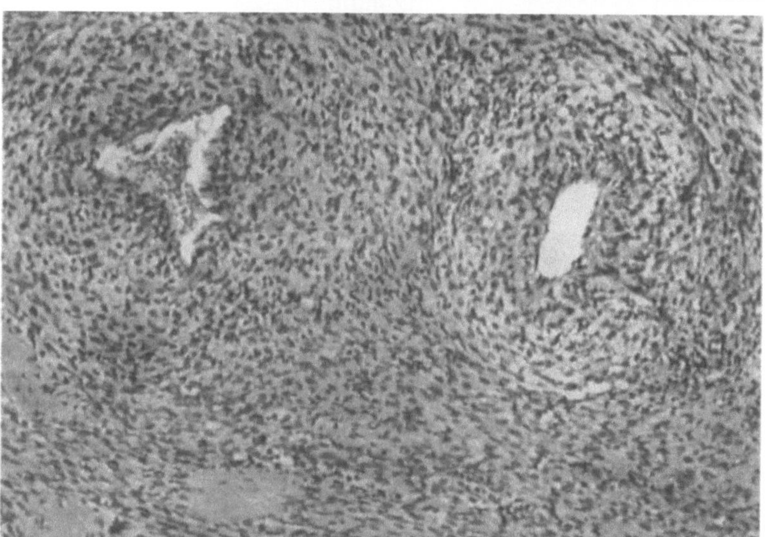

Abb. 1.27. a Hämangioperizytom des Uterus einer 44jährigen Frau, bei einer diagnostischen Abrasio perforiert. Auf der Tumorschnittfläche Spalten und blutgefüllte Zysten. **b** Typische histologische Architektur. Tumoröse Perizyten umgeben manschettenförmig endothelausgekleidete Gefäßspalten. HE-Färbung

Die Neigung zur Bildung von Thromben im Rahmen eines angiitischen Prozesses kann durch den Begriff Thrombangiitis zum Ausdruck gebracht werden (Thrombarteriitis, Thrombophlebitis). Inkorrekterweise wird im alltäglichen ärztlichen Sprachgebrauch die blande Thrombose der Venen (Phlebothrombose) häufig als Thrombophlebitis bezeichnet. Bei den häufigen Thrombosen oberflächlicher Beinvenen sind klinisch zwar „Entzündungszeichen" wie Rötung, Schwellung und Schmerz nachweisbar, pathologisch-anatomisch aber allenfalls reaktive Abräum- und Organisationsvorgänge.

Grundsätzlich treten auch bei den Angiitiden alle bekannten Entzündungsformen auf (seröse, eitrige, nekrotisierende, granulomatöse, verkäsende, vernarbende Entzündung).

Die angeführten Kriterien ermöglichen zwar eine exakte morphologische Beschreibung und Einteilung der vielfältigen Erscheinungsformen der Angiitiden. Nur bei einigen spezifischen Formen ist das histologische Bild charakteristisch und gestattet allein die Diagnose. Meistens ist dies jedoch nicht der Fall, und eine Ansprache des Krankheitsbildes ist erst in der Zusammenschau des Verlaufs, der klinischen und Laborbefunde, der Topographie, der Histologie und der Immunpathologie möglich [47].

1.8.1.2 Allgemeine Einteilungsprinzipien

Zur allgemeinen Charakterisierung der Vaskulitiden haben sich einige von der Ätiologie des

Entzündungsprozesses unabhängige Begriffe als zweckmäßig herausgebildet [9].

Von *primärer Angiitis* sprechen wir, wenn sich die Entzündung zuerst und hauptsächlich an den Gefäßen abspielt und die in den von ihnen versorgten Provinzen auftretenden Schäden Folge der Veränderungen an den Gefäßen sind.

Die sekundäre Angiitis dagegen geht ursächlich auf eine andere vorbestehende Erkrankung zurück. Bei Tumoren werden z.B. neben anderen paraneoplastischen Erscheinungen entzündliche Gefäßwandprozesse beobachtet, ferner im Verlauf von Infektionskrankheiten, mit dem Schwerpunkt der entzündlichen Vorgänge außerhalb des Gefäßsystems.

Schließlich werden noch entzündliche Erscheinungen an Gefäßen in enger räumlicher Beziehung zu einem umschriebenen Entzündungsgeschehen als nicht eigenständige Begleitangiitiden oder übergreifende Angiitiden abgegrenzt. Hierzu gehört die Entzündung von Gefäßen in der Nachbarschaft von Abszessen und Infarkten, im Grunde von Ulzera des Magendarmtraktes und der Haut (Abb.1.28), im Abflußgebiet einer Gangrän (Abb. 1.29), ferner in der Umgebung zerfallender Tumoren. Auch die Entzündung von Meningealgefäßen bei infektiöser Meningitis gehört hierher. Obwohl diesen entzündlichen Begleitreaktionen an den Gefäßen keine Eigenständigkeit beizumessen ist, können sie Quellen schwerer Organausfälle sein, wenn Thrombose, Sklerose oder Obliteration hinzukommen. Bei der tuberkulösen Meningitis z.B. hängt das Schicksal des Patienten zunächst weniger von dem Befall der Meningen selbst ab, als von der begleitenden oft obliterierenden Entzündung der Meningealgefäße mit Erweichungen der Hirnsubstanz in der Folge.

1.8.2 Ätiologie und Pathogenese

Die Ätiologie ist nur bei den wenigsten Angiitiden bekannt und zwar hauptsächlich bei denen, die im Rahmen einer entzündlichen Allgemeininfektion ablaufen und oft genug ohnehin nur Begleitcharakter haben. Sie werden von Buss [9] als Angiitiden bestimmter Ätiologie bezeichnet. Dazu zäh-

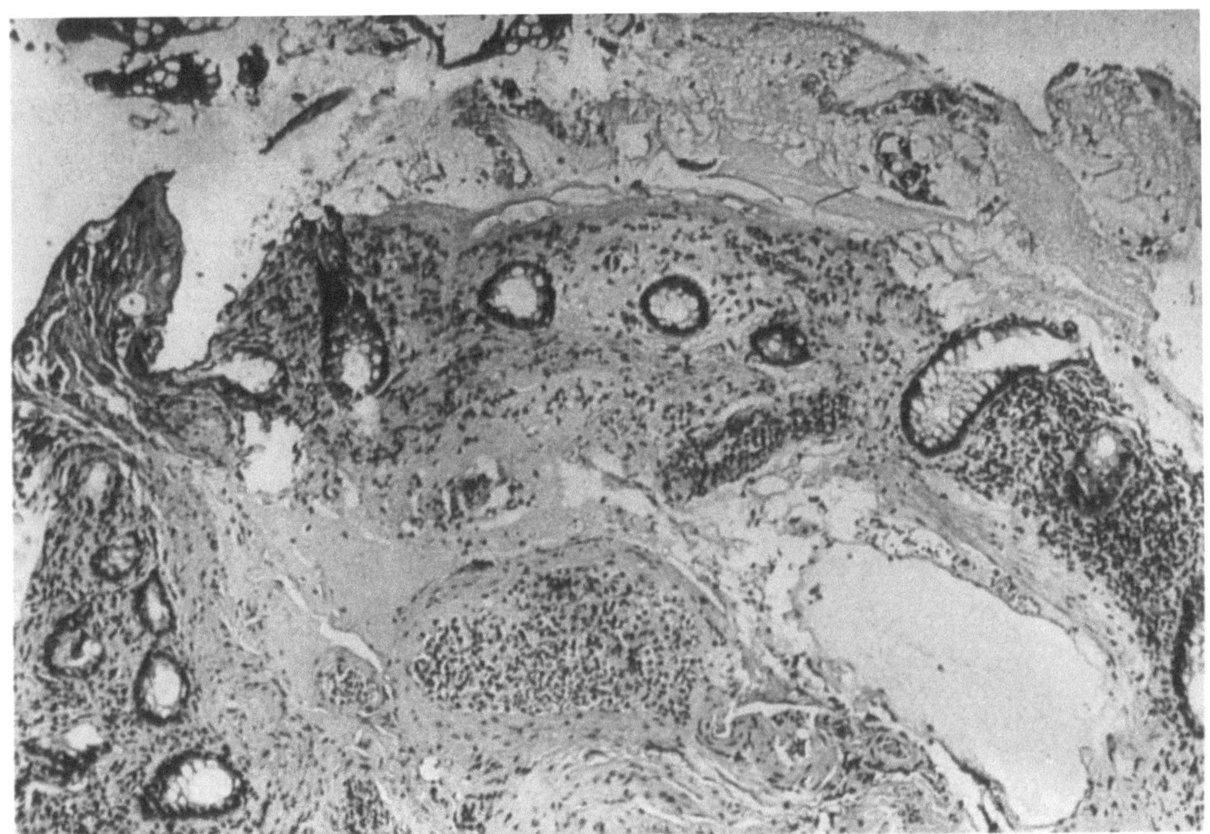

Abb. 1.28. Begleitvaskulitis am Grund einer Schleimhauterosion des Rektums. Granulozytäre Wandinfiltrate kleiner submuköser Blutgefäße. HE-Färbung. (Vergr. 200:1)

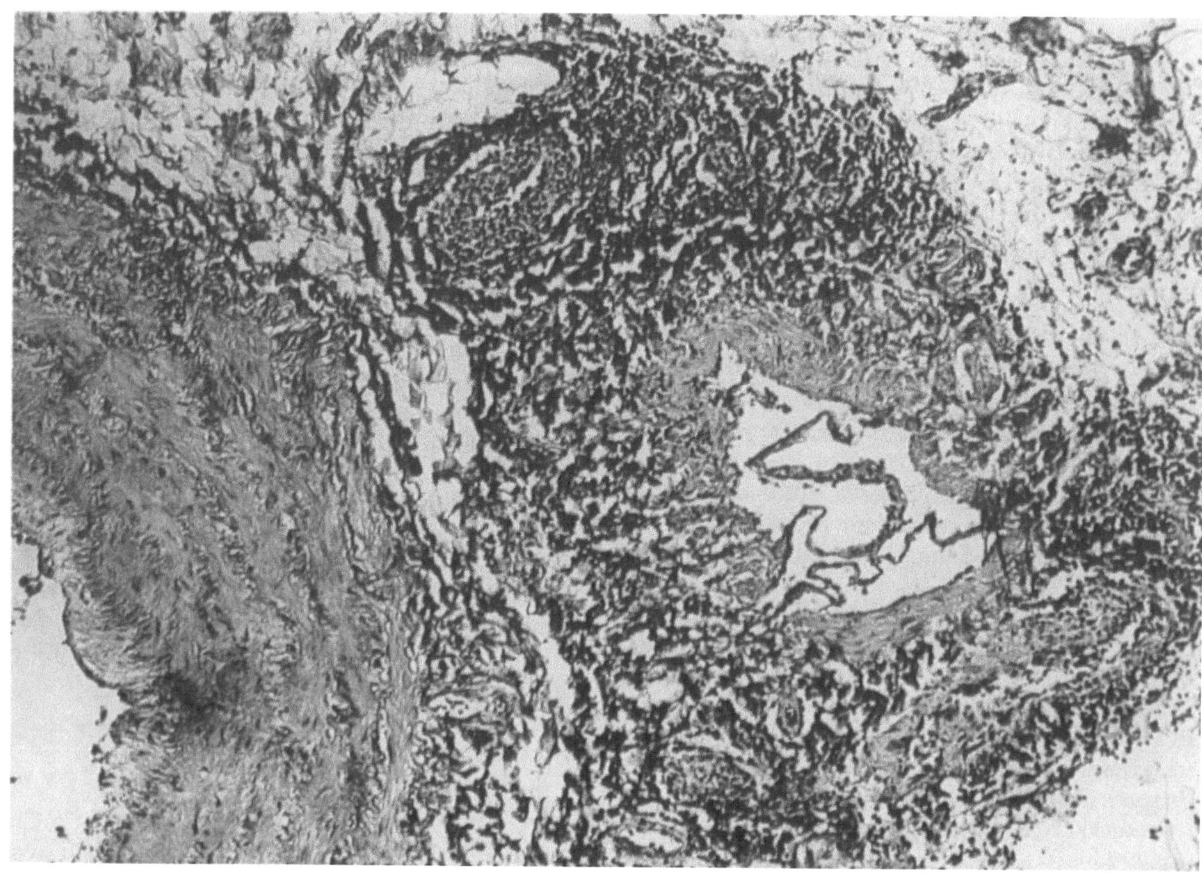

Abb. 1.29. Begleitphlebitis bei Vorfußgangrän. Rundzelliges Infiltrat in der Wandung kleiner Venen (unten links) und in der Adventitia einer großen Vene mit Anschnitten ihrer Klappen (Mitte). HE-Färbung (Vergr. 80:1)

len die direkt entzündlichen erregerbedingten Formen mit einigen spezifischen Vertretern (Tuberkulose, Lues), sowie die durch unbelebte physikalisch-chemische Noxen ausgelösten. Ihre Therapie besteht in der Bekämpfung der Erreger bzw. Vermeidung der Noxe oder ggf. in symptomatischen Maßnahmen.

Erhebliche diagnostische und therapeutische Probleme macht die große und bis zur Verwirrung vielfältige Gruppe der meist systemischen Angiitiden unbestimmter Ursache. Sie beruhen meist auf hyperergischen Reaktionen, also fehlgesteuerten Immunprozessen, die dem Individuum mehr schaden als nutzen und keinen eigentlichen Sinn für den Körper erkennen lassen. Trotz aller Vielfalt lassen sie sich nach unserem heutigen Wissen auf wenige pathogenetische Grundmechanismen zurückführen.

Bei der Abwehr tatsächlich oder vermeintlich körperfremder belebter oder unbelebter Materialien stehen hauptsächlich 2 Mechanismen zur Verfügung.

1.8.2.1 Die humorale Abwehr

Sie wird auch als Überempfindlichkeitsreaktion Typ III in der Einteilung Gell und Coombs oder als Immunkomplexreaktion bezeichnet. Das Entscheidende dabei ist die Aktivierung des Komplementsystems, das auf verschiedene Weise erfolgen kann:

1. Durch Immunkomplexe aus Antigenen und gegen sie gerichteten, von B-Lymphozyten und Plasmazellen gebildeten, spezifischen Antikörpern. Einmal durch diesen, klassischer Aktivierungsweg genannten Vorgang angestoßen (Erkennungsphase), läuft die Reaktion kaskadenförmig über Enzymaktivierungsschritte bis zur Bildung von C3a und C3b weiter.
2. An dieser Stelle mündet ein zweiter Aktivierungsweg in die Komplementkaskade ein, der ohne Antigen-Antikörper Komplexe durch verschiedene Substanzen, z.B. Polysaccharide und

Lipopolysaccharide aus Bakterienwänden, also unspezifisch, angestoßen werden kann.
3. Da zumindest die frühen Schritte der Komplementkaskade durch enzymatische Spaltung von Komponenten und Komplexen aus solchen bewirkt werden, sind auch entsprechende Enzyme anderweitiger Herkunft dazu befähigt, wenn sie nur die jeweilige Komponente an der richtigen Stelle zu spalten imstande sind. Hierzu gehören z.B. Trypsin, Plasmin, Thrombin, Elastase neutrophiler Granulozyten sowie bakterielle Enzyme.

Bekanntlich haben beim Ablauf der Komplementkaskade gebildete Komplexe und Fragmente vielfältige Wirkungen, die den Entzündungsprozeß akzelerieren und modifizieren und damit dem Endziel der Erregervernichtung dienen. Der große, terminal gebildete, membranzerstörende Komplex führt zur Zytolyse.

Wir erkennen auch, daß bei Kreuzreaktionen etwa zwischen Erregerartigen und körpereigenen Substanzen sinnlose Gewebszerstörungen und Entzündungsreaktionen ausgelöst werden können. Bei den meisten hier zu besprechenden Angiitiden unbestimmter Ätiologie dürfte es sich um solche Prozesse handeln, zu denen auch die sog. Autoimmunerkrankungen gehören.

1.8.2.2 Zellmediierte Abwehr

Dieser Mechanismus wird auch als hyperergische Reaktion Typ IV oder als Überempfindlichkeitsreaktion vom verzögerten Typ bezeichnet. Sie beruht auf dem Vorhandensein sensibilisierter T-Lymphozyten (Gedächtniszellen), die Rezeptoren für eine Vielfalt von Antigenen besitzen. Antigenkontakt aktiviert sie, sie vermehren sich und wandeln sich in T-Effektorzellen um. Diese sezernieren eine Vielzahl von Faktoren (Lymphokine), die eine Entzündungsreaktion auslösen und unterhalten. Einige wichtige davon sind:

- der SRF (Skin-Reactive-Faktor) erhöht die Gefäßpermeabilität;
- ein chemotaktischer Faktor (MCF) lockt Makrophagen an;
- der Migrationshemmungsfaktor (MIF) hält angelockte Makrophagen fest;
- der mitogene Faktor steigert die Proliferation der Makrophagen und damit die phagozytische Kapazität;
- Lymphotoxin zerstört Zellen unspezifisch;
- es werden auch spezifische die T-Zell-Aktivität steigernde Lymphokine gebildet;
- ein besonderes Lymphokin, der Makrophagenfusionsfaktor (MFF) fördert den Zusammenschluß epitheloider Makrophagen zu vielkernigen Riesenzellen.

Über das HLA-System (Humane Leukozyten Antigene) sind das zelluläre und humorale Abwehrsystem miteinander verbunden. Ferner sind Mechanismen bekannt bzw. denkbar, bei denen Antikörper mit direkter Spezifität gegen Gefäßwandbestandteile eine Gewebszerstörung hervorrufen (z.B. Goodpasture-Syndrom). Weiterhin Reaktionen, bei denen zytotoxische Effektorzellen über antikörperabhängige Zytotoxizität eine Rolle spielen (Überempfindlichkeitsreaktion Typ II), wahrscheinlich verwirklicht bei der vaskulären Transplantatabstoßung. Hinreichende Beweise für das Vorkommen dieser Reaktionen bei den Angiitiden wurden bislang nicht erbracht. Bei einigen Vaskulitiden scheint die Anaphylaxie Type-I-Reaktion eine Rolle zu spielen.

1.8.3 Arteriitis

1.8.3.1 Arteritiden bestimmter (bekannter) Ätiologie

Als Noxen kommen belebte und unbelebte Agenzien in Frage.

Belebte reichen von Viren bis zu vielzelligen Parasiten. Die Schäden können durch direkte Einwirkung zustande kommen: zytopathischer Virusinfekt, bakterielle Infektion, mechanische Schädigung durch Makroparasiten.

Andererseits können alle diese „Erreger", auch solche, die viel größer sind als das betreffende Blutgefäß, indirekt über eine hyperergische Reaktion durch die Einwirkung von Antigen-Antikörper-Komplexen eine entzündliche Gefäßwandreaktion hervorrufen. Auf diese Weise können auch organische Moleküle, selbst anorganische Ionen in Haptenbindung an körpereigene Eiweiße, z.B. Chrom, Nickel, Goldsalze, Medikamente, Ursachen einer vaskulitischen Reaktion sein. Im Hepatitis-B-Virus ist mit großer Sicherheit das Antigen der Panarteriitis nodosa gefunden worden.

Das charakteristische der hyperergischen Reaktionen ist die Unabhängigkeit der Reaktion von der auslösenden Antigenkonzentration. Nicht alle der Noxe ausgesetzten Individuen erkranken. Bei direkter toxischer Einwirkung dagegen besteht eine Abhängigkeit zwischen Dosis und Wirkung, und die Erkrankung ist oberhalb einer bestimmten Schwelle obligat.

Die typischen Vertreter der durch die verschiedenen belebten Agenzien ausgelösten Vaskulitiden sollen hier kurz angesprochen werden.

Viren

Durch Grippe- und Masernviren werden direkte Endothelschäden bewirkt. Es resultiert eine hämorrhagische Entzündung der Schleimhäute und als gefürchtete Komplikation die Purpura cerebri.

Rickettsien und Chlamydien

Diese Erreger befallen das Gefäßendothel und rufen entzündliche Wandinfiltrate und Thrombosen vor allem der großen Arterien und Venen sowie petechiale Blutungen durch Befall kleinerer Gefäße hervor.

Bakterien

Bei Sepsis und Pyämie wird eine generalisierte oder auf die Haut beschränkte granulozytäre Entzündung der Kapillaren und Venolen beobachtet [1]. Durch Verschleppung von Bakterienaggregaten oder infizierten Thromben wird eine eitrig-embolische Angiitis (z.B. auch Glomerulonephritis) mit der Möglichkeit der Entstehung von Wandnekrosen, Gefäßrupturen, mykotischen Aneurysmen, Abszedierungen bewirkt. Endotoxidenbildner (Pest, Milzbrand) wirken durch ihre Endotoxine auf die Gefäßwände. Das Prinzip der hyperergischen Vaskulitis mit Bakterien als Antigen ist bei der Glomerulonephritis vom Poststreptokokkentyp sowie bei der Löhlein-Herdnephritis im Rahmen einer Sepsis lenta (vergrünende Streptokokken) sowie bei den Mykiden der Haut verwirklicht. Es sind auch mit dem Hepatitisvirus sowie mit Tumorantigenen assoziierte Glomerulonephritiden bzw. Vaskulitiden bekannt.

Pilze

Ein Befall der Gefäße durch Pilze, am häufigsten Candida oder Apergillus, wird im Rahmen einer Pilzsepsis bei Darniederliegen der Infektabwehr beobachtet (Leukämien, Zytostase, AIDS, Abb. 1.30).

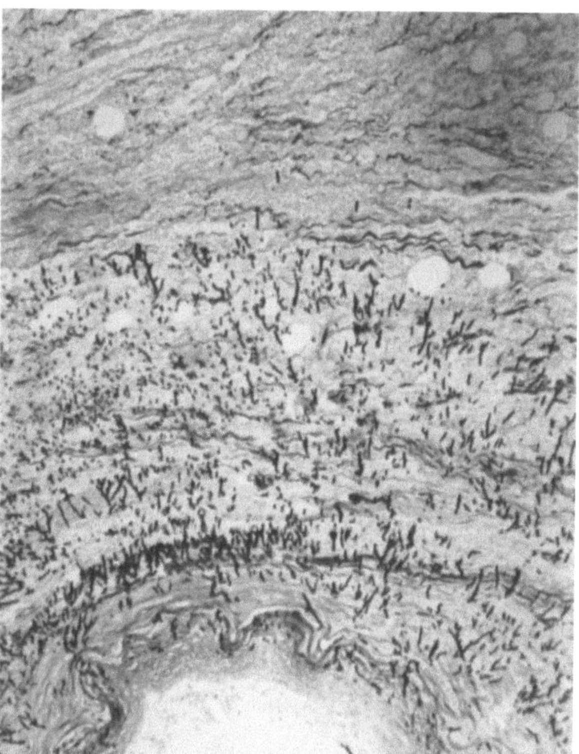

Abb. 1.30. Befall eines Nierenarterienastes durch Pilze im Rahmen eines myelodysplastischen Syndroms mit Aspergillussepsis. Grocott-Versilberung. (Vergr. 96:1)

Spezifische bakterielle Vaskulitiden

Hauptvertreter sind die Tuberkulose und die Lues.

In der Umgebung von tuberkulösen Herden kommt es ebenso wie bei blanden Abszessen in der Umgebung der Gangrän sowie im Grund von Magenulzera zu einer unspezifischen Begleitentzündung, die von der Adventitia zur Intima fortschreitet und in der Regel zu einer Blutungen verhütenden Thrombose führt. Entsteht jedoch eine Gefäßwandnekrose oder eine aneurysmatische Aussackung schneller als die Thrombusbildung und Organisation, kann es zu einer z.B. bei der Tuberkulose gefürchteten massiven Blutung aus arrodierten Lungengefäßen kommen (Blutsturz). Ähnliches gilt auch für zu nekrotischem Zerfall neigende Tumoren (sog. Tumorapoplexie).

Zu allen Stadien der Lues gehört ein Befall der Gefäße. Im Primär- und Sekundärstadium werden Panvaskulitiden mit plasmazellreichem perivaskulitischem Infiltrat und Intimaproliferationen sowie eine Kapillaritis der Schleimhäute bzw. der Haut beobachtet. Für das Tertiärstadium sind 3 Manifestationen charakteristisch:

1. Perivaskulär entwickelte Gummen.
2. Luetische Arteriitis mittelkalibriger Gefäße, insbesondere auch Periarteriitis von Koronar- und Hirnarterien. Die Heubner-Endarteriitis, die vor allem intrakranielle Gefäße befällt, geht mit obliterierender Intimaproliferation und dadurch hervorgerufenen Hirnerweichungen einher.
3. Die Mesaortitis luetica befällt vor allem die Aorta ascendens. Charakteristisches morphologisches Substrat ist ein plasmazellreiches granozytenfreies Infiltrat der Adventitia und der Vasa vasorum. Infolge Nekrosen der elastischen Media (Abb. 1.31) kommt es zu mitunter monströsen Aneurysmen der Aorta ascendens. Ähnliche Bilder werden bei dem sog. inflammatorischen Aneurysma gefunden, das überwiegend an der Bauchaorta auftritt und in der Regel, wie serologische Untersuchungen beweisen, nichts mit einer Lues zu tun hat.

Arteriitiden durch unbelebte Noxen

Hier sind eine ganze Reihe von Schäden zu erwähnen, die meist iatrogener Natur sind. Direkte mechanische Schädigungen des Endothels oder auch der äußeren Wandschicht können durch länger dauernde Abklemmung von Gefäßen oder durch Katheter, wie auch durch äußere Einwirkungen gesetzt werden. Sie können mit Intimaödem, Wandnekrosen, Thrombose und reaktiver Entzündung einhergehen.

Medikamente können toxisch zunächst auf das Endothel wirken. Auch an und für sich unschädliche körpereigene Substanzen, z.B. Glukose, können, in hoher Konzentration zu therapeutischem Zweck infundiert, durch Hyperosmolarität die betroffenen Gefäße beeinträchtigen, zu entzündlichen Veränderungen und Thrombosen führen.

In Folge ionisierender Strahlung kommt es zu Wandhyalinosen und lumeneinengender Endangiitis (Abb. 1.32).

Aus dadurch bedingter Minderdurchblutung können sich Strahlenulzera der Haut und der Schleimhäute, oft erst viele Jahre nach der Bestrahlung, entwickeln.

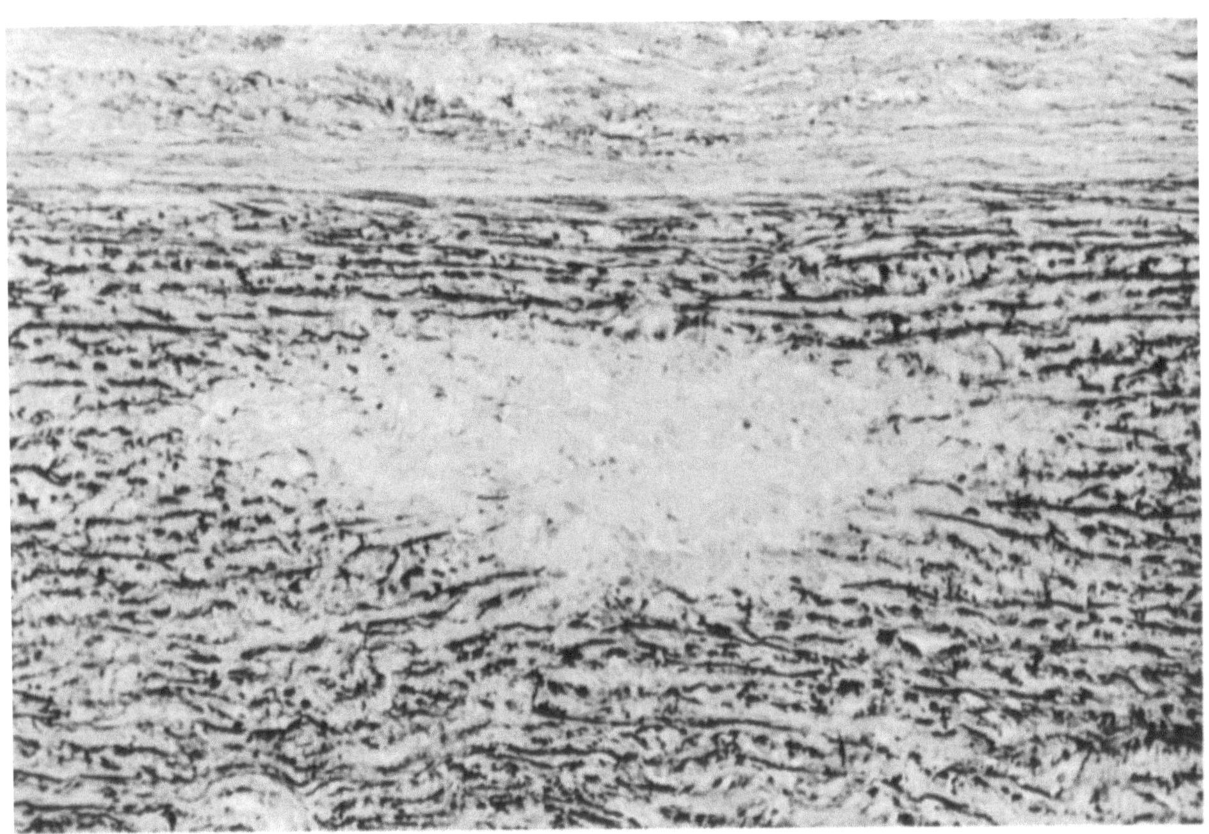

Abb. 1.31. Nekrose der elastischen Media der Aorta bei Aortitis luetica. Gieson-Färbung. (Vergr. 200:1)

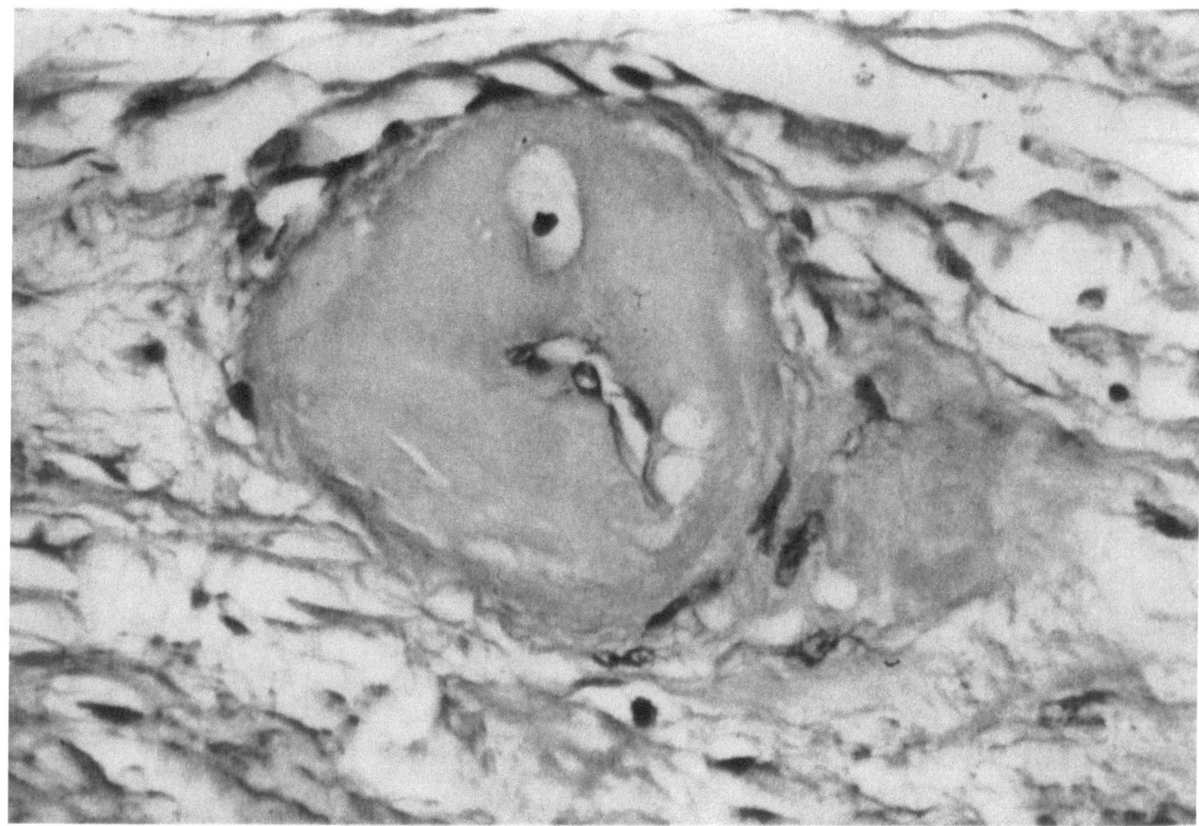

Abb. 1.32. Wandhyalinose eines kleinen Gefäßes in der Submukosa der Rektumschleimhaut nach Bestrahlung eines gynäkologischen Karzinoms. HE-Färbung. (Vergr 800:1)

Veränderungen der Blutgefäße in transplantierten Organen

Hier werden 3 Formen unterschieden:

1. Die perakute vaskuläre Abstoßungsreaktion, die mit Gefäßwandnekrosen und granulozytenreichen Infiltraten einhergeht.
2. Die protrahierte vaskuläre Abstoßungsreaktion, bei der es zur Margination von Lymphozyten, Endothelödem sowie schließlich panangiitischer Infiltration und Endothelproliferation kommt.
3. Die chronische Transplantatvaskulopathie, die sich im Laufe von Jahren ausbildet und durch eine obliterierende Intimafibrose gekennzeichnet ist.

Die ersten beiden Formen sind durch geeignete Spenderwahl und immunsuppresive Therapie zu beeinflussen, die letztere ist unvermeidbar.

1.8.3.2 Angiitiden mit unbestimmter Ätiologie

Diese auf allergisch-hyperergischen Prozessen beruhenden Formen meint man, wenn man im klinischen Sprachgebrauch von Vaskulitis redet. Sie machen die meisten diagnostischen und therapeutischen Probleme. Oft beginnen sie ohne erkennbare Vorerkrankungen und sind mit wechselnden Schwerpunkten mehr oder weniger generalisiert. Die Erscheinungen können einander mit vielfältigen Überschneidungen stark ähneln.

Die wichtigsten Typen dieser Angiitiden werden im wesentlichen nach einem von Fauci [18] sowie Cupps u.Fauci [14] angegebenen Schema behandelt. Fauci spricht vom „Spektrum der Vaskulitis“ und deutet damit ihre Vielfalt an.

Hyperergische Angiitiden in Anlehnung an Fauci [18]

Systemische nekrotisierende Vaskulitis (Polyarteriitisgruppe)

- klassische Polyarteriitis nodosa,
- allergische Angiitis und Granulomatose,
- Overlap-Syndrom der systemischen nekrotisierenden Angiitis.

Hypersensitivitätsangiitis
- Serumkrankheit und ähnliche Erkrankungen,
- Purpura Schönlein-Henoch,
- essentielle gemischte Kryoglobulinämie mit Vaskulitis,
- malignitätsassoziierte Vaskulitis,
- Vaskulitis assoziiert mit anderen Grunderkrankungen.

Wegener-Granulomatose.
Lymphomatoide Granulomatose.
Riesenzellarteriitis
- Arteriitis temporalis,
- Takayasu-Arteriitis.

Thrombangiitis obliterans.
Mukokutanes Lymphknotensyndrom Kawasaki.
Verschiedene Angiitiden.
Phlebitissyndrome.

Systemische nekrotisierende Vaskulitis

Polyarteriitis nodosa (Peri-, Poly-, Pan-)

Die Erstbeschreibung einer generalisierten Arteriitis erfolgte durch Kussmaul u. Mayer 1866.

Definition. Der klassische Typ befällt kleine und mittelgroße Arterien vom muskulären Typ aller Organe mit Ausnahme der Pulmonalarterienäste, aber mit Beteiligung der Bronchialarterien.

Epidemiologie. Durchschnittsalter bei Krankheitsbeginn 45 Jahre, Männer : Frauen = 2,5 : 1

Ätiologie und Pathogenese. Sehr wahrscheinlich wird die Erkrankung durch Ablagerungen von Immunkomplexen ausgelöst. Die Polyarteriitis nodosa ist mit der Hepatitis B assoziiert. In den geschädigten Gefäßwänden sind das HB_s-Antigen, dagegengerichtete Antikörper sowie Komplement nachweisbar. Es sind aber auch Assoziationen mit bakteriellen Infektionskrankheiten, Kollagenosen und Drogenabusus beschrieben [14].
Erkranken Kinder unter 1 Jahr, vor allem Knaben, an einer Polyarteriitis nodosa, so sind in 90% der Fälle die Koronararterien beteiligt (Kawasaki-Syndrom) [4]. Ferner gehören ein mukokutanes Exanthem und Schwellungen der Halslymphknoten dazu (mukokutanes Lymphknoten Kawasaki - Syndrom.) Es soll eine Assoziation zur Rickettsien- und Pseudomonassepsis bestehen [38, 39].

Klinik. Entsprechend dem unterschiedlichen und im Verlauf wechselnden Befall der verschiedenen Gefäßprovinzen treten immer wieder neue Funktionsausfälle auf. Meist kommen rheumatoide Beschwerden dazu. Der angiographische Nachweis von Mikroaneurysmen der Nieren- und Mesenterialarterien ist ein wichtiger diagnostischer Hinweis auf eine Panarteriitis nodosa (Abb. 1.33), vor allem, nur Nierensymptome und noch keine anderweitigen Organerscheinungen bestehen.

Morphologie. Bei der Sektion sind folgende Organe betroffen: Niere (85%), und zwar Vaskulitis (70%), Glomerulonephritis (30%); Herz (76%), Leber (62%), Gastrointestinaltrakt (51%), ZNS (27%) Haut (20%), mit Livedo reticularis und subkutanen Knötchen. Häufig besteht eine Panphlebitis. Bevorzugt werden Gefäßaufzweigungen und -abgänge von den Knötchen befallen. Bis 1 mm Größe können sie entlang den Koronararterien und unter den serösen Häuten getastet werden. Auffälliger sind durch Gefäßverschlüsse bedingte, ischämische Infarkte der Organe, von denen Milz, Leber, Nieren und das Gehirn übersät sein können. Mikroskopisch werden 4 Stadien unterschieden, die bei rezidivierend-schubweiser Progredienz alle nebeneinander angetroffen werden können:

1. Sektorförmige, bei kleinen Gefäßen vollständige, kurzstreckige Nekrosen der Intima und Media, z.T. mit muraler Thrombose.
2. Schwellung und Proliferation von Endothelzellen. Infiltrat aus neutrophilen und gelegentlichen eosinophilen Granulozyten, Lymphozyten, Plasmazellen und Histiozyten, besonders der Adventitia und der äußeren Media.
3. Obstruktive Endangiitis durch Intimaproliferation. Granulationsgewebe in den äußeren Wandschichten. Zerstörung der Elastica interna und externa. Falsche Aneurysmen entstehen auf dem Boden ausgedehnter Gefäßwandnekrosen.
4. Hyaline Narben ersetzen das Granulationsgewebe und führen durch Schrumpfung zu bleibenden Stenosen.

Prognose. Ohne Behandlung beträgt die Fünfjahresüberlebensrate 13%. Durch Therapie mit Kortison und Zytostalika steigt sie bis 80%. Kachexie, Nierenversagen oder maligne Hypertonie sind häufige Todesursachen.

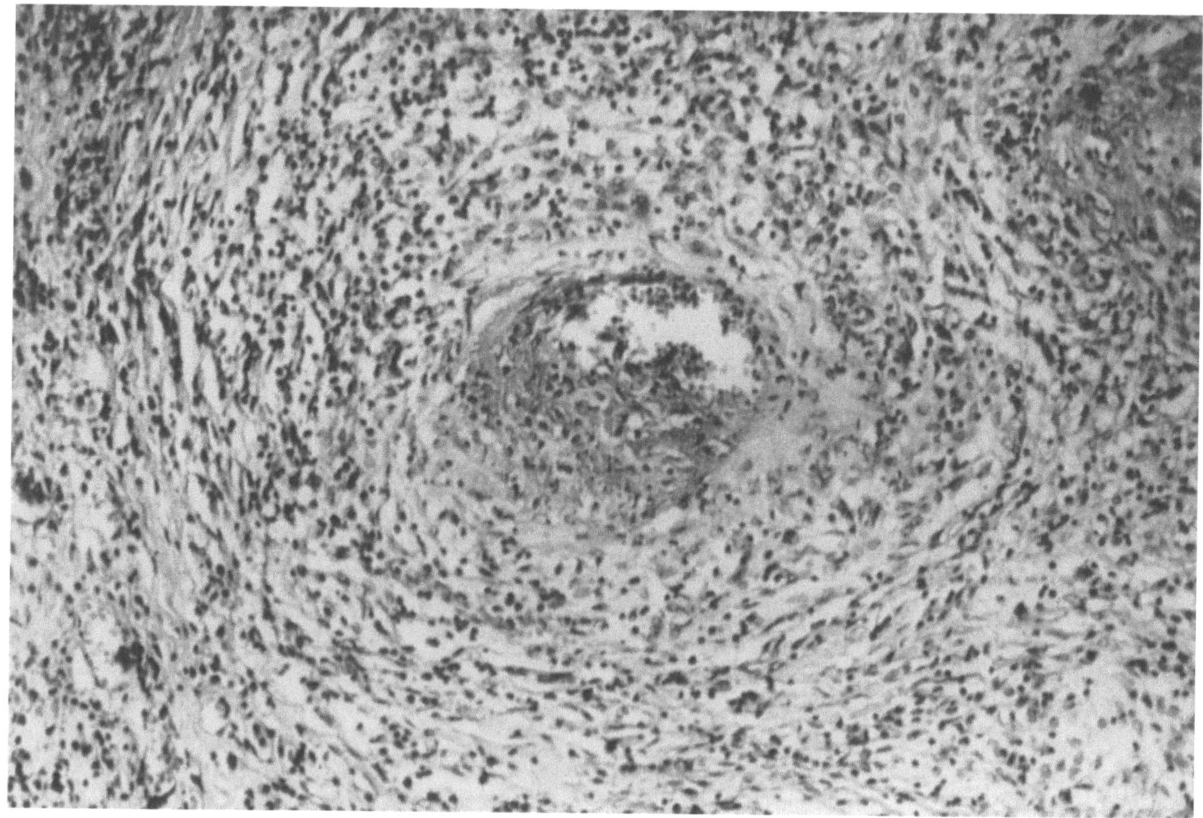

Abb. 1.33. Panarteriitis nodosa. Überwiegend granulozytäres Infiltrat aller Wandschichten einer A. interlobularis der Niere mit beginnender sektorförmiger Wandnekrose und partieller Thrombose der Lichtung. HE-Färbung. (Vergr. 320:1)

Allergische Angiitis und Granulomatose Churg-Strauss

Definition. Zusätzlich zu den Befunden der klassischen Polyarteriitis sind sämtliche anderen Gefäßprovinzen, also auch Kapillaren, Venolen und Venen, sowie der Pulmonalarterienbaum befallen. In den Infiltraten kommen intra- und extraversal Granulome sowie eosinophile Gewebsinfiltrate hinzu. Ferner bestehen eine periphere Bluteosinophile und ein schweres Asthma bronchiale. IgE ist im Blut vermehrt.

Epidemiologie. Das Krankheitsbild ist selten. Durchschnittsalter 44 Jahre. Männer : Frauen = 1,3 : 1.

Ätiologie. Neben den Hinweisen auf eine Immunkomplexreaktion sind mit Eosinophilie, Asthma und IgE-Erhöhung Zeichen einer Atopie vorhanden. Die Eosinophilie dürfte durch ECFE (Eosinophilic chemotactic factor of anaphylaxia), einem von sensibilisierten Mastzellen durch Reaktion des IgE mit dem auslösenden Antigen freigesetzten Mediator, bedingt sein.

Klinik. Asthma und eosinophile Infiltrate können der Vaskulitis um Jahre vorauseilen.

Morphologie. Bei der Obduktion findet sich eine Vaskulitis in folgenden Organen: Milz (67%), Niere (63%), Herz (62%), Leber (48%), Lunge (46%), Gastrointestinaltrakt (33%), Muskulatur (20%), ZNS (3%). Oft ist die Haut unter dem Bild der klassischen Polyarteriitis nodosa beteiligt. Histologisch findet sich zusätzlich zur Polyarteriitis nodosa Befall auch der Kapillaren und Venolen. In der Gefäßwand und zusätzlich im Interstitium der Organe und auch der Haut treten eosinophile Infiltrate und epitheloid-zellig-histiozytäre Granulome mit Riesenzellen auf. Die interstitiellen Granulome sind palisadenbildend mit fibrinoider Nekrose im Zentrum.

Prognose. Unbehandelt wird die Fünfjahresüberlebensrate mit 4%, unter Kortisontherapie mit

60% angegeben. Der Tod erfolgt hauptsächlich an kardiopulmonalen Komplikationen.

Overlap-Syndrome der systemischen nekrotisierenden Vaskulitis

Unter dieser von Fauci [18] eingeführten Bezeichnung werden Krankheitsfälle eingeordnet, die sich durch Überschneidung einzelner Befunde zwischen den aufgeführten definierten Vaskulitissyndromen auszeichnen. Therapie mit Zyclophosphamid und Kortison zeigte zufriedenstellende Resultate [43].

Hypersensitivitätsangiitis

Definition. Es handelt sich um eine Gruppe von Angiitiden unterschiedlicher Ätiologie, denen allen eine leukozytoklastische Entzündung der kleinen Gefäße (Venolen, Kapillaren und Arteriolen) der Haut und anderer Organe zu eigen ist.

Epidemiologie. Diese Vaskulitiden sind häufig, sie kommen in jedem Alter vor.

Ätiologie und Pathogenese. Es handelt sich wohl überwiegend um Immunkomplexvaskulitiden. Einen Überblick über die in Frage kommenden Antigene gibt die unten aufgeführte Übersicht, ebenso über die zahlreichen Synonyma [1]. Die Angiitiden bei Kollagenosen zeigen Überschneidungen mit den zellmediierten Immunkomplexvaskulitiden (Typ IV der Hypersensitivität), die Serumkrankheit zu IgE-mediierten anaphylaktischen Reaktion Typ I mit Urtikaria.

Hypersensitivitätsangiitis

Synonyme: Allergische Vaskulitis, allergische kutane Arteriolitis, nekrotisierende Angiitis, anaphylaktoide Purpura, mikroskopische Polyarteriitis nodosa, Arteriolitis allergica, Purpura rheumatica, Dermatitis nodularis nekrotica, urtikarielle Vaskulitis.

Ätiologie der Hypersensitivitätsangiitis nach Fauci [18] und Cupps u. Fauci [14]

1. Serumkrankheit.
2. Der Serumkrankheit ähnliche Reaktionen (Arzneimittelallergie: besonders auf Penizillin, Sulfonamide, Phenylbutazon, Aspirin, Zytostatika).
3. Purpura Schönlein-Henoch [41].
4. Im Verlauf von Virus- und Bakterieninfekten (Herpes, Varizellen, bakterielle Endokarditis, andere Staphylokokken- und Streptokokkeninfekte).
5. Bei Autoaggressionskrankheiten (chronisch-aktive Hepatitis, primäre biliäre Zirrhose, Retroperitonealfibrose, Colitis ulcerosa, Goodpasture-Syndrom).
6. Bei Kollagenosen (besonders systematisierter Lupus erythemathodes, rheumatoide Arthritis; seltener Dermatomyositis, Sklerodermie, rheumatisches Fieber).
7. Bei essentieller Kryoglobulinämie.
8. Bei malignen Erkrankungen des lymphoretikulären Systems.
9. Verschiedenes (Vaskulitis Ruiter bzw. Gugerot-Ruiter-Syndrom, Moschcowitz-Syndrom).

Klinik. Allen diesen Formen gemeinsames Symptom ist das papulöse Exanthem der Haut vorwiegend an den unteren Extremitäten (tastbare Purpura). Der höhere hydrostatische Druck in den unteren Extremitäten wird dafür verantwortlich gemacht. Es kann urtikariell, später mit Entwicklung von Knötchen, Bläschen, Blasen, Pusteln und Ulzera einhergehen.

Morphologie. Bei Obduktionen sind betroffen: Haut (100%), Gelenke (40%), Gastrointestinaltrakt (15%), Lungen (19%) und Nieren (37%). Charakteristisch ist der Kernzerfall der neutrophilen Granulozyten des Infiltrates zu Trümmern und Staub. Anfangs sind in Hautbiopsien immunhistologisch IgG, IgM und Komplement, bei der Purpura Schönlein-Henoch IgA sowie Fibrin nachweisbar. Mit der Zeit wird das Infiltrat wie bei der zellulären Immunreaktion mehr lymphoplasmazellulär und histiozytär. Die einzelnen Gefäßläsionen befinden sich als Hinweis auf kurzfristige, episodenartige Antigenexposition meist in einem Schub alle im gleichen Entwicklungsstadium.

Serumkrankheit

Sie stellt den durch Therapie erzeugten Modellfall der ganzen Gruppe dar und ist durch Verlassen der Therapie mit Fremdseren heute kaum mehr anzutreffen. Die Erkrankung geht mit einem urtikariaartigen Bild, Arthralgien und Lymphadenopathie einher. Antigenentzug ist therapeutisch.

Purpura Schönlein-Henoch (anaphylaktische Purpura)

ist durch ein typisches klinisches Erscheinungsbild gekennzeichnet. Bevorzugt werden bei insgesamt systemischem Befall die Haut, Gelenke, die Nieren im Sinne einer Glomerulonephritis und der Darm betroffen.

Eine wichtige Besonderheit gegenüber den anderen Erkrankungen dieser Gruppe ist das Überwiegen von IgA in den Immunkomplexen, das sich z.B. in Haut- und Nierenbiopsien nachweisen läßt. Das Komplementsystem scheint über den alternativen Weg aktiviert zu werden, die anaphylaktische Purpura ist auch bei Personen mit kongenitalem C-2-Mangel beobachtet worden. Sie verläuft meist in spontan remittierenden Schüben über Wochen und Monate, hat bei Kindern, wo sie am häufigsten auftritt, die Neigung zu Spontanheilungen und damit eine gute Prognose. Bei Erwachsenen bildet sich meist mit der Zeit eine Niereninsuffizienz heraus.

Essentielle gemischte Kryoglobulinämie mit Vaskulitis

stellt die wichtigste Form aus dem Kreis der Kryoglobulinämien dar, die mit und ohne Vaskulitis verlaufen können. Die Immunkomplexe in den betroffenen Hautgefäßen bestehen aus einem IgM-Rheumafaktor, der gegen IgG gerichtet ist. Daher leitet sich die Bezeichnung „gemischte Kryoglobulinämie" ab. Neben Neutrophilen treten im Infiltrat eosinophile und basophile Granulozyten auf. Vorwiegend sind Frauen betroffen. Kryopräzipitate in den Gefäßen bedingen eine Raynaud-Symptomatik. Bei Nierenbefall mit Glomerulonephritis ist die Prognose schlecht.

Kollagenosen

Von den Kollagenosen können am häufigsten der systematisierte Lupus erythemathodes (SLE) und die rheumatoide Arthritis mit einer nekrotisierenden Vaskulitis einhergehen.

Beim *SLE* sind neben der Haut vorwiegend der unteren Extremitäten und dem Gehirn die Nieren betroffen. Im Rahmen eines SLE können praktisch alle bekannten Formen der Glomerulonephritis mit massiven Ablagerungen sämtlicher Immunglobuline und von C3 und C4 auftreten. Besonders fokal-segmental betonte Formen der proliferierenden Glomerulonephritis mit Nekrosen und Halbmonden sind stets verdächtig auf das Vorliegen eines SLE oder anderweitiger Systemerkrankungen. Im Serum treten bei SLE Antikörper gegen Zellkerne und Doppelstrang-DNS auf. In der Basalmembranzone veränderter und unveränderter Haut werden Ablagerungen von Immunglobulinen und Komplement in Form des sog. Bandphänomens angetroffen, das allerdings auch bei anderen dermatologischen Erkrankungen vorkommt (bullöses Pemphigoid etc.). Ferner werden seltener in der Niere und in den Organen fibrinoide Nekrosen kleiner Arterien angetroffen, sehr selten sind große Arterien mit Entwicklung einer Gangrän, z.B. der Haut, betroffen. In der Lunge können bei SLE wenig charakteristische, hyaline Wandverdickungen von Pulmonalarterienästen interstitielle Entzündung und Fibrose auftreten. Serologie, LE-Phänomen und sonstiger Organbefall weisen die diagnostische Fährte.

Bei der *rheumatoiden Arthritis* überwiegt der Gelenk- und Weichteilbefall. In schweren Fällen können Organe, Lunge und Niere (Abb. 1.34) beteiligt sein. Kleinere Gefäße zeigen fibrinoide Nekrosen und granulozytäre Infiltrate, in mittleren kann das Bild der Panarteriitis nodosa ähneln. In der Wandung großer Arterien werden typische Rheumaknötchen beobachtet. Rheumafaktoren sind nachweisbar. Die Arthritis überwiegt gegenüber der Arteriitis.

Im Gegensatz dazu hat man beim *rheumatischen Fieber* mehr den Eindruck der Vaskulitis und Karditis, als der Arthritis. Im Myokard treten neben einer polymorphzelligen Perivaskulitis der Arteriolen, Venolen und kleinen Arterien Enothel- und fibrinoide Medianekrosen und die charakteristischen perivaskulären Granulome in Form von Aschoff-Knötchen auf. Eine Endokarditis der Herzklappen führt häufig zu Herzfehlern. Die Erkrankung tritt meist nach einem Streptokokkeninfekt auf (AST-Titer).

Für die *Sklerodermie*, die sich hauptsächlich an der Haut mit Sklerodaktylie manifestiert, sind fibrinoide Nekrosen kleiner Arterien, Arteriolen und Venolen der Haut mit Wand- und perivasalem Ödem, später Sklerose dieser Strukturen, charakteristisch. Ösophagus, Darm, Lunge und Niere können mitbetroffen sein; in der Niere entwickeln sich eine Glomerulonephritis ähnlich wie bei SLE sowie zwiebelschalenartige Wandverdickungen größerer Arterien mit Einlagerungen von sauren Mukopolysacchariden. Diese Gefäßveränderungen werden auch in der Milz angetroffen. Es sollen, was die Nierenveränderungen betrifft, Beziehungen zur malignen Hypertonie bestehen.

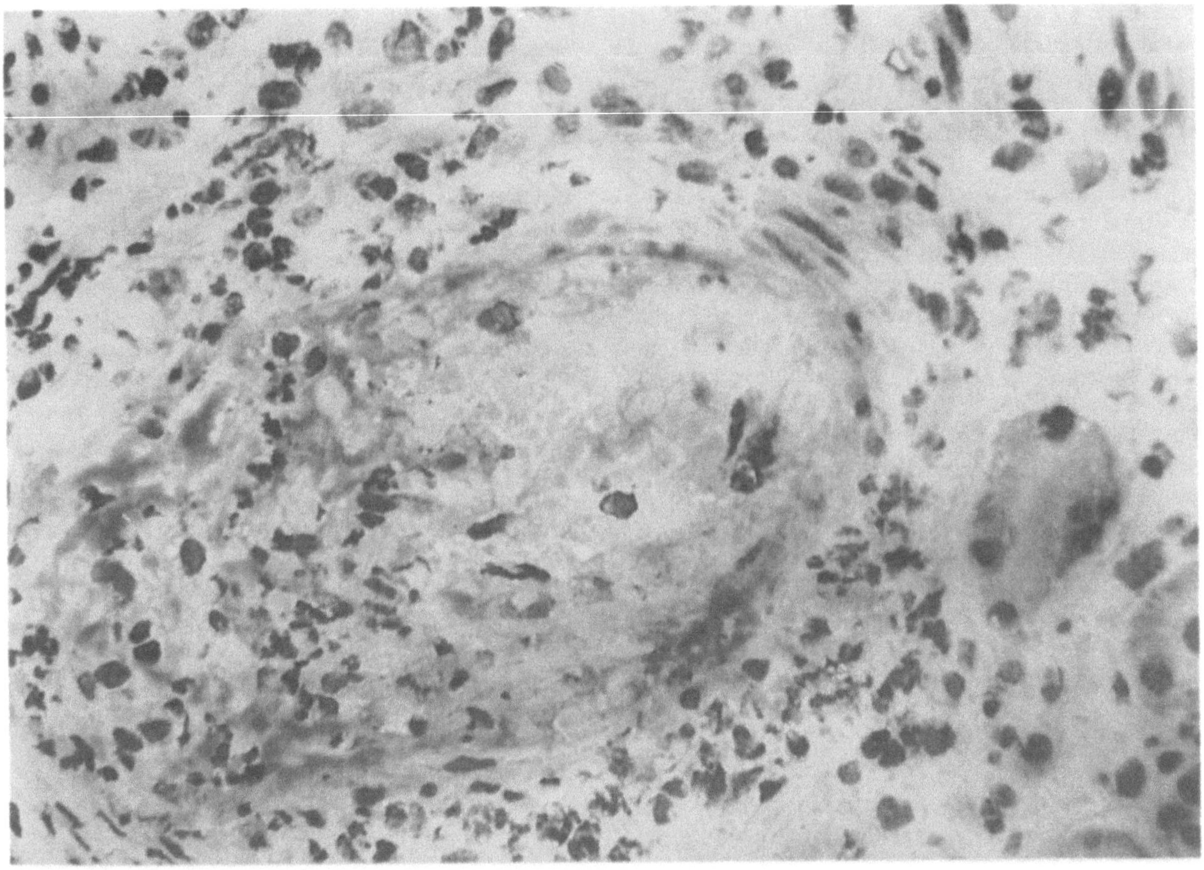

a

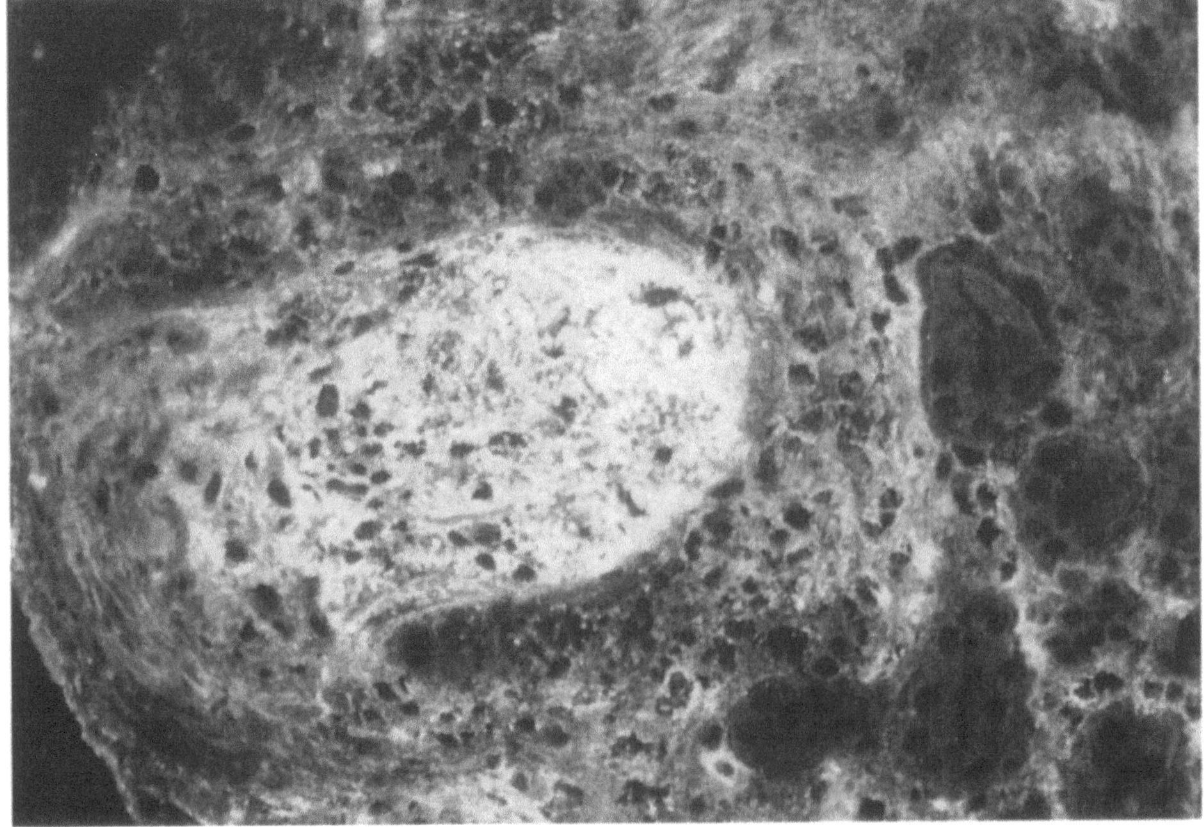

b

Die *Dermatomyositis*, bei der hauptsächlich kleine Gefäße der Haut und der Skelettmuskulatur, manchmal auch das Myokard betroffen sind, ist oft mit einem Tumorleiden assoziiert.

Wegener-Granulomatose

Definition. Bei der Wegener-Granulomatose handelt es sich um eine Vaskulitis mit nekrotisierender und granulomatöser Komponente. Sie kann alle Organe befallen, besonders häufig sind die oberen und tiefen Luftwege, meistens auch die Nieren mit nekrotisierender Glomerulonephritis betroffen.

Epidemiologie. Das mittlere Alter der Erkrankten liegt zwischen 40 und 50 Jahren. Männer : Frauen = 3 : 2.

Ätiologie. Sie ist letztlich unbekannt. Ein exogenes Allergen wird wegen des bevorzugten Befalls der Atemorgane vermutet. In den letzten Jahren hat sich der Nachweis eines Antikörpers im Blutserum gegen zytoplasmatische Bestandteile neutrophiler Granulozyten (ACPA) als gutes differential-diagnostisches Kriterium gegenüber ähnlichen Erkrankungen erwiesen [2].

Lokalisation. Nach Cupps u. Fauci [14] Häufigkeit des Organbefalls: Lungen (100%), Nasennebenhöhlen (95%), Nasopharynx (91%), Harntrakt (81%), Gelenke (57%), Haut (48%), Augen (43%), Ohren (29%), Nervensystem (24%).

Morphologie. Die nekrotisierende, granulomatöse Vaskulitis spielt sich vorwiegend an den kleinen Arterien und Venen ab. Als erstes bilden sich fibrinoide Nekrosen. Das zunächst leukozytäre Infiltrat wird von einem hystiozytären und epitheloidzelligen abgelöst, das auch vielkernige Riesenzellen vom ungeordneten und geordneten Typ enthält. Letztes Stadium ist die Vernarbung. Aus Gefäßverschlüssen resultieren ausgedehnte Nekrosen, die in den Lungen nicht mit Tuberkulomen und Gummen verwechselt werden dürfen. Die Differentialdiagnose betrifft auch die bronchozentrische Granulomatose und die Sarkoidose. Die Granulome und Riesenzellen finden sich sowohl in den Gefäßwänden als auch im umgebenden Bindegewebe und am Rande der Nekrosen (Abb. 1.35).

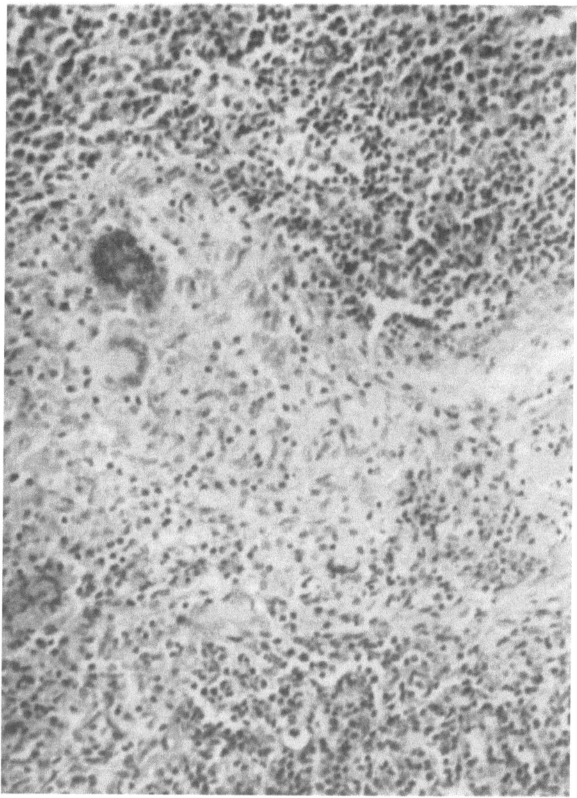

Abb. 1.35. Wegener-Granulomatose. Epitheloid-riesenzellige granulomatöse Reaktion in der Wandung eines Gefäßes der kräftig gemischt leukozytär infiltrierten Nasenschleimhaut. HE-Färbung. (Vergr. 220:1)

Klinik. Entsprechend der Topographie des Gefäßbefalls werden Beschwerden mit folgenden Häufigkeiten angegeben: Sinusitis, Rhinitis, Obstruktion der Nasenhöhle 85%, Otitis, Ohrenschmerzen, Gehörverlust 53%, Epistaxis 6%, Husten 34%, Sputumproduktion 16%, Fieber 12%, Arthralgien 9%, Orchitis 2%, Hauterscheinungen 2%.

Von Carrington Liebow [11] wurde das Konzept einer limitierten Form der Wegener-Granulomatose vorgeschlagen. Bei dieser fehlt klinisch eine Nierenbeteiligung, während bioptisch dann oft doch noch leichte Formen der fokal-segmental betonten Glomerulonephritis gefunden werden.

Es gibt aber auch Fälle ohne jegliche nachweisbare Nierenbeteiligung. Bei diesen soll die Sensibilität gegenüber Steroiden erhöht und die Prognose insgesamt günstiger sein. Auch soll der

Abb. 1.34a,b. Rheumatoide Arthritis. Granulozytenreiches Infiltrat und Thrombose einer A. interlobularis der Niere (*oben*): **a** HE-Färbung. (*unten*) **b** Immunfluoreszensmikroskopische Darstellung von C_3 in darauffolgender Gefrierschnittebene. (Vergr. 500:1)

obere Respirationstrakt bei diesen Fällen nur gering beteiligt sein.

Letales Midline-Granulom

Man versteht darunter eine ulzerogangränöse Entzündung, die hauptsächlich die mediansagittalen Strukturen des Kopfes betrifft. Von Haferkamp [27] wird eine lymphozytenreiche Form (Stewart-Typ), die er in der Nähe der lymphomatoiden Granulomatose stellt, von einer lymphozytenarmen Form unterschieden, die er als Typ Wegener bezeichnet. Die Prognose ist ungünstig.

Lymphomatoide Granulomatose [14, 27]

Definition. Es handelt sich um eine Erkrankung mit multisystemischer, angiozentrischer und angiodestruktiver Infiltration aus atypischen lymphoiden und plasmozytoiden Zellen. Erkrankte zwischen 7 und 85 Jahren (Mittel 48 Jahre) sind bekannt. Männer: Frauen wie 1,6 : 1.

Ätiologie. Unklar.

Lokalisation. Am häufigsten sind die Lungen befallen, ferner Haut, ZNS, Nieren, selten Leber und Milz.

Morphologie. An kleinen Arterien und Venen Infiltration der Adventitia und der Wandung bis unter die Intima durch atypische lymphoide Zellen. Lymphknoten und Knochenmark sind im vaskulitischen Stadium nicht befallen. Keine Nierenbeteiligung.

Die *Prognose* ist in den meisten Fällen schlecht. Mittlere Überlebenszeit 11 Monate. Eine benigne Variante wird als benigne lymphozytische Angiitis mit Granulomatose bezeichnet. Häufig geht die Erkrankung in maligne Lymphome über.

Riesenzellarteriitiden im eigentlichen Sinn

Es existieren 2 Spielarten, die sich hauptsächlich durch die Lokalisation der befallenen Gefäße unterscheiden.

Arteriitis temporalis (Horton)

Diese systemische riesenzellhaltige Arteriitis betrifft vorwiegend mittlere und große Arterien. Am häufigsten befallen sind die A. temporalis und andere Äste der A. carotis.

Epidemiologie. Die Erkrankung ist häufig ab dem 60. Lebensjahr, Männer: Frauen = 56 : 44. Die weiße Bevölkerung der Nordhalbkugel der Erde ist bevorzugt betroffen.

Ätiologie. Der Einfluß des UV-Lichtes auf die knapp unter der Haut liegende A. temporalis wurde diskutiert, kann aber, da bei systemischem Befall auch Arterien der Extremitäten und des Abdomens betroffen sind, allenfalls einer von mehreren Faktoren sein. Autoimmungenese bei Assoziation mit Myalgia rheumatica ist möglich. Das Auftreten von Riesenzellen an Fragmenten der zerstörten Elastica interna dürfte sekundär und reaktiv sein, ist zwar namensgebend, aber nicht obligat für das histologische Bild.

Klinik. Die Erkrankung geht bei typischem Befall mit Allgemeinsymptomen, Schläfen- und Kauschmerz, lokalen Entzündungszeichen und hoher BSG einher. Je nach Befall treten Hautischämie, Zungeninfarkte, Visusverlust, zerebrale Ausfälle auf. In 71% der Fälle Polymyalgia-Rheumatica-Symptomatik. Wegen Erblindungs- und Hirnerweichungsgefahr sind schnelle bioptische Klärung und Therapie erforderlich, zumal die Erkrankung meist prompt auf Kortikosteroide anspricht.

Morphologie. Bei der Arteriitis temporalis lassen sich aus den vielfältigen Erscheinungen in den Biopsien im wesentlichen 3 Grundtypen herausschälen, die wahrscheinlich auch zeitlich aufeinanderfolgenden Stadien entsprechen.
Das klassische Bild im floriden Stadium ist durch herdförmige Nekrosen der Intima und Media charakterisiert, deren Umgebung ein dichtes Infiltrat aus Lymphozyten, Histioyzten und Plasmazellen aufweist. Den Enden von Faserfragmenten der zersplitterten Elastica interna sitzen oft vielkernige Riesenzellen auf (Abb. 1.36). Ob die Infiltration der gesamten Gefäßwand oder nur der Adventitia und äußerer Schichten der Media eine Sonderform (unspezifische Form) oder ein Vorstadium darstellt, ist bislang nicht klar, es finden sich aber alle Übergänge und Kombinationen. Durch Abscheiden von Thromben und deren Organisation entstehen Gefäßverschlüsse.

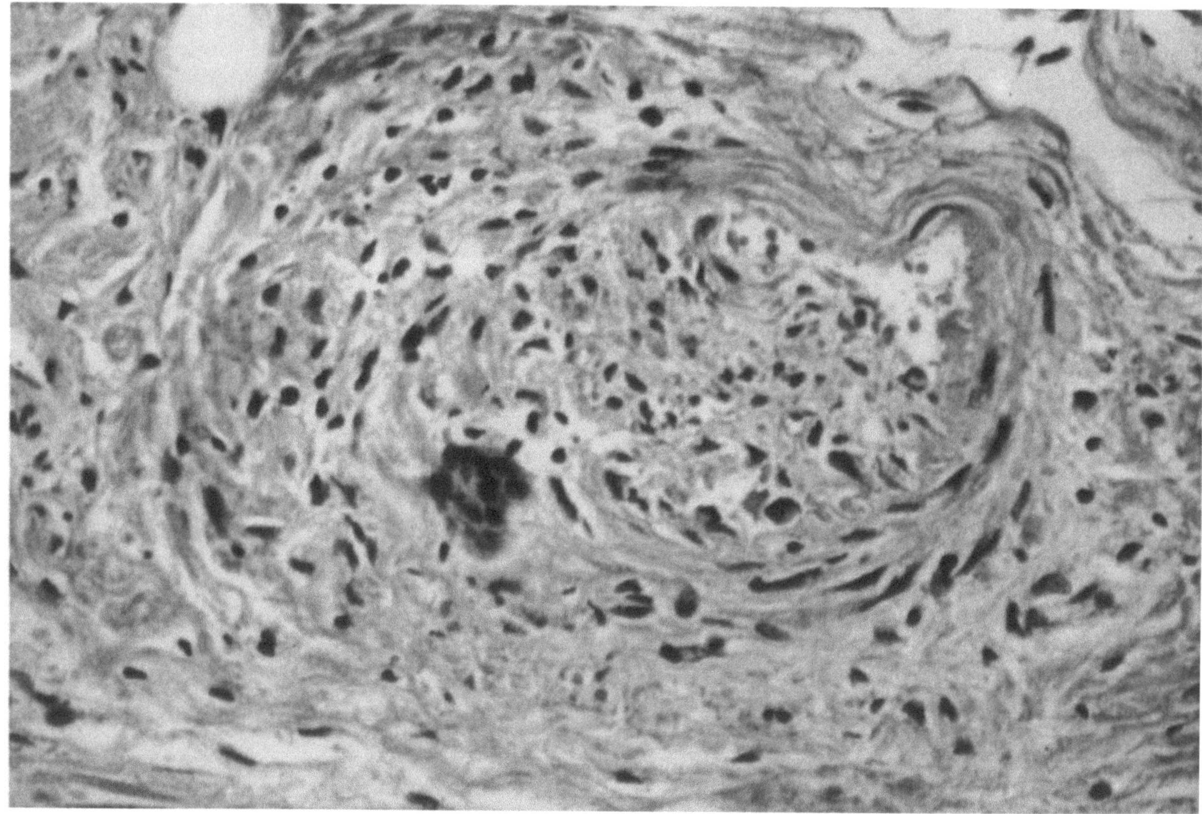

Abb. 1.36. Riesenzellarteriitis eines intramuralen Koronararterienastes. HE-Färbung. (Vergr. 500:1)

Nach Abheilung gehen die von Granulationsgewebe gedeckten Nekrosen in Narben über. Bei starker reaktiver Intimafibrose kann die Abgrenzung zu einer blanden Gefäßsklerose schwer sein. Aufgrund des oft nur herdförmigen Befalls kann sich die Arteriitis an kleinen Biopsien dem Nachweis entziehen und erst in einer zweiten Biopsie oder auf der Gegenseite nachweisbar sein.

Takayasu-Arteriitis [14]

Definition. Es handelt sich um eine seltene Erkrankung, die meist die Aorta und die Arterien vom elastischen Typ befällt. Die riesenzellige Entzündung führt zu Stenosen des Aortabogens und seiner Äste (Pulseless disease). Betroffen sind Menschen zwischen dem 10. und 30. Lebensjahr, Frauen : Männer = 7 : 1.

Epidemiologie. Ubiquitär, alle Rassen, am häufigsten in Japan, Südostasien, im mittleren Orient, in Afrika und Südamerika.

Ätiologie. Unbekannt. Antikörper gegen Wandbestandteile der Arterien können wie bei anderen, länger bestehenden Arteriitiden nachweisbar sein. Möglicherweise sind sie erst Folge der Nekrosen mit anschließender Immunisierung. In 50% der Fälle wurde in letzter Zeit über eine gleichzeitig bestehende Tuberkulose berichtet [48].

Klinik. Je nach Sitz und Grad der Stenosen entstehen Strömungsgeräusche, Pulsabschwächung und seitendifferenter Blutdruck in den Armen, Kopfschmerz, Claudicatio intermittens, Hypertonie, zerebrale Anfälle. Hinzu kommt eine allgemeine Entzündungssymptomatik.

Morphologie. Von Lupi-Herrera werden 4 typische Lokalisationen unterschieden: 1. Aortenbogen und seine Äste, 2. absteigende und Bauchaorta mit Ästen, 3. Kombinationstyp 1 und 2, und 4. alle diese Formen mit zusätzlichem Befall der Lungenarterie. Weitere Organmanifestationen sind selten. Die Erkrankung beginnt mit einem lymphoplasmazellulären Infiltrat in der Adventitia, das entlang den Vasa vasorum auf die Media übergreift. Es entstehen dort Granulome aus Epitheloidzellen mit Riesenzellen vom Langhans-Typ und zentralen Verkäsungsnekrosen wie bei einer Tuberkulose. Das führt zu herdförmiger Zerstörung der elastischen Lamellen und im Endstadium besonders der Intima. Eingeengte Gefäßabgänge können thrombosieren.

Prognose. Bis 14% der Patienten sterben früh an Folgen der Hypertonie. Die Behandlung mit Kortikoiden kann Remissionen bewirken. Die chirurgische Korrektur ist umstritten. Es besteht eine Neigung zur Entwicklung von Aneurysmen.

Thrombangiitis obliterans von Winiwarter-Buerger

Definition. Es handelt sich um eine Angiitis, die die kleinen und mittleren Arterien und Venen der Extremitäten segmental und multifokal befällt und durch Neigung zu Thrombosen und obliterierender Sklerose der Intima charakterisiert ist.

Epidemiologie. Bei 0,9% der Sektionen vorhanden. Manifestierung meist vor dem 40. Lebensjahr. Männer sind 2- bis 9mal häufiger betroffen als Frauen.

Ätiologie. Unbekannt. Fast ausschließlich sind Raucher betroffen. Konstante immunologische Befunde sind nicht bekannt.

Klinik. Die Erkrankung beginnt mit einer Raynaud-Symptomatik, in 25% mit einer Thrombophlebitis saltans, verläuft schubweise, bevorzugt die oberen und unteren Extremitäten und kann Amputationen notwendig machen. Es besteht keine Assoziation zu Diabetes mellitus, Hyperlipidämie oder Hypertonie.

Morphologie. In den einzelnen Herden läßt sich ein phasenhafter Ablauf erkennen [46].

1. Initiale fibrinoide Nekrose des Endothels und der Intima, die von neutrophilen Granulozyten durchsetzt ist.
2. Lichtungsverschließender Thrombus.
3. Ausbreitung des Infiltrates bis in die Media und Adventitia (Panangiitis) mit Beteiligung von Lymphozyten und Plasmazellen.
4. Von der Adventitia her einsprossendes Granulationsgewebe räumt Nekrosen ab und kann zur partiellen Rekanalisierung führen (Abb. 1.37).
5. Narbiger Umbau der Intima und Media.
6. Rezidive sind an Ort und Stelle möglich. Meist pfropft sich eine Arteriosklerose auf.

Prognose. Einstellen des Rauchens führt zur Remission.

1.8.4 Phlebitis

Primär entzündliche Venenerkrankungen sind relativ selten. Die vielfach in der medizinischen Alltagssprache als Thrombophlebitis bezeichnete Erkrankung ist meist eine nicht entzündliche, banale Thrombose. Ursachen der entzündlichen Venenerkrankungen können sein

1. Erreger (Viren, Bakterien, Pilze, vielzellige Parasiten).
2. Toxische Substanzen.
3. Physikalische Noxen.
4. Allergisch-hyperergische Prozesse (allergische Phlebitis).

1.8.4.1 Infektiöse Phlebitis

Die Erreger können die Venen von innen über den Blutstrom oder von außen durch Übergreifen von der Umgebung befallen.

Unspezifische Phlebitis

Am häufigsten sind Kokken [45]. Werden die Venen durch Bakterien von innen infiziert, entsteht zunächst eine Endophlebitis mit Endothelzerstörung, auf der sich eine Thrombose entwickeln kann (phlebitische Thrombose bei echter infektiöser Thrombophlebitis). Je nach Intensität werden die äußeren Wandschichten ergriffen und es kann zur eitrigen Wandphlegmone und Gangrän und zur eitrigen Einschmelzung des Thrombus kommen. Die von außen erfolgende Infektion, die von einer Lymphangitis begleitet wird, beginnt mit einer Periphlebitis, kann sich auf die inneren Schichten ausdehnen und ebenfalls mit einer phlebitischen Thrombose und den oben beschriebenen Komplikationen einhergehen. Wird Material von den infizierten Thromben losgelöst und mit dem Blutstrom embolisch verschleppt, entstehen septische Embolien und Infarkte und eine allgemeine Pyämie. Heilung erfolgt durch Organisation der Thromben und Umwandlung der Venen in solide Narbenstränge. Milzbrand und Pest gehen mit endophlebitischen Veränderungen einher.

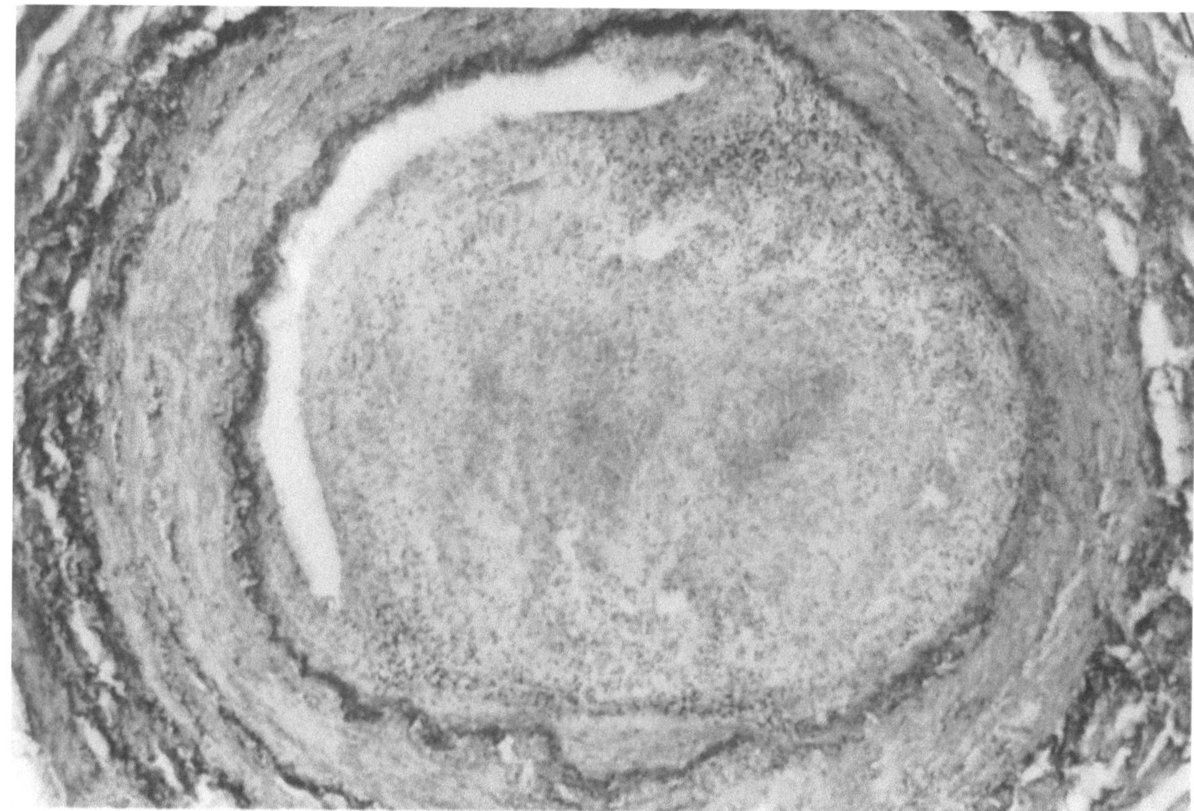

Abb. 1.37. Thrombangiitis obliterans. Verschluß der Lichtung einer Beinarterie durch zellreiches Granulationsgewebe mit beginnender Rekanalisierung der Lichtung. HE-Färbung (Vergr. 50:1)

Spezifische Entzündung der Venen

Spezifische entzündliche Veränderungen spielen sich an den Venen fast ausschließlich als Begleiterscheinung im Rahmen einer Allgemeininfektion oder bei schwerpunktmäßigem Organbefall ab. Bei der Lungentuberkulose ist eine Endophlebitis der Pulmonalvenen mit Intimatuberkeln bekannt. Nach Übergreifen tuberkulöser Prozesse aus der Umgebung, meist im Rahmen einer verkäsenden Lungentuberkulose, kann sich die ursprüngliche tuberkulöse Periphlebitis auf alle Wandschichten erstrecken und die Pulmonalvenenäste ebenso zerstören wie die Arterien. Durch die heutige Tb-Therapie sind die früher gefürchteten Arrosionsblutungen ans Venen und Arterien (sog. Blutsturz) selten geworden.

Bei der Syphilis sind Peri-, Meso- und Endophlebitiden bekannt. Für den Primäraffekt kann in Biopsien die plasmazellreiche Periphlebitis und mit starker Endothelproliferation einhergehende Endophlebitis diagnostisch wegweisend sein. Ebenso können phlebitische und überhaupt vaskulitische Veränderungen in und in der Umgebung von Leistenlymphknoten ein Hinweis auf venerische Genese einer Lymphadenitis sein, sind aber unspezifisch und bedürfen der serologischen und mikrobiologischen Sicherung.

Nur der Vollständigkeit halber seien die Panphlebitis leprosa sowie eine begleitende Aktinomykose der Venen in Nachbarschaft aktinomykotischer Herde erwähnt.

Virale Entzündungen der Venen kommen als Begleitphänomen bei Allgemeinerkrankung vor.

Neben Bakterien und Viren spielen auch *vielzellige Parasiten* eine Rolle. Schistosomatiden halten sich im Venensystem ihrer Wirte auf, wo sie und ihre Eier entzündliche und granulomatöse Veränderungen hervorrufen [19]. S. mansoni und S. japonicum besiedeln vorwiegend die Mesenterialvenen, S. haematobium die Venen der Harnblase.

Noxen unbelebter Natur sind chemisch-physikalische Schädigungen, hauptsächlich iatrogenen Ursprungs. Durch intravenöse Injektion toxischer oder an sich inerter, ja physiologischer Substanzen in hyperosmolarer Lösung (z.B. Glukose) wird initial das Venenendothel geschädigt mit anschließender Thrombose und/oder entzündlichen

Wandveränderungen. Hohe Dosen ionisierender Strahlung führen an Arterien, Venen und Lymphgefäßen zu einer obliterienden Angiopathie mit Ischämie und resultierenden Nekrosen und Ulzera an Haut, Schleimhäuten und Organen.

1.8.4.3 Allergisch-hyperergische Phlebitiden

Phlebitis migrans

Sie ist das häufigste Krankheitsbild dieser Gruppe. Sie wird auch als Phlebitis saltans bezeichnet [6, 45].

Definition. Es werden vorwiegend kleine und mittlere, nichtvariköse, subkutane Venen rekurrierend und in wechselnden Lokalisationen befallen, mitunter auch tiefe Extremitäten- und Organvenen.

Ätiolgie. Unbekannt. In fast der Hälfte der Fälle liegen andere Grundkrankheiten vor. Am häufigsten wird die Phlebitis saltans im Rahmen einer Thrombangiitis obliterans, seltener bei Morbus Behçet, bei Lupus erythematodes und auch manchmal als initiales Begleitphänomen anderer Erkrankungen aus dem Formenkreis der Arteriitiden angetroffen. Gelegentlich besteht eine Assoziation zu malignen Tumoren (Trousseau-Syndrom).

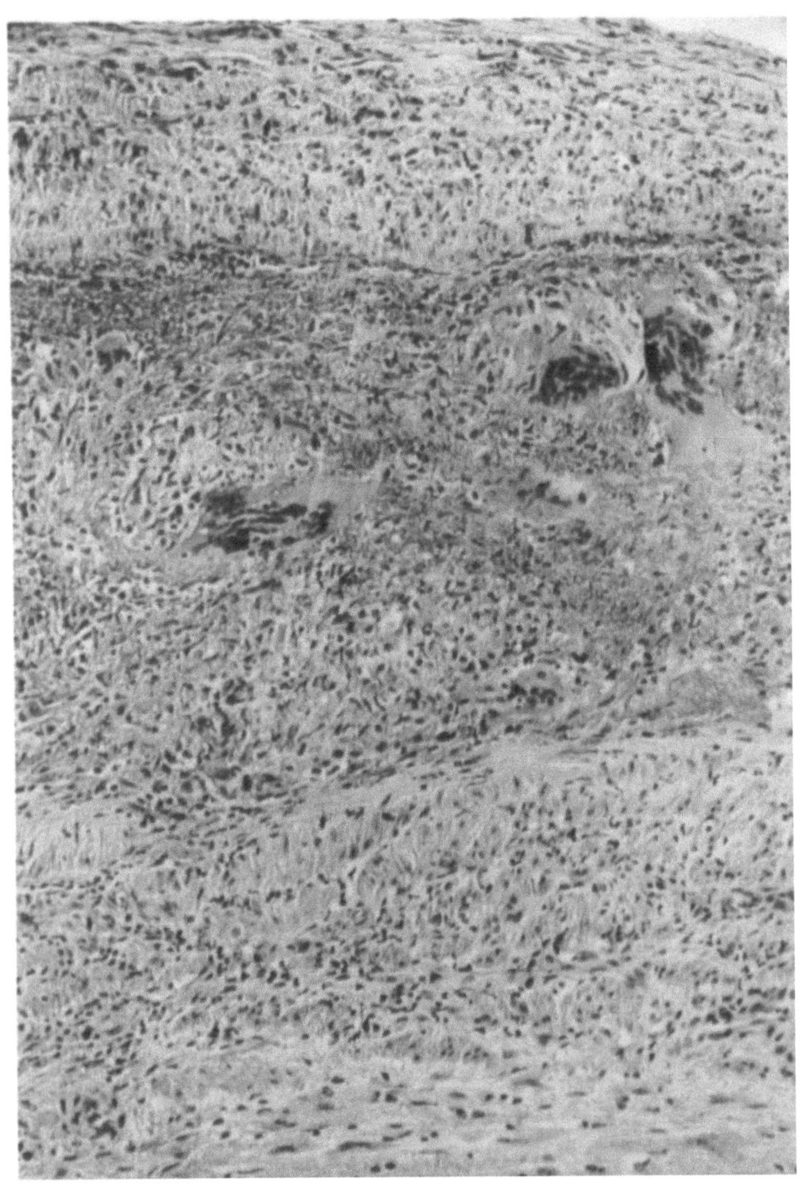

Abb. 1.38. Phlebitis migrans. Rundzellige entzündliche Infiltration aller Wandschichten einer Hautvene. Riesenzelliggranulomatöse Reaktion. Thrombose der Lichtung. HE-Färbung. (Vergr. 320:1)

Morphologie. Das histologische Bild ist vielfältig. Beginn mit Rundzellinfiltration in Adventitia und Intima, später erstreckt sich der Entzündungsprozeß auf die Media und die Vasa vasorum. Es kommt zu Thrombosen mit Fibroblastenproliferation und riesenzellig-granulomatösen Reaktionen im verschlossenen Lumen und den äußeren Wandschichten. (Abb. 1.38) Das Bild ähnelt der Thrombarteriitis obliterans.

Endophlebitis obliterans Mondor [3, 45]

Definition. Es handelt sich um eine seltene, schmerzhafte Endophlebitis der Brust- und Bauchwand, vor allem der V. thoracoepigastrica und ihrer Äste.

Epidemiologie. Frauen erkranken häufiger als Männer. Manifestationsalter 21–55 Jahre.

Ätiologie. Unklar.

Morphologie. Eine 3- bis 4wöchige, nichteitrige, exsudative Phase mit starkem Wandödem und inobligater Thrombose und Periphlebitis wird von einer proliferativen Phase mit zellreicher Intimafibrose abgelöst. Schließlich Ausheilung als narbiger Strang.

1.8.4.4 Begleitphlebitiden

Sie finden sich bei fast allen Arteriitiden in wechselndem Ausmaß, oft als dem arteriitischen Ausbruch vorhergehendes Symptom. Deshalb ist die echte entzündliche Phlebitis eine ernst zu nehmende Erscheinung und sorgfältig auf ihre Ursache abzuklären.

Leu [46] fand unter 63 Panphlebitiden

5 bakterielle (3 unspezifische, 1 tuberkulöse, 1 luetische) und 58 wahrscheinlich vom allergisch-hyperergischen Typ, und zwar:

- 18 Fälle von Phlebitis migrans ohne andere Gefäßbeteiligung und
- 40 Fälle von Panphlebitis im Rahmen einer Panangiitis:
- 15 Fälle von Panangiitis einzelner Arterien und Venen ohne bekannte Ursache,
- 13 Fälle von Periarteriitis nodosa,
- 9 Fälle von Arteriitis temporalis,
- 2 Fälle von Wegener-Granulomatose,
- 1 Fall von Hypersensitivitätsangiitis.

Es seien noch die entzündlichen Abstoßungsreaktionen an Venen in transplantierten Organen genannt, die in geringerer Ausprägung den Veränderungen an den Arterien ohne starke Obliterationen entsprechen.

Literatur

1. Ackermann AB (1978) Histologic diagnosis of inflammatory skin diseases. A method by pattern analysis. Lea & Febiger, Philadelphia
2. Andrassi K et al (1988) Diagnostic significance of anticytoplasmatic antibodies (ACPA/ANCA) in detection of Wegener's granulomatosis and other forms of vasculitis. Nephron 49:257–258
3. Bässler R (1978) Pathologie der Brustdrüse. In: Doerr W, Uehlinger E, Seiffert G (Hrsg) Spezielle Pathologische Anatomie, Bd 11. Springer, Berlin Heidelberg New York
4. Becker AE, Anderson RH (1981) Cardiac Pathology. In: Berry CL (ed) Pediatric Pathology. Springer, Berlin Heidelberg New York Tokyo, S 87–145
5. Benda C (1924) Venen. In: Henke F, Lubarsch O (Hrsg) Handbuch der speziellen pathologischen Anatomie und Histologie, Bd II. Springer, Berlin
6. Bollinger A, Leu HJ (1974) Thrombophlebitis saltans. Dtsch Med Wochenschr 99:1433–1436
7. Borchard F, Loose DA (1980) Die Morphologie des Arterienersatzes. In: Müller-Wiefel H, Barras JP, Edinger H, Krüger M (Hrsg) Gefäßersatz. Witzstrock, Baden-Baden, S 6–24
8. Brinstingl M (1975) The Raynaud syndrome. In: Harcus AW et al (eds) Arteries and veins. Edinburgh, Churchill Livingstone, p 32
9. Buss H (1984) Angiitis. In: Remmele W (Hrsg) Pathologie, Bd III. Springer, Berlin Heidelberg New York Tokyo, S 245–260
10. Buss H (1984) Blut- und Lymphgefäße: Fehlbildungen. In: Remmele W (Hrsg) Pathologie, Bd I. Springer, Berlin Heidelberg New York Tokyo, S 185–191
11. Carrington CD, LieBow AA (1966) Limited forms of angiitis and granulomatosis of Wegener's type. Am J Med 41:497
12. Cervos-Navarro J, Schneider H (1980) Pathologie des Nervensystems I: Durchblutungsstörungen und Gefäßerkrankungen des Zentralnervensystems. In: Dörr W, Seifert G (Hrsg) Spezielle pathologische Anatomie, Bd 13/1. Springer, Berlin Heidelberg New York, S 211–217
13. Cottier H (1980) Pathogenese. Ein Handbuch für die ärztliche Fortbildung, Bd I. Springer, Berlin Heidelberg New York
14. Cupps TR, Fauci AS (1981) The vasculitides. Saunders, Philadelphia London
15. Daimont WE et al (1972) The ultrastructure of vascular tumors: additional observations and a review of the literature. Pathol Annual 12:279
16. Daoud AS et al (1981) Sequential morphologic studies of regression of advanced atherosclerosis. Arch Pathol Lab Med 105:233–239
17. Enzinger FM, Weiss SW (1988) Soft tissue tumors. Mosby, St. Louis
18. Fauci AS et al (1978) The spectrum of vasculitis. Clinical, pathologic, immunologic and therapeutic considerations. Ann Int Med 89:660–676
19. Frank W, Lieder J (1986) Taschenatlas der Parasitologie. Frankh'sche Verlagsbuchhandlung, Stuttgart

20. Gasser P (1989) Die Bedeutung funktioneller Vasospasmen. Dtsch Med Wochenschr 114:107–115
21. Gerrity RG (1981) The role of the monocyte in atherogenesis. II. Migration of foam cells from atherosclerotic lesions. Amer J Pathol 103:191–200
22. Gokel JM et al (1976) Fine structure and origin of Kaposi sarcoma. Path Europ 11:45–47
23. Gottlob R, Kimmel A (1973) Postthrombotische Veränderungen an Venenklappen im Tierexperiment. Virchows Arch Path Anat 358:249
24. Gray S, Skandalakis JE (1972) Embryology of surgeons. The embryologic basis for the treatment of congenital defects. Saunders, Philadelphia, pp 727–753
25. Gupta RK (1974) Ruptured aneurysms of the abdominal aorta. Arch Pathol 98:243
26. Hack EM (1986) Iatrogene Granulome und Granulomatosen. Disssertationsschrift. Tübingen
27. Haferkamp O (1980) Zur praktischen Diagnostik granulomatöser Erkrankungen. Verh Dtsch Ges Pathol 64:139–151
28. Haid-Fischer F, Haid H (1985) Venenerkrankungen. Phlebologie für Klinik und Praxis. Thieme, Stuttgart
29. Haller JA, Mays T (1963) Experimental studies on iliofemoral venous thrombosis. Am Surg 29:567
30. Hassler O (1972) Scanning electron microscopy of saccular intracranial aneurysms. Am J Pathol 68:511
31. Haudenschild CC, Schwartz SM (1979) Endothelium regeneration. II. Restitution of endothelial continuity. Lab Invest 41:407–418
32. Heberer G, Rau G, Schoop W (1974) Angiologie. Grundlagen, Klinik und Praxis. Thieme, Stuttgart
33. Hundeiker M (1981) Histologie der malignen Gefäßgeschwülste. Pathologe 2:172
34. Jores L (1924) Arterien. In: Henke F, Lubarsch O (Hrsg) Handbuch der speziellen pathologischen Anatomie und Histologie, Bd II. Springer, Berlin, S 608–619
35. Junqueira LC, Carneiro J (1984) Histologie. Springer, Berlin Heidelberg New York Tokyo
36. Kaposi M (1872) Idiopathisches multiples Pigmentsarkom der Haut. Arch Dermatol Syph 4:265
37. Kappert A (1985) Lehrbuch und Atlas der Angiologie, 11. Aufl. Huber, Bern Stuttgart Toronto, S 306–309
38. Kawasaki T et al (1974) A new infantile acute febrile mucocutaneous lymphnode syndrom (MLNS) prevailing in Japan. Pediatrics 54:271–276
39. Kernen G et al (1979) Kawasaki's disease and infantile polyarteriitis nodosa: Is pseudomonas infection responsible? Israel J Med Sci 15:592–600
40. Kimura T, Yoshimura S, Ishikawa E (1948) Unusual granulation combined with hyperplastic change of lymphatic tissue. Trans Soc Pathol Japan 37:179
41. Künzer W, Niederhoff H (1981) Die Purpura Schoenlein-Henoch und ihre Spielformen. Dtsch Med Wochenschr 106:1228–1233
42. Kussmaul A, Mayer K (1886) Über eine bisher nicht beschriebene eigentümliche Arterienerkrankung (Periarteriitis nodosa), die mit Morbus Brightii und rapid fortschreitender allgemeiner Muskellähmung einhergeht. Dtsch Arch Klin Med 1:484
43. Leavitt RJ, Fauci AS (1966) Polyangiitis Overlap Syndrome. Classification and prospective clinical experiments. Am J Med 81:79–85
44. Leiber B, Olbrich G (1981) Die klinischen Syndrome, 6. Aufl. Urban und Schwarzenberg, München
45. Leu H (1971) Histopathologie der peripheren Venenerkrankungen. Huber, Bern Stuttgart Wien
46. Leu H (1975) Early inflammatory changes in thrombangiitis obliterans. Path Microbiol 43:151–156
47. Leu AJ, Leu HJ (1990) Vaskulitis. Differentialdiagnostische Wertigkeit der Biopsie. Dtsch Med Wochenschr 115:984–993
48. Lupi-Herrera E et al (1977) Takayasu's arteriitis. Clinical study of 107 cases. Am Heart J 93:94–103
49. Meyer WW, Stelzig HH (1967) Verkalkungsformen der inneren elastischen Membran der Beinarterien und ihre Bedeutung für die Mediaverkalkung. Virchows Arch Path Anat 342:361–373
50. Moore KC (1980): Embryologie – Lehrbuch und Atlas der Entwicklungsgeschichte des Menschen, 1. Aufl. Schattauer, Stuttgart New York
51. Nicolaides AN (1975) Thromboembolism. University Park Press, Baltimore
52. Pearson TA et al (1979) Monoclonal characteristics of organizing arterial thrombi: significance in the origin and growth of human atherosclerotic plaques. Lancet I:7–10
53. Riede UN, Müntefering H, Drexler H (1986) Kardiovaskuläres System. In: Riede UN, Wehner H (Hrsg) Allgemeine und spezielle Pathologie. Thieme, Stuttgart New York, S 375–397
54. Riede UN, Zollinger HU (1970) Idiopathische Fibroelastose der Nierenarterien und ihre Beziehungen zur fibromuskulären Dysplasie. Virchows Arch Path Anat 351:99–121
55. Robbins SL, Cotran RS (1979) Pathologic basis of disease. Saunders, Philadelphia London Toronto
56. Sato S, Hata J (1982) Fibromuscular dysplasia. Arch Path Lab Med 106:332–335
57. Schaefer HE (1981) The role of macrophages in atherosclerosis. In: Schmalzl F, Huhn D, Schaefer HE (eds) Haematology and blood transfusion, Vol. 27: Disorder of the monocyte macrophage system. Springer, Berlin, pp 137–142
58. Standness E et al (1977) The present status of acute deep vein thrombosis. Coll Rev Surg Gynecol Obstet 145:433
59. Stout AP, Murray MR (1942) Haemangiopericytoma. A vascular tumor featuring Zimmermann's pericytes. Ann Surg 116:26
60. Vock R (1984) Iatrogene histopathologische Befunde. Z Rechtsmed 92:1–25
61. Vogel M (1983) Pathologie der Lunge I: Mißbildungen der Lungengefäße. In: Dörr W, Seifert G, Uhlinger E (Hrsg) Spezielle pathologische Anatomie, Bd 16/I. Springer, Berlin, S 167–172
62. Weibel ER, Palade JE (1964) New cytoplasmic components in arterial endothelium. J Cell Biol 23:101
63. Wilson SK, Hutchies GM (1982) Aortic dissecting aneurysms. Arch Path Lab Med 106:175–180
64. Wissler RW, Vesselinovitch D (1976) Studies of regression of advanced atherosclerosis in experimental animals and man. Ann NY Acad Sci 275:363–378
65. Zollinger UU (1966) Nieren und ableitende Harnwege: Anomalien der Gefäße. In: Dörr W, Uhlinger E (Hrsg) Spezielle pathologische Anatomie, Bd 3. Springer, Berlin, S 95–97
66. Zschoch H (1966) Die Herz- und Gefäßkrankheiten in der Sektionsstatistik. Ergebn Allg Path Path Anat 47:58–131

2 Hämostaseologie und Einflußfaktoren auf Entstehung und Verlauf von Gefäßkrankheiten

H.K. Breddin

INHALT

2.1 Einleitung

Zwischen dem Blutstillungssystem und der Pathogenese von arteriellen und venösen Gefäßkrankheiten bestehen vielfältige Beziehungen. In den letzten Jahren haben neue experimentelle Daten unser Verständnis der Beziehungen zwischen Hämostasefaktoren und Gefäßwand bei der Atherogenese wesentlich erweitert. Aber auch zur venösen Thrombogenese gibt es wichtige neue Befunde.

Nach einer Darstellung der Thrombogenese in Venen und zur Bedeutung einer „Thrombophilie" infolge von angeborenen Hämostasedefekten folgt ein Überblick über die heutige Diskussion zu den Mechanismen der Atherogenese und den Beziehungen zwischen Hämostase und Entstehung und Verlauf der Arteriosklerose sowie eine Darstellung der bisher als Risikofaktoren identifizierten Hämostasefaktoren bei arteriellen Gefäßerkrankungen. Außerdem wird die Wertigkeit von Medikamenten, die die Blutstillung beeinflussen, für die Sekundärprävention bei arteriellen Gefäßerkrankungen behandelt.

2.2 Zur Pathophysiologie und Pathogenese venöser Thromben

2.2.1 Prädisponierende Faktoren

Venöse Thrombosen treten bei Frauen etwas häufiger auf als bei Männern. Das Risiko einer venösen Thrombose steigt mit zunehmendem Alter. Immobilisierung ist ein gesicherter prädisponierender Faktor, und die Kombination von Alter und Bettruhe steigert das Risiko. Vorausgegangene Thromboembolien sind ebenfalls wichtige Risikofaktoren für spätere neue Thrombosen. Herzinsuffizienz und maligne Tumoren bedingen ein deutlich erhöhtes Risiko einer tiefen Venenthrombose. Frische Thrombosen bei älteren Patienten ohne äußeren Anlaß sind häufig das erste Zeichen eines Malignoms [40, 43]. Operationen und Traumen im allgemeinen, besonders längere und ausgedehnte Operationen steigern das Thromboserisiko. Dies gilt besonders für den Hüft- oder Kniegelenkersatz. Nach Schlaganfällen sind Thrombosen in dem betroffenen gelähmten Bein besonders häufig. Auch die Einnahme von Kontrazeptiva führt zu einem gesteigerten Thromboserisiko.

2.2.2 Lokalisation und Wachstum venöser Thrombosen

Venöse Thrombosen entstehen primär sehr viel häufiger in den Beinen als in den Armen oder in anderen Körperbereichen. Diese Beziehung hat sich in den letzten Jahren verschoben, in erster Linie durch die venösen Verweilkatheter, die zu einer deutlich gesteigerten Häufigkeit von Armvenenthrombosen geführt haben. Lokale Endothelschäden sind der wesentliche kausale und lokalisierende Faktor für diese Thrombosen. Kleine Thromben entstehen besonders häufig in den Wadenvenen, wahrscheinlich auch häufig in den Klappentaschen von Oberschenkelvenen [49]. Es gibt viele Anzeichen dafür, daß die Thrombusbildung mit der Plättchenhaftung und -aggregation an einer veränderten Gefäßwand beginnt [29]. Daß an der veränderten Gefäßwand ein primärer Endothelschaden bestehen muß, um die Plättchenadhäsion auszulösen, ist sehr wahrscheinlich, wird aber noch nicht allgemein akzeptiert.

Ein Mikrothrombus, der in einer Venentasche oder an einer anderen Stelle der Venenwand beginnt, wächst durch schichtweise weitere Ablagerungen von Plättchen, Fibrinogen und Leukozyten unter Einbeziehung von Erythrozyten. Die Thrombusbildung ist ein dynamischer Vorgang, der relativ bald nach der ersten Ablagerung von Plättchen und Fibrin beginnt und dem die Einwanderung von Fibrozyten und die Invasion von Leukozyten folgen.

2.2.3 Gefäßwandschäden

Traumen können Venen direkt schädigen und so auch lokale Thrombosen auslösen. Dies gilt für Frakturen, Weichteilverletzungen und auch für die bereits erwähnten Venenkatheter. Auch operative Eingriffe oder die mit ihnen verbundene Lagerung können durch direkte Venenwandschädigung zur Thrombusbildung führen. Die Mechanismen, die beim Hüftgelenkersatz zur lokalen Venenschädigung führen können, wurden von mehreren Arbeitsgruppen untersucht [42]. Je nach operativem Zugang kommt es zu charakteristischen Faltungen der Femoralvene, und in dieser Region treten auch die „lokalisierten“ postoperativen Thrombosen am operierten Bein auf. In ähnlicher Weise findet sich eine relativ hohe Inzidenz venöser Thrombosen in der V. poplitea auch nach kleinen chirurgischen Eingriffen, etwa Arthroskopien des Kniegelenks, wobei die Blutleere, die Lagerung und der postoperative Verband (Kniehülse) die Venen schädigen können.

Jede Erklärung der Pathogenese der tiefen Venenthrombose muß die Fernthrombose, d.h. die multiplen und unabhängigen Ausgangspunkte einer Thrombose innerhalb des Venensystems der unteren Extremitäten und die Prädilektion für erweiterte Unterschenkelvenen und Venentaschen berücksichtigen.

2.2.4 Faktoren, die Endothelzellen schädigen können

Stewart et al. [53] beobachteten an einem Hundemodell milde, vom Operationsort weit entfernte Endothelschäden nach abdominellen Operationen und sehr viel stärkere Endothelschäden nach totalem Hüftersatz an der Einmündung kleiner venöser Seitenäste in größere Venen. Diese Risse reichten durch Endothel und Basalmembran und legten subendotheliales Kollagen frei. Sie enthielten Thrombozyten und Leukozyten.

Unter der Vorstellung, daß eine intraoperative venöse Dilatation auftritt und diese die Ursache von multiplen Intimaschäden sein könnte, entwickelten Stewart et al. [55] eine sonographische Methode zur nichtinvasiven Messung des Venendurchmessers. Mit dieser Methode wurde die Weite der Jugularvene von Hunden während eines Hüftgelenkersatzes gemessen. Das Ausmaß der Dilatation der Jugularvene stimmte mit der gesteigerten Inzidenz von Venenläsionen in diesem Hundemodell überein. Eine Venenerweiterung von 17–43% führte zu einer dreifachen Zunahme der lokalen Venenläsionen.

Comerota et al. [11, 12] untersuchten mit ähnlicher Technik die V. cephalica bei Patienten mit totalem Hüftgelenkersatz und Stewart et al. [55] bei Patienten mit Hüft- oder Kniegelenkersatz. Eine deutliche Dilatation der V. cephalica korrelierte mit postoperativen phlebographisch nachgewiesenen tiefen Beinvenenthrombosen. Stewart et al. postulierten, daß humorale Mediatoren an der Operationsstelle entstehen, in die Zirkulation geraten und in der Lage sind, auch entfernte Venen zu erweitern. Diese Mediatoren, die zur Venenerweiterung führen, sind bisher nicht identifiziert. Die Venendilatation führt zu multiplen Endothelschäden mit der Freisetzung von thrombogenem Material aus dem Subendothel und aus defekten Endothelzellen [12]. Stewart et al. [55] vermuteten auch, daß die Wirkung von Dehydroergotamin bei der Thromboseprophylaxe in Verbindung mit Heparin darauf beruht, daß sie diese Form der Venendilatation hemmen.

Mikrothromben bestehen aus Thrombozyten und wenig Fibrin und sind wahrscheinlich sehr häufig. Einige von ihnen können zu einer größeren Venenthrombose führen. Das weitere Wachstum des Mikrothrombus oder seine Rückbildung hängen von lokalen Vorgängen ab, wie der Aktivierung von Gerinnungsfaktoren in der Nachbarschaft der haftenden Plättchen, aber auch von der Aktivierung von Plättchen durch an der Oberfläche der Thrombozyten gebildetes Thrombin.

Multiple Mikrothromben an Einrissen der Venenwand durch perioperative Dilatation bieten eine einleuchtende Erklärung für die postoperative Fernthrombose. Wenn die subendothelialen Schichten einer Vene freiliegen, haften Plättchen an den Mikrofibrillen der Basalmembran, dem Kollagen, aber auch an defekten Endothelzellen selbst [55]. Adenosindiphosphat wird aus den Plättchen in die Nachbarschaft abgegeben und führt zum Formwandel und zur lokalen Plättchenaggregation. Ein weiterer wichtiger Stimulus für die Thrombusbildung ist Thrombin, das besonders an der Verletzungsstelle unter wesentlicher Beteiligung der Plättchen gebildet wird und dann die weitere Thrombusbildung fördert. Auf der Plättchenoberfläche werden nach ihrer Aktivierung Fibrinogenrezeptoren freigelegt und unter dem Einfluß von Thrombin kommt es rasch zur Fibrinbildung zwischen Thrombozyten. In dieser Phase der Thrombusbildung können Flußveränderungen wesentlich sein für die Verstärkung oder Hemmung des Thrombuswachstums.

2.2.5 Die Bedeutung angeborener und erworbener Hämostasedefekte

Angeborene oder erworbene Mangelzustände von Antithrombin III, Protein C oder Protein S und andere sind milde prädisponierende Faktoren für eine Thrombose [22]. Patienten mit solchen Defekten leben lange ohne thrombotische Erkrankungen. Bei einigen führen ein Trauma, eine Operation oder eine verlängerte Immobilisation zur Thrombusbildung, mit zunehmendem Alter steigt das Thromboserisiko aber erheblich. Der häufigste dieser angeborenen Defekte ist die erst vor kurzem entdeckte APC-Resistenz [14], die Vandenbroucke et al. [58] bei 20% ihrer Patienten mit einer venösen Thrombose und bei 3–5% in einer größeren Untersuchungsserie aus der niederländischen Bevölkerung fanden. Diese Störung beruht auf einer Mutation im Faktor V-Gen, die den daraus resultierenden abnormen Faktor V resistent gegen die gerinnungshemmende Wirkung von aktiviertem Protein C werden läßt. Diese bis jetzt häufigste angeborene „thrombophile“ Störung begünstigt ohne Zweifel die Entstehung postoperativer Thrombosen bei den davon Betroffenen. Offensichtlich sind alle diese Defekte Risikofaktoren für eine Thrombusentstehung, aber nicht Kausalfaktoren.

2.2.6 Faktoren, die das Thrombuswachstum begrenzen

Das Hämostasesystem wird durch verschiedene Faktoren gehemmt, die in den Endothelzellen gebildet werden. Prostazyklin ist ein sehr potenter Hemmer der Plättchenaktivierung. Thrombin, das eigentliche Gerinnungsferment aktiviert auch Mechanismen zu seiner Hemmung, so das Thrombomodulin, das die Aktivierung von Protein C (aPC) fördert und hierdurch lokal an der Gefäßwand wieder gerinnungs- und thrombosehemmend wirkt. Insofern ist auch Thrombin in das negative Feedbacksystem integriert, das thrombosebegrenzend wirkt. aPC baut Faktor Va und Faktor VIIIa ab und aktiviert die Fibrinolyse. Protein S steigert die Aktivierung von aPC. Der Komplex aus Extrinsic pathway inhibitor (EPI) und Faktor Xa hemmt die Aktivierung von Faktor X und Faktor VII. Antithrombin III (AT III) neutralisiert Gerinnungsfaktoren, insbesondere die Faktoren Faktor II (Thrombin), Faktor IX, Faktor X und Faktor XI. Plasminogen kann durch den Gewebeplasminogenaktivator aus den Endothelzellen aktiviert werden.

Die Plättchenaktivierung wird durch Plättchen-Gefäßwand-Interaktionen im zirkulierenden Blut kontrolliert. Dies schließt die Bildung einiger vom Endothel produzierter Faktoren wie des Arachidonsäuremetaboliten Prostazyklin oder des „Endothelium derived relaxing-factors“ (EDRF) ein [30]. Beide Komponenten hemmen die Plättchenfunktion und sind arterielle Vasodilatatoren.

2.2.7 Venöse Stase

Der venöse Rückfluß ist bei Patienten während Bettruhe deutlich reduziert, besonders bei Immobilität einer Extremität, und das Risiko von Thrombosen ist besonders hoch bei Patienten, die nach einem Schlaganfall oder nach Operationen immobilisiert sind. In welchem Umfang können Stase oder verminderter Fluß zur Thrombogenese beitragen? Es gibt viele Berichte über verminderten venösen Fluß bei Immobilisierung. Es gibt aber keinen Beleg dafür, daß ein verminderter Fluß besonders die Venen betrifft, in denen Thromben häufig beobachtet werden. Können Stase oder ein deutlich verminderter Blutfluß direkt die Aktivierung von Thrombin auslösen, das dann zur Aktivierung von Plättchen führt, und kann auf diese Weise an einer intakten Gefäßwand die Thrombusbildung in Gang gesetzt werden? Dieses Konzept ist meines Wissens niemals experimentell bestätigt worden. Es ist schon vor mehr als 100 Jahren in Zweifel gezogen worden und sollte ohne neue und klare Beweise nicht mehr akzeptiert werden.

Wir kennen viele an der Thrombose beteiligte Faktoren, sind aber noch weit davon entfernt, die relative Rolle der Einzelfaktoren exakt abschätzen zu können. So ist z.B. die Bedeutung des Gewebethromboplastins nicht gesichert, obwohl es inzwischen isoliert wurde. Die Faktoren, die zur Gefäßwanddilatation oder zu multiplen Mikroläsionen in Venen führen, sind noch nicht hinreichend definiert, ebenso wie der Einfluß der Gerinnungsaktivierung während operativer Eingriffe oder bei Malignomen auf die Thrombusbildung weiterer Aufklärung bedarf.

2.3 Atherogenese

Die ursprünglich von Ross 1973 formulierte „Response to injury"-Hypothese der Atherogenese wird in ihrem Prinzip auch heute noch weitgehend akzeptiert. Sie ist im Laufe der Jahre aber entscheidend modifiziert worden [46]. Normale protektive Reaktionen auf Schädigungen von Endothel- und glatten Muskelzellen in der Arterienwand führen bei mehrfacher Wiederholung zu überschießenden Reaktionen mit Bildung von fibrös-fettigen und fibrösen Gefäßwandläsionen, die von entzündlichen Prozessen begleitet sind. Die fortgeschrittenen atherosklerotischen Läsionen, die schließlich Arterien verschließen können, entstehen aus einer exzessiven entzündlich fibroproliferativen Reaktion auf zahlreiche und unterschiedliche Gefäßwandschäden.

Zu den Veränderungen des Endothels nach einer Schädigung gehört das Auftreten von spezifischen adhäsiven Glykoproteinen an der Oberfläche von Endothelzellen. Monozyten und T-Lymphozyten haften dort und wandern unter dem Einfluß von wachstumsregulierenden und chemoattraktiven Molekülen zwischen und unter die Endothelzellen. Diese Moleküle stammen aus den Endothelzellen, den daran haftenden Leukozyten und wahrscheinlich auch aus den darunterliegenden glatten Muskelzellen. Aus den wandernden Monozyten bilden sich Makrophagen, die Lipide aufnehmen, sich in Schaumzellen umwandeln und zusammen mit Lymphozyten den sog. „fatty streak" bilden. Weitere Zelleinwanderung und Proliferation führen zu fortgeschritteneren Läsionen, erkennbar an ihrem fibrösen Charakter, und bilden schließlich eine fibröse „plaque".

Das Fortschreiten atherosklerotischer Läsionen ist somit gekennzeichnet durch die Akkumulation von alternierenden Lagen von glatten Muskelzellen und lipidbeladenen Makrophagen.

Von der einfachen Wundheilung unterscheidet sich dieser Vorgang durch die glatten Muskelzellen als Hauptquelle des Bindegewebes in der Arterienwand und durch die chronische Schädigung der Gefäßwand (Hypertonie, Rauchen, Hypercholesterinämie, Diabetes und andere). Zu den Auslösern und Regulatoren der verschiedenen zellulären Reaktionen gehören Wachstumsfaktoren, Zytokine, Lipide und kleine Moleküle wie NO. Zytokine nannte man ursprünglich die Mediatoren, die an Immunreaktionen und Entzündung beteiligt sind, im Gegensatz zu den Wachstumsfaktoren, die auf die Proliferation und Chemotaxis von Zellen einwirken. Eine große Zahl von solchen Molekülen ist inzwischen identifiziert worden. Ihr Zusammenwirken und ihre relative Bedeutung bedürfen noch der weiteren Aufklärung. Von besonderem Interesse sind die Mechanismen, die nach operativen Eingriffen, besonders aber nach einer PTA oder PTCA zu Restenosen führen. Die Grundmechanismen sind wohl weitere Entzündungsvorgänge, Akkumulation von glatten Muskelzellen und Thrombosen.

Tierexperimentelle Untersuchungen (Ballonangioplastie an gesunden Arterien) zeigten, daß Thrombozyten, FGF (Fibroblast growth factor) und PDGF (Platelet derived growth factor) an der Intimaverdickung beteiligt sind, die sich in den ersten Wochen nach der Verletzung bildet [3, 4].

Ein solches Tiermodell – z.B. die gesunde A. Carotis der Ratte – unterscheidet sich natürlich wesentlich von der vorbestehenden Arteriosklerose bei einer PTA beim Menschen. Neue Befunde an Patienten mit atherosklerotischen Gefäßveränderungen wurden durch Atherektomiekatheter möglich. Sie sprechen dafür, daß auch humane glatte Muskelzellen an der Restenosierung wesentlich beteiligt sind und daß die aus atherosklerotischen Herden gewonnenen und in Kulturen weitergezüchteten glatten Muskelzellen durch PDGF, EGF (Epidermal growth factor) und BFGF (Basic fibroblast growth factor) mit einer Proliferationssteigerung antworten können [4].

Arterioskleroseforschung ist ein sehr vielseitiges Forschungsgebiet geworden, wobei es zunehmend wichtig wird, die Interaktionen zwischen einzelnen Teilmechanismen, die an der Atherogenese beteiligt sind, näher aufzuklären. Noch fällt es schwer, neue Befunde, neue Wachstumsfaktoren und andere Mechanismen, die bei der normalen und überschießenden Reparatur der Gefäßwand miteinander kooperieren und konkurrieren, in ihrem Zusammenwirken zu verstehen und ihre relative Bedeutung bei der Atherogenese richtig einzuschätzen.

2.4 Thrombose, Hämostase und Atherosklerose

Akute thrombotische Gefäßverschlüsse entstehen besonders nach Rupturen atherosklerotischer Plaques mit Einblutung unter die Plaque und anschließende teilweise oder vollständige Thrombosierung des betroffenen Gefäßes. Mit der Verfeinerung der hämostaseologischen Meßmethoden werden immer neue Veränderungen des Blutstillungssystems bei arteriellen aber auch bei venösen Gefäßerkrankungen gefunden. Ein erhöhter Fibrinogenspiegel wurde in zahlreichen prospektiven Studien als Risikofakor für neue Gefäßverschlüsse identifiziert [31, 62]. Dies gilt für Gesunde, aber auch für Diabetiker [6]. Weniger einheitlich sind die Ergebnisse bezüglich F VII, von Willebrand-Faktor (vWF) und Antithrombin III. Die gesteigerte spontane Plättchenaggregation wurde vergleichsweise selten untersucht. In unserer Arbeitsgruppe erwies sie sich in einer prospektiven Studie als relevanter Risikofaktor für neue Gefäßverschlüsse bei Diabetikern [6].

Bei den Abweichungen des Hämostasesystems ergibt sich wie bei anderen Risikofaktoren die Frage, ob die gemessenen Veränderungen Folge der arteriosklerotischen Wandprozesse oder vielleicht auch Kausalfaktoren sind. Ich halte es für sehr wahrscheinlich, daß ein großer Teil der bisher belegten Abweichungen eher Folgen der atherosklerotischen Wandveränderungen sind. Gesteigerte Fibrinogenwerte und eine gesteigerte Plättchenaggregation finden sich beispielsweise bei zahlreichen akuten Entzündungsprozessen. Unklar bleibt, ob Veränderungen des Hämostasesystems, zu denen auch ein erhöhter Plasminogenaktivatorinhibitor, ein gesteigerter Prothrombinumsatz und eine vermehrte Plättchenaktivierung gehören können, das Auftreten von thrombotischen Komplikationen der Arteriosklerose fördern.

Von einer medikamentösen Beeinflussung von Hämostasefaktoren mit Antikoagulanzien, Thrombozytenfunktionshemmern oder Aktivatoren der Fibrinolyse erwarte ich daher auch keine Hemmung der Progredienz der Arteriosklerose, sondern in erster Linie eine Verhütung ihrer thrombotischen Komplikationen. Auf Ausnahmen, wie mögliche Heparinwirkungen, ist noch einzugehen.

2.5 Antikoagulanzien und Thrombozytenfunktionshemmer zur Sekundärprävention bei arterieller Verschlußkrankheit

Der Begriff Antikoagulanzien wird verwendet für Heparine und heparinähnliche Moleküle, für Vitamin-K-Antagonisten und für Thrombinhemmer wie Hirudin. Der Plättchenfunktionshemmer Azetylsalizylsäure (ASS) wird heute breit als Antithrombotikum bei arteriellen Gefäßkrankheiten eingesetzt.

Im allgemeinen werden Antikoagulanzien zur Prophylaxe thrombotischer Gefäßverschlüsse verwendet. Eine Ausnahme ist die Behandlung tiefer Beinvenenthrombosen mit Heparinen, insbesondere niedermolekularen Heparinen (NMH), von der man heute auch eine Regression der Thrombosen erwartet. Eine prophylaktische Anwendung von Antikoagulanzien setzt eine Identifizierung der Patienten mit einem erhöhten thromboembolischen Risiko voraus.

Phenprocoumon und andere Vitamin-K-Antagonisten erreichen ihre volle gerinnungshemmende Wirkung erst nach einigen Tagen. Sie werden in erster Linie für die ambulante Langzeitprophylaxe verwendet, oft im Anschluß an eine initiale Heparingabe.

Verschiedene Intensitäten der oralen Antikoagulation werden angestrebt, je nach dem zugrundeliegenden Thromboserisiko. Heparin, Vitamin-

K-Antagonisten und ASS wurden in einigen Kurzzeitstudien zur Verhütung neuer arterieller Gefäßverschlüsse bei Patienten mit peripherer arterieller Verschlußkrankheit (PAVK) und nach erfolgreicher Revaskularisation zur Verhütung neuer thrombotischer Verschlüsse eingesetzt.

Orale Antikoagulanzien und ASS wurden in Langzeitstudien zur Verhütung von thrombotischen Reverschlüssen bei Patienten mit PAVK oder nach erfolgreicher perkutaner transluminaler Angioplastie (PTA) verglichen. Im Gegensatz zur koronaren Herzkrankheit sind die Studien auf diesem Gebiet immer noch klein und nicht sehr schlüssig. Weitere Untersuchungen sind hier dringend erforderlich.

2.6 Verhütung von frühen Rethrombosen nach Wiedereröffnung eines akuten arteriellen Gefäßverschlusses

2.6.1 Heparine

Unfraktioniertes Heparin (UFH) oder niedermolekulare Heparine (NMH) wirken nach i.v. Gabe sofort gerinnungshemmend. Sie werden in erster Linie für die Kurzzeitantikoagulation bei Klinikpatienten oder für eine begrenzte Zeit bei ambulanten Patienten eingesetzt.

Verschiedene Dosierungen werden verwendet. Häufig werden 5000 IU UFH initial i.v. verabreicht, gefolgt von einer Dauerinfusion von 15–20 E/kg Körpergewicht. Im allgemeinen wird eine hochdosierte i.v. Heparingabe mittels der aPTT oder Thrombinzeit kontrolliert, mit dem Ziel einer Verdoppelung bis Verdreifachung der Ausgangswerte. Im Prinzip können NMH bei den gleichen Indikationen subkutan verabreicht werden. Heparin wird häufig nach erfolgreicher Revaskularisation oder nach PTA verabreicht, um frühe thrombotische Reverschlüsse zu verhindern. Auch nach einer Embolektomie erhalten die Patienten in der Regel Heparin i.v. Es gibt viele Berichte, aber nur wenige klinische Studien zu diesem Thema.

2.6.2 Akute arterielle Gefäßverschlüsse

Bei Patienten mit akuten arteriellen Verschlüssen sind die thrombolytische Behandlung oder die chirurgische Revaskularisation die Methoden der Wahl. Diese Patienten sollten vor und nach dem chirurgischen Eingriff oder vor und nach der Thrombolyse Heparin erhalten. Nach einem initialen Bolus von 5000 E/kg sollte die i.v. Dauerinfusion 15–20 E/kg/h enthalten mit einer Dosisanpassung entsprechend den Ergebnissen der aPTT. Die intraoperative Antikoagulation mit Heparin wird häufig angewendet, aber ihr Nutzen sollte durch kontrollierte Studien belegt werden. Es könnte auch sinnvoll sein – etwa bei Patienten mit sehr hohem Reverschlußrisiko (periphere Bypässe mit Kunststoffmaterial, lange infrapopliteale Bypässe, Rekonstruktionen mit schlechtem distalen Abfluß), Heparin nach initialem Bolus von 5000 IE als Dauerinfusion für einige Tage zu verabreichen, gefolgt von oralen Antikoagulanzien oder ASS.

2.6.3 Verhütung von akuten thrombotischen Komplikationen bei Patienten nach peripherer PTA

Die primäre Erfolgsrate in großen und wahrscheinlich repräsentativen Patientenpopulationen betrug 82% im Iliakalbereich und 74% in der Ileofemoralregion [64, 65]. Die meisten Autoren heparinisieren ihre Patienten während der femoropoplitealen PTA mit nachfolgender Gabe von oralen Antikoagulanzien oder ASS für 3–12 Monate. Wahrscheinlich ist eine Heparinisierung im Bereich der Iliakalarterien entbehrlich, aber sie ist nützlich während und nach einer PTA in der femoropoplitealen Region [19, 32, 34, 52, 57, 63].

Prospektive Studien sollten aber klären, welche Prophylaxeform frühe Reverschlüsse bei Patienten mit unterschiedlichem Risiko nach PTA am besten verhütet.

2.7 Langzeitverhütung von thrombotischen Gefäßverschlüssen

2.7.1 Heparin

Shulman [50] berichtete über tierexperimentelle und klinische Belege über die Möglichkeit einer Langzeitgabe von niedrigdosiertem Heparin zur Verhütung der Progression der Atherosklerose. Sie wiesen besonders auf die Notwendigkeit größerer klinischer Studien in diesem Bereich hin. Mannarino et al. [35] nahmen 44 Patienten mit Claudicatio intermittens in eine randomisierte Doppelblindstudie auf, in der 22 Patienten 6 Monate lang eine tägliche subkutane Injektion von 15 000 Anti-Xa-Einheiten eines niedermolekularen Heparins und 22 Plazebo erhielten. Nach 6 Monaten war die Gehstrecke in der Heparingruppe verbessert. Diese kleine Studie ist natürlich kein Beweis für eine Reduktion von Gefäßverschlüssen unter Heparingabe.

Auf diesem interessanten Gebiet wurde vor wenigen Monaten eine größere Studie publiziert [15]. In dieser randomisierten, prospektiven Studie erhielten 94 Patienten mit femoropoplitealem Bypass 3 Monate lang einmal täglich s.c. 2500 E eines niedermolekularen Heparins, 108 Patienten wurden einer Behandlung mit dreimal täglich 300 mg Azetylsalizylsäure + 100 mg Dipyridamol zugeteilt. Nach einem Jahr betrug die Offenheitsrate in der Heparingruppe 78% im Vergleich zu 64% in der ASS/Dipirydamolgruppe. Die weitere Analyse ergab, daß Patienten, die wegen einer Claudicatio operiert wurden, von der Heparinbehandlung nicht profitierten. Der signifikante Unterschied (in dieser Gruppe 81% gegenüber 45% in der ASS-Gruppe) betraf allein 93 Patienten mit Ischämie, bei denen eine „Salvage-Operation" vorgenommen wurde. Weitere Studien sind hier notwendig und erfolgversprechend.

2.7.2 Vitamin-K-Antagonisten bei Patienten mit peripherer arterieller Verschlußkrankheit (PAVK)

Der in Deutschland meistverwendete Vitamin-K-Antagonist ist Phenprocoumon. Es ist bisher nicht zu entscheiden, ob die Behandlung mit Vitamin-K-Antagonisten die Progression der Atherosklerose hemmt, da nur wenige kontrollierte klinische Studien vorliegen. Hess zeigte, daß eine gut kontrollierte Langzeitantikoagulation bei Patienten mit PAVK Gefäßverschlüsse signifikant verminderte [24]. Burkhalter et al. [10] demonstrierten, daß eine Dauerantikoagulation die Progression der Gefäßerkrankung kaum beeinflußte, jedoch nahm die Zahl neuer Gefäßverschlüsse ab. Eine günstige Wirkung einer Langzeitbehandlung mit Vitamin-K-Antagonisten bei Patienten mit PAVK wurde bisher nur in einigen sehr kleinen Studien gezeigt [7, 10, 26]. Weitere Studien sind hier erforderlich.

2.7.3 Antikoagulanzien und ASS bei Patienten nach rekonstruktiver Gefäßchirurgie

Einige Untersucher haben geprüft, ob die Reverschlußrate bei Patienten nach Bypasschirurgie durch orale Antikoagulanzien vermindert werden kann. Saggau [47] beobachtete in einer kleinen Patientengruppe eine Reduktion der Reverschlüsse auf 19% im Vergleich zu 27% in einer unbehandelten Kontrollgruppe. In dieser Studie schien die Qualität der Antikoagulation keinen Einfluß auf den Behandlungserfolg zu haben.

Nach venösen Bypässen beschrieben Brunner et al. [8] und Waibel [60] eine geringe Überlegenheit der Antikoagulation im Vergleich zu einer Kombination von ASS mit Dipyridamol auf die Ein- bis Fünfjahresoffenheitsraten. Buda et al. [9] fanden eine gering höhere Offenheitsrate bei Patienten mit Venenbypässen oder Dacron-Prothesen, die 3 Jahre lang nach der Operation mit oralen Antikoagulanzien behandelt wurden im Vergleich zu einem unbehandelten Kollektiv (52% vs. 47%). Holm u. Schersten [28] beobachteten eine verminderte Amputationsrate und Mortalität bei Patienten, die wenigstens 3 Monate lang orale Antikoagulanzien erhielten.

In einer randomisierten prospektiven Studie an Patienten, die femoropopliteale Vena-saphena-Bypässe erhielten, fand sich nach 30 Monaten eine signifikante Reduktion der Bypassverschlüsse (18% in der Gruppe die Antikoagulanzien erhielt, gegenüber 37% in der Kontrollgruppe) [33]. Diese Ergebnisse sind vielversprechend, aber der günstige Effekt auf die Offenheitsrate sollte durch weitere Studien bestätigt werden, bevor eine Langzeitantikoagulation bei Patienten mit femoropoplitealen Bypässen oder anderen peripheren Gefäßoperationen empfohlen werden kann. Auch das Risiko-Nutzen-Verhältnis der oralen Antikoagulation im Vergleich mit ASS sollte in weiteren Studien untersucht werden.

Einige experimentelle Untersuchungen sprechen dafür, daß eine Behandlung mit Thrombozytenfunktionshemmern die neointimale Hyperplasie reduziert [36, 39]. Die progressive Einengung von koronaren Vena-saphena-Bypässen infolge neointimaler Hyperplasie wurde durch eine Behandlung mit ASS und Dipyridamol aber nicht vermindert [18].

Bollinger et al. [5] untersuchten die Reverschlußrate nach Endarteriektomie im femoropoplitealen Segment in einer prospektiven randomisierten Studie an 90 Patienten. In den ersten 3 Monaten nach dem Eingriff waren Reverschlüsse unter ASS oder ASS und Dipyridamol signifikant seltener als unter oraler Antikoagulation.

ASS und Dipyridamol reduzieren die Thrombozytenhaftung an Polytetrafluoroethylen-(PTFE-)Prothesen [41], an thrombendarterektomierte Gefäßabschnitte oder an atherosklerotische Läsionen [51].

Goldman et al. [20] beschrieben eine reduzierte Thrombozytenablagerung an femoropopliteale venöse Gefäßprothesen unter ASS allein oder in Kombination mit Dipyridamol. Ehresmann et al. [16] fanden in einer doppelblinden kontrollierten Studie bei 428 Patienten 11,2% postoperative Verschlüsse in der ASS-Gruppe verglichen mit 20,2% in der Plazebo-Gruppe 1 Jahr nach einer Thrombendarteriektomie. Diese Studie machte es wahrscheinlich, daß nach suboptimaler Rekonstruktion ASS von Vorteil ist. Zekert et al. [66] erzielten ähnliche Ergebnisse an 300 Patienten, die mit ASS oder Plazebo nach gefäßchirurgischen Eingriffen behandelt wurden.

Es gibt keine endgültige Entscheidung über die beste tägliche ASS-Dosis. In der Regel werden heute niedrige ASS-Dosierungen (50–300 mg/Tag) verwendet. Vieles spricht dafür, daß eine ASS-Behandlung so früh wie möglich nach einer Gefäßoperation erfolgen sollte. Wenn keine Kontraindikationen bestehen, sollte sie schon präoperativ begonnen werden.

2.7.4 Klinische Langzeitstudien mit Plättchenfunktionshemmern bei Patienten mit PAVK

Hess et al. [27] untersuchten 258 Patienten, die 2 Jahre lang nachbeobachtet wurden und die randomisiert entweder 1,5 g ASS/Tag oder Plazebo erhielten. Auch in dieser Studie waren neue Arterienverschlüsse in der Behandlungsgruppe signifikant seltener (6%) als in der Kontrollgruppe (13,7%).

Schoop beschrieb eine kontrollierte doppelblinde Studie bei 300 Patienten mit Verschlüssen einer Femoralarterie. Je 100 Patienten erhielten entweder 3mal 330 mg ASS, 3mal 300 mg ASS + 3mal 75 mg Dipyridamol/Tag oder Plazebo. Nach 5 Jahren (bei einer angiographischen Kontrolle nach 2 Jahren) waren in den beiden Behandlungsgruppen neue Gefäßverschlüsse signifikant seltener aufgetreten als in der Plazebogruppe. In einer kleinen doppelblinden Studie bei Patienten mit AVK verglichen Stiegler et al. [56] eine Behandlung mit Tiklopidin mit der Gabe von Plazebo. Sie benutzten einen neuen angiographischen Score und fanden eine signifikante Reduktion neuer Gefäßläsionen in der Behandlungsgruppe. Balsano et al. [2] beschrieben eine Verbesserung der Gehstrecke in einer ähnlichen, aber größeren Studie in der Tiklopidingruppe. Es ist wahrscheinlich, daß Tiklopidin die thrombotische Progression atherosklerotischer Läsionen bremst. Im Bereich der AVK fehlen jedoch größere Studien.

2.7.5 Verhütung von Reverschlüssen bei Patienten nach PTA

Cunningham et al. [13] und Minar et al. [39] beschrieben eine Hemmung der Plättchenablagerung an angioplastierten Gefäßabschnitten während der ersten Tage nach PTA unter einer Behandlung mit ASS.

Nimmt man die primäre Erfolgsrate als 100%, so liegt die Offenheitsrate 5 Jahre nach PTA im femoropoplitealen Bereich bei etwa 60% (19, 32, 57). Krepel et al. [32] behandelten ihre Patienten entweder mit Marcumar oder mit ASS (80 mg/Tag) + Dipyridamol (3mal 75 mg/Tag) 1 Jahr lang nach dem Eingriff. Stokes et al. [57] verabreichten 81 mg ASS täglich für 6 Monate bis zu einem Jahr. Gallino behandelte Patienten nach femoraler PTA mit einem Vitamin-K-Antagonisten über 12 Monate und Patienten nach iliakaler PTA mit ASS für 1 Jahr. Freimann et al. [17] berichteten über eine Zweijahresoffenheitsrate von 75% nach PTA der Femoralarterien ohne Antikoagulation. 1973 wurde eine kleine kontrollierte Studie zur Verhütung früher Reverschlüsse nach PTA entweder mit ASS oder mit Phenprocoumon veröffentlicht. Hier war ASS wirksamer [63]. In einer ähnlichen kleinen Studie [25] fand sich eine höhere Offenheitsrate bei Patienten, die täglich 900 mg ASS + 225 mg Dipyridamol erhielten, im Vergleich zu Patienten, die nur mit ASS behandelt wurden.

Heiss et al. [23] beobachteten in einer prospektiven doppelblinden Studie eine signifikante Verzögerung der Progression atherosklerotischer Läsionen bei erneuter Angiographie 6 Monate nach erfolgreicher PTA bei den Patienten, die mit 990 mg ASS + 225 mg Dipyridamol/Tag behandelt wurden, im Vergleich mit Plazebo. Eine niedrigere Dosierung (300 mg ASS + 225 mg Dipyridamol) war weniger wirksam.

Vor kurzem wurden weitere Studien mit verschiedenen ASS-Dosierungen bei Patienten mit erfolgreicher PTA veröffentlicht. Ranke et al. [44] fanden keinen Unterschied in der Reverschlußrate zwischen täglichen ASS-Dosen von 50 und 900 mg in einer Studie bei 359 Patienten nach erfolgreicher PTA. Die Nebenwirkungen waren signifikant niedriger in der mit 50 mg/ASS/Tag behandelten Gruppe. In einer ähnlichen Studie beobachteten Weichert et al. [61] keine Differenz in der Reverschlußrate bei Patienten, die entweder 300 oder

1000 mg ASS/Tag erhalten hatten. Die Nebenwirkungsrate war in dieser Studie unter 1000 mg ASS/Tag nicht signifikant größer als unter der niedrigeren ASS-Dosis.

2.8 Nebenwirkungen von Antikoagulanzien und ASS

2.8.1 Heparine

Blutungen. Spontane Blutungen sind selten, wenn die aktivierte partielle Thromboplastinzeit (aPTT) im therapeutischen Bereich liegt. Das Blutungsrisiko steigt mit starker Verlängerung der aPTT, es hängt aber auch von anderen Faktoren ab, wie kurz zurückliegender Operation, vorhandenen Ulzera im Magen-Darm-Trakt, Plättchenfunktionsstörungen, Gerinnungsdefekten oder einer zusätzlichen Medikamentenwirkung (z.B. ASS).

Heparininduzierte Thrombozytopenie (HIT). Eine heparininduzierte Thrombozytopenie wurde nach unfraktioniertem Heparin, niedermolekularen Heparinen und heparinähnlichen Präparaten nach intravenöser oder subkutaner Gabe beobachtet. Das Auftreten ist unabhängig von der Heparindosierung. Es gibt 2 Formen von HIT:
HIT Typ I: Bei einer HIT Typ I fällt die Thrombozytenzahl kurz nach Behandlungsbeginn ab (nach 1–3 Tagen). Ein Abfall der Thrombozytenzahl unter 100000/μl ist selten. Thromboembolische Komplikationen treten nicht auf, und die Thrombozytenzahl normalisiert sich, auch wenn die Heparingabe fortgesetzt wird.

HIT Typ II (White clot syndrome). Diese Komplikation tritt in der Regel 8–20 Tage nach Beginn der Heparinbehandlung auf, selten noch später. Bei Patienten, die schon früher Heparin erhielten, kann sie schon wenige Stunden nach der Reexposition auftreten. Die Thrombozytenzahlen fallen oft auf Werte unter 100000/μl, aber selten unter 10000/μl ab. Sie normalisieren sich nur, wenn die Heparingabe abgebrochen wird. Blutungskomplikationen sind selten, aber es treten häufig neue venöse und arterielle Gefäßverchlüsse auf, auch bei sehr niedrigen Thrombozytenzahlen.

Die Berichte über die Inzidenz von HIT I liegen zwischen 3 und 30% und von HIT II zwischen 0,1 und 1%. Bei Verdacht auf HIT II sollte die Heparingabe sofort abgesetzt werden. Eine Behandlung mit niedermolekularen Heparinen kommt nur in Betracht, wenn keine Kreuzreaktion mit diesen Antikoagulanzien in vitro gefunden wird [59]. Gute Erfahrungen wurden mit einer Behandlung solcher Patienten mit einem Heparan-Dermatan-Präparat (Orgaran = Organon 10172) berichtet, wobei hier Kreuzrektionen relativ selten zu sein scheinen [21]. Das Risiko einer HIT läßt sich reduzieren, wenn bei allen heparinbehandelten Patienten die Thrombozytenzahlen 2mal pro Woche gezählt werden.

Hypersensitivität. Hypersensitivitätsreaktionen sind sehr selten, Hautreaktionen wie Urtikaria und lokale allergische Reaktionen mit Hautnekrosen wurden beschrieben.
Osteoporose. Klinisch relevante Osteoporosen sind eine seltene Komplikation bei Langzeitbehandlung mit Heparinen (> 6 Monate).

2.8.2 Vitamin-K-Antagonisten

Blutungen sind häufige Nebenwirkungen einer Behandlung mit Vitamin-K-Antagonisten. Sie sind direkt mit ihrer pharmakologischen Wirkung korreliert. Mit stärkerer Intensität der Antikoagulation steigt das Blutungsrisiko. Häufige Blutungslokalisationen unter einer Antikoagulation sind Blase und Harnwege, der Gastrointestinaltrakt und retroperitoneale Hämatome. Weniger häufig, aber sehr bedrohlich sind Blutungen in das Zentralnervensystem.

Literatur

1. Amiral J, Bridey F, Dreyfus M, Vissac AM, Fressinand E, Wolf M, Meyer D (1992) Platelet factor 4 complexed to Heparin is the target for antibodies generated in Heparin-induced thrombocytopenia. Thromb Haemostas 68:95–96
2. Balsano F, Coccheri S, Libretti A et al (1989) Ticlopidine in the treatment of intermittent claudication: A 21 month double blind trial. J Lab Clin Med 114:84–91
3. Bauriedel G, Windstetter U, de Maio SJ, Kandolf R, Höfling B (1992) Migratory activity of human smooth muscle cells cultivated from coronary and peripheral primary and restenotic lesions removed by percutaneous atherectomy. Circulation 85: 554–564
4. Bauriedal G, Kandolf R, Welsch U, Höfling B (1994) Mechanismen der Restenose nach Angioplastie. Kardiol Z 83 (Suppl 4): 31–41
5. Bollinger A, Schneider E, Pouliadis G, Torres C, Brunner U (1981) Thrombozytenfunktionshemmer und Antikoagulanzien nach gefäßrekonstruktiven Eingriffen im femoropoplitealen Bereich. In: Breddin K (Hrsg) Thrombose und Atherogenese, Risikofaktoren bei gefäßchirurgischen Eingriffen, Beckenthrombose. Witzstrock, Baden-Baden Köln New York, S 276–279
6. Breddin HK, Krzywanek HJ, Althoff P, Kirchmaier CM, Rosak C, Schepping M, Weichert W, Ziemen M,

Schöffling K, Überla K (1986) Spontaneous platelet aggregation and coagulation parameters as risk factors for arterial occulsions in diabetics. Int Angiol 5:181–195
7. Bruhn HD, Jipp P, Schellmann J, Sedlmayer S, Müller-Wiefel H, Borm D (1972) Zur Antikoagulanzienprophylaxe bei chirurgischer und konservativer Therapie chronischer Becken-Bein-Arterienverschlüsse. Med Klin 67:1514–1519
8. Brunner U, Bollinger A, Schneider E, Witschi BB (1979) Endarteriektomie und autologer Venenbypass: Rezidivprophylaxe mit Aggregationshemmern und Antikoagulanzien. In: Wagener O, Kubina VK (Hrsg) Der Rezidivverschluß nach Gefäßkonstruktionen an der unteren Extremität. Egermann, Wien, S 99–107
9. Buda JA, Weber CJ, McAllister EF, Voorhees AB (1970) Factors influencing patency of femoropopliteal artery bypass grafts. Am J Surg 120:8–12
10. Burkhalter A, Widmer LK, Glans L (1974) Chronischer Gliedmaßenverschluß und Langzeitantikoagulation. VASA 3:185–189
11. Comerota AJ, Stewart GJ, Alburger PD, Smalley K, White JV (1989) Operative venodilation. A previously unsuspected factor in the cause of postoperative deep vein thrombosis. Surgery 106:301–309
12. Comerota AJ (1994) Operative venous dilatation and its relationship to postoperative deep vein thrombosis. In: Bergquist D, Comerota AJ, Nicolaides AN, Scurr JH (eds) Prevention of venous thromboembolism. MED-ORION, London, pp 31–38
13. Cunningham DA, Kumar B, Siegel BA, Gilula LA, Totty WG, Welsh MJ (1984) Aspirin inhibition of platelet deposition of angioplasty sites: Demonstration by platelet scintigraphy. Radiology 151:487–490
14. Dahlbäck B, Carlsson M, Svensson PJ (1993) Familial thrombophilia due to a previously unrecognized mechanism characterized by poor anticoagulant response to activated protein C. Proc Natl Acad Sci USA 90:1004–1008
15. Edmonson RA, Cohen AT, Das SK, Wagner MB, Kakkar VV (1994) Lowmolecular weight heparin versus aspirin and dipyridamole after femoropopliteal bypass grafting. Lancet 344:914–918
16. Ehresmann U, Alemany J, Loew D (1977) Prophylaxe von Rezidivverschlüssen nach Revaskularisationseingriffen mit Acetylsalicylsäure. Med Welt 28:1157–1162
17. Freimann DB, Spence R, Gatenby R et al (1981) Transluminal angioplasty of the iliac and femoral arteries: Results without anticoagulation. Radiology 141:437–350
18. Fuster V, Chesebro JH (1986) Role of platelets and platelet inhibitors in aorto coronary vein graft disease. Circulation 73:227–232
19. Gallino A, Mahler F, Probst P, Nachbur B (1984) Percutaneous transluminal angioplasty of the arteries of the lower limbs. A 5 year follow up. Circulation 70:619–623
20. Goldman MD, Simpson D, Hawker RJ, Norcott HC, McCollum CN (1983) Aspirin and dipyridamole reduce platelet deposition on prosthetic femoro-popliteal grafts in man. Ann Surg 198:713–716
21. Greinacher A, Müller-Eckhardt C (1991) Therapie der Heparin-assoziierten Thrombozytopenie. Dtsch Med Wochenschr 116:1483–1484
22. Hach-Wunderle V, Scharrer I (1993) Prävalenz des hereditären Mangels an Antithrombin III, Protein C und Protein S. Dtsch Med Wochenschr 118:187–190
23. Heiss HW, Just H, Middleton D, Deichsel G (1990) Reocculsion prophylaxis with dipyridamole combined with acetylsalicylic acid following PTA. Angiology:263–269
24. Hess H (1967) Die Antikoagulantien- und Fibrinolysebehandlung bei arteriellen Gefäßverschlüsse. Therapiewoche 17:1617–1619
25. Hess H, Mietaschk A, Deichsel G (1985) Drug-induced inhibition of platelet function delays progression of peripheral occlusive arterial disease. Lancet 1:415–419
26. Hess H, Müller-Fassbender H, Ingrisch H, Mietaschk M (1978) Verhütung von Wiederverschlüssen nach Rekanalisation obliterativer Arterien mit der Kathetermethode. Dtsch Med Wochenschr 103:1994–1997
27. Hess H, Keil-Kuri E (1975) Theoretische Grundlagen der Prophylaxe obliterierender Arteriopathien mit Aggregationshemmer und Ergebnisse einer Langzeitstudie mit ASS (Colfarit). In: Marx R, Breddin HK (Hrsg) Colfarit-Symposium III. Bayer, Köln, S 80–87
28. Holm J, Schersten T (1972) Anticoagulant treatment during and after embolectomy. Acta Chir Scand 138:683–687
29. Hume M, Sevitt S, Thomas DP (1979) Venous thrombosis and pulmonary embolism. Harvard University Press, Cambridge
30. Hynes RO (1991) The complexity of platelet adhesion to extracellular matrices. Thrombos. Haemostase. 66:40
31. Kannel WB, Wolf PA, Castelli WP, D'Agostino RB (1987) Fibrinogen and risk of cardiovascular disease: The Framinham study. J Am Med Assoc 258:1183–1186
32. Krepel VM, van Andel GJ, van Erp WFM, Breslau PJ (1985) Percutaneous transluminal angioplasty of the femoropopliteal artery: initial and long term results. Radiology 156:325–328
33. Kretschmer G, Schemper M, Ehringer H, Wenzel E, Polterauer P, Marosi L, Minar E (1988) Influence of postoperative anticoagulant treatment on patient survival after femoro-popliteal vein bypass surgery. Lancet 1:797–799
34. Mahler F, Nachbur B, Probst P (1979) Die perkutane Katheterbehandlung arterieller Stenosen und Verschlüsse der unteren Extremitäten. Schweiz Rundsch Med Praxis 68:1250–1253
35. Mannarino E, Pasqualini L, Innocente S, Orlandi U, Scricciolo V, Lombardini R, Cinfetti G (1991) Efficacy of low-molecular-weight-heparin in the management of intermittent claudication. Angiology 42:1–7
36. McCann RL, Hagen PO, Fuchs JCA (1980) Asprin and dipyridamole decrease intimal hyperplasia in experimental vein grafts. Ann Surg 191:238–243
37. Meade TW et al (1980) Haemostatic function and cardiovascular death: early results of a prospective study. Lancet 1:1050–1053
38. Metke MP, Lie JT, Fuster V, Kaye JM (1979) Reduction of intimal thickening in canine coronary bypass vein grafts with dipyridamole and aspirin. Am J Cardiol 43:1144–1148
39. Minar E, Ehringer H, Ahmadi R, Dudczak R, Poventa G (1987) Platelet deposition at angioplasty sites and platelet survival time after PTA in iliac and femoral arteries: Investigations with indium-111-oxine labelled platelets in patients with ASA (1.0 g/day)-therapy. Thromb Haemostas 58(2):718–723
40. Nordström M, Lindblad B, Anderson H, Bergquist D, Kjellström T (1994) Deep venous thrombosis and occult malignancy: an epidemiological study. BMJ 308:891–894

41. Oblath RW, Buckley FO, Green RM, Schwartz SI, DeWeese JA (1978) Prevention of platelet aggregation and adherence to prosthetic vascular grafts by aspirin and dipyridamole. Surgery 84:37–44
42. Planes A, Vochelle NV (1994) Venous stasis and trauma in hip surgery. In: Bergquist D, Comerota AJ, Nicolaides AN, Scurr JH (eds) Prevention of venous thromboembolism. MED-ORION, London, p 57
43. Prandoni P, Lensing AWA, Büller HR, Cogo A, Prins MH, Cattelan AM, Cuppini S, Noventa F, Ten Cate JW (1992) Deep vein thrombosis and the incidence of subsequent symptomatic cancer. NEJM 327:1128–1133
44. Ranke C, Creutzig A, Luska G et al (1994) Controlled trial of high versus low dose aspirin treatment after percutaneous transluminal angioplasty in patients with peripheral vascular disease. Clin Invest Med 72:673–680
45. Ross R, Glomset JA (1973) Atherosclerosis and the smooth muscle cell. Science 180:1332–1339
46. Ross R (1993) The pathogenesis of atherosclerosis: a perspective for the 1990s. Nature 362:801–809
47. Saggau W (1977) Antikoagulantientherapie in der Gefäßchirurgie. In: Marx R, Thiess HL (Hrsg) Klinische und ambulante Anwendung klassischer Antikoagulanzien. Schattauer, Stuttgart New York, S 171–176
48. Schoop W (1984) Prognose und Prophylaxe der peripheren arteriellen Verschlußkrankheit. In: Trübestein C (Hrsg) Arterielle Verschlußkrankheit und tiefe Beinvenenthrombose. Thieme, Stuttgart New York, S 172–176
49. Sevitt A (1974) The structure and growth of valve-pocket thrombi in femoral veins. Clin Pathol 27:517–528
50. Shulman AG (1990) Heparin and atheroscerlosis: an investigative report on the treatment of atherosclerosis. Biomed Pharamcother 44:303–306
51. Sinzinger H, O'Grady J, Fitscha P (1988) Platelet deposition on human atherosclerotic lesions is decreased by low-dose aspirin in combination with dipyridamole. J Int Med Res 16:39–43
52. Spencer K, Freiman DB, Gotenby R et al (1981) Long term results of transluminal angioplasty of the iliac and femoral arteries. Arch Surg 116:1377–1386
53. Stewart GJ, Alburger PD, Stone EA, Soszka TW (1983) Total hip replacement induces surgery to remote veins in a canine model. J Bone Joint Surg 65(A):97–102
54. Stewart GJ, Siskin MC, Schaub RG et al (1987) Use of ultrasound for noninvasive study of blood vessel responsiveness. Amer J Physiol 253:671–679
55. Stewart GJ, Lachmann JW, Alburger PD, Ziskin MC, Philips CM, Jensen K (1990) Intraoperative venous dilation and subsequent development of deep vein thrombosis in patients undergoing total hip or total knee replacement. Ultrasound in Med Biol 16:133–140
56. Stiegler H, Hess H, Mietasch K, Trampisch HJ, Ingrisch H (1984) Einfluß von Ticlopidin auf die periphere obliterierende Arteriopathie. Dtsch Med Wochenschr 109:1240–1243
57. Stokes KR, Strunk HM, Campbell DR, Gibbons GW, Wheeler HG, Clouse ME (1990) 5 year results of iliac and femoropopliteal angioplasty in diabetic patients. Radiology 174:977–982
58. Vandenbroucke JP, Koster T, Briet E, Reitsma PH, Bertina RM, Rosendaal FR (1994) Increased risk of venous thrombosis in oral-contraceptive users who are carriers of factor V Leiden mutation. Lancet 344:1453–1456
59. Vitoux JF, Matieu JF, Roncato M, Fiessinger JN, Aiach M (1985) Heparin-associated thrombocytopenia treatment with low molecular weight heparin. Thromb Haemostas 55:37–39
60. Waibel P, Geering P (1981) Spätresultate bei Rekonstruktionen wegen Verschlußkrankheit der unteren Extremität. VASA 10:308–309
61. Weichert W, Meents H, Abt K, Lieb H, Hach W, Krzywanek HJ, Breddin HK (1994) Acetylsalicylic acid-reocclusion-prophylaxis after angioplasty (ARPA-study). Vasa 23:57–65
62. Yarnell JWG, Baker IA, Sweetnam PM et al (1991) Fibrinogen, viscosity, and white blood cell count are major risk factors for ischemic heart diasease. Circulation 83:836–844
63. Zeitler E, Reichold J, Schoop W, Loew D (1973) Einfluß von Acetylsalicylsäure auf das Frühergebnis nach perkutaner Rekanalisation arterieller Obliterationen nach Dotter. Dtsch Med Wochenschr 98:1285–1288
64. Zeitler E, Richter E, Roth FJ, Schoop W (1983) Results of percutaneous transluminal angioplasty. Radiology 146:57–60
65. Zeitler E, Feng G, Oldendorf M, Richter EI, Ritter W, Seyferth W (1989) Ergebnisse der perkutanen transluminalen Angioplastie. Herz 14:22–28
66. Zekert F, Kohn P, Vormittag E (1976) Eine randomisierte Studie über die postoperative Thromboseprophylaxe mit Acetylsalicylsäure. Med Welt 27:1372–1373

3 Pathophysiologie des akuten und chronischen Arterienverschlusses

H. RIEGER

INHALT

3.1 Vorbemerkungen aus der Kreislaufphysiologie

3.1.1 Gesamtkreislauf

Folgende Vorstellungen sind für das Verständnis des peripheren Kreislaufs und peripherer arterieller Durchblutungsstörungen wichtig: Dasjenige Blutvolumen, das pro Zeiteinheit aus dem Herzen in die Aorta ausgeworfen wird, muß nach Passage der Körperorgane über den venösen Rückfluß pro Zeiteinheit dem Herzen wieder zufließen. Das heißt, daß das pro Minute aus dem Herzen ausgeworfene Blutvolumen auch durch jeden kompletten Querschnitt, der in beliebiger Entfernung vom Herzen durch das Gefäßbett gelegt werden kann, hindurchfließt (Kontinuitätsgesetz des Kreislaufs)! Hiermit eng zusammenhängend ist die grundlegende Aussage des Starling-Gesetzes: Das Herzminutenvolumen wird vom venösen Rückstrom gesteuert und ist – abgesehen von der Herzfunktion selbst – ausschließlich von diesem abhängig! Mit anderen Worten: Eine Erhöhung des venösen Rückstroms führt zu einer Steigerung des Herzminutenvolumens und umgekehrt!

Die Größe des Blutvolumens, die pro Zeiteinheit durch jeden kompletten Querschnitt des Kreislaufs fließt, soll in folgendem als Stromstärke ($\dot{Q}$) bezeichnet werden. In einem einfachen Rohrsystem hängt diese in formaler Analogie zum Ohmschen Gesetz von der Druckdifferenz ΔP zwischen Eingang und Ausgang des Rohres und dem Strömungswiderstand R ab.

$$\dot{Q} = \frac{\Delta P}{R} \qquad (1)$$

oder

$$R = \frac{\Delta P}{\dot{Q}} \qquad (2)$$

Der Strömungswiderstand R hängt seinerseits ab vom Radius (r) der Länge (l) des durchströmten Rohres sowie von der Viskosität der verwendeten Flüssigkeit

$$R = \frac{1 \cdot \eta \cdot 8}{r^4 \cdot \eta} \qquad (3)$$

Der Begriff des Strömungswiderstandes wird im Mittelpunkt der pathophysiologischen Betrachtung stehen, so daß die einschlägigen Gesetzmäßigkeiten kurz dargestellt werden sollen.

Das 1. Kirchhoff-Gesetz: In formaler Analogie zur Elektrizitätslehre ergibt sich bei hintereinandergeschalteten Widerständen der Gesamtströmungswiderstand R_{ges} aus der Summe der Einzelwiderstände

$$R_{ges} = R_1 + R_2 + R_n \qquad (4)$$

Das 2. Kirchhoff-Gesetz: Im Falle parallel liegender Widerstände ergibt sich der Gesamtströmungswiderstand aus der Summe der reziproken Widerstandswerte

$$R_{ges} = \frac{1}{R_1} + \frac{1}{R_2} + R_n \qquad (5)$$

Hieraus wird ersichtlich, daß der Gesamtwiderstand eines betrachteten Strömungssegmentes um so geringer ist, je mehr Widerstände parallel liegen! Wenn die Widerstandsgleichung (3) in Gleichung (1) eingesetzt wird, erhalten wir das grundlegende Hagen-Poiseuille-Gesetz:

Druckgradient (ΔP/l), Fluidität (1/η), Stromstärke (Q̇), Radius (r), numerischer Faktor (η/8):

$$\dot{Q} = \frac{\Delta P}{l} \cdot r^2 \cdot \frac{1}{\eta} \cdot \frac{\eta}{8} \qquad (6)$$

Wird die Druckdifferenz Δ P auf eine bestimmte Gefäßlänge l bezogen (Δ P/l), so sprechen wir vom Druckgradienten. Der reziproke Wert der Viskosität ($1/\eta$) heißt Fluidität (Fließbarkeit).

Der Begriff des Druckgradienten ist klinisch bedeutsam: Vergleichen wir zwei Arterienverschlüsse unterschiedlicher Länge, aber identischer Druck*differenz*, so ist der Druckgradient über dem kurzen Verschluß größer als über der längeren Verschlußstrecke. Der Druckgradient aber steht in direktem Zusammenhang mit der sog. Schubspannung (tangential am Blut und ihren Zellen angreifende und das Blut in Strömungsrichtung verformende Kraft), so daß große Schubspannungen eine entsprechend größere Blutverformung und damit eine niedrigere Strukturviskosität bzw. eine größere Fluidität ($1/\eta$) zur Folge haben. Mit anderen Worten: Trotz gleicher Druckdifferenzen werden die Kollateralen, die einen kurzen Verschluß überbrücken, besser perfundiert als solche, die einen längeren überbrücken.

Das Hagen-Poiseuille-Gesetz gilt quantitativ nur unter den Bedingungen eines starren Rohres, einer laminaren und nicht pulsatilen Strömung sowie nur für benetzbare Gefäßwandungen und echt (homogene) Flüssigkeiten. Eine echte Flüssigkeit ist dadurch charakterisiert, daß selbst bei einem noch so kleinen Volumenelement dV dieses immer noch groß gegenüber dem mittleren Abstand der Flüssigkeitsmoleküle ist (hierzu zählen alle wäßrigen und öligen Lösungen).

Für den Fall einer modellhaften Rohrströmung kann die Stromstärke nach Gleichung (Gl.) (6) leicht errechnet werden, wenn der Radius des Rohres, der Druckgradient sowie die Fluidität der homogenen Flüssigkeit bekannt sind. Im Falle des komplex strukturierten Kreislaufs mit Blut als einer inhomogenen[1] Flüssigkeit dagegen ist dies nicht möglich, da die den Strömungswiderstand bestimmenden Faktoren (r^4 und η in Gl. 3) zwischen Aorta und rechtem Vorhof nicht bekannt und darüber hinaus in verschiedenen Gefäßbereichen unterschiedlich sind. Somit ist kein reeller Widerstand für R in Gl. (2) bzw. Gl. (6) einsetzbar und damit die Stromstärke nicht einfach errechenbar. Die Stromstärke muß daher in Form des Herzzeitvolumens gemessen werden. Mit der leicht meßbaren Druckdifferenz zwischen Aorta und rechtem Vorhof kann mit Gl. (2) der gesamte periphere Widerstand des Körperkreislaufs berechnet werden: Der mittlere Aortendruck sei 100 mmHg, derjenige des rechten Vorhofs 5 mmHg. Somit errechnet sich eine zwischen Eingang und Ausgang des Körperkreislaufs bestehende Druckdifferenz von Δ P = 95 mmHg. Diese wird auch als „treibender Druck", „Perfusionsdruck" oder „dynamischer Druck" bezeichnet. Die ebenfalls gut meßbare Stromstärke im großen Kreislauf beträgt 5000 ml pro Minute oder 83 ml pro Sekunde. Hieraus ergibt sich für den Gesamtwiderstand R_{ges} nach Gl. (2)

$$R_{ges} = \frac{\Delta P}{\dot{Q}} = \frac{95 \text{ mmHg}}{83 \text{ ml(sec)}} = 1.1 \text{ PRU}$$

Es ist praktisch, auf eine absolute Dimensionsangabe zu verzichten und als dimensionslose Einheit „PRU" = *P*eripheral *R*esistance *U*nit zu benutzen.

3.1.2 Teilkreisläufe

Der mit der Gl. (2) berechnete Gesamtströmungswiderstand (R_{ges} = 1.1. PRU), der dem strömenden Blut auf dem Transport von der Aorta bis zum rechten Vorhof entgegensteht, ist die Nettogröße (Nettowiderstand) aller vorhandenen und gegeneinander aufzurechnenden hintereinander und parallel liegenden Einzelwiderstände, deren Einzelwerte freilich nicht bekannt sind. Bei Kenntnis der organspezifischen Stromstärken $\dot{Q}_{organ}$, die in Abb. 3.1 für jeden Parallelkreislauf als prozentuale Anteile des Herzminutenvolumens angegeben sind, ist allerdings jeder Teilwiderstand nach Gl. (2) leicht zu ermitteln.

Wie aus Abb. 3.1 ersichtlich, haben Gehirn, Mesenterialbereich und Nieren den geringsten Strömungswiderstand (7,0, 3,1 bzw. 5,3 PRU), während die Extremitäten mit jeweils 35 PRU (Arme) und jeweils 21 PRU (Beine) unter körperlichen Ruhebedingungen die größten Widerstandswerte zeigen. Das Phänomen, daß jeder Teilkreislauf einen erheblichen größeren Strömungswiderstand aufweist als es dem Widerstand des Gesamtkreislaufs zwischen Aorta und rechtem Vorhof entspricht (nur 1.1 PRU) ist Folge ihrer

[1] Inhomogene sind zusammengesetzte Flüssigkeiten (z.B. Eiweißlösungen), deren Viskosität keine Konstante ist, sondern von der Strömungsgeschwindigkeit bzw. Schubspannung abhängt.

parallellen Anordnung (2. Kirchhoff-Gesetz, Gl. 5). Die Stromstärken der Teilkreisläufe, wie diese in Abb. 3.1 dargestellt sind, gelten nur für Steady-state-Bedingungen bei körperlicher Ruhe und horizontaler Körperposition. Je nach metabolischen und thermoregulatorischen Erfordernissen im Rahmen anderer Bedingungen (z.B. bei muskulärer oder thermischer Belastung) wird der Widerstand des betroffenen Organkreislaufs selektiv durch Weitenänderung seiner Widerstandsgefäße (arteriolen und kleinste Arterien) geändert, so daß sich das lokale Organzeitvolumen entsprechend anpassen kann.

Die Widerstandsgefäße (schwarze Kreisfiguren in Abb. 3.1) haben somit die Funktion, ihre nachgeschalteten Verbraucher (Organgefäße) je nach Bedarfslage mit einer bestimmten Blutmenge pro Zeiteinheit zu versorgen. Damit bedienen sie sich des ihnen vorgeschalteten Hochdruckreservoirs der Aorta und der zuführenden Organarterien, das jederzeit angezapft werden kann. Ein „Leerlaufen" des Druckreservoirs, d.h. ein nennenswerter Druckabfall ist unter normalen Umständen nicht zu befürchten, da die Erhöhung der Organdurchblutung zu einer entsprechenden Steigerung des venösen Rückstroms und somit zum druckstabilisierenden Anstieg des Herzminutenvolumens führen muß (Starling-Gesetz, s. S. 169).

Diese Verhältnisse sind vergleichbar mit einem Wasserversorgungssystem: Solange der Wasserturm als zentraler Volumen- und Druckspeicher eines zu versorgenden Bezirks gefüllt ist (entspricht hier dem Druck- und Volumenreservoir der Aorta), kann das Zu- und Abschalten peripherer haushaltseigener Verbraucher nicht zu einer wesentlichen zentralen Druckänderung führen. Selbst verbrauchsintensive Spitzenzeiten (entspricht hier der körperlichen Belastung mit Dilatation aller Muskelgefäße) hat keine wesentlichen mittleren Druckschwankungen zur Folge.

3.2 Akuter Arterienverschluß

Wie aus Abb. 3.1 hervorgeht, beträgt das Beinminutenvolumen in Ruhe ca. 5% des Herzminutenvolumens, also ca. 250 ml/min oder ca. 4,0 ml/s. Der Strömungswiderstand des femoralen Kreislaufs R_{fem} ist nach dem 1. Kirchhoff-Gesetz (Gl. 4) die Summe aus folgenden in Serie liegenden Teilwiderständen (Abb. 3.2):

arterieller Zustromwiderstand	($R_{arterielle}$)
arteriovenöser Organwiderstand	(R_{av})
venöser Abflußwiderstand	($R_{venös}$)

Die einzelnen Widerstände errechnen sich nach Gl. (2) aus den jeweiligen Druckdifferenzen und der durch jeden kompletten Querschnitt des Femoraliskreislaufs fließenden Stromstärke $\dot{Q}_{fem}$

$$R_{arteriell} = \frac{P_1 - P_2}{\dot{Q}_{fem}} = \frac{100 - 96}{4.0} = 1{,}0 \text{ PRU}$$

$$R_{av} = \frac{P_2 = P_3}{\dot{Q}_{fem}} = \frac{96 - 20}{4.0} = 19{,}0 \text{ PRU}$$

$$R_{venos} = \frac{P_3 = P_4}{\dot{Q}_{fem}} = \frac{20 - 15}{4.0} = 1{,}2 \text{ PRU}$$

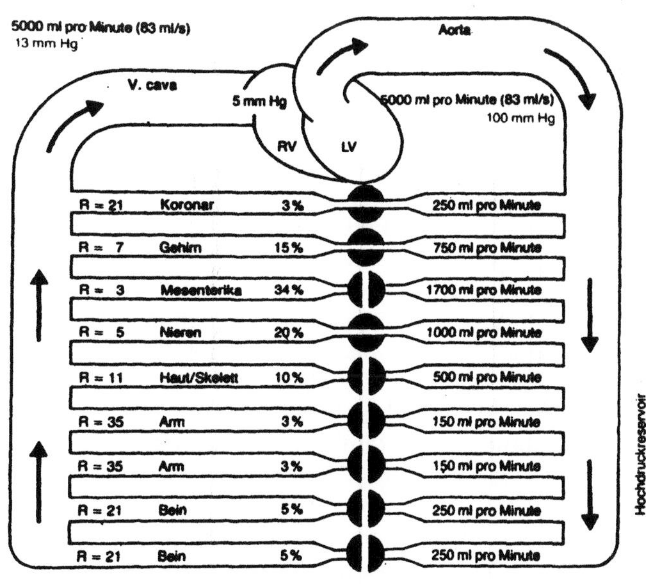

Abb. 3.1. Grob-schematische Darstellung des großen Kreislaufs mit Skizzierung der parallelen Anordnung der verschiedenen Organ-(Teil-)Kreisläufe. *LV* linker Ventrikel, *RV* rechter Ventrikel, *R* Strömungswiderstände der jeweiligen Strombahnen. Die Prozentangaben bedeuten die organspezifischen Stromzeitvolumina unter Ruhebedingungen (in % des Herzminutenvolumens), die für jede Teilstrombahn zusätzlich in absoluten Stromzeitvolumina (ml/min) angegeben sind ◖◗ = Widerstandsgefäße eng, ⊖ = Widerstandsgefäße weit

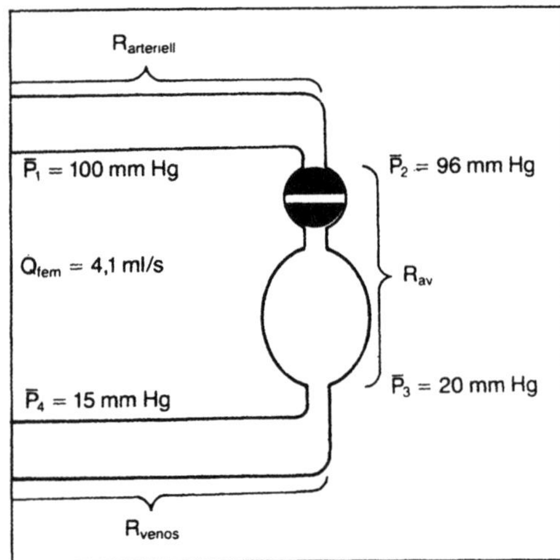

Abb. 3.2. Schematische Skizze der Beinstrombahnen in Ruhe. $R_{arterielle}$ arterieller Zustromwiderstand, R_{av} arteriovenöser Organwiderstand (Muskel und Haut), $R_{venös}$ venöser Abflußwiderstand. ⊖ = Widerstandsgefäße (arteriolen) in Konstriktionsstellung, P_1 Femoralarteriendruck, P_2 präarteriolärer Druck, P_3 venolärer Druck, P_4 Femoralvenendruck, Q_{fem} Stromstärke in der Beinstrombahn

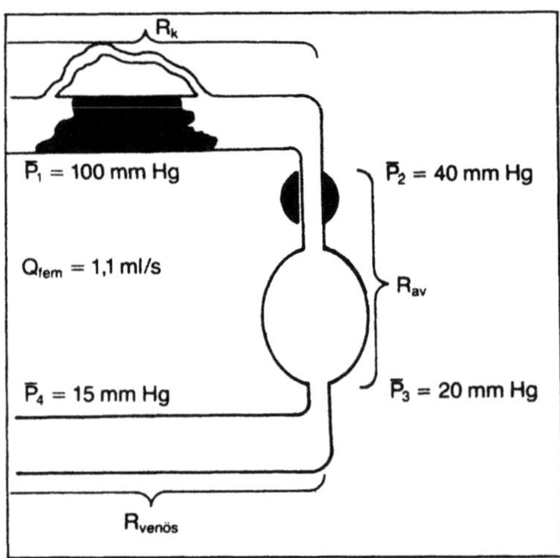

Abb. 3.3. Skizzierung eines Leitarterienverschlusses mit Ausbildung eines Kollateralwiderstandes R_k ◖◗ = Widerstandsgefäße (Arteriolen) in Dilatationsstellung

Diese den realen Verhältnissen nahekommende Modellrechnung soll zeigen, daß der organgebundene Strömungswiderstand von 19 PRU den größten Anteil am femoralen Gesamtwiderstand von etwas mehr als 21 PRU darstellt. Der arterielle Zustromwiderstand mit 1,0 PRU und der venöse Abflußwiderstand mit 1,2 PRU sind dagegen vernachlässigbar klein. Mit anderen Worten: Der Kreislauf verwendet nur minimale Energie darauf, das Blut an- und abzutransportieren, so daß die vom Herzen bereitgestellte Energie (Druckreservoir) zu über 90% zur Perfusion der Organstrombahn erhalten und abrufbar bleibt.

Das strömungsmechanische Substrat des akuten Beinarterienverschlusses sind nun das Verschlußsegment selbst sowie die in zunächst sehr geringer Anzahl vorhandenen anatomisch präformierten und den Verschluß überbrückenden kleinkalibrigen anterioarteriellen Anastomosen [4]. Ihr Gesamtquerschnitt erreicht bei weitem nicht die Größenordnung der vormals durchgängigen Hauptarterie, so daß dem physiologischen und auf die wechselnden Bedürfnisse des femoralen Versorgungsgebietes abgestimmten peripheren Organwiderstand R_{av} (Haut und Muskulatur) ein pathologischer Kollateralwiderstand (R_k) vorgeschaltet wird (Abb. 3.3). Der Gesamtwiderstand der Beinstrombahn (Summenwiderstand) wird hierdurch um das Vielfache gesteigert (1. Kirchhoff-Gesetz, Gl. 4).

3.2.1 Druckverhalten beim akuten Verschluß

Der mittlere Blutdruck P_1 in der zuführenden Arterie, also *proximal* des Verschlusses, steigt entgegen verbreiteter Annahme praktisch nicht an. Dies scheint zunächst überraschend, wird aber verständlich, wenn wir uns an das geschlossene System des Gesamtkreislaufs erinnern und daran, daß Parallelkreisläufe aus einem konstanten Druck- und Volumenspeicher (Aorta und große Organarterien) gespeist werden. Das Ausschalten eines Teilkreislaufs (z.B. Beinstrombahn) hat keine nennenswerte Rückwirkung auf den systemischen Blutdruck, da der hieraus resultierende verminderte venöse Abstrom aus der Beinstrombahn auch einen verminderten venösen Zustrom zum Herzen und damit eine Abnahme des Herzminutenvolumens bedeutet. Ebensowenig ändert sich der venöse Femoralisdruck (P_4), am Ausgang der Beinstrombahn meßbar, so daß wir feststellen: Die über der gesamten Beinstrombahn liegende Druckdifferenz (P_1 minus P_4) zwischen Eingang und Ausgang des Beinstrombahnsystems (Δ P 1/4) bleibt nach Beinarterienverschluß praktisch konstant.

Anders verhält es sich mit dem Druck *distal* eines Verschlusses. Durch das Passieren der kleinkalibrigen Kollateralgefäße ist die mittlere Strömungsgeschwindigkeit $\bar{v}$ in den einzelnen Kollateralen erheblich gesteigert, so daß ein erheblicher Teil der Strömungsenergie als für das System nicht mehr brauchbare Wärmeenergie durch Reibung

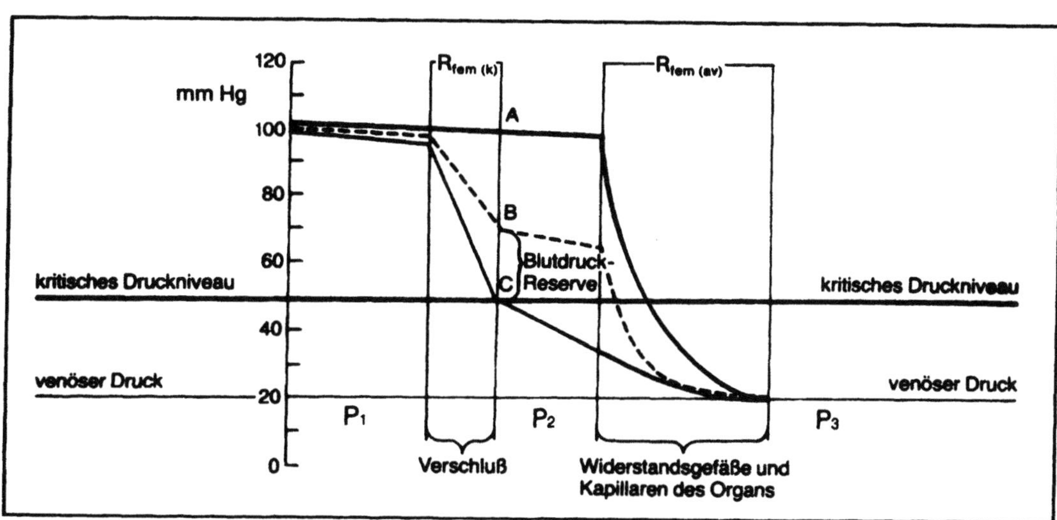

Abb. 3.4. Ordinate: mittlerer Blutdruck. R_k Verschluß bzw. Kollateralwiderstand, R_{av} nachgeschalteter arteriovenöser Organwiderstand der abhängigen Beinstrombahn, P_1 präokklusiver (System) Druck, P_2 postokklusiver Druck, P_3 venöser Druck. *Kurve*...: Verhalten des Mitteldrucks bei offener arterieller Strombahn und vollständig erhaltener Druckreserve (Druckreservoir $\cong \overline{AD}$) *Kurve*:- - -: Verhalten des arteriellen Mitteldrucks bei Arterienverschluß. Druckabfall bereits proximal des Organwiderstandes ($\cong \overline{AB}$) und dadurch eingeschränkte, aber noch postive Druckreserve ($\cong \overline{BC}$). Hämodynamische Teilkompensation. *Kurve*— Verhalten des arteriellen Mitteldrucks bei Arterienverschluß mit Unterschreiten des kritischen Druckniveaus ($\cong \overline{AD}$) und nicht mehr verfügbarer bzw. negativer Druckreserve ($\cong \overline{CD}$). Nicht mehr gegebene hämodynamische Kompensation

verlorengeht (Energiedissipation). Die Folge ist ein Abfall des postokklusiven Drucks. Beim akuten Verschluß kommt es gewöhnlich zu einer erheblichen Druckabnahme, gelegentlich bis auf nicht mehr meßbare Werte. Pathophysiologisch wichtig ist hierbei die Frage, ob das sog. kritische Druckniveau erreicht oder gar unterschritten wird (Abb. 3.4).

Das kritische Druckniveau ist definiert als derjenige postokklusive Druck, der noch zur ungestörten Kapillarpassage des Blutes ausreicht. Die Größe des kritischen Druckniveaus ist weder konstant noch beim Menschen exakt anzugeben. Folgende Überlegungen und die Erläuterung einiger in diesem Zusammenhang charakteristicher Druckgrößen weisen daraufhin, daß das kritische Druckniveau zwischen 40 und 50 mmHg angesiedelt werden muß: Formal ist eine Kapillarperfusion spätestens dann nicht mehr möglich, wenn der postokklusive (präkapilläre) Druck den venolären (postkapillären) Druck (ca. 20–25 mmHg) erreicht hat (in dem Falle wäre P 2/3 = 0). De facto haben wir aber bereits bei höheren Drücken mit einer Blutstagnation zu rechnen. Mit anderen Worten: Obwohl noch ein positiver treibender Druck besteht, ist eine Strömung nicht mehr meßbar. Oder: Es muß in vivo erst ein bestimmter Druck aufgebracht werden, um überhaupt eine Strömung in Gang zu bringen. Den Druck, bei dem eine Strömung gerade nicht mehr nachweisbar ist bzw. gerade beginnt, nennt man „kritischen Verschlußdruck" oder „Stagnationsdruck" (Abb. 3.4). Im Falle eines akuten Verschlusses im iliaka- oder femoropoplitealen Strombahnbereich liegt der postokklusive Druck nicht selten unterhalb des kritischen Druckniveaus (Abb. 3.4), so daß selbst unter Ruhebedingungen mit einer den Ruheumsatz des Gewebes deckenden Durchblutung nicht mehr zu rechnen ist. Hieraus erklärt sich die klinische Dringlichkeit derartiger Krankheitsbilder (akutes Ischämiesyndrom).

3.2.2 Stromstärke und Widerstand beim akuten Arterienverschluß

Wie in Abb. 3.2. gezeigt, besteht normalerweise eine über dem Mikrogefäßnetz liegende arteriovenöse Druckdifferenz zwischen P_2 und P_3 von $P_{2/3}$ = 76 mmHg, welche, wie oben bereits ausgeführt, unter Ruhebedingungen eine Ruhestromstärke von $\dot{Q}_{fem}$ = 250 ml pro Minute (ca. 4,0 ml/s) aufbringt. Durch den hier angenommenen distalen Druckabfall auf $P_{2/3}$ = 40 mmHg (s. Abb. 3.3) errechnet sich jedoch nach Gl. (2) unter der vereinfachenden Annahme eines konstanten venösen Drucks P_3 und eines konstanten distalen Organwiderstandes R_{av} von nach wie vor

19 PRU eine durch den Verschluß reduzierte Stromstärke im Beinkreislauf von

$$\dot{Q}_{fem} = \frac{\Delta P_{2/3}}{R_{av}} = \frac{20}{19} = 1.0 \text{ ml/s}$$

Mit Hilfe dieses Flußwertes lassen sich nun unter Ansatz der jeweiligen Druckdifferenzen die Teilwiderstände der verschlossenen Beinstrombahn wie folgt berechnen (Gl. 2):

$$R_k = \frac{P_{1/2}}{\dot{Q}_{fem}} = \frac{60}{1.0} = 60{,}0 \text{ PRU}$$

$$R_{av} = \frac{P_{2/3}}{\dot{Q}_{fem}} = \frac{20}{1.0} = 20{,}0 \text{ PRU}$$

$$R_{venös} = \frac{P_{3/4}}{\dot{Q}_{fem}} = \frac{5}{1.0} = 5{,}0 \text{ PRU}$$

Hieraus errechnet sich als Summe der Teilwiderstände der Gesamtwiderstand $R_{fem} = 85$ PRU. Wie ersichtlich, ist somit in unserem Beispiel der femorale Gesamtwiderstand nach Arterienverschluß um das 4fache des Ausgangswertes (21 PRU) angestiegen (s. Abb. 3.2 und 3.3). Verantwortlich hierfür ist ausschließlich die Erhöhung des arteriellen Zustromwiderstandes durch den Kollateralwiderstand.

3.3 Chronischer Arterienverschluß

Der chronische Arterienverschluß ist Grundlage der arteriellen Verschlußkrankheit. Die arterielle Verschlußkrankheit ist ein klinischer Begriff, dessen pathomorphologisches Substrat im wesentlichen die Arteriosklerosis obliterans und die Endangiitis obliterans (Buerger-Syndrom) sind. Pathophysiologisch liegen ihr chronische Verschlüsse bzw. Stenosen zu Grunde. Der chronische ist gegenüber dem akuten Verschluß durch eine langsam verlaufende Entwicklung charakterisiert, so daß sich ein ungleich leistungsfähigeres Kollateralsystem ausbilden kann. Pathophysiologisch müssen wir aber auch hier davon ausgehen, daß es sich um hintereinandergeschaltete Widerstände handelt (Kollateralwiderstand R_k, distaler arteriovenöser Organwiderstand R_{av}), und daß die Stromstärke bei gegebener Druckdifferenz von der Summe der Widerstände abhängt.

Die Größe des kollateralen Widerstandes R_k hängt vorwiegend von der Weite der Kollateralarterien ab. Die Länge der Kollateralarterien ist zwar nicht zu vernachlässigen, spielt aber eine zunächst untergeordnete Rolle. Weite und Länge der Kollateralen repräsentieren den *geometrischen* Anteil des Widerstandes. Der *visköse* Anteil resultiert aus der Eigenviskosität des Blutes und aus der Anzahl der durchströmten Kollateralgefäße (bei gleichem Gesamtquerschnitt ist der Strömungswiderstand durch ein großkalibriges Gefäß kleiner als durch mehrere kleinkalibrige). Kollateralgefäße werden aus präformierten Arterienästen gebildet, die proximal und distal des Strombahnhindernisses abgehen und direkt oder über ein gemeinsames Kapillarnetz miteinander anastomisieren (arterioarterielle Anastomose). Der primäre Kollateralkreislauf wird zunächst durch die bereits vorhandenen arterioarteriellen Anastomosen ermöglicht, die – entsprechend der durch den Arterienverschluß entstandenen Druckdifferenz – von proximal nach distal durchströmt werden (Abb. 3.5). Hier wirkt wahrscheinlich auch die flußabhängige endothelvermittelte Dilatation fördernd auf die Leitfähigkeit ein (*E*ndothelium *D*erived *R*elaxing *F*actor = EDRF).

Ein sekundärer Kollateralkreislauf entsteht, wenn die präformierten Gefäßverbindungen unter der Wirkung der gesteigerten Strömung morphologisch verändert werden (Erweiterung des Lumens, Schlängelung durch Längenwachstum Phase III in Abb. 3.6). Dabei können auch Gefäße

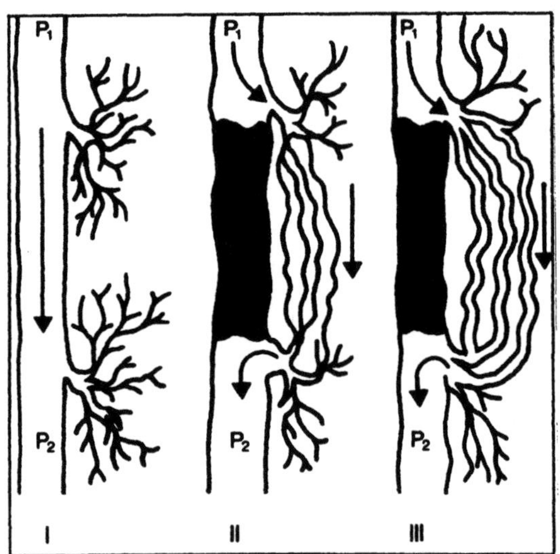

Abb. 3.5. Entwicklungsstadien eines Kollateralkreislaufs. P_1 präokklusiver Druck, P_2 postokklusiver Druck. *Phase I* offene arterielle Strombahn ohne kollaterale Bluströmung. *Phase II* sofortige Verfügbarkeit präformierter, unter Normalbedingungen aber nicht perfundierter arterioarterieller Anastomosen (primärer Kollateralkreislauf). *Phase III* Morphologische Anpassung an die erhöhte Druckdifferenz (Dilatation und Schlängelung)

neu gebildet oder durch Wachstum und Wandumbau aus neu einsprossenden Kapillaren entwickelt werden (Angioneogenese).

Der adäquate Reiz für Längen- und Kaliberzunahme der Kollateralen ist nicht der intravasale Druck, sondern wahrscheinlich die Blutsrömungsgeschwindigkeit. Diese ist von der Differenz zwischen prä- und poststenotischem Druck abhängig. Das Kollateralenwachstum ist daher um so intensiver, je niedriger der postokklusive Druck ist. Dies ist auch eine der Grundlagen der Trainingstherapie (s. Cachovan): Durch Muskelaktivierung kommt es zur Dilatation der jenseits des Arterienverschlusses gelegenen Muskelgefäße und damit zur weiteren Senkung des postokklusiven Drucks. Die dadurch entstandene Erhöhung der Druckdifferenz zwischen prä- und postokklusivem Druck führt zur Steigerung der Strömungsgeschwindigkeit in den Kollateralen. Funktionelle Dilatation (EDRF) und eine mittelfristige morphologische Kaliberzunahme der Kollateralen sind die Folge.

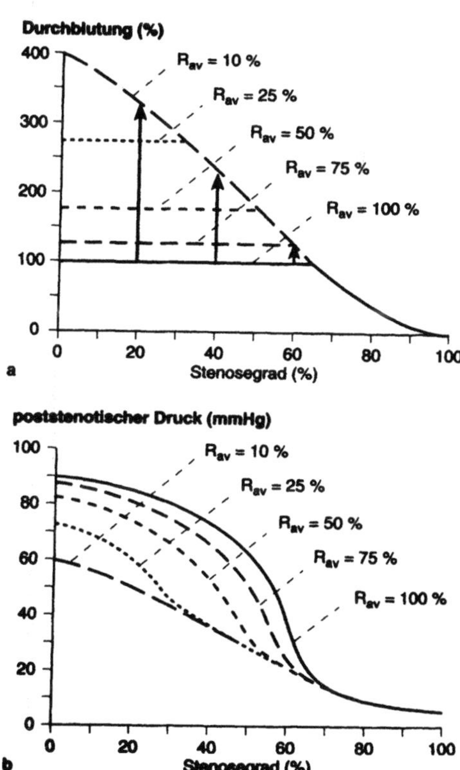

Abb. 3.6. *Oben*: Abszisse: Stenosegrad in Prozent des Ausgangsquerschnitts. Ordinate: Durchblutung in Prozent der Ausgangsperfusion. Bei einem Organwiderstand von R_{av} = 100% (z.B. Strömungswiderstand der Beinmuskulatur in Ruhe) kommt es erst bei einem Stenosegrad von knapp 70% zu einer Flußreduktion (ausgezogene Linie) Bei niedrigem Widerstand R_{av} = 10% (z.B. Strömungswiderstand der Beinmuskulatur nach Belastung) wird die Stenose schon bei 20%iger Querschnittsreduktion wirksam (obere durchbrochene Linie) *Unten*: Entsprechendes gilt für den poststenotischen Druck. (Aus Rieger u. Gaehtgens, modifiziert)

Die Größe des arteriovenösen Organwiderstandes R_{av} hängt vom Kaliber der kleinsten Arterien, Arteriolen und Kapillaren ab. Die Weite der kleinsten Arterien und Arteriolen – als „Schleusengefäße“ kontrollieren sie den Bluteinstrom in das Organ und die Blutverteilung innerhalb der Organgefäße – ist neurogen (Sympathikus), metabolisch oder barinogen beeinflußbar. Barinogen, d.h nach Maßgabe des intravasalen Blutdrucks reagieren vor allem Organe mit ausgeprägter Fähigkeit zur Autoregulation. Hierunter versteht man das Phänomen, daß bei Druckabfall eine Dilatation und bei Druckansteig eine Vasokonstriktion der kleinen Arterien und Widerstandsgefäße auftritt (Bayliss-Effekt). Die Weite der Kapillaren ist wahrscheinlich nur passiv über den intrakapillären Druck beeinflußbar.

3.3.1 Hämodynamische Kompensation eines chronischen Arterienverschlusses

3.3.1.1 Ruhebedingungen

Inwiewiet die Folgen eines chronischen Arterienverschlusses funktionell kompensiert werden können, hängt entscheidend von der Leitfähigkeit der Kollateralgefäße und der sich hieraus ergebenden jenseits des Verschlusses noch verbleibenden Druckreserve ab. Unter der Druckreserve verstehen wir die Differenz zwischen dem aktuellen postokklusiven Druck und dem kritischen Druckniveau (s. Abb. 3.4). Als Faustmaß der Druckreserve kann der mit Hilfe der Ultraschalldopplertechnik gemessene periphere systolische Blutdruck gelten. Oberhalb eines postokklusiven Drucks von 60–70 mmHg ist die Ruhedurchblutung nur unwesentlich oder gar nicht eingeschränkt. Durch den Abfall des arteriellen Mitteldrucks jenseits eines Verschlusses kommt es nämlich zur Dilatation der peripheren Widerstandsgefäße (Bayliss-Effekt, s. oben). Mit anderen Worten: Die pathologische Steigerung des femoralen Gesamtwiderstandes durch Hinzutreten des verschlußbedingten Kollateralwiderstandes (R_k) kann durch eine reaktive Verminderung des Organwiderstandes (R_{av}) mehr oder weniger kompensiert werden.

3.3.1.2 Belastungsbedingungen

Unter normalen Bedingungen ist die Druckreserve der Aorta auch bei Belastung kaum erschöpfbar (Strecke $\overline{AC}$ in Abb. 3.4). So ist unter Arbeitsbelastung – bedingt durch die metabolische Dilatation der Muskelgefäße – ein Vielfaches des Bein-Zeit-Volumens von in Ruhe ca. 250 ml/min zu erwarten, ohne das dank des geschlossenen Systems die Reservoirfunktion der Aorta gefährdet werden könnte. Ist jedoch eine Leitarterie verschlossen, sind die Druck- und Volumenreserve der Aorta wegen des zwischen ihr und dem zu versorgenden Beinmuskelgebietes zusätzlich eingeschalteten Widerstandes nicht mehr in vollem Umfang abrufbar (Strecke $\overline{BC}$ in Abb. 3.4). Der Organkreislauf ist nunmehr einem mehr oder weniger reduzierten Druckreservoir mit entsprechend reduzierter Druckreserve geprägten Niederdruckbecken angeschlossen: Ein durch Vasodilatation der Widerstandsgefäße signalisierter Mehrbedarf kann nicht mehr vollständig befriedigt werden!

Um nochmals den Vergleich mit dem Wasserturm heranzuziehen (S. 71): Werden in den Wasserleitungen zwischen gefülltem Wasserturm (= Aorta) und Wasserentnahmestellen in den Haushalten (= Widerstandsgefäße in der Beinmuskulatur) Blockaden eingebracht (= Verschluß einer Zubringerarterie), kommt es selbst nach maximaler Öffnung der haushaltsseitigen Wasserhähne (≅ maximale Dilatation der perkutanen Muskelgefäße) nur zu einem unzureichenden Wasserstrom.

Kompensatorisches Verhalten des peripheren Organ-(Muskel-)Widerstandes (R_{av})

Ähnlich wie unter der Bedingung des ruhenden Beines geschildert, kommt es zu einer Dilatation der präkapillären Widerstandsgefäße. Das Ausmaß dieser Reaktion ist allerdings bei der arteriellen Verschlußkrankheit unter Belastung ungleich größer: Man geht nach wie vor davon aus, daß unter Arbeitsbedingungen eine maximale Dilatation des betroffenen Strombahngebietes, d.h. eine vollständige Ausschöpfung der Dilatationsreserve eintritt, die durch keine wie auch immer geartete Maßnahme gesteigert werden kann. Neben dem druckabhängigen Bayliss-Effekt als Dilatationsursache (s. oben) kommt hier vor allem der metabolisch stimulierte Nutritionsreflex in Betracht, da ein Teil der lokal anfallenden Stoffwechselprodukte eine starke dilatatorische Wirkung auf die kleinsten Arterien und Arteriolen hat.

Kompensatorisches Verhalten des Kollateralwiderstandes R_k

Aufgrund tierexperimenteller Befunde nimmt man auch beim Menschen eine während Arbeitsbelastung ausgeprägte Dilatation der Kollateralgefäße an, obwohl diese keine direkte topographische Beziehung zu den peripheren Mikrogefäßen der Arbeitsmuskulatur und der dort anfallenden vasodilatierenden Substanzen haben. Als Mechanismus wurde früher eine über die glatte Gefäßmuskulatur proximalwärts stattfindende Fortleitung des distalen Vasodilatationsreizes angenommen (Hilton-Reflex). Der Hilton-Reflex wird heute allgemein abgelehnt. Favorisiert werden dagegen Mechanismen, die mit der strömungsbedingten Freisetzung des vasodilatierenden EDRF (Stickoxid) zusammenhängen [1].

Wenn während Muskelarbeit nicht nur eine Erweiterung der Muskelgefäße, sondern auch der vorgeschalteten Kollateralgefäße stattfindet, so scheint die Frage noch offen, ob es sich hier wirklich um eine Maximalreaktion handelt. Dies läuft auf die Diskussion hinaus, inwieweit über die arbeitsbedingte Dilatation der Kollateralgefäße hinaus eine zusätzliche Erweiterung noch möglich ist. Dies berührt die seit langem anhaltende Diskussion über den Sinn vasoaktiver bzw. vasodilatierender Substanzen: Wenn sowohl die Muskelgefäße als auch die Kollateralgefäße während der gehabhängigen Muskelarbeit dilatiert sind, stellt sich die Frage nach den noch verbleibenden Möglichkeiten, durch Medikamente eine zusätzliche Dilatation zu erreichen.

Druckreserve

Kernpunkt der Kompensationsmöglichkeiten beim chronischen Arterienverschluß ist die noch verbleibende Druckreserve (s. Abb. 3.4), deren Größe sowohl von der Funktionstüchtigkeit der Kollateralarterien bzw. vom kollateralen Widerstand als auch vom Verhalten des nachgeschalteten Organwiderstandes abhängt. Dieser nämlich sinkt durch die arbeitsabhängige Dilatation der Muskelgefäße. Die Folge ist eine Blutströmungssteigerung in den Kollateralen, so daß weitere Energie auf dem Wege durch die Kollateralen verbraucht wird. Dies hat zur Folge, daß der postokklusive Druck (in Abb. 3.4) P2 als Indikator der noch bestehenden Druckreserve weiter absinkt. Auf der anderen Seite kommt es zu einer Dilatation der Kollateralgefäße, wodurch sich die jenseits eines Arterienverschlüsses noch vorhandene Druckreserve wieder mehr oder weniger erholt (Strecke $\overline{BC}$ in Abb. 3.4). Das Anzapfen der Druckreserve durch die belastungsinduzierte Dilatation der Muskelgefäße wird somit zum Teil durch die ebenfalls belastungsinduzierte Kollateralenerweiterung aufgefangen. Die hämodynamische Kompensation hängt somit im Einzelfall vom Nettoeffekt dieser beiden konkurrierenden Einzeleffekte ab: Im günstigsten Fall sind die Ausbildung und die arbeitsbedingte Dilatation der Kollateralen so gut, daß das Anzapfen der Druckreserve voll kompensiert wird. Dieser hämodynamische Zustand entspräche dem klinischen Stadium I der AVK (keine Beschwerden trotz eines vorhandenen Arterienverschlüsses). Am häufigsten jedoch ist die nicht vollständige Kompensation. Die Kompensationsfähigkeit des Kollateralsystems bleibt dann hinter dem Ausmaß der Gefäßdilatation in der abhängigen Muskulatur und dem durch diese signalisierten Perfusionsbedarf zurück. Die Durchblutung der arbeitenden Wadenmuskulatur ist herabgesetzt. Die entstehenden und zum Teil schmerzauslösenden Metabolite können nicht adäquat ausgespült werden. Sie kumulieren und führen zu einer schmerzhaften Begrenzung der Gehstrecke (klinisches Stadium II). Die natürliche Grenze der Kompensationsfähigkeit ist dann erreicht, wenn der postokklusive Druck dem kritischen Druckniveau entspricht (s. Abb. 3.4). Spätestens dann aber, wenn er auf das Niveau des venösen Drucks abgefallen ist, liegt auch theoretisch keine Kompensationsmöglichkeit mehr vor. In diese hämodynamischen Bereiche gehören die Stadien III und IV der AVK bzw. die kritische Ischämie.

3.4 Arterienstenose

Der chronische Verschluß entwickelt sich gewöhnlich über das Stadium einer mehr oder weniger ausgeprägten Stenose. Die Frage, die sich aus pathophysiologischer Sicht stellt, ist die: Wie groß muß das Ausmaß der Querschnittsreduktion sein, um eine Verminderung des postokklusiven Flusses und der poststenotischen Druckreserve zu bewirken (kritischer Stenosegrad)? Eine Anzahl experimenteller Befunde am Strömungsmodell [3] und Tier [4] hat gezeigt, daß vor allem die Größe des distalen arteriovenösen Organwiderstandes (R_{av}) darüber entscheidet, ab welcher Querschnittsreduktion eine Stenose kritisch wird. Wie aus Abb. 3.6 hervorgeht, ist unter Ruhebedingungen, d.h. bei relativ hohem peripheren Widerstand (Arteriolen sind nicht erweitert, der periphere Widerstand wird gleich 100% gesetzt), erst bei einem Stenosegrad von 70 bis 80% mit einer hämodynamischen Wirkung zu rechnen. Die Erklärung basiert auf der Lehre von der Gesamtenergie von Flüssigkeit. Die Gesamtenergie einer ruhenden Flüssigkeit ist

$$E = P + \delta \cdot g \cdot h \qquad (7)$$

P gibt den natürlichen Druck der Flüssigkeit an, stellt somit die potentielle Energie der Flüssigkeit dar. Unter dem Einfluß der Schwerkraft $\delta \cdot g \cdot h$ (δ = Dichte der Flüssigkeit, g = Gravikationskonstante, h = Höhe) werden P und $\delta \cdot g \cdot h$ als statischer Druck einer Flüssigkeit zusammengefaßt. Beginnt die Flüssigkeit zu strömen, muß ein Teil der Gesamtenergie E (also des *statischen* Drucks) für die Flüssigkeitsbewegung abgegeben werden. Dieser Teil heißt *kinetische* Energie $1/2 \cdot g \cdot v^2$ ($\overline{v}$ = Geschwindigkeit), so daß allgemein für die Gesamtenergie einer Flüssigkeit ohne Rücksicht auf ihren Bewegungszustand gilt:

$$E = P + (\delta \cdot g \cdot h) + 1/2 \cdot \delta \cdot v^2 \qquad (8)$$

Durchströmt eine Flüssigkeit eine Engstelle, so muß sie aufgrund des Kontinuitätsgesetzes (was in ein Rohrsystem hineinfließt, muß pro Zeiteinheit aus ihm herausfließen) im Stenosesegment ihre Strömungsgeschwindigkeit erhöhen. Dies bedeutet einen Anstieg der kinetischen Strömungsenergie ($1/2 \cdot \delta \cdot v^2$) auf Kosten des statischen Drucks, der somit im stenotischen Segment absinken muß. Poststenotisch, dort wo sich das Gefäß wieder erweitert, nimmt die mittlere Strömungsgeschwindigkeit wieder ab, so daß ein Teil der kinetischen Energie wieder in statische Druckenergie zurückverwandelt werden kann. Abgesehen von der verlorengehenden Reibungsenergie, die als gering einzuschätzen ist, geht somit keine weitere Energie verloren. Druck und Stromstärke nehmen poststenotisch somit zunächst nicht ab. Dies gilt allerdings nur so lange, wie die Strömung laminar bleibt. Von einer laminaren Strömung spricht man, wenn – unabhängig von der Geometrie der Strombahn – alle Stromlinien, in die man gedanklich eine strömende Flüssigkeit einteilen kann, parallel bleiben (Schichtenströmung). – Unter laminaren Bedingungen kommt es in einer Stenose nur zu einer Stromlinienverdichtung, deren Reibungsverlust in unserem Zusammenhang vernachlässigt werden kann. Die Faktoren, die bestimmen, ob eine Strömung laminar und damit verlustarm strömt, sind in der sog. Reynold-Kennzahl (Re-Zahl) zusammengefaßt:

$$Re = \frac{\bar{v} \cdot d}{\eta} \quad (9)$$

Als Anhaltspunkt gilt, daß bis zu einer Re-Zahl von ca. 2000 laminare Strömung herrscht. Der in unserem Zusammenhang wesentliche Faktor der Re-Zahl (Gl. 9) ist die mittlere Strömungsgeschwindigkeit $\bar{v}$ durch die Stenose. Diese hängt nämlich bei sonst gleichen Bedingungen von der Größe des nachgeschalteten distalen Organwiderstandes R_{av} ab. Unter Ruhebedingungen ist dieser groß (enggestellte Widerstandsgefäße), so daß die Strömungsgeschwindigkeit im Femoralissystem bis zu einem Stenosegrad zwischen 70 und 80% nicht so groß wird, daß Re = 2000 überschritten würde. Wird der distale arteriovenöse Widerstand (R_{av}) jedoch gesenkt (relative Hyperämie, Muskelarbeit usw.), nimmt die Strömungsgeschwindigkeit im vorgeschalteten Stenosesegment zu. Wird hierbei die Reynold-Zahl von 2000 überschritten, bricht die laminare Schichtenströmung zusammen. Die Strömung reißt, und die Flüssigkeit bewegt sich ungeordnet und verwirbelt. Dieser Strömungszustand kostet meßbar Energie, so daß Druck und Fluß poststenotisch abfallen. Unter diesen Bedingungen kann bereits eine geometrisch geringgradige Stenose mit einer z.B. nur 30%igen Reduktion des ursprünglichen Gefäßquerschnitts funktionell kritisch werden (s. Abb. 3.6).

Diese Zusammenhänge sind praktisch wichtig und bilden den Hintergrund für die Therapieregel, bei hintereinandergeschalteten Strombahnhindernissen erst die proximale und – wenn klinisch noch notwendig – dann die distale Strömungsstörung zu beseitigen. Ist z.B. einem Verschluß der A. femoralis superior eine Stenose der A. iliaca vorgeschaltet, so ist unter Ruhebedingungen die Stenose wesentlich weniger wirksam als der nachgeschaltete Verschluß. Würde aber zunächst der Femoralisverschluß beseitigt und die Iliakastenose belassen, käme es unter Belastung zu einer so großen Drucksenkung in der jenseits der Iliakastenose gelegenen Arterienstrombahn (der Femoralisverschluß ist ja nun beseitigt), daß unter diesen Bedingungen die Iliakastenose symptomatisch würde.

Literatur

1. Lüscher TF (1991) Endotheliale Relaxation und Kontraktion. Dtsch Med Wochenschr 116:249
2. Rieger H, Gaehtgens P (1991) Pathophysiologie der Gewebsdurchblutung. In: Hierholzer K, Schmidt RF (Hrsg) Pathophysiologie des Menschen. VCH Verlagsges. mbH Weinheim, S 1711–1723
3. Rieger H, Mönninghoff P, Zeller H (1982) Druck- und Flußverhalten bei Perfusion definierter Modellstenosen mit Vollblut verschiedener Haematokritwerte. Verhandlungen der Deutschen Gesellschaft für Innere Medizin, Bd 88. Bergmann, München
4. Schoop W (1974) Pathophysiologie der Arterien und der arteriellen Durchblutung. In: Heberer G, Rau G, Schoop W (Hrsg) Angiologie, Grundlagen, Klinik und Praxis. Thieme, Stuttgart
5. Schoop W, Jahn U (1961) Entwicklungsstadien arterieller Kollateralen und ihre begriffliche Definition. Z Kreisl Forsch 50:249

4 Physikalische Grundlagen und Meßergebnisse der radiologischen Funktionsdiagnostik der Gefäße

K. Wolschendorf und F.H.W. Heuck

INHALT

4.1 Einführung

Das Gefäßsystem spielt eine zentrale Rolle bei der Aufrechterhaltung der Kreislauffunktion im menschlichen Körper. Pathologische Veränderungen des kardiovaskulären Systems haben gravierende Auswirkungen auf die Lebensvorgänge des Organismus. Die Funktionsdiagnostik der Gefäße nimmt eine wichtige Stellung ein, da sie es ermöglicht, Störungen im kardiovaskulären Bereich rechtzeitig zu erkennen, um entsprechende Therapiemaßnahmen in die Wege zu leiten.

Bei näherer Betrachtung des Kreislaufsystems erkennt man eine relativ enge Verbindung zur Physik. An der Kreislauffunktion sind eine Reihe von physikalischen Größen wie Druck und Flußgeschwindigkeit direkt beteiligt, die eine theoretische Beschreibung des Blutkreislaufes mit Hilfe der Hydrodynamik und der Wellenausbreitung ermöglichen [25, 114, 163]. Entsprechend sind für die meßtechnische Erfassung der Kreislauffunktion physikalische Methoden und Beschreibungen erforderlich. Eine herausragende Rolle spielen hierbei die radiologischen Verfahren, weil sie am wachen Patienten Informationen liefern und in bezug auf die räumliche Auflösung und anatomische Zuordnung deutliche Vorteile bieten. So ist die Entwicklung der Funktionsdiagnostik der Gefäße eng mit dem Fortschritt auf dem Gebiet der radiologischen Untersuchungstechniken verknüpft.

Nahezu gleichzeitig mit Entdeckung der Röntgenstrahlen hatte Stewart [149] 1894 die Farbstoffverdünnungstechnik zur Analyse der Blutströmung eingeführt. 1910 berichteten Frank u. Alwens [50] über radiologische Untersuchungen der Flußrate, und Sicard u. Forestier [143] haben 1922 durch ihre Versuche, mit Hilfe eines Tropfens Jodöl die Blutströmung nachzuweisen, die radiologische Kreislaufdiagnostik begonnen. Hamilton et al. [61] entwickelten dann 1932 ein Verfahren zur quantitativen Bestimmung der Blutstromgeschwindigkeit, das in der klinischen Routine eingesetzt werden konnte.

In der Folgezeit wurden die Methoden der quantitativen Funktionsdiagnostik der Gefäße ständig weiterentwickelt. Unter den radiologischen Verfahren seien die Arbeiten von Moniz [110] erwähnt, der 1932 mit Hilfe der Serienangiographie Messungen an der Hirnstrombahn des Menschen vornahm. Die 1959 von Anschütz u. Heuck [3, 4] entwickelte Kinedensitometrie erlaubte, zeitlich hochauflösende Untersuchungen an den Arterien der Extremitäten und später auch des Hirnkreislaufs durchzuführen. Die 1964 von Wood [169] in den USA erprobte und 1966 von Heintzen [64, 65] in Europa eingeführte Videodensitometrie wurde vorwiegend zur Bestimmung der Blutstromgeschwindigkeit in den Koronararterien eingesetzt.

Neben einer Verfeinerung der radiologischen Methoden wurde eine Reihe weiterer Untersuchungsverfahren entwickelt, die z.T. auf ganz anderen physikalischen Prinzipien beruhten. Hierzu gehören die elektromagnetische Blutströmungsmessung [92, 161], die 1945 von Kety u. Schmidt [90] eingeführte Tracer-Methode, das 1959 von Satomura [137] vorgeschlagene Ultraschallverfahren sowie die 1983 von Singer u. Crooks [144] beschriebene Magnetresonanzmethode zur Messung der Bluströmung, auf die später noch näher eingegangen wird. Sie alle – insbesondere die radiologischen Verfahren – haben umfassende quantitative Meßergebnisse in den verschiedenen Organ- und Gefäßbereichen hervorgebracht, die einen guten Überblick über die Hämodynamik des menschlichen Kreislaufsystems geben und in Abschn. 4.11 dieses Beitrages zusammenfassend dargestellt werden.

4.2 Anatomische und funktionelle Aspekte des Kreislaufsystems

Zur Aufrechterhaltung der biologischen Funktionen eines Organismus bedarf es eines Transportsystems für lebenswichtige Stoffe, das im menschlichen Körper durch den Blutkreislauf gegeben ist [10, 162]. Dieses Transportsystem besteht aus einem Antriebsorgan, dem Herzen, und einem in sich geschlossenen System von elastischen Röhren, den Gefäßen, durch die das Transportmittel „Blut" in einem Kreislauf bewegt wird.

Der Blutkreislauf des Menschen besteht im Prinzip aus 2 in Serie geschalteten Hauptabschnitten, nämlich aus dem großen oder Körperkreislauf mit dem linken Ventrikel als Pumpe und dem kleinen oder Lungenkreislauf mit dem rechten Ventrikel als Pumpe. Dabei sei auf einen wesentlichen funktionellen Unterschied zwischen diesen beiden Kreislaufsystemen hingewiesen. Im Lungenkreislauf passiert das Herzzeitvolumen nur ein einziges Organ, die Lunge, während das Herzzeitvolumen beim Körperkreislauf auf alle Organsysteme verteilt wird, die je nach Aktivitätszustand eine unterschiedliche Durchblutung aufweisen können.

Der Körperkreislauf besteht seinerseits aus einer Reihe von parallel geschalteten *Teilkreisläufen* zur Versorgung der einzelnen Organe. Nach anatomischen und funktionellen Gesichtspunkten läßt sich ein solcher Teilkreislauf in 6 Abschnitte unterteilen: die großen, elastischen Arterien, die muskulären Verteilerarterien, die Arteriolen, die Kapillaren, die Venolen und die Venen. Dabei nimmt von den Arterien zu den Kapillaren hin der Querschnitt der Gefäße ab, die Gesamtzahl der Gefäße jedoch zu, wie in Abb. 4.1 schematisch dargestellt ist. Die wichtigen Austauschvorgänge zur Ver- und Entsorgung der Organe spielen sich im Bereich der Kapillaren ab. Die Arterien üben im wesentlichen Verteilerfunktion und die Venen Sammelfunktion aus. Durch periodische Kontraktion erzeugt das Herz einen pulsatorischen Druck, der einen entsprechenden Fluß des Blutes durch die Organkreisläufe zur Folge hat. Dank der elastischen Wände der Aorta und der großen Arterien (Windkesselfunktion) werden die Druckschwankungen in ihrer Amplitude reduziert bzw. geglättet. Insgesamt nimmt der Druck von den Arterien zu den Venen hin ständig ab, wobei der größte Druckabfall im Bereich der Arteriolen stattfindet [10].

Die theoretische Beschreibung des zeitlichen Verlaufes von Druck und Strömungsgeschwindigkeit ist mathematisch recht aufwendig. Wegen der zahlreichen nichtidealen Randbedingungen wie z.B der Elastizität der Gefäßwände und der nichtnewtonschen Eigenschaft des Blutes (verschiedene Viskositäten der einzelnen Komponenten) lassen sich die Gesetze der klassischen Hydrodynamik nur mit großen Einschränkungen anwenden. Eine ausführliche theoretische Darstellung in Form von sich ausbreitenden und reflektierten Druckwellen ist bei Wetterer u. Kenner [163] sowie in weiteren Standardwerken der Hämodynamik [25, 89, 102, 114] zu finden.

Aus zahlreichen, zum großen Teil tierexperimentellen Untersuchungen ist ersichtlich, daß die Strömungsgeschwindigkeit des Blutes von der Aorta her (Mittelwert: etwa 50 cm/s) bis zu den Kapillaren (Mittelwert: einige Millimeter/s) ständig abnimmt und anschließend in den Venen wieder ansteigt (s. Abb. 4.1). Die Blutstromgeschwindigkeit selbst ist infolge des pulsatorischen Antriebs des Herzens und der Eigenschaften des Gefäßsystems keine Konstante sondern eine zeitlich variable Größe, deren Amplitude in distaler Richtung ständig abnimmt und deren Pulsform sich dabei auch merklich verändert, wie aus den in Abb. 4.2 gezeigten Beispielen zu ersehen ist.

Für die Aufrechterhaltung der biologischen Funktionen in den Organen und Körperregionen ist es erforderlich, daß die Blutströmung im zeitlichen und örtlichen Mittel einen gewissen Mindestwert nicht unterschreitet. Pathologische Veränderungen der Strombahn wie Stenosen,

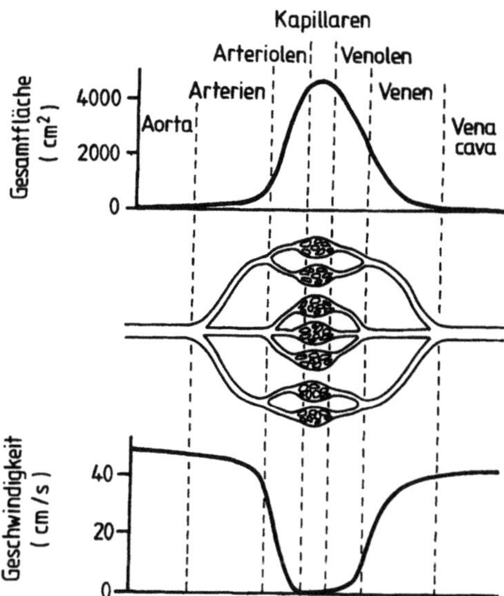

Abb. 4.1. Verteilung der Gefäßbahnen im Körper (*Mitte*) mit den dazugehörigen Querschnittsflächen (*oben*) und Strömungsgeschwindigkeiten (*unten*)

Aneurysmen arteriosklerotische Ablagerungen oder raumfordernde Prozesse führen zu einer Reduzierung der Durchblutung und damit schließlich zu einer Einschränkung der Funktionsfähigkeit des betroffenen Organs. Da ein Rückgang der Durchblutung in der Regel nicht spontan erfolgt, sondern sich innerhalb eines bestimmten Zeitraumes allmählich vollzieht, ist es von Bedeutung, den *Beginn des Absinkens der Blutströmung* zu erkennen. Aus diesem Grunde ist es wichtig, den Wert der Blutsromgeschwindigkeit und des Blutstromvolumens quantitativ zu erfassen, um so das Einsetzen der Minderdurchblutung rechtzeitig festzustellen und entsprechende Therapiemaßnahmen in die Wege leiten zu können.

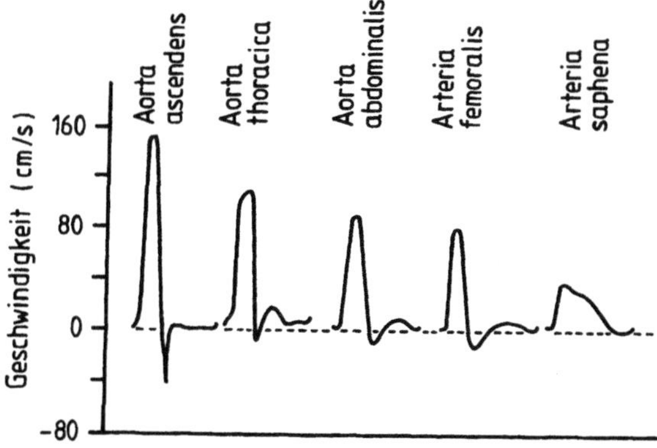

Abb. 4.2. Verlauf der Momentangeschwindigkeit während einer Pulsationsperiode in verschiedenen Arterien. Die positiven Signalanteile stellen dabei den vorwärts gerichteten Strom und die negativen den diastolischen Rückfluß dar (Nach [114])

4.3 Grundsätzliche Probleme bei der Messung von Blutstromgeschwindigkeit und Blutstromvolumen

Vor Diskussion der einzelnen physikalisch-technischen Meßverfahren zur Bestimmung der Blutstromgeschwindigkeit ist es notwendig, sich mit einigen grundlegenden Problemen der Hämodynamik des Menschen zu befassen, da die einzelnen Meßmethoden in verschiedener Weise hiervon berührt werden. Eine exakte physikalische Beschreibung der Strömungsvorgänge ist außerordentlich schwierig. Für dic nutritive Versorgung des Gewebes ist im wesentlichen der Volumenstrom i, d.h. das Volumen ΔV, das pro Zeit Δt durch das Gefäß fließt, von Bedeutung. Unter Annahme einer Reihe von idealisierten Randbedingungen läßt sich dieser Volumenstrom nun für eine zeitlich konstante Strömung berechnen, und man erhält die Beziehung

$$i = \frac{\Delta V}{\Delta t} = \frac{\pi r^4}{8\eta l}(p_2 - p_1) \qquad (1)$$

die als Hagen-Poiseuille-Gleichung bekannt ist. Hierbei ist r der Radius und l die Länge des Rohres, η die Viskosität der Flüssigkeit und $p_2 - p_1$ die Druckdifferenz, die über dem Gefäß liegt. Mit Hilfe dieser Gleichung lassen sich einige Phänomene der Hämodynamik erklären; für eine quantitative Bestimmung des Volumenstroms im menschlichen Kreislauf ist sie jedoch wegen der vielen unbekannten Parameter kaum geeignet.

Für eine praktische Ermittlung des Volumenstromes i nutzt man vielfach die Beziehung

$$i = V_m \cdot Q \qquad (2)$$

wobei V_m die räumlich gemittelte Blutstromgeschwindigkeit und Q der Querschnitt des Gefäßes ist. Man mißt in der Regel V_m und Q und bestimmt dann nach Gl. (2) den Volumenstrom i.

Hierbei deutet sich schon eine Schwierigkeit an: Wie in Abb. 4.3a dargestellt, ist die Strömungsgeschwindigkeit v in verschiedenen Entfernungen von der Gefäßachse verschieden groß. Um die räumlich gemittelte Strömungsgeschwindigkeit V_m berechnen zu können, muß die radiale Abhängigkeit von v bekannt sein. Bei laminarer Strömung ergibt sich dabei ein parabolisches Geschwindigkeitsprofil, das der in Abb. 4.3b mit 1 bezeichneten Verteilung entspricht. Bei turbulenter Strö-

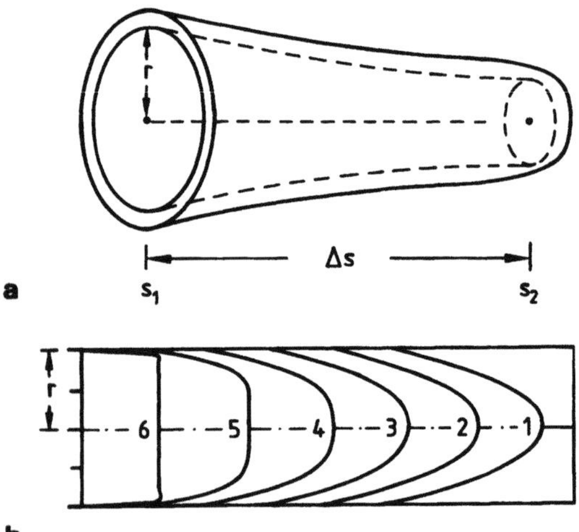

Abb. 4.3. Prinzipdarstellung eines Gefäßabschnittes (**a**) und mögliche Formen der radialen Geschwindigkeitsverteilung (**b**)

mung können sich jedoch auch flachere Profile ausbilden (2 bis 5), die zeitweise sogar bolzenförmige Gestalt (6) annehmen und in der englischsprachigen Literatur als „plug-flow" bezeichnet werden. In der Regel ist der genaue Verlauf nicht bekannt; dies stellt eine Fehlerquelle bzw. eine Erschwernis bei der Messung dar, die bei den kleineren und distalen Gefäßen vielleicht vernachlässigbar ist, bei den größeren jedoch berücksichtigt werden müßte. Ansätze zu ihrer theoretischen Berechnung wurden beispeilsweise von Florian et al. [48, 117] gemacht.

Darüber hinaus ist diese über die Querschnittsfläche gemittelte Blutstromgeschwindigkeit entlang des Gefäßes von Ort zu Ort (z.B. s_1 und s_2 in Abb. 4.3a) verschieden groß. In der arteriellen Strombahn nimmt sie, angefangen von der Aorta bis hin zu den Kapillaren, stetig ab. Dabei nimmt auch der Gefäßquerschnitt entsprechend ab, wobei jedoch wegen der vielen auftretenden Verzweigungen der Gesamtquerschnitt erheblich zunimmt. Auch diesem Umstand ist bei einer meßtechnischen Erfassung Rechnung zu tragen.

Neben der Ortsabhängigkeit kommt noch eine zeitliche Abhängigkeit der Strömungsgeschwindigkeit als erschwerendes Moment für die Messung hinzu. Wie eingangs beschrieben, liefert unser Herz-Kreislauf-System eine pulsierende Blutströmung, deren Pulsform beispielsweise in Abb. 4.4 dargestellt ist. Ihre Periodendauer beträgt etwa 0,8 bis 1 s, und sie zeigt in der Regel einen starken Anstieg in der Systole mit einem anschließenden ebenso starken Abfall in der Diastole, der zeitweise sogar negative Werte (Rückfluß) erreichen kann, bevor er in einen zweiten, weitaus kleineren Puls übergeht. Diese Pulsation nimmt nicht nur in ihrer Amplitude von der Aorta zur Peripherie hin ab, sondern ändert dabei auch ihre Pulsform (s. Abb. 4.2). Diese zeitabhängige Form der Strömungsgeschwindigkeit, die Momentangeschwindigkeit v(t), müßte im Prinzip genau bekannt sein, damit man aus ihr den für die Organdurchblutung so bedeutsamen mittleren Wert berechnen kann. Bei den meisten der gebräuchlichen Meßmethoden ist dies jedoch nicht gegeben. Alle diese Einflüsse, die radiale Abhängigkeit, die Ortsabhängigkeit und die Zeitabhängigkeit spielen bei der Bewertung der Meßmethoden eine Rolle.

4.4 Meßtechnische Grundprinzipien der Blutstromgeschwindigkeitsmessung

Physikalisch gesehen bedeutet Messen immer einen Eingriff in das zu untersuchende System. Die hierbei ausgeübte Wechselwirkung kann dabei stark, mäßig oder schwach ausgeprägt sein; aber sie ist in jedem Falle vorhanden. Dies trifft auch auf die Methoden der Messung der Blutstromgeschwindigkeit in einem Gefäß zu; diese kann man entsprechend in stark invasive, schwach invasive und nichtinvasive Verfahren einteilen. Dabei ist die Bezeichnung „invasiv" kein physikalisch oder medizinisch scharf definierter Begriff; er kann vielmehr durch Veränderungen der Meßempfindlichkeit zeitlichen Veränderungen unterliegen. Insofern kann sich ein gegenwärtig als nichtinvasiv eingestuftes Verfahren zu einem späteren Zeitpunkt als doch zu einem gewissen Grade invasiv herausstellen.

Die Gruppe der stark invasiven Verfahren umfaßt all jene Methoden, die auf physikalischen Effekten beruhen, die auch in der physikalisch-chemischen Verfahrenstechnik zur Strömungs bzw. Durchflußmessung benutzt werden [139]. Hierzu gehören beispielsweise die Anwendung eines Venturi-Rohres, einer Pitot-Sonde oder eines Flügelradmanometers, die bei der industrietechnischen Durchflußmessung serienweise zum Einsatz gelangen. Ebenso gehören hierzu im Prinzip katheterartige Widerstands- oder Thermosonden wie beispielsweise das Heißfilmmanometer [140].

Ihre Anwendung erfordert jedoch, daß man den Strömungskanal offenlegt und die gewünschte Sonde mechanisch für längere Zeit innerhalb des Gefäßes anbringt. Solche Meßtechniken haben zwar im Tierversuch eine Reihe von bemerkenswerten Ergebnissen zum Verständnis der Hämodynamik hervorgebracht. Für Untersuchungen am Kreislaufsystem des lebenden Menschen sind diese Verfahren nicht anwendbar, da sie nur durch einen Eingriff in das Blutgefäß zum Einsatz gelangen könnten. Für Messungen am lebenden Organismus kommen daher nur solche Methoden in Frage, die nichtinvasiv oder nur schwach invasiv sind.

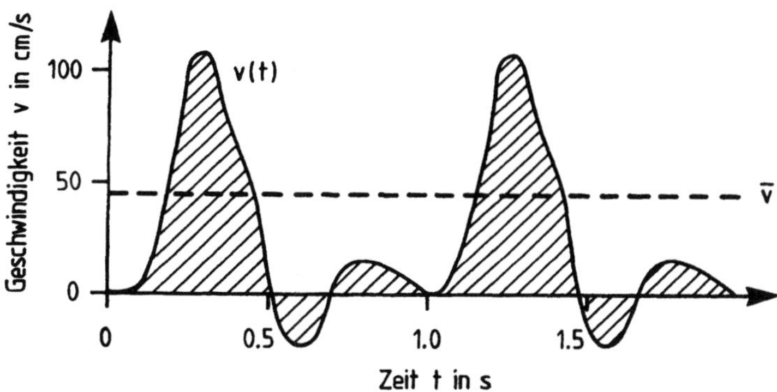

Abb. 4.4. Verlauf der Momentangeschwindigkeit v (t) und der dazugehörige zeitliche Mittelwert v̄

Zu den schwach invasiven Methoden zählt im wesentlichen die große und in der Praxis bedeutungsvolle Gruppe der Indikatorverfahren. Grundsätzlich ist es nicht leicht, strömendes Blut in der Umgebung von Weichteilgewebe meßtechnisch zu erfassen, da sich Blut und Weichteil bezüglich ihrer physikalisch-chemischen Eigenschaften relativ ähnlich sind. Da man jedoch dem Blut ohne medizinische Nachteile geringe Mengen anderer Substanzen hinzufügen kann, ergibt sich eine Möglichkeit, dem Blut – sozusagen stellenweise – Materialeigenschaften zu verleihen, die sich erheblich von denen des Weichteilgewebes unterscheiden und den Blutfluß damit relativ gut meßtechnisch erfaßbar machen.

Verfahren, bei denen das Blut mit einer Indikatorsubstanz „angefärbt" wird, werden als Indikatormethoden bezeichnet. Da bei der Messung vielfach das „Verdünnen" der Indikatorkonzentration verfolgt wurde, spricht man auch von Indikator-Dilutions-Methoden. Zunächst dienten *Farbstoffzusätze* als Indikatoren [149]; später entwickelte sich daraus die angiographische Kontrastmitteltechnik [50, 65, 71, 76, 110, 112, 130, 143]. Ferner führte man Indikatoren ein, die radioaktive Substanzen, sog. Tracer, enthielten, also selbst Strahlen emittierten. Bei ihnen wurde keine äußere Strahlenquelle mehr benötigt, sondern man konnte dann das Auswaschen des Indikators (Clearancemethode) über die vom Isotop ausgesandte Strahlung verfolgen [7, 82, 96, 99, 100, 115, 153]. Wegen ihrer guten meßtechnischen Eigenschaften sind diese radiologischen Verfahren von den 30er Jahren bis zur Gegenwart zur Messung der Blutstromgeschwindigkeit herangezogen worden und haben eine entsprechend große Anzahl von Meßergebnissen geliefert.

Die nichtinvasiven Verfahren benötigen weder die intravasale Anbringung von Sonden noch das Anfärben mit einem Indikator. Hier wird allein die Wechselwirkung mit den sich fortbewegenden Blutkörperchen ausgenutzt, um ein Meßsignal für die Geschwindigkeit zu erzeugen. Zu diesen Methoden, die wegen der komplizierteren Technik entsprechend später entwickelt wurden, zählen die Ultraschalldopplerverfahren [1, 2, 26, 29, 51, 93, 104, 113, 137, 152] und die kernspintomographischen Meßverfahren [5, 6, 9, 39, 54, 106, 144], wobei sich letztere noch im Entwicklungsstadium befinden.

Die „*Invasivität*" ist ein bedeutender Aspekt bei der Einteilung der Meßverfahren, insbesondere dann, wenn es um deren routinemäßige Anwendung geht. Es gibt aber auch noch einige andere Gesichtspunkte, durch die man die Methoden weiter charakterisieren kann. So muß man beispielsweise unterscheiden zwischen Verfahren, die die Blutströmung in einem Gefäß, in einem Organ oder in einem ganzen Körperteil erfassen. Der letztere Fall, der sich beispielsweise bei der Venenverschlußplethysmographie ergibt, beinhaltet eine zu große örtliche Mittelwertbildung und gehört somit nicht mehr zu den eigentlichen Methoden der Blutstromgeschwindigkeitsmessung. Schließlich sind für die Charakterisierung eines Verfahrens auch die mögliche Strahlenbelastung und die zeitliche Auflösung der Meßwerte von Bedeutung. Auf diese Aspekte wird in der abschließenden Diskussion noch näher eingegangen werden.

4.5 Elektromagnetische Methoden

Die Ausnutzung elektromagnetischer Effekte zur Strömungsmessung wurde schon frühzeitig erkannt, wobei eine innerhalb eines Differentialtransformators schwingend angebrachte kleine Strahlfeder (Strompendel, Stromborste) in die Blutbahn ragt und bei Mitführung in der Blutströmung durch Induktion ein der Strömungsgeschwindigkeit proportionales Signal erzeugt. Dieses später weiter verfeinerte Verfahren liefert zwar ein zeitlich gut auflösbares Geschwindigkeitssignal, zählt jedoch wegen des Eingriffs in das Gefäß zu den stark invasiven Methoden.

Eine weniger invasive elektromagnetische Methode wurde 1936 von Kolin [92] und 1957 durch Wetterer [161] unabhängig voneinander eingeführt. Hierbei war es nicht erforderlich, das Blutgefäß selbst zu öffnen und in ihm einen elektromechanischen Sensor anzubringen. Es wurde lediglich das Gewebe geöffnet und eine Sonde um das unversehrt bleibende Gefäß gelegt. Eine schematische Darstellung dieses Verfahrens ist in Abb. 4.5 gezeigt.

Bei dieser Sonde wird ein magnetisches Feld senkrecht zur Strömungsrichtung des Blutes über dem Gefäß erzeugt. Da das Blut eine gewisse Leitfähigkeit hat, wird auf die mitbewegten Zonen eine entsprechende Kraft, die Lorentz-Kraft ausgeübt. Diese Kraft wirkt auf Kationen und Anionen in entgegengesetzter Richtung und induziert so eine elektrische Spannung, die senkrecht zur Richtung des Magnetfeldes und der Blutströmung liegt. Für die Größe der so erzeugten Spannung gilt

$$U = B \cdot d \cdot V_m \quad (3)$$

wobei B die magnetische Flußdichte, d der innere Gefäßdurchmesser und V_m die über den Querschnitt des Gefäßes gemittelte Strömungsgeschwindigkeit darstellt.

Die dabei auftretenden Spannungen sind relativ klein und – besonders bei Benutzung von Gleichspannungen – recht störempfindlich. Daher wurde die Methode bald mit einem magnetischen Wechselfeld betrieben, was zu einer besseren Unterdrückung von Störeinflüssen führt. Durch Verwendung von verschieden großen Meßköpfen für die verschiedenen Gefäßdurchmesser wurde dieses Prinzip zu einem Standardmeßverfahren weiterentwickelt, mit dem sich die zeitabhängige Momentangeschwindigkeit v(t) praktisch messen ließ. Dennoch bleibt diese Methode wegen der notwendigen Freilegung der Gefäße auf jene Untersuchungen beschränkt, die während einer Operation in der Herz-, Organ- oder Gefäßchirurgie für eine Blutströmungsüberwachung erforderlich sind.

4.6 Serienangiographische Meßverfahren

Eine bemerkenswert große Zahl von Messungen der Blutstromgeschwindigkeit und des Blutstromvolumens ist mit Hilfe von serienangiographischen Untersuchungen vorgenommen worden. Daher soll diese Methode und ihre verschiedenen Ausführungsformen in den folgenden Abschnitten eingehender behandelt werden.

4.6.1 Das Konzept der Serienangiographie

Wegen des nahezu gleichen Schwächungsverhaltens von Blut und Weichteilgewebe läßt sich das Gefäßsystem in einer Röntgenaufnahme zunächst nicht darstellen. Durch Zugabe eines Indikators in Form eines jodhaltigen Kontrastmittels gelingt es jedoch, das Blut röntgenologisch sichtbar zu machen.

Mit einer Angiographie läßt sich allerdings nur feststellen, ob durch ein Gefäß Blut fließt oder nicht. Für eine Aussage über die Blutströmungsgeschwindigkeit wird eine zeitliche Folge von angiographischen Aufnahmen benötigt, mit denen sich die Fortbewegung des Kontrastmittelbolus verfolgen läßt. Die ersten Untersuchungen der Blutströmung wurden im Durchleuchtungsmodus durchgeführt und lieferten noch keine definierte Zeitzuordnung [50, 143]. Erst mit Verwendung der kinematographischen Technik 1931 durch Nägeli u. Janker [112], später Westermark [160] wurde die Serienangiographie als Meßtechnik eingeführt, mit der eine quantitative Bestimmung der Blutstromgeschwindigkeit möglich wurde.

Bei der Serienangiographie wird oberhalb des zu untersuchenden Gefäßareals kurzzeitig eine bestimmte Menge Kontrastmittel in die Arterie injiziert. Gleichzeitig fertigt man eine schnelle Serie von Röntgenaufnahmen der betreffenden Gefäßregion an, wobei zur Aufzeichnung in der Regel schnelle Röntgenkinofilme (Kinedensitometrie) oder Videosequenzen (Videodensitometrie) verwendet werden. Im Anschluß daran wird die Bildserie densitometrisch ausgewertet und die Blutstromgeschwindigkeit bestimmt.

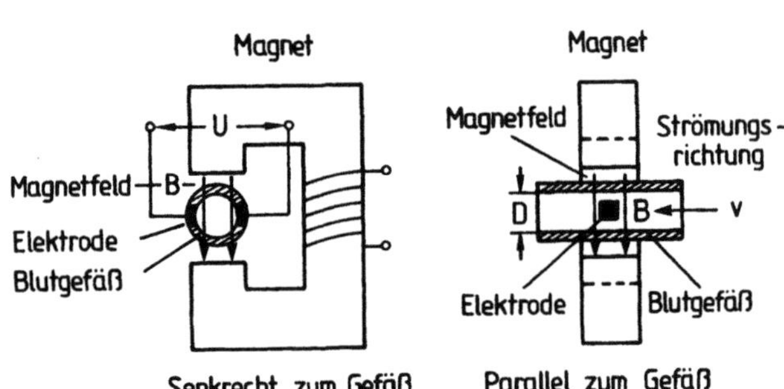

Abb. 4.5. Aufbau eines elektromagnetischen Strömungsmessers

Diese Auswertung kann, wie von Sonne u. Höhne [145] und Kämpfen [88] gezeigt wird, theoretisch nach 4 verschiedenen Methoden erfolgen, nämlich nach dem Stewart-Hamilton-Verfahren, aus den Zeitkonzentrationskurven, aus den Ortskonzentrationskurven und aus der Verweilzeitverteilung. Die letztgenannte Methode ist eine Abart des Zeitkonzentrationskurvenverfahrens und überwiegend für technische Strömungen anwendbar. Die Ortskonzentrationsmethode erfordert eine sehr hohe Ortsauflösung im Röntgenbild und eine gleichmäßige Weichteilüberlagerung. Für die praktische Auswertung kommen daher nur das Stewart-Hamilton-Verfahren und das Zeitkonzentrations- oder Transitzeitverfahren in Frage.

Bei der Stewart-Hamilton-Methode, die ein Indikatorverdünnungsverfahren darstellt, wird eine bestimmte Menge m_o eines Kontrastmittels oberhalb des zu untersuchenden Gefäßabschnitts injiziert. Aus der angiographischen Serie wird nun – wie in Abb. 4.6 gezeigt – an einem Meßort im Gefäß der beim Durchtritt des Kontrastmittels auftretende zeitliche Verlauf des Helligkeitssignals bzw. des optischen Dichtesignals, das der Konzentration des Kontrastmittels im Gefäß entspricht, gemessen. Dabei gilt

$$\dot{i} = \frac{m_0}{\int_0^T C(t)\,dt} \tag{4}$$

Hierbei ist i das mittlere Blutstromvolumen, das am Meßort durch den Querschnitt Q fließt. Das im Nenner stehende Integral wird durch Berechnung der Fläche unter der Zeitkonzentrationskurve bestimmt (s. Abb. 4.6 oben rechts). Bei bekanntem Querschnitt Q kann dann nach Gl. (2) die mittlere Blutstromgeschwindigkeit berechnet werden [65, 97, 105, 172]. Da der Proportionalitätsfaktor zwischen Helligkeitssignal und Kontrastmittelkonzentration in der Regel nicht bekannt ist, lassen sich nach diesem Verfahren keine absoluten Werte der Strömungsgeschwindigkeit ermitteln. Daher wird die Methode vielfach zur Angabe des relativen Blutflusses bzw. der Blutflußverteilung herangezogen, in dem man bei verzweigten Gefäßen das Blutstromvolumen in den kleineren Arterien als prozentualen Anteil des Flußvolumens in der Aorta angibt [21, 22, 64, 65]. In Einzelfällen wurde unter Benutzung eines Kontrastmittelreferenzsystems auch der Absolutwert bestimmt.

Bei dem Transitzeit oder Zeitkonzentrationsverfahren wählt man 2 Meßorte entlang des Gefäßes aus, die sich in einem definierten Abstand Δs voneinander befinden. In Abb. 4.7 ist der Auswertevorgang für eine zerebrale Serienangiographie schematisch dargestellt. Es wird nun bei der Auswertung an beiden Meßorten das der Kontrastmittelmenge proportionale Helligkeitssignal aufgezeichnet und die Zeitdifferenz bzw. Laufzeit Δt (die Transitzeit), gemessen, die das Bolussignal für das Durchlaufen der Strecke Δs zwischen dem ersten und dem zweiten Meßort benötigt (s. Abb. 4.7). Die mittlere Blutstromgeschwindigkeit berechnet sich dann zu

$$\bar{v} = \frac{\Delta s}{\Delta t} \tag{5}$$

und liefert einen absoluten Wert der mittleren Strömungsgeschwindigkeit. Für die Bestimmung der Strecke Δs muß der bei der Projektion entstehende Vergrößerungsfaktor f mit berücksichtigt werden. Gleichzeitig wird aus dem Röntgenbild der Gefäßdurchmesser d ermittelt, mit dem sich dann das mittlere Blutstromvolumen

$$\dot{i} = Q \cdot \bar{v} = \pi \left(\frac{d}{2}\right)^2 \cdot \frac{\Delta s}{\Delta t} \tag{6}$$

berechnen läßt. Dabei ist, wie von Sandor et al. [135, 136] gezeigt wurde, die Bestimmung des wahren Gefäßdurchmessers nicht unproblematisch und erfordert einen gewissen meßtechnischen Aufwand (34, 71, 73, 107, 119, 155, 168, 171).

Der Begriff Serienangiographie besagt zunächst nur, daß eine zeitliche Folge von Röntgenaufnahmen eines kontrastmittelgefüllten Gefäßabschnitts oder Organs angefertigt wird. Bei der technischen Realisierung unterscheidet man dabei, je nach Art der Speicherung und Weiterverarbeitung des Röntgenbildes, 3 verschiedene Ausführungsformen: die Kinedensitometrie, die Videodensitometrie und die digitale Angiographie. Der Vollständigkeit halber sei hier auch noch als vierte Methode die schnelle Blattfilm-Wechsler-Technik mit aufgeführt. Sie stellt im Prinzip eine „langsame“ Ausführung der Kinedensitometrie dar; wegen der geringen Bildfolgefrequenz ist sie zur Messung schneller Blutströmungen in den großen Arterien nicht geeignet. Sie ermöglicht jedoch wegen der ausgezeichneten Ortsauflösung eine gute Erfassung des Blutflusses in den kleineren Gefäßen und wird in dem Abschnitt über die Kinedensitometrie mit abgehandelt.

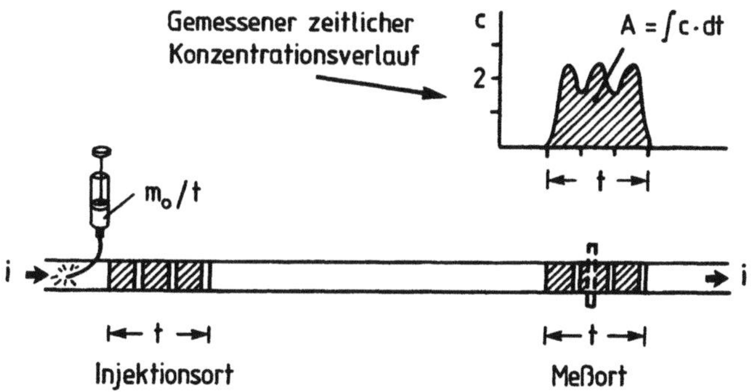

Abb. 4.6. Prinzipdarstellung einer serienangiographischen Messung der Blutstromgeschwindigkeit nach dem Stewart-Hamilton-Verfahren

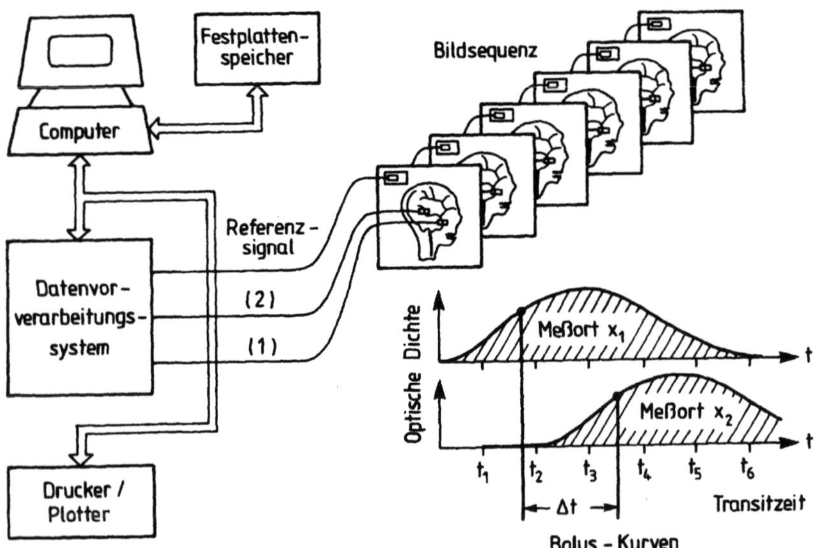

Abb. 4.7. Prinzipdarstellung einer kinedensitometrischen Messung der Blutstromgeschwindigkeit nach dem Transitzeitverfahren

4.6.2 Kinedensitometrie

Ein großer Teil der ersten serienangiographischen Untersuchungen wurde mit Hilfe der Kinedensitometrie durchgeführt. Dabei wird oberhalb des interessierenden Gefäßabschnittes eine geringe Menge eines jodhaltigen Kontrastmittels injiziert. Von der betreffenden Körperregion wird dann mit Hilfe eines Röntgenbildverstärkers und einer Filmkamera eine schnelle zeitliche Folge von Röntgenbildern aufgenommen.

Bei der anschließenden optoelektronischen Auswertung werden im projizierten Bild an 2 Punkten des zu untersuchenden Gefäßabschnittes die Helligkeitssignale registriert die der Kontrastmittelkonzentration proportional sind. Nach entsprechender Verstärkung werden sie analog, in jüngerer Zeit auch digital aufgezeichnet (s. Abb. 4.7 unten rechts) und liefern ein Maß für die Laufzeit Δt des Kontrastmittelbolus durch die Meßstrecke. Aus dem örtlichen Abstand Δs und der Transitzeit Δt läßt sich dann nach Gl. (5) *die Strömungsgeschwindigkeit* und bei gleichzeitiger Erfassung des Gefäßdurchmessers auch *das Blutstromvolumen* bestimmen.

Dieses Verfahren wurde 1959 von Anschütz u. Heuck [3, 4, 69] als klinisch durchführbare Methode zur Messung der Blutströmung am nichtanästhesierten Menschen vorgestellt und seine Anwendbarkeit durch eine Reihe von Messungen an den peripheren Arterien belegt. Ein Beispiel für einen solchen kinedensitometrischen Meßplatz mit analogelektronischer Auswertung ist in Abb. 4.8 dargestellt. Durch Verwendung einer Bildverstärkeranlage gelang es später, mit höheren Bildfrequenzen bis hin zu 200 Aufnahmen pro Sekunde zu arbeiten, was zu einer größeren zeitlichen Auflösung und damit zu einer Verbesserung der Meßgenauigkeit führte. Die theoretischen Grundlagen der Methode wurden 1975 von Vanselow [155] ausgearbeitet und ausführlich beschrieben. Meßtechnische Angaben zum Informationsgehalt kinedensitometrischer Bildserien hat Wolschendorf [166] erläutert.

In der Folgezeit wurde die Kinedensitometrie in verschiedenen größeren Gefäßabschnitten des Kreislaufsystems zur Bestimmung der Blutstromgeschwindigkeit eingesetzt. Heuck et al. [70, 71, 74], Piepgras et al. [119, 120, 121], Huber [80, 81], Rutishauser et al. [130, 133], Möller [107, 108, 109] und Wolschendorf et al. [167] untersuchten damit die Hirnstrombahn. Deininger [34, 35, 36] und Buck [17, 18, 19] nahmen Messungen am Organkreislauf der Niere vor. Weitere kinedensitometrische Bestimmungen der Blutstromgeschwindigkeit wurden von Felix et al. [46] an der Pfortader, von Weiske [158] an der Aorta abdominalis und von Dembski et al. [37, 38] an den Koronararterien durchgeführt. Die hierbei erhaltenen Resultate werden im Kapitel „Meßergebnisse" ausführlich dargestellt.

Parallel hierzu wurde eine Reihe von technischen Verbesserungen an den kinedensitometrischen Meßeinrichtungen entwickelt. Decker et al. [30] überprüften die Meßgenauigkeit mit Hilfe von Modellkreisläufen und unterdrückten mit Hilfe von Photodiodenarrays [31] die durch die Gefäßbewegung entstehenden Fehler. Epple et al. [41]

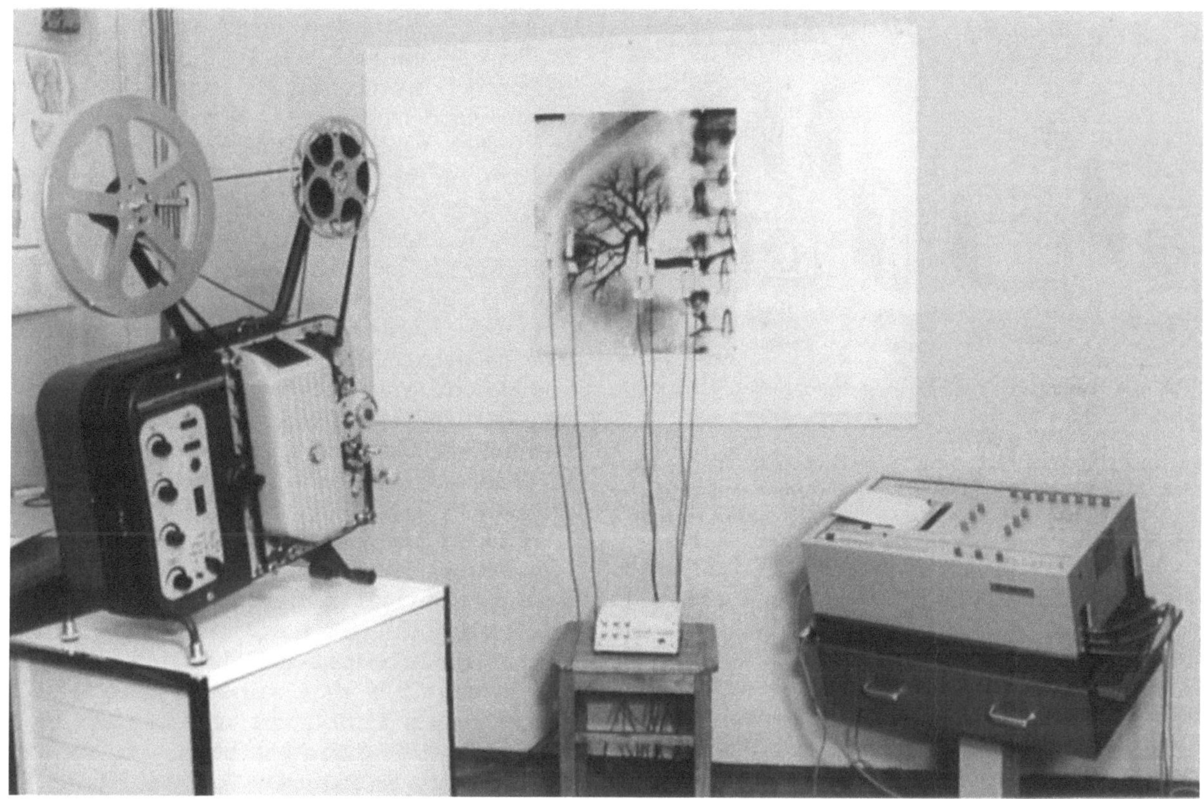

Abb. 4.8. Kinedensitometrischer Meßplatz mit analog-elektronischer Auswertung

konzipierten ein computergestütztes Auswerteverfahren. Vanselow et al. [154, 155] untersuchten die grundlegenden Phänomene der Ausbreitung des Kontrastmittelbolus und Wolschendorf et al. [168] entwickelten ein exaktes Quotientenverfahren und verbesserten die Ortsauflösung durch Anwendung der digitalen Bildverarbeitung [167] auf die Bildserien.

4.6.3 Videodensitometrie

Ein weiteres gebräuchliches Verfahren zur meßtechnischen Realisierung der Serienangiographie ist die Videodensitometrie. Sie wurde 1964 von Wood u. Sturm [169] eingeführt. Auch hier wird nach Injektion eines Kontrastmittels eine Serie von Röntgenbildern angefertigt. Dabei wird jedoch das Bild des Bildverstärkers mit einer Fernsehkamera aufgenommen und das analoge Videosignal auf einem Magnetband aufgezeichnet. Das Videoband wird anschließend in einer Auswerteanlage abgespielt. Hierbei lassen sich durch Setzen von elektronischen Fenstern auf dem Bildschirm die Meßorte an den Gefäßen, die man für die Auswertung heranzieht, genau anwählen. Der technische Aufbau eines solchen videodensitometrischen Meßplatzes ist in Abb. 4.9 dargestellt.

Eine abgewandelte Form der videodensitometrischen Auswertung wurde von Hilal [76] vorgeschlagen. In Europa ist die Methode 1966 von Heintzen et al. [64, 65] eingeführt und weiterentwickelt worden. Bei den ersten Untersuchungen wurden zunächst videodensitometrische, kinedensitometrische und fluoroskopische, d.h. mit direkt am Schirm des Bildverstärkers angebrachten optoelektronischen Sensoren, Bildserien parallel aufgenommen und verglichen. Die Auswertung erfolgte überwiegend nach dem Transitzeitverfahren; als Referenzsysteme benutzte man Rohrmodelle mit verschiedenen Urografinkonzentrationen.

Die auftretenden Fehler sind analysiert und verschiedene technische Verbesserungen vorgenommen worden. Ritman et al. [126] untersuchten die durch die Nachleuchtdauer der Fernsehröhre und durch das Zeilensprungverfahren entstehende Zeitfehler. Rosen u. Silverman [128] benutzten 1973 Kreuzkorrelationsmethoden für die Zeitzuordnung der Bolussignale. Fermor et al. [47] führten am Modellkreislauf Untersuchungen zum störenden Einfluß der Pulsation durch und beobachteten Geschwindigkeitsfehler bis zu 20%. Eine Übersicht über die Grundlagen und Anwendungen der Vi-

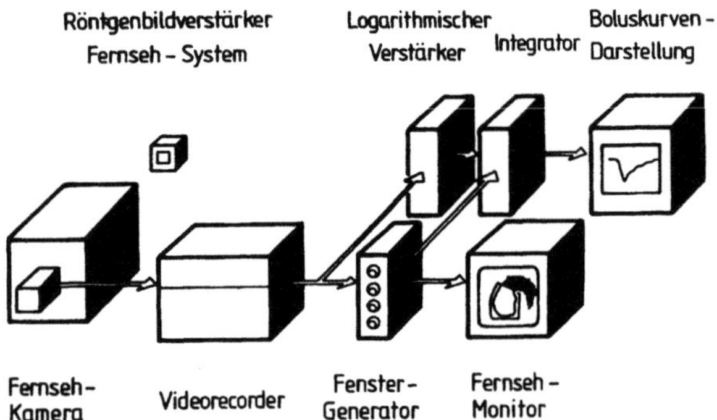

Abb. 4.9. Technischer Aufbau eines Videodensitometrie Meßplatzes. (Nach [13])

deodensitometrie findet sich bei Heintzen [66]. Dabei wurden von Brennecke et al. [13, 14] weitere elektronische Verbesserungen vorgestellt; später führten Hahne et al. [60] die Korrektur von Abbildungsfehlern durch.

Klinische Anwendung fand das Verfahren u.a. bei der Untersuchung der Blutstromgeschwindigkeit in den größeren Körperarterien und im Hirnkreislauf durch Lantz [96, 97, 98]. Für die Auswertung benutzte er dabei die Stewart-Hamilton-Methode, so daß seine Ergebnisse nur das relative Blutstromvolumen bezogen auf den mit 100% bezeichneten Strom in der Aorta auswiesen. Erikson [42, 43] bestimmte damit die regionale Nierendurchblutung, die später von Busch u. Georgi [24] näher analysiert wurde, und Pieroth [122, 123, 124] führte mit diesem Verfahren Messungen zur Nieren- und Leberdurchblutung durch. Einen umfassenden Überblick über weitere klinische Anwendungen sowie methodische Verbesserungen haben Heintzen [66] und Heuck [75] zusammengestellt.

4.6.4 Digitale Angiographie

Der Übergang von der Kinedensitometrie zur Videodensitometrie bedeutete ein Verlassen des Konzeptes des klassischen, mit einem umständlichen Entwicklungsprozeß verbundenen Röntgenfilmbildes in Richtung auf rein elektronische Auswerteverfahren. Begünstigt durch die ständige Weiterentwicklung auf dem Gebiet der Elektronik wurde dieser Weg in den 70er Jahren konsequent fortgesetzt.

Das auf dem Röntgenbildverstärker erscheinende Bild wird von einer Fernsehkamera aufgenommen und zunächst in analoger Form auf einem Videoband aufgezeichnet. Anschließend wurde das Videosignal mit einem Analogdigitalwandler (AD-Wandler) in eine digitale Bildmatrix von 256×256, 512×512 oder 1024×1024 Bildpunkten (Pixel) umgewandelt, wobei jedem Pixel ein Schwärzungsgrad von 8, 10 oder 12 Bit Tiefe zugeordnet wurde. Später, nach Aufkommen entsprechend schneller AD-Wandler und Halbleiterspeicher, wurde das Videobild direkt AD-gewandelt und im Bildspeicher des Zentralrechners abgespeichert.

Diese in digitaler Form gespeicherten Bildserien ermöglichten im angeschlossenen Rechner eine sehr viel umfangreichere Vorverarbeitung wie z.B. Filterung, Kantenerkennung und Auswahl der ROI (Region of Interest) sowie die Anwendung komplexerer Auswerteprogramme für die Darstellung des kontrastmittelgefüllten Gefäßes und der Bestimmung der Blutstromgeschwindigkeit. Das Funktionsschaltbild einer solchen digitalen Angiographieanlage zeigt Abb. 4.10.

In Deutschland wurde eine solche Anlage u.a. von Brennecke et al. [13, 14] eingerichtet und anschließend für verschiedene videodensitometrische Untersuchungen benutzt. Ebenso zu erwähnen sind die Arbeiten von Höhne et al. [77, 78], die das System 1978 als Computerangiographie bis zur klinischen Einsatzreife entwickelten. In der Folgezeit wurde daran gearbeitet, das Verfahren zu optimieren. So erörterten Sonne u. Höhne [145] die verschiedenen Auswertealgorithmen, während Bürsch et al. [20] das Problem der Zeitzuordnung des Bolussignals bei der Transitzeitmethode untersuchten. Es wurden eine Reihe von digitalangiographischen Auswertungen nach der Transitzeitmethode und nach dem Stewart-Hamilton-Verfahren vorgenommen, wobei Bürsch et al. [21, 22] die relative Flußmessung zur Erstellung von Parameterbildern heranzogen.

Insgesamt bestand hierbei jedoch nicht so sehr die Tendenz, in möglichst vielen Gefäßbereichen die Blutstromgeschwindigkeit zu bestimmen, als vielmehr die durch die Elektronik gegebenen Möglichkeiten für eine weitere Verbesserung der Technik zu nutzen. So führten Kruger u. Mistretta [95] die digitale Substraktionsangiographie (DSA) ein, und andere Autoren, wie z.B. Christensen et al. [27], begannen 1980, die Untersuchungen, auch nach intravenöser Kontrastmittelinjektion erfolgreich vorzunehmen. Einen weiteren Beitrag zur Verbesserung leistete 1981 Brody [16] mit seiner unter Heranziehung der Zweienergiemethode entwickelten Hybridsubtraktion, mit der sich Bewegungsartefakte weitgehend unterdrücken lassen, und Vernazza et al. [156] nahmen mit der DSA eine Reihe von Funktionsanalysen des Kreislaufs vor.

Durch die Nutzung der Möglichkeiten, die die digitale Bildverarbeitung mit sich brachte, wurde das Substraktionsverfahren bis zur kommerziellen

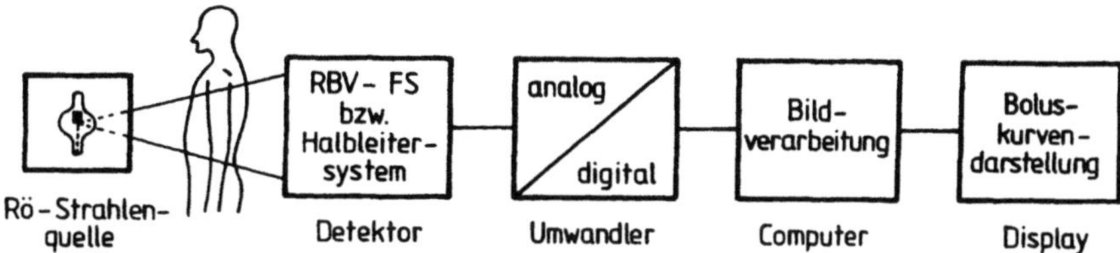

Abb. 4.10. Funktionsschaltbild einer digitalen Angiographieanlage. (Nach [50])

Serienreife hin entwickelt und ist inzwischen Bestandteil der klinischen Routineuntersuchung geworden. Eine umfassende Darstellung von Technik und Anwendungsmöglichkeiten haben Gmelin u. Arlart [56] gegeben. Die Technik wird jedoch nicht häufig zur Bestimmung von Blutstromgeschwindigkeiten, sondern überwiegend zur Erfassung von Gefäßveränderungen eingesetzt.

4.6.5 Schnelle Computertomographie

Die technische Realisierung der Serienangiographie in Form der Kinedensitometrie, der Videodensitometrie oder der digitalen Angiographie hat eine Reihe von Erkenntnissen über den Blutfluß und die Blutstromgeschwindigkeit erbracht. Als vorteilhaft erwies sich dabei die hohe zeitliche Auflösung der Bildsequenz und die elektronische Signalverarbeitung.

Ein Nachteil bestand jedoch darin, daß die benutzten Bilder zweidimensionale Projektionen eines dreidimensionalen Gefäßverlaufs im Körper waren. Da für die Auswertung Gefäßlängen gemessen werden müssen, ist man darauf angewiesen, sich für die Messung einen möglichst geraden und parallel zur Ebene des Röntgenbildes verlaufenden Gefäßabschnitt herauszusuchen. Der räumliche Verlauf des Gefäßes kann aus 2 biplanen Aufnahmen konstruiert werden.

Mit der Computertomographie kann von einem durchstrahlten dreidimensionalen Körper auch eine dreidimensionale bildliche Darstellung erzeugt werden. Die ersten Computertomographen benötigten zunächst noch sehr lange Scanzeiten. Doch schon 1978 wurden von Sturm et al. [150] und Rüeggsegger et al. [129] Konzepte für schnelle, kleine Computertomographen speziell für die Gefäßdarstellung entwickelt, die sie Dynamic spatial reconstruction System (DSR) nannten.

Die 1980 von Ritman [127] erstellte erste Ausführung eines solchen Systems war ein transaxialer Scanner mit einer Anordnung von mehrfachen Röntgenröhren und mehrfachen Detektoren. Er ermöglichte es, in einem Volumen von 37 cm Durchmesser und 25 cm Höhe 60 Scans pro Sekunde durchzuführen. Parallel dazu wurden Versuche durchgeführt, mit normalen Computertomographen den Fluß des kontrastmittelangefärbten Blutes auf einem dreidimensionalen Weg zu verfolgen.

Ein technischer Durchbruch erfolgte 1985 mit der Entwicklung des Hochgeschwindigkeitscomputertomographen durch Peschmann et al. [118]. Bei diesem Konzept wurde die schichtweise Durchstrahlung nicht mit mechanisch bewegten Röntgenröhren, sondern durch einen abgelenkten Elektronenstrahl auf eine ringförmige Anordnung von Antikathoden, die dann ihrerseits Röntgenstrahlen emittierten, erzeugt. Dadurch gelangte man zu Scanzeiten von 50 Millisekunden, wodurch die notwendige hohe Zeitauflösung zur dreidimensionalen Erfassung des Blutstromes gegeben war. Mit diesem Verfahren nahmen 1987 Jaschke et al. [86, 87] verbesserte Messungen der Nierendurchblutung und 1988 Gould et al. [57] die Bestimmung der regionalen Durchblutung des Myokards vor. Insgesamt gesehen dürfte der schnelle Computertomograph nur wenigen speziellen Fragestellungen vorbehalten bleiben, da wegen des hohen technischen und finanziellen Aufwandes mit einer klinischen Verbreitung gegenwärtig noch nicht zu rechnen ist.

4.7 Tracer-Verfahren

Bei den erörterten serienangiographischen Verfahren wurde dem Blut als Indikator eine geringe Menge Kontrastmittel hinzugefügt und dessen örtlicher Vorschub mit Hilfe einer äußeren Strahlungsquelle und einer Serie von Röntgenaufnahmen zur Bestimmung der Blutstromgeschwindigkeit herangezogen. Es gibt jedoch auch Methoden, bei denen als Indikator radioaktive Isotope, d.h. selbststrahlende Substanzen, beigemischt werden; diese sog. Tracer-Verfahren bedürfen zu ihrer Erfassung keiner äußeren Röntgenabbildung, sondern können mit gebräuchlichen Strahlendetektoren durchgeführt werden. Je nach dem physiologischen Verhalten der Indikatoren unterscheidet man 2 grundsätzlich verschiedene Gruppen, nämlich die diffundierenden und die nichtdiffundierenden Tracer.

In der Anwendung überwiegen die diffundierenden Tracer, die dem Blut hinzugefügt werden, in das umgebende Gewebe und zurück diffundieren und den Körper auch durch Ausatmung schnell verlassen können. Die Eingabe des Tracers kann durch Inhalation oder durch intraarterielle bzw. intravenöse Injektion erfolgen. Das Verfahren zur Bestimmung der Durchblutung beruht auf dem Diffusionsprinzip nach Fick. Dieses besagt, daß die ins Gewebe aufgenommene Menge einer Indikatorsubstanz pro Zeiteinheit der Differenz aus arteriell zugeführter und venös abtransportierter Menge der Substanz entspricht. Dabei erhält man für das auf 100 g durchblutetes Gewebe bezogene Blutstromvolumen:

$$i = \frac{100 \cdot c_e}{\int_0^t (c_a - c_v)\, dt} \left[\frac{\text{ml Blut}}{100\text{g} \cdot \text{min}}\right] \tag{7}$$

Es bedeuten c_a, c_v und c_e die arterielle, die venöse und die Endkonzentration des Indikators im Blut. Diese Auswertung bezieht sich auf die Verfahren, bei denen der radioaktive Tracer durch Inhalation aufgenommen wird. Die praktische Durchführung erfordert viele in zeitlichem Abstand erfolgende Messungen am arteriellen und venösen Blut, um die Integration in Gl. (7) mit hinreichender Genauigkeit durchführen zu können.

Eine weit häufiger benutzte Modifikation dieser Methode ist das *Clearanceverfahren*. Hier wird durch schnelle Injektion des Indikators in die das Organ versorgende Arterie oder in das Organ selbst eine Sättigung mit dem Tracer herbeigeführt und anschließend das Absinken der Tracer-Konzentration mit der Zeit (Auswaschen, Clearance) meßtechnisch erfaßt, das nach einer Exponentialfunktion erfolgt:

$$c_i(t) = c_o \cdot e^{-k_i \cdot t}. \tag{8}$$

Dabei stellt c_o die Konzentration bei Sättigung und $c_i(t)$ die Konzentration des Indikators als Funktion der Zeit t dar; k_i ist eine dem Blutfluß proportionale Abklingkonstante. Die Abb. 4.11 zeigt einen charakteristischen Konzentrationsverlauf einer Clearancemessung.

Die erste praktische Anwendung der Inhalationsmethode mit Auswertung nach Gl. (7) wurde 1945 von Kety u. Schmidt [90] vorgenommen. Sie benutzten als Indikator noch keine radioaktive Substanz, sondern Stickoxid, das vom Patienten ca. 10 min lang eingeatmet wurde. Aus einer Reihe von Proben, die aus Arterien und Venen des Halses entnommen wurden, bestimmten sie die Durchblutung des Gehirns zu 54,0 ml/100g/min. Dieses Verfahren wurde 1953 von Bernsmeier u. Siemons [7] verbessert, indem sie mit Hilfe einer Motorspritze eine kontinuierliche Blutentnahme durchführten. Allgemein läßt sich mit der Stickoxidulmethode die Hirndurchblutung nur global und nicht regional differenziert bestimmen.

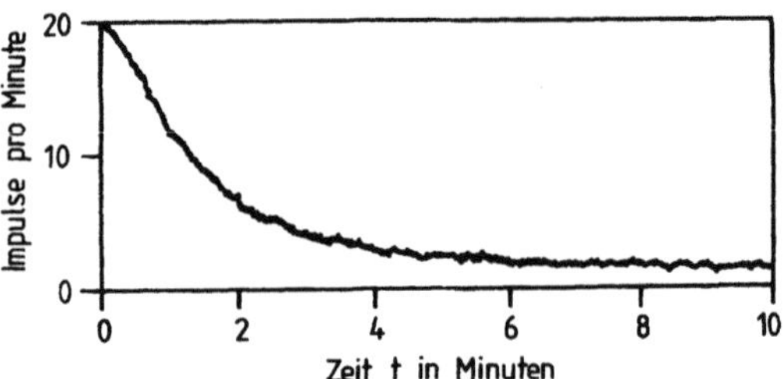

Abb. 4.11. Charakteristischer Konzentrationsverlauf bei der Durchblutungsmessung mit der Clearancemethode

Die Benutzung von radioaktiven Tracern bietet den Vorteil, daß man deren Konzentration nicht durch langwierige Blutgasanalysen, sondern mit von außen anlegbaren und beliebig positionierbaren Strahlendetektoren erfassen kann. Damit bietet sich auch die Möglichkeit zur Bestimmung der regionalen Durchblutung eines Organs. Als Tracer finden radioaktives ^{85}Krypton oder ^{133}Xenon Anwendung. Mit ^{85}Krypton haben 1961 Lassen u. Ingvar [99] die Messung der Hirndurchblutung vorgenommen; später wurde von Sveinsdottir et al. [151] ein computergestütztes Auswerteverfahren für die Clearancekurven entwickelt. Cronqvist u. Greitz [28] bestimmten mit der ^{133}Xenon-Technik die zerebrale Umlaufzeit, wobei Greitz [59] später ähnliche Messungen auch mit der Serienangiographie durchführte. Ebenfalls mit der Xenonclearance nahmen Brock et al. [15] und Lassen u. Ingvar [100] Messungen zur Bestimmung der regionalen Hirndurchblutung vor.

Ferner wurden Untersuchungen mit *nichtdiffundierenden Tracern* durchgeführt. Nichtdiffundierende Tracer sind radioaktiv markierte Indikatoren, die von der Blutbahn aus nicht in das umgebende Gewebe diffundieren und die sich als Indikatorverdünnungsverfahren nach dem Stewart-Hamilton-Prinzip zur Bestimmmung der Blutstromgeschwindigkeit heranziehen lassen. Als Tracer finden hierbei u.a. ^{131}-Jod-Hippuran oder ^{99}Tc-Pertechnetat Verwendung. Die Bestimmung der Hirndurchblutung nach dieser Methode wurde 1955 von Nylin u. Blömer [115] mit radioaktiv markierten Erythrozyten durchgeführt. Weitere Messungen hierzu machten Birkmayer et al. [8] sowie Ter-Pogossian [153], der mit einer Kombination aus Diffusions- und Dilutionsverfahren den Sauerstoffverbrauch des Gehirns ermittelte.

In der Folgezeit konzentrierte man sich darauf, durch Verwendung von vielen mit Kollimatoren versehenen Szintillationszählern eine höhere Ortsauflösung zur Erfassung der Tracerkonzentration zu erreichen. Das führte zur Entwicklung der Gammakamera, mit der 1977 von Hartmann et al.

[63] die regionale Hirndurchblutung gemessen wurde.

Mit der Computertomographie hatte man die Möglichkeit geschaffen, eine dreidimensionale Darstellung des durchstrahlten Körperteils zu erhalten. Dieses Verfahren gelangte nun auch in der Tracer-Technik zur Anwendung, wobei die von dem radioaktiven Tracer ausgesandte Strahlung mit einer großen Zahl räumlich angeordneter Detektoren aufgenommen und mit Hilfe von Bildverarbeitungsalgorithmen eine relativ hochauflösende dreidimensionale Darstellung des Blutflusses im Gehirn erzeugt wurde. Mit diesem als „Positronen-Emissions-Tomographie" (PET) bezeichneten Verfahren nahmen 1980 Frackowiack et al. [49] eine quantitative Bestimmung der räumlich verteilten Gehirndurchblutung und des Sauerstoffstoffwechsels vor, und Herold [68] untersuchte 1985 Veränderungen der Durchblutung bei zerebralen Gefäßerkrankungen. Insgesamt wurde sowohl das PET-Verfahren als auch das gleichzeitig entwickelte SPECT-Verfahren (Single photon emission computed tomography) speziell für die Untersuchung der regionalen Durchblutung des Gehirns eingesetzt, um nicht nur den Blutfluß, sondern auch die Stoffwechselaktivität bei verschiedenen zerebralen Leistungen, räumlich aufgelöst (z.B. als „Brain Mapping"), genau zu erfassen.

4.8 Ultraschallmeßmethoden

Zu den relativ früh entwickelten nichtinvasiven Verfahren zählt die Ultraschalltechnik, die eine Möglichkeit zur Messung der Blutstromgeschwindigkeit liefert, ohne daß dem Blut eine Indikatorsubstanz beigemischt werden muß. Da eine einfallende Ultraschallwelle mit den Blutkörperchen derart in Wechselwirkung tritt, daß sie gestreut und auch reflektiert wird, läßt sich hier allein aus dem Bewegungszustand des Blutes ein Signal gewinnen, das die Strömungsgeschwindigkeit darstellt.

Als erste beschrieben 1959 Franklin et al. [51] die sog. Ultraschalllaufzeitmethode, die jedoch noch zu den teilinvasiven Verfahren zählt. Bei ihr wird beiderseits eines freigelegten Blutgefäßes unter einem definierten schrägen Winkel zur Gefäßachse je ein Ultraschallsender und Empfänger angebracht. Diese senden Ultraschallwellenzüge von etwa 3 MHz schräg durch das Gefäß und wechseln ca. 1000mal pro Sekunde ihre Eigenschaft als Sender und Empfänger. Da eine stromabwärts laufende Welle eine kürzere Laufzeit benötigt als eine Welle in entgegengesetzter Richtung, läßt sich aus der Laufzeitdifferenz Δt die mittlere Strömungsgeschwindigkeit $\bar{v}$ des Blutes berechnen. Wegen des beträchtlichen meßtechnischen Aufwandes und der Invasivität ist dieses Verfahren zu keiner breiten Anwendung gelangt.

Vielfältige technische Anwendung erlangte hingegen die 1959 von Satomura [137] nahezu gleichzeitig vorgestellte Ultraschalldopplermethode, die ein nichtinvasives Verfahren darstellt. Eine Ultraschallsonde, bei der ein Sender- und Empfängerkristall dicht nebeneinander liegen, sendet eine Ultraschallwelle der Frequenz f_o durch Haut und Weichteilgewebe unter einem Winkel α schräg in ein Blutgefäß. Bei der Reflexion an den mit der Strömungsgeschwindigkeit v bewegten Blutkörperchen findet nach dem Dopplereffekt eine Frequenzverschiebung zu der Frequenz f hin statt, wobei die Dopplerfrequenz $f_D = f_o - f$ etwa im Bereich des hörbaren Schalls liegt. Die Blutstromgeschwindigkeit v berechnet sich dabei zu

$$v = \frac{f_D \cdot c}{2 \cdot f \cdot \cos\alpha} \tag{9}$$

wobei c die Schallgeschwindigkeit im Gewebe bzw. im Blut bedeutet. Das Meßprinzip einer solchen Ultraschall-Doppler-Sonde ist in Abb. 4.12 dargestellt. Dabei unterscheidet man noch kontinuierliche und gepulste Ultraschalldopplerverfahren.

Bei dem kontinuierlichen Ultraschalldopplerverfahren (Continuous-wave-Doppler, CW-Doppler) wird das Ultraschallsignal im Bereich zwischen 4 und 10 MHz kontinuierlich ausgestrahlt. Hierbei kann der Ultraschallstrahl innerhalb des Gefäßes keine örtliche Differenzierung vornehmen. Da die Geschwindigkeit des Blutes nun innerhalb des Gefäßquerschnittes von Ort zu Ort verschieden ist, liefert das Ausgangssignal wegen der Mittelung über verschiedene Dopplerfrequenzen nur eine mittlere Strömungsgeschwindigkeit V_m. Wegen der notwendigen Integrationszeiten von einigen 100 Millisekunden läßt sich eine pulsierende Strömung damit nur angenähert wiedergeben.

Bei dem gepulsten Ultraschalldopplerverfahren (Pulse-wave-Doppler, PW-Doppler) werden vom Sender nur kurze Ultraschallwellenzüge von 0,5 bis 2 Mikrosekunden Dauer emittiert. Durch eine zeitliche Torschaltung kann man den Laufzeitbereich der reflektierten Wellen und damit die Tiefe innerhalb des Gefäßes, in der die Reflexion stattfindet, festlegen. Damit hat man die Möglichkeit, in einer bestimmten Tiefe des Gefäßes die Momentangeschwindigkeit der Blutströmung zu bestimmen. Eine Weiterentwicklung des Verfah-

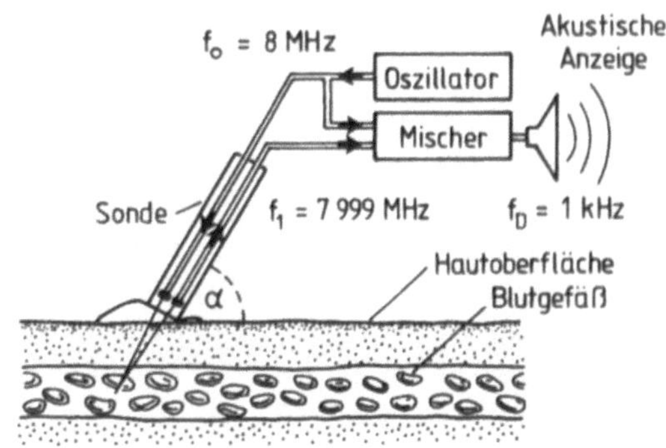

Abb. 4.12. Aufbau einer Ultraschalldopplersonde zur Messung der Blutstromgeschwindigkeit. (Nach [93])

rens stellt die mehrkanalige gepulste Ultraschalldopplermeßmethode dar, die mit Hilfe mehrerer paralleler Kanäle die örtliche Geschwindigkeitsverteilung in mehreren benachbart liegenden Stromfäden als Funktion der Zeit t messen kann und für spezielle kreislaufphysiologische Fragestellungen und Modellstudien eingesetzt wird [26]. Darüber hinaus sind Geräte entwickelt worden, bei denen das bildgebende Echoverfahren und das geschwindigkeitsanzeigende Dopplerverfahren in kombinierter Form angewandt werden. Bei diesen sog. Duplexscannern dient das Echobild zum Auffinden des Gefäßes und zum genauen Lokalisieren des Meßareals, in dem dann die Geschwindigkeit gemessen wird.

Eine wichtige Weiterentwicklung gelang 1982 Aaslid et al. [1] mit der Einführung der transkraniellen Dopplersonographie. Von ihm und von Harders u. Gilsbach [62] wurden nach dem gepulsten Ultraschalldopplerverfahren die Blutstromgeschwindigkeiten in einigen größeren Gehirnarterien gemessen, wobei die erhaltenen Werte z.B. in der A. cerebri media mit 30–40 cm/s erheblich über den mit anderen Methoden gemessenen Geschwindigkeiten lagen. Ringelstein [125] untersuchte 1985 mit diesem Verfahren intrakranielle vertebrobasiläre Stenosen.

Quantitative Messungen an der Nierenarterie und ein Vergleich mit auf elektromagnetischem Wege erhaltenen Ergebnissen wurden von Greene et al. [58] vorgenommen. Ohnishi et al. [116] bestimmten mit dem Ultraschallverfahren die Blutstromgeschwindigkeit in der V. portae. Bei Vergleichen mit auf kinedensitrometrischem Wege erzielten Ergebnissen stellten auch sie bei den mit Ultraschallmethoden bestimmten Werten eine nahezu doppelt so große Geschwindigkeit fest.

Ausführliche Unterschungen der Blutstromgeschwindigkeiten in der A. abdominalis, der A. iliaca und der A. renalis wurden 1985 von Taylor et al. [152] durchgeführt, wobei für jedes Gefäß die spezielle Spektralverteilung des Dopplersignals angegeben wurde. Mit Hilfe der Duplexsonographie führte Czembirek [29] vielfältige Untersuchungen an den Baucharterien und -venen durch, um über die Blutstromgeschwindigkeitswerte pathologische Gefäßveränderungen zu erfassen. Eine umfassende Darstellung von Technik, Anwendung und Ergebnissen der Ultraschallmeßverfahren und der transkraniellen Dopplersonographie haben Kriessmann et al. [93], Newell et al. [113] und Wells et al. [159] gegeben.

4.9 Laser-Doppler-Manometrie

Auch die Wechselwirkung von Licht mit den Partikeln bewegter Flüssigkeit führt zu einem Dopplereffekt, der zur Bestimmung der Teilchengeschwindigkeit herangezogen werden kann. In der Medizin wurde sie 1975 erstmals von Stern [148] zur semiquantitativen Erfassung der Hautdurchblutung eingesetzt. Als monochromatische Lichtquelle dient ein Helium-Neon-Laser der Wellenlänge 632,8 nm. Für die Messung der Teilchengeschwindigkeit sind 2 Meßverfahren gebräuchlich, die Referenzstrahlanordnung und die Interferenzmethode.

Bei der Referenzstrahlanordnung wird das Laserlicht optisch in 2 Strahlen aufgeteilt und mittels eines Lichtleiters auf die Haut gerichtet, wo es ca. 0,5–1,5 mm tief eindringt. Abb. 4.13 zeigt das Meßprinzip der Laser-Doppler-Manometrie. Das vom Gewebe reflektierte Licht, das in seiner Frequenz unverändert bleibt (Referenzstrahl), und das von den bewegten Blutkörperchen reflektierte frequenzveränderte Licht werden über einen separaten Lichtleiter Photodektoren zugeführt. In der elektronischen Signalverarbeitung wird die durch den Dopplereffekt entstehende Frequenzverschiebung, die der Geschwindigkeit der bewegten Teilchen proportional ist, herausgefiltert und zur Anzeige der Blutstromgeschwindigkeit benutzt.

Die Laser-Doppler-Technik kann zur Messung der Blutstromgeschwindigkeit in oberflächennahen kleinen Blutgefäßen wie Arteriolen, Kapillaren, arteriovenösen Anastomosen und Venolen herangezogen werden. Ihre Anwendung erstreckt sich auf die Haut, das Zahnfleisch, den Skelettmuskel oder die Oberfläche von frei präparierten Organen. Die Erythrozyten stellen Streuteilchen geeigneter Größe und Konzentration dar, und die Methode zeichnet sich durch eine zeitlich hochauflösende Erfassung der Momentangeschwindigkeit aus.

Gewisse Probleme ergeben sich bei der Zuordnung des Meßsignals zum realen Blutstromvolumen. Unter der Voraussetzung, daß sich die Eindringtiefe des Laser-Doppler-Strahls nicht verändert und die gesamte Querschnittsfläche der

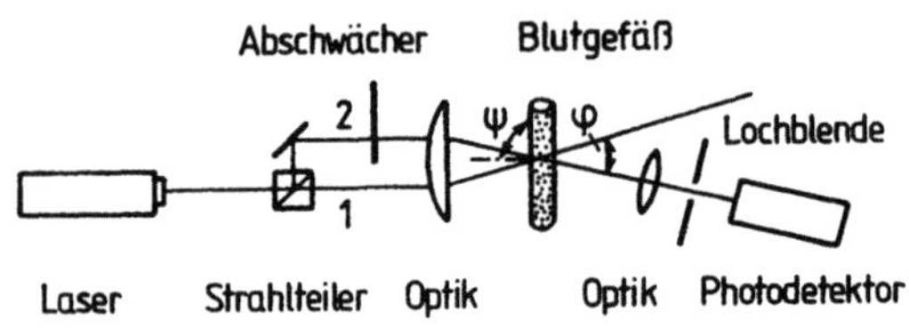

Abb. 4.13. Meßprinzip der Laser-Doppler-Manometrie

erfaßten kleinen Gefäße konstant bleibt, ist die mit dem LDA-Verfahren gemessene Größe dem Fluß proportional. Die Meßgröße, die mit „Flux" bezeichnet wird, gibt keinen absoluten, sondern nur einen relativen Wert für den mikrovaskulären Blutstrom an. Die Laser-Doppler-Technik wird daher vorwiegend als vergleichende Messung zur Beurteilung mikrovaskulärer Reaktionen und zur Analyse physiologischer Flußschwankungen eingesetzt.

Holloway u. Watkins [79] haben die Meßmethode technisch weiterentwickelt und zur Messung der Hautdurchblutung eingesetzt. Die Proportionalität des LDA-Signals zur Teilchengeschwindigkeit konnte am Modellversuch bestätigt werden. Eine gute theoretische Ausarbeitung der Meßmethode findet man bei Bonner u. Nossal [11]. Weitere Anwendungen in der medizinischen Diagnostik, wie z.B. die Messung des Ruhefluxes, der reaktiven Hyperämie und der Vasomotion, werden von Seifert u. Bollinger [141] beschrieben. Aufgrund der oben gemachten Ausführungen werden mit diesem Verfahren überwiegend nur vergleichende Untersuchungen im oberflächennahen mikrovaskulären Bereich vorgenommen. Angaben zu absoluten Werten der Blutstromgeschwindigkeit und des Blutstromvolumens werden in der Regel nicht gemacht.

4.10 Magnetresonanzverfahren

Die Kernspin- oder Magnetresonanztomographie (KST, MRT) ist eines der jüngsten bildgebenden Verfahren, das in der medizinischen Diagnostik zu vielfältigen Anwendungen herangezogen wird. Da die Signalintensität eines Bildpunktes nicht nur von der Protonendichte den Relaxationszeiten T_1 und T_2, sondern auch vom Bewegungszustand der Protonen abhängt, ergibt sich, wie 1983 von Singer u. Crooks [114] gezeigt wurde, die Möglichkeit, mit der MRT speziell das in den Gefäßen fließende Blut bildlich darzustellen (MR-Angiographie, MRA) und auch die Strömungsgeschwindigkeit des Blutes meßtechnisch zu erfassen. Nach dem gegenwärtigen Stand der Technik werden hierzu verschiedene Methoden verwendet, von denen das Flugzeitverfahren (Time of flight, TOF), das Phasenkontrastverfahren (Phase contrast, Phase shift) und die MR-RACE-Technik die gebräuchlichsten sind.

Bei dem Flugzeitverfahren verläuft der Blutfluß senkrecht zur Bildebene. Ein in der Bildebene durch geeignete Wahl von 90°-HF-Puls und Echosequenz magnetisch markierter (teilgesättigt) Blutbolus wird zu einem etwas späteren Zeitpunkt Δt in einer im Abstand d entfernt liegenden anderen Bildebene detektiert. Aus der Zeitdifferenz Δt (Flugzeit) und dem Abstand d läßt sich dann die Flußgeschwindigkeit v des Blutes berechnen.

Bei dem Phasenkontrastverfahren betrachtet man den Verlauf der Bluströmung in der Bildebene. Ein Gradientenfeld nach dem 90°-HF-Puls und während des Auslesens zwingt die ausgelenkten Spins der Wasserstoffprotonen an unterschiedlichen Orten mit unterschiedlichen Frequenzen Präzessionsbewegungen auszuführen. Die sich in der Schicht bewegenden Wasserstoffprotonen verursachen eine Phasenverschiebung ihres Echos zu den ruhenden Strukturen. Diese ist proportional zur Geschwindigkeit v in Richtung und Stärke des Auslesegradientenfeldes und ermöglicht somit eine quantitative Darstellung der Strömungsverhältnisse in den Blutgefäßen.

In der klinischen Anwendung benutzten 1984 Mills et al. [106] das Phasenkontrastverfahren und 1985 Wehrli et al. [157] die Flugzeitmethode zunächst nur zur bildlichen Darstellung des Gefäßsystems. Messungen der Blutstromgeschwindigkeit wurden 1986 von Axel et al. [5] und 1989 von Edelman et al. [39] sowie 1988 von Henning et al. [67] mit der FFT-Technik durchgeführt. 1992 und 1993 führten die Arbeitsgruppen von Gamroth [55] und Schad [138] mit Hilfe der MR-RACE-Technik Untersuchungen der Blutstromgeschwindigkeit in den Pulmonalarterien durch. In Abb. 4.14 ist ein Beispiel für die Messung mit dieser Technik gezeigt. Die Meßergebnisse weisen noch relativ große Streuungen auf, und die Diskussion um die beste Auswertemethode dauert noch an. Darüber hinaus befassen sich neuere Entwicklungen auch mit dem Einsatz von MR-Kontrastmitteln wie z.B. Gadolinium-DTPA [9].

4.11 Meßergebnisse

Die in den vorangehenden Kapiteln dargestellten Methoden sind in verschiedenen Arbeitsgruppen für Untersuchungen zur Bestimmung der Blutstromgeschwindigkeit und des Blutstromvolumens zur Anwendung gelangt.

Die Auswahl der untersuchten Gefäßabschnitte oder Organe wurde dabei sowohl nach Gesichtspunkten der diagnostischen Bedeutung als auch der meßtechnischen Durchführbarkeit getroffen. Daher ist es nicht ganz einfach, einen Überblick über die bisher publizierten Meßergebnisse zu geben. Im vorliegenden Kapitel sollen die Ergebnisse entsprechend den folgenden 5 großen Ge-

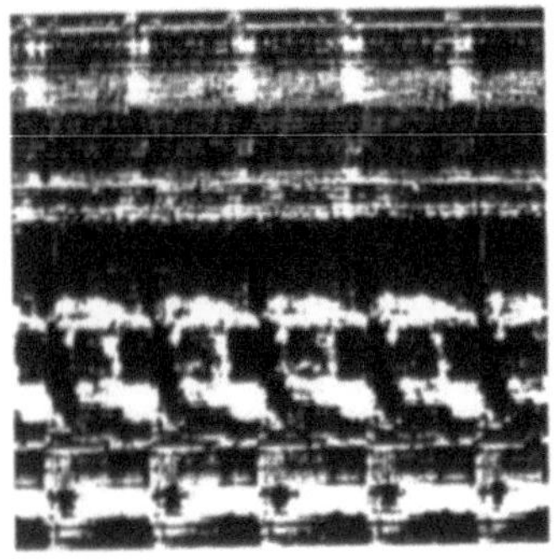

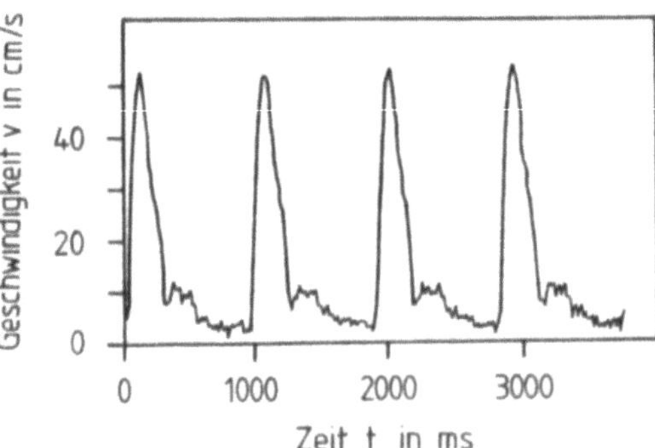

Abb. 4.14. Kernspintomographische Messung mit RACE-Darstellung (*links*) und zugehörigem zeitlichen Verlauf der Blutstromgeschwindigkeit in der A. pulmonaris (*rechts*). (Nach [138])

fäßabschnitten 1. Aorta, Pulmonalarterien und periphere Gefäße, 2. Pfortader, 3. Nierenstrombahn, 4. Herzdurchblutung und 5. Hirnkreislauf zusammengefaßt werden.

4.11.1 Aorta, Pulmonalarterien und periphere Gefäße

Messungen der Blutstromgeschwindigkeit in der A. abdominalis wurden 1974 Weiske [158] mit Hilfe der Kinedensitometrie vorgenommen. Die Abb. 4.15 zeigt eine entsprechende Angiographie mit eingezeichneten Meßpunkten und den dazugehörigen Densitometerkurven. Die bei diesen Untersuchungen, die ohne Narkose an 24 Normalpersonen und 18 Hypertonikern unter 50 Jahren durchgeführt wurden, erhaltenen Ergebnisse sind in Tabelle 4.1 zusammengestellt. Aus den Meßwerten ist zu ersehen, daß die Hypertoniker eine höhere Strömungsgeschwindigkeit, einen größeren Gefäßquerschnitt und damit ein deutlich höheres Blutstromvolumen aufweisen. Zu erheblich niedrigeren Werten gelangte Stein [147], der 1979 bei Messungen mit einem Heißfilmanemometer in der A. abdominalis Strömungsgeschwindigkeiten zwischen 19 und 52 cm/s bei einem mittleren Wert von 28 cm/s feststellte.

Die Blustromgeschwindigkeit in den Pulmonalarterien wurde 1992/93 von Gamroth [55], Schad et al. [138] mit Hilfe der Magnetresonanztechnik und dem sog. MR-RACE-Verfahren bestimmt. Die Messungen wurden am Hauptstamm und an der rechten und linken Pulmonalarterie durchgeführt, und die Meßwerte wurden mit Ergebnissen von dopplersonographischen und szintigraphischen Untersuchungen verglichen. Für die Strömungsgeschwindigkeiten ergaben sich dabei die folgenden Werte: Hauptstamm: Systole 53 cm/s, Mittelwert 18 cm/s. rechte Pulmonalarterie: Systole 70 cm/s, Mittelwert 22 cm/s und linke

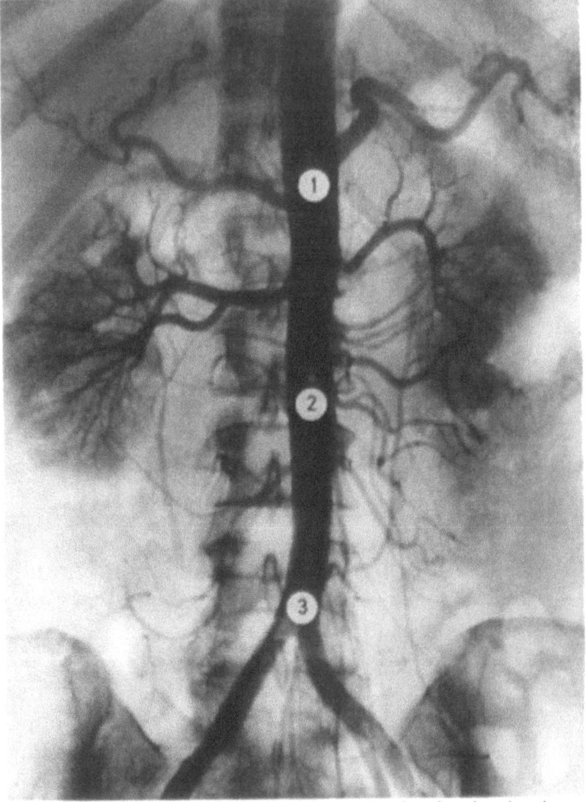

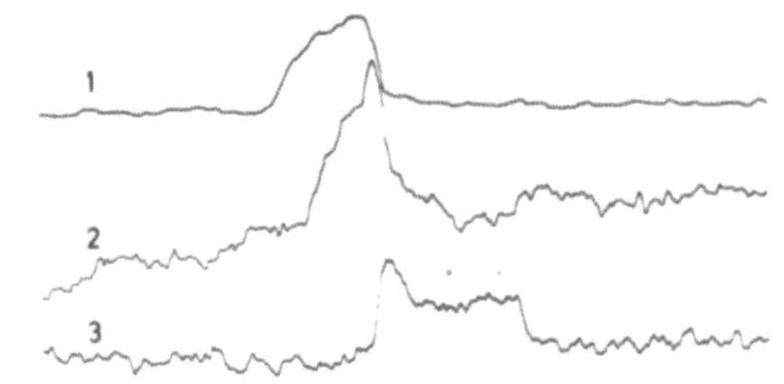

Abb. 4.15. Meßorte in der Aorta abdominalis mit den entsprechenden Densitometerkurven

Tabelle 4.1. Mittelwerte von Bluströmungsgeschwindigkeit, Gefäßquerschnitt und Blutstromvolumen in der A. abdominalis bei Normalpersonen und Hypertonikern. (Nach Weiske [158])

Meßgröße	Normalpatienten	Hypertoniker
Strömungsgeschwindigkeit (cm/s)	68 ± 11	89 ± 11
Querschnitt (cm^2)	1,80 ± 0,2	2,20 ± 2,2
Blutstromvolumen (ml/s)	121 ± 23	196 ± 29
Blutstromvolumen (ml/min)	7260 ± 1430	11760 ± 1750

Pulmonalarterie: Systole 55 cm/s, Mittelwert 20 cm/s.

Über den Blutfluß in der A. iliaca externa und der A. femoralis liegen Meßergebnisse vor, die mit verschiedenen Meßmethoden, nämlich mit der Tracer-Methode, der Thermodilution, dem elektromagnetischen Verfahren, der Kinedensitometrie, der Videodensitometrie und der Ultraschall-Dopplersonographie vorgenommen wurden und damit einen gewissen Vergleich der Methoden ermöglichen. Diese Ergebnisse sind in der Tabelle 4.2 zusammengestellt. Hierbei fällt auf, daß die Thermodilution, die Kine- und die Videodensitometrie annähernd gleiche und höhere Werte lieferten. Dagegen liegen die mit dem elektromagnetischen und dem Tracer-Verfahren gewonnenen Werte etwas niedriger, und der Ultraschallmeßwert ist sogar extrem klein.

Dabei haben die einzelnen Untersucher nicht nur mit verschiedenen Meßverfahren gearbeitet, sondern teilweise auch unter etwas verschiedenen Bedingungen gemessen. Wie von Fröhlich [53] berichtet, führte Ganz seine Messungen zur Bestimmung der Gewebedurchblutung in Ruhe und nach Belastung durch. Dedichen [33] hat sowohl Patienten in Vollnarkose als auch in Lokalanästhesie untersucht. Er hat eine echte Aufzeichnung der Momentangeschwindigkeit vorgenommen und auch einen diastolischen Rückfluß festgestellt.

Tabelle 4.2. Mit verschiedenen Meßmethoden bestimmte Werte des Blutstromvolumens in der A. iliaca und A. femoralis. (Aus Fröhlich 1984 [52], Itzchak et al. 1975 [83,84], Luska et al. 1990 [104])

Untersucher	Jahr	Methode	Blutstromvolumen
Wade	1962	Tracer-Methode	450 ± 135 ml/min
Ganz	1964	Thermodilution	635 ± 220 ml/min
Dedichen	1974	Elektromagnetisch	391 ± 79 ml/min
Itzchak	1975	Kinedensitometrie	604 ± 105 ml/min
Fröhlich	1983	Videodensitometrie	533 ± 173 ml/min
Luska	1990	Ultraschall-Doppler	153 ± 54 ml/min

Itzchak et al. [83, 84] verglichen Meßergebnisse von Normalpersonen und Patienten mit obliterierender Arteriosklerose. Er erhielt ein Blutstromvolumen von 604 ± 105 ml/min bei Männern und 335 ± 79 ml/min bei Frauen mit Arteriosklerose. Fröhlich [52, 53] führte Messungen an Patienten mit primärer Varikose unter verschiedenen Bedingungen durch, deren Ergebnisse in Tabelle 4.3 wiedergegeben sind.

An der A. femoralis sind mit verschiedenen Methoden Messungen der Blutstromgeschwindigkeit durchgeführt worden. Dabei ergaben sich für die A. femoralis communis die in Tabelle 4.4 dargestellten Meßwerte. Für den Blutstrom in der A. femoralis superficialis erhielt Dedichen [33] 140 ± 50 ml/min. Krings, Roth u. Decker [94] untersuchten mit der Kinedensitometrie Patienten mit Stenosen und/oder Gefäßverschluß vor und nach der perkutanen transluminalen Angioplastie (PTA) und fanden Resultate, die in Tabelle 4.5 zusammengestellt sind. Hier erkennt man die infolge einer perkutanen transluminalen Angioplastie erzielte *deutliche Verbesserung der Durchblutung*, die annähernd die Werte von Normalpersonen erreichen kann.

Luska et al. [104] untersuchten an Gesunden mit der farbkodierten Ultraschalldopplersonographie die gesamte periphere Strombahn der Beinarterien und fanden dabei die in Tabelle 4.6 dargestellten Ergebnisse, die jeweils mittlere Werte repräsentieren. Ähnliche Resultate erzielten Jäger u. Bollinger [85] ebenfalls mit der Ultraschallduplexmethode. Die von ihnen bestimmten Werte,

Tabelle 4.3. Mittlere Werte des Blutstromvolumens in der A. iliaca externa in Abhängigkeit von der Lage und der Belastung. (Aus Fröhlich [52,53])

Position/Belastung	Blutstromvolumen
Liegend, in Ruhe	533 ± 173 ml/min
Liegend, bei Belastung	599 ± 184 ml/min
Aufrecht, in Ruhe	368 ± 148 ml/min
Aufrecht, bei Belastung	476 ± 183 ml/min

Tabelle 4.4. Mit verschiedenen Meßmethoden bestimmte Werte des Blutstromvolumens in der A. femoralis communis. (Aus Fröhlich 1984 [52], Fröhlich u. Wuppermann 1983 [53], Jäger u. Bollinger 1990 [85], Luska et al. 1990 [104])

Untersucher	Jahr	Methode	Blutstromvolumen
Dedichen	1974	Elektromagnetisch	239 ml/min
Folse	1965	Farbstoffverdünnung	231 ml/min
Luska	1990	Ultraschall-Doppler	137 ml/min
Jäger	1992	Ultraschall-Doppler	114 ml/min

Tabelle 4.5. Ergebnisse von Messungen des Blutstromvolumens in der A. femoralis superficialis von Stenosepatienten vor und nach PTA. (Aus Krings et al. 1983 [94])

Gefäßparameter	vor PTA	nach PTA
a) Stenosegrad	75%	22%
Blutstromvolumen	89 ml/min	160 ml/min
b) Stenosegrad	75%	0%
Blutstromvolumen	212 ml/min	333 ml/min
c) Stenosegrad	75%	0%
Blutstromvolumen	96,5 ml/min	230 ml/min
d) Stenosegrad	80%	0%
Blutstromvolumen	55,5 ml/min	192 ml/min
e) Stenosegrad	75%	0%
Blutstromvolumen	95 ml/min	205 ml/min

(Tabelle 4.7) geben jedoch nicht den mittleren, sondern den in der Systole erreichten *maximalen Wert* der Strömungsgeschwindigkeit an. Die relativen Werte dieser beiden Ultraschallmessungen zeigen eine gute *örtliche Auflösung* entlang der Verzweigung der Beinarterien, wie sie auch den hämodynamischen Gegebenheiten entspricht. Die Absolutwerte liegen jedoch erheblich unter den mit anderen Meßverfahren erzielten Ergebnissen und deuten auf *eine systematische Abweichung* hin.

Auch an der A. brachialis wurde mit dem gepulsten Ultraschalldopplerverfahren eine Reihe von Messungen vorgenommen. Levenson et al. [101] untersuchten 1981 22 männliche Normalpersonen und fanden für den mittleren Gefäßdurchmesser 0,44 ± 0,01 cm, für die mittlere Strömungsgeschwindigkeit $\bar{v} = 9{,}15 \pm 1$ cm/s und für das mittlere Blutstromvolumen $i = 85 \pm 10$ ml/min. Safar et al. [134] führten 1981 ebenfalls mit der gepulsten Ultraschalldopplermethode Messungen an der A. brachialis von 36 Hypertonikern und 25 Gesunden durch, wobei sie noch eine Unterteilung in eine jüngere Gruppe (unter 40 Jahre) und eine ältere Gruppe (über 40 Jahre) vornahmen. Die Resultate dieser Untersuchung sind in Tabelle 4.8 wiedergegeben. Hieraus ist zu erkennen, daß bei Patienten mit einer Hypertonie eine deutliche Vergrößerung des Gefäßdurchmessers und eine merkliche Reduzierung der Blutstromgeschwindigkeit vorliegt, während das Blutstromvolumen jedoch annähernd im Normalbereich bleibt.

Tabelle 4.6. Mit der Dopplersonographie bestimmte mittlere Blutstromvolumenwerte in den Beinarterien. (Aus Luska et al. 1990 [1041])

Gefäßabschnitt	Blutstromvolumen
A. iliaca communis	153 ml/min
A. iliaca externa	122 ml/min
A. femoralis communis	137 ml/min
A. femoralis superficialis (prox.)	65 ml/min
A. poplitea (prox.)	32 ml/min
A. tibialis anterior (prox.)	11 ml/min
A. fibularis (prox.)	28 ml/min

Tabelle 4.7. Auf den systolischen Wert bezogene Ergebnisse von Ultraschallmessungen des Blutstromvolumens in den Beinarterien. (Aus Jäger u. Bollinger 1990 [85])

Gefäßabschnitt	Blutstromvolumen (systolisch)
A. femoralis communis	114 ml/min
A. femoralis superficialis (prox.)	90 ml/min
A. poplitea	68,8 ml/min

4.11.2 Pfortader – A. hepatica, A. mesenterica superior

Durchblutungsmessungen an der V. portae haben Felix et al. [46] 1972 mit Hilfe der Kinedensitometrie durch indirekte Splenoportographie vorgenommen. Bei 21 nicht narkotisierten Patienten mit portaler Hypertension, die alle Ösophagusvarizen hatten und mindestens eine Blutung in der Anamnese aufweisen konnten, fand sich ein mittleres Blutstromvolumen in der V. portae von 1116 ± 490 ml/min und ein Lebergesamtdurchfluß von 2513 ± 643 ml/min, der wahrscheinlich infolge der hepatofugalen Kollateralzirkulation nicht dem tatsächlichen Leberdurchfluß entspricht.

Wie von Felix et al. [46] dargestellt, hatte Neumayr 1964 mit der Bromsulphtaleinmethode 1570 ± 320 ml/min und mit der Radiogoldmethode 1310 ± 260 ml/min für Normalpersonen und 1040 ± 300 ml/min für Patienten mit einer Leberzirrhose gefunden. Weiter wird angegeben, daß Redeker mit der Xenonclearance 1958 bei Zirrhosepatienten 1490 ± 180 ml/min erhielt und daß Moreno 1967 bei elektromagnetischer Flußmessung Werte von 10,9 ± 4 ml/min/100g für Gesunde und 6,5 ± 5 ml/min/100g für Patienten mit Leberzirrhose gefunden hatte.

Pieroth et al. [123, 124] haben 1979 und 1983 die Kinedensitometrie und die Videodensitometrie zu Untersuchungen des Portalkreislaufes herangezogen und bei einem Kollektiv von Normalpersonen für das Blutstromvolumen in der V. portae 1160 ± 190 ml/min und in der A. hepatica 540 ± 110 ml/min gefunden. Bei einer Gruppe von 51 Patienten mit Leberzirrhose ergab sich hingegen für die V. portae 660 ± 180 ml/min und

Tabelle 4.8. Mit der Dopplersonographie gemessene Werte von Blutstromgeschwindigkeit, Gefäßdurchmesser und Blutstromvolumen in der A. brachialis

Gefäßparameter	Jüngere Gruppe		Ältere Gruppe	
	Gesunde	Hypertoniker	Gesunde	Hypertoniker
Durchmesser	0,422 cm	0,482 cm	0,436 cm	0,517 cm
Strömungsgeschwindigkeit	9,1 cm/s	6,4 cm/s	9,8 cm/s	6,0 cm/s
Blutstromvolumen	78 ml/min	72 ml/min	89 ml/min	77 ml/min

für die A. hepatica 590 ± 310 ml/min. Diese Abnahme des Blutflusses in der Pfortader bei gleichzeitigem Anstieg des Blutstromvolumens in der Leberarterie stimmt gut mit den Laborbefunden einer fortschreitenden Leberzirrhose überein.

Erheblich niedrigere Werte wurden von Seitz et al. [42] 1988 mitgeteilt, die mit der Ultraschallduplexsonographie in der Pfortader einen Volumenstrom von 633 ± 126 ml/min bei Gesunden und 498 ± 185 ml/min bei Patienten mit einer Leberzirrhose gemessen haben. In der A. mesenterica superior wurde ein Blutstromvolumen von 639 ± 153 ml/min im nüchternen Zustand und von 1447 ± 404 ml/min eine Stunde nach Einnahme einer Mahlzeit gefunden.

4.11.3 Nierenstrombahn

Die Durchblutung der Nieren ist für deren Funktion von großer Bedeutung, und eine Störung des Nierenblutflusses kann zu einer Erhöhung des Blutdrucks führen. In Tabelle 4.9 sind die an Normalpersonen mittleren Lebensalters gefundenen Ergebnisse in chronologischer Reihenfolge zusammengestellt. Man erkennt, daß die mit der Xenonclearance erzielten Ergebnisse etwas unter den mit anderen Verfahren gefundenen Werten liegen. Angesichts der Tatsache, daß es sich um mittlere Werte von Probanden verschiedenen Alters und von Nieren verschiedener Größe handelt, weisen die zusammengestellten Ergebnisse eine erstaunlich gute Übereinstimmung auf.

Untersuchungen der Blutverteilung in der Niere führten Deininger et al. [34] 1971 mit der Kinedensitometrie durch. Er bestimmte die Strömungsgeschwindigkeit in der A. renalis zu 26,8 ± 15 cm/s und in den einzelnen Segmentarterien zu 15,6 ± 9 cm/s, ferner die arteriovenöse Durchflußzeit zu 4,5 ± 2,6 s. Messungen der Durchblutung bei verschiedenen Nierenerkrankungen ergaben ein Blutstromvolumen von 10,8 ml/s für Normalpersonen, 6,8–12,2 ml/s bei Nierenzysten, 5,9–17,2 ml/s bei Hypernephrom und 3,2–7,6 ml/s bei Schrumpfnieren.

In weiteren kinedensitometrischen Messungen, deren Meßpunkteverteilung mit den dazugehörigen Densitometerkurven in Abb. 4.16 dargestellt ist, fand Deininger [35, 36] 1973/74 für den mittleren Volumenstrom in der Niere 561 ± 276 ml/min bei Gesunden, 388 ± 41 ml/min bei Nierenzysten und 522 ml/min bei Hypernephromen sowie einen signifikanten Unterschied zwischen Normotonikern mit 560 ± 175 ml/min und Hypertonikern mit 387 ± 61 ml/min. Messungen der Durchblutung im Nierengewebe ergaben eine renokortikale Transitzeit von 0,074 s/cm im inneren Teil, von 0,081 s/cm im mittleren Teil und von 0,068 s/cm im kortikalen Teil der Niere. Diese Angaben sind ein besonders verläßliches Zeitmaß für die Durchblutung der Nierenrinde, mit der auch leichtere Störungen der Rindenfunktion noch erfaßt werden können. Videodensitometrische Untersuchungen der Niere führten 1977/78 Erikson et al. [42, 43] durch und fanden dabei etwas niedrigere Werte von 2,7–3,0 ml/min/g, was bei einem Nierengewicht von 150 g einem

Tabelle 4.9. Mit verschiedenen Meßverfahren bestimmte Werte der Nierendurchblutung. (Aus Buck 1986 [18]; Deininger et al. 1973 [35]; Deininger 1974 [36])

Autor	Jahr	Meßmethode	Durchblutung [ml/min/100g]
Smith	1951	PAH, Diodrast	567 ± 166
Reubi	1966	Farbstoffverdünnung	522 ± 170
Rosen	1968	Xenonclearance	350 ± 144
Hollenberg	1969	Xenonclearance	420 ± 110
Blaufox	1970	Xenonclearance	413 ± 125
Deininger	1971	Kinedensitometrie	648 ± 312
Deininger	1973	Kinedensitometrie	561 ± 270
Falkenreck	1973	Xenonclearance	578 ± 190
Mayr	1975	Kinedensitometrie	607 ± 83
Pieroth	1979	Videodensitometrie	520 ± 20
Busch	1981	Videodensitometrie	559 ± 65
Buck	1983	Kinedensitometrie	567 ± 61

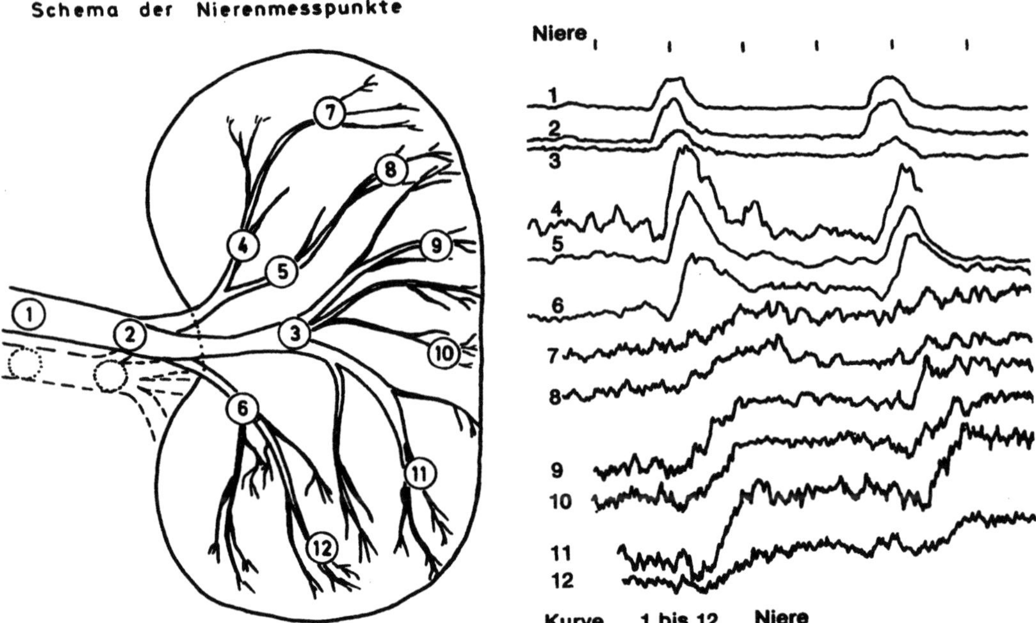

Abb. 4.16. Zwölf ausgewählte Meßpunkte in der Nierenstrombahn und über dem Nierengewebe mit den dazugehörigen Densitometerkurven

Blutstromvolumen von 420–450 ml/min entspricht.

Mit Hilfe einer verbesserten kinedensitometrischen Meßmethode, bei der eine EKG-getriggerte Mehrfachinjektion und eine computergestützte Auswertung der Densogramme erfolgte, fanden Buck et al. [17] 1983 für den Volumenstrom bei verschiedenen Nierenerkrankungen die in Tabelle 4.10 gezeigten Werte. Da bei den Messungen eine Abhängigkeit des Blutstromvolumens von der Nierengröße beobachtet worden war, nahm Buck [18] 1986 detaillierte kinedensitometrische Untersuchungen an Normalpersonen und Patienten mit Nierenerkrankungen vor, wobei er die Patienten entsprechend der Größe der Niere in verschiedene Gruppen unterteilte. Die dabei erhaltenen Meßwerte sind in Tabelle 4.11 wiedergegeben.

1993 wurde die Blutströmung in der Niere mit der Magnetresonanztechnik untersucht. Wolf et al. [164] nahmen MR-Kinephasenkontrastmessungen an 10 Normalpersonen vor und erhielten im Mittel für das Blutstromvolumen rechts 549 ± 192 ml/min, links 559 ± 109 ml/min und beidseitig 1108 ± 261 ml/min. Diese Resultate stimmen im Prinzip recht gut mit den oben angeführten Werten überein; die relativ große Streuung deutet jedoch darauf hin, daß auch bei diesem Meßverfahren noch mit großen Fehlerbreiten gerechnet werden muß.

Eine zusammenfassende Wertung ergibt, daß die Meßresultate bei Nierenkrankheiten zur Differenzierung von Störungen der Durchblutung und zum Verständnis der Symptome beitragen. Eine länger bestehende Hypertonie verursacht im Vergleich mit dem Normotoniker eine Verlangsamung der intrarenalen Strömungsgeschwindigkeit sowie eine Verlängerung der kortikalen Transitzeit. Bei Patienten mit Nierentumoren ist eine erhebliche Erhöhung der Blutstromgeschwindigkeit und des Blutstromvolumens zu beobachten. Bei soliden Nierenzysten sind Verspätungen der normierten Transitzeit und eine Strömungsverlangsamung in den zugehörigen Segmentarterien festzustellen. Schrumpfnieren zeigen eine vermin-

Tabelle 4.10. Die Veränderung der Nierendurchblutung bei verschiedenen Erkrankungen. (Aus Buck et al. 1983 [17], Buck 1986 [18])

Erkrankung	Blutstromvolumen	
	[ml/s]	[ml/min]
Normalperson	8,0 – 9,3	480 – 560
Nierentumor (groß)	10 – 30	600 – 1800
Renale Atrophie	5,2 – 8	312 – 480
Hydronephrose	3,8 – 7,6	228 – 456
Stenose der A. renalis	4,8 – 8,2	288 – 492
Embolie der A. renalis	2,5 – 3,2	150 – 192

Tabelle 4.11. Blutstromgeschwindigkeit und Blutstromvolumen in der Niere bei verschiedenen Erkrankungen in Abhängigkeit von der Nierengröße. (Aus Buck 1986 [18])

Normalpersonen		
Nierendurchmesser	Blutstrom-geschwindigkeit [cm/s]	Blutstrom-volumen [ml/min]
< 12 cm	30,7 ± 6	510 ± 48
12 – 14 cm	46,8 ± 11	567 ± 61
> 14 cm	59,4 ± 10	633 ± 58
Mittelwert	45,6 ± 14	570 ± 54
Patienten mit Nierentumoren		
Nierendurchmesser	Blutstrom-geschwindigkeit [cm/s]	Blutstrom-volumen [ml/min]
< 4 cm	42,8 ± 12	599 ± 56
4 – 7 cm	62,4 ± 11	701 ± 70
> 7 cm	73,4 ± 22	876 ± 84
Mittelwert	59,4 ± 18	725 ± 21
Hydronephrosen/Nierenzysten		
Nierendurchmesser	Blutstrom-geschwindigkeit [cm/s]	Blutstrom-volumen [ml/min]
< 4 cm	35,7 ± 15	517 ± 47
4 – 7 cm	36,4 ± 10	441 ± 41
> 7 cm	28,7 ± 10	332 ± 29
Mittelwert	33,6 ± 11	430 ± 41

derte Gesamtdurchblutung. Schließlich ist aus den Wertetabellen eine nahezu proportionale Abhängigkeit des Blutstromvolumens von der Nierengröße zu entnehmen, so daß bei vergleichenden Messungen eine Größennormierung vorgenommen werden sollte. Da es bereits zu Störungen der renalen Zirkulation (Dyskinämie) kommt, bevor Veränderungen im Arteriogramm makroskopisch sichtbar werden, kann eine Direktmessung von Parametern des Nierenkreislaufs vielleicht in Zukunft zur Früherkennung von Nierenerkrankungen beitragen.

4.11.4 Herzdurchblutung

Im Zuge der erheblichen Zunahme von Gefäßerkrankungen mit Beteiligung der Koronararterien und ihren Folgekrankheiten, wie dem Herzinfarkt, gewann die radiologische Untersuchung der Blutstrombahn des Herzens frühzeitig an Bedeutung. Schon 1952 waren röntgenologische Untersuchungen der Koronararterien vorgenommen worden, und in der Folgezeit hatten verschiedene Arbeitsgruppen weitergehende Studien im Koronarbereich durchgeführt. Parallel dazu waren mit anderen Meßmethoden quantitative Angaben zur Herzdurchblutung gemacht worden; mit Hilfe der Stickoxidulmethode fanden Bernsmeier u. Siemons [7] 1963 84 ml/min/100g für die Durchblutung des linken Ventrikels.

Erste serienangiographische Flußmessungen mit Hilfe der Kinedensitometrie wurden 1970 von Heuck u. Vanselow [73] beschrieben, die am ruhenden Patienten im R. interventricularis anterior (RIVA) ein Blutstromvolumen von 46–62 ml/min fanden, das bei einer Aortenstenose auf 25–34 ml/min abfiel. Hierbei wurde gleichzeitig auf die meßtechnischen Schwierigkeiten hingewiesen, die durch den Lagewechsel der Koronararterien und Änderungen ihres Durchmessers infolge der Herztätigkeit auftraten. Im gleichen Jahr führten Rutishauser et al. [131, 132] kinedensitometrische Untersuchungen der rechten Koronararterien an nicht narkotisierten Patienten durch und erhielten für die Blutstromgeschwindigkeit im Mittel 16,4 cm/s und für das Blutstromvolumen im Mittel 86,7 ml/min, wobei sie auf die Unterschiede zu den mit elektromagnetischen Methoden erhaltenen Ergebnissen hinwiesen.

Detailliertere Messungen nahmen in den Jahren 1976 und 1978 Dembski et al. [37, 38] vor. Mit Hilfe der technisch weiterentwickelten Kinedensitometrie durch Computerauswertung untersuchten sie die Durchblutung der verschiedenen Herzkranzgefäße und erhielten bei Normalpersonen mittlere Werte für das Blutstromvolumen, die in Tabelle 4.12 dargestellt sind. Bei Patienten mit Stenosen in den Koronararterien ergaben sich die in Tabelle 4.13 wiedergegebenen Resultate.

Aus diesen Meßergebnissen wird deutlich, daß bei Aufrechterhaltung oder leichtem Anstieg des Blutstromvolumens eine erhebliche Erhöhung der Strömungsgeschwindigkeit in dem entsprechenden Gefäß auftritt. Außerdem beobachteten Dembski et al. [37, 38] auch die Veränderung des Blutflusses vor und nach einer Bypassoperation und stellten fest, daß sich dabei der Volumenstrom in der rechten Koronararterie von 90 ml/min auf 175 ml/min

Tabelle 4.12. Mittlere Werte der Blutstromgeschwindigkeit in den Herzkranzgefäßen bei Gesunden. (Aus Dembski et al. 1976, 1978 [37, 38])

Gefäß	Blutstromvolumen
Rechte Koronararterie	114 ml/min
R. interventricularis anterior (RIVA)	52 ml/min
R. circumflexus (RC)	36 ml/min

Tabelle 4.13. Mittlere Werte der Blutstromgeschwindigkeit und des Blutstromvolumens in den Herzkranzgefäßen bei Stenosepatienten. (Aus Dembski et al. 1976, 1978 [37, 38])

Rechte Koronararterie		
Stenosegrad	Blutstrom-geschwindigkeit [cm/s]	Blutstrom-volumen [ml/min]
Gering	13,5	87,0
I, 25% – 50%	17,6	90,0
II, 50% – 75%	17,5	83,0
III, 75% – 95%	25,2	89,5
R. interventricularis anterior		
Stenosegrad	Blutstrom-geschwindigkeit [cm/s]	Blutstrom-volumen [ml/min]
Normal	10,0	33,1
III, 75% – 95%	17,0	37,5
III – IV, 95% – 98%	20,0	37,4
R. circumflexus		
Stenosegrad	Blutstrom-geschwindigkeit [cm/s]	Blutstrom-volumen [ml/min]
Normal	13,5	22,5
I, 25% – 50%	10,0	25,5
II, 50% – 75%	10,2	33,0
III, 75% – 95%	19,8	33,3

erhöhte, der Volumenstrom im R. interventricularis anterior jedoch nicht verbesserte, sondern von 39 ml/min auf 34 ml/min abfiel.

Von Decker u. Blümchen [32] wurden 1983 für die rechte Koronararterie 115 ml/min, für den R. interventricularis anterior 60 ml/min und für den Ramus circumflexus 40 ml/min als Standardwerte für das Blutstromvolumen angegeben. Auch Eichstädt u. Felix [40] führten 1983 elektromagetisch bestimmte Flußwerte für die Koronararterien zwischen 113 ml/min und 95 ml/min an und beschreiben darüber hinaus auch Methoden zur Bestimmung der regionalen Durchblutung des Myokards.

4.11.5 Hirnkreislauf

Als zentrales Steuerorgan des menschlichen Organismus reagiert das Gehirn besonders empfindlich auf Schwankungen der Blutzufuhr. Aus diesem Grunde ist die quantitative Erfassung der zerebralen Durchblutung ein zentrales Anliegen der neurologischen Diagnostik, wobei schon früh radiologische Meßmethoden wie Serienangiographie und Tracer-Verfahren zur Anwendung gelangten.

Erste Ansätze, mit Hilfe der Serienangiographie die Hirndurchblutungszeit zu ermitteln, wurden von Moniz [110] unternommen. Später wurden dann diffundierende und auch nichtdiffundierende radioaktive Indikatorgase als Tracer eingesetzt. Bestimmt wurden dabei im wesentlichen Größen, wie die *zerebrale Umlaufzeit* oder Zirkulationszeit, *die gewebespezifische Gehirndurchblutung* sowie die *Blutstromgeschwindigkeit* und das *Blutstromvolumen* in den größeren Gehirnarterien und einzelnen Gefäßabschnitten. In Tabelle 4.14 sind die bei der Bestimmung der zerebralen Umlaufzeit erhaltenen Ergebnisse in chronologischer Reihenfolge zusammengefaßt. Bis auf die Daten von Klanova u. Heinis, die mit Tracer-Methoden gearbeitet haben, sind die obigen Werte mit Hilfe der Serienangiographie bestimmt worden. Viele Autoren benutzten als Meßstrecke den Gefäßabschnitt zwischen der A. carotis interna und dem Confluens sinuum; verschiedene Untersucher gaben hierfür jedoch andere Definitionen an.

Die gewebespezifische Hindurchblutung, bezogen auf 100 g Gehirnmasse wurde von einer Reihe von Autoren [103] mit Hilfe von Tracer-Methoden bestimmt und ist in Tabelle 4.15 zusammenstellt. Diese Daten sind Mittelwerte bezogen auf die gesamte Gehirnmasse, und es fällt auf, daß sie relativ gut übereinstimmen. Lübbers [103] gibt 1972 den Wert von 55–56 ml/min/100g als Normwert an. Eine weitere Aufteilung auf die graue und weiße Gehirnsubstanz ergibt 86,6 ± 17 ml/min/100g für die graue Gehirnsubstanz und 21,7 ± 5,2 ml/min/100g für die weiße Gehirnsubstanz.

Mit dem Aufkommen der Hochfrequenzkinematographie, die für die Kinedensitometrie eine

Tabelle 4.14. Ergebnisse der Messung der mittleren zerebralen Umlaufzeit von verschiedenen Untersuchern. (Aus Möller 1978 [107])

Autor	Jahr	Zirkulationszeit t
Moniz	1932	3 s
Elridge	1938	4 s
List, Burge	1945	4 s
Green, Arana	1948	4 s
Sanchez-Perez	1949	4 s
Raney	1950	4 – 5 s
Curtis	1951	2,5 – 3,5 s
Frowein	1956	7 – 10 s
Tönnis, Schiefer	1959	6,3 s
Greitz	1968	3,43 s
Piepgras	1971	3,2 s
Klanova, Heinis	1972	9 – 3 s
Möller, Wolschendorf	1978	3,4 s mit Narkose
Möller, Wolschendorf	1978	4,3 s ohne Narkose

Tabelle 4.15. Mit Tracer-Methoden bestimmte Werte der gewebsspezifischen Hirndurchblutung. (Aus Lübbers 1972 [103])

Autor	Jahr	Durchblutung [ml/min/100g]
Kety, Schmidt	1945	54,0 ± 12
Bernsmeier, Siemons	1953	58,3 ± 6,6
Lassen, Munck	1955	52,0 ± 8,6
Tönnis	1959	55,7 ± 6,8
Kennedy, Sokoloff	1957	60,1 ± 2,6
Gottstein	1965	55,1 ± 6,1

zeitlich hochauflösende Auswertung von 50–200 Bildern/s erlaubte, wurden Methoden zur Messung der Blutstromgeschwindigkeit und des Blutstromvolumens in der Hirnstrombahn entwickelt. Die ersten angiokinedensitometrischen Untersuchungen sind an der A. carotis communis und A. carotis interna vorgenommen worden; die dabei erhaltenen Meßergebnisse sind in Tabelle 4.16 und Tabelle 4.17 zusammenfassend dargestellt.

Zu den in den obigen Tabellen dargestellten Werten ist anzumerken, daß sie teilweise unter sehr verschiedenen Randbedingungen bestimmt wurden. Die meisten von ihnen wurden mit der Kinedensitometrie ermittelt, lediglich Lantz et al. benutzten die Videodensitometrie. Dabei machten sie zunächst relative Angaben für den Fluß, aus denen unter Zugrundelegung eines Herzminutenvolumens von 5830 ml/min die absoluten Werte berechnet wurden. Möller u. Wolschendorf [109] setzten 1985 computergestützte Meßwerterfassung und teilweise die digitale Bildverarbeitung zur Auswertung ein. Ein Teil der Autoren arbeitete ohne und ein anderer Teil mit Narkose; außerdem ist eine natürliche biologische Varianz mit zu berücksichtigen. Angesichts dieser Einflüsse kann die Übereinstimmung der Meßwerte noch als relativ gut bezeichnet werden, und sie entsprechen auch den von Ingvar u. Lassen [82] mit der Xenonclearancemethode gemessenen Werten.

Tabelle 4.16. Kinedensitometrisch bestimmte Werte der Blutstromgeschwindigkeit bzw. des Blutstromvolumens in der A. carotis communis

Autor	Jahr	Blutstromvolumen [ml/min]
Klingler	1959	360 – 480
Hilal	1966	510
Heuck, Piepgras, Vanselow	1969	462
Lantz	1981	496
Wolschendorf	1987	405

Neben der Bestimmung der Absolutwerte für die Strömungsgeschwindigkeit und das Blutstromvolumen wurden die Auswirkung pathologischer Veränderungen auf die Durchblutung untersucht. So fand Huber [80, 81] ein Absinken des Blutstromes auf 50% des Normalwertes bei einem Mediaverschluß; ebenso stellte er ein Absinken bei einem Anfallsleiden und mit ansteigendem Lebensalter fest. Auch Heuck et al. [71, 74] führten Untersuchungen an verschiedenen anderen Meßpunkten der Hirnstrombahn, die in Abb. 4.17 mit den dazugehörigen Densitometerkurven dargestellt sind, durch und beobachteten einen signifikanten Rückgang der Blutstromgeschwindigkeit bei Patienten mit Gefäßerkrankungen und mit raumfordernden Prozessen und konnten periphere Zirkulationsstörungen mit ischämischen Hirngewebsläsionen densitometrisch erfassen.

Nach Weiterentwicklung der elektronischen Meßtechnik und mit Hilfe computergestützter Auswerteverfahren für die Kinedensitometrie gelang es Möller u. Wolschendorf [109] 1985 Messungen der Blutstromgeschwindigkeit in den mittleren Gehirnarterien vorzunehmen, deren Ergebnisse in Tabelle 4.18 wiedergegeben sind. Mit

Tabelle 4.17. Kinedensitometrisch bestimmte Werte der Blutstromgeschwindigkeit und des Blutstromvolumens in der A. carotis interna

Autor	Jahr	Blutstromgeschwindigkeit [cm/s]	Blutstromvolumen [ml/min]
Klingler	1959	-	300 – 360
Hilal	1966	-	330
Huber	1967	-	330
Heuck, Piepgras, Vanselow	1969	36 – 29	306 – 340
Piepgras	1971	38,8	323
Heuck, Piepgras, Vanselow	1972	27,7	264
Rutishauser, Wellauer	1972	19,7 re/22,4 li	380 re/400 li
Lantz	1980	-	309
Möller, Wolschendorf	1985	25	355
Wolschendorf	1987	22,5	311

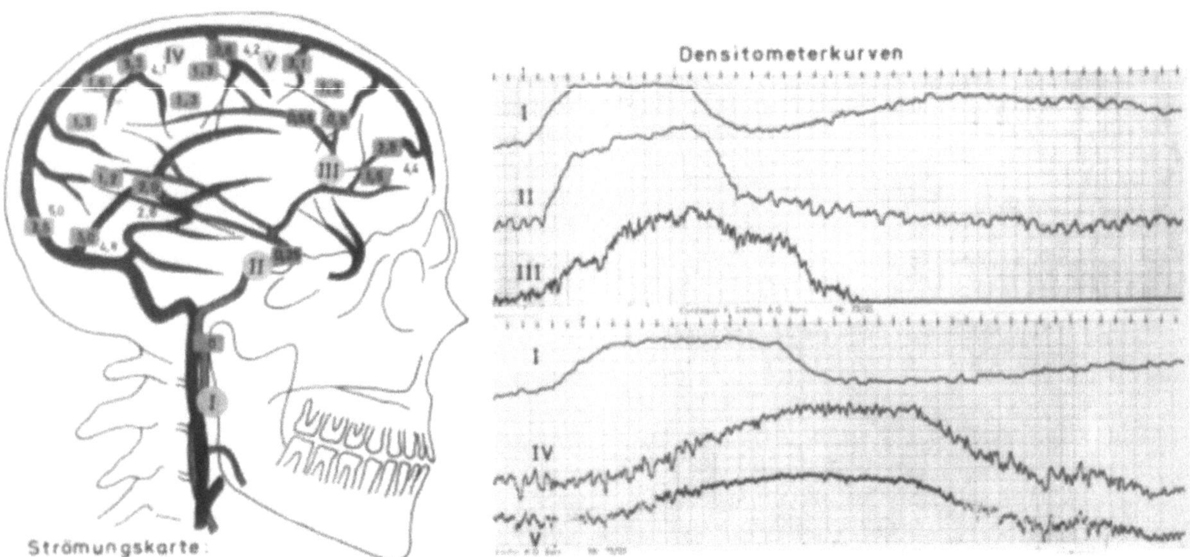

Abb. 4.17. Meßorte und dazugehörige Densitometerkurven in der Hirnstrombahn. *I* A. carotis interna, *II* Carotis syphon, *III* A. cerebri media, *IV* und *V* Parenchym

Einsatz der digitalen Bildverarbeitung, die bei der Auswertung der Kineradiographien eine höhere Ortsauflösung ermöglichte, fand Wolschendorf [167] 1987 die in Tabelle 4.19 wiedergegebenen Werte der zerebralen Blutstromgeschwindigkeit in den großen, mittleren und kleinen Gehirnarterien. Der hierbei beobachtete Abfall der Strömungsgeschwindigkeit von den großen Arterien hin zu den kleineren Arterienästen entspricht in der Tat den theoretischen Modellvorstellungen der Hämodynamik von Wetterer u. Kenner [162, 163]. Weitere densitometrische Untersuchungen im Parenchymbereich deuten darauf hin, daß sich in den Arteriolen und Kapillaren die Strömungsgeschwindigkeit noch weiter verlangsamt.

Mit der Ultraschallmeßtechnik kam es zu Beginn der 80er Jahre zur Entwicklung des gepulsten Ultraschalldopplerverfahrens. Aaslid et al. [1] setzten 1982 diese Methode zu transkraniellen Messungen der Blutstromgeschwindigkeit in den größeren Gehirnarterien ein. Sie fanden bei Normalpersonen im Alter zwischen 20 und 65 Jahren die in Tabelle 4.20 gezeigten Werte. In der Folgezeit wurde diese Technik apparativ verbessert und weiter verbreitet. Insbesondere an der A. cerebri media wurden von einer Reihe anderer Autoren Untersuchungen durchgeführt, deren Ergebnisse in Tabelle 4.21 wiedergegeben sind.

Es fällt auf, daß die sonographisch gefundenen Werte der Blutstromgeschwindigkeit erheblich höher liegen als die mit der Kinedensitometrie

Tabelle 4.18. Mit der computergestützten Kinedensitometrie bestimmte mittlere Werte der Blutstromgeschwindigkeit in den Gehirnarterien. (Aus Möller u. Wolschendorf 1985 [109])

Gefäßabschnitt	Blutstromgeschwindigkeit [cm/s]
A. carotis interna	25
A. cerebri auterior	17
A. cerebri media (Anfang)	14,5
A. cerebri posterior	10,5
A. cerebri media (Ende)	9,5
A. occipitalis interna	7,5

Tabelle 4.19. Mit der digitalen Bildverarbeitung bestimmte Werte der mittleren Blutstromgeschwindigkeit in den großen und kleinen Gehirnarterien. (Aus Wolschendorf u. Heinrichs 1987 [167])

Gefäßabschnitt	Blutstromgeschwindigkeit [cm/s]
A. carotis communis	28,4
A. carotis interna	22,2
Carotis syphon	17,9
A. cerebri anterior	16,6
A. pericallosa (Anfang)	16,1
A. pericallosa (Mitte)	15,6
A. pericallosa (Ende)	14,8
A. cerebri media (Anfang)	14,2
A. cerebri media (Mitte)	11,7
A. cerebri media (Ende)	9,6
A. vertebralis	17,1
A. basilaris	14,2
A. cerebri posterior	10,3
A. occipitalis interna	7,3

Tabelle 4.20. Mit dem transkraniellen Ultraschalldopplerverfahren gemessen Blutstromgeschwindigkeiten in den großen Gehirnarterien (Aus Aaslid et al. 1982 [1])

Gefäßabschnitt	Geschwindigkeit [cm/s]
A. cerebri media	62 ± 12
A. cerebri anterior	51 ± 12
A. cerebri posterior	44 ± 11
A. carotis interna	37 ± 6,5

bestimmten Meßdaten. Insbesondere in der A. cerebri media sind sie um den Faktor 3 bis 4 größer als die mit anderen Meßmethoden ermittelten Strömungsgeschwindigkeiten. Daß die mit der transkraniellen Ultraschalldopplertechnik gefundenen Meßwerte miteinander recht gut übereinstimmten, ist nicht verwunderlich, da gleiche Meßgeräte verwendet wurden. Möglicherweise liegt eine systematische Abweichung vor, die bei der Durchdringung der Knochenschicht im Schläfenfenster oder bei der Umrechnung des Dopplerspektrums in Geschwindigkeiten auftreten könnte. Bestätigt wird dies beispielsweise durch die Ergebnisse von Bouthier et al. [12], die 1985 mit der nichttranskraniellen gepulsten Ultraschalldopplertechnik in der A. carotis communis von Gesunden eine Strömungsgeschwindigkeit von 21.2 cm/s und ein Blutstromvolumen von 410 ml/min erhielt. Das sind Werte, die gut mit den kinedensitometrisch gemessenen Resultaten übereinstimmen.

4.12 Bewertung und Diskussion

Wie aus dem vorangehenden Kapitel zu ersehen ist, liegt eine relativ große Anzahl von Meßergebnissen der Blutstromgeschwindigkeit und des Blutstromvolumens in vielen Gefäßabschnitten des menschlichen Kreislaufsystems vor. Zur Bewertung dieser Daten bedarf es jedoch noch einer Diskussion der meßtechnischen Bedingungen, unter denen sie gewonnen wurden. Hierzu gehören insbesondere die Meßgenauigkeit, aber auch die schon eingangs angeführten Faktoren wie die Invasivität, der technische und wirtschaftliche Aufwand sowie die Orts- und die Zeitauflösung.

Tabelle 4.21. Von verschiedenen Untersuchern mit dem transkraniellen Ultraschalldopplerverfahren gemessene Blutstromgeschwindigkeit in der A. cerebri media. (Aus Adams et al. 1992 [2])

Autor	Jahr	Strömungsgeschwindigkeit [cm/s]
Harders	1984	65 ± 17
Grolimund	1988	58 ± 14
Ringelstein	1989	54 ± 10
Rosenkranz	1990	62 ± 9

Die elektromagnetischen Verfahren weisen z.B., bedingt durch ihre vielfache Anwendung im technischen Bereich, eine relative hohe Genauigkeit auf [139]. Hier liegen die Fehler in der Größenordnung von einigen Prozent; es können jedoch Meßprobleme beim diastolischem Rückfluß auftreten. Wegen der großen Invasivität sind diese Verfahren nicht für klinische Routineuntersuchungen am menschlichen Kreislauf geeignet. Ihr Verdienst besteht darin, daß sie vielfach im Tierversuch zur Eichung anderer, weniger invasiver Methoden herangezogen wurden [131] und damit deren Meßgenauigkeit verbessern halfen.

Der überwiegende Teil der vorliegenden Meßergebnisse ist mit serienangiographischen Meßverfahren, insbesondere mit der Kinedensitometrie, der Videodensitometrie und der digitalen Angiographie gefunden worden. Die bei diesen Methoden auftretenden Fehlerquellen lassen sich im Prinzip in 3 große Gruppen einteilen, nämlich in Fehler, die durch die Technik der Meßapparatur, durch das theoretische Auswerteverfahren und die hämodynamischen Vorgänge im menschlichen Körper bedingt sind.

Die wichtigsten technisch bedingten Fehlerquellen bei der Kinedensitometrie, die von Vanselow et al. [154, 155] ausführlich erörtert wurden, sind Schwankungen der Filmschwärzung, die durch Variation der Bestrahlungs- und Entwicklungsparameter entstehen. Dazu kommen noch Fehler durch ungenügenden Bildstand, durch Filmkörnigkeit und durch die nachfolgende elektronische Signalverarbeitung. Die Kinedensitometrie verfügt über eine relativ hohe zeitliche Auflösung [165], erfordert bei der Auswertung jedoch einen etwas größeren technischen Aufwand. Die Videodensitometrie ist technisch einfacher durchzuführen [65, 66]; sie benötigt keinen Filmentwicklungsprozeß und setzt die Helligkeitswerte unmittelbar in elektronische Signale um. Dafür ist der Dynamikbereich der Helligkeitswerte und die zeitliche Auflösung etwas geringer. Durch Verwendung von Referenzsystemen lassen sich die Schwärzungsfehler weitgehend unterdrücken. Insgesamt liegen die technisch bedingten Fehler bei beiden Verfahren im Bereich von 4–6%.

Die durch das Auswerteverfahren bedingten Fehler kommen dadurch zustande, daß für die beiden gebräuchlichen Auswertemethoden jeweils idealisierende Annahmen gemacht werden müssen, die in der realen Hämodynamik nur unzureichend erfüllt sind. Bei der Stewart-Hamilton-Methode wird für die Herleitung der Gl. (4) vorausgesetzt, daß der Fluß zeitlich konstant ist; dies ist jedoch in der Praxis nicht gegeben. Bei dem Transitzeitverfahren besteht das Problem, welchen Punkt des Bolussignals man für die Zuordnung zu den Zeiten t_1 und t_2, aus denen die Transitzeit Δt bestimmt wird, benutzt. In Abb. 4.18 sind beispielsweise vier verschiedene Zeitzuordnungsverfahren dargestellt, von denen die mittlere Anstiegszeitmethode und die Kreuzkorrelationsmethode die besten Ergebnisse liefern. Wenn das Gefäß nicht parallel zur Bildfläche verläuft, können auch bei der Bestimmung der Gefäßstrecke Δs Fehler hinzukommen. Hier gibt es allerdings Verfahren, aus einer biplanen Abbildung eine dreidimensionale Rekonstruktion des Gefäßes vorzunehmen [45]. Ebenso kann mangelnde Genauigkeit bei der Gefäßdickenmessung zu einem beträchtlichen Fehler bei der Berechnung des Blutstromvolumens führen [135, 136]. Insgesamt liegen die hieraus resultierenden Fehler in der Größenordnung von 8–10%.

Noch gravierender können die Fehler sein, die durch die hämodynamischen Vorgänge im Körper des Patienten zustande kommen. Hierzu gehören der Injektionsvorgang, die mangelnde Durchmischung von Kontrastmittel und Blut, die Verbreitung des Kontrastmittelbolus, die Vasodilatation und die Pulsation des Blutes selbst. Die Auswirkung dieser Störquellen ist ebenso schwerwiegend wie komplex, so daß sie an dieser Stelle nicht ausführlich diskutiert werden können. Hier kann nur in knapper Form auf die 3 wichtigsten Fehlereinflüsse eingegangen werden.

Die mangelnde Durchmischung von Kontrastmittel und Blut führt zu Wandhaftungs- und Unterschichtungsphänomenen, die die Erfassung des Bolus-Signals und damit die Bestimmung der Transitzeit beträchtlich verfälschen können. Der Injektionsvorgang des Kontrastmittels kann auch zu nicht unerheblichen Fehlern führen, wenn er nicht wie von Faust et al. [44] sowie Busch u. Pieroth [23] gezeigt wurde, mit Hilfe einer bestimmten Technik, z.B. herzphasengetriggert, vorgenommen wird. Überhaupt kommen die größten Fehleranteile durch die Auswirkung der Pulsation zustande. Wie durch Messungen an Modellkreisläufen nachgewiesen wurde [30, 47], können sie eine Größenordnung von gut 20% erreichen. Sie hängt, wie von Wolschendorf u. von Spreckelsen [146, 166] gezeigt wurde, von der Phasenlage des Bolussignals zum Pulsationszyklus ab und läßt sich durch geeignete Wahl der Meßorte beträchtlich reduzieren. Insgesamt überlagern sich bei einer serienangiographischen Messung die oben aufgeführten Störeinflüsse, und es obliegt der Mühewaltung des jeweiligen Untersuchers, sie durch sorgfältige Durchführung des Meß- und Auswertevorganges so weit zu reduzieren, daß ein Gesamtfehler von etwa 10–15% nicht überschritten wird.

Bei einer Gesamtbewertung dieser Methode sind neben der Meßgenauigkeit auch die anderen Faktoren wie Invasivität, technischer Aufwand, zeitliche und örtliche Auflösung mit zu berücksichtigen. Wegen der Injektion eines Kontrastmittels und der Verwendung einer Reihe von Röntgenaufnahmen ist die Serienangiographie als schwach bis mäßig invasives Verfahren einzustu-

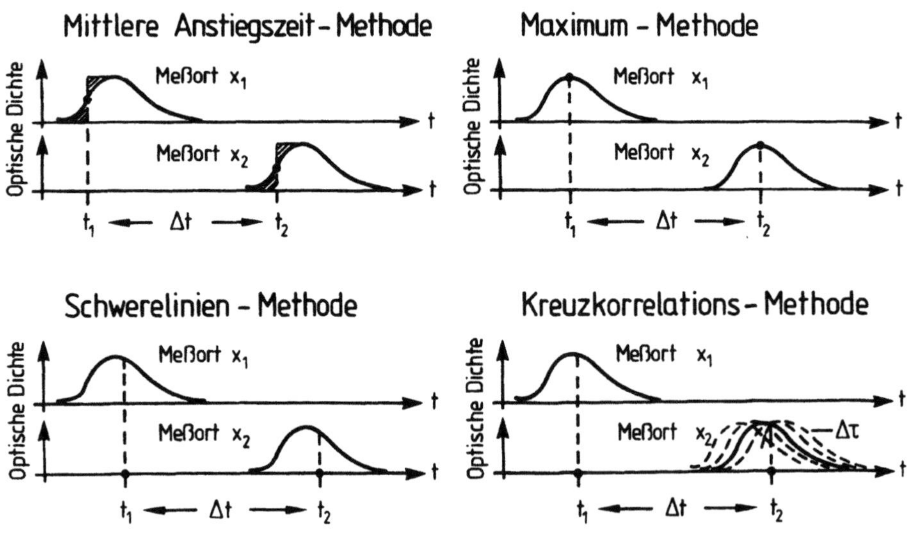

Abb. 4.18. Verschiedene Zeitzuordnungsverfahren bei der Transitzeitmethode

fen. Andererseits hat die Entwicklung neuer Kontrastmittel, intravenöser Techniken und hochempfindlicher Bildverstärker die auftretenden Risiken erheblich reduziert. Die zeitliche Auflösung ist recht gut. Als Ergebnis wird in der Regel der zeitliche Mittelwert $\bar{v}$ der Blutstromgeschwindigkeit gemessen; es läßt sich jedoch auch die zeitabhängige Momentangeschwindigkeit v(t) rekonstruieren [146]. Der unübersehbare Vorteil der Serienangiographie liegt zum einen in der Tatsache, daß angiographische Untersuchungen zu den Standardverfahren der klinischen Diagnostik gehören. Zum anderen verfügt sie über eine außerordentlich *gute regionale Ortsauflösung*. Sie ermöglicht es, innerhalb einer angiographischen Bildserie, eine präzise Auswahl des in Frage kommenden Gefäßabschnitttes – auch in tieferen und von Knochen überlagerten Körperpartien – vorzunehmen, Artefakte sogleich zu erkennen und Fehlinterpretationen zu vermeiden. Rein meßtechnisch betrachtet wäre natürlich die schnelle Computertomographie die Methode der Wahl, doch der wirtschaftliche Aufwand läßt gegenwärtig eine weite Verbreitung dieses Verfahrens noch nicht zu.

Ein weiterer Teil der zusammengestellten Meßergebnisse wurde mit Tracer-Verfahren gewonnen. Bei der Bewertung der Meßgenauigkeit muß jedoch die andere Vorgehensweise bei der Auswertung mit berücksichtigt werden. Insbesondere bei den diffundierenden Tracern dringt der Indikator in das umgebende Gewebe ein, so daß eine örtliche Auflösung einzelner Gefäße nicht möglich ist. Selbst bei nichtdiffundierenden Tracern verteilt sich der Indikator bis in die Kapillaren, so daß nur Geweberegionen und keine einzelnen Gefäßabschnitte von den Detektoren erfaßt werden können. Auch das zeitliche Auswaschen nach Gl. (8) erfolgt im Minutenbereich, so daß Aussagen über das kurzzeitige Verhalten der Blutstromgeschwindigkeit nicht möglich sind. Insgesamt liefert das Tracer-Verfahren eine Durchblutungsangabe, die sowohl über einen längeren Zeitraum als auch über ein größeres Gewebevolumen gemittelt ist. Die Meßwerte werden daher in Milliliter Blut pro 100 g Gewebe und pro Minute angegeben; Geschwindigkeitsangaben in Zentimeter pro Sekunde sind damit nicht zu erhalten. Die Meßmethode eignet sich insbesondere zur Bestimmung der mittleren Durchblutung anatomisch gut abgegrenzter Organe wie z.B. des Gehirns. Der Vorteil der weiterentwickelten Methoden wie z.B. von PET u. SPECT [49, 68] liegt darin, daß man mit ihnen eine gute regionale Darstellung von Vorgängen, die am Stoffwechsel beteiligt sind, wie z.B. der Glukoseverbrauch, erhalten kann. Vom Standpunkt der Invasivität her ist das Verfahren wegen der intrakorporalen Anwendung radioaktiver Isotope als schwach bis mäßig invasiv anzusehen. Dabei ist zu berücksichtigen, daß sich in jüngster Zeit die Strahlenschutzbestimmungen für die Anwendung inkorporierter Strahler beträchtlich verschärft haben.

Unter den im vorangehenden Abschnitt zusammengestellten Meßwerten stellen die mit dopplersonographischen Verfahren bestimmten Daten zur Zeit noch einen kleineren Anteil dar. Die Ultraschallmeßmethode hat einen hohen technischen Standard erreicht, und ihr Einsatz gehört nahezu überall zur Routinediagnostik. Der apparative Aufwand ist relativ gering, und das Verfahren gilt als nichtinvasiv. Als weiterer Vorteil ist anzusehen, daß die dopplersonographische Messung eine hohe zeitliche Auflösung besitzt und unmittelbar den zeitlichen Verlauf der Momentangeschwindigkeit v(t) anzeigt, aus der sie dann den zeitlichen Mittelwert $\bar{v}$ berechnet.

Wie jedoch aus den zusammengestellten Meßergebnissen zu ersehen ist, bestehen offenbar noch Probleme mit der absoluten Meßgenauigkeit. Die in Tabelle 4.8 gezeigten Werte über die Blutstromgeschwindigkeiten in der A. brachialis können z.Z. mangels Vergleichsdaten nicht diskutiert werden. Die in den Tabellen 4.4, 4.6 und 4.7 wiedergegebenen Flußwerte aus dem Bereich der peripheren Arterien liegen jedoch deutlich *unter* den Ergebnissen, die mit anderen Methoden erzielt werden.

Genau entgegengesetzt sind die Verhältnisse bei der transkraniellen Dopplersonographie. Die in Tabelle 4.20 und Tabelle 4.21 gezeigten Werte der Blutstromgeschwindigkeit in den größeren Gehirnarterien sind um *den Faktor 3 bis 4 größer* als die Werte, die mit anderen Meßverfahren ermittelt wurden. Nicht transkranielle Messungen an der A. carotis hingegen zeigen Resultate, die gut mit kine- und videodensitometrischen Daten übereinstimmen. Eine Erklärung für diese signifikanten und teilweise gegenläufigen Abweichungen ist gegenwärtig noch nicht bekannt. Offenbar liegen hier *systematische Abweichungen vor*, die möglicherweise bei der Umrechnung des Frequenzspektrums in die Momentangeschwindigkeit auftreten. In jedem Falle besteht hier noch Aufklärungsbedarf.

Wenn auch die absoluten Werte der in den Tabellen 4.6 und 4.7 gezeigten dopplersonographischen Daten alle zu niedrig ausfallen, so erscheinen die relativen Werte, d.h. die Zahlen-Verhältnisse, in denen die Blutstromvolumen in den einzelnen Gefäßabschnitten zueinander stehen, weitgehend richtig zu sein. Daher ist die Anwendung der Dopplersonographie bei Relativ-

und Longitudinalmessungen offenbar sinnvoll. Insbesondere die Darstellung der Pulsform ermöglicht neben der Bestimmung der reinen Blutstromgeschwindigkeit auch diagnostische Aussagen über verschiedene andere pathologische Veränderungen im Gefäßsystem bis hin zu Rückschlüssen auf Wandelastizität und Klappeninsuffizienz [93]. Allerdings besteht auch hier eine merkliche Abhängigkeit vom Anstellwinkel der Sonde und von der Auffindung der richtigen Gefäßtiefe und damit letzten Endes auch vom Untersucher.

Unter den oben angeführten Meßergebnissen befinden sich keine Resultate, die mit Hilfe der Laser-Doppler-Anemometrie gefunden wurden. Dies hat seine Ursache darin, daß diese Methode nur zur Bestimmung der Blutströmung in den oberflächennahen kleinen Gefäßen geeignet ist und hierbei auch keine Angaben zum absoluten Wert des Blutstromvolumens gemacht werden können. Das Verfahren ist nichtinvasiv, technisch mäßig aufwendig und liefert eine gute Zeitauflösung. Es ist jedoch in seinen Einsatzmöglichkeiten auf die Relativmessung der oberflächennahen Mikrozirkulation beschränkt.

Mit der Magnetresonanzmethode sind bisher nur einige wenige der oben zusammengestellten Meßergebnisse bestimmt worden. Die bei der Nierendurchblutung gefundenen Resultate [164] stimmen relativ gut mit den auf anderem Wege gemessenen Daten überein; für den Fluß in den Pulmonalarterien [138] sind keine Vergleichswerte bekannt. Diese Technik besitzt eine vergleichsweise hohe Zeitauflösung und liefert eine Darstellung der Momentangeschwindigkeit in den größeren Körperarterien. Die Ergebnisse weisen jedoch noch eine relativ große Streuung auf, und die Diskussion um das beste Auswerteverfahren ist noch nicht entschieden. Prinzipiell gilt die Magnetresonanztechnik als nichtinvasiv, jedoch wird der Einfluß magnetischer Wechselfelder auf den menschlichen Organismus in jüngster Zeit verstärkt untersucht. Der materielle und der technische Aufwand ist bei dieser Untersuchung gegenwärtig noch recht hoch. Die Entwicklung ist im Fluß, und noch während der Drucklegung dieses Buches erschien ein umfassender Beitrag von Debatin u. Hauser [173], in dem eine Reihe weiterer mit der MR-Technik bestimmter Ergebnisse von Blutflußmessungen präsentiert werden. Es ist vorstellbar, daß Magnetresonanzverfahren bei günstigeren wirtschaftlichen Perspektiven und verbesserten Auswertealgorithmen zukünftig vermehrt bei der Bestimmung der Blutstromgeschwindigkeit zum Einsatz gelangen.

Literatur

1. Aaslid R, Markwalder TM, Nornes H (1982) Noninvasive transcranial Doppler ultrasound recording of flow velocity in basal cerebral arteries. J Neurosurg 57:769–774
2. Adams RJ, Nichols FT, Hess DC (1992) Normal Values and Physiological Variables. In: Newell DW, Aaslid R (eds) Transcranial Doppler. Raven Press, New York, pp 41–48
3. Anschütz F, Heuck F (1959) Kreislaufuntersuchungen am Menschen mit der Serienangiographie. Fortschr Röntgenstr 91:512–517
4. Anschütz F, Heuck F, Schwarzkopf HJ (1963) Eine Methode zur Messung des Blutstromvolumens in den Arterien des nicht narkotisierten Menschens. Pflugers Arch 227:242–250
5. Axel L, Shimakawa A, MacFall J (1986) A time-of-flight method of measuring flow velocity by magnetic resonance imaging. Magn Reson Imaging 4:199–205
6. Barth K, Deimling M, Fritschy P, Lenz G, Müller E, Reinhardt ER (1985) Visualization and measurement of flow with magnetic resonance imaging. Biomed Techn 30:12–17
7. Bernsmeier A, Siemons K (1953) Die Messung der Hirndurchblutung mit der Stickoxydulmethode. Pflugers Arch 258:149–162
8. Birkmayer W, Hawliczek F, Langner S, Seemann D (1961) Die Messung der zerebralen Durchblutungszeit mit Radioangiographie. Acta Neurochir Suppl 7:186–189
9. Böck JC, Sander B, Frank J, Schörner W (1991) Schnelle magnetresonanztomographische Messung von Kontrastmittelverdünnungskinetiken (Gadolinium-DTPA) in einem Kreislaufphantom. Fortschr Röntgenstr 155:267–271
10. Bollinger A (1979) Funktionelle Angiologie. Thieme, Stuttgart New York
11. Bonner R, Nossal R (1981) Model for laser Doppler measurements of blood flow in tissue. Appl Optics 20:2097–2107
12. Bouthier J, Benetos A, Simon A, Levenson J, Safar M (1985) Pulsed Doppler Evaluation of diameter, blood velocity, and blood flow of common carotid artery in sustained essential hypertension. J Cardiovasc Pharmacol 7:99–104
13. Brennecke R, Bürsch JH, Heintzen PH (1978) Improvements in videodensitometric measurement techniques. In: Heintzen PH (ed) Roentgen-cine- and videodensitometry: Fundamentals and applications for blood flow and heart volume determination. Thieme, Stuttgart, pp 15–22
14. Brennecke R, Brown RK, Bürsch JH, Heintzen PH (1978) A digital system for roentgen-video image processing. In: Heintzen PH (ed) Roentgen-, cine- and videodensitometry: Fundamentals and applications for blood flow and heart volume determination. Thieme, Stuttgart, pp 150–157
15. Brock M, Hadjidimos A, Ellger M, Kohlmeyer K, Schürmann K (1966) Die örtliche Hirndurchblutung und Gefäßreaktivität bei intrakraniellen Gefäßerkrankungen. Untersuchungen mit 16 Detektoren nach der Isotopen-Clearance-Methode. Radiologe 2:451–453
16. Brody WR (1981) Hybrid subtraction for improved arteriography. Radiology 141:828–831
17. Buck J, Guhl L, Reiser U (1983) Angiocinedensitometry of renal blood circulation by ECG controlled injection. In: Heuck F (ed) Radiological functional analysis of the vascular System. Springer, Berlin Heidelberg New York Tokyo, pp 165–169
18. Buck J (1986) Blutflußmessungen mit der Kinedensitometrie. Thieme, Stuttgart New York

19. Buck J (1987) Blood flow measurements with digital arteriography. In: Heuck F, Donner MW (eds) Radiology today 4. Springer, Berlin Heidelberg New York London Paris Tokyo, pp 37–43
20. Bürsch JH, Heintzen PH (1978) Some principles for circulatory studies using videodensitometry. In: Heintzen PH (ed) Roentgen-, cine- and videodensitometry: Fundamentals and applications for blood flow and heart volume determination. Thieme, Stuttgart, pp 2–11
21. Bürsch JH, Hahne HJ, Brennecke R, Grönemeyer D, Heintzen PH (1981) Assessment of arterial blood flow by digital angiography. Radiology 141:39–47
22. Bürsch JH (1983) Use of digitized functional angiography to evaluate arterial blood flow. Cardiovasc Intervent Radiol 6:303–310
23. Busch HP, Pieroth HD (1979) Video-Angio-Densitometrie mittels mikroprozessorgesteuerter Meßwerterfassung und Meßwertverarbeitung. Biomed Techn Ergänzungsbd 24:160–161
24. Busch HP, Georgi M (1981) Klinische Anwendungen von Durchflußmessungen mit Hilfe einer Video-Densitometrie-Anlage. Biomed Techn Ergänzungsbd 26:71–72
25. Caro CG, Pedley TJ, Schroter RC, Seed WA (1978) The mechanics of circulation. Oxford University Press, New York Toronto
26. Casty M, Giddens DP (1984) 25 + 1 channel pulsed ultrasound Doppler velocity meter for quantitative flow measurements and turbulence analysis. Ultrasound Med Biol 10:161–172
27. Christensen PC, Ovitt ThW, Fisher HD, Frost MM, Nudelman S, Roehrig H (1980) Intravenous angiography using digital video subtraction: Intravenous cervico-cerebrovascular angiography. Am J Roentgenol 135:1145–1152
28. Cronqvist S, Greitz R (1969) Cerebral circulation time and cerebral blood flow. Comparison of angiography and the 133 Xe technique. Acta Radiol 8:296–304
29. Czembirek H (1987) Zum Wert der abdominellen gepulsten Duplexsonographie. Radiologe 27:98–105
30. Decker D, Roth F-J, Epple E, Allenberg JP (1973) Meßabweichungen der Röntgen-Cine-Densitometrie, überprüft an Modellkreisläufen. Biomed Techn 18:133–138
31. Decker D, Epple E, Becker J, Weller R (1976) Meßverfahren für die Röntgen-Cine-Densitometrie bewegter Gefäße. Biomed Techn 21:179–185
32. Decker D, Blümchen G (1983) Coronary flow measurements using cinedensitometry. In: Heuck F (ed) Radiological functional analysis of the vascular system. Springer, Berlin Heidelberg New York Tokyo, pp 146–149
33. Dedichen H, Kordt KF (1974) Blood flow in normal ileofemoral arteries studied with electromagnetic technique. Acta Chir Scand 140:371
34. Deininger HK, Heuck F, Vanselow K (1971) Ergebnisse der Kinedensitometrie der Nierendurchblutung. Röntgenbl 24:361–365
35. Deininger HK, Heuck F, Vanselow K, Barth V (1973) Die Analyse des Organkreislaufs der Niere mit der Angiokinedensitometrie. Radiol Diag 14:453–461
36. Deininger HK (1974) Die Angiometrie der Niere. Habilitationsschrift, Universität Tübingen
37. Dembski JC, Decker D, Epple E, Heuck F, Zeitler E (1976) Koronare Flußmessungen mit der Kinedensitometrie. Fortschr Röntgenstr 124:59–67
38. Dembski JC, Decker D, Epple E, Heuck F, Scharf-Bornhofen E, Zeitler E (1978) Koronare Flußmessung mit der Cinedensitometrie. Fortschr Röntgenstr 128:391–396
39. Edelman RR, Mattle HP, Kliefield J, Silver MS (1989) Quantification of blood flow with dynamic MR imaging and presaturation bolus tracking. Radiology 171:551–556
40. Eichstädt H, Felix R (1983) Survey of techniques for measuring myocardial microperfusion. In: Heuck F (ed) Radiological functional analysis of the vascular system. Springer, Berlin Heidelberg New York Tokyo, pp 150–162
41. Epple E, Decker D, Heuck F (1974) Mess- und Auswerteverfahren der Röntgen-Cine-Densitometrie mit einer Datenverarbeitungsanlage. Fortschr Röntgenstr 120:345–353
42. Erikson U, Hemmingson A, Lörelius LE, Ruhm G, Wolgast M (1978) Determination of the total and regional renal blood flow by videodensitometry. Contrib Nephrol 11:127–133
43. Erikson U, Lindgren PG, Löfroth PO, Ruhn G, Wolgast M (1977) Measurement of total and regional renal blood flow by video-densitometry. Acta Radiol [Diagn] (Stockholm) 18:225–234
44. Faust U, Decker D, Nast K (1983) Technique for injection of contrast medium. In: Heuck F (ed) Radiological functional analysis of the vascular system. Springer, Berlin Heidelberg New York Tokyo, pp 36–41
45. Faust U, Both A, Michel C (1985) Three-dimensional reconstruction of the coronary artery tree from digitized cineangiograms and stenosis evaluation. Proc of the XIV ICMBE and VII ICMP Congress, Espoo, Finland, pp 252–253
46. Felix R, Bücheler E, Vanselow K, Schulz D, Bayerl W, Schneider H (1972) Cinedensitometrie des Portalkreislaufs. Zur Methode und erste Ergebnisse. Fortschr Rontgenstr 117:570–586
47. Fermor U, Huber H, Neuhaus KL, Schmiel FK, Spiller P (1979) Measurement of flow velocities in the model circulation by videodensitometry. Methodological investigations. Basic Res Cardiol 4:361–377
48. Florian H, Perktold K, Hilbert D (1986) Stationäre Strömung in einem Modell des menschlichen Carotis-Syphons. Biomed Techn 31:117–121
49. Frackowiak RSJ, Lenzi GL, Jones T, Heather JD (1980) Quantitative measurement of cerebral blood flow and oxygen metabolism in man using ^{15}O and positron emission tomography: Theory, procedure and normal values. J Comp Assist Tomogr 4:727–736
50. Franck O, Alwens W (1910) Kreislaufstudien am Röntgenschirm. MMW 57:950–957
51. Franklin DL, Bahr DW, Ellis RM, Rushmer RF (1959) A pulsed ultrasonic flowmeter. IRE Trans Med Electronics ME-6:204–206
52. Fröhlich H (1984) Videodensitometric measurement of the blood flow in the model circulation and in the iliac arteries: Methodological investigations. In: Baert AL, Boijsen E, Fuchs WA, Heuck FHW (eds) Frontiers in european radiology 4. Springer, Berlin Heidelberg New York Tokyo, pp 123–157
53. Fröhlich H, Wuppermann T (1983) Videodensitometric measurement of venous return from the lower limb. In: Heuck F (ed) Radiological functional analysis of the vascular system. Springer, Berlin Heidelberg New York Tokyo, pp 190–194
54. Gamroth AH, Schad LR, Betsch B (1992) Techniken und derzeitige Indikationen der MR-Angiographie. Radiologe 32:158–164
55. Gamroth AH, Schad LR, Wacker CM et al (1992) Messung der Blutflußgeschwindigkeit in den Pulmonalarterien mit Hilfe der Magnetresonanztechnik. Radiologe 32:182–184

56. Gmelin E, Arlart J (1987) Digitale Subtraktionsangiographie. Thieme, Stuttgart New York
57. Gould RG, Lipton MJ, McNamara MT, Sievers RE, Koshold S, Higgins CB (1988) Measurement of regional myocardial blood flow in dogs by ultrafast CT. Invest Radiol 23:348–353
58. Greene ER, Voyles WF, Avesthi PS (1982) A comparison of noninvasive echo-Doppler duplex and invasive electromagnetic flowmeter of renal blood flow. J Ultrasound Med [Suppl] 1:60
59. Greitz T (1968) Normal cerebral circulation time as determined by carotid angiography with sodium and methylglucamine diatrizoate (Urografin). Acta radiol 7:331–336
60. Hahne HJ, Bürsch JH, Grönemeyer D, Heintzen PH (1979) Berechnung von Funktionsangiogrammen unter Berücksichtigung röntgenologischer Abbildungsfehler. Biomed Techn Ergänzungsbd 24:191–192
61. Hamilton WF, Moore JW, Kinsman JM, Spurling RG (1932) Studies on circulation; further analysis of injection method and of changes in hemodynamics under physiological and pathological conditions. Am J Physiol 99:534–551
62. Harders A, Gilsbach J (1984) Transkranielle Doppler-Sonographie in der Neurochirurgie. Ultraschall 5:237–245
63. Hartmann A, Lange D, Alberti E, Dorndorf W (1977) Die Bestimmung der regionalen Hirndurchblutung mit der Gammakamera. Fortschr Röntgenstr 126:52–60
64. Heintzen PH, Bürsch J (1966) Methods for the recording of radio-opaque dilution curves during angio-cardiography. Proc Assoc Eur Paed Cardiol 2:3–7
65. Heintzen PH, Bürsch J, Osypka P, Moldenhauer K (1967) Röntgenologische Kontrastmitteldichtemessungen zur Untersuchung der Herz- und Kreislauffunktion. Elektromedizin 12:83–157 (T I–IV)
66. Heintzen PH (ed) (1978) Roentgen-, Cine- and Videodensitometry: Fundamentals and applications for blood flow and heart volume determination. Thieme, Stuttgart
67. Henning J, Müri M, Brunner P, Friedberg H (1988) Quantitative flow measurement with the fast Fourier technique. Radiology 166:237–240
68. Herold S (1985) Positronen-Emission-Tomographie bei zerebralen Gefäßerkrankungen: Die Beziehung von regionalem Blutfluß, Blutvolumen und Sauerstoff-Stoffwechsel. Nuklearmediziner 1:33–41
69. Heuck F, Anschütz F (1962) Wert der Serienangiographie bei Minderdurchblutung der unteren Extremitäten. Radiol Diag 3:111–117
70. Heuck F, Piepgras U, Vanselow K (1969) Densitometrische Messungen des Blutstromvolumens in der Arteria carotis. Radiologe 12:443–448
71. Heuck F, Piepgras U (1969) Densitometrische Bestimmung der Hirndurchblutung. Acta Radiol (Suppl) 9:65–71
72. Heuck F, Vanselow K (1970) Methodik und Möglichkeiten einer densitometrischen Kreislaufanalyse. Fortschr Röntgenstr 112:69–83
73. Heuck F, Anschütz F, Schwarzkopf HJ (1963) Ein röntgenkinematographisches Verfahren zur quantitativen Bestimmung des Blutstromvolumens. Fortschr Röntgenstr 98:428–437
74. Heuck F, Piepgras M, Vanselow K (1972) Die Röntgendensitometrie der Hirnstrombahn. Acta Radiol 13:905–918
75. Heuck FHW (ed) (1983) Radiological functional analysis of the vascular system. Springer, Berlin Heidelberg New York Tokyo
76. Hilal SK (1966) Determination of the blood flow by a radiographic technique. Am J Roentgenol 96:896–906
77. Höhne KH, Böhm M, Erbe W, Nicolae G, Pfeiffer G, Sonne B, Bücheler E: Die Messung und differenzierte bildliche Darstellung der Nierendurchblutung mit der Computer-Angiographie. Fortschr Röntgenstr 129:667–672
78. Höhne KH, Böhm M, Erbe W, Nicolae G, Pfeiffer G, Sonne B (1978) Computer-Angiography – A new tool for X-ray functional diagnostics. Med Progr Technol 6:23–28
79. Holloway GA, Watkins DW (1977) Laser Doppler measurement of cutaneous blood flow. J Invest Dermatol 69:306–310
80. Huber P (1967) Angiographic evaluation of internal carotid bloodflow in patients with cerebrovascular disease. Radiol Clin 36:82–90
81. Huber P (1972) Angiographische Funktionsdiagnostik des Hirnkreislaufs. In: Gänshirt H (Hrsg) Der Hirnkreislauf. Thieme, Stuttgart, S 270–298
82. Ingvar DA, Lassen NA (1961) Quantitative determination of regional blood flow in man. Lancet II:806–807
83. Itzchak Y, Modan M, Adar R, Deutsch V (1975) External iliac artery blood flow in patients with arteriosclerosis obliterans. Am J Roentgenol 125:437–441
84. Itzchak Y, Yerusalmi S, Deutsch V (1975) Blood flow measurements in the iliac arteries by an improved angiographic cinedensitometric technique. Invest Radiol 10:1–9
85. Jäger K, Bollinger A (1990) Duplex-Sonographie der Becken- und Extremitätenarterien. In: Kriessmann A, Bollinger A, Keller HM (Hrsg) Praxis der Doppler-Sonographie. Thieme, Stuttgart New York, S 42–48
86. Jaschke WR, Gould RG, Cogan MG, Sievers R, Lipton MJ: Cine-CT measurement of cortical renal blood flow. J Comput Assist Tomogr 11:779–784
87. Jaschke W, Lipton MJ, Gould RG, Georgi M (1988) Cine-CT: Ein neues Verfahren in der Röntgencomputertomographie. Röntgenpraxis 41:205–211
88. Kämpfen Y (1975) Zur Bestimmung der Verweilzeit in pulsierenden Strömungen mit der Röntgendensitometriemethode. Biomed Techn 20:150–154
89. Kenner T (1983) Physiological aspects concerning the diagnostic analysis of circulatory dynamics. In: Heuck F (ed) Radiological functional analysis of the vascular system. Springer, Berlin Heidelberg New York Tokyo, pp 6–15
90. Kety SS, Schmidt CF (1945) The determination of cerebral blood flow in man by the use of nitrous oxide in low concentration. Am J Physiol 143:53–66
91. Klingler M (1959) Angiographische Messung der Carotisdurchblutung II. Messung der Carotisdurchblutung beim Menschen durch Beobachtung des Reflexes von Kontrastmittel. Acta Neurochir 7:333–343
92. Kolin A (1936) An electromagnetic flowmeter. Principle of the method and its application to blood flow measurements. Proc Soc Exp Biol Med 35:53–56
93. Kriessmann A, Bollinger A, Keller HM (1990) Praxis der Doppler-Sonographie. Thieme, Stuttgart New York
94. Krings W, Roth F-J, Decker D (1983) Cinedensitometric measurement of flow in the femoral and iliac arteries during angioplasty. In: Heuck F (ed) Radiological functional analysis of the vascular system. Springer, Berlin Heidelberg New York Tokyo, pp 182–185
95. Kruger RA, Mistretta CA (1977) Digital K-edge subtraction radiography. Radiology 125:243–243
96. Lantz B (1975) Relative flow measured by roentgen videodensitometry in hydrodynamic model. Acta Radiol [Diagn] (Stockholm) 16:503–519
97. Lantz BMT, Foerster JM, Link DP, Holcroft JW (1980) Determination of relative blood flow in single arteries: New video dilution technique. Am J Roentgenol 134:1161–1168

98. Lantz BMT, Foerster JM, Link DP, Holcroft JW (1980) Angiographic Determination of Cerebral Blood Flow. Acta Radiol [Diagn] (Stockholm) 21:147–153
99. Lassen NA, Ingvar DH (1961) Messung der Hirnrindendurchblutung mit radioaktivem Krypton-85. Experientia 17:42–43
100. Lassen NA, Ingvar DH (1972) Quantitative und regionale Messung der Hirndurchblutung. In: Gänshirt H (Hrsg) Der Hirnkreislauf. Thieme, Stuttgart, S 342–349
101. Levenson JA, Peronneau PA, Simon A Ch, Safar ME (1981) Pulsed Doppler: determination of diameter, bloodflow velocity and volumic flow of brachial artery in man. Cardiovasc Res 15:164–170
102. Liepsch D (1987) Strömungsuntersuchungen an Modellen menschlicher Blutgefäße. VDI-Verlag, Düsseldorf
103. Lübbers DW (1972) Physiologie der Gehirndurchblutung. In: Gänshirt H (Hrsg) Der Hirnkreislauf. Thieme, Stuttgart, S 214–236
104. Luska G, Risch U, Pellengahr M, v. Boetticher H (1990) Farbkodierte doppler-sonographische Untersuchungen zur Morphologie und Hämodynamik der Arterien des Beckens und der Beine bei gesunden Probanden. Fortschr Röntgenstr 153:245–251
105. Meany TF, Ferrario CM, MacIntyre WJ, Mrava GL, Bonds AB (1971) A cinedensitometric method of measuring blood flow by angiography. Radiology 98:97–102
106. Mills CM, Brant-Zawadzki M, Crooks et al (1984) Nuclear magnetic resonance: Principles of blood flow imaging. Am J Roentgenol 142:165–170
107. Möller W-D (1973) Quotientendensitometrische Untersuchungen bei normalen und pathologisch verändertem Hirnkreislauf. Habilitationsschrift, Universität Kiel
108. Möller W-D, Wolschendorf K (1978) The dependence of cerebral blood flow on age. Europ Neurol 17:276–279
109. Möller W-D, Wolschendorf K (1985) Strömungsmessungen im zerebralen Kreislauf. Fortschr Med 103/44:1017–1021
110. Moniz E (1932) Sur la vitesse du sang dans l'organisme. Ann Med interne (Paris) 32:193–220
111. Mostbeck G, Caputo GR, Higgins CB (1992) MR measurement of the blood flow in the cardiovascular system. Am J Roentgenol 159:453–461
112. Nägeli T, Janker R (1931) Experimentell-röntgenologische und röntgenkinematographische Kreislaufstudien. Dtsch Z Chir 232:560–569
113. Newell DW, Aaslid R (1992) Transcranial Doppler. Raven Press, New York
114. Nichols WW, O'Rourke MF (1990) McDonalds blood flow in arteries. Arnold, London Melbourne Auckland
115. Nylin G, Blömer H (1955) Studies on distribution of cerebral blood flow with Thorium B-labelled erythrocytes. Circulat Res 3:79–85
116. Ohnishi K, Saito M, Koen H, Nagayama T, Nomura F, Okuda K (1985) Pulsed Doppler flow as a criterion of portal venous velocity: Comparison with cineangiographic measurements. Radiology 154:495–498
117. Perktold K, Florian H, Hilbert D (1987) Analysis of pulsatile blood flow: A carotid siphon model. J Biomed Eng 9:46–53
118. Peschmann KR, Napel S, Couch JL (1985) High-speed computed tomography: systems and performance. Appl Optics 24:4052–4060
119. Piepgras U (1971) Die Messung der Hirndurchblutung mit einer angiokinematisch-densitometrischen Methode. Habilitationsschrift, Annales Universitatis Saraveniensis Vol. 18. Fasc 2
120. Piepgras U, Heuck F, Vanselow K (1967) Die densitometrische Bestimmung der Hirndurchblutung. Dtsch Röntgenkongreß 1967, Teil A. Thieme, Stuttgart, S 197–200
121. Piepgras U, Heuck F, März K-D (1969) Der Informationswert densitometrischer und szintigraphischer Untersuchungen des Hirngewebes bei Mangeldurchblutung. Radiologe 9:448–451
122. Pieroth HD, Magini E, Georgi M, Marberger M (1977) Ergebnisse der Kineangiodensitometrischen Nierendurchblutungsbestimmung. Fortschr Röntgenstr 126:126–128
123. Pieroth HD (1983) Determination of portal and arterial hemodynamics by angiodensitometry: In: Heuck FHW (ed) Radiological functional analysis of the vascular system. Springer, Berlin Heidelberg New York Tokyo, S 186–189
124. Pieroth HD, Busch HP, Schmidt HD, Georgi M, Leeder H (1979) Indikationsstellung, Problematik und Ergebnisse der angiodensitometrischen Bestimmung der Leberdurchblutung. Biomed Techn 24 Ergänzungsbd:162–163
125. Ringelstein EB (1985) Ultraschalldiagnostik am vertebrobasilären Kreislauf, Teil II: Transnucuale Diagnose intrakranieller vertebrobasilärer Stenosen mit Hilfe eines neuartigen Impulsschall-Doppler-Systems. Ultraschall 6:60–67
126. Ritman EL, Johnson SA, Sturm RE, Wood EH (1973) The television camera in dynamic videoangiography. Radiology 107:417–427
127. Ritman EL, Kinsey JH, Robb RA, Harris LD, Gilbert BK (1980) Physics and technical consideration in the design of DSR: A high temporal resolution volume scanner. Am J Roentgenol 134:369–374
128. Rosen L, Silverman NR (1973) Videodensitometric measurements of blood flow using cross-correlation techniques. Radiology 109:305–310
129. Rüeggsegger PE, Harris LD, Rowland SW, Ritman EL (1978) Predictions of the performance of a dynamic spatial reconstruction system based on mathematical simulation. In: Heintzen PH (ed) Roentgen-, cine-, and videodensitometry: Fundamentals and applications for blood flow and heart volume determination. Thieme, Stuttgart, S 313–317
130. Rutishauser W, Simon H, Stucky JP, Schad N, Noseda G, Wellauer J (1967) Evaluation of roentgen cinedensitometry for flow measurement in models and in the intact circulation. Circulation 26:951–963
131. Rutishauser W, Bussmann W, Noseda G, Meier W, Wellauer J (1970) Blood flow measurement through single coronary arteries by roentgen-densitometry.
I. A comparison of flow measured by a radiologic technique applicable in the intact organism and by electromagnetic flowmeter. Am J Roentgenol 109:12–20
132. Rutishauser W, Bussmann W, Noseda G, Meier W, Wellauer J (1970) Blood flow measurement through single coronary arteries by roentgen-densitometry. II. Right coronary artery flow in conscious man. Am J Roentgenol 109:21–24
133. Rutishauser W, Wellauer J Röntgendensitometrie. In: Gänshirt H (Hrsg) Der Hirnkreislauf. Thieme, Stuttgart, S 401–406
134. Safar ME, Peronneau PA, Levenson JA, Toto-Monkono JA, Simon AC (1981) Pulsed Doppler: diameter, blood flow velocity and volumic flow of the brachial artery in sustained essential hypertension. Circulation 63:393–400
135. Sandor T, Als A, Paulin S (1979) Cine-densitometric measurement of coronary arterial stenoses. Catheterization and Cardiovascular Diagnosis 5:229–245
136. Sandor T, Spears JR (1985) Statistical considerations on the precision of assessing blood vessel diameter in cine

coronary angiography. Computers and Biomedical Research 18:531–543
137. Satomura S (1959) Study of the flow patterns in peripheral arteries by ultrasound. J Acoust Soc Jap 15:151–158
138. Schad LR, Gamroth AH, Wacker CM et al (1993) MR velocity measurement in the pulmonary arteries: A comparative study. Z Med Phys 3:133–140
139. Schröder A (1970) Durchflußmessungen – eine Übersicht. Teil 1. Durchflußmessung. Klassische Verfahren. Technisches Messen - tm 3:91–100
140. Seed WA, Wood NB (1970) Development and evaluation of a hot-film velocity probe for cardiovascular studies. Cardiovasc Res 4:253–263
141. Seifert H, Bollinger A (1990) Laser-Doppler. In: Kriessmann A, Bollinger A, Keller HM (Hrsg) Praxis der Doppler-Sonographie. Thieme, Stuttgart New York, S 51–58
142. Seitz K, Bärlin E, Schäberle W, Junge H (1988) Quantitative Blutflußmessung in abdominellen Gefäßen – klinische Ergebnisse und meßmethodische Probleme mit dem Duplexverfahren. Biomed Techn Erganzungsbd 33:123–124
143. Sicard J, Forestier G, Méthode génerale de l'exploration radiologique par l'huile iodée. Bull Soc Méd Hop Paris 463–469
144. Singer JR, Crooks LE (1983) Nuclear magnetic blood flow measurements in the human brain. Science 221:654–656
145. Sonne B, Höhne KH (1978) Vergleichende Untersuchungen verschiedener Meßmethoden zur Blutflußbestimmung aus digitalen Angiogrammen. Biomed Techn 23:208–215
146. von Spreckelsen M, Wolschendorf K: A method to determine the instantaneous velocity of pulsatile blood flow from rapid serial angiographies. IEEE Trans Biomed Eng BME 32:380–385
147. Stein PD, Sabbah HN, Anke DT, Walbrun J (1979) Blood velocity in the abdominal aorta and common iliac artery of man. Biorheology 16:249–255
148. Stern MD (1975) In vivo evaluation of microcirculation by coherent light scattering. Nature 254:56
149. Stewart GN (1894) Researches on the circulation time in organs and on the influences which affect it. J Physiol 15:1–89
150. Sturm RE, Ritman EL, Wood EH (1978) Prototype of a single X-Ray video imaging chain designed for a fully electronic synchronous cylindrical scanning, dynamic spatial reconstruction system. In: Heintzen PH (ed) Roentgen- cine-, and videodensitometry: Fundamentals and applications for blood flow and heart volume determination. Thieme, Stuttgart, pp 261–270
151. Sveinsdottir E, Lassen UA, Risberg J, Ingvar DH (1969) Regional cerebral blood flow measured by multiple probes: an oscilloscope and a digital computer system for rapid data processing. In: Cerebral blood flow. Springer, Berlin Heidelberg New York, S 27–28
152. Taylor KJW, Burns PN, Woodrock JP, Wells PNT (1985) Blood flow in deep abdominal and pelvic vessels: Ultrasonic pulsed-Doppler analysis. Radiology 154:487–493
153. Ter-Pogossian MM, Richling JO, Davis DO, Welch MJ (1969) The simultaneous measure in vivo of regional cerebral blood flow and regional cerebral oxygen utilization by means of oxyhemoglobin labelled with radioactive oxygen-15. In: Cerebral blood flow. Springer, Berlin Heidelberg New York
154. Vanselow K, Heuck F (1975) Vergleichende Untersuchungen der physikalisch-technischen Grenzen der Video- und Cine-Densitometrie. Biomed Techn 20:86–91
155. Vanselow K, Heuck F, Deininger HK (1975) Neue Grundlagen und Theorien zur Verbesserung der Angio-Cine-Densitometrie. Teil I: Fortschr Röntgenstr 122:453–456; Tiel II: Fortschr Röntgenstr 123:268–273; Teil III: Fortschr Röntgenstr 123:358–363; Teil IV Fortschr Röntgenstr 123:468–475; Teil V Fortschr Röntgenstr 123:567–570
156. Vernazza G, Serpio SB, Lazzoni G, Benvenuto A (1985) Functional image processing in digital subtraction angiography. Proc of the XIV ICMBE and VII ICMP Congress, Espoo, Finland, pp 1525–1526
157. Wehrli FW, Shimakawa A, MacFall J, Perman W (1985) MR imaging of venous and arterial flow by selective saturation-recovery spin echo (SSRSE) methods. J Comp Assist Tomogr 9:537–545
158. Weiske R (1974) Angiodensitometrie und ihre Anwendung auf die Strömungsverhältnisse in der Aorta abdominalis des Menschen. Dissertation, Universität Tübingen
159. Wells PNT, Skidmore R (1985) Doppler developments in the last quinquennium. Ultrasound Med Biol 11:613–623
160. Westermark N (1942) On the circulation through heart, the big vessels and the pulmonary circulation, simultaneously recorded by cinematography and electrocardiography. Acta Radiol (Stockholm) 23:471–510
161. Wetterer E (1937) Eine neue Methode zur Registrierung der Blutströmungsgeschwindigkeit am uneröffneten Gefäß. Z Biol 98:26–36
162. Wetterer E (1967) Bau und Funktion des Gefäßsystems. In: Keidel WD (Hrsg) Kurzgefaßtes Lehrbuch der Physiologie. Thieme, Stuttgart, S 96–135
163. Wetterer E, Kenner T (1968) Grundlagen der Dynamik des Arterienpulses. Springer, Berlin Heidelberg New York
164. Wolf LR, King BF, Torres VE, Wilson DM, Ehmann RL (1993) Measurement of normal renal artery blood flow: Cine phase-contrast MR imaging vs clearance of p-aminohippurate. Am J Roentgenol 161:995–1002
165. Wolschendorf K (1983) Information content of cinedensitometric blood flow measurements. In: Heuck F (ed) Radiological functional analysis of the vascular system. Springer, Berlin Heidelberg New York Tokyo, S 63–68
166. Wolschendorf K (1984) Einfluß der Pulsation auf die röntgendensitometrische Bestimmung der Blutstromgeschwindigkeit. In: Vanselow K, Proppe D (Hrsg) Grundlagen der quantitativen Röntgen-Bildauswertung. Springer, Berlin Heidelberg New York Tokyo, S 222–236
167. Wolschendorf K, Heinrichs J-P (1987) Blutstromgeschwindigkeitsmessungen in den kleinen Gehirnarterien mit einer digitalen Bildverarbeitungsanlage. Med Phys 87:544–549
168. Wolschendorf K, Müller-Deile J, Vanselow K, Heuck F (1978) Ein exaktes Quotientenverfahren zur Auswertung in der Röntgendensitometrie. Biomed Techn 23:235–240
169. Wood EH, Sturm RE, Sanders JJ (1964) Data processing in cardiovascular physiology with particular reference to Röntgen-video-densitometry. Proc Mayo Clin 39:849–953
170. Wrazidlo W, Schneider S, Lederer W, Brambs HJ, Werner T, Gottschlich KW, Hohenberger P (1992) Möglichkeiten und Grenzen der Blutflußquantifizierung peripherer arterieller Gefäße mit der MRT unter Anwendung des Phase-Mapping-Verfahrens. Fortschr Rontgenstr 157:175–179
171. Yerusalmi S, Itzchak Y (1976) Angiographic methods for blood flow measurements. Med Progr Technol 4:107–115
172. Zierler K (1962) Theoretical basis of indicator dilution methods for measuring flow and volume. Circulation Res 10:393–407
173. Debatin JF, Hauser M (1996) Quantification of Blood Flow. In: Arlart JP, Bongartz GM, Marchal G (eds) Magnetic resonance angiography. Springer, Berlin Heidelberg New York Tokyo, pp 67–92

5 Radiologische Untersuchungstechniken des Gefäßsystems – angiographisches Instrumentarium und Zubehör

I.P. Arlart

INHALT

5.1 Geschichte der Angiographie

Die erste Angiographie wurde bereits kurz nach Entdeckung der Röntgenstrahlen 1896 von Haschek u. Lindenthal (1896) publiziert. Die Autoren führten eine arterielle Gefäßdarstellung der Hand postmortal mit einer speziell aufbereiteten Kontrastmittel(KM)-Lösung aus Kreide, rotem Quecksilbersulfid und Kerosin, der sog. Teichmann-Mixtur, durch. Verträgliche Kontrastmittel für den Menschen gab es erst in den 20er Jahren; bis dahin wurden Untersuchungen auf Tiere, Leichen und amputierte Gliedmaßen beschränkt. Erste Angiographien am lebenden Menschen im Jahre 1923 mit Strontiumbromat [8] oder Jodöl [66] als Kontrastmittel hatten in der Folge eine hohe Rate schwerer allergischer Zustände, Nierenversagen und Zerstörung der Blutgefäße.

Bei der ersten zerebralen Angiographie an einem Patienten 1928 wurde von Moniz [49] eine Jod-Natrium-Lösung direkt in die A. carotis injiziert. Kurz darauf wurden die Nierenarterien erstmals durch Punktion der Aorta abdominalis von Dos Santos et al. [14] dargestellt. Diese Untersuchungen bildeten gewissermaßen die Grundlage für den Eingang der Arteriographie in die klinische Anwendbarkeit [15, 59, 65]. Die Entwicklung phlebographischer Untersuchungen gehen auf Ratschow [58] sowie Sgalitzer et al. [65] zurück. Die bessere Verträglichkeit jodhaltiger Substanzen, zunächst als Monoiodidc im Einsatz, und 1931 durch Diiodide ersetzt [9], allerdings ermöglichte erst, Angiographien in größerem Stil und unbedenklicher einzusetzen. Durch weitere Veränderungen der chemischen Strukturen in den darauffolgenden 20 Jahren [31, 67], vor allem aber durch die Entwicklung nichtionischer [1] und dimerer Substanzen [22] bzw. die Kombination beider Eigenschaften [68] wurde die Angiographie zu einem Verfahren der klinischen Routine und für den Patienten immer problemloser.

Waren in der Anfangsphase angiographische Darstellungen der Aorta und ihrer Äste im Übersichtsbild nur durch operative Freilegung meist der Leistengefäße möglich [16, 23, 32, 34, 50, 57], so setzte sich Anfang der 50er Jahre die perkutane Gefäßpunktion mit Einbringung von Kathetern in das Gefäßlumen durch [42, 56, 62]. Die Punktionstechnik nach Seldinger fand bei denjenigen, die sich mit der angiographischen Technik befaßten, die größte Akzeptanz aufgrund der einfachen Durchführbarkeit, des relativ geringen Gefäßtraumas und der geringen intravasalen Komplikationen. Mittels dieses Verfahrens ließen sich über spezielle Führungsdrähte röntgendichte, flexible Katheter aus verschiedenen Kunststoffmaterialien in unterschiedlichsten Konfigurationen zur Übersichtsangiographie und selektiven oder superselektiven Gefäßdarstellung [2, 10, 36, 39, 51, 60] in das perkutan punktierte Gefäß einführen und am gewünschten Ort plazieren.

Waren zunächst auf sehr primitive und einfache Weise angiographische Untersuchungen mit einzelnen Filmkassetten durchgeführt worden, wurde bald deren unzureichende Information aufgrund mangelhafter Kontrastmittelerfassung erkannt und nach Möglichkeiten einer Serienangiographie gesucht. Grundlegende Konstruktionen von Rollfilmwechslern und Filmkassettenwechslern gehen in die 20er und 30er Jahre zurück [12, 13]. Sie wurden in den folgenden Jahrzehnten weiterentwickelt [33, 43, 54, 61] und fanden ein Abschlußkonzept im Elema-Rollfilmwechsler, Schönander-AOT-Filmwechsler und Puck-Filmwechsler [3], das auch heute noch eingesetzt wird. Spezielle Untersuchungsraum- und Röntgengerätekonzeptionen für die Angiographie mit Einführung von C-Bogengeräten führten zu einer weiteren Vereinfachung und Verbesserung der Methode für die Routinediagnostik zunächst in klinischen Institutionen [37, 38, 41]. Seit der Entwicklung der digitalen Subtraktionsangiographie (DSA) in den 70er Jahren [27, 48] und erfolgreicher Anwendung dieses Verfahrens seit Anfang der 80er Jahre am Patienten [45, 46, 53, 63] auch unter ambulanten Bedingungen in verschiedenen, z.T. nur gering invasiven Modifikationen, wurde dieses Verfahren an angiographische Anlagen adapiert [52]. Es wurde sowohl in Kliniken als auch in radiologischen Praxen installiert.

Im folgenden wird der aktuelle Stand der angiographischen Untersuchungstechniken unter Berücksichtigung des heute eingesetzten Instrumentariums und Zubehörs behandelt.

5.2 Angiographieanlagen und Gerätetechnik

Grundsätzlich ist heute zwischen Angiographieanlagen mit konventioneller Röntgentechnik und digitaler Technik mit Subtraktion (DSA) zu unterscheiden. Beide Verfahren befinden sich im Einsatz, wobei allerdings konventionelle Anlagen in zunehmendem Maße durch DSA-Anlagen ersetzt werden, da sich deren Vorteile hinsichtlich einer Verbesserung der Bilderstellung und -qualität sowie einer Reduktion der Patientenbelastung eindeutig abgezeichnet haben.

Vorteile der DSA
gegenüber der konventionellen Angiographie

- keine arteriellen Kathetermanipulationen (i.v. DSA),
- ambulante Untersuchungsmöglichkeit (i.v. DSA, i.a. DSA mit Feinnadel oder 3-4-F-Katheter),
- hohe Kontrastauflösung,
- computergesteuerte Subtraktion,
- geringe Dokumentationskosten,
- geringer Kontrastmittelbedarf (i.a. DSA) bei Diabetes mellitus, Nierenfunktionseinschränkung,
- diagnostisches Sofortbild (Echtzeit),
- hämodynamische Information.

Die Grundausstattung bei beiden Verfahren ist die gleiche: sie besteht heute aus einer nach allen Seiten beweglichen schwimmenden Tischplatte, entweder an einem Decken- oder Bodenstativ befestigt, und einer C- oder U-Bogeneinheit. An diesem Bogen befinden sich Röntgenröhre und Bildverstärker mit Fernsehkamera. Hiermit lassen sich multiplanare Untersuchungen durchführen, ohne daß der Patient seine Position verändern muß. Bei kardiologischen, neuroradiologischen oder radiologisch-interventionellen Eingriffen hat sich die Einrichtung eines Zwei-Ebenen-Arbeitsplatzes bewährt, an dem eine simultane Bilddokumentation in 2 beliebig einstellbaren Ebenen mittels nur einer KM-Injektion mit entsprechender Reduktion der Patientenbelastung bzw. eine sichere fluoroskopische Überwachung von Kathetermanipulationen möglich ist. Moderne deckenaufgehängte C-Bögen erlauben eine freie Bewegung rund um den Untersuchungstisch, so daß zum Patienten vor allen Seiten her ein ungehinderter Zugang besteht (Abb. 5.1). Bewährt haben sich diese Geräteversionen vor allem bei interventionellen radiologischen Eingriffen und in der traumatologischen Notfalldiagnostik.

5.2.1 Konventionelle Dokumentationssysteme

Von der angiographischen Diagnostik wird eine gefäßmorphologische und hämodynamische Information und deren Dokumentation erwartet. Diese ist zu erreichen durch die Anfertigung entsprechend schneller Serien von Röntgenaufnahmen unter Einbringung von Kontrastmittel über Kanülen oder Katheter. Die 5 wichtigsten konventionellen Aufnahmemöglichkeiten [4] arterieller Gefäße schließen die heute nur noch notbehelfsmäßig durchgeführte Einzelschußaufnahmetechnik mit einer Filmkassette im Format 35/43 cm dreigeteilt, den großformatigen (20 × 90 cm) Filmkassettenwechsler (z.B. Gärtner-Reiser-Tisch mit 4 mechanisch nach zeitlicher Vorgabe transportierten Einzelkassetten), den weitverbreiteten großformatigen (35 × 35 cm) Blattfilmwechsler (Puck-Wechsler), die Rollfilmkamera (70 mm) oder Mittelformatblattfilmkamera (100 mm) und die Arriflex-Kinokamera (16 mm

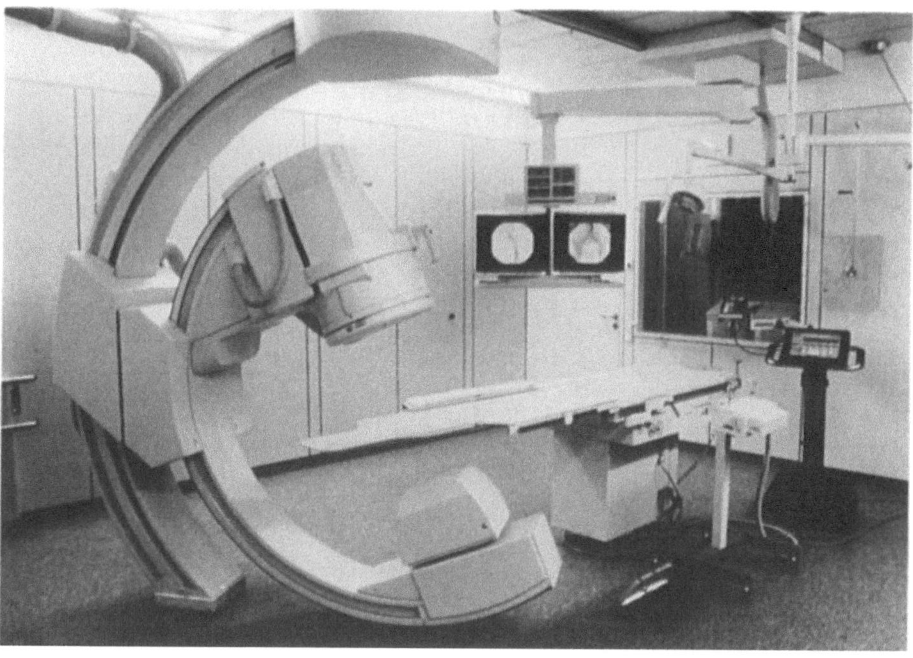

Abb. 5.1 Modernes deckenaufgehängtes C-Bogengerät für die Angiographie mit DSA-Technik und interventionelle Radiologie

bzw. 35 mm) ein. Der Puck-Blattfilmwechsler stellt das konventionelle Standardverfahren für die arterielle und venöse Serienangiographie (bis 6 Bilder/s) dar und findet in vielen Institutionen nach wie vor Verwendung (Abb. 5.2). Über ein Vorratsmagazin werden 30 Blattfilme mechanisch in den horizontal oder vertikal positionierten Aufnahmeschacht transportiert, über Verstärkerfolien (z.B. Empfindlichkeitsklasse 200) belichtet und in ein Auffangmagazin weitertransportiert. Die Entwicklung der Filme erfolgt in der Dunkelkammer. Dort kann zusätzlich durch Anfertigung eines negativen Leerbilds eine Photosubtraktion [69] zur Verbesserung der angiographischen Bildinformation durchgeführt werden.

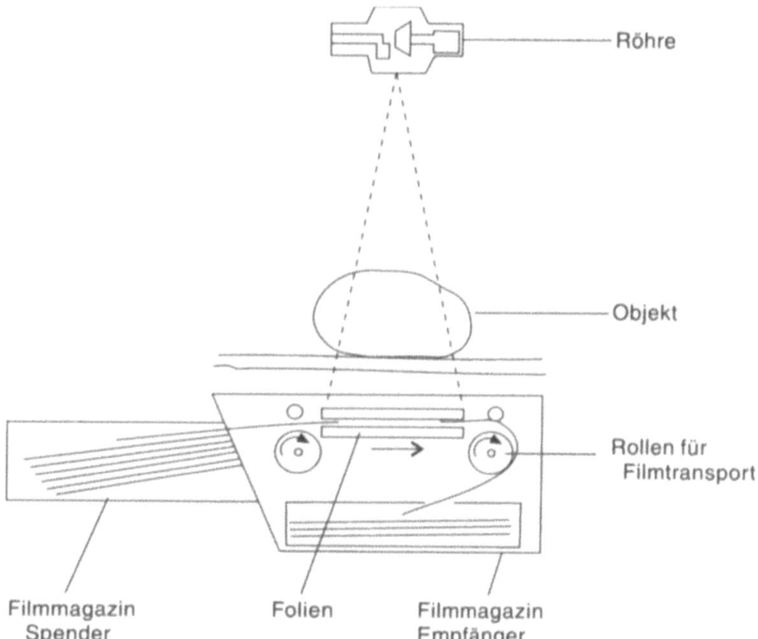

Abb. 5.2. Schematische Darstellung eines Puck-Filmwechslers

Für die Übersichtsangiographie der thorakalen und abdominellen Aorta sowie der Becken-Bein-Arterien wird bei einer eingebrachten Menge von jeweils ca. 50–60 ml eines Kontrastmittels mit einem Jodgehalt von 300 mg/ml eine Frequenz von 2 Bildern/s, für die Organangiographie oder zerebrale Angiographie bei entsprechend reduzierter KM-Menge von bis zu 6 Bildern/s empfohlen. Durch die Installation einer in verschiedenen Positionen stufenweise motorisch verschiebbaren Tischplatte (Lochkartensteuerung von Bildwahl, Schrittzahl und Injektoreinsatz) kann eine Becken-Bein-Angiographie mit einer einzigen KM-Injektion von 70–90 ml Kontrastmittel durchgeführt werden. Eine Optimierung der Belichtung ist durch automatische Reduktion der Röhrenspannung and Aluminiumfilter zum Ausgleich der unterschiedlichen Objektdicken möglich. Die örtliche Auflösung der Bildinformation liegt bei Verwendung von 200 Verstärkerfolien bei ca. 3–5 Linienpaaren/mm. Bei der alternativen Verwendung einer Kamera mit 100-mm-Blattfilmen oder 70-mm-Rollfilm wird das Bildverstärkerausgangsbild in der Tandemoptik ausgespiegelt und in der Kamera auf dem Film dokumentiert (Frequenz bis 6 Bilder/s, Blattfilmmagazin mit 150 Filmen, Rollfilmmagazin mit 400 Aufnahmen, Ortsauflösung bei 1–3 LP/mm). Vorteile gegenüber dem großformatigen Blattfilm sind die geringere Dosisbelastung des Patienten und die bessere Archiviermöglichkeit, Nachteile die geringere Ortsauflösung, das kleine Format und die fehlende 1:1-Abbildung [29].

Für die aszendierende phlebographische Untersuchung der tiefen Beinvenen einschließlich der Beckenvene hat sich die konventionelle Einzelschußtechnik aufgrund der schnellen und einfachen Durchführbarkeit am Kipptisch behauptet [24]. Hierbei werden ca. 50–70 ml eines Kontrastmittels mit einem Jodgehalt von 250 mg/ml bei supramalleolärer Stauung in eine Fußrückenvene injiziert. Unter Durchleuchtungskontrolle wird die KM-Passage beobachtet; die interessierenden kontrastierten Gefäßabschnitte werden im Unterschenkelbereich in 2 Ebenen, im Oberschenkel- und Beckenbereich in einer Ebene dokumentiert.

5.2.2 Digitale Subtraktionsangiographie (DSA)

Anlagen zur Umwandlung analoger in digitale Bildinformation [11] können grundsätzlich an jede Angiographieanlage adaptiert werden (Abb. 5.3), und haben, da sich ihre Vorteile als überzeugend erwiesen haben, die konventionelle angiographische Bildaufnahmetechnik und -dokumentation in den überwiegenden Einsatzbereichen abgelöst [21]. Voraussetzung für eine gute Abbildungsqualität bei der DSA sind allerdings eine moderne Röntgentechnik (Hardware), hochauflösende Digitalsysteme und spezielle Softwarekonzepte.

Bestandteile einer modernen DSA-Anlage für die angiographische Routine sind

- Hochfrequenzröntgengenerator (Multipulsspannung),
- hochbelastbare Röntgenröhre (Heat units über 4 Mill.),
- formatumschaltbarer Bildverstärker (40/28/20/14 cm),
- hochauflösende Röntgenfernsehanlage,
- digitale Durchleuchtungsautomatik,
- hochauflösender Monitor,
- Echtzeitbilderfassungssystem und -Bildverarbeitungssystem (DSA-Computer):
  linearer-logarithmischer Verstärker,
  Analog-Digital-Wandler,
  hochauflösende Bildmatrix,
  Halbleiterspeicher für Maske und Füllung,
  digitaler Bildprozessor (Subtraktion, Helligkeit, Kontrast),
  digitaler Zusatzspeicher, (Bildbearbeitungssoftware),
  Digital-Analog-Wandler,
- hochauflösender Wiedergabemonitor,
- Auswertekonsole,
- Dokumentationssystem (Laserkamera).

Softwaremodule zur Bildbearbeitung in der klinischen Routine

- Pixelshift (Verschiebung von Bildpunkten zur Artefaktreduktion),
- Vascular trace (Summation von Einzelbildern),
- Edge enhancement (Hochpaßfilter, Konturanhebung),
- Land mark (abgeschwächte Skelettinformation),
- Road map (Pfadfindertechnik),
- Distanzmessung,
- Dichtemessung,
- Stenosegrademessung.

Entsprechende Untersuchungsanlagen sind mit digitaler Durchleuchtung, digitaler Spotfilmtech-

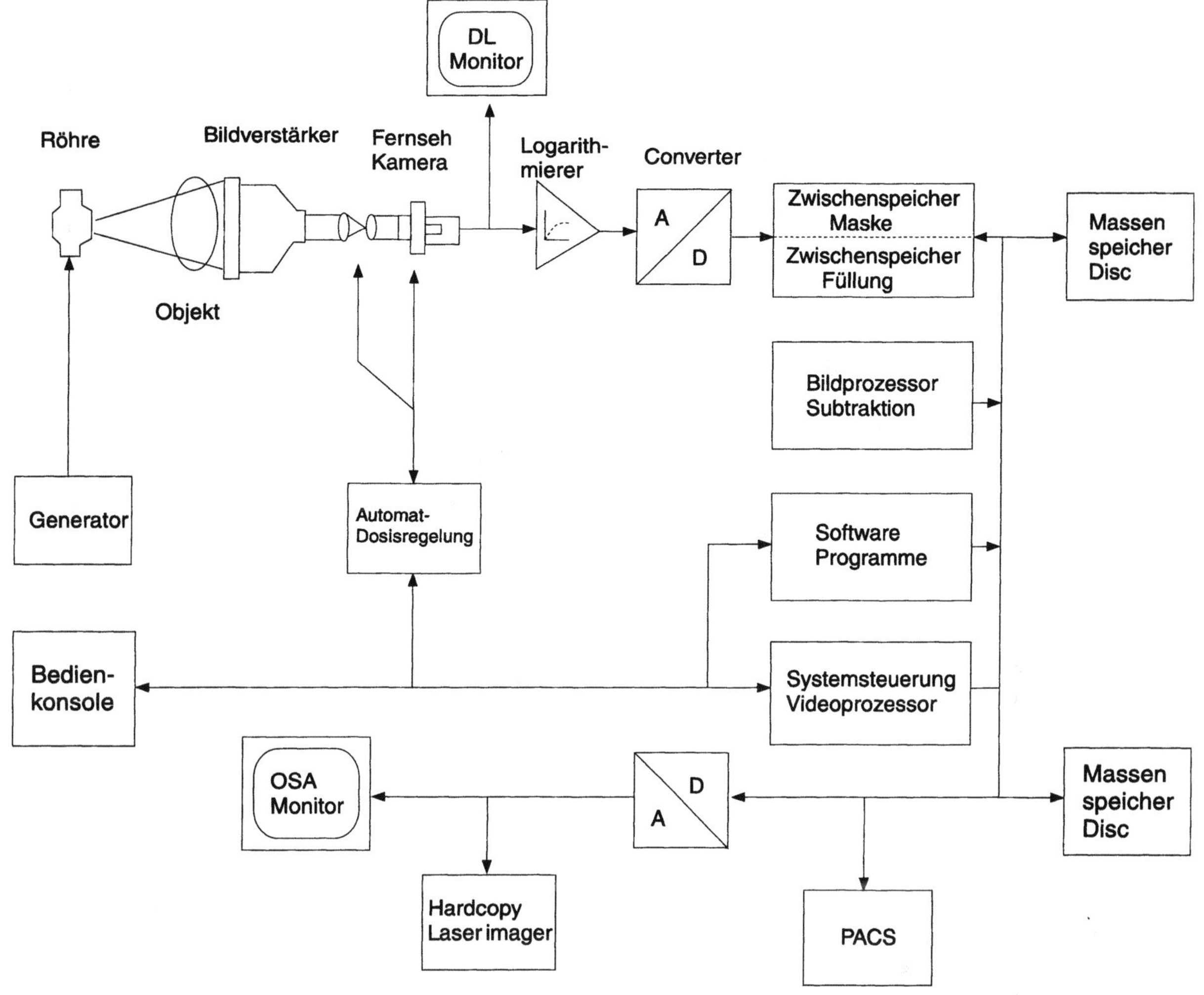

Abb. 5.3. Schaltdiagramm einer DSA-Anlage

nik und Serienaufnahmetechnik von Gefäßen mit hochauflösenden Matrizen von 1024 × 1024 und Aufnahmefrequenzen bis zu 50 Bildern/s ausgerüstet, so daß auch kinematographische Studien möglich sind.

Für Gefäßuntersuchungen hat sich neben der intraarteriellen KM-Injektion, die grundsätzlich wie bei konventioneller Angiographie über arterielle Kanülen oder Katheter, jedoch mit geringerem Volumen, geringerer Konzentration und Flußrate durchgeführt wird, für bestimmte Einsatzbereiche auch die intravenöse KM-Applikation zur Darstellung des arteriellen Systems als geeignet erwiesen. Hierbei sind allerdings bestimmte Voraussetzungen an die Untersuchungstechnik und an die Patientenselektion zu erfüllen wie

- Darstellmöglichkeit nur größerer Gefäße,
- Kontrastmittel mit hohem Jodgehalt (350–370 mg/ml),
- präatriale KM-Applikation,
- gute Patientenkooperation (Bewegungsartefakte),
- gute Lungenfunktion,
- gute linksventrikuläre Herzfunktion.

Als Nachteile gegenüber der i.a. DSA müssen der hohe KM-Verbrauch, das reduzierte Signal-Rausch-Verhältnis, die fehlende selektive Gefäßdarstellung und die Darstellung kleiner Gefäße berücksichtigt werden. Dies hat dazu geführt, daß die i.v. DSA heute stark an Bedeutung verloren hat und weitgehend durch die i.a. DSA mit dünnen Kathetern ersetzt wurde.

Das *Instrumentarium* zur Durchführung einer i.v. DSA umfaßt bei zentralvenöser KM-Injektion, mittels der gegenüber der peripheren Injektionstechnik Bilder besserer Qualität erhältlich sind, eine Staubinde, eine Kunststoffkanüle zur Punktion der Kubitalvene, einen Führungsdraht, einen 5-F-Pigtailkatheter, sterile Handschuhe, sterile Abdecktücher, Spritzenmaterial zur Katheterspülung und Lokalisationsprüfung sowie einen Hochdruckinjektor zur KM-Bolusinjektion (30–40 ml, Flußrate 15–20 ml/s) [21]. Als für eine i.v. DSA geeignete arterielle Gefäßregionen haben sich die Lungenarterien, die thorakale und abdominelle Aorta mit ihren großen Ästen (extrazerebrale Supraaortalarterien, Nierenarterien, eventuell Abgänge der Viszeralarterien), die Becken- sowie die Beinarterien bis zur Unterschenkeltrifurkation erwiesen.

Bei der i.a. DSA wird Kontrastmittel grundsätzlich ähnlich wie bei der konventionellen Angiographie über Katheter oder Kanülen in das arterielle Gefäßsystem injiziert, wobei oft für selektive Untersuchungen die manuelle Injektionstechnik ausreicht und bei Übersichtsangiographien die Flußrate von 15 ml/s mittels eines Hochdruckinjektors nicht überschritten werden muß, so daß dünne 3-4-F-Katheter zur Anwendung kommen können. Der KM-Bedarf ist gegenüber dem bei konventioneller Angiographie um den Faktor 2–3 geringer. Von besonderer Bedeutung ist die i.a. DSA der Extremitäten mittels Feinnadelpunktion (20–22 gg.), die bei ausgezeichneter Bildinformation auch der äußersten Gefäßperipherie mit nur wenig Kontrastmittel aufgrund des geringen Gefäßtraumas ambulant durchgeführt werden kann [5].

Während bei der i.v. DSA die KM-Konzentration im arteriellen System in erster Linie von den Kreislaufverhältnissen des Patienten beeinflußt wird und trotz hohen KM-Jodgehalts von 350–370 mg/ml in der Regel intraarteriell nicht über 15 mg/ml liegt, kann bei der i.a. DSA der Kontrast durch Verwendung verschieden hoher Jodkonzentrationen beliebig variiert und den jeweils vorliegenden Verhältnissen angepaßt werden. Zum Beispiel werden entweder größere KM-Mengen mit geringerem Jodgehalt oder kleinere KM-Volumina mit höherem Jodgehalt unter Nachverarbeitung mit Aufsummation von Bildern eingesetzt, um längere Gefäßstrecken darzustellen. Kontrastmittel mit höherem Jodgehalt haben den Vorteil einer Verbesserung des Signal-Rausch-Verhältnisses bei gleichzeitiger Möglichkeit einer Dosisreduktion.

DSA-Anlagenkonzepte der modernen Generation mit hochauflösenden Matrizen erlauben nach digitaler Echtzeitakquisition die Darstellung subtrahierter oder nichtsubtrahierter Bilder, auf denen auch beim Einsatz großformatiger Bildverstärker kleinste Gefäßveränderungen erkannt werden können. Für die digitale periphere Angiographie der unteren Extremitäten wurde, vergleichbar den früheren konventionellen Puck-Aufnahmesystemen, eine Schrittverschiebetechnik (sog. Perivision) entwickelt. Angepaßt an die jeweils vorliegenden Kreislaufparameter des Patienten lassen sich bei automatischer Aufnahmebelichtung und pro Schritt programmierbarer Bildfrequenz individuelle Bildserien erstellen, wobei mittels einer einzigen KM-Injektion der Bereich vom Abdomen bis zum Fuß erfaßt werden kann [8]. Durch Blenden, die in das Untersuchungsfeld eingeführt werden können, läßt sich das Untersuchungsfeld homogenisieren und damit Belichtungsparameter bzw. die Bildqualität optimieren.

Neue Aspekte zur vaskulären Diagnostik unter DSA-Bedingungen verspricht die sog. Rotationsangiographie. Das Verfahren wird in der Diagnostik zerebraler Gefäße, aber auch der Aortenbogenabgänge und der Astabgänge der Abdominalaorta eingesetzt. Verfahrensprinzip ist die Anfertigung einer DSA-Serie unter kontinuierlicher Röhrenrotation um die Körperlängsachse. Somit lassen sich bei einer Rotationsgeschwindigkeit von 30 Grad/s zahlreiche Projektionen in einer Serie erzeugen. Bei einer Aufnahmerate von 8 Bildern/s kann lediglich eine Dosis von 10–15 uR/Bild verwendet werden, die nachteilig zu einem deutlich vermehrten Bildrauschen führt.

Bei der Angiokardiographie kann unter Bedingungen der EKG-Triggerung mit variabler Verzögerungszeit der KM-Applikation die Echtzeitbildinformation unmittelbar subtrahiert oder nichtsubtrahiert, dynamisch, in Zeitlupe oder im Einzelbild mit hoher zeitlicher Auflösung von bis zu 30 Bildern/s bei einer 512 × 512-Matrix oder 12 Bildern pro Sekunde bei einer 1024 × 1024 Matrix wiedergegeben werden. Speziell auf die Anforderungen der interventionellen Kardiologie und Neuroradiologie abgestimmte Systemkomponenten eines Zweiebenenarbeitsplatzes erlauben unter digitaler Durchleuchtung mit Speicherung des jeweils letzten Bildes die Darstellung und ebenenspezifische Referenzbildspeicherung von Zweiebenenszenen in Echtzeit mit hoher Detailauflösung. Für geführte Katheterpositionierungen in Gefäßregionen mit schwieriger Anatomie steht die Pfadfindertechnik (Roadmap) zur Verfügung.

Die moderne Systemarchitektur an Angiographieanlagen erlaubt es, die vielfältigen Möglichkeiten digitaler Bildverarbeitungstechniken außer

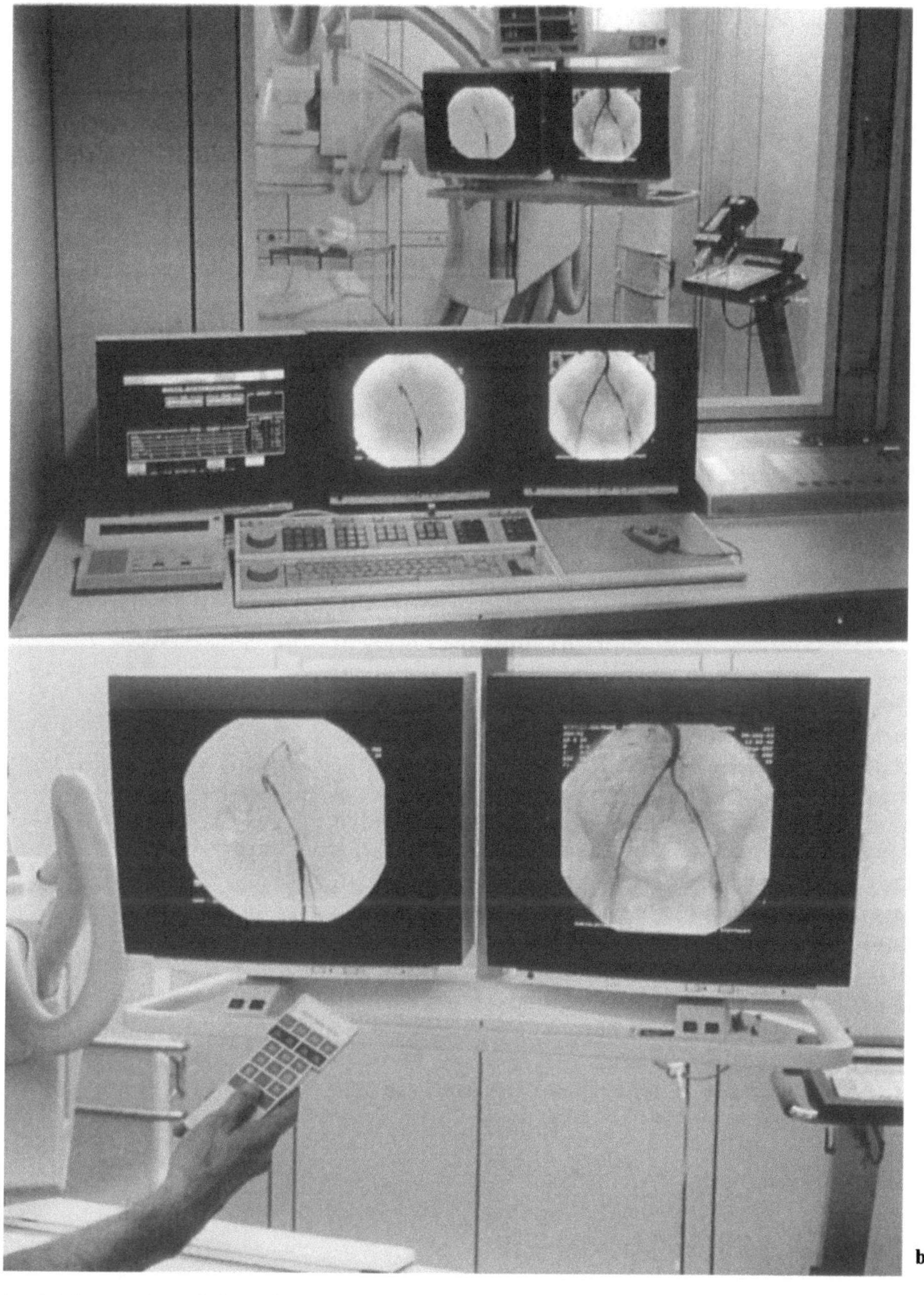

Abb. 5.4. a DSA-Auswerteeinheit mit Textmonitor (*links*), aktuellem Abbildungsmonitor (*Mitte*), Referenzmonitor (*rechts*), Key-Pad für Laserprinter (*vorne links*), alphanumerischer Konsole (*vorne Mitte*) und Maus (*vorne rechts*). **b** Bildnachverarbeitung über Infrarotsteuerung im Untersuchungsraum

der Angiographie auch auf den Bereich der übrigen konventionellen Röntgenologie auszudehnen und filmlose digitale Bildaufzeichnungen vorzunehmen.

Über Funktionstasten lassen sich die verschiedenen Betriebsarten des Systems ansteuern, z.B. Durchleuchtung, Bildakquisition, Bildnachverarbeitung, quantitative Bildauswertung, Bilddokumentation und Bildarchivierung. Zahlreiche Softwaremodule stehen zur Bildbearbeitung und quantitativen Bildauswertung im klinischen Einsatz zur Verfügung. Die Bildbearbeitung einschließlich der Fensterung (Kontrast und Helligkeit) kann an einer separaten Auswertekonsole (Abb. 5.4a), bei modernen DSA-Anlagen aber auch zusätzlich mittels Infrarotsteuerung im

Untersuchungsraum (Abb. 5.4b) am Patienten unmittelbar nach Bilddatenakquisition vorgenommen werden. Dort erfolgt auch die Bildabspeicherung für die Hardcopydokumentation, wobei sich Laserkameras aufgrund der gegenüber Monitor-Multiformat-Kameras signifikant besseren Bildqualität (Grauabstufung, Homogenität, Auflösung) als vorteilhaft erwiesen haben [19]. Auf speziell zur Verfügung stehenden Speichermedien (Magnetband, optische Bildplatte) lassen sich die angiographischen Bildserien ablegen und archivieren. Zukünftig wird sich der digitale Transfer angiographischer Bilder oder dynamischer kinematographischer Studien innerhalb radiologischer Institutionen sowie in die klinischen Außenbereiche durchsetzen, wobei die technischen Voraussetzungen hierfür bereits realisiert sind.

5.3 Hochdruckinjektoren

Angiographieanlagen müssen, um die nötigen hohen Flußraten für das Kontrastmittel vor allem bei Übersichtsangiogrammen zu erreichen und um eine kontinuierliche Flußqualität während der Injektion zu garantieren, mit Hochdruckinjektoren ausgerüstet sein [7], womit das Kontrastmittel mechanisch injiziert wird. Bei modernen Geräten kann die Injektion aus einem Kunstglaszylinder mit einer Kapazität von max. 200 ml elektronisch gesteuert werden. Die Ausstattung eines Injektors beinhaltet eine Regelung zur Temperierung des Kontrastmittels, eine überwachte Begrenzung des maximalen Drucks, eine maximale Flußrate von 40 ml/s, Injektionen mit graduellem Druckanstieg ohne und mit EKG-Triggerung und die kontrolliert verzögerte Auslösung des Injektors, z.B. bei der i.v. DSA oder bei der Verschiebetischtechnik (Abb. 5.5).

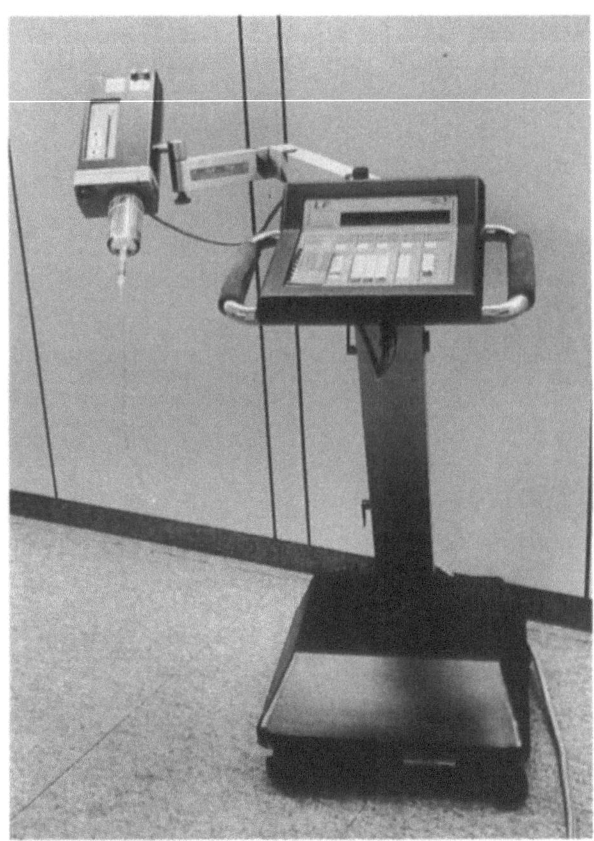

Abb. 5.5. Angiographiehochdruckinjektor

5.4 Angiographieinstrumentarium

Das Instrumentarium für die Angiographie in der klinischen Routine beinhaltet Punktionskanülen, Gefäßschleusen und Katheter (Baum [7]; Gerlock u. Mirfakhraee [20]; Kadir [38]). Im folgenden sind die heute gängigsten Materialien aufgeführt.

5.4.1 Punktionskanülen

Kanülen zur Punktion arterieller oder venöser Gefäße sind in ihrer Anfertigung so konzipiert, daß sie sich für die Seldinger-Punktionstechnik mit der Möglichkeit der Verwendung eines Führungsdrahts eignen. Die am häufigsten verwendeten Kanülentypen sind aus Abb. 5.6 zu entnehmen:

a) scharfe oder stumpfe Metallkanülen mit scharfem, massivem oder durchgängigem Metallmandrin zur arteriellen oder venösen Punktion, 16–20g, dünnwandig, für 0,025–0,038-inch-Führungsdrähte (FD)
b) scharfe Metallkanülen ohne Mandrin zur arteriellen Punktion, 16–20g, für 0,025–0,035-inch-FD, z.T. mit Kunstoff-Kurzkatheter als Feinnadel-Set
c) stumpfe Kunstoffkanülen mit durchgängigem scharfem Mandrin (Braunüle, Quickcat) zur arteriellen und venösen Punktion, 17–22g, für 0,018–0,038-inch-FD
d) scharfe Metall-Butterfly-Kanüle ohne Mandrin zur venösen Punktion, 19–23g.

5.4.2 Führungsdrähte

Führungsdrähte dienen der möglichst wenig traumatisierenden Führung bei der Einbringung

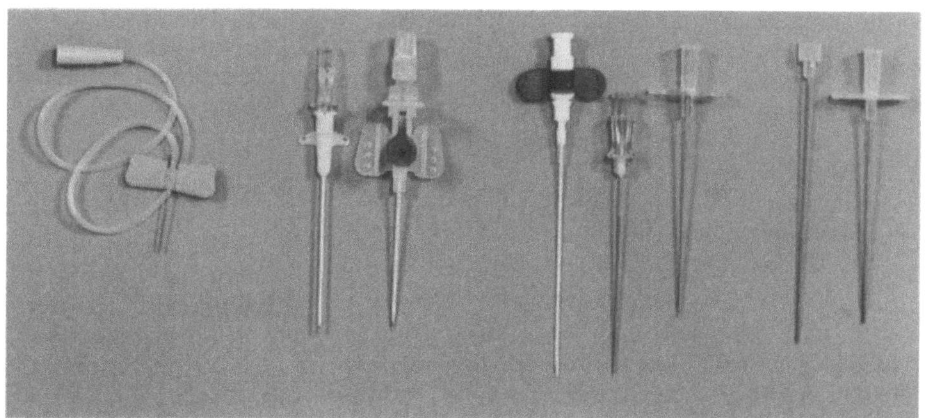

Abb. 5.6. Kanülen für arterielle und venöse Punktionen

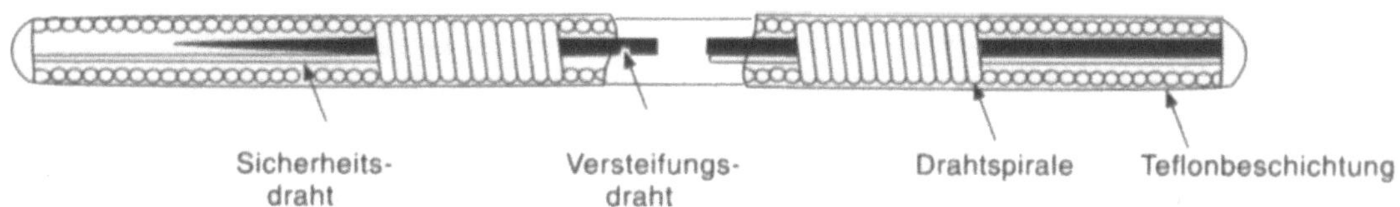

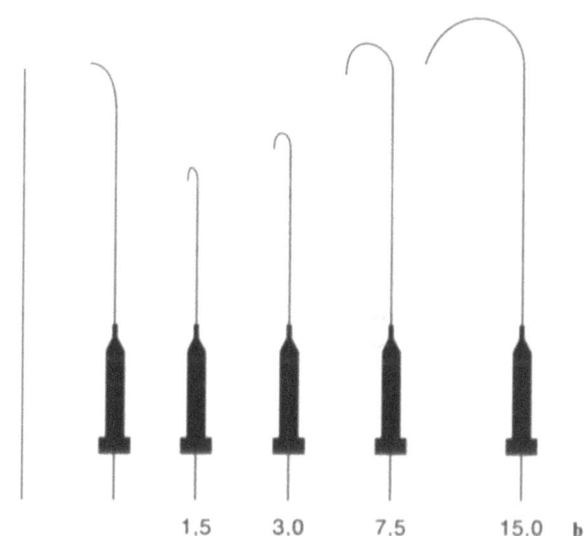

Abb. 5.7. a Schematischer Aufbau eines Führungsdrahts. Die Teflonbeschichtung reduziert die Thrombenbildung, erleichtert das Einführen, verringert die Reibung zwischen Katheter und Draht. **b** Führungsdrahtkonfigurationen

von Kathetern aus mehr oder weniger starrem Material in das Gefäßlumen sowie der intravasalen Vorführung und Plazierung der Katheter. Die konstruktiven Merkmale eines konventionellen Standardführungsdrahtes beinhalten einen zentralen Versteifungsdraht, der von einer flexiblen teflonbeschichteten Drahtspirale umhüllt ist (Abb. 5.7a). An einem oder beiden Enden verjüngt sich der Versteifungsdraht zu einem bruchsicheren flexiblen Anteil. Das Ende des Führungsdrahtes ist entweder gerade oder J-förmig gekrümmt. Diese Krümmung garantiert eine atraumatische intraluminale Manipulation und verhindert ein Einspießen des Drahtes in atheromatöses Plaquematerial mit der Gefahr einer Dissektion oder Perforation. Das gerade Ende ist vorteilhaft verwendbar bei engen Gefäßlumina oder zu sondierenden Gefäßstenosen. Der Versteifungsdraht im Führungsdraht ist entweder fixiert oder dort beweglich und steuerbar (sog. bewegliche Seele). Durch Zurückziehen der Seele kann die Spitze des Führungsdrahtes, z.B. bei der Sondierung stark geschlängelter Gefäße, über längere Strecken flexibel gehalten, durch Vorschieben versteift werden. Die Teflonbeschichtung erleichtert das Einführen durch die Kanüle, verringert die Reibung zwischen Katheter und Draht und reduziert die Thrombenbildung. Standardführungsdrähte haben eine Länge von 145–165 cm, für spezielle Anwendungsbereiche sind Drähte bis zu 200 cm verfügbar, z.B. für lange Katheter oder das sog. Cross-over-Verfahren. Die Durchmesser der Führungsdrähte variieren von 0,018–0,038 in., die Durchmesser der J-Spitze von 1,5–15 mm (Abb. 5.7a). Die wichtigsten Typen von Führungsdrähten sind im folgenden aufgeführt:

- mit weicher gerader Spitze (5 cm) und fixer Seele,
- mit J-Spitze und fixer Seele,
- Kombination aus a und b,
- mit weicher gerader Spitze oder J-Spitze und beweglicher Seele,
- steuerbarer Führungsdraht mit Flexionsmöglichkeit der Spitze, Biegungsradius 3–15 mm, z.B. bei Gefäßen mit spitzwinkeligem Abgang,
- mit offenem Innenlumen (Seele kann entfernt werden).

Außerdem sind Führungsdrähte mit weicher, flexibel verformbarer Goldspitze, steife Führungsdrähte aus Stahl (Lunderquist, PTC-Draht) oder mit an der Spitze entfaltbarem Ballon zur angioplastischen Intervention verfügbar.

Für die angiographische superselektive Diagnostik gleichermaßen wie für die Intervention an okkludierten Arterien werden heute mehrheitlich spezielle Führungsdrähte mit hydrophiler Oberfläche und einem Kern aus superelastischer Titanlegierung (sog. Glide wire) erfolgreich eingesetzt.

5.4.3 Gefäßschleusen

Schleusen sind Einführungshilfen für Angiographiekatheter mit selbstabdichtendem Ventil aus Kunststoff oder Gummi (Abb. 5.8). Über ein zuführendes Bypassschlauchsystem unterhalb des Ventils kann das System gespült und offen gehalten werden oder als kurzer Katheter zur KM-Injektion dienen. In der angiographischen Diagnostik werden 4- bis 6-F-Schleusen, bei Katheterinterventionen Schleusen bis 12-F verwendet. Der Einsatz einer Schleuse ist indiziert bei

- Einführung von Kathetern ohne Endloch,
- nicht konisch zulaufenden Kathetern,
- mehrfachem Katheterwechsel,
- Austausch eines dickeren durch einen dünneren Katheter,
- interventionellen Eingriffen (z.B. Angioplastiekatheter mit größerem Ballondurchmesser, Stentimplantation, Kavaschirmimplantation u.a.).

5.4.4 Katheter

Katheter dienen der Einbringung von Kontrastmitteln am gewünschten Ort distanziert vom Punktionsort. Sie werden über einen Führungsdraht im Gefäßlumen vorgeführt und erlauben je nach Konfiguration die Anfertigung von Übersichtsangiogrammen oder selektiven Gefäßdarstellungen (Abb. 5.9a). Zur Übersichtsangiographie werden Katheter mit mehreren Seitenlöchern (meist Pigtailspitze, selten gerade Spitze), die eine gute KM-Durchmischung des Blutes gewährleisten, eingesetzt. Die selektive Angiographie erfordert, je nach Abgangswinkel aus dem Hauptgefäß, eine Auswahl verschiedener Spitzenkonfigurationen mit Endloch oder 2 zusätzlichen Seitenlöchern.

Angiographiekatheter werden mit verschiedenen Grundmaterialien auf dem Markt angeboten, z.B. Polyäthylen, Teflon, Polyurethan, Nylon, Polyamid u.a. In der modernen angiographischen Diagnostik werden heute Katheter mit möglichst geringem Außendurchmesser (3–5 F = 1,00–1,67 mm) und möglichst großem Innenlumen verwendet (durchgängig für den 0,025–0,038 in. Führungsdraht), die eine KM-Flußrate von bis zu 20 ml/s erlauben (Abb. 5.10).

Speziell für die DSA-Technik werden heute besonders patientenfreundliche dünnlumige Katheter-Sets angeboten, die eine Untersuchung unter ambulanten Bedingungen erlauben:

a) DSA-Feinnadel-Set (Fa. Braun): 19,5-g-Kanüle, 80-mm-/20-g-Kurzkatheter, 80-cm-/0,025-inch-Führungsdraht, Flußrate 10ml/s.
b) Alta-Flow DSA-Set (Fa. OptiMed): 19,5-g-Kanüle, 80-cm-/3F-Pigtailkatheter, 150-cm-/0,025-inch-Führungsdraht, Flußrate 7,5ml/s.

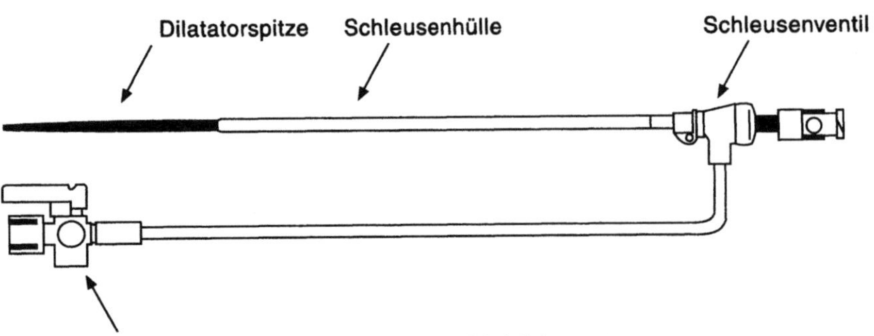

Abb. 5.8. Einführungsschleuse

Abb. 5.9. a Angiographiekatheter: die wichtigsten Spitzenkonfigurationen. **b** Aufbau eines drahtverstärkten Katheterschafts

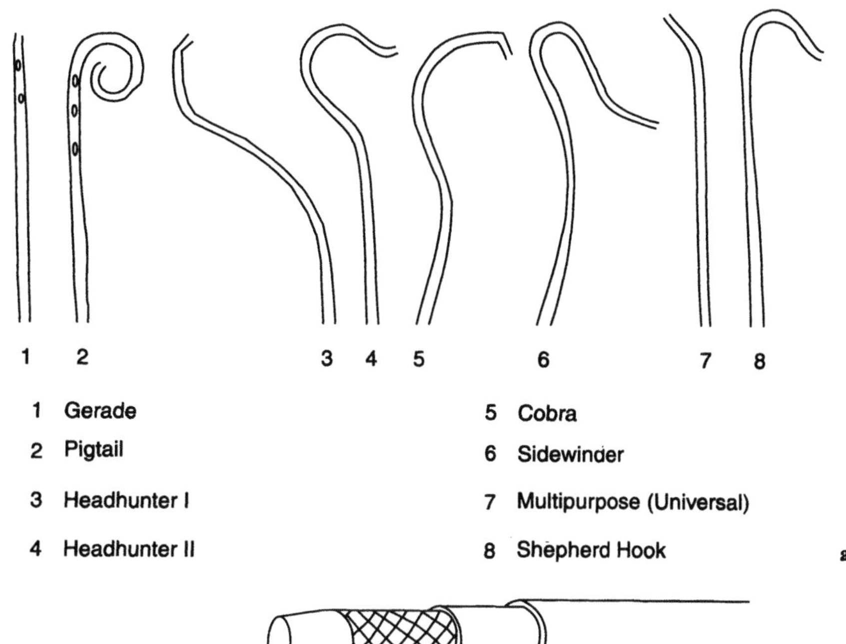

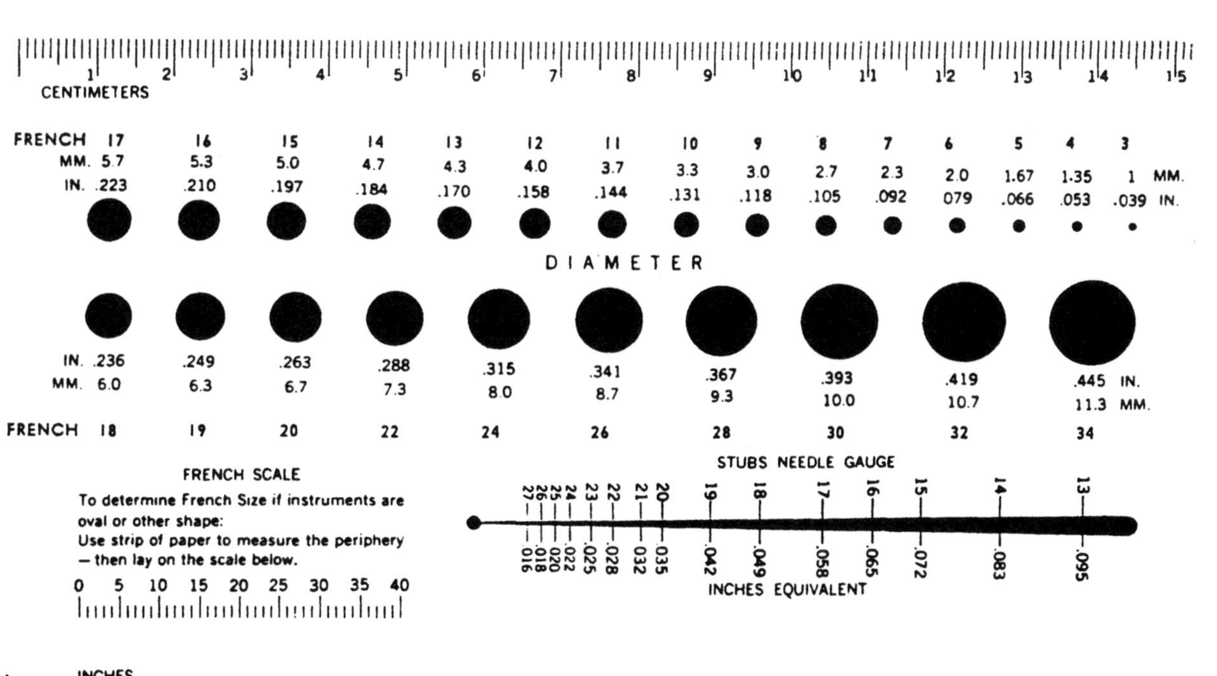

Abb. 5.10. Skala für French und Gauge

Wesentliche Qualitätskriterien eines Angiographiekatheters sind ein nichttoxisches Material, eine möglichst gleitfähige und antithrombotisch behandelte Oberfläche, eine hohe Drehstabilität durch Draht- oder Kunstoffgeflechteinlage vor allem bei selektiver Technik, gute Memoryeigenschaften, guter Röntgenkontrast und ein scharfer Spitzenanschliff (Abb. 5.9b).

Die am häufigsten verwendeten Selektivkathetertypen mit endständiger Öffnung oder 2 zusätzlichen seitlichen Löchern sind im folgenden wiedergegeben (s. Abb. 5.9a):

- einfache Spitzenkrümmung mit stumpfem bis spitzem Winkel,
- mehrfach gekrümmte Spitze:
  Cobra C1–C3,
  Headhunter,
  Sidewinder 1–3
  Sheperd-Hook,
  Spezialanfertigungen.

Außerdem sind in den letzten Jahren zahlreiche Spezialkatheter für besondere diagonstische oder therapeutische Eingriffe entwickelt worden und im Handel erhältlich. Die gebräuchlichsten sind im folgenden aufgeführt.

- hochflexible Einschwemmkatheter ohne und mit Ballon mit Endloch oder mehreren Seitenlöchern, z.B. Trackerkatheter,
- 2- bis 3lumige torsionsstabile Okklussionskatheter mit Latexballon in gerader oder vorgebogener (Cobra, Sidewinder) Konfiguration,
- flexible Embolektomiekatheter mit Ballon (Fogarty),
- gerade oder vorgebogene Angioplastiekatheter mit Ballondurchmessern von 2–20 mm,
- spezielle Lysekatheter mit Seitenlöchern über lange Strecken und „Jeteffekt“,
- Thrombusaspirationskatheter (8 F) mit speziellen Einführschleusen.

5.5 Punktionslokalisation und -techniken

5.5.1 Arterielle Punktionen

Das Vorgehen bei der arteriellen Punktion, Kathetereinführung und Kathetermanipulation im Gefäß ist heute weitgehend standardisiert. Vor jeder arteriellen Gefäßpunktion wird die Haut an der Punktionsstelle desinfiziert und je nach Punktionstiefe und Lokalisation mit 5–20 ml eines Lokalanästhetikums (ohne Noradrenalin) subkutan und tief paravaskulär infiltriert, möglichst ohne Punktion der Arterie selbst. Vor Einführung der Kanüle wird die Haut mit einem spitzen Skalpell inzidiert, um den Gleitwiderstand für den Katheter möglichst gering zu halten.

Zu unterscheiden ist bei der Punktion die einfache und doppelte Gefäßwandperforation. Die einfache Perforation nur der Gefäßvorderwand ist technisch schwieriger und kann mit einer Kanüle mit durchgängigem Mandrin durchgeführt werden, wobei die Kanüle dann intraluminal liegt, wenn aus dem Mandrin kräftig arterielles Blut pulsiert (Abb. 5.11). Vorteil ist eine geringere Hämatomentwicklung gegenüber der doppelten Perforation. Hierbei wird die vordere und hintere Gefäßwand durchstoßen mit entsprechend größerer Gefäßverletzung und schwierigerer Kompressionsmöglichkeit. Die Techniken sind im Detail in zahlreichen Lehrbüchern und praktischen Ratgebern für die Angiographie beschrieben und sollen hier nur kurz systematisiert werden [6, 20, 38].

Bei fehlender Palpationsmöglichkeit des arteriellen Pulses infolge vorgeschalteter Okklusion kann das Gefäß mittels Dopplersonographie und B-Bild lokalisiert, extern markiert und gezielt punktiert werden. Nach Katheterentfernung ist das Gefäß, vor allem nach doppelter Wandperforation, über 10–15 min manuell zu komprimieren und anschließend mittels eines Kompressionsverbands zu versorgen. Bei Verwendung dünnlumiger Katheter für die diagnostische Angiographie erscheint eine Kompressionsverband von 6 h bei normalen Bedingungen ausreichend.

Femoral retrograd

Dies ist der meistgebräuchlichste arterielle Zugang zur Untersuchung der Aorta und ihrer Äste im Übersichtsangiogramm, der selektiven Organangiographie und der Übersichtsangiographie der Becken-Bein-Arterien mit der geringsten Rate an Komplikationen und Nebenwirkungen [28]. Die Arterienpunktion erfolgt 1 cm unterhalb des Leistenbands bei einer Kanülenneigung von 20–30° nach medial und 45° zur Hautoberfläche des Oberschenkels.

Femoral antegrad

Dieser Zugang wird vorwiegend zu interventionellen Eingriffen an den Beinarterien, seltener auch zur kontrastreicheren Diagnostik der Unterschenkel- und Fußarterien gewählt. Die Punktion erfolgt möglichst unterhalb des Leistenbandes, in

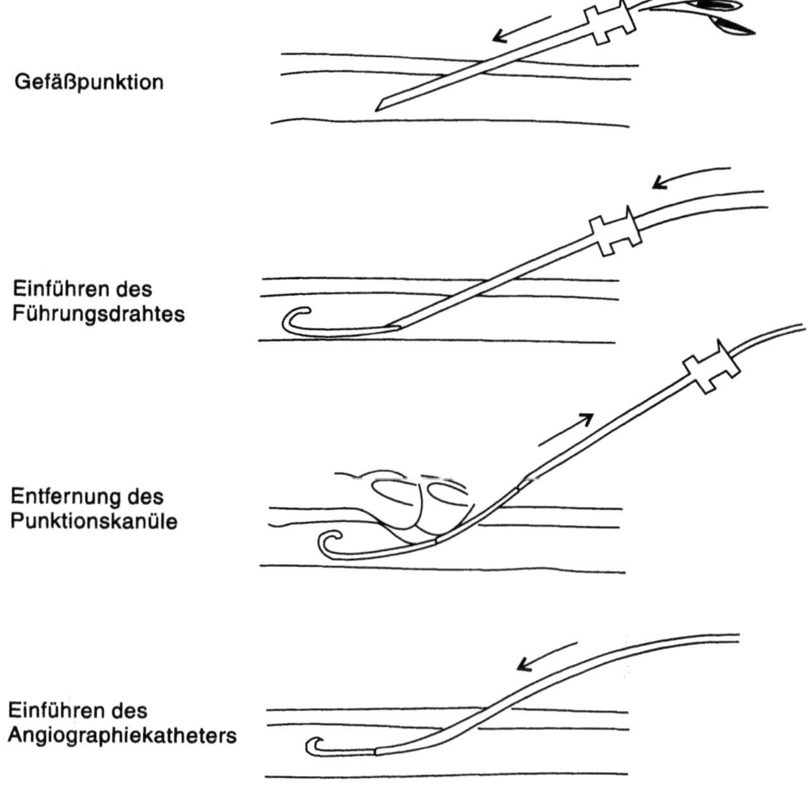

Abb. 5.11. Arterielle Einzelwandpunktionstechnik

Ausnahmefällen bei hoher Femoralisgabel, für Geübte auch in Höhe oder oberhalb des Leistenbandes möglichst mit Perforation nur der vorderen Gefäßwand (retroperitoneale Blutungsgefahr). Bei problematischer Sondierung der A. femoralis superficialis empfiehlt sich zunächst die KM-Injektion über die eingebrachte Kanüle, anschließend der Versuch einer selektiven Sondierung mittels eines J-Führungsdrahtes, eines vorgebogenen geraden Führungsdrahtes oder eines Katheters mit flacher Biegung der Spitze.

Axillär retrograd

Indikationen für diesen Zugang sind die fehlende Möglichkeit des transfemoralen Zugangs [17], die zerebrale Aortenbogenangiographie (DSA) mit dünnen Kathetern und selektionierte interventionelle Eingriffe an der A. subclavia sowie den Nieren- und Viszeralarterien. Der Arm wird hierbei in 90°-Position abduziert (Hand unter den Kopf), und die Kanüle (möglichst Kunststoffkanüle) durch einfache Gefäßwandperforation an der lateralen Achselfalte (Kreuzung von Arterie und Humeruskopf, gute Kompressionsmöglichkeit) mit 45° Neigung zur Hautoberfläche in das Gefäß eingeführt. Die Komplikationsrate liegt deutlich über der einer femoralen Punktion [28].

Brachial/kubital retrograd/antegrad

Der retrograde Zugang ist geeignet für die Darstellung der Aortenbogenäste, die Koronarangiographie und für interventionelle Eingriffe, die antegrade Punktion für die Darstellung der Peripherie (Hand) sowie von Hämodialyseshunts.

Die Punktion erfolgt entweder über dem Condylus ulnaris humeri oder retrograd in der Bizepsfurche in Humerusmitte möglichst mit Kunststoffkanülen und geradem oder J (1,5 mm) -Führungsdraht. Es sollten möglichst dünnlumige Katheter oder Schleusen eingesetzt werden, da die Thrombosierungsrate gegenüber der A. femoralis als 4mal höher angegeben wird [35].

Translumbal retrograd/antegrad

Der Einstaz ist indiziert bei fehlender femoraler Zugangsmöglichkeit, ist heute jedoch selten, da die i.v. DSA als Alternative zur Verfügung steht. Zu unterscheiden ist eine hohe retrograde Punktion oberhalb des Truncus coeliacus in Höhe Th 12 von einer tiefen ante- oder retrograden infrarenalen Punktion in Höhe L2 am Patienten in Bauchlage. Beim Nichtgeübten ist Vollnarkose zu empfehlen, vom Geübten wird die Kanüle nach tiefer Lokalanästhesie in das Aortenlumen eingeführt. Der Punktionsort liegt 10 cm paraspinal links zwischen 12. Rippe und Beckenkamm. Die Kanüle wird unter Durchleuchtung im Winkel von 60–70° zur Hautoberfläche in Richtung Wirbelsäule auf das gewünschte Segment orientiert; Leitstruktur für die Aorta ist die Wirbelvorderkante.

5.5.2 Venöse Punktionen

Femoral antegrad

Dieser Zugang wird vorwiegend zur Kavographie, selektiven Darstellung der Retroperitonealvenen, Sklerotherapie von Varikozelen oder Implantation eines Kavaschirms eingesetzt, seltener für die i.v. DSA Die Femoralvene wird 1 cm unterhalb des Leistenbandes medial der pulsierenden Arterie während eines Valsalvamanövers punktiert.

Kubital retrograd/antegrad

Indikationen zur retrograden Punktion sind die i.v. DSA, Darstellungen der Oberarm- und Schultergürtelvenen und interventionelle Eingriffe in dieser Region; antegrade Punktionen werden durchgeführt zur Untersuchung von Hämodialyseshunts (ohne/mit suprasystolischer Oberarmstauung) ggf. mit anschließender Intervention. Die Punktion mit einer Kunststoffkanüle ist bei venöser Oberarmstauung einfach durchzuführen.

Pedal retrograd

Für die aszendierende Bein-Becken-Phlebographie ist bei supramalleolärer Stauung eine periphere Vene, möglichst in Höhe des Großzehengrundgelenks zu wählen, um die tiefen Unterschenkelvenen ausreichend zu kontrastieren. Geeignet sind dünne Kunststoffkanülen oder Butterfly-Kanülen.

Jugular antegrad

Indikationen zur Punktion meist der rechten V. jugularis interna sind gegeben bei okkludierten Oberarmvenen und venösen interventionellen Eingriffen (z.B. Kavaschirm). Die Punktion erfolgt am lateralen Rand des M. sternocleidomastoideus in Halsmitte (Lokalanästhesie unter 3 ml, Gefahr der Läsion des N. vagus und N. recurrens) 1–2 cm lateral der pulsierenden A. carotis unter Valsalvamanöver, wobei die Nadelspitze auf die rechte Mammille gerichtet wird.

5.6 Angiographiezubehör

5.6.1 Jodhaltige Kontrastmittel

Zur Kontrastierung der Gefäße haben sich in der konventionellen und digitalen Angiographie heute allgemein Kontrastmittel auf der Basis trijodierter Benzoate durchgesetzt (Tabelle 5.1). Zu unterscheiden sind hierbei ionische hyperosmolare Kontrastmittel (1500–2000 mosm/l) von ionischen niederosmolaren (500–800 mosmol/l), nichtionischen niederosmolaren (500–800 mosmol/l) und nichtionischen isoosmolaren Substanzen (300 mosmol/l). Mehrheitlich werden heute trotz höherer Kosten aufgrund der geringeren Nebenwirkungsraten und der besseren Patientenverträglichkeit, vor allem bei bekannten Risikofaktoren, niederosmolare bzw. nichtionische Substanzen eingesetzt [55].

Die Nebenwirkungen von jodhaltigen ionischen oder nichtionischen Kontrastmitteln spielen sich vor allem im kardiovaskulären (Arrhythmie, Brady-/Tachykardie, Kammerflimmern, ST-Senkungen im EKG, Angina pectoris, Hypervolämie, Blutdruckanstieg/-abfall), renalen (Albuminurie, Oligo-/Anurie), zerebralen (Schädigung der Blut-

Tabelle 5.1. Röntgenkontrastmittel für die kardiovaskuläre Diagnostik

Ionisch hyperosmolar: (monomer)	– Diatrizoat	Urographin
		Urovison
		Angiographin
		Urovist
		Peritrast
	– Iotalamat	Conray
	– Iodamid	Uromiro
	– Ioxitalamat	Telebrix
	– Ioglicinat	Rayvist
Ionisch niederosmolar: (dimer)	– Ioxaglat	Hexabrix
Nichtionisch niederosmolar (monomer)	– Iohexol	Omnipaque
	– Iopamidol	Solutrast
		Iopamiro
	– Iopromid	Ultravist
	– Ioversol	Optiray
	– Iopentol	Imagopaque

Hirn-Schranke, Krampfanfälle), pulmonalen (Widerstandserhöhung, Lungenödem, Bronchospasmus) und endokrinen (Schilddrüse) Bereich ab. Sie werden grundsätzlich bei allen zur Verfügung stehenden Kontrastmitteln beobachtet, allerdings bei niederosmolaren bzw. nichtionischen Substanzen signifikant seltener. Todesfälle sind allerdings auch bei dieser KM-Gruppe beobachtet worden [55].

Die wichtigsten Ursachen von Nebenwirkungen bei parenteraler Applikation jodhaltiger Kontrastmittel sind die Hyperosmolalität, Chemotoxizität, Ionizität, unterschiedliche Proteinbindung und der Elektrolytgehalt. Sie können zu Komplementaktivierung, Enzymhemmung, Freisetzung biogener Amine (Histamin), Vasodilatation, Veränderungen des Elektrolytmilieus und Endothelschädigung führen.

Vor allem vor, aber auch während und nach der Angiographie mit Kontrastmittel ist auf allgemeine prophylaktische Maßnahmen vor allem bei Risikopatienten zu achten. Hierzu gehören eine beruhigende Patientenführung, eine orale Flüssigkeitszufuhr bis kurz vor der Untersuchung, ein leichtes Frühstück am Tag der Untersuchung, das Anlegen einer venösen Verweilkanüle, das Bereitstellen von Notfallmedikamenten (Suprarenin, Atropin, Steroide, H1- und H2-Blocker, Valium, Ringer-Laktat-Lösung, Volumenersatzmittel wie HAES, Euphyllin, barbiturathaltige Narkotika) und die Bereitstellung einer Notfallausrüstung (Intubationsbesteck, Oro-Naso-Laryngealtubus, Beatmungsbeutel, O_2-Insufflationsgerät, Absaugvorrichtung, Blutdruckmeßgerät, EKG-Monitor). Eine medikamentöse Prophylaxe erscheint bei folgenden Risikofaktoren angezeigt:

- allergischer Diathese,
- früheren KM-Unverträglichkeiten,
- Histaminfreisetzung:
  postoperativ,
  nach Bluttransfusionen,
  bei Lungenerkrankungen,
  bei Nahrungsmittelallergie.
- kardialer, hepatischer, respiratorischer Insuffizienz,
- Alter über 70 Jahre,
- Kindern

Sie wird mit einer Kombination von H_1 - und H_2 -Rezeptor-Antagonisten (beim Erwachsenen 2 Amp. = 8 mg Fenestil und 2 Amp. = 400 mg Tagamet) durchgeführt. Bei vorausgegangener schwerer KM-Reaktion wird zusätzlich eine 3malige Steroidprämedikation, z.B. Urbason, 48, 24 und 2 h. vor KM-Applikation empfohlen [55].

5.6.2 Kohlendioxidgas als Kontrastmittel

Bei Einsatz der DSA kann alternativ zu den beschriebenen trijodierten Röntgenkontrastmitteln auch Kohlendioxidgas als konstrastgebendes Agens intraarteriell injiziert verwendet werden [26, 47]. Diese Technik hat sich vor allem im iliofemoropoplitealen Bereich als diagnostich relevant erwiesen. Indikationen bestehen bei Patienten mit Niereninsuffizienz und bekannter schwerer KM-Allergie. Bei dieser Methode werden 50 ml CO_2 über eine Kanüle oder einen Katheter in das Gefäß injiziert. Die Patienten empfinden bei der Injektion ein starkes Wärmegefühl, ähnlich wie bei Injektion hyperosmolarer jodhaltiger Kontrastmittel.

5.6.3 Pharmaka

Der Einsatz von Pharmaka in der angiographischen Untersuchungstechnik wird seit vielen Jahren bei bestimmten Indikationen befürwortet und als sinnvolle Ergänzung dieses Verfahrens betrachtet. Zum Beispiel können Buscopan (20–40 mg i.v.) oder Glukagon (0,5 ml i.v.) die Darmbewegungen über ca. 10 min reduzieren, so daß sie bei der DSA der Abdominal- und Beckengefäße sinnvoll zur Artefaktreduktion eingesetzt werden. Die sog. Pharmakoangiographie im engeren Sinne allerdings dient unter Verwendung vasodilatierender oder vasokonstringierender Substanzen einerseits der Verbesserung der diagnostischen Bildqualität bzw. -spezifität, z.B der Verhinderung von Gefäßspasmen oder der Identifizierung von Tumorgefäßen, und andererseits der Therapie von Blutungen [30, 38].

Die Pharmakoangiographie hat 4 wesentliche Einsatzbereiche, wobei die im folgenden genannten Substanzen am geläufigsten sind und überwiegend eingesetzt werden:

1. Therapeutische Reduktion eines Vasospasmus:
   Vasodilatation durch
   - Injektion i.v. von Nitropräparaten (z.B. Isoket 0,05% Lösung (50–100 μg)
   - Injektion i.a. von Nifedipin (Adalat 0,2 mg)
   - Injektion i.a. von Tolazolin (Priscol 25 mg in 10–15 ml 0,9% NaCl-Lösung, Injektionsgeschwindigkeit 10–15 s.)
2. Diagnostische Verbesserung der Bildqualität bei funktionellem Vasospasmus:
   Vasodilatation durch Injektion i.a. von Tolazolin (Priscol, Dosierung s. oben.)

3. Diagnostische Verbesserung der Bildqualität bei Tumoren:
   Vasokonstriktion durch Injektion i.a. von Noradrenalin
   (Suprarenin 0,5 mg in 500 ml 0,9% NaCl-Lösung 1ml = 1 μg, Injektionsgeschwindigkeit über 30 s.)
   Nierenarterien: 3–6 μg
   Truncus coeliacus, A. mesenterica superior: 6–8 μg
4. Therapeutischer Einsatz zur Blutstillung, z.B. bei gastrointestinalen Blutungen:
   Vasokonstriktion durch i.a. Injektion von Vasopressin, 1 E in 20 ml 0,9% NaCl-Lösung, Injektionsgeschwindigkeit über 60 s.

Literatur

1. Almen T (1969) Contrast agent design. Some aspects on the synthesis of water-soluble agents of low osmolality. J Theor Biol 24:216–220
2. Amplatz K (1962) Percutaneous arterial catheterization and its application. Am J Roentgenol 87:265
3. Amplatz K (1983) Rapid film changers. In: Abrams angiography, Vol 1, 3rd edn. Little, Brown & Co, Boston, p 105
4. Arlart IP (1989) Möglichkeiten und Grenzen der konventionellen Arteriographie und der DSA beim femoro-cruralen Gefäßverschluß. Angio 11:89–98
5. Arlart IP (1991) Ambulante Angiographie – Pro und Contra. In: Günther RW, Gockel HP (Hrsg) Jahrbuch Radiologie. Biermann GmbH, Zülpich
6. Bach R, Schieffer H (1990) Katheterdiagnostik via Arteria femoralis. Springer, Berlin Heidelberg New York Tokyo
7. Baum S (1983) Catheters and injectors. In: Abrams angiography, Vol 1, 3rd edn. Little, Brown & Co, Boston, p 187
8. Berberich J, Hirsch S (1923) Die röntgenographische Darstellung der Arterien und Venen am lebenden Menschen. Klin Wochenschr 2:2226–2230
9. Binz A, Rath A, Lichtenberg A von (1931) The chemistry of uroselectan. Z Urol 25:297–301
10. Boijson E, Judkins MP (1966) A hook-tail "closed-end" catheter for percutaneous selective cardioangiography. Radiology 87:872
11. Brody WR (1984) Digital radiography. Raven Press, New York
12. Caldas JP (1934) Arteriographies en serie avec l'appareil radiocarrousel. J Radiol Electrol Med Nucl 18:34
13. Chamberlain WE, Dock W (1926) The study of the heart action with the roentgen cinematograph. Radiology 7:185
14. Dos Santos R, Lamas A, Caldas JP (1929) L'arteriographie des membres, de l'aorte et de ses branches abdominales. Bull Mem Soc Nat Chir 55:587–601
15. Dos Santos R, Lamas AC, Caldas JP (1931) Arteriographie des membres et de l'aorte abdominale. Masson & Cie, Paris
16. Farinas DL (1941) A new technique for arteriographic examination of the abdominal aorta and its branches. Am J Roentgenol 46:641
17. Field J, McIvos I, Greenhalgh RM (1987) Transaxillary angiography: An acceptable approach when perfemoral angiography is not possible. Eur J Vasc Surg. 1:193–195
18. Fink U, Hibertz Th, Beck R, Eberwein U, Buchsteiner W (1991) Periphere Angiographie – konventionell oder digital? Ein Vergleich von vier verschiedenen Untersuchungsmethoden. Electromedica 59:49–53
19. Gerhardt P, Boltz D (1990) Video- und Laser-Kamera-Systeme. Röntgenpraxis 43:200–208
20. Gerlock AJ, Mirfakhraee N (1985) Essentials of diagnostic and interventional angiographic techniques. Saunders, Philadelphia
21. Gmelin E, Arlart IP (1987) Digitale Subtraktionsangiographie. Thieme, Stuttgart New York
22. Gonsette RE (1978) Animal experiments and clinical experience in cerebral angiography with a new contrast agent (ioxalic acid) with a low hyperosmolality. Ann Radiol (Paris) 21:271
23. Goodwin WE, Scardino PL, Scott WW (1950) Translumbar aortic puncture and retrograde catheterization of the aorta in aortography and renal arteriography. Ann Surg 132:944
24. Hach W (1985) Phlebographie der Bein- und Beckenvenen. Schnetztor, Konstanz
25. Haschek E, Lindenthal OT (1896) Ein Beitrag zur praktischen Verwertung der Photographie nach Röntgen. Wien Klin Wochenschr 9:63
26. Hawkins IF (1982) Carbon dioxide digital subtraction arteriography. Am J Roentgenol 139:19–24
27. Heintzen PH, Bürsch JH (1978) Röntgen-video-techniques for the dynamic studies on the heart and circulation. Thieme, Stuttgart
28. Hessel SJ, Adams DF, Abrams HL (1981) Complications of angiography. Radiology 138:273
29. Heuck F, Reichardt E (1981) Angiographische Untersuchungen mit der Mittelformatkamera. Röntgenpraxis 34:383–386
30. Hollenberg NK, Garnic JD, Harrington DP (1983) Pharmacoangiography. In: Abrams angiography, Vol 1, 3rd edn. Little, Brown & Co, Boston, p 95
31. Hoppe JO, Larsen HA, Coluston FJ (1956) Observations on the toxicity of a new urographic contrast medium, sodium 3,5-diacetamido-2,4,6-triiodobenzoate (Hypaque Sodium). J Pharmacol Exp Ther 116:394–403
32. Ichikawa T (1938) Schatten der Nierenarterie, meine Methode, zur röntgenologischen Darstellung der Nierenarterien. Z Urol 32:563
33. Janker R (1950) Apparatur und Technik der Röntgenkinematographie zur Darstellung der Herzinnenräume und der großen Gefäße. RoFo 72:513
34. Jönsson G, Broden B, Karnell J (1951) Thorcic aortography. Acta Radiol (Stockh) Suppl 89
35. Johnson LW, Lozner EC, Johnson S, Krone R, Pichard AD, Ventrovec GW, Noto TJ (1989) Complications of cardiac catheterization: Coronary angiography 1984–1987. Cathet Cardiovasc Diagn 17:5–10
36. Judkins MP (1967) Selective coronary arteriography. Radiology 89:815
37. Judkins MP (1983) Angiographic equipment: the cardiac catheterization angiography laboratory. In: Abrams angiography, Vol 1, 3rd edn. Little, Brown & Co, Boston, p 125

38. Kadir S (1986) Diagnostic angiography. Saunders, Philadelphia
39. Klatte CE, Sloan OM, Burko H (1968) Selective teflon arteriographic catheters. Radiology 90:1205
40. Levin DC (1983) Angiographic equipment: Noncardiac angiographic facilities. In: Abrams angiography, Vol 1, 3rd edn. Little, Brown & Co, Boston, p 175
41. Levin DC, Dunham L (1982) New equipment considerations for angiographic laboratories. Am J Roentgenol 139: 775–780
42. Lindgren E (1950) Percutaneous angiography of vertebral artery. Acta Radiol (Stockh) 33:389
43. Loose KE (1951) Die Serienarteriographie bei peripheren Durchblutungsstörungen. Langenbecks Arch Klin Chir 270:462
44. Loose KE, van Dongen RJAM (1976) Atlas of angiography. Thieme, Stuttgart
45. Ludwig JW, Verhoeven LHJ, Engels PHC (1982) Digital video subtraction angiography (DVSA) equipment. Angiographic technique in comparison with conventional angiography in different vascular areas. Br J Radiol 55:545
46. Meaney TF, Weinstein MA, Buonocore E, Borkowski GP, Gallagher JH, Sufka B, MacIntyre WJ (1980) Digital subtraction angiography of the human cardio vascular system. Am J Roentgenol 135:1153
47. Miller FD, Mineau DE, Koehler PR et al (1983) Clinical intra-arterial digital subtraction imaging. Radiology 148:273–278
48. Mistretta CA, Ort MG, Cameron JR, Crummy AB, Moran PR (1973) Multiple image substraction technique for enhancing low contrast periodic objects. Invest Radiol 8:43
49. Moniz E (1928) L'encephalographie arterielle. Bruxelles Med (Suppl) 9:95
50. Nuvoli I (1936) Arteriographia dell' aorta thoracica mediante puncture dell' aorta descendente o del ventriculos. Policlinico Sez Prat 43:227
51. Ödman P (1956) Percutaneous selective angiography of the main branches of the aorta (preliminary report). Acta Radiol (Stockh) 45:1
52. Ovitt TW (1983) Angiographic equipment: Digital substraction angiography. In: Abrams angiography, Vol 1, 3rd edn. Little, Brown & Co, Boston, p 180
53. Ovitt TW, Christenson PC, Fisher HD, Frost MM, Nudelman S, Roehrig H, Seeley G (1980) Intravenous angiography using digital video substraction: x-ray imaging system. Am J Roentgenol 135:1141–1144
54. Pässler HW (1950) Unsere Technik der automatischen Serienaortographie. Rontgenbl 10:73
55. Peters PE, Zeitler E (1991) Röntgenkontrastmittel: Neben-wirkungen-Prophylaxe-Therapie. Springer, Berlin Heidelberg New York Tokyo
56. Pierce EC (1951) Percutaneous femoral artery catheterization in man with special reference to aortography. Surg Gynec Obstet 93:56
57. Radner S (1948) Thoracal aortography by catherization from the radial artery. Acta Radiol (Stockh) 29:178
58. Ratschow M (1930) Uroselektan in der Vasographie unter spezieller Berücksichtigung der Varicographie. RoFo 42:37
59. Ratschow M (1937) Leistung und Bedeutung der Vasographie als Funktionsprüfung der peripheren Blutgefäße. RoFo 55:253–266
60. Rösch J (1971) Die „superselective" viscerale Arteriographie. RoFo 115:718
61. Sanchez-Perez JM (1943) The cranial seriograph and its utility in neurologic radiology for cerebral angiography. Surgery 13:661
62. Seldinger S (1953) Catheter replacement of the needle in percutaneous arteriography. Acta Radiol (Stockh) 39:368
63. Seyferth W, Marhoff P, Zeitler E (1982) Transvenöse und arterielle digitale Videosubtraktionsangiographie (DVSA). RoFo 136:301
64. Sgalitzer M, Demel R, Kollert V, Ranzenhofer H (1930) Zur Darstellung und Behandlung der Erkrankungen peripherer Arterien. Wien Klin Wochenschr 43:833–837
65. Sgalitzer M, Kollert V, Demel R (1931) Kontrastmitteldarstellungen der Venen im Röntgenbild. Klin Wochenschr 10:1656–1663
66. Sicard JA, Forestier G (1923) Injections intra-vasculaires d'huile iodee sous controle radiologique. Compt Rand Hebd Soc Biol 88:1200–1202
67. Wallingford VH (1953) The development of organic iodide compounds as x-ray contrast media. J Am Pharmacol 42:724–728
68. Wenzel-Hora BI (1987) Iotrolan, nichtionisch, dimer: eine neue Generation der Röntgenkontrastmittel. In: Jahrb Radiologie. Regensberg & Biermann, Münster
69. Ziedses des Plantes BG (1935) Eine röntgenolgische Methode zur separaten Abbildung bestimmter Teile des Objekts. RoFo 52:69

6 Phänomenologie von Gefäßerkrankungen

K. Mathias

INHALT

6.1 Definition

Die Erkennung von Gefäßkrankheiten stützt sich in der diagnostischen Radiologie auf die Analyse der Dichte- und Signaländerungen, der Echogenität und des makroskopischen Gestaltwandels der Gefäßform und -lichtung, den diese Krankheiten bewirken. Daneben können durch den Einsatz geeigneter Verfahren funktionelle Daten wie die Flußgeschwindigkeit und das je Zeiteinheit transportierte Blutvolumen erfaßt werden. Diese quantitativen Daten sowie Messungen der Dichte und geometrischer Größen sind weitere Mittel, Angiopathien zu erkennen und den Schweregrad der Erkrankung festzustellen [3, 10].

Die diagnostischen Aussagen sind von dem jeweils eingesetzten Untersuchungsverfahren abhängig, da eine einzelne omnipotente Methode nicht existiert und deshalb jedes Verfahren immer nur Teilaspekte der pathologischen Veränderungen aufzeigen kann [1, 18].

An Untersuchungsverfahren stehen zur Verfügung:

- Projektionsradiographie,
- digitale Radiographie,
- Blattfilmangiographie,
- Kineangiographie,
- digitale Subtraktionsangiographie,
- Doppler- und B-Bildsonographie,
- Computertomographie,
- Magnetresonanztomographie.

Vor allem die MR-Angiographie gewinnt in jüngster Zeit zunehmende Bedeutung und löst manche früher an die konventionelle Angiographie gestellte Frage [18]. Die verschiedenen diagnostischen Kriterien dieses Verfahrens können hier nicht dargestellt, einzelne aber erwähnt werden.

6.2 Klassifikation pathologischer Veränderungen

Gefäßkrankheiten rufen Veränderungen der Gefäßwand hervor, die einer makromorphologischen Analyse zugänglich sind und als Ergebnis dieser Analyse in vielen Fällen ohne histopathologische Untersuchung eine nosologische Einordnung erlauben [7, 13, 16]. Daneben gibt es Gefäßleiden, die mit den Mitteln der diagnostischen Radiologie nicht sicher erkannt und nur vermutet werden können. Hierzu zählen die meisten Erkrankungen der Endstrombahn wie die Amyloidangiopathie oder die diabetische Mikroangiopathie. So sind das Amyloidplaque oder die Zellproliferation der diabetischen Angiopathie nur mit histopathologischen Verfahren gegenüber anderen Ursachen entzündlicher oder degenerativer Gefäßveränderungen zu differenzieren.

Neben den Krankheiten, deren primärer Schauplatz die Gefäßwand ist, sind auch hämatologische Krankheitsbilder zu berücksichtigen. Thrombozytosen und Koagulopathien können Gefäßverschlüsse hervorrufen, deren klinische und radiologische Symptome sich von denen primärer Gefäßerkrankungen nicht unterscheiden. Auch in diesen Fällen ist die radiologische Diagnostik in ihrer Aussage auf die Phänomenologie der Veränderungen beschränkt, ohne über die Ätiologie und Pathogenese eine Aussage machen zu können.

Krankhafte Veränderungen an Gefäßen können ihre Ursache auch in entzündlichen und tumorösen Prozessen haben, die durch Verdrängung, Ummauerung und Infiltration an ihnen typische morphologische Zeichen im Angiogramm hervorrufen, die neben den Aussagen der Schnittbildverfahren bei der Frage nach der Gefäßversorgung und Operabilität einer Neoplasie genutzt werden.

Nachfolgend wird nach radiologischen Kriterien eine Phänomenologie der Gefäßerkrankungen aufgestellt und versucht, dem Untersucher Kriterien an die Hand zu geben, die ihm bei der Deutung der Befunde helfen.

6.2.1 Dichteveränderungen

Die höhere Dichte des blutgefüllten Gefäßes gegenüber dem strahlentransparenten Fettgewebe erlaubt es auf Röntgenaufnahmen, subkutane Größen- und Formveränderungen von Gefäßen zu erkennen. Dies gilt für die Varikose der Unter- und Oberschenkelvenen oder die allgemeine Kaliberzunahme und vermehrte Schlängelung der langstreckig erweiterten Vene bei arteriovenöser Fistel. Besonders die Weichteiltechnik kann hier diagnostische Hinweise liefern, wie die Gefäßzeichnung im Mammogramm beispielhaft verdeutlicht. Die Computertomographie als empfindliches Dichtemeßverfahren gestattet auch ohne zusätzliche Kontrastmittelgabe weiterreichende Aussagen über Gefäßverlauf, Durchmesser- und Lichtungsänderungen sowie die Dicke der Gefäßwand. Die erhöhte Dichte einer Hirnarterie ist ein Frühzeichen für einen frischen Gefäßverschluß als Ursache eines noch nicht demarkierten Hirninfarktes [17].

Sobald vaskuläre Kalzifikationen auftreten, nimmt der Dichteunterschied zum umliegenden Gewebe so stark zu, daß Lokalisation, Verteilung und Form der Verkalkung diagnostische Aussagen erlauben. Wir unterscheiden strichförmige, grobschollige und rundliche Verkalkungen (Tabelle 6.1).

Die Verkalkungen können in der Gefäßwand oder in der Gefäßlichtung liegen. Erstere finden sich bei der Mönckeberg-Mediasklerose, der Arteriosklerose und bei hyperkalziämischen Krankheiten, letztere als verkalkte Thromben und Phlebolithen [15].

Tabelle 6.1. Ursachen von Gefäßverkalkungen

Linear	
Aneurysma	Milk-Alkali-Syndrom
Diabetes mellitus	Mönckeberg-Mediasklerose
Erfrierungen	Mukoviszidose
Familiäre Hyperlipidämie	Nephrose
Gicht	Progerie
Homozystinurie	Pseudoxanthoma elasticum
Hyperparathyroidismis, primär und sekundär	Raynaud-Syndrom
	Sarkoidose
Hypervitaminose D	Takayasu-Arteriitis
Hypoparathyroidismus	Thrombangitis obliterans
Idiopathische Hyperkalziämie	Verbrennungen
Linear bis grobschollig	
Arteriosklerose	
Aortitis luetica	
Verkalkter Thrombus	
Rundlich	
Arteriovenöse Malformation	Phlebolithen nach Strahlentherapie
Kavernöses Hämangiom	Varikose
Maffucci-Syndrom	Varikozele

6.2.1.1 Gefäßwand

Die Anordnung der Gefäßwandverkalkungen gibt Auskunft über die Lage des betreffenden Gefäßes und damit auch über pathologische Verlagerungen, die durch einen raumfordernden Prozeß, eine Mißbildung oder eine Elongation mit Kinking verursacht sein können. Der Gefäßdurchmesser kann anhand der Gefäßwandverkalkung bestimmt werden. Das Ausmaß der Kalzifikation korreliert mit dem Grad arterieller Stenosen [5]. Die Zunahme des Gefäßdurchmessers über das jeweilige Normalmaß hinaus weist auf ein Aneurysma hin. Bei Verkalkung und aneurysmatischer Erweiterung der Aorta ascendens ist so neben einer dilatativen Aortensklerose an eine Aortenstenose mit poststenotischer Dilatation und an eine Aortitis luetica zu denken. Diabetes mellitus, Sklerodermie, Hyperparathyroidismus und Hyperkalziämien anderer Ursache liegen den Verkalkungen peripherer Arterien zugrunde (Abb. 6.1). Computertomographisch kann die Dicke der Gefäßwand größerer Blutleiter bestimmt werden. Auch nur lokal verdickte Gefäßwandabschnitte sind computertomographisch einer Analyse zugänglich. Sonographisch ist mit hochfrequenten Schallköpfen die krankhafte Zunahme der Wandstärke größerer Arterien zu erfassen [23].

6.2.1.2 Gefäßlichtung

Verkalkungen in der Gefäßlichtung weisen auf einen verkalkten Thrombus hin und können eine

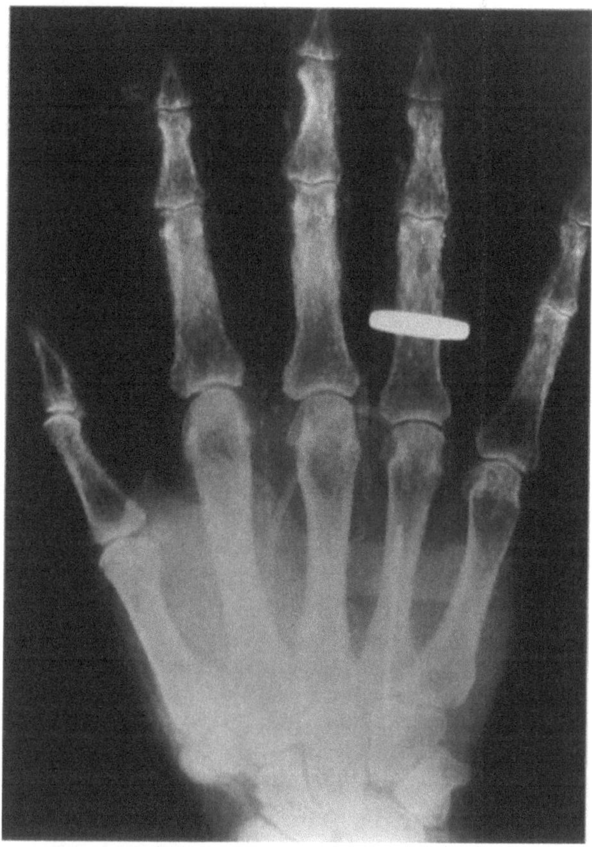

Abb. 6.1. Verkalkte Digitalarterien bei sekundärem Hyperparathyroidismus

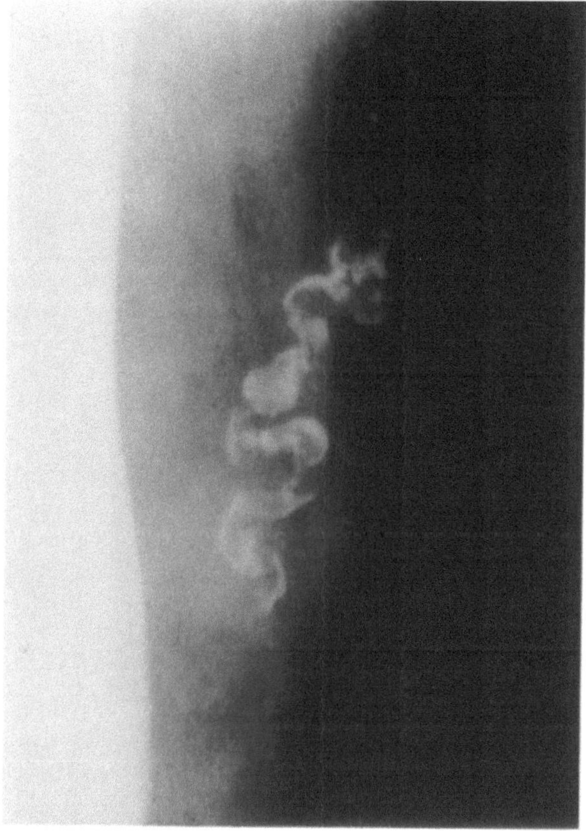

Abb. 6.2. Verkalkter Thrombus in einer Varize des distalen Oberschenkels

rundliche oder längliche Form haben. Phlebolithen in Varizen oder Hämangiomen treten in der Regel multipel auf und sind rund. Größere verkalkte Thromben der Bein- und Beckenvenen, der V. cava, der Pfortader oder nach Embolie der Pulmonalarterien sind unregelmäßig begrenzt und in Verlaufsrichtung des Gefäßes länglich ausgerichtet (Abb. 6.2).

6.2.1.3 Kontrastmitteldichte

Die umschriebene Minderung der Kontrastmitteldichte in einem normal weiten Gefäß weist auf eine Lichtungseinengung hin, die nur en face dargestellt ist und deshalb in der gewählten Projektion keine Veränderung des Profils hervorruft. Aufnahmen in anderen Projektionen können das Vorliegen einer Stenose bestätigen. Mittels densitometrischer Verfahren, wie sie die digitale Subtraktionsangiographie und Kinedensitometrie beispielsweise zur Verfügung stellen, kann eine Quantifizierung der Dichteänderung und damit eine Abschätzung des Stenosegrades vorgenommen werden.

Eine vermehrte Kontrastmittelaufnahme der Endstrombahn äußert sich in einem Dichteanstieg, wie er bei entzündlichen und neoplastischen Prozessen gleichermaßen zu beobachten ist [22].

6.2.1.4 Kontrastmittelpersistenz

Das Kontrastmittel verweilt in einem Gefäß länger als üblich, wenn das Gefäß hochgradig verengt oder verschlossen ist. In Stenosen von weniger als 90% Durchmesserreduktion ist der Fluß in der Stenose selbst beschleunigt. In aneurysmatisch veränderten Arterien kann die Flußgeschwindigkeit des Blutes und damit auch des Kontrastmittelbolus auf ein Drittel bis ein Viertel der normalen Transitzeit abfallen. Der Kontrastmitteltransport ist auch bei unzureichendem Herzminutenvolumen infolge einer Herzinsuffizienz oder Ausfall des nachfolgenden Gefäßbettes wie bei der Phlegmasia coerulea dolens oder dem Budd-Chiari-Syndrom verlangsamt. Die scheinbar stehende Kontrastmittelsäule in der Aorta bei schwerer Linksherzinsuffizienz darf nicht als Aortenverschluß fehlgedeutet

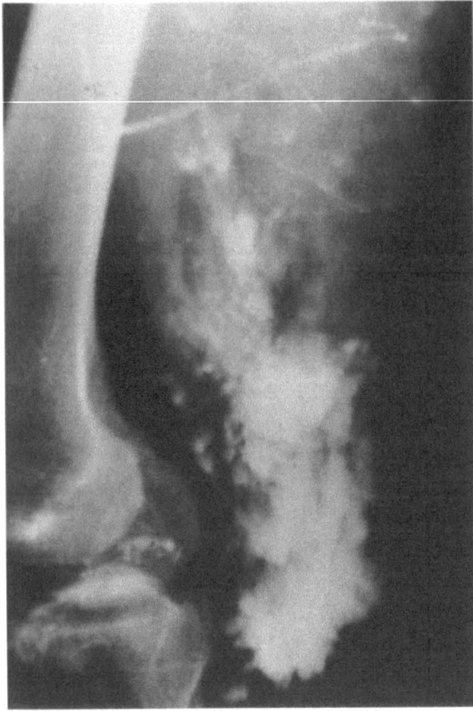

Abb. 6.3. Verzögerter Kontrastmittelabstrom aus einem großen kavernösen Hämangiom des distalen Oberschenkels und der Fossa poplitea

werden. Im horizontalen Strahlengang ist gegebenenfalls ein Layeringphänomen zu beobachten, daß beispielsweise bei der Darstellung der Karotisgabel gesehen werden kann, wenn ein Plaque an der Hinterwand zu einem verlangsamten Auswaschen des Kontrastmittels führt.

In den Beinvenen ist eine Kontrastmittelpersistenz nach Phlebographie für Minuten zu beobachten, wenn die Muskelpumpe nicht aktiviert wird. Vor allem an den Venenklappen finden sich in solchen Fällen noch längere Zeit Kontrastmittelreste, die bei fehlerhafter angiographischer Technik und Nachsorge eine Phlebothrombose auslösen können. Kavernöse Hämangiome füllen sich bei arteriographischer Darstellung spät und entleeren sich verzögert (Abb. 6.3).

6.2.1.5 Kontrastmittelaustritt

Tritt Kontrastmittel durch einen Wanddefekt aus, kann es als Wühlblutung ins Gewebe eindringen und sich je nach Art des Gewebes und Intensität der Blutung unterschiedlich verteilen [2]. Im lockeren Bindegewebe des Mediastinums und Retroperitoneums können sich größere Blutmengen ansammeln. Bei größeren Hämatomen ist die Computertomographie der Angiographie überlegen, da sie die Ausdehnung und Lage der Blutansammlung zeigt, während die einsetzende Tamponade die Blutungsintensität unter die angiographische Nachweisgrenze drücken und damit die Blutungsquelle maskieren kann. Die Blutung in eine Körperhöhle oder in ein Hohlorgan verursacht einen Kontrastmittelbeschlag an der inneren Oberfläche und kann beispielsweise das Schleimflächenrelief im Intestinum abbilden. Die Dichtehomogenität des ausgetretenen Kontrastmittels ist größer, wenn es in ein Hohlorgan gelangt, als wenn es ins Gewebe eingedrungenen ist. Die Sichtbarkeit des Kontrastmit-

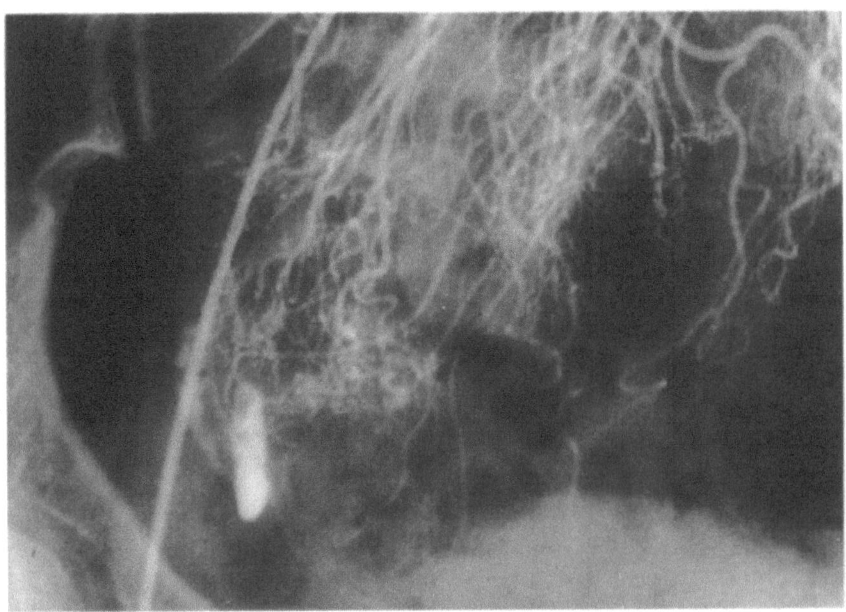

Abb. 6.4. Kontrastmittelansammlung in der Appendix bei gastrointestinaler Blutung

telaustritts hängt von der Blutungsintensität, Menge und Konzentration des injizierten Kontrastmittels, seiner möglichst selektiven Gabe sowie der Dichte der betroffenen Körperpartie ab (Abb. 6.4) [21].

6.2.2 Verlagerung

Häufigste Ursache eines veränderten Gefäßverlaufs ist eine dilatierende Arteriosklerose, bei der nicht nur der Durchmesser der Gefäße zunimmt, sondern auch ihre Länge, was aus dem Schraubengang der elastischen und kollagenen Elemente der Gefäßwand abgeleitet werden kann. Die Elongation hat zur Folge, daß sich die Arterien vermehrt in Kurven legen. Je nach Ausmaß der Krümmung resultiert daraus eine Schlängelung (Kinking) oder eine Schleifenbildung (Curling) der Arterie. Die vermehrte Schlängelung betrifft vor allem die Aorta und die Beckenarterien. Bei der A. carotis interna kann die Längenzunahme zusammen mit der Verlagerung des Aortenbogens nach kranial zur Schleifenbildung führen.

Extravaskuläre Raumforderungen unterschiedlicher Natur verlagern benachbarte Gefäße, die einen bogigen Verlauf annehmen. Bei größeren Raumforderungen ist das betroffene Gefäß mit seinen Seitenästen vermehrt ausgespannt und kann eine Kaliberabnahme aufweisen (Abb. 6.5). Wegen des hohen Innendrucks ist bei Arterien erst spät eine Impression und Lichtungseinengung zu erkennen. Venen dagegen erfahren neben der Verlagerung auch eine lumenreduzierende Kompression bis hin zum Gefäßverschluß (Abb. 6.6). Die bogige Gefäßverlagerung wird am besten in der Profilansicht erkennbar. In Aufsicht kann dieses Phänomen übersehen werden, wenn nicht mehrere Gefäße betroffen sind und der ausgespannte Verlauf von Seitenästen nicht beachtet wird. Das Erscheinungsbild der Gefäßverlagerung ist je nach Lokalisation der Raumforderung verschieden. Die Verdrängung von Gefäßen in Organen wie dem Gehirn oder der Leber betrifft alle umgebenden vaskulären Strukturen. Bei Raumforderungen im Hals, Mediastinum oder Retroperitoneum werden die Gefäße zur Seite verdrängt. Die Krümmung der bogigen Gefäßverformung verläuft hier flacher.

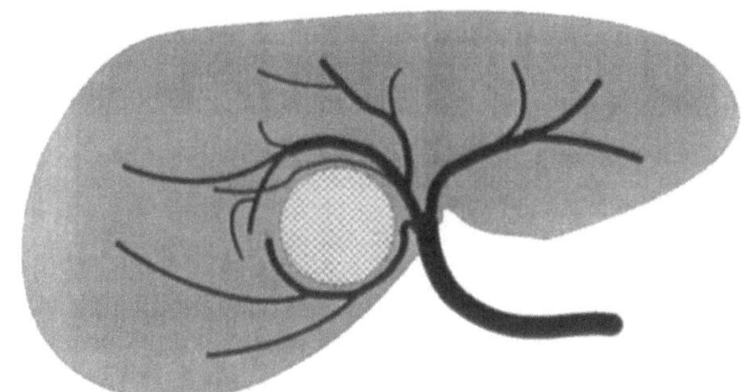

Abb. 6.5. Bogige Verlagerung von Leberarterien durch eine intrahepatische Raumforderung

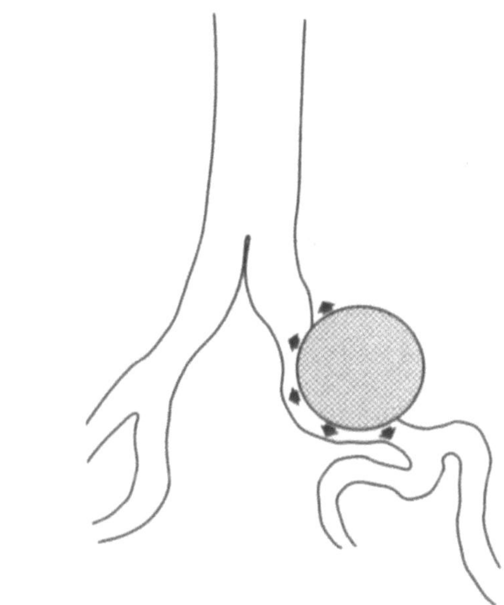

Abb. 6.6. Verlagerung und Kompression der Beckenvene durch eine pelvine Raumforderung

6.2.3 Verformung

Kräfte, die von außen auf Gefäße einwirken, führen neben einer Verlagerung auch zu einer Verformung der Gefäßkontur. Meist sind beide Phänomene miteinander vergesellschaftet. Die Verformung äußert sich in einer sanftbogigen bis abrupten Formänderung der Gefäßwand. So verursacht eine kartilaginäre Exostose oder ein Knochenfragment nach Trauma eine umschriebene Gefäßverengung, die mit einer unterschiedlich ausgeprägten Gefäßverlagerung verbunden ist. Die geringere Wandstärke und der geringere Füllungsdruck sind dafür verantwortlich, daß Venen sich bei geringeren Einwirkungen als Arterien verformen (Abb. 6.7). Umwächst ein Tumor Gefäße, kommen Verlagerung, Verformung, Kalibersprünge und Verschlüsse kleinerer Gefäße kombiniert vor (Abb. 6.8) [14].

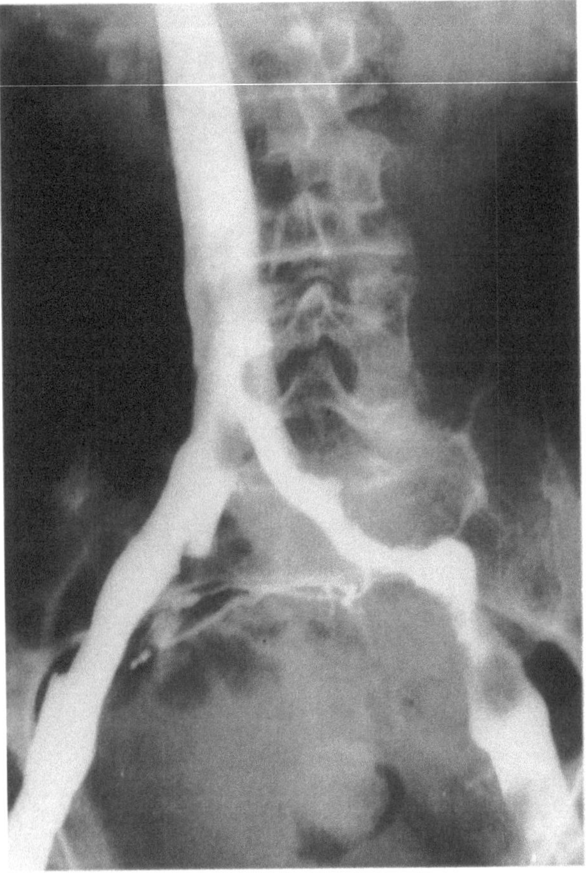

Abb. 6.7. Impressionen an der linken Beckenvene durch Lymphknotenmetastasen

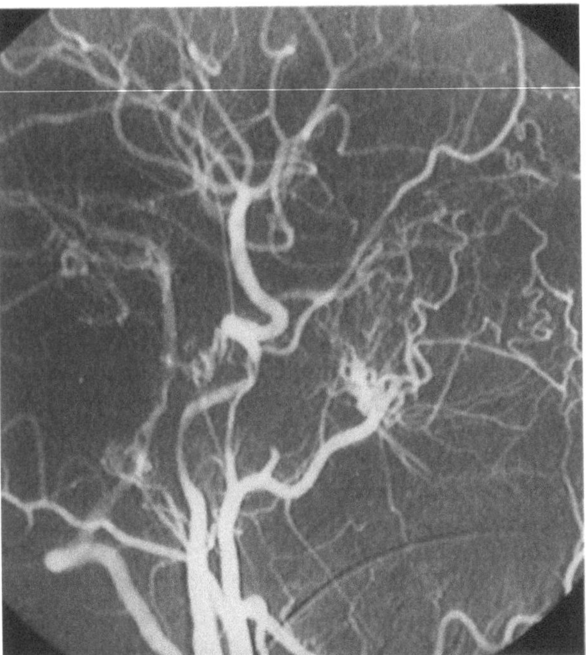

Abb. 6.8. Rhabdomyosarkom des Pharnyx bei einem 3jährigen Kind mit Ummauerung der A. carotis interna, pharyngea ascendens, menigea media und Verschluß der A. temporalis profunda

6.2.4 Kurzstreckige Lumenzunahme und -abnahme

Der kurzstreckigen Lumenzunahme liegt ein umschriebener Gefäßwandschaden zugrunde, der arteriosklerotischer, entzündlicher und traumatischer Natur sein kann. Es können wie beim Aneurysma verum alle Gefäßwandschichten betroffen oder wie beim Aneurysma falsum nur einzelne Schichten zerstört sein. Im venösen System sind echte Aneurysmata sowie Varixknoten mit und ohne Blow-out-Phänomen anzutreffen [9].

Die Lumenabnahme kann Folge einer Gefäßwanderkrankung, aber auch einer Einwirkung auf die Gefäßwand von außen sein (Abb. 6.9). Arteriosklerotische Plaques, thrombotische Auflagerungen, entzündliche Zellproliferationen oder Narbenbildungen nach Arteriotomie, Bypass oder bei Shunts sind vornehmlich als Ursache der Arterienverengung anzusprechen. Gefäßspasmen können sich als ringförmige kurze Gefäßeinengung manifestieren. Die Lichtungseinengung bei der zystischen Adventitiadegeneration ist exzentrisch und fast ausschließlich auf die A. poplitea beschränkt. Eine besondere Form der eng lokalisierten Lumenabnahme ist die Knickstenose elon-

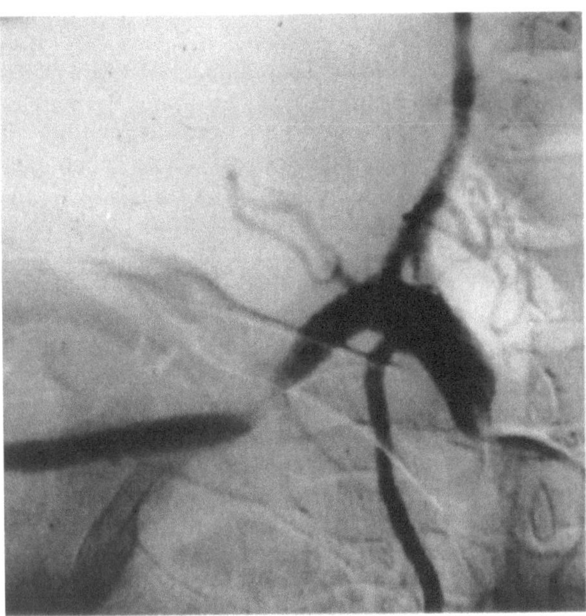

Abb. 6.9. Stenose der A. subclavia dextra bei kostoklavikulärer Enge

gierter Arterien. Auch der Überdehnungsschaden mit Intimaeinrollung führt zu einer kurzen Lichtungseinengung. Als extravaskuläre Ursachen kommen tumoröse und entzündliche Raumforderungen, Hämatome, Druck durch ossäre sowie ligamentäre Strukturen (Entrapment- und Thoraxauslaßsyndrome) und durch Fremdkörper in Betracht.

Kombinierte Lumenzunahmen und -abnahmen werden bei der Arteriosklerose seltener gesehen, kommen bei der Takayasu-Arteriitis vor und sind als Perlschnurbild für die fibromuskuläre Dysplasie charakteristisch (Abb. 6.10). Die turbulente Strömung distal einer Stenose erhöht den lateralen Wanddruck und bewirkt eine poststenotische Dilatation.

6.2.5 Langstreckige Lumenzunahme und -abnahme

Die langstreckige Erweiterung der Gefäßlichtung kann für eine Adaptation des Gefäßes an einen konstant erhöhten Blutdurchfluß bei einem arteriovenösen Kurzschluß oder Pendelfluß beim Aortenklappenfehler, aber auch für eine diffuse Gefäßwandschädigung mit Untergang der kollagenen Fasern und elastischen Membranen sprechen, wie sie durch eine Arteriosklerose vor allem auf dem Boden einer Fettstoffwechselstörung oder durch eine Arteriitis hervorgerufen wird (Abb. 6.11). Die Ektasie und das Aneurysma als Folge des Untergangs von elastischen Membranen werden vorwiegend bei Arterien des elastischen Typs angetroffen. Die Wandschwäche kann wie beim Marfan- oder Ehlers-Danlos-Syndrom kongenital sein. Die Erweiterung der Aorta bei Hypertonie korreliert nur schlecht mit der Dauer

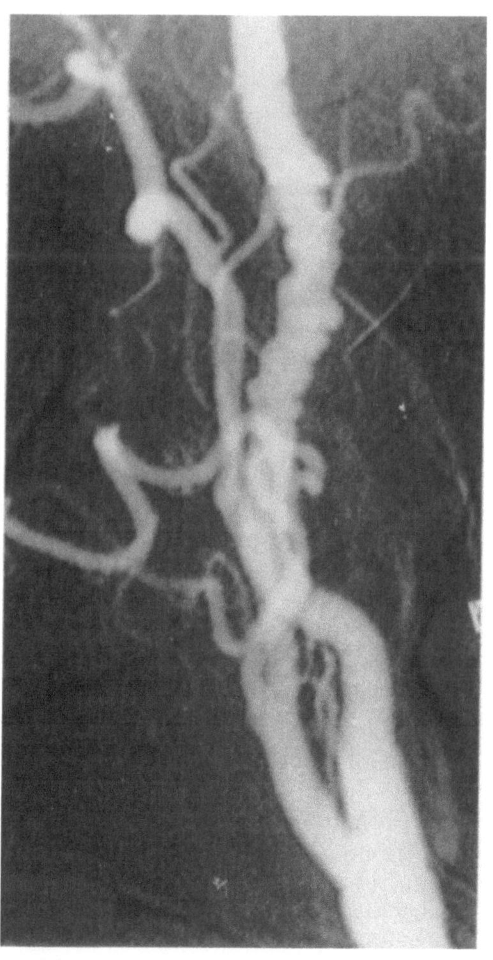

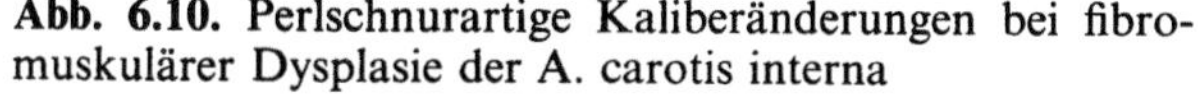

Abb. 6.10. Perlschnurartige Kaliberänderungen bei fibromuskulärer Dysplasie der A. carotis interna

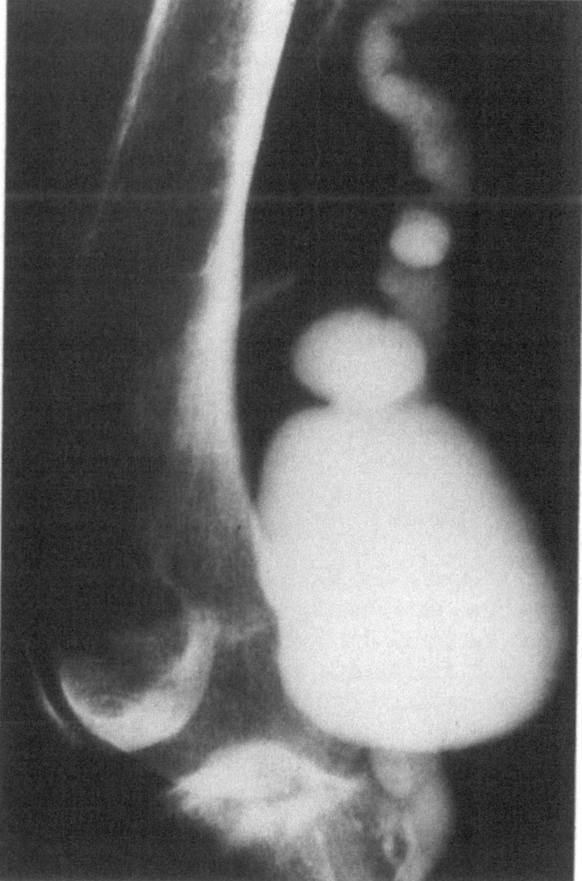

Abb. 6.11. Aneurysma der A. poplitea mit vorgeschalteter Aneurysmatose der A. femoralis superficialis

und Höhe der Druckbelastung. Die Vasodilatation durch entzündliche Hyperämie betrifft in typischer Weise die kleinen Arterien.

Bei Venenklappeninsuffizienz dagegen führt der erhöhte hydrostatische Druck regelmäßig zur Dilatation der betroffenen Vene, sei es an den unteren Extremitäten oder im Leibesinneren bei der Varikozele und dem Vena-ovarica-Syndrom. Die Drucksteigerung ist am Durchmesser der Venen zuverlässiger als an dem der Arterien abzulesen, wie die Lungenvenen sowie die V. portae und lienalis bei gestörtem Abfluß deutlich machen. Die diffuse langstreckige Lichtungseinengung kann pathologischer Funktionszustand oder Folge einer diffusen Gefäßwandverdickung sein. Im ersten Fall sind es Vasospasmus oder ein Ergotismus, die diese Kaliberänderung bewirken. In letzterem Fall sind es Sonderformen der Arteriosklerose wie die Thrombangiitis obliterans oder der fibrosierende Typ der Arteriosklerose und damit überwiegend Manifestationen des Rauchens. Eine diffuse Gefäßverengung wird darüber hinaus beim Schock – dann sind alle Arterien betroffen – und beim Kompartmentsyndrom angetroffen, bei dem die Gefäßkompression einer anatomischen Region zugeordnet werden kann [4]. Auch die schlechte Arterienfüllung bei vorgeschaltetem Strömungshindernis hat eine allgemeine Kaliberreduktion zur Folge.

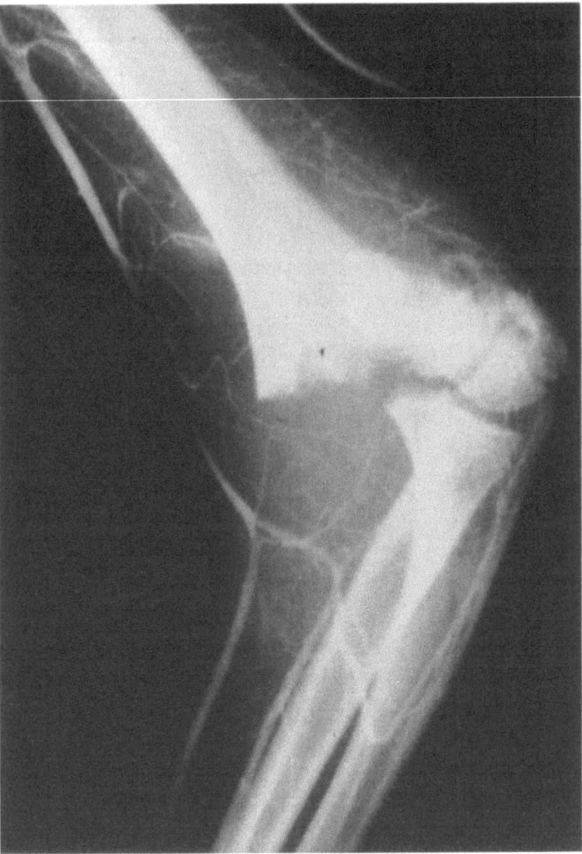

Abb. 6.12. Verschluß der A. brachialis durch Intimaeinrollung nach perkondylärer Humerusfraktur

6.2.6 Veränderungen in der Gefäßlichtung

Endoluminale Krankheitsprozesse geben sich durch Veränderungen der Kontur, durch Inhomogenität und Diskontinuität der Kontrastmittelfüllung zu erkennen.

6.2.6.1 Abbruch

Der Abbruch der Konstratmittelfüllung spricht für einen thrombotischen oder thromboembolischen Verschluß des Gefäßes, nach einem Trauma für eine Intimaeinrollung bei noch erhaltener Gefäßkontinuität oder für einen Gefäßabriß (Abb. 6.12). Der Gefäßabriß muß nicht mit einem Kontrastmittelaustritt einhergehen. Ein Gefäßverschluß kann als Ausdruck eines Spasmus auftreten. Bei größeren Gefäßen ist Vorsicht mit dieser Interpretation geboten, da inbesondere nach ärztlichen Eingriffen ein Thrombus oder Gefäßwandschaden vorliegen und den Spasmus verursacht haben kann. Die Kontrastmittelfüllung endet quer zur Gefäßlängsachse oder ist leicht schräg zu einem noch offenen Seitenast geneigt. Der frische Verschluß kann mit einem Kuppelzeichen einhergehen, bei dem das Kontrastmittel die Spitze des Thrombus noch umfließt (Abb. 6.13). Vor allem bei der Phlebothrombose ist dieses Zeichen öfters anzutreffen. Bei älteren Venenverschlüssen fehlt die Kontrastmittelfüllung ganz und die Vene ist ausgelöscht (Radiergummiphänomen).

6.2.6.2 Aussparung

Kontrastmittelaussparungen im Angiogramm werden durch Thrombosen, Thromboembolien und Fremdkörper hervorgerufen. Die spontan oder traumatisch abgelöste Intima (dissezierendes Aneurysma) ist als lineare Aussparung zu erkennen (Abb. 6.14). Ein Konturzeichen spricht für eine frische Phlebothrombose, bei der Kontrastmittel noch zwischen Venenwand und Appositionsthrombus eindringen kann (Abb. 6.15). Je

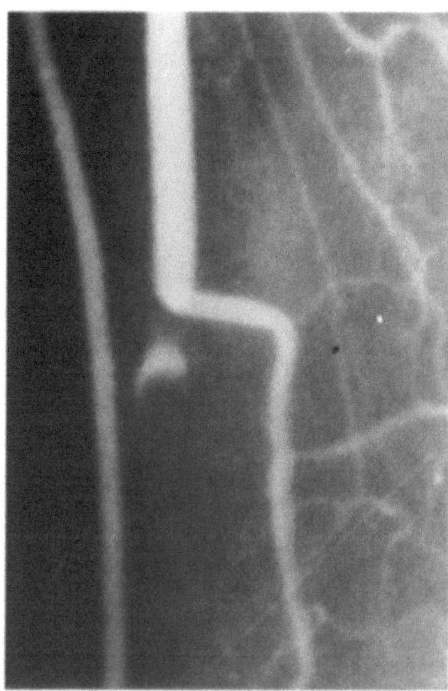

Abb. 6.13. Kuppelzeichen bei akuter Brachialisembolie

nach dem Aussehen der Kontrastmittelaussparung ist auf die Ursache der Veränderung rückzuschließen. Lediglich beim Tumorpatienten ist nicht immer sicher zu entscheiden, ob bei Gefäßverschlüssen in unmittelbarer Tumornähe eine einfache Thrombose oder ein Tumorthrombus nach Einbruch der Geschwulst in größere Gefäße vorliegt. Kernspintomographisch verschwindet beim thrombotischen Verschluß das Flußsignal. Dieses Zeichen ist so zuverlässig, daß bei Hirnvenenthrombosen auf eine Angiographie verzichtet und eine Fibrinolyse ohne vorangehende Arterienpunktion durchgeführt werden kann [20].

6.2.6.3 Kontur

Die Analyse der Gefäßkontur liefert wichtige Hinweise auf die zugrunde liegende Erkrankung oder besondere Verläufe eines bekannten Leidens. So sind die Arteriosklerose an den stenosierenden

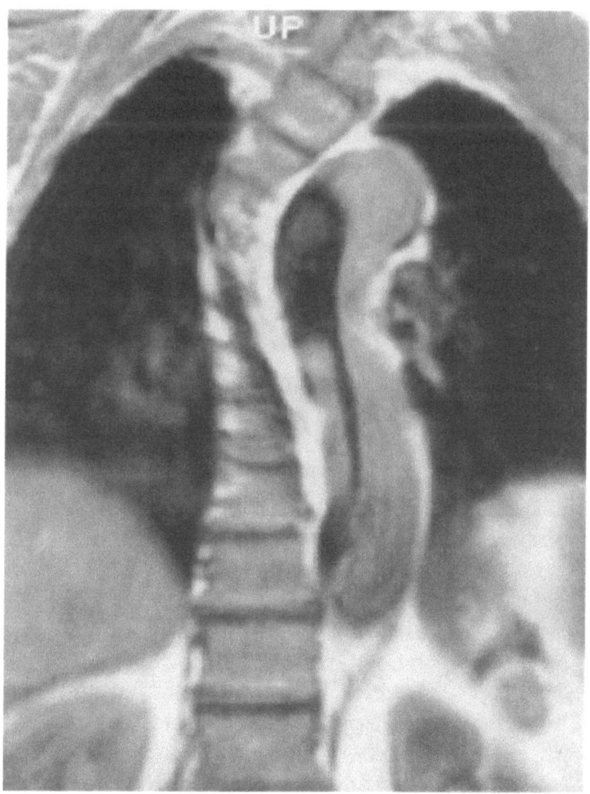

Abb. 6.14. Lineare Struktur in der deszendierenden thorakalen Aorta bei Aneurysma dissecans Typ III nach DeBakey bzw. Typ B nach der Stanford Klassifikation

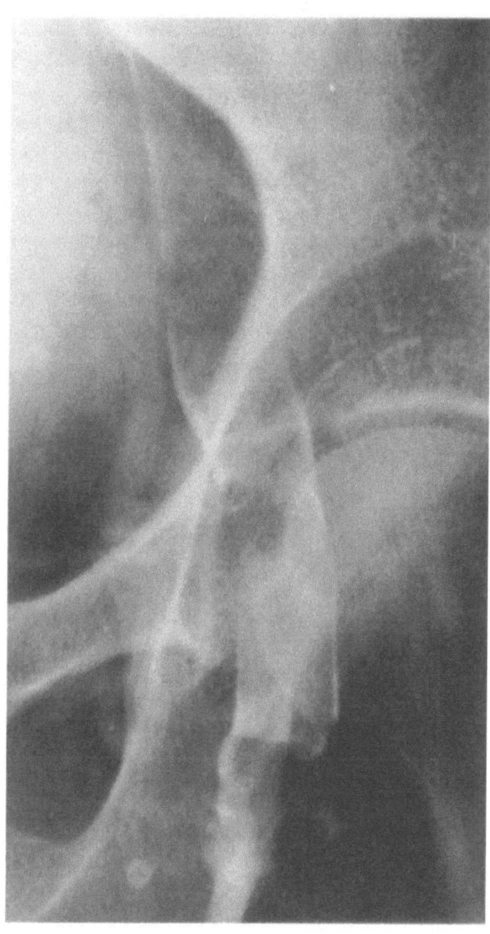

Abb. 6.15. Konturzeichen bei akuter iliofemoraler Phlebothrombose

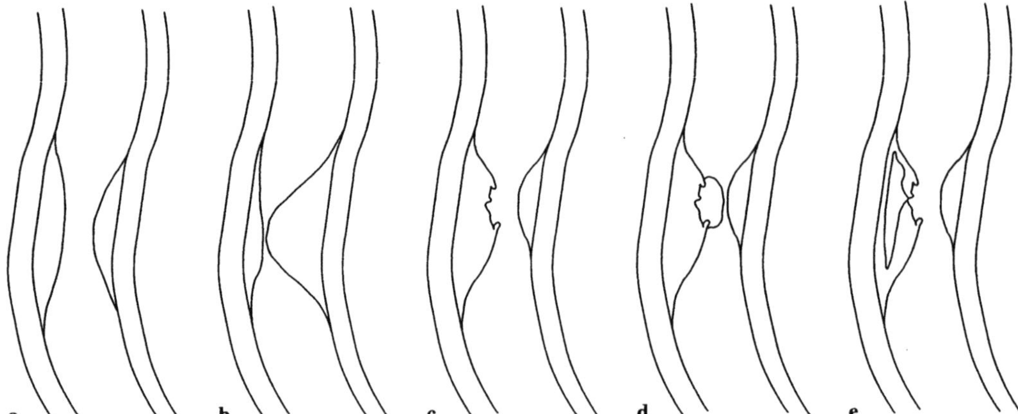

Abb. 6.16a–e. Morphologie arteriosklerotischer Stenosen. **a** Konzentrisches Plaque, **b** exzentrisches Plaque, **c** ulzeriertes Plaque, **d** ulzeriertes, mit Thrombus bedecktes Plaque, **e** Einblutung in ein ulzeriertes Plaque

Plaques, die Periarteriitis nodosa an den Mikroaneurysmata oder die fibromuskuläre Dysplasie am Perlschnurphänomen zu diagnostizieren. Beim arteriosklerotischen Plaque können Exulzerationen an ihrem Ulkuskrater erkannt werden. Ist das arteriosklerotische Ulkus vom Thrombus bedeckt, ist eine Differenzierung gegenüber einem glatten Plaque angiographisch und sonographisch nicht sicher möglich, obwohl dies unter therapeutischen Gesichtspunkten wünschenswert wäre (Abb. 6.16) [25].

Als Konturveränderung imponieren auch abrupte Kaliberschwankungen und Richtungsänderungen von Gefäßen, wie sie bei der Tumorummauerung (Encasement), aber auch Entzündungen vorkommen (s. Abb. 6.8) [19].

6.2.7 Verteilungsmuster

Viele Gefäßkrankheiten weisen ein charakteristisches Verteilungsmuster auf und gestatten aufgrund dieser Topik diagnostische Rückschlüsse. So befällt die diabetische Makroangiopathie in der Becken-Bein-Strombahn im Gegensatz zur nichtdiabetischen Arteriosklerose bevorzugt die inneren Beckenarterien, die Äste der A. profunda femoris sowie die Unterschenkelarterien. Der Sympathikusausfall bei diabetischer Neuropathie führt vor allem an den Füßen zu einer Vasodilatation mit Überwärmung und Nekrosen (Malum perforans), während dieses Erscheinungsbild für die oberen Extremitäten ungewöhnlich ist. Bei jedem zweiten Patienten mit symptomatischer Arteriosklerose der Becken-Bein-Strombahn ist die A. femoralis superficialis im mittleren bis distalen Drittel befallen. Die Thrombangiitis obliterans tritt am Unterschenkel am deutlichsten zutage. Auch Verkalkungen der Gefäßwand haben Prädelektionsorte. Die Bauchaorta verkalkt infrarenal früher und intensiver als suprarenal. Im Arcus aortae wird mehr Kalk eingelagert als in der deszendierenden thorakalen Aorta.

Die Gefäßschäden bei der Periarteriitis nodosa finden sich in der Nierenstrombahn. Die Kollagenosen verursachen den wesentlichen Gefäßschaden an den Digitalarterien der Hand, seltener des Fußes. Gleiches gilt für den Morbus Raynaud.

6.2.7.1 Bifurkation

Im Aufzweigungsbereich der Arterien treten Scherkräfte auf, die zu einer intimalen Verdickung und Begünstigung arteriosklerotischer Prozesse im Bereich der turbulenten Strömung führen. So bildet sich das erste arteriosklerotische Plaque der Karotisstrombahn meist an der Hinterwand der A. carotis interna geringfügig distal der Karotisgabel. Auch unmittelbar distal der Aortenbifurkation entstehen bevorzugt Stenosen.

Bei der Unterscheidung der arteriellen Thromboembolie von der akuten Thrombose ist die Verschlußlokalisation ebenfalls hilfreich. In Abhängigkeit von der Größe des Embolus endet seine Reise typischerweise an den Gefäßaufzweigungen. Die häufigste Station an der oberen Extremität ist deshalb die Aufzweigung der A. brachialis in die Unterarmarterien, an der unteren Extremität die Aortenbifurkation (Leriche-Syndrom), die Gabelung der inneren und äußeren Beckenarterie, der tiefen und oberflächlichen Femoralarterie sowie die Unterschenkeltrifurkation (s. Abb. 6.13). Lediglich vorbestehende Stenosen können Thromboembolien an atypischer Stelle festhalten.

6.2.7.2 Ostium

An den Gefäßabgängen finden sich ähnliche Phänomene wie an einer Bifurkation. Die arteriosklerotische Ostiumstenose ist ebenfalls Folge der höheren Scherkräfte am Arterienursprung, die eine Intimahyperplasie hervorrufen. Im Vergleich zu den Plaques auf freier arterieller Strecke sind die Ostiumstenosen glatt und neigen seltener zur Exulzeration. Ist das Stammgefäß selbst von der Arteriosklerose befallen, kann sich unabhängig von der Ostiumstenose die Plaquebildung über den Gefäßabgang schieben und eine Abgangsstenose verstärken.

6.2.7.3 Endstrombahn

Da Kapillaren, Arteriolen und die vorgeschalteten arteriovenösen Verbindungen angiographisch nicht sichtbar gemacht werden können, entziehen sich diese Gefäße im einzelnen der bildgebenden Diagnostik. Die Topik der Symptome erlaubt zusammen mit der Angiographie dennoch Rückschlüsse auf die zugrunde liegende Ursache [11]. Beim Morbus Raynaud weist die schlechte bis fehlende Kontrastmittelfüllung aller distalen Digitalarterien und die Eröffnung der Gefäße nach Aufwärmung und intraarterieller Injektion eines Sympathikolytikums auf die Genese der Erkrankung hin. Erst im Spätstadium mit bleibenden Gefäßverschlüssen ist eine Differenzierung der vasospastischen Erkrankung von Okklusionen arteriosklerotischer oder rezidivierend embolischer Ursache angiographisch nicht mehr sicher vorzunehmen.

Führt die periphere arterielle Verschlußkrankheit von Händen und Füßen zu einem verringerten Blutfluß, so kann umgekehrt die Eröffnung peripherer arteriovenöser Shunts bei Polyneuropathie oder nach Sympathikolyse zu einer Erhöhung der Flußgeschwindigkeit Anlaß sein. Die verbesserte Kontrastierung von Hautarterien weist auf diese Gegebenheit hin.

6.2.8 Vaskularisation

Die verschiedenen Körpergewebe sind von Natur aus unterschiedlich reich mit Gefäßen ausgestattet. Krankhafte Prozesse vermehren oder vermindern diesen Grad der Vaskularisation und liefern damit wichtige Hinweise über die Art der zugrunde liegenden Erkrankung.

6.2.8.1 Gefäßverarmung

Die normale Vaskularisation des Gewebes kann durch pathologische Vorgänge reduziert sein. So kann der Ersatz von normalem Gewebe durch Tumorgewebe eine Rarefizierung der kleinen Gefäße und eine verminderte parenchymatöse Kontrastierung verursachen. Auch dysontogentische Zysten parenchymatöser Organe gehen mit einer umschrieben verminderten bis fehlenden Kontrastierung einher. Altes Narbengewebe oder Infarkte sind angiographisch avaskulär.

Bei der Leberzirrhose ist der Gewebsuntergang von einem Verlust der kleinen Gefäßäste gefolgt, der sich als „entlaubter Baum“ angiographisch kundtut. Beim Lungenemphysem nimmt der Gefäßreichtum der peripheren Pulmonalisstrombahn ebenfalls ab.

6.2.8.2 Gefäßvermehrung

Die vermehrte Vaskularisation kann kongenitaler, entzündlicher und tumoröser Natur sein. Von einer echten Gefäßvermehrung ist ein scheinbar pathologischer Gefäßreichtum zu unterscheiden, der durch Vasodilatation und Hyperämie vorgetäuscht wird.

Bei den angeborenen Angiodysplasien kommen arteriovenöse Angiome mit meist mehreren speisenden Arterienästen, kapilläre und kavernöse Hämangiome vor. Ausdehnung, Lage, arterieller und venöser Anteil der Angiome sind an den Flußphänomenen bei unterschiedlicher Vorsättigung kernspintomographisch zu analysieren [6]. Angiographisch finden sich bei der arteriovenösen Angiodysplasie je nach Typ und Flußgeschwindigkeit eine vorzeitige Venenfüllung mit Darstellung der erweiterten und vermehrt geschlängelten Arterien und Venen. Das Gefäßknäuel kann einen oder mehrere arterielle Zuflüsse haben, was für die Embolisationsbehandlung bedeutsam ist (Abb. 6.17). Beim kapillären Hämangiom ist lediglich ein lokalisierter Flush zu sehen, ohne daß einzelne Gefäße abzugrenzen wären. Die kavernösen Hämangiome füllen sich langsam und werden angiographisch erst in der Spätphase sichtbar (s. Abb. 6.3). Weite lakunäre Kontrastmittelanreicherungen sind für sie typisch. Kleine zerebrale Hämangiome werden teilweise nur kern-

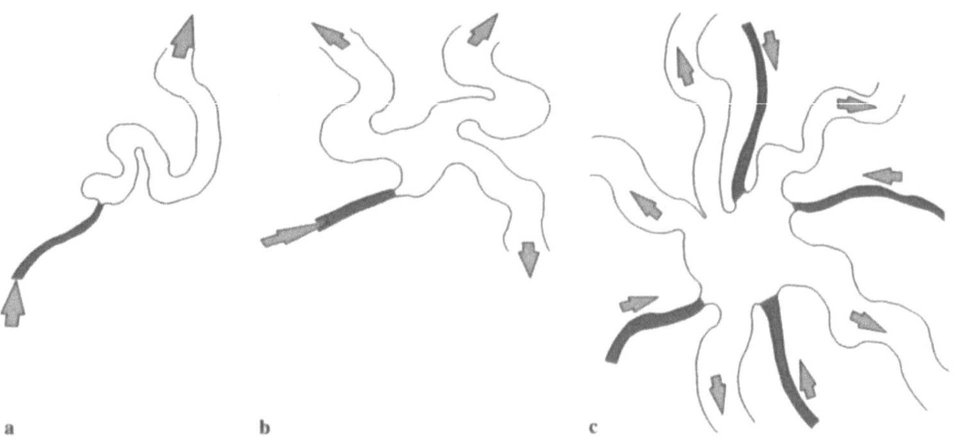

Abb. 6.17a–c. Arteriovenöse Malformation. **a** Eine zuführende Arterie und eine ableitende Vene, **b** eine zuführende Arterie und mehrere ableitende Venen, **c** Mehrere zuführende Arterien und mehrere ableitende Venen

spintomographisch abgebildet, bleiben angiographisch aber wegen ihrer geringen Flußrate stumm. Hämangiome kommen gern multipel vor und können anatomische Strukturen wie Faszien, Muskeln oder Knochen durchsetzen. Beim Morbus Osler sind oft multiple Angiome (Nasenhöhle, Lunge, Gastrointestinaltrakt) zu sehen, deren Gefäßaufbau feingliedriger als bei den kavernösen Hämangiomen ist. Ein Durchmesser von 2 cm wird von ihnen nur selten überschritten.

Erworbene Angiodysplasien werden vor allem im Bereich des Colon ascendens vorgefunden. Angiomorphologisch unterscheiden sie sich von den angeborenen Angiodysplasien nicht wesentlich, sind aber etwas gefäßärmer (Abb. 6.18).

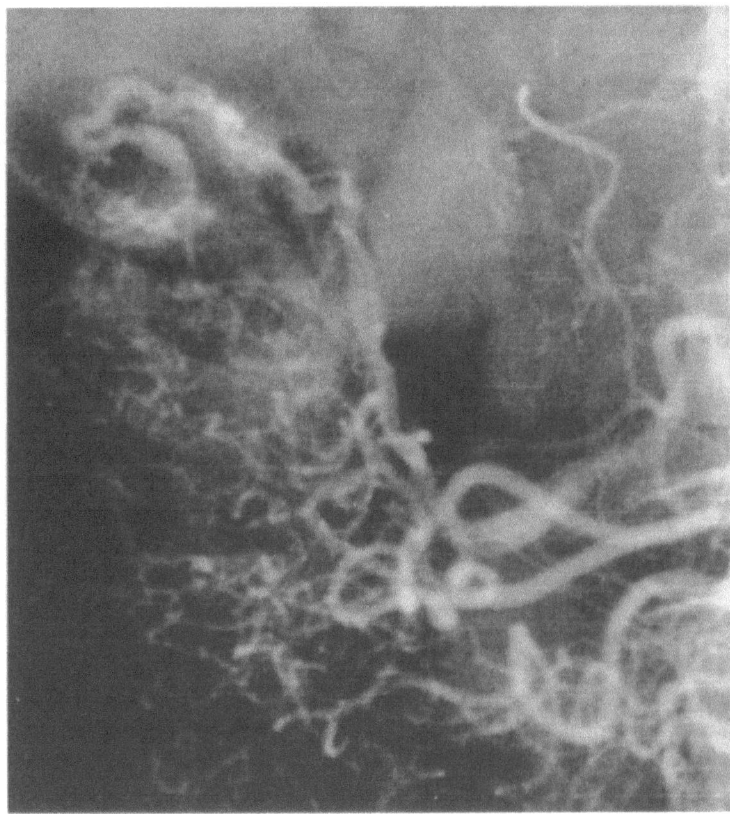

Abb. 6.18. Gefäßektasie und vorzeitige Venenfüllung bei Angiodysplasie des Colon ascendens

Granulomatöse Entzündungen wie die Wegner-Granulomatose oder die xanthogranulomatöse Pyelonephritis gehen mit einer Gefäßneubildung einher, die nicht zuverlässig von der neoplastischen Angioneogenese zu unterscheiden ist. Neben der Gefäßvermehrung finden sich als Folge einer unzureichenden Gefäßdifferenzierung Kaliberschwankungen, eventuell mit lakunären Kontrastmittelansammlungen.

Tumoren mit reicher Gefäßneubildung können gut- und bösartig sein. Zu den gutartigen sind das juvenile Nasenrachenfibrom und der Glomustumor (akraler Glomustumor, Chemodektome) zu rechnen [12]. Bei den bösartigen Tumoren sind das hypernephroide Nierenkarzinom, das Karzinoid und die von den endokrinen Organen ausgehenden Geschwülste zu nennen. Auch die aneurysmatische Knochenzyste, die Riesenzellgeschwulst, das teleangiektatische Osteosarkom, das synoviale, die klein- und rundzelligen Sarkome sowie die Myosarkome sind durch großen Gefäßreichtum gekennzeichnet [24]. Charakteristisch sind die weiten zuführenden Arterien, die primitive Architektur der neugebildeten Gefäße mit irregulärer Verzweigung und wechselndem Durchmesser, die Kontrastmittelseen und die vorzeitige und vermehrte Venenkontrastierung.

6.2.8.3 Kollateralen

Kollateralen sind präexistente Gefäße, die aufgrund eines Strömungshindernisses und damit eines Druckgradienten entlang des erkrankten Gefäßes an Durchmesser gewinnen. Sie können ihren Durchmesser bei hohen Flußraten über längere Zeiträume erheblich steigern. Da die Ostien der Kollateralen einer Erweiterung enge Grenzen setzen, können relative Abgangsstenosen entstehen. Kollateralen verlaufen in aller Regel geschlängelt (Abb. 6.20). Stark geschlängelte Kollateralen kleinen Kalibers im Verlauf großer verschlossener Arterien sind dilatierte Vasa vasorum, die vor allem bei Thrombangitis obliterans gehäuft angetroffen werden (Abb. 6.19).

Es lassen sich direkte Kollateralen, die vom betroffenen Gefäß ihren Ausgang nehmen und jenseits der Obstruktion wieder Anschluß an dieses Gefäß finden, von indirekten Kollateralen unterscheiden. Bei den indirekten Kollateralen wie denen der A. profunda femoris zur distalen A. femoralis superficialis werden 2 getrennte Stromgebiete miteinander verbunden. Mit Beseitigung des Strömungshindernisses nimmt das Kaliber der Kollateralen wieder ab, so daß Persistenz oder Rückbildung des Durchmessers von Umgehungsgefäßen einen wichtigen Anhalt für die Wirksamkeit einer Behandlung geben.

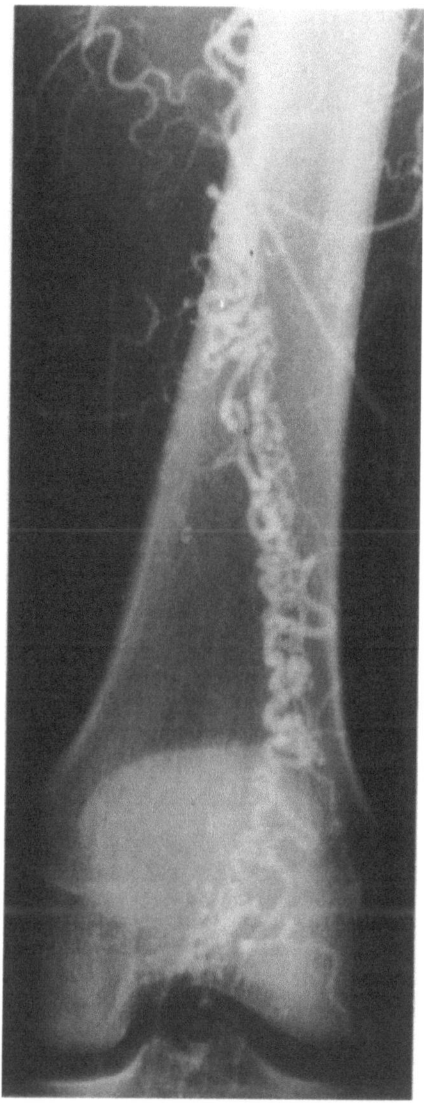

Abb. 6.19. Stark geschlängelte Kollateralen im Verlauf der verschlossenen A. femoralis superficialis und poplitea, die aus den Vasa vasorum hervorgegangen sind

6.2.8.4 Parasitäre Gefäßversorgung

Überschreitet ein Tumor oder granulomatöser Entzündungsprozeß die Grenzen seines Wirtsorgans, so benötigt er zum weiteren Wachstum eine Blutversorgung, die ihm die originäre Organarterie nicht mehr sichern kann. Tumoren haben deshalb die Fähigkeit, sich weitere Zuflüsse zu erschließen. Angiographisch findet sich im Bereich

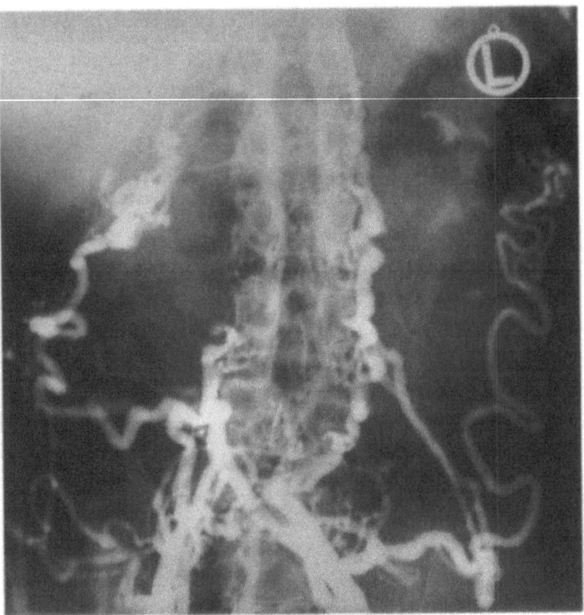

Abb. 6.20. Geschlängelter Verlauf der Vv. epigastricae, lumbales ascendentes und paravertebraler Venen, die bei Verschluß der V. cava inferior als Kollateralen fungieren

dieser Fremdzuflüsse eine Erweiterung der Gefäße und eine Neovaskularisation. Dieses Phänomen der parasitären Gefäßversorgung ist eindrucksvoll bei Nierenkarzinomen zu sehen, die sich das Versorgungsgebiet der Lumbalarterien, der Nebennierenarterien und der Mesenterialarterie erschließen können.

Literatur

1. Baumgartner I, Maier SE, Koch M, Schneider E, von Schulthess GK, Bollinger A (1993) Magnetresonanzarteriographie, Duplexsonographie und konventionelle Arteriographie zur Beurteilung der peripheren arteriellen Verschlußkrankheit. Rofo 159:167–173
2. Beduhn D, Wenz W (1972) Angiographie beim Bauchtrauma. Rofo Suppl 42–43
3. Bogren HG, Buonorore MH (1993) Measurement of coronary artery flow reserve by magnetic resonance velocity mapping in the aorta. Lancet 342(8876):899–900
4. Czembirek H, Kuhn PM, Roth FJ, Wenz W (1971) Das Mesenterikogramm im experimentellen hämorrhagischen Schock. Rofo 114:43–49
5. Doris I, Dobranowski J, Franchetto AA, Jaeschke R (1993) The relevance of detecting carotid artery calcification on plain radiograph. Stroke 24:1330–1334
6. Fürst G, Bettag M, Fischer H, Skutta B, Hofer M, Steinmetz H, Kahn T (1993) Selektive arterielle und venöse MR-Angiographie intrakranieller arteriovenöser Malformationen. Rofo 159:71–77
7. Gmelin E, Arlart IP (1987) Digitale Subtraktionsangiographie. Thieme, Stuttgart
8. Gonsalez CF, Doan HT, Han SS, De Filip GJ (1986) Extracranial vascular angiography. Radiol Clin N Amer 24:419–451
9. Hach W (1985) Phlebographie der Bein- und Beckenvenen. Schnetztor, Konstanz
10. Hennerici M, Neuerburg-Heusler D (1988) Gefäßdiagnostik mit Ultraschall. Thieme, Stuttgart
11. Henninges D, Zeitler E (1973) Angiographie der Füße. Rofo 118:663–674
12. Irwin GA (1965) Carotid body tumors. AMJ 95:769–774
13. Kadir S (1986) Diagnostic Angiography. Saunders, Philadelphia
14. Komaki K (1993) Radiological-histological correlation of arterial changes in pancreatic carcinoma and pancreatitis. Radiat Med 11:7–11
15. Krabbe JK, Hartkamp MJ, Wees PFGM van (1991) Occluding staghorn calcification of the aortic arch and left subclavian artery: case report. Cardiovasc Intervent Radiol 14:121–122
16. Krayenbühl H, Yasargil MG (1979) Zerebrale Angiographie für Klinik und Praxis. von Huber P. Thieme, Stuttgart
17. Krupinski J, Kaluza J, Kumar P, Wang M, Kumar S (1993) Prognostic value of blood vessel density in ischemic stroke. Lancet 342(8873):742–742
18. Lackner K (1993) Wandel der radiologischen Gefäßdiagnostik. Rofo 159:211–212
19. Moskowitz H, Chait A, Mellins HZ (1968) "Tumor encasement" of the celiac axis due to chronic pancreatitis. AJR 104:641–645
20. Vogl TJ, Bergmann CU, Villringer A, Einhauplt KM, Balzer JO, Steinhoff H, Felix R (1993) Venöse MR-Angiographie für die Priämärdiagnostik und Verlaufskontrolle von Sinusvenenthrombose. Korrelation mit Klinik und DSA. Rofo 159:78–85
21. Wenz W, Roth FJ, Bruckner U (1969) Die Angiographie bei der akuten Gastrointestinalblutung. Experimentelle Voraussetzungen und klinische Ergebnisse. Rofo 110:616–629
22. Wenz W, Kaick G van, Wegener K (1971) Kritisches zur angiographischen „Tumoranfärbung". Rofo 115:180–185
23. Wong M, Edelstein J, Wollman J, Bond MG (1993) Ultrasonic-pathological comparison of the human arterial wall. Verification of intima-media thickness. Arterioscler Thromb 13:482–486
24. Yaghmai I (1979) Angiography of bone and soft tissue lesions. Springer, Berlin Heidelberg New York
25. Zeitler E (1969) Die extrakranielle Gefäßuntersuchung bei cerebraler Mangeldurchblutung. Technik und Befunde. Radiologe 9:384–392

7 Magnetische Resonanzangiographie (MRA)

K. DETMAR, R. HILDEBRANDT, W. LOEFFLER und E. ZEITLER

INHALT

7.1 Einleitung

E. ZEITLER

Die von Bloch [12] und Purcell [106] 1946 entdeckte Kernspintomographie bekam erst medizinische Bedeutung, nachdem Lauterbur 1974 [77] reelle Möglichkeiten zur Bildgebung praktisch demonstriert hatte und Kumar et al. 1975 [75] die Grundlagen für eine Fourier-Rekonstruktion von Bildern aus den gemessenen Hochfrequenzsignalen in zwei- und dreidimensionaler Form entwickelt hatten.

Die physikalische Größe, die den Bildcharakter der Kernspintomographie definiert, ist das Kernspinresonanzsignal S:

$$s = \rho \cdot e^{\frac{\tau}{T2}} \cdot (1 - e^{\frac{TR}{T1}})$$

Dieses Signal ist sowohl von der longitudinalen und transversalen Relaxationszeit T 1 und T 2, als auch der Kernspindichte ρ, der Repetitionszeit TR und der Zeit τ, die zwischen Anregung des Kernspinsystems und Auslesen des Signals vergeht (Akquisitionszeit), abhängig. Die Formel läßt erkennen, daß – im Gegensatz zur eindimensionalen Erstellung von Röntgenaufnahmen oder der Untersuchung mittels Ultraschall – bei der magnetischen Resonanztomographie eine größere Variationsbreite mit verschiedener Gewichtung möglich ist. Die Bildqualität kann zusätzlich durch eine oder mehrere Akquisitionen modifiziert werden, was Einfluß auf die Untersuchungsdauer hat. Bei der Auswertung ist in besonderer Weise – analog zur Computertomographie – durch die Modifikation der Fensterbreite und des Fensterzentrums eine individuelle Gewichtung der Bildparameter gegeben. Für die Ortsauflösung und Bildwiedergabe sind sowohl das Signal-Rausch-Verhältnis, als auch eine unterschiedliche Matrix (128, 256 oder 512, 1024) von Bedeutung.

In Abhängigkeit vom Gerätetyp ist eine unterschiedliche Resonanzfrequenz der Protonen anzuwählen:

- bei 0,5 Tesla: 21 MHz,
- bei 1,0 Tesla: 42 MHz,
- bei 1,5 Tesla: 63 MHz.

Dabei bedeutet eine geringere Feldstärke in Tesla auch eine geringere Anfälligkeit für Fluß- und Bewegungsartefakte, höhere Tesla hingegen eine kürzere Untersuchungszeit und eine bessere Ortsauflösung.

Im Hinblick auf die physikalischen Grundlagen kann hier auf Früh- und Standardwerke der Kernspintomographie verwiesen werden [20, 28, 31, 64, 80, 81, 102, 140, 142].

Bereits in den Anfangsjahren der klinischen Kernspintomographie wurde der Blutfluß als bildgebendes Phänomen erkannt [119] und führte zu ersten klinischen Ergebnissen [10, 16, 142]. Als negativer Kontrast konnte frühzeitig dokumentiert werden, daß – flußbedingt – im Bereich der Herzhöhlen und der großen Körpergefäße, aber auch in durchflossenen Aneurysmen bzw. arteriovenösen Malformationen das Signal ausgelöscht war, im Sinne eines „negative imaging". Dieses Phänomen wird als flußbedingter Signalverlust („flow void") bezeichnet. Es ist dadurch bedingt, daß die Protonen nicht lange genug in der Bildebene verbleiben, um vom 90°- und 180°-Puls angeregt zu werden. Alle Spins, die nur von einem der beiden Pulse angeregt werden, durchströmen die Schicht, ohne Signal zu geben. Je schneller die Flußgeschwindigkeit und je länger die Echozeit TE sind, um so mehr Protonen entgehen der Anregung und um so deutlicher wird der Signalverlust.

Das gegenteilige Phänomen ist die flußabhängige oder „paradoxe" Signalverstärkung (auch „flow-related enhancement") [10, 16].

Die Ursache für dieses Phänomen liegt in der Änderung des Sättigungszustandes der Protonen. Maximale Signalintensität wird erreicht, wenn die Protonen vor der Anregung vollständig in Richtung des Hauptmagnetfeldes B_o ausgerichtet sind. Diese, den Blutfluß positiv als Signal dokumentierende Darstellung des Gefäßinnenlumens ist vorwiegend auf axialen Kernspintomogrammen erkennbar, im Bereich von Aorta und V. cava, aber auch am Hals, im Bereich der hirnversorgenden Gefäße (Carotis interna und externa, Vertebralis) wie auch an den Extremitäten. Das paradoxe Enhancement ist auch Ursache für Geistartefakte, die zu einer räumlichen Mißregistrierung entlang der Phasenkodierachse führen können.

Während in den ersten Jahren mit „Spin Echo imaging" eine Möglichkeit zur MR-Angiographie durch Koppelung der Bildaufnahme an die R-Zacke des EKG („pseudo-gating") oder die Methode des „even echo rephasing" [76, 136, 142, 145] gegeben war, haben sich die Möglichkeiten der MR-Angiographie durch die Entwicklung des Gradientenecho-Imaging wesentlich verbessert [37, 50, 100, 102].

Die von uns digitalsubtrahierte MRA genannte Technik (im Englischen „even echo imaging") kommt durch intermittierende Refokussierung der Elementarmagnete zustande [66]. Beim „ersten Echo" ist noch eine Dephasierung vorhanden, beim „zweiten Echo" geht die Dephasierung durch den Nullpunkt, und dieses 2. Signal hat eine höhere Intensität als das erste. Bei den geradzahligen Echos kommt es in der Carr-Purcell-Sequenz durch 180°-Puls zu höheren Signalintensitäten. Das 2. Echo wird durch die digitale Subtraktion des „ersten" erheblich verstärkt.

Schnelle Bildgebung im Rahmen der Kernspintomographie (KST), auch MRT (Magnetresonanztomographie) genannt, ist möglich durch Gradientenechosequenzen mit mehrfacher HF-(Hochfrequenz-)Anregung durch kleine Flipwinkel (z.B. FLASH) oder durch stimulierte Echosequenzen mit mehrfacher HF-Refokussierung durch kleine Flipwinkel (Steam), Echoplanarimaging mit einmaliger HF-Anregung mit einem Flipwinkel von 90° und mehrfacher Aufnahme von Gradientenechos (EPI) oder mit Turbo-FLASH-Sequenzen [37, 38, 49, 50].

Mit Hilfe des FLASH-Imaging konnten durch kleine Flipwinkel zur Pulsgebung – „low flip angle pulses" – sowie der weiterentwickelten variablen 2 D- und 3 D-Bildakquisition die Voraussetzungen für MRA-Techniken entwickelt werden [9, 15, 18, 27, 131–135]. Ganz wesentlich war die Einführung von Vorsättigungsimpulsen mit schrittweiser Bildakquisition („presaturation bolus tracking") [29, 30, 33].

Unabhängig davon hatte bereits 1984 Mansfield [85] als erster die Möglichkeiten eines „Realtime-Echoplanarimaging" des Herzens und der Gefäße aufgezeigt.

Erst seit 1994 wird auch zur MR-Angiographie der Einsatz von gadoliniumhaltigen Kontrastmitteln erprobt [105].

7.2 Schnelle MR-Bildgebungsmethoden

W. Loeffler

Bei dem beschriebenen Fourier-Bildgebungsverfahren [35], das auch allen üblichen Methoden zur schnellen Bildgebung zu Grunde liegt [48, 50, 87, 95, 100], ist die gesamte Bildaufnahmezeit bei 2 D-Verfahren gegeben durch

$$TA = Nacq \cdot m \cdot TR .$$

Hierbei beschreibt TA die gesamte Datenaufnahmezeit, Nacq stellt die Anzahl der „Mittelungen" oder „Acquisitions" dar, m ist die Zahl der Zeilen der Bildmatrix und TR die Repetitionszeit. Nacq kann üblicherweise ganze Zahlenwerte annehmen; unter Ausnutzung gewisser Redundanzen der Meßdaten ist es jedoch auch möglich, mit minimal $Nacq = 1/2$ zu arbeiten [87]. Um ohne Reduktion der Bildauflösung (m) zu kürzeren Datenaufnahmezeiten zu kommen, bieten sich grundsätzlich 2 Wege an. Man kann entweder die Repetitionszeit TR verkürzen oder Verfahren einführen, die es gestatten, mit einer Anregung der Magnetisierung mehrere Zeilen der hologrammähnlichen Rohdatenmatrix zu messen. Hierzu werden mehrere Spinechos mit unterschiedlicher Gradientenkodierung in einer der beiden Raumrichtungen des betrachteten zweidimensionalen Bildes nach nur einer Anregung der Magnetisierung durch einen HF-Impuls vermessen. Unter Berücksichtigung dieses Verfahrens reduziert sich die Datenaufnahmezeit im Vergleich zu den konventionellen Verfahren zu

$$TA = Nacq \cdot m \cdot TR/k.$$

Hier stellt k die Anzahl der während einer Anregung gemessenen unterschiedlichen Gradientenkodierungen dar.

Schnellbildverfahren unterscheiden sich demgemäß in Methoden, die eine Reduktion der Repetitionszeit TR zum Ziel haben, und Verfahren, bei denen die Verkürzung der Datenaufnahmezeit durch einen möglichst hohen Wert k der je Anregung gemessenen Gradientenkodierungen erzielt wird.

Um bei einer Reduktion der Repetitionszeit TR auf Werte wesentlich kleiner als T1 keinen zu großen Signalverlust zu erleiden ist es zweckmäßig, mit reduzierten Hochfrequenzanregungswinkeln (kleiner als 90°) und sog. Gradientenechosequenzen zu arbeiten [50]. Bei diesem Typ von Pulssequenzen wird das Spinecho während des Ausleseintervalls nicht durch einen 180°- Hochfrequenzimpuls, sondern durch eine Umkehrung der Polarität des Auslesegradienten erzielt. Der rechte Teil der Abb. 7.1 zeigt den typischen Verlauf einer solchen Pulssequenz. Die Spins in einem Objekt dephasieren zunächst unter dem Einfluß des negativen Gradientenimpulses, werden dann aber während des folgenden positiven Gradientenimpulses rephasiert und bilden ein sog. Gradientenecho. Wegen der kurzen möglichen Repetitionszeiten TR eignen sich Gradientenechosequenzen auch insbesondere zur 3D-Bildgebung, da nur so die Datenakquisitionszeit für diese Verfahren in realistischen Grenzen gehalten werden kann.

Die aus der Spinechobildgebung gewohnten Kontrastverhältnisse lassen sich bei Gradientenechoverfahren wie folgt einstellen:

- T1-Wichtung: kurze Repetitionszeit TR/kurze Echozeit TE/großer Flipwinkel (bis 90°).
- Protonendichtewichtung: große Repetitionszeit TR/kurze Echozeit TE/kleiner Flipwinkel (kleiner 40°).
- T2-Wichtung: große Repetitionszeit TR/große Echozeit TE/kleiner Flipwinkel (kleiner 40°).

Werden in Pulssequenzen die Abstände zwischen folgenden Hochfrequenzimpulsen so weit verkürzt, daß sie in die Größenordnung von T2 kommen, so entsteht ein dynamischer Gleichgewichtszustand der Magnetisierung („steady state"). Das liegt daran, daß jeder Hochfrequenzimpuls nicht nur neue Quermagnetisierung erzeugt, sondern auch die vorhandene Quermagnetisierung rephasiert, wie der 180°-Impuls in der klassischen Spinechosequenz. Eine Analyse der Steady-state-Sequenzen zeigt, daß 2 Arten von NMR-Signalen entstehen. Das 1. wird als S^+ -Signal bezeichnet und hat Eigenschaften, die typisch für den freien Induktionsabfall („free induction decay", FID) sind; das 2. ist ein spinechoartiges Signal und wird mit S^- bezeichnet [35]. Abhängig davon, welches dieser Signale für die Bildgebung ausgenutzt wird, kann man 4 verschiedene Arten von *Gradientenechosequenzen* unterscheiden [95].

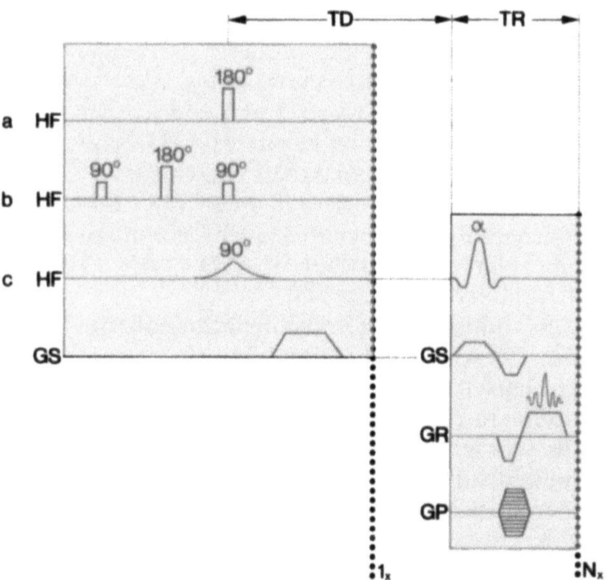

Abb. 7.1. Snapshot-FLASH-Pulssequenz mit 3 alternativen Präparationssequenzen zur Einstellung des gewünschten Kontrasts. *a* Inversionshochfrequenzpuls zur Erzeugung starker T1-Wichtung entsprechend Inversion recovery-Pulssequenzen; *b* Spinechopräperationssequenz zur Einstellung eines T2-gewichteten Kontrasts; *c* Sättigungspuls zur selektiven Unterdrückung entweder des Wasser- oder des Fettsignals. Während die Präparationssequenz zur Aufnahme eines Bildes nur einmal abläuft, wird die folgende Gradientenechosequenz je nach der gewünschten Bildmatrixgröße für *N* verschiedene Werte des Phasenkodiergradienten *GP* wiederholt (*GS* und *GR* stellen den Schichtselektions- und Auslesegradienten dar; es kommen Hochfrequenzimpulse mit Flipwinkeln in der Größenordnung 5–10° zur Anwendung)

1. FLASH oder „spoiled GRASS" [50]: Durch die Verwendung von Spoiler-Gradientenimpulsen oder entsprechendes Phasenzyklieren der Hochfrequenzimpulse wird bei diesem Sequenztyp die Ausbildung eines dynamischen Gleichgewichts bewußt unterdrückt. Die Kontrastverhältnisse sind deshalb so wie oben für Gradientenechosequenzen ohne dynamisches Gleichgewicht bereits beschrieben. FLASH ist damit keine Steady-state-

Sequenz im eigentlichen Sinne, sollte jedoch hier aus Gründen der Vollständigkeit mitbeschrieben werden. Durch die Verwendung sehr kurzer Repetitionszeiten (kleiner 5 ms) und kleiner Flipwinkel (kleiner 10°) ist es mit FLASH-Sequenzen möglich, Bildaufnahmezeiten von einigen hundert Millisekunden für 64 × 128 oder 128^2 Bilder zu erreichen. Entsprechende Sequenzen wurden unter dem Namen Snapshot-FLASH oder Turbo-FLASH veröffentlicht [48].

2. S^+-dominierte Gradientenechosequenz FISP oder GRASS [100]: Hier wird ein dynamisches Gleichgewicht durch Kompensationsgradientenimpulse in Phasenkodierrichtung erzeugt. Andernfalls würden die unterschiedlichen Phasenkodiergradientenimpulse die Ausbildung eines dynamischen Gleichgewichts vehindern. Die so erzeugten Bilder zeigen eine Signalintensität, die primär durch das Verhältnis T 2/T 1 bestimmt ist. Körperflüssigkeiten mit großem T 2-/T 1-Verhältnis erscheinen generell sehr hell.

3. S^--dominerte Gradientenechosequenz „PSIF" oder „CE-FAST" [113]: Der Ablauf dieser Sequenz ist ähnlich der FISP-Sequenz. Durch geändertes Zeitverhalten der Gradientenimpulse erreicht man jedoch, daß während des Ausleseintervalls das S^--Signal rephasiert und das S^+-Signal dephasiert ist. Das S^+-Signal trägt damit nicht zum Bild bei. Die Bilder erscheinen stark T 2-gewichtet, ähnlich wie Spinechobilder mit Echozeiten über 100 ms.

4. Gradientenechosequenz mit Überlagerung der S^+- und S^--Signale: Dieser Typ Sequenz rephasiert durch Verwendung einer zeitlich symmetrischen Gradientenimpulsfolge das S^+- und S^--Signal zum gleichen Zeitpunkt. Wegen praktisch unvermeidlicher Magnetfeldinhomogenitäten und Suszeptibilitätseffekten im Körpergewebe selbst ergibt sich hierbei jedoch eine ortsabhängige Phasendifferenz zwischen den beiden Signalen, die zu einer Intensitätsmodulation der Bilder führt. Dieser Sequenztyp findet erst heute mit den verfügbaren, leistungsfähigen Gradientensystemen eine weitere Verbreitung.

Während mit den bisher diskutierten Gradientenechoverfahren eine Verkürzung der Bildaufnahmezeit durch eine Verkleinerung der Repetitionszeit TR erreicht wird, erzielt eine andere Klasse von Pulssequenzen durch das Auslesen mehrerer Phasenkodierschritte bei einer Anregung den gleichen Effekt der Verkürzung der Bildaufnahmezeit ohne Einbußen in der Ortsauflösung. In obiger Gleichung für die Datenaufnahmezeit TA entspricht das der Verwendung von Werten k größer als 1. Solche Pulssequenzen werden als RARE-Sequenzen [56], Turbo-Spin-Echo-(TSE-) oder Echoplanarsequenzen [84] bezeichnet. Dabei kennzeichnen TSE-Sequenzen üblicherweise k-Werte in der Größenordnung von 2 bis etwa 16, während bei Echoplanarsequenzen üblicherweise k = m ist, also ein komplettes Bild mit nur einer Anregung innerhalb von etwa 50–100 ms aufgenommen wird. Beiden Verfahren ist gemeinsam, daß in einer Anregung eine Reihe von Echosignalen mit unterschiedlicher Phasenkodierung ausgewertet werden. Dabei kommen beim TSE-Verfahren mit relativ kleinen Werten von k üblicherweise durch 180°-Hochfrequenzimpulse erzeugte Spinechos zum Einsatz. Beim Echoplanarverfahren hingegen würde die Verwendung von Hochfrequenzimpulsen zur Erzeugung von bis zu über 100 Echos innerhalb von etwa 100 ms zu einer zu großen Hochfequenzexposition des Patienten führen. Man verwendet deshalb hier Gradientenechos. Während sich typische TSE-Sequenzen auf kommerziellen Kernspintomographen ohne Hardware-Änderung implementieren lassen, erfordert das Echoplanarverfahren aufwendige Spezialgradientensysteme, die auf die hier erforderlichen hohen Gradientenstärken und extrem kurze Anstiegszeiten ausgelegt sind. Außerdem erreichen die durch das schnelle Schalten der Gradientenfelder bei diesem Verfahren im Körper induzierten Stromstöße bereits die Wahrnehmbarkeitsgrenze [19]. Beiden Schnellbildverfahren TSE und Echoplanar gemeinsam ist die Eigenschaft, daß für die Erzeugung eines Bildes Daten mit unterschiedlicher T 2-Gewichtung gemischt werden. Praktische Konsequenzen hieraus, insbesondere bei der Beurteilung des Kontrastes feiner Strukturen, sind derzeit noch Gegenstand genauerer Untersuchungen. Eine weitere Besonderheit des Echoplanarverfahrens besteht in der Tatsache, daß sich durch das Auslesen einer Reihe von Gradientenechos über einen Zeitraum von bis zu etwa 100 ms ein starker „chemischer Verschiebungsartefakt" zwischen Fett- und Wasserstrukturen in den Bildern ergibt. Es ist deshalb unerläßlich, daß vor der Pulssequenz durch entsprechende zusätzliche Hochfrequenz- und Gradientenimpulse die Signale von Fett oder Wasser unterdrückt werden (sog. Fat-saturation-Sequenzen).

Eine Besonderheit sehr schneller Verfahren wie „snapshot FLASH" oder Echoplanar liegt in der Tatsache, daß es möglich ist, durch geeignete Präparationssequenzen die Kontrastverhältnisse zu beeinflussen. Voraussetzung hierfür ist, daß die Bildgebungssequenz innerhalb eines Zeitraums vergleichbar mit den typischen T 1-Zeiten von

Körpergewebe abgeschlossen werden kann. Abbildung 7.1 zeigt 3 verschiedene. Präparationspulssequenzen zur Erzeugung von T 1-Wichtung, T 2-Wichtung und zur Unterdrückung von Fett- oder Wassersignalen.

7.2.1 MR-Angiographie

Zwei grundsätzlich verschiedene Effekte erlauben es bei der MR-Bildgebung, stationäres und bewegtes Gewebe (z. B. fließendes Blut) ohne die Applikation von Kontrastmitteln zu unterscheiden. Beide Effekte werden zur Darstellung des Gefäßsystems mit der Kernspintomographie verwendet [11].

Time-of-flight- oder Inflow-Effekt: Die Magnetisierung, die sich während der Datenaufnahme aus Bereichen außerhalb der untersuchten Schicht oder des untersuchten Volumens in dieses hineinbewegt, produziert im allgemeinen ein stärkeres Signal als die stationäre Magnetisierung, die sich während der gesamten Zeit innerhalb des betrachteten Volumens befindet. Dies ist eine Folge der Sättigung der stationären Magnetisierung durch die Einwirkung der Hochfrequenzimpulse während der Bildgebung. Die Sättigung ist um so stärker, je kürzer die Repetitionszeit TR im Vergleich zu T 1 gewählt wird. Fließendes Blut hingegen, das aus Gebieten außerhalb des Einwirkungsbereichs der Hochfrequenzimpulse (also außerhalb der untersuchten Schicht oder außerhalb der Hochfrequenzsendespule) einströmt, unterliegt diesen Sättigungseffekten nicht oder nur in geringerem Umfang. Damit läßt sich erreichen, daß einströmendes Blut sehr hell gegenüber dem umgebenden Gewebe abgebildet wird und so eine Darstellung der Blutgefäße ermöglicht.

Phaseneffekte durch bewegtes Gewebe: Das zweite Phänomen, das es erlaubt, fließendes Gewebe zu unterscheiden, sind Phasenverschiebungen, die Signale von bewegter Magnetisierung im Vergleich zu stationärer Magnetisierung durch die Anwendung der zur Abbildung notwendigen Magnetfeldgradienten erfahren. Diese Phasenverschiebungen führen bei normaler Bildgebung vielfach zu Artefakten, insbesondere bei pulsatilem Blutfluß, da sich die Flußgeschwindigkeit und damit die flußbedingte Phasenverschiebung während einer Messung laufend ändern, was zu inkonsistenten Meßdaten und infolgedessen zu Artefakten wie Mehrfachbildern der bewegten oder fließenden Strukturen führt („ghosting"). Durch geeignete Modifikation der Pulssequenzen ist es möglich, entweder die flußbedingten Phasenverschiebungen zu unterdrücken oder auch gezielt zur Unterscheidung von fließendem und stationärem Gewebe auszunutzen. Im ersten Fall wird durch geeignetes Schalten der Abbildungsmagnetfeldgradienten erreicht, daß flußbedingte Phasenverschiebungen kompensiert oder zumindest minimiert werden („flußkompensierte" Sequenzen). Damit ist es möglich, die sonst störenden Flußartefakte bei normaler Bildgebung zu beseitigen oder zumindest stark zu unterdrücken. Andererseits kann die flußbedingte Phasenverschiebung in unkompensierten oder nur teilweise kompensierten Sequenzen zur Darstellung der Gefäße herangezogen werden. Ein gewisser Nachteil bei Verwendung dieses Verfahrens zur MR-Angiographie besteht in der Tatsache, daß eine Bildgebungssequenz immer nur entlang einer Raumrichtung auf Fluß sensitiv gemacht werden kann. Bei beliebig verlaufenden Gefäßen ist es deshalb nötig, 3 Pulssequenzen mit entsprechender Flußsensitivität in den 3 Raumrichtungen nacheinander zu applizieren. Um Phasenverschiebungen durch Blutfluß von anderen Ursachen, wie Magnetfeldinhomogenitäten und Suszeptibilitätseffekten, trennen zu können, ist außerdem immer noch eine 4. Referenzmessung nötig. Phasenempfindliche Verfahren zur MR-Angiographie haben deshalb im allgemeinen einen Meßzeitnachteil gegenüber Inflow - oder Time-of-flight-Verfahren. Andererseits erlauben es die phasenempfindlichen Verfahren auch, Gefäße mit sehr langsamem Fluß oder z.B. den Fluß der zerebrospinalen Flüssigkeit im Gehirn und im Rückenmark nachzuweisen [56, 113].

Inflow-Verfahren eignen sich dann besonders, wenn Gefäße mit hoher Fließgeschwindigkeit wie die großen Gefäße im Körperstamm oder die Karotiden dargestellt werden sollen. Hierbei ist es ohne größere Einschränkungen möglich, das durch die Hochfrequenzimpulse beeinflußte Bildgebungsvolumen so zu begrenzen, daß das einströmende Blut nicht schon durch deren Einfluß vorgesättigt wird.

Um eine sinnvolle Darstellung von Gefäßstrukturen zu ermöglichen ist es notwendig, die Gefäße zunächst in ihrer dreidimensionalen Ausdehnung aufzunehmen, dann aber die erhaltene dreidimensionale Information durch geeignete Darstellungsverfahren so in zweidimensionale Bilder umzusetzen, daß eine Wiedergabe mit den üblichen Methoden (Fernsehbild oder Film) möglich ist. Bei der MR-Angiographie hat sich hierfür sowohl bei den phasenempfindlichen als auch bei den Time-of-flight-Verfahren die im folgenden beschriebene Methode durchgesetzt [89].

Es wird zunächst ein dreidimensionaler Bilddatensatz, bestehend aus einer Reihe eng aneinanderliegender Schichtbilder aufgenommen. Dabei können die Bilddaten entweder durch ein 3D-Meßverfahren oder durch die sequentielle Aufnahme einer entsprechenden Anzahl von Schnittbildern gewonnen werden. Die dreidimensionale Gefäßstruktur kann dann prinzipiell durch Analyse der einzelnen zweidimensionalen Schnittbilder erfaßt werden. Bei Verwendung des Time-of-flight oder Inflow-Verfahrens werden sich hier die Gefäßstrukturen durch eine erhöhte Signalintensität gegenüber stationärem Gewebe abheben. Bei den phasenempfindlichen Verfahren gelangen statt dessen die mit der Referenzmessung korrigierten Phasenbilder zur Darstellung (liegt Blutfluß in unterschiedlichen Richtungen vor, müssen außerdem, wie oben beschrieben, die Phasenbilder der 3 für die 3 Raumrichtungen flußsensitiven Einzelmessungen überlagert werden).

Eine Schwierigkeit bei der beschriebenen Analyse von Einzelbildern aus dem dreidimensionalen Bilddatensatz besteht nun darin, daß es selbst für den geübten Betrachter schwierig sein wird, aus einer Vielzahl von Schnittbildern den räumlichen Verlauf von Gefäßstrukturen zu erkennen. Man berechnet deshalb mit dem in Abb. 7.2 skizzierten Verfahren aus dem Bilddatensatz Projektionsbilder der Gefäße. Um in den Projektionsbildern einen möglichst guten Kontrast zwischen den Gefäßen und der Hintergrundintensität von stationärem Gewebe zu erhalten, wird hierzu das sog. Maximalintensitätsprojektionsverfahren verwendet [76]. Entlang der in Abb. 7.2 angedeuteten Projektionsrichtung wird die maximale Intensität der Bilddaten ermittelt und als Wert in das Projektionsbild übernommen. Durch geeignete Wahl der Pulssequenzen für die Datenaufnahme hat man zuvor sichergestellt, daß das in den Gefäßen strömende Blut sowohl in den Intensitätsbildern der Time-of-flight-Verfahren als auch in den Phasenbildern der phasenempfindlichen Verfahren heller dargestellt wird als stationäres Gewebe. Die mit der Maximalintensitätsprojektion gewonnenen Projektionsbilder isolieren so die Gefäßinformation von dem Signal des stationären Gewebes. Da die primäre Bildinformation in dreidimensionaler Form vorliegt, ist es möglich, Projektionsbilder unter einer Reihe verschiedener Blickrichtungen zu berechnen, um so die Struktur des dreidimensionalen Gefäßbaums besser zu erfassen. Besonders wirkungsvoll ist es hierbei, eine Vielzahl von Projektionsbildern mit fortschreitendem Blickwinkel in einer Art Filmschleife schnell nacheinander zu zeigen. Dadurch entsteht beim Betrachter der Eindruck eines sich frei im Raum drehenden Gefäßbaums.

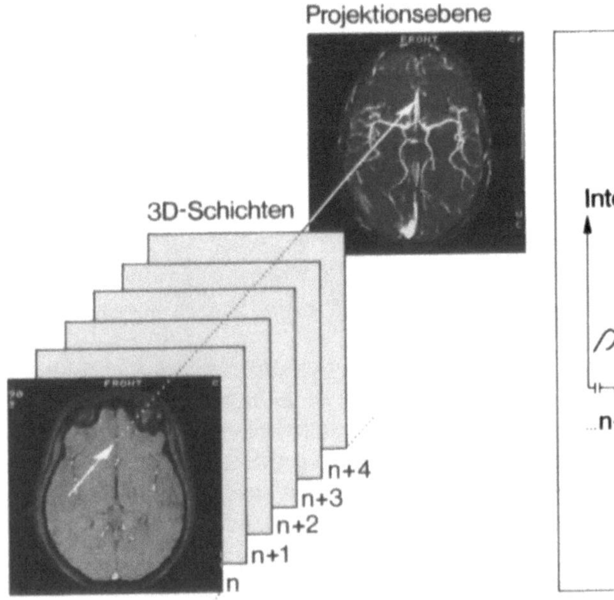

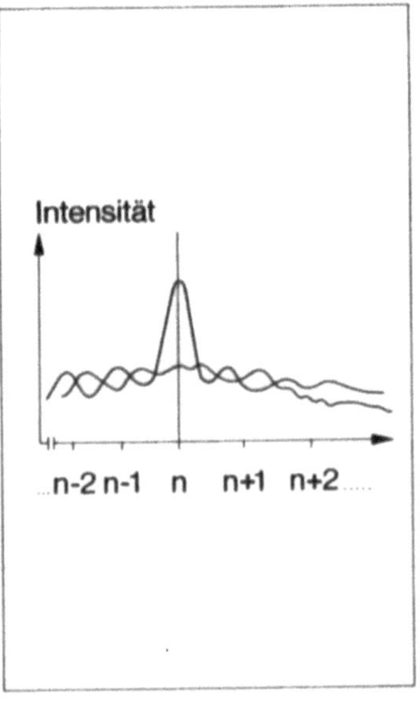

Abb. 7.2. Schematische Darstellung des Maximalintensitäts-Projektionsverfahren zur Erzeugung projektiver MR-Angiogramme: Entlang den in beliebiger Richtung wählbaren Projektionsstrahlen wird der Intensitätsverlauf im dreidimensionalen Bilddatensatz ausgewertet und der Maximalwert in das Projektionsbild übertragen

7.3 Wahl des MRA-Imaging-Verfahrens

Von entscheidendem Einfluß auf die Wahl der technischen Parameter zur Angiographie von Arterien oder Venen in schnell oder langsam fließenden Gefäßabschnitten sind die Kenntnisse der Pathophysiologie und Physiologie. Von besonderer Bedeutung ist dabei die Kenntnis der Blutflußgeschwindigkeit in dem zu untersuchenden Gefäßbezirk (Tabelle 7.1).

Das Flußverhalten in Arterien und Venen ist wesentlich vom unterschiedlichen Druck abhängig und wird zusätzlich durch die Elastizität der Gefäße wie auch den peripheren Widerstand beeinflußt (Abb. 7.3). Das Flußprofil ist im Idealfall eine laminare Strömung. Dabei ist eine unterschiedliche Geschwindigkeit in der Mitte des Blutflusses und an der Gefäßwand feststellbar. Der Abstand zwischen der Flußgeschwindigkeit im Zentrum des Gefäßes und an der Gefäßwand ist weitgehend abhängig vom Durchmesser des Gefäßes wie auch der Blutstromgeschwindigkeit.

Tabelle 7.1. Unterschiedliche Blutflußgeschwindigkeiten. (Nach Wallner 1993 [131])

Gefäß	cm/s minimal	maximal	Reynolds-Zahl
Aorta ascendens	18	112	1500
Aorta descendens	14	75	640
A. carotis communis	40	90	800
A. renalis	40	73	700
A. femoralis	12	52	200
V. cava superior	9	23	550
V. cava inferior	21	46	1400

Das Blutflußverhalten wird – zusätzlich zur Blutflußgeschwindigkeit und Gefäßweite – auch von der Blutviskosität und Dichte der Flüssigkeit bestimmt.

Unter dem Einfluß von Gefäßabgängen und Gefäßeinengungen kommt es, durch Zunahme der Geschwindigkeit, zum „turbulenten" Blutstrom.

Die Gesamtheit der die Strömung charakterisierenden Bedingungen wird als „Reynolds-Zahl" bezeichnet: (Dichte · Geschwindigkeit · Gefäßdurchmesser): Viskosität.

Wird die Reynolds-Zahl überschritten, so geht die laminare in turbulente Strömung über.

Die MR-Angiographie ist sicher noch in weiterer Entwicklung begriffen, wenngleich ein experimentell- und klinisch-empirischer Entwicklungsstand erreicht ist, der eine praktische Anwendung bei unterschiedlichen Fragestellungen sinnvoll erscheinen läßt [8, 104, 131]. Dabei kommt – unter Berücksichtigung von angenommener oder vorher mit Duplexsonographie bestimmter Blutflußgeschwindigkeit – nach gezielter Auswahl eine oder mehrere der folgenden Imaging-Methoden zum Einsatz.

7.3.1 Phasenkontrastmethode

Sie ist eine phasensensitive Rekonstruktion mit Unterscheidung der bewegten von den unbewegten Spins.

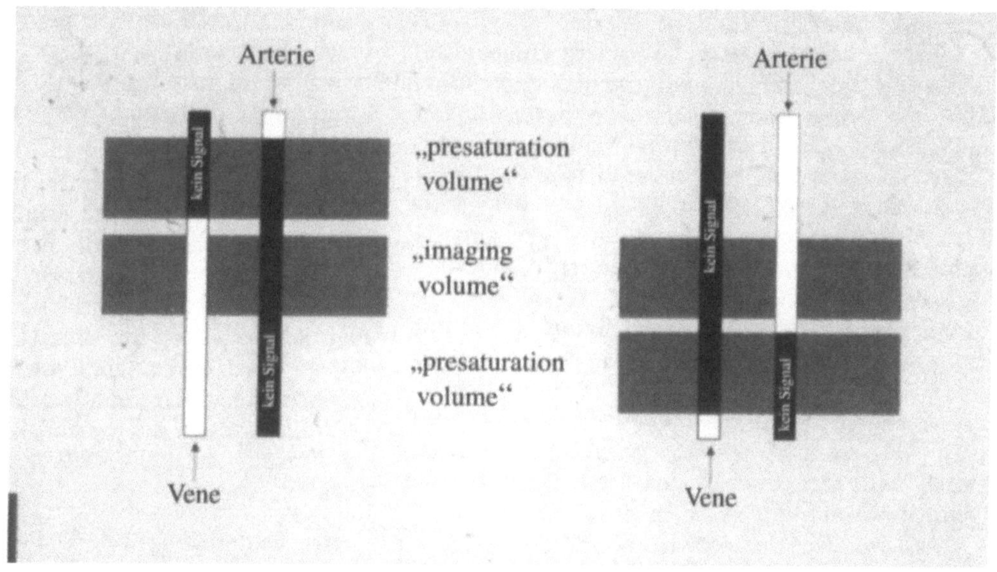

Abb. 7.3. Schema der Flowseparation zur differenzierten Dokumentation von Arterien und Venen

Es kann sowohl ein zweidimensionaler als auch dreidimensionaler Datensatz aufgenommen werden. Beim zweidimensionalen Verfahren wird Schicht per Schicht nacheinander aufgenommen und sekundär ein größerer Abschnitt rekonstruiert. Beim 3 D-Vefahren wird ein großes Volumen angeregt, aus dem sekundär Einzelschichten rekonstruiert werden können.

7.3.2 Time-of-flight-(TOF-)Technik

Hierbei werden die stationären Spins abgesättigt, bei Repetitionszeiten kürzer als die T 1-Relaxationszeit. Im Gegensatz dazu werden die in die Schicht einfließenden ungesättigten Spins („inflow") im Blutgefäß mit longitudinaler Magnetisation als Maximalsignal erfaßbar. Zur Korrektur der Phasenverschiebung werden die Gradienten in Schichtauswahl- und Ausleserichtung flußkompensiert [76].

Bei der Time-of-flight-Technik ist für eine optimale Signalgebung nur eine Akquistion erforderlich.

Im Gegensatz hierzu sind bei der Phasenkontrastangiographie mehrere Akquisitionen erforderlich, um eine Untergrundunterdrückung bei hoher Flußsensitivität zu erreichen. Bei der Phasenkontrast-MR-Angiographie ist die transversale Magnetisierung die Grundlage zur Erfassung des Flußkontrasts. Die „Flußphase" ist dabei proportional zur Blutstromgeschwindigkeit.

Die TOF-Technik ist daher besonders geeignet für die Untersuchung von arteriellen Gefäßen, die Phasenkontrastmethode dagegen besonders für langsamen Blutfluß.

Die Verwendung sog. „Vorsättigungspulse" gibt die Möglichkeit, den entgegengesetzten Blutfluß von Venen oder Arterien zu unterdrücken und dadurch die Überlagerung venöser und arterieller Gefäße weitgehend zu vermeiden (Abb.7.3). Bei Kollateralkreisläufen oder einer gleichgerichteten Blutströmung in Arterien und Venen sind die derzeitigen Grenzen dieser isolierten Gefäßdarstellung erreicht.

Die Kombination von Vorsättigungspulsen mit dephasierenden Gradienten kann gezielt zur signalpositiven oder signalnegativen Kontrastdarstellung eingesetzt werden. Dieses Vorgehen wird auch als „black blood angiography" bezeichnet. Dabei wird der Einfluß der Turbulenz für die Quantifizierung von Stenosen reduziert.

In allen Fällen der verwendeten MR-Angiographiemethoden kann die Untersuchung als zwei- oder dreidimensionales MR-Verfahren (s. oben) zum Einsatz kommen. Für die Bildnachverarbeitung ist, insbesondere bei der dreidimensionalen MR-Angiographie, die MIP-Methode („maximum intensity projection") einzusetzen (Abb. 7.4). Die signalreichsten Pixel in jeder Einzelschicht entsprechen dabei in der MR-Angiographie den durchströmten Gefäßen. Das Verfahren erlaubt eine dreidimensionale Analyse vieler Einzelrekonstruktionen oder die Dokumentation in einer Kine-Video-Szene [76, 89].

7.4 Klinische Indikationen der MRA

Die technische Entwicklung der MR-Tomographie mit ihren Möglichkeiten zur Gefäßdarstellung von Arterien und Venen ist in den verschiedenen Gefäßabschnitten unterschiedlich weit entwickelt. Während sie im Bereich der intrakraniellen Arterien und Venen bereits zum Standard der Untersuchungstechnik gehört, wird sie in anderen Abschnitten des Körperstamms (Pulmonalarterien, Aorta, Aortenbogenarterien) oder im Bereich des Abdomens (Aorta, Nierenarterien, Pfortadersystem, Beckenarterien und -venen) nur alternativ, unter bestimmter Fragestellung, eingesetzt. Bei eingeschränktem Einsatz der bisher dominanten bildgebenden Verfahren zur Gefäßdiagnostik, wie es die Angiographie mit jodhaltigen Kontrastmitteln oder die Duplexsonographie sind, wird die MRA derzeit nur als weitere Alternative gesehen.

Der Vorteile der MR-Angiographie ist zweifelsfrei ihr Einsatz bei Patienten

- mit Kontrastmittelallergie,
- mit Herzinsuffizienz,
- mit Niereninsuffizienz
- und bei Patienten, die invasive Methoden ablehnen.

Darüber hinaus gibt es Vorteile in bestimmten Flußgebieten, die bisher durch wenige Studien belegt sind, wie z.B. die Darstellung des Pfortaderkreislaufs bei portaler Hypertension [6]. Dabei sind alle Kollateralvenen eindeutiger dokumentierbar. Auch im Bereich der Extremitäten gibt es Vorteile der Gefäßdarstellung, z.B. hinter einem bestehenden Gefäßverschluß.

Die Ursachen, die derzeit (noch) einen generellen Einsatz der MR-Angiographie ausschließen, bestehen in

- der Begrenzung des Bildausschnitts, im Vergleich zur Angiographie, der Bildausschnitt ist jedoch größer als bei der Duplexsonographie;

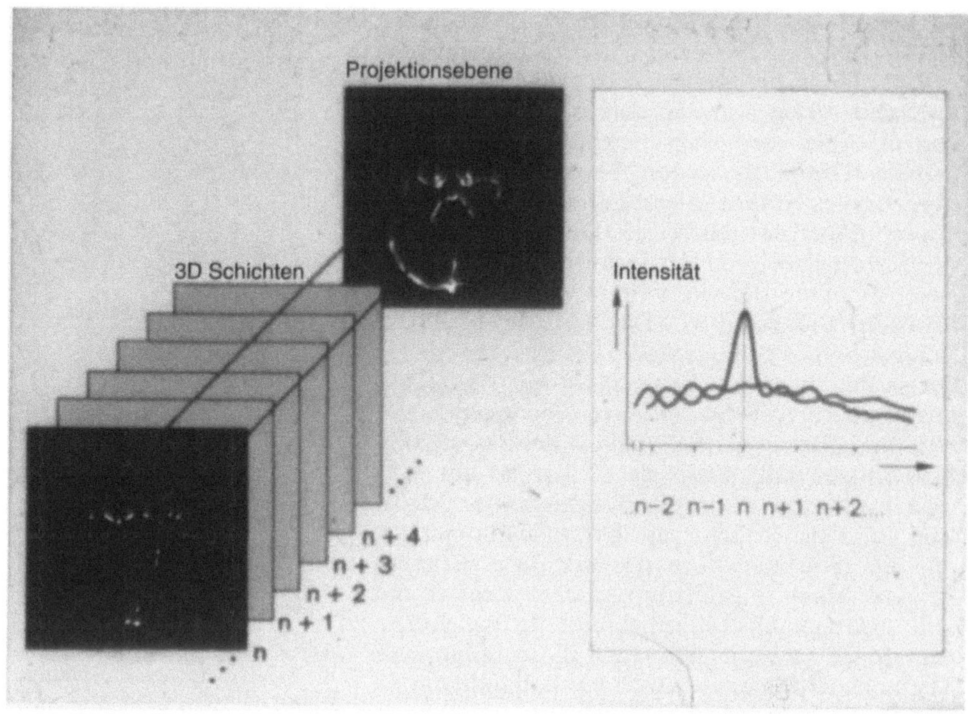

Abb. 7.4. "Maximum intensity projection"

- der eingeschränkten Anwendung der MR-Angiographie bei Patienten mit ferromagnetischen Fremdkörpern (Metallprothesen, Metallclipsen nach Operationen, Granatsplittern, Schrittmachern, Insulinpumpen usw.);
- dem nicht generell vorhandenen Zugriff zur MR-Angiographie, da auf der einen Seite die flächendeckende Versorgung mit Kernspintomographen nicht gegeben ist und speziell die Softwareprogramme für die MR-Angiographie nicht bei jedem Untersucher vorhanden sind, und daß im Hinblick auf die Notwendigkeit der Nachverarbeitung auch ein größerer Zeitaufwand im Vergleich zum Standard-MR-Imaging erforderlich ist.

Schließlich ist die Interpretation nicht nur an die Kenntnisse von Anatomie und Pathologie des Gefäßsystem gebunden, sondern auch an die speziellen Kenntnisse der MR-Phänomene, die ggf. die Darstellung der gleichen Gefäßregion mit mehreren Imaging-Vefahren erforderlich machen.

In zunehmendem Maße ist die Sicherheit der MR-Angiographie durch den simultanen Einsatz von MR-Kontrastmittel (Gadolinium-DTPA) dazu geeignet, die Interpretation der Befundergebnisse zu verbessern und die Akzeptanz auch bei den Kollegen aus der operativen Medizin zu fördern. Dabei gilt es zu betonen, daß die Toxizität der MR-Kontrastmittel wesentlich geringer ist als die der jodhaltigen Röntgenkontrastmittel und daß die Darstellung in mehreren Ebenen des Raumes möglich ist [99].

Es gelingt sowohl, die Gefäße in der Flußachse darzustellen, als auch axiale Schnitte durchzuführen, die eine „lupenanaloge" Beurteilung des Gefäßquerschnitts erlauben. Dadurch kann zwischen konzentrischen und exzentrischen Stenosen differenziert werden, und in begrenztem Umfang ist auch die Erkennung von Gefäßwandveränderungen, wie sie durch Operation oder interventionelle Behandlungsverfahren, wie z.B. Angioplastie entstehen, gewährleistet. Hierin ist durchaus auch ein für die Zukunft interessanter Aspekt der nichtinvasiven MR-Angiographie zu sehen. Über differenzierte Information zu den verschiedenen Indikationsgebieten geben die Monographien zur MR-Angiographie Auskunft [8, 104].

7.4.1 Arteriale carotis und vertebralis

Die nichtinvasive Darstellung der Karotisgabel im Halsbereich ist von zunehmender klinischer Bedeutung, da der Schlaganfall die dritthäufigste Todesursache ist und 40% der zerebrovaskulären Durchblutungsstörungen ihre Ursache in Stenosen im Bereich der Karotisgabel haben. Dabei kann die Ursache sowohl in einer Strombahneinengung – und damit der peripher davon entstehenden Ischämie – gelegen sein als auch in der Entsendung von multiplen zerebralen Embolien aus atheromatösen Ulzera, die sowohl Thrombembolien, als auch Cholesterinkristallembolien sein können. Es kommt daher zweifelsfrei der Duplexsonographie der Karotisgabel und der hirnversorgenden Arterien eine breite Bedeutung im Rahmen der nichtinvasiven Diagnostik zu. Das Ziel, die sekundäre Prävention des Schlaganfalls, besteht entweder in der medikamentösen Behandlung mit Aggregationshemmern bei Strombahneinengungen unter 50% und/oder in der Behandlung des Strombahnhindernisses, falls dieses die A. carotis um 75% oder mehr einengt. In der überwiegenden Mehrzahl der Fälle ist heute die Thrombendarterektomie der Karotisstenose das adäquate Behandlungsverfahren in gefäßchirurgischen Zentren mit sehr niedriger Operationsletalität. In zunehmendem Maße gewinnt aber auch die endoluminale Therapie der Karotisstenosen mit Ballondilatation und Stentimplantation an Bedeutung, dies um so mehr, als auch Stenosen distal der Karotisgabel, die ggf. vom Operateur schwer erreichbar sind, eine Rolle spielen. Dies gilt auch für die fibromuskuläre Dysplasie und für die Karotisobliterationen im Gebiet des Karotissyphons.

Der Vorteil der MR-Angiographie besteht daher in der Möglichkeit, nichtinvasiv sowohl die Karotisgabel (Abb. 7.5 und 7.6) als auch darüber hinaus, in einer 2. Sequenz, den Circulus Willisii – also die periphere Ausstrombahn – mit darstellen zu können. Die unterschiedlichen Studien zur Wertigkeit der Thrombendarterektomie der Karotisstenose bei symptomatischen und asymptomatischen Patienten haben darauf hingewiesen, daß es durchaus sinnvoll ist, nicht nur den lokalen Befund im Bereich der Karotisgabel (wie mittels Duplexsonographie) (Abb. 7.7–7.9) zu kennen, sondern darüber hinaus auch den Run-off intrakraniell. Dies dürfte – unabhängig von der präoperativen Notwendigkeit einer Computertomographie – eine weitere differenzierte Betrach-

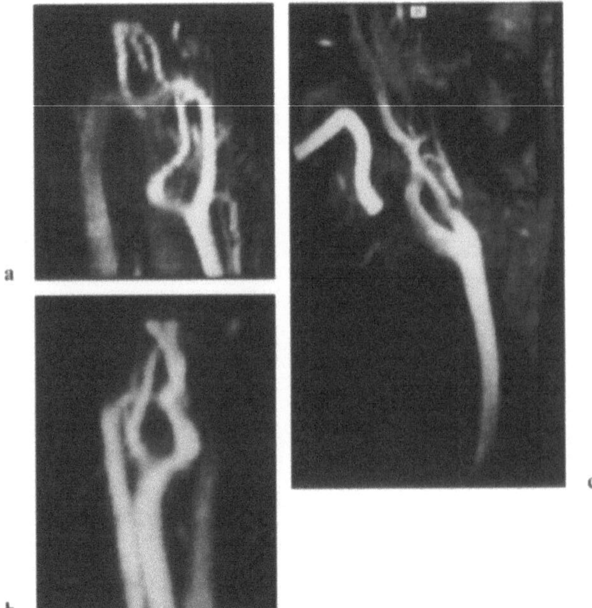

Abb. 7.5a–c. MR-Angiographie der Karotisgabel beidseits, in 2D-Gradientenecho-Imaging. FLASH-Sequenz, Flipwinkel 60°, Repetitionszeit (TR) 30 ms, Echozeit (TE) 10 ms, Meßzeit 8 min. **a,b** 2D-Technik, **c** FISP-3D-Technik, Flipwinkel 30°, TR 60, TE 7 ms, Meßzeit 6 min

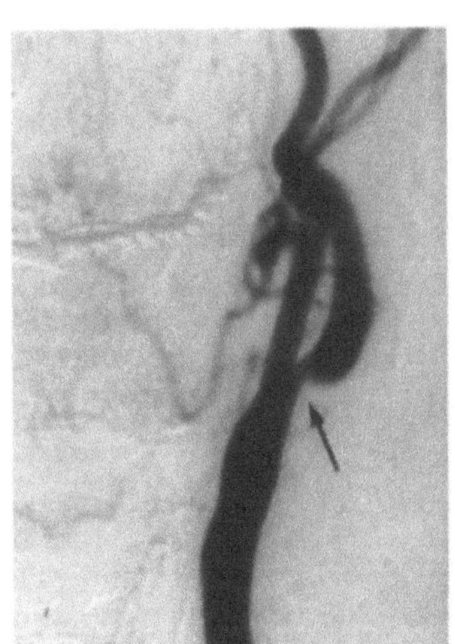

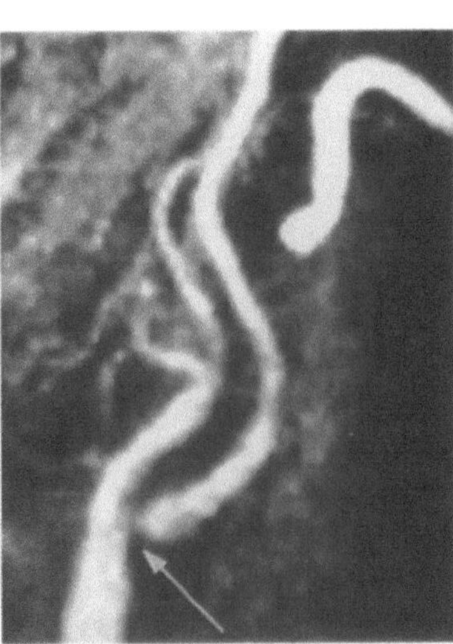

Abb. 7.6a,b. MRA einer Carotis-interna-Stenose (*Pfeile*). **a** DSA, **b** MRA. MRA verstärkt den Stenosegrad

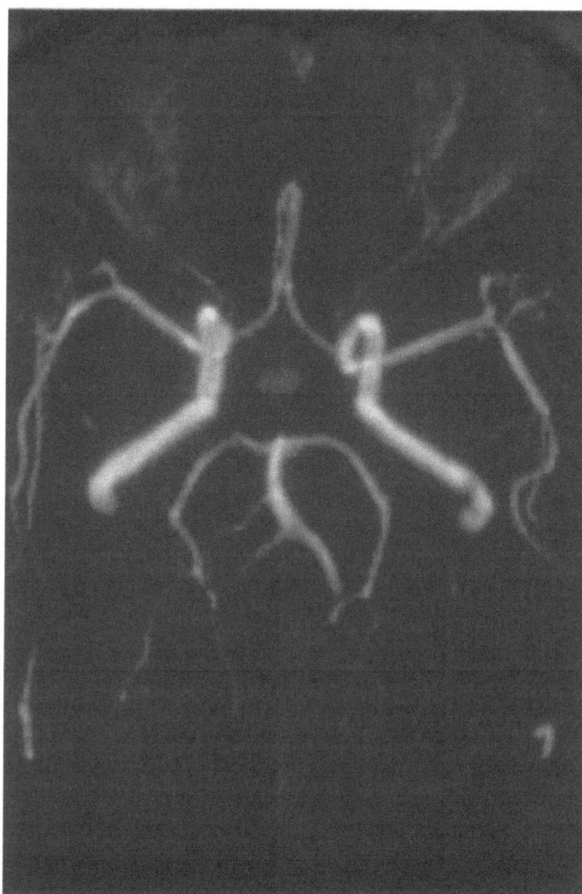

a

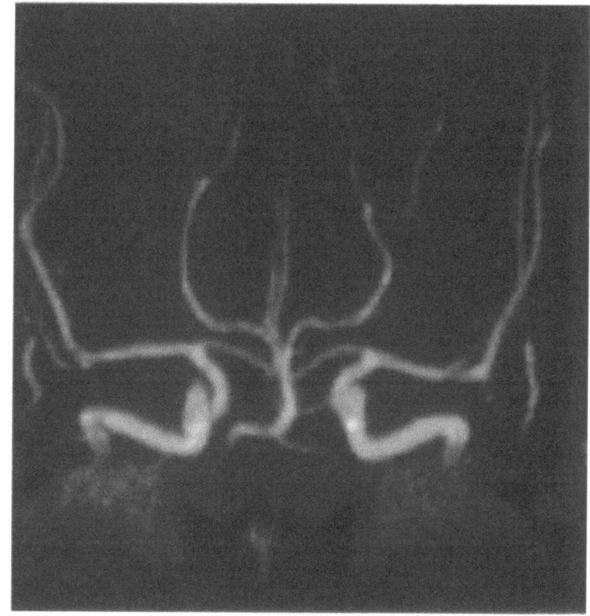

b

Abb. **7.7a,b.** Circulus-Willisii-Darstellung in MRA, 0,5 Tesla: **a** axiale, **b** koronare Projektion

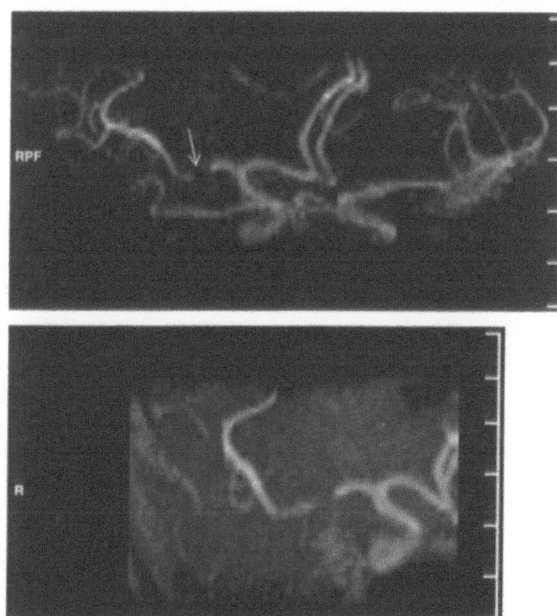

a

b

Abb. 7.8a,b. **a** Circulus-Willisii-Darstellung (MRA), **b** Mediastenose rechts (Ausschnitt)

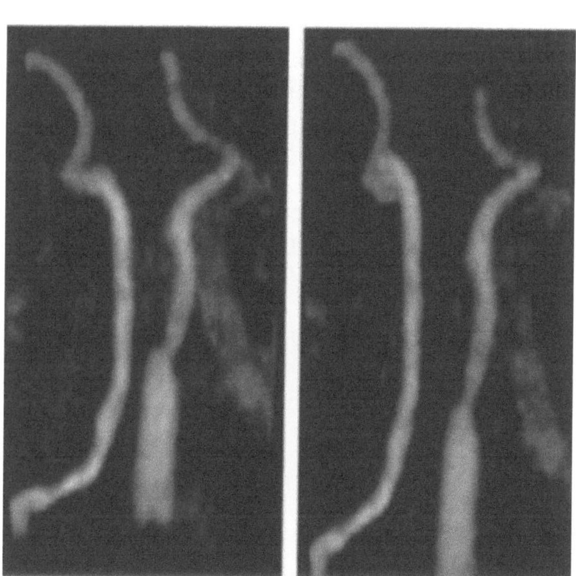

a

b

Abb. 7.9a,b. Gleicher Patient wie in Abb. 7.8, MRA der Karotisgabel links, Carotis-interna-Verschluß, Projektionen

tung der Möglichkeiten zur Sekundärprophylaxe des Schlaganfalls bringen.

Mehrere Studien haben die zwei- und dreidimensionale Time-of-flight wie auch Phasenkontrast-MR-Angiographie in Korrelation zur digitalen Subtraktionsangiographie verglichen. In der Mehrzahl der Studien wurde eine Sensitivität und Spezifität bei der Erkennung von Karotisstenosen um 90% gefunden [14, 28, 31, 32].

In einer eigenen Studie [59] wurden die MR-Angiogramme von 40 operativ kontrollierten Carotis-interna-Stenosen und von 22 Karotisbifurkationen, bei denen keine Operationsindikation resultierte, mit der digitalen Subtraktionsangiographie wie auch dem Ergebnis der Operation und den nachfolgenden Verlaufskontrollen mittels Duplexsonographie kontrolliert. Es wurde eine Sensitivität hinsichtlich der Existenz einer über 50%igen Carotis-interna-Stenose von 94% gefunden und eine Spezifität von 88%. Dabei ergab sich die besondere Schwierigkeit durch einen geschlängelten Gefäßverlauf oder eine Abknickung im Sinne eines „kinking“ als Ursache für die Fehlinterpretation.

Die Sensitivität der Erkennung vorhandener atheromatöser Ulzera und Stenosen war mit der 3 D-TOF-Technik besser, die quantitative Beurteilung des Stenosegrades mit der zweidimensionalen Phasenkontrastangiographie präziser. Atheromatöse Ulzera, die mit der farbkodierten Duplexsonographie erkannt und operativ bestätigt wurden, waren jedoch nur in 2 von 7 Fällen erkannt worden.

Weitere Multicenterstudien sind erforderlich, um die Akzeptanz der MR-Angiographie der Karotiden, in Kombination mit der Möglichkeit der MR-Angiographie der thorakalen Aorta (Abb. 7.10) und der intrakraniellen Hirnarterien (s. Abb. 7.8) als komplettes, alternatives Untersuchungsverfahren zur 4-Gefäße-Hirnangiographie zu etablieren.

Für das Ergebnis der MRA ist nicht nur die gewählte MR-Technik, sondern auch die Nachverarbeitung entscheidend. Der Signalverlust durch Turbulenz nahe an Stenosen kann, zusätzlich zur MIP-Analyse, mittels der sog. „flow outline segmentation“ (FOS-Imaging) kompensiert werden [26].

7.4.2 Intrakranielle Hirnarterien

Auch bei der Dokumentation der intrakraniellen Arterien und Venen gewinnt die kombinierte Untersuchung mit Time-of-flight-(TOF-)Angiographie wie auch Phasenkontrastangiographie an Bedeutung, da beide Techniken Vorteile aufweisen. Die Phasenkontrastangiographie ist mit Vorteil zur Dokumentation der Hirnvenen einzusetzen, insbesondere bei Verdacht auf Sinusvenenthrombose, oder zur Beurteilung der Venen im Rahmen von Slow-flow-Angiomen. Der Nachteil der zweidimensionalen TOF-Technik ist, daß es zu einer stufenförmigen Darstellung der Gefäßbegrenzungen kommen kann, welche die Ortsauflösung einschränkt. Die 3 D-TOF-Darstellung dagegen bringt eine bessere Ortsauflösung, unabhängig davon, ob es sich um Venen oder Arterien handelt, ebenso ist eine Rekonstruktion in unterschiedlicher Ebene möglich [8, 60].

Im Hinblick auf die intrakranielle Darstellung von Arterien – insbesondere von Aneurysmen und zur Erkennung des kompletten Circulus Willisii – ist die TOF-Akquisition wegen ihrer besseren Ortsauflösung von Vorteil gegenüber der zweidimensionalen MRA. Die optimierte Darstellung der intrakraniellen Gefäße erfolgt durch Verwendung eines Presaturation-Impulses [29, 30]. Zusätzlich können Fettsuppressionspulse verwendet werden, um im Bereich der Schädelkalotte und der Halsweichteile Überlagerungen auszuschalten und das Flußimaging mit hohem Kontrast zu verstärken.

Eine spezielle Technik zur Vermeidung von Überlagerungen ist eine multiple überlappende Dünnschichtakquisition („multiple overlapping thin slice acquisition“, MOTSA). Diese erfolgt mit dreidimensionaler TOF-Akquistion mit sehr dünnen Schichten, die allerdings wegen des kleinen Volumens nur einen niedrigen Signaloutput erbringen. Multiple Akquisitionen sollen hier zu einem verbesserten Signal führen.

Die MR-Angiographie der intrakraniellen Arterien und Venen ist, unabhängig von der klinischen Fragestellung, immer zu ergänzen durch die MR-Tomogramme in T 1- und T 2-Gewichtung, sowohl ohne als auch nach intravenöser Kontrastmittelgabe. Mit wenigen Ausnahmen ist im Rahmen der Kernspintomographie von Gehirnerkrankungen die MR-Angiographie als Ergänzung und Komplettierung anzusehen, sie hat vor allem bei der nichtinvasiven Erkennung und Lokalisation von intrakraniellen Aneurysmen [115] und Angiomen [78] einen wesentlichen Stellenwert. Für die Interpretation der Kernspintomogramme des Gehirns ist auf die entsprechenden Standardwerke zu verweisen [63, 114].

Die Lokalisation intrazerebraler Aneurysmen mit Subarachnoidalblutung hat Locksley 1966 an 6368 Aneurysmen dargestellt [82].

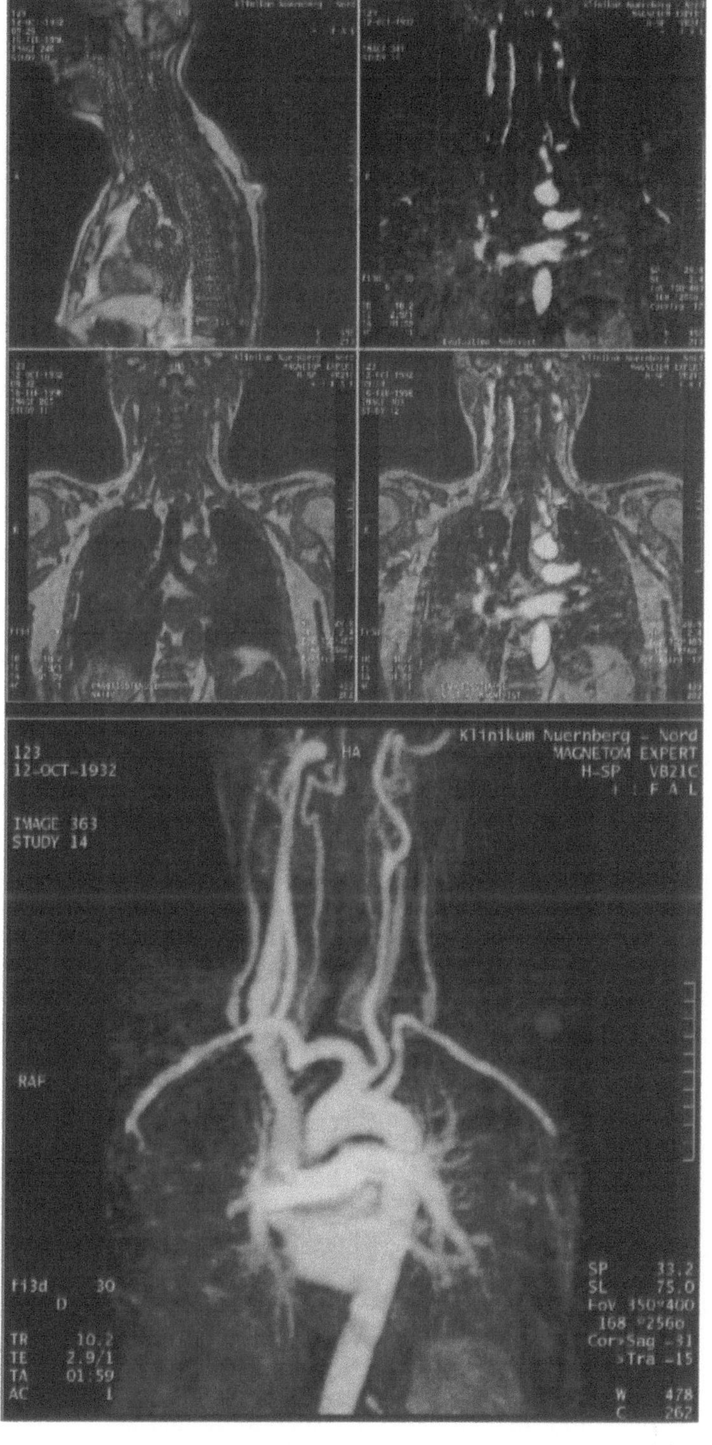

Abb. 7.10a,b. MRA der thorakalen Aorta und supraaortischen Arterien. **a** Dokumentation der Untersuchungstechnik mit FISP 3 D, Anwahl eines koronaren Blockes unter Aussparung der Überlagerung mit dem Herzen. Primär „phase imaging" ohne Kontrastmittel, danach Subtraktion und „maximal intensity projection". Zusätzliche intravenöse Kontrastmittelinjektion im Bolus mit Magnevist, 0,2 ml/kg Körpergewicht, Gadolinium-DTPA. **b** Ergebnis der Nachverarbeitung mit optimaler Darstellung der thorakalen Aorta mit Truncus bicaroticus, unauffälliger Subclavia links. Gleichzeitige Darstellung der V. jugularis und V. cava cranialis, insbesondere rechts, sowie des linken Vorhofs. Simultane Darstellung der Pulmonalarterien, schnittbezogen links besser als rechts. Im 3 D-Block beidseits Pulmonalarterien sowie Aortenbogen, Aorta thoracalis descendens und supraaortische Arterien wie auch V. cava cranialis gut dokumentierbar

Bei der Diagnostik nichtblutender Aneurysmen stellt ebenfalls die Lokalisation an der A. carotis interna den größten Anteil, gefolgt von der A. communicans posterior. Während mit der Phasenkontrasttechnik nur nichthrombosierte Aneurysmen durch Darstellung des Blutflusses demonstriert werden können, gelingt es mit der TOF-Technik, durch die Signalgebung von Methämoglobin auch thrombosierte Anteile zu erfassen. Fehlinterpretationen hinsichtlich des Flußverhaltens im Aneurysma sind dadurch allerdings möglich [104].

Der Vorteil der 3 D-time-of-flight-Technik ist die Möglichkeit der Projektionsanalyse aus unterschiedlicher Richtung, so daß eine gezielte Analyse der Basis des Aneurysmas möglich ist. Unabhängig vom Ergebnis der MR-Angiographie bei der Diagnostik intrakranieller Aneurysmen oder Malformationen wird in der Mehrzahl der Fälle präoperativ oder vor einer Intervention die Katheterangiographie erforderlich sein. Trotz dieser Notwendigkeit vor der operativen oder interventionellen Therapie kann mit der MR-Angiographie bei vielen Patienten die durch selektive Katheterisation und Kontrastmittelapplikation vorhandene Risikoerhöhung vermieden werden. Auf die ausführlichen Darstellungen in den Monographien zur MR-Angiographie wird verwiesen [8, 104].

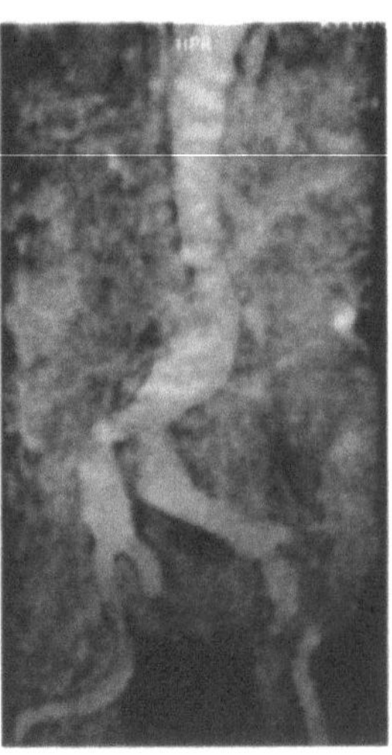

Abb. 7.11. MRA der abdominalen Aorta und Beckenarterien, FISP- 3 D-Technik, nach intravenöser Bolusinjektion von Gadolinium-DTPA, 0,2 ml/kg Körpergewicht. Kombiniert dilatativ und stenosierende arterielle Verschlußkrankheit mit beginnender Ausbildung eines abdominalen Aortenaneurysmas. Ektasie der A. iliaca communis beidseits, Stenose der A. iliaca communis rechts, Stenose der Iliacagabel links, hochgradige Iliaca-externa-Stenose, einen Verschuß vortäuschend

7.4.3 Thorakale und abdominale Gefäße

Der Wunsch nach einer nichtinvasiven Koronarographie wurde bereits früh geäußert [1]. Die superschnellen Sequenzen [38, 49, 85], mit oder ohne EKG-Gating und geeigneten Rekonstruktions-techniken zeigen für native Koronargefäßdarstellung und Kontrolle der postoperativen Bypassbefunde erste positive Resultate [83, 104]. Eine Weiterentwicklung ist jedoch noch erforderlich.

Die Aorta wurde aufgrund ihres hohen Flusses bereits frühzeitig als Folge des Signalverlustes im Rahmen der MR-Tomographie bei axialen, sagittalen, transversalen, aber auch angulierten Schichten dargestellt, vorwiegend zur Diagnostik thorakaler Aortenaneurysmen [122], akuter Dissektionen, der Coarctatio aortae [129] und von Aortenbogenanomalien [24, 65, 81, 98]. Die Lokalisation und Ausdehnung thorakaler, abdominaler wie auch thorakoabdominaler Aortenaneurysmen gelingt sowohl im Rahmen der MRT mit T 1-gewichteten Spinechosequenzen mit negativem Kontrast im Sinne der Black-blood-Angiographie oder des „even echo imaging" [66, 116] (Abb. 7.11). Durch Einsatz der Gradientenechosequenzen ist eine positive Signalgebung sowohl bei Verwendung der Phasenkontrastangiographie als auch der TOF-Technik mittels zweidimensionaler und 3 D-Akquisition möglich. Bei Aortendissektionen konnte experimentell gezeigt werden, daß sich Fluß, Jet-Phänomen und Flußrichtung bei Aortendissektionen mit Hilfe der MRT und MRA immer im wahren und falschen Lumen der Dissektion erfassen lassen.

Auf die geeignete Anwahl der Schichtorientierung am Aortenbogen haben besonders Bongartz et al. [13] hingewiesen.

In mehreren Publikationen konnte gezeigt werden, daß die Bestimmung der Ausdehnung abdominaler Aortenaneurysmen mit der Kernspintomographie in der Kombination von MRT und MRA mit hoher Sicherheit gelingt [6, 7, 68, 132–134]. Schwierigkeiten können bei der Beurteilung der von der Aorta abgehenden Gefäße entstehen. Dies betrifft insbesondere die unpaaren Arterien wie A. coeliaca und A. mesenterica, aber auch die Nierenarterien.

Die abdominale Aorta bei Gesunden und Patienten mit Obliterationen kann mit Phase-Imaging oder TOF-Technik plus Vorsättigung hinreichend gut dargestellt werden [6, 7, 70].

In zunehmendem Maße können Fehlinterpretationen durch Kontrastmittel-MRA – nach intravenöser Gabe von Gadolinium-DTPA – vermieden werden [91, 105, 112, 125, 127, 132–134]. Eine höhere Signalausbeute mit besserer Darstellung der durchflossenen Gefäßabschnitte (Abb. 7.10, 7.12 und 7.13) verbessert die Resultate der MRA.

Die von der Aorta abgehenden Gefäße, sowohl im Bereich des Aortenbogens (Abb. 7.14) als auch bei der abdominalen Aorta – besonders der Analyse der Nierenarterien und anderen obliterierenden Erkrankungen – werden mit Vorteil durch die gadoliniumverstärkte MR-Angiographie untersucht (Abb. 7.12 und 7.15).

Im Bereich des Abdomens sind vielfältige Untersuchungen im Gange, die MRA zur Diagnostik der Nierenarterienstenosen wie auch der pathologischen Vaskularisation von Nierentumo-

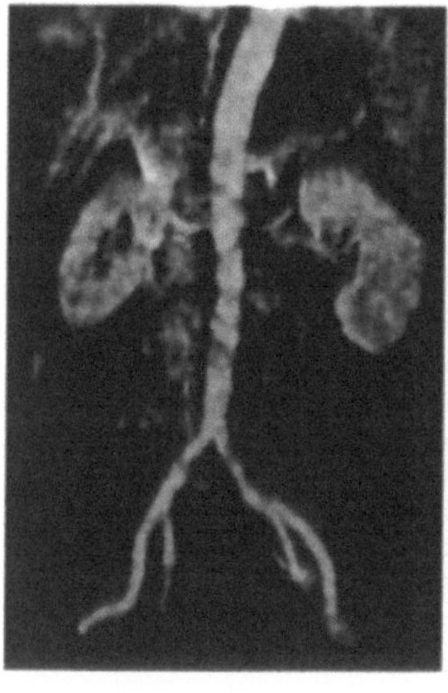

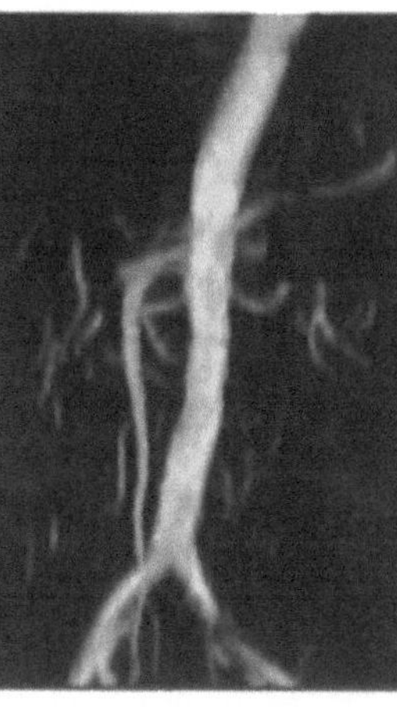

Abb. 7.12a,b. MRA der Aorta abdominalis und der Beckenarterien, FISP-3 D-Technik nach intravenöser Gabe von Kontrastmittel (Magnevist): TR 10, TE 3 ms, Flipwinkel 30°, Untersuchungszeit 2,30 min. **a** Frontal: Nierenarterienstenose links, stenosierende Veränderungen an der A. iliaca links. **b** Schrägprojektion mit A. mesenterica cranialis

ren einzusetzen [6, 7, 104]. Im Vergleich zur konventionellen oder digitalen Angiographie mit jodhaltigem Kontrastmittel ist die Applikation des Katheters durch MRA vermeidbar. Vielen Patienten ist jedoch die Untersuchung im Tunnel des Kernspintomographen unangenehm. Lediglich bei Patienten mit Kontraindikationen gegen jodhaltige Kontrastmittel ist die MR-Angiographie derzeit eine (aufwendige) Alternative.

Im Bereich des Oberbauchs ist die MR-Angiographie besonders dazu geeignet, den portalvenösen Kreislauf darzustellen [4, 5]. Hier hat die MR-Angiographie gewisse Vorteile gegenüber der invasiven, indirekten Splenoportographie über die Katheterisation von A. coeliaca und A. mesenterica (Abb. 7.16 und 7.17). Arlart empfiehlt hier die zweidimensionale Time-of-flight-MRA mit „maximum intensity projection", ergänzt durch „presaturation", um den arteriellen Inflow auszuschalten. Das Vorsättigungsband ist in transversaler Orientierung oberhalb des Diaphragmas zu plazieren, um im Oberbauch das portalvenöse System gut darzustellen. Die eindrucksvollsten Befunde in diesem Bereich haben Guhl u. Arlart [44] bei Verwendung eines 1,5-Tesla-Magneten demonstriert.

In gleicher Weise können im Abdominalbereich die Beckenvenen sowie die V. cava und die Venen der parenchymatösen Organe dokumentiert werden [9, 62, 73, 118]. Für die Beckenvenen ist die zweidimensionale-Time-of-flight-Technik mit Flipwinkel 60° und kurzer Repetitions-(TR: 45 ms) und Echozeit (8 ms) besonders geeignet (Abb. 7.18); die inneren Beckenvenen werden auf diese Weise untersuchbar. Als Indikation gilt Thromboseverdacht während der Gravidität und bei erheblich gestauten Beinen [73, 121].

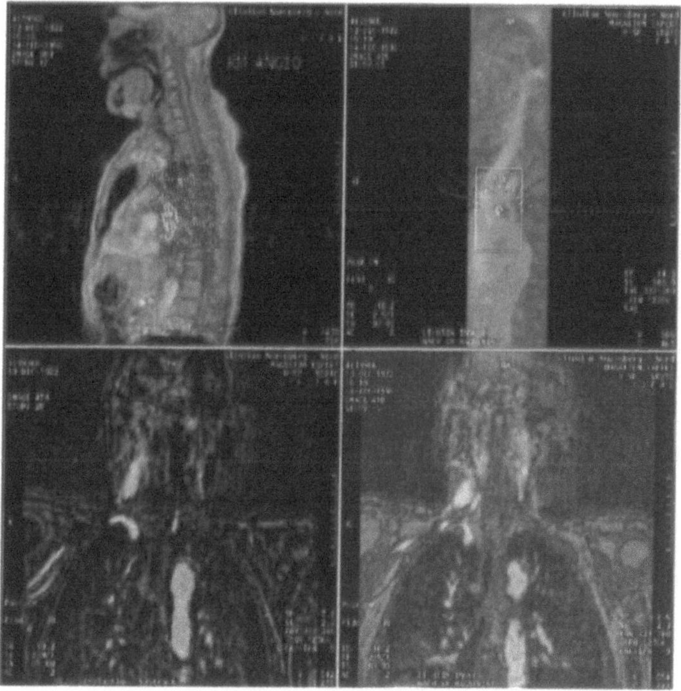

Abb. 7.13. Dokumentation der MRA-Technik der thorakalen Aorta, mit angulierter Schichtanwahl, FISP-3 D-Technik (Flipwinkel 30°, TR 10, TE 3 ms, Untersuchungszeit 3 min., MIP-Technik, zusätzliche intravenöse Injektion von Magnevist, 0,2 ml/kg Körpergewicht, Gadolinium dtPA)

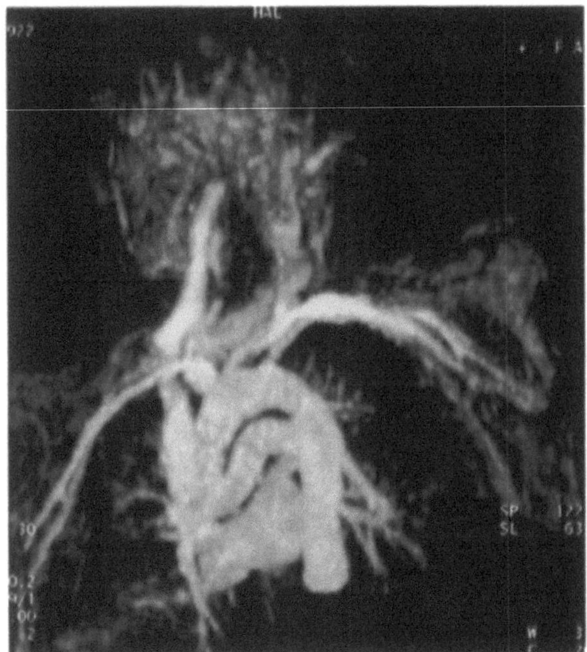

a

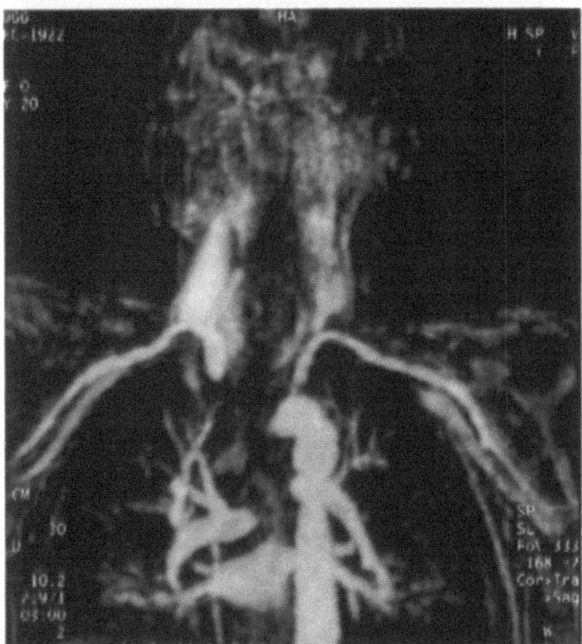

b

Abb. 7.14a,b. Ergebnis der Nachverarbeitung in koronarer Dokumentation, Aortenbogen und supraaortische Arterien mit Dokumentation der Subclaviastenose links. **a** Vorwiegende Dokumentation von Aortenbogen und Subclaviastenose. **b** Dokumentation der Subclaviastenose, der Aorta thoracalis descendens und – zusätzlich – der Pulmonalarterien rechts. Im 3 D-Block sind sowohl die thorakale Aorta als auch die Pulmonalarterien dokumentiert

7.4.4 Extremitätenarterien

Die Extremitätenarterien schließen im Bereich der oberen Extremität den Aortenbogen mit der A. subclavia und dem Truncus brachiocephalicus ein. Im Gegensatz zur Duplexsonographie hat hier die MR-Technik eindeutig Vorteile. Im Vergleich zur Spiral-CT ist weder die Strahlenexposition noch die Verwendung jodhaltiger Kontrastmittel notwendig. Im oberen Thoraxbereich kann mit der MR-Angiographie durch „presaturation" sowohl die Aorta mit ihren abgehenden Gefäßen als auch das Herz mit den Herzhöhlen und – unter bestimmten Bedingungen – auch der proximale Abschnitt der Koronararterien und insbesondere die Bildgebung der Pulmonalarterien versucht werden. Im Bereich der Pulmonalarterien [39] dürfte allerdings die Computertomographie deutliche Vorteile haben, wenn ein nichtinvasives Verfahren zum Einsatz kommen soll.

Im Bereich der Beine wurden bisher vor allem 3 Fragestellungen mittels MRA untesucht: zum einen die Darstellung der gesunden Arterien und Venen, zum anderen die Dokumentation von Obliterationen im Bereich der Oberschenkel- und Kniearterien sowie Kontrollen nach interventioneller Behandlung mit PTA, oder vor und nach gefäßchirurgischer Behandlung. Diese Untersuchungen, in TOF-oder Phasenkontrasttechnik ausgeführt, konnten die Ausdehnung von Verschlüssen oder Stenosen im Vergleich zur Angiographie präzise bestimmen [23, 112, 131, 141] (Abb. 7.19).

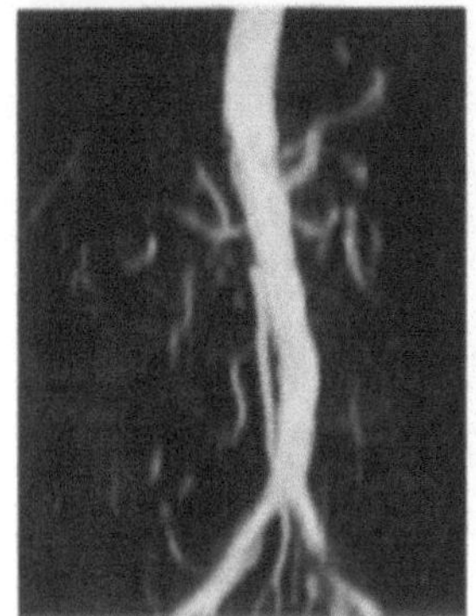

a

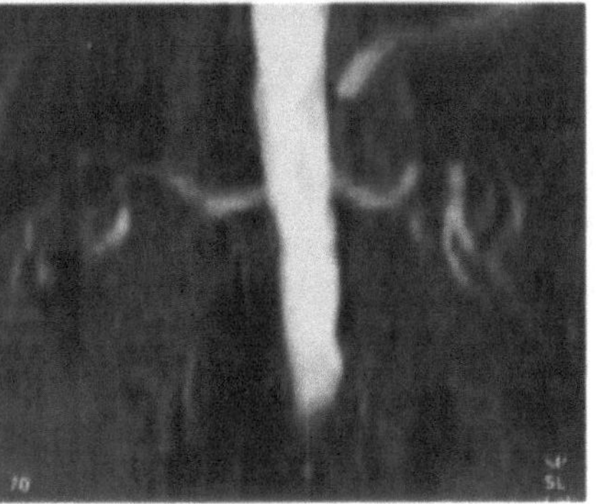

b

Abb. 7.15a,b. MRA der abdominalen Aorta, FLASH 2 D, flußdynamisch, Flipwinkel 70°, TR 600, TE 10 ms, Untersuchungszeit 3,20 min. **a** Iliaca-communis-Stenose links, Nierenarterie nicht sicher beurteilbar. **b** Zoomtechnik des gleichen Informationsgehaltes: Nierenarterienstenose kann ausgeschlossen werden

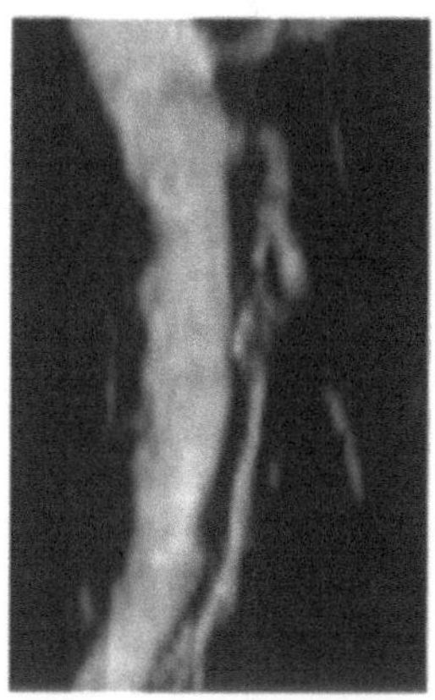

Abb. 7.16. MRA der abdominalen Aorta, EKG-getriggert: Abgangsstenose der A. mesenterica crainialis, Time-of-flight-Technik 3 D, EKG-getriggert

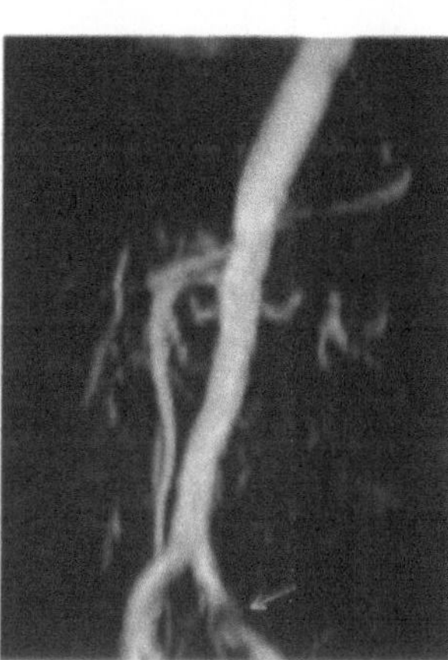

Abb. 7.17. MRA der abdominalen Aorta, EKG-getriggert, Time-of-flight-Technick, 2 D-Imaging mit 4-mm-Einzelschichten. Gute Dokumentation der Iliaca-communis-Stenose bei unauffälligen Nierenarterien und regelrechter A. abdominalis

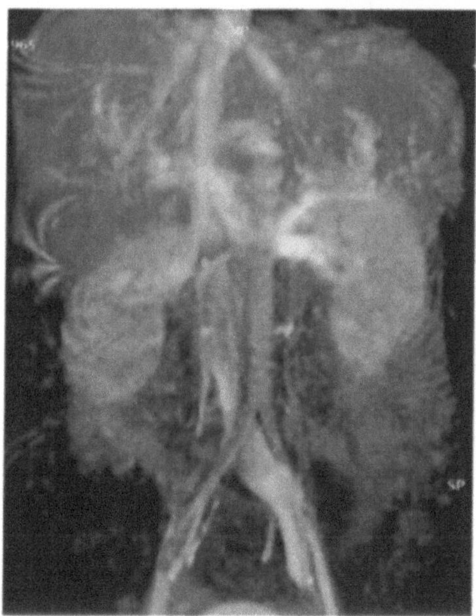

Abb. 7.18. MRA abdominaler Venen. Thrombose der V. iliaca communis rechts mit flottierendem Thrombus in der V. cava caudalis. Unterschiedliche Flow-Dokumentation der Venen in Becken und Oberbauch mit Überlagerung restlicher Flußdarstellung in der Aorta

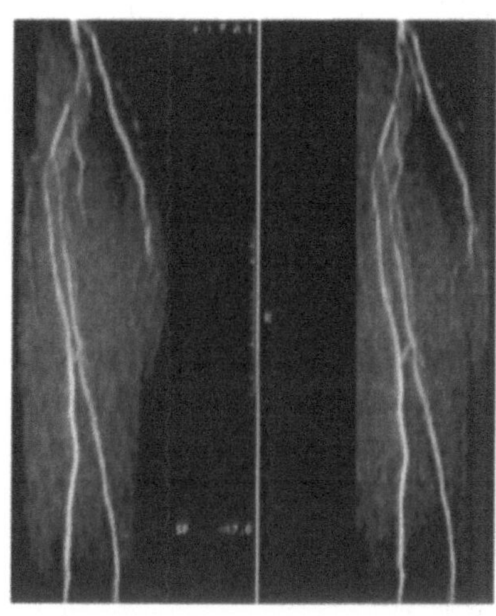

Abb. 7.19. MRA von Poplitea- und Unterschenkelarterien. Popliteaverschluß, Stenose des Truncus tibialis, Verschluß der A. tibialis posterior. Kollateralkreislauf über die A. suralis

Das Hauptproblem besteht in der großen Längsausdehnung der Extremitäten, so daß eine Beschränkung auf die bereits mit anderen Verfahren vorher erfaßte pathologische Region untersucht wurde. Mittels zweidimensionaler wie auch 3 D-time-of-flight-Technik gelingt die Darstellung der Oberschenkel- und Beinarterien, jedoch sind mehrere Untersuchungsabschnitte erforderlich, um den gesamten Bereich der Becken-/Beinarterien zu erfassen. Analysiert wurde auch die Bedeutung von MRI und MRA bei Patienten mit drohender Beinamputation [124]. Bei geringer Chance zur Angioplastie, aufgrund der Vorbefunde, soll die MRA noch Anschlußmöglichkeit an Unterschenkel- und Fußarterien eröffnen (Abb. 7.20).

Besonders geeignete Indikationen sind daher die nichtinvasive Kontrolle nach interventioneller Behandlung, die Analyse der Ausdehnung eines femoropoplitealen Aneurysmas und die Erfassung von posttherapeutischen Komplikationen [23, 74]. Hierbei ist zusätzlich die Analyse bestehender Weichteilveränderungen, paravasaler Hämatome und ggf. die Analyse der Querschnitte sinnvoll. In zunehmendem Maße ist erkennbar, daß die MRA der Unterschenkelarterien Vorteile gegenüber der intravenösen und sogar intraarteriellen digitalen Subtraktionsangiographie hat [101]. Krug et al. [74] zeigten 1995, daß die MRA derzeit der Angiographie unterlegen ist. Systematische Untersuchungen fehlen jedoch noch. Eine in den USA aufgestellte vergleichende Kostenanalyse zwischen MRA und DSA kommt zu dem Ergebnis, daß primäre MRA durchaus kostensparend

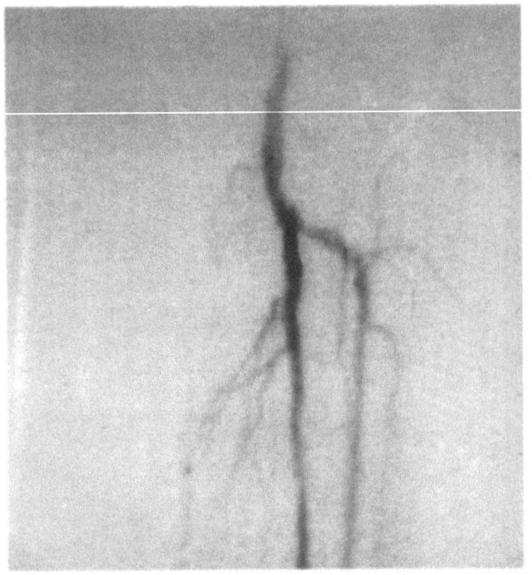

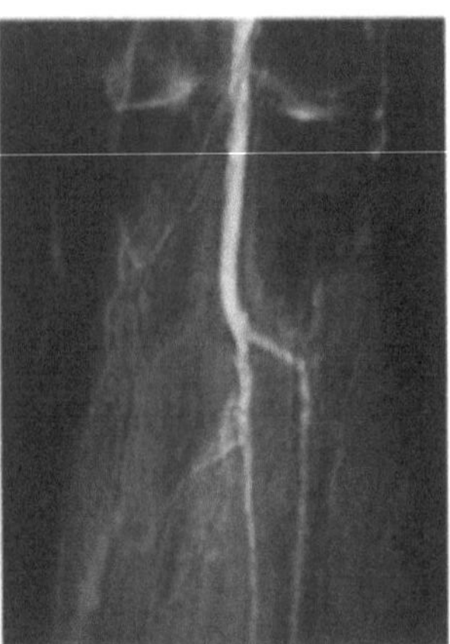

Abb. 7.20 a,b. Patient mit Tibialis-posterior-Verschluß und Stenose der A. tibialis anterior. **a** DSA, **b** MRA

Tabelle 7.2. Verfahren der MRA

Technik	Abkürzung	Darstellung der Gefäße
Spinechotechnik (Signalverlust)	SE	Kein Flußsignal schwarz
Even Echo Imaging = digital subtrahierte MR-Angiographie	DS-MRA	Positives Signal weiß
Phasenkontrast-MRA	Ph-MRA	Positives Flußsignal weiß
Time-of-flight-MRA	TOF	Positives Flußsignal weiß
Echoplanar Imaging	EPI	Kein Flußsignal schwarz

sein kann, da sie durch DSA nur selektiv ergänzt werden muß [139].

7.5 Bewertung der MRA

Die bisher vorliegenden Ergebnisse mit der MR-Angiographie in den unterschiedlichen Körperabschnitten zeigen ermutigende Ergebnisse hinsichtlich der Entwicklung der Technik und der zukünftigen Möglichkeiten. Weitere systematische Analysen hinsichtlich der Präzision der gefundenen pathologischen Veränderungen und des geeignetsten Untersuchungsverfahrens sind erforderlich. Gegenwärtig besteht kein Zweifel daran, daß die Nachverarbeitungstechniken wie die MIP-Technik, das FOS-Imaging und andere auf der einen Seite und, in zunehmendem Maße, die kontrastmittelverstärkte MRA mit Gd-DTPA eine zunehmende Verbreitung erfahren werden, wenn die technischen Möglichkeiten vorhanden sind. Insbesondere ist ihr Einsatz sinnvoll für Verlaufskontrollen – ohne Invasivität – und bei Patienten mit besonderen Risiken, die eine invasive Angiographie oder eine Spiral-CT mit großen Mengen jodhaltiger Kontrastmittel als wenig günstig erscheinen lassen (Tabelle 7.2).

Literatur

1. Alfidi RJ, Masaryk TJ, Haacke EM et al (1987) MR-angiography of peripheral, carotid and coronary arteries. AJR 149:1097–1109
2. Amparo EG, Hoddick WK, Hricak H et al (1985) Comparison of magnetic resonance imaging and ultrasonography in the evaluation of abdominal aortic aneurysm. Radiology 154:451–456
3. Anderson CM, Edelman RR, Turski PA (1993) Clinical magnetic reasonance angiography. Raven Press, New York
4. Arlart JP, Guhl L, Fauser L, Laub G, Edelman RR (1991) MR-Angiographien der Abdominalaorta: erste Erfahrungen. Fortschr Rontgenstr 154:488–494
5. Arlart JP, Guhl L, Fauser L, Edelmann RR, Kim D, Laub G (1991) MR-Angiographie (MRA) der Abdominalvenen. Radiologe 31:192–201

6. Arlart JP, Guhl L, Edelmann RR (1992) Magnetic resonance angiography of the abdominal aorta. Cardiovasc Intervent Radiol 15:43–50
7. Arlart JP, Guhl L, Hausmann R (1992) Evaluation of 2D- and 3D-time-of-flight MRA in renal artery stenosis. RöFo 157:59–64
8. Arlart JP, Bongartz GM, Marchal G (1996) Magnetic resonance angiography. Springer, Berlin Heidelberg New York Tokyo
9. Arrive L, Menu Y, Dessarts I et al (1991) Diagnosis of abdominal venous thrombosis by means of spin-echo and gradient-echo MR imaging: analysis with receiver operating characteristic curves. Radiology 181:661–668
10. Axel L (1984) Blood flow effects in magnetic resonance imaging. AJR 143:1157–1166
11. Axel L (1986) Blood flow effects in magnetic resonance imaging. In: Kressel HY (ed) Magnetic resonance anual. Raven, New York, pp 237–244
12. Bloch F et al (1946) The nuclear induction experiment. Phys Rev 70:474–485
13. Bongartz G, Vestring T, Drews CI, Krings W, Peters PE (1991) Effect of slice orientation in 3D magnetic resonance angiography of the supraaortic arteries. Eur Radiol 1:158–164
14. Bongartz G, Behrendt J, Schuierer G, Reimer P, Peters PE (1994) MRA der supraaortalen Arterien. Radiologe 34:430–436
15. Bosmans H, Marchal G, Lukito G, Yicheng N, Wilms G, Laub G, Baert AL (1995) Time-of-flight MR angiography of the brain: comparison of aquisition techniques in healthy volunteers. AJR 164:161–167
16. Bradley WG, Waluch V (1985) Blood flow: magnetic resonance imaging. Radiology 154:443–450
17. Bradley WG (1988) Flow phenomenon in MR imaging. AJR 150:983–994
18. Braitinger S, Kett H, Held P, Breit H (1995) Erweiterung der MR-Diagnostik bei dissezierenden Aortenaneurysmen mittels FLASH- und Snapshot-FLASH-Sequenz. Vortrag DRK Wiesbaden 1994
19. Budinger TF, Fischer H, Hentschel D, Reinfelder HE, Schmitt F (1990) Neural Stimulation dB/dt thresholds for frequency and number of oscillations using sinusoidal Magnetic gradient fields (Abstr). 9th SMRM Meeting, New York, p 276
20. Bydder G, Felix R, Bücheler E, Drayer BP, Niendorf HP, Takahashi M, Wolf KJ (1990) Contrast media in MRI. Medicum, Bussum
21. Carr HY, Purcell EM (1954) Effects of diffusion on free precesion in nuclear magnetic resonance experiment. Phys Rev 94:630–638
22. Cigarro JE, Isselbacher EM, De Sanctis RW, Eagle KA (1993) Diagnostic imaging in the evaluation of suspected aorta dissections. Old standards and new directions. N Engl J Med 328:35–43
23. Cramer B, Schlegel E, Boos M (1989) MR-Angiographie von Gefäßen des Beckens und der unteren Extremitäten bei arterieller Verschlußkrankheit. Vortrag DRK Bremen
24. Dinsmore RE et al (1986) Magnetic resonance imaging of thoracic aortic aneurysms: comparison with other imaging methods. AJR 146:309–314
25. Dinsmore BJ, Gefter WB, Hatabu H, Kressel HY (1988) Pulmonary arteriovenous malformations: diagnosis by gradient refocused MR imaging. J Comput Assist Tomogr 12:560–564
26. Donner K, Koller W, Kett H, Breit A et al (1974) Segmentation, reconstruction and visualization of vessels in MR-Angiography. In: Lissner J et al (eds) MR 93. Schnetztor, Konstanz, pp 317–319
27. Dumoulin CL, Souza SP, Walker MF, Wayle W (1989) Three-dimensional phase contrast angiography. Magn Reson Med 9:139–149
28. Edelman RR, Hesselink JR (1990) Clinical magnetic resonance imaging. Saunders, Philadelphia London
29. Edelman RR, Mattle HP, Kleefield J et al (1989) Quantification of blood flow with dynamic MR imaging and presaturation bolus tracking. Radiology 171:551–556
30. Edelman RR, Wentz KU, Mattle H, Zhao B, Liu C, Kim D, Laub G (1989) Projection arteriography and venography: initial clinical results with MR. Radiology 172:351–357
31. Edelman RR, Mattle HP, Atkinson DJ et al (1990) Cerebral blood flow: assessment with dynamic contrast-enhanced T2-weighted MR imaging at 1.5 T. Radiology 176:211–220
32. Edelman RR, Mattle HP, Wallner B (1990) Entracranial carotid arteries: evaluation with "black blood" MR angiography. Radiology 177:45–50
33. Edelman RR, Chien D, Kim D (1991) Fast selective black blood MR imaging. Radiology 181:655–660
34. Edelman RR, Chien D, Atkinson DJ et al (1991) Fast time-of-flight magnetic resonance angiography with improved background suppression. Radiology 179:867–870
35. Ernst RR, Anderson WA (1966) Application of Fourier transform spectroscopy to magnetic resonance. Rev Sci Instrum 37:93–102
36. Evans AJ, Richardson DB, Tien R et al (1993) Poststenotic signal loss in MR angiography: effects of echo time, flow compensation and fractional echo. AJNR 14:721–729
37. Frahm J, Merboldt KJ, Hänicke W (1987) Transverse coherence in rapid FLASH NMR imaging. J Magn Reson 27:307–314
38. Frahm J, Hänicke W, Bruhn H et al (1992) Ultraschnelle MR-Bildgebung des Herzens mit FLASH- und STEAM-Sequenzen. In: Lissner J et al (Hrsg) MR 91. Schnetztor, Konstanz, S 15–20
39. Frank H, Weissleder R, Bogdanov AA jr, Brady TJ (1994) Detection of pulmonary emboli by using MR angiography with MPEG-PL-Gd DTPA: an experimental study in rabbits. AJR 162:1041–1046
40. Gomori JM, Grossman RJ, Goldberg HJ et al (1985) High field magnetic resonance imaging of intracranial hematomas. Radiology 157:87–93
41. Gross-Fengels W, Friedmann G, Lemaitre F et al (1991) Conventional and cine-MRI in patients with aneurysms of the abdominal aorta. RoFo 155:337–343
42. Goldmann A, Daisy Chien, Edelmann RR (1993) Bildartefakte und Fehlerquellen in der MR-Angiographie. In: Waller B (Hrsg) MR-Angiographie. Thieme, Stuttgart New York, S 31–40
43. Gryska U, Freitag J, Zeuner H (1990) Selective cerebral intraarterial DSA: complication rate and control of risk factors. Neuroradiology 32:296–299
44. Guhl L, Arlart JP (1995) The splenoportal venous system. In: Arlart JP, Bongartz GM, Marchal G (eds) Magnetic resonance angiography. Springer, Berlin Heidelberg New York Tokyo
45. Haake EM, Masaryk TJ (1989) The salient features of MR angiography. Radiology 173:611–612

46. Haake EM, Lenz GW, Nelson D (1987) Pseudogating: elimination of periodic motion artifacts in MRI without gating. Magn Reson Med 4:162–174
47. Haake EM, Masaryk TJ, Wielpolski Pa et al (1990) Optimizing blood vessel contrast in fast three-dimensional MRJ. Magn Reson Med 14:202–221
48. Haase A, Snapshot FLASH MRI. Applications to T 1-, T 2-, and chemical shift imaging. Magn Reson Med 13:77–89
49. Haase A, Matthaei D (1992) Physikalische Eigenschaften ultraschneller „MR-FLASH-Bildgebung". In: Lissner J et al (Hrsg) MR 91. Schnetztor, Konstanz, S 12–14
50. Haase A, Frahm J, Matthaei D et al (1988) FLASH-imaging: rapid NMR imaging using low flip angle pulses. J Magn Reson 67:258–266
51. Harder T, Dewes W, Solymosi L, Stendel A, Rassel FB (1989) MR-Tomographie, CT und Angiographie vaskulärer Malformationen des zentralen Nervensystems. Fortschr Rontgenstrahlen 150:119–124
52. Hatabu H, Gefter WB, Axel L et al (1994) MR imaging with spatial modulation of magnetization in the evaluation of chronic central pulmonary thromboemboli. Radiology 190:791–796
53. Hausmann R, Lewin JS, Laub G (1991) Phase-contrast MR angiography with reduced acquisition time: new concepts in sequence design. J Magn Reson Imaging 11:415–422
54. Heinz ER (1993) Aneurysms and MR Angiography. AJNR 14:974–977
55. Heiserman JE, Drayer BP, Fram EK et al (1992) Carotid artery stenosis: clinical efficacy of two-dimensional time-of-flight MR angiography. Radiology 182:761–768
56. Henning J, Nauerth A, Friedburg H (1986) RARE imaging: a fast imaging method for clinical MR. Magn Reson Med 3:823–833
57. Hennig J, Mueri M, Friedburg H, Brunner P (1987) MR imaging of flow using the steady state selective saturation method. J Comput Assist Tomogr 11:872–877
58. Hennig J, Mueri M, Brunner P, Friedburg H (1988) Fast and exact flow measurements with the fast Fourier flow technique. Magn Reson Imaging 6:369–372
59. Hildebrandt R, Kaiser W, Kasprzak P, Zeitler E (1991) Magnet-Resonanz-Angiographie – die Gefäßdarstellung der Zukunft. In: Maurer PC, Dörrler J, Sommoggy SV (Hrsg) Gefäßchirurgie im Fortschritt. Thieme, Stuttgart New York, S 30–33
60. Houston J, Ehman RL (1993) Comparison of time-of-flight and phase contrast MR: neuroangiographic techniques. Radio Graphics 13:5–19
61. Houston J, Rufenacht DA, Ehman RL, Wiebers DO (1991) Intracranial aneurysms and vascular malformations: Comparison of time-of-flight and phase-contrast MR angiography. Radiology 181:721–730
62. Hricak H, Amparo E, Fisher MR, Crooks L, Higgins CB (1985) Abdominal venous system: assessment using MR. Radiology 156:415–422
63. Huk WJ, Gademann C, Friedman G (Hrsg) (1990) MRI of central nervous system diseases. Springer, Berlin Heidelberg New York Tokyo
64. Jaklovsky J (1983) NMR-Imaging, A comprehensive bibliography. Addison-Wesley, London
65. Just M, Mohr-Kahaly S, Kreitner KF, Grebe P, Erbel R, Meyer J, Thelen M (1993) Magnetresonanztomographie bei chronischer Aortendissektion. Fortschr Rontgenstr 158:109–114
66. Kaiser W, Zeitler E (1984) Digital-Subtrahierte Magnetische Resonanz (DSMR). Fortschr Rontgenstr 141:524–528
67. Kauczor HU, Engelhart R, Layer G et al (1993) 3 D TOF MR angiography of cerebral arteriovenous malformations after radiosurgery. J Comput Assist Tomogr 17:184–190
68. Kaufman JA, Geller SC, Petersen MJ, Cambria RP, Prince MR, Waltman AC (1994) MR imaging (including MR angiography) of abdominal aortic aneurysms: comparison with conventional angiography. AJR 163:203–210
69. Kersting–Sommerhoff BA, Higgins CB, White RD, Sommerhoff CP, Lipton MJ (1988) Aortic dissection: sensitivity and specificity of MR imaging. Radiology 166:651–655
70. Kim D, Edelman RR, Kent KG et al (1990) Abdominal aorta and renal artery stenosis: evaluation with MR angiography. Radiology 174:727–731
71. Krestin GP, Richter CS (1994) MR-Phlebographie der Beckenvenen. In: Lissner J, Doppman JL, Margulis AR (eds) MR 93. Schnetztor, Konstanz, S 88–94
72. Krestin GP, Bino M, Duewell S et al (1992) Fat-saturated contrast-enhanced MR imaging and MR angiography of vascular malformations in the lower limb. Radiology 185:132
73. Krestin GP, Fischbach R, Vorreuther R et al (1993) Alternations in renal morphology and function after ESWC therapy: evaluation with dynamic contrast-enhanced MRI. Eur Radiol 3:227–230
74. Krug B, Kugel H, Harnischbauer M et al (1995) Peripheres arterielles Verschlußleiden: Vergleich der diagnostischen Wertigkeit von MRA und DSA. Fortschr Rontgenstr 162:112–119
75. Kumar A, Welti D, Ernst R (1975) NMR Fourier Zeugmatography. J Magn Reson 18:69–83
76. Laub GA, Kaiser WA (1988) MR angiography with gradient motion rephasing. J Comput Assist Tomogr 12:377–382
77. Lauterbur PC (1974) Magnetic resonance zeugmatography. Pure Appl Chem 49:149
78. Layer G, Semmler W, Schad LR, Wowra B, van Kraick G (1991) MR-Tomographie und MR-Angiographie zerebraler arteriovenöser Malformationen. Fortschr Rontgenstr 154:438–444
79. Lewin JS, Laub G, Hausmann R (1991) Three-dimensional time-of-flight MR angiography: applications in the abdomen and thorax. Radiology 179:216–264
80. Lissner J, Seiderer M (1987, 1990) Klinische Kernspintomographie. Enke, Stuttgart
81. Lissner J, Doppman JL, Margulis AR, Seiderer M (1986–1992) MR 85; MR 87; MR 89; MR 91. (Internationale Kernspintomographie-Symposien, Garmisch-Partenkirchen)
82. Locksley HB (1966) Report on the cooperative study of intracranial aneurysms and subarochnoid hemorrhage. J Neurosurgery 25:219–236, 321–369
83. Manning WJ, Edelman RR (1995) Coronary MR angiography. Radiology 195:875–879
84. Mansfield P (1977) Multiplanar image formation using NMR spin echos J Phys C 10:L55–L58
85. Mansfield P (1984) Real-time echo-planar imaging by NMR. Br Med Bull 40:187–190
86. Marchal G, Wilms G, Bosmanns H (1996) Intracranial vessels. In: Arlart IP, Bongartz GM, Marchal G (eds) Magnetic resonance angiography. Springer, Berlin Heidelberg, pp 109–152

87. Margosian P (1985) Faster MR imaging – Imaging with half the data (Abstr). 4th SMRM Meeting, London
88. Martin L, Shepperd S et al (1993) MRA in abdominal aortic aneurysmens. CIRSE-Meeting, Budapest
89. Masaryk TJ, Modic MT, Ruggieri PM et al (1989) Three-dimensional gradient-echo imaging of the carotid bifurcation: preliminary clinical experience. Radiology 171:801–806
90. Masaryk AM, Ross JS, Dicello MC, Modic MT et al (1991) 3DFT MR angiography of the carotid bifurcation: potential and limitations as a screening examination. Radiology 179:797–804
91. Matsumoto AH, Teitelbaum GP, Cornlin MJ et al (1990) Gd-enhanced MRI of vascular stents. J Comp Assist Tomogr 14:357–360
92. Mattle HP, Wentz KU, Edelman RR et al (1991) Cerebral venography with MR Radiology 178:453–458
93. Mattle HP, Wentz KU (1992) Selective magnetic resonance angiography of the head. Cardiovasc Intervent Radiol 15:65–70
94. Merboldt KD, Hänicke W, Frahm J (1988) Rapid Fourier flow imaging using flash sequences. Magn Reson Med Biol 1:137–145
95. Meulen P von der, Groen JP, Tinus AMC, Bruntik G (1988) Fast field echo imaging: an overview and contrast calculations. Magn Reson Imaging 6:355–368
96. Moore EH, Webb WR, Verrier ED, Broaddus C, Gamsu G, Amparo E, Higgins CB (1984) MRI of chronic posttraumatic false aneurysm of the thoracic aorta. AJR 143:1195–1196
97. Nadel L, Braun IF, Kraft KA et al (1991) Intracranial vascular abnormalities: value of MR phase imaging to distinguish thrombus from flowing blood. AJR 156:373–380
98. Nienaber LA et al (1992) Nachweis der thorakalen Aortendissektion: Verbesserte Spezifität durch MRT gegenüber echokardiographischen Techniken. Z Kardiol 81:250–256
99. Niendorf HP, Alhassan A, Haustein J, Claus W, Cornelius J (1994) Safety and risk of Gadolinium-DTPA: extended clinical experience after more than 5.000.000 applications. In: Lissner J et al (eds) MR 93. Schnetztor, Konstanz
100. Oppelt A, Graumann R, Barfuß H et al (1986) FISP: Eine neue schnelle Pulsfrequenz für Kernspintomographie. Electromedica 54:15–18
101. Owen RS, Baum RA, Carpenter JP, Holland GA, Cope C (1993) Symptomatic peripheral vascular disease: selection of imaging parameters and clinical evaluation with MR angiography. Radiology 187:627–635
102. Partain CL, Prince RR, Patton JA, Kulkarni MV, James AE jr (1988) Magnetic resonance imaging, Vol I, II. Saunders, Philadelphia London
103. Peters PE, Bongartz G, Drews C (1990) Magnetresonanzangiographie der hirnversorgenden Arterien. Fortschr Rontgenstr 152:528–533
104. Potchen EJ, Haacke EM, Siebert JE, Gottschalk A (1993) Magnetic resonance angiography – concepts and applications. Mosby, St. Louis Baltimore
105. Prince MR (1994) Gadolinium-enhanced MR aortography. Radiology 191:155–164
106. Purcell EM et al (1946) Resonance absorption by nuclear magnetic moments in a solid. Phys Rev 69:37–38
107. Purdy D, Cadena G, Laub G (1992) The design of variable flip angle slab selection (TONE) pulses for improved 3 D MR angiography. In: Book of abstracts, vol 1. Eleventh annual meeting, Soc Magn Res Med, Berkeley. p 882
108. Ross JS, Masaryk TJ, Modic MT et al (1990) Intracranial aneurysms: evaluation by MR angiography. AJNR 11:449–456
109. Rubin GD, Herfkens RJ, Pelc NJ et al (1994) Single breath-hold pulmonary magnetic resonance angiography. Optimization and comparison of three imaging strategies. Invest Radiol 29:766–792
110. Ruggieri PM, Laub GA, Masaryk MT, Modic MT (1989) Intracranial circulation: pulse-sequence considerations in three dimensional (volume). MR-angiography. Radiology 171:785–791
111. Ruggieri PM, Masaryk TJ, Ross JS et al (1992) Intracranial magnetic resonance angiography. Cardiovasc Intervent Radiol 15:71–81
112. Saito Y, Yodono H, Tarusawa K, Takahashi S, Sasaki T, Takekawa SD (1989) Phase-contrast MR angiography of lower extremities with and without intravenous injection of GD–DTPA. Radiology 173: Suppl 477, Abstr 610 75TH
113. Sander B, Schöner W, Bittner R, Felix R (1988) Fast MRI with a heavily T 2-weighted PSIF sequence. Magn Reson Imaging (Suppl 1) 6:89
114. Sartor K (1992) MR-imaging of the skull and brain. Springer, Berlin Heidelberg New York Tokyo
115. Schuierer G, Huk WJ, Laub G (1992) Magnetic resonance angiography of intracranial aneurysms: comparison with intra-arterial digital subtraction angiography. Neuroradiology 35:50–54
116. Seiderer M (1987, 1990) Gefäßsystem. In: Lissner J, Seiderer M (Hrsg) Klinische Kernspintomographie. Enke, Stuttgart, S 570–607
117. Seiderer M, Laub G, Stabler A, Yousry P, Lauterjung L (1988) Hochauflösende MR-Angiographie mit rephasierenden und dephasierenden Sequenzen zur selektiven Gefäßdarstellung von Arterien und Venen. Digit Bilddiagn 8:18–24
118. Siewert B, Kaiser WA, Layer G, Traber F, Kania U, Hartlapp J (1992) MR-Venographie bei tiefen Bein- und Beckenvenenthormbosen. Vergleich von 2 D-Einzelschichtbildern und 3 D-MIP-Rekonstruktionen mit der Phlebographie. Rofo Fortschr Geb Rontgenstr Neuen Bildgeb Verfahr 156:549–554
119. Singer JR (1978) NMR diffusion and flow measurements and an introduction to spinphase graphing. J Physics E 11:281–291
120. Solomon SL, Brown JJ, Glazer HS, Mitrowitz SA, Lee JK (1990) Thoracic aortic dissection: pitfalls and artifacts in MR imaging. Radiology 177:223–228
121. Spritzer CE, Sostman HD, Wilkes DC, Coleman RE (1990) Deep venous thrombosis: experience with gradient-echo MR imaging in 66 patients. Radiology 177:235–241
122. Stanford W, Rooholamini SA, Galvin JR (1990) Ultrafast computed tomography in the diagnosis of aortic aneurysms and dissections. J Thorac Surg 5:32–33
123. Steinbrich W, Friedmann G (1990) Vascular diseases of the brain. In: Huk WJ, Gademann G, Friedmann G (eds) MRI of central nervous system diseases. Springer, Berlin Heidelberg New York Tokyo, pp 307–323
124. Swans JS, Weber DM, Korosec FR et al (1993) Combined MRI and MRA for limb salvage planning. J CAT 17:339–345
125. Sze G, Goldberg SN, Kawamura Y (1994) Comparison of bolus and constant infusion methods of gadolinium

administration in MR angiography. AJNR 15:909–912
126. Vock P, Terrier F, Wegmüller H, Mahler F, Gertsch P, Souza SP, Dumoulin CL (1991) Magnetic resonance angiography of abdominal vessels: early experience using the three-dimensional phase-contrast technique. Br J Radiol 64:10–16
127. Vogl TJ, Hoffmann Y, Muhler A, Felix R (1994) Kontrastmittelunterstützte MR-Angiographie. Radiologe 34:423–429
128. Von Schultheiss GK, Higgins CB (1985) Blood flow imaging with MR: spin-phase phenomena. Radiology 157:687–695
129. Von Schultheiss GK, Higashino SM, Higgins SS, Didier D, Fisher MR, Higgins CB (1986) Coarctation of the aorta: MR imaging. Radiology 158:469–474
130. Vosshenrich R, Fischer U, Grabbe E (1993) Erste Erfahrungen mit der Magnitude Contrast Angiographie an den unteren Extremitäten. Fortschr Rontgenstr 159:393–397
131. Wallner B (1993) MR-Angiographie. Thieme, Stuttgart
132. Wallner B, Weidenmüller W, Vogel J, Bagan G (1991) Darstellung zerebraler Flußdynamik mit MR-Angiographie und selektiver Vorsättigung: erste Erfahrungen. Fortschr Geb Rontgenstr 155:460–464
133. Wallner B, Edelmann RR, Kim D, Finn JP (1991) Darstellung thorakaler und abdominaler Aortenaneurysmen mit MR-Angiographie. Fortschr Geb Rontgenstr 154:11–16
134. Wallner B, Edelman RR, Kim D, Finn JP (1991) Assessment of thoracic and abdominal aortic aneurysms using MR angiography. RoFo 154:11–16
135. Wallner B, Schumacher KA, Friedrich JM, Vogel J, Weidenmaier W, Bargon GW (1992) MR-Angiographie okklusiver Veränderungen der oberen thorakalen Einstrombahn. Fortschr Geb Rontgenstr 156:24–28
136. Waluch V, Bradley WG (1984) NMR even echo rephasing in slow laminar flow. J Comput Assist Tomogr 8:594–598
137. Wehrli FW (1988) Principles of magnetic resonance, In: Stark DD, Bradley WG (eds) Magnetic resonance imaging. Mosby, St. Louis, pp 3–23
138. Wehrli FW, Mac Fall JR, Axel L et al (1984) Approaches to in-plane and out-of-plane flow imaging. Noninvasive Med Imaging 1:127–136
139. Yin D, Baum RA, Carpenter J, Planglotz C, Pentecost MJ (1995) Cost-effectiveness of MR-angiography in cases of limb-threatening peripheral vascular disease. Radiology 194:757–764
140. Young SW (1984) Nuclear magnetic resonance imaging. Raven, New York
141. Yucel EK, Kaufman JA, Geller SC, Waltman AC (1993) Atherosclerotic occlusive disease of the lower extremity: prospective evaluation with two-dimensional time-of-flight MR angiography. Radiology 187:637–642
142. Zeitler E (1984) Kernspintomographie. Deutscher Ärzteverlag, Köln
143. Zeitler E (1988) Overview of MRI – Clinical applications in Germany. In: Partain et al (eds) Magnetic resonance imaging. Mosby, St. Louis, pp 766–779
144. Zeitler E, Schuierer G, Wojtowycz M et al (1984) EKG-getriggerte NMR-Tomographie des Herzens. Fortschr Rontgenstr 140:487–493
145. Zeitler E, Kaiser W, Schuierer G, Wojtowycz M et al (1985) EKG-getriggerte NMR-Tomographie des Herzens. Pathologische Befunde. Fortschr Rontgenstr 142:275–281

Arterien

8 Angiologische Diagnostik

E. ZEITLER

INHALT

8.1 Definition und Aufgabe der Angioradiologie

Angiologie ist, um eine Definition von Max Ratschow, dem Begrüder dieses internistischen Spezialgebietes, zu verwenden: „die Lehre von Anatomie, Pathologie, Pathophysiologie, Diagnostik und Therapie der Gefäßerkrankungen".

So gesehen, gehören alle Gefäßerkrankungen einschließlich der koronaren, zerebralen, pulmonalen und peripheren Arterien, der Venen und Lymphgefäße zum Aufgabenbereich des Angiologen. Bei den Internisten ist es wohl eher eine berufspolitische Entscheidung gewesen, daß Koronararterien zum Hauptgebiet des Kardiologen gehören und intrakranielle Arterien und Venen zu denen des Neurologen. Bei den Erkrankungen der Venen und ihrer epidemiologisch weiten Verbreitung wäre es wahrscheinlich sinnvoll, wenn ihre Prophylaxe und Therapie zu einem Hauptgebiet des Allgemeinarztes würden. Da dies schwer zu realisieren ist, bemühen sich viele Ärzte aus den unterschiedlichen Fachgebieten um Prophylaxe und Therapie der Venenerkrankungen. Zu diesen gehören natürlich die – gemessen an der großen Zahl von Patienten – kleine Zahl von internistischen Angiologen und Angioradiologen und die „Phlebologen", die in der Dermatologie, der Chirurgie, der Orthopädie und der physikalischen Therapie ihre Grundweiterbildung hatten, sowie natürlich auch Allgemeinärzte, die eine Minorität bilden.

Der Radiologe, Spezialarzt für diagnostische und interventionelle Radiologie, hat eine interdisziplinäre Aufgabe zu erfüllen, bei der die Sicherung der klinisch nichtinvasiv gestellten Diagnose mit bildgebenden Verfahren den Vorrang hat.

Darüber hinaus hat er beratende Funktion in der Therapiewahl und kann hierbei besonders Erkenntnisse radiologisch kontrollierter Therapiemöglichkeiten anbieten. Für ihre Ausführung bedarf es allerdings im Interesse der Patienten einer speziellen Qualifikation. Diese beinhaltet – neben den radiologischen Fachaufgaben – auch Kenntnisse in Pathophysiologie und nichtinvasiver Diagnostik sowie des therapeutischen Spektrums der operativen und konservativen Fächer. Dies ist vor allem für die richtige Methodenwahl in Diagnostik und Therapie sowie die reelle Abschätzung von Risiko und Nutzen für den Patienten erforderlich. Seine Tätigkeit erstreckt sich daher ganz erheblich auf enge Kooperation mit anderen Spezialisten.

8.2 Klinische Diagnostik

Vor jeder invasiven diagnostischen Technik stehen die Erhebung der Anamnese, des klinischen Befundes und die Durchführung eines Minimums an apparativer Diagnostik, wenn hierfür ausreichend Zeit zur Verfügung steht. Da auch die Risikofaktoren ein unterschiedliches Krankheitsbild zur Folge haben können, sind diese zu erfassen und in den Therapieplan einzubeziehen.

8.2.1 Anamnese und Nosologie

Fragen an den Patienten oder Angehörigen bei Verdacht auf Gefäßerkrankungen sind:

1. Wie alt sind Sie?
2. Seit wann haben Sie Beschwerden?
3. Haben Sie Schmerzen in Ruhe, im Stehen oder beim Gehen, nach Belastung?

4. Bei welcher Gelegenheit haben Sie die Beschwerden erstmals bemerkt?
5. Treten diese Beschwerden mit Änderung der Körperhaltung auf, z.B. bei Kniebeugen oder Kopfdrehung?
6. Haben Sie die Beschwerden in Zusammenhang mit den Mahlzeiten bemerkt?
7. Besteht ein Einfluß von Wetter und Temperatur?
8. Welche Arbeiten führen Sie aus? (Zusammenhang mit Preßluftwerkzeugen o.ä.)
9. Haben Sie an Gewicht ab- oder zugenommen?
10. Wie groß ist ihr Nikotin- und Alkoholkonsum?
11. Wurden Sie bereits operiert? Weswegen, wann und warum?
12. Welche Medikamente nehmen Sie?

8.2.2 Arterien

Wesentliche Hinweise auf die Erkennung arterieller Durchblutungsstörungen und ihres Schweregrades bringt die Anamnese. Bei der peripheren arteriellen Verschlußkrankheit (paVk) sind diese mit der modifizierten Fontaine-Klassifikation charakterisierbar (Abb 8.1 und 8.2).

Modifizierte Stadieneinteilung der paVk (nach Fontaine):

I. Keine Symptome
II. Claudicatio intermittens
  a) schmerzfreie Gehstrecke über 200 m
  b) schmerzfreie Gehstrecke unter 200 m
III. Ruheschmerz
  a) Blutdruck am Sprunggelenk über 50 mm Hg
  b) Blutdruck am Sprunggelenk unter 50 mm Hg
IV. Gangrän, Nekrose

Auch die zerebrale arterielle Verschlußkrankheit (zaVk) kann – simplifiziert für praktisches Handeln – in Stadien unterteilt werden.

8.1

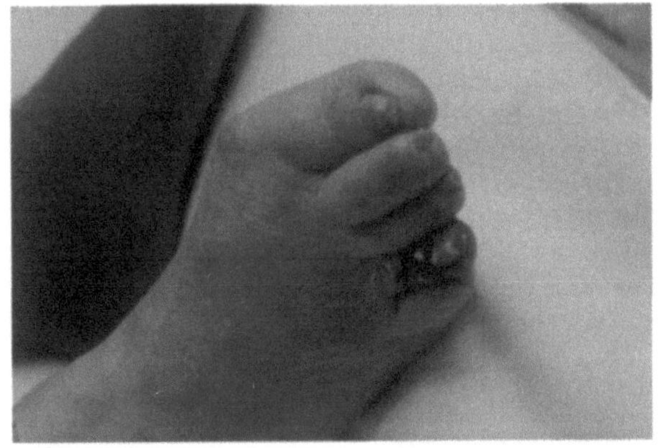

8.2

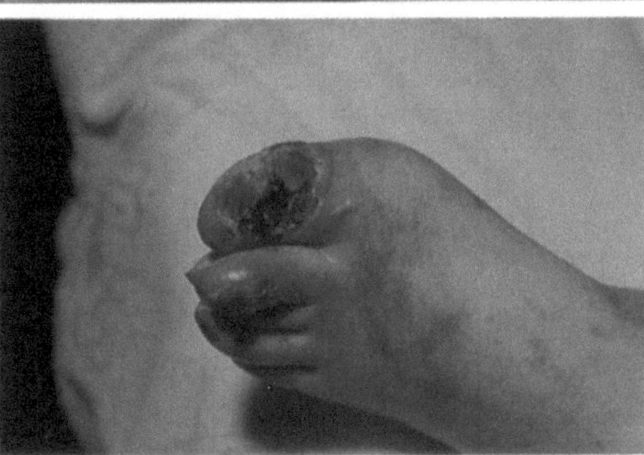

8.3

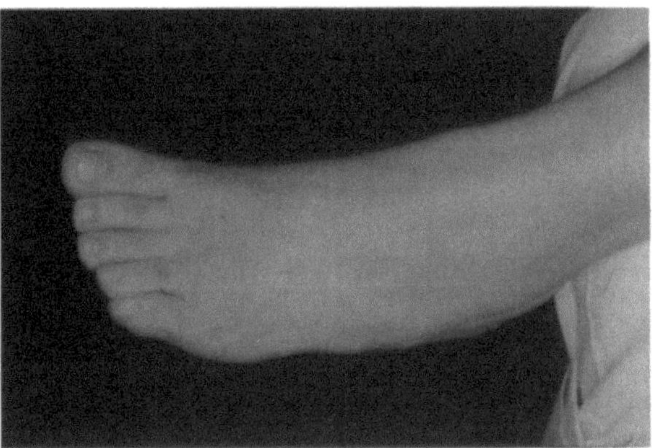

8.4

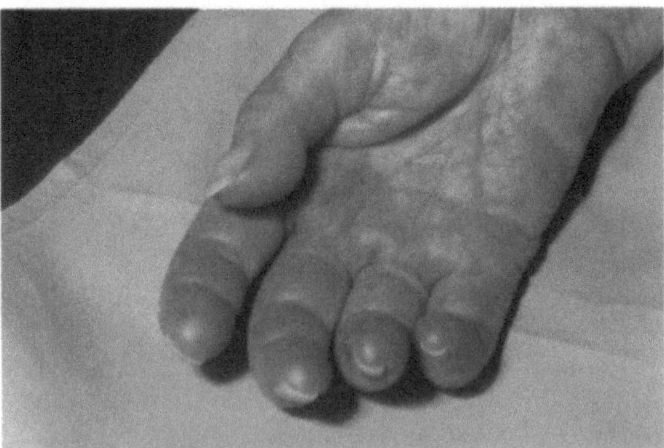

Abb. 8.1. Periphere arterielle Verschlußkrankheit Fontaine-Stadium IV: trockene Nekrose und Mumifizierung der 4. Zehe („schwarze Nekrose")

Abb. 8.2. Feuchte Gangrän der Großzehe, periungual, sowie beginnende Gangrän an der 2. Zehe. Hyperämie und Ischämie wechseln miteinander ab. Diabetische Makro- und Mikroangiopathie. Im Angiogramm Wechsel avaskulärer und hypervaskulärer Abschnitte an den Fußarterien

Abb. 8.3. „Weißes Bein": akute Ischämie bei Popliteaembolie

Abb. 8.4. Raynaud-Syndrom („blau-weiß-rote Finger"). Im Angiogramm digital Arterien mit Segmentverschlüssen (sekundäres Raynaud-Syndrom)

Stadien der ischämischen zerebrovaskulären Krankheiten:

I. Asymptomatische Arterienveränderungen (z.B. Karotisstenosen)

II. Transitorisch ischämische Attacken, „TIA“ (bis 24 h), speziell: Amaurosis fugax

III. Progredienter Insult, „progressive stroke“ (6–48 h)
   a) ohne Rückbildung
   b) mit Rückbildung, „RIND“
   c) mit prolongierter Rückbildung, „PRIND“

IV. Kompletter Insult, „completed stroke“, mit fehlender oder unvollständiger Rückbildung
   a) kleiner Insult (minor stroke)
   b) großer Insult (major stroke)

Bei den gastrointestinalen Durchblutungsstörungen müssen die akuten und die chronisch verlaufenden Gefäßerkrankungen unterschieden werden.

Stadien der gastrointestinalen (viszeralen) Durchblutungsstörungen:

I. Asymptomatische Arterienveränderungen (70–80%)
   z.B. Stenosen an A. coeliaca + A. mesenterica cranialis oder caudalis

II. Angina abdominalis
   zumeist nach Nahrungsaufnahme Schmerz, Meteorismus, Obstipation

III. Intestinale Malabsorption
   Inappetenz, Gewichtsabnahme, da Patienten aus Angst vor Schmerz keine Nahrung aufnehmen

IV. Mesenterialinfarkt
   als Folge chronischer oder akuter Mesenterialthrombose bzw. -embolie

Bei der akuten intestinalen Gefäßerkrankung handelt es sich um den akuten arteriellen, thrombotischen oder embolischen Mesenterialverschluß, der klinisch schwer erkennbar ist. Die chronischintestinalen Durchblutungsstörungen haben 2 Erscheinungsformen: die Angina abdominalis und das „mesenteric steal syndrome“.

Bei den arteriellen Durchblutungsstörungen der oberen Extremitäten kommt ein wesentlicher Unterschied zwischen den Organopathien und funktionellen Syndromen zum Tragen. So werden, neben den akuten Verschlüssen durch Thrombose, Embolie (Abb. 8.3) und Obstruktionen von außen (z.B. Hämatom) die chronischen Angioorganopathien auf dem Boden der Arteriosklerose von denjenigen bei Kollagenosen und funktionellen Krankheitsbildern – wie Angiospasmen – auf verschiedener Grundlage unterschieden.

Der Morbus Raynaud oder das primäre Raynaud-Syndrom sind durch intermittierend auftretende Angiospasmen mit Ischämie im Bereich der Finger und Zyanose sowie reaktiver Hyperämie charakterisiert. Klinisch kann man die wechselnden Angiospasmen des Morbus Raynaud durch eine Weiß-, Blau- und Rotfärbung charakterisieren (Abb. 8.4), hämodynamisch und angiographisch lassen sich keine morphologischen Obliterationen nachweisen, aber die Vasospasmen sind kälteinduziert und reversibel objektivierbar.
Das sekundäre Raynaud-Syndrom hingegen hat eine morphologische Komponente mit objektivierbaren Gefäßverschlüssen und zusätzlichen Angiospasmen.

Der klinische Minimalbefund vor invasiver Diagnostik muß daher aus den folgenden Maßnahmen hervorgehen:

- Pulse tasten,
- Blutdruck messen,
- Dopplerdrücke bestimmen (an Fußgelenk und Fußrücken),
- Informationen des zuweisenden Arztes prüfen (z.B. Geräusch über Nierenarterien).

Zu den Angioorganopathien auf dem Boden der Arteriosklerose gehören auch die seltenen entzündlichen Gefäßerkrankungen, wie z.B. die Arteriitis auf dem Boden einer Tuberkulose (Takayasu-Syndrom). Das Vollbild mit multiplen Obliterationen an den aus der Aorta thoracalis entspringenden Arterien wird als „Aortenbogensyndrom“ bezeichnet, im Unterschied zum Krankheitsbild mit isolierten Subklaviaobliterationen, die unter Belastung Anlaß für eine vertebrobasiläre Insuffizienz sein können. In diesem Falle spricht man vom „subclavian steal syndrome“ (SSS). Besteht ein Anonymaverschluß, so kann erst die Angiographie ein „subclavian steal carotis recovery phenomenon“ (SSCRP) nachweisen (Abb. 8.5).

Bei den Pulmonalarterien ist vor allem die klinische und radiologische Erkennung der akuten Lungenembolie von entscheidender Bedeutung. Schweregrade der Lungenembolie sind klinisch nicht immer eindeutig voneinander abzugrenzen. Trotzdem geben sie Hinweise für die erforderliche

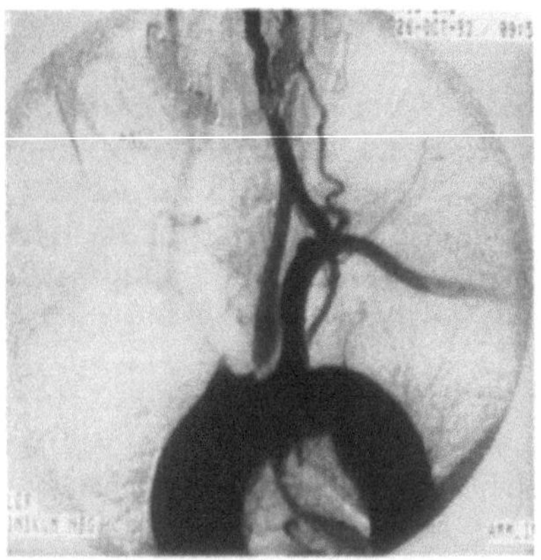

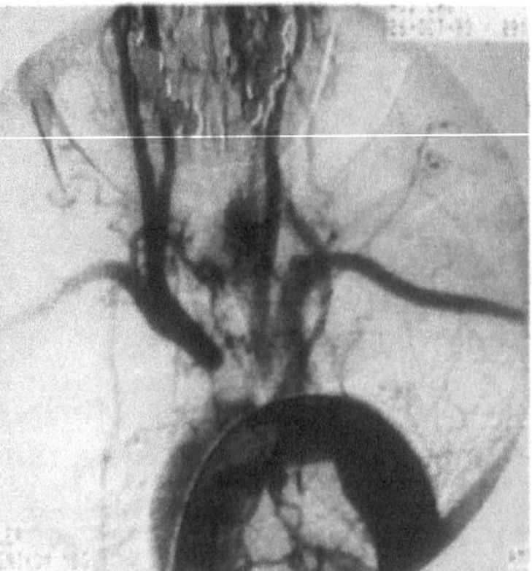

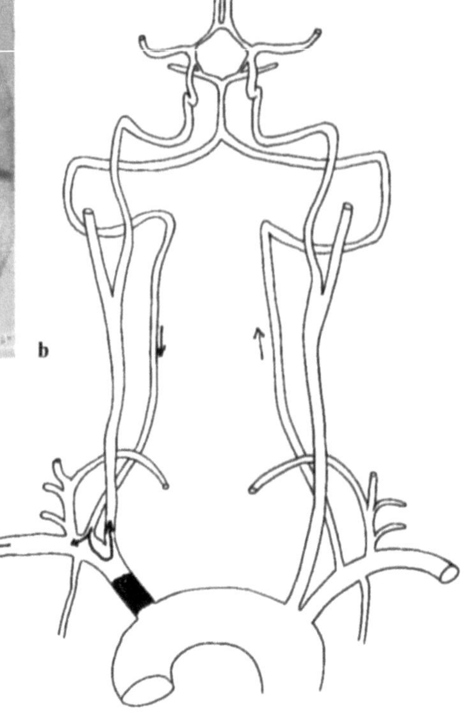

Abb. 8.5. Thorakale Aortographie mit Anonymaverschluß. DSA mit langer Szene. Es besteht bei einem Anonymaverschluß ein Subclavian-steal und Carotis-recovery-Phänomen: **a** Frühphase der Aortenbogenangiographie; **b** Spätphase, mit Darstellung der Rezirkulation zum Gehirn; **c** Skizze zur Erläuterung der Flußverhältnisse

Diagnostik mit bildgebenden Verfahren oder mit Radionukliden und für die Dringlichkeit ärztlichen Handelns.

Schweregrade der Lungenembolie:

I. Asymptomatisch
II. Respiratorische Funktionsstörung Tachykardien, Hyperventilation, Angst
III. Kardiopulmonale Funktionsstörung Kollaps, Dyspnoe, Pulmonalarteriendruck erhöht (über 30 mmHg) Gefahr des Rechtsherzversagens
IV Fulminante Lungenembolie mit Dyspnoe, Schock mit hohem Pulmonalarteriendruck Todesangst

Während im Stadium II neben der Thoraxaufnahme die Perfusions- und evtl. auch Inhalationsszintigraphie sinnvoll sind, ist in den Stadien III und IV die Pulmonalisangiographie, Spiral-CT oder MR-Angiographie notwendig, falls nicht sofort mit der systemischen Thrombolyse begonnen wird.

8.2.3 Venen

Bei den venösen Abflußstörungen sind klinisch zu unterscheiden:

- die akute tiefe Beinvenenthrombose,
- die oberflächliche Thrombophlebitis,
- die primäre Varikosis mit und ohne Insuffizienz der Vv. perforantes,
- die chronische Veneninsuffizienz mit oberflächlicher und/oder tiefer Varikosis
- sowie mit und ohne Ulcus cruris.

Die wesentlichen klinischen Symptome und anamnestischen Angaben sind dabei:

- geschwollenes Bein,
- Schweregefühl im Bein,
- uncharakteristischer Druck bei Belastung sowie Ermüdung und Leistungsschwäche.

Die bildgebende Diagnostik wird bei den Erkrankungen des Venensystems insbesondere erforderlich, wenn es um ein aktives therapeutisches Verfahren wie Operation, Thrombolyse oder Langzeitantikoagulation geht.

Vor radiologischer invasiver Diagnostik muß man sich davon überzeugen, ob ein Ulcus cruris varicosum oder eine Nekrose bei arterieller Durchblutungsstörung besteht (s. Abb. 8.1 und

8.2). Dies bedeutet zumindest – im Anschluß an die Erhebung der Anamnese – eine Kontrolle der arteriellen Pulse und die Prüfung, ob ein eindrückbares Ödem vorliegt. Dies ist wichtig, da gegebenenfalls die Durchführung der Untersuchung davon weitgehend beeinflußt wird. Weiterhin ist zu prüfen, ob frische Narben in Leiste und Knie bestehen, um deren Verlauf exakt zu analysieren. Insbesondere muß man nach vorausgegangenen Operationen fragen und die mögliche Existenz einer Lungenembolie eruieren.

Für die Erkennung einer tiefen Beinvenenthrombose ist die nichtinvasive Duplexsonographie allein in der Lage, Oberschenkel- und Beckenvenenthrombosen auszuschließen. Gilt es, differenziertere Kenntnisse über den Zustand der Beckenvenen und der V. cava caudalis sowie der Unterschenkelvenen zu erhalten, dann ist die Phlebographie vor aktiver Therapie, insbesondere Operation und Thrombolyse, indiziert.

8.2.4 Lymphgefäße

Die Erkrankungen des tiefen Lymphgefäßsystems führen zum chronischen Lymphödem. Ist es nicht traumatisch oder iatrogen bedingt, kommen als Ursache vorwiegend kongenitale Faktoren wie Aplasie oder Hypoplasie neben den Möglichkeiten der entzündlichen und degenerativen Lymphgefäßveränderung in Betracht. Die Lymphangitis und die obliterierenden Lymphgefäßerkrankungen, bei denen das „An-sie-Denken" die wichtigste Entscheidung für den weiteren diagnostischen Ablauf darstellt, können allein lymphographisch objektiviert werden. Ganz entscheidend ist auch der Ausschluß einer venösen und arteriellen Genese mit der Duplexsonographie, gegebenenfalls auch der MRT.

Vor einer invasiven Lymphangio- oder Lymphadenographie hat man sich von der Existenz und dem Ausmaß eines bestehenden Lymphödems zu überzeugen, muß die Konstitution des Patienten, die Herz-Kreislauf-Situation und die Frage einer Nieren- wie auch Leberfunktion analysiert haben, um jedwede Möglichkeit des bestehenden Ödems in Betracht gezogen zu haben, bevor mit der präparativen Lymphangiographie begonnen werden kann. Auch ist nach einem Aufenthalt in subtropischen Ländern oder früheren Infektionen, wie z.B. einem Erysipel, zu fragen.

8.2.5 Klinische Untersuchung

Die klinische Untersuchung durch den Radiologen bei Verdacht auf arterielle Durchblutungsstörungen beinhaltet:

- Erhebung des Pulsstatus, insbesondere der Leisten- und Brachialarterien sowie der Fußpulse (Tabelle 8.1),
- Gefäßauskultation, neben der Auskultation des Herzens,
- Messung des Blutdrucks an beiden Armen sowie Bestimmung des systolischen arteriellen Drucks an den Knöchelarterien mit der Dopplersonde und Bestimmung des Knöchel-Arm-Quotienten („ankle brachial index", ABI). Dieser ergibt sich aus dem Quotienten: Druck über den Fußarterien, geteilt durch Druck an der A. brachialis.

Vom klinischen Stadium der arteriellen Durchblutungsstörung, dem bestehenden Pulsstatus und der Existenz besonderer Kombinationsformen der arteriellen Verschlußkrankheit muß sich der Radiologe selbst überzeugen. Dies ist wichtig, um ggf. die Untersuchungstechnik zu begrenzen, z.B. nur eine lokale Nadelangiographie auszuführen (Abb. 8.6 und 8.7) oder in den Untersuchungsgang die Abklärung weiterer pathologischer Befunde – z.B. die Beantwortung der Frage „Besteht eine renovaskuläre Hypertonie oder eine gleichzeitige

Tabelle 8.1. Angiologischer Status vor IR

Re	Pulse	Li	Re	Blutdruck	Li
	Temporalis Karotis Subklavia				
	Brachialis				
	Aorta Leiste Poplitea				
	Tibialis post.				
	Dorsalis pedis				
	Große Zehe				

Stadium der paVk:

Q Re vor Th Li Knöchel Arm Index (ABI)	Q Re nach Th Li Knöchel Arm Index (ABI)

zerebrovaskuläre arterielle Durchblutungsstörung?" – mittels der venösen oder arteriellen digitalen Subtraktionsangiographie einzubeziehen.

Das Prozedere der invasiven Diagnostik hat darüber hinaus die primär mögliche interventionelle Therapie (z.B. Dilatation einer Iliakastenose) vorher gedanklich zu berücksichtigen. Die Aufklärung über den Untersuchungsgang, seine Zielsetzung und die möglichen Komplikationen muß verantwortungsvoll mindestens am Tag vor der Angiographie und Intervention erfolgen. Der Patient muß die Zeit haben, sich nochmals mit dem zuweisenden Arzt oder seiner Familie zu besprechen.

Der Knöchel-Arm-Index (ABI) größer als 0,9 ist als normal anzusehen. Allerdings gilt dies nicht bei älteren Menschen und bei Mediasklerose mit ausgeprägter Verkalkung der Arterien, wodurch mit der Blutdruckmanschette am distalen Unterschenkel die Arterien nicht mehr komprimiert werden können. Dies führt zu einem nicht meßbaren, falsch überhöhten Wert. Derartige nicht meßbare Veränderungen nehmen mit zunehmendem Alter und bei Patienten mit langjährigem Diabetes zu.

Zu den nichtinvasiven, klinisch-angiologischen Untersuchungen gehört, neben Palpation und Auskultation, auch die Inspektion. Dabei sind insbesondere die Hautfarbe (weiß, rot, livide), die Existenz trophischer Störungen, wie Hautnekrose oder feuchte Gangrän, zu benennen. Hautnekrosen beginnen häufig periungual oder interdigital (s. Abb. 8.2) oder an Zehenkuppen. Typische Lokalisationen arteriell-trophischer Störungen sind die Haut über dem Capitulum metatarsale I und V und die Ferse. Im Gegensatz dazu findet man das venöse Ulcus cruris typischerweise proximal des medialen Malleolus. Venöse Ulzera sind häufig durch seröse bzw. eitrige Sekretion charakterisiert. Bei zusätzlichen Rötungen im Randgebiet ist an einen aufgepfropften Infekt oder die diabetische Angiopathie zu denken. Für die Analyse der peripheren Ausstrombahn und Fußarterien kann die Pharmakoangiographie mit Vergrößerungstechnik (Abb. 8.8) weiterhelfen. Trophische Hautveränderungen werden oft von einer Fußmykose begleitet. Ergänzend empfiehlt sich die manuelle Überprüfung der Hauttemperatur als Hinweis auf eine einseitige oder beidseitige ischämische Durchblutungsstörung.

Die klinische Untersuchung wird durch Überprüfung der Funktion ergänzt, insbesondere bei Patienten im Stadium der Claudicatio intermittens – mit dem kontrollierten Gehtest – und, im

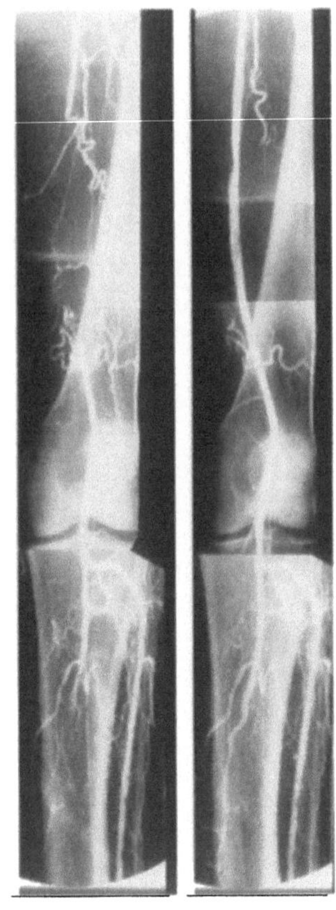

Abb. 8.7a,b. Isolierte linksseitige Femoralisarteriographie mit Darstellung eines langen Verschlusses der A. femoralis superficialis und Obliterationen an den Unterschenkelarterien **a** Angiographie vor Angioplastie, **b** Angiographie nach erfolgreicher Rekanalisation mittels Dotter-Grüntzig-Angioplastie

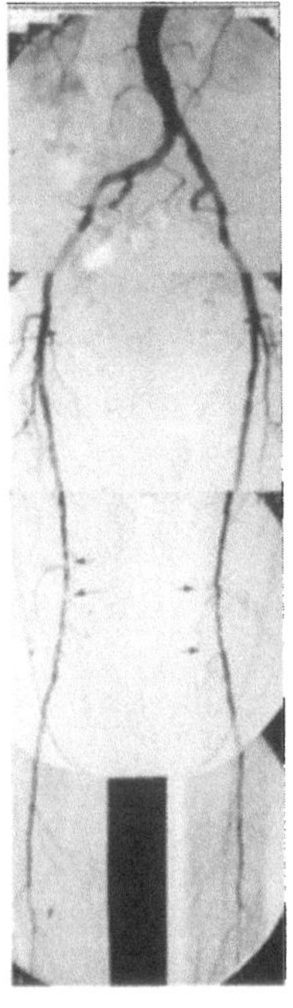

Abb. 8.6. Aortoiliakale Becken-Bein-Angiographie nach arterieller Katheterisation in DSA-Technik. Es bestehen multilokuläre arterielle Obliterationen mit Stenosen im Bereich der A. iliaca externa, beidseits, und der A. femoralis superficialis, beidseits

Stadium III und IV nach Fontaine, durch die Lagerungsprobe nach Ratschow.

Einfache angiologische Tests:
- Belastungsoszillographie,
- Dopplerdruckmesssung vor und nach Belastung,
- elektronische Pulsschreibung,
- Verschlußplethysmographie.

Dieser einfache Funktionstest gibt Hinweise über die vorhandene Hautdurchblutung und erlaubt durch den sich entwickelnden Kollateralkreislauf eine Beurteilung des Kompensationsgrades bei paVk.

Beim Ratschow-Test muß der Patient in Rückenlage beide Beine senkrecht anheben und in dieser Position 2 min lang Rollbewegungen oder Extensions-Flexions-Bewegungen in den Sprunggelenken ausführen. Dabei ist die manuelle Unterstützung durch den untersuchenden Arzt mit Gegendruck am Oberschenkel, von der Unterseite aus, hilfreich.

Bei diesem Test beobachtet man zunächst das Abblassen der Haut an Fußrücken und Fußsohle. Beim Erreichen der Ischämie oder nach ca. 3 min setzt sich der Patient mit Hilfe rasch am Bettrand auf und läßt die Beine frei hängen. Bei guter arterieller Durchblutung kommt es in wenigen Sekunden zu einer Rötung, und nach ca. 10 s zu einer zunehmenden Füllung der vorher kollabierten Fußrückenvenen. Anschließend kommt es bei arterieller Verschlußkrankheit zu einer reaktiven Hyperämie, die häufig 1/2 bis mehr als 1 min lang anhält.

Die Ergebnisse der Lagerung, insbesondere hinsichtlich der zeitlichen Verzögerung von Rötung, Venenfüllung und reaktiver Hyperämie, geben einen bedingten Aufschluß über den Kompensationsgrad einer paVk.

Der kontrollierte Gehtest erfolgt auf dem Laufbandergometer (10% Steigung; Geschwindigkeit 3 km/h) oder – in einfacher Weise – auf ebener Fläche in einem Korridor, metronomkontrolliert mit einer Schrittgeschwindigkeit von 120 Schritten/min. Bei geriatrischen oder infolge von Gelenk- oder Wirbelsäulenleiden gehbehinderten Patienten ist eine geringere Schrittgeschwindigkeit (z.B. 96 Schritte/min, sowohl zum Testen der schmerzfreien Gehleistung als auch zum Training sinnvoll [21].

Die differenzierte Funktionsdiagnostik ist eine wesentliche Methode zur Langzeitbetreuung der

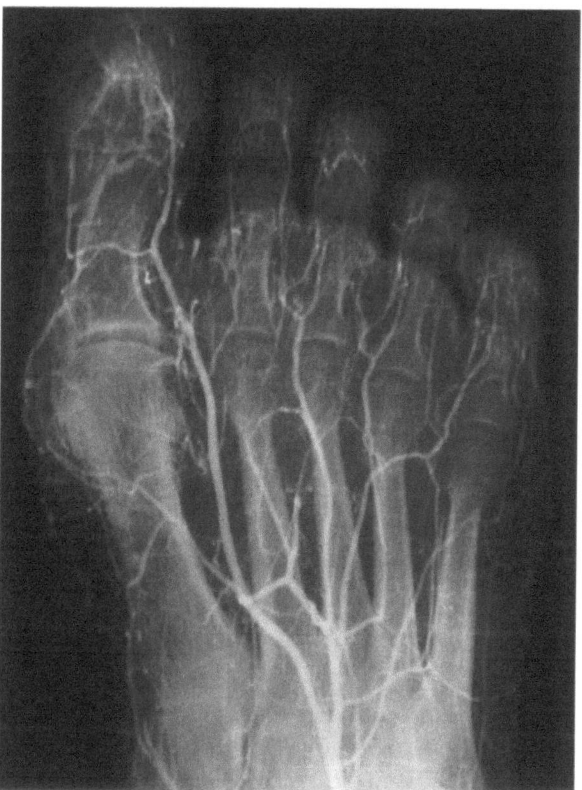

Abb. 8.8. Dorsoplantare Fußangiographie mit Magnifikation 2:1. Optimale Darstellung der kleinsten Arterien an den Zehen mit Puck-Filmwechsler und einem Fokus von 0,2 mm Kombinierte Pharmakoangiographie mit 1. Fußwarmhalten, 2. oral 2 cl Alkohol, 10 min vor KM-Injektion und intraarteriell „Priscol", 1 min vor Kontrastmittelapplikation

Patienten mit Claudicatio intermittens und kann gezielt zur Motivation eingesetzt werden; sie gehört zu den Aufgaben des internistischen Angiologen. Ihre Ergebnisse muß der interventionelle Radiologe jedoch interpretieren können.

Patienten mit gleichzeitigen Gelenkleiden an Knie und Hüfte können in hohem Alter die Funktionsteste oft nicht ausführen. Hier sind individuelle Modifikationen erforderlich; die Dopplerdruckmessung oder die Venenverschluß-Plethysmographie können hier ergänzende Informationen zum Pulsstatus erbringen.

Während des kontrollierten Gehtests werden vom Patienten der Beginn des typischen Claudicatio-Schmerzes an Wade, Gesäß oder Oberschenkel und das Auftreten der Maximalschmerzen, die ihn zum Stehen veranlassen, erfragt.

Die so ermittelte Gehstrecke in Minuten oder die Gehleistung in Meter bis zum Auftreten des Initial- und Maximalschmerzes können reproduzierbar für Therapievergleiche herangezogen werden. Bei wiederholten Untersuchungen ist der kontrollierte Gehtest bereits als physikalische Therapie anzusehen, und es kann auch ein Trainingseffekt durch Modifikation der Gehtechnik auftreten. Die Standardisierbarkeit der Gehleistung ist in einem Laufbandergometer mit definierter Laufbandgeschwindigkeit und definiertem Anstiegswinkel insbesondere für die Überwachung einer konservativen Trainingsbehandlung exakter bestimmbar.

Bei den apparativ-hämodynamischen Untersuchungsverfahren kommen, neben der Bestimmung des systolischen Drucks am Knöchel mit Hilfe der Dopplertechnik, die Methode der mechanischen Oszillographie mit der Apparatur nach Gesenius-Keller [21] und der akralen Oszillographie mit elektronischen Pulsabnehmern in Frage [4].

Apparative funktionsanalytische Verfahren:

- Videodensitometrie
- Kinedensitometrie
- CT – Histiogramm
- MRT – Flowanalyse

} radiologische Methoden

- Direkte intravasale Flowmessung
- Intravasale Druckmessung
- Intravasale Endoskopie (Angioskopie)

} invasive Verfahren

Die mechanische Oszillographie hat den Vorteil der Simultanuntersuchung an beiden Extremitäten. In Ruhe werden die Pulskurven an Oberschenkel proximal und distal, in Höhe der Wade und am Fuß vergleichend abgenommen. Für die Differenzierung von arteriellen Obliterationen vom Becken- und Oberschenkeltyp kann die Belastungsoszillographie nach Kniebeugen (zur Erfassung der gestörten Durchblutung in den Beckenarterien) und nach Zehenständen (Erfassung der gestörten Durchblutung am Oberschenkel) jeweils durch Abnahme der Pulskurve am Unterschenkel eingesetzt werden [21]. Nach Arbeitsbelastung nehmen die Ausschläge normalerweise zu, während sie bei obliterierenden Veränderungen an den Arterien kleiner werden und beim Verschluß praktisch keine Ausschläge mehr vorliegen. Die bei einer anschließenden Erholungsphase in unterschiedlichen zeitlichen Abständen auftretenden Pulskurven erlauben dann Hinweise auf die Lokalisation im Becken oder Obserschenkel und den Kompensationsgrad der arteriellen Durchblutung [21].

Die zunehmend verbesserten Möglichkeiten der Behandlung von Patienten, bei denen die Beinamputation droht, haben zu einer Klassifizierung der „critical limb ischaemia" geführt [10].

Definition der kritischen Beinischämie [11]

- Stadium III oder IV nach Fontaine
- Systolischer Knöcheldruck unter 50 mmHg bei Nichtdiabetikern
  Systolischer Großzehendruck unter 30 mmHg bei Diabetikern
- Arteriographie mit Darstellung des gesamten Beins und der Fußarterien
- Quantitative Bestimmung der Mikrozirkulation im ischämischen Terrain
  (alternativ mit: Tc PO_2 – Laserdoppler, Kapillarmikroskopie)

Aufgabe aktiver Diagnostik und Therapie ist es, Oberschenkelamputationen möglichst zu vermeiden. Diese „major amputations" sind bei Diabetikern eindeutig häufiger.
Da heute neben der gefäßrekonstruktiven Chirurgie Pharmaka (z.B. Prostavasin) und Verfahren der interventionellen Radiologie erfolgreich eingesetzt werden, sind für Therapievergleiche die von Rutherford entwickelten Gradings von Bedeutung (Tabelle 8.2).

Häufigkeit der kritischen Beinischämie (Zusammenstellung nach Krankenhausstatistiken aus Dänemark, den USA und Großbritannien):

Insgesamt ca. 500–1000 pro 1 Mio. Bevölkerung/Jahr

Dabei „major amputations"
a) „non diabetic": 280 pro 1 Mio./Jahr
b) „diabetic": 3000 pro 1 Mio./Jahr

Vor einer invasiven diagnostischen Maßnahme, wie es die arterielle Angiographie ist, muß sich daher der Radiologe über das Ergebnis der Voruntersuchungen exakt informieren.

8.3 Einfluß von Anatomie und Variationen

In Abhängigkeit von klinischen Untersuchungen und Anamnese ist vor invasiver Diagnostik und interventioneller radiologischer Therapie, ggf. unter Einbeziehung der Duplexsonographie, an die Möglichkeit einer bestehenden anatomischen Variation oder arteriellen bzw. arteriovenösen Fistelbildung zu denken. In der Mehrzahl der Fälle kann dies aus den Gegebenheiten von Inspektion und Palpation erfaßt werden. Im Rahmen der Angiographie ist darüber hinaus zu bedenken, daß

Tabelle 8.2. Graduierung des Behandlungserfolges bei paVk (Rutherford Gradings). Bewertung des Behandlungserfolgs in Punkten für Therapievergleiche:

• Wesentliche Verbesserung zur Normalität. Keine Symptome, ABI größer als 0,9	plus 3 Punkte
• Deutlich gebessert, aber nicht beschwerdefrei ABI unter 0,9, aber verbessert um mehr als 0,1	plus 2 Punkte
• Geringe Verbesserung der Beschwerden ohne nachweisbare Steigerung des ABI	plus 1 Punkt
• Keine Veränderung	± 0
• Geringe Zunahme der Beschwerden oder Verschlechterung des ABI über 0,1	minus 1 Punkt
• Deutliche Verschlechterung sowie „minor amputation“	minus 2 Punkte
• Starke Verschlechterung um mehr als 1 Fontaine-Stadium oder „major amputation“	minus 3 Punkte

im Angiogramm der Abbruch der Kontrastmittelsäule nicht jeweils einen arteriellen Verschluß bedeuten muß, sondern daß diesem Befund unterschiedliche Ursachen zugrundeliegen können. Dies kann ebenso der falsche Zeitpunkt zur Anfertigung der Aufnahme sein wie auch die Existenz einer Gefäßanomalie. Dazu gehören insbesondere die Anomalien im Bereich des Aortenbogens (Abb. 8.9), im Bereich der Aufzweigung der A. poplitea, der Fuß- und Handarterien. So ist z.B. in 2% die A. dorsalis pedis nicht angelegt, und in 7% erfolgt die Versorgung der Fußarterien aus der A. fibularis [17]. Die akrale Oszillographie kann eine gute Durchblutung der Zehenarterien aus der A. tibialis posterior und dem Arcus plantaris pedis belegen, wenn eine dieser Anomalien vorliegt. Bei der Wahl des Zugangs für eine arterielle Katheterisation ist insbesondere das erhöhte Risiko nach vorausgegangenen Gefäßoperationen zu bedenken, wenn sich eine Narbe in der Leiste oder eine Infektion nachweisen läßt. Unter derartigen Bedingungen kann es notwendig werden, anstelle des bevorzugten Zugangs in der Leiste eine Katheterisation der A. brachialis oder A. axillaris vorzuziehen, da unter diesen Gegebenheiten das Risiko geringer ist. Die Axillarisangiographie sollte einem erfahrenen Untersucher vorbehalten bleiben. Vor der Brachialiskatheterisation kann die prophylaktische Injektion von 2500 IE Heparin sinnvoll sein.

Für den Radiologen ist die Kenntnis der anatomischen Gegebenheiten am Punktionsort für die arterielle Katheterisation besonders wichtig (Abb. 8.9b). Zu bevorzugen ist, insbesondere bei diagnostischen Eingriffen, die Infrainguinalpunktion der A. femoralis, die lateral der V. femoralis lokalisiert ist. Bei schlechter Palpationsmöglichkeit ist daran zu denken, daß mit Hilfe der Dopplertechnik der Ort für die Punktion häufig leichter gefunden werden kann.

8.4 Spezielle pathologische Aspekte

Im Rahmen der invasiven Diagnostik ist es zweckdienlich, die exakte klinische Fragestellung zu kennen, um Wiederholungsuntersuchungen mit erneuter Verwendung von Kathetern, Kontrastmitteln und Röntgenstrahlen zu vermeiden. Dies gilt insbesondere bei den sog. „funktionellen angiologischen Krankheitsbildern“ bei Kompres-

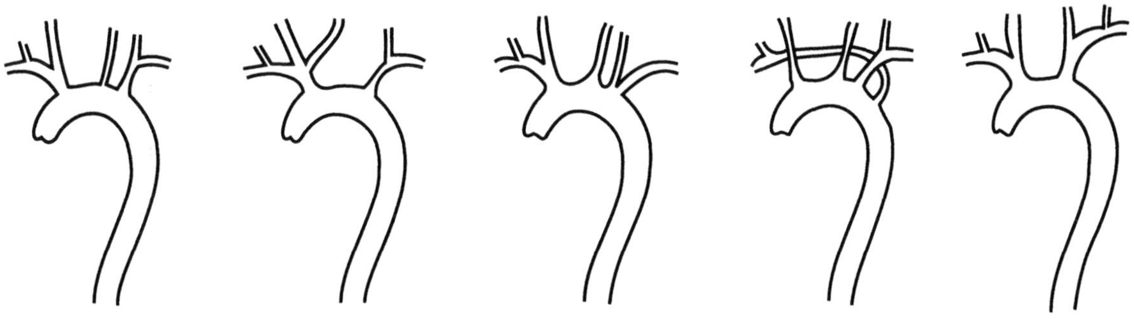

a

Abb. 8.9a. Variationen der aus dem Aortenbogen abgehenden Halsarterien: *1* Normaltyp. *2.* Truncus bicarotico-subclavius rechts (auch links). *3.* Isolierter Abgang der A. vertebralis links aus dem Aortenbogen, *4* A. lusoria; A. subclavia rechts, entspringt als letztes Gefäß aus dem Aortenbogen, distal der A. subclavia links. *5* Truncus brachiocephalicus beidseits und andere seltene Aufzweigungen

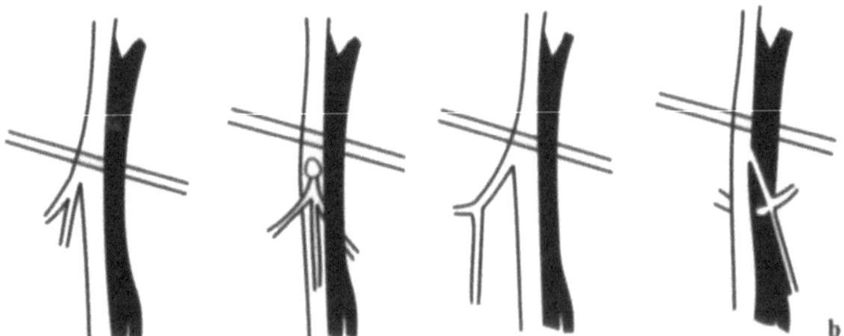

Abb. 8.9b. Variation der Gefäßaufzweigungen der Leistenarterien: *1* Normaltyp: infrainguinale Aufzweigung von A. femoralis communis in A. femoralis superficialis und A. profounda femoris. *2* Infrainguinaler Abgang der A. profunda femoris aus der A. femoralis communis, direkt nach dorsal. *3* Aufzweigung der A. iliaca externa, suprainguinal, direkt in Höhe oder oberhalb des Leistenbandes. Es besteht keine A. femoralis communis. *4* A. profunda femoris; entspringt dicht unterhalb des Leistenbandes, mit medial gerichtetem Verlauf. Die A. circumflexa lateralis verläuft dorsal von A. und V. femoralis superficialis. (*L* Lig. inguinale, *A* Arterie, *V* Vene)

sionssyndromen, also dem „thoracic outlet syndrome", dem Popliteakompressionsyndrom oder zerebralen Attacken bei Kopfrotation.

Derartige Fragestellungen sind sinnvollerweise durch anamnestisches Erfragen vor der Untersuchung zu erfassen, um in den ersten Untersuchungsgang die ergänzenden funktionellen Positionen für eine erweiterte Angiographie einzubeziehen.

Es ist sinnvoll, die entsprechenden klinischen Funktionstests zuvor von einem erfahrenen Un-

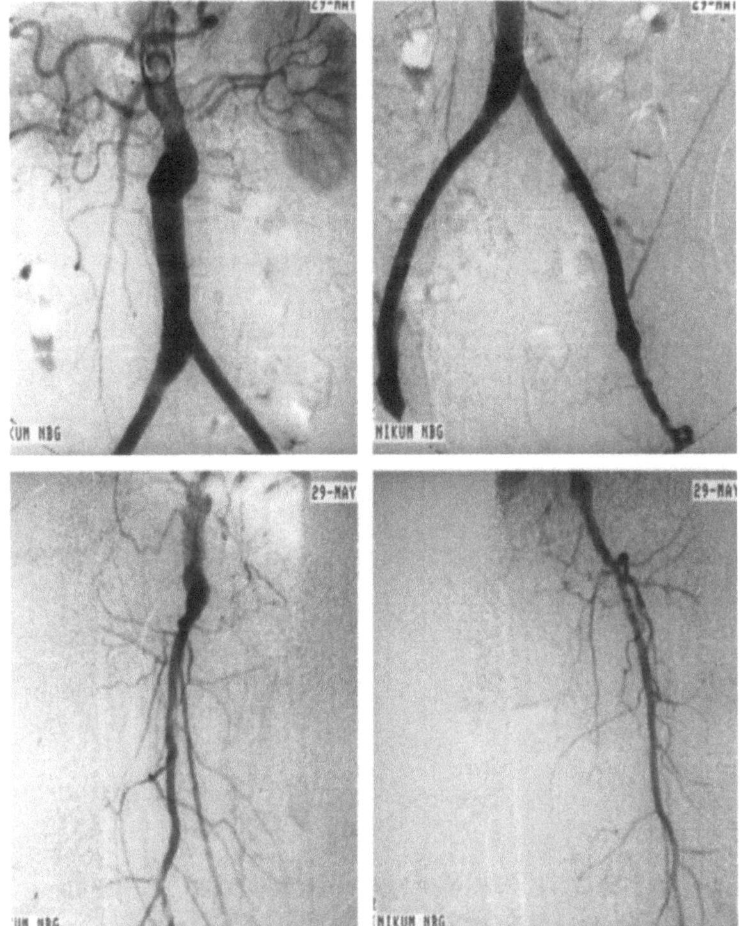

Abb. 8.10. Aortoiliakale Becken-Bein-Angiographie nach transbrachialer Katheterisation der A. abdominalis bei Zustand nach Y-Prothesen-Anlage und Frage nach Stenosen an den Protheseansatzstellen, DSA-Technik. Befund: keine Nahtaneurysmen, keine Stenosen hinter dem Prothesenansatz. Zusatzbefund: 2 Nierenarterien links mit Stenose an der unteren Nierenarterie links

tersucher durchführen zu lassen, und so ein erhöhtes Risiko oder eine überflüssige Diagnostik zu vermeiden. Die wichtigsten angiologischen Funktionstests sind in der Übersicht auf S. 173 den apparativen Methoden der Funktionsanalyse gegenübergestellt.

Im Hinblick auf Kontrolluntersuchungen nach Operation, Dilatation oder Stentimplantation sind – wie bei Hirnarterien – auch an den Extremitäten und im Bereich des Körperstamms Angiographien sowohl in 2 Ebenen (laterale oder schräge Projektion) als auch in verschiedenen Funktionspositionen erforderlich. Typische Beispiele hierfür sind Angiogramme bei Kniebeugung oder mit erhobenem Arm sowie die Beckenangiographie in schräger Projektion, zur Analyse der Anastomosen nach Y-Prothese oder Iliaca-interna- und Profundaabgänge (Abb. 8.10).

Zur Therapiekontrolle ist die Angiographie häufig das geeignetste Verfahren. Trotzdem können bereits durch eine differenzierte Untersuchungstaktik – mit Pulspalpation, Gefäßauskultation und Einsatz der Farbduplexsonographie – oft alle wesentlichen Erkenntnisse gewonnen werden. Bei der Beurteilung am Körperstamm kann auch die Spiral-CT oder die MRT exakte Informationen über Anatomie, Pathologie und Fluß bringen. Die Unterschenkelarterien sind bei geeigneter Sequenzwahl auch nichtinvasiv mit der MR-Angiographie zu dokumentieren.

Literatur

1. Abrams H (1983) Angiography (3rd edn. Vol III). Little, Brown & Co, Boston
2. Alexander K (1994) Gefäßkrankheiten. Urban & Schwarzenberg, München
3. Allan EV, Brown GE (1928) Thrombo-angiitis obliterans. Ann Intern Med 1:535–557
4. Bollinger A (1979) Funktionelle Angiologie. Lehrbuch und Atlas. Thieme, Stuttgart
5. Breda A van, Katzen BT (1987) Urokinase versus streptokinase in local thrombolysis. Radiology 165:109–111
6. Cachovan M (1991) A critique of the Fontaine classification. Crit Ischaemia 1:7–9
7. Cramer BM (1985) Steuerbarer Injektions-Draht – eine Kombination aus Katheter und Führungsdraht. Zentralbl Radiol 129:947
8. Cramer BM, Schlegel E (1987) Fibrinolyse akuter und chronischer arterieller Verschlüsse durch gesteuerte intrathrombale Applikation von Urokinase und rt-PA. Zentralbl Radiol 134:264
9. Diehm C, Schäfer M (1993) Das Buerger-Syndrom (Thromboangiitis obliterans). Springer, Berlin Heidelberg New York Tokyo
10. Dormandy JA, Stock G (1990) Critical leg ischemia. Springer, Berlin Heidelberg New York Tokyo
11. European working group on critical leg ischemia (1991) Second european consensus document on critical leg ischmia. Circulation 84 (Suppl IV): 1–26
12. Fontaine R, Kim M, Kieny R (1954) Die chirurgische Behandlung der peripheren Durchblutungsstörungen. Helv Chir Acta 21:499–515
13. Hagen B, Lohse S (1984) Clinical and radiologic aspects of Buerger's disease. Cardiovasc Intervent Radiol 7:283–293
14. Heberer G, Rau G, Schoop W (1974) Angiologie (Begr M. Ratschow). Thieme, Stuttgart
15. Heidrich H (ed) (1979) Raynaud's phenomenon. TM, Erlangen
16. Heuck FHW (ed) (1983) Radiological functional analysis of the vascular system. Springer, Berlin Heidelberg New York
17. Kadir S (1992) Angiographie, Normalbefund und Varianten. VCH, Weinheim
18. Kappert A (1984) Lehrbuch und Atlas der Angiologie, 12. Aufl. Huber, Bern
19. Kunlin J (1949) Le traitement de l'artérite oblitérante par la greffe veineuse. Arch Med Coeur 42:371
20. Rutherford RB, Becker GJ (1991) Standards for evaluation and reporting the results of surgical and percutaneous therapy for peripheral arterial disease. JVIR 2:169–174
21. Schoop W (1988) Praktische Angiologie, 4. Aufl. Thieme, Stuttgart
22. Simon H, Schoop W (Hrsg) (1986) Diagnostik in der Kardiologie und Angiologie. Thieme, Stuttgart
23. Vollmar J (1975) Rekonstruktive Chirurgie der Arterien. Thieme, Stuttgart
24. Wagner HH, Alexander K (1993) Durchblutungsstörungen der Hände. Thieme, Stuttgart
25. Widmer LK, Stähelin HB, Nissen C, da Silva A (Hrsg) (1981) Basler Studie. Huber, Bern
26. Zeitler E (1974) Aorto-Arteriographie. In: Heberer G, Rau G, Schoop W (Hrsg) Angiologie Thieme, Stuttgart, S 243–302

9 Angiologische Therapie

H. HEIDRICH, T. HEIMIG, M. MARTIN, D. RAITHEL, W. RITTER, und E. ZEITLER

INHALT

9.1 Konservative Therapie peripherer arterieller Durchblutungsstörungen

H. HEIDRICH

Die konservative Therapie der peripher-arteriellen Verschlußkrankheit hat bei degenerativen Gefäßerkrankungen das Ziel, die Progredienz der Arteriosklerose aufzuhalten und die Durchblutungsgröße distal von Gefäßstenosen und -verschlüssen sowohl in Ruhe als auch bei Belastung zu verbessern, um die schmerzfreie Gehstrecke zu verlängern, Nekrosen und Gangrän zur Abheilung zu bringen, Ruheschmerzen zu beseitigen und eine Amputation zu verhindern. Dafür stehen bei kritischer Analyse mit gesichertem Wirkungsnachweis die Ausschaltung bzw. Behandlung von Risikofaktoren, eine Bewegungstherapie, die Behandlung mit vasoaktiven Substanzen, Thrombozytenaggregationshemmer, Antikoagulanzien, die Angioplastie und die Gefäßrekonstruktion zur Verfügung. Die therapeutische Wirksamkeit einer Hämodilution, einer Defibrinogenisierung und zahlreicher physikalischer Behandlungsverfahren ist in kontrollierten Studien bislang noch nicht belegt.

9.1.1 Risikofaktoren

Als Risikofaktoren einer degenerativen Arteriosklerose werden Erkrankungen oder Lebensgewohnheiten verstanden, die mit größter Wahrscheinlichkeit die Entwicklung einer Arteriosklerose fördern können. Das sind in der Reihenfolge ihrer Wertigkeit für die peripher-arterielle Verschlußkrankheit Hypertonie, Nikotinkonsum, Fettstoffwechselstörungen und Diabetes mellitus, von denen man weiß, daß sie besonders progressiv sind, wenn sie in Kombination vorkommen. Neben absolutem Nikotinverzicht folgt die Behandlung der arteriellen Hypertonie, der Fettstoffwechselstörungen und eines Diabetes mellitus den gegenwärtig allgemein gültigen Prinzipien. Betablocker sind bei der peripher-arteriellen Verschlußkrankheit nicht mehr prinzipiell kontraindiziert. Inwieweit ACE-Hemmer neben einer Blutdrucksenkung auch eine Protektion der Arteriosklerose möglich machen, wird diskutiert, ist aber im Moment noch offen. Weiter ist noch z.Z. in Diskussion, ob man bei einem manifesten Diabetes mellitus eine Insulinbehandlung für notwendig hält oder eine Behandlung mit oralen Antidiabetika als ausreichend ansieht.

9.1.2 Bewegungstraining

Eine Bewegungstherapie ist seit der Inauguration durch Schoop Basisbehandlung für Patienten mit einer Claudicatio intermittens. Sie kann bei systematischer und regelmäßiger Anwendung zu außerordentlich imponierenden Verlängerungen der schmerzfreien Gehstrecke führen. Dabei wird angenommen, daß es durch aktive Bewegungstherapie zu einer Entwicklung von Kollateralgefäßen, einer ökonomischeren Metabolisierung, einem verbesserten Zusammenspiel synergistischer und antagonistischer Muskelgruppen und einer Mobilisation der oft in Schonhaltung fixierten Gelenke, einer vermehrten Kapillarisierung und einer Zunahme der Mitochondrienzahl mit verbesserter ATP-Resynthese kommt. Untersuchungen von Buchwalski et al. [1] lassen vermuten, daß zur Verbesserung der Gehstrecken kein festes Trainingsschema erforderlich ist, wenn tatsächlich trainiert wird. Dabei hat sich gezeigt, daß die Erfolge der Bewegungstherapie bei isolierten Femoralarterienverschlüssen am besten sind, bei Beckenarterien- und Mehretagenverschlüssen am schlechtesten. Inzwischen ist durch neuere Untersuchungen bekannt [3], daß nach dem Ergebnis einer Multizenterstudie ein Drittel aller Patienten mit einer Claudicatio wegen konkomitierender Erkrankungen ein Bewegungstraining nicht durchführen können, ein weiteres Drittel für ein Bewegungstraining geeignet wäre, es aber nicht realisiert, und nur ein Drittel aller Patienten ein Bewegungstraining auch durchführt. Jüngste Untersuchungen von Cachovan et al. [2] haben darüber hinaus gezeigt, daß selbst unter stringenten stationären Bedingungen mit täglichen Bewegungsübungen nur 45% aller Patienten innerhalb von 3 Wochen eine Gehstreckensteigerung von mehr als 65% aufweisen. Das macht deutlich, daß das Bewegungstraining eine nützliche konservative Behandlungsmethode im Fontaine-Stadium II ist, die Responderrate aber deutlich niedriger liegt, als bisher angenommen worden ist.

Ein Gehtraining ist kontraindiziert, wenn Ruheschmerzen, eine Gangrän oder eine Nekrose vorliegen, weil in diesen Fällen eine bereits vorhandene Hypoxie verstärkt werden kann und zumindest theoretisch Muskelnekrosen möglich sind.

9.1.3 Therapie mit vasoaktiven Pharmaka

In den letzten Jahren ist der Stellenwert vasoaktiver Pharmaka in der Therapie peripher-arterieller Durchblutungsstörungen kontrovers und oft emotional diskutiert worden. Bei kritischer Analyse aller Publikationen zu dieser Thematik kann aber nicht mehr in Frage gestellt werden, daß Pentoxifyllin, Naftidrofuryl und Buflomedil nach kontrollierten Doppelblindstudien zu einer Verbesserung der schmerzfreien und teilweise auch absoluten Gehstrecke und Prostaglandin-E_1 sowie Prostazyklin zu einem Verlust bzw. einer relevanten Verminderung von Ruheschmerzen und einer Abheilung von Nekrosen führen. Dabei liegen Wirksamkeitsbelege für Pentoxifyllin, Naftidrofuryl und Buflomedil bislang nur für das Fontaine-Stadium II vor.

Mit einem positiven Effekt konventioneller vasoaktiver Substanzen kann dann gerechnet werden, wenn Femoral- und Unterschenkelarterienverschlüsse nachgewiesen werden, die systolischen Knöchelarteriendrücke an der A. dorsalis pedis und tibialis posterior über 60 mm Hg liegen und weder ein Beckenarterienverschluß noch eine Myokardinsuffizienz bestehen. Die intravenöse Infusionsbehandlung führt dabei zu wesentlich schnelleren und effektiven Gehleistungsverbesserungen als die orale Applikation. Eine intravenöse Injektion ist grundsätzlich kontraindiziert, weil dabei die Zahl injektionsbedingter Nebenwirkungen erheblich steigt. Daß vasoaktive Substanzen den Effekt eines Gehtrainings verbessern können, ist möglich, aber bislang noch nicht ausreichend gesichert. Zweifellos ist die Behandlung mit vasoaktiven Substanzen keine Basistherapie arterieller Durchblutungsstörungen. Sie sollte dann angewandt werden, wenn ein Gehtraining nicht möglich ist und andere wirksame Therapieverfahren nicht in Frage kommen.

9.1.4 Prostaglandin und Prostazyklin

In den letzten Jahren ist durch relevante kontrollierte und größere offene Studien belegt worden, daß Prostaglandin-E_1 und Prostazyklin sowohl bei intraarterieller als auch intravenöser Applikation Ruheschmerzen signifikant vermindern oder aufheben und zu einer Abheilung von Nekrosen führen. Für Prostaglandin-E_1 ließ sich weiter zeigen, daß auch nach Abschlüß einer intravenösen Behandlung die Zahl notwendiger Amputationen signifikant niedriger ist als in einer Plazebogruppe. Wåhrscheinlich ist auch, daß gefäßchirurgische Behandlungserfolge verbessert werden.

9.1.5 Fibrinolytische Behandlung

Die systemische und selektive intraarterielle fibrinolytische Behandlung hat sich als wirksame Methode bei peripherer arterieller Verschlußkrankheit bewährt, wenn die Indikationsstellung kritisch vorgenommen wird. Das gilt auch für eine Kombinationsbehandlung mit der transluminalen perkutanen Angioplastie. Verschlüsse der Aorta, der A. iliaca und der A. femoralis sind gut zu lysieren, wenn die Anamnese nicht länger als 6 Wochen beträgt. Für Femoralarterienverschlüsse ist weiter wichtig, daß neben dem Verschlußalter auch die Ausflußsituation im Unterschenkel von Bedeutung ist: Gute Ergebnisse sind nur zu erwarten, wenn 2 oder 3 Unterschenkelarterien offen sind. Bislang bleibt die Frage noch offen, ob systemisch oder direkt intraateriell lysiert werden soll und welches der zur Verfügung stehenden Fibrinolytika (Streptokinase, Urokinase, rtPA) zu bevorzugen ist. (Indikationen für und Ergebnisse bei einer Angioplastie werden hier nicht weiter skizziert. Sie sind in eigenen Kapiteln dieses Buches dargestellt.)

9.1.6 Antikoagulanzientherapie

Der prinzipielle Wert einer Antikoagulanzientherapie bei peripher-arteriellen Durchblutungsstörungen darf als gesichert gelten. Das Ziel einer solchen Therapie liegt darin, appositionelle Thromben in Kollateralen bzw. obliterierten Arterien zu verhindern. Die breite Anwendung wird aber durch die nicht unwesentlichen Kontraindikationen, die Nebenwirkungen, die Tatsache, daß trotz Antikoagulation Thromben im arteriellen Bereich möglich sind, und durch die Schwierigkeit bei der Überwachung eingeschränkt. Eine antikoagulative Langzeitbehandlung scheint dann sinnvoll zu sein, wenn entzündliche Gefäßprozesse oder sehr progredient verlaufende arterielle Verschlußerkrankungen mit gleichzeitigen venösen Thrombosen vorliegen.

9.1.7 Thrombozytenaggregationshemmung

Die Thrombozytenaggregationshemmung mit Azetylsalizylsäure bzw. Ticlopidin ist wahrscheinlich für die Langzeitprophylaxe der peripheren arteriellen Verschlußkrankheit zur Progressionshemmung sinnvoll. Das gilt auch für die Reduktion der sekundären Thromboserate nach Bypassoperationen. Dabei ist die gegenwärtige optimale Dosierung dieser Substanzen im Gegensatz zum koronaren und zerebralen Bereich noch offen. Eine Wirksamkeit ist bislang in der Peripherie nur für Dosierungen zwischen 300 und 900 mg ASS pro Tag belegt. Sicher ist die Transformation kleinerer Dosierungen, wie sie mit 100 mg ASS pro Tag bei der koronaren Herzkrankheit verwendet werden, auf periphere arterielle Gefäßareale nicht ohne weiteres möglich. Eine Reihe von Studien macht wahrscheinlich, daß die Verschlußrate peripherer Arterien reduziert werden kann. Das gilt auch für interventionelle Maßnahmen, obgleich positive Langzeitergebnisse einer Thrombozytenaggregations- bzw. -adhäsionshemmung nach Angioplastie gegenwärtig noch nicht ausreichend gesichert sind. Die Behandlung der peripheren arteriellen Verschlußkrankheit mit ASS oder Tyklid stellt jedoch lediglich eine sekundär-präventive Maßnahme dar. Sie kann andere Therapieprinzipien nicht ersetzen.

Die konservative und medikamentöse Behandlung peripher-arterieller Durchblutungsstörungen ist nur dann sinnvoll, wenn sie sich in ein Gesamtkonzept zur Differentialtherapie einordnet. Gegenwärtig gilt, daß der Einsatz konservativer Therapiemaßnahmen in Abhängigkeit vom Schweregrad der peripher-arteriellen Durchblutungsstörung folgende Prinzipien aufweist (Tabelle 9.1):

1. Bei *asymptomatischen Gefäßstenosen und Gefäßverschlüssen* (Fontaine-Stadium I) erfolgt lediglich eine Behandlung der Risikofaktoren einer arteriellen Verschlußkrankheit (Hypertonie, Nikotinkonsum, Fettstoffwechselstörung, Diabetes mellitus). Eine Indikation für ein Bewegungstraining, die Verordnung vasoaktiver

Tabelle 9.1. Differentialtherapie bei peripherer arterieller Verschlußkrankheit. (Aufgeführt sind nur Behandlungsverfahren, deren Wirksamkeit gesichert oder ausreichend wahrscheinlich gemacht wurde.)

Fontaine-Stadium		
I	II	III/IV
Risikofaktoren	Risikofaktoren	OP oder/und Angioplastie oder/und Thrombolyse
	Angioplastie Thrombolyse	Prostaglandin (PGE_1) Prostazyklin (PGI_2) ASS/Antikoagulantien
	Gehtraining Vasoaktive Substanzen (Pentox., Naftidrofuryl, Bufedil) ASS Antikoagulantien Gefäß-OP	

Substanzen, eine interventionelle Gefäßdilatation, systemische oder selektive Thrombolyse und Operation besteht hier nicht, weil diese Verfahren zu Komplikationen führen können, die aus einer asymptomatischen eine symptomatische Extremität machen können. Zumindest fehlen zum gegenwärtigen Zeitpunkt noch Prospektivstudien, die den Einsatz invasiver Behandlungsverfahren in diesem Stadium als sinnvoll erweisen. Der Nutzen einer Behandlung im Fontaine-Stadium I mit Thrombozytenaggregationshemmern, Antikoagulantien und Heparinen ist bislang durch stringente klinische Langzeitstudien nicht gesichert. Das gilt auch für einen in diesem Stadium nur möglichen Erfolg eines Gefäßtrainings und physikalischer Therapiemaßnahmen.

2. Bei der *Claudicatio intermittens* (Fontaine-Stadium II) ist primär zu prüfen, ob durch ein Dilatationsverfahren oder eine Katheterlyse eine schnelle relevante Verbesserung der Gehleistung erreicht werden kann. Ist das nicht der Fall, dann kommt ein Gehtraining in Frage. Vasoaktive Substanzen sind bei der Claudicatio intermittens dann indiziert, wenn eine intolerabel kurze Gehstrecke vorliegt, ein Gehtraining nicht möglich oder nicht effektiv ist, und eine Lumeneröffnung nicht in Frage kommt. Rekonstruktive Gefäßoperationen sind im Stadium Fontaine II dann einzusetzen, wenn Aorten- und Beckenarterienverschlüsse vorliegen, die anders nicht rekanalisiert werden können, sog. Mehretagenverschlüsse bestehen, die konservative keine Besserungstendenz aufweisen, das Bewegungsfeld des Patienten und damit seine Lebensqualität erheblich eingeschränkt sind oder Aortenaneurysmen mit rezidivierenden peripheren Embolien nachgewiesen werden. Der isolierte Femoralarterienverschluß ist bei Berücksichtigung der anderen konservativen Therapiemaßnahmen nur in Ausnahmefällen eine Operationsindikation. Die therapeutische Wirksamkeit einer Hämodilution ist für das Stadium II in kontrollierten Doppelblindstudien bislang nicht belegt worden. Eine Defibrinierung mit Ancrod ist wegen venöser und arterieller Verschlußkomplikationen, die während der Behandlung auftreten können, nicht mehr vertretbar.
3. Bei *Ruheschmerzen, einer Nekrose und Gangrän* (Fontaine-Stadium III/IV; kritische Extremitätenischämie) ist in Abhängigkeit von örtlichen Möglichkeiten, von Erfahrungen, der Länge des Gefäßverschlusses, der Verschlußdauer, der hämodynamischen Ausgangssituation, der Gefäßmorphologie (aneurysmatische/stenosierende Arteriosklerose), allgemeinen sowie verfahrenstypischen Risiken und der Qualität einer interdisziplinären Zusammenarbeit individuell zu entscheiden, ob primär gefäßchirurgische Maßnahmen, eine Katheterdilatation mit ihren verschiedenen Variationen oder eine selektive bzw. systemische Thrombolyse in Frage kommen. Die Rekanalisation stellt das wirksamste Therapieprinzip bei diesem Schweregrad einer arteriellen Verschlußerkrankung dar, um eine Amputation zu vermeiden, ist aber auch mit einer Letalität belastet. Kommen eine Operation, eine Katheterdilatation oder eine Lysebehandlung im Stadium III/IV nicht in Frage oder sind sie zu risikoreich und werden vom Patienten abgelehnt, dann ist eine Behandlung mit Prostaglandin E_1 oder Prostazyklin in parenteraler Applikationsform sinnvoll. Die Behandlung der Risikofaktoren für eine arterielle Verschlußkrankheit ist beim Fontaine-Stadium III und IV kein primäres Ziel, weil hier die Erhaltung der Extremität im Vordergrund steht.

Für die Behandlung der Thrombangiitis obliterans gibt es z.Z. keine spezifisch begründeten Konzepte. Eine kausale Therapie ist wegen der offenen Ätiologie nicht möglich. Die symptomatische Behandlung des akuten Schubes einer Thrombangiitis wird international außerordentlich divergent gehandhabt. Übereinstimmung besteht darüber, daß eine konservative Therapie einer primären

Gefäßrekonstruktion so lange wie möglich vorzuziehen ist. Eine Angioplastie und eine selektive Thrombolyse sind dagegen in der akuten Krankheitsphase nicht indiziert bzw. kontraindiziert, weil es bei invasiven Therapiemaßnahmen in extrem hohem Maße zu Bypassverschlüssen und Reokklusionen mit oft weiterer Verschlechterung der lokalen Hämodynamik kommt.

Die besten Behandlungsergebnisse werden z.Z. im akuten Schub einer Thrombangiitis mit einer konsequenten Prostaglandin- oder Prostazyklinbehandlung erreicht. Dabei ist die Therapie so lange durchzuführen, bis sich Ruheschmerzen oder Nekrosen relevant gebessert haben. Wenn infizierte Nekrosen vorliegen, sind additiv systemische Antibiotika zu geben. Eine Sympathektomie ist in der Regel nicht effektiv und nur dann zu überlegen, wenn bei einer vorausgegangenen lumbalen medikamentösen Sympathektomie eine deutliche Durchblutungszunahme zu messen ist. Für den Einsatz von Kortikosteroiden, Azetylsalizylsäure in hoher Dosierung, Zytostatika, nichtsteroidalen Antiphlogistika fehlen bislang verbindliche Grundlagen, weil sich die Thrombangiitis von anderen entzündlichen und autoimmunologisch bedingten Vaskulitiden unterscheidet, bei denen diese Substanzen Behandlungsbasis sind. Ob eine Antikoagulation im akuten Schub einer Thrombangiitis die Progredienz des Krankheitsbildes verhindern kann, ist bislang offen und zweifelhaft.

Literatur

1. Buchwalski R, Hansen W, Blümchen G, Battke K, Barmeyer J, Reindell H (1975) Ergebnisse eines dreijährigen, unterschiedlich intensiven, kontrollierten Trainings anhand ergometrischer, hämodynamischer und arteriographischer Parameter. In: Bollinger A, Grüntzig A (Hrsg) Ergometrie und Ergotherapie bei arteriellen Durchblutungsstörungen. Huber, Bern
2. Cachovan M, Scheffler P, Gruß J, Diehm C, Rogatti W (1994) Wirksamkeit eines standardisierten Bewegungstrainings bei Claudicatio intermittens. Wien Klin Wochenschr 106/16:517–520
3. De la Haye R, Diehm C, Blume J, Breddin K, Gerlach H, Kuntz G, Rettig K (1991) Eine epidemiologische Untersuchung zum Einsatz von Gefäßsport bei der arteriellen Verschlußkrankheit. VASA Suppl 32:416

9.2 Operative Therapie

D. Raithel

9.2.1 Einleitung

Die Indikation zur peripheren Gefäßrekonstruktion hat sich in den letzten Jahren grundlegend gewandelt und zwar insofern, als vorwiegend zur Erhaltung der Extremität rekonstruiert wird, d.h. im Stadium III und IV der AVK. Dies gilt insbesondere für infrainguinale Gefäßverschlüsse.

Im Bereich der Beckengefäßetage wird heute die Indikation zur Rekonstruktion großzügiger gestellt, und es kommen zunehmend Alternativverfahren wie die extraanatomische Umleitung und die perkutane transluminale Angioplastie (PTA) zur Anwendung. Diese Verfahren berücksichtigen die Tatsache, daß sich bei Patienten mit einer peripheren arteriellen Verschlußkrankheit zu 43–66% ein Mehretagenverschluß findet. In unserem eigenen Krankengut war dies in 63% der Fall.

Eine Wiederherstellung der verschlossenen arteriellen Strombahn im Sinne einer „Totalkorrektur" ist heute nicht mehr notwendig [19]. Beachtet werden muß allerdings bei der Rekonstruktion der Beckengefäßetage, daß signifikante Abgangsstenosen der A. profunda femoris in die Rekonstruktion miteinbezogen werden.

Mehrere Gesichtspunkte sind bei der Indikation zur operativen Therapie zu berücksichtigen:

- Mehretagenverschluß,
- singuläre oder multilokuläre Läsionen der Beckengefäßetage,
- Alter und Operationsrisiko,
- Stadium der AVK, d.h. dringliche oder elektive Rekonstruktion.

Vor einer Rekonstruktion muß daher eine ausreichende Dokumentation der peripheren Strombahn gewährleistet sein. Für uns genügt heute bei Patienten mit Obliterationen der Beckengefäßetage eine intravenöse DSA. Falls sich bei dieser i.v. -DSA die Peripherie nicht darstellt, wäre eine arterielle DSA zu fordern. Dies gilt insbesondere für Patienten mit kruralen Obliterationen. Hier muß vielfach eine arterielle Feinnadelangiographie mit Darstellung des Arcus plantaris gefordert werden. Ansonsten sind wir aber zurückhaltend mit der transfemoralen Arteriographie, wenn später in derselben Gefäßprovinz rekonstruiert werden muß (erhöhte Infektionsgefahr). Dies gilt natürlich auch für vorausgegangene interventionelle Maßnahmen.

In jedem Falle sollte nach Möglichkeit bei evtl. anstehender Gefäßrekonstruktion das Gefäßsystem entweder mittels intravenöser DSA oder mittels arterieller DSA von der kontralateralen Seite aus oder – falls dies nicht möglich ist – transbrachial abgeklärt werden.

9.2.2 Beckengefäßetage

Die Wahl des therapeutischen Verfahrens ist hauptsächlich abhängig von der Schwere und Lokalisation des Verschlusses im aortoiliakalen Segment und natürlich auch vom Operationsrisiko des Patienten [7].

Bei isolierten kurzstreckigen Verschlüssen bzw. höhergradigen Stenosen empfiehlt sich in jedem Falle eine transluminale Angioplastie mit eventueller Stentimplantation, insbesondere im Bereich der A. iliaca communis.

Ausgedehntere Verschlüsse jedoch müssen chirurgisch versorgt werden, entweder durch direkte Gefäßrekonstruktion oder durch ein sog. Alternativverfahren (s. unten).

9.2.2.1 Indikation zur Operation

Die Indikation zum operativen Vorgehen im Sinne einer direkten Korrektur der Beckengefäßetage ist beim alten Patienten nur dann gegeben, wenn es sich um eine AVK des Stadiums III bis IV handelt, d.h. wenn die Extremität amputationsbedroht ist. Selbst ein limitierendes Stadium IIb mit einer Gehstrecke von etwa 50–100 m sollte beim alten und beim Risikopatienten nicht korrigiert werden [9]. Hier sollten zunächst alle konservativen Maßnahmen ausgeschöpft werden; des weiteren wird man beim Risikopatienten hier mit der Indikation zur PTA großzügiger sein.

Nach Abschätzung des kardiopulmonalen Risikos kann dann entschieden werden, ob die Beckenetage mittels direkter Rekonstruktion, d.h. aortobifemoral oder aortofemoral, rekonstruiert wird oder ob man beim Risikopatienten eine extraanatomische Umleitung einer direkten Korrektur vorzieht.

9.2.2.2 Operationstechnik: Uni- bzw. bilaterale Rekonstruktion

Unilaterale Verschlüsse werden in der Regel von einem retroperitonealen Zugang aus korrigiert, bilaterale Verschlüsse transperitoneal. Beim Risikopatienten kann aber auch die beidseitige Korrektur der Beckenetage retroperitoneal durchgeführt werden.

Wir persönlich neigen dazu, die Beckenetage nicht nur unilateral, sondern besser bilateral zu rekonstruieren, da wir nach unilateraler Rekonstruktion im Follow-up zu einem hohen Prozentsatz Verschlüsse auf der Gegenseite beobachtet haben. Wenn es der Allgemeinzustand des Patienten zuläßt, sollten daher nach Möglichkeit beide Beckenetagen mittels einer Kunststoffprothese (Y-Prothese) rekonstruiert werden.

Für die unilateralen Rekonstruktionen verwenden wir heute vorzugsweise 8-mm-PTFE-Prothesen, obwohl Dacronprothesen mit demselben Durchmesser auch zur Anwendung kommen können. Die Implantation erfolgt mit der proximalen Anastomose an der Aorta bzw. dem Abgang der A. iliaca communis aus der Aorta. Der distale Anschluß ist bei frei durchgängiger A. femoralis superficialis im Segment A. femoralis communis lokalisiert. Bei verschlossener A. femoralis superficialis muß die Profunda in die zentrale Rekonstruktion im Sinne einer Profundaplastik miteinbezogen werden.

Beim bilateralen Verschlußprozeß verwenden wir heute vorzugsweise Dacronprothesen mit einem Durchmesser von 16·9 bzw. 14·8 mm. Diese Gabelprothese wird End-zu-End mit der

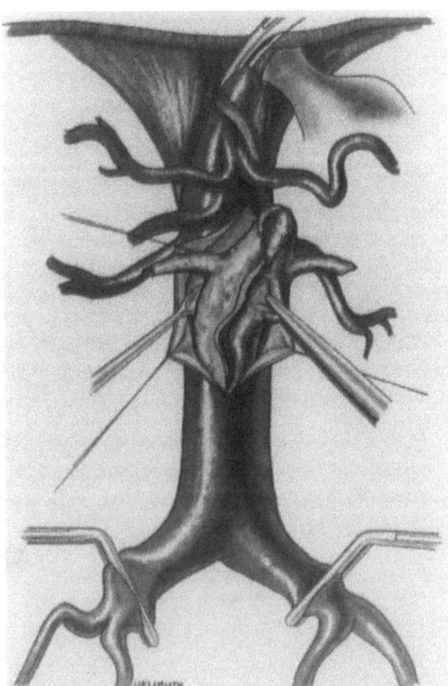

Abb. 9.1. Transaortale Endarteriektomie der A. renalis beidseits

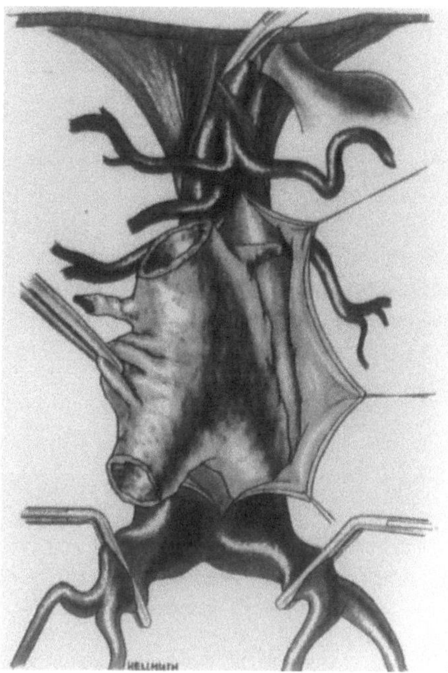

Abb. 9.2. Transaortale Endarteriektomie der Aorta

infrarenalen Aorta anastomosiert. Die beiden Prothesenschenkel werden retroperitoneal durchgezogen und End-zu-Seit an der Femoralisgabel gegenüber dem Abgang der A. profunda femoris anastomosiert. Auch hier muß die zentrale Rekonstruktion bei signifikanter Profundaabgangs-

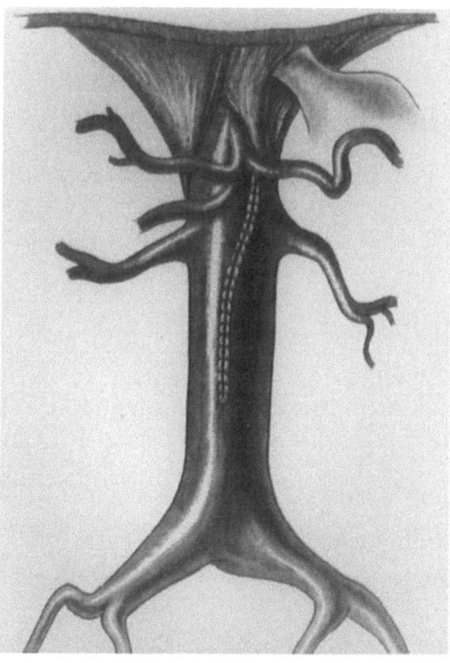

Abb. 9.3. Direktverschluß der Aorta nach transaortaler Endarteriektomie

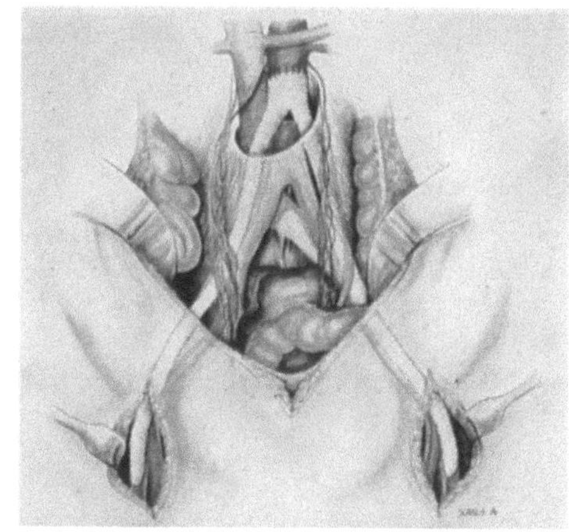

Abb. 9.4. End-zu-End-Anastomose einer Y-Prothese an der Aorta

stenose und nachgeschaltetem Femoralisverschluß mit einer Profundaplastik kombiniert werden [19]. Damit kommt es zu einem verbesserten Einstrom in die A. profunda femoris und zu einer Zunahme des kollateralen Einstroms in die distale A. poplitea bei vorgeschaltetem Femoralisverschluß.

Obliterationen der renomesenterialen Gefäßetage werden in der gleichen Sitzung durch eine transaortale Endarteriektomie bzw. eine Umgehung mittels Bypass korrigiert (Abb. 9.1–9.3).

Bei der Y-Prothese hat sich die hohe terminoterminale Anastomose in infrarenaler Position bewährt (Abb. 9.4). Sie hat mehrere Vorteile: Die Reverschlußrate ist geringer als bei der End-zu-Seit-Anastomose und lokale Komplikationen, wie aortoduodenale Fisteln, werden seltener beobachtet.

Auch heute noch empfehlen wir beim Mehretagenverschluß in gleicher Sitzung die lumbale Sympathektomie (L4–L5).

9.2.2.3 Extraanatomische Umleitungen (Alternativverfahren)

Alternativverfahren haben sich in der rekonstruktiven Gefäßchirurgie in den letzten Jahren zunehmend durchgesetzt, insbesondere die femorofemorale Umleitung zur Korrektur eines einseitigen Iliakaverschlusses (Abb. 9.5). Die Operation kann immer dann durchgeführt werden, wenn auf der Gegenseite ein guter Puls tastbar ist. Findet sich jedoch auf der Spenderseite eine signifikante Stenose, so kann diese prä- oder intraoperativ mittels PTA dilatiert werden. Somit kann auch die Indikation zur femorofemoralen Umleitung großzügiger gestellt werden.

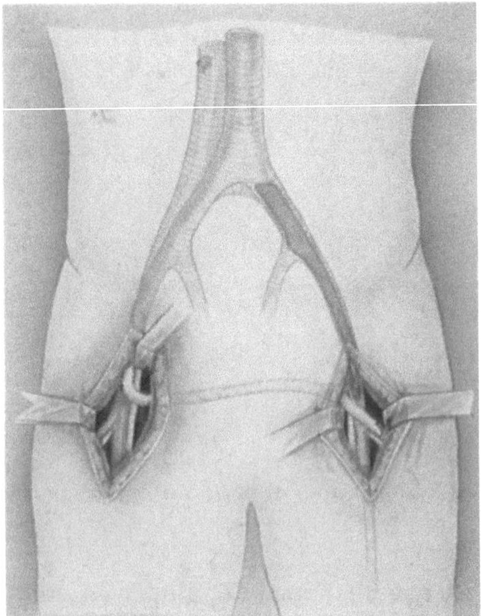

Abb. 9.5. Femorofemoraler Cross-over-Bypass

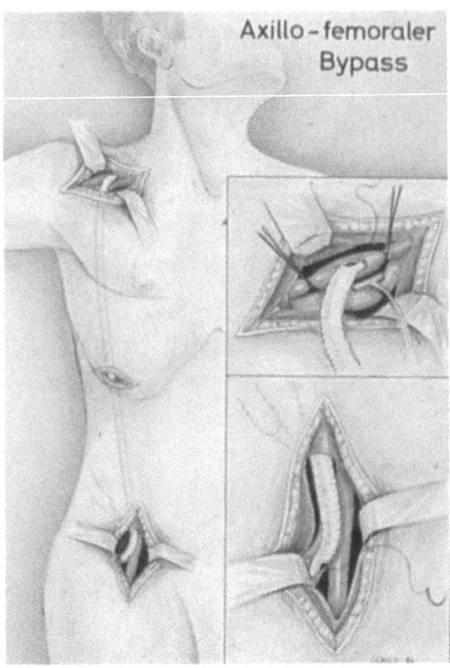

Abb. 9.6. Axillofemoraler Bypass

Wir verwenden für diese femorofemorale Umleitung entweder Dacron- oder auch PTFE-Prothesen mit einem Durchmesser von 8 mm.

Die Prothese wird auf der Spenderseite möglichst hoch angeschlossen, d.h. an der noch frei durchgängigen A. iliaca, suprapubisch subkutan zur Gegenseite geführt und am Empfängersegment am besten im Sinne einer Profundaplastik anastomosiert. Der Eingriff kann zwanglos in Regional- oder auch in Lokalanästhesie (beim Risikopatienten) vorgenommen werden.

Die Indikation zur axillofemoralen bzw. axillobifemoralen Umleitung wurde früher sehr eng gestellt, da diese Transplantate mit einer erhöhten Reverschlußrate behaftet waren. Bei der Implantation von ringverstärkten PTFE-Prothesen konnten die Ergebnisse aber deutlich verbessert werden, so daß die Indikation zur axillofemoralen Umleitung jetzt eher etwas weiter gestellt wird. Wir sind aber nach wie vor mit der Indikation zum axillofemoralen Bypass noch äußerst zurückhaltend.

Als Spenderarterie dient hierbei die A. axillaris, und die Prothese wird lateral an der Thorax- und Abdominalwand zur Femoralisgabel geführt und hier mit Verlängerung in die A. profunda femoris anastomosiert (Abb. 9.6).

9.2.2.4 Ergebnisse der operativen Therapie

In unserem eigenen Krankengut hatten wir nach Implantation einer Y-Prothese eine Letalität von 0,8% [8]. Nach 5 bzw. 10 Jahren fanden wir eine Patency von 86 bzw. 81%. Die kumulative Überlebensrate dieser Patienten betrug 76% nach 5 und 57% nach 10 Jahren.

Entscheidend für die Spätergebnisse sowohl bei uni- als auch bei bilateralen Rekonstruktionen ist eine optimale Einstromkorrektur im Profundaanschlußsegment. Vielen Patienten kann dann eine weitere periphere infrainguinale Rekonstruktion erspart werden. Auch heute werden nur noch knapp 8% der Patienten mit einem Mehretagenverschluß nach zentraler Rekonstruktion peripher rekonstruiert. In den Jahren 1976 bis 1979 betrug der Anteil nur noch 21% und in den Jahren 1966 bis 1972 betrug er immerhin 69% [8].

Falls sich bei der Kontrolluntersuchung nach zentraler Rekonstruktion noch eine signifikante Profundastenose bei nachgeschaltetem Femoralisverschluß zeigt, empfehlen wir hier vor einer weiteren peripheren infrainguinalen Rekonstruktion zunächst eine PTA dieser Profundastenose.

Die Ergebnisse der Alternativverfahren zeigen, daß die *femorofemorale Umleitung* mit einer minimalen Letalität belastet ist, d.h. von weniger als 1%. Die Durchgängigkeit in unserem Krankengut nach femorofemoraler Umleitung betrug 92% nach einem Jahr und 87% nach 6 Jahren [9, 14, 15]. Die Korrektur unilateraler Verschlußprozesse mittels *aortofemoraler Prothese* hatte in unserem Krankengut eine Letalität von 1,6% bei einer Durchgängigkeit von 73,4% nach 5 und 69,8% nach 10 Jahren [8, 9]. Der *femorofemorale Bypass* weist sogar bessere Langzeitergebnisse auf als die unilaterale Korrektur der Beckengefäßetage [15]. Nicht ganz so gut schneidet der *axillofemorale Bypass* ab. Die Letalität beträgt bei diesem Eingriff zwar ebenfalls nur etwa 1,6%, die Durchgängigkeitsraten sind aber lange nicht mit denen der femorofemoralen Umleitung vergleichbar. Nach 3 Jahren sind nur noch 68% dieser Rekonstruktionen durchgängig [16].

9.2.2.5 Renale Gefäßetage

Vielfach finden sich bei unseren Patienten Hypertoniker mit Nierenarterienstenosen. Bei Patienten mit einer isolierten Nierenarterienstenose ohne weitere wesentliche korrekturbedürftige Veränderungen der Beckengefäßetage würde man versuchen, diese Stenosen zunächst zu dilatieren. Falls eine Dilatation nicht gelingt oder vom Gefäßbefund her nicht indiziert ist, ist zur Erhaltung der Niere bzw. zur Drucksenkung eine Rekonstruktion der renalen Gefäßetage angezeigt.

Anders verfahren wir bei Patienten mit Nierenarterienstenosen und gleichzeitig korrekturbedürftigen Verschlüssen der Beckengefäßetage bzw. Aortenaneurysmen. Bei diesen Kombinationsverschlüssen empfehlen wir immer die Korrektur der Nierenarterienstenose im Zuge der Beckenarterienrekonstruktion oder Aneurysmaresektion. Diese simultane Rekonstruktion der renalen Gefäßetage ist aus unserer Sicht aber nur gerechtfertigt, wenn erhöhte Kreatininwerte auf eine Mangelperfusion der Nieren hinweisen, bzw. wenn es sich um Patienten mit einer schlecht einstellbaren renalen Hypertonie handelt [3]. Bevorzugtes Rekonstruktionsprinzip ist hier die Korrektur der Nierengefäßetage mittels transaortaler Endarteriektomie der Nierenarterie (s. Aneurysma; Abb. 9.1 und 9.7).

9.2.3 Periphere Gefäßetage

Vor Korrektur der peripheren Gefäßetage muß man sich darüber im klaren sein, daß nicht beachtete Stenosen der Beckenetage das periphere Operationsergebnis in Frage stellen bzw. zumindest negativ beeinflussen können. Somit hat die Rekonstruktion der Beckenetage Priorität vor der Korrektur der peripheren Gefäßetage.

Nur bei einem ausreichenden Run-in wird nach infrainguinaler Gefäßrekonstruktion mit einem guten Langzeitergebnis zu rechnen sein. Die Indikation zur präoperativen Dilatation der Beckenetage, auch bei noch akzeptablem Leistenpuls, sollte daher großzügig gestellt werden.

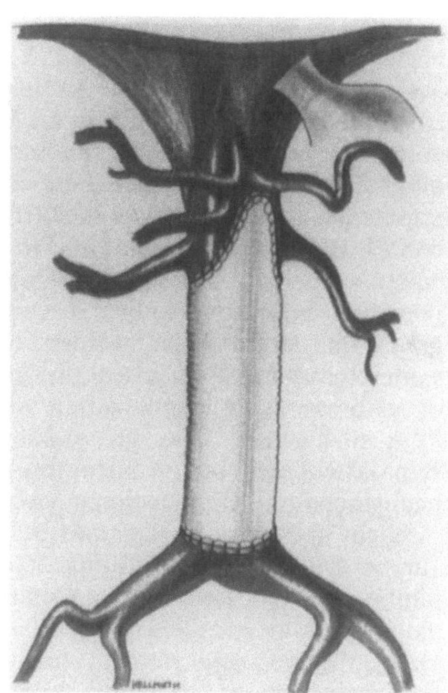

Abb. 9.7. Aortoaortale Prothese nach Resektion eines Aortenaneurysmas mit transaortaler Endarteriektomie der A. renalis

9.2.3.1 Indikation zur Operation

Wir sehen heute die Indikation zur infrainguinalen Gefäßrekonstruktion fast ausschließlich im Stadium III bis IV der AVK, d.h. bei einer amputationsgefährdeten Extremität. Nur in Ausnahmefällen sehen wir auch im Stadium IIb die Indikation zur peripheren Gefäßrekonstruktion, wenn ein ausreichender Run-in und Run-off gewährleistet ist. Im Abstrombereich sollten daher für diese Fälle zumindest 2 offene Unterschenkelarterien dokumentiert sein.

Da es sich in der Regel um langstreckige Obliterationen der A. femoralis und der A. poplitea handelt, teilweise mit Einschluß der Unterschenkelgefäßetage, muß hier differenziert operativ bzw. interventionell vorgegangen werden. Mit Sicherheit ist es nicht immer gerechtfertigt, bei Stenosen des popliteokruralen Segmentes dem Patienten lange belastende krurale Rekonstruktionen zuzumuten, die bei mangelhaftem Transplantatmaterial auch mit einer hohen Reverschlußrate belastet sind.

Vielfach ist es günstiger, den am wenigsten belastenden Eingriff zu wählen, z.B. die Korrektur der Oberschenkelgefäßetage mittels Bypass, was trotz der langstreckigen, bis in die Unterschenkeletage hineinreichenden Obliterationen häufig möglich ist. Falls sich nach einer solchen femoropoplitealen Rekonstruktion die Gefäßsituation für den Patienten nicht dramatisch bessert mit einem entsprechendem Anstieg des Dopplerindex auf über 0,5, dann kann aufgrund einer Kontrollangiographie entschieden werden, ob noch eine weitere periphere Rekonstruktion sinnvoll ist oder ob es besser ist, nachgeschaltete Stenosen mittels PTA anzugehen. Dies gilt besonders auch für Bypassstenosen im Anastomosenbereich bzw. nachgeschaltete Obliterationen (Abb. 9.8).

Nicht übersehen werden darf bei der Indikation zur Operation die A. profunda femoris. Diese ist häufig auch bei freier Beckengefäßetage am Abgang durch arteriosklerotische Plaques eingeengt. Hier sollte versucht werden, zunächst diese Profundastenosen zu dilatieren. Wenn dies nicht gelingt, wäre die Indikation zur Profundaplastik (Patcherweiterungsplastik) gegeben. Jeder Verschluß der A. femoralis superficialis zieht eine relative Profundaabgangsstenose um ca. 50% nach sich, und auch eine nur geringfügige Plaquebildung des Profundaostiums verstärkt diesen Effekt um weitere 14–20% [1].

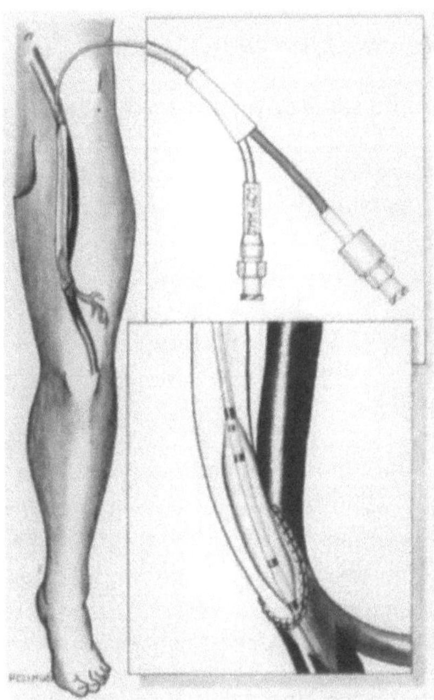

Abb. 9.8. Dilatation einer Stenose an der unteren Anastomose eines PTFE-Bypass

Eine Optimierung des Profundakreislaufs bei blockierter A. femoralis superficialis setzt daher eine langstreckige Erweiterung der A. profunda femoris voraus oder – falls technisch möglich – eine Dilatation der A. profunda. Besonders Heyden u. Vollmar haben auf die Wertigkeit der A. profunda femoris hingewiesen und immer betont, daß die Profunda auch in die zentrale Korrektur der Beckenetage miteinbezogen werden muß [4].

9.2.3.2 Operative Technik

Von der Endarteriektomie eines Femoralis- oder Popliteaverschlusses ist man weitgehend abgekommen. Heute dominiert die Korrektur dieser Verschlüsse durch autologe V. saphena magna oder mittels alloplastischen Materials (Dacron, PTFE).

Voraussetzung für die Umgehung eines femoropoplitealen/kruralen Verschlußprozesses durch die körpereigene Vene ist eine brauchbare V. saphena magna. Nach unseren Erfahrungen sollte sie einen Mindestdurchmesser von 4 mm haben, da sich bei einem geringeren Durchmesser der Bypass in einem hohen Prozentsatz sofort wieder verschließt.

Als alloplastisches Material haben sich heute PTFE-Prothesen von 6 mm Durchmesser durchgesetzt, obwohl vereinzelt auch noch 8-mm-Dacronprothesen in femoropoplitealer Position implantiert werden. Des weiteren können biologische Materialien (Nabelschnurvenen, Kollagenprothesen) implantiert werden. Diese Transplantate haben jedoch im Spätverlauf den Nachteil der Biodegeneration mit der Ausbildung von Anastomosen- oder Bypassaneurysmen und konsekutivem Verschluß.

Da Kunststoffprothesen – wenn sie gelenküberbrückend implantiert werden – mit einer erhöhten Reverschlußrat behaftet sind, kommt die primäre Implantation von Kunststoffprothesen nur in Positionen oberhalb des Kniegelenks in Frage (Abb. 9.9). Bei Rekonstruktionen auf das Popliteasegment III bzw. die Unterschenkelarterie sollte bei nicht verfügbarer V. saphena magna entweder eine ringverstärkte Prothese implantiert werden bzw. biologische Materialien (Umbilikalvene oder Kollagenprothese) (Abb. 9.10).

Des weiteren haben sich sog. kombinierte Transplantate (Compositegrafts) bewährt, wenn kniegelenküberschreitend rekonstruiert werden muß. Hierfür wird für den zentralen Abschnitt bis zum Popliteasegment I eine Kunststoffprothese eingesetzt, die End-zu-End mit einem Saphena-

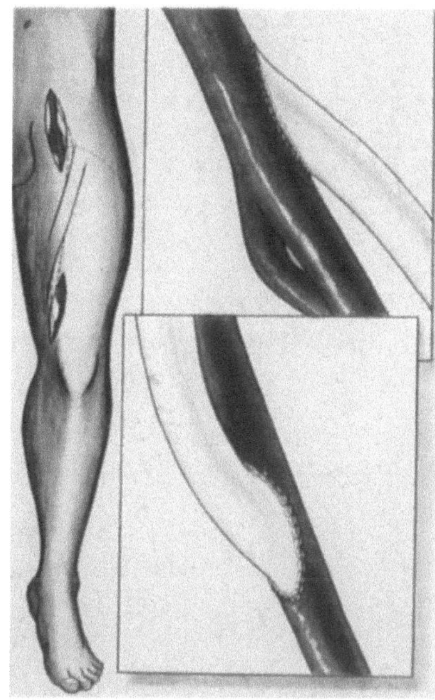

Abb. 9.9. Femoropoplitealer Bypass mit PTFE

segment anastomosiert ist. Dieses Saphenasegment wird für die gelenküberbrückende Rekonstruktion verwendet.

Bei schlechter Ausflußsituation (z.B. partieller Verschluß des Arcus plantaris) wird vielfach die

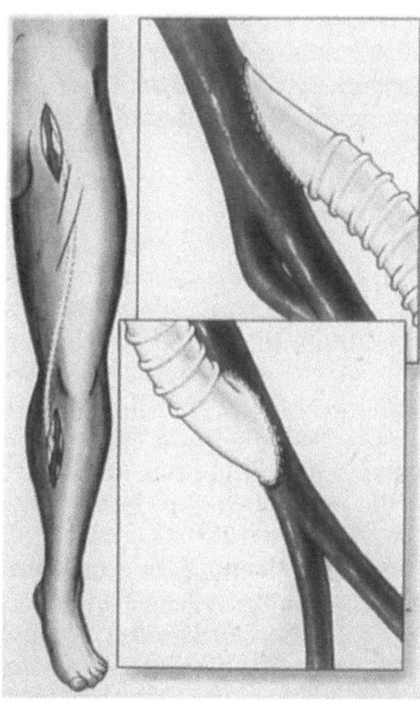

Abb. 9.10. Femoropoplitealer Bypass auf Popliteasegment III mit ringverstärkter PTFE-Prothese

zusätzliche Anlage einer arteriovenösen Fistel in Höhe oder peripher der distalen Anastomose empfohlen. Man glaubt hiermit die Durchflußgröße und damit die Durchgängigkeit der langen Transplantate zu verbessern.

Langstreckige Rekonstruktionen von der Leiste bis in Knöchelhöhe oder auf die A. dorsalis pedis sind technisch möglich, jedoch limitiert durch unzureichendes autologes Transplantatmaterial. Vielfach ist in dieser vollen Länge die V. saphena nicht verfügbar, so daß ringverstärkte PTFE-Prothese oder biologische Materialien zum Einsatz kommen müssen. In einzelnen Fällen kann man jedoch auf diese krurale Rekonstruktion verzichten, wenn sich angiographisch bei einem Femoralisverschluß und Obliteration des popliteokruralen Segmentes ein isoliertes Popliteasegment zeigt (Abb. 9.11). Diese isolierten Popliteasegmente drainieren über ihre Kollateralen sehr gut in die Unterschenkeletage und haben bezüglich der Öffnungsraten ein besseres Langzeitergebnis als die direkte Rekonstruktion auf der Ebene mittlerer oder distaler Unterschenkel im Sinne einer kruralen Rekonstruktion. Bevorzugtes Material für diese Rekonstruktionen eines isolierten Popliteasegmentes ist eine 6-mm-PTFE-Prothese.

9.2.3.3 Ergebnisse der operativen Therapie

Die Ergebnisse der peripheren Gefäßrekonstruktionen sind abhängig vom Stadium der AVK, dem Abstrom in die Unterschenkeletage und dem verwendeten Transplantatmaterial. Von den Risikofaktoren hat primär nur der Diabetes einen entsprechenden Einfluß auf das Spätergebnis [12].

Die Letalität der infrainguinalen Rekonstruktion ist minimal und liegt unter 1%, insbesondere dann, wenn die Operation in Spinal- oder Periduralanästhesie vorgenommen wird.

Der autologe V.-saphena-magna-Bypass hat gemäß einer Sammelstatistik von Mehta nach 3 Jahren eine Durchgängigkeit von 72% und nach 5 Jahren von 65% [6]. In unserem eigenen Krankengut fanden wir bei Rekonstruktionen mit autologer V. saphena magna oberhalb des Kniegelenks eine Durchgängigkeit von 66% nach 3 Jahren und 50% nach 5 Jahren.

Bei Rekonstruktionen mit einer PTFE-Prothese betrug die Durchgängigkeit bei Rekonstruktionen oberhalb des Kniegelenks nach 3 Jahren 64%, 5 Jahren 52% und 10 Jahren 37%; unterhalb des Kniegelenks betrug sie nach 3 Jahren 40%, nach 5 Jahren 32% und nach 8 Jahren 27% [10]. Wesent-

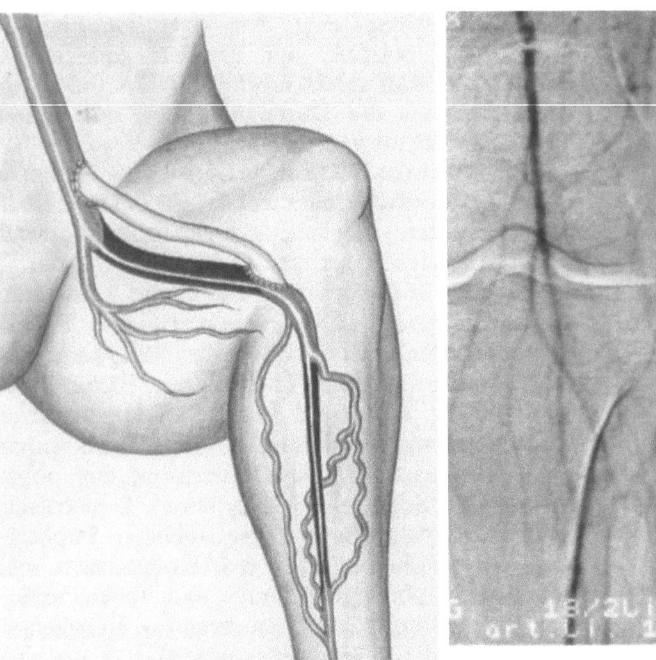

Abb. 9.11a,b. Isolierte Popliteasegmente

lich schlechtere Ergebnisse waren mit der PTFE-Prothese bei den rein kruralen Rekonstruktionen zu verzeichnen mit einer Durchgängigkeit von 37% nach 3 Jahren und nur 28% nach 5 Jahren.

Der Prothesen-Venen-Kombinationsbypass zeigte nach 3 Jahren noch eine Durchgängigkeit von 57% und nach 5 Jahren von 53% bei Rekonstruktionen auf das Popliteasegment III.

Eine Analyse unserer PTFE-Rekonstruktionen zeigte eine deutliche Abhängigkeit des Spätergebnisses vom präoperativen Stadium und vom Run-off [10].

Bei Rekonstruktionen oberhalb des Kniegelenks bei Patienten mit Claudicatio intermittens (Stadium II) betrug die Durchgängigkeit noch 63, 53 und 42% nach 5, 8 und 10 Jahren. Bei Rekonstruktionen zur Erhaltung der Extremität betrug die Durchgängigkeit jedoch nur noch 49% nach 5 Jahren und 34% nach 8 Jahren [10]. In Abhängigkeit vom Run-off betrug die Durchgängigkeit nach 5 bzw. 8 Jahren 59 bzw. 49% bei einem Abstrom über 2–3 offene Unterschenkelgefäße, jedoch nur 51 bzw. 48% bei einem Run-off über nur ein offenes Unterschenkelgefäß. Die Extremität konnte bei Rekonstruktionen mit PTFE oberhalb des Kniegelenks nach 5 Jahren noch in 82%, 8 Jahren in 78% und 10 Jahren in 74% erhalten werden.

Bei unseren Patienten, die mit einer PTFE-Prothese rekonstruiert wurden, zeigt sich ganz deutlich, daß die Amputationsrate abhängig war vom präoperativen Stadium und vom Run-off in die Unterschenkeletage. Patienten, die wegen einer Claudicatio intermittens operiert wurden, hatten nach 5 Jahren eine Amputationsrate von 10%, bei Patienten, die im Stadium IV operiert wurden, betrug die Amputationsrate jedoch nach 5 Jahren 31% [10].

Besonders gute Ergebnisse erzielten wir mit der Rekonstruktion auf ein isoliertes Popliteasegment, wenn man die Ergebnisse mit denen der rein kruralen Rekonstruktion vergleicht: So fanden wir bei der kruralen Rekonstruktion eine primäre Verschlußrate von 16% im Gegensatz von nur 6% bei der Rekonstruktion eines isolierten Popliteasegmentes. Nach 5 Jahren waren noch 53% unserer Rekonstruktionen auf ein isoliertes Popliteasegment funktionstüchtig [11].

Biologische Materialien wie die Umbilikalvene bzw. Kollagenprothese sind im Spätverlauf limitiert durch ihre Neigung zu Aneurysmen mit konsekutivem thrombotischem Verschluß. In unserem eigenen Patientengut hatten wir jedoch gute Langzeitergebnisse mit der Umbilikalvene: Nach 6 Jahren waren noch 46,7% funktionstüchtig, bei den Kollagenprothesen jedoch nur 42,4% nach 4 Jahren.

9.2.4 Aortenaneurysmen

Seit dem 2. Weltkrieg ist eine absolute Zunahme der Bauchaortenaneurysmen zu verzeichnen; etwa 2% der Bevölkerung entwickeln im Laufe ihres Lebens ein Aortenaneurysma. Vor allem die allgemeine Verbreitung nicht- bzw. halbinvasiver Untersuchungsmethoden wie Sonographie, CT und DSA haben zu einer häufigeren Diagnosestellung geführt.

9.2.4.1 Indikation zur Operation

Eine konservative Behandlung des Aortenaneurysmas gibt es nicht, und im Spontanverlauf ist mit einer in Abhängigkeit von der Größe des Aneurysmas doch sehr unterschiedlichen Rupturgefahr pro Jahr zu rechnen. Daher sollte bis auf einige Ausnahmen jedem Patienten mit einem abdominellen Aortenaneurysma die elektive Operation empfohlen werden. Die Rupturgefahr eines Aortenaneurysmas ist abhängig von der Größe des Aneurysmas und beträgt etwa 5% bei einem Durchmesser von weniger als 5 cm. Aneurysmen mit einem Durchmesser von mehr als 6 cm haben ein Rupturrisiko von etwa 16% pro Jahr [17], mit einem Durchmesser von mehr als 7 cm 76%.

Die Zahlen dokumentieren, daß das Risiko der Ruptur mit der Größe des Aneurysmas zunimmt und daß kleinere Aneurysmen mit einem Durchmesser von weniger als 4 cm seltener rupturieren. Wir selbst haben aber gesehen, daß auch bei kleineren Aneurysmen mit einer Ruptur zu rechnen ist und daß es sogar zu einer peripheren Embolisation aus solchen Aneurysmen kommen kann. Damit besteht aus unserer Sicht auch die Indikation zur Aneurysmaresektion im Sinne einer Beseitigung der Emboliequelle.

Konservative, nichtresektive Maßnahmen haben keinen Platz in der Therapie des abdominellen Aortenaneurysmas. Abzulehnen sind – wie in der Literatur empfohlen – die beidseitige Ligatur der A. femoralis zur Ausschaltung des Aneurysmas, das intraluminale Tubing mit einer vom Radiologen allein implantierbaren Prothese oder die Thrombosierung des Aneurysmas durch das Einbringen von Metalldrähten [5]. Diese Maßnahmen sind abzulehnen, da im Spätverlauf nach diesen Eingriffen mit einer Aneurysmarupturquote von 20% und einer Sterblichkeit von 34% zu rechnen ist.

Die Aneurysmachirurgie ist heute so standardisiert, daß auch älteren und Risikopatienten die Operation mit einem minimalen Risiko zuzumuten ist. Insbesondere das perioperative Monitoring, die intraoperative Autotransfusion mittels Cell saver und die postoperative intensivmedizinische Überwachung haben zu einer drastischen, signifikanten Reduzierung von Morbidität und Mortalität geführt.

In jedem Falle ist der Patient mit einem abdominellen Aortenaneurysma einem Gefäßchirurgen mit entsprechender Erfahrung vorzustellen und zu überlegen, welches Risiko die Resektion des Aneurysmas mit sich bringen könnte.

Im Einzelfall ist auch gerechtfertigt, daß der Patient regelmäßig sonographisch und mittels CT verlaufskontrolliert wird, um eine bedrohliche Größenzunahme und evtl. Dissektion rechtzeitig zu erkennen. Die Patienten müssen auch hier wieder regelmäßig dem Gefäßchirurgen vorgestellt werden.

Das rupturierte Aortenaneurysma stellt in jedem Falle eine Indikation zum operativen Vorgehen dar, da der Patient nur durch die Operation eine Chance hat, die Ruptur zu überleben. Die Indikation zum operativen Vorgehen beim thorakalen bzw. thorakoabdominellen Aneurysma hängt ab von der Ausdehnung des Befundes, vom Alter und vom Allgemeinzustand des Patienten. Sicherlich ist im Einzelfall noch eine gewisse Zurückhaltung gerechtfertigt, obwohl in den nächsten Jahren mit zunehmender Erfahrung die Indikation zum operativen und minimal-invasiven Vorgehen großzügiger gestellt werden wird.

Kleine isolierte thorakale Aneurysmen, die sich zwanglos von links thorakal entwickeln lassen, können auch heute beim älteren Patienten operativ mit einem geringen Risiko angegangen werden.

Die Indikation zur Operation eines thorakalen bzw. eine thorakoabdominellen Aneurysmas muß mit Sicherheit in Absprache zwischen Internisten, Anästhesisten und Gefäßchirurgen erfolgen.

9.2.4.2 Operationstechnik

Methode der Wahl ist heute die Resektion des aneurysmatischen Aortenabschnitts und die Wiederherstellung der arteriellen Strombahn durch Implantation einer Gefäßprothese nach der sog. Inlay-Technik.

Im Gegensatz zu früher hat sich die Interposition einer geraden Kunststoffprothese in aortoaortaler Position (sog. Tubing) durchgesetzt (s. Abb. 9.7). Nur in seltenen Fällen, d.h. bei nachgeschalteten erheblichen Stenosen der Beckengefäßetage bzw. nachgeschalteten Aneurysmen wird eine aortobiliakale bzw. aortobifemorale Prothese implantiert. Bei unseren Patienten beträgt die Frequenz der implantierten Rohrprothesen knapp 80%. Hierdurch konnte die perioperative Morbidität und Mortalität signifikant gesenkt werden. Der in unserem Patientengut relativ hohe Anteil der geraden Prothesen in aortaler Position erklärt sich auch damit, daß wir perioperativ, d.h. vor oder auch nach der Aortenaneurysmaresektion nachgeschaltete Stenosen der Beckenachse von unserer radiologischen Abteilung dilatieren lassen. Das Risiko des Eingriffs wird damit minimiert, da die Clamping- und die Operationszeit durch das Tubing drastisch reduziert werden.

Nierenarterienstenosen werden – zur Erhaltung der Niere – in derselben Sitzung durch transaortale Endarteriektomie mitkorrigiert (s. Abb. 9.1 und 9.2).

Isolierte thorakale Aneurysmen erfordern einen transthorakalen, thorakoabdominelle Aneurysmen einen thorakoabdominellen Zugang. Die Korrektur erfolgt durch Implantation einer Rohrprothese (Tubing). In diese Stammprothese werden dann die wesentlichen Interkostal- und Viszeralarterien reimplantiert.

Als prothetisches Material verwenden wir beschichtete Dacronprothesen mit einem Durchmesser von 26–30 mm an der thorakalen Aorta und Prothesen von 20–26 mm an der infra- bzw. supraaortalen Aorta.

9.2.4.3 Ergebnisse der Operation

Die Standardisierung des Operationsverfahrens, das perioperative Monitoring und die intensivmedizinische Nachbetreuung haben in den letzten Jahren zu einer signifikanten Reduzierung von Morbidität und Mortalität geführt. Die Letalität des elektiven Eingriffs beim infrarenalen Aortenaneurysma liegt heute zwischen 2 und 4%, bei Aneurysmen der suprarenalen Aorta bei 10–20% [19]. Im Stadium der gedeckten oder freien Ruptur liegt die Sterblichkeit zwischen 34 und 75% [19].

Wir hatten in unserem eigenen Patientengut beim infrarenalen Aortenaneurysma eine Letalität von 1,8% bei der elektiven Resektion, von 24% bei der gedeckten Ruptur und von den Patienten, die im Stadium der freien Ruptur operiert wurden, starben 55,5%.

Analysiert man diese Sterblichkeitsziffern nach Altersgruppen und Indikation, so zeigt sich, daß bei unseren Patienten von den elektiv operierten über 75jährigen Patienten keiner starb [13]. Werden die Patienten jedoch ohne Vorbereitung notfallmäßig operiert (symptomatische Aneurysmen), so erhöht sich die Letalität auf nahezu 43% bei den über 75jährigen. Im Stadium der Ruptur (gedeckte oder freie Perforation) starben von den über 75jährigen 76,2%. Diese Zahlen dokumentieren eindeutig, daß das Alter per se keine Kontraindikation zur elektiven Operation bedeutet. Kommen die Patienten jedoch im Stadium der Ruptur zur Operation oder handelt es sich um Patienten mit einem symptomatischen Aneurysma, die notfallmäßig operiert werden müssen, dann kommt es zu einem eklatanten Anstieg der perioperativen Morbidität und Mortalität.

Thorakale bzw. thorakoabdominelle Aneurysmen haben aufgrund der Ausdehnung des Prozesses naturgemäß eine höhere Letalität. Zunehmende operative Erfahrung spricht aber auch dafür, daß diese Aneurysmen auch beim älteren Patienten in Zukunft aggressiver angegangen werden sollten [2, 18].

In jedem Falle ist bei Patienten, die an einem Aortenaneurysma operiert wurden, eine regelmäßige sorgfältige Nachkontrolle mit Ultraschall und CT notwendig, um im Spätverlauf weitere Aneurysmen rechtzeitig zu diagnostizieren. Nahtaneurysmen im Anastomosenbereich werden dagegen selten beobachtet.

Literatur

1. Berguer R, Higgins RF, Cotton LT (1975) Geometry blood flow and reconstruktion of the deep femoral artery. Am J Surg 130:68–71
2. Crawford ES, Crawford JL, Safi HJ et al (1986) Thoracoabdominal aortic aneurysms: preoperative and intraoperative factors determining immediate and long-term results of operations in 605 patients. J Vasc Surg 3:389
3. Dean RH, Kimberley JH (1991) Prophylactic renal revascularization: has it a role? In: Veith FJ (ed) Current critical problems in vascular surgery, vol 3. Quality Medical Publ, St. Louis
4. Heyden B, Vollmar J, Voss FU (1979) Therapiekontrolle bei Zweietagenverschlüssen (aorto-iliakal und femoro-popliteal). Zentralbl Chir 104:519
5. Lynch K, Kohler T, Johansen K (1986) Nonresective therapy for aortic aneurysm: results of a survey. J Vasc Surg 4:469
6. Mehta S (1980) A statistical summary of the results of femoropopliteal bypass surgery. Gore, Newark
7. Raithel D (1984) Die Belastbarkeit des Patienten in der Gefäßchirurgie. Langenbecks Arch Chir 364:177
8. Raithel D (1987) Operative Therapie bei Beckenarterienverschlüssen. In: Trübestein G (Hrsg) Therapie der arteriellen Verschlußkrankheit. Zuckschwerdt, München, Bern, Wien, San Francisco
9. Raithel D (1990) Gefäßchirurgie im Alter. In: Platt D, Voßschulte K, Fahlbusch R (Hrsg) Handbuch der Gerontologie, Bd 4/1. Fischer, Stuttgart, New York, S 344 ff
10. Raithel D (1991) Role of PTFE grafts in infrainguinal arterial reconstructions: a 10-year experience. In:

Veith FJ (ed) Current critical problems in vascular surgery, vol 3. Quality Medical Publ St. Louis, pp 66 ff
11. Raithel D (1991) Femoro-crurale Arterienverschlüsse. In: Hepp W, Palenker J (Hrsg) Femoro-krurale Arterienverschlüsse. Steinkopff, Darmstadt
12. Raithel D, Franke F, Gall FP (1983) Spezielle Probleme der Revascularisation bei Diabetikern im Bereich des Unterschenkels. Therapiewoche 33:2269
13. Raithel D, Noppeney T, Kasprzak P (1987) Das abdominelle Aortenaneurysma im hohen Lebensalter - Operation, Therapie der Wahl? Med Welt 38:931
14. Schweiger H, Raither D, Franke F (1984) Die quere femoro-femorale Umleitung beim unilateralen Beckenarterienverschluß. Angio 6:55
15. Schweiger H, Raithel D (1984) Der femoro-femorale Bypass beim einseitigen Backenarterienverschluß: Alternative oder Verfahren der Wahl? VASA 13:147
16. Taylor LM, Hamre D, Moneta GL, Yeager RA, Porter JM (1991) Axillobifemoral bypass. In: Veith FJ (eds) Current critical problems in vascular surgery, vol 3. Quality Medical Publ, St. Louis
17. Thompson JE, Garrett WV, Patman RD, Talkington CM, Williams SJ (1982) Elective surgery for abdominal aortic aneurysm. In: Bergan JJ, Yao JS (eds) Aneurysms. Diagnosis and treatment. Grune & Stratton, New York, London, Paris, p 287
18. Tribble CG, Christie AM, Kron IL (1987) Repair of thoracic aortic aneurysms in the elderly: are shunts necessary? J Vasc Surg 6:553
19. Vollmar J (1982) Rekonstruktive Chirurgie der Arterien. Thieme, Stuttgart New York

9.3 Thrombolyse

T. Heimig und M. Martin

9.3.1 Therapeutisches Prinzip

Die systemische Thrombolyse (Fibrinolyse) als lumeneröffnende Therapie findet ihren Einsatz sowohl bei akuten als auch bei chronischen Arterienverschlüssen. Die Chance der Behandlung besteht darin, das Fibrin nichtorganisierter Thromben durch Plasmin anzugreifen. Seit den 60er Jahren ist bekannt, daß die Organisation der Thromben, besonders im Aorta-Iliaca-Gebiet, häufig langsam erfolgt und daher auch Okklusionen nach Monaten noch lysierbar sind. 1968 konnten 3 Arbeitsgruppen über erfolgreiche Lysen älterer arterieller Thrombosen berichten [1, 3, 19].

Das therapeutische Prinzip beruht darauf, mit proteolytischen Enzymen (Kinasen) das Fibringerüst eines Thrombus abzubauen. Die bekanntesten Fibrinolytika sind Streptokinase und Urokinase. Beide Substanzen wirken als Enzyme und Aktivatoren des fibrinolytischen Systems. Streptokinase bildet mit Plasminogen einen Aktivator, der Plasminogen zu Plasmin unwandelt, während Urokinase direkt eine Umwandlung von Plasminogen in Plasmin herbeiführt. Streptokinase ist ein Bakterienenzym und besitzt Antigenität, Urokinase ist ein körpereigenes Enzym. Eine relativ neue fibrinolytische Substanz ist der gentechnisch hergestellte „recombinant tissue plasminogen activator“ (rt-PA). Der Gewebeaktivator wirkt ähnlich wie Urokinase direkt auf Plasminogen (ohne Bildung eines Aktivatorkomplexes). Er unterscheidet sich jedoch durch eine größere Fibrinspezifität, d. h. rt-PA wirkt vornehmlich in Anwesenheit von Fibrin.

9.3.2 Indikationen

9.3.2.1 Akuter Verschluß einer Extremitätenarterie

Die systemische Fibrinolyse mit Streptokinase und Urokinase besitzt gute Erfolgschancen bei embolischen wie auch akuten thrombotischen Arterienverschlüssen. Die Embolien mit kardialem Ursprung stellen hierbei jedoch eine Kontraindikation für die Thrombolyse dar. Als Methode der Wahl ist die Thrombolyse anzusehen, wenn es sich um femoropopliteale Verschlüsse mit drohendem Verlust der Extremität handelt und bei wenig guten Erfolgsaussichten für eine gefäßchirurgische Intervention. Auch die akuten Verschlüsse mit relativ guter Prognose stellen häufig eine gute Indikation für die systemische Lysebehandlung dar [16].

9.3.2.2 Chronischer Verschluß einer Extremitätenarterie

Zum Verständnis der Lysierbarkeit älterer arterieller Obstruktionen sind im folgenden die zum Verschluß führenden Vorgänge kurz zusammengefaßt. Zuerst entstehen arteriosklerotische Veränderungen der Intima (Invasion glatter Muskelzellen, lipidhaltige oder bindegewebige Schwellpolster, Ulzerationen), auf die sich in einem 2. Schritt Fibrin und Thrombusmaterial ablagern. Zuletzt erfolgt die Organisation der an der arteriosklerotischen Wand abgelagerten Gerinnselbestandteile. Die Geschwindigkeit der Thrombusorganisation in arteriosklerotisch vorgeschädigten Gefäßen verläuft verlangsamt oder ist überhaupt nicht vorhanden [14]. Die im 2. Schritt entstehenden thrombotischen Einengungen des Arteriensegments stellen sich im Angiogramm „krümelig“ und „verrukös“ dar und können wegen ihrer guten Lysierbarkeit als L-Stenosen

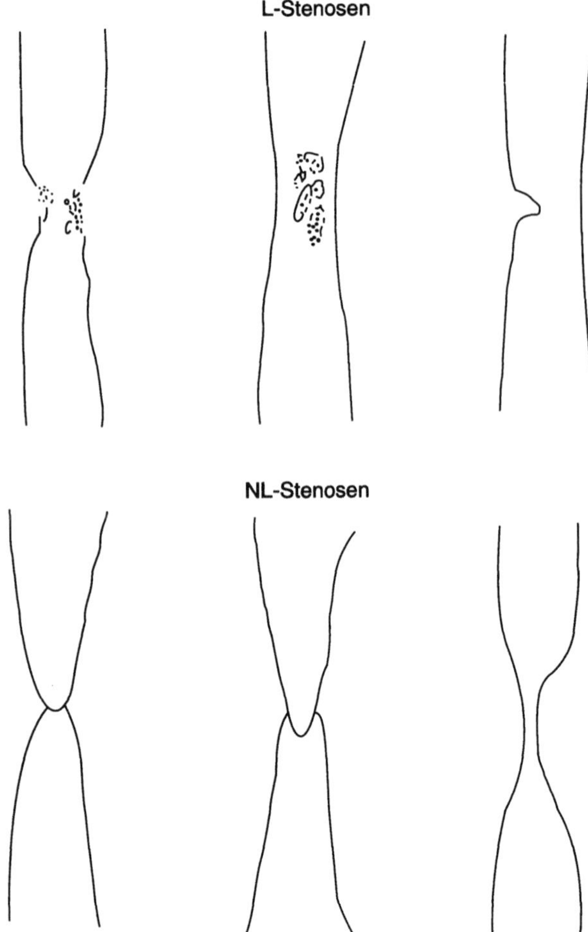

Abb. 9.12. Schematische Darstellung von L-Stenosen (vorwiegend aus Abscheidungsthrombusmaterial aufgebaut, lysefähig) und NL-Stenosen (bindegewebige Einengungen, nicht lysefähig). L-Stenosen sind durch krümelig verruköse oder zapfenförmige, kurzstreckige Einengungen in relativ weiten Gefäßen charakterisiert. NL-Stenosen besitzen im Angiogramm glatte, stromlinienförmige oder sanduhrförmige Konturen

bezeichnet werden. Andere Stenosen mit einer charakteristischen glatten, sanduhrförmigen Struktur beinhalten bindegewebiges Organisationsmaterial und sind nicht lysierbar. Sie werden als NL-Stenosen bezeichnet (Abb. 9.12) [10]. Die arterielle Thrombose entsteht, wenn die Abscheidungsthromben im Zentrum der sklerotischen Arterie Kontakt aufnehmen und sich proximal und distal der ehemaligen Stenose je ein Gerinnungsthrombus bildet.

9.3.3 Kurzzeitlyse

9.3.3.1 Durchführung der ultrahohen Kurzzeitlyse mit Streptokinase (UHSK)

Martin hat 1983 erstmals über die Kurzzeitlyse mit einer ultrahohen Streptokinasedosierung berichtet [12]. Diese Technik hat sich seitdem bewährt und das konventionelle Streptokinasedosierungsschema weitgehend abgelöst.

Zwischen Arteriographie (Kathether- oder Nadelangiographie) und Thrombolyse sollten mindestens 7 Tage liegen. Die intravenöse digitale Subtraktionsangiographie kann am selben Tag wie die Lyse durchgeführt werden.

Die Streptokinaseinfusion erfolgt am liegenden Patienten. An beiden Unterarmen wird je eine Vene mit einer Verweilkanüle punktiert (Vigo 21 gg.).

Es werden insgesamt 9 Mio. IE Streptokinase über 6 h (1,5 Mio. IE/h) gegeben. Wegen des relativ hohen und antikoagulatorisch wirksamen Fibrinspaltprodukttiters kann nach der 1. UHSK-Serie auf Heparin verzichtet werden (Abb. 9.13).

Am Morgen nach der 1. UHSK-Serie erfolgt eine klinische angiologische Untersuchung mit Ultraschalldopplerkontrolle. Wenn sich kein Hinweis auf eine Rekanalisierung ergibt, werden in einer 2. Behandlungsserie erneut 9 Mio. IE Streptokinase über 6 h infundiert. Nach Abschluß der Streptokinaseinfusion folgt die kontinuierliche Gabe von Heparin. Die aPTT (entnommen an dem Arm, an dem die Infusion nicht einläuft) sollte 60 s betragen. Die angiographische Kontrolle kann am folgenden Tag durchgeführt werden. Im Falle einer Lumeneröffnung bzw. Stenoseweitung wird einen Tag später mit 300 mg Azetylsalizylsäure täglich fortgefahren. Frühreaktionen wie Flush, Dyspnoe oder Rückenschmerzen treten bei 30% der Patienten während der ersten 10 min

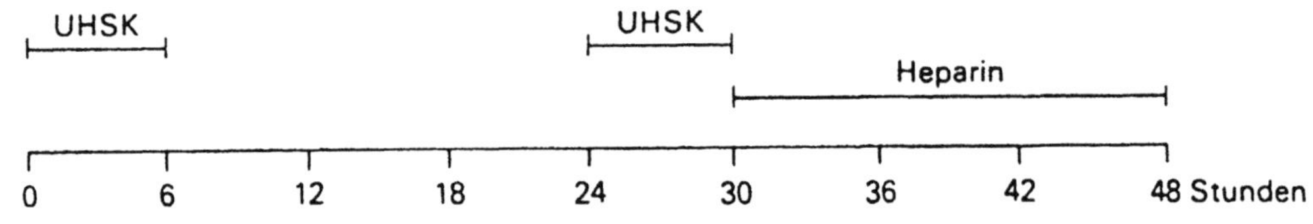

Abb. 9.13. Dosierungsrichtlinie der UHSK (Nach Martin 1982 [9])

Laufzeit der Infusion auf. Die Infusion wird dann bis zum Abklingen der Beschwerden gestoppt. Auf die Gabe von Steroiden kann man verzichten.

Temperaturerhöhungen können zu jedem Zeitpunkt einer Streptokinaseinfusionsbehandlung auftreten und sprechen gut auf Metamizol-Natrium (Novalgin) an.

9.3.3.2 Durchführung der konventionellen Lyse mit Urokinase (UK)

Initial werden 600 000 IE Urokinase in 20 min mit einem Perfusor infundiert. Die Erhaltungsdosis beträgt 100 000 IE/h. Die antikoagulatorische Wirkung der Urokinase ist auch während der ersten 24 h gering, so daß sofort mit der zusätzlichen Heparininfusion begonnen wird. Die PTT sollte unter dieser Therapie 60 s betragen. Täglich erfolgt eine klinische angiologische Untersuchung. Wenn das Strombahnhindernis beseitigt worden ist, wird die Urokinaseinfusion beendet. Die Arteriographie kann am folgenden Tag durchgeführt werden. Mit Frühreaktionen oder allergischen Komplikationen ist bei der Urokinasebehandlung nicht zu rechnen.

9.3.3.3 Durchführung der ultrahohen Kurzzeitlyse mit Urokinase (UHUK)

Seit 1989 hat die ultrahohe Urokinasebehandlung Einzug in die Therapie arterieller Obstruktionen gefunden [13]. Die Lyse wird durchgeführt, indem 9 Mio. IE Urokinase in 6 h (1,5 Mio. IE/h) intravenös infundiert werden. Im Anschluß an die Urokinaseinfusion wird Heparin kontinuierlich mittels Perfusor gegeben und die aPTT auf 60 s eingestellt. Am folgenden Tag kann eine 2. UHUK-Serie gegeben werden. Während der Urokinaseinfusion wird Heparin abgestellt und nach Beendingung der UHUK wieder gegeben, entsprechend dem Vorgehen nach der 1. Serie. Die Arteriographie erfolgt am Tag nach der letzten UHUK. Zur Nachbehandlung werden 300 mg Azetylsalizylsäure pro Tag gegeben.

9.3.3.4 Durchführung der Lyseblocktechnik (LBT)

Mit Hilfe der retrograden Venenperfusion kann eine lokal wirksame Thrombolyse von subakuten Verschlüssen der Unterschenkelarterien erzielt werden [15, 17]. Erste Erfahrungen mit dem Gewebeplasminogenaktivator (rt-PA) liegen vor [5]. Die Lyseblocktechnik (LBT) wird wie folgt durchgeführt: Am distalen Oberschenkel wird eine doppelkammerige Manschette (Fa. Ulrich, Ulm) angebracht. Darauf folgt die Punktion einer Fußrückenvene mit einer Verweilkanüle (Vigo 21 gg). Nach Erzielen einer relativen Blutleere im Unterschenkel durch 20 minütige Hochlagerung des Beines wird die Manschette rasch auf 500 mmHg aufgepumpt. Unter der arteriellen Sperre werden 50 ml Meaverin 1% mit 5000 IE Heparin sowie 20 mg rt-PA als langsamer Bolus in die Fußrückenvene injiziert. Nach 1 h wird die Sperre langsam gelöst. Anschließend wird Heparin kontinuierlich über eine Armvene infundiert. Die PTT sollte 60 s betragen. Das Therapieergebnis wird klinisch, dopplersonographisch und oszillographisch kontrolliert.

Am folgenden Tag kann die LBT wiederholt werden. Die Arteriographie erfolgt am Tag nach der letzten LBT. Als Nachbehandlung werden 300 mg Azetylsalizylsäure pro Tag verabreicht.

9.3.4 Ergebnisse

9.3.4.1 Ergebnisse der ultrahohen Kurzzeitlyse mit Streptokinase (UHSK)

Bereits 1988 konnte gezeigt werden, daß die Anwendung des UHSK-Schemas zu Ergebnissen führt, die mit denen der konventionellen Dosierung von Streptokinase vergleichbar sind [9, 10]. Besonders günstige Ergebnisse ließen sich bei bis zu 3 Monate alten Iliakaverschlüssen und in der Gruppe der bis zu 6 Wochen alten Femoralisverschlüsse bei Vorliegen von 2 oder 3 offenen Unterschenkelarterien erzielen (Tabelle 9.2). Durch eine im Anschluß an die UHSK durchgeführte Katheterdilatation (PTA) konnten

Tabelle 9.2. Vergleich zwischen konventioneller Streptokinasebehandlung und UHSK-PTA-Behandlung

	SK konventionell [%]	UHSK allein [%]	UHSK + PTA [%]
Stenoseweitung A. iliaca	53–59	48	79
Stenoseweitung A. femoralis	20	43	70
Beseitigung Iliakaverschluß, (bis 3 Monate alt)	54	65	67
Beseitigung Femoralisverschluß (bis 6 Wochen alt)	48	61	61

die Ergebnisse weiter verbessert werden. Die unter diesen Bedingungen erzielten Eröffnungsraten waren wie folgt:

- Aortaverschluß 67%,
- Iliakaverschluß 65%,
- Femoralisverschluß 56%,
- Iliakastenose 86%,
- Iliakaverschluß 60%.

In einer kürzlich publizierten Arbeit konnten bei 14 Patienten in 86% Verschlüsse der Aorta oder Beckenarterien mit UHSK eröffnet werden [20]. Die Langzeitprognose der thrombolytisch eröffneten Arteriensegmente ist gut. Dies gilt insbesondere für den Aorta-Iliaca-Abschnitt, der eine geringe Tendenz zum Reverschluß aufweist, selbst wenn Reststenosen nach der Lyse verblieben [18]. Erfolgreich lysierte Iliakastenosen rezidivierten weit häufiger, wenn keine Antikoagulanzienprophylaxe durchgeführt wurde [8].

Bei insgesamt 585 UHSK-Behandlungen traten 5 (0,86%) Gehirnblutungen auf [11]. Drei dieser Blutungen wurden überlebt, 2 Blutungen führten direkt zum Tode; nur 2 Patienten waren älter als 65 Jahre.

Bei den Patienten, die nur 2 UHSK-Serien an 2 aufeinanderfolgenden Tagen erhielten, traten zerebrale Blutungen zu 0,55% auf. Ein großes Patientenkollektiv, das mit Streptokinase in konventioneller Dosierung (100 000 IE/h) behandelt wurde, wies bleibende zerebrale Schädigungen durch Blutungen in 2% der Fälle auf [9].

Unter UHSK traten 2 Leberkapselblutungen auf. Blutungen aus dem Gastrointestinal- oder Urogenitaltrakt waren selten bedrohlich. Sie führten jedoch zum Abbruch der Behandlung. Embolisierungen traten in etwa 1% der Fälle auf.

9.3.4.2 Ergebnisse der konventionellen Urokinasebehandlung

In einer Studie aus dem Jahr 1986 [4] wurden 56 systemische Thrombolysen mit Urokinase in 4 verschiedenen Dosierungen ausgewertet. In knapp der Hälfte der Fälle konnte ein gutes Lyseresultat erzielt werden. Die besten Ergebnisse fanden sich bei Obstruktionen der Beckenarterien, die nicht älter als 6 Monate waren, sowie bei Femoralisobstruktionen bis zu einem Alter von 6 Wochen. Schwere Blutungen traten in 3,6% der Fälle auf, jedoch wurden keine intrazerebralen Blutungen beobachtet [7].

9.3.4.3 Ergebnisse der ultrahohen Kurzzeitlyse mit Urokinase (UHUK)

Von 8 arteriellen Verschlüssen konnten 3 durch UHUK-Behandlung vollständig und 2 teilweise beseitigt werden [13]. Zusätzlich weitete sich eine von 2 Stenosen. Es traten keine Blutungskomplikationen auf. Frühreaktionen und allergische Reaktionen kamen nicht vor.

9.3.4.4 Ergebnisse der Lyseblocktechnik (LBT)

Bei 2 Patienten mit Unterschenkelarterienverschlüssen kam es zur Wiedereröffnung jeweils einer Unterschenkelarterie nach einer LBT mit 20 mg rt-PA [5]. In einem weiteren Fall konnten Fuß- und Digitalarterien bei einer Patientin mit Endangiitis obliterans eröffnet werden. Die Behandlungen verliefen völlig komplikationslos.

9.3.5 Kontraindikationen

Absolute Kontraindikationen für die UHSK, die konventionelle Urokinasebehandlung sowie für die UHUK sind identisch und werden detailliert in den entsprechenden Lehrbüchern aufgeführt [2, 10].

Strömungsgeräusche über den Karotiden sollten dopplersonographisch abgeklärt werden zum Ausschluß einer hämodynamisch wirksamen Stenose. Aneurysmen der Aorta abdominalis werden durch Abdomenultraschalluntersuchungen ausgeschlossen. Mögliche Blutungsquellen in Gastrointestinal- und Urogenitaltrakt werden endoskopisch bzw. sonographisch, ggf. auch mittels Computertomographie erfaßt. Die Kurzzeitlyse kann 3–4 Wochen nach größeren chirurgischen Eingriffen durchgeführt werden. Apoplexie innerhalb des letzten Jahres ist eine absolute Kontraindikation. Bei Patienten jünger als 60 Jahre ist das zerebrale Blutungsrisiko äußerst gering. Bei Hochbetagten scheint eine Tendenz zur erhöhten Blutungsneigung zu bestehen [10]. Bei über 700 durchgeführten Thrombolysen waren 37% der Patienten über 65 Jahre, 12% über 75 Jahre alt. In diesen Gruppen war die Komplikationsrate nicht höher als im Vergleich mit jüngeren Kranken.

Fünf Tage nach der ersten Streptokinaseinfusion steigt der Streptokinaseantikörpertiter progressiv an [6] und fällt nach 3 Monaten wieder auf subnormale Werte ab. Während dieses Zeitraums sind Streptokinasebehandlungen nicht möglich. Vor jeder Zweitbehandlung ist es wichtig, die CAC zu kontrollieren und die Lyse erst bei Werten unter 250 000 IE durchzuführen. Die Indikation

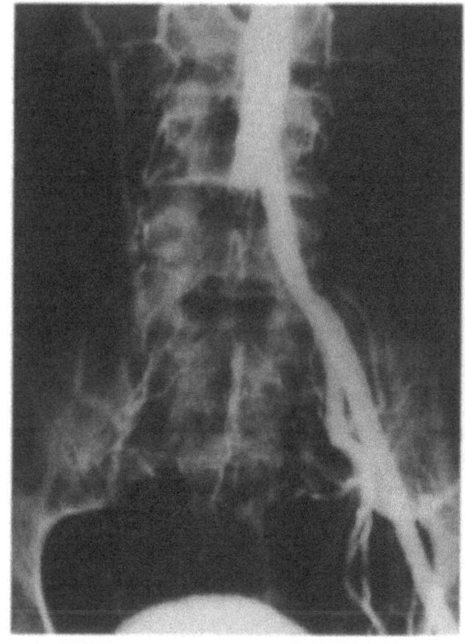
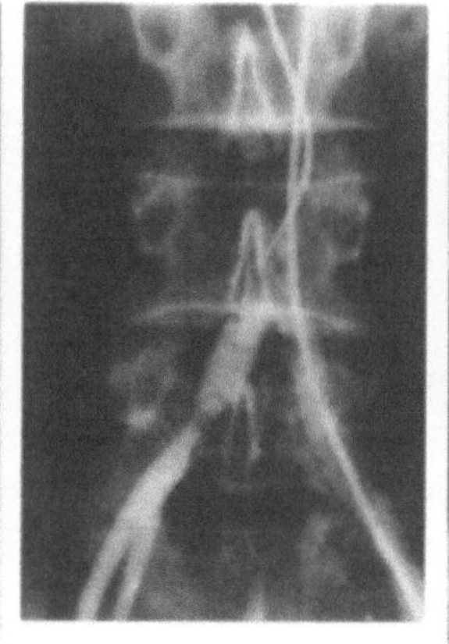
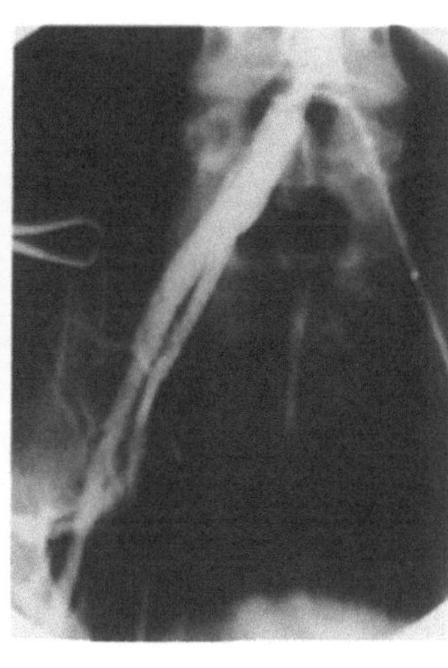

Abb. 9.14. a A. iliaca-Verschluß vor Behandlung. **b** Glatte, umschriebene Reststenose vom NL-Typ (nicht fibrinhaltig, nicht lysierbar) nach UHSK-Behandlung. **c** Vollständige Weitung nach PTA (Mit freundlicher Genehmigung der Zentralen Strahlendiagnostik und Neuroradiologie der Städtischen Kliniken Duisburg).

zur Lyseblock-Technik kann wesentlich großzügiger gestellt werden.

9.3.6 Schlußfolgerungen

Die UHSK ist eine einfach zu handhabende thrombolytische Behandlungsform für die chronische arterielle Verschlußkrankheit. Sie wird selbst von Hochbetagten relativ gut vertragen. Bis zu 3 Monate alte Iliakaverschlüsse und bis zu 6 Wochen alte femoropopliteale Verschlüsse lassen sich mit guten Ergebnissen lysieren. Für Femoralisverschlüsse ist die Zahl der noch offenen Unterschenkelarterien für die gute Prognose einer Rekanalisation von größerer Bedeutung als das Verschlußalter. Für Arterienstenosen gelten die Zeitkriterien nicht. Die Lysierbarkeit von Stenosen läßt sich anhand ihrer Radiomorphologie bestimmen.

Die UHSK hat sich als Ergänzung und zur Vorbereitung der Katheterdilatation (PTA) bewährt. Häufig reicht bei Stenosen die Behandlung mit einer Serie aus, um anschließend ein optimales PTA-Ergebnis zu gewährleisten (Abb. 9.14).

Indikation für die UHUK sind Reobliterationen nach vorausgegangener UHSK-Behandlung.

Mit der LBT können Unterschenkelarterien- und möglicherweise auch Popliteaverschlüsse lokal lysiert werden. Blutungskomplikationen sind nicht zu erwarten, da es zu keiner systemischen Wirkung des Fibrinolytikums kommt.

Literatur

1. Alexander K, Buhl V, Holsten D, Poliwoda H, Wagner HH (1968) Fibrinolytische Therapie des chronischen Arterienverschlusses. Med Klinik 51:2067–2070
2. Duckert F, Marbet GA (1983) Therapeutische Fibrinolyse (Thrombolyse). In: Koller F, Duckert F (Hrsg) Thrombose und Embolie. Schattauer, Stuttgart, S 423
3. Ehringer H, Fischer M (1968) Erfolgreiche thrombolytische Therapie bei subakuten arteriellen Thrombosen. Med Welt 32:1726–1731
4. Ehringer H, Ahmadi R, Konecny U, Marosi L, Minar E (1986) Systemic thrombolysis with urokinase (UK) in peripheral arterial occlusive disease (PAOD). In: Trübestein G (ed) Conservative therapy of arterial occlusive disease. Thieme, Stuttgart New York, pp 372–377
5. Heimig T, Martin M (1992) Lyseblock-Technik – eine neue lokale Behandlungsform von Unterschenkelvenen- und -arterienverschlüssen. VASA 21: 289–293
6. Köstering H, Bath U, Neidu R (1978) Changes in antistreptokinase titers following long-term streptokinase therapy. In: Martin M, Schoop W, Hirsh J (eds) New concepts in streptokinase dosimetry. Huber, Bern Stuttgart Vienna, pp 110–115
7. Konecny U, Ehringer H, Marosi L, Minar E, Ahmadi R (1986) Complications of thrombolysis with streptokinase (SK) or urokinase (UK) in peripheral arterial occlusive disease (PAOD). In: Trübestein G (ed) Conservative therapy of arterial occlusive disease. Thieme, Stuttgart New York, pp 396–400
8. Levy H, Schoop W, Zeitler E, Schmidtke I (1972) 4 Jahre Erfahrung mit der thrombolytischen Therapie chronischer Arterienokklusionen. Früh- und Spätergebnisse bei 350 mit Streptokinase behandelten Verschlußkranken. Verh Dtsch Ges Inn Med 78:627–631

9. Martin M (1982) Streptokinase in chronic arterial disease. CRC-Press, Boca Raton
10. Martin M, Fiebach BJO (1994) Fibrinolytische Behandlung peripherer Arterien- und Venenverschlüsse. Huber, Bern Stuttgart Toronto
11. Martin M, Fiebach BJO (1990) Arterielle Verschlußkrankheit: Lyse. Verh Dtsch Ges Inn Med 96:371–374
12. Martin M, Fiebach BJO, Feldkamp M (1983) Ultrahohe Streptokinase-Infusionsbehandlung bei peripheren Gefäßverschlüssen. Dtsch Med Wochenschr 108:167–171
13. Martin M, Riedel C, Bauer A (1989) Ultrahohe Kurzzeitlyse mit Urokinase. Med Welt 40
14. Mittelmeier H (1959) Pathologische Anatomie der obliterierenden Gefäßerkrankungen. Urban & Schwarzenberg, München Berlin, S 1–144
15. Scheffler A, Friedrichs EA, Rieger H (1991) Zur Anwendung der retrograden Venenperfusion bei Patienten mit fortgeschrittener peripherer arterieller Verschlußkrankheit. VASA 20:274–279
16. Schoop W (1988) Praktische Angiologie. Thieme, Stuttgart New York, S 149
17. Schoop W (1990) Langandauernde arterielle Sperre und retrograde Venenperfusion bei peripheren arteriellen Durchblutungsstörungen. VASA 19:100–104
18. Schoop W (1990) Für welche therapeutischen Maßnahmen ist bei der arteriellen Verschlußkrankheit ein Langzeitnutzen gesichert? Arzneim-Forsch/Drug Res 40:379–381
19. Schoop W, Martin M, Zeitler E (1968) Beseitigung alter Arterienverschlüsse durch intravenöse Streptokinase-Infusion. Dtsch Med Wochenschr 48:2321–2324
20. Spengel FA, Anton B, Küffer G (1991) Ultrahohe systemische Lyse bei Strombahnhindernissen der Aorta und der A. iliaca bei 14 Patienten. VASA Suppl 33:128 (Abstr)
21. Tjon-A-Meeuw L, Schneider E, Bollinger A (1992) Stellenwert der Thrombolyse in der Behandlung peripherer arterieller Verschlüsse. Internist 33

9.4 Interventionelle Radiologie

E. Zeitler

9.4.1 Definition und Entwicklung

Der Begriff „Interventionelle Radiologie" wird in den verschiedenen Standardwerken nicht einheitlich interpretiert [1, 6, 25, 30, 51, 77, 86, 87, 197]. In einer Zeit sich wandelnder interdisziplinärer Kooperation auf der einen und ökonomisch bedingter Kompetenzprobleme auf der anderen Seite scheint es heute, 100 Jahre nach Entdeckung der X-Strahlen durch W.C. Röntgen und teilweiser Ausgliederung der Radioonkologie und Nuklearmedizin aus dem Fachgebiet Radiologie, notwendig, auch im Hinblick auf die weitere Entwicklung klarere Abgrenzungen vorzunehmen.

Nach der Einführung brauchbarer, röntgenpositiver Kontrastmittel in die diagnostische Radiologie wurde unterschieden zwischen Nativ- und Kontrastmitteluntersuchungen. Bei den Kontrastmitteluntersuchungen setzten sich frühzeitig neben oraler und rektaler Kontrastmittelapplikation auch intravenöse sowie arterielle Kontrastmittelverfahren mit direkter Nadelpunktion zur verbesserten Diagnostik durch. Andere Applikationen im Interesse der verbesserten Diagnostik waren die instrumentelle Einbringung von Kontrastmittel auf transbronchialem oder transvesikal-retrogradem Wege in die ableitenden Harnwege und die Harnblase sowie die präparatorische Punktion von Lymphgefäßen zur Einbringung von Kontrastmittel über Lymphgefäße in das lymphatische System. Diese Kontrastmittelverfahren gehören zweifelsfrei zum Standardrüstzeug der diagnostischen Radiologie und können als invasive Verfahren – im Vergleich zur einfachen Röntgenaufnahme wie auch Röntgendurchleuchtungstechnik – beschrieben werden. Die zufälligen Beobachtungen eines nicht vorhergeplanten therapeutischen Effekts nach Applikation ionischer Kontrastmittel – mit temporärer Verbesserung der peripheren Durchblutung nach arterieller Kontrastmittelapplikation – oder der therapeutische Effekt einer intestinalen Invagination durch die retrograde Kontrastfüllung des Dickdarms sind nicht mehr einsetzbare Therapiekonzepte.

Erst die Einführung der perkutanen Einbringung von Kathetern unter Röntgendurchleuchtung – durch Seldinger [160], Nussbaum u. Baum [120], Rösch et al. [139] und Rossi u. Pavone [141] – und die weitere Entwicklung der Katheterverfahren mit den Möglichkeiten selektiver und superselektiver Applikation nicht nur von Kontrastmittel, sondern auch von Pharmaka sowie die technischen Entwicklungen von Bildverstärkerfernsehen, die Einführung der digitalen Subtraktionstechnik und zunehmend besser verträglicher Kontrastmittel, bei denen auch größere Kontrastmittelmengen im Rahmen einer längeren therapeutischen Maßnahme relativ gut vertragen werden, waren die Basis für heute routinemäßig durchführbare Standardbehandlungsverfahren.

9.4.1.1 IR – Behandlungsmaßnahmen in der Radiologie

Unter diesen Voraussetzungen definiert der Begriff „Interventionelle Radiologie" (IR) Behandlungsmaßnahmen unter Verwendung von bildgebenden

Verfahren in der Radiologie. Die eigenverantwortliche IR setzt Kenntnisse in Pathophysiologie und Klinik der entsprechenden Krankheitsbilder voraus und ist in interdisziplinäre Kooperation eingebunden [97, 205].

Mit Blick auf die Zukunft erscheint es mir wichtig, zu unterscheiden zwischen nichtinvasiver und perkutan-invasiver Radiologie, die vornehmlich den diagnostischen Auftrag hat, mit bildgebenden Verfahren interdisziplinär allen Disziplinen zur Seite zu stehen, deren Verdachtsdiagnosen zu bestätigen oder neue Aspekte zur raschen Diagnosegewinnung, einschließlich Gewebsmaterial zu histologischen oder zytologischen Untersuchungen, mit Hilfe von bildgebenden Verfahren einzusetzen.

Die interventionelle Radiologie hingegen hat, im Hinblick auf ökonomische Aspekte, betont therapeutische Aufgaben zu vertreten, die aufgrund der hohen Zahl kardiovaskulärer und tumoröser Erkrankungen in der Mehrzahl Interventionen über einen Zugang am Gefäßsystem, den Gallen-, Bronchial- oder Harnwegen sind.

Perkutane interventionelle Maßnahmen mit Zugang über Körperöffnungen zum Gastrointestinum, Urogenital- oder Tracheobronchialsystem werden naturgemäß überwiegend von Vertretern der Gastroenterologie, Pneumologie oder Urologie ausgeführt, allenfalls in Kooperation mit Radiologen. Die Ursache hierfür ist der instrumentelle Zugang mit Hilfe der Endoskopie, ohne Verwendung eines bildgebenden Systems, insbesondere der Röntgenstrahlen.

Die Methoden und ihre relative Anwendungshäufigkeit in Deutschland zwischen 1990 und 1994 gehen aus Abb. 9.15 hervor. Sie zeigt die Verteilung der IR-Maßnahmen, welche Mitglieder der „Arbeitsgemeinschaft Interventionelle Radiologie" der Deutschen Röntgengesellschaft freiwillig im Interesse der Qualitätssicherung als Einzefalldokumentation einer zentralen Dokumentation zusandten. Daß diese Zahlen nicht alle entsprechenden Behandlungen beinhalten, geht daraus hervor, daß, einer Umfrage im Rahmen einer „Prognos"-Studie für Deutschland zufolge, in den Jahren 1992 bzw. 1993 in 320 Krankenhäusern jährlich allein 37000 bzw. 41000 Angioplastien durchgeführt worden sein sollen.

Innerhalb der IR sind daher *vaskuläre* und *nichtvaskuläre Interventionen* zu unterscheiden. Die vaskuläre IR ist an eine adäquate Ausstattung mit einer Angiographieeinheit mit DSA und optimalen strahlenreduzierenden Techniken geknüpft. Hier soll nur auf die vaskulären Interventionen eingegangen werden.

Vor Einführung der perkutanen Katheterverfahren wurden unterschiedliche Gefäßprovinzen nach arterieller Freilegung katheterisiert und intraoperativ auch Pharmaka direkt über einfache Katheter appliziert. Der Beginn der interventionellen Radiologie kann durch die folgenden Meilensteine markiert werden:

1. die erste Transkatheterembolisierung durch Luessenhop u. Spence (1960 [94]),
2. die Entwicklung des Prinzips der transluminalen Behandlung arteriosklerotischer Obliterationen durch Dotter u. Judkins (1964 [35]),
3. die Kreation eines atrialen Septumdefekts ohne Thorakotomie bei Kindern mit kompletter

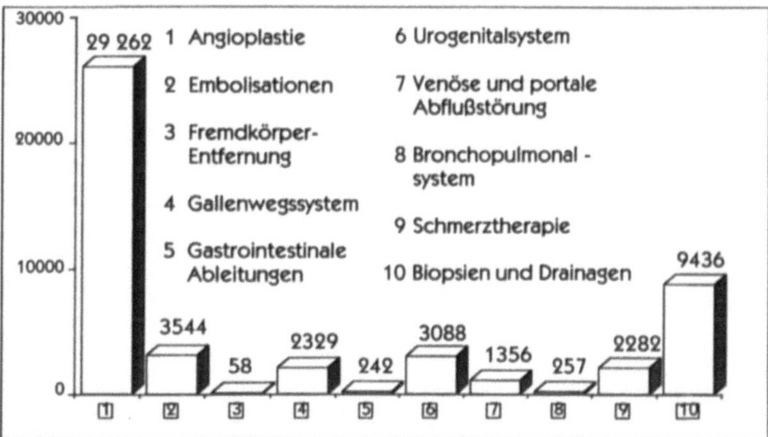

Abb. 9.15. Relative Häufigkeit der verschiedenen interventionell-radiologischen Verfahren. Ergebnis der Einzelfalldokumentation aus 39 Kliniken und Instituten in Deutschland. Dokumentation der „Arbeitsgemeinschaft Interventionelle Radiologie" in der Deutschen Röntgengesellschaft. (IR-Studie 1990–1994 [n = 51854])

Transposition der großen Arterien durch Rashkind (1966 [136]),
4. den ersten perkutanen Verschluß des Ductus arteriosus persistens ohne Thorakotomie durch Porstmann et al. (1968 [130]),
5. die selektive Transkatheterblustillung über die Mesenterialarterien durch Nussbaum u. Baum (1969 [120]),
6. die Ballonokklusion großer intrazerebraler Gefäße durch Serbinenko (1974 [161]),
7. die Einführung des Doppellumenballonkatheters zur peripheren (PTA) und koronaren (PTCA) Dilatation von arteriellen Obliterationen durch Grüntzig u. Hopff (1974 [49]) bzw. Grüntzig u. Schneider (1977 [50]),
8. die Einführung der lokal-arteriellen Thrombolyse (Dotter et al. 1972 [36]),
9. die Einführung metallischer Gefäßendoprothesen-Stents (Dotter 1969 [34]; Cragg et al. 1983 [27]).

Die große Zahl vaskulärer Gefäßerkrankungen, die sich auf dem Boden der Arteriosklerose entwickeln können, erfordern speziell ausgebildete Ärzte, um in sicheren Eingriffen mit möglichst kurzzeitiger und geringer Röntgenstrahlenexposition minimal-invasive Eingriffe so oft wie nötig und sicher durchführen zu können, die kurativ oder palliativ Alternativen zur operativen chirurgischen oder invasiv-internistischen Behandlung mit langem Krankenhausaufenthalt darstellen.

Dabei hat der interventionelle Radiologe sich sowohl vor als auch nach dem eigentlichen interventionell-radiologischen Eingriff in gleicher Weise mit dem klinischen Aspekt auseinanderzusetzen wie der Gefäßchirurg und internistische Angiologe. Er hat die alternativen operativen und internistischen Behandlungsmaßnahmen zu kennen, damit er mit dem Patienten ein qualitativ korrektes Aufklärungsgespräch führen kann und in der Lage ist, einen fairen Behandlungsvertrag zu schließen.

Im Gegensatz zur Gefäßchirurgie, die die Mehrzahl ihrer Behandlungen in Allgemeinnarkose im Rahmen eines großen Operationsteams ausführt und nach dem Konzept handelt: „Wenn schon operieren, dann richtig und vollkommen“, einfacher gesagt „Alles oder nichts“, ist die Aufgabe der interventionellen Radiologie – ohne Narkose außerhalb des Operationsteams mit allen Möglichkeiten der Wiederbelebung –, nach folgendem Grundsatz zu verfahren:

Ziel der IR: „Bei geringstmöglichem Risiko so viel wie möglich erreichen“

Auch im Hinblick auf Zweit- bzw. ergänzende Behandlungen gelten die Risikominderung, die Reduzierung des Krankenhausaufenthalts und die Möglichkeit einer Wiederholung des Behandlungsprinzips als Richtschnur. Von Vorteil ist dabei bei allen nur in Lokalanästhesie und leichter Sedation auszuführenden interventionellen radiologischen Verfahren, daß eine direkte Kommunikation mit dem Patienten möglich ist, wodurch alle Aspekte der individuellen Riskofaktoren (Nikotinabusus, Übergewicht etc.) wie auch der notwendigen Nachbehandlung im Ablauf des Eingriffs im Behandlungsraum im Sinne einer „sprechenden Medizin“ diskutiert werden können. Dies geschieht trotz des Einsatzes sog. „Großgeräte“ als Grundlage für den Anspruch, eine eigenständige klinische Disziplin mit notwendiger Bettenstation zu sein.

9.4.2 Arterielle Interventionen: Angioplastie

Synonyme: Perkutane transluminale Angioplastie (PTA), Dotter-Technik, Verschlußrekanalisation, Stenosedilatation, Ballonkathetertechnik, Grüntzig-Technik, Dotter-Grüntzig-Verfahren, Olbert-Technik, Ballondilatation u.a.

9.4.2.1 Aufklärung

Die perkutane transluminale Angioplastie (PTA) als Behandlungsverfahren zur Beseitigung arterieller Obliterationen ist ein Eingriff, der der Aufklärung und Zustimmung des Patienten oder des Pflege- bzw. Sorgeberechtigten bedarf [51, 127, 198]. Der Zeitpunkt der Aufklärung ist in Abhängigkeit davon festzulegen, ob es sich um ein akutes Verschlußereignis oder eine chronische Obliteration handelt, bei der ein elektives Vorgehen gewählt werden kann. Während bei einem akuten Verschluß die Aufklärung am gleichen Tag erfolgen muß, damit die Behandlung innerhalb weniger Stunden beginnen kann, ist für eine elektive Behandlung ohne Dringlichkeit die Aufklärung spätestens am Tage vorher (es muß eine Nacht dazwischen liegen) besonders sinnvoll, da neben der minimal-invasiven Therapie im Sinne einer Katheterbehandlung auch Alternativen wie ein gefäßchirurgischer Eingriff oder die konservative Behandlung mit einem Thrombolyseverfahren oder alleiniger physikalischer/medikamentöser Therapie bestehen und dem Patienten die Möglichkeit zur Abwägung und Konsultation gegeben sein muß. Die Aufklärung erfolgt am besten in einem Zweistufenverfahren, in dem der Patient primär über die Notwendigkeit einer aktiven

Behandlung sowie das Ausmaß ihrer Dringlichkeit aufgeklärt wird, wobei ihm die alternativen Behandlungsmethoden genannt werden müssen und er, nach größerer Kenntnis hinsichtlich der Behandlungsabsicht, über Durchführung und Risiken informiert wird [198].

Für die Erstinformation kann es sinnvoll sein, dem Patienten eine Aufklärungsbroschüre oder ein Aufklärungsformblatt auszuhändigen. Dies muß jedoch ergänzt werden durch ein ärztliches Gespräch sowohl seitens des die Indikation stellenden als auch des behandelnden Arztes. Der Ablauf der Behandlung wie auch die Risiken des Verfahrens und die voraussehbaren Maßnahmen nach Abschluß der Therapie können dem Patienten am besten vom behandelnden Arzt oder seinem Vertreter der gleichen Fachrichtung transparent gemacht werden. Im Rahmen des Aufklärungsgesprächs sind Informationen über die vorhandenen Risikofaktoren, die zur Grundkrankheit führten, zu erfragen und die besonderen Risiken im Hinblick auf die Behandlung, einschließlich des Kontrastmittelrisikos, zu erläutern. Die Durchführung bzw. die Technik ist dem Patienten in großen Zügen zu beschreiben, die wesentlichen, insbesondere schweren Komplikationen sind zu benennen, und auch auf die daraus ableitbaren Folgetherapien ist hinzuweisen. Im Zusammenhang mit der Aufklärung ist der Patient bereits über die notwendigen medikamentösen Zusatzbehandlungen, die sich an den erfolgreichen interventionellen Eingriff anschließen können, zu informieren.

Das Einverständnis des Patienten kann schriftlich, aber auch mündlich – im Beisein eines Zeugen – erfolgen. Die nichtschriftliche Einwilligung wie auch der Verzicht auf eingehende Aufklärung seitens des Patienten sind im Krankenblatt zu vermerken, ggf. unter Angabe der Zeugen aus dem ärztlichen oder pflegerischen Personal.

9.4.2.2 Instrumentarium

Die Grundlage aller arteriellen Interventionen ist das Angiographieinstrumentarium, wie es von Seldinger [160] entwickelt wurde. Erforderlich sind also eine Hohlnadel zum Austausch gegen eine Führungsspirale, ein Skalpell zur Hautinzision, eine Kocher-Klemme zur Dilatation des Inzisionsortes, geeignete Führungsdrähte (Abb. 9.16), Angiographie-(Kobra)- oder Bougierkatheter mit gerader Katheterspitze oder einer speziellen Spitzenkonfiguration für die primäre Diagnostik, ggf. auch eine primäre Passage des Obliterationshindernisses oder einen Zugang zur dilatierten Arterie von der gleichen oder kontralateralen Seite her.

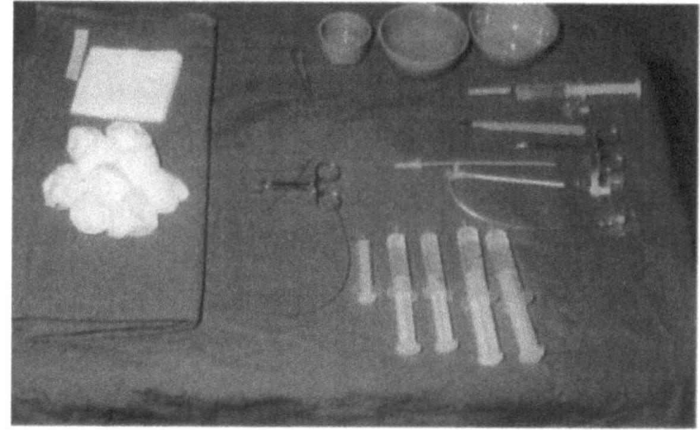

Abb. 9.16. Instrumentiertisch mit den Basishilfsmitteln für interventionelle Radiologie

Für die Angioplastie einfacher Stenosen ist der primäre Sondierkatheter gegen einen Ballonkatheter (Abb. 9.17) mit dünnem Schaft (4–7 F) auszutauschen, bevor die Ballondilatation erfolgen kann.

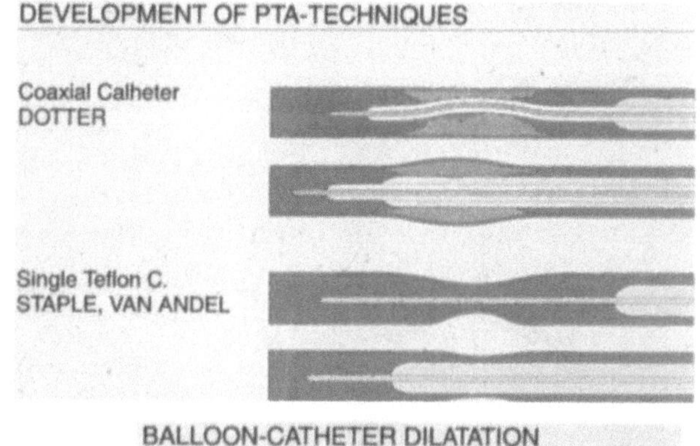

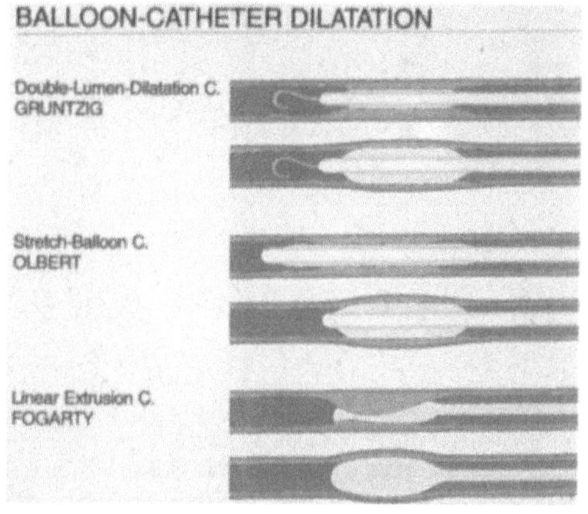

Abb. 9.17a,b. Schematische Darstellung der Standardballonkathetertypen für die PTA

In allen Fällen, wo mehrfacher Katheterwechsel oder zusätzliche Instrumente zu erwarten sind (Angioskopie, intravaskulärer Ultraschall, Aspirationsthrombektomie, Atherektomie, laserassistierte Angioplastie, Stentapplikation), empfiehlt es sich, primär eine Führungsschleuse mit Seitarm und abdichtendem proximalen Ventilverschluß (Abb. 9.18) zu verwenden. Dies ist von Vorteil, da ein häufiger Katheterwechsel eine stärkere Traumatisation der Arterienwand zur Folge hat, die im Anschluß an die Intervention zu thrombotischen Komplikationen führen kann.
Bei den Ballonkathetern sind zu unterscheiden:

- Katheter mit Doppel- oder Dreifachlumentechnik nach Grüntzig et al. [49]. Hierbei erfolgt die Ballonfüllung über ein zweites Lumen, während das Hauptlumen über den Führungsdraht geführt wird und die Kontrastmittelapplikation erlaubt. In Abhängigkeit von zusätzlichen Seitlöchern wie auch dem Durchmesser des Führungsdrahtes kann während der Intervention der Vorgang mittels Kontrastmittelinjektion unter Bildverstärkerfernseh-Durchleuchtung kontrolliert werden.
- Das Olbert-Kathetersystem [121] hat ebenfalls 2 Lumina; dabei wird aber bei relativ derbem Ballonkathetermaterial die Spitze während der Ballondilatation zurückgezogen, während sie bei der Ballonentleerung wieder nach vorne geführt wird. Umgekehrt führt die Bewegung der Katheterspitze nach distal zu einer raschen Entleerung des Ballons, der sich in der Regel besser an den Schaft anschmiegt als ein Ballon aus Polyvinylchlorid oder Polyäthylen, wie er üblicherweise bei den Grüntzig-Kathetern verwendet wird.

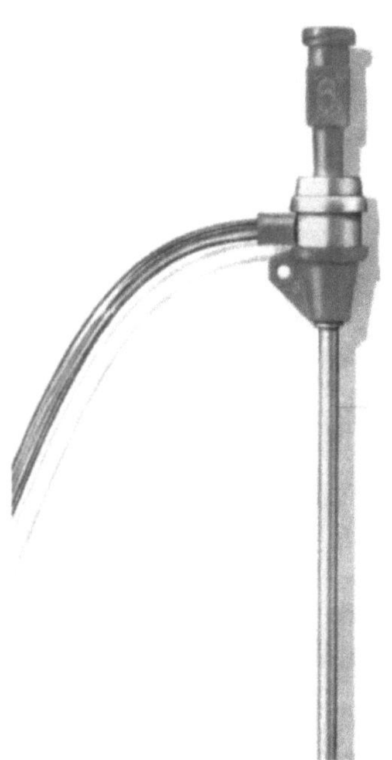

Abb. 9.18. Prinzip der Einführschleuse für Katheterwechsel und spezielle Angioplastietechniken wie Atherektomie, PAT, Rotationsangioplastie, Fremdkörperentfernung, Stentapplikation u.a.

Die verschiedenen Ballonkatheter unterscheiden sich aber je nach Herstellerfirma hinsichtlich ihrer Qualität so vielfältig, daß hier eine spezielle Empfehlung nicht gegeben werden kann. Je nach Obliterationsform, Obliterationslänge und Biegungsverlauf der zu behandelnden Arterie können unterschiedliche Ballonkathetertypen zum Einsatz kommen. Immer dann, wenn keine Schleuse verwendet wird, sind Ballonkatheter mit proximalem oder distalem seitlichen Loch von Vorteil, da sie eine begrenzte Kontrolle der Behandlung erlauben. Die günstigste Form der Überwachung des gesamten Behandlungsvorgangs ist jedoch mit einem Schleusenkathetersystem mit Seitarm gewährleistet. Vor der Ballondilatation können einfache Teflonkatheter mit unterschiedlicher Führungsspitze und unterschiedlichen Seitlöchern, solche mit sich verjüngender Spitze und multiplen proximalen Seitlöchern [206] oder gerade Teflonkatheter mit unterschiedlichem Durchmesser [187], ohne Seitlöcher, zum Einsatz kommen.

Das ursprüngliche koaxiale Dotter-Instrumentarium [35] wird heute kaum noch verwendet. In Ausnahmefällen kann allerdings die innere steife Metallkanüle über einem Führungsdraht, der das Lumen nicht voll ausfüllt, eine Hilfe sein, um sehr derbe Obliterationen bei langstreckigen Verschlüssen mit großer axialer Schubkraft zu rekanalisieren; dabei ist allerdings die Verwendung von Teflonkathetern mit langer, sich nach distal verjüngender Spitze erforderlich.

Als Führungsdrähte werden nicht mehr der originale Führungsdraht (0,038") des Dotter-Instrumentariums, sondern lediglich teflonbeschichtete Führungsdrähte mit gerader, langer, flexibler Spitze oder mit J-förmig gekrümmter Spitze bei Verschlüssen verwendet. Bei Stenosen ist die sicherste Sondierung mit den zuerst von Terumo eingeführten, sog. „glide wires" möglich. Praktisch kann mit einem „glide wire" („navy guide", Terumo) unter Zuhilfenahme eines Kobrakatheters jede nur stenosierte Läsion sowohl im Bereich der Becken- als auch der Beinarterien sondiert werden. Dies ist mit speziellen vorgeformten Kathetern auch in allen anderen arteriellen Regionen (Koronarien, Nieren, supraaortale Arterien u.a.) möglich.

Führungsdrähte mit stärkerem Durchmesser oder einer proximalen Verstärkung (z.B. der Amplatz wire) können dagegen bei Verschlüssen notwendig werden, obwohl diese Prozeduren heute mit anderen, später zu besprechenden Techniken sicherer gelingen.

9.4.2.3 Apparative Ausrüstung

Unabdingbar bei einer perkutanen transluminalen Angioplastie ist das Vorhandensein eines Hochleistungsangiographiegeräts mit der Möglichkeit der Bildverstärkerfernseh-Durchleuchtung mit reduzierter Dosisleistung, guter Ortsauflösung und – nach Möglichkeit – als digitales System mit einer Roadmapping-Technik, damit unter Fluoroskopie eine sichere Passage von Führungsdraht und Katheter an der Obliteration vorbei möglich ist. „Last image hold" sowie weitere technische Hilfsmittel sind für die Reduzierung der Strahlenexposition von Patient und Personal hilfreich und unterstützen die Behandlung, um den Erfolg zu sichern.

9.4.2.4 Indikationen

Die Indikationen zur Angioplastie wurden aus den Indikationen für angiologische [139] und gefäßchirurgische Eingriffe abgeleitet [133, 189]. Vollmar definierte folgende Drei-Punkte-Indikation:

- *Die klinische Indikation:* Sie hängt von den Beschwerden des Patienten und dem klinischen Stadium der Durchblutungsstörung ab.
- *Die angiographische und pathologisch-anatomische Indikation:* Sie wird bestimmt durch den Ort und das Ausmaß der arteriellen Obliteration wie auch durch die Situation des Ein- und Abstroms im Bereich der versorgenden („run-in") und drainierenden („run-off") Arterien.
- *Die Allgemeinindikation:* Diese bestimmt bei chirurgischer Behandlung vorwiegend die Kontraindikationen, welche sich aus dem schlechten Befinden des Patienten, hervorgerufen durch kardiopulmonale Erkrankungen, durch renale, hepatische und infektbedingte Symptome ableiten lassen. Dabei spielen die Narkosefähigkeit und die Beeinflussung der Operationsletalität eine besondere Rolle.

Bei den wenig invasiven Verfahren der interventionellen Radiologie hat die allgemeine Indikation eine geringere Bedeutung, da die Mehrzahl der Eingriffe in Lokalanästhesie erfolgt und bei exakter Durchführung der Untersuchung und Berücksichtigung der Blutungsrisiken die Operationsletalität sehr niedrig ist (0,1–0,7%) [145, 202, 209].

Im Rahmen der peripheren arteriellen Verschlußkrankheit wird die Indikation entweder nach der Fontaine-Klassifikation oder nach den gering davon abweichenden Rutherford-Kriterien bestimmt. Beide Einteilungsformen unterstreichen, daß insbesondere bei Patienten mit kritischer Beinischämie (Amputationsgefahr) bei Berücksichtigung der Drei-Punkte-Indikation das gefäßchirurgisch-operative Vorgehen den Vorrang hat. Andererseits gilt aufgrund der Langzeitergebnisse, daß bei Patienten mit Claudicatio intermittens die konservative Behandlung mit Gehtraining oder die minimal-invasive Therapie durch PTA vorzuziehen ist. Insbesondere bei Claudicatio intermittens ist den individuellen Bedürfnissen des Patienten in Beruf und Freizeit Rechnung zu tragen, während bei Ruheschmerz und Gangrän der optimale Behandlungsablauf im interdisziplinären Gespräch und Konzil bestimmt werden muß [77, 86, 212].

Eindeutige Indikationen für eine interventionelle radiologische Maßnahme bei chronischer paVk stellen fokale arteriosklerotische Läsionen dar (Tabelle 9.3).

Tabelle 9.3. Fokale arteriosklerotische Läsionen als Indikation für eine IR-Maßnahme bei chronischer paVk

	Untere Extremitäten	Obere Extremitäten
Stenosen	A. iliaca communis (s. Abb. 9.19)	A. subclavia
	A. iliaca externa	A. brachialis
	A. femoralis communis	
	A. femoralis superficialis	
	A. poplitea	
	Tr. tibiofibularis	
Verschlüsse (< 10cm Länge)	Aa. iliacae	A. subclavia < 5 cm
	A. femoralis superficialis (s. Abb. 9.20), A. Poplitea	A. brachialis

Das Ziel der Angioplastie ist ein möglichst freies Arterienlumen ohne Reststenose, mit völliger Beseitigung eines bestehenden Knöchel-Arm-Druckgradienten.

Kann eine freie Strombahn mittels Ballon allein nicht erzielt werden, kommt es zu einer erheblichen Dissektion. Auch wenn die Arterie nach Ballondehnung immer wieder eng wird („collap-

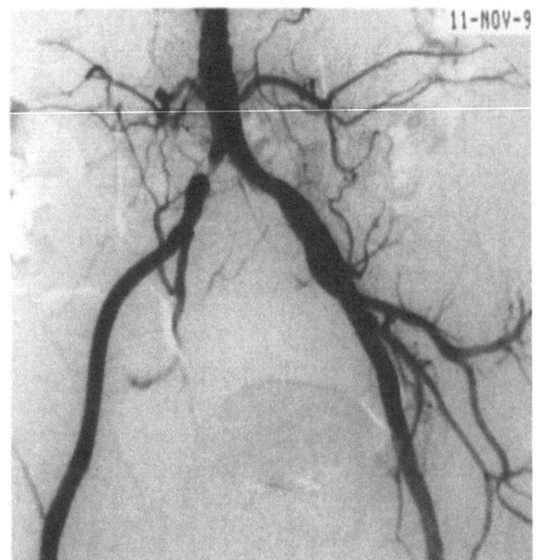

a

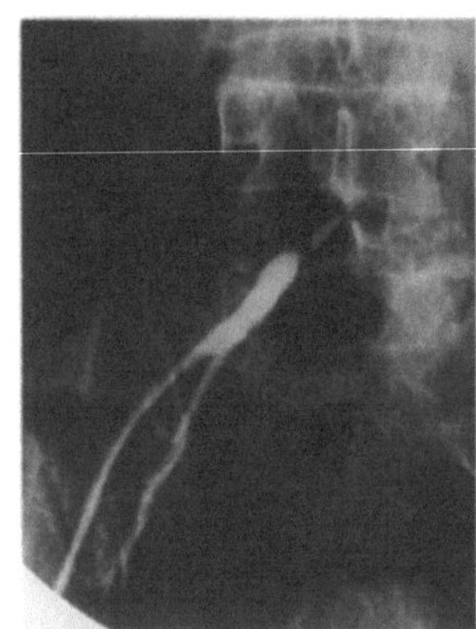

b

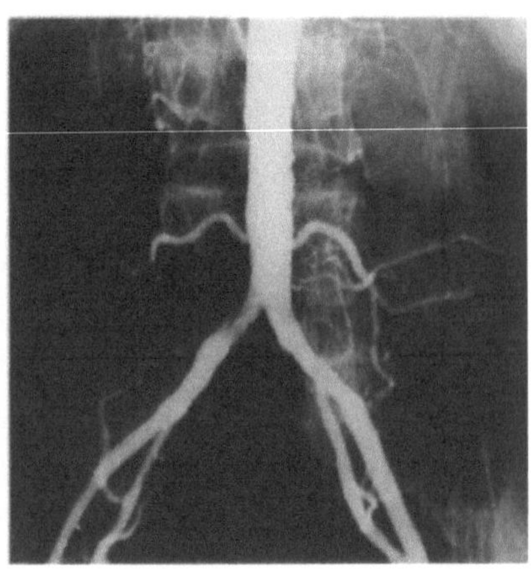

c

Abb. 9.19a–c. Perkutane transluminale Angioplastie einer hochgradigen Iliaca-communis-Stenose rechts. **a** Intraarterielle DSA mit Dokumentation der Stenose und des lokalen indirekten Kollateralkreislaufs von Lumbalarterien zur A. iliaca interna, beidseits. **b** Gegenstromangiographie nach Katheterisation von der rechten Leiste aus, mit Dokumentation der hochgradigen Stenose. **c** Kontrollangiographie nach einfacher Ballonangioplastie. Der Kollateralkreislauf ist bereits nicht mehr in Funktion; deutlich erkennbare Intimaleiste

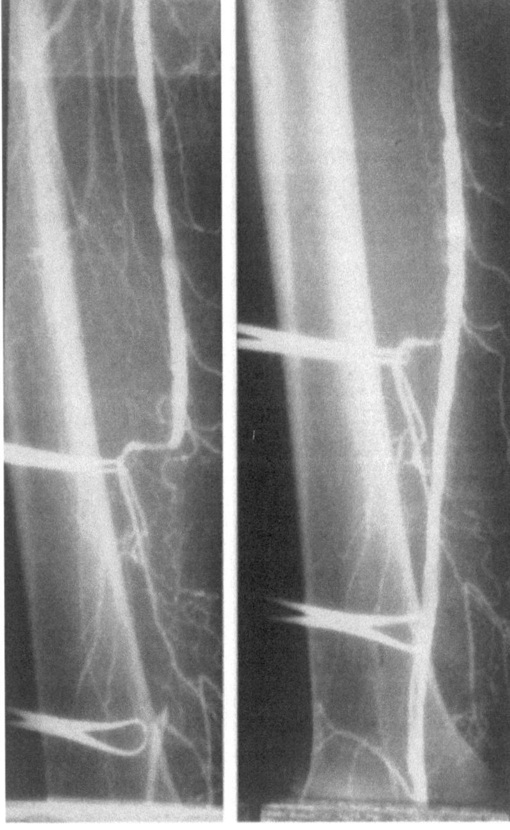

a b

Abb. 9.20a,b. Antegrade Femoralisangiographie, vor **(a)** und **(b)** nach Rekanalisation des 8 cm langen Verschlusses der A. femoralis superficialis mit Single-teflon-Katheter-Technik und nachfolgender Dilatation mit Grüntzig-Ballonkatheter. Kontrollangiographie nach Angioplastie mit völlig freiem Gefäßlumen, ohne Reststenose

sing artery“), ist das Ziel eine freie Strombahn, und zwar durch Applikation eines Stents (Abb. 9.21). Stents sind Gefäßstützen aus unterschiedlichem metallischen Material, die ballon- oder selbstexpandierbar sein können (s. S. 235).

Die PTA kann bei multiplen Stenosen oder Verschlüssen von mehr als 10 cm Länge versucht werden. Die primäre Rekanalisationsrate und die Langzeitergebnisse sind aber weniger gut. Die Kombination mit lokaler Thrombolyse, mit perkutaner Aspirationsthrombembolektomie (PAT) und die Applikation von einfachen oder kunststoffbeschichteten (Dacron) Stents wird dann häufiger notwendig, um ein technisch und hämodynamisch gutes Ergebnis zu erzielen (Abb. 9.22). Unter diesen Bedingungen kommen das interdisziplinäre Gespräch und die Drei-Punkte-Indikation zum Tragen. Ist das Allgemein- und Operationsrisiko klein, so ist seitens des interventionellen Radiologen Zurückhaltung sinnvoll.

Bei der renovaskulären Hypertonie oder Niereninsuffizienz mit Nierenarterienstenose ergibt sich die Indikation insbesondere bei hohen diastolischen Blutdruckwerten und nach einem erfolglosen medikamentösen Behandlungsversuch [96]. Eine Ausnahme bilden Patienten unter 45 Jahre, bei denen mittels Angiographie die Existenz einer fibromuskulären Dysplasie nachgewiesen werden konnte (Abb. 9.23). In diesen Fällen ist dem Patienten primär die Ballonangioplastie, alternativ die gefäßchirurgische Behandlung vor-

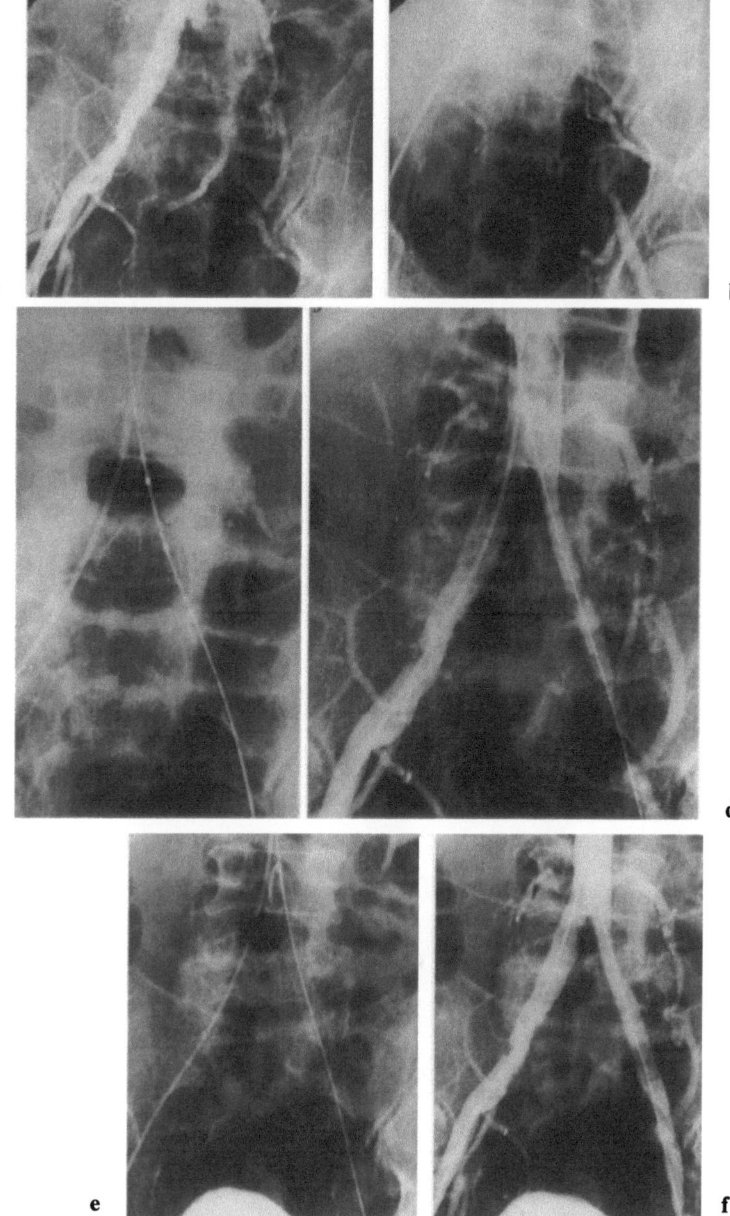

Abb. 9.21 a–f. Kombinierter Verschluß der A. iliaca communis und A. iliaca externa links. Rekanalisation mit Führungsdraht und Kobrakatheter, nachfolgend Ballondilatation. Bei noch reduziertem Fluß und distaler Reststenose Applikation eines Wallstent. **a,b** Angiographie vor Behandlung. **c,d** Dokumentation des Ballonkatheters in der zu behandelnden Seite und eines Kontrollkatheters, von der kontralateralen Seite aus eingeführt. **e** Dokumentation des Wallstent ohne Kontrastmittel. **f** Abschließende Kontrollangiographie, ein freies Lumen demonstrierend

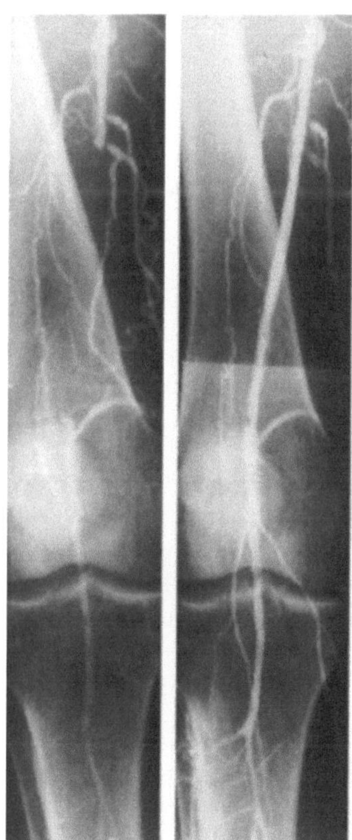

Abb. 9.22. Distaler femoropoplitealer, langstreckiger Verschluß. **a** Angiographie vor Angioplastie, **b** nach Rekanalisation, Ballondilatation und Implantation eines Cragg-Endopro-Stents: gutes Primärergebnis

zuschlagen [5]. Da die Ergebnisse bei arteriosklerotischer und fibromuskulärer Genese unterschiedlich sind, ist eine exakte Angiographie Voraussetzung.

Bei den supraaortalen und hirnversorgenden Arterien ist die Indikation in Abteilungen mit großer Frequenz für die A. subclavia (Abb. 9.24) zweifelsfrei anerkannt [25, 77, 96]. Bei der A. carotis communis links und A. anonyma wie auch A. subclavia rechts sind besondere Erfahrungen notwendig; ggf. ist hier auch auf Kombinationsbehandlungsverfahren oder erweiterte Behand-

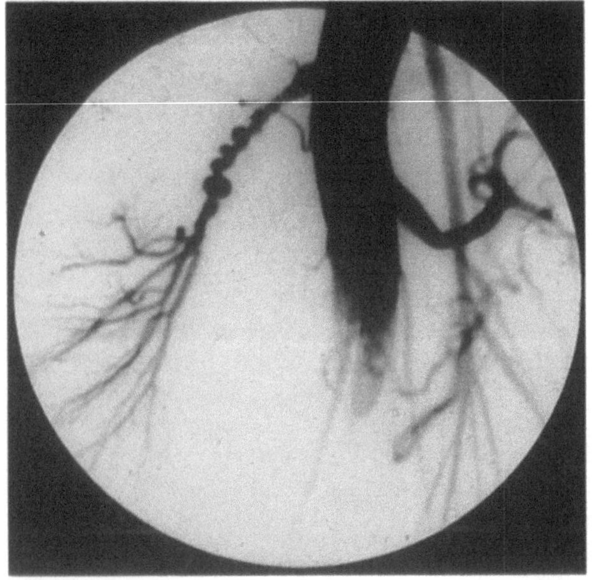

a

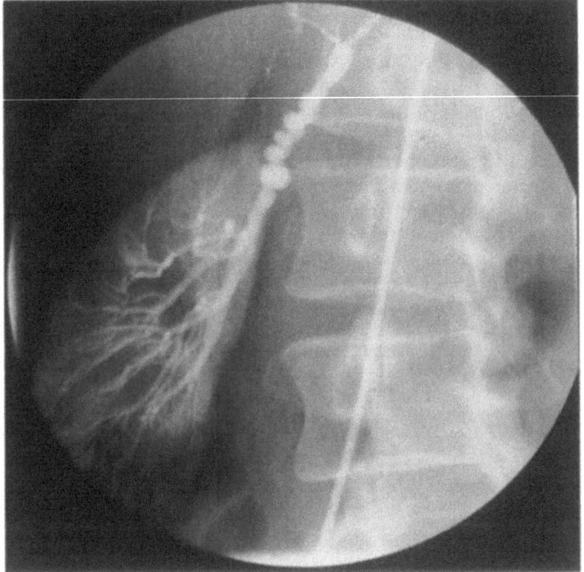

b

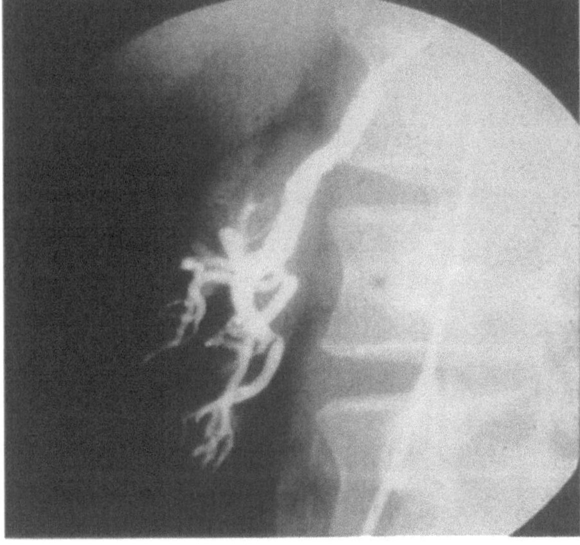

c

Abb. 9.23a–c. Perkutane transluminale renale Dilatation (PTRD) bei einer fibromuskulären Dysplasie der rechten Nierenarterie. **a** DSA vor der Behandlung. **b** Angiographie unmittelbar vor Angioplastie. **c** Angiographie nach Angioplastie: kein Hinweis auf fibromuskuläre Dysplasie mehr erkennbar. (Spot-Film-Technik)

lungstechniken (unter Einbeziehung der Stentapplikation) zurückzugreifen. Ein primärer Behandlungsversuch sollte daher nur in Zentren mit entsprechender Erfahrung erfolgen. Die Angioplastie im Bereich der extrakraniellen Hirnarterien an der Karotisgabel ist bislang nur in wenigen Zentren, nach enger Absprache mit dem Gefäßchirurgen, allgemein anerkannt, da die gefäßchirurgische Therapie in qualifizierten Abteilungen eine sehr niedrige Operationsletalität und -morbidität besitzt [133, 135, 189]. Bei fibromuskulärer Dysplasie, postoperativen Stenosen sowie Stenosen der A. carotis externa mit Carotis-interna-Verschluß findet die Ballondilatation, ggf. unter Einbeziehung von speziellen Schutzmaßnahmen wie auch der Stentapplikation, zunehmende Akzeptanz. Die Dilatation von Ostiumstenosen der A. vertebralis [104, 106, 115, 116] ist technisch durchaus möglich, hat aber ein besonderes Komplikationsrisiko und ist nur bei doppelseitigen Obliterationen und eindeutiger vertebrobasilärer Insuffizienz indiziert. Zunehmend wird die PTA der Carotis-interna-Stenose auch von Neuroradiologen [177, 213], Kardiologen [33, 146] und Gefäßchirurgen eingesetzt. Systematische Studien und der Einsatz von Stents sind noch nicht ausreichend für eine generelle Empfehlung.

Mit zunehmendem Risiko und höheren Komplikationsraten ist auf eine strengere Indikation und klarere interdisziplinäre Kooperation mit Nachbardisziplinen zu achten. Die Entwicklung ist im Gange, und neue Kathetersysteme werden

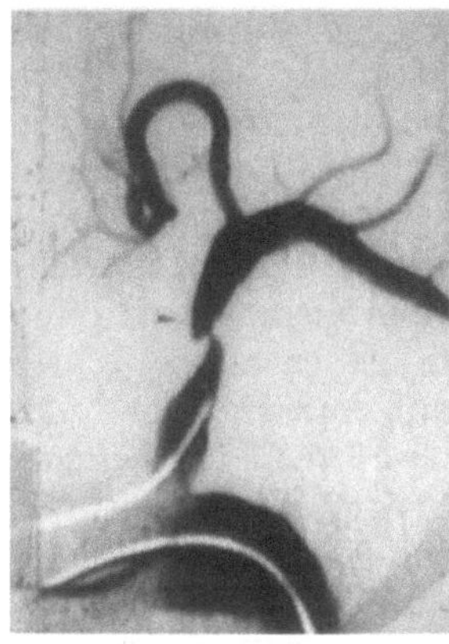
a

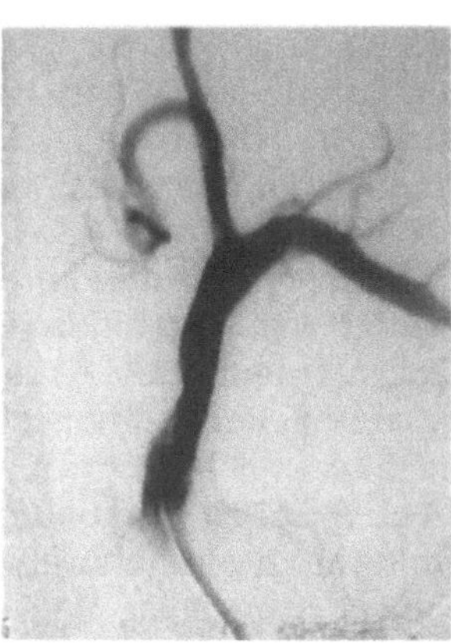
b

Abb. 9.24a,b. Ballondilatation bei Subclavian-steal-Syndrom. **a** Subklaviaangiographie selektiv, mit hochgradiger Subklaviastenose. Keine antegrade Kontrastierung der A. vertebralis. **b** Kontrollangiographie nach erfolgreicher Ballondilatation. Kein Druckgradient nachweisbar

zweifelsfrei eine Ausweitung des Indikationskatalogs ermöglichen. In zunehmendem Maße erfolgen Angioplastien der hirnversorgenden Arterien, auch intrakraniell, und lokale Thrombolyse bei akuter Symptomatik durch Neuroradiologen. Sie werden mit koaxialen Kathetersystemen und steuerbaren Führungsdrähten durchgeführt [179].

9.4.2.5 Technik

Die PTA erfolgt in der Regel in Lokalanästhesie mit 1%iger Lösung ohne Suprareninzusatz. Um die Gefäßobliteration sicher und komplikationsfrei zu sondieren und sie anschließend in ihrer hämodynamischen Wirksamkeit weitgehend zu beseitigen, erfolgt der Zugang – retrograd, antegrad oder kontralateral – bevorzugt von der A. femoralis aus. Die einzelnen Schritte der Angioplastie sind in der folgenden Übersicht zusammengefaßt.

Zeittafel zur IR:

- Zuweisung des Patienten:
  akuter Notfall/chronische Erkrankung.
- Aufklärung des Patienten:
  Unterschiede (stationär/ambulant) mindestens am Tag vor der IR!
- Planung des Eingriffs mit Bereitstellung der erforderlichen Instrumente.
- Prämedikation.
- Vorbereitung und Lagerung.
- Anästhesie.
- Intervention mit Rö-/US-/MR-Kontrolle.
- Während der IR:
  pharmakologische Zusatz- und Zwischenfalltherapie; psychotherapeutische Betreuung.
- Sofortige Nachsorge:
  Kontrolle des Zugangs, Verband etc.
- Folgenachsorge:
  Visite oder Vorstellung des Patienten am gleichen Tag oder nach 2–3 Tagen.

Entscheidend für die Wahl des Zugangs sind – neben der Palpationsmöglichkeit – Einflüsse, die aus Voroperation, Narbe, Adipositas, Ankylose in Hüft- oder Kniegelenk oder erfolglosem Behandlungsversuch von anderer Stelle aus herrühren, und der angiographische Befund. Sowohl für die Indikation als auch für den zu wählenden Zugangsweg ist die Kenntnis der Hämodynamik – anhand klinischer Untersuchungen sowie pulsschreibender Verfahren oder der Bestimmung des Druckes an den postokklusiven Arterien mittels Dopplertechnik – von Bedeutung. Für die sichere Punktion kann ggf. die Lokalisation von Arterie oder Vene mit der Dopplertechnik hilfreich sein. Der weitere Ablauf erfolgt jedoch unter Kontrolle mittels Bildverstärkerfernseh-Durchleuchtung; dabei sind alle Möglichkeiten der optimalen Bildanalyse (Zoom und Einblendung) und der Röntgenstrahlendosisreduktion einzusetzen.

Möglichkeiten der Reduzierung der Strahlenexposition von Patient und Personal bei Angiographie und IR:

- Kurze Durchleuchtungszeit, niedrige Bildfrequenz,
- DL-Feld einblenden,
- gepulste DL anstelle kontinuierlicher DL (30; 15; 7,5; 3 Pulse/s),
- Zusatzfilter 0,1 oder 0,2 mm Cu,
- LIH („last image hold") und DL-freie Einblendung,
- Verwendung von Strahlenschutzhilfen (transparentes Bleiglas am Gerät, geräteseitige Bleiabschirmung),
- Abstand vom Strahler möglichst groß.

Die Sondierung der Obliteration erfolgt überwiegend kathetergesteuert mit einem „glide wire", gefolgt von einem Sondierkatheter. Für die Ballondilatation ist es von Vorteil, wenn der „glide wire" gegen einen stabileren Führungsdraht ausgetauscht wird, um anschließend nach vorangiographischer Bestimmung des Stenosegrads mit dem hinsichtlich Länge und Querschnitt optimal ausgewählten Ballonkatheter die Reduktion des Strombahnhindernisses anzustreben.

Die Ballondilatation ist besonders günstig bei konzentrischen und kurzstreckigen singulären oder multiplen Stenosen. Bei exzentrischen Stenosen kann der Einsatz der Atherektomie (Abb. 9.25) von Vorteil sein. Bei sehr langstreckigen, diffusen arteriosklerotischen Lumeneinengungen ist weder die Ballondilatation noch die einfache Atherektomie besonders günstig, da diese zu einer relativ kurzfristig eintretenden Restenosierung führen. Bei diesen Stenoseformen sind sog. Rotations-, Saug- oder Atherektomiekathetersysteme (Rotablator, RAT-PAT) zu empfehlen, wenn keine operative Therapie beabsichtigt ist.

Der Mechanismus der Ballondilatation ist multifaktoriell und kann als „kontrolliertes Trauma auf die Gefäßwand" bezeichnet werden [22, 23, 35, 151, 197, 214, 215]. Verschiedene Ballonkatheter können je nach Obliterationstyp zum Einsatz kommen.

Mechanismen bei der PTA:

- Intimaeinrisse,
- Mediaeinrisse,
- Gefäßüberdehnung,
- Trauma auf Vasa vasorum,
- Atheromabhebung,
- Embolisation,
- Thrombuskompression,
- Remodellierung,
- Neointimaentwicklung.

Nach Abschluß der mechanischen Behandlung wird das Ergebnis durch Angiographie bei liegendem Führungsdraht kontrolliert. Dadurch kann eine weitere therapeutische Maßnahme unterschiedlicher Art, aber auch ein gezieltes Kontrollverfahren (Angioskopie, intravaskulärer Ultraschall) eingesetzt werden, um ggf. die mit Ballondilatation begonnene Behandlung durch einen weiteren Schritt, wie z.B. die Stentapplikation, zu stablisieren und damit ein besseres Langzeitergebnis anzustreben [8, 9, 38].

Bei Angioplastien im Bereich der Beckenarterien, der Aorta abdominalis, der Nierenarterien und der supraaortalen Arterien ist es sinnvoll, den gesamten Behandlungsablauf entweder vor- oder nachher mit einer intraarteriellen Druckmessung (Abb 9.26) zu kombinieren oder, noch günstiger, simultan durch Seitöffnungen distal des Ballonkatheters in gleicher Weise zu überwachen wie bei der koronaren Dilatation [208, 209]. Dies dient vorwiegend einer individuell adaptierten Intensität von Dilatationsabläufen hinsichtlich der Dauer pro Dilatationsvorgang und der Druckstärke (Atmosphären), mit der der Ballon gefüllt werden soll.

Abb. 9.26 (oben) demonstriert die Hämodynamik vor und nach Dilatation einer Nierenarterien-Stenose, Abb. 9.26 (unten) dagegen die Hämodynamik nach noch nicht ausreichender Ballondilatation. Dabei wird erkennbar, daß durch die Lage des Katheters in der Stenose der Druckgradient künstlich überhöht ist. Andererseits, sind nach Beseitigung des Strombahnhindernisses reelle Druckwerte zu messen, wenn das Verhältnis von druckmessendem Katheter oder Führungsdraht zum Durchmesser der Arterie adäquat ist. Dies gilt insbesondere für die von mir als obligat angesehene Druckmessung vor und nach der Dilatation von Nierenarterienstenosen (PTRD), da die Existenz eines Druckgradienten, in Ergän-

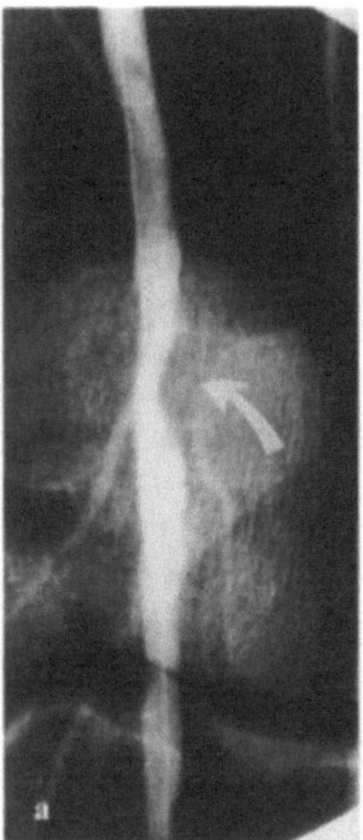

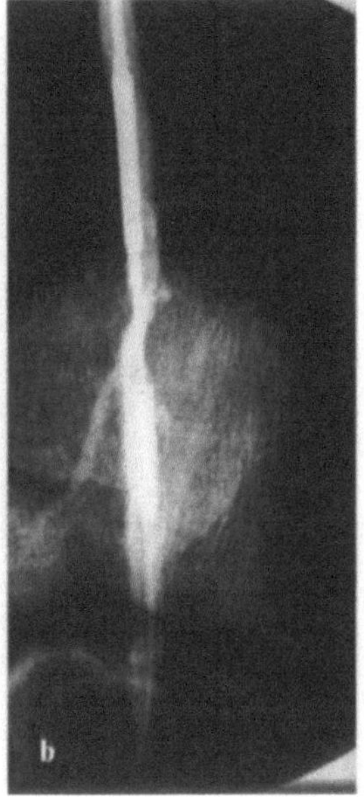

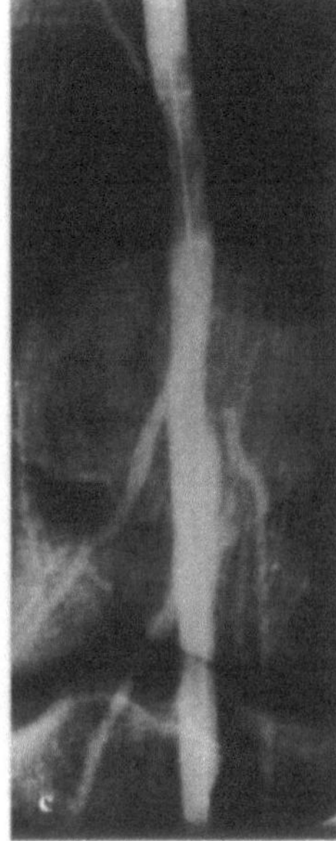

Abb. 9.25a–c. Antegrade Femoralisangiographie mit exzentrischer Popliteastenose. **a** Angiographie vor Behandlung. **b** Angiographie mit dem Simpson-Atherektomieinstrumentarium, unmittelbar vor der Stenose. **c** Zustand nach alleiniger Atherektomie, mit völlig freier arterieller Strombahn

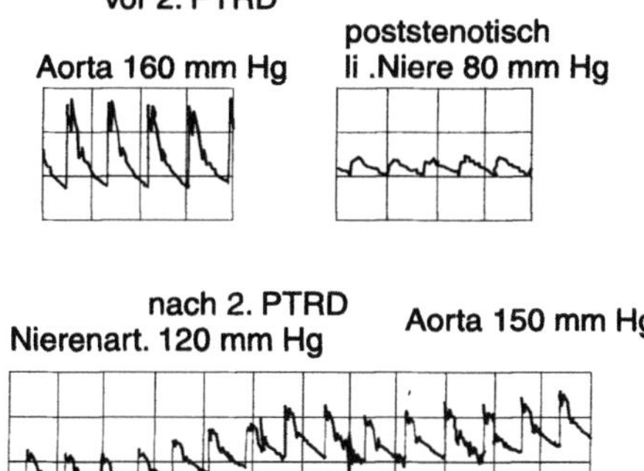

Abb. 9.26. Serie arterieller Druckkurven vor und nach PTRD *Oben:* Vergleich der Druckkurven in der Aorta und distal der Nierenarterienstenose, mit deutlichem Druckgradienten. *Unten:* Rückzugskurve mit liegendem Sondierkatheter, noch einen Druckgradienten demonstrierend (Behandlungsergebnis also noch nicht ausreichend)

zung zu den vorherigen diagnostischen Untersuchungsverfahren, ein weiteres Kriterium für die Indikation und das Ende der mechanischen Traumatisation der Arterienwand liefern kann.

Unter bestimmten Bedingungen, z.B. bei Obliterationen im Bereich der Aortenbifurkation oder der distalen infrarenalen Aorta abdominalis, sind als Zugangsort beide Leisten, ggfs. zusätzlich die A. axillaris, sinnvoll, damit mit relativ englumigen Ballonkathetern (8–10 mm Durchmesser) auch Stenosen im Bereich der Aorta mit der sog. Kissing-balloon-oder Triple-balloon-Technik dilatiert werden können [121, 145]. Die Abb. 9.27 zeigt das Beispiel einer Kissing-balloon-Technik bei einer Aortenbifurkationsstenose mit völlig glatter Gefäßwand, ohne daß die Implantation eines Stents notwendig wurde.

Da dies nicht in allen Fällen in dieser Weise gelingt, kann der Einsatz von Stents, besonders im Bereich der Beckenarterien, erforderlich werden [43, 53, 68, 79, 80, 96, 123, 147, 148, 190, 191].

Die häufigste Form der perkutanen transluminalen Angioplastie (PTA) ist die Behandlung von Stenosen (s. Abb. 9.19) und kurzstreckigen Verschlüssen (zwischen 1 und 12 cm Länge) im Bereich der A. femoralis superficialis (s. Abb. 9.20), der A. poplitea und des Truncus tibiofibularis. Dabei ist im Bereich der femoropoplitealen Achse deutlich zu unterscheiden, ob es sich um eine Obliteration im Verlauf des Adduktorenkanals, proximal oder distal davon, handelt. Während bei den häufigen Lokalisationen im Adduktorenkanal der Einsatz einer Schleuse sinnvoll ist, kann dies proximal davon, insbesondere nahe der Femoralisgabel, unmöglich werden. In diesen Fällen ist auf eine Schleuse zu verzichten und der Versuch zu unternehmen, primär mit einem Führungsdraht einen Ballonkatheter an die Obliteration heranzuführen. In anderen Fällen, bei ausgeprägt proximaler Obliteration und schlechtem Zugang, ist die retrograde transpopliteale Sondierung und Dilatation zu bevorzugen. Wir haben seit Einführung der Terumo-Führungsdrähte immer häufiger den poplitealen Zugang mit retrograder Katheterisation gewählt, der nicht nur für proximale Stenosen, sondern auch für proximale Verschlüsse der Oberschenkelarterien von Vorteil ist. Gelegentlich können Segmentverschlüsse mit kräftiger Kollaterale am proximalen Verschlußbeginn besser durch die retrograde Sondierung rekanalisiert werden. Besonders hoch ist der Anspruch an die Technik und die persönlichen Erfahrungen des Behandelnden, wenn es sich um die Behandlung von Obliterationen der Unterschenkelarterien [32, 159, 167] bei amputationsgefährdeten Patienten handelt. Hier kann die Angioplastie eine Gratwanderung bedeuten, insbesondere dann, wenn nur noch eine Unterschenkelarterie (Abb. 9.28) durchgängig ist und sich dort die zu behandelnde Obliteration befindet. Unter diesen Umständen ist die vorherige Applikation eines Präparats zur Spasmenvermeidung erforderlich. Die Sondierung muß mit einem Führungsdraht mit flexibler Spitze erfolgen, ggf. mit einem steuerbaren Führungsdraht und einer Gold- bzw. Platinspitze – wie bei der PTCA. Hier ist auch der Einsatz der Führungsdrähte und koaxialen Ballonkathetersysteme aus der koronaren Angioplastie indiziert. Ein zu hoher mechanischer Druck auf die Unterschenkelarterien, insbesondere bei Diabetikern, sollte vermieden werden, da es sonst zu einer frühen Rethrombose kommen kann. Maßnahmen zur sicheren Angioplastie an englumigen Arterien (Unterschenkel- oder Segmentarterien der Nieren) sind sowohl die Verwendung eines Ballons auf dem Führungsdraht („balloon on the wire") [175] als auch die Applikation eines Thrombolytikums (Urokinase) nach der mechanischen Behandlung.

Blutstillung

Nach Abschluß der Behandlung sind die Katheter zu entfernen, und es ist auf eine korrekte Blutstillung zu achten.

Die einfachste Form ist die manuelle Kompression über 15–30 min mit nachfolgender Anlage eines Kompressionsverbandes. In diesen Fällen

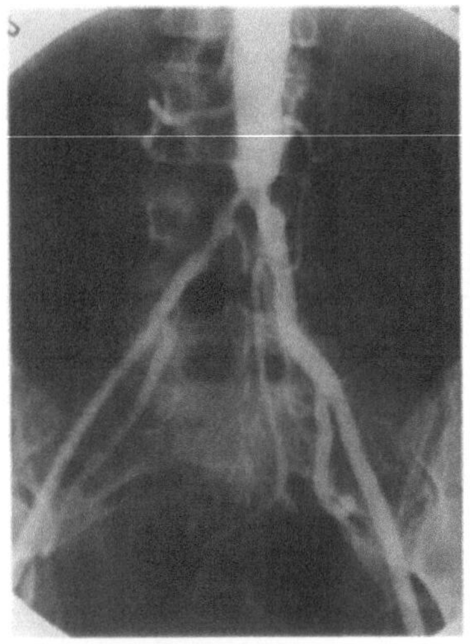

a

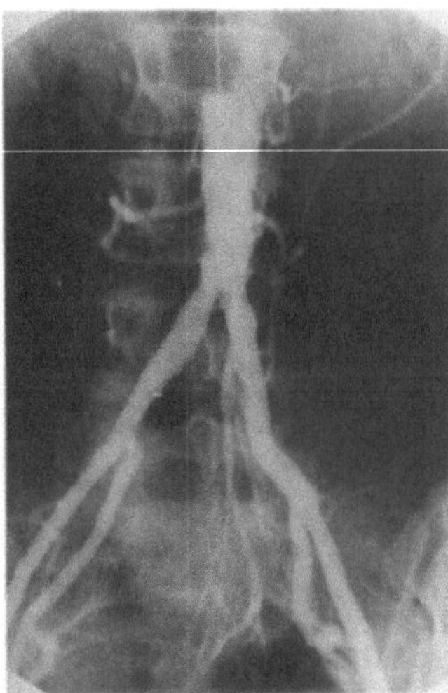

b

Abb. 9.27a–d. Aortenbifurkationsstenose und Iliaca-communis-Stenose rechts. **a** Aorta-Iliaca-Angiographie vor PTA, den pathologischen Befund dokumentierend. Zusätzliche Iliaca-interna-Stenose rechts. **b** Angiographie nach erfolgreicher Behandlung der Aortenbifurkationsstenose und Iliaca-communis-Stenose rechts: völlig freie Strombahn, kein Druckgradient. **c** Ballonkatheter liegen in der A. iliaca beidseits; es erfolgt die isolierte Dilatation der Iliaca-communis-Stenose rechts. Von links kann ein kontrollierter Gegendruck ausgeübt werden. **d** Kissing-balloon-Technik mit Ballonkathetern von 8 mm Durchmesser auf beiden Seiten

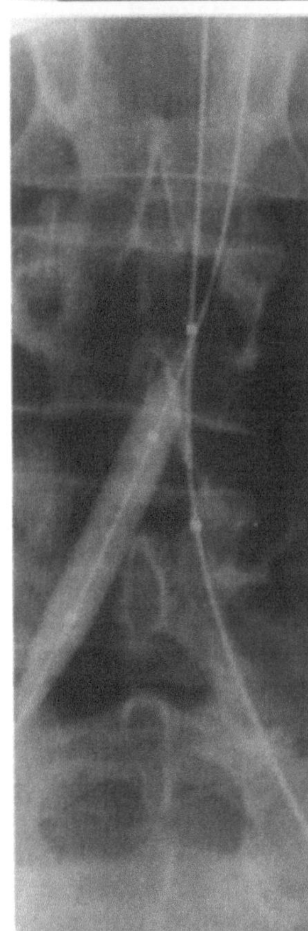

c

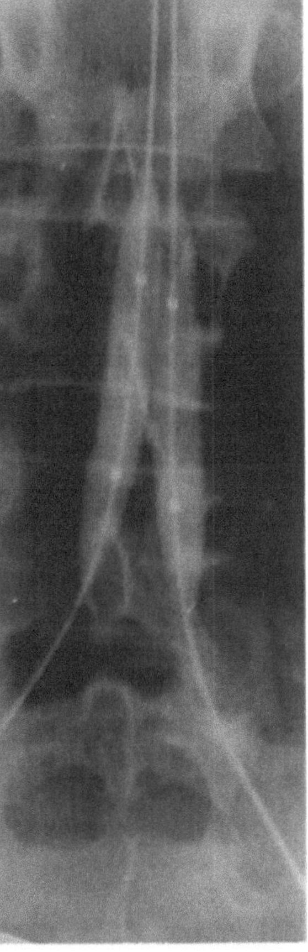

d

verwenden wir zusätzlich ein diskusähnliches Kompressorium aus Styropor („Nürnberger Ufo") (Abb. 9.29), welches sich den schwierigen anatomischen Gegebenheiten in der Leiste sehr gut anmodellieren läßt [203].

Nach Verwendung von Katheter- und Schleusensystemen von 7 und 8 F im Rahmen von längerdauernden Eingriffen sowie bei ambulant durchzuführenden Angioplastien kann es von Vorteil sein, einen Punktionslochverschluß (z.B. „Angioseal" oder „Vasoseal") einzusetzen. Dieses „hemostatic puncture closure device (HPCD)" (Abb. 9.30) ist folgendermaßen konstruiert:

- Es verfügt über einen resorbierbaren Anker für die innere Wand der Arterien, der von einem Perlonfaden gehalten wird.
- Über den Faden ist eine Schicht aus enganliegendem Kollagen an die Außenwand der Arterien zu schieben.
- Eine Sprungfeder hält beide Komponenten aneinander fixiert.

Dieses Verfahren ist von besonderem Vorteil zur Vermeidung einer langen manuellen Kompression, die mit Schmerz und Unbequemlichkeit für den Patienten verbunden ist, zur besseren Überwachung des Punktionsortes und zur Vermeidung einer Nachblutung, aber auch, um eine längere Bettruhe zu umgehen und eine frühe Mobilisation zu erreichen. Die Sicherheit konnte sowohl im Rahmen der kardialen Angiographie als auch peripheren Angioplastie dokumentiert werden [164, 212].

Als Abschluß der Behandlung ist innerhalb von 24 h eine Kontrolle der Hämodynamik mit Bestimmung des Knöchel- und Armdruckes und zur vergleichenden Beurteilung des Knöchel-Arm-Indexes erforderlich. Der Ort der Angioplastie, wie auch des Punktionszuganges kann mittels Dopplerultraschall kontrolliert werden. Dabei sind die Wände exakt zu beurteilen, das freie Lumen zu bestimmen sowie möglicherweise vorhandene Resteinengungen zu erfassen. Das Behandlungsergebnis ist anhand der Bestimmung des Flusses charakterisierbar [212].

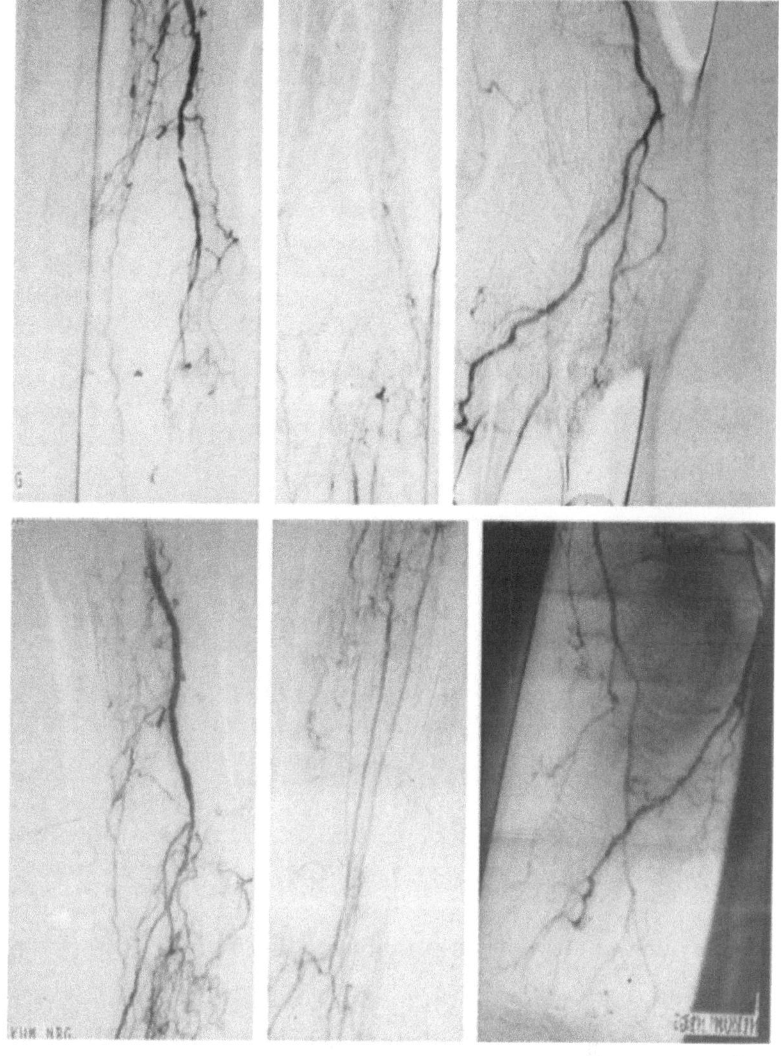

Abb. 9.28a,b. Angioplastie im Bereich der Unterschenkelarterien, 86jährige Frau mit langjährigem Diabetes. Ausgedehnte Obliterationen nur im Bereich der Unterschenkel- und Fußarterien. Feuchte Gangrän zwischen 1. und 2. Zehe. **a** Unterschenkel- und Fußangiographie (DSA): diffuse arteriosklerotische Veränderungen der A. tibialis posterior. A. tibialis anterior wird nicht kontrastiert. **b** Kontrollangiographie nach Dilatation mit einem koronaren Ballonkatheter von 2 mm Durchmesser: Die Kontrollangiographie zeigt eine gute Kontrastierung über die A. tibialis posterior und eine zusätzliche Kontrastierung aus dem Ramus communicans der A. dorsalis pedis.

9.4.2.6 Medikamentöse Zusatzbehandlung

Die medikamentöse Zusatzbehandlung setzt vor der Angioplastie ein und kann in der Gabe von Thrombozytenfunktionshemmern (Azetylsalizylsäure, Trapidil), 1- bis 3mal 100 mg oder 1mal 500 mg ASS täglich bestehen, kann aber auch am Abend vorher durch eine intravenöse Injektion mit Aspisol eingeleitet werden.

Nach erfolgreicher Punktion der zu behandelnden Arterie werden intraarteriell 5 000 IE Heparin injiziert, bei einer Behandlungsdauer von mehr als einer Stunde werden nochmals 2 000 IE Heparin nachgespritzt. Bei komplizierten Behandlungsformen wie dem Einsatz der laserassistierten Angioplastie, von Rotationsinstrumentarien oder bei der Implantation von Stents empfiehlt es sich, die Dosis auf insgesamt 10 000 IE zu erhöhen. Die weitere Behandlung nach Abschluß und Blutstillung richtet sich nach dem Ausmaß der Obliterationen und der Behandlung. Sie kann bei einfachen Stenosen mit guter Hämodynamik – möglichst proximal in der arteriellen Strombahn – allein in der Fortführung der Aspirinbehandlung bestehen. Bei ausgedehnteren Obliterationen empfiehlt sich eine 2- bis 3tägige Antikoagulation mit Heparin, ergänzt durch Ticlideinnahme. Diese kann erfolgen mit 3mal 5 000–7 500 IE Heparin subkutan oder mittels einer intravenösen Infusionsbehandlung mit 1 000 IE/h über 1–3 Tage hinweg. Diese Zeit der Heparininfusion kann genutzt werden, um eine Dauerantikoagulation (z.B. mit Marcumar) zu beginnen. Für diese sind die möglichen Kontraindikationen zu beachten. Außerdem ist sie in Kooperation mit dem zuweisenden Kollegen und dem Hausarzt oder internistischen Angiologen zu besprechen und fortzuführen.

a

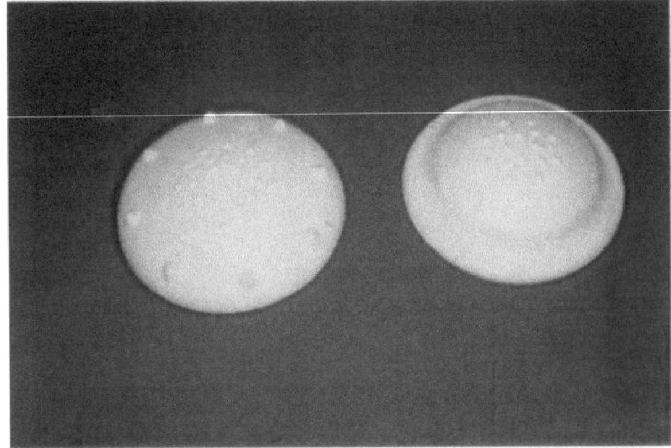

b

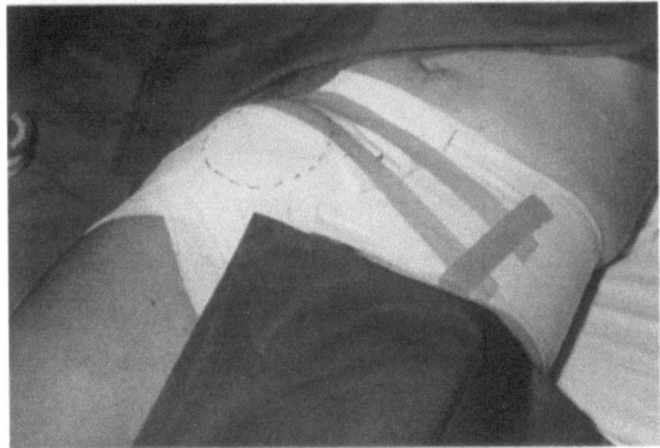

Abb. 9.29. **a** Bikonkaves Kompressorium aus Styropor („Nürnberger UFO"). **b** Becken-Leisten-Verband über dem Styroporkompressorium am arteriellen Zugang in der Leiste

Die Langzeittherapie mit Antikoagulation dient folgenden Absichten:

- die Rezidivquote klein zu halten,
- die natürliche Progression der Arteriosklerose zu verlangsamen,
- Einfluß auf die koronare und zerebrale Arteriosklerose zu nehmen und
- Phlebothrombosen zu vermeiden.

Neben der Langzeitantikoagulation ist es unbedingt notwendig, in Absprache mit Patient und Hausarzt auch auf die Ausschaltung der Risikofaktoren generell hinzuwirken. Mehrere Studien haben gezeigt, daß sowohl bei Antikoagulation als auch bei Gabe von Azetylsalizylsäure Restenosen auftreten. Die optimale medikamentöse Zusatzbehandlung mit Einfluß auf die Progression der Arteriosklerose und Begrenzung der Intimahyperplasie ist noch nicht gefunden [2, 62].

9.4.2.7 Kontrollverfahren

Die Kontrollverfahren der Angioplastie sind während des Eingriffs die Angiographie und die Bestimmung des intraarteriellen Druckgradienten.

Kontrollverfahren nach Angioplastie:

1. Klinik: Schmerz, Puls, Blutdruck, Gehtest.
2. Hämodynamik: Knöcheldruck mit Dopplertechnik (Dopplerindex: Knöcheldruck/systolischer Brachialisdruck).
3. Apparativ: FKDS (Ultraschall), Radionuklidrenographie, MR-Angiographie, Spiral-CT.
4. Invasiv: Angiographie, arterielle oder venöse DSA.

Nach Abschluß der Behandlung sind als Kontrollverfahren die Bestimmung der Drucke an den Knöchel- und Armarterien mit der Dopplertechnik, in Ruhe und nach adäquater Belastung, sinnvoll. Die Situation am Angioplastieort kann mit dem farbkodierten Ultraschalldopplerverfahren (FKDS) kontrolliert werden. Dieses bietet bei bekannter Lokalisation die Möglichkeit, einfach und schnell die Durchgängigkeit zu beurteilen. Häufige Kontrollen sind von Vorteil, um Rezidivstenosen frühzeitig zu erkennen, damit vor einer Zweitbehandlung nicht zuviel Zeit verstreicht, in der es zu einem arteriellen Verschluß kommen kann. Die Erkennung einer Rezidivstenose ist Basis für eine „Service-PTA". Nach dieser ist eine deutlich verbesserte „secondary patency rate" zu erwarten [33, 86, 118]. Teurer sind die Möglichkeiten der Kontrolle mittels MR-Angiographie. Diese kann das Gefäßinnenlumen exakt darstellen und immer dann, wenn auf Kontrastmittel und Röntgenstrahlen verzichtet werden muß, auch wiederholt eingesetzt werden.

9.4.2.8 Komplikationen

Die typischen Komplikationen nach Angioplastie können am Punktionsort und am Ort der Angioplastie auftreten. Darüber hinaus ist, durch Verschleppung von Obliterationsmaterial in die Peripherie, auch distal der Obliteration eine Komplikation (Embolie) möglich.

Die unterschiedlichen Komplikationen und die Häufigkeit ihres Auftretens gibt Abb. 9.31 wieder. Daraus geht hervor, daß Hämatom und Nachblutung am Punktionsort die häufigsten Komplikationen sind, die jedoch nur in Ausnahmefällen zu einer operativen Therapie führen. Besonders bei

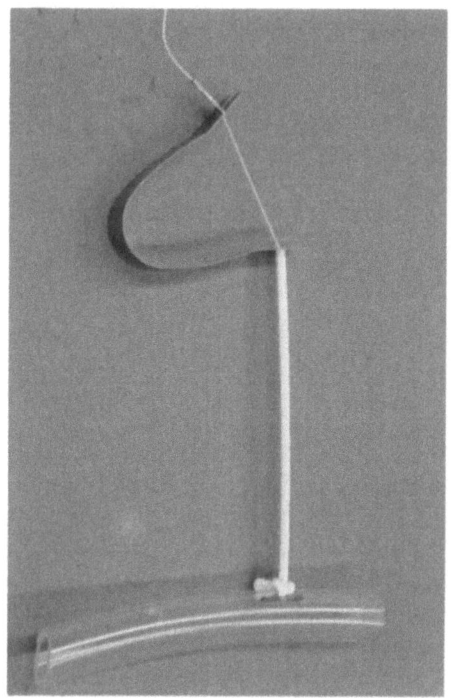

a

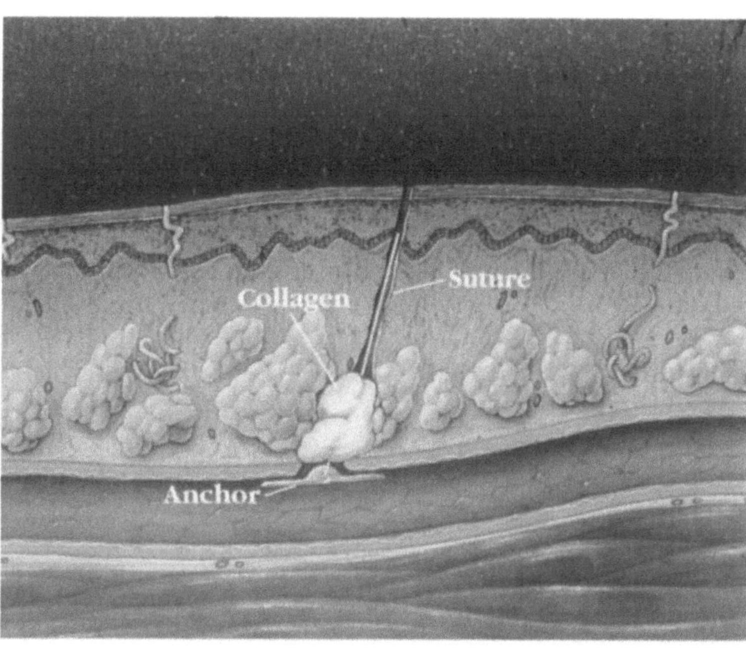

b

Abb. 9.30a,b. Hilfsmittel zum perkutanen Punktionslochverschluß („Angio-seal"). **a** Instrumentarium, die Technik erläuternd. **b** Schematische Darstellung des perkutanen Punktionslochverschlusses

suprainguinaler Punktion kann es zu einer retroperitonealen Blutung kommen, die am besten mittels CT erkennbar wird. Kommt es bei manueller Kompression nicht innerhalb von 2 h zur Blutstillung, so ist ein chirurgisches Konzil erforderlich und eine gefäßchirurgische Intervention mit Gefäßnaht anzustreben. Hat sich ein pulsierendes Hämatom (Aneurysma spurium) entwickelt, kann durch dosierte Kompression, ggf. unter Ultraschallkontrolle, die Blutung zum Sistieren gebracht werden [13], und die Ausbildung eines größeren Aneurysmas bleibt aus. Das Auftreten einer arteriovenösen Fistel ist höchst selten. Ein primärer therapeutischer Eingriff ist nicht nötig. Erst wenn nach 14 Tagen die arteriovenöse Fistel weiterhin besteht, ist ein interventioneller Eingriff mit Verschluß der Fistel oder eine Operation indiziert.

Beim Auftreten peripherer Embolien ist – unabhängig davon, ob es sich um die Verschlep-

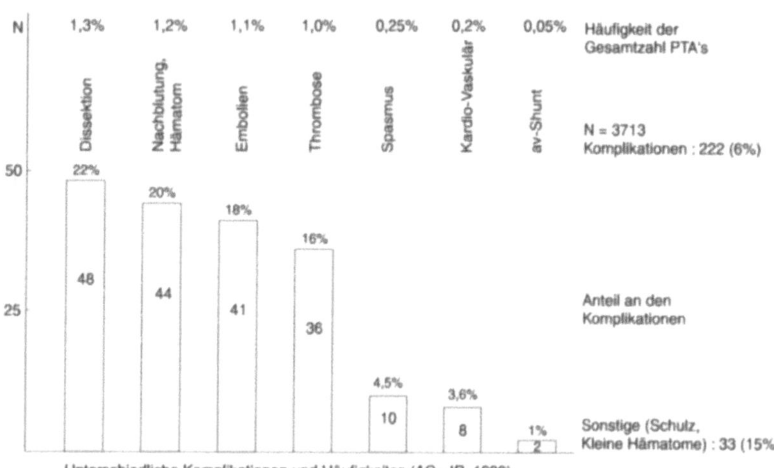

Abb. 9.31. Unterschiedliche Komplikationen und Häufigkeiten nach Angioplastie (AG-IR 1990)

pung von frischen Thromben oder arteriosklerotischem Wandmaterial handelt – unmittelbar im Rahmen des Eingriffs der Versuch zu unternehmen, dieses embolisierte Material entweder durch Absaugung (PAT) zu entfermen oder aber durch eine intraarterielle Thrombolyse das Ausmaß des peripheren Gefäßverschlusses zu vermindern.

Die Tatsache, daß im Rahmen der IR aufgetretene Komplikationen selbst beseitigt werden können, hat dazu geführt, daß diese Komplikationen bei aggressiverem Behandlungskonzept häufiger beobachtet werden. Zweifelsfrei ist die primäre Vermeidung derartiger Komplikationen besser als die Zusatzbehandlung mit Aspiration und Thrombolyse, da letztere ihre eigenen Komplikationen haben und der Patient auch eine längere körperliche Belästigung während des Eingriffs hinnehmen muß.

Die Komplikationen am Ort der Angioplastie sind Teil des Behandlungskonzeptes. Intimaeinriß und -einrollung, Einrisse im Bereich der Media, subintimale Blutung sowie Überdehnung der Arterien, insbesondere an der weniger arteriosklerotischen Seite, mit Ausbildung eines „Minianeurysmas“ sind z.T. Grundlage für den Behandlungserfolg, solange diese nicht infolge einer Einrollung von Dissekat oder einer lokalen Thrombose zum unmittelbaren Reverschluß führen. Langfristig kann jedoch durch die gesetzte innere Wunde im Rahmen des Heilvorgangs mit Plättchenaggregation, lokalem Fibrinthrombus und Ausbildung einer Neointima der Grundstein zur Restenose gelegt werden und auch den Prozeß einer überschießenden Reparaturheilung im Sinne der Intimahyperplasie zur Folge haben. Da diese nie vorhergesagt werden kann, ist insbesondere im ersten Jahr nach der Behandlung eine Kontrolle mit einfachen klinischen Maßnahmen – inklusive Bestimmung des Knöchelarteriendrucks – erforderlich, damit Restenosen früh erfaßt werden.

Die echte Ausbildung von Aneurysmen ist äußerst selten. Die in der Anfangszeit beobachteten Perforationen sind ebenfalls eine Ausnahme und lassen sich bei sofortiger Diagnose durch Anlegen einer Blutdruckmanschette von außen [47] beherrschen. Perforationen in kritischen Regionen am Körperstamm können durch Plazieren des Ballonkatheters an der Perforationsstelle und Aufblasen desselben kontrolliert werden [141]. Mit liegendem Ballonkatheter ist der Patient dann dem Chirurgen zur operativen Korrektur der Perforationsstelle zu übergeben. Der Einsatz sicherer digitaler Durchleuchtungsgeräte inklusive der Roadmappping-Technik und die Verwendung sicherer Führungsdrähte sowie der Ballondilatation erst bei sicherer Plazierung haben aber dazu geführt, daß Perforationen praktisch nicht mehr verkommen.

Im Vergleich zwischen Ballonangioplastie und lokaler Thrombolyse ist das mechanische Ballonangioplastieverfahren mit geringeren Risiken belastet (Tabelle 9.4). Ein besonderes Risiko zur Perforation oder Dissektion mit Gefäßverschluß besteht bei Ostiumstenosen der Nierenarterien. Daher sind bei Indikationen einer PTRD von Ostiumstenosen sowie der Durchführung besondere Vorsichtsmaßnahmen zu treffen [5], unter anderem das Legen von 2 Führungsdrähten und die Kontrollangiographie bei noch liegendem Führungsdraht.

Die Häufigkeit von Komplikationen hängt von der Erfahrung des Untersuchers (Komplikationshäufigkeit sinkt innerhalb von 3 Jahren Praxis von 11 auf 3%) ab, aber auch von folgenden Kriterien:

- vom klinischen Stadium der peripheren arteriellen Verschlußkrankheit bei der Angioplastie im Bereich der Beinarterien (8% bei Patienten im Fontaine-Stadium IV, die älter als 70 Jahre sind, gegenüber 1,2% bei Patienten unter 60 Jahren und isolierten Iliaka- oder Femoralisstenosen) und von
- Nierenarterienstenosen (Nachblutungen häufiger bei systolischem Blutdruck über 200 mm HG und bei adipösen Frauen gegenüber Patienten mit RR, medikamentös eingestellt unter 160 mmHg und ohne Adipositas). Trotzdem ist davon auszugehen, daß Komplikationen vorkommen können, und bei allen Risikoregionen, insbesondere den Obliterationen an Aorta, Nieren und hirnversorgenden Arterien sollte die Behandlung nur in enger Kooperation, am günstigsten innerhalb derselben Klinik, und nach vorheriger Absprache durchgeführt werden.

Unabhängig davon sind ambulante Angioplastien nur vertretbar, wenn die Betreuung des Patienten gesichert und das behandelnde Zentrum oder ein Notarzt telefonisch erreicht werden können. Versteht man unter ambulanter Behandlung die Durchführung der Angioplastie an Pati-

Tabelle 9.4. PTA-Komplikationen (Radiologisches Zentrum Nürnberg, 1984–1988)

	PTA n (%) 3585	Clotlyse n (%) 171
Komplikationen insges.	46 (1,3)	19 (11,1)
Komplikationen op.	28 (0,8)	6 (3,5)
Letalität	–	–

enten, die in ein anderes Krankenhaus zurückverlegt werden müssen, so hat der Rücktransport liegend, d.h. im Krankenwagen, zu erfolgen. Wird der Patient nach Hause gebracht, sollte die häusliche Versorgung gewährleistet sein.

Die Mortalität der Angioplastie wird zwischen 0,1 und 0,2% angegeben. Bezieht man die Thrombolyse und die minimalchirurgischen, semiinvasiven Eingriffe der Endoprothesenapplikation nicht mit ein, so handelt es sich überwiegend um kardiale oder pulmonale Komplikationen bei den häufig arteriosklerotischen und multimorbiden Patienten, die bereits eine koronare Herzkrankheit haben und bei denen bereits aortokoronare Venenbypässe oder Thrombendarterektomien von Karotisstenosen, ja sogar Aneurysmaoperationen vorausgegangen sind. Dies weist auf den differenzierten Einsatz der stationären und ambulanten Angioplastie hin, ist aber nicht für die Methode belastend.

Die am ehesten vermeidbaren Komplikationen sind zum einen diejenigen nephrotoxischer Art, die durch das Kontrastmittel hervorgerufen werden. Hier ist auf eine entsprechende Flüssigkeitszufuhr und Kontrolle der Kreatininwerte zu achten und ggf. bei Patienten mit bekannter Nephropathie, von vornherein eine nachfolgende Dialyse mit einzubeziehen.

Ein anderes Risiko – ohne gleichzeitige Heparinbehandlung – ist der möglicherweise strangulierende Kompressionsverband in der Leiste, der die Entwicklung einer tiefen Beinvenenthrombose propagiert und dann, beim ersten Aufstehen, zur Lungenembolie mit Todesfolge führen kann.

Tabelle 9.5a. Primäre Behandlungsergebnisse der PTA aortoiliakaler Obliterationen in Nürnberg von 1990–1994. Erfolg definiert durch angiographische Kontrolle, Pulsstatus und Knöchel-Arm-Druckgradient, verbessert mindestens um 0,2 bei freiem femoropoplitealem Abstrom oder 0,1 bei gleichzeitigem Verschluß der A. femoralis superficialis; 3.–10. Tag nach PTA

Obliterationstyp	Lokalisation	Erfolgsrate [%]
Isolierte Stenosen	Aorta	80
	Iliaca communis	95
	Iliaca externa	92
Multiple Stenosen	Iliaca communis und externa	80
Segmentverschlüsse	Iliaca communis	60
	Iliaca externa	55
Segmentstenose	Femoralis communis	81
Segmentverschluß	Femoralis communis	28

Tabelle 9.5b. Primäre Behandlungsergebnisse der PTA femoropoplitealer Arterien in Nürnberg 1990–1994

Obliterationstyp	Lokalisation	Erfolgsrate [%]
Isolierte Stenose	Femoralis superficialis	95
Multiple oder langstreckige Stenosen	"	85
Kurzer Verschluß (< 3 cm)	"	91
Segmentverschluß 3 – 5 cm	"	85
Verschluß > 10 cm	"	59
Isolierte Stenose	Poplitea	89
2 oder langstreckige Stenosen	"	78
Kurzer Verschluß	"	82
Popliteaverschluß 5 cm	"	54

9.4.2.9 Ergebnisse

Perkutane transluminale Angioplastie (PTA) der unteren Extremitäten

Die primären Ergebnisse der PTA (Tabelle 9.5) sind seit Einführung der Ballondilatation nach Grüntzig durch die unterschiedlichen Modifikationen der Ballonkatheter, die Entwicklung sicherer Führungsdrähte – „teflon-coated safety J guide“ und „slippery glide wire“ – zur ersten Passage des Strombahnhindernisses und den Erfahrungsaustausch zwischen den unterschiedlichen Behandlungszentren seit dem Jahr 1982 kontinuierlich stabilisiert worden [96, 114, 145]. Diese Ergebnisse beruhen auf den Erfahrungen im Radiologischen Zentrum am Klinikum Nürnberg während der Jahre 1976–1995 (Abb. 9.32). Über den gesamten Zeitraum hinweg waren überwiegend 4 erfahrene Radiologen beteiligt, die viele Kollegen in die Behandlung eingewiesen haben. In ähnlicher Weise wie bei der Koronarangiographie sind an Zentren mit größerer Erfahrung die Primärergebnisse besser und die Komplikationsdichte geringer, solange nicht eine zu große Zahl von Ärzten mit geringerem Erfahrungsspektrum in die selbständige Durchführung des Eingriffs einbezogen wird. Die Eingriffe der IR werden naturgemäß häufiger komplikationsbelastet sein, wenn sie nur ausnahmsweise bzw. gelegentlich durchgeführt werden. Die besonders günstigen Ergebnisse in einem Zentrum, bei dem nur wenige erfahrene Radiologen alle Behandlungsmaßnahmen ausführen, gegenüber solchen Zentren mit Ausbildungscharakter oder in einem gepoolten Kollektiv, in dem regional alle Ergebnisse und Komplikationen aus mehreren Zentren erfaßt werden, zeigen die Problematik jeder Behand-

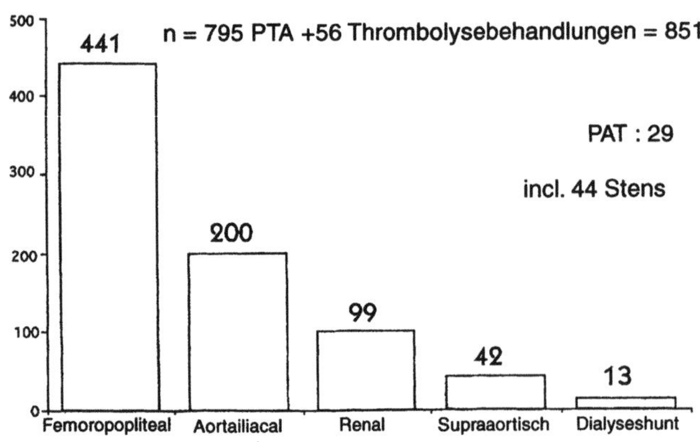

Abb. 9.32. Verteilung der Katheterbehandlungen und ihre Häufigkeit am Klinikum Nürnberg-Nord, mit ausgesprochener Dominanz der reinen Single-Katheter-Ballondilatationstechnik im Jahr 1994

lungsmaßnahme, die flächendeckenden Charakter haben soll.

Bei der Beurteilung spielen aber auch die Definitionen von „Erfolg" und die entsprechenden Kriterien eine besondere Rolle. Hier ist eine unterschiedliche Bewertung bei Obliterationen in einer oder mehreren Etagen sinnvoll.

Definition des Erfolgs einer PTA:

Einetagen-aVk

- Angiographische Reduktion der Stenose/Beseitigung des Verschlusses
- Verbesserung des Knöchel-Arm-Dopplerindex > 0,2
- Verbesserung des klinischen Stadiums

Mehretagen-aVk

- Angiographische Reduktion der Stenose/Beseitigung des Verschlusses
- Verbesserung des Knöchel-Arm-Dopplerindex > 0,1
- Verbesserung des klinischen Stadiums

Beim primären Behandlungsergebnis sind 3 Kriterien anzuwenden:

1. *Das primäre angiographische Ergebnis:* Hier gilt die Beseitigung des arteriellen Strombahnhindernisses mit einer höchstens 20%igen Reststenose als Erfolg.
2. *Das hämodynamische Behandlungsergebnis:* Im Bereich der Extremitätenarterien ist das Ziel, einen vorhandenen Druckgradienten zwischen Knöchel- und Armblutdruck zu beseitigen oder ihn zumindest auf einen Wert von über 0,8 zu verbessern.

Gelingt dies nicht, so kann nach Rutherford – insbesondere bei Patienten mit kritischer Beinischämie und Knöcheldrucken von unter 50 mm Hg – die Verbesserung des Knöchel-Arm-Index um 0,2 oder mehr bereits als hämodynamischer Behandlungserfolg bezeichnet werden. Bei einem vor- oder nachgeschalteten Verschluß kann die hämodynamische Verbesserung des ABI bereits als Teilerfolg definiert werden. Die Rutherford-Kriterien erlauben eine differenzierte Beurteilung des primären Behandlungserfolgs aufgrund bestimmter Grade der Schwere einer Läsion und ihrer Verbesserung.

3. *Die Beurteilung des klinischen Behandlungserfolges:* Diese kann mit Hilfe der Stadieneinteilung nach Fontaine erfolgen, wobei die Verbesserung um ein klinisches Stadium als Behandlungserfolg gewertet wird. Dabei ist zu beachten, daß die Wandlung eines Stadiums IV (arterielle Nekrose oder Gangrän bei Dopplerdruckgradient unter 50 mm Hg) eine bestimmte Zeit zur Wundheilung voraussetzt; hier kann ein Zeitraum von 3 Monaten als Parameter gelten. Die Änderung von Fontaine-Stadium IIB in Stadium IIA stellt eine deutliche Verbesserung dar, die durch Training häufig noch zum Stadium I führt.

Die Verbesserung der Stadien im Rahmen der Claudicatio intermittens ist ebenfalls nicht unmittelbar innerhalb eines 2- oder 3tägigen Aufenthalts zu erfassen, da die Gehfähigkeit am Anfang durch Kompressionsverband, lokales Hämatom oder andere Beeinträchtigungen noch nicht den erzielten Gegebenheiten angepaßt ist. Auch ist der lokale Reparationsvorgang am Punktionsloch noch nicht abgeschlossen. Vergleichend konnte festgestellt werden, daß die Verbesserung der Gehfähigkeit, die durch eine Angioplastie eingeleitet wurde, erst nach 2–4 Wochen eine reelle Beurteilung erlaubt.

Die Beurteilung der primären Behandlungsergebnisse beruht daher überwiegend auf den angiographischen und hämodynamischen Veränderungen. Klinische Erfolge sind erst im Rahmen der

Langzeitbeobachtung, frühestens 3 Monate nach dem Eingriff, reell zu beurteilen. Die verantwortungsvolle IR hat im Team unter Mitwirkung des Gefäßchirurgen und eines Angiologen zu erfolgen. Unabhängig davon, durch wen die Weiterbetreuung des Patienten erfolgt (Hausarzt oder Facharzt), hat sich der behandelnde Arzt (Abteilung) von der weiteren Entwicklung der Krankheit selbst zu überzeugen. Wir führen daher klinische und hämodynamische Nachuntersuchungen nach der PTA in regelmäßigen Abständen durch (3 Monate, 6 Monate, 1, 2, 3 und 5 Jahre). Bei Verschlechterung der Beschwerden und des ABI wird eine Angiographie mit der Möglichkeit einer zweiten PTA empfohlen. Viele Untersuchungen haben gezeigt, daß die Prognose für die wiederholte PTA nicht schlechter als die für die erste ist. Die Langzeitergebnisse, in Abhängigkeit von der Lokalisation und dem klinischen Stadium der Behandlungen in den Jahren 1976–1980 zeigt Abb. 9.33.

In der Literatur werden die primären und die Langzeitergebnisse sehr unterschiedlich angegeben (Tabelle 9.6).

Die im Rahmen der zentralen Dokumentation der „Arbeitsgemeinschaft Interventionelle Radiologie" der Deutschen Röntgengesellschaft dokumentierten Lokalisationen mit den primären Behandlungsergebnissen und Komplikationen sind in Abb. 9.34 erkennbar.

Perkutane transluminale renale Dilatation (PTRD)

Unter Beachtung der Literatur (Tabelle 9.7) und eigener Ergebnisse (Abb. 9.35) kann davon aus-

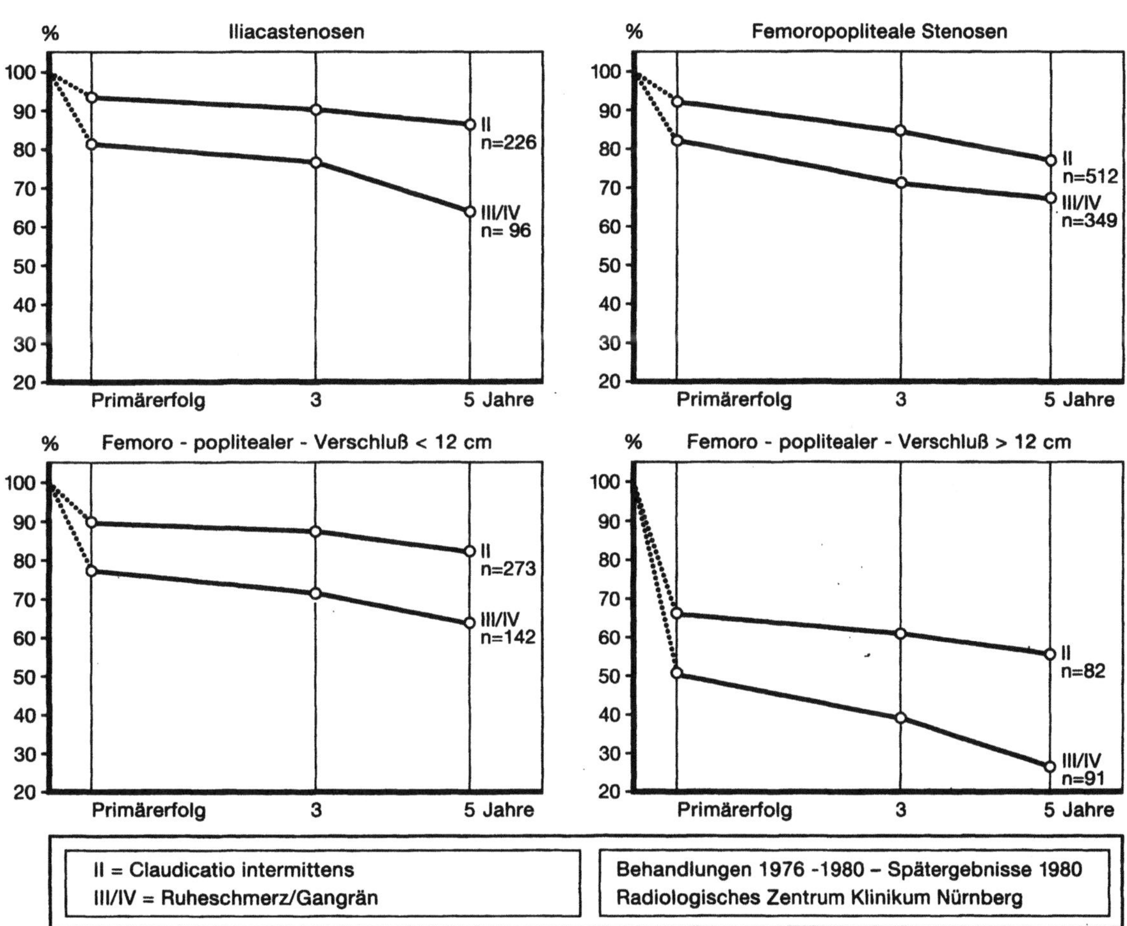

Abb. 9.33. Dokumentation der primären und Langzeitresultate der kombinierten Dotter-Grüntzig-Technik in Abhängigkeit von der Lokalisation (Iliakastenose, femoropopliteale Stenose, femoropoplitealer Verschluß, kleiner und größer als 12 cm) sowie in Abhängigkeit vom Fontaine-Stadium (Claudicatio intermittens bzw. Ruheschmerz und Gewebsnekrose). Nach Einführung der „glide wire" (z.B. Terumo) konnten die primären technischen Erfolge bei Stenosen um ca. 10%, bei Verschlüssen um 10–15% verbessert werden

Tabelle 9.6. Patency rate und Cure rate (in Klammern) nach iliakaler und femoropoplitealer PTA (nach der Literatur)

	Publikations-jahr	Follow-up-Jahre	Iliaka [n]	[%]	Femoro-popliteal [n]	[%]
Schneider Grüntzig Bollinger (Zürich)	1983	5	200	85 (79)	682	68 (60)
Gallino Mahler Probst Nachbur (Berlin)	1984	5	131	87 (83)	280	67 (56)
Krepel van Andel van Erp (Utrecht)	1985	5	–	–	138	70 (59)
Capek Mc Lean Berkowitz (Philadelphia)	1991	5	–	–	217	58 (48)
Tegtmeyer Hartwell Selby et al. (Charlottsville/VA)	1991	5	176	87 (80)	–	–
Lammer Schreyer (Graz)	1991	3	131	St. II 85 St. III/IV 70 Verschluß:	 < 7 cm > 7 cm	80 65 75 35

gegangen werden, daß im Bereich der Nierenarterien die Langzeitergebnisse bei der fibromuskulären Dysplasie eindeutig besser sind als bei den postostialen arteriosklerotischen Nierenarterienstenosen, und bei diesen wiederum besser als bei den ostialen Stenosen.

Der Erfolg wird von uns, wie von der Mehrzahl der Autoren [96, 167], in folgender Weise definiert:

Geheilt („cured“):

Der Blutdruck kann normalisiert werden bei Werten unter systolisch 160 mm Hg und diastolisch 95 mm Hg.

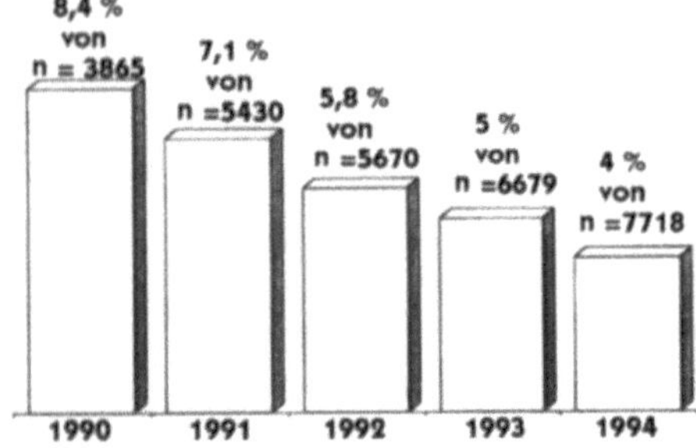

Abb. 9.34. Primärergebnisse und Komplikationen der verschiedenen Angioplastielokalisationen (Dokumentation der „Arbeitsgemeinschaft Interventionelle Radiologie“ in der Deutschen Röntgengesellschaft)

Gebessert („improved“):

- Der Blutdruck ist im Norm- oder Gernzwerthypertoniebereich: systolisch unter 160, diastolisch unter 95 mm Hg, mit reduzierter antihypertensiver Therapie (Dosis und/oder Zahl von Medikamenten).

Oder:

- Der Blutdruck konnte bei gleicher antihypertensiver Therapie gesenkt werden: systolisch mehr als 15 mm Hg, diastolisch mehr als 10 mm Hg.

Tabelle 9.7. Ergebnisse der PTRD bei renovaskulärer Hypertonie. (*AS* arteriosklerotisch; *FMD* fibromuskuläre Dysplasie; *Misc.* verschied. Ursachen, z.B. entzündlich; *Trpl. N.* Nierenarterienstenose an Transplantatnieren)

Autor	Jahr	n	RR normalisiert [%]	RR gebessert [%]	Läsion
Mahler	1990	94	16	64	AS
		28	65	22	FMD
		11	10	30	Misc.
		7	20	80	Trpl. N.
Sos	1991	252	25	55	AS
Tegtmeyer	1991		87	–	FMD
Lammer	1991		50	25	AS
			60	30	FMD

Abb. 9.35. Langzeitergebnisse nach PTRD (Dokumentation nach der Life-table-Methode). Die eindeutig bessere Prognose der Patienten mit fibromuskulärer Dysplasie ist evident, auch in unserem Kollektiv

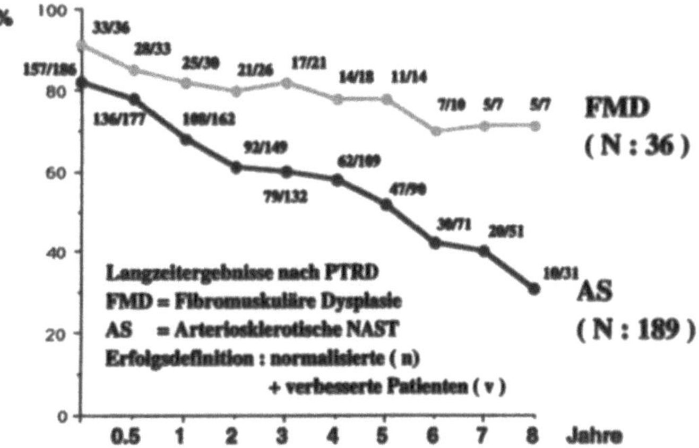

Am eindeutigsten sind die Ergebnisse bei den unilateralen arteriosklerotischen (Abb. 9.36) und fibromuskulären Nierenarterienstenosen (NAST). Die ostialen NAST haben ein höheres Komplikationsrisiko, und die Ergebnisse sind schlechter. Aus diesem Grunde wird für die ostialen Stenosen auch die Stentimplantation immer häufiger empfohlen oder die operative Therapie beibehalten [79, 80].

Bei den Beckenarterienstenosen sind die Ergebnisse der PTA bei der A. iliaca communis besser als bei der A. iliaca externa. Für die A. iliaca interna liegen keine eindeutigen Untersuchungen vor. Bei der A. femoralis communis und profunda femoris hat Roth [142, 145] gute Ergebnisse für die Stenosen, jedoch weniger gute für die Verschlüsse publiziert und empfiehlt die Operation.

Bei der A. femoralis superficialis beeinflussen das Langzeitergebnis die Länge der Obliteration, das klinische Stadium der arteriellen Verschlußkrankheit, die Situation der Run-off-Gefäße am Unterschenkel und die Tatsache, ob die Patienten einen über mehrere Jahre hinweg insulinpflichtigen Diabetes mellitus haben oder nicht [21, 96, 145].

Patienten mit Diabetes mellitus haben bei allen Behandlungsformen eine weniger gute Prognose. Dies liegt sowohl an der Dauer und der Schwere der Stoffwechselstörung als auch an dem bereits bestehenden Grad der Makro- und Mikroangiopathie. Die reine diabetische Makroangiopathie ist vorwiegend an Unterschenkel- und Fußarterien und an der A. profunda femoris anzutreffen. Bestehen gleichzeitig Becken- oder femoropopliteale Obliterationen, so ist hier von multiplen Risikofaktoren auszugehen. Weitgehend wird die Prognose vom Zustand der Unterschenkelarterien bestimmt. Aus dieser komplexen Situtation ergeben sich sehr vom Obliterationstyp abhängige Resultate nach PTA bei Diabetikern (Tabelle 9.8).

Der Einfluß des Alters auf Erfolg und Komplikationshäufigkeit ist gering. Obglcich zwischcn den einzelnen Dezennien kein statistischer Unterschied hinsichtlich der Primär- und Langzeiterfolge wie auch der Komplikationen zu finden war, so

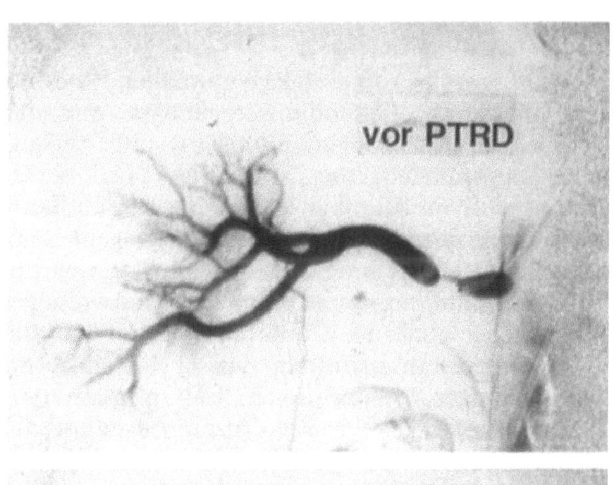

a

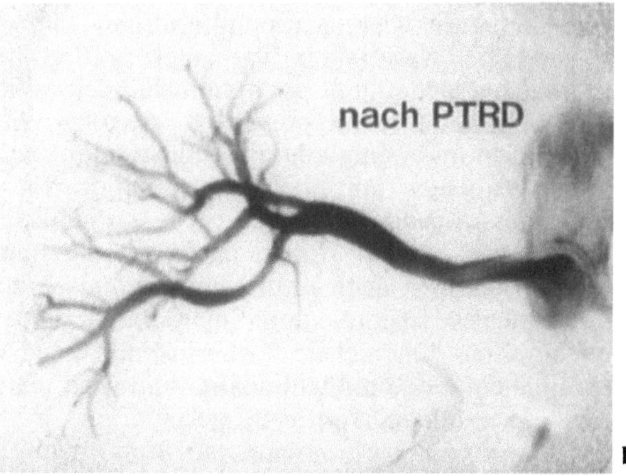

b

Abb. 9.36a,b. DSA vor und nach PTRD einer postostialen arteriosklerotischen unilateralen Nierenarterienstenose: **a** vor, **b** nach Ballondilatation mit einem Ballonkatheter von 6 mm Durchmesser und 2 cm Länge

Tabelle 9.8. PTA-Langzeitergebnisse (patency) bei Diabetespatienten (erhaltene Gliedmaßen = 127)

Lokalisation der Obliteration	3 Jahre [%]	5 Jahre [%]
A. iliaca	66	29
A. femoralis superficialis	37	7
A. poplitea	37	0

zeigte sich doch bei Gegenüberstellung der Ergebnisse von Patienten unter 60 und über 70 Jahren ein statistischer Unterschied insofern, als bei den älteren Patienten eine höhere Komplikationsdichte und niedrigere Primärerfolgsrate feststellbar waren. Diese beruhen aber wesentlich auf der Tatsache, daß es sich bei den jüngeren Patienten vorwiegend um eine arterielle Einetagenverschlußkrankheit handelt, bei den älteren dagegen um Mehretagenobliterationen, insbesondere unter Einbeziehung der Unterschenkelarterien. Im Hinblick auf die Bedeutung der Risikofaktoren ist nicht zu übersehen, daß der Risikofaktor Alter sich besonders auf die Arteriosklerose der Unterschenkelarterien auswirkt.

Beim Vergleich der interventionellen Radiologie und ihrer Behandlungsergebnisse mit der gefäßchirurgischen Behandlung ist eine realistische Gegenüberstellung schwierig. Dies beruht darauf, daß in Kliniken mit kritischer Indikationsstellung die Gefäßchirurgen vorwiegend Patienten mit Ruheschmerz und Gangrän operativ behandeln und nur unter besonderen individuellen Ansprüchen auch im Fontaine-Stadium IIb eine Bypassoperation ausführen. Dieses Kollektiv mit langstreckigen Obliterationen und mindestens 2 freien Unterschenkelarterien ist nur ausnahmsweise im Kollektiv der perkutanen Behandlungen. Patienten mit Claudicatio intermittens unterschiedlicher Ausprägung wie auch mit Ruheschmerz werden primär perkutan behandelt, wenn die Obliterationen besonders kurzstreckig, gut zugänglich und wenig komplikationsträchtig sind. Auch Patienten mit hohem Operationsrisiko, fehlender Anästhesiefähigkeit und vorhandenen Infektionen werden primär nicht operiert und können dadurch auch in diesem Stadium bereits eine palliative Therapie durch die Ballonangioplastie erfahren. Eine sichere Vorhersage, ob die PTA erfolgreich und komplikationsfrei sein wird, kann auch der erfahrene Arzt nicht geben.

Eine prospektive randomisierte Studie zu PTA und Bypasschirurgie liegt nicht vor. Vielmehr erfolgt interdisziplinär in den verschiedenen Zentren, auch unterschiedlich gewichtet, der Einsatz der 3 Behandlungskonzepte konservativ, operativ und minimal-interventionell-radiologisch. Geht man von einem gleichen Behandlungskollektiv aus, bei dem die Bypasschirurgie möglich ist, so sind die Landzeitergebnisse bei erfolgreich Operierten um 10–15% deutlich besser als nach Angioplastie. Allerdings ist eine höhere 30-Tage-Mortalität bei den chirurgischen Behandlungsverfahren zu berüksichtigen. Beim Auftreten einer Rezidivstenose ist eine erneute Angioplastie mit gleicher Prognose möglich.

Mit der zunehmenden Entwicklung perkutan applizierbarer Endoprothesen wird ein Stadium erreicht werden, in dem erstmals randomisierte Vergleichsstudien möglich sind. 30 Jahre nach Einführung der Angioplastie durch Dotter und Judkins besteht kein Zweifel daran, daß dieses Behandlungsprinzip die Möglichkeiten zur Behandlung arterieller Obliterationen erweitert hat, auch in den früheren Stadien, und damit die „Functio laesa“ bei vielen Patienten für lange Zeit beseitigt und ihnen ein normales Leben ermöglicht. Auf der anderen Seite konnte bei Patienten, die nicht chirurgisch rekonstruierbar waren, ein Palliativerfolg auf Zeit erzielt werden.

Im Gegensatz zu den Rezidiven nach gefäßchirurgischen Maßnahmen ist häufig eine Zweitbehandlung mit annähernd gleichem Erfolg möglich. Gelingt diese nicht mit der Ballonangioplastie, so kann heute eines der speziellen Verfahren der Rekanalisation (Rotationskatheter, laserassistierte PTA) und Stentimplantation zu einer erneuten Verbesserung auf Zeit eingesetzt werden. In jedem Falle ist auch bei dem erneut auftretenden Reverschluß die Möglichkeit der differenzierteren Bypassverfahren gegeben, solange noch ein Anschlußgefäß im Knie, am Unterschenkel oder an den Fußarterien offen ist. Da die Angioplastie auch zur Beseitigung postoperativer Stenosen – auch Bypaßstenosen – beitragen kann, sind hier Servicebehandlungen in 2 Richtungen möglich.

9.4.3 Clotlyse

(Intraarterielle Thrombolyse, lokale Thrombolyse, Kurzzeitlyse, Fibrinolyse, Low-dose-Thrombolyse, Pulsspraylyse)

Untersuchungen an Blutgerinnseln im Reagenzglas haben gezeigt, daß ortsständige Thromben bei chronischer Arteriopathie noch nach längerer Zeit durch Fibrinolyse auflösbar sind [46, 140].

Diese In-vitro-Ergebnisse führten, vorwiegend im deutschsprachigen Raum, zur Entwicklung der systemischen Thrombolyse mit Streptokinase bei chronischer arterieller Verschlußkrankheit sowohl bei Patienten mit Ruheschmerz als auch nach langer Claudicatioanamnese.

Tabelle 9.9 zeigt bei verschiedenen Modifikationen aus den Anfangsjahren der thrombolytischen Behandlung chronischer arterieller Obliterationen, daß eine erfolgreiche Fibrinolyse im Bereich der A. femoralis superficialis bei einem Anamnesealter bis 6 Wochen am ehesten erzielbar ist (etwa in 36%). Im Bereich der weitlumigeren Arterien im Becken und in der A. abdominalis ist ein thrombolytischer Effekt mit Verschlußbeseitigung bei Anamnesezeiten von bis zu 6 Monaten bei jedem 5. Patienten (16–24%) zu erwarten.

Unter dem Einfluß dieser nicht optimalen Ergebnisse zogen Dotter et al. [36] aus den angiographischen Besonderheiten, die sich bei den lysierbaren Stenosen der A. femoralis superficialis und den Beckenarterien ergaben [98, 99], die Konsequenzen und führten das Prinzip der intraarteriellen Katheterthrombolyse ein.

Mit dieser Technik konnten 2 Iliakaverschlüsse und 1 Verschluß der A. subclavia mit einem Alter von bis zu 5 Wochen sowie akute Lungenembolien erfolgreich lysiert werden. Die weitergehende Entwicklung war die Plazierung von vorpräparierten Kathetern mit multiplen Seitlöchern im Thrombus selbst, so daß die thrombolytische Substanz unmittelbar in den Thrombus infiltriert wird [28, 209].

Diesen Weg der arteriellen, intrathrombotischen fraktionierten Thrombolyse haben Hess et al. [58] systematisch weiterentwickelt. Sie konnten zeigen, daß bei gleichen primären Ergebnissen die Langzeitergebnisse der lokalen Thrombolyse mit PTA bei akuten embolischen Verschlüssen besser sind als nach erfolgreicher Thrombolyse von chronischen arteriellen Verschlüssen [59]. Sie haben das Prinzip der Kombination der niedrigdosierten intrathrombotischen Thrombolyse mit einer Ballonangioplastie als Behandlungsprinzip etabliert. Dabei haben sie bevorzugt Endlochkatheter verwendet und unter Röntgendurchleuchtungskontrolle in Abständen von 2–5 min die Spitze des Katheters in den Thrombus weiter vorgeführt, so daß durch angiographische Kontrolle das primäre Behandlungsergebnis innerhalb von 30 min überprüft werden kann. Die vorhandenen arteriosklerotischen Läsionen wurden dann abschließend mit Ballonkatheter dilatiert. Die angiographische Kontrolle entscheidet dabei, ob die Lyse beendet wird oder ob auch periphere Embolien durch weitere Lyse noch der Behandlung bedürfen. Das auch von Hess immer wieder beobachtete limitierende Ereignis ist die subintimale Passage der Katheterspitze oder des Führungsdrahtes, wodurch die Clotlyse in eine arterielle Thrombolyse mit längerer Lysezeit umgewandelt wird oder abgebrochen werden muß.

Die lokale intraarterielle Thrombolyse wurde häufig zur Therapie von Komplikationen oder unvollständigen Behandlungsergebnissen der PTA eingesetzt und hat damit das Behandlungsspektrum der interventionellen Radiologie erweitert. Katzen u. Van Breda [75] infundieren zwischen 40 000 und 80 000 IE Urokinase/h. McNamara und Fischer [109] haben mit höheren Dosen (4 000 IE/min) während eines Zeitraums von 2 h und mit anschließend 1 000 IE/min bessere Ergebnisse bei einer geringeren Rate von Blutungskomplikationen beobachtet. Der Einfluß auf Blutungskomplikationen wird dabei vorwiegend durch die Dosierung der zusätzlichen Heparinapplikation beein-

Tabelle 9.9. Ergebnisse der systemischen Fibrinolyse mit Streptokinase bei chronisch arteriellen Thrombosen. (Mod. nach Martin u. Fiebach 1985 [98])

Autoren	Jahr	Femoralisverschluß [n]	Erfolg [%]	Iliakaverschluß [n]	Erfolg [%]
Alexander et al.	1968	23	17	5	40
	Alter:	1–9 Monate			
Ehringer et al.	1968	8	62	1	–
	Alter:	1–5 Wochen			
Schoop et al.	1968	34	3	43	16
	Alter:	1–72 Monate		7 Aorta	43
Martin et al.	1970	98	4	97	16
	Alter:	1–72 Monate		15 Aorta	
Heinrich u.	1972	22	36	31	7
Schmutzler	Alter:	2–24 Monate		6 Aorta	17
Martin	1982	225	9	136	24
		Gute Ergebnisse bis zu 6 Wochen Anamnese			

flußt. Die amerikanischen Autoren [74–76, 109] haben insbesondere über die positiven Behandlungsmöglichkeiten thrombosierter Bypässe sowie von Dialyseshunts berichtet.

Während bei der Therapie des akuten Myokardinfarkts die primäre, bereits im Notarztwagen einsetzende systemische Thrombolyse heute als generelles Behandlungsprinzip etabliert ist und auch bei der Therapie der Lungenembolie zum Einsatz kommt, wird bei den thrombembolischen Erkrankungen der Extremitätenarterien bevorzugt die intrathrombotische Installation des Thrombolytikums als kontinuierliche oder Pulse-spray-Infusion eingesetzt [18, 19]. Das Ziel ist dabei, schwere zerebrale, gastrointestinale und andere Blutungen zu vermeiden.

Das Behandlungsspektrum wurde also erweitert; die Anforderungen an die Fachkenntnisse des interventionellen Radiologen haben damit aber zugenommen. Die Kooperation mit einem Hämostaseologen und dem Gerinnungslabor sind insbesondere bei der Indikationsstellung und dem Übergang zu einer Heparinbehandlung und Langzeitantikoagulation sinnvoll, wenn nicht sogar unabdingbar.

9.4.3.1 Aufklärung

Die intraarterielle Thrombolyse beinhaltet in gleicher Weise wie die systemische fibrinolytische Behandlung Komplikationen, die sowohl vom Status des Patienten als auch der Dosis und Dauer der Thrombolyse abhängig sind. Es ist daher unbedingt notwendig, sich vor Beginn der Thrombolysebehandlung über die Dauer der bestehenden Beschwerden und den klinischen Gesamtzustand des Patienten, einschließlich möglicher Kontraindikationen, zu informieren.

Ohne klare Kenntnis des klinischen Krankheitsbildes kann keine adäquate Auswahl unter den thrombolytischen Behandlungsverfahren getroffen werden (Tabelle 9.10).

Zu unterscheiden ist zwischen

- der systemischen *fibrinolytischen Behandlung*, bei der das Fibrinolytikum (Streptokinase, Urokinase, Plasminogen) mittels intravenöser Dauerinfusion appliziert wird;
- der intraarteriellen *Thrombolyse* mit Infusion in die Arterie, in welcher der thrombotische oder embolische Verschluß nachgewiesen wurde;
- der *Clotlyse*, bei der der infundierende Katheter direkt in den Thrombus plaziert und das Fibrinolytikum auf unterschiedliche Weise (kontinuierlich oder gepulste Infusion) unmittelbar in den Thrombus appliziert wird.

Die beiden letzten Verfahren werden auch unter dem Begriff der „Katheterlyse“ zusammengefaßt.

Wegen der unterschiedlichen Techniken ist auch die Höhe des applizierten Fibrinolytikums nicht einheitlich. Während bei der systemischen Thrombolyse als Komplikationen auch zerebrale Blutungen aufgetreten sind, ist es das Ziel der Katheterlyse, eine systemische Wirkung nach Möglichkeit zu vermeiden. Der Patient ist über die Risiken einer Blutung zu informieren; dabei sollte er über die Technik der Durchführung, die voraussehbare Dauer der Behandlung und ggf. die Fortsetzung der Behandlung auf der Intensivsta-

Tabelle 9.10. Thrombolyseverfahren (Arterien) *UHSK* (ultrahohe Streptokinasetechnik; *IE* Internationale Einheiten; *ID* Initialdosis; *GD* Gesamtdosis)

Technik	Thrombolytikum	Dosierungsschema	Autoren
Systemische Thrombolyse	Streptokinase	ID: 250 000 IE GD: 750 000 IE	Martin 1985
Hochdosisthrombolyse, UHSK-Technik	Streptokinase	ED: 1 500 000 IE	Martin 1985
Intraarterielle Thrombolyse	Streptokinase GD 100 000 IE	5000 IE/5 min bis 100 000 IE GD	Hess 1982, 1987 Mc Namara 1985
(3 – 6 – 24 h)	Urokinase GD 200 000 IE	10000 IE/5 min bis 100 000 IE/h	Toennesen 1992
	Gewebsplasminogenaktivator rt-PA GD: 10 mg	0, 15 mg/5 min bis 2 mg/h	
Clot Thrombolyse	Streptokinase	10000 IE/h GD: 250 000 IE	Dembski 1978; Katzen van Breda 1981
kontinuierliche	Urokinase	50000–100 000 IE/h	Lammer 1985
Pulse-Spray-Lyse	Gewebsplasminogenaktivator rt-PA	5 mg	Bookstein 1982

tion unterrichtet werden. Daraus ergibt sich, daß mögliche Ursachen für Blutungskomplikationen wie frühere gastrointestinale oder urogenitale Erkrankungen oder abgelaufene zerebrovaskuläre Durchblutungsstörungen ohne oder mit Schlaganfall erfragt werden müssen.

Es ist zu unterscheiden, ob es sich um die thrombolytische Behandlung eines akuten, subakuten oder chronischen Arterienverschlusses handelt. Auch ist anamnestisch die Verdachtsdiagnose „akuter Verschluß durch Embolie oder Thrombose“ nach Möglichkeit einzuengen. Bei einem akuten Gefäßverschluß, insbesondere bei Patienten mit Zustand nach Myokardinfarkt oder mit Herzrhythmusstörungen sowie einem abdominalen Aortenaneurysma, ist eine Embolie möglich. Dabei ist die exakte Anamnesedauer nur annähernd zu erfassen. Im Hinblick auf eine Thrombolyse ist davon auszugehen, daß es auch nach einer Embolie sehr schnell zur Ausbildung eines Appositionsthrombus kommt.

Frische Thromben haben einen hohen Plasminogengehalt; sie sind daher innerhalb der ersten 6 Wochen gut lysierbar, unabhängig davon, welche Technik zur Anwendung kommt.

Ist ein akutes Ereignis nicht bekannt und sind die zunehmenden Beschwerden innerhalb von 6 Wochen bis 3 Monaten aufgetreten, so muß ein subakuter arterieller Verschluß mit Thrombose auf dem Boden einer Arteriosklerose angenommen werden. Auch hierbei entwickelt sich bis zur nächsten Kollaterale von einer arteriosklerotischen Stenose aus immer sehr rasch ein Appositionsthrombus. Da es innerhalb von Wochen bis Monaten im Bereich der Bein- und Beckenarterien zum Einsprossen von Fibroplasten und damit zur bindegewebigen Organisation kommt, haben chronische und subakute thrombotische Verschlüsse einen unterschiedlichen, nicht vorhersagbaren Anteil plasminogenhaltigen Thrombusmaterials. Bei der Aufklärung ist daher auf die therapeutischen Alternativen mit Katheter – perkutan – wie auch auf die operative Behandlung hinzuweisen. Sehr häufig wird daher die intraarterielle Katheterlyse durch eine Ballonangioplastie oder hydromechanische Thrombolyse ergänzt werden müssen.

Diese Möglichkeiten der Kombinationsangioplastie sind vor jeder beabsichtigten intraarteriellen Thrombolyse in die Aufklärung mit einzubeziehen. Unabhängig davon nehmen mit zunehmender Dosierung des Thrombolytikums auch die Risiken der systemischen Thrombolyse zu.

9.4.3.2 Indikationen

Die lokale Thrombolyse setzt einen akuten oder subakuten vollständigen Verschluß eines Arteriensegments voraus. Sie ist eine Alternative zur chirurgischen Thrombembolektomie, die heute insbesondere im Bereich der A. femoralis superficialis und A. poplitea auch in Lokalanästhesie durchführbar ist.

Ihre Hauptindikation besteht in der Therapie der bei der Dotter-Grüntzig-Angioplastie auftretenden thrombotischen lokalen Komplikationen oder Embolien im Bereich der A. poplitea und in den Unterschenkelarterien. Dabei kann der ohnehin vorhandene Gefäßzugang ggf. durch Katheterwechsel oder einfache Erweiterung des Behandlungsprinzips mit durchleuchtungskontrollierter Plazierung des Applikationskatheters erfolgen. Unabhängig davon ist die lokale Thrombolyse primär im Konzept der Kombinationsangioplastie akuter und subakuter arterieller Verschlüsse der Femoropoplitealarterien, auch im Bereich der Beckenarterien, einsetzbar. Eine bevorzugte Indikation ist der einseitige Beckenarterienverschluß. Hierbei kann, nach kontralateraler Katheterisation, ein Lysekatheter in den Thrombus auf der Gegenseite plaziert werden [109, 143, 145]. Darüber hinaus kann die intraarterielle Thrombolyse auch beim Verschluß der A. renalis und der Lungenarterienembolie, allein oder in Kombination mit einer mechanischen Thrombusverkleinerung, Stenosedilatation und ggf. Thrombusaspiration, zum Einsatz kommen.

Kontraindikationen

Als Kontraindikationen für eine systemische Thrombolyse sind nach Martin u. Fiebach [98] anzusehen:

- gastrointestinale Ulzera,
- systemische arterielle Hypertonie,
- apoplektischer Insult und frühere Schädel-Hirn-Traumen,
- abdominale Aortenaneurysmen und bekannte Aneurysmen im Bereich der Hirnarterien,
- hämorrhagische Diathese,
- Mitralvitium mit Verdacht auf Vorhofthrombose,
- arterielle Punktionen sowie intramuskuläre Injektionen und Operationen innerhalb von 10 Tagen vor der systemischen Thrombolyse.

Es ist der Vorteil der lokalen Katheterlyse, sowohl mit Streptokinase als auch Urokinase, daß bei

Einhaltung der Gesamtdosis (Streptokinase bis 100000 IE, Urokinose bis 250000 IE) das Risiko einer systemischen Thrombolyse nicht existiert oder weitgehend reduziert wird. Dadurch kann die lokale Thrombolyse bei Verwendung niedriger Dosierungen auch nach Operationen innerhalb der 10-Tages-Grenze und bei Patienten mit gastrointestinalen Ulzera in der Anamnese zum Einsatz kommen. Roth et al. [143] geben als Maximaldosis für Streptokinase 250000 IE und für Urokinase 1000000 IE an. Bei höheren Dosen ist aber mit vermehrten Blutungskomplikationen an der Punktionsstelle zu rechnen. Wesentliche Kontraindikationen – auch für die lokale Thrombolyse – sind daher die diabetische Retinopathie und eine kritische Beinischämie mit bereits eingetretenen Gewebsnekrosen mit Reduktion der Beweglichkeit und Sensibilitätsstörungen. Relative Kontraindikationen sind Schwangerschaft, ausgeprägte Niereninsuffizienz, apoplektischer Insult und inkurable Malignome [26].

9.4.3.3 Technik und Instrumentarium

Bei primärer Indikation zur lokalen Thrombolyse ist für die Therapie akuter femoropoplitealer thrombembolischer Verschlüsse der Zugang über die ipsilaterale A. femoralis in der Leiste zu bevorzugen, wenn in diesem Bereich keine frische Operationsnarbe oder andere lokale Gegebenheiten bestehen, die diesen Zugang erschweren. Die kontralaterale retrograde Katheterisation der Beckenarterien von der Leiste aus wird für die Rekanalisation der Beckenarterien und als Alternative zur ipsilateralen Femoralispunktion bevorzugt. Als Gegenargument für die kontralaterale Katheterisation bei femoropoplitealen Thrombosen ist die lokale Schädigung der gesunden Seite anzusehen.

Die Untersuchung erfolgt in Lokalanästhesie; primär wird eine Schleuse etabliert, über die auch ohne Schwierigkeiten und zusätzliche Schmerzen ein Katheter- bzw. Führungsdrahtwechsel erfolgen kann. Nach der primären Angiographie mit Dokumentation des Verschlusses, der Verschlußlänge und des Run-off ist zu entscheiden, ob eine lokale arterielle Infusion mit Katheterlage vor dem Verschluß erfolgt oder ob das Prinzip der intrathrombotischen Lyse nach Hess praktiziert werden soll.

Bei intraarterieller Thrombolyse wird, nach Plazierung des Katheters vor oder in den Beginn des thrombotischen Verschlusses gleichzeitig eine Antikoagulation mit 5000 IE Heparin begonnen und nach 1 h mit 1000 IE/h fortgesetzt. Etwa 6–24 h später erfolgt eine Kontrollangiographie, bei der entschieden werden muß, ob die Thrombolyse fortgesetzt wird oder eine Kombinationsbehandlung mit Angioplastie einzuleiten ist. Während der Lyse gibt bereits die klinische Entwicklung Hinweise auf den einsetzenden Erfolg.

Die Clotlyse erfolgt mit Spezialkathetern, die multiple Seitöffnungen haben [28, 74, 76, 112]. Zunächst wird mit einem Führungsdraht – bevorzugt ein „glide wire" – die vollständige Okklusionsstrecke sondiert und die Spitze des Katheters bis zum Verschlußende vorgeführt. Danach erfolgt entweder die kontinuierliche Infusion sowohl durch den Katheter, dessen Öffnung an der Katheterspitze durch einen Führungsdraht verschlossen wird, als auch simultan, durch den Seitarm im Bereich des Schleusenkatheters in der Leiste. Unter wiederholter Durchleuchtungskontrolle kann somit die Wirksamkeit der Behandlung während eines Zeitablaufes von 30–120 min überwacht werden. Zeitgleich erfolgt die Heparininfusion über einen intravenösen Zugang.

Die angiographische Kontrolle dokumentiert dabei bei liegendem Führungsdraht das Behandlungsergebnis. Je nach morphologischem Befund kann die Thrombolyse fortgesetzt oder mittels Ballonangioplastie bzw. Aspirationsthrombektomie ergänzt werden [156, 157, 169].

Die erforderlichen technischen Hilfsmittel sind:

- eine Schleuse mit Ventilverschluß zur ggf. notwendigen Aspirationsembolektomie,
- ein Infusionskatheter mit offenem Endloch und multiplen Seitöffnungen,
- ein Infusomat, falls keine manuelle kontinuierliche oder Pulse-spray-Infusion verwendet wird.

9.4.3.4 Kontrollverfahren

Vor Einleitung der intraarteriellen Fibrinolyse bedarf es einer Überprüfung der Gerinnungsparameter wie Prothrombinzeit, partielle Thromboplastinzeit und Fibrinogen. Bei unauffälligen Gerinnungswerten ist eine Kontrolle nicht notwendig, wenn die Maximaldosis von 100000 IE Streptokinase oder 200000 IE Urokinase bzw. 10 mg rtPA nicht überschritten wird.

Morphologische Kontrollverfahren sind die digitale Subtraktionsangiograpie unter Beachtung der Einstrom- und Ausstrombahn, da im Bereich der Schleuse am Zugangsort ggf. auch eine Appositionsthrombose entstehen kann. Ziel der medikamentösen Zusatzbehandlung mittels Antikoagulation, die entweder als Dauerinfusion mit 1 000 IE/h über 24–48 h hinweg oder mit subkutaner Injektion, in Abhängigkeit vom Gewicht, mit 3mal 5 000 oder 3mal 7 500 IE Heparin erfolgen muß, ist die Vermeidung einer frühen Rethrombose. Während dieser Zeit kann eine Langzeitantikoagulation mit Marcumar eingeleitet werden, sofern es sich um eine lange Verschlußstrecke handelt. Nach Clotlyse von PTA-Komplikationen oder kurzen Verschlüssen ist der medikamentösen oralen Behandlung mit Thrombozytenfunktionshemmern (Aspirin) der Vorzug zu geben.

Bei Patienten mit unvollständiger Thrombolyse kann ein Nach-Lyse-Effekt oder eine Fragmentierung mit Verlagerung von Thrombusanteilen in die Peripherie eintreten. In diesen Situationen kann die intraarterielle Infusion von Hess zur Ergänzung eingesetzt werden.

9.4.3.5 Komplikationen

Als Komplikationen der intraarteriellen Katheterlyse oder intrathrombotischen Clotlyse kommen in Betracht:

- subintimale Dissektion,
- Blutung an der Punktionsstelle,
- Blutungen im Gastrointestinaltrakt
- periphere Embolien,
- Rethrombosen am Ort des ursprünglichen Verschlusses bzw. der Katheterisation.

Da sehr unterschiedliche Therapieprotokolle zum Einsatz kommen und in den letzten Jahren eine deutliche Indikationsausweitung bei akuter Embolie wie auch subakuten thrombotischen Verschlüssen stattgefunden hat, haben auch die Komplikationen zugenommen (Tabelle 9.11). Im eigenen Kollektiv war die Zahl der Komplikationen bei alleiniger Ballonangioplastie deutlich kleiner als bei kombiniertem Behandlungsprinzip mit Katheterlyse.

Unabhängig davon ist eine heterogene Zusammensetzung des Krankengutes in den verschiedenen Instituten erkennbar, wie auch durch Einzelfallbeobachtungen aus den Protokollen der „Arbeitsgemeinschaft Interventionelle Radiologie Deutschland" hervorgeht. Die dabei aufgetretenen Komplikationen deuten darauf hin, daß eine differenzierte Auswertung von Komplikationen der intraarteriellen Thrombolyse notwendig ist, sowohl nach der Anamnesedauer als auch dem Ort der Thrombose. Insbesondere ist auf die Unterscheidung der Lysebehandlungen bei zerebrovaskulären Thrombosen, Thrombosen der Organarterien, Thrombosen bei Dialyseshunts und Bypass-Grafts von solchen bei peripher-arteriellen Verschlüssen oder nach Angioplastie zu achten.

In Abhängigkeit von der Dauer der Katheterlyse ist eine Intensivüberwachung mit differenzierter Kontrolle der Gerinnungswerte notwendig, während die Clotlyse mit Low-dose-Thrombolyse nach erfolgreicher Behandlung im Angiographieraum keine Nachbehandlung oder Überwachung auf der Intensivstation erfordert.

9.4.3.6 Ergebnisse

Die Ergebnisse bei akuten und subakuten thromboembolischen Verschlüssen im Bereich der A. femoropoplitea schwanken zwischen 60 und 75% (s. Tabelle 9.10). Jede zweite Behandlung erfordert die zusätzliche Kombination mit einer Aspirationsthrombembolektomie oder Ballonangioplastie, falls ein hämodynamisches Behandlungsergebnis mit Langzeiteffekt erzielt werden soll. In den USA wurden günstigere primäre Ergebnisse bei Verwendung von Urokinase publiziert [76, 108, 109, 188]. Europäische Untersuchungen dagegen zeigen keinen signifikanten Unterschied zwischen dem Einsatz von Streptokinase und Urokinase [128, 129].

Bei optimaler Antikoagulation mit Laborkontrollen ist im Anschluß an den primären Behandlungserfolg mit einer Rezidivverschlußrate von nur 10–20% zu rechnen.

Die Langzeitdurchgängigkeitsrate wird durch die Progression der Arteriosklerose als Grunderkrankung, auch in Abhängigkeit von den bestehenden Risikofaktoren, beeinflußt und kann nach Hess bei chronisch-thrombotischen Verschlüssen in 5 Jahren 50% und nach Embolie 15–20% betragen. Lokale Embolien im Rahmen der Thrombolyse werden in bis zu 10% beobachtet. Ihre Erkennung ist wichtig, um die Dauer der Urokinaseinfusion genügend lange fortsetzen zu können.

Tabelle 9.11. Ergebnisse und Komplikationen bei unterschiedlichen Lyseprotokollen. (Aus Hess et al. 1987 [59], Katzen u. Van Breda 1990 [76], McNamara et al. 1991 [111], Pilger et al. 1986 [129], Roth et al. 1984 [143], Trübestein 1984 [185]

Zentrum	n	Stadium	Streptokinase [IE]	Dauer [h]	Primärerfolg [%]	Nebenwirkungen [%]	
Hess	322	II–IV	70 000–120 000	1–4	68	Blutung	2,1
			(20 000–30 000)		(53 nach 2 Wochen)	Embolie	5
						†	0,8
Roth et al.	107	II–IV	SK 500 000	1–4	72	Blutung	4,3
			MUK 1 000 000			Embolie	7,8
						†	2,6
Hasler et al.	84	II–IV	30 000–160 000	1–4	75	Blutung	9
			30 000–550 000	6–92		Embolie	6
						†	0
Ehringer et al.	46	II–IV	40 000–150 000	1/2–3	82	Blutung	> 50
					(69 nach 18 Monaten)	Embolie	6,5
						†	0
Pilger et al.	25	II–IV	70 000–185 000	1/2–7	76	Blutung	4
					(63 nach 4 Wochen)	Embolie	12
						†	0
Fiessinger et al.	25	III–IV	70 000 UK-PLG	1–4	58	Blutung	0
					(44 nach 3 Tagen)	Embolie	12
						†	0
McNamara	60	II–IV	250 000 UK	4–6	93	Blutung	3
						†	0
Bookstein	148	II–IV	250 000–700 000	1/2–2	96	Blutung	1
			Pulse-Spray			†	0
Trübestein et al.		II				Blutung	7
	11	A. iliaca	ID: 250 000 IE/20 min	24–96	64	Embolie	0
	27	A. femoralis	ED: 1 000 000 IE/h		56	†	0
		III				Blutung	0
	4	A. iliaca	ID: 250 000 IE/20 min	6–8	75	Embolie	0
	8	A. femoralis	ED: 1 500 000 IE/h		63	†	0
		Stenosen				Blutung	0
	69	A. iliaca	ID: 250 000 IE/20 min	12–36	70	Embolie	0
	37	A. femoralis	ED: 100 000 IE/h		65	†	
Martin et al.		II–III				Blutung	12
	13	A. iliaca	ID: 250 000 IE/20 min	6 (71%)	46	Embolie	1
	65	A. femoralis	ED: 1 500 000 IE/h	12–24 (29%)	65		0

9.4.4 Perkutane Aspirationsthrombektomie (PAT)

[perkutane Aspirationsthrombektomie (PAT), perkutane transluminale Saugembolektomie, Rotationsatherektomie, perkutane Aspirationsthrombektomie und Rotationsatherektomie (PAT-RAT)]

9.4.4.1 Aufklärung und Instrumentarium

Das Prinzip der Aspirationsthrombektomie wurde, weitgehend unabhängig voneinander, von Starck u. Crummy [169] sowie Schneider [155] entwickelt. Voraussetzung für diese Technik sind:

- die Verwendung optimaler Schleusen mit abnehmbarem Ventilverschluß und Seitarm,
- Schleusendurchmesser von mindestens 9 F,
- endoffene, „untapered" Katheter, durch die unterschiedlich altes Thrombus- oder Emboliematerial aspiriert werden kann,
- eine 50-ml-Spritze.

Im Bereich der A. femoralis und poplitea sind Katheter von 8 F zu bevorzugen. Für die Aspirationsthrombektomie im Bereich der Beckenarterien kann der Einsatz von 10-F-Kathetern sinnvoll sein. Für die Aspiration von thrombotischem Material im Bereich der Popliteagabel und Unterschenkelarterien sind 5-F-Aspirationskatheter erforderlich. Durch maximalen Sog wird der Embolus oder Thrombus in den Katheter aspiriert. Der Katheter wird aus der Schleuse entnommen, um alle festen Anteile aus Katheter und Schleuse zu entfernen. Nach Abklemmen des Schleusenkatheters muß die abnehmbare Verschlußkappe samt Ventil von Aspirationsmaterial befreit werden. Jeder dieser Schritte erfordert äußerste Sorgfalt.

Größere systematische Untersuchungen liegen noch nicht vor. Insbesondere vergleichende Studien sind bisher nicht durchgeführt worden, da sie wegen fehlender vergleichbarer Kollektive schwierig zu etablieren sind. Die Ergebnisse im Einzelfall sind frappierend, wenngleich Geduld und Zeit notwendig sind. Auf die Dauer der Durchleuchtungszeit und den Einsatz von Strahlenschutzhilfsmitteln sollte besonders geachtet werden.

Bei der Aufklärung ist, im Gegensatz zur intraarteriellen oder systemischen Thrombolyse, davon auszugehen, daß eine geringere Komplikationsrate besteht. Die Aspirationsembolektomie ist eine Alternative zur chirurgischen Embolektomie, was bei der Aufklärung zu berücksichtigen ist. Auch der Vorteil der fehlenden Allgemeinnarkose ist nicht ohne Bedeutung. Im Rahmen der Aufklärung ist allerdings davon auszugehen, daß bei jedem zweiten Patienten ergänzend zur Aspiration mit Entfernung von frischem oder altem thrombotischen Material die Ausweitung des Therapiekonzepts sowohl mittels intraarterieller Thrombolyse als auch mit der Ballonangioplastie erfolgen kann. Thrombus oder Dissekat können auch mit einer Schlinge (Abb. 9.37) oder einem mechanisch rotierenden Katheterzerkleinerer für die Aspiration aufbereitet werden (PAT-RAT).

Je stärker dieses Therapiekonzept auch bei chronischen arteriellen Verschlüssen zum Einsatz kommt, um so häufiger treten unvollständige Entfernungen von Verschlußmaterial, Dissektionen oder auch kollabierende Arterien auf. Werden gleichzeitig Teile der organisierten Thrombusabschnitte mittels Rotationsatherektomie entfernt, sind wiederholte Aspirationen erforderlich. In diesen Fällen kann dann letztendlich der Einsatz von Stents aus unterschiedlichen Materialien notwendig werden, da eine sehr unebene Oberfläche resultiert.

Die Aufklärung hat daher in jedem Fall nicht die alleinige Information über die PAT, sondern darüber hinaus auch die möglichen Ausweitungen des Therapieprinzips zu umfassen.

9.4.4.2 Indikationen

Die ideale Indikation für die perkutane Aspirationsthrombektomie sind akute Embolien mit einer Anamnesezeit von 1–6 Tagen. In diesen Fällen lassen sich insbesondere Popliteaembolien (Abb. 9.38) sehr rasch und sicher, zu einem großen Teil auch vollständig, mittels Aspiration entfernen. Wenn die konsequente Entfernung von Thrombusmaterial aus der Schleuse bei jedem Aspirationsvorgang beachtet wird und die Katheterführung nicht ohne Röntgendurchleuchtungskontrolle stattfindet, sind erneute Embolien vermeidbar.

Bei einer Anamnesedauer von bis zu 2 Wochen können femoropopliteale Verschlüsse ebenfalls mit Aspirationsthrombektomie erfolgreich behandelt werden. Häufig wird die Behandlung mit einer intraarteriellen Thrombolyse begonnen; die Möglichkeit der Aspiration von Verschlußmaterial soll dazu beitragen, die Dosis des verwendeten Thrombolytikums niedrig zu halten. Dies bedeutet, daß mit der Kombinationsbehandlung Angioplastie vom Kombinationstyp I das Risiko reduziert und die Erfolge verbessert werden können [14, 212].

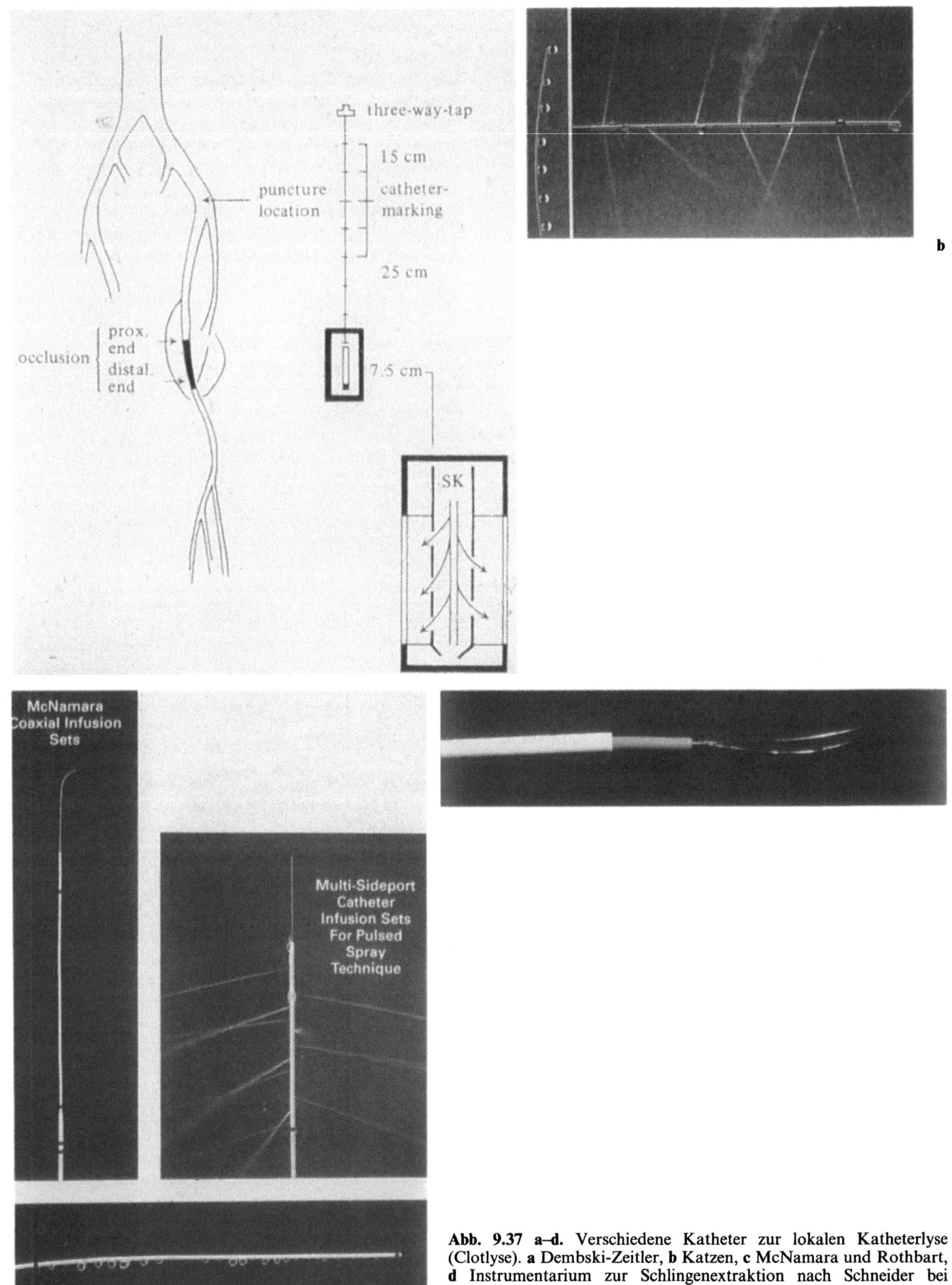

Abb. 9.37 a–d. Verschiedene Katheter zur lokalen Katheterlyse (Clotlyse). **a** Dembski-Zeitler, **b** Katzen, **c** McNamara und Rothbart, **d** Instrumentarium zur Schlingenextraktion nach Schneider bei Aspirationsthrombektomie

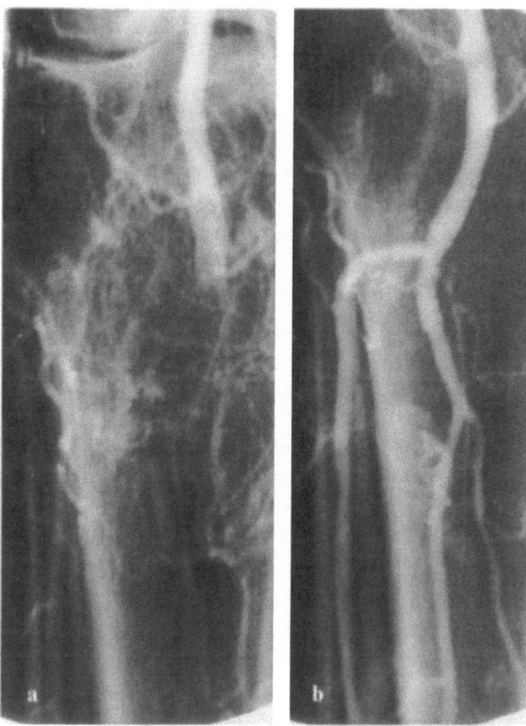

Abb. 9.38a,b. Popliteaembolie bei 77jähriger Frau mit Vorhofflimmern. **a** Angiographie vor Aspiration. **b** Angiographie nach erfolgreicher perkutaner transluminaler Aspirationsthrombembolektomie, ohne zusätzliche lokale Thrombolyse

Bei länger bestehenden Beschwerden kann die PAT nur ergänzend zum Einsatz kommen, obwohl vereinzelt exorbitante Ergebnisse vorgelegt werden.

Das Prinzip der PAT ist nicht nur im Bereich der Femoropoplitealregion, sondern auch der Becken- und Nierenarterien – bei Nierenarterienverschlüssen – einsetzbar. Besonders sinnvoll erscheint der Einsatz von PAT auch bei akuten Mesenterialembolien, sofern die Anamnese kurz und die Okklusionsstrecke nicht sehr ausgedehnt ist. Die von Starck [170] publizierten Ergebnisse zeigt die folgende Übersicht.

Behandlungsresultate mit PAT (nach Starck et al. [170]):

- 114 Behandlungen (111 Beine, 109 Patienten), vorwiegend femoropoliteale Verschlüsse, thrombotisch oder embolisch.
- PAT technisch erfolgreich in 80%.
- 14% zusätzlich i.a. Clotlyse, 29% zusätzlich Ballondilatation, 20% technisch nicht erfolgreich.
- 3 Mesenterica-superior-Verschlüsse und 2 Nierenarterienverschlüsse erfolgreich.

Die perkutane Aspirationsthrombektomie ist sehr effektiv beim Kombinationstyp I der PTA, im eigenen Kollektiv in 18 von 24 Patienten. Bei länger bestehender Anamnese ist oft nur ein Teilerfolg erzielbar: bei hohem Aufwand war nur bei 7 von 25 Patienten ein Erfolg zu verzeichnen.

Kombinationstyp I der Angioplastie
- akute und subakute Ischämie -
Lokale Clotlyse ↔ PAT → Ballon-PTA
Selten Atherektomie
Bei Dissektion oder „collapsing artery“ → Stent

Kombinationstyp II der Angioplastie
- chronische aVk -

Fontaine-Stadium II	*Fontaine-Stadium III/IV*
Ballon-PTA, ergänzt durch	
Atherektomie	einfache Bougiertechnik
arterielle Lyse	Spezialkatheter
	PAT, Lyse oder Laser
bei Bedarf Stent	

9.4.4.3 Medikamentöse Zusatztherapie

In gleicher Weise wie nach lokaler Thrombolyse oder PTA ist eine Heparinbehandlung oder orale Behandlung mit Thrombozytenfunktionshemmern erforderlich.

9.4.4.4 Kontrollverfahren

Als Kontrollverfahren sind neben der Angiographie während der Behandlung die Angioskopie [8] und der intravaskuläre Ultraschall besonders dazu geeignet, zu überprüfen, ob das entscheidende Strombahnhindernis durch die PAT entfernt wurde. Dies gilt aber auch bei Atherektomien in bioptischer Absicht, um die Differentialdiagnose „Arteriosklerose“ gegenüber einer „Intimahyperplasie“ oder einem „organisierten Thrombus“ mit dem histologischen Befund in Übereinstimmung zu bringen. Gegebenenfalls können diese Kontrollverfahren auch Anlaß dazu sein, daß im Anschluß an die PAT bei nicht ausreichendem Ergebnis zusätzlich eine Stentimplantation notwendig wird.

9.4.4.5 Komplikationen

Für die perkutane Aspirationsthrombektomie (PAT) werden Kathetersysteme von 8–11 F erforderlich. Dies bedingt einen größeren Arterienwanddefekt an der Punktionsstelle; daher sind Nachblutungen und lokale Hämatome durchaus möglich. Periphere Embolien sind selten.

9.4.5 Perkutane transluminale Atherektomieverfahren

(Periphere Simpson-Atherektomie [165], Fitchell-pull-back-Atherektomie, Redha-Atherektomie)

Die Atherektomietechniken sind die einzigen, mit denen es möglich ist, die pathologische Wandveränderung der Arterie in ihrem intraluminalen Teil partiell oder vollständig zu extrahieren. Der erste für die perkutane Atherektomie geeignete Katheter wurde von Simpson 1985 publiziert und fand sofort großes Interesse [185]. Die Atherektomie hat die Möglichkeit, ohne Traumatisation der nicht pathologisch veränderten Arterienabschnitte die Lumeneinengung direkt aus dem Gefäß zu beseitigen und kommt daher dem chirurgischen Behandlungsprinzip der Thrombendarteriektomie sehr nahe. Darüber hinaus kann das so gewonnene Material für histologische oder auch biochemische Analysen verwendet werden. Somit hat die Atherektomie eine besondere Bedeutung für die weitere Erforschung der Arteriosklerose wie auch der Komplikationen im Rahmen aller Behandlungsverfahren.

Bei zu tiefer Biopsie kann es zur Ausbildung eines lokalen Pseudoaneurysmas kommen. Die Komplikationsrate insgesamt ist, bei einfachen Läsionen im Sinne isolierter Stenosen, im gleichen Rahmen zu sehen wie bei der Ballonangioplastie (3,7%), während sie bei komplexen Läsionen mit Verschlüssen sowie kombinierten Eingriffen mit 8% angegeben wird. Aufgrund dieser Ergebnisse ist die Atherektomie vorwiegend bei isolierten exzentrischen Läsionen indiziert, die zum Teil wegen einer bestehenden Verkalkung mit einer Ballonangioplastie nicht beseitigt werden können. Das Konzept hat jedoch – durch begrenztes mechanisches Trauma auf die Media – den Vorteil, möglicherweise die Auslösung einer Intimahyperplasie weniger stark anzuregen, als dies nach Stentimplantation geschieht.

Der *Simpson-Katheter (P-SAC)* hat in seinem distalen, zylinderförmigen Abschnitt ein breites Fenster, welches erst durch das nach distal geführte runde Schneidmesser geschlossen wird (Abb. 9.39). Während das Rundmesser zurückgezogen wird und die Öffnung sich der arteriellen Stenose gegenüber befindet, kann durch einen Ballonkatheter das abzutragende Material in das freie Lumen des zylinderförmigen Hohlraums hineingepreßt werden. Der Füllungsdruck des Ballons soll nicht höher als 3 atü sein. Die Plazierung des Atherektomiekatheters mit seiner offenen Seite gegenüber der Obliteration oder in Abschnitten auf der gesamten Zirkumferenz der Arterie führt zu mehrfachen, aufeinanderfolgenden Schneidevorgängen. Das jeweils abgetragene Biopsat wird durch das Schneidmesser in einer hinter dem offenen Zylinderanteil befindlichen Auffangkammer gesammelt. Die Auffangkammer ist abschraubbar, damit das gewonnene Plaquematerial für histologische Untersuchungen entnommen werden kann. Bei wiederholten Schneidvorgängen ist darauf zu achten, daß der Katheter

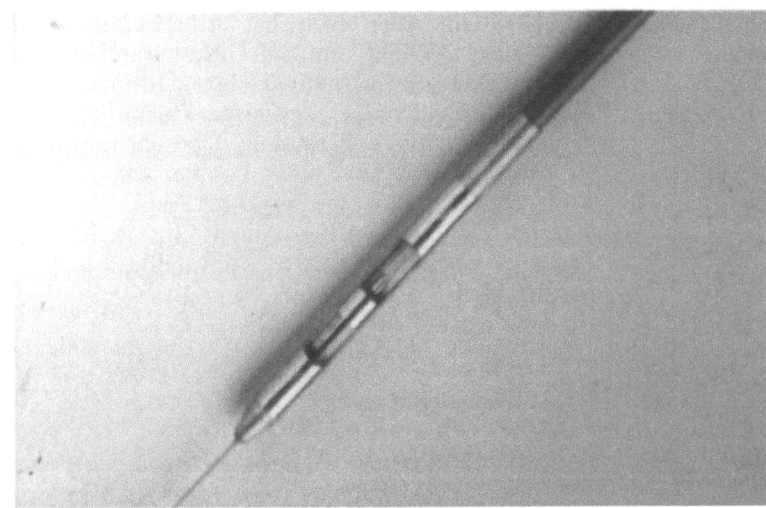

Abb. 9.39. Peripherer Simpson-Atherektomiekatheter

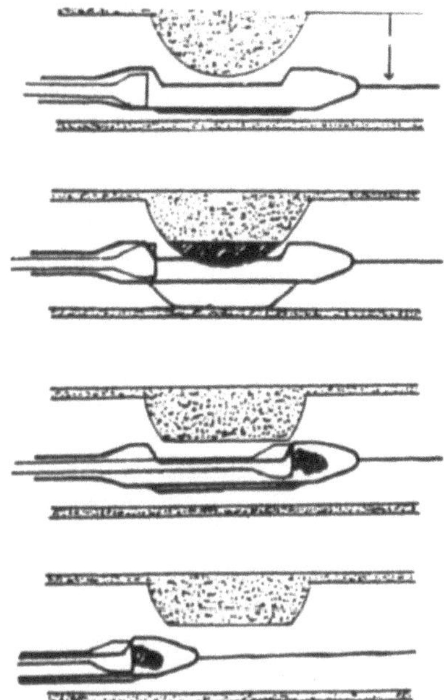

Abb. 9.40. Schematische Darstellung der Simpson-Atherektomietechnik. (Nach Höfling et al. 1993 [61])

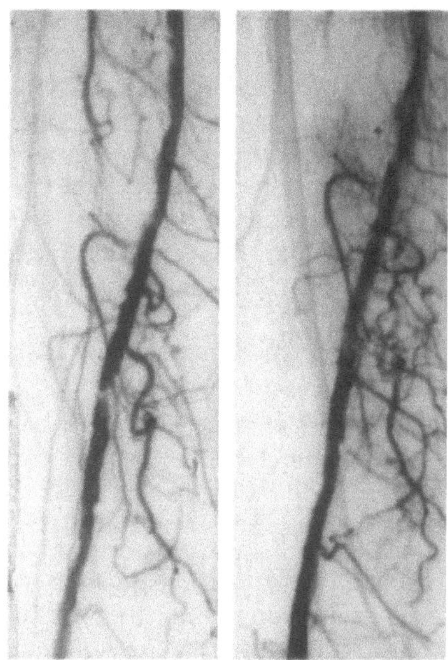

Abb. 9.41a,b. 54jährige Frau mit Claudicatio intermittens und diabetischer Mikroangiopathie, Risikofaktoren Diabetes mellitus, Nikotanabusus und Übergewicht. **a** Antegrade Femoralisangiographie vor Atherektomie, mit hochgradiger exzentrischer Stenose. **b** Angiographie nach Atherektomie mit Simpson-Katheter

während der Behandlungszeit über einen Seitarm mit physiologischer Kochsalzlösung gespült wird; gleichzeitig sollte aber der Ballonandruck während des Rückführens des Rundmessers wieder reduziert werden.

Abb. 9.39 zeigt den Simpson-Atherektomiekatheter, und in Abb. 9.40 wird der Vorgang der stufenweisen Materialgewinnung mit gleichzeitiger Erweiterung des freien Gefäßlumens schematisch dargestellt. Während im Bereich der A. femoralis superficialis Katheter von 8 und 9 F zum Einsatz kommen, ist für die Atherektomie im Bereich der Beckenarterien ein P-Sac von 10 oder 11 F erforderlich. Dementsprechend erfolgt die Mehrzahl der Atherektomien im Bereich der femoropoplitealen Achse. Ein Führungsdraht unterstützt die Sondierung der Gefäßeinengungen.

Besonders geeignet ist der Simpson-Atherektomiekatheter für die Entfernung isolierter exzentrischer Stenosen (Abb. 9.41). Konzentrische Stenosen erfordern einen vollen zirkulären Ablauf stufenweiser Atherektomien und simultaner Füllungen des Druckballons und dessen Entleerung. Unter diesen Gegebenheiten ist das erzielte freie Lumen auch partiell auf die Ballondilatation zurückzuführen. Kurzstreckige Segmentverschlüsse können ebenfalls in Kombination mit der primären Rekanalisation durch stufenweise Atherektomie behandelt werden, wie in den unterschiedlichen Publikationen demonstriert wird.

9.4.5.1 Ergebnisse

Die Primärergebnisse der Simpson-Atherektomie werden mit über 90% angegeben [107], mit einer Komplikationsrate zwischen 1,5 und 8%. Sowohl die Verbesserung des klinischen Stadiums als auch des Dopplerindex ist mit 75–85% belegt. Langzeitbeobachtungen zeigen, daß die Rezidivquote aber nicht unterschiedlich von derjenigen der Ballonangioplastie ist [61, 62, 83, 165]. Hansen [54] berichtet bei Stenosen mit einer mittleren Länge von 16,4 mm und einer durchschnittlichen Stenoselänge von 29 mm über eine erfolgreiche Reduktion auf eine Reststenose von kleiner als 30% in 91,5%. Dabei handelte es sich um 59 Femoralis- und 10 Popliteastenosen. Überwiegend wurde der 9-F-Atherektomiekatheter verwendet. In 70% war die Plazierung der Atherektomiekammer ohne Vordilatation möglich, dagegen war bei 12 Stenosen die vorherige Sondierung mit einem anderen Katheter und Ballondehnung erforderlich. Der Primärerfolg der Atherektomie mit dem Simpson-Atherektomiekatheter hängt im wesentlichen von der adäquaten Kathetergröße, der Morphologie und Lokalisation der Stenose sowie der Haltbarkeit des Instruments (Führungsdraht, Ballon und Schneidmesser) ab. An Komplikationen werden periphere Embolien, Dissektion und

Hämatom am Punktionsort mit einer Häufigkeit von 5–12% beschrieben. Nach der Atherektomie wurden 58% der Patienten im Stadium I und 22% im Stadium IIa belegt [54], während eine Stadienverschlechterung nicht aufgetreten ist. In allen Publikationen wird eine sehr positive sofortige Änderung des Dopplerindex belegt. In ca. 10% kann ergänzend eine Ballondilatation angeschlossen werden, falls noch eine wesentliche Reststenose besteht.

Mehrere Untersuchungen belegen die besondere Bedeutung der Atherektomie für die Histologie, die elektronenmikroskopische Aufarbeitung des gewonnenen Materials und auch die Analyse bestehender frischer oder alter Thrombusanteile [61, 62, 83]. Bei Rezidivstenosen nach PTA wie auch nach Stentapplikation kann mit der Atherektomie Material gewonnen werden, das die Differenzierung zwischen organisiertem Thrombus, atheromatösem Plaque und neointimaler Hyperplasie erlaubt [88].

Ein weiteres Prinzip der Atherektomie ist der *Fitchell-pull-back-Atherektomiekatheter*. Er ist besonders geeignet für zirkuläre Stenosen, hat allerdings eine sehr schmale Schnittfläche. Der Vorteil ist, daß es sich bei einer Embolisation nur um kleine Fragmente handelt. Der Nachteil besteht darin, daß der Schneidvorgang mehrfach wiederholt werden muß und das Messer dann nur noch an der Läsion vorbeigleitet, anstatt zu schneiden.

Abb. 9.42 zeigt das Beispiel einer Atherektomie mit diesem System. Ergänzend wurde von den Autoren vorgeschlagen, daß nach Vorführen des Katheters mit Schneidmesser distal der Obliteration (Abb.9.43a–d, Schema a) und Zurückziehen des Führungskatheters mit Freilegung des distalen Rundmessers das Anlegen einer zirkulären Blutdruckmanschette in Höhe der Läsion stärkere Stenoseanteile in das schmale Lumen der Atherektomie hineinpreßt (Schema b). Vor dem Zurückführen des Schneidmessers nach distal wird die Druckmanschette wieder entlastet, und in der distalen Kammer werden die abgeschnittenen Atheromfragmente gesammelt (Scheme c). Die abschließende Kontrolle nach zurückgezogenem Atherektomiekatheter (Schema d) demonstriert dann das freie Lumen.

Ein drittes Prinzip ist der *Redha-Atherektomiekatheter* (Abb. 9.44). Er hat 2 oder mehr abwinkelbare Schneidmesser, die von außen bewegt werden können. Die Abbildung zeigt den Katheter mit geöffneten Schneidflächen, die distal der Stenose plaziert werden müssen, und eine Röntgenaufnahme unmittelbar vor der Atherektomie. Dieses Instrument hatte 2 Schneidflächen; eine neue Version hat 4 Schneidflächen, so daß sie für konzentrische Stenosen geeignet ist. Das Prinzip ist in Abb. 9.46 dokumentiert. Das atherektomierte Material wird von den Schneidmessern durch Rotation am proximalen Katheterende an den Katheterschaft herangeführt und fixiert. Dabei besteht sowohl die Gefahr einer Partikelembolie als auch – bei zu starker mechanischer Zugbeanspruchung – eines Intimaeinrisses. Die Beherrschung der Technik läßt jedoch beide Komplikationen vermeiden. Die bisherigen Ergebnisse von Do-Dai u. Mahler [29] wie auch im eigenen Institut zeigen, daß die Redha-Atherektomie ein sehr einfaches Prinzip zur Behandlung wirklich isolierter Stenosen ist (Abb. 9.45). Erforderlich ist eine 9-F-Schleuse. Langzeitergebnisse liegen aller-

a

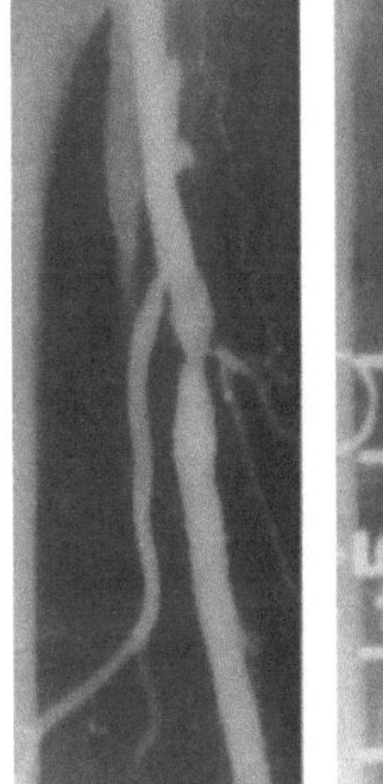

b

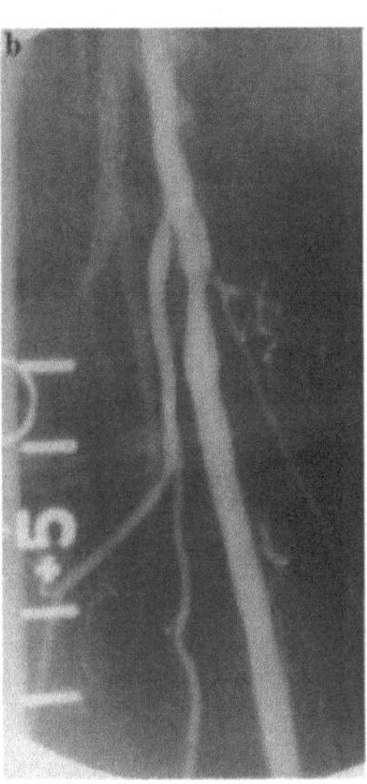

c

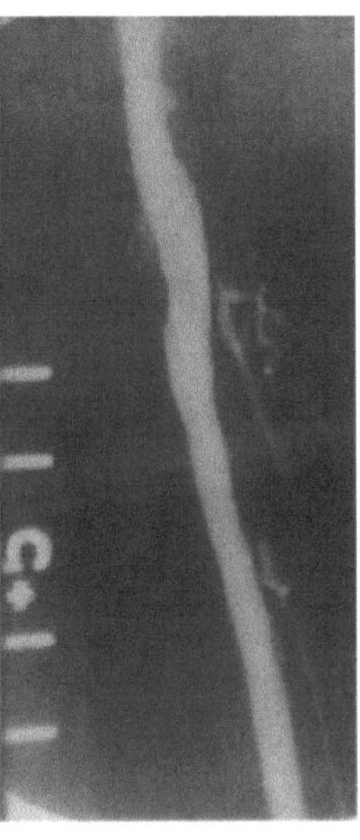

Abb. 9.42a–c. 55jähriger Mann mit Claudicatio intermittens; Beispiel einer Pull-back-Atherektomie. **a** Hochgradige zirkuläre Stenose vor Behandlung. **b** Zustand nach 1. Atherektomie. **c** Zustand nach 3 Atherektomievorgängen und Ballondilatation

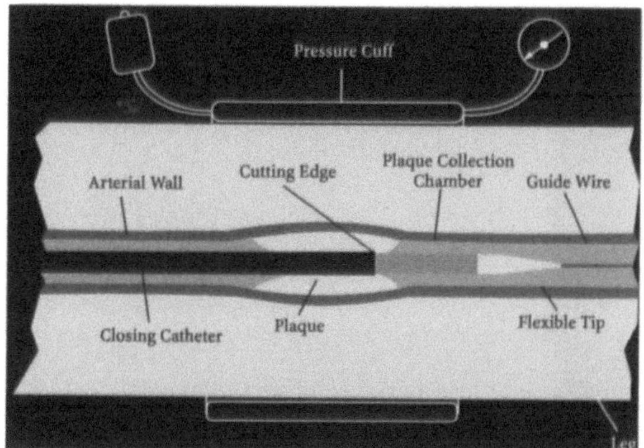

a

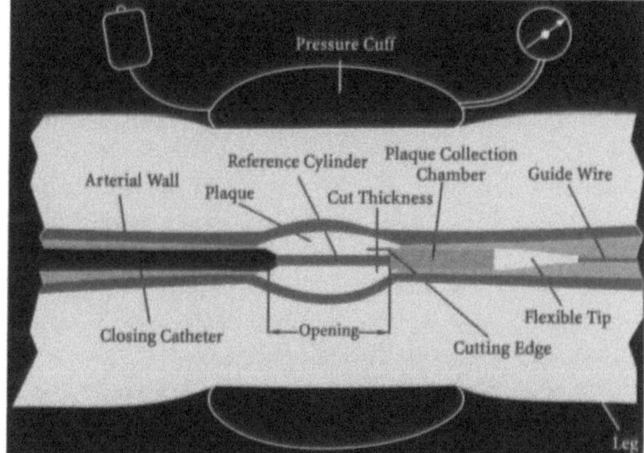

b

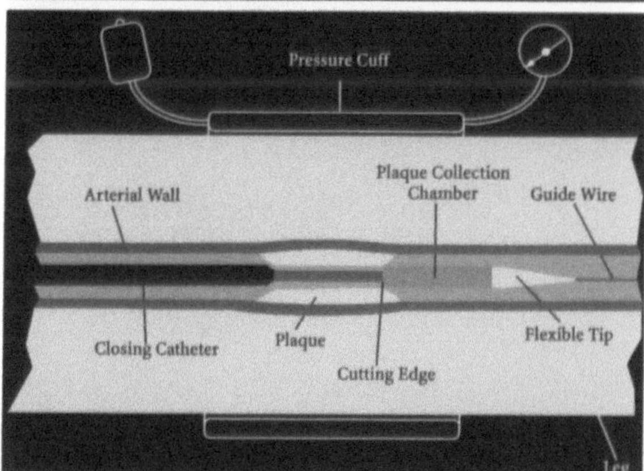

c

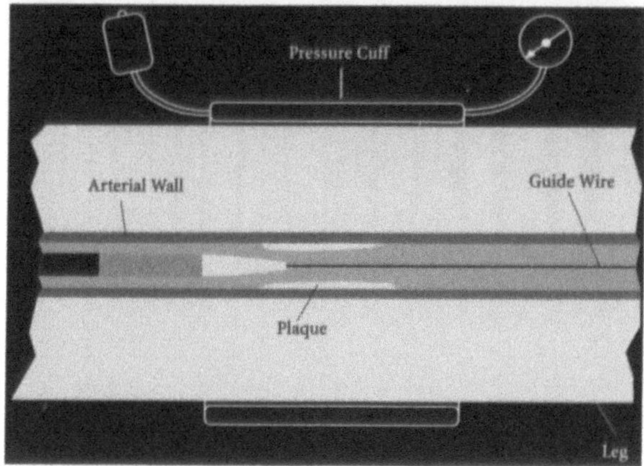

d

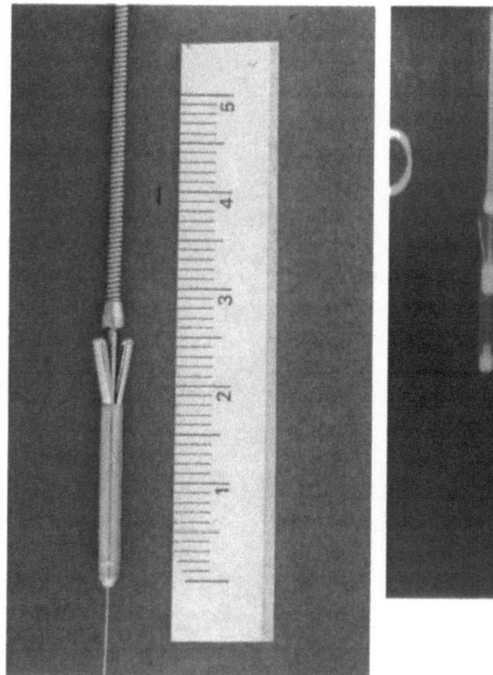

Abb. 9.44a,b. Redha-Atherektomieinstrument. **a** Bei geöffnetem Messer, **b** Kontrolle im Patienten unter Röntgendurchleuchtung

dings bisher nur mit dem Simpson-Atherektomiekatheter vor.

Zweifelsfrei ist die Atherektomie ein wichtiges Prinzip zur Überwachung neuer Therapiekonzepte. Darüber hinaus ist sie vor allem für nicht ballondilatierbare Stenosen mit partiellen Verkalkungsanteilen ein gutes Behandlungskonzept isolierter Läsionen. Für die Langzeitbehandlung bestehen gleiche Prinzipien wie nach der Ballonangioplastie.

9.4.6 Mechanische Thrombolyseverfahren

Im Gegensatz zur intravasalen lokalen Thrombolyse akuter thrombotischer Verschlüsse und der perkutanen Aspirationsthrombektomie gibt es eine Reihe von Ansätzen für eine mechanische Thrombolyse nichtorganisierter frischer Thromben. Diese sind – besonders wegen der möglichen

Abb. 9.43a–d. Schematische Darstellung der Pull-back-Atherektomietechnik. **a** Katheter nach distal vorgeführt; Schneidmesser distal der Stenose. **b** Katheter zurückgezogen; Schneidmesser freiliegend. Kompressionsmanschette aufgeblasen. **c** Kompressionsmanschette entlastet; Zustand nach Atherektomie, **d** nach Rückzug des Katheters die Beseitigung der Stenose demonstrierend

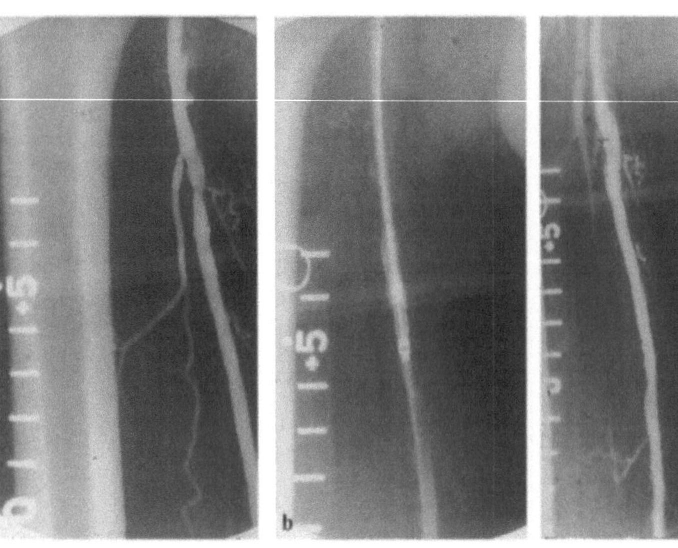

Abb. 9.45 a–c. 55jähriger Mann mit Claudicatio intermittens, zirkuläre Stenose. **a** Angiographie vor Atherektomie. **b** Atherektomieinstrument in geschlossenem Zustand, nach Schneidvorgang. **c** Kontrollangiographie nach erfolgreicher Atherektomie nach Redha

Komplikationen nach lokaler Thrombolyse – durchaus von praktischem Interesse. Zu ihnen gehören der Kensey-Katheter [78], der Amplatz-Thrombektomiekatheter [4, 15, 119] sowie der Aspirationsthrombektomiekatheter mit rotierendem Propeller von Günther [52, 154].

Mit dem Amplatz-Katheter konnte bei 11 von 14 Patienten eine vollständige Beseitigung der Verschlußthromben nachgewiesen werden und eine partielle Beseitigung bei 3 Patienten. Die Thrombektomiezeit beträgt dabei wenige Minuten. Zur Vermeidung peripherer Embolien wird die distale Plazierung einer Blutdruckmanschette empfohlen und ggf. eine nachfolgende Aspiration, falls noch Partikelanteile vorliegen. Restliche Stenosen können mit Ballonangioplastie oder Atherektomie entfernt werden. Dieses Prinzip ist sowohl in natürlichen Arterien und Venen als auch bei einem Bypassverschluß in Bypassvenen einsetzbar.

Eigene Untersuchungen mit dem Kensey-Katheter haben gezeigt, daß sowohl frische als auch ältere Verschlüsse rekanalisiert werden können. Die peripheren, klinisch nachweisbaren Embolien haben dazu geführt, daß das Prinzip in der vorliegenden Form keine weite Verbreitung erfahren hat. In einer kooperativen Studie konnte bei 210 Behandlungen in 157 Fällen (74%) ein chronischer Verschluß beseitigt werden. Die einjährige Durchgängigkeitsrate war 62%.

Bei Patienten mit Claudicatio intermittens wurden periphere Embolien, Kontrastmittelparavasat und Perforation in 11% gesehen. Bei Patienten mit Ruheschmerz und Gangrän (Stadium III und IV nach Fontaine) waren in 22% Komplikationen (periphere Embolien oder Nachblutung am Punktionsort) aufgetreten, die eine ergänzende Behandlung erforderlich machten. Falls es sich bei den peripheren Embolien um lysierbares thrombotisches Material handelt, ist dies ohne Nachteil, da mit der Rotation der hammerförmigen Katheterspitze eine Sprüh-Preßstrahl-Infusion mit einem Kontrastmittel-/Kochsalz- und Urokinasegemisch erfolgt.

Bei In-vitro-Untersuchungen [154] konnte gezeigt werden, daß der modifizierte Kensey-(Track Wright-)Katheter, der Günther-Katheter und der Amplatz-Propeller bei der Zerkleinerung die kleinsten Partikel von maximal 400 μ erreichen.

In den letzten Jahren wurden unterschiedliche Konzepte zur Thrombusaspiration entwickelt, zu denen auch die Preßstrahlthrombolyse („Hydrolyser“) gehört. Systematische Untersuchungen über größere Kollektive stehen jedoch noch aus.

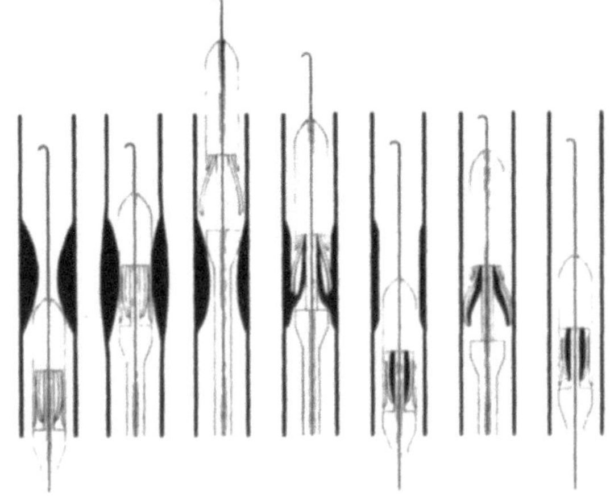

Abb. 9.46. Schematische Darstellung des Prinzips der Atherektomie nach Redha

9.4.7 Perkutan implantierbare Gefäßstützen (Stents)

Stents sind perkutan applizierbare Gefäßstützen und stellen eine Erweiterung des Behandlungsprinzips mit perkutaner transluminaler Angioplastie dar.

Nach der ersten Publikation von Dotter [34] über experimentelle Ergebnisse mit Nitinol (Nickel-Titanium-Legierung), das temperaturabhängig ist und sich bei Körpertemperatur selbst auf einen vorprogrammierten Durchmesser expandiert, wurden – unabhängig voneinander – von Dotter [34] und von Cragg et al. [27] die günstigen Möglichkeiten dieser Legierung für den Einsatz am Menschen aufgezeigt.

Das Konzept der perkutanen Applikation von Gefäßstützen oder auch Endoprothesen ist, die Implantation von Gefäßprothesen mit offener Chirurgie nach Möglichkeit durch eine perkutane, endoluminale Technik vollständig zu ersetzen. Dieses Ziel kann nur in bestimmten Bereichen, die gut zugänglich sind, erreicht werden. Gegenwärtig ist das Hauptziel der Applikation von Gefäßstützen, primär unzureichende Ergebnisse der Angioplastie mit Ballon, Laser oder mechanischen Instrumenten zu stabilisieren, und auf der anderen Seite, die Häufigkeit von Rezidivstenosen bzw. Reststenosen erheblich zu senken.

Derzeit sind mehrere Stenttypen unterschiedlicher Konstruktion verfügbar (Abb. 9.47–9.51):

- der ballonexpandierbare Strecker-Stent, aus Tantal „gestrickt",
- der metallische Palmaz-Stent,
- der selbstexpandierende Wallstent,
- der ballonexpandierbare Gianturco-Roubin-Stent, wie auch der Gianturco-Rösch-Stent, eine der zuerst entwickelten und vorwiegend in Venen eingesetzten Gefäßstützen, in unterschiedlichen Variationen.

Ergänzend hierzu wurden in der Zwischenzeit Stents entwickelt, die innen oder außen mit einer Dacron- oder Polyesterschicht überzogen sind. Auf diese Weise soll das Material von atheromatösen Ulzera oder Thromben an die Wand fixiert und ein Durchwachsen von proliferierender Intima verhindert werden.

Das Prinzip der Stentimplantation findet im Bereich der Arterien am Körperstamm in gleicher Weise wie im Bereich der Koronararterien Anwendung. In der Mehrzahl der Fälle geht der Implantation des Stents eine Sondierung der Stenose oder Rekanalisation des Verschlusses mit Führungsdraht und Rekanalisationskatheter vor-

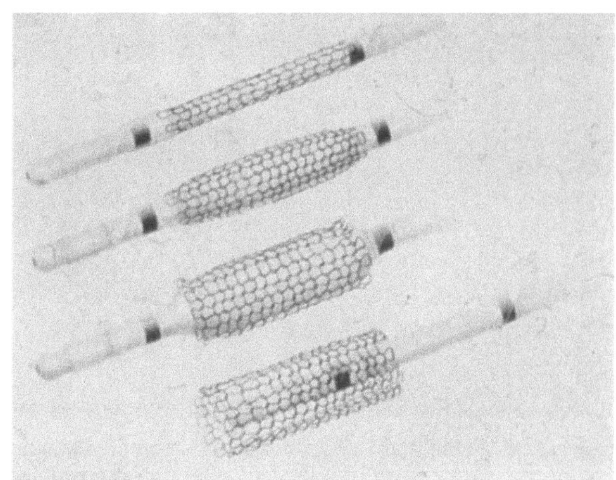

Abb. 9.47. Ballonexpandierbarer Strecker-Stent

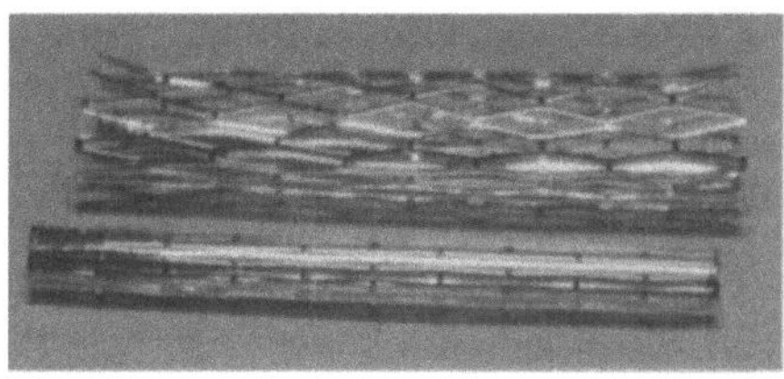

Abb. 9.48. Ballonexpandierbarer Palmaz-Stent in geschlossenem und offenem Zustand

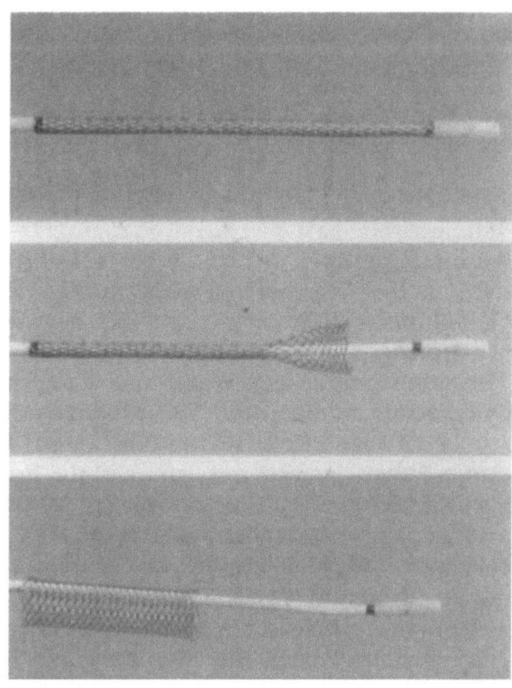

Abb. 9.49. Selbstexpandierender Wallstent, der durch eine Überzugmanschette (*oben*) englumig gehalten wird. Durch Rückzug der Manschette dehnt er sich auf die vorbestimmte Weite, wobei er sich verkürzt

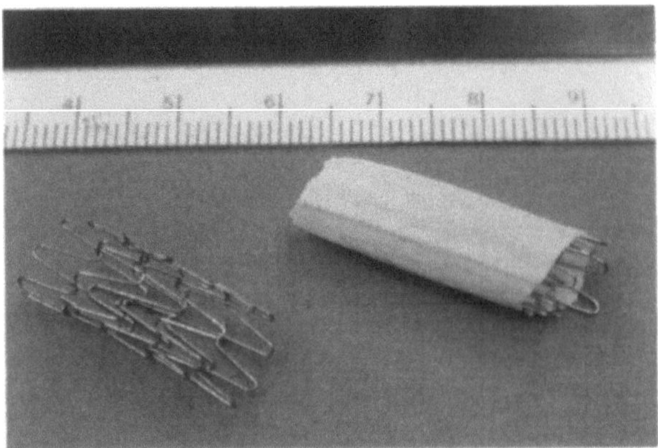

Abb. 9.50. Geöffneter Cragg-Stent aus Nitinol. Daneben geöffneter Cragg-Stent, ummantelt mit einer Dakronmanschette („covered stent“)

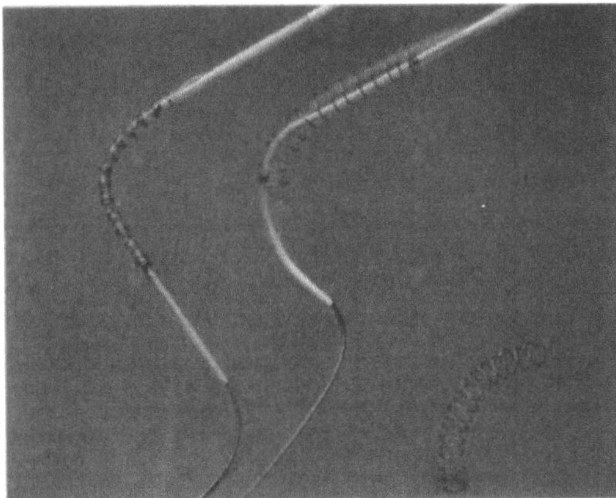

Abb. 9.51. Gianturco-Roubin-Stent in geschlossenem und offenem Zustand

aus; meist wird auch primär eine Ballondilatation durchgeführt. Erst das Kontrollangiogramm gibt Auskunft darüber, ob eine erhebliche Intimadissektion, eine nichtausreichende Aufweitung des Gefäßlumens, eine wenig stabile Arterie (sog. „collapsing artery“) vorliegt oder noch frische Thrombusreste an der Wand eine unregelmäßige Oberfläche hinterlassen, die prognostisch sehr schnell zu einem Reverschluß führt. Diese Indikationen haben dazu beigetragen, daß die Primärergebnisse der Angioplastie im Bereich der Beckenarterien, der Koronararterien, aber auch der A. subclavia, der A. femoralis, der A. poplitea und der A. carotis verbessert werden konnten.

Beim Vergleich der verschiedenen Stenttypen gibt es unterschiedliche Aspekte, die bei der Durchführung der Intervention eine Rolle spielen:

- die Dehnbarkeit auf eine fixierte Gefäßweite oder die flexible Anpassung an den Gefäßdurchmesser;
- die Fähigkeit, den Stent über Bifurkationen und scharfe Gefäßabknickungen zu führen;
- die Sichtbarkeit während der Röntgendurchleuchtung;
- die Thrombogenität des Stentmaterials;
- die Andruckkraft des Stents an die Gefäßwand, kurzfristig oder länger anhaltend, mit unterschiedlichem Einfluß auf die Media, von der aus die Entwicklung einer stärkeren oder geringeren Intimaproliferation ausgeht;
- Eigenschaften, die eine Entfernung auf endoluminalem Wege ermöglichen;
- die Möglichkeit, vom Stent ausgehend Pharmaka in die Intima und Media abzugeben;
- die Fähigkeit, von einer Neointima homogen überdeckt zu werden, damit eine glatte innere Gefäßoberfläche resultiert.

Die experimentellen Untersuchungen in mehreren Zentren und Laboratorien der Industrie haben gezeigt, daß jeder der bislang vorliegenden Stents vorteilhafte Aspekte unter speziellen Bedingungen bietet. Noch wenig entwickelt ist die Verwendung von kunststoffbeschichteten Stents und die Möglichkeit, vom Stent aus Pharmaka in die Arterienwand applizieren zu können.

Auf diesem Wege werden sicher nachhaltige Entwicklungen zu erwarten sein, die zu einer längeren Durchgängigkeit nach Rekanalisation und Stentapplikation beitragen.

Gegenwärtig haben mehrere Erfahrungsberichte gezeigt, daß der Einsatz von Stents – insbesondere nach nicht ausreichender Ballonangioplastie und nach Rekanalisation von Gefäßverschlüssen (Abb. 9.52) – sowohl im Bereich der Koronararterien als auch der Beckenarterien eine deutliche Verbesserung der Behandlungsergebnisse zur Folge hat. Im Gegensatz zum Koronarsystem, wo eine große Zahl von vergleichenden Studien mit Stents vorliegt, ist die Zahl prospektiver Studien im Bereich der nichtkoronaren Gefäße noch gering. Die prospektiven Untersuchungen von Strecker et al. [172] Vorwerk u. Günther [190, 191] sowie eigene Untersuchungen in Nürnberg zeigen, daß der Einsatz von Stents im Bereich der Beckenarterien nicht nur die Primär-, sondern auch die Langzeitergebnisse verbessert. Als prospektive vergleichende Studie konnte von einer Heidelberger Arbeitsgruppe [123, 137] gezeigt werden, daß sowohl die hämodynamischen als auch die klinischen Ergebnisse gegenüber der einfachen Ballonangioplastie langfristig verbessert werden.

Obwohl diese Studie den positiven Effekt gegenüber der alleinigen Ballonangioplastie belegt

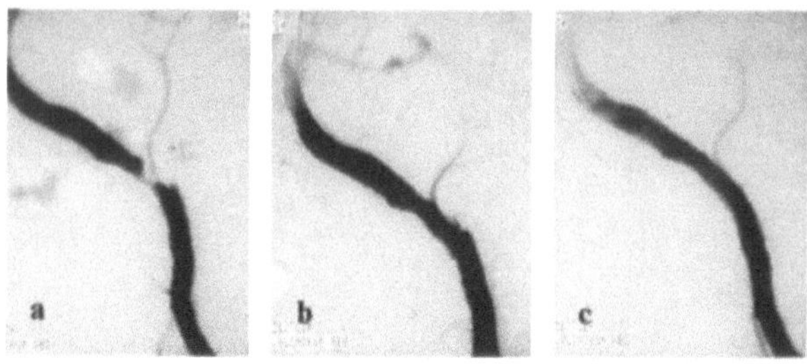

Abb. 9.52a–c. Rezidivstenose der A. iliaca links. **a** Angiographie alleiniger Ballondilatation ohne Erfolg. **b,c** Angiographie nach Applikation eines ballonexpandierbaren Strecker-Stents

und dies auch in anderen, zur Zeit noch laufenden Studien erkennbar ist, gehe ich – wie im Bereich der Koronararterien – davon aus, daß in der Mehrzahl der Fälle, bei denen technisch eine einwandfreie Ballonangioplastie bei der Behandlung von Stenosen gelungen ist, eine Stentimplantation überflüssig ist. Dies nicht nur im Hinblick auf die damit verbundenen höheren Kosten, sondern auch aufgrund der Tatsache, daß die Implantation eines Stents eine ganze Reihe biologischer Mechanismen in der Gefäßwand auslöst, die nicht nur Reparaturcharakter haben, sondern auch eine höhere Zahl von Restenosen und Hyperplasien, zumindest am Ende der Stents, verursachen kann.

Im Bereich der Beckenarterien liegt die Rate der Komplikationen (Dissektion, Rethrombose, Punktionslochhämatom und Nachblutung) zwischen 4 und 9%, die einen korrigierenden Eingriff (Operation oder zusätzliche Intervention in 3%) erforderlich machen.

Bei der Wertung der einzelnen Stenttypen ist festzuhalten, daß sowohl der Palmaz- wie auch der Strecker-Stent und der Wallstent in der Etage der Beckenarterien und der kaudalen abdominalen Aorta weitgehend gleiche Ergebnisse erzielen, obwohl eine vergleichende Studie bisher nicht vorliegt.

Als Vorteile des Palmaz-Stent sind seine einfache Applizierbarkeit und die gute Strahlendichte während der Untersuchung zu nennen sowie die Möglichkeit, ihn individuell adaptierend dem Gefäßlumen durch Ballonexpansion anpassen zu können.

Der Strecker-Stent hat den Vorteil, daß er aus Tantal ist; damit sind die besseren Möglichkeiten einer nichtinvasiven angiographischen Kontrolluntersuchung im weiteren Leben des Patienten mittels der Kernspin-(MR-)Tomographie gegeben. Darüber hinaus kann er – aufgrund der Maschenstruktur – mit entsprechenden Faßzangen wieder endoluminal entfernt werden.

Der Wallstent hat den großen Vorteil, daß er sich – infolge der Kunststoffhülse, die über dem selbstexpandierenden Metallstent plaziert ist – sehr leicht auch über scharfwinklige Gefäßabzweigungen und -verläufe voranschieben läßt. Er bietet dadurch die Möglichkeit, von einer Leiste aus Stents auch in der kontralateralen Seite wesentlich einfacher als alle anderen Stents zu applizieren. So haben wir von der kontralateralen Leiste aus sowohl im Bereich der Becken- als auch der Oberschenkelarterien (insbesondere der A. femoralis communis) (Abb. 9.53 und 9.54) Stents implantiert. Die Implantation des Wallstents ist auch in transplantierten Venen oder durch diese hindurch besonders schonend, im Gegensatz zur Applikation der frei an der Oberfläche eines Ballons montierten Palmaz- oder Strecker-Stents.

Neben diesen metallischen Stenttypen haben die Nitinolstents (Cragg-Stent, Memotherm, In-Stent) und andere, in Entwicklung befindliche Variationen gezeigt, daß die Applikation sehr einfach ist, wenn eine entsprechende Schleuse vorhanden ist. Die Applikation dieser Stents (häufig mit einem Durchmesser von 8 F) ist relativ einfach, lediglich die Röntgendichte läßt noch zu wünschen übrig.

Der Einsatz der kunststoffbeschichteten Stents ist noch nicht weit verbreitet. Hier ist besonders der dacronbeschichtete Cragg-Stent („EndoPro", Typ I und II) zu nennen. Für diesen Stent ist die Applikation einer speziellen Kartusche notwendig. Da der Stent thermosensibel ist, muß er von dem Moment an, wo er in die Kartusche kommt, kalt gehalten werden, damit er sich nicht ausdehnen kann, bevor er Kartusche und Schleuse verlassen hat. Für die Anwendung dieses Stents ist daher eine spezielle Trainingsphase erforderlich, was selbstverständlich auch für alle anderen Stents gilt. Immer ist zu bedenken, daß die Verkürzung des Stents im Gefäßlumen – unabhängig davon, ob selbstexpandierend (Wallstent, EndoPro-Stent) oder ballonexpandierbar (Palmaz-, Strecker-Stent) – unterschiedlich ausfällt, was bei unzureichender Berücksichtigung dazu führt, daß nicht nur einer, sondern mehrere Stents hintereinander gelegt werden müssen. Bei der Applikation multipler Stents hintereinander ist entscheidend, daß keine „stentfreie" Zone bleibt, in der – aufgrund eigener Erfahrungen – immer eine erhebliche Restenose das Resultat ist.

Mit der Einführung der Stents wurde die zuvor wenig propagierte Angioplastie von Beckenarterienverschlüssen in das Stadium einer eindeutigen Indikation überführt. Unabhängig davon, ob ein

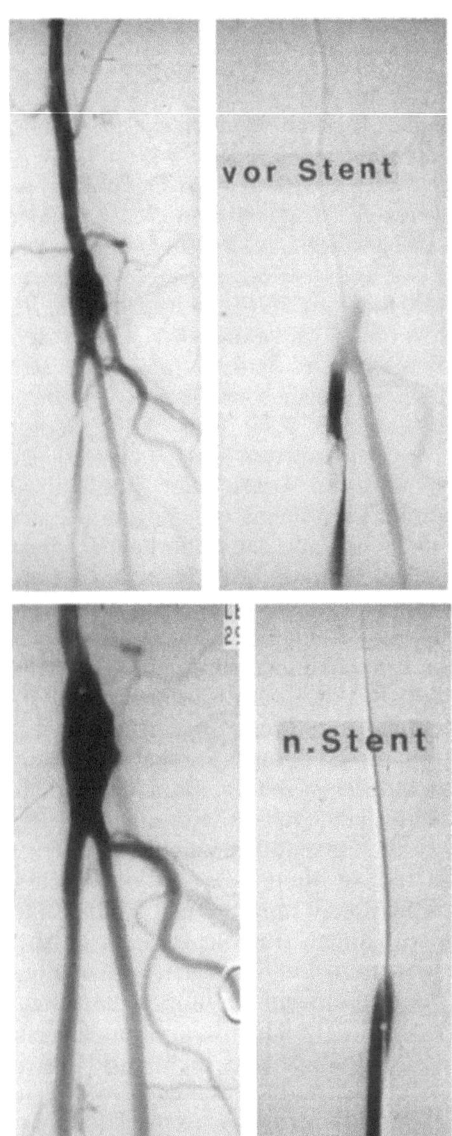

Abb. 9.53a,b. Antegrade Femoralisangiographie bei Zustand nach femoropoplitealem Bypass, mit Stenose im Bypass proximal, distal der Patch-Plastik („Klemmenstenose"). **a** Angiographie vor Stentimplantation, **b** Kontrollangiographie nach Implantation eines selbstexpandierenden Wallstents

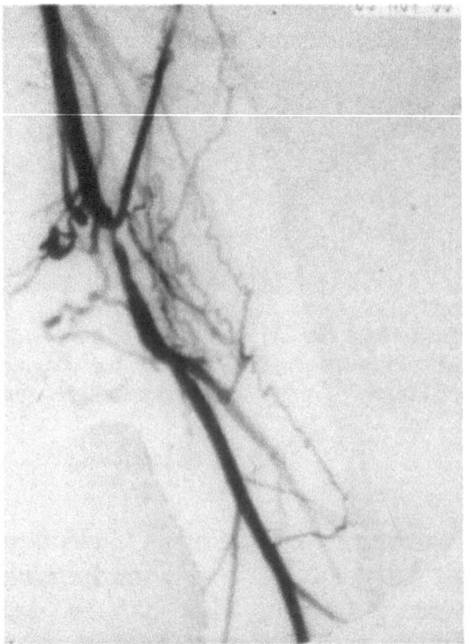

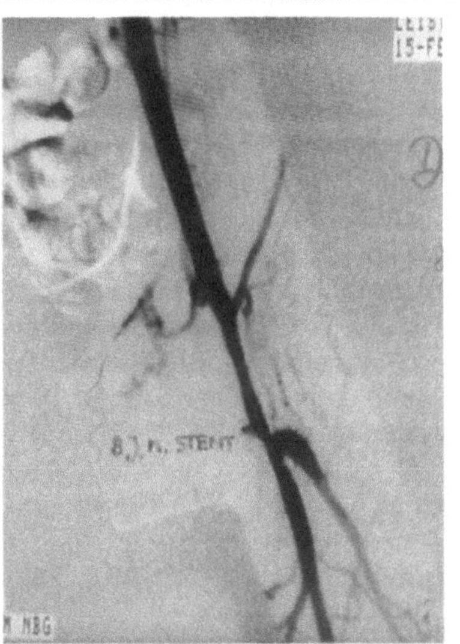

Abb. 9.54a,b. 35jähriger Patient mit multiplen fibromuskulären Dysplasien an Nierenarterie, A. iliaca externa, A. subclavia und A. carotis (alle wurden mit Ballon dilatiert). Bei Femoralis-superficialis-Verschluß links und Verschluß der A. femoralis communis konnte der Femoralis-communis-Verschluß beseitigt werden mit Anschluß an die A. profunda femoris. Die Ballondilatation hatte ein unzureichendes Ergebnis; es wurde ein Wallstent implantiert. **a** Rekanalisierter Femoralis-communis-Verschluß mit hochgradiger Reststenose, **b** Kontrollangiographie, 8 Jahre nach Implantation des Wallstent

Verschluß der A. iliaca mittels Führungsdraht und Kathetersystem allein oder mit zusätzlicher arterieller Thrombolyse, Hydrolyser- oder laserassistierter Angioplastie rekanalisiert wird, bleibt häufig eine so unebene innere Oberfläche, daß erst durch die Applikation eines ausreichend langen Stents die primären und die Langzeiterfolge nach Applikation bei Iliakaverschlüssen, als Konkurrenzverfahren gegenüber der Implantation einer aortoiliakalen Prothese, deutliche Vorzüge zeigen. Die positiven Ergebnisse mehrerer Studien haben dies belegt [51, 80, 191, 193].

Die Applikation von Stents im Bereich der femoropoplitealen Etage wird aufgrund der bisherigen Langzeitergebnisse restriktiv gesehen. Trotzdem zeigen die Ergebnisse von Liermann [80] und dem eigenen Krankengut, daß hier zu differenzieren ist. Die hohe Rezidivrate, die von Hagen [53], Joffre [68], Rousseau [149], Triller [184] beobachtet wurde, erstreckt sich vorwiegend auf Verschlüsse im Bereich des Adduktorenkanals, die mit einem der Stents (Strecker- oder Wallstent) behandelt wurden. Die Ergebnisse – auch experimentell [124, 147, 193] – zeigen daß hier mehrere Faktoren eine Rolle spielen, sowohl die Andruckkraft auf der einen als auch die Weite des Gefäßlumens auf der anderen Seite. Wie Liermann [80] haben wir gesehen, daß im proximalen Abschnitt der A. femoralis superficialis und erst recht im Bereich der A. femoralis communis nicht nur gute Primärergebnisse erzielt, sondern auch mit guten Langzeitergebnissen – mit einer mehrjährigen Durchgängigkeitsrate von über 80% – gerechnet werden kann (Abb. 9.54).

Die Durchgängigkeitsrate von 40–60% im Bereich der distalen A. femoralis superficialis dürfte im wesentlichen auf das engere Lumen der Arterie zurückzuführen sein. Sollte ein weitlumiges Gefäß (8 mm und mehr) am Oberschenkel bestehen, so ist davon auszugehen, daß hier die Patency durchaus höher ist als in einer englumigen A. femoralis superficialis mit einem Durchmesser von 6 mm und kleiner.

Aus diesem Grunde wurde analog zur chirurgischen prothetischen Versorgung von Gefäßverschlüssen versucht, mit kunststoffbeschichteten Stents bessere Ergebnisse zu erzielen (Cragg-Stent, überzogen mit Dacron, „EndoPro" Typ I und II). Bisher vorliegende Ergebnisse in wenigen Kliniken und unsere Untersuchungen zeigen, daß die Langzeitergebnisse hier besonders von der exakten Plazierbarkeit und der medikamentösen Beschichtung des Dacronmaterials mit abhängen, ebenso von der medikamentösen Zusatzbehandlung. Sowohl die temporäre Extraktion von Heparin aus der Prothese als auch die medikamentöse Zusatzbehandlung mit Heparin oder Marcumar, plus Ticlopedin, sollen hier positiv für die Erhaltung einer langfristigen Patency sein. Diese breite medikamentöse Zusatzbehandlung hat auch im Bereich der Koronargefäße zur Verbesserung der Patency geführt. Dies deutet darauf hin, daß der Einsatz von Stents durchaus noch viele offene Probleme birgt, die um so größer sind, je englumiger das Gefäß ist und je stärker Abknickungsregionen (Kniegelenk), freie Oberfläche (Karotis), Abwinklung und scharfe Kanten (Ostiumstenose der Nierenarterien) dabei eine Rolle spielen.

Die Applikation von Stents im Bereich der Nierenarterien und die Beurteilung ihrer Wertigkeit ist noch nicht abgeschlossen [68, 79, 80, 124]. Bisher war, häufig auch wegen der geringen Strahlendichte der Stents (beim Wallstent, Palmaz- und Strecker-Stent), besonders bei adipösen Patienten die sichere Applikation ein Problem. Mehrfach mußten Stents endoluminal oder operativ wieder entfernt werden, da sich der Stent entweder zu weit nach distal in die Nierenarterienäste hinein verschoben hatte oder zu stark in das Aortenlumen hineinragte. Es besteht zur Zeit der Eindruck, daß der segmentierte Palmaz-Stent sich am besten für die proximale Nierenarterie und die Ostiumstenosen eignet. Ob dies allerdings schon eine endgültige Lösung ist, muß offen bleiben. Die Therapie von Dissektionen und hochgradigen Stenosen in der Nierenarterie postostial dürfte sicher eine akzeptierte Indikation sein. Die Verwendung des Stents bei Ostiumstenosen ist – als Alternative zur Operation – bei Patienten mit erhöhtem Operationsrisiko zu diskutieren. Zukünftige Untersuchungen werden hier sicher mehr Informationen bringen.

Aus der großen Zahl unterschiedlich angelegter Studien kann hier nur eine Auswahl der bisherigen Ergebnisse (Tabelle 9.12) vorgelegt werden, um einen Anhaltspunkt dafür zu geben, mit welchen Ergebnissen gerechnet werden muß. Die zukünftige Forschung hat sich insbesondere mit der Vermeidung von Rezidivstenosen durch Intimahyperplasie zu beschäftigen.

Zukünftige Aspekte der medikamentösen Zusatzbehandlung

Die bisherigen Versuche zur Vermeidung von Rezidivstenosen wie auch zur Reduktion der Progression der Arteriosklerose mittels Antikoagulanzien (Heparin, Coumadin, Marcumar) auf der einen und Plättchenaggregationshemmern (Azetylsalizylsäure) auf der anderen Seite haben gezeigt, daß sicher nur die Frühthrombose nach Angioplastie jedweder Art kontrolliert werden kann. Diese Kontrolle – und Vermeidung – einer Frührethrombose ist jedoch um so schwieriger, je langstreckiger die Angioplastie (z.B. der gesamten A. femoralis superficialis) ausfällt. Bisher wird „Hirudin" als ein potenter, spezifischer Thrombininhibitor gesehen. Im Vergleich zu Heparin bietet Hirudin den Vorteil, daß es auch Thrombin bindet, welches an extrazelluläre Matrix gebunden und resistent gegen Heparin ist. Darüber hinaus benötigt es kein Antithrombin III als Kofaktor.

„Angiotensin II" wird als ein Stimulator der Proliferation glatter Muskelzellen angesehen. In experimentellen Modellen konnte gezeigt werden,

Tabelle 9.12. Angioplastie mit Stent (Komplikationen: 4–9%). (Aus Kollath u. Liermann 1994 [80])

Stenttyp	Lokalisation	Patienten	Nachbeobachtungszeit [Monate]	Offenheitsrate [%]		Autoren
Strecker	Iliacae	239	54	Global	81,5	Strecker
				Verschlüsse	76,3	Hagen
						Liermann
Palmaz	Iliacae	123	48	Überwiegend Stenosen	91,6	Palmaz et al.
						Richter et al.
Wallstent	Femoralis	150	24	77 Stenosen	84,0	Vorwerk
				73 Verschlüsse	82,0	Günther
Strecker	Femoralis	89	37	24 proximal	82,0	Liermann
				65 distal	46,0	
Strecker	67% 89 Iliaca	117	24	Primäre patency	76,0	Zeitler (in 80)
Wallstent	33% 28 Femoralis			Sekundäre patency	87,0	Beyer-Enke

daß mit Angiotensin-Konversionsenzymhemmern die myointimale Proliferation der Gefäßwand gehemmt werden kann. Die klinische Relevanz ist jedoch unklar. Entscheidend dürfte der „platelet-derived growth factor (PDGF)“ in der Proliferationsantwort der Gefäßwand auf das intraluminale Trauma sein. Der Vasodilatator Triazolpyrimidin („Trapidil“) soll eine antagonistische Wirkung am PTGF-Rezeptor haben und die Restenoserate nach Angioplastie senken. Beim Einsatz nach PTCA konnte die Restenoserate im Vergleich zu Aspirin um 20% gesenkt werden.

Andere medikamentöse Ansätze sind zu finden bei Prostazyklin und dessen Analoga sowie bei molekularbiologisch und gentechnisch produzierten Substanzen. Die Ansätze für diese medikamentöse Zusatzbehandlung werden jeweils in der Pathophysiologie der Gefäßwand zu suchen sein. Die experimentelle Forschung hat hier noch wesentliche Aufgaben.

Dem ursprünglichen Ziel, perkutan implantierbare Endoprothesen anstelle chirurgisch einzusetzender Prothesen zu verwenden, ist die endoluminale Therapie der abdominalen Aortenaneurysmen sehr nahe gekommen.

Das Konzept von Parodi [126] hat inzwischen zu weiteren Entwicklungen mit mehreren, über die Leiste implantierbaren, kunststoffbeschichteten oder kunststoffinterponierten Stents zur Behandlung von abdominalen Aortenaneurysmen, aber auch zur Behandlung von Aortendissektionen, aortokavalen oder aortovenösen Fisteln und zur Behandlung von traumatischen Perforationen mit endoluminalem Verschluß [80] geführt.

Die Weiterentwicklung des Cragg-EndoPro-Stents [113] hat dazu geführt, daß auch abdominale Aortenaneurysmen mittels eines geraden EndoPro-Stents oder einer anderen beschichteten Stentkombination therapierbar geworden sind (Abb. 9.55). Modifikationen davon bildeten die Grundlage dafür, daß über beide Leisten kombiniert eine Y-Prothese implantiert werden kann.

Das Prinzip besteht darin, daß die kombinierte aortoiliakale Prothese von einer Seite aus über einen operativen Zugang in der A. femoralis communis unter Röntgendurchleuchtungskontrolle präzise infrarenal plaziert wird und sich das kaudale Ende im Bereich der Beckenarterien befindet, am besten vor der Aufzweigung in A. iliaca externa und interna, um die Gefäßversorgung der Beckenorgane über die A. iliaca interna zu erhalten. Von der kontralateralen Seite aus kann perkutan – wie bei einer PTA der Beckenarterien – ein kunststoffbedeckter Stent als Ansatzstück implantiert werden.

Voraussetzung für diese Behandlung von abdominalen Aortenaneurysmen, aortokavalen Fisteln oder Rupturen ist die exakte vorherige Ausmessung des Aortendurchmessers im proximalen und distalen Bereich, damit kein Leck am Prothesenende entsteht und somit die potentielle Gefahr der Ruptur des Aortenaneurysmas nicht sicher vermieden würde.

Gelingt dies, so ist bei guter gefäßchirurgischer Technik auf der einen, besonderer Erfahrung in der Applikation von Stents auf radiologischer Seite und bei guten Röntgendurchleuchtungsbedingungen – am besten in 2 Ebenen – in zunehmendem Maße die Möglichkeit gegeben, infrarenale Aortenaneurysmen und, wahrscheinlich, darüber hinaus auch thorakale Dissektionen und Aortenaneurysmen endoluminal (kombiniert chirurgisch und interventionell-radiologisch) zu behandeln. Wenn alle Voraussetzungen gegeben sind, ist diese Technik der Anfang einer neuen Epoche der perkutanen endoluminalen, zum Teil durch Angioskopie und intravaskulären Ultraschall kontrollierten endoluminalen Chirurgie, die

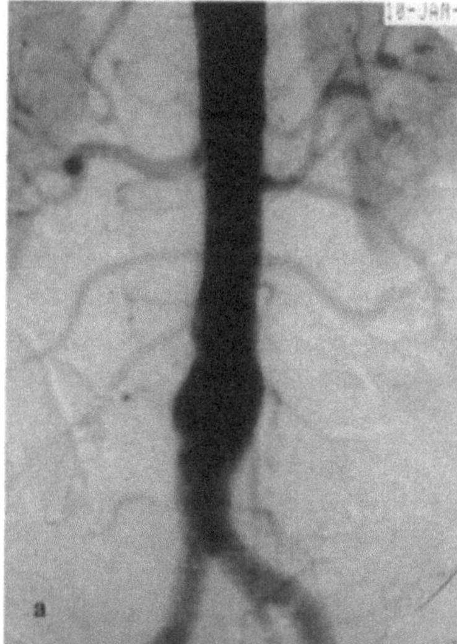

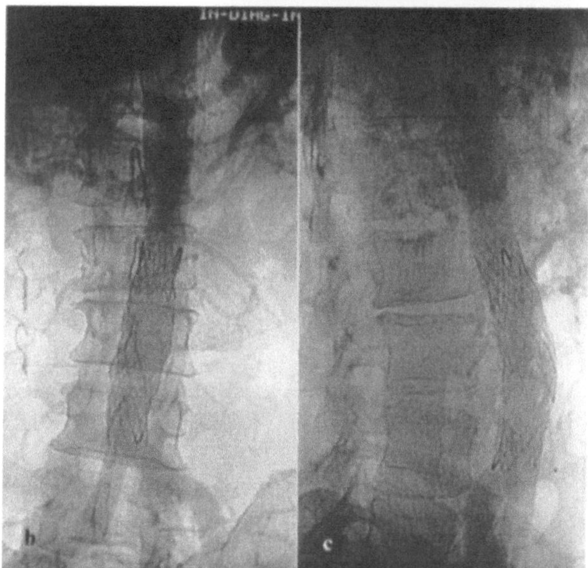

Abb. 9.55a–c. Abdominales Aortenaneurysma. **a** vor Behandlung; **b, c** Angiographie in 2 Ebenen nach Implantation des beschichteten Aortenstents (Cragg-Mialhe)

einen wesentlichen Schritt hin zu weniger Invasivität, kurzen Behandlungszeiten, weniger Bedarf an Blutersatzmitteln und reduzierter Anästhesie wie auch Krankenhausverweildauer bedeutet. Die bisher begrenzten Ergebnisse in Nürnberg von August 1994–Februar 1996 (Tabelle 9.13) haben deutlich gezeigt, daß eine Lernkurve vorliegt. Besonders die exakte Ausmessung der proximalen und distalen Gefäßdurchmesser, die vorherige Bestimmung der Länge der Prothese und die Auswahl einer Y- oder geraden Aortenprothese setzen eine gemeinsame Vorbereitung durch den Gefäßchirurgen und den Radiologen voraus! Hierbei hat die Computertomographie, ergänzt

Tabelle 9.13. Endoluminales Aortenprothesen-Stenting bei AAA

Gerade Prothesen	43 Min Tec	1 Chuter
Bifurkationsprothesen	12 Min Tec	2 Chuter
Komplikationen insgesamt: 14		

durch die Spiral-CT, größere Bedeutung als die Angiographie.

Literatur

1. Abrams H (1983) Angiography, 3rd edn vol III. Little Brown, Boston
2. Alexander K (1993) Gefäßkrankheiten. Urban & Schwarzenberg, München
3. Amplatz K, Coleman CC, Krenzel C, Dietz CA, Nazarian GK (1993) Mechanical thrombectomy: results of early experience. Radiology 189:803–805
4. Amplatz K, Tadavarthy SM, Murray PD, Inampudi S, Nazarian GK (1994) Mechanical thrombectomy with the Amplatz device: human experience. J Vasc Interv Radiol 5:715–724
5. Arlart JP, Ingrisch H (1984) Renovaskuläre Hypertonie. Thieme, Stuttgart
6. Athanasoulis C et al (eds) (1982) Interventional Radiology. Saunders, Philadelphia
7. Basche S, Ritter H, Gaerisch F, Grossmann K, Heerklotz I, Schumann E (1983) Die perkutane transluminale Angioplastik der A. subclavia. Zentralbl Chir 108:142–149
8. Beck A (1993) Percutaneous transluminal angioscopy. Springer, Berlin Heidelberg New York Tokyo
9. Beck A (1993) Wiederaufbereitung von Kathetern. Schnetztor, Konstanz
10. Belan A, Vesela M, Weiss K, Peregrin JH (1982) Percutaneous transluminal angioplasty of fibromuscular dysplasia of the internal carotid artery. Cardiovasc Intervent Radiol 5:79–81
11. Belli AM, Cumberland DC, Knox AM et al (1990) The complication rate of percutaneous peripheral ballon angioplasty. Clin Radiol 41:380–383
12. Berkowitz HD, Fox AD, Deaton DH (1992) Reversed vein graft stenosis: early diagnosis and management. J Vasc Surg 15:130–142
13. Beyer-Enke SA (1994) Femoropopliteale Angioplastie. In: Steudel A, Görich J, Götz HJ (Hrsg) Interventionelle Radiologie. Zuckschwerdt, München, S 13–17
14. Beyer-Enke SA (1995) Neue Entwicklungen der interventionell-radiologischen Behandlung arterieller Gefäßläsionen und der perioperativen Diagnostik. Habilitationsschrift Univ. Erlangen-Nürnberg
15. Bildsoe MC, Moradian GP, Hunter DW, Castaneda-Zuniga WR, Amplatz K (1989) Mechanical clot dissolution: new concept. Radiology 171:231–233
16. Blair JM, Gewertz BL, Moosa H et al (1989) Percutaneous transluminal angioplasty versus surgery for limb-threatening ischemia. J Vasc Surg 9:698–703
17. Böger RH, Bode-Böger SM, Alfke H (1995) Restenose nach perkutaner transluminaler Angioplastie: Mög-

lichkeiten der pharmakologischen Intervention. VASA 25:21–31

18. Bookstein JJ, Valji K (1992) Pulse-spray pharmacomechanical thrombolysis. Cardiovasc Intervent Radiol 15:228–232
19. Bookstein JJ, Valji K, Roberts AC (1994) Pulsed versus conventional thrombolytic infusion techniques. Radiology 193:318–321
20. Bookstein JJ, Moser KM, Hougie C (1982) Coagulative interventions during angiography. Cardiovasc Intervent Radiol 5:46–56
21. Capek P, McLean GK, Berkowitz HD (1991) Femoropopliteal Angioplasty – Factors influencing long-term success. Circulation 83, Suppl 1:70–80
22. Castaneda-Zuniga WR, Formanek A et al (1980) The mechanism of ballon angioplasty. Radiology 135:565–571
23. Castaneda-Zuniga WR, Amplatz K, Laerum F (1981) Mechanics of angioplasty: an experimental approach. Radiographics 1:1–14
24. Cole SEA, Baird RN, Horrocks M, Jeans WD (1987) The role of ballon angioplasty in the management lower limb ischemia. Eur J Vasc Surg 1:61–65
25. Cope C, Burke DR, Meranze S, Baum ST (1990) Atlas of interventional radiology. Lippincott, Philadelphia
26. Cope C, Burke DR, Meranze S, Baum ST (1992) Atlas der interventionellen Radiologie. VCH, Weinheim
27. Cragg A, Lund G, Rysavy J, Castaneda F, Castaneda-Zuniga WR, Amplatz K (1983) Nonsurgical placement of arterial endoprosthesis: a new technique using nitinol wire. Radiology 47:261–263
28. Dembski JC, Zeitler E (1978) Selective arterial clot lysis with angiography catheters. In: Zeiter E, Grüntzig A, Schoop W (eds) Percutaneous vascular recanalization. Springer, Berlin Heidelberg New York, pp 157–159
29. Do-dai-Do, Mahler F, Triller J, Nachbur B (1987) Combination of short- and long-term catheter thrombolysis for peripheral arterial occlusion. Eur J Radiol 7:235–238
30. Dondelinger RF, Rossi P, Kurdziel JC, Wallace S (1990) Interventional radiology. Thieme, Stuttgart
31. Dormandy JA, Stock G (1990) Critical leg ischaemia. Springer, Berlin Heidelberg New York Tokyo
32. Dorros G, Lewin RF, Jamnadas P, Mathiak LM (1990) Below-the knee angioplasty: tibioperoneal vessels, the acute outcome. Cathet Cardiovasc Diagn 19:170–178
33. Dorros G, Jaff M, Jain A et al (1995) Follow-up of primary Palmaz-Schatz stent placement for atherosclerotic renal artery stenosis. Radiology 197:978
34. Dotter CT (1969) Transluminally placed coil springs and arterial tube grafts. Long-term patency in the canine popliteal artery. Invest Radiol 4:329–332
35. Dotter CT, Judkins MP (1964) Transluminal treatment of arteriosclerotic obstruction: description of a new technique and a preliminary report of its application. Circulation 30:654–670
36. Dotter CT, Rösch J, Seaman AJ, Dennis D, Massey WH (1972) Streptokinase treatment of thromboembolic disease. Radiology 102:283–290
37. Dotter CT, Grüntzig AR, Schoop W, Zeitler E (1983) Percutaneous transluminal angioplasty. Springer, Berlin Heidelberg New York
38. Ferris E, Ledor K, Baker RM (1984) Vascular endoscopy and laser angioplasty in perspective. Appl Radiol 13:77–82
39. Fletcher JP, Fermanis G, Little JM, Kershaw LZ (1988) The role of percutaneous transluminal angioplasty and femoropopliteal bypass in patients with threatened limb. Vasc Surg 22:226–230
40. Fontaine R, Kim M, Kieny R (1954) Die chirurgische Behandlung der peripheren Durchblutungsstörungen. Helv Chir Acta 21:499–515
41. Fraedrich G, Beck A, Bonzel T, Schlosser V (1987) Acute surgical intervention for complications of percutaneous transluminal angioplasty. Eur J Vasc Surg 1:197–203
42. Gardiner GA, Meyerovitz MF jr, Stokes KR et al (1986): Complications of transluminal angioplasty. Radiology 159:201–208
43. Gaux JC, Long A (1992) Iliac artery stenting using Strecker's endoprosthesis. In: Kollath J, Liermann D (eds) Stents II. Schnetztor, Konstanz, pp 44–47
44. Goar F, Ginsberg R, Mehigan J et al: (1990) Intravascular ultrasound evaluation of interventional procedures: comparison with fiberoptic angioscopy. J Am Coll Cardiol 15(2):254A
45. Görich J (1994) Intraarterielle Therapie gutartiger Erkrankungen. In: Steudel A, Görich J, Götz HJ (Hrsg) Interventionelle Radiologie. Zuckschwerdt, München, S 152–154
46. Gottlob R, Blümel G, Piza P, Brücke P, Böhmisch HJ (1968) Studies on thrombolysis with streptokinase II. The influence of changes due to age in thrombi and old blood clots. Thrombos Diathes Hemorrhage 9:516–525
47. Grosse-Vorholt R, Groos G (1981) Komplizierter Verlauf einer perkutanen Gefäßrekanalisation. Radiologe 21:84–86
48. Grüntzig A (1976) Perkutane Dilatation von Koronarstenosen. Beschreibung eines neuen Kathetersystems. Klin Wochenschr 54:543–545
49. Grüntzig A, Hoppf H (1974) Perkutane Rekanalisation chronischer arterieller Verschlüsse mit einem neuen Dilatationskatheter. Modifikation der Dottertechnik. Dtsch Med Wochenschr 99:2502–2505
50. Grüntzig A, Schneider HJ (1977) Die perkutane Dilatation chronischer Koronarstenosen – Experiment und Morphologie. Schweiz Med Wochenschr 107:1588–1591
51. Günther RW, Thelen M (1995) Interventionelle Radiologe, 2. Aufl. Thieme, Stuttgart
52. Günther RW, Vorwerk D (1990) A new aspiration thrombectomy catheter with propellertipped rotating wire: an in vitro study. J Intervent Radiol 1:17–20
53. Hagen B (1992) Einflüsse der medikamentösen Nachbehandlung auf die mittelfristigen Ergebnisse von Stent-Implantationen der A. femoro-poplitea. In: Kollath J, Liermann D (eds) Stents II. Schnetztor, Konstanz, S 93–101
54. Hansen RB (1993) Die direktionale Atherektomie bei peripherer aVk. Inaug Diss, München
55. Hertzer NR (1991) The natural history of peripheral vascular disease – implications for its management. Circulation 83 Suppl 1:12–19
56. Hess H (1983) Clot lysis in peripheral arteries. In: Dotter CT, Grüntzig AR, Schoop W, Zeitler E (eds) Percutaneous transluminal angioplasty. Technique, early and late results. Springer, Berlin Heidelberg New York Tokyo, pp 145–153
57. Hess H, Müller-Fassbender H, Ingrisch H, Mietaschk A (1978) Verhütung von Wiederverschlüssen nach

Rekanalisation obliterierter Arterien mit der Katheter-Methode. Dtsch Med Wochenschr 103:1994–1997
58. Hess H, Mietaschk A, Ingrisch H (1980) Niedrig dosierte thrombolytische Therapie zur Wiederherstellung der Strombahn bei arteriellen Verschlüssen. Dtsch Med Wochenschr 105:787
59. Hess H, Mietaschk A, Rückel R (1987) Peripheral arterial occlusions: a 6-year-experience with local low-dose thrombolytic therapy. Radiology 163:753–758
60. Höfling B (1985) Current problems in PTCA. Springer, Berlin Heidelberg New York
61. Höfling B, Simpson JB, Backe D et al (1987) Perkutane Transluminale Exzision von okkludierendem Plaquematerial („Atherektomie“) mit einem neuen Katheter. Z Herz Thorax Gefäßchir 1:2–6
62. Höfling B, Gonschior P, Simpson L et al (1993) Efficacy of directional coronary atherectomy in cases unsuitable for percutaneous transluminal coronary angioplasty (PTCA) and after unsuccessful PTCA (ab). JVIR 4:157
63. Horsch S, Claeys L (1995) Critical limb ischemia: diagnosis and treatment. Steinkopff, Darmstadt
64. Husfeldt KJ, Roth FJ (1995) Konkurrierende Verfahren in der Gefäßchirurgie. Steinkopff, Darmstadt
65. Iaccarino V (1977) Trattamento conservativo del varicocele; flebografia selettiva o scleroterapia delle vene gonadiche. Riv Radiol 17:107–117
66. Ingrisch H (1988) Perkutane Rekanalisation der Nierenarterie. In: Günther RW, Thelen M (Hrsg) Interventionelle Radiologie. Thieme, Stuttgart, S 44–57
67. Ingrisch H, Holzgreve H, Middeke N, Frey KW (1980) Moderne röntgenologische Diagnostik und Therapie des Hochdruckes bei Nierenarterienstenosen. Klin Wochenschr 58:1105–1113
68. Joffre F, Rousseau H (1990) Stents. Clinical results. In: Dondelinger RF, Rossi P, Kurdziel JC, Wallace S (eds) Interventional radiology. Thieme, Stuttgart New York, pp 700–705
69. Johnston KW (1991) Aortoiliac disease treatment. Circulation 83, Suppl 1:61
70. Johnson KW, Rae M, Hogg-Johnston SA et al (1987) 5-year-results of a prospective study of percutaneous transluminal angioplasty. Ann Surg 206:403–413
71. Kachel R, Ritter H, Großmann K, Glaser FH (1986) Ergebnisse der perkutanen transluminalen Dilatation (PTD) von Hirngefäss-Stenosen. RoFo 144:338–342
72. Kachel R, Endert G, Basche S, Grossmann K, Glaser FH (1987) Percutaneous transluminal angioplasty (dilatation) of carotid, vertebral, and innominate artery stenoses. Cardiovasc Intervent Radiol 10:142–146
73. Kadir S (1992) Angiographie – Normalbefund und Variationen. VCH, Weinheim
74. Katzen BT (1988) Technique and results of "low-dose" infusion. Cardiovasc Intervent Radiol 11:41–47
75. Katzen BT, van Breda A (1981) Low-dose streptokinase in the treatment of arterial occlusions. AJR 136:1171–1178
76. Katzen BT, van Breda A (1990) Local arterial thrombolysis. In: Dondelinger RF, Rossi P, Kurdziel JC, Wallace S (eds) Interventional radiology. Thieme, Stuttgart , pp 633–644
77. Kauffmann GW, Richter GM (1994) Gefäßinterventionen. Springer, Berlin Heidelberg New York Tokyo
78. Kensey KR, Nash JE, Abrahams C, Zarins CK (1987) Recanalization of obstructed arteries with a flexible, rotating tip catheter. Radiology 165:387–389
79. Kollath J, Liermann D (Hrsg) (1990) Stents – ein aktueller Überblick. Schnetztor, Konstanz
80. Kollath J, Liermann D (1994) Stents III. Schnetztor, Konstanz
81. Korbinia GS, Bergmann H (1983) Angioplasty in stenosis of the innominate artery. Cardiovasc Intervent Radiol 6:82–85
82. Krepel VM, van Andel GJ, van Erp WFM, Breslau PJ (1985) Percutaneous transluminal angioplasty of the femoro-popliteal artery: Initial and long-term results. Radiology 156:325–328
83. Küffer G, Spengel FA, Hansen R et al (1990) Simpson Atherektomie peripherer Arterien; Frühergebnisse und Nachkontrollen. Fortschr Roentgenstr 153:61–67
84. Kunnen M (1982) Nonsurgical cure of varicocele by transcatheter embolization of the internal spermatic vein with bucrylate. In: Jecht EW, Zeitler E (eds) Varicocele and male infertility. Springer, Berlin Heidelberg New York, pp 154–161
85. Lammer J, Pilger E, Justich E et al (1985) Fibrinolysis in chronic arteriosclerotic occlusions: intrathrombotic injections of streptokinase. Radiology 157:45–50
86. Lammer J, Schreyer H (1991) Praxis der Interventionellen Radiologie. Hippokrates, Stuttgart
87. Lang E (1986) Percutaneous and interventional urology and radiology. Springer, Berlin Heidelberg New York Tokyo
88. Liermann D, Strecker EP, Vallbracht C, Kollath J (1990) Indikation und klinischer Einsatz des Strecker-Stents. In: Kollath J, Liermann D (eds) Stents – ein aktueller Überblick, Schnetztor, Konstanz, pp 24–37
89. Liermann D, Schophol B, Hermann G, Kollath J, Böttcher HD (1992) Endovaskuläres Afterloading als Therapiekonzept zur Prophylaxe der intimalen Hyperplasie in peripheren Gefäßen nach Stentimplantation. In: Kollath J, Liermann D (eds) Stents II. Schnetztor, Konstanz, pp 80–92
90. Lippert H, Pabst R (1985) Arterial variations in man. Classification and frequency. Bergmann, München
91. London NJM, Sayers RD, Thompson M et al (1993) Interventional radiology in the maintenance of infrainguinal vein graft patency. Br J Surg 80:187–193
92. Long AL, Gaux JC, Raynaud AC et al (1993) Infrarenal aortic stents: initial clinical experience and angiographic follow-up. Cardiovasc Intervent Radiol 16:203–208
93. Long AL, Sapoval MR, Gaux JC et al (1995) Strecker stent implantation in iliac arteries: patency and prediction factors for long-term success. Radiology 194:739–744
94. Luessenhop AJ, Spence WT (1960) Artificial embolization of cerebral arteries. Report of use in a case of arteriovenous malformation. J Am Med Ass 172:1153–1155
95. Lusza G (1972) Röntgenanatomie des Gefäßsystems. Barth, Frankfurt/Main
96. Mahler F (1990) Katheterinterventionen in der Angiologie. Thieme, Stuttgart New York
97. Margulis AR (1967) Interventional diagnostic radiology – a new subspeciality. AJR 99:761–762
98. Martin M, Fiebach BJO (1985) Die Streptokinase-Behandlung peripherer Arterien- und Venenverschlüsse unter besonderer Berücksichtigung der ultrahohen Dosierung. Huber, Bern
99. Martin M, Schoop W, Zeitler E (1970) Thrombolyse bei chronischer Arteriopathie. In: Aktuelle Probleme in der Angiologie, Bd 8. Huber, Bern

100. Mathias K (1990) Percutaneous transluminal angioplasty of the supra-aortic arteries. In: Dondelinger RF, Rossi P, Kurdziel J, Wallace S (eds) Interventional radiology. Thieme, Stuttgart, pp 564–587
101. Mathias K, Rohrbach R, Neff W, Ensinger H (1978) Percutaneous transluminal dilatation (PTD) of carotid artery stenosis. In: Zeitler E, Grüntzig A, Schoop W (eds) Percutaneous vascular recanalization: technique, applications, clinical results. Springer, Berlin Heidelberg New York, pp 66–72
102. Mathias K, Staiger J, Thron A, Spillner G, Heiss HW, Konrad-Graf S (1980) Perkutane Katheterangioplastik der Arteria subclavia. Dtsch Med Wochenschr 105:16–18
103. Mathias K, Bockenheimer S, von Reutern G, Heiss HW, Ostheim-Dzerowycz W (1983) Katheterdilatation hirnversorgender Arterien. Radiologe 23:208–214
104. Mathias K, Mittermayer C, Essinger H, Neff W (1980) Perkutane Katheterdilatation von Karotisstenosen. Fortschr Rontgenstr 133/3:258–261
105. Mathias KD, Feldmüller M, Haarmann P et al (1993) Persistent sciatic artery: bilateral percutaneous transluminal angioplasty in ischemic disease. Cardiovasc Intervent Radiol 16:377–379
106. Matsi PJ, Manninen HI, Suhonen MT et al (1993) Chronic critical lower-limb ischemia: Prospective trial of angioplasty with 1–36 months follow-up. Radiology 188:381–387
107. Maynar M, Reyes R, Carrera V et al (1989) Percutaneous atherectomy: an alternative treatment for postangiographic obstructive intimal flap. Radiology 170:1029–1031
108. McNamara TO (1990) The use of lytic therapy with endovascular "repair" of the failed infrainguinal graft. Semin Vasc Surg 3:59–65
109. McNamara TO, Fischer R (1985) Thrombolysis of peripheral arterial and graft occlusions: improved results using high-dose urokinase. AJR 144:769–775
110. McNamara TO, Bomberger RA (1986) Factors effecting initial and 6 month patency rates after intraarterial thrombolysis with high dose urokinase. Am J Surg 152:709–712
111. McNamara TO, Bomberger RA, Merchant RF (1991) Intra-arterial urokinase as the initial therapy for acute ischemic lower limbs. Circulation 83 Suppl 1:106–119
112. Mewissen WM et al (1990) Symptomatic native arterial occlusions: early experience with "over the wire" thrombolysis. JVIR 1:45–47
113. Mialhe C (1995) Abdominal aortic aneurysm endovascular treatment by the Stentor system. one year multicenter experience. Results and clinical analysis. Lecture at „Gefäßchirurgisches Symposium Heidelberg“, June 1995
114. Morgenstern BR, Getrajdman GJ et al (1989) Total occlusions of the femoropopliteal artery: high technical success rate of conventional balloon angioplasty. Radiology 172:937
115. Motarjeme A, Keifer KW, Zuska AJ (1981) Percutaneous transluminal angioplasty of the vertebral arteries. Radiology 139:715–717
116. Motarjeme A, Keifer KW, Zuska AJ, Nabawi P (1985) Percutaneous transluminal angioplasty for treatment of subclavian steal. Radiology 155:611–613
117. Murray RR jr, Hewes RC, White RI jr et al (1987) Long-segment femoropopliteal stenoses: Is angioplasty a boon or a bust? Radiology 162:473–476
118. Myler RK, Stertzer SH (1993) Coronary and peripheral angioplasty: historic perspective. In: Topol EJ (ed) Textbook of interventional cardiology (2nd edn). Saunders, Philadelphia, pp 171–186
119. Nazarian GK, Qian Z, Coleman CC et al (1994) Hemolytic effect of the Amplatz thrombectomy device. JVIR 5:155–160
120. Nussbaum M, Baum S, Blakemore WS (1969) Clinical experience with the diagnosis and management of gastrointestinal hemorrhage by selective mesenteric catheterization. Ann Surg 170:506
121. Olbert F, Hanecka L (1977) Transluminale Gefäßdilatation mit einem modifizierten Dilatationskatheter. Fortschr Med 95:867–869
122. Olbert F, Ogris E, Muzika N, Schlegl A, Vacariiu O, Diez W (1985) Perkutane transluminale Angioplastie (PTA) im Bereich der Arteria renalis: Indikation, Technik und Ergebnisse. Wien Klin Wochenschr 97 (Suppl 163):3
123. Palmaz JC, Richter GM, Noeldge G et al (1988) Intraluminal stents in atherosclerotic iliac artery stenosis: preliminary report of a multicenter study. Radiology 168:727–731
124. Palmaz JC (1993) Intravascular stents: tissue-stent interactions and design considerations. AJR 160:613–620
125. Parmjit SC, Kandarpa K et al (1993) Total quality management in cardiovascular and interventional radiology: investigative Radiology 28:1063–1071
126. Parodi JC, Palmaz JC, Barone HD (1991) Transfemoral intraluminal graft implantation – abdominal aortic aneurysms. Ann Vasc Surg 5:491–499
127. Peters PE, Zeitler E (Hrsg) (1991) Röntgenkontrastmittel. Springer, Berlin Heidelberg New York Tokyo
128. Pilger E (1991) Intra-arterielle Fibrinolyse In: Lammer J, Schreyer J (Hrsg) Praxis der interventionellen Radiologie. HippokratesVerlag
129. Pilger EJ, Lammer H, Bertu H, Steiner (1986) Intraarterial fibrinolysis: in vitro and prospective clinical evaluation of three thrombolytic agents. Radiology 161:599–697
130. Porstmann W, Wierny L, Warnke H (1968) Der Verschluß des Ductus arteriosus persistens ohne Thorakotomie. II. Mitteilung RoeFo 109:133–137
131. Puijlaert CBAJ, Boomsma JUB, Ruijs JHJ et al (1981) Transluminal renal artery dilatation in hypertension: technique, results and complications in 60 cases. Urol Radiol 2:202–210
132. Qi JP, Zeitler E (1991) Katheterdilatation der arteriellen Stenosen supraaortaler Gefäße und Spätergebnisse. Fortschr Röntgenstr 155:357–362
133. Raithel D (1988) Chirurgische Behandlung der Bein- und Beckenarterienverschlüsse. In: Trübestein G (Hrsg) Periphere und zerebrale arterielle Durchblutungsstörungen. Perimed, Erlangen, S 197–203
134. Raithel D (1991) Role of PTFE grafts in infrainguinal arterial reconstructions: a 10-year experience. In: Veith FJ (ed) Current critical problems in vascular surgery, Vol. 3. Qual. Medical, St. Louis, pp 66–70
135. Raithel D (1995) Bypasses to isolated popliteal artery. In: Horsch S, Claeys L (eds) Critical limb ischemia: diagnosis and treatment. Steinkopff, Darmstadt, pp 135–140
136. Rashkind WJ, Miller WW (1966) Creation of an atrial septal defect without thoracotomy. A palliative approach to complete transposition of the great arteries. JAMA 196:191

137. Richter GM, Noeldge G, Palmaz JC et al (1995) Weitere Analysen einer randomisierten Studie: Primäre Stentimplantation in der Beckenarterie versus PTA. In: Kollath J, Liermann D (Hrsg) Stents III, Entwicklung, Indikation, Zukunft. Schnetztor, Konstanz, S 24–29
138. Richter GM, Palmaz JC, Noeldge G et al (1989) Intrahepatic stent-assisted portosystemic shunt: new non-operative transjugular and percutaneous method. Radiologe 29:46–411
139. Rösch J, Dotter CT, Brown MJ (1972) Selective arterial embolization: a new method for control of acute gastrointestinal bleeding. Radiology 102:303–306
140. Rosolleck H (1961) Lyse von humanen Blutgerinnseln im Reagenzglas. Klin Wochenschr 39 4:40–44
141. Rossi P, Pavone P (1990) Upper gastrointestinal bleeding In: Dondelinger RF, Rossi P, Kurdziel JC, Wallace S (eds) Interventional Radiology. Thieme, Stuttgart, pp 341–348
142. Roth FJ (1979) Die Dilatation von Stenosen der A. femoralis communis nach der Dotter-Technik von der Gegenseite aus. Jahrestagung der Deutschen Gesellschaft für Angiologie, Heidelberg, September 1978. Witzstrock, Baden-Baden
143. Roth FJ, Krings W, Cappius G, Schmidtke I, Köhler M (1984) Die lokale, niedrig dosierte fibrinolytische Therapie-Technik und Resultate. VASA 12:52–58
144. Roth FJ, Cappius G, Krings W (1985) Seldom indications for angioplasty. Int Angiol 4:101–109
145. Roth FJ, Heimig T, Berliner P, Grün B, Koppers B, Krings W (1988) Perkutane Rekanalisation peripherer Gefäße In: Günther RW, Thelen M (Hrsg): Interventionelle Radiologie. Thieme, Stuttgart, S 2044
146. Roubin G (1996) Carotid stent supported angioplasty: the exciting field of neurovascular intervention. Lecture at the Eights Annual Symposium "Transcatheter cardiovascular therapeutics", Washington, Feb 28–March 3, 1996
147. Rousseau HP, Puel J, Joffre F, Sigwart U, Wallsten H et al (1987) Self-expanding endovascular prostheses: an experimental study. Radiology 164:709–712
148. Rousseau HP, Raillat CR, Joffre F (1989) Traitement des stenoses iliaques par endoprothèses "expansibles" Wall Stent. Rèsultats à moyen terme. Artères Veines 8:329
149. Rousseau HP, Raillat CR, Joffre F et al (1989) Treatment of fermoropopliteal stenoses by means of self-expandable endoprostheses: midterm results. Radiology 172:961–964
150. Rutherford RB, Becker GJ (1991) Standards for evaluating and reporting the results of surgical and percutaneous therapy for peripheral arterial disease. JVIR 2:169–174
151. Salomonowitz E, Antonucci F, Zollikofer LL (1991) Pathophysiology of Angioplasty. J Intervent Radiol 6:57–62
152. Sanchez LA, Suggs WD, Marin ML et al (1994) Is percutaneous ballon angioplasty appropriate in the treatment of graft an anastomotic lesions responsible for failing vein bypasses? Am J Surg 168:97–101
153. Sato K, Fujino M, Koziuka T, Naito Y et al (1975) Transfemoral plug closure of patent ductus arteriosus. Experiences in 61 consecutive cases treated without thoracotomy. Circulation 51:337–344
154. Schmitz-Rohde T, Günther RW (1991) Percutaneous mechanical thrombolysis: a comparative study of various rotational catheter systems. Invest Radiol 26:557–563
155. Schneider E (1986) Percutaneous extraction of thrombi and emboli. In: Maurer PC, Becker HM et al (eds) What is new in angiology? Zuckschwerdt, München, pp 200–207
156. Schneider E (1989) Die perkutane transluminale Angioplastie, lokale Thrombolyse und perkutane Thrombenextraktion in der Behandlung von Extremitätenarterienverschlüssen. Internist 30:440–445
157. Schneider E, Largiader J (1987) Therapiekonzept beim akuten Verschluß von Extremitätenarterien. Therap Umschau 44:653–660
158. Schoop W (1988) Praktische Angiologie. Thieme, Stuttgart
159. Schwarten DE, Cutcliff WB (1988) Arterial occlusive disease below the knee: treatment with percutaneous transluminal angioplasty performed with low-profile catheters and steerable guide wires. Radiology 169:71–74
160. Seldinger SJ (1953) Catheter replacement of the needle in percutaneous arteriography. A new technique. Acta Radiol 39:368–376
161. Serbinenko FA (1974) Balloon catheterization and occlusion of major cerebral vessels. J Neurosurg 41:125–145
162. Simonetti G, Rossi P, Passariello R et al (1983) Iliac artery rupture: a complication of transluminal angioplasty. AJR 140:989–991
163. Simonetti G, Urigo F, Guazzarani et al (1986) A comparison between percutaneous transluminal angioplasty and surgery. Ann Radiol 29:127–129
164. Simpson J, Vetter J (1996) The Clinical utility of arteriotomy site closure devices: Vasoseal, angioseal, prostar and others. Lecture at the eighths annual symposium "Transcatheter Cardiovascular Therapeutics", Washington, Feb 28–March 3, 1996
165. Simpson JB, Johnson DE, Thapliyal HV, Marks DS, Braden LJ (1985) Transluminal atherectomy: a new approach to the treatment of atherosclerotic vascular disease. Circulation 72 Suppl 2:3–146
166. Sivanathan UM, Browne TF, Thorley PJ, Rees MR (1994) Percutaneous transluminal angioplasty of the tibial arteries. Br J Surg 81:1282–1285
167. Sos T (1995) State-of-the-art of infrapopliteal intervention. 2nd Int Congress Zermatt-Heidelberg, April 1995
168. Starck EE, Wagner HJ (1990) Rotations-Aspirations-Thromboembolektomie. Dtsch Med Wochenschr 116:1–6
169. Starck EE, McDermott JC, Crummy AB et al (1985) Percutaneous aspiration thromboembolectomy (PAT). Radiology 156:61–66
170. Starck EE, McDermott JC, Crummy AB (1990) Percutaneous transluminal thrombus aspiration. In: Dondelinger RF, Rossi P, Kurdziel JC, Wallce S (eds) Interventional radiology. Thieme, Stuttgart, pp 625–632
171. Steckmeier B, Küffer G, Spengel FA et al (1991) Adjuvante Angioplastie bei simultaner gefäßchirurgischer Rekonstruktion. Angio 13:77–88
172. Strecker EP, Hagen B, Liermann D et al (1993) Iliac and femoropopliteal vascular occlusive disease treated with flexible tantalum stents. Cardiovasc Intervent Radiol 16:158–163
173. Sullivan KL, Gardiner GA jr et al (1991) Efficacy of thrombolysis in infrainguinal bypass grafts. Circulation 83 Suppl 1:99–105

174. Tadavarthy SM, Murray PD, Inampudi S, Nazarian GK, Amplatz K (1994) Mechanical thrombectomy with the Amplatz device: human experience. JVIR 5:715–724
175. Tegtmeyer CJ, Sos TA (1986) Techniques of renal angioplasty. Radiology 161:577–586
176. Théron J (1992) Angioplasty of brachiocephalic vessels. In: Vinnelaet et al (eds) Interventional neuroradiology: Endovascular therapy of the central nervous system. Raven, New York, pp 167–180
177. Théron J, Raymond J, Casasco A et al (1987) Percutaneous angioplasty of atherosclerotic and postsurgical stenosis of carotid arteries. AJNR 8:495–499
178. Théron J, Courtheoux P, Casasco A et al (1989) Local intraarterial fibrinolysis in the carotid territory. AJNR 10:753–757
179. Théron J, Courtheaux P et al (1990) New triple coaxial catheter system for carotid angioplasty with cerebral protection. AJNR 11:869–874
180. Thomas J, Sinclair-Smith B, Bloomfield D (1964) Nonsurgical retrieval of a broken segment of steel spring guide from the right atrium and inferior vena cava. Circulation 30:106–108
181. Thorvinger B, Norgren L, Albrechtsson U (1992) Patency after iliac and femoropopliteal angioplasty: difference between angiographic and clinical results. Acta Radiol 33:29–30
182. Tisnado J, Vines FS, Barnes RW et al (1984) Percutaneous transluminal angioplasty following endarterectomy. Radiology 152:361–364
183. Toennesen KH, Holstein P (1992) Femoropopliteal artery occlusions treated by percutaneous transluminal angioplasty and enclosed thrombolysis. J cardiovasc Intervent Radiol 3:441–447
184. Triller J, Do-Dai DD, Stirnemann P et al (1993) Balloon-resistent stenosis of the distal abdominal aorta: treatment with self-expandable stents. Eur Radiol 3:463–466
185. Trübestein G (Hrsg) (1984) Arterielle Verschlußkrankheit und tiefe Venenthrombose. Thieme, Stuttgart
186. Valji K, Roberts AC, Davis GB, Bookstein JJ (1991) Pulse-spray thrombolysis of arterial and bypass graft occlusions. Am J Roentgenol 156:617–621
187. Van Andel GJ (1980) Transluminal iliac angioplasty: long-term results. Radiology 135:607–611
188. Van Breda A, Katzen BT, Picus D, Steinberg DL (1986) Intra-arterial urokinase infusion for treatment of acute and chronic arterial occlusions. Radiology 161:104
189. Vollmar J (1975) Rekonstruktive Chirurgie der Arterien. Thieme, Stuttgart
190. Vorwerk D, Günther RW (1992) Stent placement in iliac arterial lesions: three years of clinical experience with the Wallstent. Cardiovasc Intervent Radiol 15:285–289
191. Vorwerk D, Günther RW (1995) Wallstents in Beckenarterien-Indikationen und Ergebnisse. In: Kollath J, Liermann D (Hrsg) Stents III, Entwicklung, Indikation, Zukunft. Schnetztor, Konstanz, S 30–34
192. Vorwerk D, Günther RW, Clerk C et al (1992) Percutaneous embolectomy: in vitro investigations of the self-expanding tulip sheath. Radiology 182:415–418
193. Vorwerk D, Redha F, Neuerburg JM (1994) Neointima formation following arterial placement of self-expanding stents of different radial force: experimental results. Cardiovasc Intervent Radiol 17:27–31
194. Vujic I, Stanley J, Gobien RP (1984) Treatment of acute embolus of the superior mesenteric artery by topical infusion or streptokinase. Cardiovasc Intervent Radiol 7:94–96
195. Wagner HJ (1994) Angioplastie von Unterschenkelarterien. In: Steudel A, Görich J, Götz HJ (Hrsg) Interventionelle Radiologie. Zuckschwerdt, München, S 18–23
196. Wallace BF (1989) "Crackers, breakers, stretchers, drillers, scrapers, shavers, burners, welders and melters" – the future treatment of atherosclerotic coronary artery disease? A clinical-morphological assessment. J Am Coll Cardiol 13:969–971
197. Waller BF, Pinkerton CA, Morr C et al (1991) Morphological observations late (<30 days) after clinically successful coronary balloon angioplasty. Circulation 83 Suppl 1:28–41
198. Weissauer W (1991) Arzthaftung und Eingriffsaufklärung. In: Peters PE, Zeitler E (Hrsg) Röntgenkontrastmittel. Springer, Berlin Heidelberg New York Tokyo, S 181–197
199. Wilkins RA, Viamonte M jr (1982) Interventional radiology. Blackwell, Oxford
200. Wilms GE, Veraeghe RH, Pouillon MM et al (1987) Local thrombolysis in femoropopliteal occlusion: early and late results. Cardiovasc Intervent Radiol 10:272–275
201. Wilson SE, Wolf GL, Cross AP et al (1989) Percutaneous transluminal angioplasty versus operation for peripheral arteriosclerosis. J Vasc Surg 9:1–9
202. Wojtowycz M (1995) Handbook of interventional radiology and angiography. Mosby, St. Louis
203. Zeitler E (1978) Complications in and after PTA. In: Zeitler E, Grüntzig A, Schoop W (eds) Percutaneous vascular recanalization. Springer, Berlin Heidelberg New York, pp 120–125
204. Zeitler E (1985) Primary and late results of percutaneous transluminal angioplasty (PTA) in iliac and femoro-popliteal obliterations. Int Angiol 4:81–85
205. Zeitler E (1995) Entwicklung der interventionellen Radiologie. In: Buck J (Hrsg) Radiologie – Träger des Fortschritts. Springer, Berlin Heidelberg New York Tokyo, S 147–155
206. Zeitler E, Müller R (1969) Erste Ergebnisse mit der Katheter-Rekanalisation nach Dotter bei arterieller Verschlußkrankheit. RoFo 111:345–352
207. Zeitler E, Schoop W, Zahnow W (1971) The treatment of occlusive arterial disease by transluminal catheter angioplasty. Radiology 99:19–26
208. Zeitler E, Reichold J, Schoop W, Loew W (1973) Einfluß von Acetylsalicylsäure auf das Frühergebnis nach perkutaner Rekanalisation arterieller Obliterationen nach Dotter. Dtsch Med Wochenschr 98:1285–1288
209. Zeitler E, Grüntzig A, Schoop W (eds) (1978) Percutaneous vascular recanalization: technique, application, clinical results. Springer, Berlin Heidelberg New York
210. Zeitler E, Richter EI, Roth FJ, Schoop W (1983) Results of percutaneous transluminal angioplasty. Radiology 146:57–60
211. Zeitler E, Richter E-I, Wachter G (1993) Renovaskuläre Hypertonie: Invasive perkutane Diagnose- und Therapiemöglichkeiten. Wien Klin Wochenschr 105/13: 365–370
212. Zeitler E, Beyer-Enke SA, Ritter W (1995) Percutaneous transluminal angioplasty for crural oblite-

rations. In: Horsch S, Claeys L (eds) Critical limb ischemia: diagnosis and treatment. Steinkopff, Darmstadt, pp 71–80

213. Zeumer H (1988) Lokale Fibrinolyse der intrakraniellen Gefäße. In: Günther RW, Thelen M (Hrsg) Interventionelle Radiologie. Thieme, Stuttgart, S 87–92
214. Zollikofer CL, Salomonowitz E, Brühlmann WF, Castaneda-Zuniga WR, Amplatz A (1986) Dehnungs-, Verformungs- und Berstungscharakteristika häufig verwendeter Ballondilatationskatheter, Teil 1. RöFo 144:40–46
215. Zollikofer CL, Salomonowitz E, Brühlmann WF, Castaneda-Zuniga WR, Amplatz A (1986) Dehnungs-, Verformungs- und Berstungscharakteristika häufig verwendeter Ballondilatationskatheter, Teil 2. RöFo 144:189–195
216. Zollikofer CL, Antonucci F, Stuckmann G et al (1992) Historical overview on the development and characteristics of stents and future outlooks. Cardiovasc Intervent Radiol 15:272–275
217. Zollikofer CL, Antonucci F, Stuckmann G (1992) Einsatz von Stents in venösen Gefäßen In: Kollath J, Liermann D (eds) Stents II. Schnetztor, Konstanz, pp 71–77
218. Zwaan M, Rinast E, Kummer-Kloess D et al (1993) Thrombotische und thromboembolische Beinarterien- und Bypassverschlüsse: Kurzzeit- versus Langzeitanalyse. RoFo 158:536–541

9.5 Endovaskuläre Chirurgie

D. Raithel, W. Ritter und E. Zeitler

9.5.1 Einleitung

Nachdem die vielen Modifikationen der von Dotter und Judkins ursprünglich entwickelten Methode zur Rekanalisation arterieller Obliterationen eine weitere Entwicklung durch die Ballonangioplastie erfahren haben, hat sich durch viele unterschiedliche Studien ergeben, daß auch für Nichtradiologen die Technik der intraluminalen Rekanalisation und Dilatation von vorwiegend arteriosklerotischen Obliterationen ein sinnvolles Behandlungskonzept mit niedriger Komplikationsrate und relativ guten Langzeitergebnissen ist. Dies konnte durch die Ergebnisse der koronaren Ballonangioplastie (PTCA) so nachhaltig belegt werden, daß in der Zwischenzeit die Zahl der koronarchirurgischen Eingriffe nicht höher ist als diejenige der intraluminalen Behandlungsverfahren mit Ballonangioplastie, lokaler Thrombolyse, Stentimplanation und anderen Modifikationen.

Die zunehmende Akzeptanz des Behandlungsverfahrens hat zu klaren Behandlungskonzepten geführt, so daß Patienten mit peripherer arterieller Verschlußkrankheit in den Fontaine-Stadien II–III, wann immer dies durch Stenosen oder kurzstreckige Verschlüsse im Bereich der femoropoplitealen Arterien oder der A. iliaca communis und externa der Fall ist, von gefäßchirurgischer Seite der interventionellen Radiologie zugewiesen werden. In enger Kooperation und Absprache erfolgt dann die technische Durchführung unter Verantwortung des Radiologen; die Nachsorge kann, je nach den unterschiedlichen Gegebenheiten, der Gefäßchirurg, Angiologe oder Internist, aber auch der qualifizierte interventionelle Radiologe oder der Hausarzt übernehmen.

Die Entwicklung der perkutan applizierbaren Endoprothesen auf der einen Seite, andererseits die Entwicklung von Endoprothesen, die transluminal von einem peripheren Ort – wie der A. femoralis in der Leiste oder der A. axillaris aus – bis in die Aorta vorgeführt werden können, haben dazu geführt, daß die Kooperation zwischen interventionellen Radiologen und Gefäßchirurgen eine noch stärkere Aktivität erfordert.

Ohne Frage gibt es hier auch extreme Einstellungen, zum einen geht man davon aus, daß alle unter Röntgendurchleuchtungskontrolle applizierbaren Techniken, sei es die Ballonangioplastie, die lokale Thrombolyse, die Plazierung von Endoprothesen oder Embolisaten, in den Aufgabenbereich der Radiologen fallen und damit auch im aseptischen Angiographieraum erfolgen müßten, wohingegen das andere Extrem die Forderung ist, daß die Applikation von Endoprothesen und anderen intravasalen Therapieverfahren nur durch Gefäßchirurgen im Operationssaal erfolgen sollten.

Beide Extremforderungen haben – naturgemäß – Nachteile, und es hat sich eine enge Kooperation zu entwickeln, die mit den optimalen Gegebenheiten für den Patienten verbunden ist. Diese wird am besten mit der Abkürzung „TEAM“ für Transluminales endovaskuläres „Aneurysmamanagement“ verdeutlicht.

Die endovaskuläre Therapie erfordert:

- Optimale Röntgendurchleuchtungsbedingungen mit den Möglichkeiten der digitalen und der digitalen Subtraktionsangiographie in mehreren Ebenen unter optimalen technischen Gegebenheiten.
- Qualifikation der die Behandlung Durchführenden mit hinreichender Erfahrung in der perkutanen Kathetertechnik nach dem Seldinger-Prinzip, mit Erfahrung in superselektiver Katheterisation, Gefäßrekanalisation, Ballonangioplastie und Plazierung standardisierter Stents.
- Zweifelsfrei die Gewährleistung aller Voraussetzungen einer aseptischen, operativen Technik.

- Die Möglichkeit der unmittelbaren Umwandlung vom endovaskulären Behandlungsprinzip zu einer offen-chirurgischen Behandlung bei bestimmten Formen der endovaskulären Therapie.

Diese Voraussetzungen lassen erkennen, daß sowohl optimale radiologische Gegebenheiten wie auch ein qualifiziertes gefäßchirurgisches Team und ein interventionell-radiologisches Team im selben Hause die besten Voraussetzungen für diese Behandlung sind [5, 6, 27, 34].

Was ist nun endovaskuläre Chirurgie?

Zur endovaskulären Chirurgie gehören folgende Behandlungsverfahren:

- Applikation von Endoprothesen durch Gefäßfreilegung in der Leiste oder Axilla, um an zugangsfernen Orten, z.B. der A. thoracalis oder der A. abdominalis, Endoprothesen unter optimalen Röntgendurchleuchtungsbedingungen zu plazieren.
- Die Applikation von Endoprothesen von der freigelegten abdominalen Aorta aus, um diese in anderen Bereichen der Aorta abdominalis bzw. A. thoracalis zur Therapie von Dissektionen oder Aneurysmen zu plazieren.
- Die Rekanalisation mit Katheter, die lokale Thrombolyse und die Ballondilatation, wenn diese im Rahmen der Gefäßchirurgie vom freigelegten Gefäß aus zur Optimierung der Behandlung in einer anderen Gefäßregion ergänzend erforderlich sind.

Die zunehmende Miniaturisierung der Katheter und der Instrumente hat dazu geführt, daß in vielen Bereichen die offene Chirurgie nicht mehr notwendig ist und damit eine Risikominderung, eine Verkürzung der Krankenhausverweildauer und somit letztlich eine Kostensenkung eingetreten ist. Wenngleich Langzeitstudien weitgehend fehlen, so kann davon ausgegangen werden, daß die Langzeitergebnisse weniger gut sind als diejenigen der „open surgery“. Dies wird aber durch eine Reduktion der Komplikationen und der Kosten sowie die Möglichkeit der Wiederholbarkeit teilweise ausgeglichen.

9.5.2 Endovaskuläre Chirurgie abdominaler Aortenaneurysmen

Parodi [27, 29] hat frühzeitig auf die Möglichkeit der endoluminalen Behandlung abdominaler Aortenaneurysmen mit 2 ballonexpandierbaren Stents am proximalen und distalen Ende des Aneurysmas, die durch eine fixierte Dacronprothese miteinander verbunden sind, aufmerksam gemacht. Zu dieser Technik hat er speziell präparierte Palmaz-Stents verwendet, die mit einer Dacronprothese zwischen beiden Stents verbunden sind. 1995 berichtete er bereits über 55 auf diese Weise behandelte abdominale Aortenaneurysmen, arteriovenöse Malformationen und ein Iliakaaneurysma. Die Letalität betrug nur 3,3%.

In der Zwischenzeit liegen Ergebnisse aus unterschiedlichen Zentren vor; es werden 4 Systeme verwendet.

Endovaskuläre Prothesen zur Behandlung von Aortenaneurysmen:
Parodi-System [29]: Dacronprothese mit proximalem und distalem Palmaz-Stent.
Chuter-Prothese [8]: Eine Dacronprothese wird proximal und distal mit je einem Gianturco-Stent fixiert.
EVT-Prothese [16]: Dacronprothese, die mit einem metallischen, selbstexpandierenden Stent proximal und distal fixiert wird.
Endoluminal tube graft (ELG-Prothese) [22, 23]:
Cragg-Mialhe-Prothese [10, 24]: Auf der gesamten Länge der Endoprothese besteht eine metallische Endoprothese aus Nitinol (Nickel-Titanium-Legierung), die – temperaturabhängig – selbstexpandierend ist. Die Außenseite ist mit einer 0,1 mm dicken Polyesterschicht (Dacron) bedeckt.

Auf dem „Internationalen Kongreß für Angiologie“ 1995 und dem „4th International Congress of Angiography and Vascular Intervention (IMAGO)“ 1996 in Nürnberg wurde von Parodi (Buenos Aires) [28], Diethrich (Phönix) [12] Moore (Los Angeles) [25], Chuter (Malmö) [9], White (Sydney) [40] und Veith (New York) [38] und mehreren Zentren aus Europa über den Einsatz dieser endovaskulär applizierbaren Prothesen zur Therapie thorakaler und abdominaler Aneurysmen und Dissektionen, zur Behandlung arteriovenöser Fisteln oder Perforationen sowie zur Therapie arterieller Gefäßverletzungen berichtet. Die Ergebnisse sind im Hinblick auf die Reduktion des Operationsrisikos einhellig vorteilhaft. In mehreren Kliniken wird lediglich Periduralanästhesie verwendet, Blutersatzmittel sind weitgehend nicht notwendig, und die stationäre Verweildauer ist kurz.

Trotzdem ist erkennbar, daß besondere Probleme bei der Indikationsstellung bestehen und die Nachsorge große Aufmerksamkeit erfordert.

Die präoperative Diagnostik erfordert:

- Eine Angiographie mit eindeutiger Darstellung des proximalen und distalen Endes des Aneurysmas, mit klarer Darstellung der Nierenarterien, der Mesenterialarterien und der Beckenarterien, einschließlich der A. iliaca interna beidseits.
- Eine Computertomographie (ggf. auch Kernspintomographie), die es erlaubt, auf axialen Schnitten den exakten Durchmesser, vor allem proximal und distal des zu behandelnden Gefäßes, zu bestimmen, um eine adäquate Endoprothese auswählen zu können.
- Die präoperative Sonographie oder farbkodierte Dopplersonographie als sinnvolle Methode zur nichtinvasiven, kurzfristig und häufig durchführbaren, dabei aber kostengünstigen Überwachung [31].

9.5.3 Indikationen

Als Indikationen für die Implantation einer endovaskulären Prothese von der A. femoralis aus sind zu unterscheiden:

- isolierte abdominale Aortenaneurysmen,
- aortoiliakale Aneurysmen, die nur die A. iliaca communis einbeziehen,
- aortoiliakale Aneurysmen, die über die Aufzweigung der A. iliaca communis hinaus reichen.

Entsprechend den anatomischen Gegebenheiten ist die spezielle Auswahl der geeigneten Prothese anzustreben.

Unabhängig davon, daß es derzeit vergleichende Studien zwischen den verschiedenen Endoprothesen- systemen nicht gibt, sind zu unterscheiden:

- gerade Endoprothesen;
- Endoprothesen mit einseitig verlängertem Teil, der bis in die Iliaka reicht, und angesetztem zweiten Schaft für die andere Seite;
- aortoiliakale Prothesen, die primär eine Y-Form aufweisen, aber von der Gegenseite aus mit einem Fangkatheter wie zur Fremdkörpergewinnung durchgezogen werden müssen [8].

Für die Auswahl des geeigneten Prothesenmaterials ist die Klassifikation der aortoiliakalen Aneurysmen nach Allenberg [1] und Raithel [30, 31] besonders geeignet (Abb. 9.56).

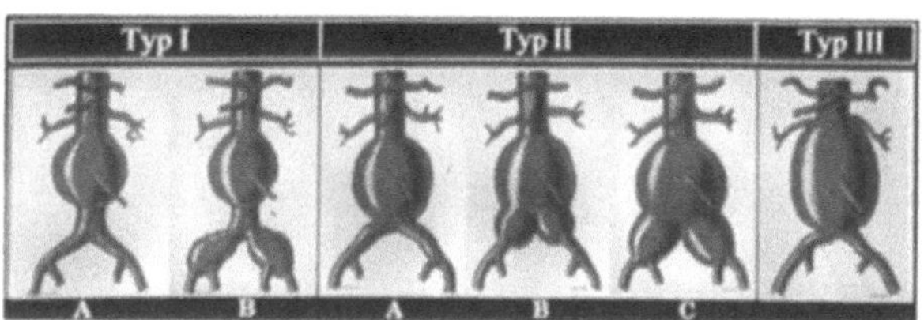

Abb. 9.56. Klassifikation der abdominalen Aortenaneurysmen (AAA) in Bezug zur minimal-invasiven Therapie der aortoiliakalen Aneurysmen, (Nach Allenberg 1995 [1] u. Raithel 1995 [30, 31])

Eigene Nürnberger Ergebnisse

In Nürnberg wurde seit August 1994 – nach Genehmigung seitens der Ethikkommission – das EndoPro-System nach Cragg-Mialhe, auch „Stentor" genannt, eingesetzt.[1]

Der Endoprothesenteil besteht aus einer selbstexpandierenden Legierung aus Nickel und Titanium mit einer starken Expansionskraft, die vorher auf einen definierten Durchmesser geeicht wurde. Diese Kraft wird durch die 0,1 mm dicke Polyesterschicht an der Außenseite geringgradig gebremst; dadurch ist insbesondere proximal und distal eine zusätzliche Ballondilatation erforderlich.

Die Radioopazität ist bei normalgewichtigen Patienten gut; für adipöse Patienten könnte sie besser sein. Das Applikationssystem erfordert für den aortalen Teil eine Freilegung der A. femoralis in der Leiste wohingegen das zweite „Bein" für die kontralaterale A.iliaca über eine perkutane Schleuse von 10 F applizierbar ist (Abb. 9.57).

Tierexperimentelle Untersuchungen an Schafen hatten gezeigt, daß die sehr dünne Polyesterschicht ein geschlossenes System bildet, so daß der Druck von intraluminal nicht mehr auf die freie oder thrombosierte Aneurysmaregion ausgeübt werden kann; damit wird das Hauptrisiko aortaler Aneurysmen – die Perforation – vermieden, wie durch die operative Implantation einer „tube graft".

Seit August 1994 wurden – in Kooperation zwischen der Gefäßchirurgischen Klink und der Abteilung „Diagnostische und Interventionelle Radiologie" – bei 58 Patienten aortoiliakale Aneurysmen mit Endoprothesen („stent grafts")

[1](STENTOR, MinTec, Minimally Invasive Technologies. VANGUARD, Boston Scientific

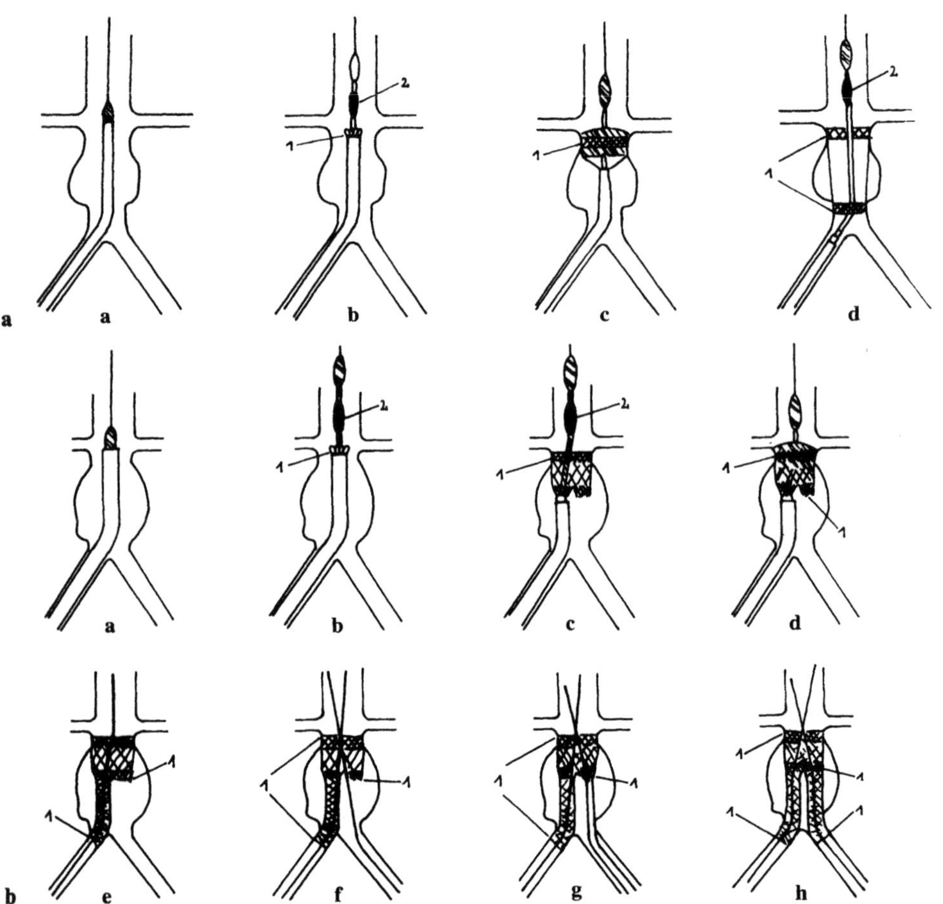

Abb. 9.57a,b. Technik der Applikation des Cragg-Mialhe-Stentors. Implantation einer Endoprothese (Stent). **a** Gerade Endoprothese. *a* Das Schleuseneinführsystem, in dem sich die Endoprothese befindet, wird in den Bereich der Nierenarterien vorgeschoben. *b* Die äußere Einführschleuse wird zurückgezogen, wodurch der mit Widerhaken versehene Hauptteil (Körper) der Endoprothese freigelegt wird. *c* Mittels Ballondilatation wird der Hauptteil verankert. *d* Die äußere Schleuse wird weiter zurückgezogen, wodurch sich die Endoprothese vollständig entfaltet **b** Bifurkations- (gegabelte) Endoprothese. Die Schritte *a–c* entsprechen der Vorgehensweise bei der geraden Endoprothese. *d und e*: Das freigelegte ipsilaterale iliakale Bein der Endoprothese. *f* Ein steifer Führungsdraht wird in den freiliegenden Aortenabschnitt der Endoprothese vorgeführt. *g* Das Einführsystem, in dem sich das kontralaterale iliakale „Bein" der Endoprothese befindet, wird in den Aortenbereich eingeführt. *h* Das zweite iliakale „Bein" hat sich nach Zurückziehen der Schleuse entfaltet

implantiert. Es handelte sich dabei um 44 gerade Endoprothesen und 14 Y-förmige Bifurkationsprothesen mit Applikation über die freigelegte Femoralis auf der einen Seite und perkutaner Applikation des Iliaka-Anschlußstents auf der kontralateralen Seite. Abb. 9.58. zeigt eine typische Y-förmige Endoprothese, auch „Stentor" genannt. Hier ist zusätzlich für ein langstreckiges aortoiliakales Aneurysma Verlängerung für die distale Iliaka erkennbar.

Ein typisches Beispiel für die Behandlung eines infrarenalen abdominalen Aortenaneurysmas zeigt Abb. 9.59 mit einem Aneurysma, das eindeutig distal der A. renalis beidseits beginnt, mit einem mehr als 2 cm langen proximalen Segment und einer kurzen distalen Anschlußstelle, die jedoch ausreicht, um den „Stentor" zu plazieren.

Während die Applikation der geraden Endoprothesen von einer freigelegten A. femoralis aus bei entsprechender vorheriger Prothesenwahl und exakter Ausmessung technisch relativ einfach ist, kann die Applikation eines Y-Stentor schwierig sein.

Um die englumige Iliakaprothese exakt in den weitlumigen Teil der Aortenprothese plazieren zu können, ist eine ganz präzise Beachtung der Angaben des Herstellers erforderlich. Nach sicherer Plazierung ist hier auch Ballondilatation an der Anschlußstelle notwendig. Die Abb. 9.60 zeigt das Beispiel eines distalen, abdominalen aortoiliakalen

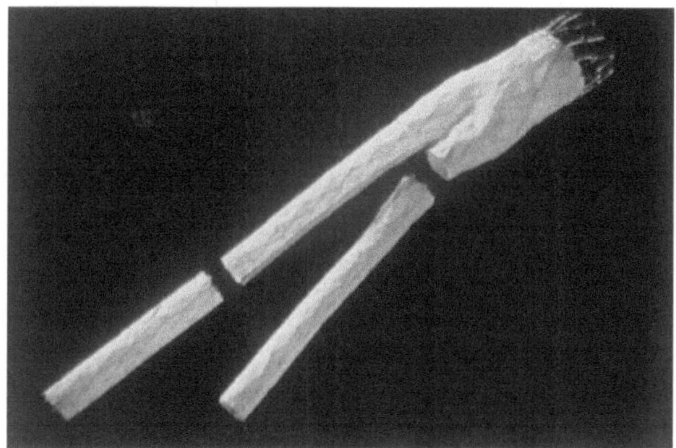

Abb. 9.58. Modell einer von der Leiste aus implantierbaren Endoprothese nach Cragg-Mialhe

Aneurysmas, das die Bifurkation überschreitet und mittels beidseitiger Prothesentimplanation erfolgreich ausgeschlossen werden konnte.

Die Verwendung der endoluminalen Technik zur Behandlung von Aortenaneurysmen ist in all den Fällen kontraindiziert, wodurch die dacron- oder polyesterbeschichtete Prothese nicht nur die Lumbalarterien – falls diese nicht schon thrombosiert sind – sondern auch die A. renalis okkludiert werden könnte. Auch ist zu bedenken, daß bei einer vorher freien A. mesenterica caudalis die beiden Aa. hypogastricae nicht ebenfalls mit der beschichteten Prothese verschlossen werden, da sonst die Gefahr einer intestinalen Gangrän besteht.

In der gegenwärtigen Phase ist jeder Patient so vorzubereiten, als würde eine geplante offene

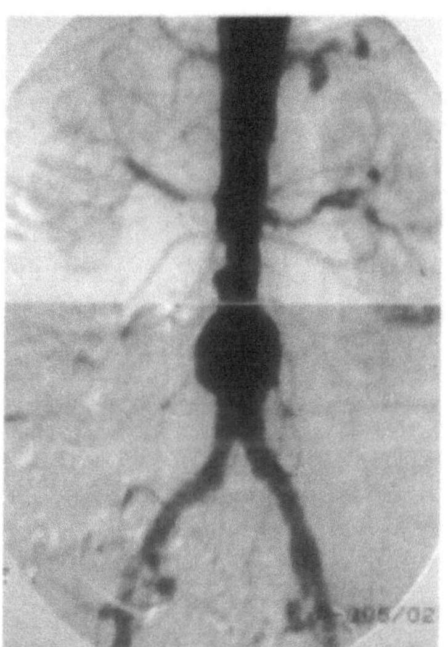

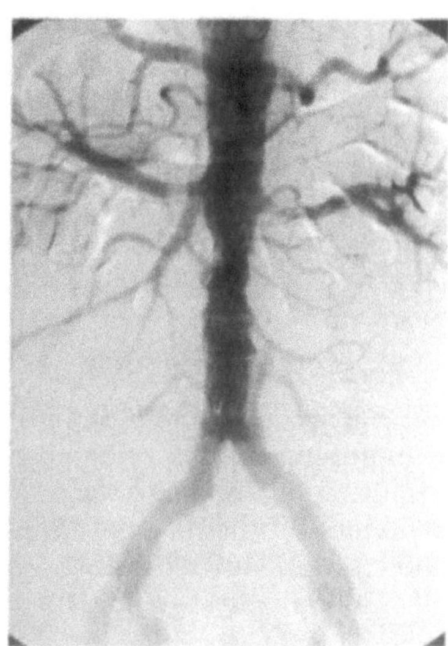

Abb. 9.59a,b. Sackförmiges AAA. **a** vor, **b** nach Ausschaltung mit einer Endoprothese vom Typ Stentor

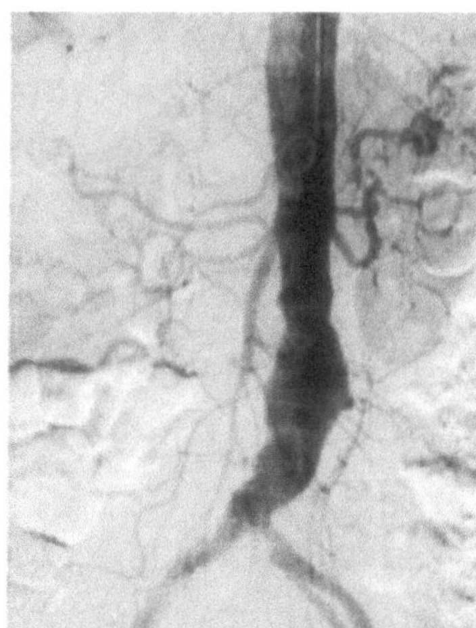

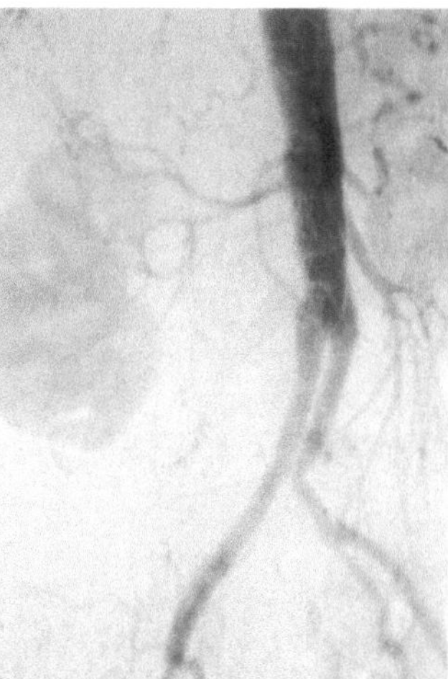

Abb. 9.60a,b. Aortoiliakales AAA. **a** vor, **b** nach Ausschaltung mit dem Y-förmigen Cragg-Mialhe-Endograft Operative Freilegung der A. femoralis in einer Leiste zur Einführung des Stentor, unter Durchleuchtungskontrolle. Perkutane Applikation des zweiten „Beines" für die Iliaka, über eine Schleuse von 10 F Durchmesser, um einen „covered stent" von 9, 10 oder 12 mm zu implantieren

Aortenrekonstruktion vorgenommen, da eine Möglichkeit zur Umwandlung der minimal-invasiven in eine offen-chirurgische Therapie gewährleistet sein muß.

Präoperativ werden die Patienten wie für einen operativen Eingriff vorbereitet, einschließlich der Notwendigkeit der Anästhesie. Die Patienten bekommen perioperativ Antiobiotika und werden in den ersten 24 h auf der Intensivstation überwacht.

Bei den genannten 58 Patienten handelte es sich um 57 Männer und eine Frau im Alter zwischen 40 und 83 Jahren: 44mal wurde eine gerade Endoprothese vom Typ A implantiert und 14mal eine Y-förmige Bifurkationsprothese mit Freilegung einer Femoralarterie und perkutanem Zugang von der kontralateralen Leiste.

Die Probleme und Risiken der Behandlung abdominaler Aortenaneurysmen mit Endoprothesen bestehen in:

- einem Leck am proximalen Prothesenende,
- einem Leck am distalen Prothesenende,
- einem Leck im Schaftbereich, nach fehlerhafter Ballondilatation oder mechanischer Läsion der Dacronschicht,
- dem Verschluß einer oder beider Nierenarterien,
- der Protheseninfektion.

Im eigenen Patientengut mußte in 7 Fällen die Behandlung in eine offen-chirurgische mit Laparotomie umgewandelt werden, 2mal wegen einer defekten Prothese, 2mal wegen eines fraglichen Nierenarterienverschlusses. Einmal wurde durch die Endoprothese eine Aortendissektion verursacht. Ein Leck wurde sowohl einmal proximal als auch einmal distal gesehen. Die Lecks konnten unterschiedlich versorgt werden: entweder mittels einer zusätzlichen „stent graft" oder durch einen iliofemoralen Bypass. Ein Patient, der bereits wegen eines Morbus Hodgkin strahlentherapiert war, erlitt ein retroperitoneales Hämatom durch eine nichtbeobachtete Iliakaperforation. Auch die Folgeoperation konnte in diesem Fall den letalen Ausgang nicht verhindern.

Von 51 behandelten Patienten sind 2 mit einem distalen großen und 3 mit einem kleinen Leck unter Beobachtung. Es ist nicht ausgeschlossen, daß diese kleinen Lecks sich auch spontan thrombosieren.

Die Mehrzahl der Komplikationen trat bei den ersten 25 Patienten auf, so daß eindeutig ein Lerneffekt zu verzeichnen ist.

Im Hinblick auf eine ggf. notwendige Umwandlung der minimal-invasiven Therapie in eine offen-chirurgische Behandlung führen wir dieses Behandlungsprinzip im Operationssaal durch.

In der Zwischenzeit wurden Stentprothesen von vielen Teams weltweit eingesetzt, auch zur Behandlung von postoperativen Aneurysmen und Gefäßperforationen. Nach Angaben des Herstellers (MinTec) wurden bis zum 30.12.1995 Bifurkationsendoprothesen bei 393 Patienten implantiert und bei 160 Patienten gerade oder mit einseitigem Iliaka-Schaft.

Ohne Frage ist eine engmaschige Kontrolle über den weiteren Verlauf erforderlich. Die Nachuntersuchungen werden zeigen, welche Indikationen sinnvoll sind.

a

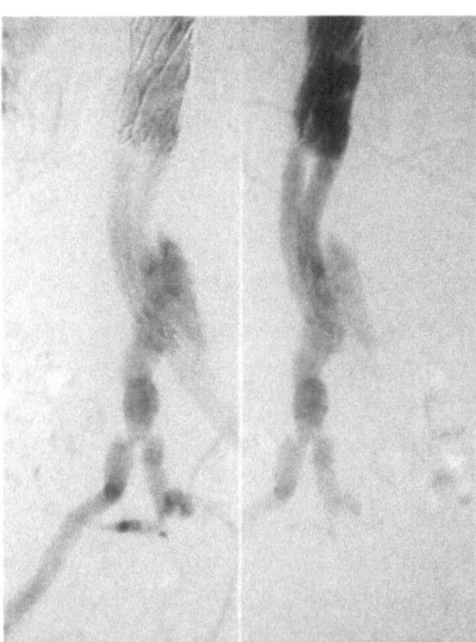

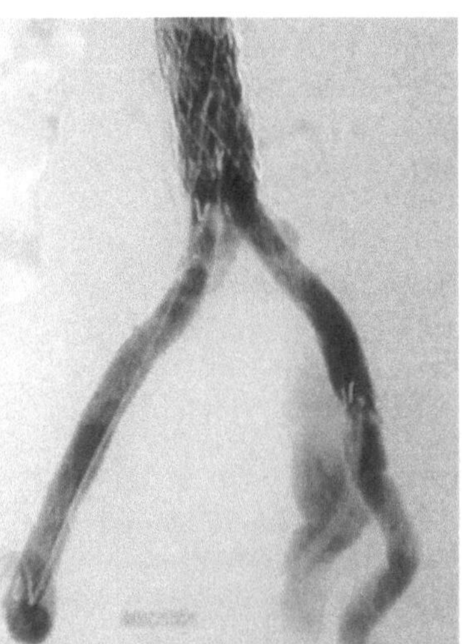

b

Abb. 9.61a,b. Posttraumatisches Aneurysma der A. subclavia links. **a** vor, **b** nach Applikation einer Endoprothese mit operativer Freilegung der A. axillaris

Es kann davon ausgegangen werden, daß die Möglichkeiten der computerisierten Technik die derzeitgen noch manuell erstellten Endoprothesen weiter verbessern können und daß sich somit ein neuer Weg der Behandlung abdominaler Aortenaneurysmen als Standardverfahren etabliert.

Weitere Erfahrungsberichte liegen vor von Schmiedt [34], Blum [6] und Duda et al. [14].

9.5.4 Applikation von beschichteten Stents in anderen Gefäßbereichen

In anderen Gefäßbereichen, so im Bereich der A. iliaca, A. subclavia, A. femoralis, A. poplitea und A. carotis, werden Endoprothesen zunehmend auf perkutanem Wege implantiert. Die eigenen Ergebnisse zeigt die folgende Übersicht.

Behandlung mit beschichteten Stents (Endoprothesen) im Klinikum Nürnberg
8 Iliakaaneurysmen,
3 Anastomosenaneurysmen der A. iliaca,
2 Perforationen der A. iliaca,
1 arteriovenöse Fistel zwischen A. iliaca communis und V. cava caudalis,
3 Popliteaaneurysmen,
1 posttraumatisches Aneurysma der A. subclavia.

Die besondere Applikationstechnik über eine Kartusche oder nach Freilegung der Arterie ist abhängig vom Durchmesser der zu applizierenden Endoprothese. Bis zu einem Durchmesser von 14 mm ist die perkutane Applikation realisierbar. Darüber hinaus ist die operative Freilegung und Gefäßnaht erforderlich.

Die Abb. 9.62 zeigt ein Iliaca-communis-Aneurysma auf der linken Seite, das perkutan von der linken A. femoralis communis aus mit einem beschichteten EndoPro-Stent versorgt werden konnte. Wichtig ist, daß die Endoprothese proximal und distal einen sicheren Kontakt zum normalweiten Arteriendurchmesser gewinnt.

Spezielle Indikationen der Endoprothesenapplikation

Der Einsatz der beschichteten Stents mit unterschiedlichen Durchmessern hat, unabhängig von der Bedeutung bei Aneurysmen, eine Reihe weiterer Indikationen:

- Ausschaltung von arteriovenösen Fisteln,
- Therapie von Gefäßperforationen,
- Therapie traumatischer Gefäßverletzungen,
- Therapie iatrogener Gefäßverletzungen durch Katheter, Stripper oder andere Instrumente.

Abbildung 9.63 zeigt ein posttraumatisches Aneurysma der A. subclavia. Hier wurde die A. axillaris freigelegt und von hier aus die beschichtete Endoprothese (MinTec) implaniert.

Während des bisherigen Zeitraums, in dem diese Prothesen verwendet werden konnten, ist eine kontinuierliche Verbesserung sowohl des Cragg-Mialhe-Stents als auch der anderen Endoprothesen zu verzeichnen. Die weitere Entwicklung wird zeigen, welche der beschichteten Stents besonders geeignet sind. Dabei dürften auch die Entstehung einer Neointima im Inneren der Endoprothesen, die Entwicklung eines periprothetischen Ödems und möglicher aseptischer Fremdkörperreaktionen eine besondere Rolle spielen.

a
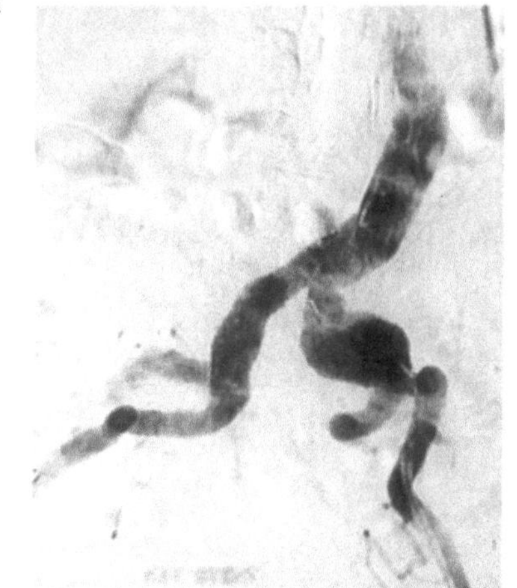
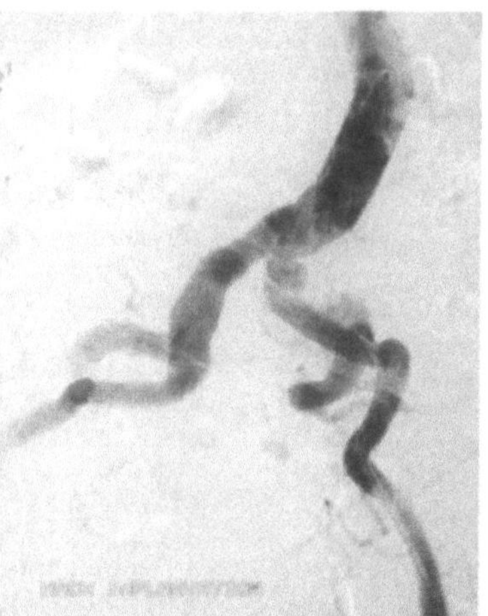
b

Abb. 9.62a,b. Iliaca-communis-Aneurysma. **a** vor, **b** nach Ausschaltung mit einer beschichteten Nitinolprothese nach Cragg-Mialhe

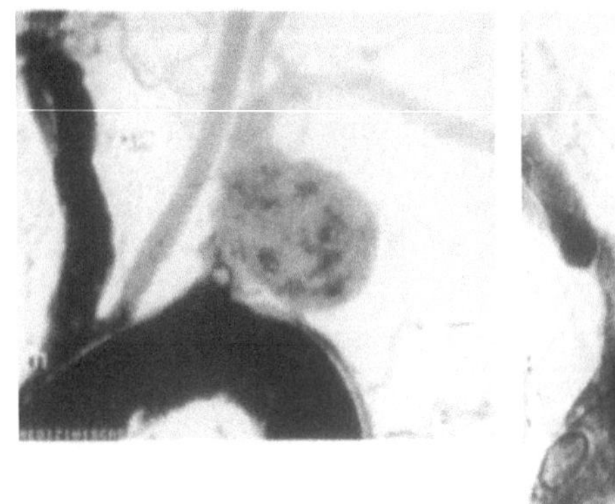

a

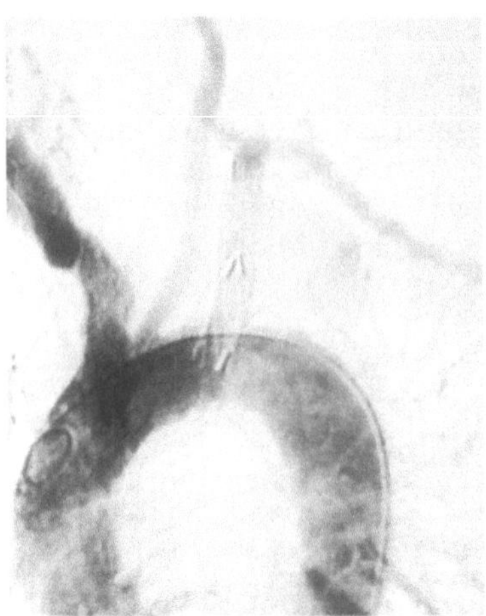

b

Abb. 9.63a,b. Postraumatisches Aneurysma der A. subclavia links, vor dem Abgang der A. vertebralis. **a** Angiographie vor Behandlung. **b** Angiographie nach Implantation einer dacronbeschichteten Nitinolendoprothese. Zugang von der freigelegten A. axillaris links aus

Literatur

1. Allenberg JR, Schuhmacher H (1995) Endovaskuläre Rekonstruktion des infrarenalen abdominalen Aortenaneurysmas (AAA). Chirurg 66:870–877
2. Balko A, Piasek GS, Shah DM et al (1986) Transfemoral placement of intraluminal polyurethane prosthesis for abdominal aortic aneurysms. J Surg Res 40:305–309
3. Becker GJ, Benenati JF, Zemel G et al (1991) Percutaneous placement of a balloon-expandable intraluminal graft for life threatening subclavian arterial hemorrhage. JVIR 2:225–229
4. Blum U, Langer M, Miahle C, Beyersdorf F, Schlosser V, Spillner G, Düber C (1995) Transfemoral placement of endovascular self-expanding stentgrafts for abdominal aortic aneurysms. Initial technical and clinical results of a prospective study (Annual Meeting CIRSE, Lyon/France, 10.–14. September 1995)
5. Blum U, Langer M, Beyersdorf F et al (1996) Die endoluminale Therapie des infrarenalen Bauchaortenaneurysmas – ein neues interventionelles Verfahren. Fortschr Rontgenstr 165:49–56
6. Blum U, Langer M, Spillner G, Mialhe C, Düber CH, Schlosser V, Cragg AH (1996) Abdominal aortic aneurysms: preliminary technical and clinical results with transfemoral placement of endovascular self-expanding stent-grafts. Radiology 198:25–31
7. Castleman LS, Motzkin SM, Alicandri FP, Bonawit VL, Johnson AA (1976) Bicompatibility of nitinol as an implant material. J Biomed Mater Res 10:695–731
8. Chuter TA, Green RM, Ouriel K et al (1993) Transfemoral endovascular aortic graft placement. J Vasc Surg 18:185–195
9. Chuter M (1996) Technique and results with the bifurcated Dacron graft (Chuter-device). (Vortrag, 4th International Congress of Angiography and Vascular Intervention (IMAGO), 4.–7.7.1996, Nürnberg)
10. Cragg AH, Dake MD (1993) Percutaneous femoropopliteal graft placement. Radiology 187:643–648
11. Dake M, Miller C, Semba CP et al (1994) Transluminal placement of endovascular stent-grafts for the treatment of descending thoracic aortic aneurysms. N Engl J Med 331:1729–1734
12. Diethrich E (1996) Endovascular grafting of the aorta: overview. (Vortrag, 4th International Congress of Vascular Imaging & Intervention, IMAGO, 4.–7.7.1996, Nürnberg)
13. Dotter CT (1969) Transluminally-placed coilspring endarterial tube grafts: long-term patency in canine popliteal artery. Invest Radiol 4:329–332
14. Duda SH, Raygrotzki S, Düber C et al (1995) Endovaskuläre Behandlung infrarenaler Aortenaneurysmen – Dacron-beschichtetes Stentsystem. Minim Invas Med 6:116–120
15. Düber C, Schmiedt W et al (1996) Endovaskuläre Therapie aortaler Aneurysmen. Erste klinische Ergebnisse. Fortschr Rontgenstr 165:57–63
16. Eikelboom BC (1995) International experience with the EVT device for transfemoral endovascular aneurysm management. (Gefäßchirurgisches Symposium Heidelberg – Heißes Eisen VI, Endovaskuläre Stent-Prothesen, Aortale und aortoiliakale Aneurysmata, 24.6.1995, Heidelberg)
17. Hagen B, Harnoss BM, Trabhardt S et al (1993) Self-expandable macroporous nitinol stents for transfemoral exclusion of aortic aneurysms in dogs: preliminary results. Cardiovasc Intervent Radiol 16:339–342
18. Kretschmer G, Lammer J (1996) Quality control before, at and after EAG. (Vortrag, 4th International Congress of Vascular Imaging & Intervention (IMAGO), 4.–7.7.1996, Nürnberg)
19. Marin ML, Veith FJ et al (1994) Transfemoral endoluminal stented graft repair of a popliteal artery aneurysm. JVIR 5:794
20. Marin ML, Veith FJ, Cynamon J et al (1994) Transfemoral endoluminal repair of a penetrating vascular injury. JVIR 5:592
21. Marin ML, Veith FJ, Cynamon J et al (1995) Human transluminally placed endovascular stented grafts: preliminary histopathologic analysis of healing grafts in aortoiliac and femoral artery occlusive disease. Radiology 197:325
22. May J (1995) Comparison of the Sydney and EVT prosthesis for treatment of aneurysmal disease. (Abstract of International Congress VIII on Endovascular Interventions-Breaking Barriers. Scottsdale, Arizona)
23. May J, White G, Waugh R, Yu W, Harris J (1994) Treatment of complex abdominal aortic aneurysms by a combination of endoluminal and extraluminal aortofemoral grafts. J Vasc Surg 19:924–933

24. Mialhe C (1995) Abdominal aortic aneurysm endovascular treatment by the Stentor system: one year multicenter experience. Results and critical analysis. (Vortrag, Gefäßchirurgisches Symposium Heidelberg – Heißes Eisen VI, Endovaskuläre Stent-Prothesen, Aortale und aortoiliakale Aneurysmata, 24.6.1995, Heidelberg)
25. Moore W (1996) Results with the EVT device for the endovascular treatment of abdominal aortic aneurysm. (Vortrag, 4th International Congress of Angiography and Vascular Intervention IMAGO, 4.–7.7.1996, Nürnberg)
26. Palmaz JC (1995) Management of abdominal aortic aneurysmal disease using a customized "stacking" approach. (Abstract of International Congress VIII on Endovascular Interventions – Breaking Barriers. Scottsdale, Arizona)
27. Parodi JC (1995) Endovascular repair of abdominal aortic aneurysms and other arterial lesions. J Vasc Surg 21:549–557
28. Parodi J (1996) Use of transluminally placed endovascular grafts in abdominal aortic aneurysms and vascular trauma. (Vortrag, 4th International Congress of Angiography and Vascular Intervention (IMAGO), 4.–7.7.1996, Nürnberg)
29. Parodi JC, Palmaz JC, Barone HD (1991) Transfemoral intraluminal graft implantation for abdominal aortic aneurysms. Ann Vasc Surg 5:491–499
30. Raithel D, Heilberger P, Ritter W, Zeitler E (1995) Indikationen zum endovaskulären Vorgehen bei Aneurysmen oder Fisteln an A. iliaca und Aorta. (Wissenschaftliches Symposium Berlin, 1.–2. September 1995)
31. Raithel D, Ritter W, Heilberger P, Zeitler E (1996) Endovascular treatment of aorto-iliac aneurysms with the CRAGG-MIALHE device. (Vortrag, 4th International Congress of Angiography and Vascular Intervention (IMAGO), 4.–7.7.1996, Nürnberg)
32. Richter GM, Palmaz JC, Allenberg JR (1994) Die transluminale Stent-Prothese beim Bauchaortenaneurysma. Radiologe 34:511–518
33. Sayers RD, Thompson MM, Bell PRF (1993) Endovascular Stenting of abdominal aortic aneurysms. Eur J Vasc Surg 7:225–227
34. Schmiedt W, Düber C, Neufang A et al (1995) Endovaskuläre Therapie des Bauchaortenaneurysmas. Erste Ergebnisse mit der Implantation Transluminaler Stent-Prothesen. Z Herz Thorax Gefäßchir 9:218–224
35. Stelter WJ, Umscheid T (1995) Reaktionen und Komplikationen bei transfemoraler Bauchaortenaneurysmaausschaltung. (Vortrag, Gefäßchirurgisches Symposium Heidelberg – Heißes Eisen VI, Endovaskuläre Stent-Prothesen, Aortale und aortoiliakale Aneurysmata, 24.6.1995, Heidelberg)
36. Umscheid T, Stelter WJ, Ziegler P, Rauhani G (1995) Ein Jahr transfemoraler Plazierung von Aorten-Stent-Prothesen. (Wissenschaftliches Symposium Berlin, 1.–2. September 1995)
37. Veith FJ (1994) Presidential address: Transluminally placed endovascular stented grafts and their impact on vascular surgery. J Vasc Surg 20:855–860
38. Veith FJ (1996) Results with endovascular grafting. (Vortrag, 4th International Congress of Angiography and Vascular Intervention (IMAGO), 4.–7.7.1996, Nürnberg)
39. Volodos NL, Karpovich IP, Troyan VI et al (1991) Clinical experience of the use of self-fixing synthetic prostheses for remote endoprosthetics of the thoracic and abdominal aorta and iliac arteries through the femoral artery and as intraoperative endoprosthesis for aorta reconstruction. VASA 33 (Suppl):93–95
40. White GH (1996) Sydney experience with endovascular grafting of abdominal aortic aneurysm. (Vortrag, 4th International Congress of Angiography and Vascular Intervention (IMAGO), 4.–7.7.1996, Nürnberg)
41. Zarins CK (1996) Endovascular stent graft repair of thoracic aortic aneurysms. (Vortrag, 4th International Congress of Angiography and Vascular Intervention (IMAGO), 4.–7.7.1996, Nürnberg)

10 Die periphere Verschlußkrankheit

W. Ritter

INHALT

Die periphere arterielle Verschlußkrankheit (paVK) ist definiert als die Funktionseinschränkung der zu ernährenden Extremität durch Einengung oder Verschluß von Arterien und dem daraus folgenden Auftreten von Symptomen. Nach Ratschow werden entzündliche und degenerative Gefäßprozesse unter dem Begriff paVK zusammengefaßt zur Beschreibung des klinischen Zustandes ohne ätiologische Zuordnung.

10.1 Arteriosklerose

Ursache der paVK ist in über 90% der Patienten die Arteriosklerose, d.h. die paVK ist eine Erkrankung des älteren Menschen.

Arteriosklerose ist ein Oberbegriff, von Lobstein 1833 geprägt, der allgemein die erworbene fibrotische Verdickung der Arterienwand meint. Es handelt sich um chronische herdförmige Arterienveränderungen, die zu Stenosen und vollständigen Gefäßverschlüssen führen. Die Erkrankung geht im wesentlichen von der Intima aus, es entstehen funktionelle oder morphologische Endothelschädigungen, die zu Monozyten und Thrombozytenwandadhäsionen führen. Hier wird ein Plättchenwachstumsfaktor PDGF (Platelet derived growth factor) freigesetzt, der eine Proliferation und Immigration glatter Muskelzellen der Media in die Intima induziert. Über die Muskelzellen entstehen die atheromatösen Plaques, die Kollagen, Elastin und Proteoglykane enthalten. Diese Parietalthrombose kann sich dann zu einem größeren wandständigen Thrombus entwickeln und dadurch das Lumen zunehmend einengen oder vollständig verschließen (Tabelle 10.1).

Hier zeigt sich ein deutlicher Krankheitsanstieg im Alter sowie ein Ausgleich der Geschlechterdifferenz. Die Symptomatik der paVK entsteht relativ spät, da der Blutfluß durch eine Stenose exponentiell mit dem Stenosegrad abnimmt, so daß zumindest unter Ruhebedingungen ein ausreichender Fluß bei bis zu 80% Stenosen zu erhalten ist.

10.1.1 Risikofaktoren

10.1.1.1 Nikotin

In den 70er Jahren zeigten epidemiologische Studien bei starken Rauchern mit mehr als 20

Tabelle 10.1 Die Morbiditätsrate für die paVK der Extremitäten (Basler Studie)

ALTER	MÄNNER	FRAUEN
25–34	0,2%	0,07%
45–54	2,8%	0,9%
65–75	7,8%	7,8%

Tabelle 10.2. Auswirkungen des Rauchens auf den Krankheitsverlauf von pAVK-Patienten

	beibehalten [%]	aufgegeben [%]
	89	11
Ruheschmerzen	16	–
Gefäßoperation	31	8
Herzinfarkt	53	11
10-Jahres-Überlebensrate	46	82

Zigaretten pro Tag eine 4fache Häufung der paVK. Zigarettenrauch verstärkt zusätzlich die atherogene Wirkung anderer Risikofaktoren (Tabelle 10.2).

10.1.1.2 Hypertonie

Die Hypertonie ist bei paVK-Patienten 2- bis 3mal so häufig zu beobachten, manifestiert sich als Risikofaktor jedoch mehr bei zerebralen Gefäßerkrankungen.

10.1.1.3 Diabetes mellitus

Diabetiker erkranken jenseits des 4. Lebensjahrzehnts 5mal häufiger an einer paVK als Nichtdiabetiker. Pathogenetisch scheint im Frühstadium der Hyperinsulinismus und im Spätstadium der Insulinmangel die Arteriosklerose zu beeinflußen.

10.1.1.4 Adipositas

Es besteht kein nachgewiesener Zusammenhang zur Arteriosklerose.

10.1.1.5 Hyperlipoproteinämie

Der Einfluß der Hypercholesterinämie auf die paVK gilt als nachgewiesen, es gibt jedoch keinen gesicherten Wert, bei dessen Übersteigen ein Anstieg der Morbidität erfolgt. Die Europäische Gesellschaft für Arterioskleroseforschung nennt als oberen Grenzwert idealer Cholesterin- und Triglyzerinwerte 200 mg%.

10.2 Diabetische Angiopathie

Bei der diabetischen Makroangiopathie werden bevorzugt neben Koronar- und Zerebralarterien die peripheren Extremitäten betroffen. Das Gefäßsystem des Diabetikers altert um etwa 10 bis 15 Jahre schneller als das von Nichtdiabetikern, ohne daß eine histologische Ursache bis jetzt gefunden wurde (Tabelle 10.3). Auch bereits im subklinischen Stadium besteht ein hohes Mortalitätsrisiko. Unterschiedlich zur nichtdiabetischen Arteriosklerose handelt es sich meist um Gefäßverschlüsse vom Unterschenkeltyp, einschließlich der Fußarterien, die sich schlecht kollateralisieren. Zusätzlich ist bei Diabetikern die A. profunda femoris deutlich häufiger betroffen. Zusätzlich liegt bei Diabetikern nach etwa 10 Jahren Krankheitsverlauf eine diabetische Mikroangiopathie vor. Sie äußert sich in einer Verdickung der Basalmembran, die zu einer generalisierten Kapillaropathie und durch Verlegung von Haargefäßen zu schweren Mikrozirkulationsstörungen führt. Sie betrifft vor allem Retina und Niere (Kimmelstiel-Wilson) und wirkt sich an den Extremitäten vor allem in Kombination mit der Makroangiopathie auf die Perfusion der Endstrombahn und die Gewebetrophik aus (Abb. 10.1–10.5).

Röntgenologisch läßt sich die Mönckeberg-Mediaverkalkung als bandartige Verkalkung der Gefäßwand gehäuft beim Kimmelstiel-Wilson nachweisen (Abb. 10.6).

10.3 Poplitea-Entrapment-Syndrom

Es handelt sich um einen angeborenen Fehlverlauf der A. poplitea bzw. Insertionsanomalien des inneren und äußeren M. gastrocneminus die zu einer Kompression der A. poplitea führen. Es sind vor allem jüngere Männer betroffen, die Häufigkeit liegt unter 1%. Die Patienten leiden unter einer Klaudikatio, mit Reduktion des Dopplers

Tabelle 10.3. PTA-Patienten älter als 70 Jahre: Lokalisation - Gefäßveränderungen

	Diabetiker	Nichtdiabetiker
Aa. iliacae	5,0%	13,3%
Aa. fem.	42,8%	45,0%
A. popl.	24,3%	14,7%
U_0	–	63,0%
U_1	45,9%	19,9%
U_2	34,9%	12,8%
U_3	19,2%	4,3%

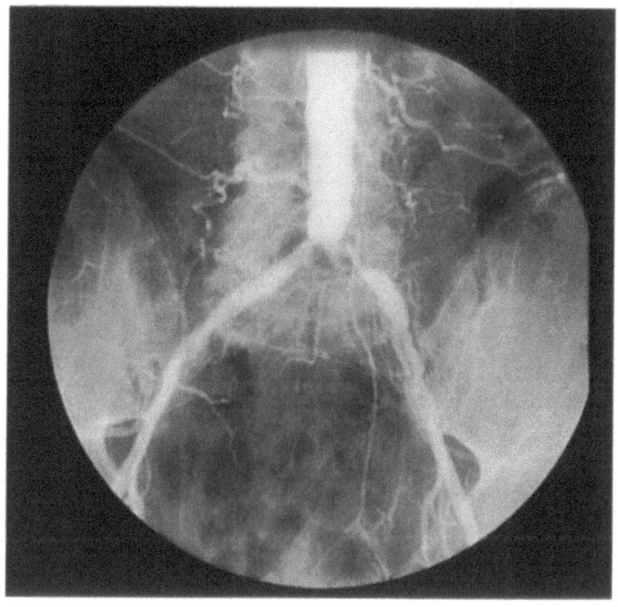

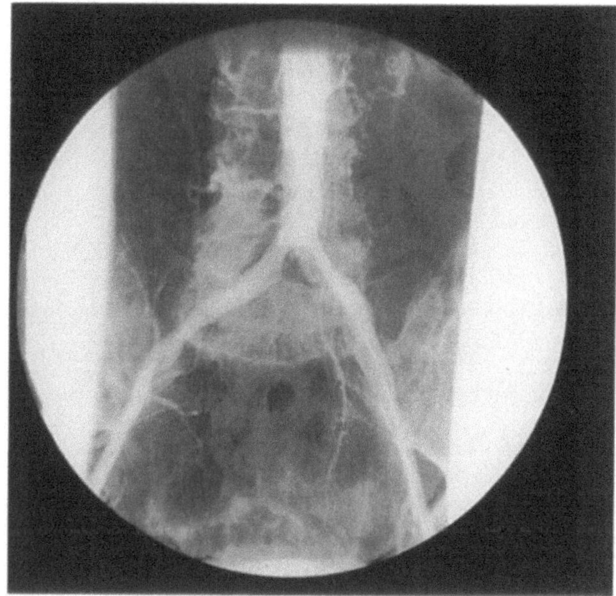

Abb. 10.1. Dilatation einer hochgradigen Iliakastenose **a** vor, **b** nach Therapie

Abb. 10.2. Fußangiographie bei Gangrän

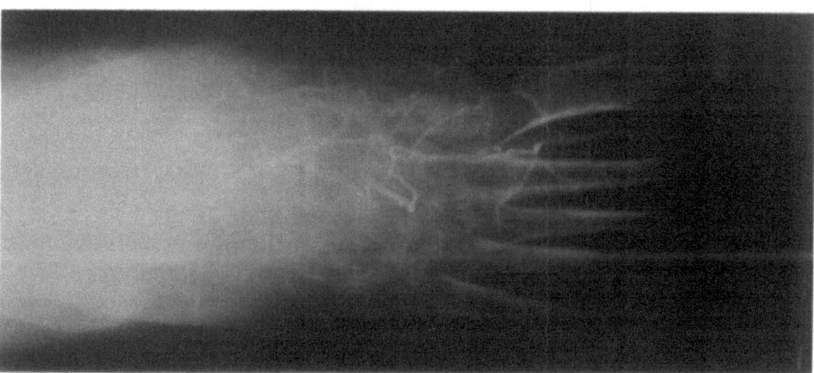

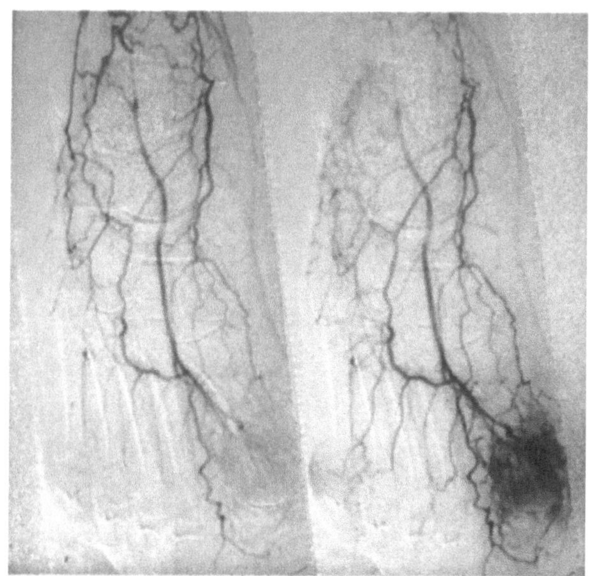

Abb. 10.3. Fußangiographie bei neurophathischem Ulkus

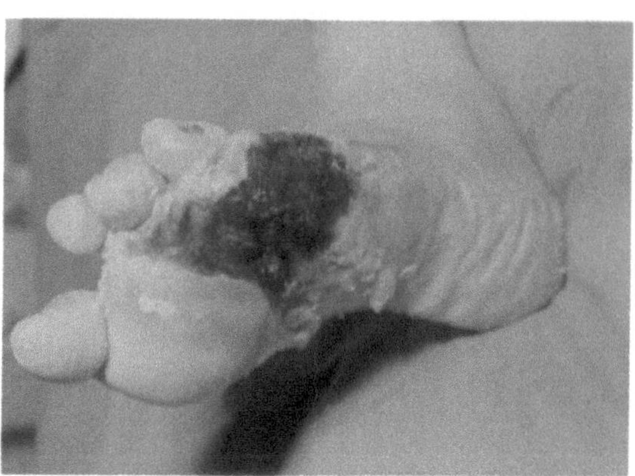

Abb. 10.4. Gangrän und Mumifizierung

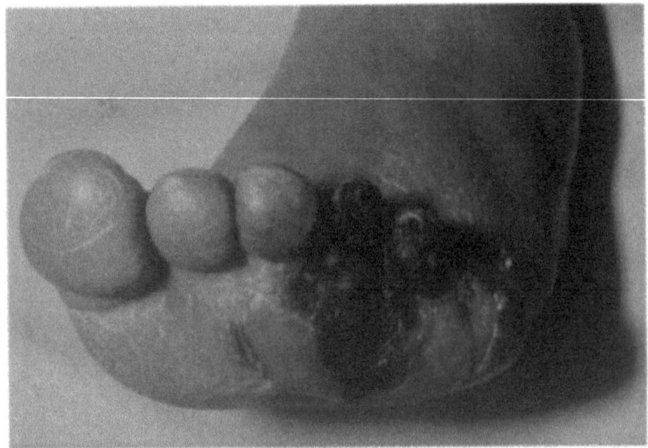

Abb. 10.5. Neuropathisch diabetisches Ulkus

vor allem unter Provokation durch Kniestreckung. Therapie der Wahl ist die chirurgische Intervention.

10.4 Zystische Adventitiadegeneration

Durch Adventitiazysten aus ektopischen Gelenkganglien wird die Poplitea intermittierend komprimiert, es kommt zu intermittierender einseitiger Klaudikatio, je nach Füllungszustand der Adventitiazysten. Es sind vor allem jüngere Patienten betroffen, das Durchschnittsalter liegt unter 50 Jahren. Therapie der Wahl ist die chirurgische Entfernung.

10.5 Thrombangiitis obliterans (Morbus von Winiwarter-Bürger)

Es handelt sich um eine segmentale Entzündung der mittelgroßen Arterien und Venen als Ausdruck einer spezifischen Reaktionsform auf endogene und exogene Noxen. Bevorzugt werden die unteren Extremitäten jüngerer Männer, als exogene Noxe wird dem Nikotin die größte Bedeutung zugewiesen. Zusätzlich werden genetische Faktoren mit einer höheren Inzidenz in Osteuropa diskutiert. Die Erkrankung ist selten und tritt bei einem unter 10 000 Erwachsenen auf.

10.6 Fibromuskuläre Dysplasie

Es handelt sich um eine idiopathische segmentale Stenose einer muskulären Arterie durch eine perlschnurartige Fibrodysplasie der Media. Sie tritt gehäuft an den Nierenarterien auf, in der Peripherie vor allem an A. iliaca externa, seltener an A. carotis interna. Therapie der Wahl ist die Dilatation.

10.7 Häufigkeit der paVK

Wegen des relativ späten Auftretens von Symptomen wird die Häufigkeit der paVK sicherlich unterschätzt. Die paVK findet sich bei 1% der 40- bis 50jährigen, 5% der 50- bis 60jährigen und bei über 7% der 60- bis 70jährigen (Widmer); Männer

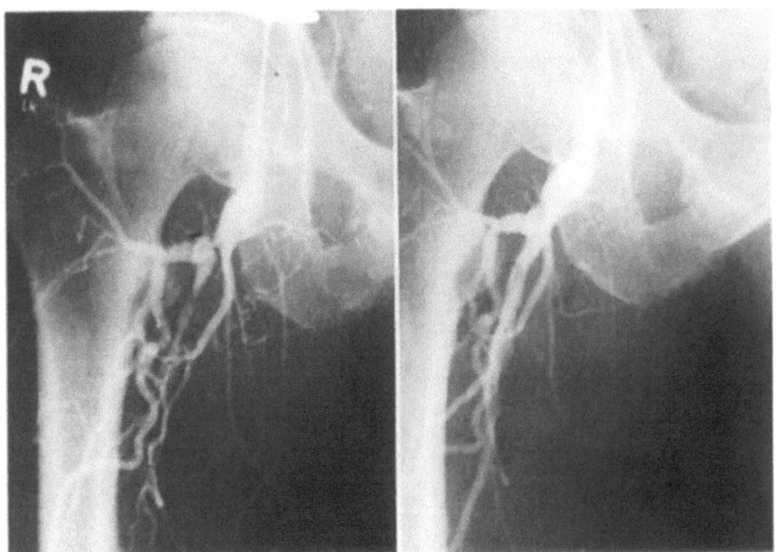

Abb. 10.6a,b. Dilatation einer hochgradigen Profundastenose bei typischer diabetischer Angiopathie. **a** Vor der Dilatation, **b** danach

sind 5- bis 10mal häufiger betroffen, im Alter nimmt jedoch der Geschlechtsunterschied ab.

Die Basler Feldstudie zeigte, daß bei 20% der Patienten mit Angina pectoris mit einer paVK zu rechnen ist, während paVK-Patienten in etwa 50% eine klinisch bedeutsame koronare Herzkrankheit aufweisen.

10.8 Lokalisation

Die paVK wurde von Ratschow in den Beckentyp, den Oberschenkeltyp sowie in den peripheren Typ lokalisatorisch unterteilt, wobei Kombinationen häufig auftreten. Mit etwa 40% steht der Oberschenkeltyp an erster Stelle, die häufigsten Läsionen finden sich an der A. femoralis superficialis im Adduktorenkanal (Tabelle 10.4).

10.9 Symptomatik

Die Symptomatik der paVK wird durch die Lokalisation der arteriellen Läsion und deren Ausprägung bestimmt (s. Abb. 10.1–10.5).

Nach Fontaine wird die Symptomatik klassifiziert.

Stadium I:
Arterielle Obliterationen ohne Symptomatik
Stadium IIa:
Klaudikatio intermittens mit einer schmerzfreien Gehstrecke über 200 m
Stadium IIb:
Klaudikatio intermittens mit einer Gehstrecke unter 200 m
Stadium III:
Ruheschmerz
Stadium IVa:
Nekrose
Stadium IVb: Ausgedehnte Gangrän, teilweise infiziert mit Amputationsgefährdung

Tabelle 10.4. Verschlußlokalisation der paVK

Aorten-Becken-Typ	ca.	20%
Oberschenkeltyp	ca.	40%
peripherer Beintyp	ca.	20%
Obere Körperhälfte	ca.	15%
Kombinationstypen Zwei- oder Mehretagenverschlüsse		
Becken-Oberschenkel	ca.	25%
Oberschenkel-Unterschenkel	ca.	25%
Dreietagenverschlüsse	ca.	5%

Im Stadium I befindet sich ein Patient, der trotz im Doppler nachgewiesener Gefäßläsionen keine Klaudikatio (klinisch) aufweist. Ursache sind entweder limitierende Zweiterkrankungen (kardial, neurogen) oder bereits wegen der langsamen Progredienz der Krankheit aufgetretene Kollateralbildungen.

Die Klaudikatio intermittens ist das Leitsymptom der paVK im klinischen Stadium II. Es tritt ein belastungsabhängiger Schmerz in der Muskulatur auf, der durch die Hypoxie in den schlechtdurchbluteten Muskelgruppen entsteht. Der Schmerz verschwindet nach einem Ruheintervall. Der Schmerz tritt bei Veränderungen in den Oberschenkelarterien in der Wadenmuskulatur auf, bei Lage in der Beckenetage auch im Gesäß und in der Oberschenkelmuskulatur. Die Differenzierung zwischen Stadium IIa und IIb wird durch den normierten Gehstreckentest (120 Schritte/min) erreicht, eine Gehstrecke unter 200 m führt zur Einteilung in das Stadium IIb.

Im Stadium III ist die Sauerstoffversorgung unter Ruhebedingungen nicht mehr gewährleistet. Der Dauerschmerz ist meist auf die distale Gliedmaßenregion beschränkt, führt aber zu erheblichen Beeinträchtigungen der Patienten und zu Durchschlafstörungen. Der Schmerz kann durch Tieferlegen der Extremität vermindert werden, und neben der kausalen Therapie ist eine additive medikamentöse Schmerztherapie notwendig.

Im Stadium IV hat die chronische Sauerstoffunterversorgung zu einer Störung der Trophik und zu einem mehr oder minder ausgeprägtem Gewebsuntergang geführt. Im Stadium IVa zeigen sich Nekrosen vor allem an den Akren, die auch nach Bagatelltraumen entstehen. Die Prognose dieser Läsionen erscheint relativ gut, durch eine kombinierte kausale und symptomatische Therapie können sie zur Abheilung gebracht werden.

Im Stadium IVb mit ausgeprägten Nekrosen, Ulzerationen und Bakterien- und Pilzsuperinfektionen ist der Erhalt der Extremität gefährdet. Hier muß neben einer intensiven symptomatischen Therapie jede Möglichkeit der Strombahnwiederherstellung ausgeschöpft werden. Trotzdem läßt sich in ausgeprägten Fällen, vor allem bei Diabetes, zumindest eine Teilamputation nicht vermeiden.

10.10 Diagnostik

10.10.1 Klinische Untersuchung

Die klinische Untersuchung des Patienten sollte alle tastbaren Arterienpulse miteinbeziehen, da die paVK ein generalisiertes Leiden darstellt. An den Füßen werden die A. dorsalis pedis und die A. tibialis posterior aufgesucht, nicht tastbare Fußpulse schließen auf proximal gelegene Verschlußprozesse, wobei die A. dorsalis pedis anatomische Varianten zeigt und auch bei Normalprobanden nicht immer auffindbar ist.

Bei fehlenden Fußpulsen kann durch Tasten der A. poplitea und der A. femoralis communis in der Leiste die Lokalisation der Läsion vermutet werden. So weisen abgeschwächte oder fehlende Leistenpulse auf eine paVK vom Beckentyp hin, während tastbare Leistenpulse und ein fehlender Popliteapuls eine paVK vom Oberschenkeltyp vermuten lassen.

Der Pulstastbefund ist jedoch subjektiv und kann letztendlich eine paVK nicht ausschließen.

Der Nachweis von Gefäßgeräuschen an den Auskultationspunkten ist ein sicheres Zeichen für pathologisches Strömungsverhalten. Ein Abschätzen des Ausmaßes der Stenosierung ist jedoch nicht möglich.

Bei der Inspektion der peripheren Extremität werden Hautkolorit, Ulzera, trophisch gestörte Nägel oder Infektionen begutachtet und gegebenenfalls für Verlaufskontrollen photographisch dokumentiert.

Die Lagerungsprobe nach Ratschow gibt wichtige Hinweise zur Funktion und zum Kompensationsgrad der paVK. Dabei hebt der liegende Patient die Beine senkrecht und kreist etwa 30mal mit den Füßen. Beurteilt werden die Hautrötung und die zunehmende Venenfüllung des wieder sitzenden Patienten mit herabhängenden Beinen. Beim gesunden Probanden tritt die normale Rötung nach 1–5 s wieder auf und die Venenfüllung schließt sich sofort an. Beim Verschlußkranken kann von der Dauer auf die Schwere der Durchblutungsstörung geschlossen werden.

10.10.2 Dopplersonographie

Die Dopplersonographie ist derzeit die Methode der Wahl zum Nachweis der paVK. Dabei wird durch eine Dopplersonde der arterielle Druck der untersuchten Arterie gemessen, eine Blutdruckmanschette komprimiert die Arterie oberhalb der Untersuchungsstelle und es wird der Druck nach Lösen der Manschette registriert, bei der das Signal wiederauftritt.

Zum Vergleich wird der Druck der A. brachialis zu dem der A. tibialis posterior und A. dorsalis pedis in Beziehung gebracht. Der Dopplerindex ist der Quotient aus Knöchelarteriendruck und Brachialisdruck.

$$\textit{Dopplerindex}: \frac{\textit{Knöchelarteriendruck in mm Hg}}{\textit{A. brachialisdruck in mm Hg}}$$

Beim Gesunden liegt der Druck der Knöchelarterien etwa 10–20 mm Hg höher als der an der A. brachialis, so daß ein Dopplerindex von 1,0 bereits fraglich pathologisch ist. Werte unter 0,9 zeigen das Vorliegen von Gefäßläsionen, während Werte über 0,9 eine paVK nahezu ausschließen. Ausnahmen sind diabetische Patienten mit Gefäßverkalkung bei denen keine Kompression der Arterien im Unterschenkelbereich mehr möglich ist. Sie liegt bei etwa 30% der Diabetiker vor, bei diesen Patienten ist die Doppleruntersuchung nicht oder nur bedingt verwertbar.

Er sollte für beide Beine an der Knöchel- und Fußrückenarterie bestimmt werden.

10.10.3 Gehtest

Um die Gehleistung eines erkrankten Patienten zu normieren, wird der Gehstreckentest durchgeführt. Er kann entweder mit einem Laufbandergometer oder mit einem Metronom (120 Schritte/min) durchgeführt werden. Notiert werden das erste Auftreten der Beschwerden, sowie die Sekunden- oder Meterzahl bei der der Patient wegen Waden – seltener wegen Oberschenkelschmerz – stehenbleiben muß. Der normierte Gehtest dient zur Stadieneinteilung sowie zur Verlaufskontrolle während Therapie und nach Abschluß der Behandlung. Beim Vorliegen von Ruheschmerzen und Gangrän ist der Gehstreckentest Kontraindiziert.

10.10.4 Röntgennativaufnahme

Bereits Nativaufnahmen des Beckens oder der Oberschenkel können durch Darstellung von teilweise erheblichen Verkalkungen der Gefäßwand Hinweise für das Vorliegen einer paVK liefern. Beim Diabetiker zeigt sich die Mönckeberg-Gefäßsklerose als vor allem die Ober- und Unterschenkel sowie Fußarterien betreffende bandförmige Verkalkung der Media.

Beim Vorliegen von Gangrän und Ulzerationen sollten die Vorfüße geröntgt werden, um osteolytische Destruktionen des Knochens sowie diabetische Osteopathien aufzudecken.

10.10.5 Angiographie

Die Angiographie ist die Methode der Wahl zur genauen Darstellung und Lokalisation der Gefäßläsionen. Sie ist indiziert im Stadium IIb – IV der paVK, um alle Möglichkeiten der Wiederherstellung der Strombahn auszuschöpfen. Die Angiographie kann als arterielle digitale Subtraktionsangiographie oder als konventionelle Angiographie durchgeführt werden. Die venöse Subtraktionsangiographie ist zur genauen Darstellung der Läsionen nicht geeignet.

Zugangswege zur Einführung eines schmalen F4-Pigtailkatheters sind die Aa. femorales communes in der Leiste sowie die A. brachialis. Möglichst sollte die betroffene Extremität von der Gefäßpunktion verschont bleiben. Bei der paVK vom Beckentyp erscheint der transbrachiale Zugang günstiger, um Schwierigkeiten bei der Katheterisation zu vermeiden und spätere Behandlungsmöglichkeiten nicht zu erschweren. Der Katheter sollte sowohl von femoral als auch von brachial bis in Höhe der Nierenarterien geführt werden, um eine optimale Bildqualität zu erhalten. Nach Bolusinjektion von jeweils 15–30 ml Kontrastmittel werden bei der digitalen Subtraktionsangiographie die einzelnen Gefäßabschnitte dargestellt.

Zur kompletten Becken-Bein-Angiographie gehört die Darstellung der abdominellen Aorta mit Einschluß der Nierenetage und der Beckenetage möglichst in 2 Ebenen, um exzentrische Stenosen zu finden. In der Peripherie muß die Unterschenkeletage dargestellt sein, beim Vorliegen eines Stadiums III–IV der paVK ist die Darstellung des Arcus plantaris zwingend erforderlich.

10.11 Differentialdiagnose

Differentialdiagnostisch stehen neurologische Erkrankungen, Erkrankungen des Skeletts und Erkrankungen der Muskeln und Weichteile im Vordergrund.

Bei der Claudicatio spinalis handelt es sich um radikuläre Beschwerden, die die Klaudikatio vascularis imitieren können. Es handelt sich um dumpfe ein- oder beidseitige Schmerzen, die sich bei Belastung noch verstärken können.

Belastungsabhängige Schmerzen in der Hüfte, die in den Oberschenkel ausstrahlen, können auch durch Arthrose der Hüftgelenke entstehen.

Myositis, Tendomyosen oder Periarthrosis coxae können klinisch der paVK ähneln. Die Schmerzen bestehen aber weiter nach dem Stehenbleiben und treten auch nachts auf.

Differentialdiagnose der paVK:

Neurologische Erkrankungen:
Radikuläres Reizsyndrom,
Bandscheibenprolaps mit Ischialgien,
Meralgia paraesthetica,
traumatische Nervenschädigung,
Skeletterkrankungen:
Koxarthrose
Tendinosen,
orthopädische Fehlstellungen,
Weichteilerkrankungen:
Myositis,
Periarthrosis coxae,
chronische Myopathien,
Venenerkrankungen:
postthrombotisches Syndrom,
Varikosis.

Zur Differenzierung nichtvaskulärer Erkrankungen und der paVK ist die Doppleruntersuchung die Methode der Wahl. Schwierigkeiten in der Therapie verursachen multimorbide Patienten, bei denen neben vaskulären Problemen auch neurologische Erkrankungen bestehen.

10.12 Therapie der paVK

Die Behandlung der paVK richtet sich nach dem Kompensationsgrad und der Verschlußlokalisation. Im Stadium I und IIa der paVK stehen vor allem physikalische Maßnahmen wie Gehtraining im Vordergrund. Bei schwerer Klaudikatio, Ruheschmerz und Gangrän sollten alle Maßnahmen der Strombahnwiederherstellung ausgeschöpft werden.

10.12.1 Ausschaltung von Risikofaktoren

Durch Nikotinkarenz, so zeigten vergleichende Untersuchungen, kann die Krankheit weniger schnell fortschreiten oder zum Stillstand kommen. Jedoch ist bei Rauchern nur mit einer Nikotinkarenz von 2 Jahren nur bei 15–20% zu rechnen.

Diabetes mallitus, Hypertonie und ein erhöhter Serumlipidspiegel sollten medikamentös gut eingestellt sein.

Tabelle 10.5. Prognostische Faktoren im Rahmen eines Gehtrainings (Nach Bollinger [1])

Günstig	ungünstig
Kurze Anamnese (weniger als 1 Jahr)	lange Anamnese (mehr als 1 Jahr)
Einseitige Verschlüsse	doppelseitige Verschlüsse
Femoralisverschlüsse	Becken- und Mehretagenverschlüsse
Intakter Bewegungsapparat	neurologische Begleiterkrankungen
Normale Herz- und Lungenfunktion	kardiorespiratorische Insuffizienz
Positive Motivation	fehlende Motivation
Stadium I–II	

10.12.2 Prophylaxe

Durch Beeinflussung der Thrombozytenfunktion soll die Thrombenbildung gehemmt und die Entstehung einer Obliteration gebremst werden. Wirksam sind die Hemmung der Blutgerinnung durch Antikoagulanzien oder Thrombozytenfunktionshemmer (s. Kap. 2).

10.12.3 Gehtraining (s. Kap. 9)

Vor allem im Stadium IIa–b der paVK kann durch ein intensives Gehtraining eine deutliche Verbesserung der Beschwerden erreicht werden. Das Gehtraining sollte 1–2h täglich durchgeführt werden, bei zügigem Tempo bis zum Klaudikatioschmerz.

Auch nach strombahnwiederherstellenden Maßnahmen ist das Gehtraining zur Verbesserung der Prognose entscheidend (Tabelle 10.5).

Tabelle 10.6. Zeitliche Kriterien der Lysierfähigkeit von arteriellen Thrombosen

Lokalisation	Grenzalter
Unterschenkel	wenige Wochen
Oberschenkel	
Becken	6 Monate und länger
Bauchaorta	1–2 Jahre

10.12.4 Vasodilatative Maßnahmen

Indikationen sind im Stadium III–IV der paVK zu sehen, wenn strombahnwiederherstellende Maßnahmen nicht möglich sind. Hier steht derzeit die Therapie mit Prostaglandinen im Vordergrund.

10.12.5 Wiederherstellende Maßnahmen der Strombahn

10.12.5.1 Systemische Lyse (s. Kap. 9)

Die Indikation zur systemischen Lyse ist nach zeitlichen Kriterien eingeschränkt, je peripherer der Thrombus gelegen ist, desto kürzer muß die Anamnese sein (Tabelle 10.6).

Die Lyse wird mit Streptokinase, Urokinase oder rtPa durchgeführt. Nach Injektion einer Anflutdosis wird über mehrere Tage eine Erhaltungsdosis per Perfusor infundiert. Wegen vielerlei Kontraindikationen ist der Einsatz der systemischen Lyse eingeschränkt.

a 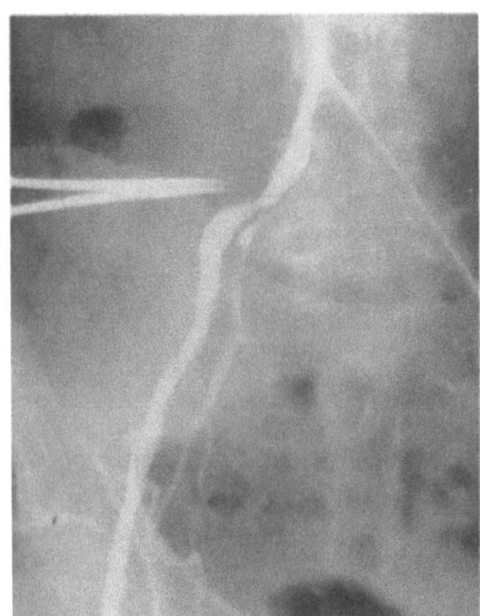

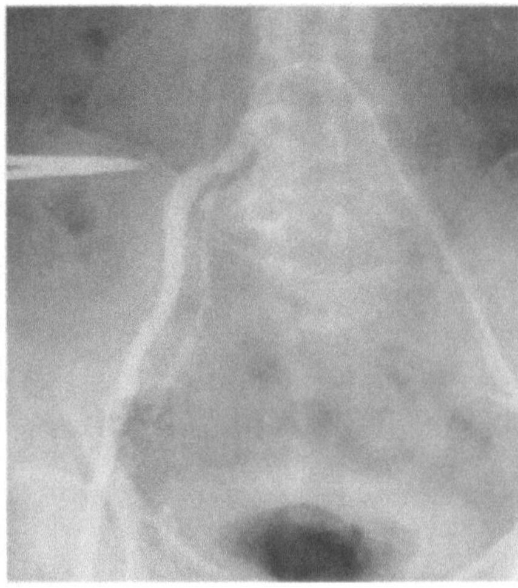 b

Abb. 10.7a,b. Erfolgreiche Dilatation einer hochgradigen Iliaca-communis-Stenose links (kontralateral). **a** vorher, **b** nachher

10.12.5.2 Perkutane transluminale Angioplastie

Bei der PTA werden durch einen Ballonkatheter Arterienstenosen und -verschlüsse aufgedehnt. Die Verbesserung der Durchblutung wird über eine Kompression des Verschlußmaterials und über eine örtliche Überdehnung der Gefäßwand erreicht (Abb 10.8).

Indikationen zur PTA sind Stenosen der Becken- und Beinarterien (Abb. 10.7) sowie Verschlüsse bis 10 cm im femoropoplitealen Bereich (Abb. 9.20).

Durch Verbesserung des Kathetermaterials und ergänzende Maßnahmen wie lokale Lyse, Rotatoren und Laser sind jetzt auch längere Verschlüsse im femoropoplitealen Bereich der Behandlung zugänglich. Iliakale Verschlüsse können ebenfalls rekanalisiert und durch die perkutane Implantation von Stents offengehalten werden (Abb. 10.10). Langzeitergebnisse zeigen im Bereich der Beckenarterien bessere Resultate mit 80% Offenheitsrate nach 5 Jahren im Gegensatz zu nur 60% bei Oberschenkelobliterationen (s. Abb. 10.1). Als Nachbehandlung nach PTA erscheint die Gabe von Thrombozytenaggregationshemmern oder Kumarin notwendig.

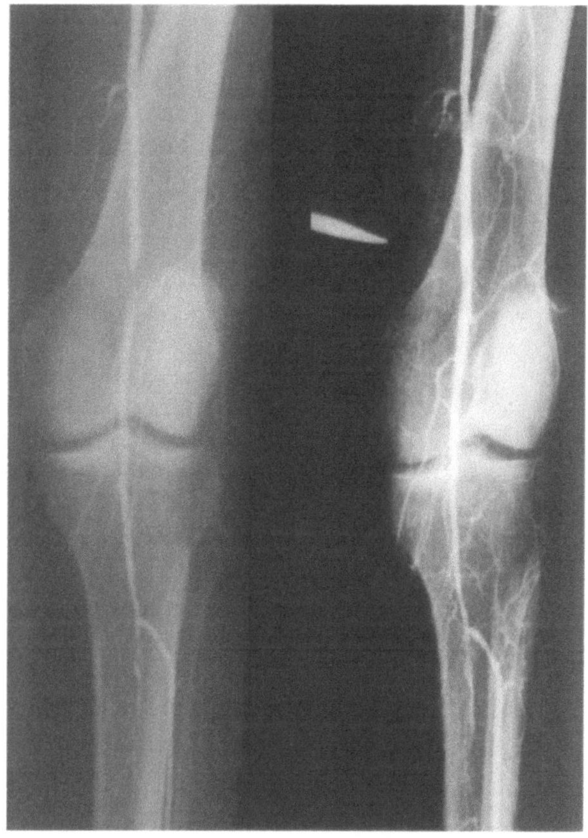

Abb. 10.8. Dilatation einer hochgradigen Popliteastenose

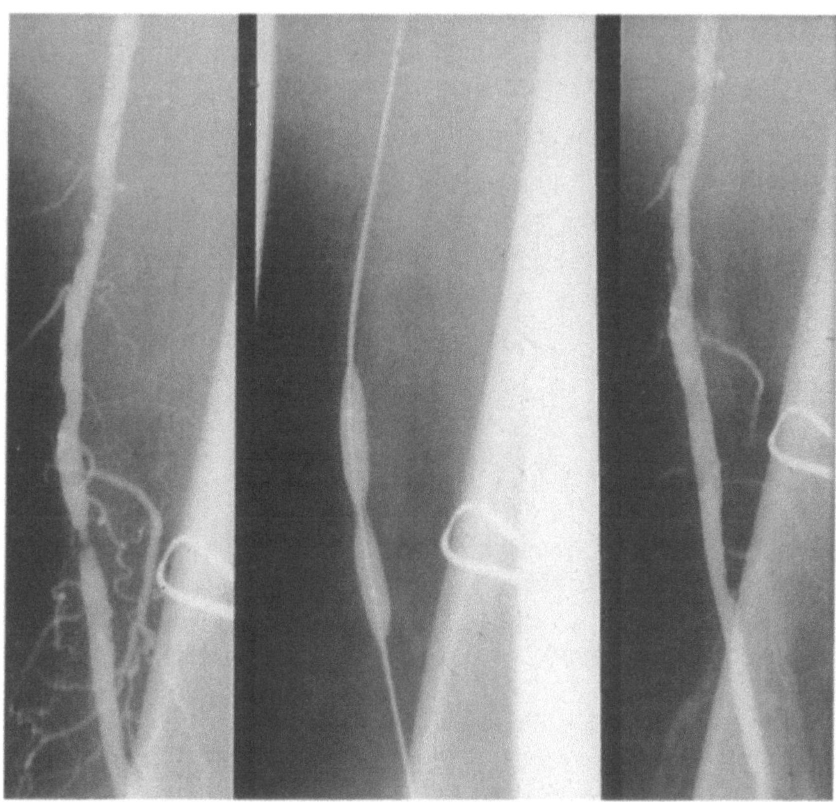

Abb. 10.9. Dilatation einer hochgradigen Femoralisstenose im Adduktorenkanal

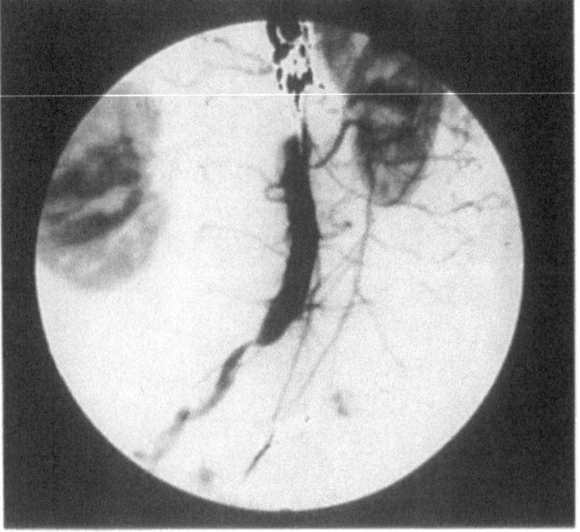
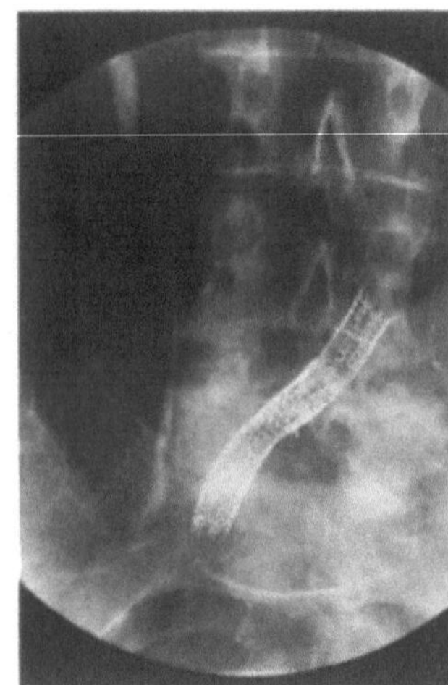
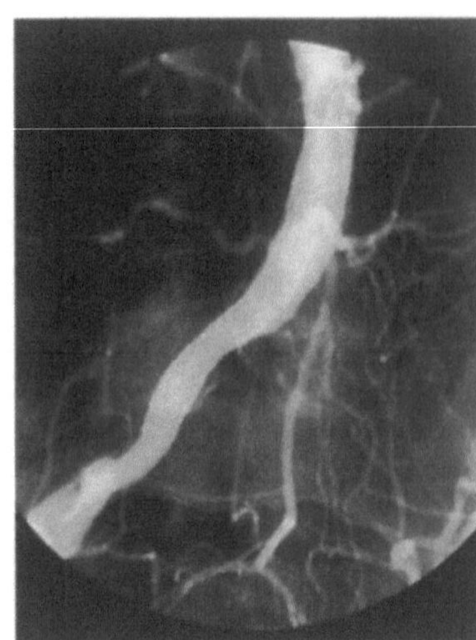

Abb. 10.10a–c. Dilatation einer hochgradigen Iliakastenose mit Streckerstentimplantation

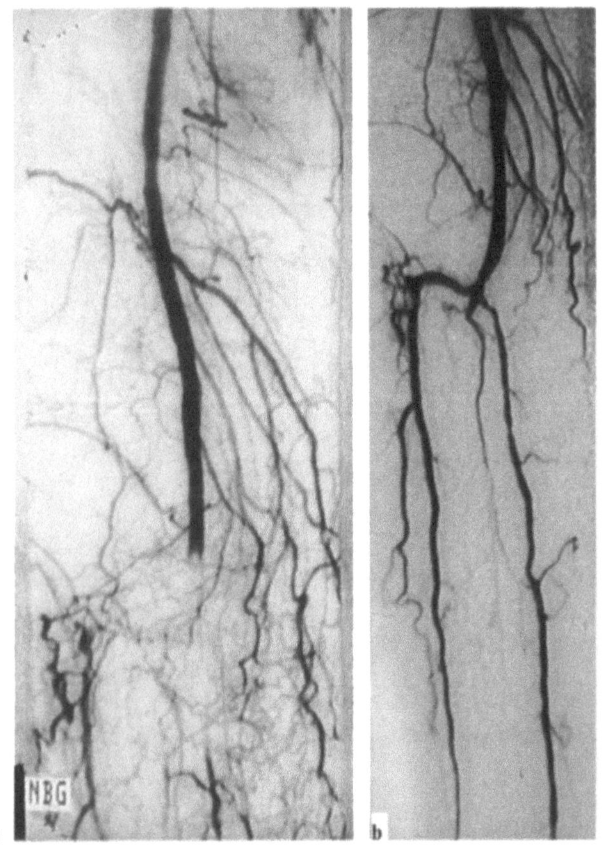

Abb. 10.11a,b. Erfolgreiche Absaugung einer Popliteaembolie. **a** vor, **b** nach Therapie

10.12.5.3 Peruktane Aspirationsthrombembolektomie

Die akuten thrombembolischen Popliteaverschlüsse (Abb. 10.11) können bei kurzer Anamnesedauer (bis 2 Wochen) erfolgreich perkutan durch Aspirationsthrombembolektomie behandelt werden.

10.12.5.4 Gefäßchirurgische Maßnahmen

Chirurgische Maßnahmen werden bei der fortgeschrittenen paVK im Stadium III und IV oder bei sehr schwerer Klaudikatio eingesetzt. Zur Wiederherstellung der Strombahn steht die Bypasstechnik und die Endarteriektomie zur Verfügung. Ziel der Gefäßchirurgie ist die Einstromverbesserung in die Peripherie, die am besten durch eine zentrale Rekonstruktion erreicht wird, d.h. bei Mehretagenverschlüssen wird primär nur die am zentralsten gelegene Etage saniert, meistens die Beckenetage. Langzeitergebnisse zeigen eine gute Beinerhaltungsquote nach 5 Jahren vor allem bei zentralen Operationen.

10.12.5.5 Sympathektomie/Sympathikolyse

Die computertomographisch gesteuerte Sympatikolyse wird im Stadium III und IVa bei Unterschenkelarterienverschlüssen durchgeführt. Sie kann eine Verbesserung der akralen Durchblutung bewirken.

Literatur

1. Bollinger A (1979) Funktionelle Angiologie, Thieme, Stuttgart 1979
2. Denck H (1991) Gefäßerkrankungen und Diabetes. TM-Verlag, München
3. Kadir S (1991) Current practice of interventionell radiology. Decker, Philadelphia
4. Kappert A (1985) Lehrbuch und Atlas der Angiologie. Bern
5. Kessler (1989) Plättchenfunktion und Gefäßwand. TM-Verlag, München
6. Messmer K (1990) Ischämische Gefäßerkranung und Mikrozirkulation. Zuckschwerdt-Verlag, München
7. Schild H (1994) Angiographie. Thieme, Stuttgart

11 Entzündliche Gefäßerkrankungen

M. Oldendorf

INHALT

Die entzündlichen Gefäßerkrankungen, deren Ursache meist in immunologisch verursachten Gefäßveränderungen liegt, treten zahlenmäßig deutlich hinter den arteriosklerotisch bedingten Gefäßveränderungen zurück und dürften ca. 4–5% aller Arteriopathien verursachen. Die Diagnose *Angiitis* ist häufig eine histologische Diagnose, bei der Entzündungszeichen und Nekrosen an den Gefäßwänden gefunden werden (Tabelle 11.1). Der Nachweis spezifischer Immunkomplexe als Auslöser der Angiitis ist schwierig, da meist zu wenig Material aus den entzündlich veränderten Gefäßen gewonnen werden kann, um einen eindeutigen Antigenantikörperkomplex nachzuweisen. Das einzige spezifische Antigen, das bisher bei entzündlichen Gefäßläsionen identifiziert werden konnte, ist das Hepatitisoberflächenantigen bei der Periarteriitis nodosa. Hypersensitivitätsreaktionen durch zytotoxische Antikörper (Typ II) können bei nekrotisierenden Formen der Angiitis sowie bei der akuten Gefäßprothesenabstoßung nachgewiesen werden [1]. Außerdem besteht die Möglichkeit, daß nichtimmunologische Mechanismen entzündliche Gefäßveränderungen hervorrufen: Pilze, Bakterien oder Viren; auch Medikamente, vor allem Sulfonamide, können Auslöser für entzündliche Gefäßveränderungen sein.

Die häufige Verwendung von Synonyma läßt erkennen, daß eine zufriedenstellende Klassifikation der Angiitiden noch nicht vorliegt.

11.1 Endangiitis obliterans

(Thrombangiitis obliterans, Morbus von Winniwarter-Buerger)

Häufigkeit und Loklisation:

- junge Männer,
- distale Arterien,
- Phlebitis migrans,
- Thrombophlebitiden.

Röntgenbefunde:

- Unterschenkelarterienverschlüsse,
- korkenzieherartige Kollateralen aus Vasa vasorum,
- Perlschnurphänomen.

11.1.1 Definition

Die Endangiitis obliterans ist eine entzündliche, thromboembolische Erkrankung kleinerer und mittlerer Arterien und Venen, wobei im Frühstadium die kleinen, im fortgeschrittenen Stadium auch größere Extremitätenarterien betroffen sind.

Tabelle 11.1. Entzündliche Gefäßerkrankungen und ihre Krankheitsbilder

	Endangiitis obliterans	Periarteriitis nodosa	Riesenzellarteriitis	Takayasu Disease
Geschlecht	Junge Männer	Beide	Beide	Junge Frauen
Alter		jedes Alter	> 60	
Lokalisation	Distale Arterien u. Venen in Armen und Beinen	Kleine Arterien Arteriolen Parenchymatöse Organe	A. temporalis superficialis	Aorta und Hauptäste
Histologie	Entzündlich Nichtnekrotisierend	Entzündlich Nekrotisierend	Entzündlich Proliferativ Granulomatös	Entzündlich Fibrosierend
Risikofaktoren	Nikotin	Allergische Erkrankungen	Keine	Allergische Erkrankungen
Diagnose	Angiographie Biopsie	Nierenangiographie Nierenbiopsie	Biopsie Angiographie Klinik	Angiographie Perioperative Biopsie
Angiographiebefunde	US-Arterienverschlüsse Perlschnurphänomen Korkzieherartige Kollateralen	Mikroaneurysmen	Langstreckige Stenosen	Langstreckige Verschlüsse
Therapie	Symptomat. evtl. ASS OP PTA	Symptomatisch Kortikosteroide	Symptomatisch Kortikosteroide	Symptomatisch Kortison evtl. OP
Prognose	Ohne Therapie schlecht	Schlecht	Meist gut	Unterschiedlich

Erstmalig wurde das Krankheitsbild 1879 von von Winniwarter beschrieben, 1908 erfolgten weitere Untersuchungen durch Leo Buerger; die Krankheit erhielt die Zusatzbezeichnung *Thrombangiitis obliterans*.

Immunpathologisch findet man im Serum eine Erhöhung des Komplementfaktors C4 sowie eine Verminderung des Histokompatibilitätsfaktors HLA $\frac{1}{4}$ cm B $\frac{1}{8}$ quad 12 [2] (unspezifische Veränderungen). Histologisch erkennt man im Frühstadium eine fibrinoide Verquellung der Intima mit Ablagerungen von neutrophilen polymorphkernigen Zellen und Makrophagen. Hierdurch wird eine Stase des Blutdurchflusses erzeugt; die Folgen sind Thrombosen. Die Organisation dieser thrombotischen Verschlüsse bewirkt, daß das Gefäßlumen vollständig von zellarmen Fasergewebe ausgefüllt wird. Durch diese Veränderungen ist im Stadium der Organisation eine eindeutige Abgrenzung gegenüber anderen peripheren arteriellen Verschlußkrankheiten oder einer peripheren arteriellen Thromboembolie nicht immer möglich. Allerdings sind im Gegensatz zur Arteriosklerose bei der Endangiitis obliterans die Gefäße meist herdförmig betroffen, außerdem sind selten Gefäßverkalkungen anzutreffen (entzündliche Arteriosklerose).

11.1.2 Häufigkeit

Die Endangiitis obliterans ist eine seltene Erkrankung. Aus Sektionsmaterial ergibt sich, daß ca. 2% aller peripher-arteriellen Verschlußkrankheiten mit einer Endangiitis zusammenhängen. Bei 40% aller Patienten mit Endangiitis obliterans findet man eine Phlebitis migrans [3].

11.1.3 Risikofaktoren

Betroffen sind häufig jüngere Männer bis 40 Jahre, gesichert ist eine spezifische Reaktionsform auf exogene Noxen, vor allem Nikotin. Außerdem findet man gehäuft Patienten mit Kältetraumen und häufigen chronischen Infekten in der Anamnese.

11.1.4 Lokalisation und Klinik

Als erstes Symptom zeigt sich häufig eine segmentale oberflächliche Thrombophlebitis an Armen und Beinen wie bei einer Phlebitis saltans. Subkutane Knötchen können in Erscheinung treten wie

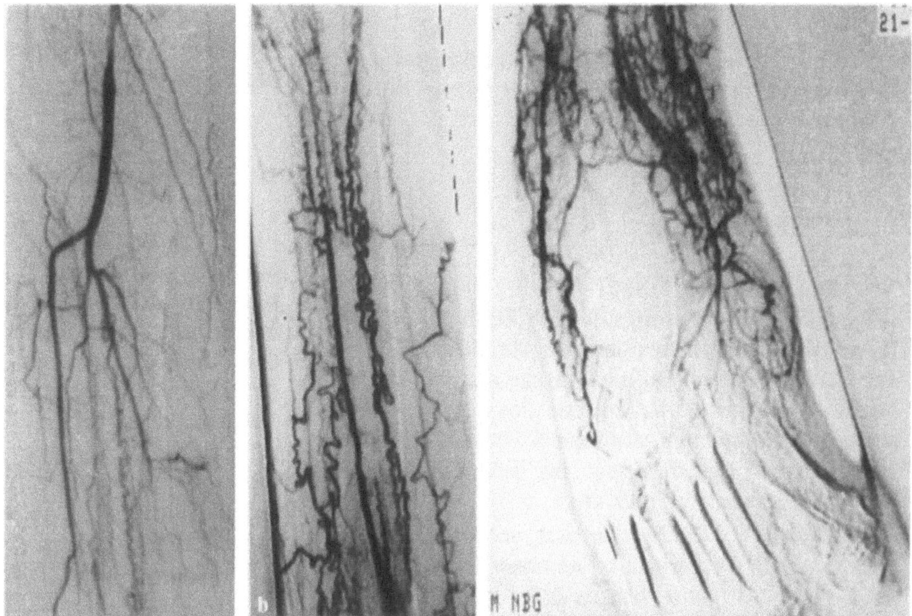

a c

Abb. 11.1a–c. Endangiitis obliterans. 32jähriger Patient, seit 15 Jahren Raucher, deutliche Druckschmerzhaftigkeit des distalen Unterschenkels: Segmentale Verschlüsse der A. tibialis posterior und A. fibularis distal, korkenzieherartig veränderte Vasa vasorum. **a** Unterschenkel proximal, **b** Unterschenkel distal, **c** Fußarterien mit Okklusion des Arcus plantaris

bei einem Erythema nodosum. Tiefe Beinvenenthrombosen sind selten. Bei arteriellem Befall findet man frühe trophische Störungen an den Akren und im Bereich von Nagelfalz und Fußrücken sowie deutliche Störungen der Sensibilität mit Taubheitsgefühl vor allem im Vorfußbereich (Befall des Arcus plantaris). Die Patienten klagen oft über eine deutliche Druckempfindlichkeit der peripheren Gefäße (Abb. 11.1). Klinisch müssen Diabetes mellitus, Hyperlipidämien und Gerinnungsstörungen ausgeschlossen werden, außerdem Herzrhythmusstörungen, Herzklappenerkrankungen sowie Aortenaneurysmen (Emboliequellen).

11.1.5 Diagnostik

Angiographisch findet man segmentale periphere Gefäßverschlüsse entsprechend dem segmentalen Gefäßbefall, korkenzieherartige Kollateralen aus den Vasa vasorum sowie das sog. Perlschnurphänomen mit symmetrischen, gleichförmigen, mehrbogigen Begrenzungen der kontrastierten Unterschenkelarterien. Die Doppler Untersuchung sagt wenig über das Stadium der Erkrankung aus, da die Werte gegenüber Gefäßgesunden nur wenig verändert sind. Die serologische Diagnostik ist unspezifisch verändert (s. oben).

11.1.6 Therapie

Absolute Nikotinkarenz ist oberstes Gebot. Eventuell notwendig sind die Gabe von Thrombozytenaggregationshemmern, eine Antikoagulation oder die symptomatische Behandlung der Ruheschmerzen und der möglicherweise vorhandenen peripheren Beinödeme bei venösem Befall.

11.1.7 Prognose

Der Verlauf ist schubweise, die Prognose gut, da die zerebralen und kardialen Gefäße sehr selten mitbefallen sind. Bei völliger Beseitigung der Noxen ist ein Stillstand der Erkrankung zu erwarten, evtl. ist sogar ein Ausbrennen der Krankheit möglich.

11.2 Periarteriitis nodosa

(Panarteriitis nodosa, Polyarteriitis nodosa, Morbus Kussmaul-Maier)
Häufigkeit und Lokalisation:

- nicht alters- oder geschlechtsspezifisch,
- kleine Arterien,
- parenchymatöse Organe.

Röntgenbefunde:
- Angiographie von Niere oder Pankreas,
- Mikroaneurysmen und granulomatöse Gefäßstenosen.

11.2.1 Definition

Die Periarteriitis nodosa ist eine entzündliche, nekrotisierende Panangiitis mit Bevorzugung der Kapillaren und Arteriolen aus dem Formenkreis der Kollagenosen. Je nach Schwerebild der Erkrankung können alle Organe des Körpers befallen sein wie bei einer schweren Systemerkrankung.

Histopathologisch kann die Erkrankung in 3 Stadien eingeteilt werden [4]:
- Stadium I: Es finden sich sekretförmige, fibrinoide Nekrosen an der Intima und Media der Arterien.
- Stadium II: Das fibrinoide Material wird resorbiert, es bildet sich Granulationsgewebe mit den typischen Knötchen in der Adventitia; das Gefäßlumen wird hierdurch fast vollständig verschlossen.
- Stadium III: Das vernarbte Granulationsgewebe, das Gefäßlumen ist durch Narbengewebe verschlossen.

Auffallend ist eine Bevorzugung der Bifurkationen kleiner Gefäße. Bis zu 70% der Patienten zeigen HBs-Antigene oder Anti-HBs-Antikörper im Blutserum, außerdem lassen sich Immunkomplexe mit HBs-Antigen in den Gefäßwänden der Arterien nachweisen.

11.2.2 Häufigkeit

Die Periarteriitis nodosa ist eine seltene Erkrankung, die praktisch in jedem Lebensalter auftreten kann und beide Geschlechter gleich häufig betrifft. Nach Godeau et al. [5] findet man bei 60% der Fälle Myalgien, Arthralgien und Polyneuropathien. Hautveränderungen zeigen sich bei 36%, Lungenveränderungen bei 21%. Die Häufigkeit des Nierenbefalls wird sehr unterschiedlich angegeben und liegt zwischen 20 und über 80%. [4].

11.2.3 Risikofaktoren

Anamnestisch findet man gehäuft eine Allergieanamnese (Medikamente, Asthma bronchiale) sowie HBs-Antigene oder Anti-HBs-Antikörper im Serum. Beide Geschlechter sind gleich häufig betroffen.

11.2.4 Lokalisation und Klinik

Da grundsätzlich die Arteriolen und Kapillaren aller Organe betroffen sein können, ist das klinische Bild oft sehr variabel. Als Frühsymptom findet man gehäuft kleinknotige Hautveränderungen, im Gegensatz zur Endangiitis jedoch keine druckschmerzhaften Gefäße. Häufig dominieren Allgemeinsymptome einer schweren Erkrankung mit Fieber, Appetitlosigkeit, Gelenk- und Muskelschmerzen. Bei Befall der Nierengefäße zeigt sich klinisch eine nekrotisierende Glomerulonephritis mit Hämaturie und Proteinurie. Sind die Abdominalgefäße befallen, haben die Patienten blutige Durchfälle und Darmkoliken, als schlimmste Komplikation einen Mesenterialinfarkt. Bei Mitbeteiligung der Koronararterien kommt es zur Angina pectoris mit Herzrhythmusstörungen, evtl. zu Infarkten (keine Endokarditis wie bei rheumatischem Fieber oder Lupus erythematodes!). Sind die Vasa nervorum befallen, finden sich polyrheumatische Beschwerden mit motorischer Schwäche und Parästhesien; Krampfanfälle und Insulte sind bei zerebraler Manifestation möglich. Bei Lungenbefall sind Hämoptysen zu beobachten, im Röntgenbild erkennt man kleine, flaue herdförmige Verschattungen (Differentialdiagnose: Miliartuberkulose oder andere granulomatöse Erkrankungen). Einen klassischen Krankheitsverlauf der Periarteriitis nodosa gibt es nicht!

11.2.5 Diagnostik

Angiographisch findet man bei der selektiven Nierenangiographie Mikroaneurysmen und granulomatöse Gefäßstenosen an den kleinen und mittelgroßen Gefäßen. Die endgültige Diagnose erfolgt mittels Biopsie der befallenen Organe. Auch eine Biopsie der knotigen Hautveränderungen kann zur Diagnose führen.

11.2.6 Therapie

Eine kausale Therapie gibt es nicht. Die Behandlung kann nur symptomatisch durchgeführt werden und muß so frühzeitig wie möglich beginnen. Die Mittel der Wahl sind Kortikosteroide, eine

Langzeitbehandlung ist immer notwendig, um eine Progredienz der Erkrankung so lange wie möglich hinauszuzögern. Durch zusätzliche Gabe von Zytostatika (Cyclophosphamid) kann die Kortisonmenge verringert werden.

11.2.7 Prognose

Die Prognose der Periarteriitis nodosa ist schlecht: Die Erkrankung kann innerhalb weniger Monate nach Auftreten der ersten Beschwerden zum Tode führen. Je häufiger Rezidive auftreten und je mehr gastrointesinale Gefäße betroffen sind, desto schlechter ist die Gesamtprognose. Bei einem rezidivfreien Intervall von einem Jahr sind Rückfälle selten [6]. Bei persistierender Periarteriitis nodosa kann die 5-Jahres-Überlebensrate durch kombinierte Therapieformen gegenüber einer Kortisonmonotherapie von 13 auf über 50% verbessert werden [7].

11.3 Riesenzellarteriitis

(Arteriitis temporalis, Arteriits cranialis, Horton-Magath-Brown-Syndrom)
Häufigkeit und Lokalisation:

- Patienten älter als 60 Jahre,
- Arteria temporalis superficialis,
- schmerzhafte, tastbar verhärtete Gefäße.

Röntgenbefunde:

- langstreckige Gefäßstenosen zur Lokalisation der Biopsiestelle,
- selektive Angiographie der A. temporalis superficialis.

11.3.1 Definition

Die Riesenzellarteriitis ist eine entzündliche, proliferativ-granulomatöse Panangiitis, die vor allem die arteriellen Gefäße kranial des Aortenbogens betrifft (A. temporalis!), aber auch an Koronargefäßen und selten an peripheren Gefäßen auftreten kann. Histopathologisch werden Gefäße mit muskulärer Wandstruktur befallen, die Elastica interna wird zerstört, an den Bruchstücken lagern sich Riesenzellen an, die Intima zeigt fibrinoide Nekrosen. Die zunehmende Verdickung der Intima kann zu vollständigen Gefäßverschlüssen führen. Eine immunpathologische Genese ist wahrscheinlich, spezifische Antikörper wurden bisher jedoch nicht gefunden. Der Nachweis von IgM und C3-Antikörpern in den Gefäßwänden gelingt auch bei altersbedingter Arteriosklerose. Man nimmt jedoch an, daß im Rahmen des normalen menschlichen Alterungsprozesses diese Antikörper immunologische Mechanismen in Gang setzen, die zum Krankheitsbild der Riesenzellarteriitis führen [8].

11.3.2 Häufigkeit

Die Riesenzellarteriitis ist eine seltene Erkrankung. Sie tritt vorzugsweise bei älteren Menschen über 60 Jahre auf, beide Geschlechter sind gleich häufig betroffen.

11.3.3 Risikofaktoren

Spezifische Risikofaktoren, wie sie häufig bei anderen entzündlichen Gefäßerkrankungen gefunden werden, sind bei der Riesenzellarteriitis nicht bekannt (Nikotin, chronisch rezidivierende Infektionen, Allergien).

11.3.4 Lokalisation und Klinik

Am häufigsten befallen sind die A. temporalis superficialis, die Occipitalis und die A. facialis. Ein typischer Befund ist die verhärtete, druckschmerzhafte, knotig tastbare, pulslose A. temporalis. Bei 50% der Patienten findet man eine „jaw claudication“ als zusätzliches Beschwerdebild, verbunden mit brennenden Schmerzen temporal und im Stirnbereich. Ist die A. ophthalmica oder die A. centralis retinae mitbefallen, kann ein akuter, irreversibler Visusverlust auftreten, abhängig vom Schweregrad der Ischämie des N. opticus. Allgemeine ischämiebedingte neurologische Symptome zeigen sich bei dem seltenen Mitbefall der A. carotis interna. Sehr selten können auch die supraaortalen Hauptgefäße mitbetroffen sein, vor allem die A. subclavia, meist beidseits; klinisch imponiert dann eine allgemeine Schwäche in den Armen mit vermehrten Muskelschmerzen bei körperlicher Tätigkeit (Claudicatio der Arme). Bisweilen findet man auch ein Raynaud-Phänomen (Abb. 11.2).

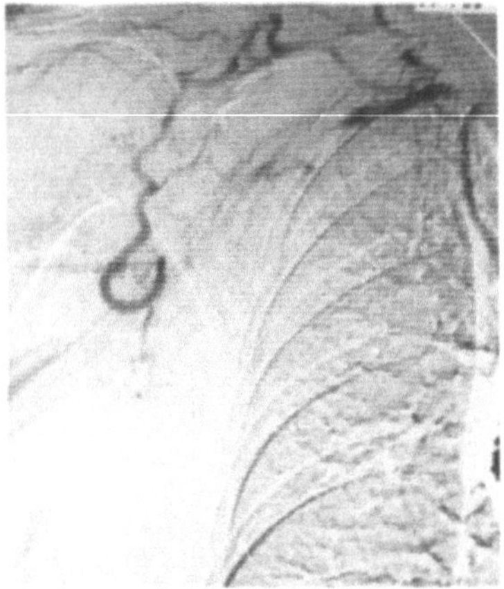

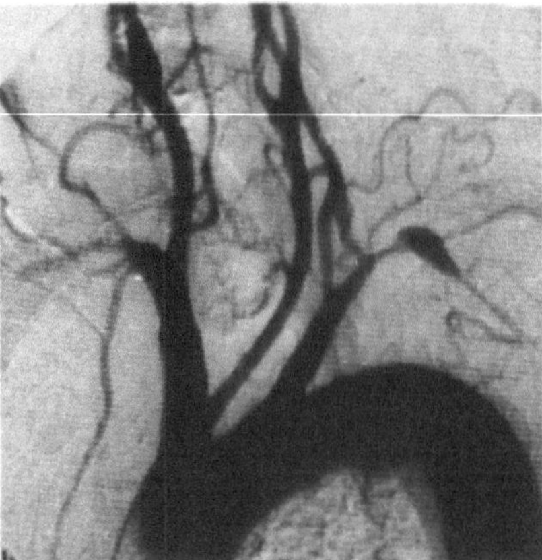

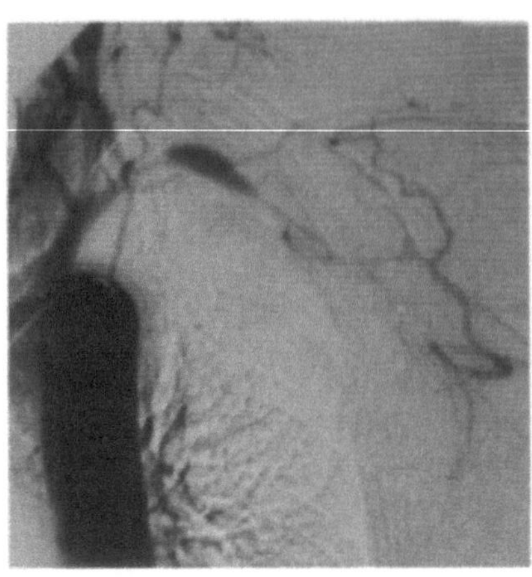

a b c

Abb. 11.2a–c. Riesenzellarteriitis. 68jährige Patientin, seit 2 Jahren zunehmende Schwäche beider Arme mit Muskelschmerzen: langstreckige Stenosen der A. subclavia beidseits, distal der Abzweigung der A. vertebralis, rechts distal der A. carotis communis; periphere Gefäßkontrastierung über Kollateralen, keine Arteriosklerosezeichen

11.3.5 Diagnostik

Eine Indikation zur Angiographie ergibt sich nur bei einem Befall der großen Gefäße. Man findet dann langstreckige Gefäßstenosen oder Verschlüsse ohne Zeichen der Arteriosklerose. Eine Indikation zur Angiographie der A. temporalis ist aufgrund der typischen Beschwerdesymptomatik nur selten gegeben, evtl. aber zur genauen Lokalisation der Biopsiestelle. Die endgültige Diagnose muß über lange Gefäßbiopsien erfolgen, da häufig die Veränderungen nur umschrieben bei der histologischen Aufarbeitung zu finden sind.

11.3.6 Therapie

Eine kausale Therapie ist nicht möglich. Initial gibt man hohe Dosen von Kortikosteroiden, um eine Augenbeteiligung zu verhindern. Bei einer Langzeitbehandlung muß auf die systemischen Nebenwirkungen der Kortisontherapie geachtet werden. Bei langstreckigen Gefäßverschlüssen sind zusätzlich gefäßchirurgische Eingriffe indiziert.

11.3.7 Prognose

Beim typischen isolierten Befall der A. temporalis und unter frühzeitiger Behandlung ist die Prognose gut, eine Progredienz ist nicht zu erwarten. Ohne Behandlung und besonders bei Befall der A. ophthalmica ist eine Amaurose möglich, da in ca. 30% ein beidseitiger Augenbefall vorliegt.

11.4 Takayasu Disease

(Aortenbogensyndrom, Pulsless disease, unspezifische Aortoarteriitis)

Häufigkeit und Lokalisation:

- junge Frauen,
- Pulslosigkeit der Arme,
- Augenhintergrundveränderungen.

Röntgenbefunde:

- Aortenbogenverschlüsse und Stenosen,
- Stenosen glatt und lang,
- Nieren- und Mesenterialarterienbefall.

11.4.1 Definition

Die Erkrankung wurde erstmals 1908 von Takayasu als eigenständiges Krankheitsbild beschrieben, und zwar als eine unspezifische, chronisch entzündliche Gefäßerkrankung mit Befall der Aorta und seiner Hauptäste, morphologisch ähnlich der Riesenzellarteriitis. Makroskopisch zeigen die betroffenen Gefäße eine ausgeprägte Wandverdickung mit perivaskulären Sklerosen und Adhäsionen an die umgebenden Bindegewebsstrukturen. Die innere Oberfläche ist grau-weißlich verändert, Thrombosen sind selten. Die betroffenen Gefäßabschnitte lassen sich gegenüber den nicht befallenen deutlich Abschnitten abgrenzen. Der stenosierende Prozeß läuft ohne Veränderung des äußeren Gefäßdurchmessers ab. Häufig zeigen sich poststenotische Dilatationen der Aorta; Gefäßrupturen und Dissektionen sind selten. Histopathologisch findet man chronisch entzündliche Gefäßwandveränderungen, die von außen nach innen fortschreiten und zu einem Gefäßverschluß führen. Die Adventitia ist dabei mit kollagenem Bindegewebe ausgefüllt, Entzündungszellen lassen sich nicht nachweisen, fibrinoide Nekrosen sind selten.

11.4.2 Häufigkeit

Die Takayasu Disease ist eine seltene Erkrankung, die gehäuft in Japan, China und anderen asiatischen Ländern auftritt, in Europa vor allem im Mittelmeerraum. Überproportional häufig ergibt die Anamnese eine Tuberkulose sowie eine unspezifische Lymphadenitis. Frauen sind deutlich häufiger als Männer betroffen; die Patientinnen sind meist jünger als 40 Jahre.

11.4.3 Risikofaktoren

Als Risikofaktoren können eine Tuberkuloseanamnese sowie chronische Streptokokkeninfektionen in Betracht gezogen werden.

11.4.4 Lokalisation und Klinik

Der Aortenbogen und die von ihm abgehenden großen Gefäße sind in 70% der Fälle betroffen; an der A. carotis communis reichen die meist hochgradigen Stenosen oder Verschlüsse bis zur Karotisgabelung. Nach einer Klassifikation von *Lupi Herrera* [10] können 4 verschiedene Typen des Gefäßbefalls unterschieden werden.

- Typ I: Aortenbogen und supraaortale Hauptgefäße,
- Typ II: Befall der Aorta descendens,
- Typ III: Befall des Aortenbogens und der Aorta descendens,
- Typ IV: Befall der Pulmonalarterien (ca. 2%).

Sind die Nierenarterien mitbetroffen, entsteht ein renovaskulärer Hochdruck der unbehandelt zum Tode führen kann.
Klinisch lassen sich 2 Phasen unterscheiden:

1. Frühe okklusive Phase mit Allgemeinsymptomen wie Fieber, Gewichtsverlust, Myalgien und Arthralgien. Man denkt dabei zunächst an ein allgemeines rheumatisches Krankheitsbild. Befallene, tastbare Gefäße sind druckdolent.
2. Okklusive Phase mit manifesten klinischen Symptomen: deutliche Blutdruckunterschiede an beiden Armen, belastungsabhängige Muskelschmerzen im Schultergürtelbereich (Claudicatio der Arme) bei Befall der A. axillaris und A. subclavia, keine tastbaren Radialispulse, unilaterales Raynaud-Phänomen (Abb. 11.3). Sind die Karotisgefäße mitbetroffen, leiden die Patienten unter teils massivsten Ischämien. Der Befall der A. renalis verursacht einen malignen renovaskulären Hochdruck.

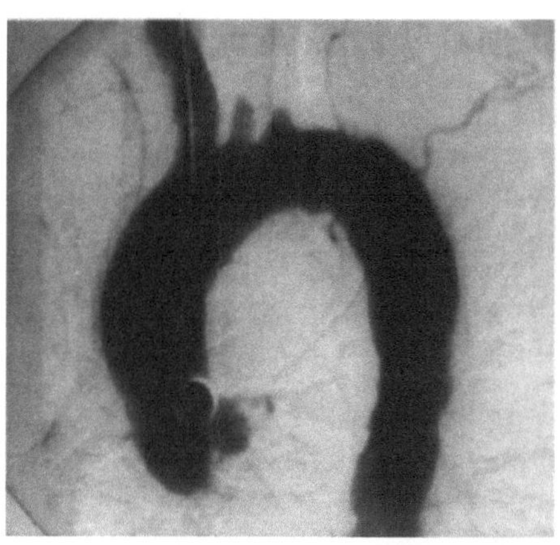

Abb. 11.3. Takayasu Disease Typ I (nach Herrera). 32jährige Patientin mit Pulslosigkeit des linken Armes, Hemiparese rechts nach ischämischer Attacke: vollständige, glatt begrenzte Verschlüsse der A. subclavia und A. carotis communis links, kompensatorisch erweiterte A. anonyma

11.4.5 Diagnostik

Die Diagnose erfolgt primär angiographisch mit Darstellung des Aortenbogens und der Aorta descendens. Dabei müssen immer die gesamte thorakale und abdominelle Aorta und die von ihr ausgehenden Hauptäste untersucht werden. Neben kompletten Gefäßverschlüssen erkennt man parallel stenosierte und ektatische Aortenwandveränderungen. Die Assoziation des Aortenbefalls und des Befalls der Pulmonalarterie ist für diese Erkrankung pathognomonisch. Die endgültige Diagnosesicherung und Abgrenzung zur Riesenzellarteriitis sollte jedoch histologisch durch Biopsien der Gefäßwand oder intraoperativ im Rahmen eines gefäßchirurgischen Eingriffs erfolgen.

11.4.6 Therapie

Die Behandlung richtet sich nach der klinischen Symptomatik. Chirurgische Maßnahmen sind indiziert bei ausgeprägten zerebralen Ischämien und bei Befall der Nierenarterien. Die Therapieform der Wahl ist die Bypassoperation, Endarteriektomien sind wegen der perivaskulären Fibrose nicht durchführbar. Medikamentös gibt man Kortikosteroide, evtl. in Verbindung mit Cyclophosphamid. Hierbei sind nicht immer Erfolge zu erzielen, eine Verbesserung des krankhaften Gefäßzustandes wird nicht erreicht, lediglich die Progression wird verlangsamt.

11.4.7 Prognose

Bei Befall der A. carotis communis ist die Prognose durch die zerebralen Ischämien schlecht, bei Befall der Nierengefäße kann die maligne Hypertonie zum Tode führen, bei dem sehr seltenen Befall der Mesenterialgefäße droht ein Darminfarkt.

Literatur

1. Camilleri JP, Bruneval P (1988) The vasculitis syndromes in aorta and large arteries. In: Camilleri JP, Berry CL, Fiessinger JN, Bariéty J (eds) Diseases of the arterial wall. Springer, Berlin Heidelberg New York, pp 457–470
2. Bariéty J, Jacquot C (1988) The vasculitis syndromes in small-and medium-sized vessels. In: Camilleri JP, Berry CL, Fiessinger JN, Bariéty J (eds) Diseases of the arterial wall. Springer, Berlin Heidelberg New York, pp 423–449
3. Bollinger A (1980) Schmerzen bei Erkrankungen der Gefäße. In: Hegglin R, Siegenthaler W (Hrsg) Differentialdiagnose Innerer Krankheiten. Thieme, Stuttgart, S 276–279
4. Fiessinger JN, Cornier JM (1988) Principles of diagnosis and therapeutic approach. In: Camilleri JP, Berry CL, Fiessinger JN, Bariéty J (eds) Diseases of the arterial wall. Springer, Berlin Heidelberg New York, pp 482–488
5. Godeau P, Bletry O, Garin JL et al (1979) Problèmes d'actualité. Sem Hop Paris 55:347–353
6. Kazatchkine MD, Seifert PS, Nydegger UE (1988) Immunological processes in the vascular wall. In: Camilleri JP, Berry CL, Fiessinger JN, Bariéty J (eds) Diseases of the arterial wall. Springer, Berlin Heidelberg New York, pp 391–419
7. Liu YQ, Ling J, Wang ZL (1990) Intravenous digital substraction angiography in patients with aorta-artriitis (Takayasu's). Cardiovasc Intervent Radiol 13 (2):83–87
8. Maurer P, Becker HM et al (1986) What is new in angiology. Zuckschwert, München, pp 249–276
9. Schinz HR et al (1988) Lehrbuch der Röntgendiagnostik Bd 2, Teil 2. Thieme, Stuttgart
10. Sandritter W, Thomas C (1977) Makropathologie. Lehrbuch und Atlas. Schattauer, Stuttgart
11. Sandritter W, Thomas C (1977) Histopathologie. Lehrbuch und Atlas. Schattauer, Stuttgart
12. Schoop W (1988) Praktische Angiologie. Thieme, Stuttgart
13. Stanson AW et al (1990) Roentgenographic findings in major vasculitis syndromes. Rheum Dis Clin North Am 16 (2):293–308
14. Wallner B, Kratzsch G, Friedrich JM, Roth J (1989) Die intraarterielle DSA der Handarterien in der Diagnostik entzündlicher Bindegewebserkrankungen. Röntgen Fortschr 151 (5):565–568
15. Zeitler E (1976) Das Perlschnurphänomen bei Arteriographie der Extremitätenarterien. In: Zeitler E (Hrsg) Aspekte der Extremitätenangiographie, Bd 34. Huber, Stuttgart, S 110–112

12 Aneurysmen und dilatative Angiopathie

E. ZEITLER und F.H.W. HEUCK

INHALT

12.1 Einleitung und Definitionen

Aneurysmen sind lokale, oft thrombosierte und sackförmige Ausweitungen von Aorta oder Arterien. Formal können (Abb. 12.1) das Aneurysma verum, spurium und dissecans unterschieden werden [1, 15, 17, 18, 27, 64, 78, 86].

Das Aneurysma verum gibt es kugelförmig, spindelförmig und als fusiforme Entwicklung (Abb. 12.2). Während die generalisierte Ektasie insbesondere der Aorta Ausdruck der Physiosklerose im hohen Alter ist und sich bei Patienten mit arterieller Hypertonie stärker entwickelt als bei Patienten mit normotonen Blutdruckwerten, gibt es auch Formen der Dilatation von Aorta und Arterien, die entweder Folge kongenitaler oder erworbener Medianekrosen oder zystischer Mediaveränderungen darstellen. An der Aorta ist dies den Pathologen als „Erdheim-Gsell-Medianekrose“ bekannt [41, 55, 59].

Bei der idopathischen Medianekrose Erdheim-Gsell wird ein Untergang aller Komponenten der Media (Kollagen, Muskulatur und Elastika) und die Umwandlung in größere Zysten mit mukoidem Inhalt bei intakter elastischer Struktur der Umgebung beschrieben, beim Marfan-Syndrom dagegen kleinere mukoide Zysten in der Media bei generell fragmentierten elastischen Strukturen. Nach Leu [41] sollen beide Formen morphologischer Veränderungen sowohl beim Marfan-Syndrom als auch bei der Medianekrose Erdheim-Gsell vorkommen.

Marfan-Syndrome in diesem Sinne fand Leu in 3,4% der Fälle. Röntgenologisch kann sowohl bei CT-Untersuchungen als auch bei der Angiographie diese kongenitale Form der dilatativen und kongenitalen Angiopathie (Erdheim-Gsell) wie auch das Marfan-Syndrom lediglich als Ektasie oder als Dissektion der Aorta erfaßt werden, wenn sie die Ursache für eine akute bzw. subakute Dissektion darstellt. Beim Marfan-Syndrom sind die klinisch erfaßbaren konstitutionellen Veränderungen führend für die Diagnose. Es kann nicht nur zur Dissektion, sondern auch zur Ruptur mit akutem Tod kommen.

Leu [41] fand Aortenaneurysmen in 4,8% unter 7262 Autopsien bei 217 Patienten. Insgesamt war auffällig, daß bei 11% der Patienten im Sektionsgut multiple Aneurysmen beobachtet wurden. Das Verhältnis der Häufigkeit von Männern zu Frauen war im Zürcher Sektionsgut 2:1 [41] und in Hannover 9:1 [55].

Unabhängig von den histologischen Besonderheiten können Aneurysmen nach ihrer Lokalisation oder nach ihrer Genese eingeteilt werden. Häufige Lokalisation arterieller Aneurysmen:

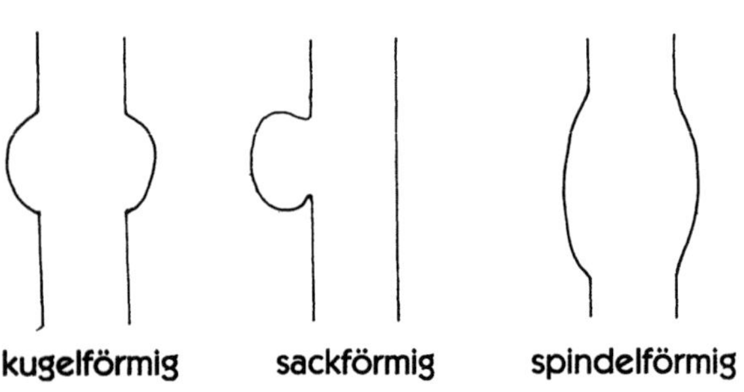

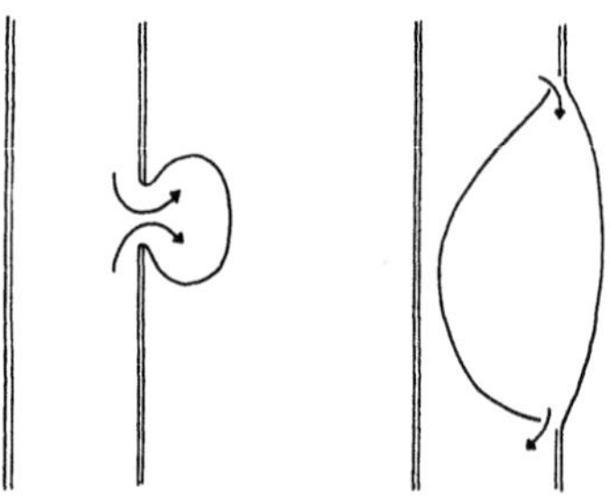

Abb. 12.1a,b. Aneurysmaformen: **a** Aneurysma verum. **b** Aneurysma spurium und Aneurysma dissecans

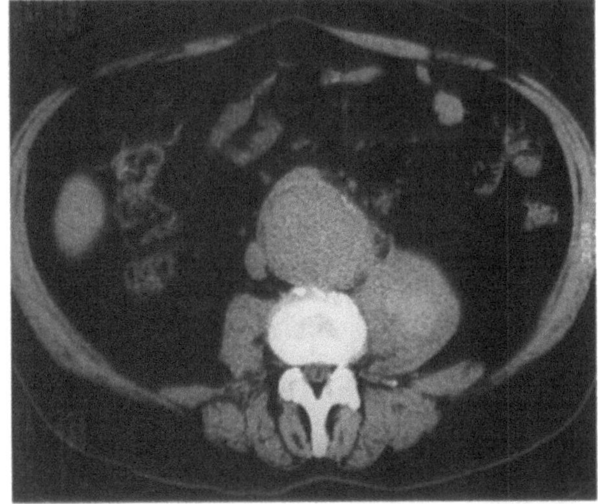

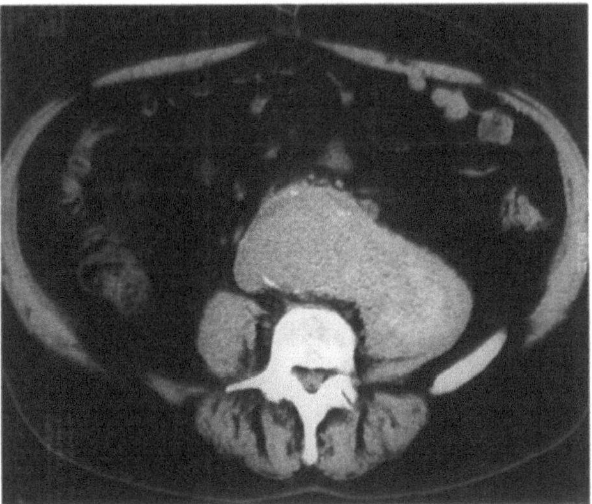

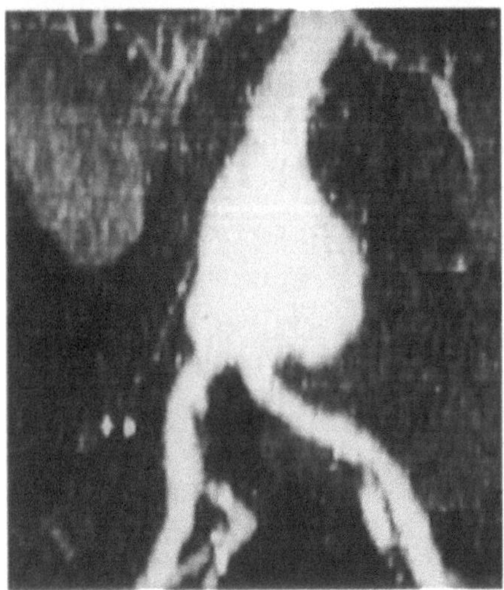

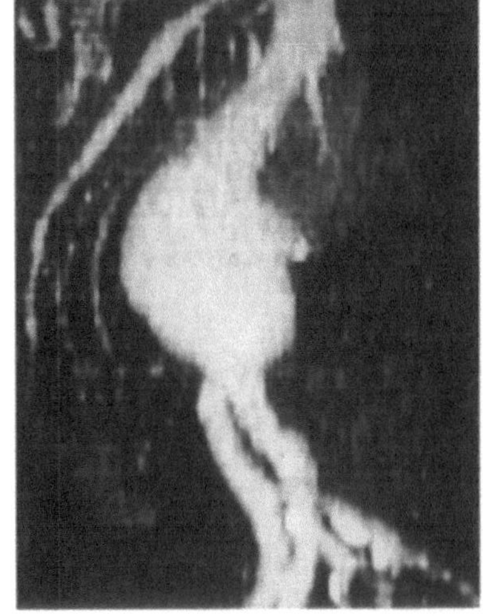

Abb. 12.2a–d. Infrarenales abdominales Aortenaneurysma mit mehrzeitig gedeckter Perforation nach links-dorsal ins Retroperitoneum. **a, b** Axiale Computertomogramme. **c, d** Sekundäre Rekonstruktionen in 2 Ebenen nach Spiral-CT-Technik mit Darstellung der abgehenden Nieren- und Mesenterialarterien und Dokumentation der Beckenarterien

- Aorta,
- Hirnarterien,
- A. poplitea,
- Beckenarterien,
- andere Extremitätenarterien,
- Intestinalaterien.

Ätiologie der Aneurysmen:

- Arteriosklerose,
- Medianekrose,
- Trauma,
- Lues,
- kongenital,

- entzündlich-iatrogen,
- (postoperativ, nach Transplantation, nach Katheterisation).

Das Schicksal der Patienten mit einem oder mehreren Aneurysmen oder einer diffusen Aneurysmatose (s. Abschn. 12.8) wird nachhaltig von den Komplikationen bestimmt.

Komplikationen von Aneurysmen:

- Thrombose,
- Embolie,
- Ruptur,
- Blutung (subarachnoidal, gastrointestinal),
- arteriovenöse Fistel.

Besonders bei Aortenaneurysmen und Aneurysmen der Hirnarterien kann die Letalität, an einer Aneurysmakomplikation zu sterben durch die Diagnose im asymptomatischen Stadium oder beim ersten Auftreten von Symptomen nachhaltig beeinflußt werden.

Die Diagnose mit bildgebenden Diagnoseverfahren, insbesondere der Angiographie und seit den 80er Jahren auch den digitalen Schnittbildsystemen (axiale Computertomographie und Kernspintomographie), hat an den großen Erfolgen der modernen Aneurysmachirurgie einen nicht geringen Anteil [1, 6, 7, 13, 17, 18, 34, 42, 44, 56, 74, 85, 89].

In Abhängigkeit von der Lokalisation haben die verschiedenen bildgebenden Systeme in den letzten 10 Jahren zunehmende Bedeutung bei der Frühdiagnose von Aneurysmen erfahren.

Bildgebende Systeme zur Diagnostik von Aneurysmen:

Perkutaner Ultraschall (US)
transösophagealer Ultraschall (TES)
Computertomographie (CT)
konventionelle Angiographie (KA)
digitale Subtraktionsangiographie (DSA)
Kernspintomographie (KST)
magnetische Resonanzangiographie (MRA).

Dabei ist die Aussagefähigkeit im Hinblick auf die präzise Differentialdiagnose des gefäßpathologischen Befundes, seiner Operabilität und für die Operations- bzw. Therapieplanung durchaus nicht gleich gut mit den nichtinvasiven Screeningmethoden (US; KST, MRA) wie mit den invasiven Techniken der röntgenologischen Gefäßdiagnostik mit Katheter und Kontrastmittelangiographie (KA; DSA). Die klinische Symptomatik wie auch das therapeutische Spektrum der Behandlungsmöglichkeiten und deren Prognose wird vor allem von der Aneurysmalokalisation (Tabelle 12.1) bestimmt.

Tabelle 12.1. Lokalisation von Aneurysmen. (Nach Leu 1996 [417])

Aortenaneurysmen	[%]
Aorta abdominalis	65,0
Aorta ascendens	13,0
Aorta descendens thoracica	7,0
Aortenbogen	6,5
Aorta descendens thoracica + abdominalis	7,5
Sinus Valsalvae	1,0
Arterielle nichtzerebrale Aneurysmen	
A femoropoplitea	38,0
A iliaca	40,0
Extrakranielle A carotis	6,0
A subclavia	4,0
Andere Arterien	7,0

Tabelle 12.2. Lokalisation von intrazerebralen Aneurysmen mit SAB (n = 6368). (Nach Locksley 1966 [43])[%]

A. carotis interna	38,1
A. cerebralis anterior	36,1
A. cerebri media	20,9
A. cerebri posterior	0,9
A. basilaris	2,8
davon	
A. communicans anterior	30,3
A. communicans posterior	25,0
Bifurkation	
A. carotis interna	4,5

Bei den intrazerebralen Aneurysmen müssen die kongenitalen singulären von den arteriosklerotischen unterschieden werden. Ihre Verteilung gibt Tabelle 12.2 wieder [43].

12.2 Abdominales Aortenaneurysma

Sowohl die operative (Antyllus) als auch die konservative Behandlung mittels Kompression (Guy de Chaulliac) zur Therapie von Aneurysmen sind nach Kremer [37] bereits im 13. und 14. Jahrhundert n.Chr. praktiziert worden.

Nach Sektionsstatistiken werden Aortenaneurysmen in 3–5% beobachtet. Das abdominale Aortenaneurysma (AAA) wird in 74%, das thorakale Aortenaneurysma in 23% der Fälle in Kliniken mit herz- und gefäßchirurgischem Schwerpunkt gefunden [41, 55]. In 3–6% besteht ein thorakoabdominales Aortenaneurysma. Hierbei handelt es sich in der Mehrzahl der Fälle um dissezierende Aortenaneurysmen vom Typ De Bakey I oder III und bei einer geringeren Zahl von Patienten um isolierte sackförmige abdominale und oder fusiforme thorakale Aortenaneurysmen.

Abdominelle Aortenaneurysmen sind in der Mehrzahl der Fälle asymptomatisch bis zum Zeitpunkt der Ruptur, die ein tödliches Risiko darstellt. Erst durch die Entwicklung der modernen Gefäßchirurgie [13, 15, 17, 18, 37, 44, 50, 64, 72, 74, 77] ist es auch bei einer Ruptur durch schnelle Diagnosestellung noch sinnvoll, eine Operationstherapie einzuleiten.

Mit der Möglichkeit einer elektiven Operation durch Ausschaltung des Aneurysmas und durch einen prothetischen Gefäßersatz wurde die Angiographie auch bei unklarer Symptomatik immer häufiger ausgeführt und der elektiven Operation von Aneurysmen eine klare Indikationsbasis gegeben [27, 42, 45, 73, 77, 86].

Pulsierender Tumor in abdomine, lumbalgiforme Schmerzen mit Wirbelarrosion, periphere Embolien in den Beinarterien und die Existenz einer Claudicatio intermittens (Fontaine-Stadium II der peripheren aVK) wurden als Indikationen zur konventionellen Angiographie erklärt. Neben den klinisch erfaßbaren Gefäßobliterationen wurden häufig und überraschend Aortenaneurysmen diagnostiziert. Daraus resultierte [74], daß die Zahl der asymptomatisch operierten AAA von 63% vor 1959 auf 83% im Jahr 1985 anstieg. Trotzdem war im gleichen Zeitraum die Zahl operierter rupturierter Aortenaneurysmen nur von 19 auf 12% gesunken. Im gleichen Zeitraum sank die perioperative „30-Tage-Letalität" bei asymptomatischen AAA von 20,2 auf 4,5% und bei symptomatischen von 45,1 auf 9,1%, während das Letalitätsrisiko rupturierter AAA mit ca. 60% unverändert schlecht geblieben ist (Tabelle 12.3).

Die Nürnberger Arbeitsgruppe um Raithel [40, 50] konnte zeigen, daß die perioperative Letalität stark vom Alter der Patienten beeinflußt wird (Tabelle 12.4).

Obwohl heute das Alter als Risikofaktor keine Kontraindikation für die Operation von Aortenaneurysmen mehr bedeutet, fordern sie eine sorgfältige präoperative Vorbereitung, wenn durch DSA und CT eine freie Ruptur sicher ausgeschlossen werden kann. Diese eindeutigen Analysen *gefäßchirurgischer Arbeitsgruppen* besagen, daß es nicht ausreicht, mit Ultraschall oder MRA die Verdachtsdiagnose „Aneurysma" zu stellen, sondern daß sie differenzierte Informationen für die Operationsplanung, aber auch eine semiinvasive interventionelle medizinische Therapie benötigen, um das Operationsrisiko nachhaltig zu senken. Die 5jährige Überlebensrate von erfolgreich operierten Aortenaneurysmen entspricht annähernd einem altersentsprechenden Normalkollektiv bei außer acht gelassener Operationsletalität [39, 74]. Daraus leiten sich alle Möglichkeiten zur Weiterentwicklung der Behandlung mit Reduktion des Operationsrisikos in einem interdisziplinären kooperativen Team zwischen konservativen diagnostischen und operativen Fachrichtungen ab.

Tabelle 12.3. Änderung der perioperativen Letalität von AAA. (Nach Szilaggi u. McPharlin 1991 [74])

	asymtomatisch [%]	symptomatisch [%]	rupturiert [%]
Vor 1959	20,2	45,1	65,6
Vor 1985	4,5	9,1	60,0

Tabelle 12.4. Perioperative Letalität nach Altersgruppen. (Nach Noppeney et al 1990 [50])

	< 64 Jahre	65–74 Jahre	≥ 75 Jahre
Elekitv	0%	3,2%	0%
Symptomatisch	0%	0%	50%
Gedeckt perforiert	0%	0%	25%
Frei perforiert	5%	33,3%	50%
Anteil von Patienten am Gesamtkollektiv	30,5%	43,2%	26,3%

Es wurde gezeigt, daß sich durch Screeningprogramme mit abdominaler Sonographie bei Männern über 60 Jahren Aneurysmen im asymptomatischen Stadium in einer Häufigkeit von 2,5–6,7% der Fälle erfassen lassen [5, 30, 47, 89].

12.2.1 Bildgebende Diagnostik des abdominalen Aortenaneurysmas

Bei Patienten mit Verdacht auf Ruptur oder drohender Ruptur eines abdominalen Aortenaneurysmas bestimmt die klinische Dringlichkeit, ob im Interesse einer Therapieplanung noch Zeit für eine präoperative gezielte Diagnostik besteht oder ob eine sofortige Operation einen katastrophalen Ausgang verhindern soll. Der klinische Ablauf und die Dringlichkeit, die zur Diagnose führt, bestimmen daher das Auswahlverfahren bildgebender Diagnostik (Abb. 12.3).

In allen Fällen mit stabiler Kreislaufsituation sollte eine rasche Abklärung angestrebt werden. Die optimale präoperative Diagnostik bei symptomatischen AAA oder drohender Ruptur sind die *axiale Computertomographie mit intravenöser Kontrastmittelgabe (Spiral-CT) und die arterielle DSA.*

Abb. 12.3. Konzept rationeller bildgebender Diagnostik beim abdominalen Aortenaneurysma (AAA)

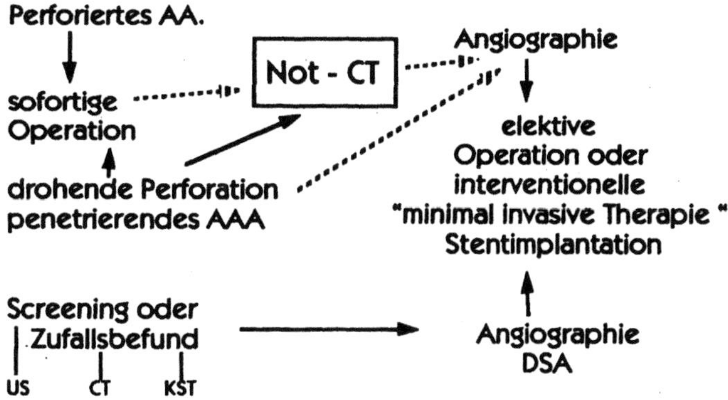

Die Computertomographie (Abb. 12.4b) hat den Vorteil einer klaren Beurteilung des Aneurysmas mit Thrombusausdehnung, Wanddicke und Erfassung einer evtl. eingetretenen Perforation inklusive der Perforationsrichtung, wie z.B. in die V. cava caudalis (Abb. 12.4c). Die Sonographie (Abb. 12.4a) kann dabei durchaus strömungsbezogene Hinweise auf einen arteriovenösen Shunt geben; jedoch bringt für die Operationsplanung erst die Angiographie in Kombination mit einem Schnittbildsystem die klare Lokalisation und Ausdehnung des Shunts bei aortokavaler Perforation [9, 56, 89] zur Darstellung.

Bei bereits eingetretener Perforation mit zumeist retroperitonealer Blutung kann es ggf. differentialdiagnostische Schwierigkeiten beim Nachweis des perforierten Gefäßes im CT geben. Wenngleich in der Mehrzahl der Patienten das abdominale Aortenaneurysma die Ursache der Perforation ist, so kann doch ein ähnliches Bild mit retroperitonealer Blutung auch durch Ruptur von intestinalen Arterien (z.B. A. iliaca, Abb. 12.5) verursacht werden. Erst die Angiographie vermag dann die Operationsplanung positiv zu beeinflussen.

Eine Erweiterung der computertomographischen Möglichkeiten hat die schnelle Spiral-CT gebracht [21, 24, 51, 68], da sie nicht nur das axiale Schnittbild mit Dokumentation der Perforation und der retroperitonealen Blutung vermittelt, sondern darüber hinaus auch die Längsausdehnung des Aneurysmas und die Nachbargefäße im Rahmen einer dreidimensionalen angiographischen Rekonstruktion zu beurteilen erlaubt (s. Abb. 12.2).

Axiale Computertomogramme sind jedoch sowohl vom Zwerchfell beginnend unter Einbeziehung der abgehenden Nieren- und Mesenterialarterien bis zum Übergang auf die Iliakalarterien in mehreren Serienschnitten erforderlich (Abb. 12.6 und 12.7). Sie erst ermöglichen die Erfassung von Organverlagerungen (z.B. Niere und Darm) wie auch die Existenz mehrerer paralleler Lumina innerhalb eines thrombosierten Aneurysmas (Abb. 12.7), die Kompression auf Nachbarorgane und die Kompression von Ureteren, Nieren sowie V. cava caudalis.

Die äußeren Konturen abdominaler Aortenaneurysmen können, wenn eine Gefäßverkalkung besteht, auch auf Nativaufnahmen in Form schalenförmiger Kalkeinlagerungen erfaßbar werden. Bei der Angiographie und den nuklearmedizinischen Methoden ist jedoch nur das freie duchströmte Lumen innerhalb der Aorta wie auch des Aneurysmas nachweisbar. Allerdings können die Angiokinematographie und die Videoaufzeichnung durch Strömungsverlangsamung auf das Aneurysma bzw. die dilatative generalisierte Angiopathie hinweisen (s. Kap. 12.9).

Die abdominale Aortographie kann in Abhängigkeit von den technischen Möglichkeiten sowohl als konventionelle (KA) als auch digitale Subtraktionsangiographie (DSA) ausgeführt werden. In den 50er Jahren wurde die hohe translumbale Aortographie [16, 17, 27, 67, 77, 86] bevorzugt. Nach Einführung der Kathetertechniken hat sich die perkutane Katheterisation der Aorta auf transbrachialem Wege vom rechten Arm aus oder transfemoral-retrograd duchgesetzt (Abb. 12.8). Die häufig geäußerten Bedenken hinsichtlich einer Thrombusablösung mit peripherer Embolie haben sich bei den modernen Führungsdrähten mit flexibler Spitze, „safety-J-guide“ oder „Terumo-guidewire“, zum Glück nicht bestätigt. Besteht kein freier arterieller Zugang oder sind Bedenken gegen eine mögliche Dissektion oder Sondierung des falschen Lumens bei dissezierendem Aortenaneurysma vorhanden, so ist gerade bei Verdacht auf Aortenaneurysmen die Möglichkeit einer DSA nach intravenöser Kontrastmittelapplikation in die V. cava cranialis nach transbrachialem Zugang gegeben.

Aus klinisch-radiologischer Sicht [89] sind im Hinblick auf das zu wählende Untersuchungsver-

a

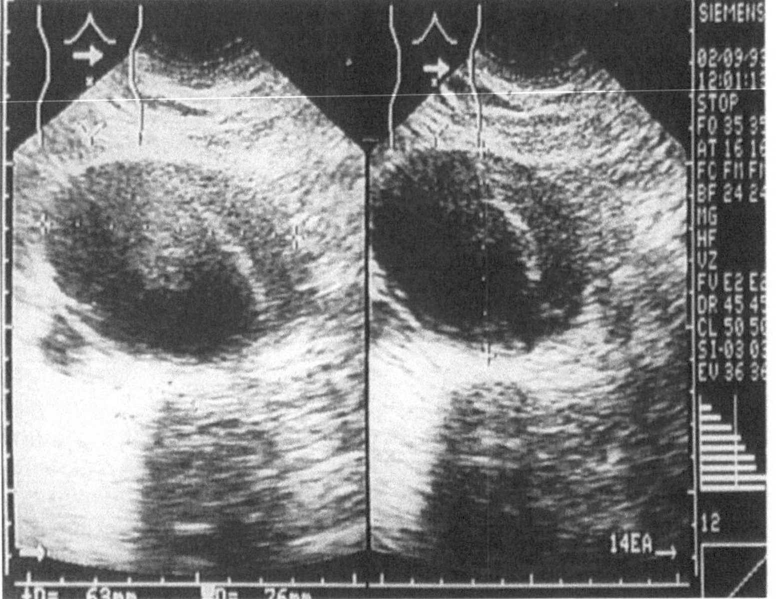

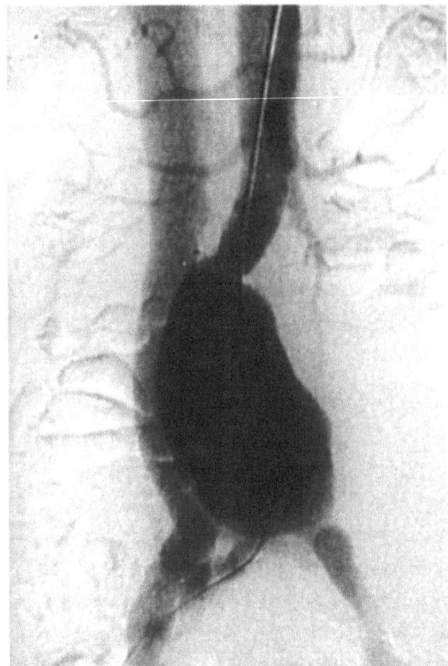

c

b

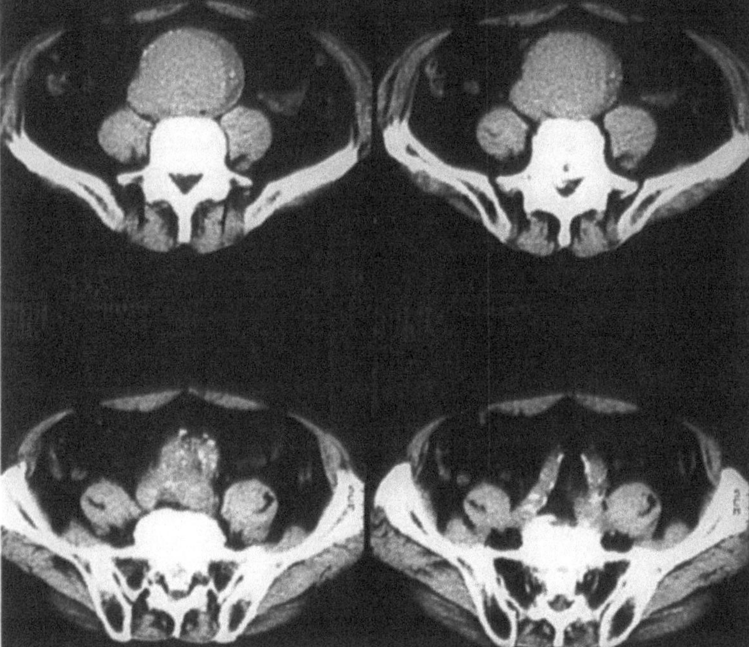

Abb. 12.4a–c. Infrarenales abdominales Aortenaneurysma mit Perforation in die V. cava caudalis: **a** Sonographie mit Demonstration von Thrombusanteilen; keine eindeutige Information über die Fistel und die Perforationsrichtung. **b** Computertomogramme, die gleiche Kontraststärke in der V. cava caudalis wie im Aneurysma demonstrierend. **c** Eindeutiger Beleg des infrarenalen abdominalen Aortenaneurysmas mit exakter Ausdehnung und Perforation in die V. cava caudalis (DSA)

fahren 5 Typen abdominaler Aortenaneurysmen zu unterscheiden:

- Das Aneurysma im Stadium der Ruptur.
- Das klinisch durch Palpation und röntgenologisch durch nachweisbare Kalksichel mit Verlagerung von Ureter oder Darm sonographisch verdächtige AAA ohne Zeichen der Ruptur.
- Die klinische Differentialdiagnose AAA oder Tumor.
- Das zufällig oder durch Screening mit US, CT oder Angiographie entdeckte Aneurysma.

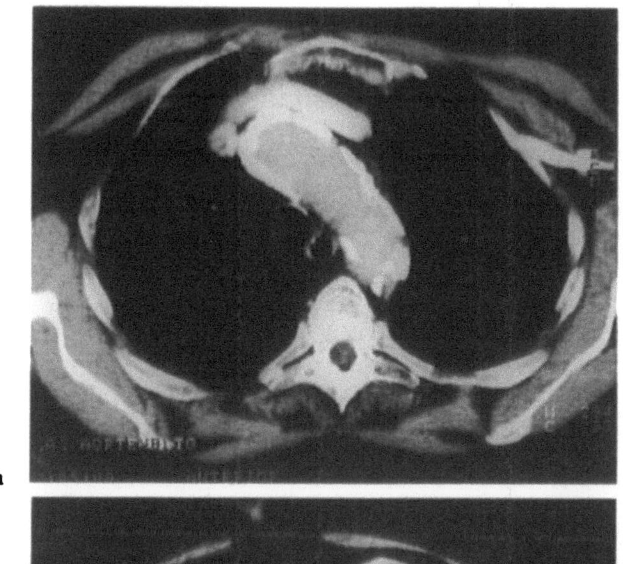
a

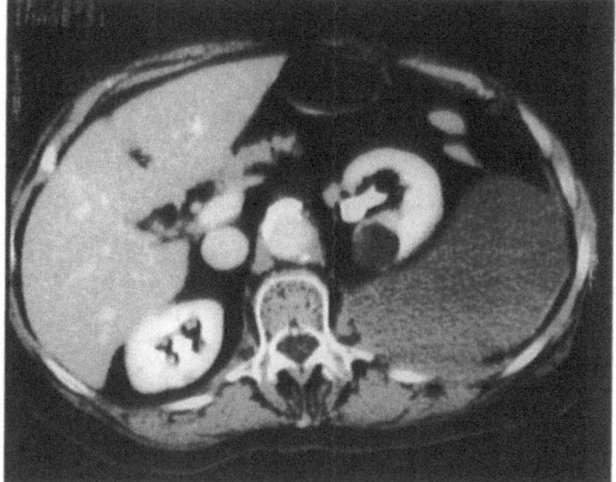
b

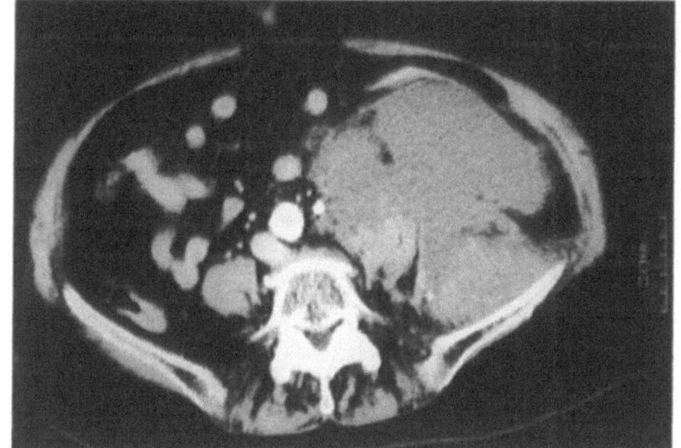
c

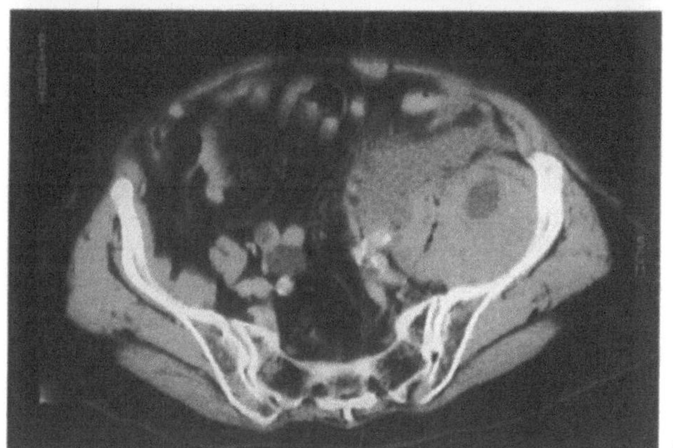
d

Abb. 12.5a–d. Serie axialer Computertomogramme mit retroperitonealer Blutung in die Fossa iliaca mit Verlagerung der linken Niere und Nierenzyste **(a, b)**. **c** Kein sicherer Bezug zur Aorta und A. mesenterica cranialis. **d** Deutlicher Bezug zu den linksseitigen Beckenarterien. Operativ wurde die Perforation der A. iliaca interna bei kleinem Aneurysma bestätigt

– Das thrombosierte Aneurysma mit dem Bild des Aortenverschlusses oder mit restlichem freiem Lumen.

Die Frage der Indikation für ein aktives therapeutisches Vorgehen beginnt bei Aneurysmen mit einem Durchmesser von 4 cm und darüber. Bei kleineren lokalen Aussackungen ist eine regelmäßige sonographische Kontrolle in 6monatigen Abständen erforderlich. Bei der Sonographie sind lokale Ausbuchtungen, generelle Ektasien und lokale Thromben nachzuweisen. Die nicht verdickten Ausbuchtungen (Blisters) der Aorta allein sind ein Hinweis auf ein erhöhtes Rupturrisiko. Daher ist auch bei lokalen Ausweitungen auf 5 cm und Aneurysmaverdacht die ergänzende Computertomographie erforderlich. Der endoluminale Thrombus in seiner differenzierten Form mit vorhandenen Blisters kann allein mittels CT (oder Kernspintomographie) erfaßt werden [22].

Die Vorteile der Angiographie beim abdominalen Aortenaneurysma bestehen in der übersichtlichen Erfassung der Längsausdehnung, der Einbeziehung von A. iliaca communis wie auch der Nierenarterien in das Aneurysma (s. Abb. 12.8). Sie gibt darüber hinaus Auskunft über thrombotisch verschlossene Nebengefäße wie die A. mesenterica inferior und thrombosierte Abgänge der Lumbalarterien und demonstriert existierende Kollateralkreisläufe zur A. ilica interna, die für die intestinale Gefäßversorgung gerade beim Mesenterikaverschluß von Bedeutung sind.

Da die Arteriosklerose die Hauptursache der abdominalen Aortenaneurysmen ist, können beim gleichen Patienten Aneurysmen und arterielle Verschlüsse nebeneinander bestehen. Deshalb ist als Ergänzung der abdominalen Aortographie vom Diaphragma ab bis zum Becken ggf. eine zweite Kontrastmittelinjektion zur Becken-Bein-Angiographie erforderlich. Ebenso kann eine

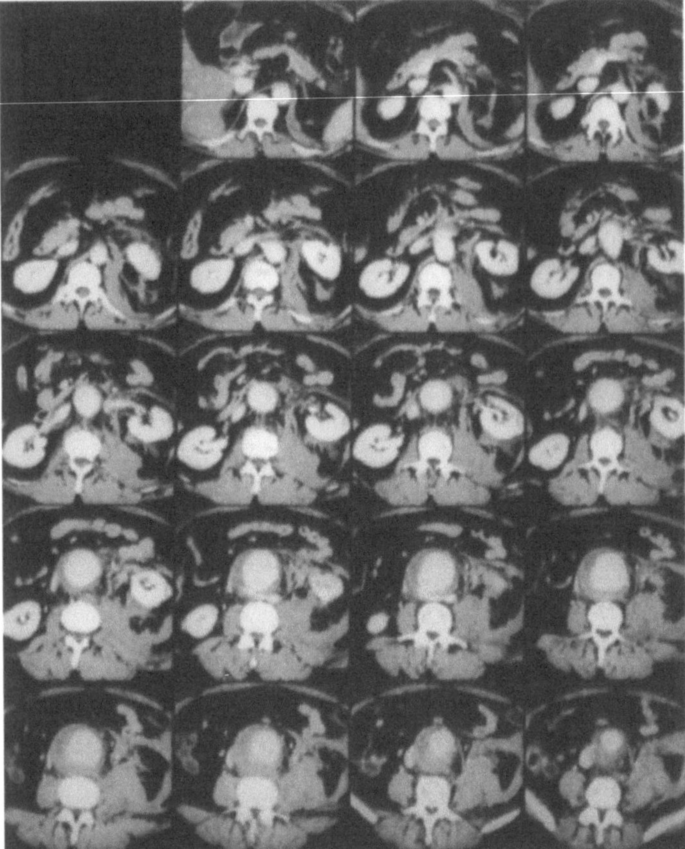

Abb. 12.6. Vollständige Serie axialer Computertomogramme eines 58jährigen Mannes mit thrombosiertem abdominalem Aortenaneurysma und bereits eingetretener linksdorsaler Perforation

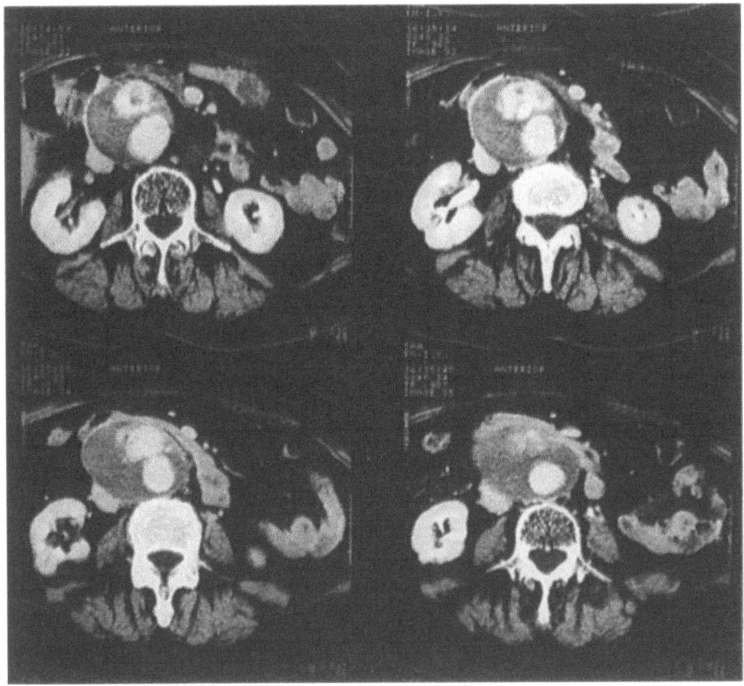

Abb. 12.7. 74jährige Frau mit dissezierendem abdominalem Aortenaneurysma und Penetration in das Duodenum mit Kompression von A. mesenterica und V. cava caudalis. Endoskopisch wurde die aortoduodenale Fistel bei gastrointestinaler Blutung nachgewiesen. Eine Angiographie vor OP erfolgte nicht mehr

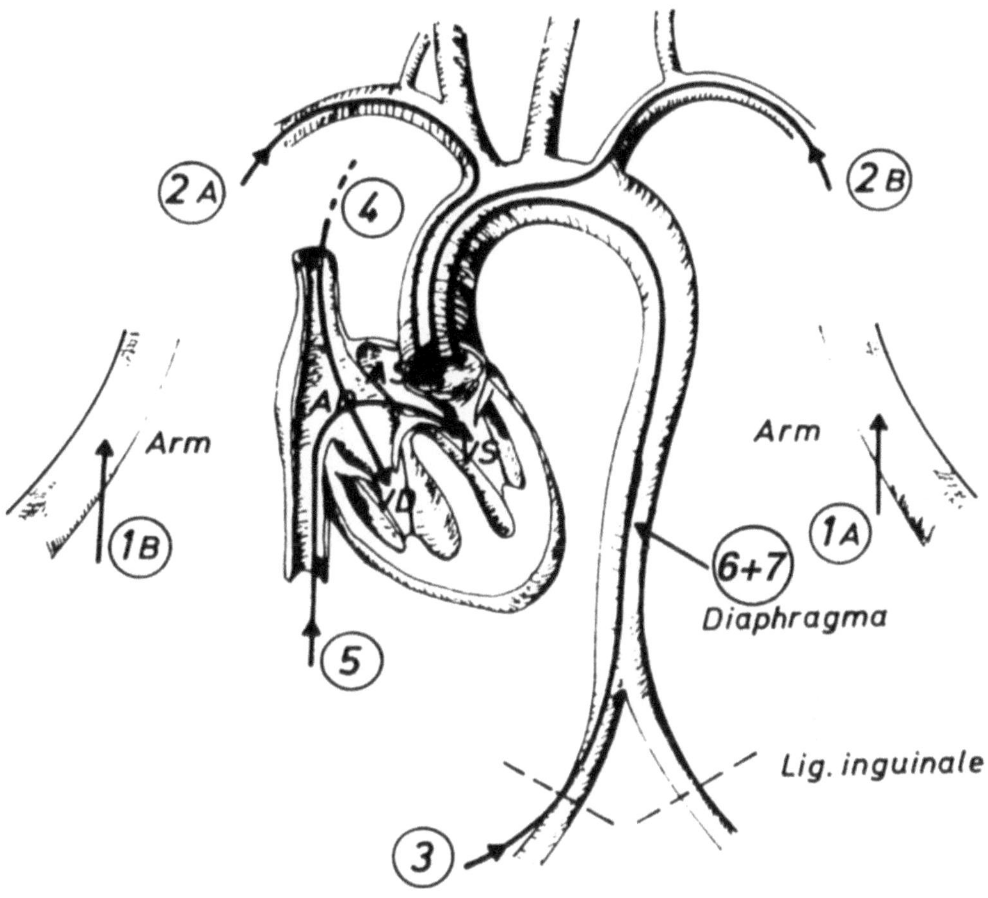

Abb. 12.8. Möglichkeiten zur Angiographie bei thorakalen und abdominalen Aneurysmen:
1. intravenöse Aortographie (Steinberg-Technik),
2. transaxillare Katheterisation,
3. transfemorale Katheterisation,
4. Rechtsherzkatheter,
5. transseptaler Herzkatheter,
6. translumbal,
7. transfemoral-abdominal

seitliche Angiographie zur Darstellung der abdominalen Aorta notwendig werden, um Knickbildungen oder Verschlüsse der unpaaren Arterien (A. coeliaca und A. mesenterica) zu dokumentieren. Bei seitlichen Angiographien kann dabei auch eine mögliche Usurierung von Wirbelkörpern an der Vorderkante erfaßbar werden und ein vergrößerter Abstand zwischen Wirbel und kontrastmittelgefülltem Aortenlumen eine Information über den thrombosierten Abschnitt des Aneurysmas ergeben. Langjährige Änderung der Hämodynamik wie z.B. nach Beinamputation kann Ursache für eine Aneurysmabildung sein [79].

Besteht kein Rupturverdacht, so ist das Hauptziel AAAen im *asymptomatischen* Stadium zu erfassen. Dies kann durch Screeningprogramme mit Ultraschall besonders bei Männern jenseits des 60. Lebensjahres erzielt werden [30, 47, 90]. Bei geringstem Verdacht auf aortale Erkrankungen können Spiral-CT oder Kernspintomographie recht eindeutige Informationen geben [21, 24, 51, 65, 68, 89]. Da die nichtverdickten Ausbuchtungen (Blisters) der Aorta allein Hinweis auf ein erhöhtes Rupturrisiko bedeuten, ist die Computertomographie entscheidend, um bei kleinem AAA (unter 5 cm Durchmesser) den endoluminalen Thrombus, die Wandverdickung und die Blisters zu bestimmen. Die Sonographie kann allein den Aneurysmaverdacht, ggf. auch eine partielle Thrombosierung nachweisen, nicht aber Blisters erkennen [22].

Die Angiographie, ganz gleich ob konventionell oder mit einem digitalen Verfahren, hat vorwiegend die Aufgabe, die Längsausdehnung des Aneurysmas und die Mitbeteiligung der suprarenalen Aorta oder der A. iliaca festzulegen. Darüber hinaus vermag sie Auskünfte über Kollateralgefäßentwicklung und thrombotische Verschlüsse der von der Aorta abgehenden Arterien zu geben. Dies ist insbesondere für die differenzierte Operationsplanung beim nichtrupturierten Aneurysma von besonderer Bedeutung. Die röntgenologischen Zeichen [86] für die Existenz eines teilthrombosierten abdominalen Aortenaneurysmas (Abb. 12.9 und 12.10) lassen sich wie folgt zusammenfassen:

- Der Durchmesser des freien Lumens der infrarenalen Aorta ist gleich groß oder größer als der der suprarenalen Aorta.
- Es besteht eine ein- oder beidseitige spindelförmige Ausbuchtung.
- Die Begrenzung des Aortenlumens zeigt einen Wechsel von Ausweitung und Einengung (Stufenbildungen).
- Es besteht ein Kinking der Aorta mit großem Abstand zwischen vorderer Wirbelkante und Kontrastsäule in der Aorta bei seitlicher Projektion.
- Lumbalarterien und A. mesenterica inferior stellen sich nicht dar.
- Völliges Fehlen von Nebengefäßen in der Umgebung der Aorta
- Eine Kollateralzirkulation zu den Beckenarterien über A. iliaca interna aus den suprarenalen Mesenterialarterien oder Lumbalarterien ist zu erfassen.

Bei palpablem pulsierendem Tumor in abdomine kann durch Drahtmarkierung an der vorderen Bauchwand die Größe des abdominalen Aortenaneurysmas ggf. auch ohne Computertomographie annähernd genau bestimmt werden. Welche Möglichkeiten des technischen Zugangs zur Kon-

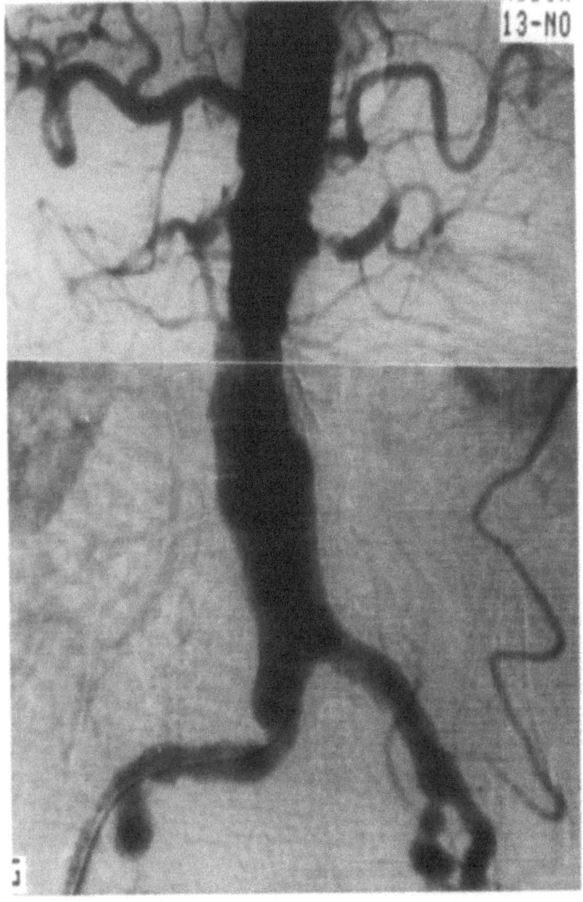

a

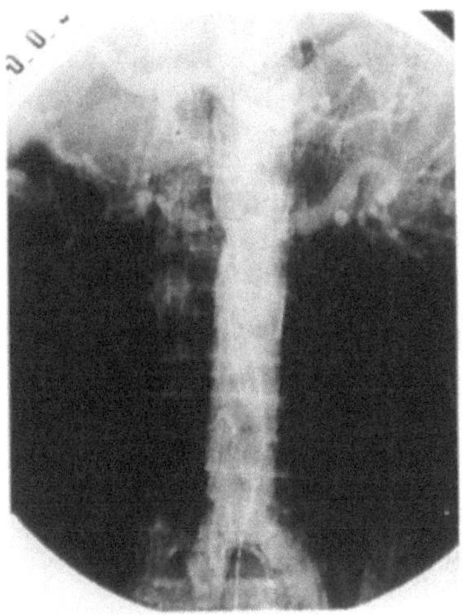

b

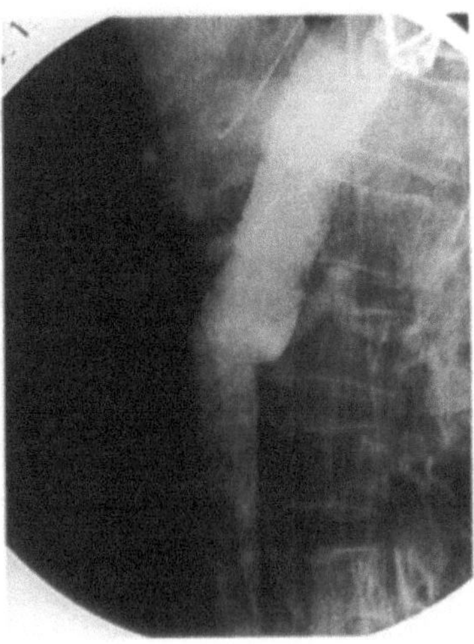

c

Abb. 12.9. a Partiell thrombosiertes infrarenales abdominales Aortenaneurysma mit Übergreifen auf die A. iliaca communis bei gleichzeitig bestehenden Nierenarterienstenosen beidseits, links stärker als rechts. Die A. mesenterica caudalis und die Lumbalarterien sind thrombosiert. Es besteht ein Kollateralkreislauf von der A. colica media zur colica sinistra und Anschluß an die A. iliaca interna links. **b, c** Abdominale Aortographie des gleichen Patienten. Zustand nach operativer intraluminaler Prothesenimplantation (Inlay-Technik) und TEA der Nierenarterienstenose links. Die Nierenarterienstenose rechts wurde in getrennter Sitzung mit einem Palmaz-Stent versorgt

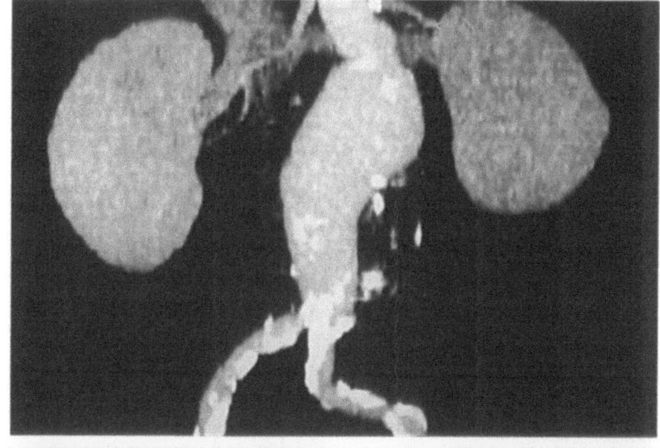
a

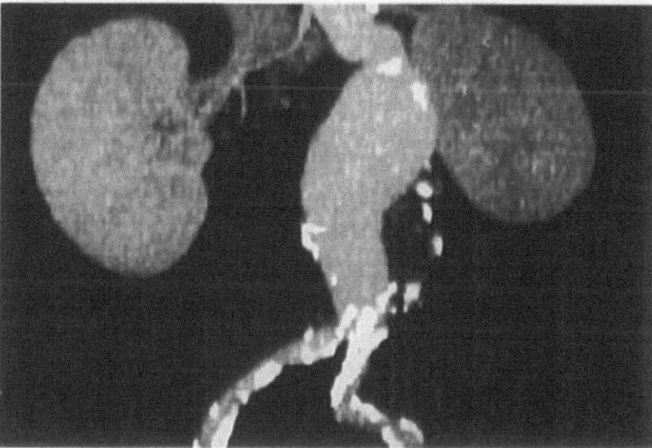
b

Abb. 12.10a,b. 79jähriger Mann mit infrarenalem abdominalen Aortenaneurysma. Dokumentation mit Ultrafast-CT („Evolution", Fa. Siemens). Besonders klare Erfassung der Verkalkungen sowie des teilthrombosierten Aneurysma verum. Gute Dokumentation von Nierenarterien und Nierenvenen bei multiplanarer Rekonstruktion

trastmittelapplikation es für die Angiographie gibt, zeigt die Abb. 12.8.

Die Wahl des geeignetsten bildgebenden Verfahrens wird immer von der klinischen Dringlichkeit und der interdisziplinären Kooperation mit dem Operateur abhängig sein, da dieser unterschiedliche und variable Operationstechniken zum Einsatz bringen kann.

12.3 Sonderformen von Aneurysmen

Inflammatorisches Aortenaneurysma, mykotisches Aortenaneurysma, postoperatives Anastomosenaneurysma, iatrogen entstandenes Aneurysma spurium.

Das *inflammatorische abdominale Aortenaneurysma* [14, 26, 60, 75] zeichnet sich klinisch durch Ureteraufstau und als gelegentliche Ursache für eine Hydronephrose aus [32, 53]. Nach Walker et al. [81] ist der Ureteraufstau ein wichtiges Zeichen für das in 10% der Fälle auftretende inflammatorische AAA. Dieses hat ein höheres Komplikations- und Letalitätsrisiko und erfordert daher ein angepaßtes Therapiekonzept [26]. Die Rupturrate ist mit 17% [36] eher niedriger als im Gesamtkollektiv; in Düsseldorf wurde bei insgesamt 684 AAA eine Ruptur in 35% der Fälle beobachtet, während sie nur in 17% beim inflammatorischen AAA bestand. Auch das Durchschnittsalter mit 65 ± 8 Jahren entspricht beim inflammatorischen demjenigen aller abdominalen Aortenaneurysmen. Bevorzugt sind auch hierbei Männer (mehr als 90% der Patienten).

Die inflammatorischen abdominalen Aortenaneurysmen sind in der Regel symptomatisch (Abb. 12.11). Die Patienten haben Abdominalschmerz, Rückenschmerz, rezidivierende unklare Abdominalbeschwerden. Häufig besteht ein exzessiver Gewichtsverlust von ca. 10 kg innerhalb weniger Wochen. Die Blutsenkungsgeschwindigkeit (BSG) ist zumeist in der ersten Stunde über 40 mm. Die Penetration erfolgt gegen die Wirbelsäule, ist aber häufiger eine gedeckte Perforation. Intraoperativ wird eine derbe fibröse Aortenwand gefunden mit rötlicher bis grauweißlicher Oberfläche [36]. Dementsprechend zeigen Computertomographie und Kernspintomographie eine sehr dicke Wandung

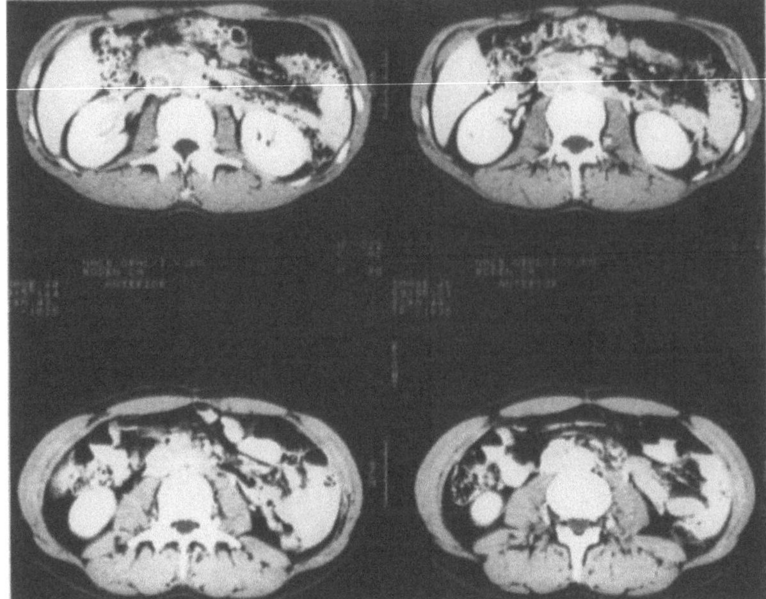

a

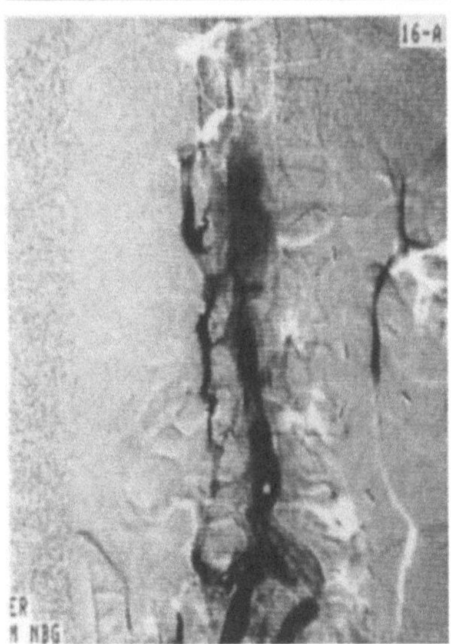

b

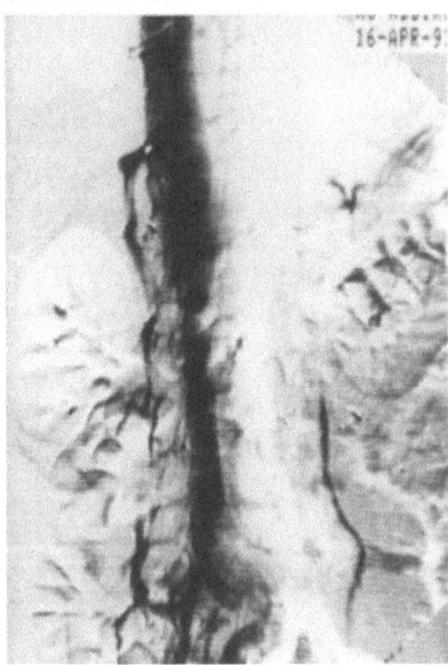

c

Abb. 12.11a–c. Patient mit infizierter Aortenprothese sowie Thrombose der V. cava caudalis. **a** Ausschnitt aus der CT-Serie mit der verlagerten Aorta und Endoprothese sowie ausgedehnter periaortaler Infiltration und Kontrastmittelanreicherung in dem periaortalen Gewebe. **b,c** Teilthrombosierte infrarenable abdominale Aorta im Bereich der implantierten Prothese. V. cava caudalis thrombosiert, paralumbale Kollateralgefäße

mit Kontrastmittelaufnahme in einer Serio-CT. Das Histiogramm kann dabei die Kontrastmittelaufnahme auch in der entzündlich verdickten Aortenwand nachweisen. Die Angiographie und Sonographie geben keinen Hinweis auf den Entzündungscharakter. Nach Valesky et al. [75] ist die Computertomographie mit Kontrastmittel das einzige Verfahren, mit dem ein Hinweis auf ein „inflammatorisches Aneurysma" präoperativ möglich ist.

Die Ursachen für entzündliche Reaktionen sind unklar. Verschiedene Teilaspekte sind ein chronisches Aortenleck, die Blockade von Lymphwegen, die Adhäsion zwischen Aneurysma und Darmanteilen. Es bestehen auch deutliche Hinweise auf ein immunologisches Geschehen [15, 36]. Das inflammatorische Aortenaneurysma wurde sowohl abdominal infrarenal, suprarenal als auch thorakal beobachtet.

Das in seiner Definition nicht unumstrittene *mykotische Aneurysma* bezeichnete Osler (1885) als endoluminal infizierten aneurysmatischen arteriellen Abszeß; er gab ihm diesen Namen wegen des an einen Sporenpilz erinnernden Erscheinungsbildes [54]. Als Infektionsquelle wurde vorwiegend die Endokarditis angesehen, und das erhöhte Risiko besteht in der Gefahr von Blutung und Sepsis [57, 61, 62]. Atypische Lokalisationen (z.B. suprarenal oder ileofemoral und intrazerebral) weisen auf den besonderen embolischen Charakter hin. Da chirurgisch nicht die Resektion oder der direkte Gefäßersatz gefordert werden, ist hier eine falsch verstandene Sparsamkeit in der Diagnostik gegen die Chancen des Patienten gerichtet. Gerade die Möglichkeit, daß ein mykotisches oder inflammatorisches abdominales Aortenaneurysma vorliegen kann, sollte bei genügend Zeit Anlaß geben für eine Angiographie **und** ein Schnittbildverfahren. Nur in der Kombination können protektive Maßnahmen gegen eine septische Keimverschleppung und die Wahl des richtigen Gefäßersatzes oder auch nur einer Umgehungsoperation getroffen werden (s. Abb. 12.11 u. 12.25).

Im Zeitalter der Antibiotika und modernen Mikrobiologie ist das mykotische Aortenaneurysma eindeutig seltener geworden. Eine erweiterte Definition [2, 59, 61] akzeptiert den Begriff „mykotisches Aneurysma" sowohl für die Aorta als auch die peripheren Arterien. Vor der Antibiotikaära (1953) waren von 217 mykotischen Aneurysmen je 25% an der Aorta, an Viszeralarterien, an intrakraniellen und Extremitätenarterien zu finden. Dagegen wurden in den 80er Jahren in den USA die A. femoralis in den Leisten mit 72% als häufigste Lokalisation mykotischer Aneurysmen gefunden. Von diesen war in 92% eine langjährige Drogenabhängigkeit als ätiologischer Faktor gesichert [60].

Für die Diagnose und Operationsplanung wird auch in diesen Bereichen neben der Angiographie der Computertomographie eine besondere Bedeutung zukommen, da hier auch ein *konservatives* Therapiekonzept sinnvoll sein kann.

12.4 Rupturiertes abdominales Aortenaneurysma

Die Aneurysmaruptur ist eine vitale Bedrohung höchsten Ausmaßes für den Patienten, die ohne unverzügliche Schockbehandlung und chirurgische Intervention zumeist nicht überlebt wird [48]. Unverzügliches und zielstrebiges Handeln durch ein eingespieltes Team sind daher erforderlich. Da 30–35% der abdominalen Aortenaneurysmen Rupturzeichen aufweisen, ist diese Dringlichkeit bei allen symptomatischen Aortenaneurysmen erforderlich. Zwischen Symptombeginn und Operation betrug das mittlere Zeitintervall bei den Überlebenden 10 h, aber 50 h bei den Verstorbenen! Dies unterstreicht die Dringlichkeit sofortigen Handelns. Ursache hierfür ist oft ein stufenförmiger Ablauf des Diagnosekonzeptes, aber auch pathoanatomisch eine Entwicklung von einer Penetration des Aneurysmas über eine gedeckte Perforation hin zur sekundären oder letztendlich freien retroperitonealen Blutung.

Die klinische Symptomatik besteht in:

- akutem Bauchschmerz,
- palpablem Tumor in abdomine und
- hypovolämischer Kreislaufdepression.

Diese gibt Anlaß, an eine Aortenruptur zu denken und den Patienten zielstrebig einem gefäßchirurgischen Zentrum zuzuweisen.

Typische Fehldiagnosen sind Lumbago, Ureterkolik, Darmperforation, Ileus oder Pankreatitis [5, 18, 27, 56]. Bei unklarer Abdominalsymptomatik sind die Abdomenaufnahme in Linksseiten- und Rückenlage sowie die abdominale Sonographie dringlich. Es kann aber auch bei simultaner Schockbehandlung *sofort* die abdominale Computertomographie unter Verwendung der schnellen Spiral-CT-Technik mit Kontrastmittelapplikation erfolgen, die alle wesentlichen Fragen klärt, unabhängig davon, ob es sich um eine Aneurysmaperforation, eine akute Pankreatitis oder einen Ileus handelt.

Bei instabilem Kreislauf oder nicht vorhandenen Schnittbildverfahren muß allerdings auf CT oder Angiographie verzichtet werden, so sehr diese auch eine Hilfe für die Operationsplanung und günstigere Langzeitprognose darstellen. Optimierte Computertomographie oder Angiographie erbringen, sofern rasch ausgeführt, Vorteile für die Operationsdurchführung und die günstigeren Langzeitergebnisse. Sie erlauben auch die Erfassung von Anomalien der Nachbarorgane, welche den Eingriff planbar machen. Zu diesen Anomalien, die hier eine besondere Rolle spielen, zählen die Hufeisenniere [67] wie auch andere Nierenanomalien und die Erkennung des inflammatorischen bzw. mykotischen Aneurysmas.

Eine Klassifikation der Nierenanomalien bei Aortenaneurysmen hat Schwilden 1991 gegeben [66]:

Typ A : Akzessorische Nierenarterien am proximalen Ende des AAA.
Typ B : Akzessorische Nierenarterie am distalen Bereich des AAA.
Typ C : Die Niere wird aus einer Nierenarterie, die im AAA abgeht, versorgt.
Typ D : Die Nieren werden aus mehreren im Aneurysma entspringenden Nierenarterien versorgt.

Operationsplanung, rasches Handeln und die bestmöglichen Therapieergebnisse sind nur durch die optimierte Kooperation von erstbehandelndem Arzt, Rettungsstellen mit klaren Kenntnissen über die Fachkliniken mit Gefäßchirurgie und einem kooperativen Röntgeninstitut mit allen bildgebenden diagnostischen Verfahren zu erzielen. Eine einfache Sonographie, eine einfache Angiographie allein reichen für eine differenzierte Diagnostik bei diesen Risikopatienten nicht aus. Die Diagnostik muß *auch in der Nacht* für derartige vollständige Abklärungen zur Verfügung stehen.

Die wesentlichen Fortschritte sind hier die Möglichkeiten der Spiral-CT oder der Ultrafast-CT (s. Abb. 12.10), die sich während der simultan durchgeführten Schockbehandlung bereits einsetzen lassen und eine weitere Verbesserung der schon bisher erzielten guten gefäßchirurgischen Resultate erbringen können. Inwieweit die zusätzlichen Verfahren der semiinvasiven Applikation von Endoprothesen oder eine perkutane innere Fensterung [70] eine weitere Verbesserung der Früh- und Langzeitergebnisse erbringen, muß allerdings noch geprüft werden.

12.4.1 Spezielle Rupturen des abdominalen Aortenaneurysmas

Das abdominale Aortenaneurysma kann nicht nur komprimieren, sich verlagern und frei in den Retroperitonealraum, sondern auch in die V. cava caudalis perforieren (s. Abb. 12.4) und im Rahmen einer *gedeckten Perforation* Anlaß für aortointestinale Fisteln (s. Abb. 12.7) sein.

Aortokavale Fisteln werden beim AAA in ca. 10% der Fälle beobachtet [32a]. Im Gegensatz zu Patienten mit freier Ruptur ist die Prognose günstiger.

In der Literatur sind ca. 400 aortointestinale Fisteln beschrieben, davon über 100 primäre, die Mehrzahl jedoch sekundär nach prothetischem Gefäßersatz der Aorta [19]. Die häufigsten Lokalisationen sind die Pars horizontalis und die Pars ascendens des Duodenums, die endoskopisch primär nicht erkannt werden. Nur mit bereits bestehendem Verdacht auf eine aortoduodenale Fistel wird eine Endoskopie über die Papilla Vateri und Flexura caudalis hinaus durchgeführt. Damit ist sie das wichtigste Diagnoseverfahren. In ca. 1,7% nach abdominalen Aortenaneurysmaoperationen kann es zu dieser sekundären Fistelbildung kommen [84]. Eine Diagnostik erst per laparationem sollte vermieden werden [83]. Klinisch besteht zumeist eine mehrtägige und oft wiederholte Blutungsanamnese, deren Ursache zu spät erkannt wird. Computertomographie und Angiographie können hilfreich sein, eine Endoskopie ist immer indiziert, und manchmal hilft erst die Galliumszintigraphie, die Existenz einer aortoenteralen Fistel zu erfassen. Die Lokalisation bedarf dann weiterer, ggf. auch selektiver angiographischer Verfahren, falls die Fistel nicht im aortalen Bereich oder im Bereich der Anastomose plaziert ist.

Aortointestinale Fisteln können auch durch Perforation eines Duodenalulkus in die Aorta entstehen. Als Grundsatz sollte festgehalten werden: *Eine gastrointestinale Blutung bei Patienten mit Aortenprothese bedeutet bis zum Beweis des Gegenteils die Annahme einer aortointestinalen Fistel.*

12.5 Postoperative Komplikationen

Typische Komplikationen nach der Operation eines abdominalen Aortenaneurysmas, aber auch nach einer Prothesenimplantation aufgrund einer chronischen peripheren arteriellen Verschlußkrankheit sind Aneurysmen an der proximalen oder distalen Anastomose der implantierten Prothese [13, 27, 58, 74, 80]. Nach Operation wegen abdominaler Aortenaneurysmen wurden nach 5 Jahren in 2,9% und nach 10 Jahren in 11,1% der Patienten derartige Anastomosenaneurysmen gefunden [58]. Die Ausbildung von Anastomosenaneurysmen ist abhängig sowohl vom Prothesen- als auch vom Nahtmaterial [84].

Nach einer Dacron-Prothesenimplantation und der Verwendung von Seide als Nahtmaterial sind derartige postoperative Aneurysmen als Spätkomplikation am häufigsten anzutreffen. Bei Patienten mit Hypertonie ist das Risiko, ein Anastomosenaneurysma zu entwickeln, bei entsprechender Überlebenszeit 3–bis 4mal häufiger als ohne Hypertonie. Der Einfluß der Hypertonie bei Patienten, die in 65% der Fälle Dacron-Prothesen erhalten hatten, konnte von Plate eindeutig demonstriert werden (Tabelle 12.5).

An der Anastomose in der Leiste sollen nach End-zu-Seit-Anastomosen Nahtaneurysmata häufiger sein (7,3%) als nach End-zu-End-Anastomosen (1,2%).

Tabelle 12.5. Häufigkeit von Anastomosenaneurysmen (in 68% Dacron-Prothesen). (Nach Plate et al 1985 [58])

	n = 1087 operierte AAA	
	Patienten ohne Hypertonie [%]	Patienten mit Hypertonie [%]
Nach 5 Jahren	1,8	6,0
Nach 10 Jahren	4,5	18,8

Als ätiologische Faktoren werden Protheseneraweiterung, Infektion und die reduzierten Kollateralgefäße bei abdominalen Aortenaneurysmen diskutiert. In mehr als der Hälfte der Patienten besteht das Anastomosenaneurysma beidseits. Ein Anastomosenaneurysma an der proximalen Anastomose ist seltener, hat aber das höhere Risiko, eine aortointestinale Fistel mit gastrointestinaler Blutung zu entwickeln.

Die Diagnostik besteht neben der Palpation und Auskultation in der regelmäßigen Sonographie bei Nachuntersuchungen. Bei Verdacht auf Anastomosenaneurysma in einer Leiste ist durch eine DSA zu klären, ob nicht auch ein proximales Anastomosenaneurysma vorliegt. In der Differentialdiagnose muß die Möglichkeit eines falschen Aneurysmas nach diagnostischer Angiographie und die Existenz vergrößerter Lymphknoten wie auch einer Leistenhernie bedacht werden. Allein die Differentialdiagnose weist auf die Bedeutung der Sonographie vor allem für die Langzeitverlaufskontrollen hin. Darüber hinaus hat sie die Möglichkeit, Funktionstests auszuführen und bei Verwendung der farbkodierten Duplexsonographie auch Veränderungen im Strömungsprofil zu erfassen.

12.6 Thorakale Aortenaneurysmen

Im Hinblick auf die Genese wie auch die Therapie sind eindeutige diagnostische Unterschiede zwischen den folgenden Aneurysmaformen erforderlich:

- dem Aneurysma verum der thorakalen Aorta ascendens
- dem traumatischen Aneurysma und der Aortenruptur,
- dem dissezierenden Aneurysma oder der akuten Aortendissektion.

Die Häufigkeit dieser Aneurysmaformen in Operationsstatistiken (Tabelle 12.6) ist sehr unterschiedlich.

Die variable Verteilung der einzelnen Aneurysmaformen in den vorwiegend herzchirurgischen Zentren unterstreicht, daß auch ein Unterschied in der Selektion der zur Operation geschickten Patienten bestehen muß. Diese kann sowohl in der Mitbeteiligung der Aortenklappe als auch in der bereits eingetretenen Perforation mit oder ohne Beteiligung des Perikards bestehen. In einem Kollektiv von 85 Patienten mit Aorta ascendens und Aortenbogenaneurysma konnte Borst [5] bei Verwendung der endoluminalen Protheseninplantation als Therapiekonzept die Frühmortalität auf

Tabelle 12.6. Häufigkeit und Operationsletalität bei verschiedenen Formen thorakaler Aortenaneurysmen. (Aus Sandmann u. Kniemeyer 1991 [64])

Typ	Häufigkeit [%]	Operationsletalität [%]
Aneurysma dissecans		
Frankfurt	56,7	50
Essen	40,0	70
Aneurysma verum		
Frankfurt	34,0	16
Essen	22,0	38
Aneurysma spurium		
Frankfurt	9,5	0

8,2% und die Spätmortalität auf 7,7% senken. Ganz entscheidend sind bei den herznahen Aneurysmen und Dissektionen die protektiven Maßnahmen für die Prognose. Die Diagnostik ist gerade hier maßgeblich für die Therapieplanung.

12.6.1 Bildgebende Diagnostik des thorakalen Aortenaneurysmas

Die Basisdiagnostik bei symptomatischen (posttraumatischen oder dissezierenden) oder asymptomatischen thorakalen Aortenaneurysmen ist die Thoraxaufnahme in 2 Ebenen. Hier hat sie bei der Differentialdiagnose zwischen Mediastinaltumoren, ösophagogastralen Hernien, postoperativen Zuständen unterschiedlicher Art eine wesentliche abgrenzende Bedeutung. Im hohen Alter spielt auch die Ektasie und Elongation der Aorta mit Knickbildung eine wesentliche Rolle, da die häufig osteoporotischen Wirbelfrakturen eine Stauchung der Aorta verursachen können. Der Elastizitätsverlust der im Alter ektatischen Aorta erlaubt daher nicht immer den Ausschluß eines thorakalen oder thorakoabdominalen Aneurysmas ohne ein kontrastmittelverwendendes Verfahren, mit Ausnahme des Einsatzes der Kernspintomographie [6, 7, 15, 36, 59, 77]. Patienten mit Marfan-Syndrom sind vorwiegend jüngere, Patienten mit Arteriosklerose ältere Menschen; beide Formen erfordern daher eine weitere Abklärung. Die wesentlichen diagnostischen Methoden sind dabei die axialen Schnittbildverfahren Computertomographie und Kernspintomographie. Die simultane Schockbehandlung bei Patienten mit Verdacht auf akute Dissektion kann am einfachsten im Rahmen der Computertomographie – am besten als Spiral-CT-Verfahren – durchgeführt werden. Auf der Inten-

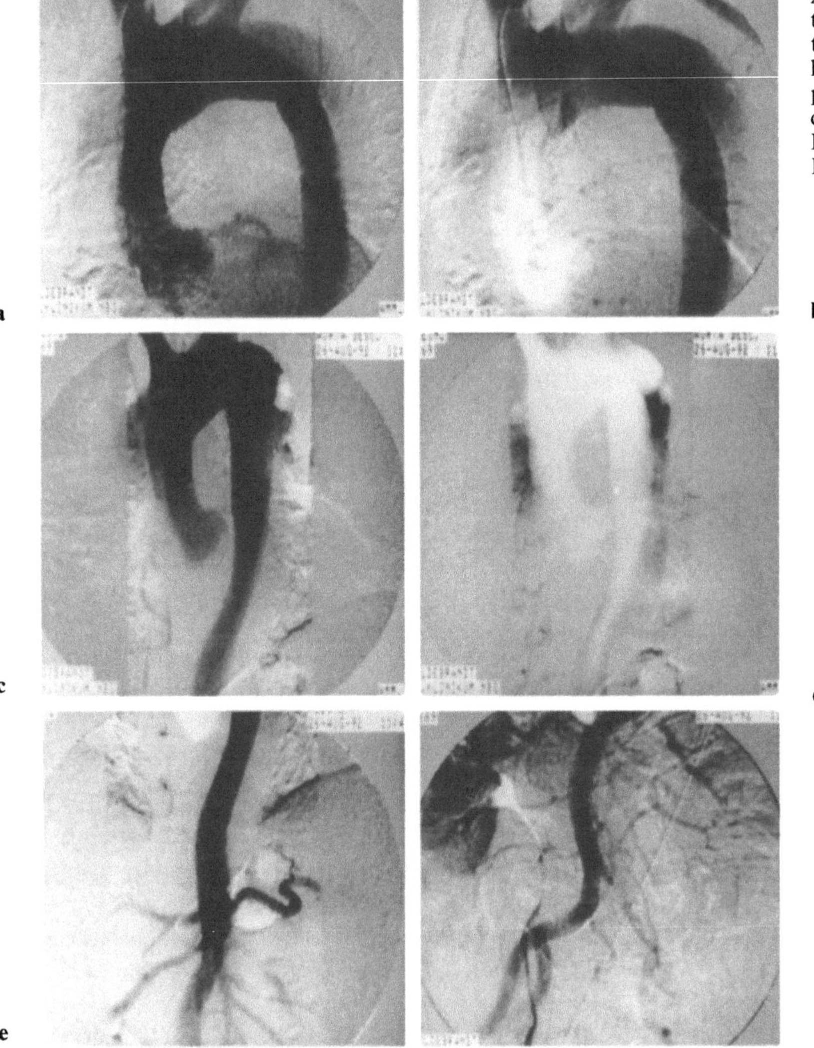

Abb. 12.12a–f. Thorakoabdominale Aortendissektion, Stanford-Typ A, bzw. thorakales Aortenaneurysma der DeBakey-Klassifikation Typ I. **a, b** Aortographie des Aortenbogens **c, d** Darstellung der thorakalen Aorta mit 2 Lumina **e, f** Darstellung der Abdominal-Aorta und Beckenarterien mit 2 Lumina

sivstation oder bei primärer Schockbehandlung kann die transthorakale Echokardiographie zur Erkennung der Dissektion oder der Aneurysmen im Bereich der aszendierenden Aorta eingesetzt werden, die transösophageale Sonographie bei Verdacht auf Aortenruptur oder Dissektion der deszendierenden Aorta. Unter den Bedingungen der Spiral-CT und der Ultrafast-CT-Diagnostik hat in den letzten Jahren die 3-D-Rekonstruktion Möglichkeiten geschaffen, welche ggf. die Angiographie als überflüssig darstellen, es sei denn, es geht um die Diagnostik der Aortenklappe und eine gleichzeitige Koronarographie.

Bei Aneurysmen der Aorta ascendens (Abb. 12.14) gilt es die Frage zu klären, ob im Bereich des Klappenrings eine Perforation in das Perikard (Abb. 12.17) eingetreten ist, ob ein gleichzeitiges Aortenvitium oder Sinus-valsalva-Aneurysma bzw. eine Ruptur vorliegen. Bei Aneurysmen im Aortenbogen muß geklärt werden, ob die abgehenden Aortenbogengefäße mit in das Aneurysma einbezogen sind und ob die Dissektionen in die großen Aortenbogenäste hineinreichen oder allein auf die Aorta beschränkt sind [4, 13, 15, 27, 45, 52, 59, 89] (Abb. 12.12).

Die Röntgenfluoroskopie kann klären helfen, ob eine Verschattung pulsiert oder nicht. Fehlen Gefäßpulsationen, so kann es ein Tumor, aber auch ein thrombosiertes thorakales Aortenaneurysma sein. Die Bedeutung der Kontrastmitteluntersuchungen CT oder Angiographie besteht sowohl in der Abgrenzung eines thorakalen Aneurysmas gegenüber einem anderen raumfordernden Prozeß als auch in der Beurteilung von Lokalisation, Ausdehnung und Art des Aneurysmas. Die Angiographie ist vor einer Operation erforderlich, da neben der Operationsplanung auch die Elongation der Aorta mit Knickbildung, besonders nach dem Abgang der A. subclavia sinister, ein Aneurysma vortäuschen kann (Abb. 12.15). Zur angiographischen Klärung stehen mehrere Methoden zur Verfügung (s. Abb. 12.8), die abhängig vom klinischen Befund zum Einsatz gebracht werden. Die Gefäßdarstellung mit dem geringsten Risiko ist die intravenöse digitale Subtraktionsangiographie mit Applikation des Kontrastmittels in die V. cava cranialis. Die Untersuchung ist jedoch auch transfemoral retrograd, transbrachial arteriell, hier vorwiegend von der rechten Seite aus, durchführbar. Bei ohnehin bestehender Indikation zur Herzkatheterisation kann die Kontrastmittelinjektion intrakardial erfolgen. Für die Beurteilung der Aortenbogenabgänge (Abb.12.12) ist auf alle Fälle eine Aortographie im linken vorderen Schrägdurchmesser erforderlich (Abb. 12.13). Für die Beurteilung der Aortenklappenebene wird dagegen der rechte vordere Schrägdurchmesser zur Analyse der Insuffizienz und Beurteilung der Sinus Valsalvae erforderlich.

12.6.2 Aneurysma verum der thorakalen Aorta ascendens

Das isolierte Aneurysma der Aorta ascendens (Abb. 12.14) ist heute seltener; als Ursache ist am häufigsten die Lues zu benennen, in seltenen Fällen auch ein arteriosklerotisches Aneurysma fusiforme der Aorta ascendens. Gegebenenfalls geht es auch bis in den Aortenbogen und kann bei

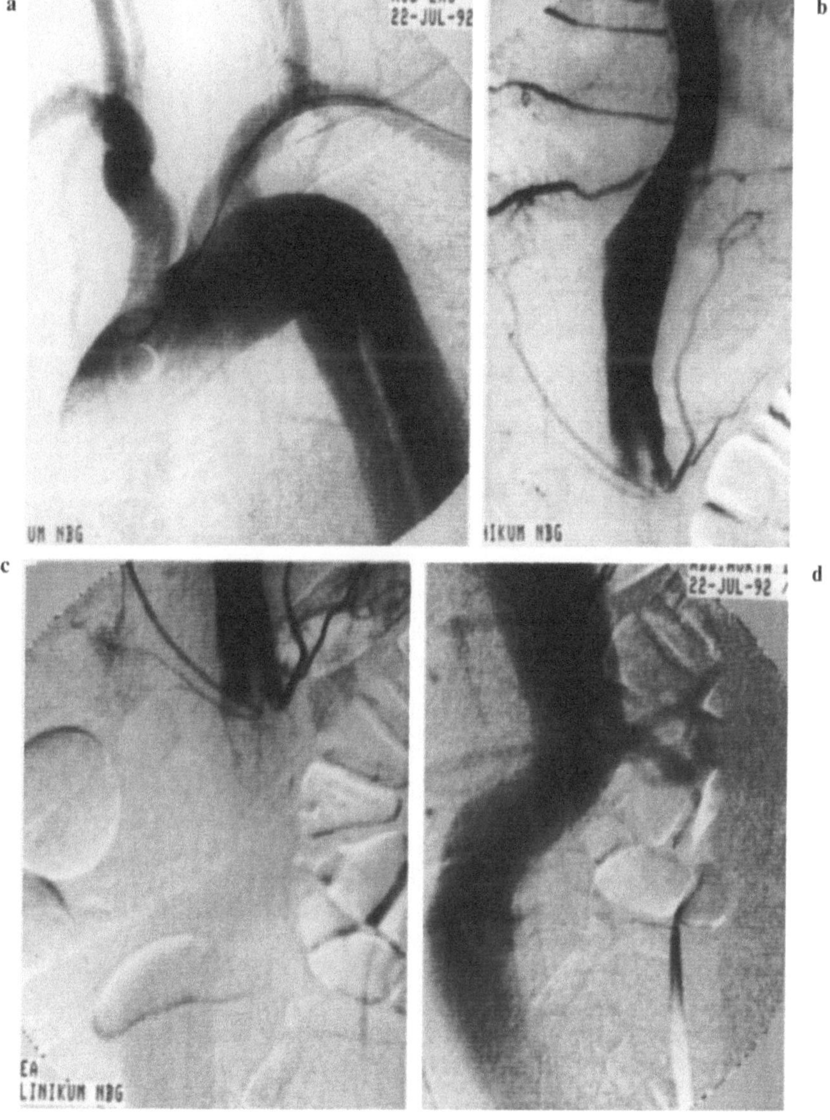

Abb. 12.13a–d. Thorakale Aortendissektion Stanford-Typ B bzw. thorakoabdominales Aortenaneurysma, DeBakey-Klassifikation Typ III Thorakale Aortographie, **a** den Beginn der Dissektion unmittelbar distal der A. subclavia demonstrierend, **b** 2 Lumina mit verzögertem Run-off und fehlendem Re-Entry in Höhe der Aa. diaphragmaticae und suprarenalis superior darstellend. **c** Fehlender Run-off im dissezierten Lumen. **d** Die Spätserie zeigt das echte Lumen mit freier Darstellung und abgehender A. coeliaca

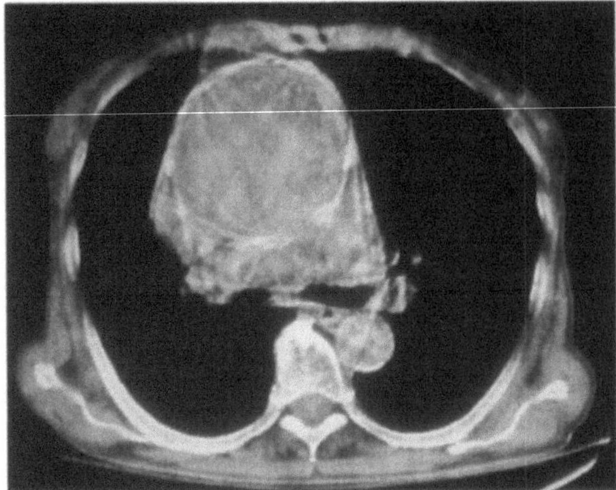

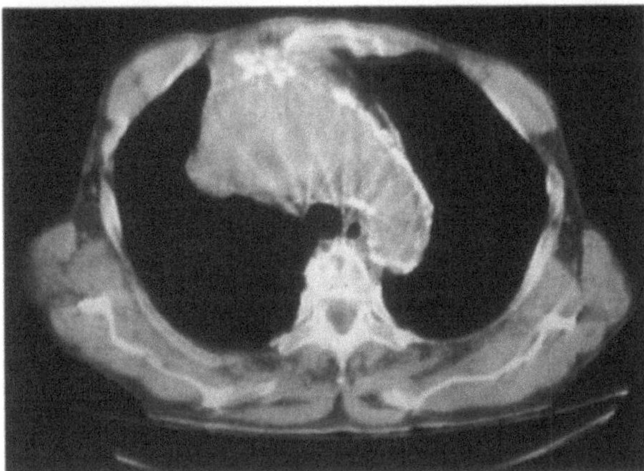

Abb. 12.14a,b. Großes Aneurysma verum der A. thoracalis ascendens luetischer Genese mit sekundärer Verkalkung. Das Aneurysma endet im proximalen Aortenbogenbereich

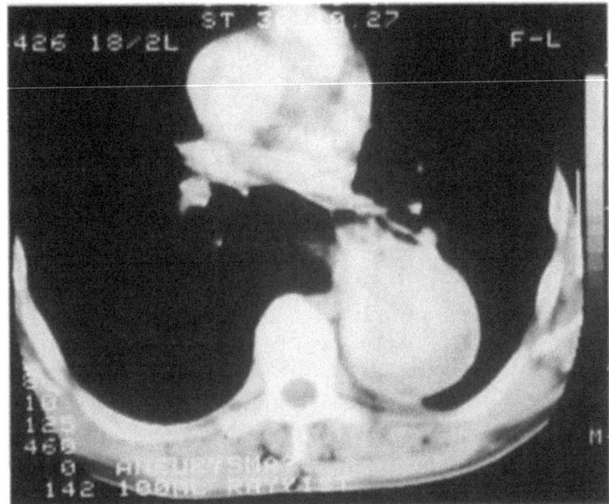

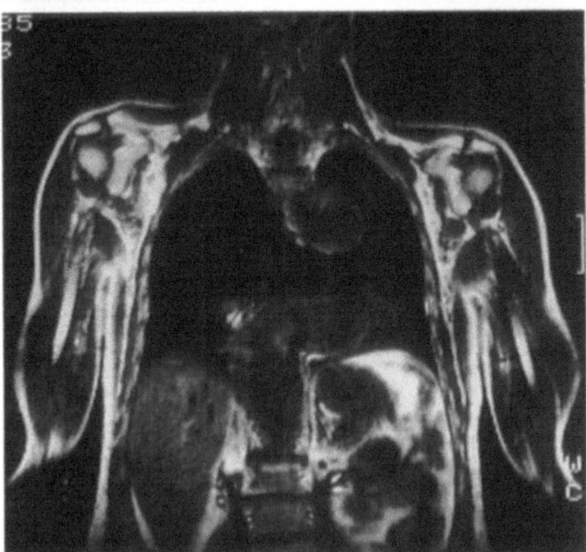

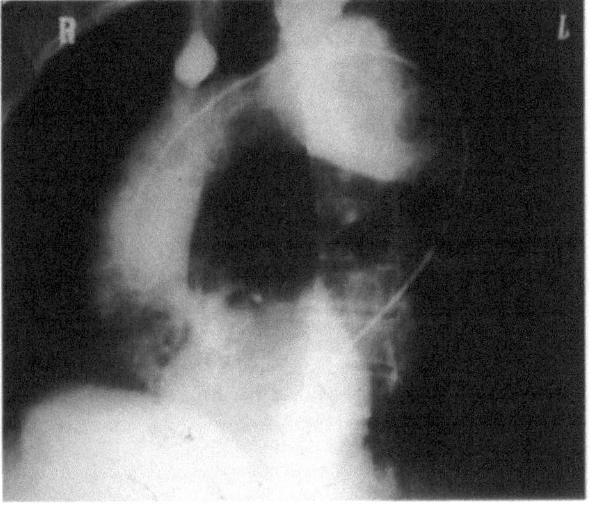

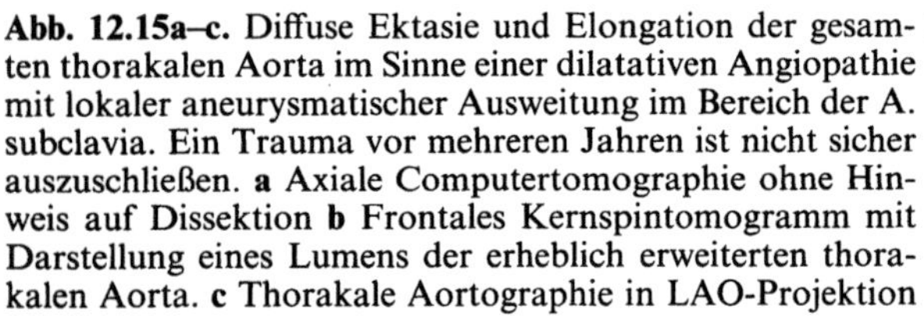

Abb. 12.15a–c. Diffuse Ektasie und Elongation der gesamten thorakalen Aorta im Sinne einer dilatativen Angiopathie mit lokaler aneurysmatischer Ausweitung im Bereich der A. subclavia. Ein Trauma vor mehreren Jahren ist nicht sicher auszuschließen. **a** Axiale Computertomographie ohne Hinweis auf Dissektion **b** Frontales Kernspintomogramm mit Darstellung eines Lumens der erheblich erweiterten thorakalen Aorta. **c** Thorakale Aortographie in LAO-Projektion

Patienten mit idiopathischer Medianekrose bestehen. Die Operationsindikation ist erst seit der von Crawford eingeführten Inlay-Technik auch im asymptomatischen Stadium bei einer relativ niedrigen Operationsmortalität gegeben [6, 15].

Im Rahmen der Diagnostik kann die Erfassung des fusiformen Aneurysmas gelegentlich schwierig von einer isolierten Aortenektasie abgegrenzt werden (Abb. 12.15). In diesen Fällen dürfte die bestehende klinische Symptomatik nachhaltig die Frage nach einer Therapie bestimmen.

12.6.3 Aneurysma dissecans, akute Dissektion

Das Aneurysma dissecans wird nach De Bakey in 3 Formen unterschieden:

- Der Dissektionsbeginn ist in der Aorta ascendens nahe dem Aortenklappenring, die Dissektion Typ I reicht unterschiedlich weit nach distal bis in die Aorta abdominalis, suprarenal oder infrarenal. Häufig reicht sie auch bis in die A. iliaca und endet an der Iliakabifurkation (s. Abb. 12.12).
- Das Aneurysma dissecans vom Typ II ist auf die Aorta ascendens begrenzt und kann bis in den Aortenbogen zu einer der vom Aortenbogen abgehenden Arterien verlaufen. Dabei kann die Dissektion sowohl in den Truncus brachiocephalicus als auch in die A. carotis communis links hineinreichen. Dieser Typ wird nur *sehr selten* präoperativ eindeutig differenziert.
- Beim Typ III beginnt die Dissektion am distalen Aortenbogen in unmittelbarer Nähe der A. subclavia sinister und erstreckt sich bis zur Aorta abdominalis in unterschiedlicher Höhe (s. Abb. 12.13). Sowohl eine spontane Perforation in das freie Aortenlumen als auch die Verlegung von abgehenden Arterienästen (A. coeliaca, A. renalis) können vorkommen.

Alle Dissektionen im Aortenbereich verlaufen in der Richtung des strömenden Blutes, die *retrograde Dissektion* ist eine *extreme Seltenheit*; sie wird allerdings nach operativen Eingriffen am Aortenbogen (z.B. nach aortokoronarem Venenbypass) oder anderen Operationen im Aortenbogenbereich bzw. nach intraluminalen semiinvasiven diagnostischen oder therapeutischen Eingriffen als iatrogene Folge beobachtet.

In zunehmendem Maße erfolgt die Einteilung der Aortendissektion – wegen einer klaren therapeutischen Zuordnung zur Herz- oder Gefäßchirurgie – nach Stanford (Abb. 12.16), wobei ein Typ A und B unterschieden wird [4, 59].

Die angiographischen Kriterien des Aneurysma dissecans lassen sich wie folgt charakterisieren:

- doppeltes Lumen,
- Intimaflap,
- Kompression und spiralförmiger Verlauf der Dissektion,
- Intimastufe am Entry,

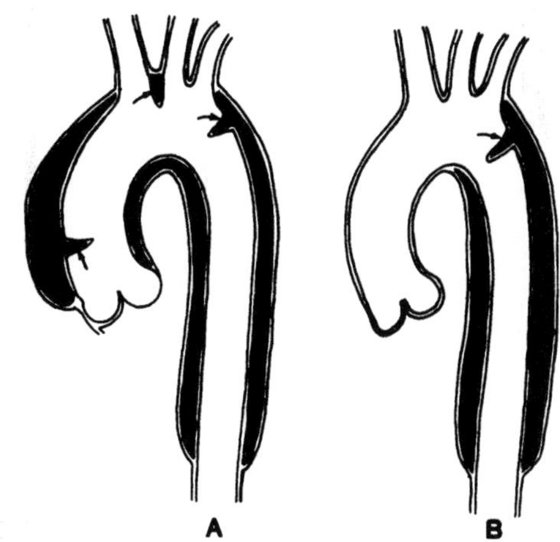

Abb. 12.16. Einteilung der Aortendissektion nach Stanford: Typ A und B

- zeitlich unterschiedliche Kontrastierung im wahren und falschen Lumen,
- fehlende Kontrastierung von abgehenden Gefäßen aus der Aorta im Dissektionsbereich.

Die wesentlichen Komplikationen der thorakalen Aortenaneurysmen sind die Perforation in das Mediastinum sowie die Perforation in das Perikard: einerseits die freie Perforation in den Pleuraraum mit Pleuraerguß, und andererseits die entstehende Aorteninsuffizienz. Bei *akuter* klinischer Symptomatik ist unmittelbar nach der Thoraxaufnahme ggf. die schnellste Diagnose mit einer Spiral-CT bei intravenöser Kontrastmittelgabe und simultaner Schockbehandlung möglich.

Die Abb. 12.17 zeigt CT-Schnitte eines Aneurysma vom Typ De Bakey II bzw. einer Aortendissektion vom Stanford-Typ A mit Perforation in das Perikard. In Abb. 12.18 ist die axiale Computertomographie bei einer Dissektion vom Stanford-Typ B bzw. Aneurysma dissecans vom Typ De Bakey III dargestellt. Hier wird das Stadium der beginnenden freien Perforation nach dorsal in den linken Hemithorax mit nur geringgradigem freien Pleuraerguß und schmaler Perforationszone gezeigt.

Diese Formen der Dissektion vom Stanford-Typ B dürften zunehmend semiinvasiv mit perkutan bzw. operativ in der Leiste implantierten Endoprothesen erfolgreich therapierbar sein. Ein Hauptproblem der Diagnostik der thorakalen Aorta ist die unsichere Lokalisation der Versorgung des Rückenmarks, da Querschnittslähmungen ggf. auch durch eine Inlay-Technik mit Verlegung der abgehenden A. radicularis magna zu schwierigen Komplikationen führen können.

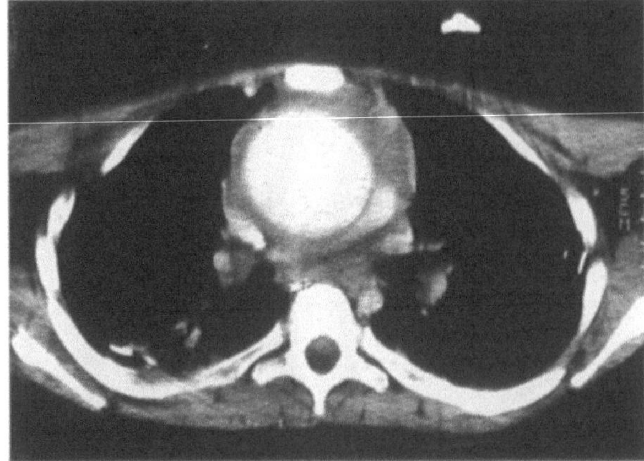

a

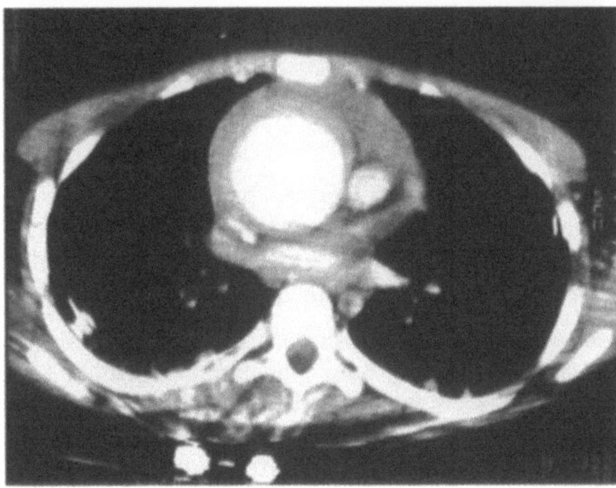

b

Abb. 12.17a,b. Aneurysma dissecans vom Typ DeBakey II bzw. Stanford A. Die Computertomographie zeigt an 2 Stellen die Kontrastmittelanreicherung außerhalb des Aortenlumens, welches erheblich erweitert ist, und die Perforation in den Perikardraum

Im Gegensatz zur akuten Dissektion findet man bei den luetischen Formen des thorakalen Aortenaneurysmas (s. Abb. 12.14) der Aorta ascendens häufig Kompressionseffekte und einsetzende Verkalkungen im Randgebiet. Die morphologische Diagnose der luetischen Aneurysmen ist daher heute häufig mit sekundären arteriosklerotischen Veränderungen kombiniert. Bei der Differentialdiagnose der nichtdissezierenden thorakalen Aortenaneurysmen zwischen Marfan-Syndrom mit diffuser Ektasie und luetischem Aortenaneurysma liegen die Schwierigkeiten darin, daß es sich beim Marfan-Syndrom um eine Dissektion vom Typ A handelt, daß keine Kalzifikation besteht und eine Ektasie im anuloaortischen Ring nachgewiesen werden kann. Es handelt sich vorwiegend um jüngere Patienten, häufiger Frauen als Männer.

Bei den heute selteneren luetischen Aortenaneurysmen ist die Lokalisation ebenfalls vorwiegend die Aorta ascendens. Es bestehen Kalzifikationen, die Aortenwand ist verbreitert und derb, nur in Ausnahmefällen ist eine Ausdehnung über den Aortenbogen hinaus erkennbar.

Unabhängig vom Typ der Dissektion bzw. der Aneurysmaform ist es die Aufgabe der Kontrastmittel-CT-Untersuchung, am besten in Bolustechnik, die Ausdehnung des Aneurysmas, das Entry der Dissektion und das Re-Entry nachzuweisen. Im Hinblick auf die abgehenden Gefäße aus der Aorta muß ihre freie Durchgängigkeit bzw. Einbeziehung in die Dissektion erfaßt sein. Daraus ist abzuleiten, daß die Angiographie nach Möglichkeit in 2 Ebenen erfolgt, falls die Computertomographie oder Kernspintomographie die entsprechenden Fragen nicht bereits beantworten konnte. Auch mit den Schnittbildverfahren gilt es, die beiden Lumina bei Dissektion sowie die frei abgrenzbare Intimaleiste darzustellen und das Ausmaß der Thrombose zu erfassen. Hinweiszeichen auf eine drohende Perforation sind isolierte Kontrastmittelinseln innerhalb des Thrombus oder eine Verdünnung der Aortenwand an nicht verkalkten Zonen.

Die diagnostische Sicherheit bei der Erkennung einer akuten Dissektion ist sowohl mit der Angiographie als auch mit der Computertomographie höher als 80%. Sie kann auch mit der Kombination transthorakaler und transösophagealer Echokardiographie zwischen 80 und 90% liegen, bei entsprechend erfahrenem Untersucher. Die Untersucherunabhängigkeit wie auch ihre schnelle Durchführung bei gleichzeitiger Schockbehandlungsmöglichkeit sind dabei die besonderen Vorteile der Computertomographie. Prinzipiell kann jedoch jedes der 3 Schnittbildverfahren (Ultraschall, Computertomographie, Kernspintomographie) als Eingangsuntersuchung erfolgen und erst von deren Ergebnis abhängig gemacht werden, ob eine Angiographie noch durchgeführt werden muß oder ob die sofortige Operation einzuleiten ist. Dies gilt insbesondere im Krankenhaus, in dem die Therapie der Dissektion vom Stanford-Typ A nicht möglich ist. Hier sollte nach Schnittbildverfahren sofort die Verlegung in ein entsprechendes Krankenhaus mit Herzchirurgie angestrebt werden.

12.6.4 Traumatische Aortenperforation bzw. posttraumatisches thorakales Aortenaneurysma

Das traumatische thorakale Aortenaneurysma ist im Zeitalter der häufigen Verkehrsunfälle nicht mehr selten, und bei entsprechender Leitung der

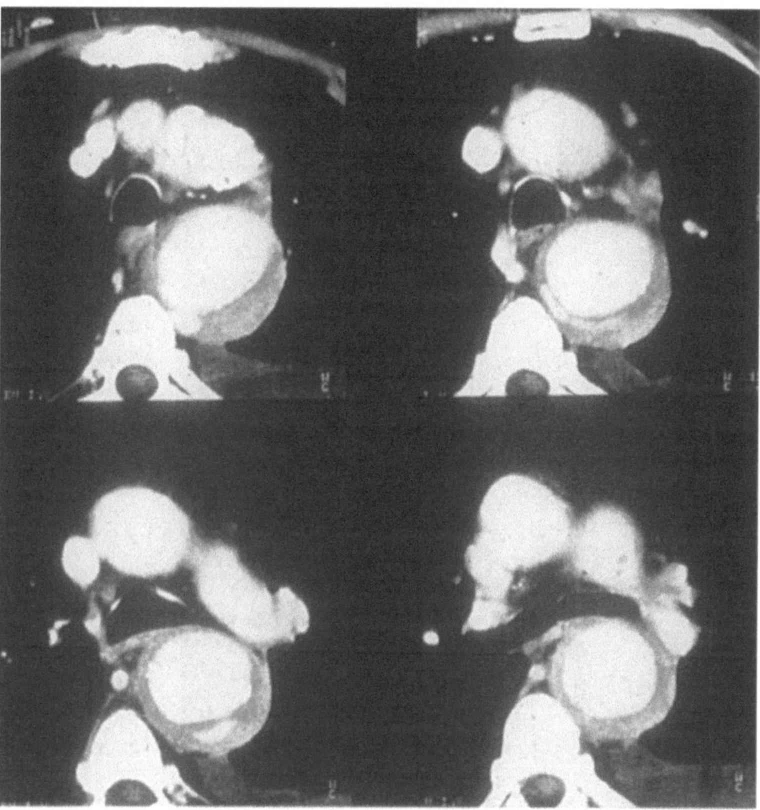

Abb. 12.18. Axiale Computertomographie mit dorsaler Perforation linksseitig und beginnender Ausbildung eines Pleuraergusses. Erkennbarer Ort der Perforation in den Pleuraraum

Rettungsdienste erreichen die Patienten auch zunehmend eine Klinik mit herz- oder gefäßchirurgischer Behandlungsmöglichkeit. In der Regel haben diese Patienten ein Thoraxkontusions- oder Thoraxschleudertrauma, so daß auch als Eingangsuntersuchung die Thoraxaufnahme ausgeführt wird. Aus dieser ergeben sich die Hinweise auf eine mögliche Aortenruptur:

- die Verbreiterung des Mediastinums,
- eine Verlagerung von Trachea und Ösophagus,
- eine Verschmälerung des Retrosternalraumes und
- eine suspekte Verbreiterung des prominenten thorakalen Aortensegmentes.

Ist dies primär nicht erkennbar und wird der Patient auf der Intensivstation überwacht, ohne daß eine sofortige Abklärung mit axialem Schnittbildverfahren oder Angiographie erfolgen muß, so ist eine Kontrollthoraxaufnahme 2–3 h nach der ersten Aufnahme erforderlich, um eine Verbreiterung des Mediastinums bei mediastinaler Sickerblutung zu erfassen.

Ist eine Verbreiterung des Mediastinums innerhalb von 2 h nachweisbar, so ist die Kontrastmitteldarstellung der thorakalen Aorta mittels CT und/oder Angiographie als Aortographie dringlich erforderlich. Das thorakale posttraumatische Aortenaneurysma ist immer im Umgebungsbereich der A. subclavia sinistra lokalisiert (Abb. 12.19). Bei nicht akutem traumatischen Ereignis ist die Differentialdiagnose gegenüber einer extremen Ektasie der thorakalen Aorta mit partieller Thrombosierung häufig schwierig, und ohne klare Anamnese wird dann besonders bei einbezogenem thorakalen Aortenbogen auch die Möglichkeit einer konservativen Behandlung, wenn einmal das akute Stadium überschritten ist, als Alternative erwogen [85], wenngleich das Risiko der Perforation permanent besteht.

Da mehrere bildgebende Verfahren zur Diagnostik thorakaler Aortenaneurysmen wie auch Dissektionen und der dilatativen Angiopathie bestehen, ist es sinnvoll, bei erstem Verdacht (unabhängig davon, welches klinische Zeichen oder bildgebende Verfahren den Verdacht geäußert hat) eine weitere Klärung anzustreben. Diese ist primär nichtinvasiv mit der Kernspintomographie, der Magnetresonanzangiographie und der Computertomographie mit Bolus-und Spiraltechnik möglich. Erst wenn geklärt ist, daß eine operative Behandlung oder eine interventionelle Therapie in Frage kommen, ist für die präzise Bestimmung der Ausdehnung des pathologischen Befundes und der

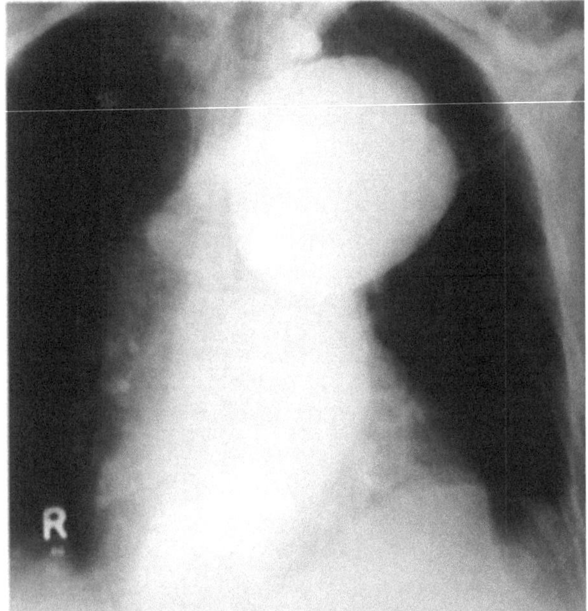

a

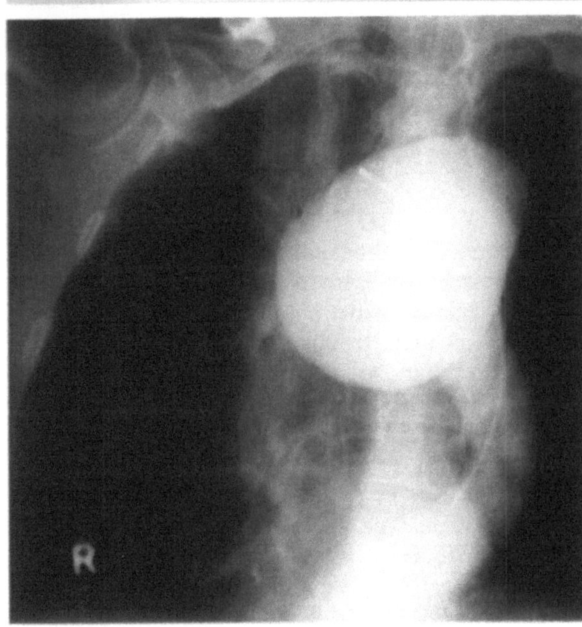

b

Abb. 12.19a,b. Angiographie in 2 Ebenen bei posttraumtischem Aortenaneurysma in Höhe der A. subclavia links

Einbeziehung der Nachbarorgane die Angiographie einzusetzen. Diese sollte primär alle Fragen beantworten können. An die Möglichkeiten der Koronarangiographie im Rahmen des ersten angiographischen Verfahrens und der Darstellung der Aortenklappenebene ist zu denken.

Hat bereits eine thoraxchirurgische Maßnahme stattgefunden, insbesondere ein gefäß- oder herzchirurgischer Eingriff, so ist die Umgebung der Anastomose (z.B. beim aortokoronaren Venenbypass) exakt zu analysieren, da von diesen Anastomosen auch Dissektionen ausgehen können.

Posttraumatische Aneurysmen im Sinne von falschen Aneurysmen können nicht nur im Bereich der Aorta, sondern auch an anderen thorakalen Gefäßen auftreten.

Abbildung 12.20 zeigt ein posttraumatisches Aneurysma der A. subclavia links in unmittelbarer Nachbarschaft zur abgehenden A. vertebralis. Hier ist es durch ein Kontusionstrauma zum Einriß aller Aortenwandschichten gekommen, und es hat sich innerhalb von 3 Monaten ein großes kugelförmiges Aneurysma spurium entwickelt. Klinisch ist dies als pulsierender Tumor in der Supraklavikulargrube zu tasten gewesen, der Nachweis war sowohl mit CT als auch Angiographie nicht schwierig zu führen. Trotzdem zeigt sich auch hier die DSA mit langer Aufnahmeserie als vorteilhaft gegenüber einer konventionellen Angiographie, um die volle Ausdehnung des Aneurysmas zu erfassen. Derartige oberflächliche Aneurysmen sind allerdings auch sehr genau mittels farbkodierter Sonographie, nicht zuletzt im Hinblick auf das Strömungsverhalten des Aneurysmas, zu beurteilen.

12.7 Periphere Aneurysmen

Wenngleich die Aneurysmen und Dissektionen der Aorta von größerer Brisanz quoad vitam und im Hinblick auf dringliches ärztliches Handeln sind, so stellen auch die Aneurysmen anderer Arterien den radiologisch tätigen Arzt und Chirurgen oft vor besondere Probleme [1, 20, 29, 51, 64, 78, 88]. Im Sektionsgut (s. S. 279) werden als häufigste Lokalisation die Becken-, Oberschenkel- und Kniearterien als Sitz von peripheren Aneurysmen genannt. Extremitätenaneurysmata entgehen aber im allgemeinen der autoptischen Untersuchung [41], da Extremitäten nicht routinemäßig seziert werden. Während Aortenaneurysmata in 3% (1,8–6,6%) der Autopsien gefunden werden, beträgt die Häufigkeit peripherer Aneurysmen ca. 1–15% derjenigen abdominaler Aneurysmen. Dabei ist zu bedenken, daß 20% der Patienten mit Aortenaneurysmen auch Aneurysmen in anderen Arterien aufweisen.

Die Erkennung eines peripheren Aneurysmas führt daher immer auch zur angiographischen Abklärung der abdominalen Aorta. Während die Ruptur die häufigste Komplikation des abdominalen Aortenaneurysmas (AAA) ist, sind Thrombose und Embolie die häufigsten Komplikationen der peripheren Aneurysmen [18, 64]. Die klinische

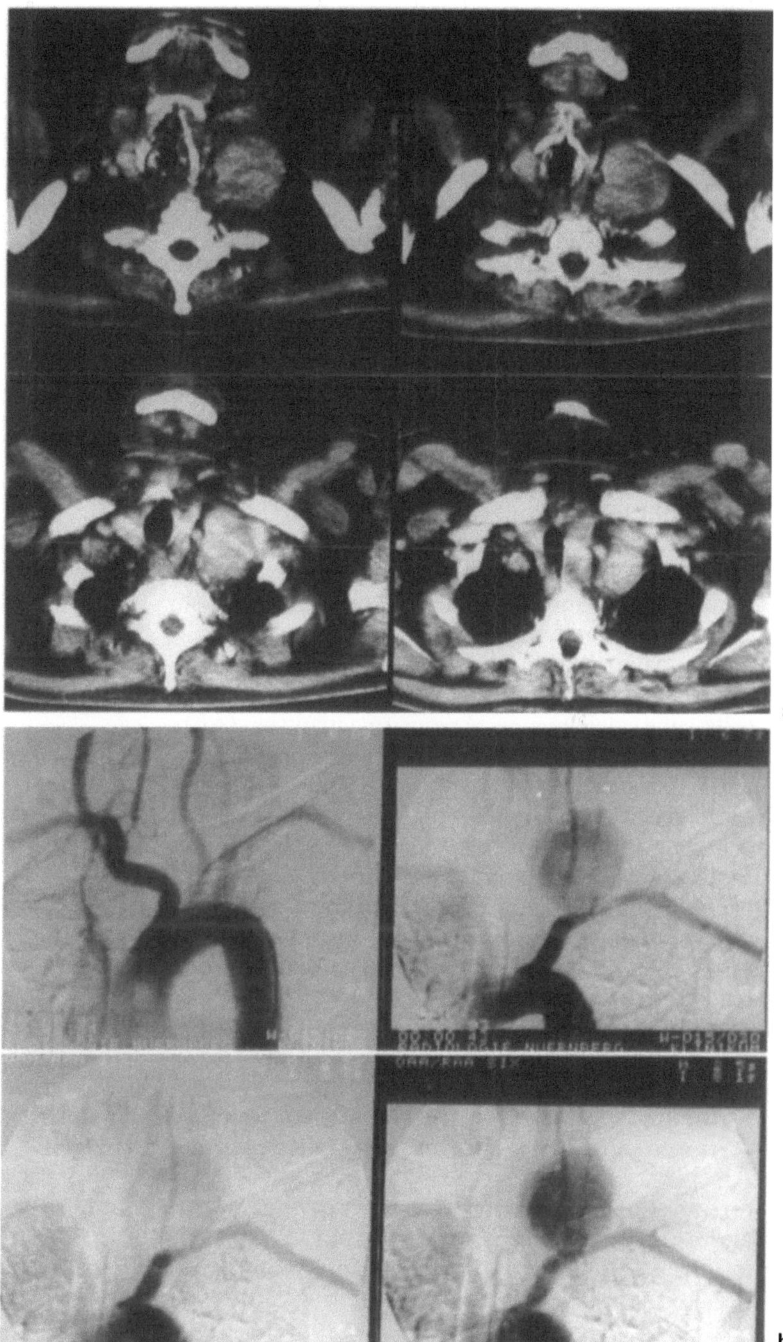

Abb. 12.20 a,b. Posttraumatisches Aneurysma der A. subclavia links, 3 Monate nach Trauma, **a** Axiale CT-Serie vor und nach intravenöser Kontrastmittelgabe, **b** Thorakale Aortographie mit langer Szene, das falsche Aneurysma nahe dem Abgang der linken A. vertebralis aus der A. subclavia demonstrierend

Untersuchung läßt an die Existenz eines Aneurysmas immer dann denken, wenn ein pulsierender Tumor, palpables Schwirren oder auskultatorisch ein systolisches Turbulenzgeräusch gefunden werden. Sehr häufig wurde früher primär an gut- oder bösartige Tumoren, Abszesse oder Verletzungsfolgen oder eine Baker-Zyste gedacht und das Aneurysma erst beim Auftreten von Komplikationen erkannt. Der breite Einsatz der Sonographie hat hier eine Änderung herbeigeführt [47, 90]. Trotzdem können in der Differentialdiagnose Computertomographie [25, 51, 64] und Angiographie wesentliche Informationen für die Therapieplanung erbringen. Bei den nicht-aortalen Aneurysmen können in bezug auf Ätiologie, Symptomatik und Therapie die nicht zerebralen arteriellen Aneurysmen unterschieden werden in solche an den unteren und an den oberen Gliedmaßenarterien [8, 18, 22] sowie diejenigen an den Organarterien [64].

12.7.1 Aneurysmen an den unteren Extremitäten

Im Gegensatz zum Sektionsgut zeigen klinische Beobachtungen in gefäßchirurgischen Kliniken [18, 41, 42], daß Aneurysmen der Becken- und femoropoplitealen Arterien etwa 40% der zu behandelnden Aneurysmen ausmachen. Die Aneurysmen des femoropoplitealen Übergangs und der A. poplitea selbst stellen mit 70% [63] das Gros der peripheren dilatierenden Arteriopathien dar. Das Alter dieser Patienten schwankt zwischen 40 und 90 Jahren (im Mittel 67 Jahre), und in 90% handelt es sich um Männer.

Man kann die sich über eine längere Strecke dilatierten Femoralarterien mit lokaler (Abb. 12.21) exzessiver Ausweitung von kleinen kugelfömigen Aneurysmen in der Kniebeuge unterscheiden. Bei 40–60% der Patienten findet man beidseits eine gleichartige Aneurysmastruktur (Abb. 12.22). Die Patienten kommen überwiegend mit akut aufgetretener Symptomatik wegen einer Unterschenkelarterienembolie oder einem akuten thrombotischen Verschluß der A. poplitea eines Beines zur Behandlung. Die systematische Angiographie beider Beine ist daher essentiell und führt mit größerer Sicherheit zu einer eindeutigen Diagnose. Dem thrombosierten Verschluß geht häufig eine lange asymptomatische Zeit voraus, in der es neben der Dilatation zum Längenwachstum der Arterie mit Knickbildungen kommt (Abb. 12.22). Diese Knickstenosen können zur Claudicatio und Strömungsveränderung führen. Langstreckige Formen gehen über in das Krankheitsbild der Arteriomegalie.

Funktionell können mit einfacher oder gepulster Dopplerultraschalluntersuchung [78], mit Röntgenkinematographie [29,82] im Rahmen der Angiographien und bei kernspintomographischen Untersuchungen die strömungsdynamischen Veränderungen qualitativ und quantitativ analysiert werden. Innerhalb fusiformer Aneurysmen, wie in Abb. 12.21, ist eine im Vergleich zum Zu- und Abstrom verlangsamte Flußgeschwindigkeit erkennbar. Innerhalb kugelförmiger Aneurysmen ist eine kreisförmige Strömung zu erfassen mit Turbulenzen unterschiedlicher Flußgeschwindigkeit. Dieses unterschiedliche Flußverhalten in Aneurysmen erschwert die exakte Größenangabe und Bestimmung des Anteils, der bereits thrombosiert ist, in gleicher Weise mit der Kernspintomographie (KST) wie früher mit der Blattfilmangiographie. Gerade für die exakte Beurteilung von aortalen und peripheren Aneurysmen ist daher die digitale Subtraktionsangiographie ein so wesentlicher Fortschritt [21, 89, 90].

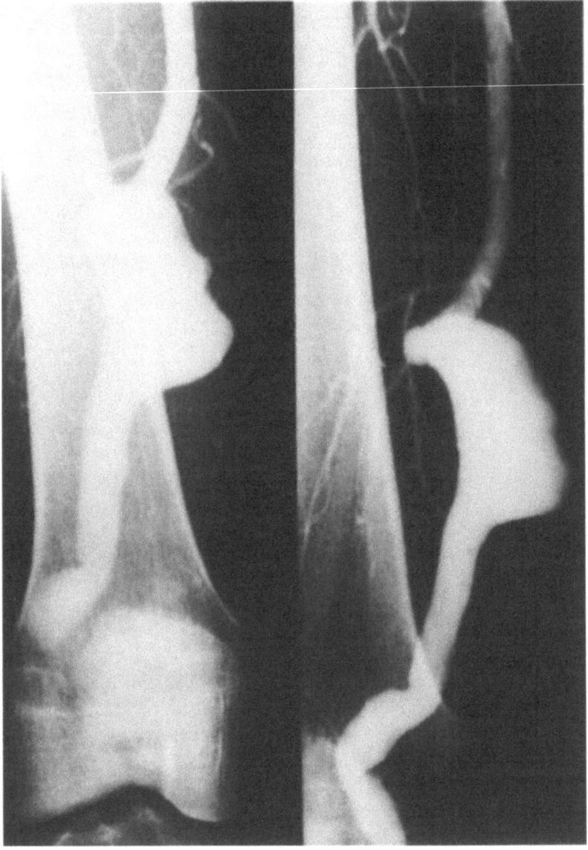

Abb. 12.21. Teilthrombosiertes femoropopliteales Aneurysma mit Elongation und Ektasie bei verzögertem Run-off distal

Für die Analyse der Aneurysmakomplikationen und Auswirkungen auf die Nachbarorgane haben die CT [7, 12, 25] und die KST [65] eine Verbesserung der präoperativen Diagnostik und Erfassung postoperativer Komplikationen gebracht. Dies gilt für Aneurysmen am Körperstamm und in der Knieregion.

Durch die Existenz von Ultraschall, CT und KST werden heute immer mehr Poplitea- und andere Aneurysmen im asymptomatischen Stadium erkannt. Da die erst nach thrombotischem Verschluß mit akuter Ischämie einsetzende Therapie eine relativ hohe Unterschenkelamputationsrate (20 vs. 2%) zur Folge hat [42, 78], wird die Exklusion des Aneurysmas (Endograft, STENT oder Bypass) auch im asymptomatischen Stadium empfohlen. Die neu entwickelten polyesterbe-

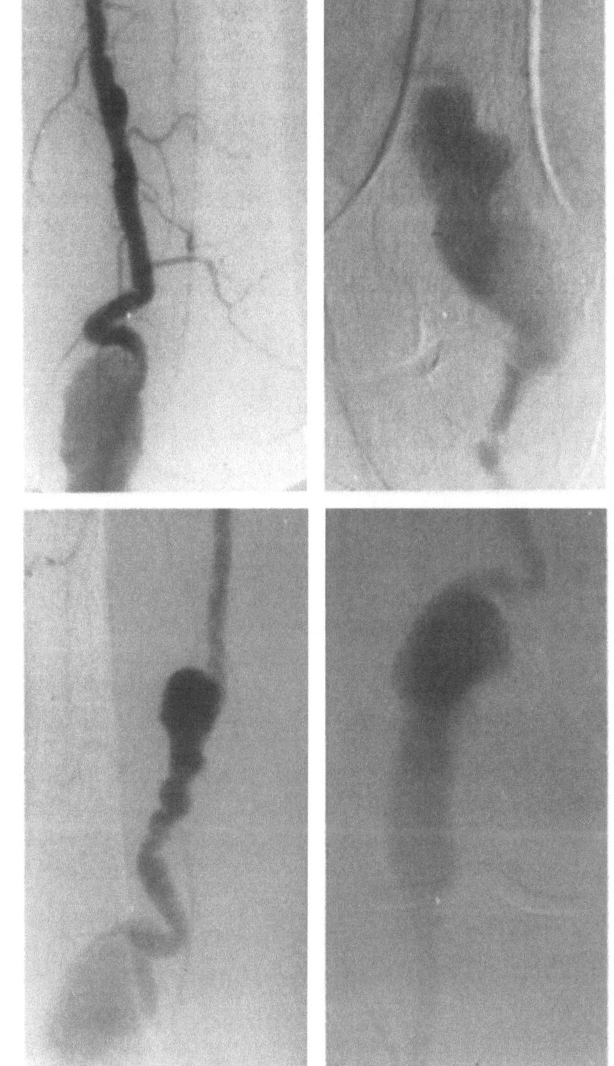

Abb. 12.22a,b. Doppelseitige Popliteaaneurysmen. **a** Linksseitiges Popliteaaneurysma mit verzögertem Einstrom in das Aneurysma, Elongation und Knickbildung vor dem Aneurysma und verzögertem Run-off in die Unterschenkelarterien. **b** Femoropopliteales Aneurysma rechts mit zweifacher aneurysmatischer Ausdehnung, Elongation der Arterie und Knickbildung. (55jähriger Mann, der mit akuten Embolien in die linken Unterschenkelarterien und mit akuter Ischämie zur Aufnahme kam.) Abdominale Aortenaneurysmen sind ausgeschlossen. Angiographie mit Kontrastmittelinjektion in die Aorta abdominalis

schichteten Endoprothesen eröffnen eine sinnvolle perkutane oder minimal-invasive Therapie. Diese „Endopro"-Stents können über eine 10-French-Schleuse in der Leiste in Lokalanästhesie appliziert werden. Bisher wurden in Nürnberg 5 und auch an anderen Kliniken (z.B. München, Nancy) mehrere Popliteaaneurysmen auf diese Weise ausgeschaltet. Langzeitergebnisse liegen noch nicht vor.

Aneurysmen an den Unterschenkelarterien, wie A. tibialis posterior oder Fußarterien, werden nur kasuistisch und zumeist als posttraumatische, mykotische oder postoperative (Abb. 12.24) Aneurysmen beobachtet. Ihre Entwicklung kann sonographisch in kurzfristigen Abständen kontrolliert werden. Präoperativ kann die Erkennung von zusätzlichen Komplikationen wie arteriovenösen Fisteln oder Stenosen, die eine klinische Symptomatik unterhalten, sinnvoll sein. Zur Angiographie ist eine arterielle DSA mit einfacher Nadeltechnik zumeist ausreichend. Bei derartigen Fragestellungen kann aber auch die KST oder die Spiral-CT mit dreidimensionaler Rekonstruktion eindeutige Informationen erbringen. Vor Interventionen sollte die enge Absprache mit dem Gefäßchirurgen erfolgen.

12.7.2 Aneurysmen an den oberen Extremitäten

Die dilatierende degenerative Arteriopathie entwickelt sich beim älteren Menschen jenseits des 70. Lebensjahres, insbesondere bei Personen mit Hypertonie, Übergewicht, hohen Triglyzeridwerten ohne den Risikofaktor Nikotin [78, 85]. Dies trifft nicht nur auf die Aorta, sondern auch die supraaortalen Arterien, die Aa. anonyma, carotis und subclavia zu. Deutliche Erweiterungen der A. subclavia sind vorwiegend als poststenotische Dilatation bei Subklaviastenose oder Thoracic-outlet-Syndrom zu beobachten.

Vereinzelt wird über Aneurysmen der A. radialis oder ulnaris berichtet. Von größerer Bedeutung sind die diffusen und lokalen Ausweitungen der Armarterien nach Operation, insbesondere der Anlage von arteriovenösen Shunts zur Dialyse (s. Kap. 36).

12.7.3 Arterielle Aneurysmen am Körperstamm

Am Körperstamm wird sowohl im Sektionsgut [41] als auch in Operationsstatistiken [64, 78] gefäßchirurgischer Kliniken neben den Aorten- und aortoiliakalen Aneurysmen über isolierte Aneurysmen der Beckenarterien (isolierte Iliakaaneurysmen: 0,6%) und Aneurysmen der Nierenarterien (0,5–0,8%) berichtet.

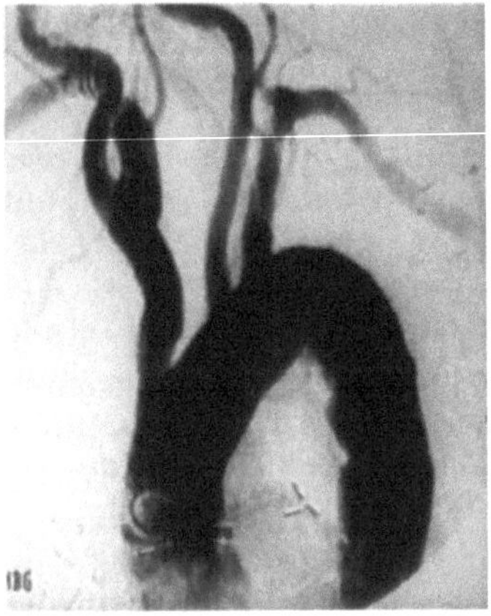
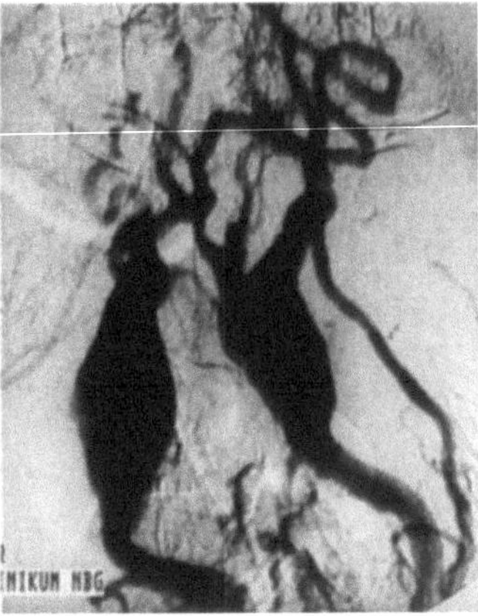

Abb. 12.23. Doppelseitige Karotisgabelaneurysmen bei einem 66jährigen Mann, klinisch TIA, keine Operation

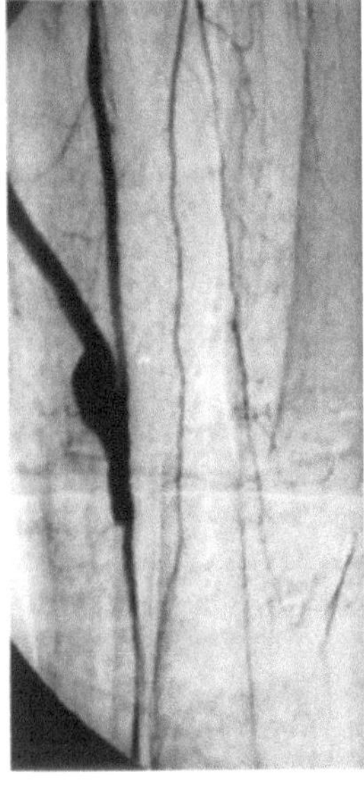

Abb. 12.24. Anastomsenaneurysma bei femororkruralem Bypass an der distalen Anastomose zur A. tibialis anterior bei einem 62jährigen Mann mit Bypassanlage wegen aVK-Stadium IV 16 Monate zuvor

Aneurysmen mit schalenförmiger Verkalkung werden in der A. renalis, lienalis, hepatica und A. pulmonalis zufällig bei Röntgenuntersuchungen oder bei angiographischen Untersuchungen zur Abklärung einer peripheren Durchblutungsstörung oder unklarer Oberbauchsymptomatik, mit oder ohne gastrointestinale Blutung, gefunden. Klinisch eindrucksvolle Symptome oder gar eine Ruptur werden in weniger als einem von 4 Fällen berichtet. Aber gerade unter Notfallbedingungen kann die Diagnose wie auch Therapie besonders schwierig sein, und es ist dann mit einer Mortalität bis zu 30% zu rechnen. Selbst wenn bei derartigen asymptomatischen Iliaka- oder Organarterienaneurysmen eine Operationsindikation primär nicht gestellt wird, kann durch geeignete Patientenführung mit regelmäßigen Kontrolluntersuchungen mittels Sonographie, Sprial-CT oder Kernspintomographie eine prekäre Situation vermieden werden. Das Wachstum bei diesen Aneurysmen geschieht druck- und flußbedingt regelhaft. Wächst das Aneurysma um mehr als 0,5 cm pro Jahr, so ist ein aktives therapeutisches Vorgehen mit dem Patienten zu vereinbaren.

12.7.3.1 Aneurysmen der Viszeralarterien

Über 90% dieser Aneurysmen werden in den Arterien gefunden, welche den oberen Gastrointestinaltrakt versorgen, inklusive Leber und Pankreas. Obwohl diese Aneurysmen sehr selten sind, wurden mehr als 2000 publiziert [63]. Aus diesem Material ergibt sich folgende Häufigkeit:

Tabelle 12.7. Häufigkeit [%] von Aneurysmen in Viszeralarterien

A. lienalis	60
Aa. hepaticae	20
A. mesenterica superior	5
Truncus coeliacus	4
Aa. gastricae	4
A. pancreaticoduodenalis	
A. gastroduodenalis	3

12.7.3.2 Milzarterienaneurysmen

Etwa 80% der Milzarterienaneurysmen werden bei Frauen gefunden. Das Milzarterienaneurysma kann einen Durchmesser von 1,5 cm erreichen, es wird auch bei 7% der Patienten mit portaler Hypertension beobachtet. Als eine besondere Ursache mit Veränderungen der Strömungsdynamik wird die wiederholte Schwangerschaft angenommen. 40% der Frauen mit Milzarterienaneurysmen hatten wenigstens 6 Schwangerschaften. Das Rupturrisiko des Milzarterienaneurysmas bei nicht schwangeren Frauen soll unter 2% liegen und hat dann eine Mortalitätsrate von 25% [63,64]. Bei schwangeren Frauen soll die Rupturrate 95% betragen, das Mortalitätsrisiko 60%, und in 95% stirbt der Fötus.

Als Operationsindikationen beim Milzarterienaneurysma gelten daher:

- asymptomatisches Aneurysma über 25 mm Durchmesser,
- symptomatisches oder rupturiertes Aneurysma jeder Größe,
- Aneurysma bei Schwangeren und bei Kinderwunsch.

Die Letalitätsrate der Operation bei isoliertem Eingriff ist im asymptomatischen Stadium gering. Eine Alternative zur Ausschaltung des Milzarterienaneurysmas ist die Katheterembolisation oder die selektive Aneurysmaausschaltung mit „coils" oder ablösbaren Ballons.

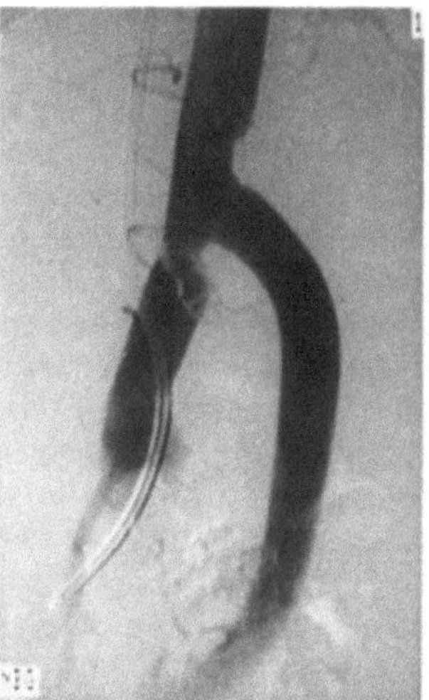

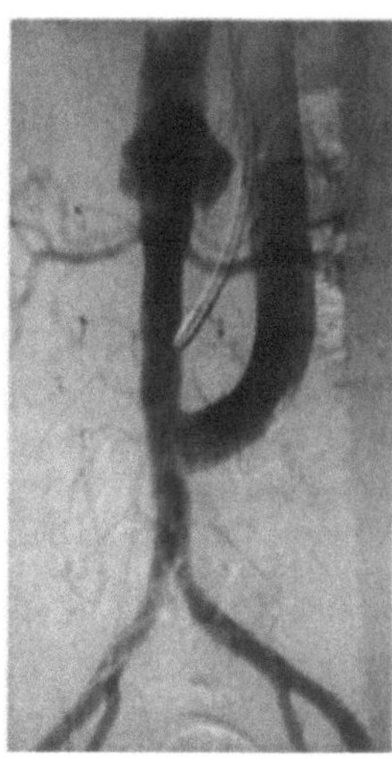

Abb. 12.25. Suprarenales mykotisches Aneurysma bei 75jähriger Frau nach Anlage eines extraanatomischen Bypasses ohne Aneurysmaresektion, *links* proximale, *rechts* distale Anastomose und Aneurysma

12.7.3.3 Aneurysma der A. hepatica

Das Aneurysma der A. hepatica wird besonders bei Frauen im 6. Lebensjahrzehnt gefunden. Es ist vorwiegend isoliert, 80% sind im extrahepatischen, 20% im intrahepatischen Verlauf der Arterie lokalisiert.

Eine Ruptur kann in die freie Bauchhöhle und in die Gallenwege erfolgen. Jedes derartige Aneurysma der A. hepatica sollte daher ausgeschaltet werden. Die Aneurysmen an den Viszeralarterien unterschiedlicher Lokalisation können Ursache für eine obere Gastrointestinalblutung sein. Da andere Hinweise auf ein Aneurysma fast immer fehlen, sollte die Angiographie auch weiterhin zum Diagnoseplan gehören, wenn die Endoskopie die Ursache einer gastroenteralen Blutung nicht primär hat erkennen können.

12.7.3.4 Aneurysmen der A. mesenterica superior

Diese Aneurysmen, die eine Inzidenz von 1 auf 12 000 Sektionen haben, können einen Durchmesser von 10–14 cm erreichen. Sie kommen bei jungen und älteren Männern vor, die eine bakterielle Endokarditis haben oder drogenabhängig sind. In diesen Fällen handelt es sich um Aneurysmen mykotischen Ursprungs. Mykotische Aneurysmen haben sich durch endogene Infektion der Gefäßwand als lokale sackförmige (Abb. 12.25) oder fusiforme Erweiterung entwickelt. Sie können ihren Ausgang in den ersten 6 cm der A. mesenterica haben und sich nach distal wie auch proximal ausdehnen. Mykotische Aneurysmen werden überwiegend durch eine Umleitungsoperation ausgeschaltet und ggf. sekundär reseziert. Bei der Diagnose mykotischer Aneurysmen ist die Beurteilung der Wand mit CT oder KST enorm hilfreich.

12.7.4 Aneurysmen der Nierenarterien

Die Häufigkeit der Nierenarterienaneurysmen ist durch die weite Verbreitung der Nierenangiographie genau bekannt [1, 63]. Sie wird mit 0,5–0,8% angegeben, und zwar in Abhängigkeit davon, ob man die fibromuskulären Formen mit berücksichtigt oder nicht.

Es werden folgende Formen unterschieden:

- *Sakkuläres Aneurysma.* Es ist fast immer hilusnah im Bereich der Aufzweigung der Nierenarterien lokalisiert.
- *Fusiformes Aneurysma.* Dieses kann oft auch nur eine poststenotische Dilatation bei einer Nierenarterienstenose sein. Die Abgrenzung von einer FMD ist oft unmöglich.
- *Intrarenale Mikroaneurysmen.* Diese werden bevorzugt im Rahmen von Systemerkrankungen wie Panarteriitis nodosa oder Lupus erythematodes gefunden.

Das Alter der Patienten mit Nierenarterienaneurysmen schwankt von 20 bis 90 Jahre (Mittel 61). Häufig wird gleichzeitig eine Hypertonie erfaßt.

Der Zusammenhang von Hypertonie mit dem Nierenarterienaneurysma vom sakkulären Typ ist, im Gegensatz zur FMD, nicht gesichert. Klinische Symptome werden beim NA-Aneurysma in etwa 20% beobachtet: Abdominalschmerz, Hämaturie oder eingeschränkte Nierenfunktion werden genannt. Nierenarterienaneurysmen können lange ohne klinische Symptome bleiben. Bei bestehender Hypertonie wird primär medikamentöse Behandlung vor einer operativen Resektion an der freigelegten Niere (mikrochirurgisch) empfohlen. Die NA-Aneurysmen werden mit einem Durchmesser von 0,3–4 cm gesehen. In Nürnberg konnte ich in 19 Jahren 7 sakkuläre und bei 5 Patienten Mikroaneurysmen diagnostizieren, unabhängig von den poststenotischen Dilatationen und der FMD.

12.7.5 Isoliertes Iliakaaneurysma

Bereits mit der intravenösen Steinberg-Angiographie konnte das isolierte Aneurysma der A. iliaca nachgewiesen werden. Während im Sektionsgut eine Häufigkeit unter 1% besteht, gibt es auch Berichte aus klinischen Kollektiven [64] von 40 isolierten Iliakaaneurysmen unter 476 aortoiliakalen Aneurysmen (8%), in anderen Kliniken wurde es aber nur in 1,5% aller Aneurysmen beobachtet. In 95% der Fälle handelt es sich um Männer. Das Alter zeigt eine große Varianz, von 7–88 Jahren (Mittel 67 Jahre). Es muß daher ätiologisch neben der Arteriosklerose auch eine angeborene lokale oder traumatische Ursache angenommen werden.

Die Diagnose wird überwiegend zufällig durch Angiographie, CT oder Ultraschall gestellt. Unter den klinisch symptomatischen Beobachtungen gibt es solche mit lumboinguinalem Schmerz, der als Ureterkolik fehlgedeutet werden kann. Andere klagen über gastrointestinale Tenesmen und Obstipation. Symptome durch Ureterkompression oder Druck auf den N. ischiadicus werden beschrieben. Bei der rektalen Palpation kann ggf. eine pulssynchrone Resistenz getastet werden. Selbst fand ich dies häufiger bei pelvinen arteriovenösen Malformationen. Diese sehr variable Symptomatik führt oft zu diagnostischen Irrwegen, bevor die Angiographie erfolgt.

In der Monographie von Sandmann [64] berichten Bur u. Nachbur darüber, daß sie in Bern unter 40 isolierten Iliakaaneurysmen bei 14 Patienten wegen Ruptur operieren mußten. In 8 Fällen wurde – 1 bis 14 Jahre – fehlbehandelt mit Diagnosen wie Inguinalhernie, Nierenkolik oder Divertikulitis. Der Einsatz von Sonographie und CT sollte dazu beitragen, daß die Ursache pelviner Kompressionssyndrome rascher, insbesondere *vor einer Perforation* geklärt wird. Iliakaaneurysmen können sowohl in der Communis und Externa als auch in der Illiaca interna vorkommen. In diesen Bereichen bieten sich die Möglichkeiten der Implantation polyesterbeschichteter Stents, sog. Endoprothesen auf perkutanem Wege im Rahmen der interventionellen Radiologie oder der endovaskulären Chirurgie an (s. S. 247).

12.7.6 Postoperative und andere iatrogene Aneurysmen

Anastomosenaneurysmen werden als ein Tribut an den Fortschritt der Gefäßchirurgie angesehen und treten überwiegend nach Verwendung von Kunststoffmaterial auf [64, 78]. Sie entstehen 5–12 Jahre nach dem operativen Primäreingriff, der bevorzugt die Implantation einer Y-Prothese ist, und zu 60% bestehen Aneurysmen in beiden Leistenarterien sowie ein proximales Anastomosenaneurysma an der Aorta. Nach Operation eines abdominalen AA wird nach 5 Jahren in 2,9% und nach 10 Jahren in 11,1% [64] oder in 4,5–15% in der Leiste ein Nahtaneurysma beobachtet. Für die Entstehung wird, neben dem verwendeten Prothesen- und Nahtmaterial, auch die Existenz einer arteriellen Hypertonie als Teilursache genannt. So treten Anastomosenaneurysmen bei Hypertonikern nach 10 Jahren ca. 4 mal häufiger auf (s. Tabelle 12.6).

Für die Diagnose ist die langjährige Nachkontrolle mit der Sonographie oder der Spiral-CT sinnvoll. Die Entwicklungen neuer Therapieverfahren werden zeigen, ob postoperative Anastomosenaneurysmen auch endovaskulärer Therapie mit adäquaten Langzeiterfolgen zugängig sind.

Die *iatrogenen Aneurysmen*, das Aneurysma spurium oder pulsierende Hämatome müssen jedem Radiologen hinsichtlich Ätiologie, Diagnostik und Therapie vertraut sein. Für diagnostische Katheterangiographien mit der Seldinger-Technik können zunehmend Katheter von 5 French verwendet werden. Dementsprechend kommt es auch selten zu den typischen postpunktionellen Komplikationen wie Aneurysma spurium oder arteriovenöser Fistel in der Leiste (< 0,1%). Für andere diagnostische Untersuchungen wie die Koronarographie in Kombination mit der Lävokardiographie wird aber vorwiegend ein 7-French-Schleusensystem verwendet. Während einfache postpunktionelle Hämatome fast nur auftreten, wenn die Patienten antikoaguliert werden, oder wenn eine Gerinnungsstörung vorliegt, muß nach Katheterisation zu diagnostischen oder interventionellen Zwecken (z.B. PTCA oder zerebrale Embolisation) wegen der prophylaktischen Heparinisierung immer mit entsprechenden Komplikationen gerechnet werden. Abbildung 12.26 zeigt bei einem 86jährigen Mann mit generalisierter Arteriosklerose und vorausgegangener Bypassoperation am rechten Bein ein Aneurysma spurium am Ort der Katheterisierung mit einer 7-French-Schleuse. Die rechte voroperierte Leiste wurde gewählt, nachdem die Katheterisation über die linke Leiste nicht gelang. Hier erfolgte die Katheterisation im voroperierten Gefäß am Ort einer Narbe in der Leiste. In zunehmendem Maße wird für interventionelle Maßnahmen die Verwendung von Schleusensystemen bis 14 French Anwendung finden. Indikationen sind z.B. die Applikation von kunststoffbeschichteten Endoprothesen zur Therapie von Aneurysmen oder arteriellen Obliterationen oder die Therapie intrakranieller Aneurysmen mit koaxialen Kathetersystemen. Unter diesen Gesichtspunkten sind zu beachten:

1. *Prophylaxe von Kompliktionen am Punktionsort.* Die sichere Punktion sollte bewußt eine Verletzung der Arterienrückwand vermeiden. Dies ist erreichbar, indem zuvor mit der Dopplertechnik der Ort der Arterie lokalisiert wird und Punktionsnadeln ohne Stilett verwendet werden, damit nur die Arterienvorderwand gestanzt wird.
2. *Postinterventionelle Blutungskontrolle.* Nach Abschluß der diagnostischen Katheterisation oder therapeutischen perkutanen Intervention ist hinreichend lange von einem erfahrenen Arzt der Punktionsort durch manuelle dosierte Kompression oder mit einem druckkontrollier-

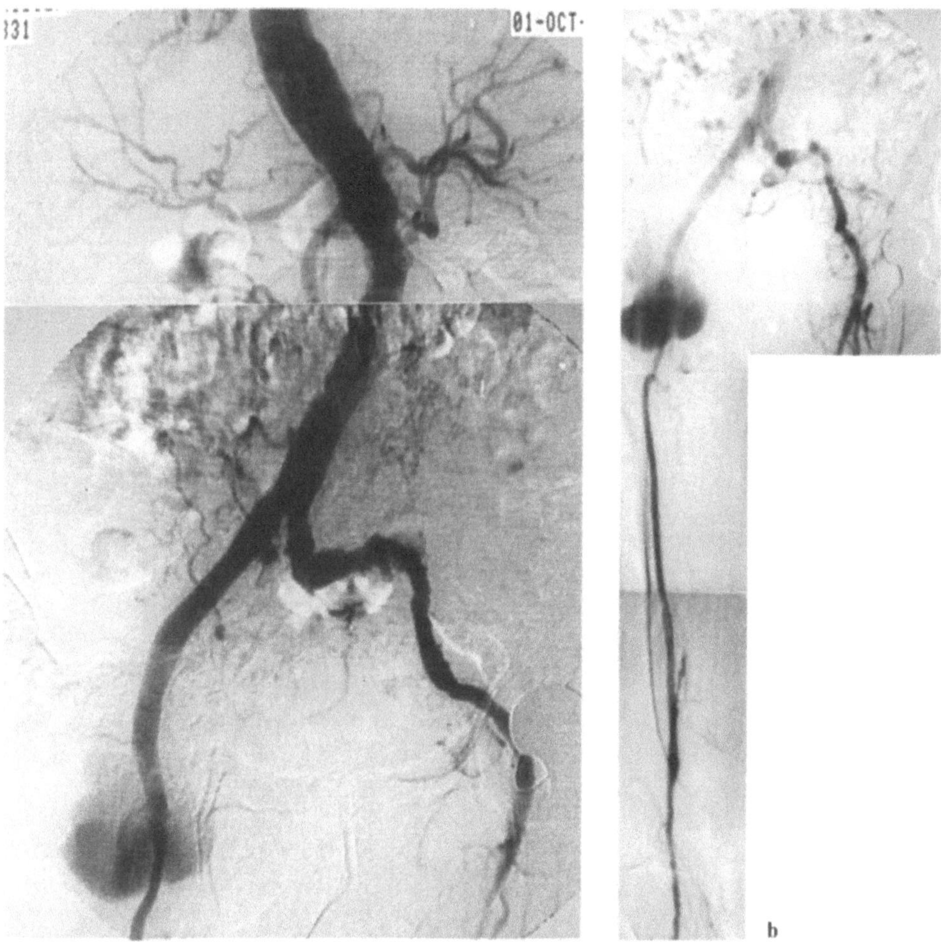

Abb. 12.26a,b. Aneurysma spurium an der rechten Leiste nach transfemoralem Linksherzkatheter und Koronarangiographie, 86jähriger Mann. **a** Transbrachiale arterielle DSA, Aorta und Beckenarterien. **b** Gleiche Serie, Becken- und Beinarterien rechts

ten pneumatischen Kompressorium zu behandeln, bis es sicher nicht mehr blutet – trotz Antikoagulation.

Bei einem Punktionsloch über 8 French sollte ein mechanischer Punktionslochverschluß eingesetzt werden. Diese Instrumente können auf dem Prinzip der Applikation eines Kollagen-Plugs (Pfropfens) oder einer perkutanen Gefäßnaht beruhen. Auch bei Verwendung derartiger Systeme muß der Patient mindestens 2 h unter ärztlicher Kontrolle verbleiben. Ohne diese wird eine Überwachung von 4 h empfohlen.

3. Als Abschluß der Nachkontrolle sollte für mindestens 24 h ein stabiler Hüft-Leisten-Verband angelegt werden, falls der Patient nicht mehr unter ärztlicher Kontrolle ist.

Kommt es trotz dieser Vorsichtsmaßnahmen zur Ausbildung eines Aneurysma spurium, dann kann ultraschallkontrolliert die Kompression des Punktionslochs erfolgen. Mehrere Studien konnten zeigen, daß auf diese Weise die Operation überflüssig werden kann. Bei großen, nicht kontrollierbaren Blutungen ist jedoch die Gefäßnaht und Ausräumung des Hämatoms mit Einlage einer Drainage für mindestens 48 h zur Infektionsprophylaxe erforderlich. Jeder Radiologe sollte derartige interventionelle Situationen beherrschen, ohne auf das Konzil mit dem Gefäßchirurgen zu verzichten.

12.8 Arteriomegalie

Die Arteriosklerose der Gefäßwand führt am häufigsten zu Gefäßverschlüssen, während sich nur selten aneurysmatische Erweiterungen oder größere Aneurysmen ausbilden [27]. Diese entstehen an den Prädilektionsstellen der Grundkrankheit und sind häufiger im Bereich der Arterien der unteren Extremität und des Beckens als an den Arterien des Halses und der Arme zu finden. Besonders betroffen sind solche Gefäßabschnitte, die ohne eine muskuläre Umhüllung über Gelenke hinwegziehen und deshalb durch die Gelenkfunktion Verbiegungen oder Spannungen des Gefäßrohres erleiden müssen. Zu diesen Abschnitten gehören die A. poplitea oder die A. femoralis im Bereich der Leistenbeuge. Nach der Aorta abdominalis ist die A. poplitea daher häufigster Sitz von arteriosklerotisch bedingten Aneurysmen [27, 87]. *Multiple*, oft *doppelseitig* und symmetrisch entwickelte Aneurysmen arteriosklerotischer Genese kommen selten vor. In etwa der Hälfte aller Beobachtungen tritt ein arteriosklerotisches Aneurysma der A. poplitea an beiden Extremitäten gleichzeitig auf und ist beim männlichen Geschlecht am häufigsten [88].

Während jenseits des 6. Lebensjahrzehnts die Aneurysmen durch arteriosklerotische Gefäßwandveränderungen bedingt sind, kommen in jüngerem Alter aneurysmatische Gefäßveränderungen auch als Folge eines Traumas, entzündlicher Gefäßprozesse (insbesondere nach Infektionskrankheiten), im Verlaufe allergischer Erkrankungen der Gefäßwand und bei der Thyreotoxikose vor. Die angeborene Störung der Struktur der Gefäßwand, insbesondere der kollagenen und elastischen Fibrillen – wie sie beim Marfan-Syndrom, dem Ehlers-Danlos-Syndrom oder der Osteogenesis imperfecta vorkommen – können einer *Dilatation der Gefäße* Vorschub leisten. Im Kindesalter weisen stark *geschlängelte Arterien* eine Zunahme der elastischen Fasern auf, manchmal mit Veränderungen der äußeren Elastika und Fragmentationen der inneren Elastika. Wahrscheinlich spielt neben den genannten Befunden eine noch unbekannte *Strukturanomalie des Bindegewebes* der Arterienwand eine Rolle. Letztlich führen eine erhöhte mechanische Beanspruchung der Arterienwand sowie auftretende Turbulenzen zu degenerativen Veränderungen mit Verdünnung der Gefäßwand durch Bindegewebsersatz der elastischen Fasern und der Muskulatur, so daß Dilatationen und Aneurysmabildungen verständlich werden. Disharmonische, rhythmische Kaliberschwankungen finden sich auch bei der fibromuskulären Hyperplasie, bei der Mediafibrose oder Adventitiafibrose und sind im Angiogramm durch eine „perlschnurartige" Erweiterung des Lumens über eine längere Gefäßstrecke charakterisiert. Nach Anlegen eines arteriovenösen Shunts, z.B. bei Hämodialysepatienten am Unterarm, kann eine erhebliche Kaliberzunahme der Arterie auftreten, ohne daß eine Durchblutungsstörung am distalen Unterarm eintritt. Eine Abhängigkeit der Weite des Gefäßrohres von der *Höhe des Blutdrucks* konnte nicht gesichert werden. So verdienen Sonderformen der Erweiterungen des Arterienrohres unsere Beachtung und sollten im Hinblick auf ihre unbekannte Pathogenese geklärt werden.

Eine seltene, ganz besondere Form von Aneurysmen in Bereich der unteren, seltener der oberen Extremität, konnte nicht nur bei alten, sondern vereinzelt auch bei jungen Menschen beobachtet werden und ist als „*Dystrophie polyaneurysmal*" von Lériche [39, 40] und Fontaine et al. [23] bezeichnet worden. Weitere Mitteilungen über diese Sonderform „multipler Aneurysmen" im

Bereich der unteren Extremität finden sich vor allem in der französischen Literatur [3, 20, 31, 69], denen Held [28] eine bemerkenswerte Beobachtung hinzufügte. Diese Veränderungen werden als multiple aneurysmatische Aussackungen der Gefäßwand beschrieben, die annähernd *symmetrisch* an verschiedenen Lokalisationen auftreten können. Der röntgenmorphologische Befund hat Ähnlichkeit mit den Wurzelknollen von Leguminosen und wurde daher als „Wurzelknollenkrankheit der großen Arterien" bezeichnet. In den Mitteilungen von Lériche [39, 40] wird auch eine *Erweiterung des Venenlumens* erwähnt, so daß an eine generalisierte Fehlanlage oder Störung des bindegewebigen Aufbaues der Gefäßwände gedacht werden konnte. Mit dem histologischen Bild sind die Befunde bei dem Marfan-Syndrom und der idiopathischen Medianekrose verglichen worden. Mit Ausnahme der „geschlängelten" Gefäßabschnitte finden sich in den nachfolgenden Mitteilungen keine Hinweise auf ähnliche Kombinationen. Multiple aneurysmatische Erweiterungen des Gefäßes oder die „polyaneurysmale Dystrophie" (Aneurysmatose) sind als Einzelbeobachtungen beschrieben worden. In einem großen Krankengut konnte Zeitler [88] nur 6 Patienten mit einer dilatierenden Arteriophathie finden, und Heberer u. Reidemeister [27] haben unter 100 Aneurysmen nur 5 Patienten mit dieser Sonderform beobachtet.

Eine auffallend *langstreckige* und *röhrenförmige Ektasie* des Gefäßrohres, das dann auch eine unregelmäßige Begrenzung aufweist und manchmal geschlängelt verlaufen kann, ist von Lea Thomas [38] und Carlson et al. [10] als „Arteriomegalie" bezeichnet worden. Diese *seltene* Form der Gefäßerweiterung kann sowohl die Arterien des Oberschenkels als auch die des Unterschenkels betreffen und hat eine sehr stark verlangsamte Blutströmung zur Folge, so daß die angiographische Darstellung erschwert ist. Weiter peripher lokalisierte *Gefäßverschlüsse* kommen dabei ebenfalls vor [29, 82, 88].

Der pathohistologische Befund der Gefäßwand bei Arteriomegalie unterscheidet sich nicht deutlich von den histologischen Befunden einer Arteriosklerose, die in verschiedenen Stadien vorkommen kann. Bei der Arteriomegalie finden sich Thrombosen und Embolien, die auch *ohne* aneurysmatisch umschriebene Veränderung auftreten. Die im Schrifttum beschriebenen *histologischen Befunde* zeigen, daß nicht selten im Bereich der geschädigten Arterien atheromatöse Veränderungen oder Mediaverkalkungen fehlen. Schwerste Veränderungen waren an der Tunica media zu erkennen, die im Bereich der gering erweiterten Bezirke dicker erschien und von einer diffusen oder vollständigen Sklerose begleitet wurde. Es waren nur noch Reste von Gewebselementen der Gefäßwand im Sinne einzelner verschmälerter Muskelfasern nachweisbar. Schließlich wurde die Tunica media im Bereich der sehr starken Erweiterungen außerordentlich dünn, streckenweise fehlte sie vollkommen. Grobe Veränderungen fanden sich auch an der Elastica interna, deren Fasern *fragmentiert* erschienen oder ganz fehlten. Die Intima dagegen war weniger stark verändert und an der Adventitia konnten grobe, pathomorphologische Veränderungen nicht nachgewiesen werden [10, 23, 28, 38].

Ähnliche Befunde konnten *experimentell nach Gabe artfremden Serums* erzeugt werden [11, 35, 76]. Im Bereich der Aorta entwickelten sich aneurysmatische Erweiterungen, und in den Gefäßwänden wurden *zerstörende Granulombildungen* nachgewiesen. Histologisch fand sich das Bild einer allergisch-hyperergischen Gefäßentzündung, so daß gestützt auf diese tierexperimentellen Befunde im Schrifttum eine *Folge allergischer Prozesse* nach Injektion von Fremdserum angeschuldigt worden sind, die zu einer Arteriitis führen können. Vergleichende Untersuchungen der Röntgenmorphologie der Gefäßwand und der Pathohistologie sind erforderlich, um Sonderformen dieser seltenen Gefäßveränderungen und deren pathogenetisches Prinzip besser verstehen zu können.

Unter den 12 eigenen Beobachtungen ist der röntgenmorphologische Befund eines 66jährigen Patienten besonders eindrucksvoll (Abb. 12.27). Die Lumina der elongierten A. iliaca communis bds. waren leicht erweitert. Es fand sich eine geringfügige Einengung der A. iliaca interna. Ein Kollateralkreislauf war jedoch *nicht* ausgebildet. Die rechte A. femoralis superficialis war *insgesamt erweitert* und zeigte erhebliche Unregelmäßigkeiten der Wand, so daß ein „gänsegurgelartiger" Charakter des Lumens erkennbar war. Im Adduktorenschlitz ist eine relative Lumenverengung vorhanden. Die Aa. popliteae sind ähnlich stark erweitert mit gleichartigen aneurysmatischen Unregelmäßigkeiten der Gefäßwand. Bei erheblich verlangsamtem Blutdurchfluß kommen die ebenfalls erweiterten Unterschenkelarterien auf den Serienbildern nur andeutungsweise zur Darstellung. Die Röntgenmorphologie der Arterien zeigt eine große Ähnlichkeit mit der Beobachtung von Held [28] nämlich einer dilatierenden Angiopathie im Bereich der A. subclavia links, und ein wenig auch mit den Befunden der Femoralarterien auf

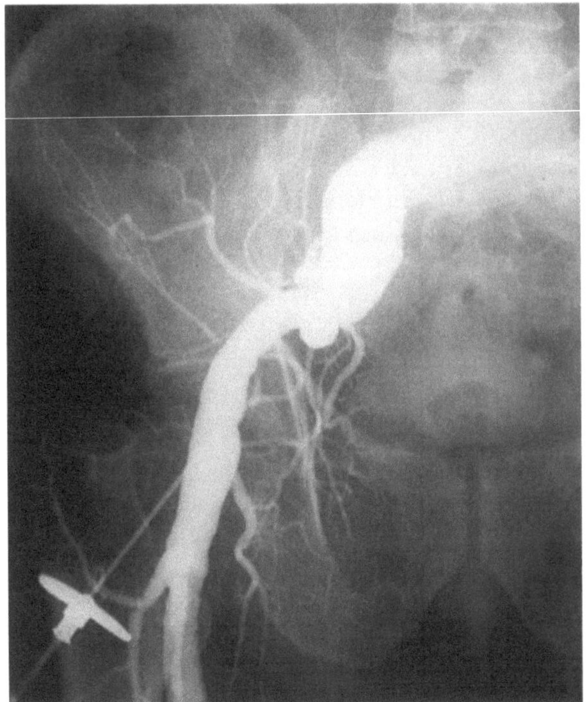

a

Abb. 12.27a–d. Ausgeprägte „Arteriomegalie" beider Femoralarterien und Unterschenkelarterien bei aneurysmatischer Ektasie der Aa. iliacae communes beidseits (66jähriger Mann). Die weiten Gefäßlumina sind unregelmäßig begrenzt, so daß der röntgenmorphologische Befund der Gefäße einen „gänsegurgelartigen" Charakter aufweist. Erheblich verlangsamter Blutfluß, der die Darstellung der Unterschenkelarterien erschwert. *Dystrophie polyaneurysmal*

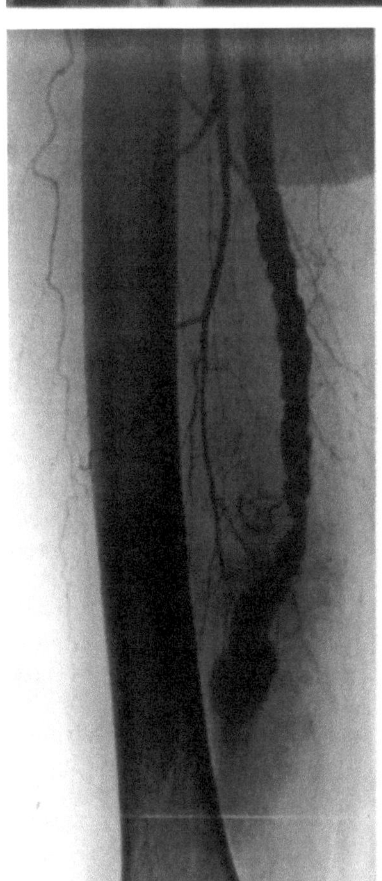

b

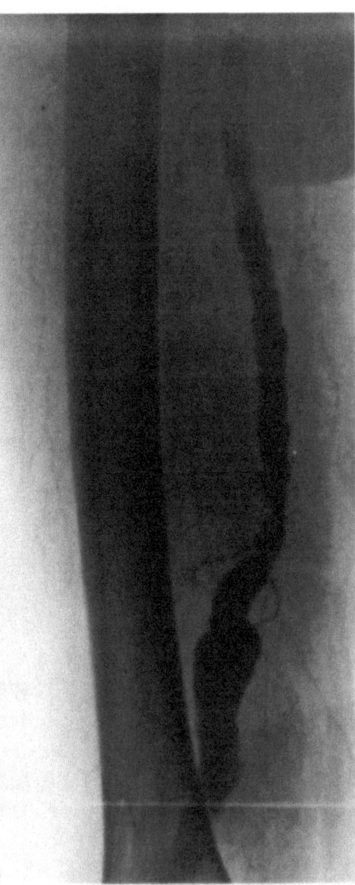

c

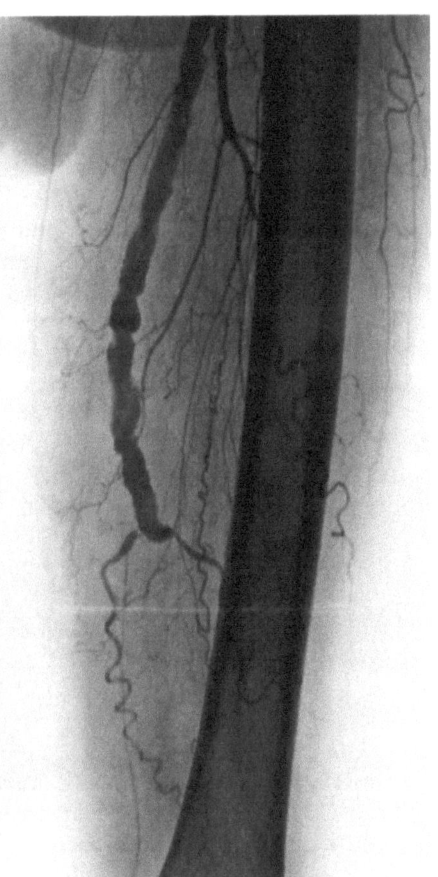

d

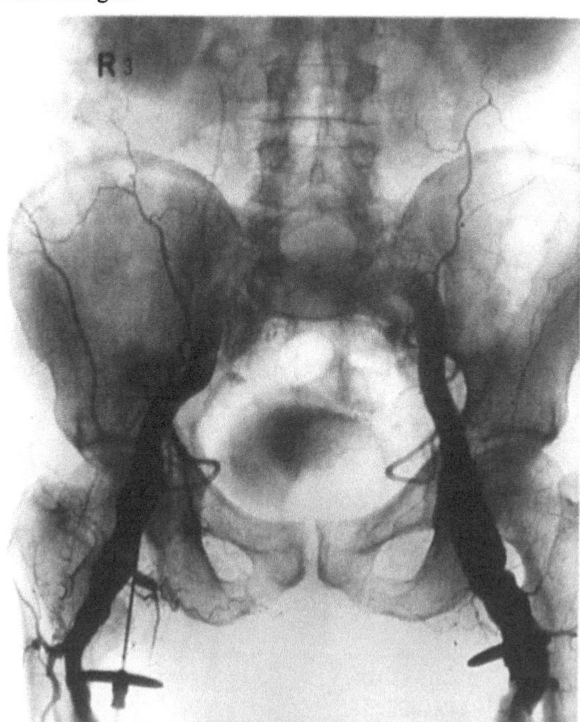

a

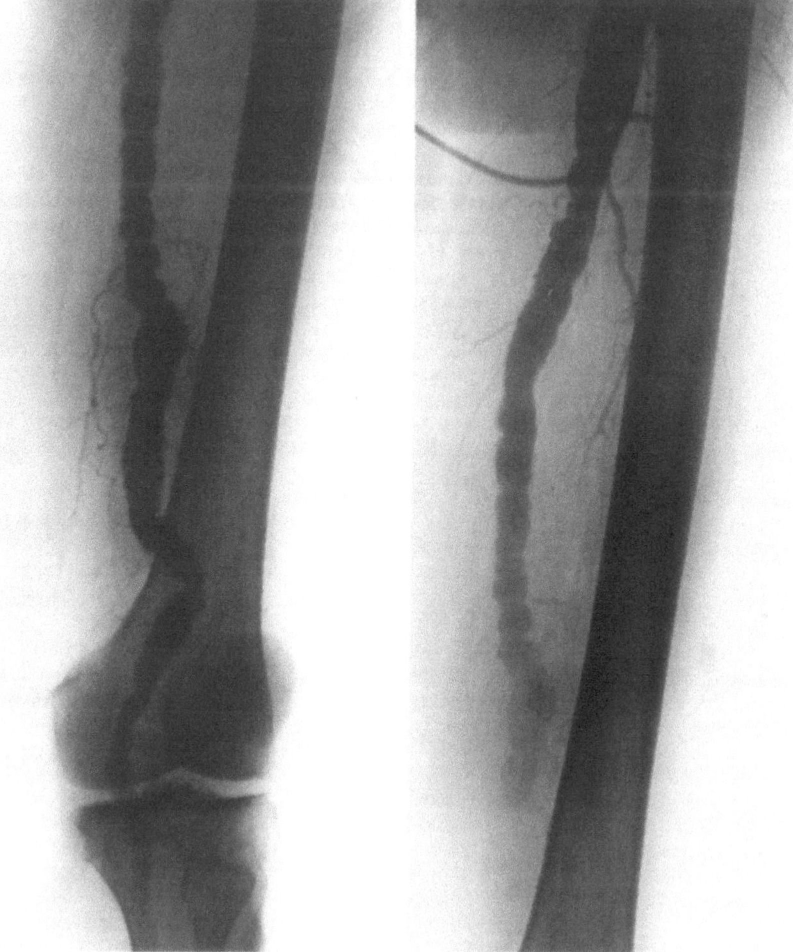

b c

Abb. 12.28a–c. Neben einer Arteriomegalie beider Femoralarterien mit unregelmäßigen, gänsegurgelartigen Konturen der Gefäßwand findet sich bei diesem 75jährigen Mann eine Ektasie beider Aa. iliacae ohne umschriebene, aneurysmatische Aussackungen der Strombahn. Die Blutströmung war deutlich verlangsamt

beiden Seiten; doch fanden sich hier auch *umschriebene* Aneurysmabildungen. Es sind Übergangsformen und weniger ausgeprägte Befunde dieser ganz besonderen Erkrankung der Arterien nachweisbar (Abb. 12.28). Im Angiogramm ist allein das freie, noch durchgängige Gefäßlumen darstellbar, während die thrombosierten Wandanteile von Aneurysmen nur mit der Sonographie oder Computertomographie erfaßt werden können. Verkalkungen in der Gefäßwand können nur eine Hilfe für die röntgenmorphologische Beurteilung einer aneurysmatischen Erweiterung der Arterien sein. Ein sackförmiges Aneurysma ist meist auch gut tastbar, insbesondere in der Knieregion.

Die *Arteriomegalie* [4, 38] ist röntgenmorphologisch durch eine Kombination von elongierten, geschlängelten, deutlich ektatischen und unregelmäßig gestalteten Arterienabschnitten charakterisiert, die zusätzlich verschiedenartig ausgebildete Aneurysmen aufweisen können. Als Folge von Unregelmäßigkeiten der Lumenweite der betroffenen Arterien kommt es zur deutlichen Verlangsamung der Blutströmung, ohne daß eine Verschlußkrankheit im eigentlichen Sinne vorliegen muß. Es ist nicht leicht, unter diesen Bedingungen die gesamte Strombahn angiographisch darzustellen. Nicht selten sind mehrere Kontrastinjektionen erforderlich. Beachtenswert ist es, daß der *Blutdruck* bei Patienten mit Arteriomegalie als einer Sonderform der Angiopathien *nicht* abnormal erhöht sein muß.

Literatur

1. Abrams H (1983) Angiography (3rd edn, Volume III) Little Brown and Comp., Boston
2. Anderson CB, Butcher HR, Ballinger WF (1974) Mycotic Aneurysms. Arch Surg 109:712–717
3. Bariéty M, Paulet J, Terris G (1961) Les dolicho-méga-artéries. Bull et mem Soc méd hop Paris 77:394–412
4. Becker HM, Ramirez VE, Heberer G (1991) Traumatic Aneurysms of the Descending Aorta. Ann Vasc Surg & marker;
5. Bergan JJ, Yao JSt (1982) Aneurysms – Diagnosis and Treatment, Grune and Stratton, New York
6. Borst HG (1991) Chirurgische Therapie chronischer Aneurysmen der Aorta ascendens and des Aortenbogens. In: Sandmann W, Kniemeyer HW (Hrsg) Aneurysmen der großen Arterien. Huber, Bern, S 185–187
7. Brecht G, Brecht T, Lackner K, Thurn P (1979) Die Computertomographie in der Untersuchung großer Arterien. In: Hild R, Spaan G (Hrsg) Therapiekontrolle in der Angiologie. Witzstrock, Baden-Baden, S 272–276
8. Brunner U, Huwyler R (1975) Das arteriosklerotische femoropopliteale Aneurysma in chirurgischer Sicht. In: Brunner U (Hrsg) Die Kniekehle. Huber, Bern, S 51–56
9. Burke AM, Jamieson GG (1983) Aortocaval fistula associated with ruptured aortic aneurysm. Br J Surg 70:431
10. Carlson DH, Gryska P, Sebetz J, Armstrong S (1975) Arteriomegaly. Amer J Roentgen, Rad Ther and Nucl med 125:553–558
11. Clark E, Kaplan BI (1937) Endocardial, arterial and other mesenchymal alterations associated with serum disease in man. Arch Pathol 24:458–475
12. Cohn L, Stoney R, Wylie E (1969) Abdominal aortic aneurysm and horseshoe kidney. Ann Surg 170:870–874
13. Crawford ES, Sinder DM, Cho GC (1973) Progress in treatment of thoraco-abdominal aortic aneurysms involving celiac, superior mesenteric and renal arteries. Ann Surg 188:404
14. Crawford JL, Stowe CL, Safi HJ, Hallmann CH, Crawford ESt (1985) Inflammatory aneurysms of the aorta. J Vasc Surg 2:113
15. Crawford ES, Crawford JL (1988) Diseases of the aorta. Williams and Wilkins, Baltimore
16. Darling RC (1970) Ruptured arteriosclerotic abdominal aortic aneurysm. A pathologic and clinical study. Am J Surg 119:397–401
17. DeBakey M, Cooley DA, Crawford ES, Morris G (1958) Aneurysms of the thoracic aorta. J Thorac Cardiovasc Surg 30:393–420
18. Denck H (1976) Chirurgie der peripheren Aneurysmen. In: Vollmar JF, Nobbe FP (Hrsg) Arteriovenöse Fisteln – dilatierende Arteriopathien (Aneurysmen) Thieme, Stuttgart, S 133–138.
19. Denck H (1985) Die aorto-intestinale Fistel. Angio 7:59–70
20. Ecoiffier J, Laval-Jeantet M, Kauffmann E (1968) Ciné-arteriographic femorale dans les artheromatoses avec dolicho-méga-artére. J Radiol 49:294–296
21. Erasmi H, Schmitdt R, Kristen R, Huber P (1991) Primäre und sekundäre aorto-intestinale Fisteln beim infrarenalen Bauchaortenaneurysma. In: Sandmann W, Kniemeyer HW (Hrsg) Aneurysmen der großen Arterien. Huber, Bern, S 112–115
22. Faggioli GL, Stella A et al (1994) Morphology of small aneurysms: definition and impact on risk of rupture. Am J Surg 168:131–135
23. Fontaine R, Fruehling L, Grey J (1944) La dystrophie polyanéurysmale ou variqueuse des artères á évolution thrombosante. Chir Lyon 39:575
24. Gaa J, Stehling MK, Costello P (1993) Erste klinische Erfahrungen mit der Spiral-C-Angiographie im Abdomen. Röntgenpraxis 46:310–312
25. Galanski H, Prokop M, Chavan A et al (1993) Renal artery stenoses: Spiral CT angiography. Radiology 189:185–192
26. Goldstone J, Malone JM, Moore WS (1978) Inflammatory aneurysms of the abdominal aorta. Surgery 83:425
27. Heberer G, Reidemeister JC (1974) Aneurysmen und Elongationen der Arterien. In: Heberer G, Rau G, Schoop W (Hrsg) Angiologie 2. Aufl. Thieme, Stuttgart, S 555–571
28. Held L (1958) Multiple Aneurysmen an den großen Arterien Med Klin 53:2020–2023
29. Heuck F, Müller R (1974) Zur Kenntnis der aneurysmatischen Form der Arteriosklerose der unteren Extremität. In: Breit A, KH Kärcher Röntgenkongreß 1973. Beiheft RöFo:246–247. G. Thieme, Stuttgart
30. Holdsworth JD (1994) Screening for abdominal aortic aneurysm in Northumberland. J Surg 81:10–12

31. Hultén-Gyllenstein JL, Löfstedt S, Reis G von (1959) Observations on generalized arteriectasis. Acta Med Scand 163:125–132
32. James TGI (1935) Uraemia due to aneurysm of the abdominal aorta. Br J Urol 7:157
33. Kalmar P, Otto CB, Rodewald G, Steinkraus V (1991) Traumatische Aortenrupturen. In: Sandmann W, Kniemeyer HW (Hrsg) Aneurysmen der großen Arterien. Huber, Bern, S 188–196
34. Kappert A (1985) Lehrbuch und Atlas der Angiologie. Huber, Bern
35. Klinge F, Fassbender GH (1957). Pathologische Anatomie der experimentellen Grundlagen. In: Hansen (Hrsg) Allergie 3. Aufl. Thieme, Stuttgart
36. Kniemeyer MW, Sandamann W, Jaeschck R (1991) Das inflammatorische Aortenaneurysma. In: Sandmann W, Kniemeyer HW (Hrsg) Aneurysmen der großen Arterien. Huber, Bern
37. Kremer K (1991) Geschichte der Aneurysmachirurgie. In: Sandmann W, Kniemeyer HW (Hrsg) Aneurysmen der große Arterien, Huber, Bern
38. Lea Thomas M (1971) Arteriomegaly Br J Surg 58:690 694
39. Lériche R (1943) Dolicho et méga-artére dolicho et méga-veine. Presse Méd 51:554–555
40. Lériche R (1947) Les symptoms douloureux des dolichoartéries. Presse Méd 55:641
41. Leu HJ (1976) Pathomorphologie und Ätiologie der dilatierenden Arteriopathien. In: Vollmar JF, Nobbe FP, Arteriovenöse Fisteln – Dilatierende Arteriopathien (Aneurysmen). Thieme, Stuttgart, 93–97
42. Lipchik EO, Rogoff SM (1983) Aneurysms of the Abdominal Aorta. In: Abrams H. Angiography, Vascular and Interventional Radiology, Little Brown, Boston, pp 1079–1089
43. Locksley HB (1966) Report on the cooperative study of intracranial aneurysms and subarachnoid hemorrhage, V. Natural history of subarachnoid hemorrhage, intracranial aneurysms and arterial venous malformations, based on 6368 cases. J Neurosurg 25:219–321
44. May J, White G, Waugh R, Yu W, Harris J (1994) Treatment of complex abdominal aortic aneurysms by a combination of endoluminal and extraluminal aortofemoral grafts. J Vasc Surg 19:924–933
45. McNamara JJ, Dressler VM (1978) Natural history of arteriosclerotic thoracic aortic aneurysms. Ann Thorac Surg 26:468
46. Miani S, Giorgetti PL et al (1994) Spontaneous aortocaval fistulas from ruptured abdominal aortic aneurysms. Eur J Vasc Surg 8:36–40
47. Morris GE, Hubbard CS, Quick CR (1994) An abdominal aortic aneurysm screening programme for all males over the age of 50 years. Eur J Vasc Surg 8:56–60
48. Müller-Wiefel H (1991) Behandlung des rupturieren Bauchaortenaneurysma. In: Sandmann W, Kniemeyer HW (Hrsg) Aneurysmen der großen Arterien Huber, Bern, S 69–73
49. Noppeney T, Raithel D (1990) Age as high risk factor in the treatment of abdominal aortic aneurysm. Vasc Surg 24:271–276
50. Noppeney T, Kasprzak P, Raithel D (1991) Die Bedeutung der Risikofaktoren bei Operationen eines abdominellen Aortenaneurysmas. In: Sandmann W, Kniemeyer HW (Hrsg) Aneurysmen der großen Arterien. Huber, Bern
51. Oldendorf M, Zeitler E, Maatsch K, Weber P (1994) Digital spiral CT Angiography of the Aorta and its Main Branches.In: Pokieser H, Lechner G (Hrsg) Advances in CT III Springer, Berlin Heidelberg New York Tokyo, pp 48–55
52. Orend KH, Becker HM (1991) Dissektion und dissezierendes Aortenaneurysma. In: Sandmann W, Kniemeyer HW (Hrsg) Aneurysmen der großen Arterien. Huber, Bern, S 213–215
53. Ormond JK (1948) Bilateral ureteral obstruction due to envelopment and compression by an inflammatory retroperitoneal process. J Urol 59:1072
54. Osler W (1885) The Guelstonian Lectures on maligant endocarditis. Br Med J 1:467–470
55. Ostertag H, Young R (1987) Ätiologie und Rupturrisiko des Aortenaneurysmas. DMW 112 33:1253–1256
56. Paes EHJ, Vollmar JF (1991) Fehldiagnose des abdominellen Aortenaneurysma bei atypischer Erstmanifestation. In: Sandmann W, Kniemeyer HW (Hrsg) Aneurysmen der großen Arterien. Huber, Bern, S 260–264
57. Patel S, Johnston KW (1977) Classification and Management of mycotic aneurysms. Surg Gyn Obst 144:691–694
58. Plate G, Hollier LA, O'Brien R, Pairolero PC, Cherry KJ, Kazmier FJ (1985) Recurrent aneurysms and late vascular complications following repair of abdominal aortic aneurysms. Arch Surg 120:590
59. Randall PA, Jarmolowki CR (1983) Aneurysms of the thoracic aorta. In: Abrams HL (edn) Angiography, vascular and interventional radiology. 3rd edn. Little Brown, Boston, pp 417–440
60. Reddy DJ (1986) Infected femoral artery aneurysm. In: Ernst CB, Stanley JC Current therapy in vascular surgery. Decker, Philadelphia
61. Reddy DJ (1991) Mykotische Aneurysmen. In: Sandmann W, Kniemeyer HW (Hrsg) Aneurysmen der großen Arterien. Huber, Bern, S 103–108
62. Reddy DJ, Lee R, Oh MK (1986) Suprarenal mycotic aortic aneurysm. Surgical management and follow-up. J Vasc Surg 6:917–920
63. Reilly JM, Sicard GA, Lucore CL (1994) Abnormal expression of plasminogen activators in aortic aneurysmal and occlusive disease. J Vasc Surg 19:865–872
64. Sandmann W, Kniemeyer HW (Hrsg) (1991) Aneurysmen der großen Arterien. Huber, Bern
65. Schuierer G, Kaiser W, Zeitler, Raithel D, Oppelt A, von Wulfen M, Löffler (1985) Magnetic Resonance Imaging of Aortic Aneurysms. Ann de Radiol 28:109–111
66. Schwilden ED (1991) Aneurysmen der abdominellen Aorta und Nieren. In: Sandmann W, Kniemeyer HW (Hrsg) Aneurysmen der großen Arterien. Huber, Bern, S 89–93
67. Schwilden ED, Barwegen M, von Dongen R (1978) Aortenaneurysma and Hufeisenniere-Kasuistik und Literaturübersicht. Langenbecks Arch Chir 346:135–148
68. Semba CP, Rubin GD, Dake MD (1994) Three-dimensional spiral CT angiography of the abdomen: Semia Ultrasound, CT, MR 15:133–138
69. Staple WT, Friedenberg MJ, Anderson MS, Butcher Jr. HR (1966) Artérie magna et dolicho of Lériche. Acta Radiol 193–305
70. Steckmeier B, Pfeifer KJ, Thetter O, Huber R, Kenn RW, Waldner H (1991) Perkutane Katheterfensterung in der Behandlung des dissezierenden Aortenaneurysma Typ B. In:Sandmann W, Kniemeyer HW (Hrsg) Aneurysmen der großen Arterien. Huber, Bern, S 216–219
71. Stirnemann P, Ritz S, Senna A (1986) Die aorto-kavale Fistel als Komplikation des Aortenaneurysma. VASA 15:245–250

72. Szilagyi DE et al (1966) Contribution of abdominal aortic aneurysmectomy to prolongation of life. Ann Surg 164:678
73. Szilagyi DE, Elliot JP, Smith RF (1972) Clinical fate of the patient with asymptomatic abdominal aortic aneurysm and unfit for surgical treatment. Arch Surg 104:600–606
74. Szilagyi DE, McPharlin M (1991) Früh- und Spätergebnisse nach Operation abdomineller Aortenaneurysmen. In: Sandmann W, Kniemeyer HW (Hrsg) Aneurysmen der großen Arterien. Huber, Bern, S 74–83
75. Valeksy A, Liepe B, Gmelin E, Sellin D, Schildberg FW (1984) Neuere Aspekte zur Diagnostik und Therapie des inflammatorischen Bauchaortenaneurysmas. Chirurg 55:464
76. Vaubel E (1932) Die Eiweißüberempfindlichkeit (Gewebshyperergie) des Bindegewebes II. Teil. Beitr pathol Anat allgem Pathol 89:374–418
77. Vollmar J (1985) Das Bauchaortenaneurysma - Wandel in der Diagnostik und chirurgischen Therapie. Chirurg 56:238–242
78. Vollmar JF, Nobbe FP (Hrsg) (1976) Arteriovenöse Fisteln - Dilatierende Arteriopathien (Aneurysmen). Thieme, Stuttgart
79. Vollmar JF, Paes E, Pauschinger P, Heze E, Friesch A (1989) Aortic aneurysms as late sequela of above-knee amputation. Lancet 2 (8667):834–835
80. Waibel P (1994) Falsche Aneurysmen nach Rekonstruktion wegen PAVK. VASA 23:43–51
81. Walker DJ, Bloor K, Williams G, Gillie J (1972) Inflammatory aneurysms of the abdominal aorta. Br J Surg 59:609
82. Walz H, Deininger HK (1974) Das Krankheitsbild der polyaneurysmalen Dystrophie. Fortschr Geb Röntgenstrahlen Neuen Bildgeb Verfahr 121:394–398
83. Weimann S, Flora G (1980) Zur aorto-intestinalen Fistel. VASA 9:27–33
84. Weimann S, Flora G (1991) Anastomosenkomplikationen nach abdominalem Aortenaneurysma: Anastomosenaneurysma, aortoduodenale Fistel. In: Sandmann W, Kniemeyer HW (Hrsg) Aneurysmen der großen Arterien. Huber, Bern, S 116–122
85. Wheat MW (1980) Current status of medical therapy of acute dissecting aneurysms of the aorta. World J Surg 4:563
86. Zeitler E (1974) Aortoarteriographie. In: Heberer G, Rau G, Schoop W (Hrsg) Angiologie 2.Aufl. S 243–302. Thieme, Stuttgart
87. Zeilter E (1974) Gefäßerweiterungen In: Heber G, Rau G, Schoop W (Hrsg) Angiologie, 2. Aufl. Thieme, Stuttgart, S 283–285
88. Zeitler E (1976) Röntgenologische Diagnostik der dilatierenden Arteriopathien — Aneurysmen der Aorta und der Gliedmaßenarterien. In: Vollmar JF, Nobbe FP (Hrsg) Arteriovenöse Fisteln – Dilatierende Arteriopathien (Aneurysmen). Thieme, Stuttgart, S 107–124
89. Zeitler E (1991) Diagnostik von Aneurysmen der großen Arterien mit bildgebenden Verfahren. In: Sandmann W, Kniemeyer HW (Hrsg) Aneurysmen der großen Arterien Huber, Bern, S 41–49
90. Zeitler E, Ernsting M, Hildebrandt R, Richter EI, Seyferth W (1988) Darstellung des Aortenaneurysmas mit bildgebenden Verfahren. Schriftenreihe der Bayerischen Ärztekammer 74:10–18

13 Arteriovenöse Dysplasie

G.W. Kauffmann und V. Hoffmann

INHALT

13.1 Definition und Pathogenese

Zu den arteriovenösen Dysplasien gehören die Begriffe arteriovenöse Malformation und Hämangiom, die oft synonym gebraucht werden. Hämangiome stellen angeborene gutartige Blutgefäßgeschwülste dar. Vaskuläre Malformationen sind angeborene – selten erworbene – Mißbildungen von Arterien, Venen oder Lymphgefäßen bzw. eine Kombination von Mißbildungen dieser 3 Systeme.

Das erkrankte Gefäßsystem ist hypertrophiert und kann verschiedene klinische Symptome von umschriebenen Hautrötungen und Raumforderungen über zerebrale Anfallsleiden, lokale Beschleunigung des Knochenwachstums sowie Darmblutungen bis hin zu kardiovaskulären Erscheinungen bei hohen Volumenbelastungen hervorrufen. Prinzipiell können sich unter verschiedenen hormonellen Einflüssen mesenchymale Zellbezirke zu arteriovenösen Dysplasien fortentwickeln, wie dies z.B. bei der Leberzirrhose – intra- und extrahepatisch – , aber auch bei Läsionen vis-à-vis der Bauhin-Klappe der Fall ist. Nach Lebertransplantation ist ein Rückgang der extrahepatischen arteriovenösen Malformationen festgestellt worden [3]. In der Patientengruppe nach darmresezierenden Eingriffen werden neuaufgetretene Dysplasien beobachtet.

Arteriovenöse Dysplasien entstehen aus hyperplastischen Gefäßstrukturen mesenchymaler Gewebe, wobei prinzipiell zwischen Dysplasien ohne und mit arteriovenösen Fistelbildungen unterschieden wird. Dysplasien ohne arteriovenöse Kurzschlüsse liegen eher auf der venösen Seite und sind durch einen langsamen Fluß bis hin zur Entstehung von Phlebolithen charakterisiert und können in Kombination mit Veränderungen des Lymphsystems im Sinne von Hämolymphangiomen auftreten (s. 13.5.11). Dysplasien mit arteriovenösen Kurzschlüssen sind durch hohen Blutfluß charakterisiert, können lokal und diffus auftreten und sind eher durch einen dynamischen Wandel mit Wachstum gekennzeichnet [79].

13.2 Klassifikationen und Epidemiologie

13.2.1 Einteilung nach der Entwicklungsgeschichte

In der Entwicklungsgeschichte des primären kapillaren Netzwerkes in der plexiformen Phase werden Strukturen entwickelt, die sich vorübergehend oder endgültig in Arterien, Venen oder Lymphgefäße differenzieren. Gleichzeitig kommt es zur Regression von Bindegewebe zwischen Arterien und Venen mit dem Aufbau eines kapillaren Netzwerkes in diesem Bereich.

– Entwicklungsgeschichtliche Fehler bei der Differenzierung von Arterien, Venen und Lymph-

gefäßen führen zu trunkulären Anomalien wie Erweiterung, Stenose, Agenesie oder das Fortbestehen von embryonalen Gefäßstrukturen.
- Entwicklungsgeschichtliche Fehler in der Ausbildung des kapillaren Netzwerkes bedingen die Persistenz der arteriovenösen Kommunikation durch eine Störung der Organisation des Kapillarbettes.

Die oben ausgeführte Entwicklungsgeschichte begründet folgende Einteilung von Gefäßmißbildungen:

1. Trunkuläre Formen der Mißbildungen von Arterien, Venen und Lymphgefäßen:
   a) Dilatation, Stenose und Agenesie ausgereifter Gefäße,
   b) Persistenz nicht ausgereifter Gefäßstrukturen.
2. Extratrunkuläre oder arteriovenöse Gefäßmißbildungen mit arteriovenösen Fisteln unterschiedlicher Hämodynamik (s. Tabelle 13.1).

13.2.2 Einteilung nach Hämodynamik

Nach den hämodynamischen Verhältnissen werden Gefäßdysplasien in 3 Gruppen klassifiziert [9]. Diese Einteilung [21] erleichtert das Verständnis von Einsatz und Ergebnissen der verschiedenen radiodiagnostischen Verfahren und therapeutischen Ansätze:

1. Arteriovenöse Fisteln: Sie sind charakterisiert durch starke arterielle Zuflüsse, promptes Füllen der Fisteln, einen Shunt mit einem lokalen Stealeffekt für das umgebende Gewebe und promptes Füllen einer großen praktisch arterialisierten drainierenden Vene. Diese Läsionen bilden die Gruppe der „Fast flow angiomas".
2. „Capillary angioma": Sie sind dadurch charakterisiert, daß ihre zuführenden Arterien nur geringfügig erweitert sind und sie sich als Zone homogener regulärer Hypervaskularität verraten. Sie zeichnen sich in der kapillären Phase deutlich ab, wobei eine vermehrte Persistenz des Kontrastmittels im Vergleich zur gesunden Umgebung auffällt. Die drainierenden Venen sind nicht dilatiert und füllen sich zeitgerecht. Diese Hämangiome werden treffend auch als „Slow flow angiomas" bezeichnet.
3. Die dritte Gruppe von Gefäßdysplasien betrifft die sog. venösen Angiome. Ihr Blutfluß ist so langsam („Very slow flow angiomas"), daß sie sich der Arteriographie fast immer entziehen (Ausnahme superselektive Injektion). In den Venen besteht ein praktisch stagnierender Blutfluß, so daß erst nach mehreren Minuten Kontrastmittel angereichert wird. Diese Dysplasien werden aus Arteriolen 3. oder 4. Ordnung gefüllt, die in venöse Seenbildungen einmünden. Die very slow flow angioma sind durch ihre extrem langsame Kreislaufzeit und nichtdi-

Tabelle 13.1. Klassifikation kongenitaler vaskulärer Mißbildungen nach Erscheinungstyp und Anatomie. Die Sonderrolle der arteriovenösen Dysplasie und ihrer Hämodynamik ist *kursiv* hervorgehoben (*extratrunkuläre Form -infiltratives/ -begrenztes Wachstum). (Nach Belov et al. 1989 [13])

Typ		Anatomie
Vorwiegend arterieller Defekt	-trunkuläre Form	Aplasie/Stenose Dilatation
	-extratrunkuläre* Form	„angiomatöse" Form *(slow flow angioma)*
Vorwiegend venöser Defekt	-trunkuläre Form	Aplasie/Stenose Dilatation
	-extratrunkuläre* Form	„angiomatöse" Form *(very slow flow angioma)*
Vorwiegend arteriovenöser Defekt	-trunkuläre Form	tiefe arteriovenöse Fistel oberflächliche arteriovenöse Fistel
	-extratrunkuläre* Form	„angiomatöse" Form *(high flow angioma)*
Kombinierte Gefäßdefekte	-trunkuläre Form	arteriell/venös hämolymphatisch
	-extratrunkuläre* Form	„hämolymphatische angiomatöse" Form *(very slow flow angioma)*

latierte arterielle Zuflüsse ohne Vorzugsrichtung des Flusses charakterisiert. Kontrastmittel bleibt lange in den venösen Seen liegen, da die venöse Drainage mangelhaft ist (Tabelle 13.2).

13.2.3 Syndrome

Die verschiedenen angiomatösen Erkrankungen sind in Erkrankungsgruppen zusammengefaßt und werden als Syndrome zitiert. In Tabelle 13.3 sind solche Syndrome und ihre klinischen Erscheinungsbilder zusammengefaßt.

13.2.4 Epidemiologie

Hämangiome stellen weniger als ein Drittel aller vaskulären Dysplasien zum Zeitpunkt der Geburt dar. Aus diesem Grunde ist es eher wahrscheinlich, daß eine voll ausgebildete vaskuläre Läsion beim Neugeborenen eine vaskuläre Malformation ist; Läsionen, die sich in der neonatalen Periode entwickeln, stellen eher Hämangiome dar [73].

Das Vorkommen von Hämangiomen liegt bei reifen Neugeborenen zwischen 1,1 und 2,6% [36, 62]. Dagegen entwickeln 10 bis 12% der Kinder Hämangiome. 70 bis 90% dieser Hämangiome werden im ersten Lebensmonat bemerkt [35, 50, 74]. Hämangiome kommen bei Mädchen häufiger als bei Jungen vor und zwar in einem Verhältnis zwischen 3:1 und 5:1. Dagegen kommen vaskuläre Malformationen im Verhältnis 1:1 bei Mädchen und Jungen vor [4, 14, 56].

Das Vorkommen der vaskulären Malformationen ist je nach Typus äußerst verschieden. Der sog. Storchenbiß kommt bei 30 bis 44% der Neugeborenen vor und verschwindet in der Regel wieder, wobei er Nacken, Stirnansatz und Augenlider betrifft. Läsionen des Gesichtes werden in der Regel langsam verblassen, während okkzipitale Läsionen in 30 bis 50% persistieren. Zu den vaskulären Malformationen rechnen die verschiedenen Syndrome wie Klippel-Trénaunay und Sturge-Weber-Krabbe (s. 13.2.3 und Tabelle 13.3).

13.3 Diagnostik (allgemein)

13.3.1 Überblick

Anamnese und körperlicher Untersuchungsbefund stehen natürlich an der Spitze der diagnostischen Maßnahmen, sind jedoch oft nicht alleine wegweisend: Die Sonographie und Dopplersonographie erlauben einen verbesserten Einblick in die zugrundeliegende Pathomorphologie einer Raumforderung, können jedoch vielfach nicht die gesamte Ausdehnung, Klassifikation und Hämodynamik einer Gefäßdysplasie erfassen. Bei klinischem Verdacht auf Gefäßdysplasie kommt heute der Magnetresonanztomographie – mit wenigen Ausnahmen – die entscheidende Rolle zu.

13.3.2 Klinische Befunde

Angiodysplasien präsentieren sich je nach Lokalisation mit unterschiedlicher klinischer Symptomatik. Häufig sind die Läsionen in der Kindheit und im frühen Erwachsenenalter zunächst asymptomatisch und werden relativ spät (nicht selten erst in der 4. oder 5. Dekade) durch Wachstum oder sekundäre degenerative Veränderungen der Gefäßwände klinisch manifest (s. 13.5.6: Abb. 13.16). Zerebrale und spinale Dysplasien

Tabelle 13.2. Klassifikation kongenitaler vaskulärer Mißbildungen der extratrunkulären angiomatösen Form. (Nach Bastide u. Léfèbvre 1989 [9])

Gefäßkompartiment	Bezeichnung im englischen Schrifttum	angiographisches Charakteristikum
Vorwiegend (arterieller) kapillärer Defekt	*slow flow angioma*	gut darstellbar, jedoch mit zeitlicher Verzögerung: langsamer Fluß, die *arteriellen Zuflüsse sind leicht dilatiert, die Vene ist nicht dilatiert,* Venenfüllung zeitgerecht
Vorwiegend venöser Defekt	*very slow flow angioma*	praktisch nicht oder nur schwer darstellbar: langsamer Fluß, *stehendes Kontrastmittel, arterielle Zuflüsse nicht dilatiert, venöse Seen*
Vorwiegend arteriovenöser Defekt	*high flow angioma*	nicht zu übersehen: rascher Fluß, *arterieller Zufluß, arteriovenöse Fistel* und drainierende Vene deutlich dilatiert, frühe venöse Füllung

Tabelle 13.3. Angiodysplasiesyndrome

Syndrom	Gefäßerkrankung
Blue rubber bleb nevus	Hämangiome Haut und Gastrointestinaltrakt (s. 13.5.8)
Cobb	Hämangiome des Rückenmarks mit Hämangiomen der Wirbelkörper
Gorham-Stout	Lymphhämangiom des Knochens: massive Osteolyse
Hippel-Lindau	Angiomatose von Retina und Leptomeninx
Kasabach-Merritt	Hämangiome im Kindesalter mit Thrombopenie (s. 13.4) seltene „Komplikation“: rasches Wachstum eines kapillären Hämangioms, Thrombozytopenie, hämolytische mikroangiopathische Anämie, akute oder chronische Verbrauchskoagulopathie
Klippel-Trénaunay	• teleangiektatische Nävi, meist in metamerer Lokalisation • venöse oder kapilläre Hämangiome *ohne* arteriovenösem Shunt Klassische Trias: 1. Weichteil- und Knochenhypertrophie 2. Hämangiome („Portwein“) 3. Varikosis zusätzlich: Hemihypertrophie oder -atrophie von Weichteilen, Extremitäten, Kopf oder Rumpf; persistierende Embryonalvenen, Agenesie/Aplasie großer Venen, Stenosen/Verschlüsse großer Venen, Lage-, Verlaufs- und Größenanomalien großer Venen, variköse Venen mit chronischer venöser Insuffizienz, tiefe Beinvenen ohne Klappen, Veränderungen des lymphatischen Systems
Louis-Bar	Teleangiektasien der Haut, venöse Dysplasien der Leptomeninx (syn. Ataxia teleangiectatica)
Maffucci-Kast	Hämangiome der Weichteile und Knochen mit Deformierung der Phalangen
Osler-Rendu-Weber	hereditäre Teleangiektasie der Haut und Mukosa, u.U. auch mit Dysplasie der A. pulmonalis verknüpft
Servelle-Martorelle	wie Klippel-Trénaunay, Leitsymptom: wabenartige teleangiektatische Dysplasien mit Penetration aus den Weichteilen in Muskulatur, Gelenkkapsel und Knochen
Sturge-Weber-Krabbe	Angiome des Zerebrums, Trigeminus
F.P. Weber	wie Klippel-Trénaunay, vorwiegend Hämangiome *mit* multiplen großen arteriovenösen Shunts
Weyburn-Mason	Nävus des Gesichts mit gleichzeitiger intrazerebraler arteriovenöser Dysplasie und Aneurysmas der Retina

werden durch ihren raumfordernden Charakter zu neurologischen Defiziten führen, thorakale Angiodysplasien führen zu zerebralen Defiziten auf der Basis paradoxer Embolien und Abszesse oder werden meist zufällig bei einer Thoraxaufnahme entdeckt.

Angiodysplasien der Leber sind bei der Suche nach Sekundärtumoren eher ein lästiges bis gelegentlich schwieriges differentialdiagnostisches Problem und führen nicht selten zu einer breiten Auffächerung bildgebender Diagnostik. An der Niere ist die unklare Hämaturie in typischer Weise – jedoch keineswegs häufig – mit der Hypertonie verknüpft; erst nach urologischer und intensiver bildgebender Diagnostik wird die diagnostische Arteriographie durchgeführt. Viszerale Läsionen werden durch rezidivierende intestinale Blutungen auffallen und sind meist durch negative endoskopische Befunde gekennzeichnet.

Angiodysplasien von Extremitäten und Rumpf präsentieren sich mit der bekannten klinischen Trias: atypische Varikose, Längendifferenz und Muttermal, wobei Zeichen der Raumforderung, Hautverfärbung, Schwellung, trophische Störung und Blutungen gelegentlich hinzukommen. In diesem Zusammenhang kann der Asymmetrie und Hemihypertrophie des Körpers oder von Extremitäten eine besondere Rolle zukommen. Eine Sonderform der viszeralen Beteiligung stellt die disseminierte neonatale Hämangiomatose – als „Blue rubber bleb nevus“-Syndrom – dar: Bei ihr tritt unter Umständen die kutane mit der submukösen Manifestation des Darmes gemeinsam auf (s. 13.5.8).

13.3.3 Radiologische Befunde

Mit der grundsätzlichen Reihenfolge Sonographie, Doppleruntersuchung, Magnetresonanztomographie kann die Diagnostik von Gefäßdysplasien am einfachsten beschrieben werden. Die Arteriographie gehört mit wenigen Ausnahmen in das Umfeld der Operationsplanung.

In der Beurteilung des klinischen Verlaufes von Angiodysplasien der Extremitäten und des Körperstammes nimmt die Magnetresonanztomographie eine führende Rolle ein: Regressive Veränderungen, Narbenbildungen, postoperative Veränderungen, aber auch Größenzunahme, Invasion und Verstärkung der arteriellen Zuflüsse können mit ihr ohne ionisierende Strahlung (bei Kenntnis der Vorbefunde bereits in der günstigsten Schnittebene) kontrolliert werden (Abb. 13.1). Ein entscheidender Vorteil der Magnetresonanztomographie gegenüber der Angiographie ist die vom Flußtyp (s. Tabelle 13.2) unabhängige Darstellung.

Während die Gefäßareale mit vorwiegend niedrigem Blutfluß (Slow flow angioma) mit vielen Signalen im protronengewichteten Bild weiß erscheinen, sind die High-flow-Areale in der Umgebung von arteriovenösen Shunts im T2-gewichteten Bild ohne Signale, imponieren also als „schwarze Löcher" oder geschlängelte „schwarze Aussparungen". Eine Darstellung der gesamten Ausdehnung ist mit der Magnetresonanztomographieangiographie (MRA) entweder als Phasenkontrast- oder als Time-of-flight-Angiographie, möglich. Eine genaue Verlaufsbeobachtung der quantitativen Verhältnisse arteriovenöser Shunts erlauben Isotopenverfahren mit radioaktiv markierten Mikrosphären (s. 13.5.10).

Die Arteriographie ist zur Therapieplanung indiziert, um den genauen Ort einer Fistel zu definieren, das arterielle System auf begleitende degenerative Sekundärveränderungen zu beurteilen und die zuführende(n) Arterie(n) als sog. Roadmapping genau zu identifizieren.

Mit der eingeschränkten Indikation zur diagnostischen Angiographie steigt im selben Maße der Anspruch an Qualität und Aussagekraft: Bei arteriovenösen Fisteln sind von vornherein hohe Bildfrequenzen (nicht unter 3 Bildern/s) einzustellen. Übersichtsarteriogramme dienen zur Orientierung, ihnen müssen jedoch immer entsprechende selektive und superselektive Kathetereinstellungen folgen, wobei 3 Bilder/s für 4 s und schließlich ein Bild pro Sekunde für weitere 4–6 s angefertigt werden müssen.

13.3.4 Wertung

Zerebrale und spinale Dysplasien werden in erster Linie mit Computertomographie und Magnetresonanztomographie diagnostiziert. Zur Vorbereitung der Therapie (Operation, Embolisation, stereotaktische Bestrahlung) wird die Angiographie herangezogen. Bei thorakalen, renalen und viszeralen Angiodysplasien steht die Angiographie ganz im Vordergrund:

– Thorakale Angiodysplasien, die aufgrund von Lungenaufnahmen zufällig entdeckt wurden, haben eine unterschiedliche hämodynamische Relevanz: Ihr Shuntvolumen wird durch nuklearmedizinische und/oder katheterangiographische Untersuchungen quantifiziert; letzteres Verfahren ist gleichzeitig diagnostisch.

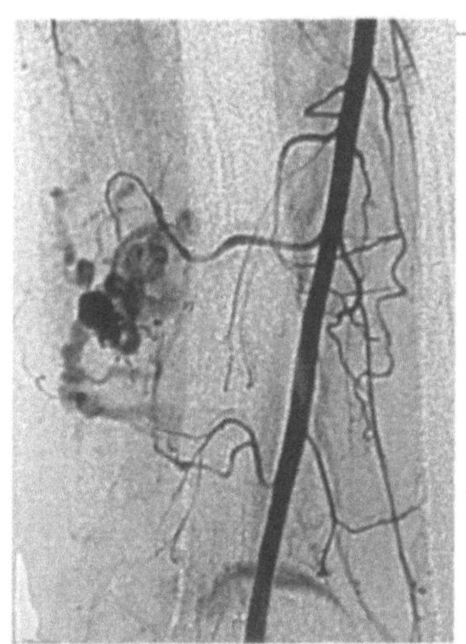

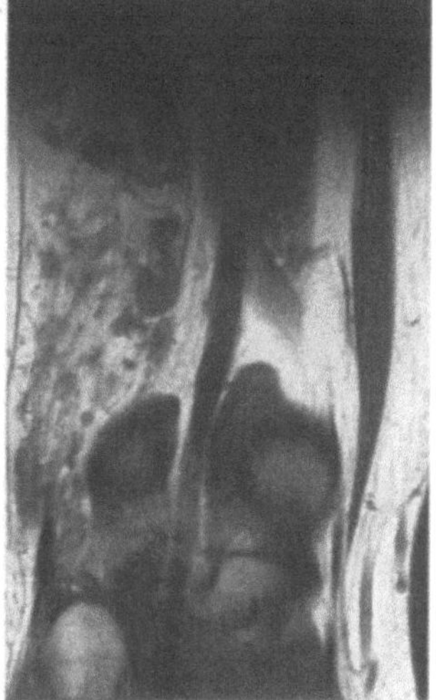

Abb. 13.1a,b. 48jährige Patientin, seit Jahrzehnten Schwellung über dem rechten Kniegelenk mit Schmerzen in die rechte Leiste ausstrahlend, seit 6 Monaten deutlich zunehmend. **a** Angiographie des rechten Unterschenkels: Darstellung des hämangiomatösen Tumors (AV-Malformation) mit mehreren Zuflüssen aus der Arteria femoralis superficials. **b** MRT (T1-gewichtet, Inversion Recovery) knapp oberhalb des rechten Kniegelenks. Es zeigt sich, daß das Gefäßkonvolut in typischer Weise wesentlich größer ist, als arteriographisch dargestellt

- Dysplasien der Niere werden üblicherweise zunächst unter dem Leitsymptom der unklaren Hämaturie angiographiert; die Magnetresonanztomographie kommt eher unter dem theoretischen Aspekt eines kavernösen Hämangioms in Frage, welches arteriographisch nicht erfaßbar ist.
- Viszerale Läsionen werden nach negativer Endoskopie selektiv zu arteriographieren sein.

Angiodysplasien von Extremitäten und Rumpf werden zunächst durch Plethysmographie, Doppleruntersuchungen und Bestimmung der systolischen Drucke erfaßt, bevor sie der diagnostischen Magnetresonanztomographie zugeführt werden. In diesem Zusammenhang kann der Asymmetrie und Hemihypertrophie des Körpers oder von Extremitäten eine besondere Rolle zukommen. Dabei muß berücksichtigt werden, daß das vermehrte Wachstum von Weichteilgewebe und Knochen das Ergebnis verschiedener Ursachen sein kann und erhebliche Variationen in bezug auf den Schweregrad von der Beteiligung eines Fingers bis zur ganzen Körperhälfte auftreten können. In 13.5.10 und Tabelle 13.5 ist das diagnostische Vorgehen für Extremitäten, Körperstamm und intestinalen Befall zusammengefaßt.

13.4 Therapie (allgemein)

Gefäßdysplasien werden durch chirurgische Eingriffe, Verfahren der Kältetherapie, subkutane Injektion von sklerosierenden Substanzen, Fotokoagulation, Laserbestrahlung und Embolisation behandelt. Die in der Vergangenheit vorgeschlagene relativ erfolgreiche Radiotherapie ist wegen der Auswirkungen auf das Skelett und der Möglichkeit der malignen Entartung im Strahlengebiet heute praktisch verlassen (Ausnahmen s. 13.5.1 und 13.5.11). Die Indikation und Wahl eines oder einer Kombination mehrerer dieser Verfahren wird je nach Lokalisation, klinischem Verlauf, Komplikation und Prognose äußerst unterschiedlich gestellt und wird in den einzelnen Kapiteln (13.5.1 bis 13.5.11) gesondert aufgeführt.

Die Entscheidung über das therapeutische Vorgehen bei arteriovenösen Malformationen setzt ein multidisziplinäres Denken und Vorgehen voraus: Eine alleinige Unterbindung zufließender Hauptarterien durch den Chirurgen kann ebenso unsinnig sein wie Embolisationen ohne vorherige Rücksprache mit dem Gefäßchirurgen. Die Frage, welche Läsionen (in Abhängigkeit vom Lebensalter) überhaupt therapiert werden müssen – und in welcher Abstufung interdisziplinär vorgegangen wird – muß individuell von Patient zu Patient entschieden werden.

Insgesamt gilt jedoch eine sehr zurückhaltende Indikationsstellung: Über 90% der Hämangiome im Kindesalter verschwinden ohne Komplikationen oder nennenswerte kosmetische Beeinträchtigungen. Aus diesem Grunde werden grundsätzlich Hämangiome zunächst sorgfältig beobachtet und es wird eine entsprechende Beratung durchgeführt. Therapeutische Interventionen zu diesem Zeitpunkt sind nur in seltenen Fällen indiziert. Eltern und/oder Patienten sollten klar darauf hingewiesen werden, daß jede Behandlung von der plastischen Chirurgie über die Kältetherapie, subkutane Injektion von sklerosierenden Substanzen, Fotokoagulation und Laserbestrahlung bis zur transkatheteralen Embolisation zu entstellender Narbenbildung führen kann, die unter Umständen nie entstanden wäre, wenn man den natürlichen Verlauf der Erkrankung abgewartet hätte [2, 61, 63]. Auch mit Rezidiven, insbesondere bei diffusen arteriovenösen Malformationen, muß gerechnet werden [16].

Komplikationen machen es erforderlich, daß die Indikation zum therapeutischen Eingriff neu gestellt werden muß. Etwa 10% der Patienten mit Dysplasien werden mehr oder weniger signifikante Probleme entwickeln: Sie beinhalten vor allem *Ulzerationen, Infektionen und Blutungen.* Weitere Komplikationen sind:

- Entstellung durch rasches Wachstum,
- Kasabach-Merritt-Syndrom,
- Kompression von vitalen Strukturen oder Öffnungen,
- Herzfehler durch Volumenbelastung,
- veränderte Reaktion auf Pharmaka,
- portaler Hochdruck.

Eine besondere Rolle bei Hämangiomen im Kindesalter nimmt das sog. Kasabach-Merritt-Syndrom ein: Es handelt sich hier um eine Thrombopenie, die durch Läsion der Thrombozyten in den lakunären Hohlräumen von großen Hämangiomen verursacht wird. Insbesondere bei rasch wachsenden Hämangiomen kommt es zu Thrombozytopenie und hämolytischer Anämie und gelegentlich zur Verbrauchskoagulopathie. Die Mortalität dieser sehr seltenen Komplikation dürfte bei etwa 20% liegen [24, 71, 73, 87].

Das Kasabach-Merritt-Syndrom ist auch im Umfeld von Angiographien in der Vorbereitungsphase für chirurgische Exzisionen beobachtet worden [38, 65]. Die Behandlung des Kasabach-Merritt-Syndroms reicht von der Thrombozytentransfusion über den Ersatz von Gerinnungsfaktoren, die Behandlung der Herzinsuffizienz mit Diuretika und Digitalis bis hin zur Heparinisierung und Kortisonmedikation. Bei einem eigenen Fall gelang es, die hämolytische Anämie und Thrombozytopenie durch partielle Embolisation eines Riesenhämangioms zu stoppen (Abb. 13.2).

Arteriovenöse Malformationen sind häufig durch multiple arterielle Zuflüsse gekennzeichnet, die Angiographie stellt meist nur einen Bruchteil davon dar. Insbesondere im Rahmen der Sklerotherapie kommt es durch die Embolisation zu Veränderungen der Flußverhältnisse, so daß ursprünglich nicht sichtbare kollaterale Zuflüsse erst unter der angiotherapeutischen Maßnahme aufgedeckt werden: Arterielle Zuflüsse laufen auf einen Nidus zu, der idealerweise durch das Embolisationsmedium erreicht werden sollte, um eine möglichst wirksame Therapie zu garantieren. Aus diesem Grund wird die möglichst periphere Embolisation durch superselektive Katheterpositio-

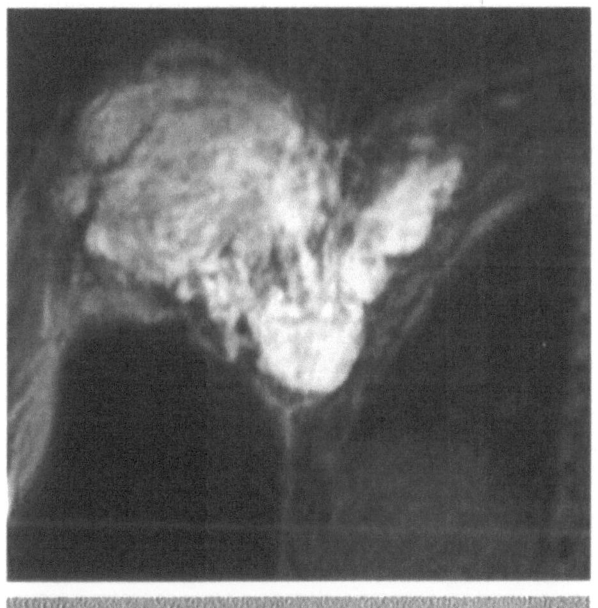
a

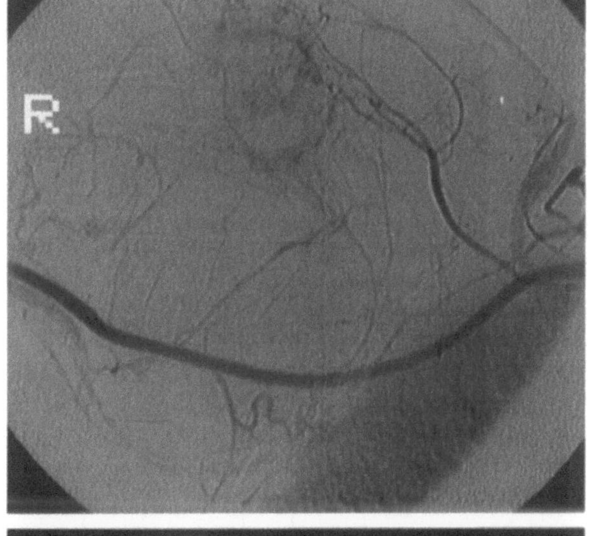

b

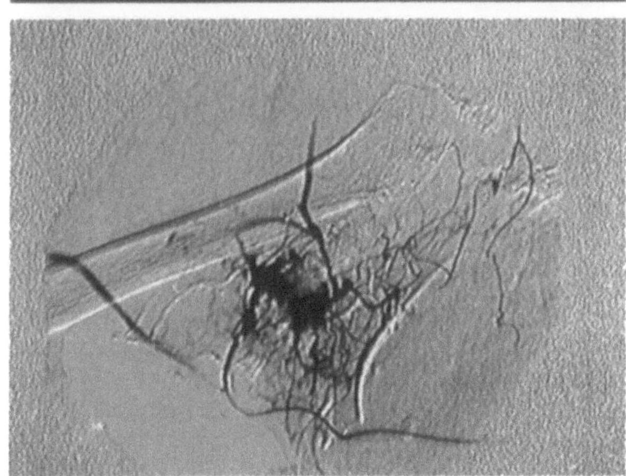
c

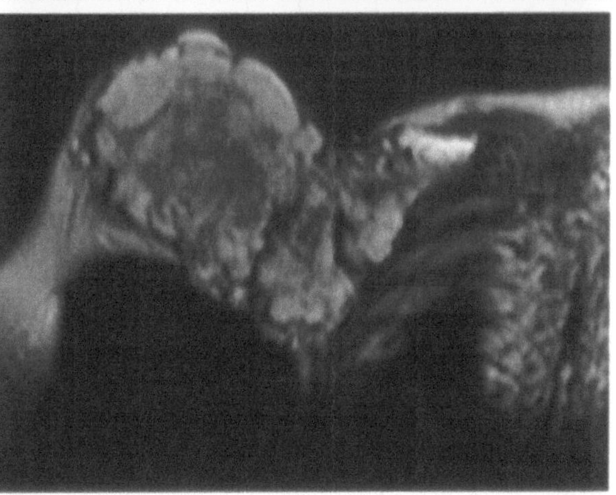
d

Abb. 13.2a–d. Patient, 3 Jahre mit Tumor an der rechten Schulter, Thrombozytopenie und Blutungsneigung sowie multiplen kutanen Hämangiome. *Diagnostik:* **a** Magnetresonanztomographie der rechten Schulter, stark T2-gewichtet: Riesige gekammerte Raumforderung, der lateralen Thoraxwand breit aufsitzend: **b** Angiographie des rechten Oberarms: Verlagerung der A. axillaris, dilatierte zur Raumforderung führende Arterien sowie Füllung einzelner kavernöser Hohlräume (deutliche Diskrepanz zur Magnetresonanztomographieuntersuchung) *Diagnose:* Kavernöses Hämangiom. *Therapie:* Wegen Kasabach-Merritt-Syndroms. **c** Embolisation im Koaxialkatheterverfahren mit Okklusion mehrerer zuführender Arterien mit Ethibloc. *Verlauf:* **d** Magnetresonanztomographiekontrolle nach 5 Monaten: teilweise thrombosiertes Hämgangiom, *Weitere Therapie:* Beobachtung; nach 5 Jahren erneute Embolisation!

nierung und flüssige Embolisate (z.B. Ethibloc) oder von kleinen Partikeln [z.B. Gelfoam-Puder oder Jvalon-Partikel (z.B.: 30–300 Mikrometer)] propagiert.

Vielfach wird jedoch zusätzlich der chirurgische Eingriff erforderlich sein. Bei Hochflußhämangiomen ist der arteriovenöse Kurzschlußanteil unter Umständen so intensiv, daß die Embolisation nur unter den Bedingungen der arteriellen Stase (Ballonkatheter) durchgeführt werden kann.

Möglicherweise kann in Zukunft die Behandlung der Hämangiome, die eine rasche Wachstumstendenz aufweisen und damit besonders komplikationsträchtig und behandlungsbedürftig sind, durch spezifische medikamentöse Behandlung erleichtert werden: Versuche mit Interferon oder synthetischem αIIa-Interferon (IFN-Alpha) wurden bei angiomatösen Erkrankungen mit lebensbedrohlichen Verläufen eingesetzt, wie z.B. bei der pulmonalen Angiomatose [90].

13.5 Besonderheiten bei unterschiedlicher Lokalisation

Im folgenden sind arteriovenöse Malformationen in verschiedenen Lokalisationen dargestellt. Es werden Besonderheiten in bezug auf den klinischen Verlauf, Häufigkeit, diagnostisches und therapeutisches Prozedere sowie Prognose beschrieben.

13.5.1 Kopf: intrakraniell

Arteriovenöse Malformationen bestehen aus einem klassischen Konglomerat dilatierter Arterien und Venen und gewöhnlicherweise mit raschem arteriovenösem Shunting (Fast-flow-Hämangiome) verknüpft. Nahezu 50% der Patienten mit zerebralen arteriovenösen Malformationen werden Symptome der zerebralen Blutung aufweisen. Bis zum Alter von 40 Jahren werden 40% der arteriovenösen Malformationen zu einer Blutung geführt haben [91].

Die Blutung verläuft gewöhnlich gutartiger als beim rupturierten Aneurysma. 95% der arteriovenösen Malformationen sind im supratentorialen Kompartiment und hier entweder in lobärer oder tiefer Lokalisation; nur 10% sind infratentoriell gelegen. Deshalb liegt die Verdachtsdiagnose arteriovenöse Gefäßdysplasie als Ursache einer intrazerebralen Hämorrhagie immer dann nahe, wenn die Blutung lobär ist und fern der vorderen kommunizierenden Arterien oder der A. cerebri media auftritt. Das gleiche gilt für tiefe Hämorrhagien bei jüngeren normotensiven Patienten. Patienten mit intrakraniellen arteriovenösen Malformationen haben ein vermehrtes Vorkommen gleichzeitiger intrakranieller Aneurysmata an ein und derselben zuführenden Arterie.

In einer japanischen Studie wird von einem gehäuften familiären Vorkommen arteriovenöser Malformationen berichtet, wobei die Daten von 10 Familien aus der Literatur zusammengestellt sind. Interessanterweise sind in 3 Familien 6 Fälle mit arteriovenösen Malformationen vorhanden, so daß eine genetische Komponente bei der Entstehung dieser arteriovenösen Mißbildungen diskutiert wird [93].

Intrakranielle Blutungen durch Aneurysmata und Gefäßdysplasien sind mit 5–12% an der Gesamtmortalität während der Schwangerschaft beteiligt. 23% dieser Blutungen sind auf Gefäßdysplasien zurückzuführen; das Vorkommen prä- zu postpartal beträgt 92 zu 8% [18].

In typischer Weise bestehen kavernöse Angiome (Very-slow-flow-Hämangiome) aus dilatierten vaskulären Hohlräumen ohne eingesprengtes neurales Gewebe; sie liegen oft subkortikal. Sie verraten sich in der Computertomographie nicht selten durch Verkalkungen oder Kontrastanhebung und sind angiographisch nicht entdeckbar. Ein Drittel der kavernösen Angiome manifestiert sich mit Krampfanfällen, ein weiteres Drittel mit Hämorrhagien. Kapilläre Teleangiektasien (Slow-flow-Hämangiome) stellen dilatierte kapillare Netzwerke dar, die neurales Parenchym eingesprengt enthalten. Sie sind Zufallsbefunde im Bereich der Brücke, meist bei der Autopsie, und werden kaum symptomatisch.

Der Kernspintomographie kommt bei der Primärdiagnostik solcher Läsionen mit Verdacht auf arteriovenöse Gefäßdysplasie eine hervorragende Rolle zu: Es besteht typischerweise nebeneinander eine Region der Signalauslöschung oder paradoxen Anhebung, verknüpft mit den Zeichen einer Blutung. Die Auslöschsignale sind üblicherweise durch den raschen Fluß bei arteriovenösen Malformationen hervorgerufen. In einer vergleichenden Studie mit einer Gegenüberstellung von Angiographie, Computertomographie und Magnetresonanztomographie an 15 Patienten durch Smith et al. wurde festgestellt, daß die Magnetresonanztomographie der Computertomographie und Angiographie überlegen ist, wenn es um die genaue Lagebeziehung des Nidus, der zuführenden Arterien und der drainierenden Venen zum umgebenden gesunden Hirnparenchym geht [77].

Die Magnetresonanztomographie ist jedoch auch von hervorragender Bedeutung, wenn der Gefäßstatus nach Therapie z.B. nach Embolisation festgehalten werden soll. Gerade bei angiographisch okkulten Malformationen hat die Magnetresonanztomographie bewiesen, daß sie das erste und wichtigste bildgebende Verfahren ist. Gomori et al. konnten ferner erkennen, daß Hochfeldmagnetsysteme (1,5 Tesla) den Niederfeldsystemen bei der Entdeckung okkulter vaskulärer Malformationen überlegen sind [29]. Die selektive Angiographie wird natürlich nach wie vor benötigt, um die genauen Einzelheiten der Verteilung der zuführenden Arterien darzustellen (Abb. 13.3) und ist neben der Positronen-Emissions-Tomographie das einzige Verfahren, das Stealphänomene darstellen kann [30, 45, 47, 59, 70].

Neben der hypervaskulären Metastase und dem Meningiom kann das Angiogliom eine seltene Differentialdiagnose darstellen. Angiogliom und die Assoziation von arteriovenöser Gefäßdysplasie und Gliom entsprechen einem hochvaskularisierten Gliom mit langsamer Wachstumstendenz und günstiger Langzeitprognose [51].

Inoperable arteriovenöse Malformationen werden vielfach durch Strahlentherapie angegangen. Ogilvy hat verschiedene Fälle zusammengestellt und verglichen [60]. Es zeigt sich dabei, daß die Strahlentherapie eine ganz besondere Rolle bei der Behandlung inoperabler arteriovenöser Malformationen hat, eine Erfahrung, die sich mit eigenen Beobachtungen deckt [43]. Die Mortalität durch Blutungen nach Behandlung mit Gammastrahlung betrug 0,6, nach Heliumstrahlung 2,3, nach Protonenstrahlung 2 bis 5%. Der natürliche Verlauf unbehandelter arteriovenöser Malformationen weist hingegen eine Mortalität von 11% auf [60].

13.5.2 Kopf: extrakraniell

Die Fast-flow-Hämangiome werden bei der Magnetresonanztomographiedarstellung in typischer Weise mit signalarmen Zonen vertreten sein. Sie lassen sich gut angiographisch darstellen, da der arteriovenöse Shunt eine Vergrößerung der zuführenden Arterien bedingt. Da bei diesen Läsionen die Embolisationsbehandlung (meist begleitend zu einem plastisch-chirurgischen Eingriff) als therapeutische Maßnahme im Vordergrund steht, kommt der exakten arteriographischen Kartographie eine besondere Rolle zu: Es muß geklärt werden, in welchem Verhältnis ein hämangiomartiges Knäuel von Gefäßen zu direkten arteriovenösen Kurzschlußverbindungen steht (Vermeidung einer venösen Verschleppung) und ob das Hämangiom zusätzliche Zuflüsse aus der A. carotis interna, A. ophthalmica oder A. vertebralis erhält.

Die Embolisation von Ästen der A. carotis externa bei vorwiegendem Zufluß aus den 3 genannten Gefäßgebieten wird zum einen ein unzureichendes Ergebnis zeitigen und zum anderen unter Katheterverschlußbehandlung zu einer gefährlichen Flußumkehr mit Einschwemmung von Embolisat in das zerebrale Stromgebiet verursachen.

Arteriovenöse Fisteln, die ihre Versorgung vor allem aus der A. carotis interna erhalten, können u.U. über die A. carotis externa embolisiert werden, falls eine artifizielle Flußreduktion (Kompression oder vorübergehender intraarterieller Ballon) das Zuflußgebiet aus der Externa darstellbar macht. Es kann jedoch ein so starker Zufluß aus Ästen der A. carotis interna vorliegen, daß es entweder primär zu einer unzureichenden Embolisation dieses Bereiches oder sekundär sogar zu einer Rekanalisation des bereits im „Externa“-Stromgebiet embolisierten Areales über Äste der A. carotis interna kommt [21].

Kapilläre Hämangiome werden primär durch die Magnetresonanztomographie entdeckt und lassen sich arteriographisch wesentlich schwieriger darstellen [8]. Hier ist es erforderlich, selektiv möglichst peripher extrakraniell zu arbeiten. Kapilläre Hämangiome kommen im gesamten Ausbreitungsgebiet der A. carotis externa, z.B. der Zunge, Ober- und Unterlippe und im Gesicht vor. Bei der Katheterverschlußbehandlung hat die Verwendung von Koaxialkathetersystemen mit miniaturisierten ablösbaren Ballons, ablösbaren Spiralen und der Möglichkeit, sklerosierende Substanzen oder Ethibloc zu injizieren, das Vorgehen in den letzten Jahren wesentlich erleichtert.

Venöse Angiome lassen sich vorwiegend mit der Magnetresonanztomographie darstellen (Abb. 13.4). Mit üblichen angiographischen Techniken ist es oft nicht möglich, wenn überhaupt, mehr als Teile dieser Hämangiome abzubilden; lediglich mit der Koaxialkathetertechnik kann es gelingen, in unmittelbarer Nähe des Hämangioms mit entsprechender zeitlicher Verzögerung eine Teildarstellung zu erzielen. Aus dieser Position ist es prinzipiell möglich, auch solche Hämangiome zu embolisieren, auch wenn die hämodynamischen Verhältnisse das Einfließen des Embolisates erheblich erschweren [21]! Der chirurgische Eingriff – eventuell in Kombination mit der perkutanen Injektion sklerosierender Substanzen – ist vorzuziehen.

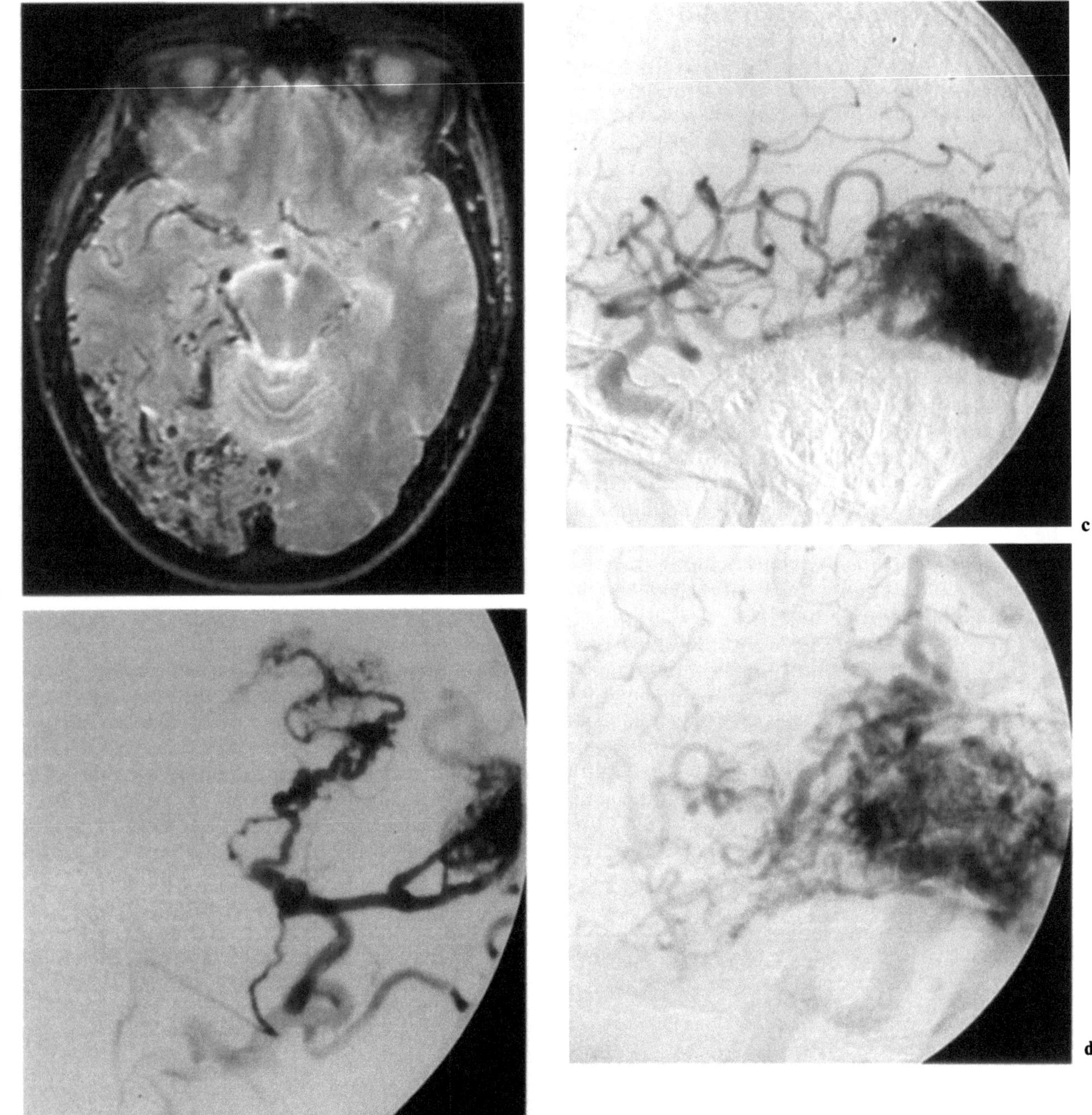

Abb. 13.3a–d. Patient, 32 Jahre mit Grand-mal-Anfall. *Diagnostik:* **a** Magnetresonanztomographie: netzartige Raumforderung rechts okzipital mit fehlenden Signalen. **b** Angiographie der A. occipitalis dextra. **c** Angiographie der A. carotis interna dextra. **d** Venöse Phase aus **c**. **b–d** Gefäßreiches Konvolut mit arteriovenöser Fistel. *Diagnose:* Piales und durales arteriovenöses Angiom. (Mit freundlicher Genehmigung von Prof. Sartor, Abt. Klinische Neuroradiologie der Universität Heidelberg)

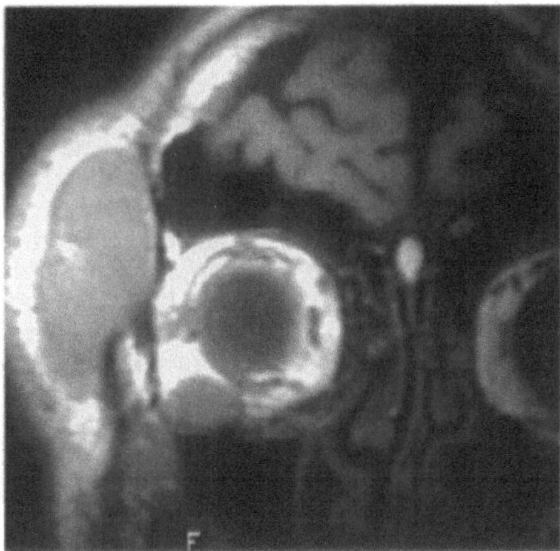
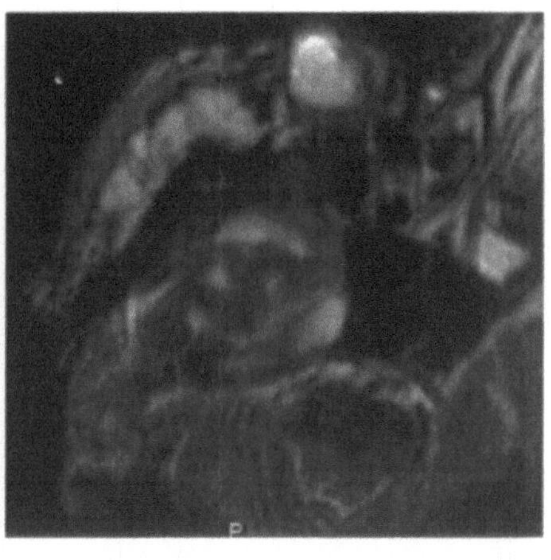

Abb. 13.4a,b. Patient, 42 Jahre mit langsam zunehmendem Tumor rechts temporal nach Voroperation.
Diagnostik: Magnetresonanztomographie. **a** Koronare T1-gewichtete Aufnahme zeigt eine etwa 6 cm große Raumforderung temporal gelegen mit Tumorzapfen in das subbulbäre Fettgewebe lateral des M. rectus inferior **b** T2-gewichtete Aufnahme und Schnittführung rechts temporal zeigt Raumforderung mit Zapfen in die Orbita als Brücke
Diagnose: Venöses kavernöses Hämangiom

Hämangiome in der Umgebung des Auges – insbesondere des Augenlides – können auf lange Sicht eine Beeinträchtigung des Sehvermögens durch folgende Pathomechanismen nach sich ziehen: Verschluß der Pupille, Kompression des Augapfels oder Ausbreitung in den retrobulbären Raum. Kinder mit einem periokulären Hämangiom sollten so bald als möglich durch einen Ophthalmologen untersucht werden, um Komplikationen wie Astigmatismus, Strabismus, Anisometropie, Ptosis und Atrophie des N. opticus vorzubeugen. Hier wurde verschiedentlich eine lokale Steroidinjektion vorgenommen, allerdings mit der Gefahr des Verschlusses der Netzhautarterie, der Nekrose des Augenlides und der Wachstumsverzögerung des Auges [85, 88, 94].

13.5.3 Rückenmark

Spinale arteriovenöse Malformationen sind eine Rarität und machen praktisch nur 5% aller spinalen Tumoren aus [92]. Prädilektionsstelle ist der thorakolumbale Übergang, Grundsätzlich werden die echten, d.h. medullären arteriovenösen Dysplasien von den duralen Angiomen (Durafisteln) unterschieden. Letztere sind arteriovenöse Fisteln im Bereich der Dura, die zu einer vermehrten Füllung drainierender physiologischer Venen führen und damit sowohl klinisch als auch in der Schnittbildgebung von den medullären Dysplasien nicht zu unterscheiden sind [81].

Die echten arteriovenösen Dysplasien werden aus der A. radicularis magna oder aus posterolateralen Zuflüssen versorgt. Besonders im Kindesalter kann die Erstmanifestation das akute neurologische Defizit oder die akute Subachachnoidalblutung sein. Bei ersterem Versorgungstyp ist eine Therapie wegen des Risikos der Paraplegie ausgeschlossen, bei zweiterem Versorgungstyp birgt die therapeutische Embolisation das Risiko sensorischer Ausfälle (Abb. 13.5).

Durale Angiome werden aus radikulären Ästen versorgt und sind durch einen starken Shunt ins venöse System charakterisiert. Hauptauftreten ist zwischen dem 4. und 6. Lebensjahrzehnt mit Symptomen einer progressiven Rückenmarkerkrankung. Männer und Frauen erkranken im Verhältnis 3:1. Da dieser Shunt am Duraeintritt vorliegt, zeigt die diagnostische Angiographie, daß bereits außerhalb der Bogenwurzeln massiv dilatierte Venenkonvolute beobachtet werden. Therapeutisch ist daher der Verschluß des Shunts auf Duraniveau durch den Chirurgen oder interventionellen Radiologen ohne die dilatierten Venen zu tangieren. Zur Embolisation wird Histoacryl empfohlen, da die Läsionen prinzipiell zum Rezidiv neigen und bei Ethibloc nach 6 Monaten Rekanalisationen möglich sind [26].

Wie oben erwähnt sind die Schnittbildverfahren nicht geeignet, die beiden Typen zu differenzieren: In der Magnetresonanztomographie lassen sich lediglich die typisch geschlängelt verlaufenden Füllungsdefekte im T2-gewichteten Bild mit ent-

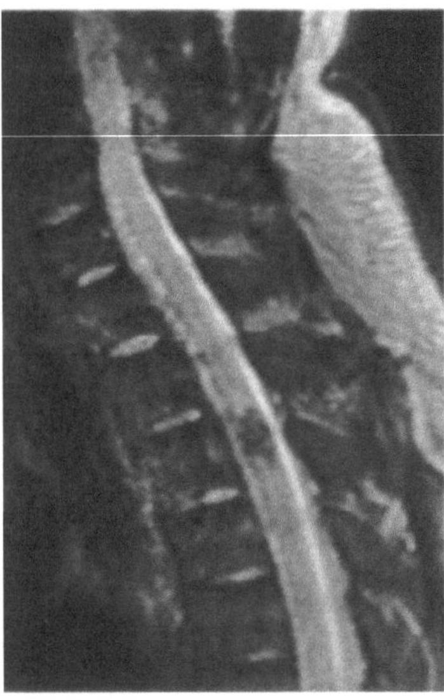

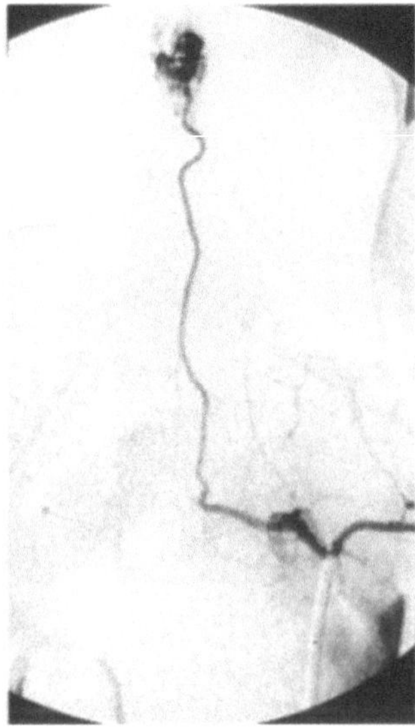

a b

Abb.13.5a,b. Patient, 37 Jahre mit akuter Paraparese.
Diagnostik: **a** Magnetresonanztomographie: intramedullärer Signalverlust Höhe Th4. **b** Angiographie der thorakalen Segmentarterie 7 links: Aus der A. radicularis magna (Adamkiewicz) gespeistes Gefäßkonvolut.
Diagnose: Intramedulläres arteriovenöses Angiom.
Verlauf: Rückbildung der Paraparese unter konservativer Therapie.
(Mit freundlicher Genehmigung von Prof. Sartor, Abt. Klinische Neuroradiologie der Universität Heidelberg.)

sprechender Signalanhebung bei Niederflußmalformationen und Signalabschwächung in der Gegend von arteriovenösen Shunts nachweisen. Nach Gabe paramagnetischer Substanzen kommt es zu einer Signalanhebung im Bereich der Läsion. Gelegentlich sind spinale Malformationen mit dem Osler-Rendu-Weber-Syndrom oder dem Klippel-Trénaunay-Syndrom (s. 13.2.3) vergesellschaftet.

Die Differentialdiagnose betrifft insbesondere intramedulläre Tumoren wie Ependymome und Astrozytome, die jedoch meist hypovaskulär sind. Hämangioblastome sind gutartige Neoplasmen vom Endothel ausgehend. Sie machen ungefähr 2% der Rückenmarktumoren aus und treten meist sporadisch auf [15]. Ein multiples Auftreten wird mit der Hippel-Lindau-Erkrankung in Zusammenhang gebracht, bei der ein zerebellärer und spinaler Befall vorkommen kann [15, 19, 22, 64, 66].

Lumbosakrale Hämangiome sind durch Magnetresonanztomographie von Spina bifida, spinalen dysraphischen Störungen und intraspinalen Lipomen zu differenzieren. Die Diagnostik solcher Hämangiome in dieser Lokalisation ist wegen der therapeutischen Konsequenzen besonders wichtig: Die Therapie muß hier einsetzen, bevor sich permanente neurologische Defizite einstellen.

13.5.4 Wirbelkörper

Hämangiome der Wirbelkörper verursachen gelegentlich Rückenbeschwerden und werden nicht selten röntgenologisch als Zufallsbefund entdeckt. Sie sind charakterisiert durch eine grobe Trabekulisierung des betroffenen Wirbels, der sich dadurch von seinen Nachbarwirbeln deutlich sklerosiert abhebt. Eine Behandlung kann sehr selten indiziert sein, falls rasches Wachstum neurologische Symptome verursacht. Neben der Embolisation kommt hier der Stahlentherapie Bedeutung zu (Abb. 13.6).

13.5.5 Thorax

Vaskuläre Dysplasien der Pulmonalarterien (Fastflow-Hämangiome) sind nach einer Analyse von 150 Fällen zwischen 1945 und 1955 in einem Drittel der Fälle mit multiplen Teleangiektasien (z.B. beim Osler-Rendu-Weber-Syndrom, s. 13.2.3, Tabelle 13.3), der Haut und Schleimhäute verknüpft [23, 75, 78].

Umgekehrt sind 15% der Patienten mit hämorrhagischer Teleangiektasie Träger von pulmonalen arteriovenösen Malformationen. Das tatsächliche Vorkommen ist möglicherweise höher, da kleinere Läsionen nur mittels Computertomographie oder Pulmonalisangiographie entdeckbar sind. Die Mehrheit der Patienten (über 50%) mit pulmonalen arteriovenösen Malformationen sind asymptomatisch, wobei insbesondere Läsionen unter 2 cm Größe keine Symptome verursachen.

Typische klinische Symptome sind Atemnot, Zyanose, Hämoptysen und Trommelschlegelfinger. Mit fortschreitendem Alter kommt es über sekundäre degenerative Veränderungen der dysplastischen Gefäße zu Thrombose und paradoxer Embolie: Folge sind rezidivierende Schlaganfälle

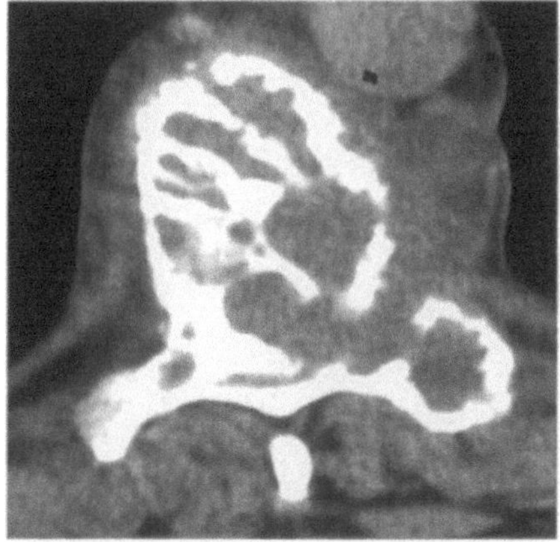
a

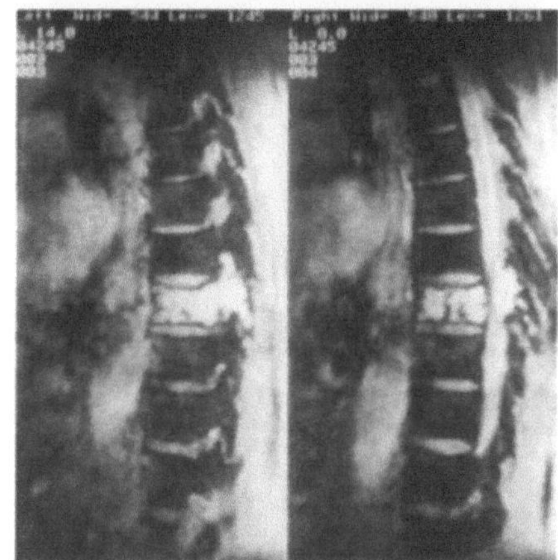
b

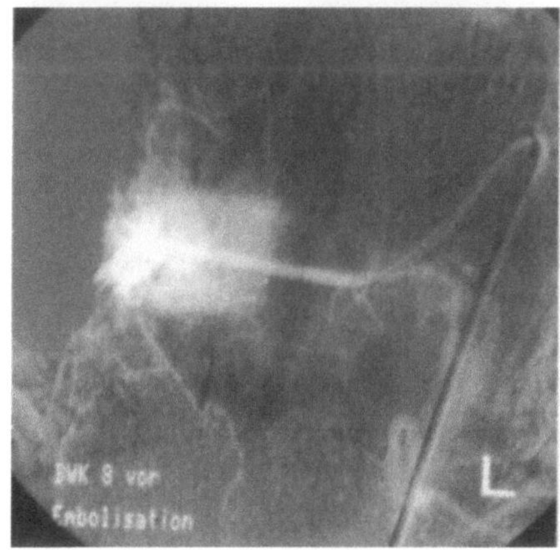

c

Abb.13.6a–c. Patient, 61 Jahre mit Paraparese der unteren Extremitäten.
Diagnostik: **a** Computertomographie BWK 8: deutlich vergröberte sklerosierte Trabekel als Reaktion auf die zugrundeliegende Malformation, mit Übergreifen auf den Querfortsatz. **b** Magnetresonanztomographie: im T2-gewichteten Bild typisches Aufleuchten des BWK 8 mit Kompression des Rückenmarks durch eine Raumforderung. **c** Superselektive Angiographie des BWK 8 von rechts: typische Darstellung der rechten Hälfte des Hämangiomwirbels. Die andere Hälfte wird durch die linksseitige Thorakalarterie versorgt.
Diagnose: Hämangiomwirbel mit Wachstumstendenz und Rückenmarkkompression.
Therapie: Embolisation beider arterieller Zuflüsse.
Verlauf: Rückbildung der Paraparese. Neuauftreten von Parästhesie nach Embolisation. Nach Bestrahlung Rückgang der Parästhesien; anschließend Beschwerdefreiheit

und Hirnabszesse. Ein Rechts-Links-Shunt mit niedrigen arteriellen O_2-Sättigungswerten verursacht eine Polyzytämie. 70% der Läsionen sind in den Unterlappen, meist in der Nähe der Lungenoberfläche, lokalisiert.

Bei der Lungenübersichtsaufnahme imponiert die arteriovenöse Gefäßdysplasie als ovaler Herd. Unter Umständen sind die zuführende Arterie und/oder die drainierende Vene sichtbar.

Bei der Arteriographie werden 2 Haupttypen unterschieden:

1. Der einfache Typ: Bei 80% besteht eine mehr oder weniger direkte Kommunikation zwischen Arterie und Vene.
2. Der komplexe Typ: In 20% sind eine oder mehrere zuführende Arterien (und eine prominente drainierende Vene) mit einem Netzwerk erweiterter Gefäße verknüpft [20, 31, 33, 69, 76].

Da bei sehr vielen (ca. 1/3) Patienten multiple Läsionen auftreten, ist es wichtig, alle Lungenabschnitte zu untersuchen (Abb. 13.7): Als Screeninguntersuchung eignet sich hierzu die unselektive Injektion in die Lungenstrombahn unter DSA-Bedingungen. Es muß jedoch die selektive und superselektive Arteriographie zur Behandlungsplanung angeschlossen werden. Die Magnetresonanztomographie, insbesondere bei Anwendung der Phasenkontrastangiographie, ist mittlerweilen in der Lage, arteriovenöse Malformationen zu entdecken und ihre Ausbreitung darzustellen [72].

Als Therapieverfahren ist die Thorakotomie mit chirurgischer Resektion oder die Embolisationsbehandlung indiziert (Abb. 13.8). Terry propagiert als sicherstes nichtoperatives Verfahren den Verschluß der arteriovenösen Fisteln mit Hilfe ablösbarer Ballons [80]. Ablösbare Metallspiralen (auf Führungsdraht montiert) sind seit kurzem vor allem in der Neuroradiologie im Einsatz und

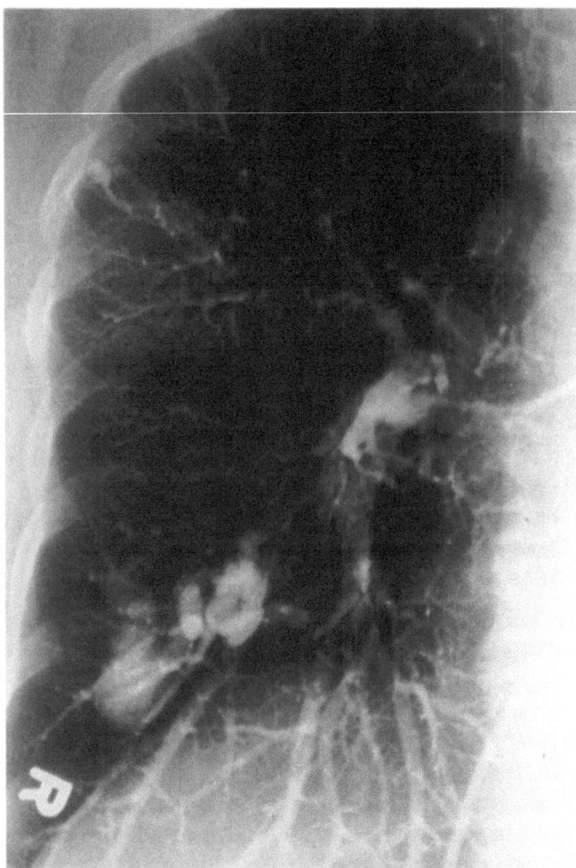

a

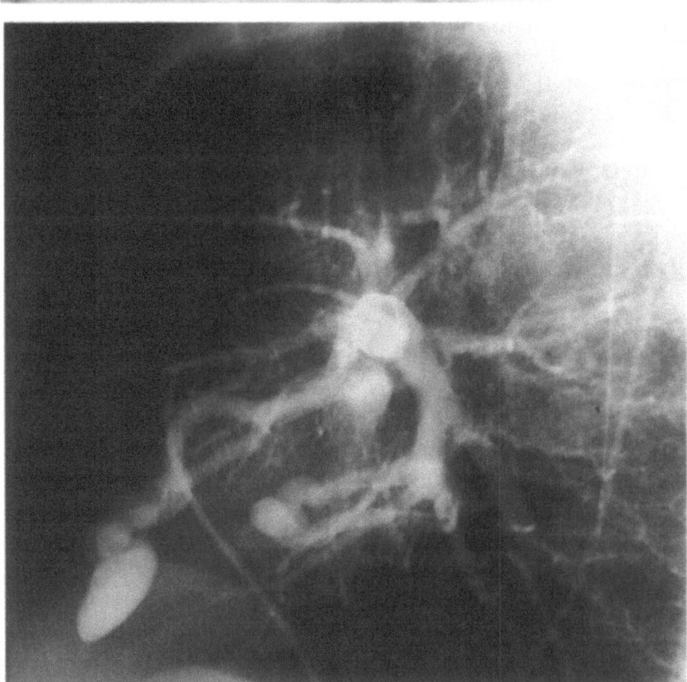

b

Abb. 13.7a,b. Patientin, 57 Jahre mit rezidivierenden Schlaganfällen.
Diagnostik: **a, b** Angiographie der rechten A. pulmonalis a.p. und seitlich: Darstellung zweier arteriovenöser Dysplasien vom einfachen Typ im Mittellappen- und Unterlappen.
Therapie: Katheterembolisation.
(Mit freundlicher Genehmigung von PD Dr. Roeren, University of Texas Health Science Center, San Antonio; Aaran, Schweiz)

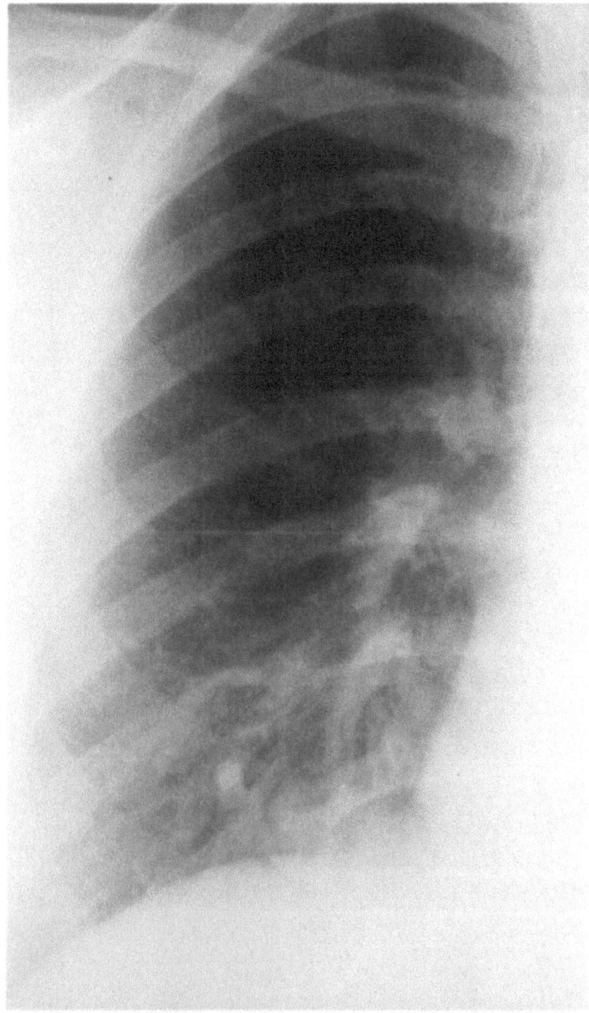

a

b

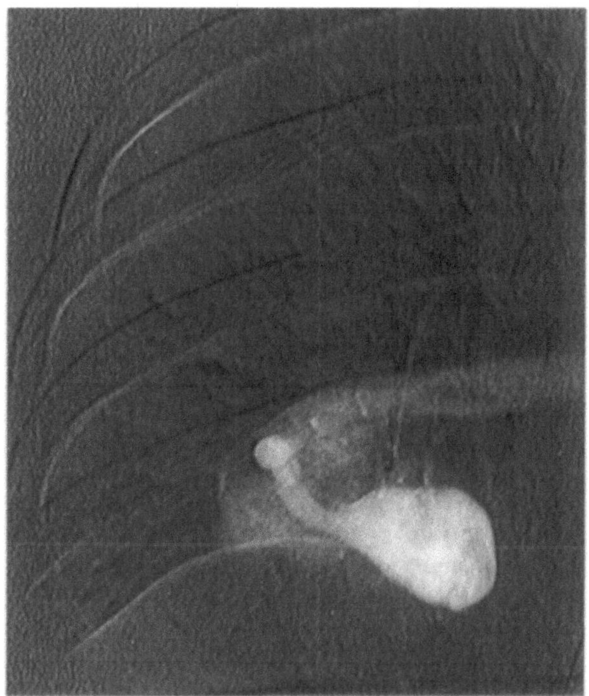

c

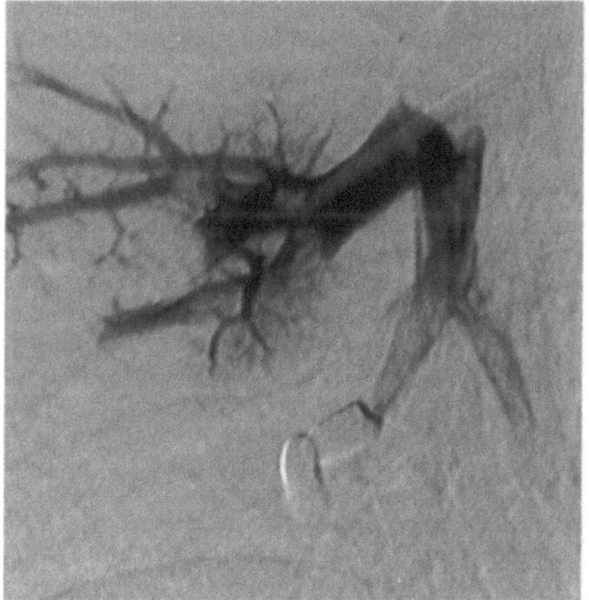

d

Abb. 13.8a–d. Patientin, 24 Jahre Zufallsbefund bei Thoraxaufnahme.
Diagnostik: **a** Ovaler Herd mit Kaliberzunahme der Pulmonalarterien und -venen rechts parakardial. **b, c** Pulmonalisarteriographie mit arterieller und venöser Phase.
Diagnose: Arteriovenöse Dysplasie mit arteriovenösem Kurzschluß (einfacher Typ).
Therapie: **d** Zustand nach Embolisation mit 2 ablösbaren Ballonkathetern in stetiger Bereitschaft die Aa. carotides während des Detachmentmanövers zu komprimieren (Mit freundlicher Genehmigung von Prof. Tuengerthal, Thoraxklinik der LVA, Heidelberg-Rohrbach)

dürften durch ihre technische Überlegenheit die Katheterverschlußbehandlung wesentlich vereinfachen.

Im Thorax sind angeborene arteriovenöse Malformationen der A. pulmonalis von erworbenen Malformationen der Aa. bronchiales zu unterscheiden. Letztere stellen hypervaskuläre Pseudotumoren im Rahmen einer chronischen Entzündung dar und bilden ein Netzwerk von angiomähnlichen Gefäßstrukturen aus, die sich im Endzustand grundsätzlich nicht von angeborenen arteriovenösen Malformationen unterscheiden (Abb. 13.9). Gelegentlich werden Fisteln zwischen Bronchial- und Pulmonalarterien beobachtet.

Hauptindikation zu Angiographie und Therapie sind Lungenerkrankungen mit Spätveränderungen bei chronischer – unspezifischer und spezifischer – Entzündung unterschiedlicher Ätiologie. Es stehen effiziente endoskopische und thoraxchirurgische Behandlungsalternativen zur Verfügung: So ist die Indikation zur Bronchialarterienembolisation mit ihrer seltenen aber typischen Komplikation der vaskulären Querschnittslähmung auf solche Patienten eingeengt, bei denen endoskopische Maßnahmen fehlgeschlagen sind und ein kompetenter Thoraxchirurg den operativen Eingriff ausschließt.

13.5.6 Leber

Hämangiome kommen in der Gesamtbevölkerung in bis zu 10% vor. Das Leberhämangiom ist der häufigste gutartige Lebertumor, der seine Bedeutung dadurch erlangt, daß er eine wichtige Differentialdiagnose bei der Suche nach Metastasen und anderen primären Lebertumoren darstellt. So werden die Leberhämangiome in der Regel zufällig im Ultraschall, der Computertomographie, seltener der Magnetresonanztomographie oder Angiographie – insbesondere beim Staging kolorektaler Tumoren – entdeckt.

Durch die Schnittbildverfahren wird die Mehrzahl der Hämangiome mit hoher Treffsicherheit entdeckt; so ist die Sonographie stark echogebend und liefert bereits ein relativ charakteristisches Bild. Immerhin können jedoch 40% der kavernösen Hämangiome mit vermindertem Echo oder Echomischbildern die Tumorcharakteristika nachahmen.

Die Erythrozytenpoolszintigraphie ist an zweiter Stelle zu nennen und stellt ein ideales Diagnostikum dar (Abb. 13.10). Sie ist jedoch nicht in der Lage Hämangiome unter einer Größe von 3 cm eindeutig zu definieren. Allerdings können auch

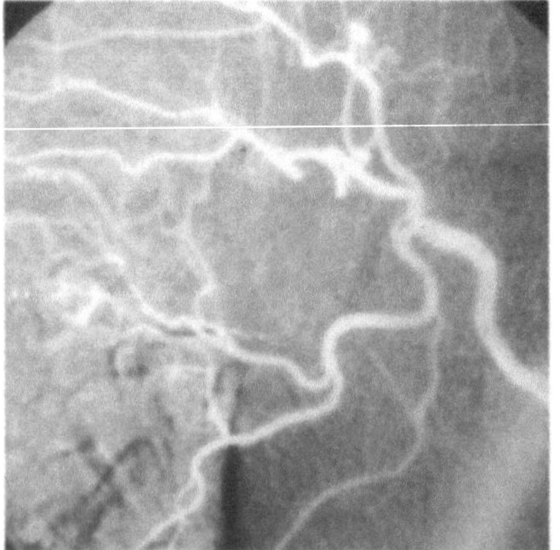

a

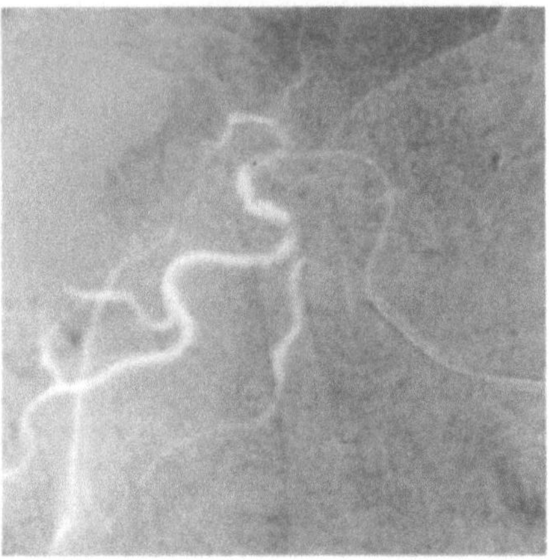

b

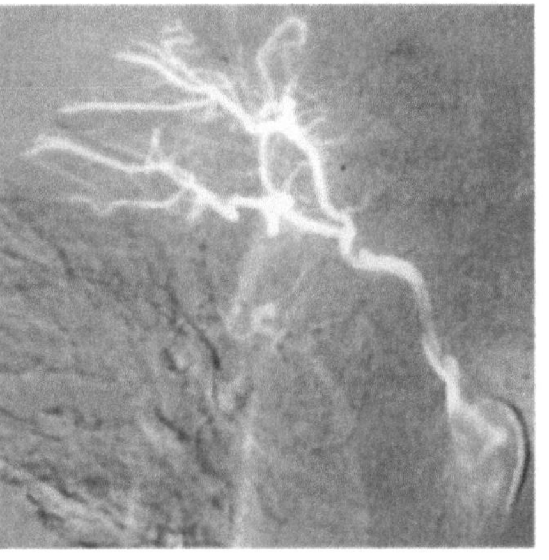

c

Abb. 13.9a–c. Patient, 44 Jahre mit chronischer Bronchitis und Hämoptysen.
Bronchoskopisch: Blutung aus rechtem Oberlappenbronchus.
Diagnostik: **a** Angiographie der rechten Bronchialarterie: Gemeinsamer kostobronchialer Truncus, obere Gefäße Thoraxwand, untere Gefäße bronchial, 3 Punkte: hypervaskulärer Pseudotumor.
Diagnose: Entzündlicher vaskulärer Pseudotumor bei chronischer Bronchitis.
Therapie: **b** Ethibloc-Embolisation mit Koaxialkatheter, **c** Bronchialarterien okkludiert, Thoraxwandarterien offen.
Verlauf: Keine erneuten Hämoptysen

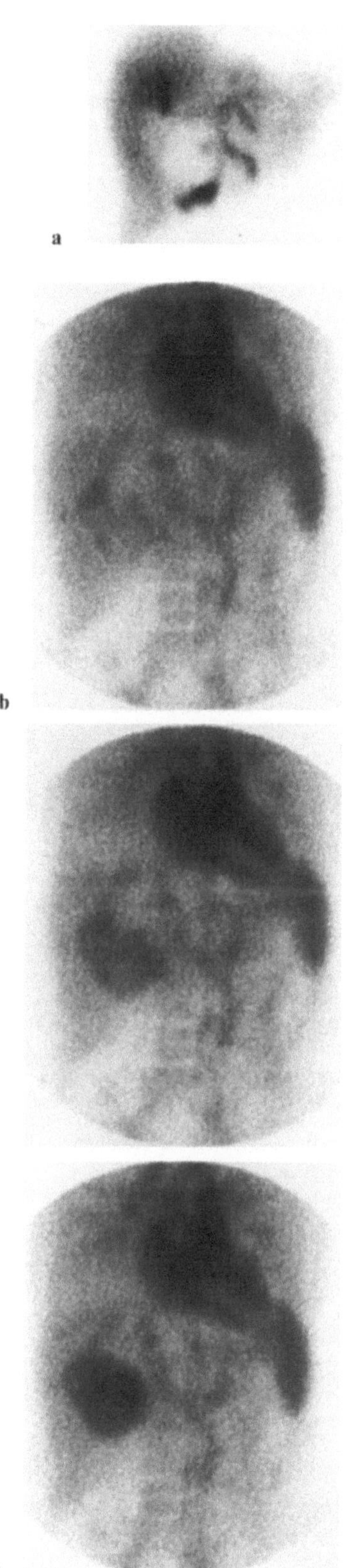

◀**Abb. 13.10a–d.** Patientin, 49 Zufallsbefund bei Ultraschall: Raumforderung im rechten Leberlappen, im Computertomographie Kontrastmittelaufnahme:
Differentialdiagnose: Fokale noduläre Hyperplasie oder Hämangiom.
Diagnostik: **a** ^{99m}Tc-HIDA-Szintigraphie (100 Mbq): Keine Anreicherung im Tumor, fokale Noduläre Hyperplasie ist damit ausgeschlossen. **b–d** Erythrozytenpoolszintigraphie (500 Mbq ^{99m}Tc-markierte Eigenerythozyten): anteriore Projektion, nach intravenöser Injektion Sequenzszintigraphie: Zunehmende Anreicherung während der Untersuchungszeit bis 18 min post injectionem von peripher nach zentral.
Diagnose: Hämangiom. (Mit freundlicher Genehmigung von Prof. Georgi, Abt. Nuklearmedizin der Universität Heidelberg)

hypervaskuläre Metastasen und Hepatome die technetiummarkierten Erythrozyten festhalten und somit wie das Hämangiom imponieren.

Die Klassifikation der Hämangiome nach ihrer Blutflußgeschwindigkeit (s. 13.2.2, Tabelle 13.2) erklärt Phänomene der modernen Schnittbildverfahren: In der dynamischen Computertomographie werden durch den – im Vergleich zur Angiographie langsameren Aufnahmemodus – die zeitlichen Abläufe versetzt erfaßt.

Kapilläre Hämangiome (prinzipiell Slow-flow-Hämangiome) zeigen eine relativ rasche Kontrastmittelaufnahme im Angiocomputertomographiemodus über einige Minuten von außen nach zentral – sog. Irisblendenzeichen [27].

Kavernöse Hämangiome (Very-slow-flow-Hämangiome) weisen die Homogenisierung des Kontrastes zum normalen Leberparenchym oft erst bei verzögerten Aufnahmen (nach 30 min und später) auf, falls sie nicht sogar teilthrombosiert sind. Eine Anfärbung von kavernösen Hämangiomen über die Portalvene erfolgt nicht. Dieses typische Verhaltensmuster in der Computertomographie ist bei 55% der Hämangiome und 1,5% der Metastasen zu beobachten [25, 27]. Hinzu kommt, daß in der Computertomographie nichtcharakteristische Hämangiome, z.T. bedingt durch Thrombose, in bis zu 14% das Erscheinungsbild von Metastasen erhalten (Abb. 13.11).

Die Magnetresonanztomographie zeigt in T2-gewichteten Techniken Hämangiome mit hoher Treffsicherheit. Kapilläre und vor allem kavernöse Hämangiome sind in der Magnetresonanztomographie gekennzeichnet durch lange T2-Relaxationszeiten, was durch den verlangsamten Blutfluß erklärt ist. Bei stark T1-gewichteten Bildern erscheinen die kavernösen Hämangiome wie alle Lebertumoren dunkel, werden jedoch bei nur mäßig T1-gewichteten Bildern bereits nahezu isointens mit der Leber sein.

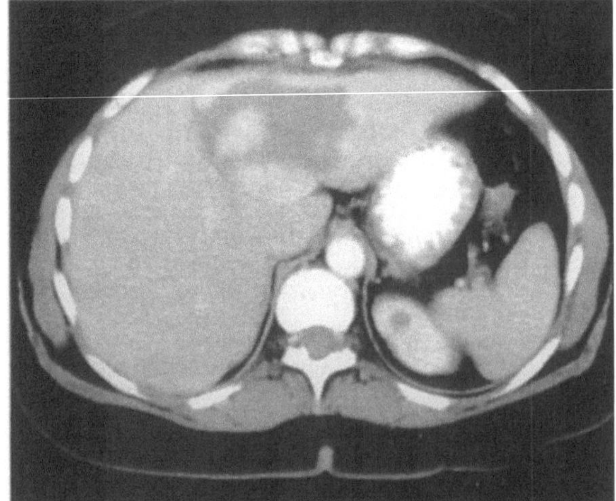

a

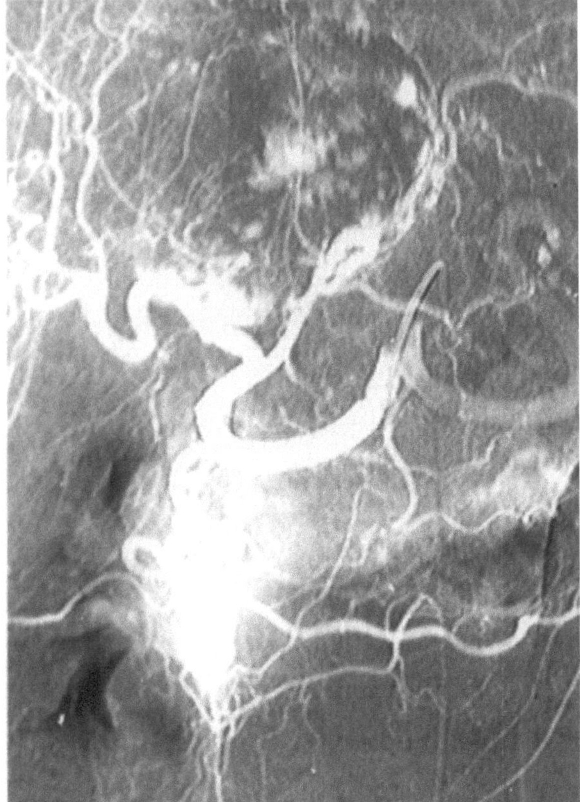

b

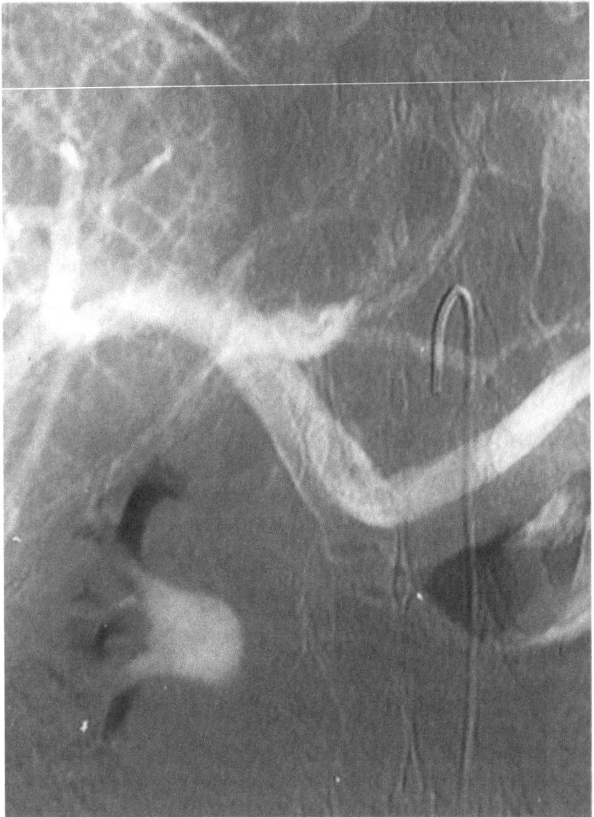

c

Abb. 13.11a–c. Patientin, 51 Jahre mit Schmerzen im Epigastrium, sonographisch Verdacht auf Hämangiom.
Differentialdiagnose: Lebertumor.
Diagnostik: **a** Computertomographie: beginnende Kontrastmittelaufnahme in der Peripherie der Raumforderung im Segment IV, Spätbilder wurden nicht angefertigt. **b** Präoperative Angiographie: Schneeflockenartiges Bild einer hypervaskulären Raumforderung, versorgt aus Ästen der rechten und linken Segmentarterien. **c** Portale Phase: Verlagerung der V. porta sinistra und Einengung.
Diagnose: Kavernöses Hämangiom.
Therapie: Chirurgische Resektion.

Sie sind typischerweise im T2-gewichteten Bild stark aufleuchtend und werden häufig mit Multiechosequenzen in starker T2-Gewichtung dargestellt („light bulb" – oder „Glühwürmchen" – Phänomen), falls sie nicht teilweise oder ganz thrombosiert sind (Abb. 13.12). Nach intravenöser Gabe von paramagnetischen Substanzen zeigen sich erwartungsgemäß keine prinzipiellen Unterschiede zum Verhalten in der Computertomographie mit Kontrastmitteln.

Bei der diagnostischen Angiographie ist bei venösen Angiomen das Schneeflockenmuster, bei kleinen kapillären Angiomen die Kontrastmittelpersistenz einer umschriebenen hypervaskulären Läsion charakteristisch. Diese Zeichen sind jedoch keinesfalls immer vorhanden.

a

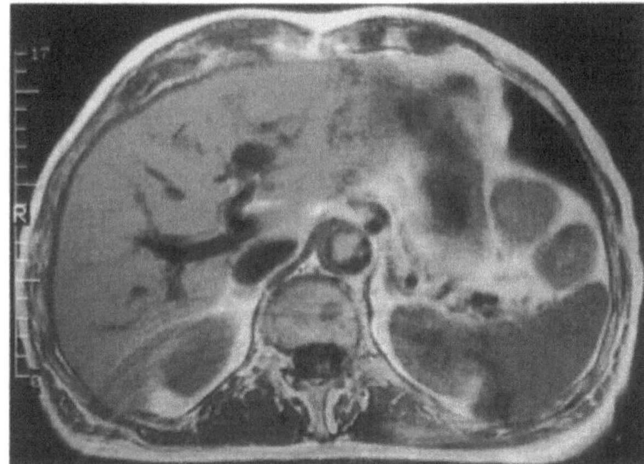

b

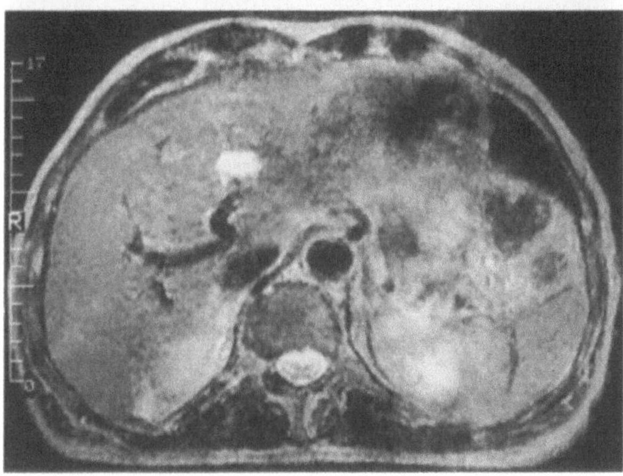

Abb. 13.12a,b. Patient, 71 Jahre Zustand nach kolorektalem Karzinom. Im Ultraschall und Computertomographie fanden sich bei der Tumornachsorge 5 Raumforderungen. *Differentialdiagnose:* Hämangiom oder Metastasen. *Diagnostik:* Magnetresonanztomographie. **a** T1-gewichtet: Darstellung einer von 5 signalfreien Raumforderungen im linken Leberlappen. **b** T2-gewichtete Multi-Echo-Sequenz: Signalreiche Raumforderung („Glühwürmchenphänomen"), sämtliche 5 Raumforderungen zeigen ein gleiches Verhalten.
Diagnose: Multiple kavernöse Hämangiome

Sonderfälle stellen die Riesenhämangiome im Kindesalter, Hämangioendetheliome und die erbliche hämorrhagische Teleangiektasie dar.

Die Riesenhämangiome im Kindesalter sind High-flow-Hämangiome, da sie mit arteriovenösen Shunts verknüpft sind. Sie sind gelegentlich kombiniert mit Hämangiomen der Haut. Entwickeln solche Kinder ein Herzversagen wegen Volumenüberlastung, ein Kasabach-Merritt-Syndrom oder einen Pfortaderverschluß, so steigt die Mortalitätsrate bis auf 90% [86]! Die Hämangiome führen nicht selten zu Herzinsuffizienz und Herzgeräuschen und sind gelegentlich kombiniert mit Hämangiomen der Haut.

Hämangioendotheliome sind ebenfalls gehäuft im Kindesalter und gemeinsam mit Leververgrößerung und Herzinsuffizienz. Das entscheidende differentialdiagnostische Kriterium ist das rasche Auswaschen des Kontrastmittels aus den Tumorseen, ein Phänomen, das bei kapillären und kavernösen Hämangiomen prinzipiell nicht beobachtet wird. Die Neigung zum Herzversagen wird durch die gleichzeitig bestehenden arteriovenösen Shunts erklärt.

Angeborene hämorrhagische Teleangiektasien können selbstverständlich auch in der Leber lokalisiert sein. Arteriovenöse Shunts oder arterioportale Shunts gehören prinzipiell zu diesem Krankheitsbild.

Die Differentialdiagnostik dieser hämangiomatösen Läsionen der Leber bereitet immer wieder erhebliche Schwierigkeiten: Teilthrombosierte und kapilläre Hämangiome werden nicht selten für hypervaskuläre Metastasen gehalten, große kavernösen Hämangiome lassen die Differentialdiagnose zum hepatozellulärem Karzinom offen, das Hämangioendotheliom hat im Hämangioendotheliosarkom einen bösartigen Doppelgänger. Selbst die Angiographie mit ihren klassischen Kriterium (Cotton wool/Schneeflocken) kann nicht die Biopsie ersetzen [39].

Bei Leberzirrhose sind Hämangiome, die sich vorwiegend arteriographisch im Sinne kapillärer Hämangiome darstellen, relativ typisch. Dieses an die Peliosis erinnernde Bild erschwert beim Staging des hepatozellulären Karzinoms die Abgrenzung zu zeitlich versetzt entstandenen Tumoren (metachrones Wachstum).

Interessanterweise hat die höchste Spezifität für Hämangiome über 2–3cm die Single-Photon-Emissions-Computertomographie (SPECT) gefolgt von der Erythrozytenpoolszintigraphie [84]. Nuklearmedizinische Verfahren, Computertomographie und Sonographie können gemeinsam eingesetzt die Spezifität ganz entscheidend verbessern, ohne jedoch 100% zu erreichen, so daß bei der spezifischen Fragestellung nach Lebertumoren – neben der Probelaparotomie – nach wie vor in Einzelfällen die Nadelbiopsie zum Repertoire der radiologischen Diagnostik gehört.

Die Indikation zur Therapie von Leberhämangiomen beschränkt sich auf diejenigen Malformationen, die eine eindeutige Wachstumstendenz aufweisen und/oder Schmerzen verursachen oder im Falle eines Traumas aufgrund ihrer Größe und Lage die Ruptur und Blutung begünstigen würden.

13.5.7 Pankreas

Arteriovenöse Malformationen des Pankreas sind eine ausgesprochene Rarität. Sie können jedoch Quelle von gastrointestinalen Blutungen und portaler Hypertension sein. In einem Fall wird von der Kombination eines hepatozellulären Karzinoms bei Leberzirrhose mit arteriovenöser Gefäßdysplasie des Pankreas als Ursache einer Gastrointestinalblutung berichtet [42].

13.5.8 Gastrointestinaltrakt

Pathologisch-anatomisch handelt es sich bei den Angiodyplasien um Anhäufungen von ektatischen submukösen vaskulären Räumen. Sie können die Ursache von chronisch intermittierenden mehr oder weniger massiven Blutungen darstellen.

Im Kindesalter kann das sehr seltene „Blue rubber bleb nevus"-Syndrom mit intestinalen Dysplasien gemeinsam auftreten. Typischerweise blühen in der Haut mehrere Dutzend bis Hunderte roter bis bläulich-violetter Hämangiome auf, die eine runde Form und glatte Oberfläche aufweisen. Knapp die Hälfte der befallenen Kinder haben kleine wachsende Hämangiome, die schon bei der Geburt bemerkt werden, während die restliche Kinder diese bis zum Alter von etwa 4 Monaten entwickeln. Die Verknüpfung dieser kutanen neonatalen Hämangiomatose mit dem Auftreten von Hämangiomen im Darm birgt die Komplikation der rezidivierenden intestinalen Blutung mit schlechter Prognose in sich [28]. Abstufungen von Beteiligung nur der Haut bis zu einer diffusen miliaren oder disseminierten viszeralen Erkrankung sind für verschiedene Schweregrade verantwortlich.

Im Erwachsenenalter stellen Dysplasien die Ursache okkulter Darmblutungen bei knapp 50% der Patienten über 55 Jahre dar. Als ein klinisches Leitsymptom für viszerale Angiodysplasien kann die unklare Eisenmangelanämie gelten – verursacht durch rezidivierende intestinale Blutungen. Die endoskopische Untersuchung des Kolons ist häufig (bestenfalls nur umschriebene Rötung der Schleimhaut), die gastrointestinale Bariumstudie (Dünndarmdarstellung nach Sellink, Kolonkontrasteinlauf) fast immer negativ. Auch die Inspektion bei einer Laparotomie trägt nichts zur Diagnostik bei [32].

Eine kritische Analyse der Literaturangaben über das gehäufte Auftreten von Aortenstenose und Angiodysplasien des Kolons zeigt, daß eine solche Korrelation einer statistischen Überprüfung nicht standhält, da kontrollierte Studien fehlen [34].

Der Nachweis der Angiodysplasie erfolgt somit fast ausschließlich durch die Arteriographie. Allerdings kann die Angiographie als Zufallsbefund bei Nichtblutern in bis zu 15% Gefäßdysplasien zeigen: Das Gesamtvorkommen bei Autopsien beträgt 2%!

In typischer Weise treten die meisten Angiodysplasien im rechten Kolon – dort gehäuft gegenüber der Bauhin-Klappe – auf (Abb. 13.13). Nach Kolonresektionen treten Rezidivblutungen gegenüber der ileokolischen Anastomose wiederum im Kolon auf, so daß eine zusätzliche humorale Pathogenese diskutiert wird. Das typische angiographische Charakteristikum ist die frühe Anfärbung der A. colika dextra mit verfrühter Darstellung einer erweiterten drainierenden Vene und Persistenz in der spätvenösen Phase eines oder mehrerer erweiterter Gefäße in der befallenen Region [5, 7, 11, 40].

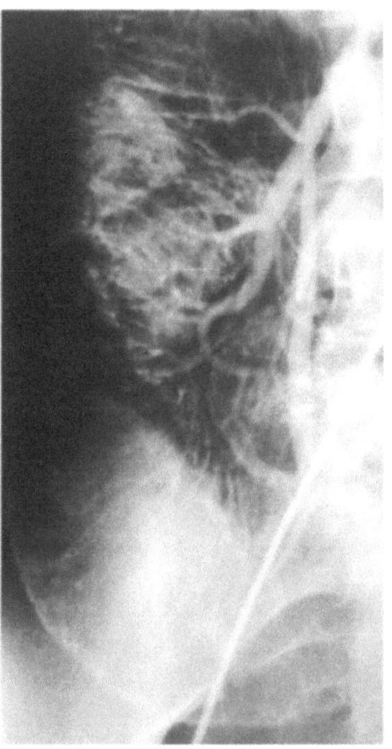

Abb. 13.13. Patient, 66 Jahre mit massiver unterer intestinaler Blutung, koloskopisch nicht lokalisierbar.
Diagnostik: Ausschnitt einer Mesenterikographie: Hypervaskuläre 3mal 2 cm große Raumforderung im Colon ascendens in Höhe der Bauhin-Klappe mit verfrühter Drainage über eine erheblich erweiterte Ileozoekalvene. Im rechten Unterbauch Ileumschlinge mit spätarterieller Gefäßdarstellung.
Diagnose: Arteriovenöse Dysplasie mit arteriovenösem Shunt.
Therapie: Operation

Wesentlich seltener sind der Dünndarm (hier vor allem Ileum) und (noch seltener) der Magen befallen: Monk beschreibt arteriovenöse Malformationen als seltene Ursache für gastrointestinale Blutungen des Dünndarms bei 9 Patienten aus einem Kollektiv von 406 Patienten [55].

Bei der arteriographischen Blutungssuche ist es wichtig, auch nach Auffinden einer Angiodysplasie das gesamte Arteriogramm nach einer Blutungsquelle zu beforschen, da die Angiodysplasie nicht immer der Blutungsquelle gleichzusetzen ist. Nur wenn keine weitere Blutungsquelle gefunden wird, darf das die Angiodysplasie tragende Segment zur Resektionsbehandlung empfohlen werden (Abb. 13.14a). Da der Pathologe nicht selten Schwierigkeiten hat, die arteriovenöse Dysplasie zu finden, ist bei kleineren Läsionen eine Präparateangiographie mit Bariumsulfat außerordentlich nützlich (Abb. 13.14b).

Die interventionellen Möglichkeiten der Behandlung sind sehr begrenzt: Mit Koaxialkathetersystemen ist es möglich, unmittelbar vor dem chirurgischen Eingriff bei Angiodysplasien des Dünndarms die blutende Region zu markieren [2], wobei eine Anfärbung mit Farbstoffen erfolgen sollte (1 ml 1:1 mit Lokalanästhetikum verdünntes Methylenblau).

Die Embolisation von viszeralen Gefäßdysplasien gehört nicht zum therapeutischen Standard. Aus diesem Grund wird die Indikation auf diejenigen Patienten beschränkt sein müssen, die eine absolute Kontraindikation für den sanierenden chirurgischen Eingriff aufweisen und lebensbedrohlich bluten (Abb. 13.15). Verwendet werden vorwiegend Mikrospiralen, die über koaxiale Kathetersysteme superselektiv plazierbar sind.

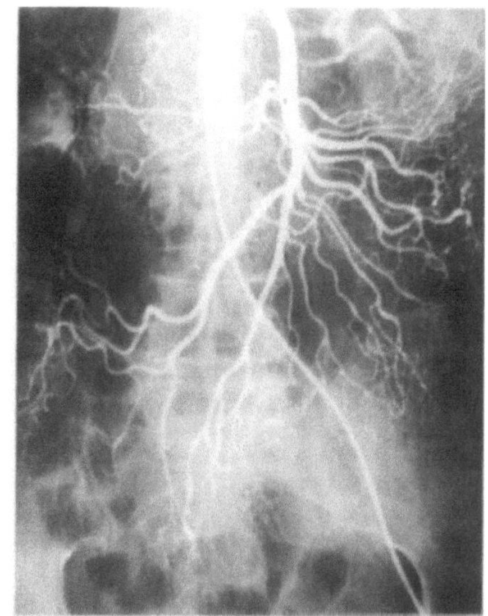

a

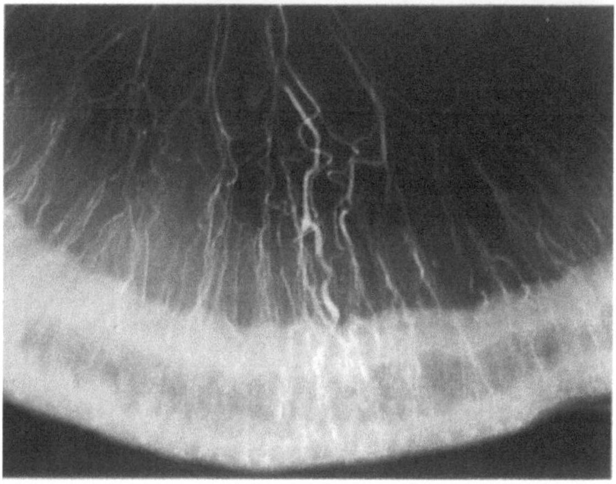

b

Abb. 13.14a,b. Patient, 57 Jahre mit rezidivierender kreislaufwirksamer Hämatochezie.
Diagnostik: **a** Mesenterikographie: Kaliberzunahme der A. ileocolica mit Kaliberschwankungen; angedeutetes Gefäßkonvolut im Bereich einer der letzten Ileumschlingen im kleinen Becken.
Diagnose: Arteriovenöse Dysplasie. **b** Angiographie des Operationspräparates zeigt die Ausdehnung und arteriovenöse Kurzschlüsse

13.5.9 Niere

Renale arteriovenöse Malformationen sind kongenitale Mißbildungen, die sich vorwiegend im Nierenmark abspielen. Hämangiome der Niere sind selten und können sowohl vom kapillären als auch vom kavernösen Typ sein. Das Leitsymptom der Hämangiome sind Makrohämaturie und Koliken [57]. Der Hochdruck tritt bei größeren arteriovenösen Kurzschlüssen auf, die zu einer relativen Mangeldurchblutung der Umgebung (lokaler Stealeffekt) mit Auslösung des Goldblattmechanismus führen. Die Arteriographie als wichtigstes Diagnostikum zeigt dilatierte, geschlängelte Gefäße mit arteriovenösen Shunts [17]. Kleinere arteriovenöse Malformationen lassen sich von echten Hämangiomen kaum unterscheiden.

Differentialdiagnostisch sind kleinere Tumoren in der Regel durch die Computertomographie bereits ausgeschlossen. Eine seltene Differentialdiagnose ist die Periarteriitis nodosa, die sich mit multiplen kleinen sackförmigen Aneurysmen z.B. der Nieren verrät, die sich von den singulären Malformationen an Zahl und Größe deutlich unterscheiden.

Die Therapie der Wahl vor dem chirurgischen Eingriff ist die Embolisationsbehandlung mit Hilfe von Koaxialkathetersystemen [83]. Der Goldblattmechanismus, aber auch Rezidivblutungen werden durch inkomplette Vasookklusion ausgelöst,

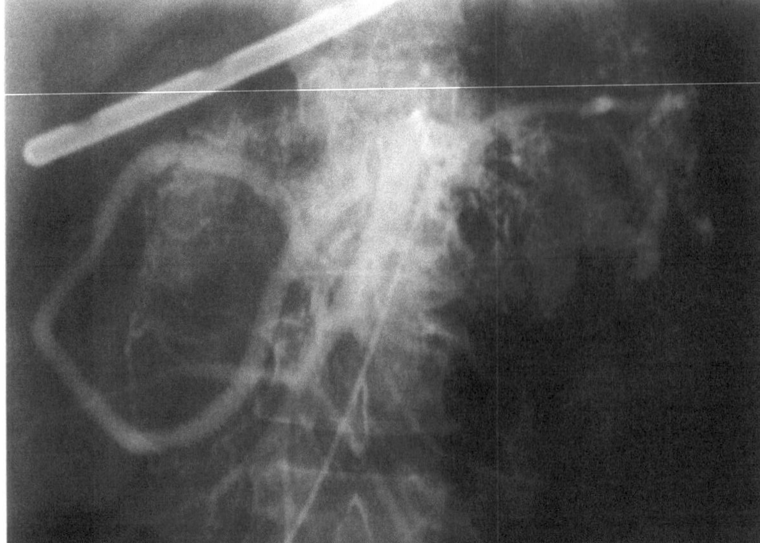
a

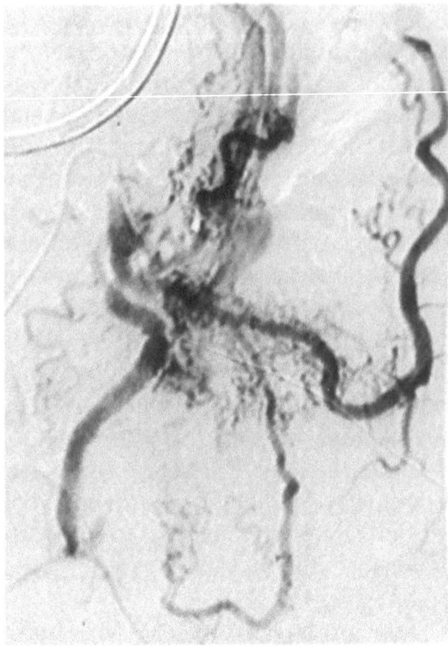
c

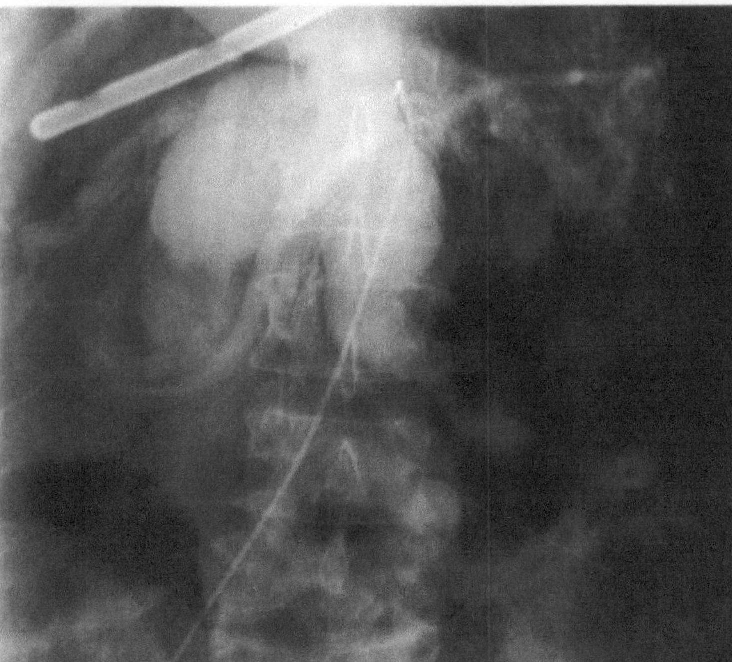
b

Abb. 13.15a–c. Patientin, 50 Jahre mit massiver gastrointestinaler Blutung.
Diagnostik: **a** Mesenterikographie: starke Erweiterung der A. colica media, Gefäßkonvolute im Bereich des gesamten dargestellten Querkolons mit **b** grotesker Erweiterung der Mesenterial- und Portalvenen. **c** A. mesenteria inferior: Spätarterielle Phase, Anfärbung der Gefäßkonvolute mit verfrühter venöser Drainage des gesamten Colon descendens.
Diagnose: Arteriovenöse Dysplasie des Kolons mit portaler Hypertension durch arteriovenösen Shunt sowie sekundäre Varizenblutung.
Verlauf: Wegen Inoperabilität Embolisationsversuche ohne vollständigen Blutungsstillstand, Tod im Leberkoma.
Anmerkung: Heute wäre zuerst TIPSS, dann (falls noch nötig) Embolisation indiziert

Abb. 13.16a–e. Patient, 38 Jahre mit intermittierender Makrohämaturie seit 3 Wochen ohne Hypertonie.
Diagnostik: **a** Selektive Renovasographie a.p.: Angiodysplasie am unteren Nierenpol. Die obere zuführende Arterie ist aneurysmatisch dilatiert, die aus dem Aneurysma in die Dysplasie führende Arterie ist eingeengt. **b** Schrägprojektion zur besseren Darstellung der zuführenden 2 Segmentarterien, verfrühte venöse Drainage.
Therapie: **c** Embolisation der oberen Segmentarterie mit Verteilung des Ethiblocs. **d** Kontrollangiographie: deutlich bessere Darstellung der Versorgung der Dysplasie aus der unteren Segmentarterie. **e** Embolisation der Dysplasie mit Koaxialkatheter: Ethibloc in beiden Zuflußgebieten sichtbar.
Diagnose: Arteriovenöse Dysplasie mit geringem arteriovenösem Shunt.
Verlauf: Seit 6 Jahren keine Rezidivhämaturie, keine Hypertonie

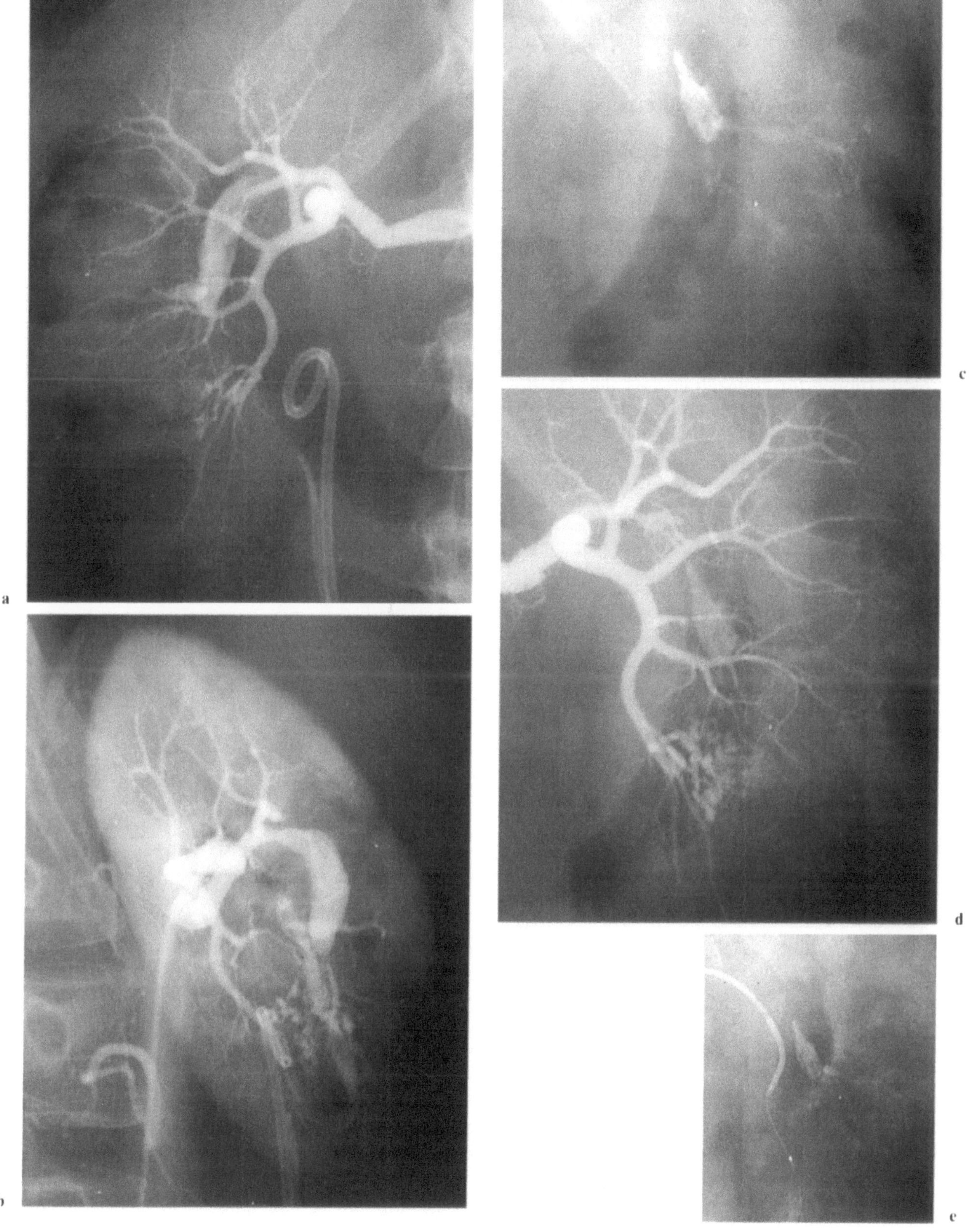
a
b
c
d
e

so daß auf eine zwar superselektive, aber in bezug auf das befallene Segment, komplette Ausschaltung geachtet werden muß (Abb. 13.16).

13.5.10 Extremitäten, Schultergürtel, Becken

Angiodysplasien von Extremitäten und Rumpf präsentieren sich mit der bekannten klinischen Trias: atypische Varikose, Längendifferenz und Muttermal. Nicht immer liegt auch eine Raumforderung und Schwellung vor. In diesem Zusammenhang sind die Asymmetrie und Hemihypertrophie des Körpers oder der Extremitäten zu nennen [53].

Die untere Extremität ist eine der häufigsten Lokalisationen für kongenitale vaskuläre Malformationen [82]. Hämangiome stellen 7% aller benignen Tumoren dar [44]. Die meisten Hämangiome sind vom kavernösen Typ (75%), wobei nur etwa 1% aus der Skelettmuskulatur, meist der Hüfte, hervorgeht. Typischerweise sind die Läsionen in der Kindheit und im frühen Erwachsenenalter zunächst asymptomatisch und werden relativ spät klinisch manifest. Frauen sind häufiger befallen als Männer (Abb. 13.17). Arteriovenöse Malformationen des Uterus können in seltenen Fällen die Ursache massiver Blutungen sein [52, 54]. Die Embolisation hat bei Frauen mit Kinderwunsch mittlerweilen die Hysterektomie ersetzt [1].

Hämangiome des Fußgelenkes und des Fußes sind eine relativ häufige kongenitale Läsion. Gefäßdysplasien der oberen Extremität sind hingegen seltener: Hier sind es vor allem kavernöse Hämangiome, die in dieser Lokalisation auftreten (Abb. 13.2). Gewöhnlich befinden sie sich am Unterarm oder im Bereich der Hand. Klinische Leitsymptome sind Schwellung und Schmerzen, wobei nicht selten unbedeutende Traumen Beschwerden hervorrufen und damit die diagnostische Aufarbeitung erfordern.

In der klinischen Diagnostik sind die segmentale Plethysmographie, die Bestimmung der systolischen Blutdruckwerte und die arterielle Pulswellengeschwindigkeit – insbesondere zum Erfassen arteriovenöser Fisteln – bedeutsam: Die entsprechenden Werte sind oberhalb der Fistel erhöht, unterhalb erniedrigt.

Die Pulswellengeschwindigkeit, die mit dem Dopplersignal aufgenommen wird, zeigt in typischer Weise eine enddiastolische Umkehr mit vernachlässigbarer enddiastolischer Geschwindigkeit bei der Pulswellenausbreitung im Normalfall. Dagegen wird sich die arteriovenöse Fistel durch

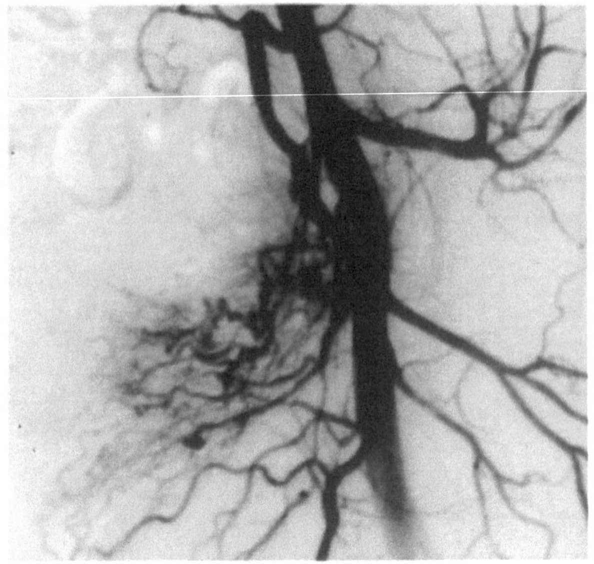

a

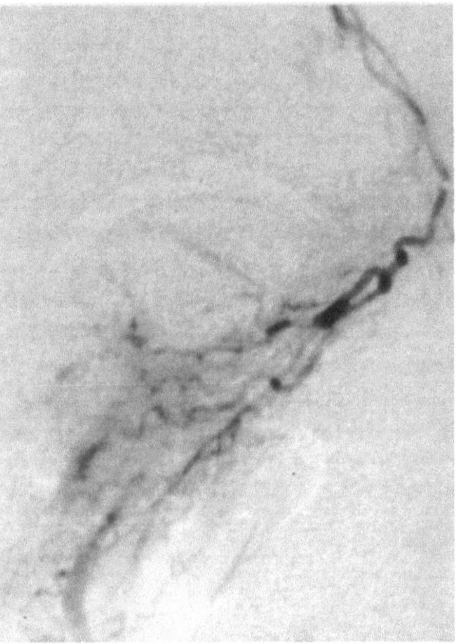

b

Abb. 13.17a,b. Patientin, 51 Jahre mit Blutung aus dem äußeren Genitale bei bekannter kapillärer arteriovenöser Dysplasie des Beckens.
Diagnostik: **a** Angiographie der linken A. iliaca: Ausdehnung der arteriovenosen Dysplasie im gesamten linken Becken.
Therapie: **b** Superselektive Sondierung mit Koaxialkatheter und anschließende Embolisation

ein Ausbleiben der enddiastolischen Umkehr und eine Zunahme der enddiastolischen Flußgeschwindigkeit verraten. Dieser Test eignet sich an den Extremitäten als Screeningverfahren.

Bei dringendem Verdacht auf eine Gefäßdysplasie der Extremitäten läßt sich die Aussage in bezug auf den Shunt durch ^{99m}Tc-markierte Albuminmikrosphären quantifizieren. Zwei differente Injektionen – eine in die proximal der Läsion gelegene Arterie und eine beliebige venöse Injektion – lassen bei Einstellung der Gammakamera auf die Lunge die Albuminmikrosphären mit unterschiedlicher zeitlicher Verzögerung erscheinen (Berechnung s. Tabelle 13.4).

Als nächster diagnostischer Schritt gilt heute allgemein die Magnetresonanztomographie, da hiermit die bestmögliche anatomische Beschreibung der Läsion in verschiedenen Bildebenen gegeben ist. Da die Computertomographie auf die – häufig verzögerte und ungleichmäßige – Kontrastmittelaufnahme durch das Hämangiom angewiesen ist, wird insbesondere bei Kindern dieses Verfahren heute kaum mehr verwendet. Meist gilt heute die Magnetresonanztomographie als das entscheidende Kriterium für das therapeutische Vorgehen, sei es die chirurgische Resektion, Lasertherapie oder die transkatheterale Verschlußbehandlung für Kinder und Erwachsene. Auch für Verlaufskontrollen und bei Verdacht auf Rezidive oder Weiterwachsen ist die Magnetresonanztomographie besonders geeignet [41].

Die wichtigste Differentialdiagnose stellt die maligne Läsion dar, die prinzipiell allein vom angiographischen Bild her nicht ausgeschlossen werden kann, da ein ähnlich irreguläres Gefäßmuster besteht. Weitere Differentialdiagnosen sind das

- chronische Lymphödem,
- lymphangiomatöse Malformationen,
- neurofibromatöse Veränderungen,
- die Makrodystrophia lipomatosa,
- multiple Enchondrome und das
- Maffucci-Syndrom.

Tabelle 13.4. Nuklearmedizinische Bestimmung der arteriovenösen Shunts [in %] als Screeningtest bei Verdacht auf kongenitale Gefäßmalformation: (Berechnungsformel nach Rutherford 1969 [67])

$$\% \text{ shunt} = \frac{P_a - Hg}{P_v - P_a} \times \frac{I_{vi} - I_{vr}}{I_{ai} - I_{ar}} \times 100$$

P_a: Impulse über den Lungen pro Zeiteinheit nach arterieller Injektion
P_v: Impulse über den Lungen pro Zeiteinheit nach venöser Injektion
Hg: Hintergrundaktivität über den Lungen
I_{ai}: Impulse in der Spritze vor intraarterieller Injektion
I_{ar}: Impulse in der Spritze nach intraarterieller Injektion
I_{vi}: Impulse in der Spritze vor intravenöser Injektion
I_{vr}: Impulse in der Spritze nach intravenöser Injektion

Zusätzlich sind schließlich das Bannayan-Syndrom und das Proteussyndrom zu nennen. Interessanterweise können auch bei intraabdominellen Tumoren Hemihypertrophien auftreten [37, 44, 48, 49, 58, 68, 82].

In Abb. 13.18 ist ein Flußdiagramm zum diagnostischen Vorgehen bei Verdacht auf arteriovenöse Gefäßdysplasien zusammengestellt. Dieser Algorithmus verdeutlicht die Entwicklung, die ausgehend von klinischen Befunden, Sonographie und Dopplersonographie sehr früh die Magnetresonanztomographie zu Rate zieht, insbesondere dann, wenn besondere Symptome zu therapeutischen Konsequenzen zwingen.

Die Arteriographie ist, wie auf vielen anderen Gebieten, dort anzusiedeln, wo die therapeutische Konsequenz bevorsteht. Es imponiert in der Regel eine mehr oder weniger hypervaskuläre Läsion mit – je nach Größe – dilatierter zuführender Arterie und Pooling des Kontrastmittels in den angiomatösen Hohlräumen. Arteriovenöse Shunts sind arteriographisch häufig nicht oder schwer nachweisbar (Abb. 13.19).

Therapeutisch in Frage kommt die chirurgische Exzision, Embolisation oder Embolisation mit nachfolgender chirurgischer Exzision. Indikationen reichen von der Blutung, Ischämie, Schmerzen bis zu trophischen Störungen mit Ulzera.

13.5.11 Gorham-Stout-Syndrom

Synonyme: Vanishing bone, phantom bone, dissappearing bone, massive Osteolyse. Es handelt sich hier um ein sehr seltenes Phänomen, welches mit einer langsam progredienten, vollständigen Dekalzifikation einzelner Knochen oder ganzer Skelettregionen einhergeht. Ursächlich wird in erster Linie ein Lymphangiom des Knochens diskutiert, das in selten Fällen aggressives Wachstum zeigt und damit massive Osteolysen nach sich zieht.

Bevorzugt sind junge Erwachsene bis zum 35. Lebensjahr mit leichtem Überwiegen des männlichen Geschlechts betroffen. Eine Analyse von 132 Patienten zeigt, daß alle Knochen ohne Prädilektion befallen sein können [46].

Ätiologisch werden am ehesten Gefäßdysplasien verantwortlich gemacht, jedoch werden auch posttraumatische, entzündliche, hormonelle und autoimmunologische Vorgänge sowie Hamartome diskutiert. Eine histologische Untersuchung von 86 Patienten zeigt, daß Blut- und Lymphgefäße in 83,7% das Bild dominieren, so daß hämangiomatöse und lymphangiektatische Veränderungen im

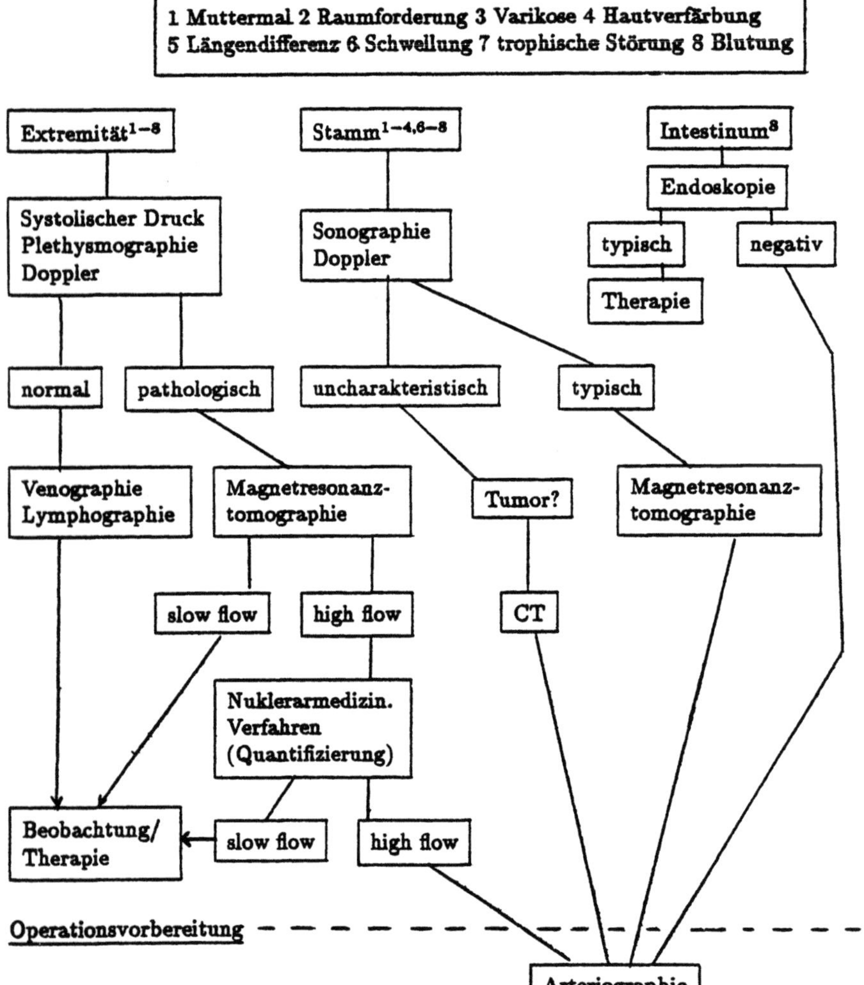

Abb. 13.18. Diagnostisches Vorgehen bei Verdacht auf Gefäßmalformationen am Beispiel des Befalls von Extremität, Körperstamm und Intestinum

Sinne einer Gefäßdysplasie am wahrscheinlichsten sind [46].

Die Nativdiagnostik zeigt eine Rarefizierung der Spongiosa, so daß gelegentlich die Stützstruktur stärker hervortritt und ein streifiges Aussehen resultiert. Gleichzeitig werden kleinfleckige multiple Verkalkungen beschrieben, bei Progression zeigt sich eine massive Osteolyse, die den befallenen Knochen verschwinden läßt. Da die histologische Differenzierung zwischen Lymph- und Blutgefäßen außerordentlich schwierig ist, kommt der Röntgendiagnostik eine besondere Bedeutung zu: Bei der Lymphographie mit öligem Kontrastmittel zeigt sich 24 h nach Injektion die Anreicherung des Kontrastmittels im befallenen Knochen.

Bei Überwiegen der hämangiomatösen Komponente ist die herkömmliche Arteriographie nicht geeignet, die Very-slow-flow-Hämangiome darzustellen. Die computertomographisch gestützte Punktion des Markraums mit Kontrastmittelinjektion (intraossäre Angiographie) ist zum Nachweis der typischen traubenartigen Gefäßkonglomerate erforderlich. Therapeutisch kommen die Resektionsbehandlung sowie die Strahlentherapie in Frage [89].

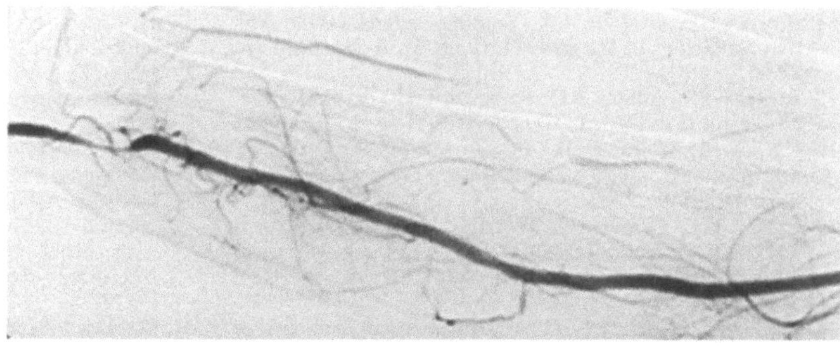

a

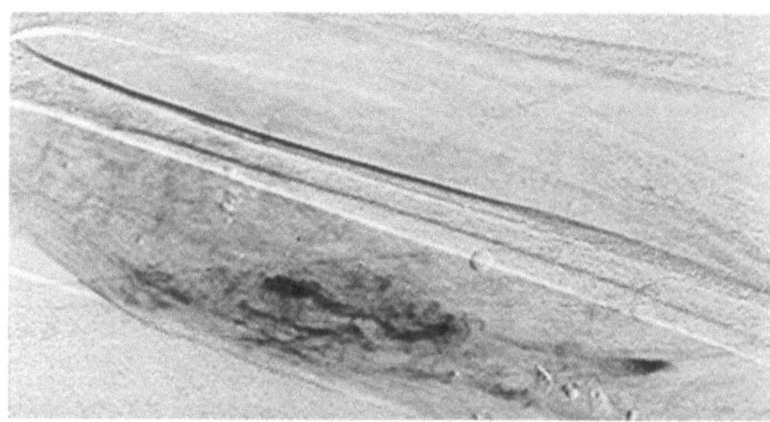

b

Abb. 13.19a,b. Patient, 33 Jahre mit schmerzhafter Raumforderung am rechten Unterarm.
Multidisziplinäres Vorgehen bei großem kavernösen Hämangiom durch Embolisation und Operation.
Diagnostik: **a** Superselektive Darstellung der rechten A. ulnaris mit externer Kompression der A. ulnaris am Handgelenk. Arterielle Zuflüsse zum Hämangiom sind nur angedeutet dargestellt. **b** Arteriographie unmittelbar vor Embolisation bei kompletter Kompression der distalen A. ulnaris am Handgelenk und proximaler Ballonblockade. Große Teile des kavernösen Hämangioms sind jetzt dargestellt.
Therapie: Anschließend Embolisation unter dem Schutz der proximalen und distalen Blockade. Die operative Ausräumung zeigt, daß ein Drittel des Hämangioms unverändert durchblutet ist.
Verlauf: Trotz verbliebenem Resthämangiom nach 18 Monaten weiterhin beschwerdefrei

Literatur

1. Abbas FM, Currie JL, Mitchell S, Osterman F, Rosenshein NB, Horowitz IR (1994) Selective vascular embolization in benign gynecologic conditions. J Reprod Med. 39:492–496
2. Achauer BM, Vander Kam VM (1989) Capillary hemangioma (strawberry mark) of infancy: Comparison of argon and Nd:YAG-laser treatment. Plast Reconstr Surg 84:60
3. Alcolado R, Bowry J, Winwood PJ, Loehry CA (1994) Systemic arteriovenous malformations: a feature of advanced liver disease. Gut 35:1145–1147
4. Amir J, Metzker A, Krikler R et al (1986) Strawberry hemangioma in preterm infants. Pediatr Dermatol 3:331
5. Athanasoulis CA, Galdabini JJ, Waltman AC et al (1978) Angiodysplasia of the colon. A cause of rectal bleeding. Cardiovasc Radiol 1:3–13
6. Athanasoulis CA et al (1980) Intraoperative localization of small bowel bleeding site with combined use of angiographic methods and methylene blue injection. Surgery 87:77
7. Baer JW, Ryan S (1976) Analysis of cecal vasculature in search for vascular malformations. AJR 126:394–405
8. Baker LL, Dillon WP, Hieshima GB, Dowd CF, Frieden IJ (1993) Hemangiomas and vascular malformations of the head and neck: MR characterization. Am J Neuroradiol 14:307–314
9. Bastide G, Léfèbvre D (1989) Anatomy and organogenesis and vascular malformations. In: Belov S, Loose DA, Weber J (eds) Vascular malformations. Periodica Angiologica 16:20–22
10. Bastide G, Lefebvre D, Jaeger JF (1990) The organogenesis and anatomy of vascular malformation. Int Angiol 9:137–140
11. Baum S, Athanasoulis CA, Waltman AC et al (1977) Angiodysplasia of the right colon: A cause of gastrointestinal bleeding. AJR 129:789–794
12. Beaujeux R, Saussine C, al Fakir A, Boudjema K, Roy C, Jacqmin D, Bourjat P (1995) Superselective endovascular treatment of renal vascular lesions. J Urol. 153:14–17
13. Belov S, Loose DA, Weber J (1989) Editor's comment: classification. In: Belov S, Loose DA, Weber J (eds) Vascular malformations. Periodica Angiologica 16:29–30

14. Bowers RE, Graham EA, Tomlinson KM (1960) The natural history of the strawberry nevus. Arch Dermatol 82:667
15. Browne TR, Adams RD, Robeson GH (1976) Hemangioblastoma of the spinal cord. Arch Neurol 33:435–441
16. Carr MM, Mahoney JL, Bowen CV (1994) Extremity arteriovenous malformations: review of a series. Can J Surg 37:293–9
17. Crotty KL, Orihuela E, Warren MM (1993) Recent advances in the diagnosis and treatment of renal arteriovenous malformations and fistulas. J Urol 150:1355–1359
18. Dias MS, Sekhar LN (1990) Intracranial hemorrhage from aneurysms and arteriovenous malformations during pregnancy and the puerperium. Neurosurgery 27:855–65; discussion 865–866
19. DiChiro G, Doppman JL, Ommaya AK (1971) Radiology of spinal cord arteriovenous malformations. Progr Neurol Surg 4:329–354
20. Dines DE, Arms RA, Bernatz PE et al (1974) Pulmonary arteriovenous fistulas. Mayo Clin Proc 49:460–465
21. Djindjian R, Merland JJ (1978) Super-selective external carotid angiography in pathological conditions – craniofacial angiomas. In: Djindjian R, Merland JJ (eds) Super-seletive arteriography of external carotid artery. Springer, Berlin Heidelberg New York, pp 151–160
22. Doppman JL (1971) The nidus concept of spinal cord arteriovenous malformations: A surgical recommendation based upon angiographic observations. Br J Radiol 44: 758–763
23. Dotter CT (1983) Congenital abnormalities of the pulmonary arteries. In: Abrams HL (ed) Angiography, Volume I. Little, Brown & Co, Boston, pp 723–741
24. Enjolras O, Riche MC, Merland JJ et al (1990) Management of alarming hemangiomas in infancy: A review of 25 cases. Pediatrics 85:491
25. Ferrucci JT, Freeny PC, Stark DD et al (1988) Advances in hepatobiliary radiology. Radiology 168:319–338
26. Forsting M, Sartor K, persönliche Mitteilung, Abt. Klinische Neuroradiologie der Universität Heidelberg
27. Freeny PC, Marks WM (1986) Hepatic hemangioma: Dynamic bolus CT. AJR 147:711–719
28. Golitz LE, Rudikoff J, O'Meara OP (1986) Diffuse neonatal hemangiomatosis. Pediatr Dermatol 3:145
29. Gomori JM, Grossmann RI, Goldberg HI et al (1986) Occult cerebral vascular malformations: High-field MR imaging. Radiology 158:707–713
30. Griffin C, DeLaPaz R, Enzmann D (1987) Magnetic resonance appearance of slow flow vascular malformations of the brainstem. Neuroradiology 29:506–511
31. Hales MRL (1956) Multiple small arteriovenous fistulae of the lungs. Am J Pathol 32:927–943
32. Hemingway AP (1989) Angiodysplasia as a cause of iron deficiency anaemia. Blood Rev 3:147–151
33. Hodgson CH, Burchell HB, Good A et al (1959) Hereditary hemorrhagic telangiectasia and pulmonary arteriovenous fistula. Survey of a large family. N Engl J Med 261:626–636
34. Imperiale TF, Ransohoff DF (1988) Aortic stenosis, idiopathic gastrointestinal bleeding, and angiodysplasia: is there an association? A methodologic critique of the literature. Gastroenterology 95:1670–1676
35. Jacobs AH (1957) Strawberry hemangioma. Natural history of the untreated lesion. California Medicine 86:8
36. Jacobs AH, Walton RG (1976) The incidence of birthmarks in the neonate. Pediatrics 58:218
37. Janevski BK (1982) Angiography of the upper Extremity. Nijhoff, The Hague
38. Jona JZ, Kwaan HC, Bjelan M et al (1974) Disseminated intravascular coagulation after excision of giant hemangioma. Am J Surg 127:588
39. Kadir S. (1986) Diagnostic Angiography. Saunders Company, Philadelphia London
40. Kadir S Athanasoulis CA, Waltman AC et al (1979) Angiodysplasia of the colon: Incidence and coexistence with other bowel lesions in nonbleeding patients; Abstract.: Roentgen Ray Society Meeting March, (1979)
41. Kaplan PA, Williams SM (1987) Mucocutaneous and peripheral softtissue hemangiomas: MR imaging. Radiology 163:163–166
42. Kato T, Takahashi M, Okawada T, Miyazaki Y, Kaneko M (1991) Pancreatic arteriovenous malformation treated by transcatheter embolization: report of a case with hepatocellular carcinoma. Radiat Med 9:19–21
43. Kimmig B, Wowra B, Engenhart R, Schneider S, Wannenmacher M (1989) Stereotactic single high dose radiotheraphy for cerebal angiomas. 17th International Congress of Radiology, Paris
44. Kornmann JE (1913) Die Hämangiome. Übersicht der Literatur sowie eigene pathologisch-anatomische Untersuchungen. Zentralbl Chir 40:1427–1428
45. Kucharczyk W, Lemme-Pleghos L, Uske A et al (1985) Intracranial vascular malformations: MR and CT findings. Radiology 156:383–389
46. Kulenkampff HA, Richter GM, Adler CP, Haase WE (1989) Massive osteolyse (Gorham-Stout-Syndrom) – Klinik, Diagnostik, Therapie und Prognose. In: Willert HG, Heuck FHW (Hrsg) Neuere Ergebnisse in der Osteologie. Springer, Berlin Heidelberg New York, S 387–397
47. Lemme-Pleghos L, Kucharczyk W, Brant-Zawadzki M et al (1986) MR imaging of angiographically occult vascular malformations. AJNR 7:217–222
48. Levin DC, Gordon DH, McSweeney J (1976) Arteriography of peripheral hemangiomas. Radiology 121:625–630
49. Levine C (1990) The imaging of body asymmetry and hemihypertrophy. Crit Rev Diagn Imaging 31 (1):1–80
50. Lister WA (1938) Natural history of strawberry nevi. Lancet 1:1429
51. Lombardi D, Scheithauer BW, Piepgras D, Meyer FB, Forbes GS (1991) "Angioglioma" and the arteriovenous malformation-glioma association. J Neurosurg 75:589–66
52. Manolitsas T, Hurley V, Gilford E (1994) Uterine arteriovenous malformation – a rare cause of uterine haemorrhage. Aust N Z J Obstet Gynaecol 34:197–199
53. Mattassi R (1993) Differential diagnosis in congenital vascular-bone syndromes. Semin Vasc Surg 6:233–244
54. Meilstrup JW, Fisher ME (1994) Women's health case of the day. Uterine arteriovenous malformation. AJR-Am-J-Roentgenol 162:1457–1458
55. Monk JE, Smith BA, O'Leary JP (1989) Arteriovenous malformations of the small intestine. South Med J 82:18–22
56. Moro B (1983) Long term follow-up of hemangiomas in children. In: Williams HB (ed) Symposium on vascular malformations and melanotic lesions. Mosby, St. Louis
57. Motta J, Breslin DS, Vogel F, Muecke EC, Fracchia JA (1994) Congenital renal arteriovenous malformation in

pregnancy presenting with hypertension. Urology 44:911–914

58. Neviaser RJ, Adams JP (1974) Vascular lesions in the hand. Current management. Clin Orthop Res 100:111–119
59. New PFJ, Ojemann RG, Davis KR et al (1986) MR and CT of occult vascular malformations of the brain. AJNR 7:771–779
60. Ogilvy CS. (1990) Radiation therapy for arteriovenous malformations: a review. Neurosurgery 26:725–735
61. Ohtsuka H, Shioya N, Tanaka S (1980) Cryosurgery for hemangiomas of the body surface and oral cavity. Ann Plast Surg 4:462
62. Pratt AG (1953) Birthmarks in infants. Arch Dermatol 67:302
63. Rees TD, Connors D (1975) Complications in the treatment of hemangiomas. J Derm Surg 1:29
64. Riche MC, Modenesi-Freitas J, Djindjian M et al (1982) Arteriovenous malformations of the spinal cord in children. Neuroradiology 22:171–180
65. Rodriguez-Erdmann F, Button L, Murray JE et al (1971) Kasabach-Mcrritt syndrome: Coaguloanalytical observations. Am J Med Sci 261:9
66. Rubinstein LJ (1972) Tumors of the central nervous system. Fascicle 6 of Atlas of tumor pathology. Washington, DC, Armed Forces Institute of Pathology
67. Rutherford RB (1989) New approaches to the diagnosis of congenital vascular malformations. In: Belov S, Loose DA, Weber J (eds) Vascular malformations. Periodica Angiologica 16:60–65
68. Rutherford RB, Anderson BO (1990) Diagnosis of congenital vascular malformations of the extremities: new perspectives. Int Angiol 9:162–167
69. Sagel SS, Greenspan RH (1970) Minute pulmonary arteriovenous fistulas demonstrated by magnification pulmonary arteriography. Radiology 97:529–530
70. Schörner W, Henkes H, Hansen K, Maier-Hauff K, Felix R (1989) Magnetic resonance tomography: arterio-venous malformations of the brain. In: Belov S, Loose DA, Weber J (eds) Vascular malformations: Periodica Angiologica 16:89–98
71. Shim WKT (1968) Hemangiomas of infancy complicated by thrombocytopenia. Am J Surg 116:896
72. Silverman JM, Julien PJ, Herfkens RJ, Pelc NJ (1994) Magnetic resonance imaging evaluation of pulmonary vascular malformations. Chest 106:1333–1338
73. Silverman RA (1991) Hemangiomas and vascular malformations. Pediat Clin North Am 38:811–834
74. Simpson JR (1959) Natural history of cavernous hemangiomas. Lancet 2:1057
75. Sisson JH, Murphy GE, Newman EV (1945) Multiple congenital arteriovenous aneurysms in pulmonary circulation. Bull Hopkins Hosp 76:93–111
76. Sloan RD, Cooley RN (1953) Congenital pulmonary arteriovenous aneurysm. AJR 70:183–210
77. Smith HJ, Strother CM, Kikuchi Y et al (1988) MR imaging of supratentorial intracranial AVMs. AJNR 9:225–235
78. Steinberg I, McClenahan J (1955) Pulmonary arteriovenous fistula: Angiocardiographic observations in nine cases. Am J Med 19:549
79. Stricht J. van der (1989) Classification of vascular malformations. In: Belov S, Loose DA, Weber J (eds) Vascular Malformations: Periodica Angiologica 16:23
80. Terry PB, Barth KH, Kaufmann SL, White RI (1980) Balloon embolization for treatment of pulmonary artery fistulas. Med Intell 302:1189
81. Thron AK (1988) Vascular anatomy of the spinal cord. Springer, Wien New York
82. Tice DA, Clauss RH, Keirle AM et al (1963) Congenital arteriovenous fistulae of the extremities. Observations concerning treatment. Arch Surg 86:460–465
83. Triller J, Ackermann D (1994) Katheterembolisation renaler Blutungen benigner Atiologie. Radiologe 34:39–45
84. Tumeh SS, Benson C, Nagel JS et al (1987) Cavernous hemangioma of the liver: Detection with single-photon emission computed tomography. Radiology 164:353–356
85. Vazquez-Botet R, Reyes BA, Vazquez-Botet M (1989) Schlerodermiform linear atrophy after the use of intralesional steroids for periorbital hemangiomas: A review of complications. J Pediatr Ophtalmol Strabismus 26:124
86. Vorse HB, Smith EL, Luckstead EF et al (1983) Hepatic hemangiomatosis of infancy. Am J Dis Child 137:672
87. Weber TR, Connors RH, Tracy TF et al (1990) Complex hemangiomas of infants and children. Arch Surg 125:1017
88. Weiss AH (1989) Adrenal supression after corticosteroid injection of periocular hemangiomas. Am J Ophthalmol 107:518
89. Wenz W, Reichelt A, Rau WS, Adler CP (1984) Lymphographischer Nachweis eines Wirbellymphangioms. Radiologe 24:381–388
90. White CW, Sondheimer HM, Crouch EC et al (1989) Treatment of pulmonary hemangiomatosis with recombinant interferon IIa. N Engl J Med 320:1197
91. Wilkins RH (1985) Natural history of intracranial vascular malformations: A review. Neurosurgery 16:421–430
92. Yasargil MG (1976) Intradural spinal arteriovenous malformations. In: Vikin PJ, Bruyn GW. (eds) Handbook of Clinical Neurology, Vol 20, North Holland Publishing Co, Amsterdam, pp 481–523
93. Yokoyama K, Asano Y, Murakawa T, Takada M, Ando T, Sakai N, Yamada H, Iwata H (1991) Familial occurrence of arteriovenous malformation of the brain. J Neurosurg 74:585–589
94. Zak TA, Morin JD (1981) Early local steroid therapy of infantile eyelid hemangiomas (Local steroid therapy of lid hemangiomas). J Pediatr Ophthalmol Strabismus 18:25

14 Gefäßverletzungen der Extremitäten und deren Folgen, einschließlich Kompartmentsyndrom und ischämische Muskelkontraktur

K.J. Pfeifer und F. Schenk

INHALT

14.1 Klinische Befunde

Gefäßverletzungen der oberen und unteren Extremitäten können durch vielfältige *Verletzungsmechanismen* verursacht werden. Hierbei lassen sich unterscheiden:

- die externe penetrierende Verletzung,
- das externe nichtpenetrierende Trauma.

Beim *externen penetrierenden Trauma* liegt eine äußere direkte Gewalteinwirkung auf die jeweilige Extremität und das Blutgefäß vor. Am häufigsten kommt es zu derartigen Verletzungen im Rahmen von Verkehrs- und Arbeitsunfällen. Dem gegenüber stellen in der amerikanischen Literatur die Schuß- und Stichwunden die weitaus häufigsten Ursachen für externe penetrierende Gefäßverletzungen dar [5]. In diese Kategorie gehören auch die iatrogenen Gefäßverletzungen, welche bei diagnostischen (z.B. Gefäßpunktion im Rahmen einer Angiographie) und therapeutischen (z.B. während einer operativen Behandlung) Eingriffen auftreten können und oft nicht vermeidbar sind sowie die Selbstverletzungen, deren häufigste Fallgruppe die Gefäßverletzungen durch Drogenabhängige bei der Punktion und Injektion darstellen. Bei *externen nichtpenetrierenden Verletzungen* liegt in der Regel ein stumpfes Trauma der Extremitäten vor. Durch dieses kann es zu einer Überdehnung, Abknickung oder Kompression des Gefäßes kommen. Führt dieses stumpfe Trauma zu einer Fraktur, so kann diese mit ihren spitzen Frakturenden zu einer *internen penetrierenden Gefäßverletzung* führen. Häufigste Ursache dieser Art von Gefäßverletzungen sind wiederum die Verkehrsunfälle [18].

Eine *arterielle* Gefäßverletzung kann klinisch durch folgende Zeichen imponieren:

- fehlende oder abgeschwächte periphere Pulse an der verletzten Extremität,
- Blutung aus der Eintrittsstelle der penetrierenden Verletzung,
- Zeichen der peripheren Ischämie mit kalter, blasser oder zyanotischer Extremität und Schmerzen sowie verzögerte oder fehlende Kapillarfüllung,
- großes Hämatom oder eine pulsierende Raumforderung,
- sensorisches und/oder motorisches neurologisches Defizit, Gefäßgeräusch bei der Auskultation,
- hämodynamische Veränderungen mit einem niedrigen systemischen Blutdruck sowie Tachykardie können auf eine Gefäßverletzung hinweisen.

Die anatomische Verteilung der arteriellen Gefäßverletzungen der Extremitäten ergibt für die unteren Extremitäten etwa 60–70%, die oberen Extremitäten sind in ca. 30–40% betroffen [2, 12, 15]. An den unteren Extremitäten weist die A. femoralis superficialis die größte Verletzungshäufigkeit auf. Verglichen mit den übrigen Körperregionen stellen die arteriellen Verletzungen der Extremitäten etwa 40% dar.

Die alleinige Verletzung eines größeren *venösen* Gefäßes ist relativ selten [3]. Meist liegt eine gleichzeitige Verletzung der begleitenden Arterie vor, wobei das verletzte venöse Gefäß häufig erst im Rahmen der operativen Versorgung der Arterienverletzung erkannt wird. Liegt jedoch eine offene Blutung oder eine umschriebene bzw. generalisierte Schwellung der Extremität vor, welche sich in diesem Ausmaß nicht durch eine andere, bereits bekannte Verletzung erklären läßt, so muß an die Verletzung eines großen *venösen* Gefäßes gedacht werden [13]. Dies gilt vor allem bei Fehlen einer arteriellen Verletzung, einer Fraktur oder eines größeren Weichteiltraumas.

Das Erkennen der *klinischen* Zeichen einer Gefäßverletzung ist die erste Voraussetzung einer *schnellen* Diagnostik und Therapie, welche wegen der Ischämie und deren Folgen für die betroffene Extremität sowie wegen des Blutverlustes geboten ist.

14.2 Pathologisch-anatomische Grundlagen des radiologischen Befundes

Das penetrierende und auch das stumpfe Trauma der oberen und der unteren Extremitäten kann verschiedenartige Formen der Verletzung eines *arteriellen* Gefäßes hervorrufen. Die pathologischen Veränderungen am verletzten Gefäß lassen eine Einteilung in 3 verschiedene Kategorien zu [16]:

- die vollständige Durchtrennung der Arterie,
- die penetrierende Arterienverletzung ohne eine vollständige Gefäßdurchtrennung sowie
- die Arterienkontusion.

Zu beachten ist jedoch, daß die Gefäßverletzungen innerhalb der einzelnen Kategorien nicht mit denselben oder ähnlichen klinischen Symptomen einhergehen müssen, vielmehr läßt sich ein Großteil der klinischen Befunde bei 2 oder auch bei allen 3 Kategorien von pathologischen Veränderungen vorfinden.

Bei der *vollständigen Durchtrennung der Arterie* (Abb. 14.1) liegt als Verletzungsmechanismus meist entweder ein von extern penetrierendes Trauma (z.B. Stich- oder Schußverletzung) oder eine intern penetrierende Verletzung bei einem externen nichtpenetrierendem Trauma (z.B. durch scharfe Frakturenden) vor. Die klinische Symptomatik manifestiert sich hierbei als ein akutes Ereignis. Es kommt bei der vollständigen Gefäßdurchtrennung zu einem schnellen *Verschluß* der proximalen und der distalen Gefäßlumens, wobei der Verschluß vorwiegend durch einen der 3 aufgeführten Mechanismen oder aber auch durch ein Zusammenwirken aller 3 Faktoren erfolgen kann. Immer kann es hierbei zu einem vorübergehenden Blutaustritt in das umgebende Gewebe kommen, ein größeres Hämatom oder eine kreislaufwirksame Blutung sind bei dieser Verletzungsart jedoch eher ungewöhnlich.

Die *penetrierende Arterienverletzung ohne vollständige Durchtrennung des Gefäßes* (Abb. 14.2) weist im Gegensatz zum vollständig durchtrennten Gefäß eine größere Blutungsneigung auf. Es fehlt dem derart verletzten Gefäß die Fähigkeit zur ausreichenden Retraktion, der Gefäßdefekt wird vielmehr durch die noch intakten Wandanteile offengehalten. Hierbei kann es zur Entwicklung eines *massiven Hämatoms* kommen. Aus einer solchen inkompletten Läsion der Arterie kann sich durch Ausbildung einer mit dem Gefäßlumen in Verbindung stehenden Höhle im umgebenden Hämatom ein *sog. falsches Aneurysma* (Aneurysma spurium) entwickeln. Klinische Symptome, z.B. in Form einer pulsierenden Raumforderung,

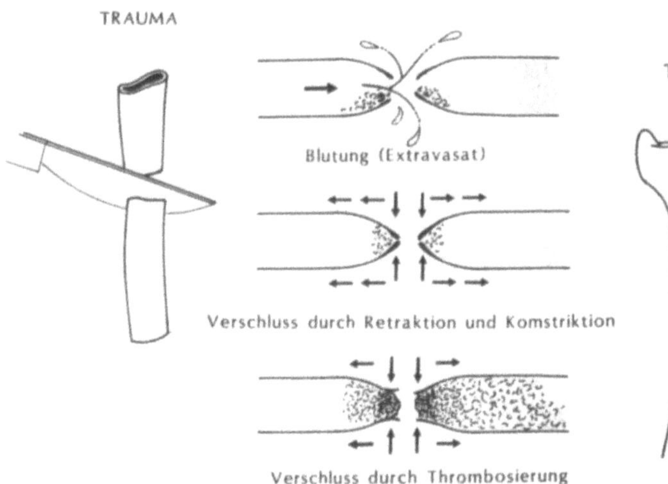

Abb. 14.1. Vollständige Durchtrennung der Arterie (z.B. bei spitzem penetrierenden Trauma)

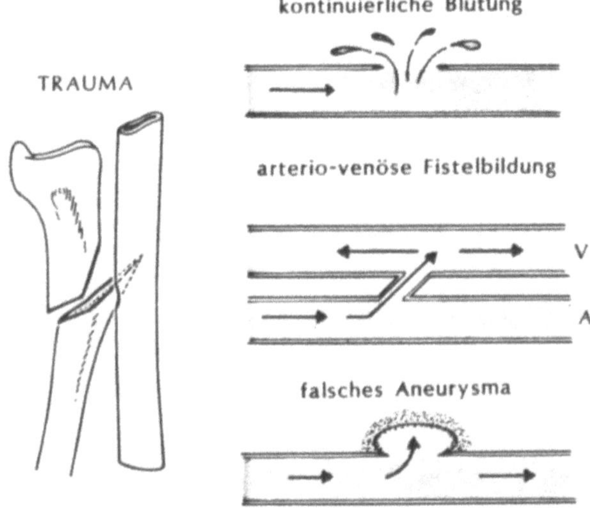

Abb. 14.2. Penetrierende Arterienverletzung ohne vollständige Durchtrennung

treten hierbei oft erst in zeitlichem Abstand zum Unfallereignis, zum Teil erst nach vielen Jahren, auf [1]. Bei inkompletter Verletzung einer Arterie und der entsprechenden Begleitvene kann sich eine *arteriovenöse Fistel* bilden, welche ebenfalls oft erst in zeitlichem Abstand zum Verletzungsereignis klinisch wirksam wird. Bei dieser und dem Aneurysma spurium liegt häufig eine iatrogene Ursache (z.B. im Rahmen arterieller Punktionen) vor.

Eine *Arterienkontusion* (ohne penetrierende Verletzung der Arterienwand) findet sich z.B. bei Abknickung oder Kompression des Gefäßes im Rahmen einer Gelenkluxation bzw. einer Dislokation von knöchernen Fragmenten (Abb. 14.3). Hierbei kann es auch zu einem Dehnungstrauma der Gefäße ohne kompletten Gefäßeinriß bzw. -abriß kommen. Als Traumafolge am Gefäß kann ein mehr oder weniger ausgeprägter *Spasmus* entstehen, wobei zusätzlich meist auch eine unterschiedlich stark ausgeprägte Verletzung der Struktur der Gefäßwand vorliegt. Eine Verletzung der Integrität der Gefäßwand kann zur Ausbildung eines *intramuralen Hämatoms* führen. Dieses kann bei entsprechender Größe eine vollständige Obstruktion des Gefäßlumens hervorrufen. Bei der *Intimaverletzung* ist nur die innere Schicht der Gefäßwand betroffen. Es kommt zur „Einrollung" oder Dissektion dieser inneren Gefäßwandschicht. Auch hierdurch kann es zu einer vollständigen Verlegung des Gefäßlumens kommen. Ein Hämatom (z.B. im Rahmen einer venösen Gefäßwandverletzung) oder ein posttraumatisches Ödem der eine Arterie umgebenden Weichteilstrukturen kann eine *Kompression* des arteriellen Gefäßes bis zum vollständigen Verschluß hervorrufen. Bei einer Gefäßkompression durch ein luxiertes Gelenk oder durch Einklemmung zwischen 2 knöcherne Fragmente ist die sofortige Reposition des Gelenkes bzw. der Fraktur zur Beseitigung der Ischämie in den distal gelegenen Extremitätenabschnitten geboten.

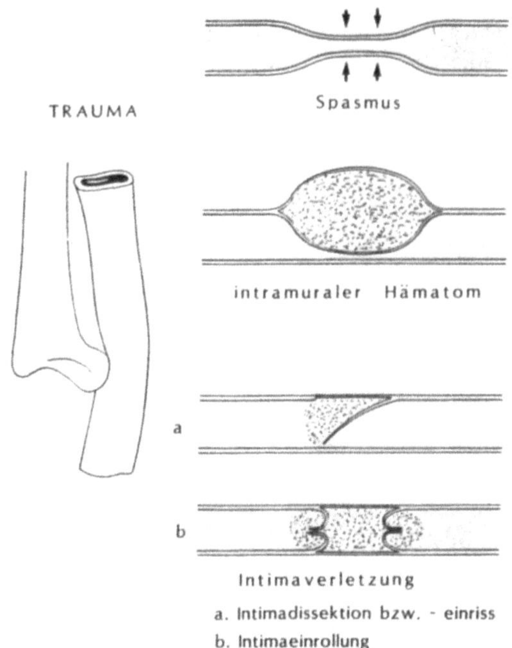

Abb. 14.3. Arterienkontusion (z.B. bei stumpfem Trauma)

Die *Venenverletzung* führt bei partieller oder vollständiger Gefäßwanddurchtrennung zur Ausbildung eines mehr oder weniger großen *Hämatoms* im umgebenden Weichteilgewebe bzw. bei einer offenen Verletzung zu einer *venösen Blutung*. Kommt es zu einer Beschädigung der Venenwandstruktur (z.B. zu einer Intimabeschädigung), liegt eine Prädisposition für einen Gefäßlumenverschluß durch *Thrombose* vor.

14.3 Radiologische Symptome

Bei einem akuten *arteriellen* Gefäßtrauma läßt sich die genaue *Lokalisation* der Gefäßverletzung sowie deren *Ausmaß* durch angiographische Gefäßdarstellung ermitteln. Diese stellt, zusammen mit den klinischen Symptomen, die Grundlage für die Indikation zur operativen Gefäßrekonstruktion mit dem Ziel der Erhaltung der Extremität und seiner Funktion dar.

Die *Indikation zur Arteriographie* ist bei Vorliegen von einem oder mehreren der oben beschriebenen *klinischen Symptome* gegeben. Da der momentane klinische Befund jedoch keinen Rückschluß auf das genaue Ausmaß der Gefäßverletzung und ihrer Folgen erlaubt, sollte bereits bei *diskreten* klinischen Befunden („soft signs") die Indikation zur Arteriographie gestellt werden.

Bei Fehlen eines klinischen Befundes wurde in der amerikanischen Literatur in den letzten Jahren (hohe Zahl von Schuß- und Stichverletzungen in den Vereinigten Staaten) eine weitere Indikation zur elektiven Arteriographie häufig und auch strittig diskutiert. Es handelt sich um die Fälle einer penetrierenden Verletzung der Extremitäten in der Nähe (~1cm) einer großen Arterie *(„proximity")* bei gleichzeitigem Fehlen der genannten klinischen Symptome, einer Fraktur und einer großen Weichteilverletzung [4, 5, 9, 11, 19]. Die Untersuchungen ergaben für dieses definierte Patientenkollektiv eine angiographisch faßbare arterielle Gefäßverletzung in 0,7–10,8%, wobei von diesen wiederum nur ein kleinerer Anteil einem gefäßchirurgischen Eingriff zugeführt werden mußte. Der größere Anteil bedurfte bei fehlender Klinik und nur diskreten Gefäßveränderungen keiner Therapie. Aufgrund dieser Ergebnisse wird von vielen Autoren die Durchführung einer Arteriographie beim asymptomatischen Patienten mit der einzigen Indikation einer penetrierenden Verletzung *in der Nähe* eines großen Gefäßes in Frage gestellt. Auch in Mitteleuropa (mit dem vorwiegenden Auftreten von Verkehrs-, Arbeits- und Suizidunfällen) wird man weiterhin am Vorliegen von zumindest *diskreten* klinischen Befunden für die Indikation zur Arteriographie festhalten können.

Die *Phlebographie* wird in der routinemäßigen klinischen Praxis relativ selten bei der Diagnostik der Verletzung von venösen Gefäßen angewandt. Hier haben die nichtinvasiven Methoden (Sonographie bei V. a. Hämatom, Duplexsysteme bei V. a. Thrombosierung) einen hohen Stellenwert. Der Erkennung einer Verletzung eines großen venösen Gefäßes kommt jedoch wegen der Spätfolgen einer Beeinträchtigung der venösen Zirkulation eine große Bedeutung zu, so daß bei verbleibender Unsicherheit nach Anwendung der nichtinvasiven Methoden nicht auf die Durchführung einer Phlebographie verzichtet werden sollte [7, 13]. Dies gilt insbesondere für die Fälle, in denen ein operatives Vorgehen aus einem anderen Grunde (z.B. Fehlen einer Fraktur, kein Hinweis auf arterielle Verletzung) nicht indiziert ist.

Die Angiographie stellt eine sehr zuverlässige Methode zur Erkennung von Gefäßverletzungen dar. Die Sensitivität liegt bei 100%, die Spezifität beträgt bei der digitalen Subtraktionstechnik 94% und bei der konventionellen Angiographie sogar 97%. Für die DSA spricht jedoch die einfachere Handhabung [16].

Bei den Gefäßverletzungen der oberen und unteren Extremität lassen sich die folgenden *angiographischen Befunde* erheben:

Die *Engstellung der Arterie* (Abb. 14.4) in einem oder mehreren Segmenten kann durch einen Spasmus der Arterienwand oder aber mittels Kompression des Gefäßes von außen durch ödematöse Schwellung des Weichteilgewebes und/oder Hämatoms verursacht sein (s. 5). Auch ein intramurales Hämatom kann das angiographische Bild eines engen arteriellen Lumens zeigen.

Der *Arterienverschluß* (Abb. 14.5–14.8) ist durch einen Kontrastmittelstopp in der Arterie gekennzeichnet. Die differentialdiagnostischen Überlegungen hinsichtlich des pathologischen Befundes an der Stelle des Verschlusses (Gefäßdurchtrennung mit Konstriktion bzw. Thrombosierung, Verschluß durch Intimaeinrollung oder -dissektion, ausgeprägter Gefäßspasmus oder starke Kompression, großes intramurales Hämatom) orientieren sich an der Form des Abbruchs des Kontrastmittelflusses (s. 5).

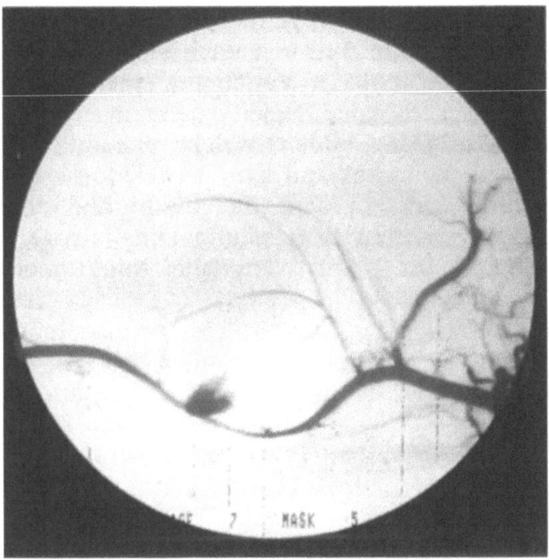

Abb. 14.4. Spasmusbedingte Engstellung der rechten A. brachialis, Kontrastmittelextravasat auf Höhe der Mitte der Engstellung

Die *Intimaverletzung* ohne Ausbildung eines Verschlusses („intimal tear") stellt sich angiographisch als eine Konturunregelmäßigkeit mit einer mehr oder weniger großen, in das Gefäßlumen hineinreichenden, Kontrastmittelaussparung oder durch ein kurzes Gefäßsegment mit etwas verminderter Kontrastmitteldichte dar. Dieses angiographische Bild wird an den Extremitäten jedoch sehr selten beobachtet. Unter den in den letzten 7 Jahren angiographisch dokumentierten arteriellen Gefäßverletzungen (über 80 Fälle) fand sich kein einziger deratiger Befund.

Ein *Kontrastmittelextravasat* (s. Abb. 14.6) kann sich bei einer unvollständigen und seltener auch bei einer vollständigen Durchtrennung der Arterie zeigen. Die größe des Extravasates (und des Hämatoms) kann unterschiedlich sein, es tritt oft gemeinsam mit den anderen hier beschriebenen angiographischen Befunden auf (z.B. Spasmus, Arterienverschluß), wobei zu beachten ist, daß das Extravasat nicht das gesamte Ausmaß des Hämatoms zeigt.

Das sog. *falsche Aneurysma (Aneurysma spurium)* kommt angiographisch als eine kontrastmittelgefüllte Aussackung zur Darstellung (Abb. 14.9 und 14.10). Hierbei werden die kleineren Gefäße in der Umgebung je nach Größe der Aussackung

Abb. 14.5. a Komplette Unterschenkelfraktur links nach Autounfall mit abruptem Stopp des Kontrastmittels in allen 3 kruralen Arterien auf Höhe der Fraktur. Intraoperativ fand sich eine komplette Durchtrennung der Arterien mit Retraktion und Konstriktion der Gefäßenden. **b** Komplette Trümmerfraktur am Übergang zum distalen Unterschenkeldrittel mit einem Fixateur externe versorgt

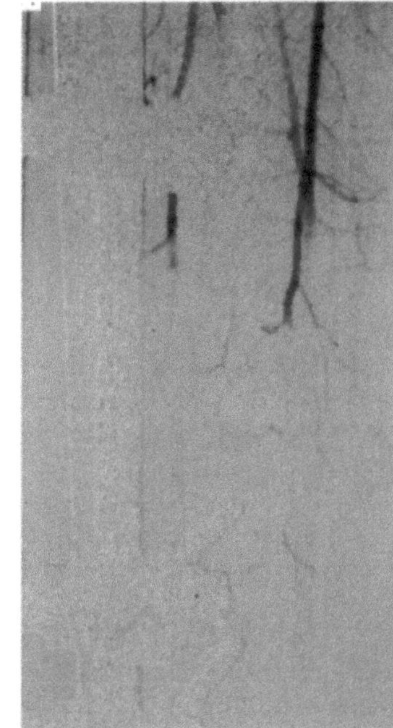

a

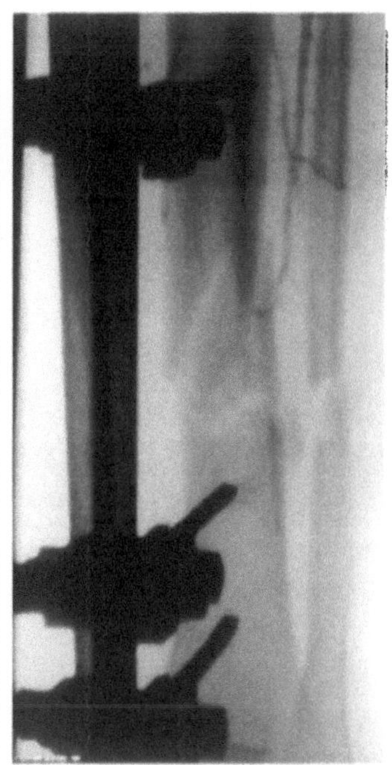

b

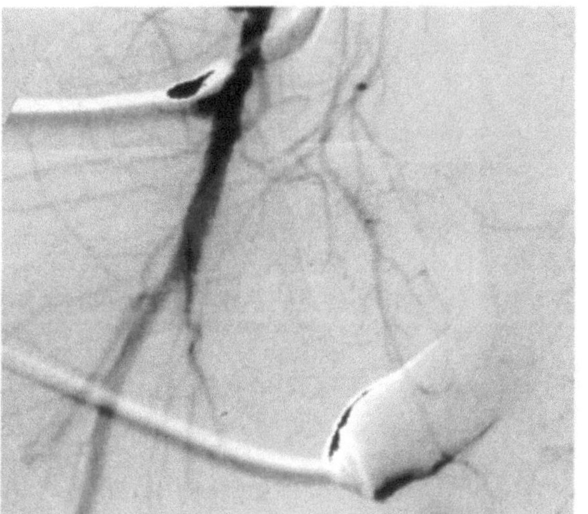

a

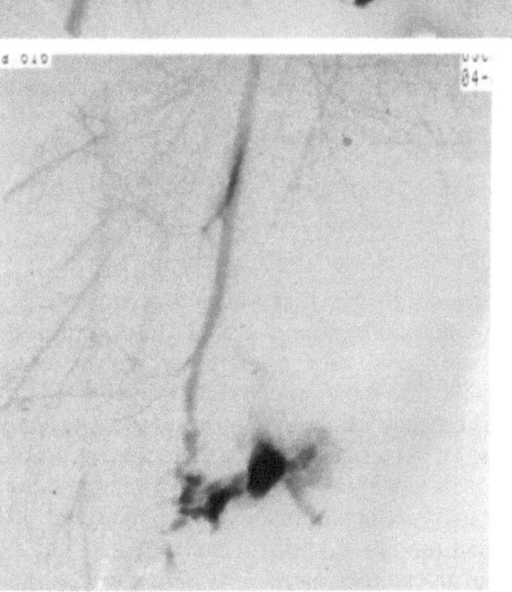

b

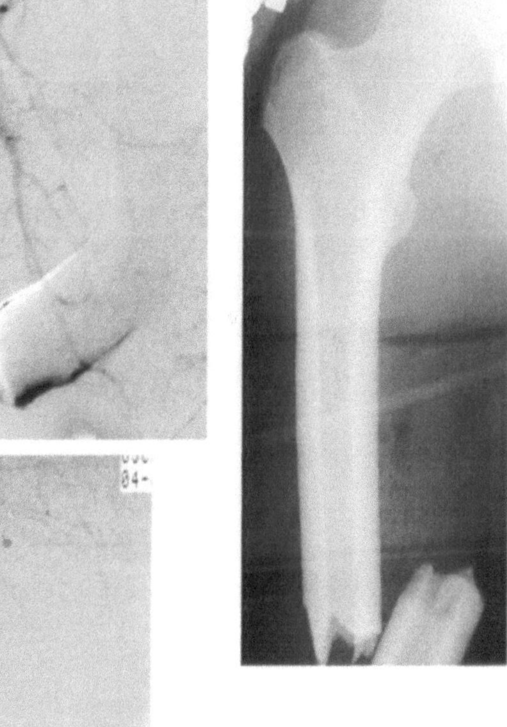

c

Abb. 14.6a–c. Zwei Beispiele für den Abriß einer Femoralarterie beim selben Patienten. **a** Abriß der A. femoralis superficialis mit Kontrastmittelstopp kurz nach deren Abgang. **b** Abriß der A. femoralis profunda auf Höhe der Querfraktur durch die Mitte des Femurschaftes mit erheblichem Kontrastmittelextravasat. **c** Die Querfraktur durch die Mitte des Femurschaftes mit erheblicher Dislokation

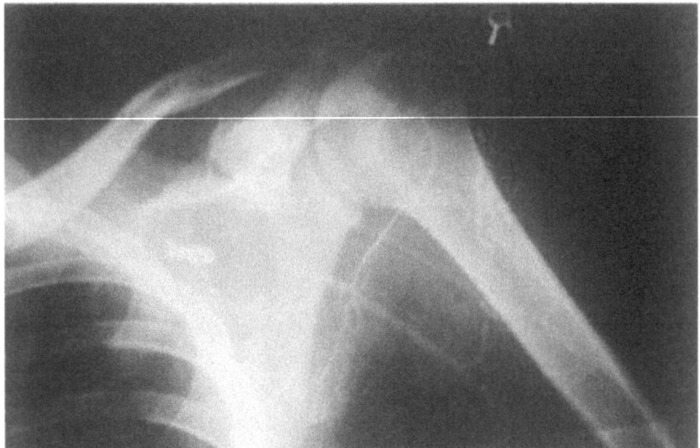

Abb. 14.7. Konventionelle Angiographie der linken Schulterregion mit Abriß der A. axillaris und Kollateralkreislauf

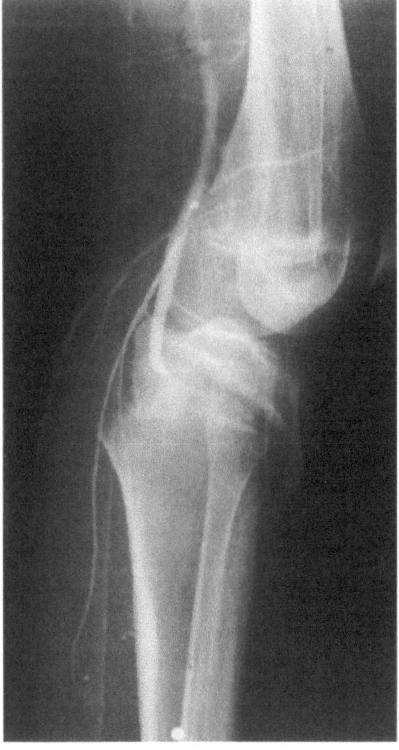

Abb. 14.8. Epiphysiolyse an der proximalen Tibia mit Abriß der A. poplitea

bogenförmig verlagert. Das Kontrastmittel sistiert in dem Aneurysmasack und läßt sich auf späteren Aufnahmen auch noch während der venösen Phase in der selben Form und Größe erkennen. Insbesondere bei relativ großem Aneurysmasack mit Überlagerungen von mehreren Arterien (z.B. im Bereich der Aufteilung der Femoralarterien) lassen sich die von der Verletzung betroffene Arterie und die genaue Lokalisation der Gefäßverletzung oft nur schwer oder überhaupt nicht

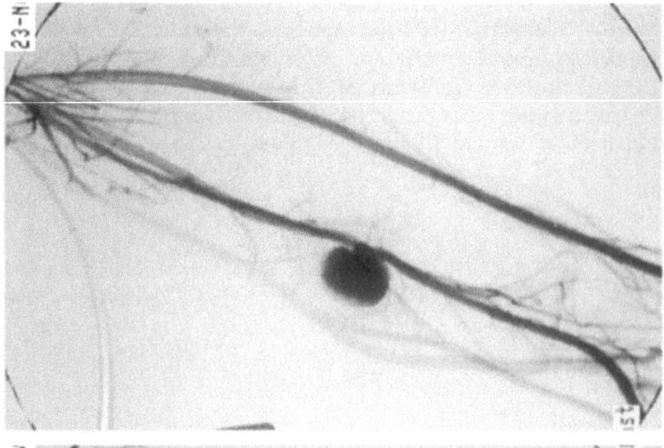

a

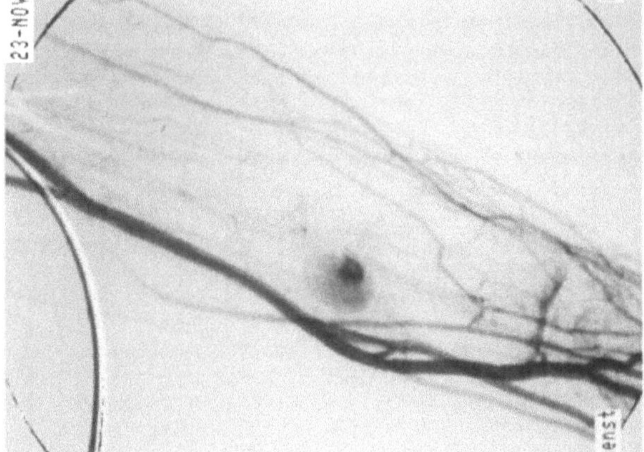

b

Abb. 14.9. a Falsches Aneurysma der A. radialis mit Defekt und einem etwa 2 cm großen mit Blut gefüllten Aneurysmasack. **b** Sistieren des kontrastierten Blutes während der venösen Phase

erkennen. In dieser Situation lassen sich durch eine schnelle Bildfolge mittels DSA-Technik (4–6 Bilder/s) die Phänomene des „systolischen Auswurfs" und des „diastolischen Rückflusses" darstellen [8]. Diese beiden angiographischen Befunde ermöglichen meist eine exakte Lokalisation der Verbindung zwischen dem Aneurysmasack und der verletzten Arterie. In der Systole zeigt sich an der verletzen Stellen der Gefäßwand ein Kontrastmitteljet in das Lumen des Aneurysmasackes. Während der Diastole fließt das mit Kontrastmittel vermischte Blut wieder in das verletzte Gefäß zurück, wobei das zurückfließende Blut mit weniger Kontrastmittel als das Blut in der zuführenden Arterie durchmischt ist und daher beim Rückfluß in das verletzte Gefäß in diesem etwas weniger dicht erscheint.

Die *arteriovenöse Fistel* (Abb. 14.11) als Resultat einer inkompletten Verletzung einer Arterie und seiner Begleitvene ist durch die frühe Füllung der Begleitvene mit Kontrastmittel gekennzeichnet. Oft ist in Folge von Überlagerungen der beiden Gefäße der Fistelkanal zwischen Arterie

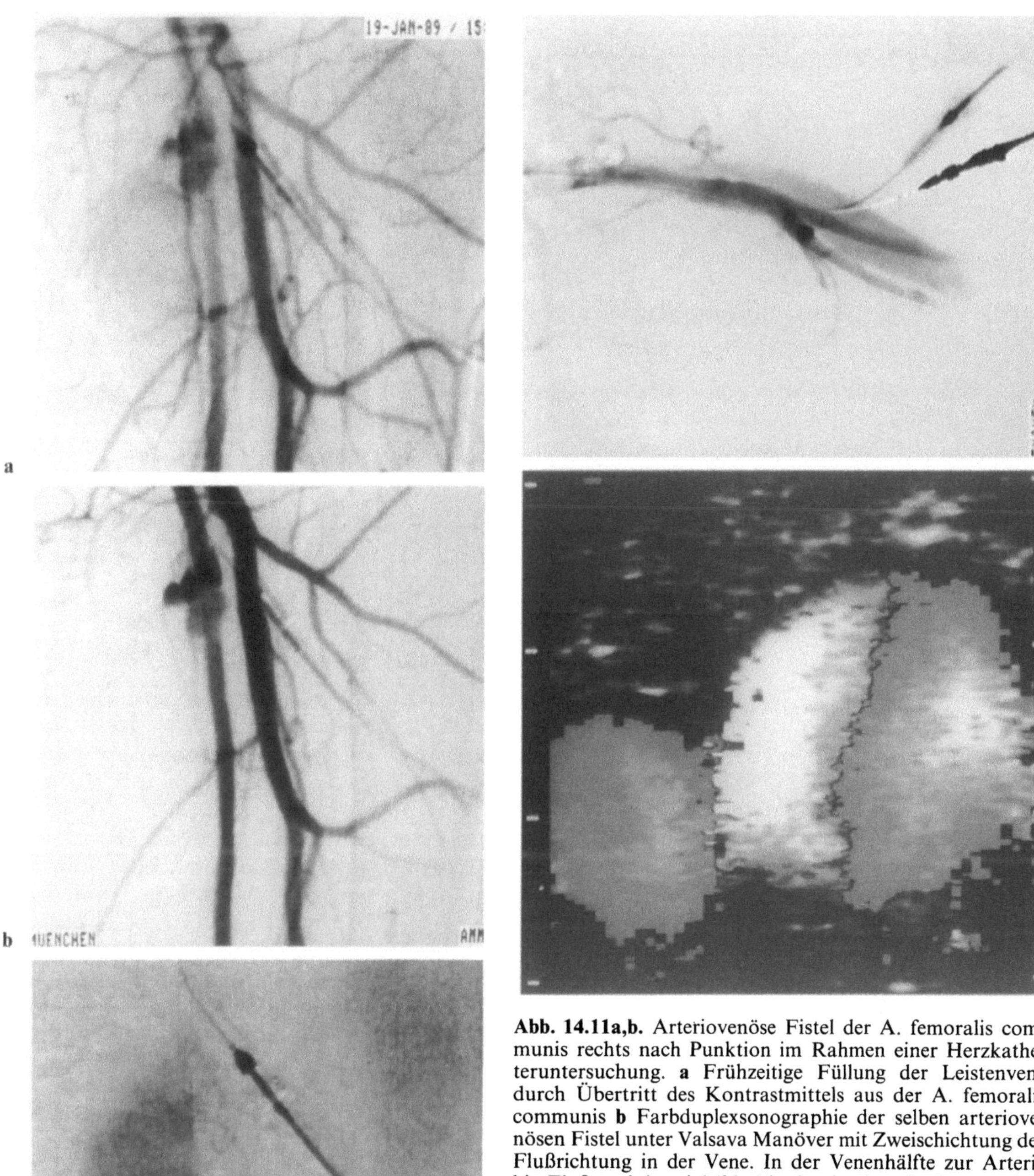

Abb. 14.10a–c. Großes Aneurysma spurium der A. femoralis superficialis. **a** Kontrastmitteljet in das Lumen des Aneurysmasackes. **b** Mit Blut angefüllter großer Aneurysmasack **c** Sistieren des Blutes im Aneurysmasack während einer späteren Phase

Abb. 14.11a,b. Arteriovenöse Fistel der A. femoralis communis rechts nach Punktion im Rahmen einer Herzkatheteruntersuchung. **a** Frühzeitige Füllung der Leistenvene durch Übertritt des Kontrastmittels aus der A. femoralis communis **b** Farbduplexsonographie der selben arteriovenösen Fistel unter Valsava Manöver mit Zweischichtung der Flußrichtung in der Vene. In der Venenhälfte zur Arterie hin Fluß nach kranial (*blau*) in der der Arterie abgewandten Venenhälfte ein Fluß nach distal (*rot*)

und Vene nicht sicher abgrenzbar. Aufgrund der Druckverhältnisse im arteriellen und venösen System läßt sich das Kontrastmittel in der Vene meist auch mehrere Zentimeter nach distal verfolgen.

Bei einer arteriellen Gefäßverletzung können die beschriebenen angiographischen Befunde auch in verschiedenartigen Kombinationen miteinander erhoben werden (z.B. ein Verschluß mit einem

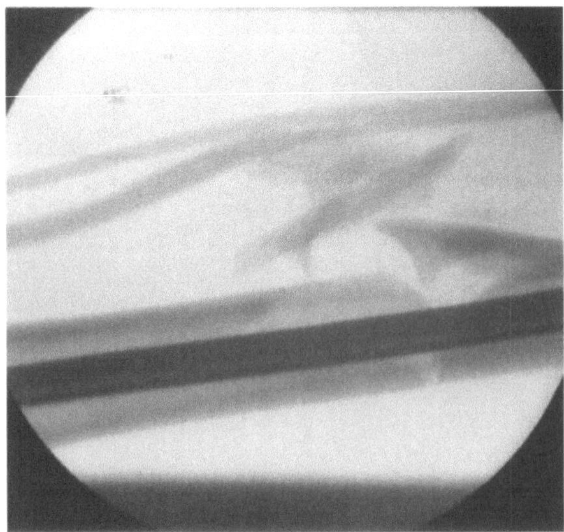

Abb. 14.12. Verletzung der Gefäßwand einer doppelläufigen V. femoralis durch dislozierte Fragmente einer zwischenzeitig mit einem Verriegelungsnagel versorgten Trümmerfraktur auf Höhe der Mitte des Femurschaftes. Bei Einengung des Gefäßlumens auf dieser Höhe findet sich eine großes Extravasat

Extravasat, s. Abb. 14.6b oder ein Gefäßspasmus mit einem Extravasat, s. Abb. 14.4).

Die *Verletzung eines venösen Gefäßes* stellt sich phlebographisch bei partieller oder vollständiger Durchtrennung der Gefäßwand als *Kontrastmittelextravasat* dar. Oft erkennt man an den Gefäßabschnitten nahe des Kontrastmittelaustritts auch eine *Einengung des Gefäßvolumens,* durch Kompression (umgebendes Hämatom oder Weichteilödem Abb. 14.12). Bei einer derartigen Kompression läßt sich ein Extravasat manchmal erst durch manuelle Kompression der distal hiervon gelegenen Extremitätenabschnitte und die hierdurch verursachte Druckerhöhung im venösen Gefäß darstellen.

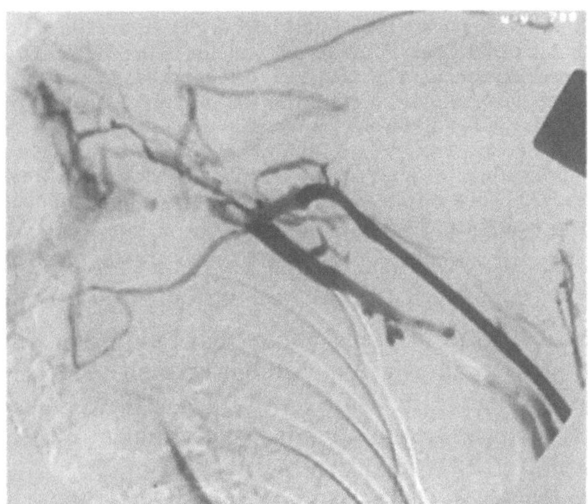

Abb. 14.13. Vollständige Thrombosierung der linken V. axillaris mit mehreren Kollateralvenen (Paget-von Schroetter-Syndrom) bei einer 24jährigen Frau

Eine posttraumatische *Thrombosierung* eines venösen Gefäßes liegt z.B. beim *Paget-von-Schroetter-Syndrom* vor. Diese gewöhnlich bei jungen Menschen auftretende Thrombosierung der V. axillaris wird durch eine ständige Kompression dieser Vene im Rahmen von endgradigen Abduktionsbewegungen verursacht (Abb. 14.13). Es liegt hierbei eine konstitutionelle Engstelle, welche durch die Mm. scalenus anterior et subclavius beim Durchtritt der V. axillaris zwischen Klavikula und 1. Rippe hervorgerufen wird, vor.

14.3.1 Das Kompartmentsyndrom als mögliche Folge einer Gefäßverletzung

Im Rahmen einer der vorbeschriebenen Gefäßverletzungen kann es zur Ausbildung eines als *Kompartmentsyndrom* bezeichneten Zustandes an der betroffenen Extremität kommen. Hierunter versteht man einen *Zustand, in welchem ein erhöhter Gewebsdruck innerhalb eines geschlossenen Raumes die Zirkulation und Funktion der Gewebe beeinträchtigt* [10]. Den begrenzten Raum stellen z.B. der osteofibröse Köcher der Tibialis-anterior-Loge oder die übrigen durch Faszien begrenzten Kompartimente am Unterschenkel dar. Eine *Druckerhöhung* innerhalb des derart begrenzten Raumes kann durch Verkleinerung des Kompartmentraumes bzw. durch Volumenzunahme des Kompartmentinhaltes erfolgen. In der Regel sind an der Ausbildung eines Kompartmentsyndroms mehrere ätiologische Faktoren gleichzeitig beteiligt, wobei diese einander in der Wirkung potenzieren können.

Ätiologische Faktoren
des Kompartmentsyndroms im Rahmen
von Gefäßverletzungen (Nach Szyszkowitz [17])

I Verkleinerter Kompartmentraum
  z.B. enger zirkulärer Verband oder Gips, pneumatische Schiene
II Zunehmender Kompartmentinhalt
  A. Blutung bei Verletzung größerer Gefäße
  B. Weichteilödem bei vermehrter Kapillar permeabilität
    – postischämische Schwellung (z.B. bei proximal liegendem Arterienverschluß)
    – direkte Gewebstraumen (Frakturen)

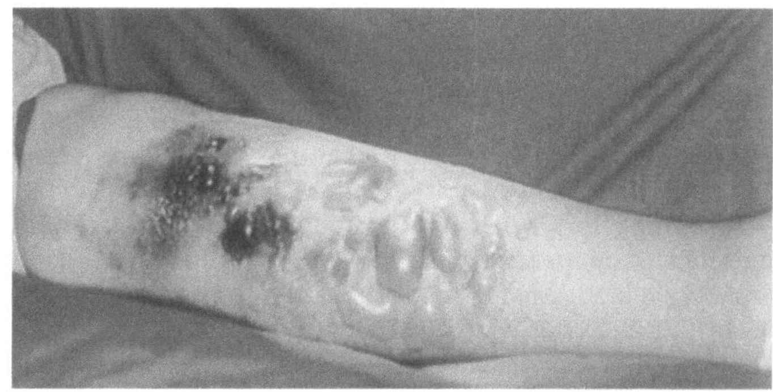

Abb. 14.14. Kompartmentsyndrom der Tibialis-anterior-Loge mit massiver Schwellung, glänzender Haut und Spannungsbläßchen

Klinisch ist das Kompartmentsyndrom charakterisiert durch den akut einsetzenden und in der Tendenz zunehmenden Schmerz (brennend bohrend, teils krampfartig). Bei gespannter Haut ist die Muskulatur druckschmerzhaft und von fester bis steinharter Konsistenz (Abb. 14.14). Die Tastbarkeit der peripheren Pulse hängt von der Art und dem Ausmaß der vorliegenden Gefäßverletzung ab. Der alleinige interstitielle Druckanstieg im Kompartement selbst führt allenfalls zu einer Abschwächung der peripheren Pulse, wobei sich angiographisch auf der Höhe des Kompartements eine Einengung des Arterienlumens zeigt [1, 12]. Ein zu einem vollständigen Verschluß der Hauptarterien führender interstitieller Druckwert wird dabei nicht erreicht. Das Sisterien der Kapillardurchblutung mit nachfolgender Gewebsschädigung beginnt ab einer Druckdifferenz von ungefähr 30 mm Hg zum diastolischen Blutdruckwert [10]. Im Rahmen dieser fortschreitenden Gewebsschädigung kommt es wieder zu einer erneuten Erhöhung des interstitiellen Druckes und damit zur Ausbildung eines Circulus viciosus.

Therapeutisch ist zu dessen Durchbrechung die notfallmäßige operative Dekompression der betroffenen Kompartimente angezeigt (Abb. 14.15). Hinsichtlich der Folgeschäden des Kompartmentsyndroms kommt es vor allem auf das frühzeitige Erkennen dieses Krankheitsbildes an. Durch die dann mögliche schnelle Dekompression läßt sich die Rate der durch Muskelnekrosen und Lähmungen eingetretenen Vernarbungen und Fehlstellungen (ischämische Kontraktur, sog. Volkmann-Kontraktur), Infektionen und Amputationen senken. Am häufigsten ist die Tibialis-anterior-Loge betroffen (M.-tibialis-anterior-Syndrom). Neben den anderen Muskelkammern am Unterschenkel kann auch der Unterarm, das Gesäß, der Fuß und die Hand betroffen sein.

14.4 Ergänzende diagnostische Information

Vor der Angiographie kommt der *Ultraschalldiagnostik* (Sonographie, Dopplersonographie und farbkodierte Dopplerechotomographie) ein bedeutender Stellenwert bei der Erkennung des Ortes und des Ausmaßes einer Gefäßverletzung der Extremitäten zu.

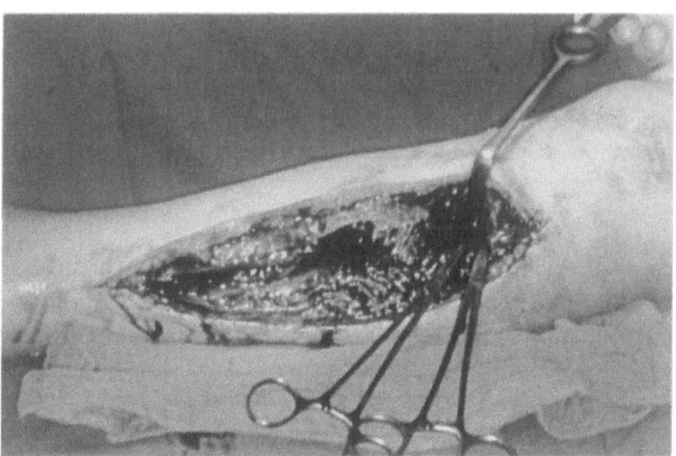

Abb. 14.15. Unilaterale parafibulare Dekompression, große Bluktoagel in den Faszienlogen

Mit der *Dopplersonographie* lassen sich klinisch fehlende oder im Seitenvergleich abgeschwächte periphere Pulse bestätigen. Gleichzeitig ist damit eine Aussage über die etwaige Höhe der Gefäßverletzung möglich. Die *Sonographie* ist eine einfache und nichtinvasive Methode z.B. bei der Beurteilung der Größe eines Hämatoms oder eines falschen Aneurysmas. Bei fehlender Kompressionsmöglichkeit einer Vene mit dem Ultraschallkopf läßt sich das Vorliegen einer Thrombose im Gefäßlumen beweisen. Durch die *Duplexsysteme* lassen sich Informationen z.B. über das Strömungsverhalten des Blutes im Hohlraum eines falschen Aneurysmas oder in der Begleitvene bei einer arteriovenösen Fistel gewinnen. Die in den letzten Jahren entwickelte und bereits vielfach in die Routinediagnostik eingegangene farbkodierte Dopplerechotomographie erlaubt eine farbkodierte Darstellung der Strömungsrichtung simultan mit der Abbildung von Gewebeinformation (s. Abb. 14.12b). Hierdurch kann in manchen Fällen eine angiographische Darstellung ersetzt werden.

14.5 Radiologische Differentialdiagnostik und Interpretationsschwierigkeiten

Differentialdiagnostische Schwierigkeiten bereitet das Vorliegen des angiographischen Befundes der *Engstellung einer Arterie*. Als Ursache kommt ein *Spasmus der Arterienwand* nach Kontusion des Gefäßes in diesem Segment oder eine *Kompression des Gefäßes* von außen durch ein Weichteilödem oder/und ein Hämatom in Betracht. Daneben kann auch eine generalisierte Engstellung der Extremitätengefäße, z.B. im Rahmen eines hypovolämischen Schocks, vorliegen. Mittels intraarterieller Injektion von gefäßerweiternden Medikamenten, z.B. Tolazolin (Priscol, derzeit jedoch aus formellen Gründen nicht für die intraarterielle Injektion zugelassen) 10–20 mg oder Glyzeroltrinitrat 0,25–0,5 mg, läßt sich bei Vorhandensein eines Gefäßwandspasmus eine Weiterstellung des Arterienlumens und damit auch eine Besserung der peripheren Perfussion erzielen.

Eine weitere differentialdiagnostische Schwierigkeit bei der Interpretation angiographischer Befunde stellt die *sog. Pseudothrombose* dar. Bei dieser handelt es sich um eine Intimaverletzung mit Einrollung zu einem kuppelförmigen Gebilde, welches bei der Angiographie wie das Bild eines Gefäßverschlusses durch einen Thrombus oder Embolus imponieren kann. Entsprechend kann der Verschluß bei externer Kompression oder Spasmus auch als sog. *Pseudoverschluß* bezeichnet werden, wobei jedoch in beiden Fällen angiographisch eine allmähliche Einengung der Arterie in dem betroffenen Segment vorliegt.

Schwierigkeiten bei der Erkennung von Gefäßverletzungen bereitet insbesondere bei der konventionellen Angiographie die Überlagerung des Gefäßes durch knöcherne Strukturen oder Fremdkörper (z.B. Projektil). In diesen Fällen ist die Anfertigung einer weiteren Aufnahmeserie in einer 2. Projektionsebene erforderlich.

Eine solche weitere Aufnahmeserie in einer 2. Ebene hilft auch bei der Erkennung von sehr kleinen Intimadefekten. Diese sind auch oft leichter auf früheren oder späteren Bildern einer Aufnahmeserie mit einer zu diesem Zeitpunkt weniger dichten Kontrastmittelsäule im Gefäß zu erkennen.

Bei der Phlebographie der Axillarregion kann bei adipösen Patienten in Adduktionsstellung eine *sog. Pseudoobstruktion* der V. axillaris und der V. brachialis beobachtet werden. Bei der Wiederholung der Aufnahmeserie in Abduktionsstellung stellt sich dann ein regelrecht mit Kontrastmittel durchströmtes Gefäß dar (Abb. 14.16) [7]. Eine derartige Pseudoobstruktion der V. axillaris kann sich auch bei Patienten mit unauffälligen anatomischen Strukturen in Hyperabduktionsstellung zeigen. Es kommt dabei zu einer Kompression der V. axillaris durch den M. pectoralis minor [6]. Auch in der Neutralstellung kann eine derartige Kompression durch ödematöse Schwellung und Spasmus des M. pectoralis minor nach Heben von schweren Gegenständen beobachtet werden.

14.6 Zusammenfassende Betrachtungen

Die Verletzung eines arteriellen Gefäßes der Extremitäten kann durch die eintretende Ischämie zu einer Claudicatio intermittens, Gewebsnekrosen und auch zum vollständigen Verlust der Extremität führen. Die Diagnose sollte daher schnell gestellt werden, um dann frühzeitig die entsprechende Behandlung (oft durch chirurgischen Eingriff) einleiten zu können. Hierbei kommt dem Erkennen auch von *diskreten klinischen Symptomen* einer Gefäßverletzung eine besondere Bedeutung zu. Beim Vorliegen eines auf eine arterielle Gefäßverletzung hinweisenden klinischen Befundes kann dieses Zeichen oft durch Einsatz der Ultraschalldiagnostik bestätigt werden. Durch sie lassen sich in kurzer Zeit wertvolle Informationen über den

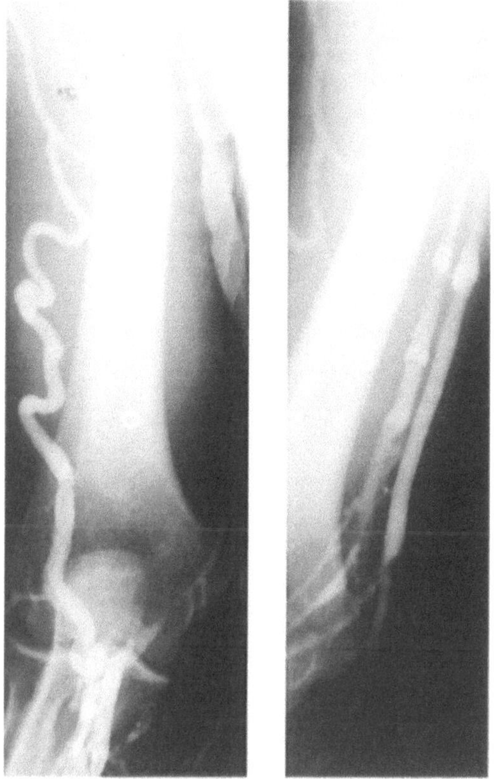

Abb. 14.16a,b. Sogenannte Pseudoobstruktion der V. brachialis rechts. **a** In Neutralstellung eine vollständige Kompression der V. Brachialis bei einem 60jährigen Dialysepatienten. Bei dem adipösen Patienten trat bis zu diesem Zeitpunkt ein zweimaliger thrombotischer Verschluß des venösen Schenkels seines Cimino-Shunts am Unterarm auf. Kollateralisation über eine geschlängelte oberflächliche Vene. **b** In Abduktionsstellung eine normal weite und frei durchgängige, doppelläufige V. Brachialis

Ort, die Art und das Ausmaß einer arteriellen Gefäßverletzung gewinnen. Neben dieser Akutdiagnostik leistet sie aber auch bei den oft erst spät symptomatisch werdenden Verletzungen (falsches Aneurysma, arteriovenöse Fistel) sowie bei der Verletzung von venösen Gefäßen einen wichtigen Beitrag. Das vorliegende diskrete klinische Symptom einer arteriellen Gefäßverletzung stellt dann die Indikation zur Arteriographie dar. Diese ist eine sehr zuverlässige Methode bei der Erkennung auch von kleinen Gefäßverletzungen, welche bereits eine signifikante Schädigung mit therapeutischer Konsequenz darstellen können.

Zur Vermeidung von zirkulatorischen Spätfolgen der Verletzung eines *großen venösen Gefäßes* besteht bei entsprechendem klinischen Verdacht, verbliebener Unsicherheit nach Anwendung der nichtinvasiven Ultraschalldiagnostik sowie fehlender Indikation zu operativem Vorgehen im Bereich der möglichen Verletzungsstelle aus anderem Grunde (z.B. bei Arterienverletzung oder Fraktur) die Indikation zur Phlebographie. Dieser phlebographische Befund stellt dann eine wichtige Grundlage für die Indikation der eventuell einzuschlagenden Therapie (z.B. operative Rekonstruktion, medikamentöse Lysetherapie) dar.

Literatur

1. Bassett FH III, Silver D (1966) Arterial injury associated with fractures. Arch Surg 92:13–19
2. Feliciano DV, Cruse PA, Burch JM, et al (1987) Delayed diagnosis of arterial injuries. Am J Surg 154:579–584
3. Feliciano DV, Herskowitz K, O'Gorman RB et al (1988) Management of vascular injuries in the lower extremities. J Trauma 28:319–328
4. Francis H III, Thal ER, Weigelt JA et al (1991) Vascular proximity: is it a valid indication for arteriography in asymptomatic patients? J Trauma 31:512–514
5. Frykberg ER, Dennis JW, Bishop K et al (1991) The reliability of physical examination in the evaluation of penetratin extremity trauma of vascular injury: resultats at one year. J Trauma 31:502–511
6. Hewitt RC (1968) Acute axillary-vein obstruction by the pectoralis minor muscle. N Engl J Med 279:595
7. Kadir S (1986) Diagnostic angiography. WB Saunders Company, Philadelphia, pp 579–580
8. Kreipke DL, Holden RW, Wass JL (1982) Two angiographic signs of pseudoaneurysma. Systolic jet and diastolic washout. Radiology 144:79–82
9. Lipschik EO, Kaebnick HW, Beres JJ et al (1987) The role of arteriography in acute penetrating trauma of the extremities. Cardiovasc Intervent Radiol 10:202–204
10. Oestern HJ (1986) Das Kompartmentsyndrom. Therapiewoche 36:3876–3880
11. Reid JDS, Redman HC, Weigelt JA et al (1988) Wounds of the extremities in proximity to major arteries: Value angiography in the detection of arterial injury. AJR 151:1035–1039
12. Rose SC, Moore EE (1988) Trauma angiography: The use of clinical findings to improve patient selection and case preparation. J Trauma 28:240–245
13. Rutherford RB (1988) Diagnostic evaluation of extremity vascular injuries. Surgical Clinics North Am 68: 683–691
14. Saletta JD, Freearck RJ (1970) Occult vascular injuries of the extremities. J Occup Med 12:304–307
15. Scalfani SJ, Cooper R, Shaftan GW et al (1986) Arterial trauma: Diagnostic and therapeutic angiography. Radiology 161:165–172
16. Sibbitt RR, Palmaz JC, Garcia F et al (1986) Trauma of the extremities: Prospective comparison of digital and conventional angiography. Radiology 160:179–182
17. Szyszkowitz R, Reschauer R (1982) Ätiologie, Pathophysiologie und Lokalisation des Kompartment-Syndroms. Unfallheilkd 85:126–132
18. Tobin SA, Gurry JF, Doyle JC, Connell JL, Vidovich JD (1988) Vascular trauma at a university teaching hospital. Aust NZJ Surg 58(11):873–7
19. Weaver FA, Yellin AE, Bauer M et al (1990) Is arterial proximity a valid indication for arteriography in penetrating extremity trauma? Arch Surg 125:1256–1260

15 Fibromuskuläre Dysplasie – zystische Adventitiadegeneration – Gefäßwandtumoren

I.P. ARLART

INHALT

15.1 Fibromuskuläre Dysplasie (FMD)

15.1.1 Definition und Pathogenese

Bei der fibromuskulären Dysplasie (FMD) handelt es sich um eine nichtarteriosklerotische, nichtentzündliche, vorwiegend stenosierende, seltener aneurysmatische oder disseziierende Erkrankung der Arterien mittlerer Größe, die oft asymptomatisch verläuft und meist erst erkannt wird, wenn sie je nach Lokalisation zu entsprechenden ischämischen Erscheinungsbildern führt. Die Erstbeschreibung der FMD stammt, noch bevor dieser Terminus gebräuchlich war, aus dem Jahre 1938 [65]. Der Begriff der FMD wurde 1958 von McCormack et al. [79] eingeführt. Beide Autorengruppen beschrieben die Erkrankung an den Nierenarterien. Die erste Mitteilung einer zerebrovaskulären Form der FMD stammt aus dem Jahre 1965 [16] (Abb. 15.1).

Die Ursache der FMD ist nicht bekannt. Hypothetische Konzepte schließen humorale Faktoren unter Einwirkung von weiblichen Sexualhormonen [39,52], mechanische Faktoren auf der Basis von vaskulären Mikrotraumen [95], genetische Faktoren [92], eine Ischämie der Gefäßwand [105] und immunologische Faktoren [21] ein.

15.1.2 Prävalenz und Lokalisation

Die FMD ist eine relativ seltene Gefäßerkrankung. Ihr Vorkommen ist schwierig einzuschätzen. In der Literatur werden zahlreiche Lokalisationsorte angegeben, am häufigsten mit 60–75% eine renovaskuläre, an zweiter Stelle mit 20–25% eine zerebrovaskuläre Erkrankung [18, 50, 85] bei Befall vorwiegend der A. carotis interna. Ist in einer hypertensiven Population die FMD insgesamt bei weniger als 2% der Patienten zu finden [124], läßt sie sich innerhalb der renovaskulären Hypertoniegruppe ursächlich in 20–50% verantwortlich machen [72, 102, 104]. In einer Autopsiestudie an 819 Fällen wurde eine FMD der Nierenarterien 9mal gefunden; dies entspricht einer Häufigkeit von 1% [44]. Eine zerebrovaskuläre FMD wurde bei 33 000 retrospektive ausgewerteten Angiographien in 0,67% aller Fälle gefunden, wobei der Anteil der Frauen über 80% lag. Andere Studien teilen eine zerebrovaskuläre FMD in 0,25–1% mit [18, 50, 84, 124]. Seltener wird in der Literatur über einen Befall der A. subclavia und A. vertebralis [71, 85], der A. axillaris [33], der Viszeralarterien (A. mesenterica, A. hepatica, A. lienalis) [71, 90, 122] oder der Koronararterien [47] berichtet. Der Zusammenhang zwischen FMD und dem Auftreten einer Koarktation der Aorta wird vermutet [17, 71]. Im Prinzip dürfte es sich um eine Multigefäßerkrankung handeln [13, 15, 124] (s. Abb. 15.1). In einer Studie von Lüscher et al. [74] an 92 Patienten mit FMD hatten 89% eine renovaskuläre, 26% eine zerebrovaskuläre Lokalisation, 9% eine FMD der Viszeral- und Subklaviaarterien, 5% der Beckenarterien, je 2% der Koronararterien und der

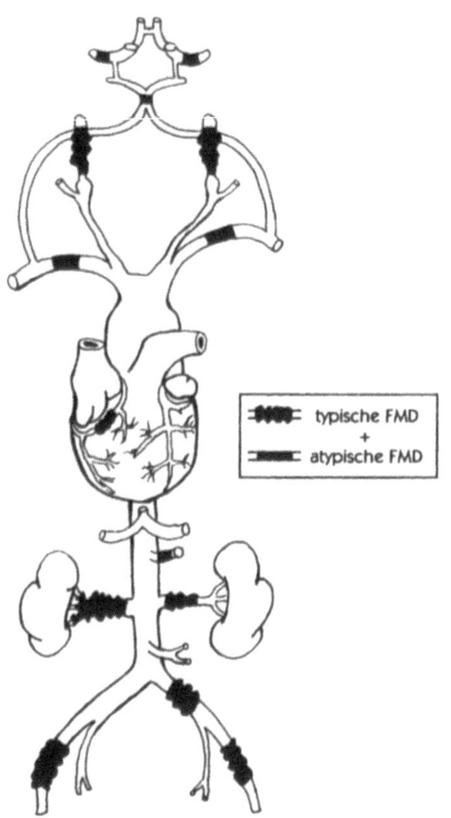

Abb. 15.1. Anatomische Verteilung der FMD im arteriellen Gefäßsystem

Abdominalaorta. 26% der Patienten aus dieser Studie zeigten eine multifokale Lokalisation.

15.1.3 Pathoanatomische Klassifikation

Die ursprüngliche Klassifikation der FMD geht auf McCormack et al. [80] und Harrison u. McCormack [40] zurück; sie wurde im Jahre 1975 von Stanley et al. [107] verbessert. Pathologische dysplastische Veränderungen können alle 3 Schichten der Gefäßwand befallen in Form einer intimalen Fibroplasie (1–5%), einer FMD der Media (–95%) und einer periarteriellen bzw. periadventitialen Fibroplasie (1–2%). Die FMD der Media läßt sich weiter unterteilen in eine Fibroplasie der Media (70–95%), eine Fibroplasie der Perimedia und eine Hyperplasie der Media (Abb. 15.2).

15.1.4 Histologie und Angiographiebefunde

Histologische und angiographische Korrelationen sind durch Studien von McCormack et al. [80] und Kincaid et al. [62] verfügbar.

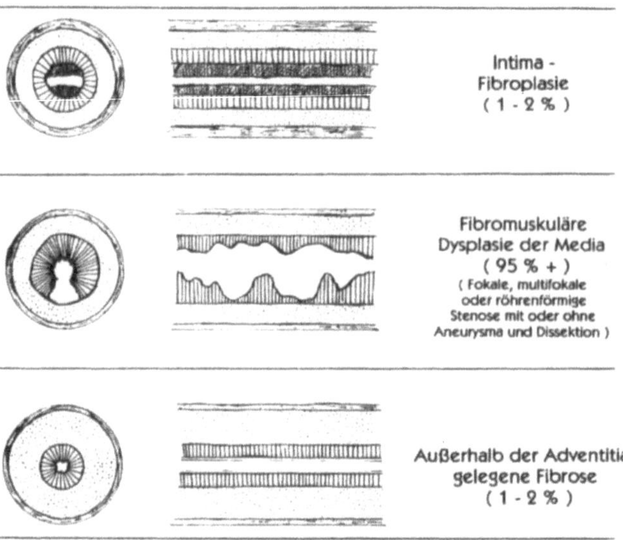

Abb. 15.2. Histopathologische Klassifikation der FMD, (Modifiziert nach Harrison u. McCormack 1971 [40])

15.1.4.1 FMD der Media

Die *Fibroplasie der Media* betrifft 70–95% aller fibromuskulären Gefäßerkrankungen. Typisch ist das klassische perlschnurartige Stenosebild mit multifokalen fibromuskulären Ringstrukturen im Wechsel mit aneurysmatischer Gefäßwandverdünnung (Abb. 15.3 und 15.4). Bei Nierenarterien ist typischerweise der distale Abschnitt des Hauptgefäßes betroffen, die Läsion kann sich bis in die Segmentarterien erstrecken. Im zerebrovaskulären

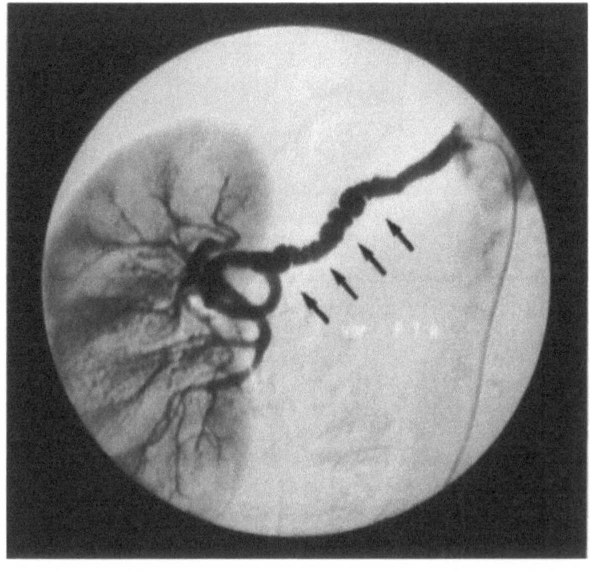

Abb. 15.3. Nierenarterienstenose rechts bei einer 39jährigen Frau, Fibroplasie der Media mit typischem Perlschnurbild

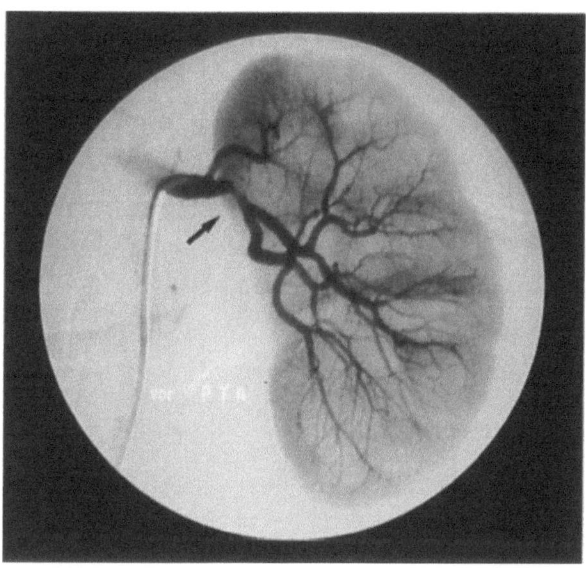

Abb. 15.4. Nierenarterienstenose links bei einer 34jährigen Frau, Fibroplasie der Perimedia

Bereich ist vorwiegend die A. carotis interna in Höhe von C1 und C2 betroffen unter Aussparung des Abgangs und proximalen Segments. Ähnliche Veränderungen sind an der A. iliaca, A. axillaris, A. coronaria und selten an den Viszeralarterien beschrieben.

Die *Fibroplasie der Perimedia* ist charakterisiert durch einen Befall der äußeren Hälfte der Media und die externe elastische Membran. Angiographisch erscheint das Perlschnurbild weniger ausgedehnt und die Aneurysmen sind im Durchmesser kleiner als der nichterkrankte proximale Gefäßabschnitt (Abb. 15.6).

Bei der *Hyperplasie der Media* werden konzentrische Stenosen durch einen Zuwachs der glatten Muskulatur der Media ohne fibrosierende Komponente verursacht. Die angiographische Konfiguration der Stenose ist filiform, meist tubulär und glatt. Bei Nierenarterien ist der mittlere und distale Anteil ohne die Segmentarterien befallen, die Läsion der A. carotis interna liegt in Höhe von C1 und C2, bei Befall der Viszeralarterien zeigt die Mehrzahl der Fälle dieses Erscheinungsbild.

15.1.4.2 Fibroplasie der Intima

Sie ist charakterisiert durch zirkuläre oder exzentrische Bindegewebsvermehrung in der Intima unter Abgrenzbarkeit der inneren elastischen Membran. Angiographisch ist eine Unterscheidung zwischen intimaler Fibroplasie und medialer Hyperplasie nicht möglich (Abb. 15.5).

15.1.4.3 Fibroplasie der Periadventitia

Sie ist die seltenste Form der FMD. Kollagen durchsetzt die Adventitia und breitet sich in das perivaskuläre Gewebe aus.

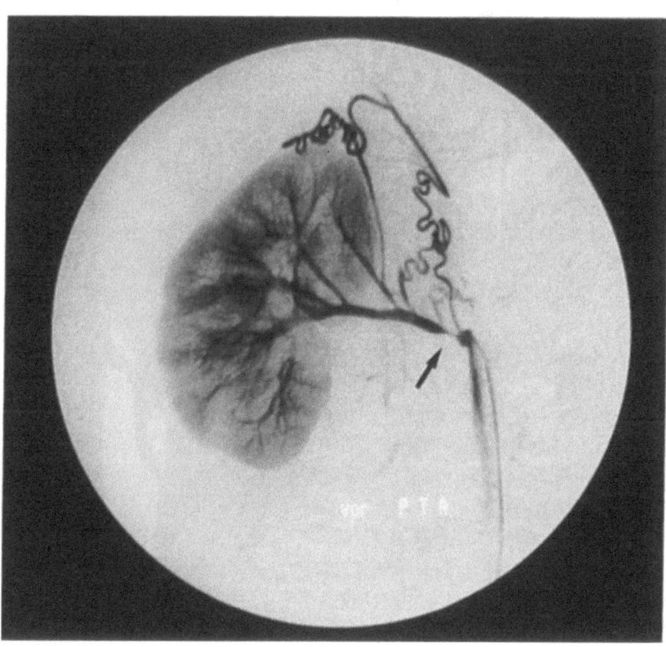

Abb. 15.5. Nierenarterienstenose rechts bei einem 20jährigen Mann, DD: Fibroplasie der Intima, Hyperplasie der Media

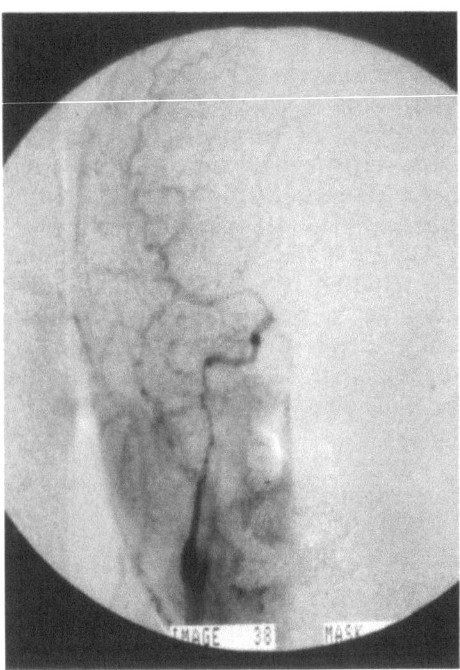

Abb. 15.6. Fibromuskuläre Dysplasie der A. carotis interna (typisches Perlschnurbild)

15.1.4.4 Angiographische Differentialdiagnose der FMD

Sie schließt ein die Arteriosklerose, inflammatorische Erkrankungen, die Neurofibromatose und hereditäre Bindegewebserkrankungen, z.B. das Ehlers-Danlos-Syndrom. Das klassische Perlschnurbild ist typisch und verbindlich für die FMD, die intimale und mediale Hyperplasie kann lokal mit arteriosklerotischen Plaques verwechselt werden, allerdings liegen diese meist ostiumnahe, sind exzentrisch und finden sich auch anderenorts im Gefäßsystem, z.B. der Aorta. Die FMD hingegen liegt ostiumfern, die Stenosen sind meist zirkulär und glatt. Inflammatorische Erkrankungen, z.B. die Takayasu-Arteriitis, befallen meist immer die Aorta und die abgangsnahen Anteile der großen Gefäße, wobei glattbegrenzte, tubuläre Stenosen oder Aneurysmen beobachtet werden können. Die Neurofibromatose kann ebenfalls zu glatten, tubulären Abgangsstenosen der Nierenarterien, des Truncus coeliacus, der A. mesenterica superior und, weniger häufig, zur Stenose der Aorta abdominalis führen; zusätzliche Erscheinungsbilder lassen eine Unterscheidung von der FMD zu. Bei hereditären Bindegewebserkrankungen treten Aneurysmen der großen Gefäße auf, die denen der FMD gleichen können.

15.1.5 Klinische Symptomatik der FMD

Die fibromuskuläre Gefäßerkrankung kann asymptomatisch als Zufallsbefund bei einer angiographischen Untersuchung oder aber, je nach Lokalisation, Ausbildung von Kollateralkreisläufen und kompliziertem Verlauf, zu einer entsprechenden, oft schwerwiegenden klinischen Symptomatik führen. Durch zahlreiche Studien vor allem an den Nierenarterien ist gesichert, daß die FMD innerhalb weniger Jahre in bis zu 40% eine Progression aufweist [62, 82, 93, 101]. So wurde bei zunächst normotonen Patienten mit bekannter FMD der Nierenarterien im zeitlichen Verlauf die Entwicklung einer Hypertonie beobachtet [28]. Komplikationen der FMD zeigen sich vor allem in Form von Aneurysmarupturen, arteriovenösen Fisteln und Gefäßwanddissektionen.

15.1.5.1 Renovaskuläre FMD

Die renovaskuläre FMD führt bei Ausbildung einer Nierenarterienstenose mit hämodynamischer Signifikanz (Gefäßeinengung > 75%, kollaterale Versorgung der poststenotischen Niere) zur Minderperfusion und Ischämie der betroffenen Niere. Über den Renin-Angiotensin-Aldosteron-Mechanismus und andere Faktoren (s. Kap. 20) kommt es über eine periphere Vasokonstriktion zur arteriellen Hypertonie. Betroffen sind besonders junge Frauen; die rechte Nierenarterie ist häufiger befallen als die linke; eine bilaterale Erkrankung ist nicht selten, wobei oft eine Seite stärker befallen ist. Neben Stenosen können auch FMD-verursachte Aneurysmen zur Hypertonie führen durch arterielle Kompression, Flußturbulenz, Dissektion, periphere Embolisation mit lokaler renaler Ischämie oder Ausbildung einer arteriovenösen Fistel nach Aneurysmaruptur [9, 25, 41, 73]. Eine Dissektion ist renovaskulär wesentlich seltener zu beobachten als zerebrovaskulär. Niereninfarkte machen sich durch einen typischen Flankenschmerz, Proteinurie, Hämaturie oder Erhöhung von LDH und SGOT bemerkbar.

15.1.5.2 Zerebrovaskuläre FMD

FMD-Veränderungen der hirnzuführenden Arterien sind oft asymptomatisch und werden angiographisch zufällig entdeckt [50]. Ab einem gewissen Schweregrad jedoch können sie zu einer klinischen Symptomatik unterschiedlichen Ausmaßes führen, z.B. Kopfschmerz, Tinnitus, Vertigo, Synkopen, Amaurosis fugax, Horner-Syndrom, Collet-Sicard-Syndrom, transitorische ischämische Attacken, ischämischer oder hämorrhagischer Insult mit Apoplex und Subarachnoidalblutung [18, 43, 50, 71, 84]. Die Symptome sind Folge einer Stenose oder Okklusion der hirnzuführenden Arterien, einer Ruptur eines intrazerebralen Aneurysmas, einer zerebralen Embolisation durch Thromben aus den perlschnurkonfigurierten Gefäßabschnitten oder Aneurysmen. Der bilaterale Befall der A. carotis interna oder multipler Hirnarterien ist keine Seltenheit [50, 72, 84]. Eine potentielle schwere Komplikation der zerebrovaskulären FMD ist die Spontandissektion der Arterienwand, vor allem der A. carotis interna [1, 95], seltener der A. vertebralis [14], der A. cerebelli superior [59], ggf. mit Ausbildung einer Karotis-Sinus-cavernosus-Fistel [46]. Bei Patienten mit Mehrgefäßerkrankung ist die Mortalität hoch [95, 99]. Es läßt sich eine Häufigkeitsbeziehung zwischen FMD und intrazerebralen Aneurysmen in bis zu 50% nachweisen [38, 50, 58, 84, 122].

15.1.5.3 FMD der Viszeralarterien

Im viszeralen Bereich treten meist tubuläre Stenosen, selten Perlschnurstenosen oder Aneurysmen auf, wobei der Truncus coeliacus und die A. mesenterica superior häufiger befallen sind als die A. hepatica, A. lienalis oder A. mesenterica inferior [71, 90, 122]. Klinisch dominiert die postprandiale Angina abdominalis bei Okklusion der A. mesenterica superior, wobei Mesenterialinfarkte aufgrund der chronischen Verlaufsform mit Ausbildung suffizienter Kollateralkreisläufe (z.B. Riolan-Anastomose) äußerst selten beobachtet werden [71, 96].

15.1.5.4 FMD der A. subclavia und A. axillaris

Der Befall der A. subclavia ist ebenso häufig wie der intestinaler Arterien [71], während die FMD der A. axillaris oder A. brachialis äußerst selten ist [33, 54]. Oft zeigen Patienten mit FMD der A. subclavia eine arterielle Hypertonie aufgrund eines gleichzeitigen renovaskulären Befalls. Bei hämodynamisch signifikanter Stenose der A. subclavia läßt sich eine Blutdruckdifferenz an den beiden oberen Extremitäten messen, schwere Läsionen führen zu Armschwäche, Parästhesien oder einer Belastungsclaudicatio [22, 71, 81]. Eine Stenose des proximalen Gefäßabschnitts kann zum Subclavian-Steal-Syndrom führen mit der entsprechenden zerebralen Symptomatik.

15.1.5.5 FMD der Becken-Bein-Arterien

Betroffen ist in der Regel nur die A. iliaca externa [23, 83], selten die A. iliaca communis, A. femoralis profunda, A. poplitea oder die Unterschenkelarterien [54, 71]. Entsprechend dem Erscheinungsbild einer perlschnurartigen oder tubulären Stenose, eines Aneurysmas oder einer FMD-induzierten Dissektion führt die Erkrankung zur Claudicatio intermittens, Mikroembolisation oder zum akuten inguinalen Schmerzereignis.

15.1.5.6 FMD der Koronararterien

Diese Erkrankung auf der Basis perlschnurartiger Stenosen oder Dissektionen [70] ist extrem selten und beschränkt sich auf Fallberichte in der Literatur [47, 55]. Myokardiale ischämische Läsionen sind beschrieben worden.

15.1.6 Behandlung der FMD

Unter dem Gesichtspunkt der Erkrankungsprogression bieten sich grundsätzlich zur Therapie der FMD diverse gefäßchirurgische Maßnahmen je nach Lokalisation, Art und Ausmaß der vaskulären Veränderungen an, bei stenosierender Erkrankung aber auch alternativ mit hohen Erfolgsraten die perkutane transluminale Angioplastie (Ballonkatheter). Während Stenosen vom Typ der medialen Hyperplasie einfach zu dilatieren sind mit gutem Primärresultat, können Läsionen vom Typ der intimalen oder periadventitialen Fibroplasie aufgrund der Gewebsresistenz eher technische Probleme verursachen und Reststenosen hinterlassen. Die medikamentöse Therapie beschränkt sich auf Möglichkeiten einer Hypertoniebehandlung (z.B. CEA-Hemmer) und der Prophylaxe einer drohenden Ischämie, vor allem in zerebrovaskulären Bereich (z.B. Thrombozytenaggregationshemmer) [119].

Die PTA hat sich im Bereich der A. renalis, A. subclavia und A. iliaca externa stenosierender FMD als Verfahren der Wahl durchgesetzt mit Resultaten, die der einer gefäßchirurgischen Intervention, z.B. Bypass, TEA mit Patchplastik, Resektion mit Reinsertion u.a. [108, 115–117] mindestens ebenbürtig sind bei wesentlich geringerer Patientenbelastung [32, 36]. In den angesprochenen Bereichen sind heute mit der PTA primäre technische Erfolgsraten einer Rekanalisation bei Einsatz moderner Materialien und behandlungstechnischer Erfahrung von über 90% zu erwarten. Nach Ballondilatation der renovaskulären FMD bei Hypertonikern ist mit einer Normalisierung der Blutdruckwerte in etwa 50%, einer Besserung in weiteren 30–45% der Fälle zu rechnen [51, 74–76] Klinische Langzeitresultate nach PTA einer Stenose der A. subclavia mit und ohne Subclavian-steal-Syndrom sind in der Literatur überwiegend optimistisch mitgeteilt. Die entsprechenden Erfolgsangaben schwanken zwischen nahezu 100% [35, 87, 94, 121]. und 94% bei brachialer Ischämie bzw. 73% bei neurologischer Symptomatik [109]. Meist wird in den Studien allerdings nicht zwischen klinischen Verläufen von Patienten mit FMD und Arteriosklerose unterschieden. Bei aneurysmatischen oder dissezierenden FMD-Erkrankungen sind gefäßchirurgische Verfahren generell nach wie vor als Methode der Wahl zu betrachten.

Die Behandlung der zerebrovaskulären FMD hängt vom Schweregrad der Symptome, vom Ausmaß der Erkrankung und der Lokalisation der vaskulären Läsion ab. Neben der konservativen thrombozytenaggregationshemmenden, antikoagulierenden und blutdrucksenkenden Pharmakotherapie finden bei stenosierender, aneurysmatischer oder dissezierender Form der FMD zahlreiche gefäßchirurgische Techniken [19, 86, 103, 155, 117] Berücksichtigung, z.B. Resektion der Läsion mit direkter Anastomose oder autologes Veneninterponat, intraluminale Dilatation mit Patchplastik, diverse Bypasstechniken, Aneurysmaresektionen oder Dissekatausschälungen. Die Operationsmortalität wird als minimal, die postoperative Morbidität als gering und die Rezidivsymptomatik als selten angesehen. Die PTA ist im zerebrovaskulären Bereich nach wie vor ein umstrittenes Behandlungsverfahren bei stenosierender Erkrankung. Klinische Langzeitmitteilungen liegen nur spärlich vor, eine Einschätzung ist daher augenblicklich schwer möglich. Die Ballonkatheterbehandlung beschränkt sich auf wenige spezialisierte Zentren [5, 42, 57, 77]. Hiernach erscheinen Patienten mit FMD für dieses Behandlungsverfahren aufgrund des geringeren Embolisationsrisikos besser geeignet als Arteriosklerotiker; die technischen Erfolgraten werden als hoch, die Komplikationsraten als äußerst gering beschrieben.

Im viszeralen Bereich spielen die Ballondilatation [12, 68, 89] und gefäßchirurgische Rekanalisationverfahren [78, 115–117] gleichermaßen eine Rolle in der Behandlung der schweren chronischen Angina abdominalis.

15.2 Zystische Adventitiadegeneration (ZAD)

15.2.1 Einleitung, Geschichte und Definition

Erstmals wurde 1947 von Atkins und Key [3] über eine Patienten mit Claudicatio intermittens berichtet, der in der A. iliaca eine stenosierende Veränderung aufwies, die pathologisch-anatomisch durch einen in der Gefäßwand liegenden zystischen Tumor bedingt war. Einen ähnlichen Befund erhoben Ejrup und Hiertonn [26] zunächst 1954 an der A. poplitea, 1957 wurden die folgenden 3 Fälle unter der Bezeichnung „Zystische Adventitiadegeneration“ publiziert [45]. Weitere Veröffentlichungen betrafen in 4 Fällen die A. poplitea, in 1 Fall die A. iliaca externa und in einem Fall die A. femoralis communis [114].

15.2.2 Prävalenz der ZAD

Die zystische Adventitiadegeneration (ZAD) ist eine seltene Gefäßerkrankung. Entsprechend finden sich im angiologischen Schrifttum auch meist Einzelmitteilungen, anhand derer Literaturübersichten präsentiert werden [24, 37, 106, 114]. 1977 berichtete Leu über Erfahrungen an 59 Patienten [67], 1979 stellten Flanigan et al. [31] in einer Sammelstatistik 115 bis dahin weltweit veröffentlichte Fälle über die ZAD der A. poplitea zusammen. Hiernach fand sich eine Häufung der Erkrankung in Europa und Australien, das mittlere Alter lag bei 40 Jahren mit einer Streuung zwischen 11 und 70 Jahren, Männer waren etwa 8mal häufiger betroffen als Frauen, ein bilateraler Befund kam nicht vor. In 65 Fällen fand sich eine Stenose, in 3 Fällen eine Verlagerung, in 30 Fällen eine Okklusion. Aus der Sammelstatistik von Leu [67] unter Berücksichtigung eigener Fälle geht hervor, daß bei insgesamt 59 Fällen in 49 die A. poplitea, in 2 die A. iliaca externa, in 2 die A. radialis, in 2 Fällen die A. femoralis communis und in je 1 Fall die A. ulnaris, V. ulnaris, V. femoralis und V. saphena parva betroffen war. In allen beschriebenen Fällen war der gelenknahe Gefäßabschnitt befallen.

15.2.3 Pathogenese der ZAD

Pathogenetisch werden für die Entstehung der Zysten in der äußeren Gefäßwand mehrere Theorien [4, 31], diskutiert:

- Ein direktes Makrotrauma [30, 49, 110], oder Mikrotrauma [48, 53, 106]. Dem steht gegenüber, daß auch Kinder erkranken können, während Sportler und Schwerarbeiter nicht gehäuft betroffen sind.
- Entwicklungsstörung mit Gewebsverlagerung vom Fasziengewebe der Gelenkumgebung bzw. von muzinsezernierenden Zellen des Gelenkendothels in die Adventitia mit Zystenbildung. Anhand elektronenmikroskopischer Untersuchungen ist vermutet worden, daß diese muzinsezernierenden Zellen sog. transformierte glatte Muskelzellen seien [111], die durch mechanische Irritation aktiviert würden.
- Von untergeordneter Bedeutung scheint die Theorie, daß die ZAD eine lokale Erscheinungsform einer Kollagenose sei.
- Die Ansicht, daß als Ursache der ZAD echte Ganglien in der Gefäßwand in Frage kommen, werden heute am meisten favorisiert, da eine makroskopische Ähnlichkeit besteht und andererseits auch mehrfach intraoperativ und histologisch offene oder obliterierte Verbindungsgänge zum nahegelegenen Gelenk gefunden wurden.

15.2.4 Pathoanatomie und Histologie

Über die Pathologie der ZAD liegen zahlreiche Arbeiten in der Literatur vor [67, 97, 114]. Makroskopisch wird eine solitäre oder mehrere hintereinandergereihte Zysten zwischen Media und Adventitia gefunden. Der Zysteninhalt besteht aus gelblich-gelatinösem Material, das sich aus Proteiden und Mukopolysacchariden, vor allem Hyaluronsäure, zusammensetzt. Er ist frei von Hämoglobin oder eisenhaltigen Pigmenten. Die Zystenwand besteht aus fibrösem kollagenen Gewebe und ist meist von muzinsezernierenden Zellen ausgekleidet. Entzündliche Veränderungen der Gefäßwand fehlen, Media und Intima zeigen sich vollständig normal. In Spätstadien der Erkrankung kann es zu einer Intimaverdickung mit Verkalkungen und Nekrosen der Media oder Thrombusformationen kommen. Histologisch handelt es sich um echte Ganglien der Gefäßwand, deren Inhalt im Sinne einer degenerativen Grundsubstanzveränderung in hyaluronhaltige Mukoproteide umgewandelt ist.

15.2.5 Klinische Symptomatik

Alle bisher beschriebenen Fälle betreffen gelenknahe Gefäßabschnitte. Klinische Symptome treten vorwiegend am Bein je nach Lokalisation der Läsion, selten im Oberschenkel, fast immer im Unterschenkel, als intermittierende Claudicatio mit plötzlichem Beginn auf [64, 67, 106]. Die Zeichen der Ischämie, oft unter Anstrengung, lassen sich besonders bei vollständiger Beugung des Kniegelenks auslösen unter Verlust der normalerweise tastbaren Fußpulse [34, 53]. Bei Befall des venösen Gefäßsystems ist das Leitsymptom eine venöse Insuffizienz mit Stauung und eventuell sekundärer Varikose [106].

15.2.6 Angiographisches Erscheinungsbild

Alle angiographisch gefundenen Veränderungen [7, 24, 45, 53, 106] zeigten eine Lokalisation in gelenknahen Abschnittten peripherer Gefäße. Typisch ist eine isolierte, uni- oder polyzyklisch begrenzte und bogig oder sanduhrförmig konfigurierte, glatt konturierte Stenose bei völlig normalem Befund des übrigen Gefäßsystems (Abb. 15.7 und 15.8). In 70% der Fälle wird über eine lokale, exzentrisch uhrglasförmige Stenose berichtet, bedingt durch eine Kompression von außen (sog. „Scimitar sign"); in anderen Fällen führt die Zyste zu einer Gefäßverlagerung bei Kniegelenksbeugung. Eine Obstruktion des betroffenen Gefäßabschnitts kann durch Zusammentreten der Intimaoberflächen oder eine aufgepfropfte Thrombose bei filiformer Stenosierung auftreten. Eine zystische Kompression als Ursache läßt sich hierbei

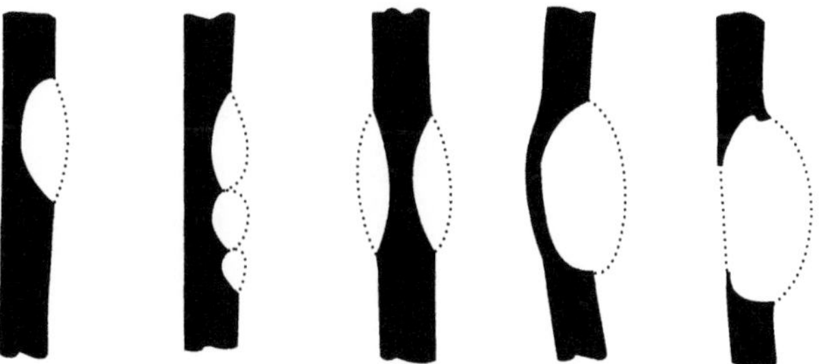

Abb 15.7. Schematische Darstellung angiographischer Befunde bei der arteriellen zystischen Adventitiadegeneration

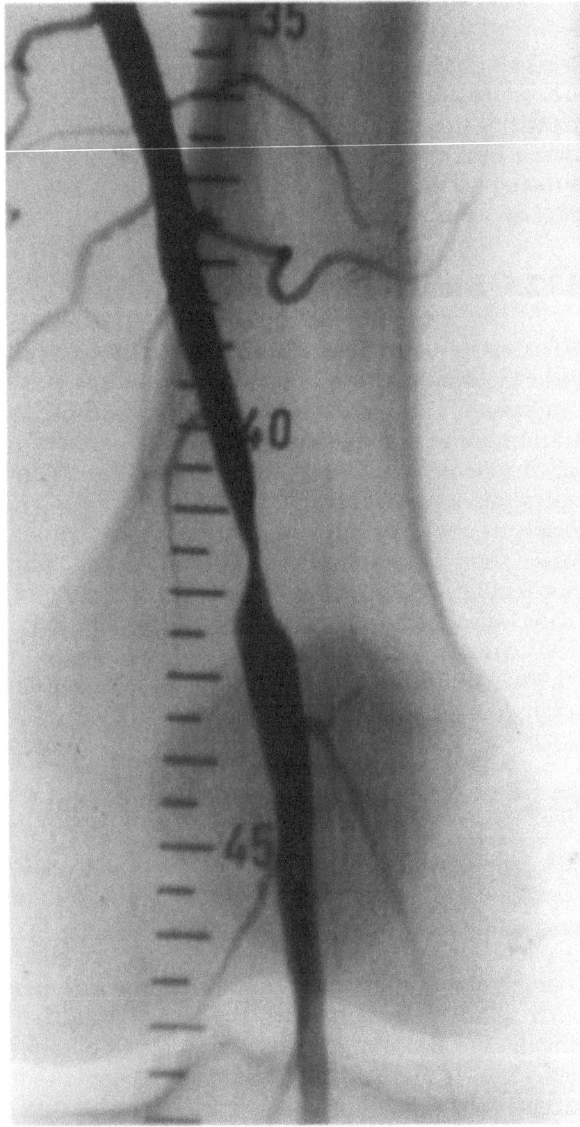
a

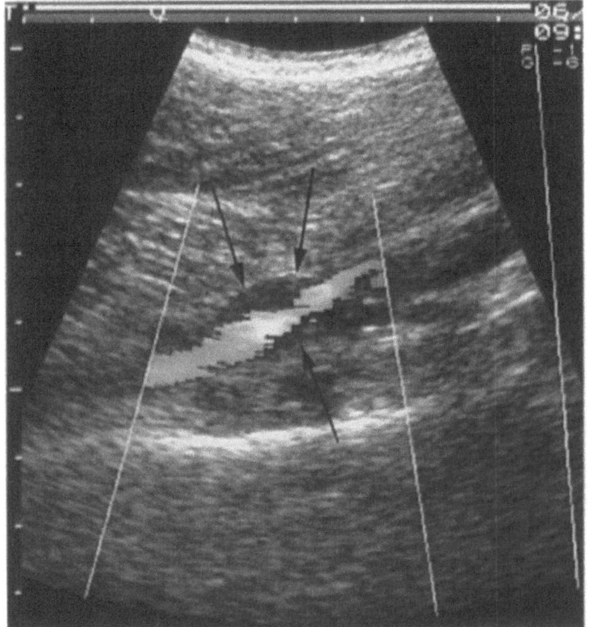
b

durch eine glatte Ausdünnung der Okklusionsgrenzen im Angiogramm vermuten. Eine poststenotische Gefäßdilatation, Kollateralkreisläufe und multifokale oder generalisierte Gefäßwandveränderungen fehlen.

15.2.7 Differentialdiagnose

Die *Arteriosklerose* ist die häufigste Ursache einer AVK, befällt bevorzugt den distalen Bereich der A. femoralis superficialis und zeigt eine multifokale, generalisierte Ausdehnung. Arteriosklerotische Plaques sind meist exzentrisch und irregulär konfiguriert.

Die *Thrombangiitis obliterans* zeigt typische Veränderungen im Sinne multifokaler Stenosen und Okklusionen in der Gefäßperipherie.

Traumatische akute arterielle Thrombosen haben ein anamnestisches Korrelat.

Arterielle Embolien sind in der Regel auf eine Emboliequelle, z.B. Vorhofflimmern, Tumoren, der Herzhöhlen, vorgeschaltete Aneurysmakrankheit u.a., zurückzuführen.

Das *Entrapmentsyndrom* [100] ist verursacht durch Kompression der A. poplitea beim Durchtritt durch den Gastroknemiusschlitz oder die Soleusmuskulatur.

Ein *thrombosiertes Aneurysma der A. poplitea* [2] auf arteriosklerotischer Grundlage zeigt entsprechende angiographische Begleitveränderungen und läßt sich sonographisch sichern.

Aus einer Studie von Brunner u. Soyka [10] über die Ursachenhäufigkeit elektiver Popliteaverschlüsse in 81 rekonstruierten Fällen geht hervor, daß die Arteriosklerose mit 61,8% weit vor der älteren Thrombose oder Embolie (12,3%), dem Aneurysma (11,1%), der Thrombangiitis obliterans (6,2%), dem Kompressionssyndrom (4,9%) und der Adventitiazyste (3,7%) liegt.

15.2.8 Therapie der ZAD

Die Behandlung der ZAD bei klinischer Ischämiesymptomatik distal der befallenen Arterienregion ist eine Domäne der Gefäßchirurgie. Ein invasiver Eingriff erscheint deshalb angezeigt, weil sich eine suffiziente Kollateralisation bei der Stenosierung

◄

Abb. 15.8a,b. Stenose der Arteria poplitea bei einem 35jährigen Mann. **a** In der DSA typische konzentrisch glatt konfigurierte Enge infolge Kompression durch eine ZAD. **b** Im farbkodierten Duplexsonogramm Nachweis der Stenose mit Flußbeschleunigung (*helles Signal*) und zystischer Degeneration der Adventitia (*Pfeile*)

oder Okklusion durch eine ZAD nicht einstellt. Gehtraining führt zu keiner Verlängerung der freien Wegstrecke in den Beschwerdephasen. Die chirurgische Dekompression erweist sich daher als Therapie der Wahl. Operationstechnisch wird je nach Ausmaß der Erkrankung eine direkte Abtragung bzw. Ausschälung der Zyste unter Erhalt der Gefäßkontinuität bei solitärem Befall und eine Segmentresektion des zystisch degenerierten Gefäßanteils mit Rekonstruktion der Gefäßkontinuität, z.B. durch Venentransplantat oder Kunststoffarterie bei polyzystischem Befall, unterschieden [10, 31, 67, 114]. Als alternatives Behandlungsverfahren wird im neueren Schrifttum die perkutane Aspiration des Zysteninhalts unter CT-Kontrolle als erfolgreich beschrieben [20, 120].

15.3 Gefäßwandtumoren

15.3.1 Definition und Pathologie

Vaskuläre Tumoren der Weichteile lassen sich histologisch mit absteigender Häufigkeit in 3 Kategorien einteilen:

1. Gutartige Tumoren mit lokalem (Hämangiome) oder diffus ausgedehntem (Angiomatose) Wachstum,
2. Tumoren mit geringem bis mittlerem Malignitätsgrad (Hämangioendotheliome),
3. Tumoren mit hohem Malignitätsgrad (Angiosarkome).

Hiervon abzugrenzen sind Tumoren der Gefäßwand selbst. Diese können primär von mesenchymalen Grundstrukturen, vor allem den glatten Muskelzellen der Media, als Leiomyosarkome ausgehen. Histologisch findet man Mitosen, ein fibrilläres Zytoplasma und pleomorphe, variable Zellkerngrößen.

Weiterhin können Gefäßwandtumoren aber auch sekundär durch metastatisch in diese Region verschleppte neoplastische Zellen oder durch Infiltration eines direkt angrenzenden Neoplasmas verursacht sein.

15.3.2 Prävalenz, Ursachen und Lokalisation

Während vaskuläre Weichteiltumoren relativ häufig sind, werden primäre Gefäßwandtumoren sehr selten beobachtet.

Die erste Mitteilung über ein Leiomyosarkom der V. cava inferior stammt aus dem Jahre 1871 [91]. Innerhalb der Gruppe der Weichteiltumoren sind Leiomyosarkome mit einer Häufigkeit von nur 6,5% vertreten [98], bei primären Gefäßwandtumoren ist das Leiomyosarkom die häufigste Ursache. Bis 1983 wurden gut 200 Fälle mitgeteilt [27]. In einer internationalen Sammelstudie berichtete Xia [123] über 86 Patienten, wobei in 68 Fällen große Venen (in ca. 50% allein die V. cava inferior), in 18 Fällen große Arterien (in über 50% die Pulmonalarterien) betroffen waren. In Einzelfällen wird auch über einen Befall der Nierenvene [63], Suprarenalvene, V. iliaca externa, Antekubitalvene [112], der Axillarvene [123] und der V. saphena [11] berichtet. Grundsätzlich ist davon auszugehen, daß Leiomyosarkome in großen Venen etwa 5mal häufiger auftreten als in Arterien [61]. Im Bereich der V. cava überwiegt eine Erkrankung des weiblichen gegenüber dem männlichen Geschlecht von 5:1 [27]; die Inzidenz bei Befall peripherer Venen ist ausgeglichen.

Über den Befall der Gefäßwand durch Tumoren anderer Genese sind Literaturmitteilungen äußerst spärlich. In Kasuistiken werden je ein Fall eines malignen fibrösen Histiozytoms der zervikalen A. carotis mit Dissektion infolge Erosion der Gefäßwand [60] und eines metastatisch-neoplastischen Gefäßwandbefalls mit intrazerebraler Aneurysmaausbildung bei kleinzelligem Bronchialkarzinom als Primärtumor [88] beschrieben.

15.3.3 Klinische Symptomatik

Die klinische Symptomatik von Gefäßwandtumoren hängt von deren Lokalisation, ihrem Ausmaß und der Art der Läsion ab. Vaskuläre Leiomyosarkome sind relativ langsam wachsende Tumoren, die sich von der Gefäßwand aus sowohl okkludierend in den intraluminalen als auch expandierend in den extravaskulären Bereich ausdehnen können [8, 112, 113]. Retroperitoneale nichtokkludierende Tumoren unter 5 cm Durchmesser haben meist keine spezifische Symptomatik und bleiben unerkannt. Bei okkludierendem Befall der kaudalen V. cava inferior kann eine untere Einflußstauung mit Umgehungskreisläufen, bei Befall des kranialen Abschnitts ein Budd-Chiari-Syndrom resultieren [56]. In unserem eigenen Patientengut existiert ein solcher Fall, der aufgrund dieser Erscheinungsbilder entdeckt wurde (Abb. 15.9). Bei Befall oberflächlicher Venen läßt sich der Tumor palpieren und das gestaute Gefäß in seinem Verlauf erkennen. Im Bereich der Pulmonalarterien ist bei intraluminärem Befall

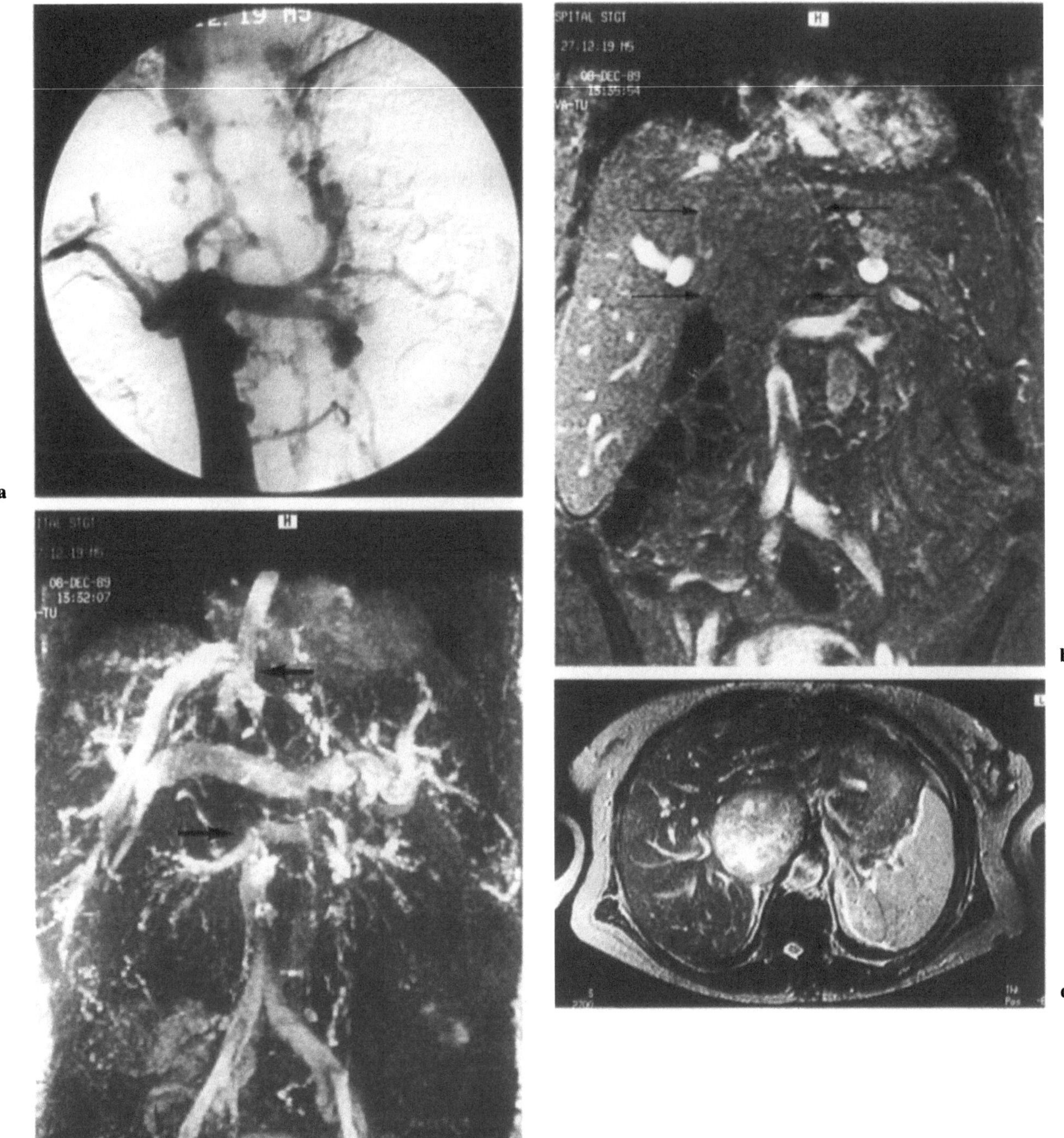

Abb. 15.9a–d. Leiomyosarkom der suprarenalen V.cava inferior mit vollständiger Okklusion. **a** Verschluß in der DSA. **b** Tumoröse Okklusion im koronaren MRA-Einzelbild (*Pfeile*). **c** Verschluß im Magnetresonanzangiogramm (TOF-Projektionsangiogramm) (*Pfeile*). **d** Axiale MRT-Schicht (T2-gew.) mit signalintensivem Tumor der V.cava

eine arterielle Minderperfusion der Gefäßstrombahn, ggf. mit Perfusionsausfall, zu erwarten. Eine Metastasierungstendenz retroperitonealer und peripherer Gefäßwandleiomyosarkome ist bekannt [6]; sie hängt ab vom Malignitätsgrad bzw. dem Mitoseindex [113].

Führen tumoröse Gefäßwanderkrankungen zur Erosion der Schichten, kann im arteriellen Bereich eine Dissektion mit Gefahr eines Ischämiesyndroms eintreten. Aneurysmatisch neoplastische Gefäßwanderkrankungen, z.B. im Arterienbereich, können zur Ruptur mit entsprechender Einblutung führen.

15.3.4 Diagnostik

Die Diagnose eines Gefäßwandtumors wird meist erst intraoperativ dann gestellt, wenn bereits ein fortgeschrittenes, symptomatisches Tumorstadium vorliegt. Differentaldiagnostisch müssen im Retroperitonealraum, der häufigsten Lokalisation, benigne oder entzündliche Tumoren ebenso berücksichtigt werden wie maligne Lymphome oder andere Weichteilsarkome. Die Biopsie führt in der Regel zur Diagnose.

Bei okklusiver Erkrankung der Venen bietet sich gerätediagnostisch zunächst die Sonographie, ggf. Duplexsonographie, als Verfahren an, um einerseits das intraluminäre Hindernis, andererseits auch das extraluminäre Ausmaß des Tumors zu erkennen. Leiomyomatöse Erkrankungen lassen sich im Nativ- und Kontrastmittelcomputertomogramm ebenso als vaskularisierte Tumoren, oft mit zentral okkludierenden thrombotischen Massen darstellen wie mittels der Magnetresonanztomographie (s. Abb. 15.9). Die Angiographie eignet sich besonders zur exakten Lokalisationsdiagnostik und Beurteilung von Kollateralkreisläufen vor einem chirurgisch-therapeutischen Eingriff. Mittels intravasaler Sonographie läßt sich das Ausmaß einer Gefäßwandinfiltration bzw. -ausdehnung sicher erfassen [66]. Gefäßwandtumoren der Pulmonalarterien können direkt mittels der Kontrastmittelcomputertomographie, die Folgen eines pulmonalen Perfusionsausfalls mittels der Szintigraphie nachgewiesen werden. Bei vorwiegend extravaskulärer Expansion des Tumors kann eine differentialdiagnostische Abgrenzung gegenüber einem zentralen Bronchialkarzinom schwierig sein und erfordert in der Regel ebenfalls eine histologische Klärung.

15.3.5 Therapie

Als Therapie der Wahl wird bei Leimyosarkomen der Gefäßwand die chirurgische lokale Exzision, Resektion, oder ein prothetischer Gefäßersatz mit anschließender adjuvanter Chemotherapie oder Strahlentherapie empfohlen [11, 63, 112]. Die Bedeutung der adjuvanten Therapie ist allerdings noch unklar. Die Prognose wird überwiegend als nicht günstig beurteilt, da etwas 50% der Tumoren metastasieren, über ein Drittel der Patienten nach Resektion Lokalrezidive entwickeln [112] und etwa 75% am Lokalrezidiv oder an der peripheren Metastasierung sterben [29].

Literatur

1. Andersen CA, Collins GJ Jr, Rich NM, McDonald PT (1980) Spontaneous dissection of the internal carotid artery associated with fibromuscular dyplasia. Am Surg 46:263–266
2. Arlart IP. Gerlach A, Fürnrohr H (1990) Das thrombosierte Popliteaaneurysma: Ein Problem für den interventionellen Radiologen. RöFo 152:430–433
3. Atkins HJB, Key JA (1947) A case of myxomatous tumor arising in the adventitia of the left external iliac artery. Br J Surg 34:426–427
4. Baar R, Endsberger G (1984) Die cystische Adventitiadegeneration der Arteria poplitea. Chirurg 55:534–535
5. Belan A, Vesela M, Weiss K, Peregrin JH (1982) Percutaneous transluminal angioplasty of fibromuscular dysplasia of the internal carotid artery. Cardiovasc Intervent Radiol 5:79–81
6. Berlin O, Stener B, Kindblom L, Angervall L (1984) Leiomyosarcomas of venous origin in the extremities. Cancer 54:2147–2159
7. Bollinger A, Pouliadia G (1977) Zum klinischen und arteriographischen Bild der zystischen Adventitiadegeneration. VASA 6:100
8. Bose B (1979) Primary malignant retroperitoneal tumour: analysis of 30 cases. Can J Surg 22:215–220
9. Bron KM, Redman H (1968) Renal arteriovenous fistula and fibromuscular hyper plasia: a new association. Ann Intern Med 68:1039–1043
10. Brunner U, Soyka P (1977) Chirurgische Gesichtspunkte der arteriellen Adventitiazysten. VASA 6:105–114
11. Byard RW, Bourne AJ, Phillips GE, Rice MS, Davey RB (1993) Leiomyosarcoma of the saphenous vein in a child with 12-year follow-up. J Pediatr Surg 28:271–274
12. Castaneda-Zuniga WR, Gomes A, Weens C, Ketchum D, Amplatz K (1982) Transluminal angioplasty in the management of mesenteric angina RöFo 137:330–332
13. Chen WY, Lin JT, Hsieh BS, Yen TS, Su CT, Tang SS, Lien WP (1983) Renal and extrarenal arterial fibromuscular hyperplasia with hypertension. NZ Med J 96:846–848
14. Chiras J. Marciano S, Vega Molina J, Touboul J, Poirier B, Bories J (1985) Spontaneous dissecting aneurysm of the extracranial vertebral artery (20 cases). Neuroradiol 27:327–333
15. Claiborne TS (1970) Fibromuscular hyperplasia: report of a case with involvement of multiple arteries. Am J Med 49:103–105
16. Connett MC, Lansche JM (1965) Fibromuscular hyperplasia of the internal carotid artery: report of a case. Ann Surg 162:59–62

17. Connolly JE (1978) Fibromuscular hyperplasia of the abdominal aorta. J Cardiovasc Surg (Torino) 19:563–566
18. Corrin LS, Sandok BA, Houser OW (1981) Cerebral ischemic events in patients with carotid artery fibromuscular dysplasia. Arch Neurol 38:616–618
19. Denk H (1985) Extracranial cerebrovascular surgery. Twenty-three years of experience. Exc Med Amsterdam: 126–206
20. Deutsch AL, Hyde J, Miller SM, Diamond CG, Schanche AF (1985) Cystic adventitial degeneration of the popliteal artery: CT demonstration and directed percutaneous therapy. AJR 145:117–118
21. Dornfeld L, Kaufman JJ (1975) Immunologic considerations in renovascular hypertension. Urol Clin North Am 2:285–300
22. Drury JK, Pollock JG (1981) Subclavian arteriopathy in the young patient. Br J Surg 68:617–620
23. Drury JK, Pollock JG (1982): Fibromuscular dysplasia of the iliac arteries. Vasc Surg 16:133–136
24. Dunant JH, Eugenidis N (1973) Cystic degeneration of the popliteal artery. VASA 2:156–159
25. Edwards BS, Stanson AW, Holley KE, Sheps SG (1982) Isolated renal artery dissection: presentation, evaluation, management, and pathology. Mayo Clin Proc 57:564–571
26. Ejrup B, Hiertonn T (1954) Intermittent claudication. Three cases treated by free vein graft. Acta Chir Scand 108:217
27. Enzinger FM, Weiss SW(1988) Soft tissue tumors, 2nd ed. CV Mosby Comp. St Louis-London
28. Felts JH, Whitley NO, Johnston FR (1979) Progression of medial fibroplasia of the renal artery and the development of renovascular hypertension. Nephron 24:89–90
29. Fischer MG, Gelb AM, Nussbaum M, Haveson S, Ghali V (1982) Primary smooth muscle tumors of venous origin. Ann Surg 196:720–724
30. Flanc C (1967) Cystic degeneration of the popliteal artery. Aust NZ J Surg 36:243
31. Flanigan DP, Burnham SJ, Goodreau JJ, Bergan JJ (1979) Summary of cases of adventitial cystic disease of the popliteal artery. Ann Surg 189:165–175
32. Franklin SS, Young JD Jr, Maxwell MH, Foster JH, Palmer JM, Cerny J, Varady PD (1975) Operative morbidity and mortality in renovascular disease. JAMA 231:1148–1153
33. Garrett HE, Hodosh S, DeBakey ME (1967) Fibromuscular hyperplasia of the left axillar artery. Arch Surg 94:737–738
34. Gertsch P, Stamm B, Burri B, Mosimann R (1980) Die arterielle Adventitiazyste der Arteria poplitea. Angio 3:191–196
35. Gordon RL, Haskell L, Hirsch M, Shifrin E, Weinman E, Romanoff H (1985) Transluminal dilatation of the subclavian artery. Cardiovasc Intervent Radiol 8:14–19
36. Grim CE, Yune HY, Donohue JP, Weinberger MH, Dilley R, Klatte EC (1986) Renal vascular hypertension: surgery vs. dilatation. Nephron 44 (Suppl 1):96–100
37. Haid SP, Conn J Jr, Bergan JJ (1970) Cystic adventitial disease of the popliteal artery. Arch Surg 101:765
38. Handa J, Kamijyo Y, Handa H (1970) Intracranial aneurysm associated with fibro-muscular hyperplasia of renal and internal carotid arteries. Br J Radiol 43:483–485
39. Hardy-Godon S, Fredy D, Chodkiewicz JP, Perez J, Bories J (1979) Angiography of cerebrovascular accidents in patients taking contraceptivepills: an analysis of 85 cases. J Neuroradiol 6:239–254
40. Harrison EG Jr, McCormack LJ (1971) Pathologic classification of renal arterial disease in renovascular hypertension. Mayo Clin Proc 46:161–167
41. Hasday JD, Sterns RH, Karch FR (1984) Renal infarction due to renal artery dysplasia with dissection: report of a case in a normotensive patient. Am J Med 76:943–946
42. Hasso AN, Bird CR, Zinke DE, Thompson JR (1981) Fibromuscular dysplasia of the internal carotid artery: percutaneous transluminal angioplasty. AJR 136:955-960
43. Havelius U, Hindfelt B, Brismar J, Cronqvist S (1982) Carotid fibromuscular dysplasia and paresis of lower cranial nerves (Collet-Sicard syndrome): case report. J Neurosurg 56:850–853
44. Heffelfinger MJ, Holley KE, Harrison EG Jr, Hunt JC (1970) Arterial fibromuscular dysplasia studied at autopsy (abstract). Am J Clin Pathol 54:274
45. Hiertonn T, Lindberg K (1957) Cystic adventitial degeneration of the popliteal artery. Acta Chir Scand 113:72
46. Hieshima GB, Cahan LD, Mehringer CM, Bentson JR (1986) Spontaneous arteriovenous fistulas of cerebral vessels in association with fibromuscular dysplasia. Neurosurg 18:454–458
47. Hill LD, Antonius JI (1965) Arterial dysplasia: an important surgical lesion. Arch Surg 90:585–595
48. Hofmann KT, Consiglio L, Hofmeister G, Schlosser D (1969) Die zystische Gefäß-Degeneration. Bruns Beitr Klin Chir 217:284
49. Holmes JG (1960) Cystic adventitial degeneration of the popliteal artery. JAMA 173:654
50. Houser OW, Baker HL Jr, Sandok BA, Holley KE (1971) Cephalic arterial fibromuscular dysplasia. Radiology 101:605–611
51. Ingrisch H (1988) Perkuntane Rekanalisation der Nierenarterie. In: Günther RW, Thelen M (Hrsg) Interventionelle Radiologie. Thieme, Stuttgart New York
52. Irey NS, Manion WC, Taylor HB (1970) Vascular lesion in women taking oral contraceptives Arch Pathol 89:1–8
53. Ishikawa K, Mishima Y, Kobayashi S (1961) Cystic adventitial disease of the popliteal artery. Angiology 12:357
54. Iwai T, Konno S, Hiejima K, Satake S, Suzuki S, Hiranuma S, Kamiyama R (1985) Fibromuscular dysplasia in the extremities. J Cardiovasc Surg (Toronto) 26:496–501
55. James TN, Marshall TK (1976) Multifocal stenoses due to fibromuscular dysplasia of the sinus node artery. Circulation 53:736–742
56. Justiniani FR, Cohen GH, Roen SA, Arribas I, Kushner DS (1973) Budd-Chiari syndrome due to leiomysarcoma of the inferior vena cava. Am J Digest Dis 19:337–346
57. Kachel R, Endert G, Basche S et al (1987) Percutaneous transluminal angioplasty (dilatation) of carotid, vertebral, and innominate artery stenoses. Cardiovasc Intervent Radiol 10:142–146
58. Kalyanraman UP, Elwood PW (1980) Fibromuscular dysplasia of intracranial arteries causing multiple intracranial aneurysms. Hum Pathol 11:481–484

59. Kalyanraman UP, Kowalski RV, Lee RH, Fierer JA (1983) Dissecting aneurysm of superior cerebellar artery: its association with fibromuscular dysplasia. Arch Neurol 40:120–122
60. Kaplan BJ, Day AL (1987) Cervical carotid artery dissection secondary to malignant fibrous histiocytoma. Neurosurgery 21:571–574
61. Kevorkian J, Cento DP (1973) Leiomyosarcoma of large arteries and veins. Surgery 73:390–400
62. Kincaid OW, Davis GD, Hallerman FJ, Hunt JC (1968) Fibromuscular dysplasia of the renal arteries: arteriographic features, classification, and observations on natural history of the disease. AJR 104:271
63. Lakhloufi A, Khaiz D, Abi F, Bouzidi A (1992) Primary leimoysarcoma of the left renal vein. Ann Urol Paris 26:333–335
64. Lassonde J (1982) Cystic adventitial disease of the popliteal artery. Clinical aspects and etiology. Am J Surg 48:341
65. Leadbetter WF, Burkland CE (1938) Hypertension in unilateral renal disease. J Urol 39:611–626
66. Lehner K, Gerhardt P, Blasini R (1992) Intravascular ultrasound (IVUS): The assessment of tumor infiltration into the vascular wall. RoFo 156:146–150
67. Leu HJ (1977) Pathologie, Klinik, Radiologie und Chirurgie der zystischen Adventitia-Degeneration peripherer Blutgefässe. VASA 6:94–99
68. Levy PJ, Haskell L, Gordon RL (1987) Percutaneous transluminal angioplasty of splanchnic arteries: an alternative method to elective revascularization in chronic visceral ischemia Eur J Radiol 7:239–242
69. Lewis GJT, Douglas DM, Reid W, Kennedy Watt J (1967) Cystic adventitial disease of the popliteal artery. Br Med J 3:411
70. Lie JT, Berg KK (1987) Isolated fibromuscular dysplasia of the coronary arteries with spontaneous dissection and myocardial infarction. Hum Pathol 18:654–656
71. Lüscher T, Vetter H, Studer A, et al (1980) Extrarenaler Gefäßbefall bei fibromuskulär bedingter renovaskulärer Hypertonie. Klin Wochenschr 58:493–500
72. Lüscher TF, Vetter H, Studer A et al (1981) Renal venous renin activity in various forms of curable renal hypertension. Clin Nephrol 15:314–320
73. Lüscher T, Vetter H, Tenschert W, et al (1983) Problem cases in renovascular hypertension. Clin Nephrol 19:299–308
74. Lüscher TF, Keller HM, Imhof HG, et al (1986) Fibromuscular hyperplasia: Extension of the disease and therapeutic outcome. Nephron 44 (Suppl 1):109–114
75. Mahler F (1992) Long-term results of percutaneous transluminal renal angioplasty. In: Lüscher TF, Kaplan NM (eds) Renovascular and renal parenchymatous hypertension. Springer, Berlin Heidelberg New York Tokyo
76. Martin LG, Casarella WJ, Alspaugh JP, Chuang VP (1986) Renal artery angioplasty: increased technical success and decreased complications in the second 100 patients. Radiology 159:631–634
77. Mathias K (1988) Perkutane Rekanalisation der supraaortalen Arterien. In: Günther RW, Thelen M (Hrsg) Interventionelle Radiologie. Thieme, Stuttgart New York
78. McCollum CH, Graham JM, DeBakey ME (1976) Chronic mesenteric arterial insufficiency: results of revascularization in 33 cases. South Med J 69:1266–1268
79. McCormack LJ, Hazard JB, Poutasse EF (1958) Obstructive lesions of the renal artery associated with remediable hypertension (abstract). Am J Pathol 34:582
80. McCormack LJ, Poutasse EF, Meaney TF, Noto TJ jr, Dustan HP (1966) A pathologic-arteriographic correlation of renal arterial disease. Am Heart J 72:188–198
81. McCready RA, Pairolero PC, Hollier LH, Brown OW, Lie JT (1982) Fibromuscular dysplasia of the right subclavian artery. Arch Surg 117:1243–1245
82. Meaney TF, Dustan HP, McCormack LJ (1968) Natural history of renal arterial disease. Radiology 91:881–887
83. Mehigan JT, Stoney RJ (1977) Arterial microemboli and fibromuscular dysplasia of the external iliac arteries. Surgery 81:484–486
84. Mettinger KL (1982) Fibromuscular dysplasia and the brain. II. Current concept of the disease. Stroke 13:53–58
85. Mettinger KL, Ericson K (1982) Fibromuscular dysplasia and the brain: observations on angiographic, clinical and genetic characteristics. Stroke 13: 46–52
86. Morris GC Jr, Lechter A, DeBakey ME (1968) Surgical treatment of fibromuscular disease of the carotid arteries. Arch Surg 96:636–643
87. Motarjeme A, Keifer JW, Zuska AJ, Nabawi P (1985) Percutaneous transluminal angioplasty for treatment of subclavian steal. Radiology 155:611–613
88. Murata J, Sawamura Y, Takahashi A, Abe H, Saitoh H (1993) Intracerebral hemorrhage caused by a neoplastic aneurysm from small-cell lung carcinoma: case report. Neurosurgery 32:124–126
89. Odurny A, Sniderman KW, Colapinto RF (1988) Intestinal angina: percutaneous transluminal angioplasty of the celiac and superior mesenteric arteries. Radiology 167:59
90. Patchefsky AS, Paplanus SH (1967) Fibromuscular hyperplasia and dissecting aneurysm of the hepatic artery. Arch Pathol 83:141–144
91. Perl L (1871) Ein Fall von Sarkom der Vena Cava inferior. Virchow's Arch Pathol Anat 53: 378–385
92. Plagnol P, Gillet JM, Cambuzat JM, Broussin J (1975) Hypertension reno-vasculaire familile. J Radiol Electrol Med Nucl 56:173–174
93. Pohl MA, Novick AC (1985) Natural history of atherosclerotic and fibrous renal artery disease: clinical implications. Am J Kidney Dis 5:120–130
94. Qi J, Zeitler E (1991) Katheterdilatation der arteriellen Stenosen supraaortaler Gefäße und Spätergebnisse. RöFo 155:357–362
95. Ringel Sp, Harrison SH, Norenberg MD, Austin JH (1977) Fibromuscular dysplasia: multiple "spontaneous" dissecting aneurysms of the major cervical arteries. Ann Neurol 1:301–304
96. Ripley HR, Levin SM (1966) Abdominal angina associated with fibromuscular hyperplasia of the celiac and superior mesenteric arteries. Angiology 17:297–310
97. Rüppell V, Sperling M, Schott H, Kern E (1971) Pathologisch-anatomische Beobachtungen bei zystischer Adventitiadegeneration der Blutgefässe. Beitr Path Bd 144:101
98. Russell WO, Cohen J, Enzinger F et al (1977) A clinical and pathological staging system for soft tissue sarcomas. Cancer 40:1562–1570

99. Sato S, Hata J (1982) Fibromuscular dysplasia: its occurence with a dissecting aneurysm of the internal carotid artery. Arch Pathol Lab Med 106:332–335
100. Schulze-Bergmann G (1972) Zum Kompressionssyndrom der Arteria poplitea (Gastrocnemiussyndrom, Vinksche Krankheit, popliteal entrapment syndrom). VASA 1:186
101. Sheps SG, Kincaid OW, Hunt JC (1972) Serial renal function and angiographic observations in idiopathic fibrous and fibromuscular stenoses of the renel arteries. Am J Cardiol 30:55–60
102. Simon N, Franklin SS, Bleifer KH, Maxwell MH (1972) Clinical characteristics of renovascular hypertension. JAMA 220:1209–1218
103. Smith DC, Smith LL, Hasso AN (1985) Fibromuscular dysplasia of the internal carotid artery treated by operative transluminal balloon angioplasty. Radiology 155:645–648
104. Sos TA, Pickering TG, Sniderman K, et al (1983) Percutaneous transluminal renal angioplasty in renovascular hypertension due to atheroma or fibromuscular dysplasia. N Engl J Med 309:274–279
105. Sottiurai V, Fry WJ, Stanley JC (1978) Ultrastructural characteristics of experimental arterial medial fibroplasia induced by vasa vasorum occlusion. J Surg Res 24:169–177
106. Sperling M, Schott H, Rüppell V (1972) Die cystische Adventitia-Degeneration der Blutgefäße. Chirurg 43:37–43
107. Stanley JC, Gewertz BL, Bove EL, Sottiurai V, Fry WJ (1975) Arterial fibrodysplasia: histological character and current etiologic concepts. Arch Surg 110:561–566
108. Stanley JC, Whitehous WM, Graham LM, Cronenwett JL, Zelenock GB, Lindenauer SM (1982) Operative therapy of renovascular hypertension. Br J Surg 69 (Suppl):63–66
109. Tesdal IK, Jaschke W, Haueisen H et al (1991) Perkutane transluminale Angioplastie (PTA) der armversorgenden Arterien bei brachialer und zerebraler Ischämie. RöFo 155:363–369
110. Tytgat H, Derom F, Galinsky A (1958) Degenerescence kystique de l'artere poplitee traitee par greffe en nylon. Acta Chir Belg 57:188
111. Ulrich W (1983) Die sogenannte zystische Adventitiadegeneration der Arteria poplitea. Licht- und elektronenmikroskopische Untersuchungen anhand von zwei Fällen. VASA 12:14
112. Van Gulik TM, Taat CW, Slors JF, Bras J, Blank LE, Bakker PJ (1991) Leiomyosarcoma of large and small veins: clinical findings and results of treatment in six patients. Eur J Surg Oncol 17:125–134
113. Varela-Duran J, Oliva H, Rosai J (1979) Vascular leiomyosarkoma. The malignant counterpart of vascular leiomyoma. Cancer 44:1684–1691
114. Vollmar J (1963) Die zystische Adventitia-Degeneration der Schlagadern. Ztsch Kreislaufforsch 52:1028–1038
115. Vollmar J (1982) Chronische Verschlußprozesse der Nierenarterien (renovaskulärer Hochdruck). In: Vollmar J (Hrsg) Rekonstruktive Chirurgie der Arterien. 3. Aufl. Thieme, Stuttgart New York
116. Vollmar J (1982) Verschlüsse der supraaortische Äste. In: Vollmar J (Hrsg) Rekonstruktive Chirurgie der Arterien, 3. Aufl. Thieme, Stuttgart New York
117. Vollmar J (1982) Verschlußprozesse der Eingeweideschlagadern. In: Vollmar J (Hrsg) Rekonstruktive Chirurgie der Arterien, 3. Aufl. Thieme, Stuttgart New York
118. Welch EL, Lemkin JA, Geary JE (1985) Grüntzig balloon dilatation for fibromuscular dysplasia of the internal carotid arteries. New York St J Med 85:115–117
119. Wesen CA, Elliott BM (1986) Fibromuscular dysplasia of the carotid arteries. Am J Surg 151:448–451
120. Wilbur AC, Spigos DG (1986) Adventitial cyst of the popliteal artery: CT-guided percutaneous aspiration. J Comput ASS Tomogr 10:161–163
121. Wilms G, Baert A, Dewaele D, Vermylen J, Nevelsteen A, Suy R (1987) Percutaneous transluminal angioplasty of the subclavian artery: early and late results. Cardiovasc Intervent Radiol 10:123–128
122. Wylie EJ, Blinkley FM, Palubinskas AJ (1966) Extrarenal fibromuscular hyperplasia. Am J Surg 112:149–154
123. Xia WK (1988) Leiomyosarcoma in the musculature of large vessel wall. Chung Hua Cung Liu Tsa Chih 10:155–156
124. Youngberg SP, Sheps SG, Strong CG (1977) Fibromuscular disease of the renal arteries. Med Clin North Am 61:623–641

16 Hämorheologische Erkrankungen: Thrombozytose – Polyzythämie – lokale Thrombose – Mikroembolie

K. Alexander

INHALT

Unter dem Oberbegriff „hämorheologische Erkrankungen" werden an dieser Stelle die myeloproliferativen Syndrome, vor allem exemplarisch die essentielle Thrombozythämie, daneben die Polycythämia vera als Hauptursache lokaler Thrombosen abgehandelt, während plasmatische Gerinnungsstörungen als Ursache arterieller Verschlußprozesse ausgeklammert bleiben, da sie hämorheologischen Erkrankungen im engeren Sinne nicht zuzurechnen sind. Auf der anderen Seite gewinnt im Zeitalter der invasivdiagnostischen und der interventionellen Radiologie die Mobilisation ortständigen wandadhärenten Gefäßmaterials mit embolischer Verschleppung zunehmend an Bedeutung; als Beispiel sog. Mikroembolien wird deshalb die Cholesterinkristallembolie gesondert abgehandelt.

16.1 Chronische myeloproliferative Syndrome

16.1.1 Definition

Neben der essentiellen Thrombozythämie und Polycythämia vera zählen die chronische Leukämie, die Osteomyelofibrose und die Osteomyelosklerose, die chronische megakaryozytär – granulozytäre Myelose sowie unklassifizierbare Formen zu den myeloproliferativen Syndromen [24]. Es handelt sich um klonale Erkrankungen einer pluripotenten hämatopoetischen Stammzelle. Die Proliferation bezieht mit differenter Ausprägung der Hyperplasie die Granulozytopoese, die Erythrozytopoese und die Megakaryozytopoese ein. Außer der essentiellen Thrombozythämie und Polycythämia vera treten die anderen genannten Krankheiten des myeloproliferativen Syndroms nur ganz ausnahmsweise als Ursache arterieller Thrombosen in Erscheinung.

16.1.2 Arterielle Thrombose bei essentieller Thrombozythämie

16.1.2.1 Häufigkeit

Die Krankheit, die in allen Lebensaltern vorkommt und einen ersten Altersgipfel im 4. Lebensjahrzehnt mit Bevorzugung der Frau [8] und einen zweiten höheren Altersgipfel zwischen dem 6. und 7. Lebensjahrzehnt mit ausgeglichenem Geschlechtsverhältnis aufweist, ist außerordentlich häufig von Thrombosen, vor allem im arteriellen, weniger im venösen Kreislaufschenkel begleitet [8, 13]. Kontrovers wird die Frage der Häufigkeit arterieller Durchblutungsstörungen im jugendlichen Alter diskutiert [20]. Jedoch mehren sich Mitteilungen über lebensbedrohliche thrombotische Komplikationen beim jungen Erwachsenen. So beobachteten Millard et al. unter 13 Patienten im 3. Lebensjahrzehnt 2 Kranke mit Myokardinfarkt und einen mit apoplektischem Insult [21].

Eine exakte Einschätzung der Häufigkeit thrombotischer Ereignisse bei essentieller Thrombozythämie in der Gesamtbevölkerung ist aber nicht möglich, da nur retrospektive klinische Studien mit einer unvermeidlichen Selektion des Krankengutes vorliegen. Immerhin geben mehrere Arbeiten über größere Kollektive einen brauchbaren Einblick in die Häufigkeit thromboembolischer Komplikationen bei essentieller Thrombozytose [3, 5, 8, 13, 22, 27, 28]. Tabelle 16.1 läßt erkennen, daß zahlenmäßig Störungen, die die Autoren der Mikrozirkulation zurodnen, zwar führen, aber dicht gefolgt sind von Durchblu-

Tabelle 16.1. Essentielle Thrombozythämie: Symptome zum Zeitpunkt der Diagnose (n = 61). (Nach Hehlmann et al. 1988 [13])

Symptome	[n]	[%]
Thrombotische Komplikationen	51	84
Mikrozirkulation	41	67
Peripher (Finger, Zehen)	32	53
Gangrän	16	26
Akrozyanose	16	26
Parästhesien	15	25
Kälteempfindlichkeit	5	8
Zerebral	17	28
Schwindel	15	25
Hörstörungen	4	7
Desorientiertheit	2	3
TIA	2	3
Epileptische Anfälle	1	2
Apoplexie	1	2
Organisches Psychosyndrom	1	2
Große Gefäße	31	51
Arterien	29	48
Beine	18	30
Koronarien	11	18
Karotiden	3	5
Nierenarterien	6	10
Mesenterialarterien	2	3
Arteria subclavia	1	2
Venen	4	7
Vena portae	3	5
Milzvene	3	5
Bein-Becken-Vene	2	3
Hämorrhagien	8	13
Gastrointestinal	2	3
Uroginal	2	3
Epistaxis	2	3
Postoperativ	2	3
Symptomfrei	7	12

tungsstörungen der Arterien, während venöse Thrombosen demgegenüber ganz in den Hintergrund treten [13].

Am anderen Ende der Skala steht das „paradoxe" Phänomen einer hämorrhagischen Diathese bei vermehrter Thrombozytenzahl [8], die bei immerhin 13% der Patienten beobachtet wurde. Nur 12% der Kranken waren asymptomatisch [13].

16.1.2.2 Risikofaktoren

Da die Ursache der den klonalen Erkrankungen des myeloproliferativen Systems zuzurechnenden essentiellen Thrombozythämie nicht bekannt ist, gibt es auch keine erkennbaren Risikofaktoren der Grundkrankheit. Eine enge Korrelation zwischen Thrombozytenzahl einerseits und Häufigkeit sowie Schwere thromboembolischer Komplikationen konnte bisher nicht nachgewiesen werden.

Die Bedeutung der bekannten Risikofaktoren degenerativer Arteriopathien wie Nikontinabusus, arterielle Hypertonie, Hyperlipidämien und Diabetes mellitus für die Entwicklung und Schwere thrombotischer Komplikationen wird kontrovers diskutiert [5, 13, 27]. Ein schlüssiger Beweis einer Auslösung oder richtunggebenden Verschlimmerung durch einen oder die Synergie mehrerer dieser Risikofaktoren konnte bisher nicht erbracht werden, wenn gleich einzelne Mitteilungen dies vermuten lassen. Dieses Problem könnte nur mit Hilfe prospektiver randomisierter Studien gelöst werden. Diese liegen bis jetzt jedoch nicht vor. Bemerkenswert ist die Tatsache, daß sekundäre bzw. reaktive Thrombozytosen ein sehr geringes vaskuläres Risiko aufweisen, weil die Thrombozyten im Gegensatz zur essentiellen Thrombozytose keine Funktionsstörung zeigen.

16.1.2.3 Lokalisation und klinischer Verlauf

Klinisches Bild und klinischer Verlauf vaskulärer Komplikationen der essentiellen Thrombozythämie werden von 2 Faktoren bestimmt: Dem Organbefall und dem bevorzugten Strombahnabschnitt. Die häufigen reversiblen zentralnervösen Störungen wie Schwindelattacken, Kopfschmerzen, Hörstörungen, epileptische Krampfanfälle und transitorisch-ischämische Attacken werden von den meisten Autoren Mikrozirkulationsstörungen zugeordnet. An den Extremitäten sind Parästhesien, Akrozyanose, Kältegefühl aber auch die häufige Erythromelalgie Ausdruck hämorheologischer Störungen im engeren Sinne; wenn gleich meist reversibel, bleibt diesbezüglich doch zu bedenken, daß das Blut als nichtnewtonsche Flüssigkeit bei Strömungsverlangsamung einen Viskositätsanstieg erfährt, der in eine Stase der Blutsäule einmünden kann. So ist es nicht verwunderlich daß auch eine Mikrozirkulationsstörung ohne Makroangiopathie in eine Gangrän oder ein apoplektiformes Krankheitsbild übergehen kann.

Das klinische Bild makrovaskulärer Gefäßverschlüsse bis in den präarteriolären Bereich folgt dem Verteilungsmuster der obliterierenden Arteriopathie mit transitorisch-ischämischer Attacke und apoplektischem Insult [12, 21, 25], Angina pectoris und Myokardinfarkt [17, 20, 28], Angina abdominalis und Mesenterialinfarkt [6], Dyspraxia oder Claudicatio intermittens und Gewebsnekrose. Dabei ist zu berücksichtigen, daß an den Extremitätenarterien, im Krankengut Hehlmanns immerhin in 32 % der Fälle betroffen, periphere

Arterienverschlüsse eher zur Dekompensation neigen als Okklusionen der großen Zubringerarterien. Die distalen arteriellen Abschnitte sollen aber gerade bei essentieller Thrombozythämie bevorzugt befallen sein.

Während reine Mikrozirkulationsstörungen bei der essentiellen Thrombozythämie in aller Regel durch Reversibilität, aber Neigung zum Rezidiv, charakterisiert sind, zeigen viszerale und peripher arterielle Thrombosen offenbar den gleichen Spontanverlauf wie sekundär thrombotische Arterienverschlüsse bei degenerativen Angiopathien mit Minderung der Leistungsbreite oder Gewebsuntergang.

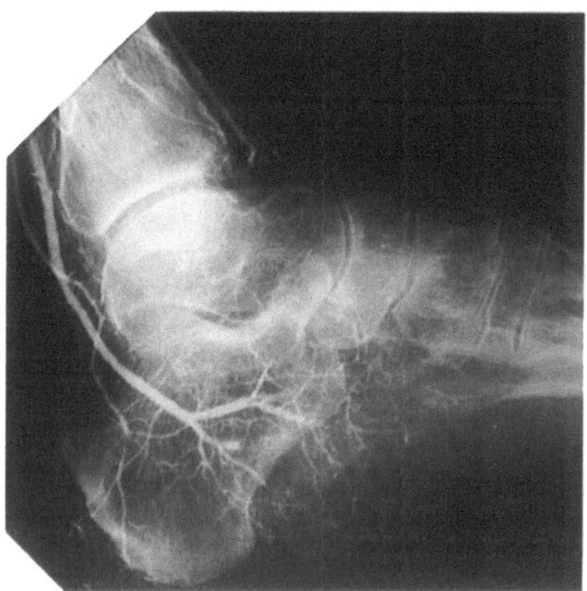

Abb. 16.1. Antegrade Vergrößerungsangiographie des Fußes bei essentieller Thrombozytose (1, 3 Mill. Thrombozyten). 72jähriger Patient mit arterieller Verschlußkrankheit vom peripheren Typ Stadium III nach Fontaine. Verschluß der A. tibialis anterior in Höhe des Sprunggelenkes und der A. tibialis posterior und ihrer Äste in Höhe der plantaren Kalkaneusbegrenzung mit fehlender Darstellung der Arterien im Bereich des Mittelfußes

16.1.2.4 Diagnostik

Die Diagnostik vaskulärer Komplikationen bei essentieller Thrombozytose folgt – unter der Prämisse einer Abklärung des myeloproliferativen Charakters der Grundkrankheit – den Regeln der Anwendung bildgebender Verfahren in der Angiologie wie sie Zeitler für die Angiographie mitgeteilt hat [32]. Voraussetzung sind demnach die vorausgehende klinisch-angiologische Untersuchung, die quantitative Bestimmung des peripheren Blutdrucks mit der Dopplertechnik, ergänzt durch mechanische Oszillographie, akrale Volumenplethysmographie, Kapillarmikroskopie und Ultraschalluntersuchungen.

Dominierende radiologische Verfahren sind die konventionelle Arteriographie und die digitale Subtraktionsangiographie (arterielle DSA). Besonders aufschlußreich ist bei bevorzugt peripher-akralem Gefäßbefall die antegrade Vergrößerungsangiographie vor und nach intraarterieller Applikation eines Vasodilatators wie Priscol in konventioneller Aufnahmetechnik (Abb. 16.1). Die Darstellung morphologischer Details mit Dokumentation auf Großformatfilmen wird qualitativ von keinem anderen Verfahren erreicht.

16.1.2.5 Therapie

Für Patienten mit thromboembolischen, aber auch hämorrhagischen Komplikationen einer essentiellen Thrombozythämie wird eine myelosuppressive Therapie mit Hydroxyharnstoff oder Busulfan empfohlen [8, 13, 24]. Die Indikation zur Behandlung jüngerer Patienten mit alkylierenden Substanzen ist wegen des leukämogenen Risikos besonders streng zu stellen und wird von manchen Autoren abgelehnt. Eine rasche Senkung der Thrombozytenzahl läßt sich durch eine Thrombozytopherese erreichen. Über Erfolge mit Alpha-Interferon wird berichtet [8]. Eine Therapie mit Azetylsalizylsäure sollte unter Abwägung des erhöhten Blutungsrisikos auf Schmerzen bei peripheren Mikrozirkulationsstörungen und transitorisch-neurologische Symptome beschränkt bleiben, wobei niedrige Dosen von 100 bis 250 mg sich als ausreichend erwiesen haben [2, 24].

Im übrigen folgt die Behandlung arterieller Durchblutungsstörungen bei essentieller Thrombozythämie den allgemeinen Regeln einer interdisziplinär verankerten angiologischen Therapie einschließlich der interventionellen Radiologie.

16.1.2.6 Prognose

Die essentielle Thrombozythämie ist per se eine benigne Erkrankung, die bei ihrem Manifestationsgipfel im höheren Lebensalter ohne vaskuläre Komplikationen die Lebenserwartung nur wenig einschränkt [13, 28]. Repräsentative Zahlen über die Überlebenschance bezogen auf das Lebensalter zum Zeitpunkt der Erstmanifestation liegen nicht vor. Insbesondere viszerale, kardiale und zerebrale makrovaskuläre Komplikationen können auch bei jungen Erwachsenen im Einzelfall limitierend wirken.

16.2 Lokale Thrombose

16.2.1 Arterielle Thrombose bei Polycythämia vera

Die Thromboseneigung gleicht grundsätzlich der bei essentieller Thrombozytose, wobei dem pathogenetischen Faktor einer erhöhten Blutviskosität bei der alle Zellreihen umschließenden Zellvermehrung sicher ein höherer Stellenwert zukommt als bei der essentiellen Thrombozytose. Dadurch erklärt sich die besondere Häufung zerebraler Symptome, die auf eine Mikrozirkulationsstörung hinweisen. Hier gewinnt die zwischen erhöhter Blutviskosität und abnehmender Blutflußgeschwindigkeit bestehende negative Rückkopplung im Sinne eines Circulus vitiosus eine besondere klinische Bedeutung. Das Gehirn reagiert auf jede Minderung des Sauerstoffangebotes besonders empfindlich, so daß Mikrozirkulationsstörungen viel früher klinisch manifest werden als in Geweben, die eine relative Hypoxie besser tolerieren. Die zerebralen Mikrozirkulationsstörungen äußern sich bei diesen Kranken in Kopfschmerzen, Schwindel und Bewußtseinseintrübung, Ohnmachtsanfällen und Schlaflosigkeit, Verwirrtheits- und Erregungszuständen.

Immerhin führt die Polycythämia vera bei 10–20% der Kranken zu Verschlüssen von Zerebralarterien mit bleibenden neurologischen Ausfällen. Die Schlaganfallinzidenz liegt bei 4–5% pro Jahr.

Wie bei der Thrombozytose, wo die sekundäre im Gegensatz zur essentiellen Form ein viel geringeres Thromboserisiko aufweist, ist die Inzidenz von Schlaganfällen bei der sekundären Polyzythämie viel geringer, was, vergleichbar der sekundären Thrombozytose, auf eine ungestörte Thrombozytenfunktion zurückzuführen sein dürfte. Außerdem wird bei der sekundären Polyzythämie kaum je ein Hämatokrit von 60% überschritten.

Für die Therapie der Polycythämia vera stehen nach Rastetter ein Aderlaß und die Anwendung myelosuppressiver Substanzen, insbesondere Zytostatika oder ionisierende Strahlen (^{32}P) zur Verfügung. Daneben treten supportive Maßnahmen. Gehäufte Aderlässe bergen die Gefahr der Auslösung überschießender Rezidive. Aderlässe seien aber die Therapie der Wahl bei asymptomatischen Patienten, deren Hämatokrit auf Werte um 50% zurückgeführt wird. Länger anhaltende Effekte als mit einem Aderlaß sind mit einer Erythrozytopherese zu erzielen [24].

Rastetter gibt folgenden Therapievorschlag: 1. Aderlässe, 2. Zytostatika vor allem Hydroxurea, ^{32}P erst bei fehlendem Ansprechen, jedoch nie bei jüngeren Patienten. Eine Antikoagulation wird man bei eingetretenem Gefäßverschluß nur aus vitaler Indikation unter Abwägung des Blutungsrisikos einleiten. Zur Prophylaxe wird niedrig dosierte ASS (100–250 mg) eingesetzt.

Die mittlere Lebenserwartung von Kranken mit Polycythämia vera liegt bei knapp 10 Jahren [1].

16.3 Mikroembolien

16.3.1 Definition

Die klinisch wichtigste Form arterieller Mikroembolien stellt die Embolie von Cholesterinkristallen in die kleinsten Arterien und Arteriolen dar. Grundsätzlich kann jedes Stromgebiet befallen sein, was dem Krankheitsbild seinen proteusartigen Charakter [7], vergleichbar der Panarteriitis nodosa, verleiht. Dabei handelt es sich um eine spontane oder iatrogene Verschleppung cholesterinhaltigen Gefäßwandmaterials aus proximalen arteriosklerotischen Gefäßstrecken in beliebige Organe oder Gewebe. Betroffen sind Arteriolen und kleinste Arterien mit einem Durchmesser von 50–850 μm. Colt et al. [4] nehmen in Übereinstimmung mit anderen Autoren [14] aufgrund einer umfassenden Literaturübersicht an, daß auch das für die Extremitäten von Karmody et al. [15] beschriebene „blue toe" – Syndrom ebenso wie das „purple toe" – Syndrom die klinische Manifestation von Cholesterinembolien darstellt, obwohl die Erstbeschreiber dies anders sahen.

Abzugrenzen davon ist die Okklusion peripherer kleiner bis präarteriolärer Arterienabschnitte durch Verschleppung thrombotischen Materials, das keine Cholesterinkristalle enthält und unter Umständen einer Spontanfibrinolyse zugänglich ist, was bei der Cholesterinkristallembolie grundsätzlich auszuschließen ist.

16.3.2 Cholesterinkristallembolie

16.3.2.1 Häufigkeit

Die Cholesterinembolie gilt primär als seltenes Ereignis, das aber iatrogen durch die an Häufigkeit zunehmende invasive Gefäßdiagnostik und interventionelle Radiologie sowie gefäßchirurgische Interventionen an der Aorta ständig an Bedeutung gewinnt [9, 11, 16]; einen anderen auslösenden Faktor stellt die breite Anwendung von Antikoagulanzien und Fibrinolytika dar [14, 23, 26, 31]. Die Kenntnis des klinischen Bildes gilt heute wegen dieser Häufung als unerläßlich. Der Altersgipfel liegt im 7. Lebensjahrzehnt. Die Cholesterinkristallembolie wird noch immer viel zu selten diagnostiziert. Bei Kranken, die innerhalb von 6 Monaten nach einer Koronarographie oder Aortographie starben, fand man autoptisch in 25,5% bzw. 30% Cholesterinembolien [13].

16.3.2.2 Risikofaktoren

Voraussetzung einer spontanen Cholesterinkristallembolie ist der ulzerative Aufbruch arteriosklerotischer Plaques mit der Verschleppung freiliegender cholesterinkristallhaltiger Strukturen durch den Blutstrom. Deshalb stellt das Lebensalter mit fortgeschrittener Aortoarteriosklerose einen bedeutenden Risikofaktor dar. Kranke mit arterieller Hypertonie scheinen besonders gefährdet zu sein. Viel häufiger erweisen sich aber Katheterangiographie und angioplastiche Verfahren insbesondere im renalen und aortoiliakalen Bereich als Ursache der Mobilisation cholesterinhaltigen Gefäßwandmaterials. Daneben treten gefäßchirurgische Interventionen im Beckenbereich mit Abklemmung der Aorta und Blutverwirbelung, die auch proximale Gefäßregionen wie die Nierenarterien in das embolische Geschehen mit einbeziehen kann [19].

Die Häufung von Cholesterinembolien unter oralen Antikoagulanzien vom Warfarin-Typ und unter Heparin wird mit einer verzögerten „Heilung" ulzerativer arteriosklerotischer Plaques erklärt [14]. Eine Fibrinolyse, die ebenfalls Cholesterinembolien auslösen kann, dürfte gemischte Fibrinthromben, die ulzerierte Plaques abdecken, aufbrechen, so daß die darunter liegenden Cholesterinkristalle freiliegen und für eine embolische Verschleppung disponibel werden [4].

16.3.2.3 Lokalisation und klinischer Verlauf

Das beliebig variable Verteilungsmuster cholesterinembolischer Gefäßverschlüsse bestimmt das klinische Bild und den klinischen Verlauf der Krankheit, in deren Vordergrund je nach Lokalisation des Gefäßverschlusses ein plötzlich auftretender arterieller Bluthochdruck und eine Nierenfunktionsstörung, ein akutes Nierenversagen, eine Pankreatitis oder Darmischämie, ein Myokardinfarkt oder eine zerebrale Ischämie, eine Livedo racemosa und eine Gangrän der Extremitäten, aber auch ein Multiorganversagen stehen können. Die Vielfalt der Symptome und das schwere Krankheitsgefühl lassen am ehesten an eine Systemkrankheit wie die Panarteriitis nodosa, an eine Immunvaskulitis oder Polymyositis, eine Endokarditis oder Sepsis denken. Außerdem korrespondiert der meist ungünstige Krankheitsverlauf einer Letalität um 80% [9]. Er wird im wesentlichen von der Schwere der viszeralen Beteiligung bestimmt (Tabelle 16.2), während die Hautmanifestationen diagnoseweisend sein können [7, 10, 23, 30].

16.3.2.4 Diagnostik

Als akutes Leitsymptom einer kutanen Cholesterinembolie wird die Livedo racemosa – im angloamerikanischen Schrifttum unter Livedo reticularis subsumiert – ein unregelmäßiges ranken- oder blitzfigurenartiges Erythem bezeichnet. Es tritt akut auf, geht mit oft heftigen Schmerzen einher und kann in Ulzerationen oder eine Gangrän einmünden [7, 9, 10, 30]. Bevorzugte Lokalisation sind die Füße und Beine, oft bei warmem Fuß und tastbaren Fußpulsen, seltener das Gesäß, die Leistenregion, das Hypogastrium und die oberen Extremitäten. Das viel zitierte „blue toe"-Syndrom ist Ausdruck einer starken lokalen Hypoxämie bei kapillärer Prästase oder Stase (Abb. 16.2).

Diagnostisch beweisend ist allein der histologische Nachweis von schlitzartigen Aussparungen in der arteriolären Strombahn und in kleinsten Arterien, die bei der Präparation und Färbung herausgelösten Cholesterinkristallen entsprechen [4, 6, 16, 18, 19, 23]. Oft findet man im Rahmen einer entzündlichen Umgebungsreaktion intravaskulär Riesenzellen. Bevorzugt sind das untere Korium und die obere Subkutis. Auch durch Muskel- oder Nierenbiopsie kann der histologische Nachweis von Cholesterinkristallembolien

Tabelle 16.2. Bevorzugte Lokalisation viszeraler Cholesterinkristallembolien bei 173 autopsierten Patienten. (Nach Fine et al. 1987 [9])

Niere	129	Gehirn	24
Milz	95	Testes	19
Pankreas	90	Prostata	15
Gastrointestinal	54	Schilddrüse	12
Nebennieren	35	Herz	7
Leber	29		

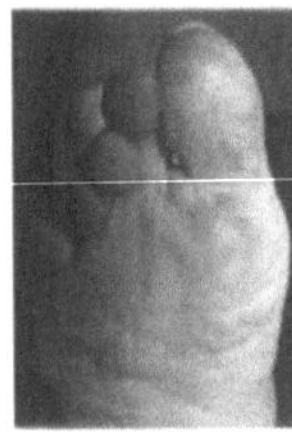

Abb. 16.2. 72jährige Patientin mit Cholesterinkristallembolie des rechten Fußes: Livedo racemosa und Blue-toe-Syndrom

gelingen [4]. Ohne diesen Beleg darf die Diagnose nicht als gesichert gelten. Angiographie, Dopplerverfahren oder Kapillarmikroskopie liefern keinen diagnostischen oder differentialdiagnostischen Beitrag.

Die krankheitstypische Laborkonstellation umfaßt eine erhöhte BSG, eine Leukozytose mit Eosinophilie und in Abhängigkeit vom Organbefallsmuster eine erhöhte CK, α-Amylase, erhöhte Transaminasen und Kreatinin, eine Proteinurie, Hämaturie und Zylindrurie. Ein krankheitsspezifisches Labormuster gibt es jedoch nicht [9].

16.3.2.5 Therapie

Eine kausale Therapie der Cholesterinkristallembolie ist unbekannt. Die gefäßchirurgische Ausschaltung von arteriosklerotischen Gefäßabschnitten als Emboliequelle ist als rezidivprophylaktische Maßnahme mit eher enttäuschendem Ergebnis versucht worden. Eine Ausnahme macht die Ausschaltung eines Aortenaneurysmas als Emboliequelle. Der Einsatz von Antikoagulanzien senkt die Mortalität nicht. Treten Symptome einer Cholesterinembolie unter Behandlung mit oralen Antikoagulanzien oder Heparin auf, sollten diese als möglicher pathogenetischer Faktor abgesetzt werden. Bei Extremitätengangrän kann eine Amputation erforderlich werden. Viele Patienten werden dialysepflichtig.

Prognose

Die Prognose der Cholesterinembolie ist bei oft multiplem Organbefall schlecht [9]. Fast vier Fünftel der Kranken erliegen akut oder subakut ihrem Leiden. Nur der eher seltene isolierte Extremitätenbefall hat eine bessere Prognose, insbesondere dann, wenn nur eine Grenzzonenamputation erforderlich wird.

Literatur

1. Anger B, Haug U, Seidler R, Heimpel H (1989) Polycythemia vera. A clinical study of 141 patients. Blut 59:493–500
2. Barbui T, Buelli M, Cortelazzo S, Viero P (1987) Aspirin and risk of bleeding in patients with thrombocythemia. Am J Med 83:265–268
3. Belucci S, Janvier M, Tobelem G, Flandrin G, Charpak Y, Berger R, Boiron M (1986) Essential thrombocythemias. Cancer 58:2440–2447
4. Colt HG, Begg RJ, Saporito JJ, Cooper WM, Shapiro AP (1988) Cholesterolemboli after cardiac catheterization. Medicine 67:389–400
5. Cortelazzo S, Viero P, Finazzi G, D' Emilio A, Rodeghiero F, Barbui T (1990) Incidence and risk factors for thrombotic complications in a historical cohort of 100 patients with essential thrombocythemia. J Clin Oncol 8:556–562
6. Dahlberg PJ, Frecentese DF, Cogbill TH (1989) Cholesterol embolism: Experience with 22 histologically proven cases. Surgery 105:737–746
7. Falanga V, Fine MJ, Kapoor WN (1986) The cutaneous manifestations of cholesterol crystal embolization. Arch Dermatol 122:1194–1198
8. Fenaux P, Simon M, Caulier MT, Lai JL, Goudemand J, Bauters F (1990) Clinical course of essential thrombocythemia in 147 cases. Cancer 66:549–556
9. Fine MJ, Kapoor W, Falanga V (1987) Cholesterol crystal embolization: a review of 221 cases in the english literature. Angiol 38:769–784
10. Fisher DF, Clagetti GP, Brigham RA, Oreccia PM, Youkey JR, Aronoff RJ, Fry RE, Fry WJ (1984) Dilemmas in dealing with the blue toe syndrome: aortic versus peripheral source. Am J Surg 148:836–839
11. Gaines PA, Kennedy A, Moorhead P, Cumberland DC, Welsh CL, Rutley MS (1988) Cholesterol embolisation: a lethal complication of vascular catheterisation. Lancet I:168–170
12. Hart RG, Kanter MC (1990) Hematologic disorders and ischemic stroke. Stroke 21:1111–1121
13. Hehlmann R, Jahn M, Baumann B, Köpcke W (1988) Essential thrombocythemia. Cancer 61:2487–2496
14. Hyman B, Landas SK, Ashman RF, Schelper RL, Robinson RA (1987) Warfarin-related purple toes syndrome and cholesterol microembolization. Am J Med 82:1233–1237
15. Karmody AM, Powers SR, Monaco VJ, Leather RP (1976) „Blue toe" syndrome. Arch Surg 111:1263–1268
16. Kennedy A, Cumberland D, Gaines P (1989) The pathology of cholesterol embolism arising as a complication of intra-aortic catheterization. Histopathol 15:515–521
17. Lahuerta-Palacios JJ, Bornstein R, Fernández-Debora J et al. (1988) Controlled and uncontrolled thrombocytosis. Cancer 61:1207–1212
18. Mashiah A, Pasik S, Hurwitz N (1988) Massive atheromatous emboli to both kidneys: A fatal complication following aortic surgery. J Cardiovasc Surg 29:60–62
19. Masuda J, Yutani C, Ogata J, Kuriyama Y, Yamaguchi T (1994) Atheromatous embolism in the brain: A clinicopathologic analysis of 15 autopsy cases. Neurol 44:1231–1237
20. Mc Intyre KJ, Hoagland HC, Silverstein MN, Petitt RM (1991) Essential thrombocythemia in young adults. Mayo Clin Proc 66:149–154

21. Millard FE, Hunter CS, Anderson M, Edelman MJ, Kosty MP, Luiken GA, Marino GG (1990) Clinical manifestations of essential thrombocythemia in young adults. Am J Hematol 33:27–31
22. Mitus AJ, Barbui T, Shulman LN, Rosenthal DS, Viero P, Cortelazzo S, Schafer AI (1990) Hemostatic complications in young patients with essential thrombocythemia. J Med 88:371–375
23. Park S, Schroeter AL, Park YS, Fortson J (1993) Purple toes and livido reticularis in a patient with cardiovascular disease taking coumadin. Arch Dermatol 129:775–780
24. Rastetter J (1993) Die chronischen myeloproliferativen Erkrankungen (CMPE). In: Begemann H, Rastetter J (Hrsg) Klinische Hämatologie. Thieme, Stuttgart New York, 4. Aufl. S 543–545; 548–564
25. Scheffer MG, Michiels JJ, Simoons ML, Roelandt JRTC (1991) Thrombocythemia and coronary artery disease. Am Heart J 122:573–576
26. Schwartz MW, McDonald GB (1987) Cholesterol embolization syndrome. JAMA 258:1934–1935
27. Watson KV, Key N (1993) Vascular complications of essential thrombocythaemia: a link to cardiovascular risk factors. Brit J Haematology 83:198–203
28. Wehmeier A, Daum I, Jamin H, Schneider W (1991) Incidence and clinical risk factors for bleeding and thrombotic complications in myeloproliferative disorders. Ann Hematol 63:101–106
29. Weitz Z, Gafter U, Chagnac A, Levi J (1987) Cholesterol emboli in atherosclerotic patients: reports of four cases occuring spontaneously or complicating angioplasty and aortorenal bypass. J Am Geriatr Soc 35:357–359
30. Wolter M, Marsch WCH (1990) Rankenförmige Livedo – akutes Leitsymptom einer kutanen Cholesterinembolie. Dtsch Med Wochenschr 115:452–455
31. Zaytsev P, Miller K, Pelletiere EV (1986) Cutaneous cholesterol emboli with infarction clinically mimicking heparin necrosis a case report. Angiology 37:471–476
32. Zeitler E (1994) Angiographische Diagnostik und digitale Subtraktionsangiographie bei peripheren Gefäßprozessen. Internist 35:457–464

17 Funktionelle Gefäßerkrankungen

H. HEIDRICH

INHALT

17.1 Spasmen

Spasmen arterieller Extremitätenarterien können sowohl an größeren Gefäßen als auch an Arteriolen auftreten, kommen durch langstreckige Kontraktionen ganzer Gefäße oder auch nur einzelner Arteriensegmente vor und führen durch funktionelle Lumeneinengung zu peripheren Durchblutungsstörungen. Arterielle Spasmen können sowohl durch direkten Einfluß auf die Gefäßmuskulatur als auch indirekt über das sympathische Nervensystem und adrenerge Rezeptoren ausgelöst werden [1]. Sie können spontan auftreten, durch Medikamente wie Ergotamin, Betablocker und Digitalis, durch mechanische Faktoren (Traumata, Embolien, Manipulationen mit einem Angiographiekatheter), chemische und thermische Reize induziert werden und finden sich gehäuft bei Gefäßdysplasien, nach Erfrierungen, bei der Sudeck Dystrophie, bei Dialysepatienten und bei neurologischen Erkrankungen wie radikulären Reizsyndromen, der Polyneuropathie und motorischen Nervenverletzungen.

Klinische Bedeutung kommt unter den arteriellen Vasospasmen wegen ihrer Häufigkeit und Relevanz speziell dem Ergotismus und dem Raynaud-Syndrom zu. Für andere arterielle vasospastische Syndrome liegen nur wenige systematische Untersuchungen und Mitteilungen vor.

Bei den Erfrierungen werden akrale Gefäße in der Unterkühlungsphase extrem eng gestellt. Bei Wiedererwärmung persistieren dann die Vasospasmen in weniger stark geschädigten Arealen, während die Gefäße stark betroffener Gebiete mit einer Vasodilatation, einem konsekutivem perikapillären Ödem und sekundärer Thrombosierung reagieren [6]. Die Folgen erfrierungsbedingter Spasmen können erheblich sein, manchmal aber auch blande verlaufen.

Bei der Sudeck-Dystrophie und bei neurologischen Erkrankungen kommt es vornehmlich im Bereich der arteriellen Hautgefäße zu einer Spastik und klinisch lediglich zu einer Verminderung der Hauttemperatur im betroffenen Bereich. Nur selten lassen sich auch Verminderungen des systolischen Arteriendruckes finden.

17.2 Ergotismus

Der Ergotismus tritt nach wie vor hauptsächlich als unerwünschte Wirkung in der Migränetherapie mit Mutterkornalkaloiden, neuerdings auch als Nebenwirkung bei Einsatz von Dihydroergotamin in der Thromboseprophylaxe auf und führt primär durch Gefäßspasmen zu gastrointestinalen und zerebralen Symptomen, peripheren Durchblutungsstörungen bis zur Amputation von Extremitäten, Myokardinfarkten, auch bei koronar Gesunden, Mesenterialinfarkten, Spasmen der Nierenarterien und zerebralen Komplikationen [2, 7]. Ursache sind segmentale Gefäßspasmen bis zu kompletten Verschlüssen, wobei die Folgen einer Therapie mit ergotaminhaltigen Medikamenten nur bedingt von der Dosis pro Zeiteinheit abhängig ist. Bereits eine einmalige Gabe von Ergotamin in therapeutischer Dosis kann zu einer signifikanten Abnahme der Ruhedurchblutung führen [5].

Für die Diagnose eines Ergotismus sind neben der Anamnese mit besonderer Berücksichtigung einer Medikamentenapplikation das klinische Beschwerdebild und der angiographische Untersuchungsbefund entscheidend. Als typische angiographische Zeichen gelten die diffuse Engstellung aller Arterien vom muskulären Typ, ein sanduhrförmiger arterieller Spasmus und die als Folge der Minderung des Gefäßkalibers erhöhte Flußgeschwindigkeit des Kontrastmittels [3]. Bei glatten arteriellen Wandkonturen fehlen Ulzerationen und plaqueförmige Wanddefekte.

Therapeutisch ist die Unterbrechung der Ergotaminmedikation zwingend notwendig. Neuerdings hat sich zusätzlich die Infusion von Prostanoiden bewährt. Rekonstruktive gefäßchirurgische Maßnahmen kommen nur in Frage, wenn durch einen Ergotismus persistierende Gefäßverschlüsse zustande gekommen sind.

17.3 Raynaud-Phänomen

Definitionsgemäß versteht man unter einem Raynaud-Phänomen (Raynaud-Syndrom) anfallsartig auftretende Vasospasmen im Bereich der peripheren Gefäße der Finger und Zehen, die durch Kälte, emotionalen Streß und lokale Kompressionsphänomene induziert und unter Wärmeeinfluß oder durch vasodilatierende Medikamente wieder gelöst werden. Das klinische Bild ist von dauerhaften akralen Ischämien und persistierenden Hautverfärbungen durch andere vasospastische Phänomene, wie Akrozyanose und Erythromelalgie, zu trennen [4].

Die Unterscheidung von einem primären und sekundären Raynaud-Syndrom ist problematisch, weil die Terminologie nicht einheitlich verwendet wird, und bislang offen ist, welche Erkrankungen mit der Entstehung eines Raynaud-Phänomens einen kausalen Zusammenhang haben und häufig erst 5 bis 10 Jahre nach Beginn der Raynaud-Symptomatik entschieden werden kann, ob die Vasospastik mit einer Erkrankung assoziiert ist, für die ein Zusammenhang als sicher angesehen werden kann.

Bei zahlreichen divergierenden Angaben zur Häufigkeit eines Raynaud-Syndroms, die zwischen 4,6% in den USA, bis 30% in der Schweiz reichen, darf für Deutschland davon ausgegangen werden, daß die tatsächliche Prävalenz bei etwa 5–10% liegt.

Pathophysiologisch kommt der Vasospasmus durch einen gesteigerten arteriellen Gefäßtonus mit Verminderung der nutritiven und totalen Fingerdurchblutung zustande, die unter Kälteeinfluß oder Streß weiter abnimmt. Dabei werden auch Änderungen des lokalen Gefäßinnendruckes in den Digitalarterien und Veränderungen der Blut- und Plasmaviskosität beobachtet. Die Ätiologie des Raynaud-Phänomens ist aber bis heute offen. Diskutiert werden eine Erhöhung des Sympathikotonus, eine hypothalamische Dysregulation, eine Störung der Synapsen im Bereich der Fingerarterien, eine fehlerhafte Übertragung oder Verarbeitung von Neurotransmittern in den betreffenden Synapsen, eine Störung der Synthese biogener Amine und Veränderungen der Fließfähigkeit des Blutes.

Klinisch ist das Raynaud-Phänomen durch eine typische anfallsartig auftretende Verfärbung im Bereich der Finger charakterisiert: Einer initialen Zyanose folgt in der Regel eine ausgeprägte Weißverfärbung und später eine überschießende Rötung (s. Abb. 8.4, S. 168) In etwa einem Drittel aller Fälle findet sich aber nur eine anfallsweise Zyanose oder anfallsweise Weißverfärbung. Vasospastische Phänomene im Bereich der Füße sind in etwa 2% der Fälle vorhanden. Die Raynaud-Anfälle treten oft bilateral und symmetrisch am zweiten bis fünften Finger der Hände auf. Handrücken und Handinnenflächen sind nicht betroffen. Sie kommen bei Frauen 2- bis 5mal häufiger als bei Männern und am häufigsten zwischen dem 20. und 50. Lebensjahr vor. Erstmanifestationen sind aber auch bereits bei Kindern und nach dem 65. Lebensjahr bekannt geworden. Die Mehrzahl der Patienten weist einen niedrigen Blutdruck auf. Die Dauer der Raynaud-Anfälle beträgt oft wenige Minuten bis zu einer Stunde, im Mittel 20–30 min [4]. Fingernekrosen sind keine Folge des Vasospasmus, sondern gleichzeitig bestehender Fingerarterienverschlüsse.

Die Diagnose des Raynaud-Phänomens wird durch die Anamnese gestellt und apparativ durch Plattenthermometrie, Vitalkapillarmikroskopie, elektronische Oszillographie, rheographische oder Ultraschalldopplersonographische Bestimmung der systolischen Fingerarteriendrucke bestätigt. Dabei sind aber Funktionsuntersuchungen mit definierter Kälte- oder Wärmeapplikation erforderlich. Eine Angiographie ist für die Diagnostik des Raynaud-Syndroms nicht notwendig, auch wenn man damit Vasospasmen gut nachweisen kann, weil die Diagnose auf nichtinvasivem Weg gestellt werden kann. Die Angiographie ist bei Raynaud-Syndromen nur dann indiziert, wenn gleichzeitig Fingerarterienverschlüsse, Nekrosen oder unklare Durchblutungsverhältnisse vorliegen.

Erkrankungen, die mit einem Raynaud-Syndrom vergesellschaftet sind (sog. sekundäres Raynaud-Syndrom), erfordern eine laborchemische Screeninguntersuchung mit Nachweis von Autoantikörpern und eine breite internistische, neurologische und orthopädische Diagnostik. Es ist davon auszugehen, daß etwa 20–30% aller Patienten mit einem Raynaud-Phänomen eine pathogenetisch relevante Grunderkrankung haben. Hier spielen insbesondere die Sklerodermie und die

Gruppe der Kollagenerkrankungen bzw. Autoimmunerkrankungen eine Rolle. Vitalkapillarmikroskopische Gefäßveränderungen erlauben den Nachweis solcher Kollagenerkrankungen.

Therapeutisch ist sowohl eine Prophylaxe der Häufigkeit als auch der Intensität von Raynaud-Anfällen möglich. Sie sind grundsätzlich dann nicht behandlungsbedürftig, wenn sie selten (weniger als 1- bis 2mal pro Woche) auftreten und nur kurz dauern. Basis jeder Anfallsprophylaxe ist ein sicherer Kälteschutz. Manchmal kann autogenes Training hilfreich sein. Medikamentös läßt sich eine Anfallsprophylaxe mit transkutan applizierten Nitroglyzerinpräparaten und Nifedipin erreichen, wenn ein normotensiver oder hypertensiver Systemblutdruck vorliegt. Kalziumantagonisten sind aber bei der oft hypotonen Blutdrucklage von Raynaud-Patienten, Nitroderivate wegen der Induktion von Kopfschmerzen nur bedingt zu verwenden. Zahlreiche Untersuchungen mit anderen Substanzen können nicht überzeugen, weil oft nur Akutversuche ohne therapeutischen Langzeitwirkungsnachweis vorliegen und die diagnostische Zuordnung der Patienten zu einem Raynaud-Phänomen nicht zweifelsfrei ist. Eine Sympathektomie kann die Anzahl der Raynaud-Anfälle lediglich temporär vermindern, bringt aber in der Regel keine Langzeiterfolge.

17.4 Akrozyanose, Erythromelalgie

Eine Akrozyanose entsteht als Folge einer primären arteriellen Vasokonstriktion mit sekundärer Dilatation der Kapillaren und der Venolen. Sie kann sowohl idiopathisch wie als Folge anderer Erkrankungen auftreten und führt zu blauroten Verfärbungen an den Händen, Füßen, Knien und der Nase bei kühler Außentemperatur und teilweise zu teigigen Hautschwellungen, einer Hyperhydrosis und selten einem Taubheitsgefühl im Bereich der Finger. Die Zyanose kann durch Kälteexposition verstärkt werden. Trophische Hautveränderungen und Ulzerationen treten nicht auf. Die Akrozyanose unterscheidet sich von einem Raynaud-Syndrom dadurch, daß sie nicht anfallsartig auftritt, sondern persistiert, keine Blässe beobachtet wird und die Hautverfärbung nicht nur die Finger, sondern die ganze Hand bzw. den ganzen Fuß betrifft. Es besteht keine verminderte Sauerstoffsättigung des Blutes. Die Akrozyanose kann Folge von Herz-Lungen-Erkrankungen, einer Polyglobulie, einer Kälteagglutininerkrankung und eines Karzinoids sein. Die Patienten sind bei Beginn meist jünger als 30 Jahre.

Bei der Erythromelalgie findet sich durch extreme Weitstellung der Arteriolen eine anfallsweise auftretende schmerzhafte, brennende Rötung mit Anschwellen der Haut an den Beinen und/oder Händen unter Wärmeeinfluß. Bei Kälteapplikation kommt es zu einem Verlust der Symptome. Die Erythromelalgie kann Folge einer Polyneuropathie, einer Polyzythämie und eines Diabetes mellitus sein, aber auch als primäre Form in jedem Lebensalter, bevorzugt im mittleren, auftreten.

Sowohl Akrozyanose als auch Erythromelalgie lassen sich vitalkapillarmikroskopisch bei gleichzeitiger Kälte- und Wärmeapplikation nachweisen. Führendes diagnostisches Kriterium ist daneben das klinische Bild.

Eine Livedo reticularis ist eine netzförmige, in der Regel persistierende, livide Streifenbildung an den Extremitäten, die teilweise durch Kälte in ihrer Intensität verstärkt wird. Sie macht den Ausschluß einer autoimmunologischen Vaskulitis, einer rheumatischen Vaskulitis und einer nichteitrigen Pannikulitis notwendig.

Trotz vieler unterschiedlicher Ansätze ist eine effektive Behandlung der Akrozyanose und der Erythromelalgie z.Z. nicht bekannt. Bei einer Akrozyanose sollte ein Kälteschutz erfolgen, Schmerzen bei einer Erythromelalgie lassen sich durch Behandlung der Grunderkrankung und symptomatisch durch lokale Kälteapplikation bessern. Eine Livedo läßt sich nur dann mit Kortikosteroiden bessern, wenn eine immunologische Grunderkrankung vorliegt. Eine Behandlung mit durchblutungsfördernden Substanzen ist bei diesen 3 praxisrelevanten Krankheitsbildern nicht effektiv und wie bei der Erythromelalgie z.T. kontraindiziert. Physikalische Behandlungsmaßnahmen haben zu keinen therapeutischen Langzeitwirkungen geführt.

Literatur

1. Bollinger A (1979) Vasospastische Syndrome. In: Bollinger A (Hrsg) Funktionelle Angiologie. Thieme Verlag, Stuttgart, S 123–129
2. Fahrig C, Heidrich H, Brodel C (1995) Peripher-arterielle Durchblutungsstörung bei retroperitonealer Fibrose und Ergotismus. Herz Kreisl 27:236–238
3. Hagen B (1986) Gefäßveränderungen bei sporadischem Ergotismus. Epidemiologie, Pathogenese, Klinik und Diagnostik unter besonderer Berücksichtigung der angiographischen Dokumentation. Radiologe 26:388–394

4. Heidrich H (1993) Das Raynaud-Syndrom. Definition, Klinik, Diagnostik und Therapie, Dtsch. Arztebl 90 B:2437–2442
5. Heidrich H, Rischke M, Puzich R, Girke W (1982) Venenverschlußplethysmographische und dopplersonographische Untersuchungen zum Einfluß von Ergotamintartrat auf die periphere arterielle Durchblutung. Verh Dtsch Ges Inn Med 88:846
6. Rieger A (1988) Pathophysiologische Grundlagen der arteriellen Verschlußkrankheit. In: Rudofsky G (Hrsg) Kompaktwissen Angiologie, 2. Aufl. Perimed, Erlangen, S 197–198
7. Zschiedrich M, Heidrich H, Dieners HP (1985) Ergotismus: Diagnostik und Therapie. Med Klin 80:721–727

18 Mikrozirkulationsstörungen

A.R. Pries und M. Jünger

INHALT

18.1 Pathophysiologie der Mikrozirkulation

Die zentralen Funktionen der Mikrozirkulation sind durch eine enge Verzahnung von *Austausch und Transportvorgängen* charakterisiert. Die Effektivität dieser Austausch- und Transportprozesse wiederum wird entscheidend durch die Angioarchitektonik der terminalen Strombahnen bestimmt, die durch Vergrößerung der Austauschflächen im Vergleich zu den Leitungsgefäßen der Makrozirkulation charakterisiert ist. Dabei ist die terminale Strombahn jedoch keineswegs nur ein passiver Austauscher: Durch ein komplexes Zusammenspiel des biochemisch hochaktiven Endothels, der extrazellulären Matrix und der besonders in Arteriolen stark entwickelten glatten Muskelschicht können die Verteilung der Blutvolumenströme und der Gefäßpermeabilität beeinflußt werden. Dabei sind in den letzten Jahren insbesondere die *vielfältigen sekretorischen Leistungen des Endothels* in den Mittelpunkt des Interesses gerückt und unter anderem die Funktionen des Endothels in der Regulation des Gefäßtonus und damit des Strömungswiderstandes analysiert worden. Das Endothel nimmt chemische und physikalische Reize auf und reagiert mit der Ausschüttung lokal wirksamer Mediatoren (Autakoide). So wird z.B. bei zunehmender Blutströmungsgeschwindigkeit die Erhöhung der auf die Endothelschicht einwirkenden Scherkräfte mit einer vermehrten Bildung von EDRF (*e*ndothelium-*d*erived *r*elaxing *f*actor) beantwortet. EDRF seinerseits führt zu einer Reduzierung des Tonus der glatten Gefäßmuskulatur und kann so die Zunahme der Strömungsgeschwindigkeit verstärken.

Die enorme *Heterogenität in den Verteilungen morphologischer und rheologischer Parameter* ist ein weiteres funktionell wichtiges Charakteristikum terminaler Strombahnen. Dies gilt auf der Ebene einzelner Kapillaren, deren Durchmesser, Gefäßlänge, Strömungsgeschwindigkeit und intravasaler Druck in weiten Grenzen streuen. Es gilt aber auch für komplexere Größen wie etwa die gesamten Weglängen von den versorgenden Arteriolen durch das Kapillarbett bis zu den drainierenden Venolen. Es ist offensichtlich, daß derartige Ungleichmäßigkeiten die Funktionsfähigkeit terminaler Strombahnen stark beeinflussen. So kann leicht abgeleitet werden, daß bei gegebener Gesamtgefäßlänge oder -oberfläche ein vollständig symmetrisches System, in dem alle Kapillaren identische morphologische Eigenschaften besitzen und mit gleichen Stromzeitvolumina durchströmt werden, die maximal mögliche Austauschleistung erbringen kann. Demgegenüber ist die breite Streuung von Flußweglängen und Passagezeiten, wie sie für experimentell untersuchte Mikrozirkulationsnetzwerke typisch ist, mit einer Reduzierung der Austauschfähigkeit verknüpft. Unter physiologischen Bedingungen wird die Heterogenität hämodynamischer Parameter und die durch sie verursachte Einschränkung der Austauschleistung durch rückgekoppelte Kontrollmechanismen unter Beteiligung von Endothel und glatter Muskulatur begrenzt.

Aus dem Gesagten ist klar, daß Störungen der Mikrozirkulation nicht nur durch Ab- oder Zunahme *globaler Parameter von Durchblutung und Stoffaustausch* erklärbar sind, sondern auch durch eine *Zunahme der Verteilungsheterogenität* verursacht werden können, zu deren Darstellung und Quantifizierung sich bildgebende Verfahren besonders eignen. Derartige Verteilungsstörungen können auch bei normaler Durchblutung und arterieller Sauerstoffsättigung über eine verminderte O_2-Ausschöpfung und entsprechend erhöhte venöse Sauerstoffsättigung zu einer kritischen Einschränkung der Gewebsversorgung führen (Shuntdurchblutung).

Im einzelnen können Ursachen für Mikrozirkulationsstörungen in Veränderungen der Fließeigenschaften des Blutes, der Permeabilitätseigenschaften der Gefäßwände, der intravasalen und interstitiellen Drucke und der Regulation des Gefäßtonus liegen:

- *Pathologisch relevante Veränderungen der Blutfließeigenschaften* durch Erhöhung der Blutviskosität werden vor allem bei ausgeprägten *Hämatokriterhöhungen* (Polycythemia vera, arterielle Hypoxie, Nierenschäden, Dehydratation) oder bei *Zunahmen der Plasmaviskosität* (Plasmozytom, Morbus Waldenström) gefunden. Demgegenüber ist nach wie vor unklar, ob Veränderungen der Verformbarkeit von Erythrozyten, wie sie z.B. bei Diabetes mellitus nachweisbar sind, zu signifikanten Einschränkungen der Kapillarperfusion führen. Als gemeinsame Folge können diese Veränderungen die globalen Symptome des Hyperviskositätssyndroms verursachen, also vor allem zerebrale Beschwerden wie Benommenheit, Sehstörungen, Tinnitus u.a. Diese Symptome reflektieren ihrerseits spezifische Störungen der Mikrozirkulation, die nicht auf das zentrale Nervensystem beschränkt sind: Die erhöhte Viskosität führt in den Gefäßen der terminalen Strombahn zu genereller Flußverlangsamung. Gleichzeitig nimmt die Heterogenität der Flußverteilung zu, da es besonders in den Gefäßen mit niedrigen Flußgeschwindigkeiten zur Bildung reversibler Erythrozytenaggregate und lokalisierter Stasen kommt.
- Die auffälligsten *Veränderungen der Gefäßpermeabilität* im Bereich der Mikrozirkulation sind im Rahmen *akut entzündlicher Vorgänge* zu beobachten. Auf eine Gewebeschädigung durch chemische, thermische oder mechanische Reize hin werden aus Gewebsmastzellen Mediatoren, vor allem Histamin, Serotonin, Prostaglandine und Prostazykline ausgeschüttet. Diese führen zu lokaler Vasodilatation und Permeabilitätserhöhung mit erhöhtem Austritt von Flüssigkeit und Plasmaproteinen in das Interstitium. Neben solchen akuten, lokalisierten Permeabilitätsveränderungen gibt es auch chronische, eher generalisierte Störungen der Mikrogefäßpermeabilität, wie sie vor allem für die diabetische Mikroangiopathie und die Sklerodermie beschrieben worden sind.
- Eine *Zunahme des kapillären Blutdrucks* führt bei einer Reihe von Erkrankungen zu einer *vermehrten Extravasation von Blutbestandteilen ins Gewebe.* Dies trifft insbesondere auf die chronische venöse Insuffizienz zu, bei der die Abflußstörung Ausgangspunkt der pathophysiologischen Kausalkette ist, die letztlich zu manifesten morphologischen Veränderungen des Gefäßbettes und zu trophischen Störungen führt. Es ist jedoch auch für eine Reihe anderer Erkrankungen (Diabetes mellitus, essentielle Hypertonie, prämenstruelles Syndrom) beschrieben worden, daß die Ödementstehung zum überwiegenden Anteil durch eine Erhöhung des Kapillardrucks verursacht wird [17]. Diese Erhöhungen des intravasalen Drucks können ihrerseits von Störungen in der Kontrolle des Gefäßtonus verursacht werden.
- *Störungen der Gefäßtonusregulation* können neben Veränderungen des mittleren Kapillardrucks auch *Veränderungen der Durchströmung und des Verteilungsmusters von Druck und Stromstärke* zur Folge haben. Entsprechend der vielfältigen Einflußmöglichkeiten auf den Gefäßmuskeltonus können solche Störungen nervös, humoral, lokal metabolisch, myogen und endothelial vermittelt werden. Da zwischen den genannten Faktoren zusätzlich komplexe Wechselwirkungen bestehen, ist es nicht verwunderlich, daß für die meisten Störungen noch keine genauen Angaben über die zugrundeliegenden pathophysiologischen Kausalketten gemacht werden können. Aufgrund neuerer Erkenntnisse ist jedoch die zentrale Rolle des Endothels für die Physiologie und Pathologie der Gefäßtonusregulierung zunehmend erkannt worden. So ist z.B. beim Diabetes mellitus die endotheliale Produktion der dilatierend wirkenden Autakoide PGI_2 (Prostaglandin E_2) und EDRF herabgesetzt, so daß der Gefäßmuskeltonus ansteigt.

18.2 Bildgebende Verfahren in der Untersuchung von Mikrozirkulationsstörungen

18.2.1 Untersuchung der Haut

Für nichtinvasive in-vivo Untersuchungen der menschlichen Mikrozirkulation bietet sich das Hautorgan an. Aus dem subpapillären Gefäßplexus entspringen pro Hautpapille 1 bis 3 Kapillarschlingen, die der Hautnutrition dienen. Auf diese entfallen 15% der Gesamthautdurchblutung. An Nagelfalz und Konjunktiva lassen sich größere Kapillarabschnitte beobachten, weil diese dort parallel und nicht senkrecht zur Hautoberfläche wie am übrigen Integument verlaufen.

18.2.1.2 Fluoreszenzvideomikroskopie

Auflichtmikroskopisch (Vergrößerung 10-bis 550 fach) stellt sich die Erythrozytensäule der Kapillaren in der Hautpapille, nicht die Kapillarwand dar. Bei etwa ein Drittel der Untersuchungen am Nagelfalz ist der subpapilläre Plexus erkennbar, aus dem die haarnadelförmige Kapillarschlinge entspringt und über den Scheitel in den venulären Anteil übergeht (Tabelle 18.1 und Abb. 18.1). Die

Tabelle 18.1. Mittlere Durchmesser (Mittelwert und Standardabweichung) der Erythrozytensäule, des Kapillarlumens, des Plasmasaumes und des perikapillären Halos von arteriellem und venösem Schenkel und des Umkehrpunktes (Apex) von Nagelfalzkapillaren. (Daten nach Mohler et al. 1983 [9]; Brülisauer u. Bollinger 1991 [2]*)

	Erythro-zytensäule µm	Kapillar-lumen µm	Plasma-saum µm	Halo µm
Arterieller	10,8 ± 3,0	15,0 ± 2,5	4,2 ± 0,7	
Schenkel	12,3 ± 2,9*	17,7 ± 3,6*	5,4 ± 2,4*	8,3 ± 4,5*
Apex	18,5 ± 5,4*	29,4 ± 4,2*	10,9 ± 5,8*	9,0 ± 5,8*
Venulärer	12,1 ± 2,7	16,7 ± 3,0	4,6 ± 0,8	
Schenkel	13,5 ± 3,5*	20,4 ± 3,7*	6,9 ± 2,9*	8,0 ± 4,1*

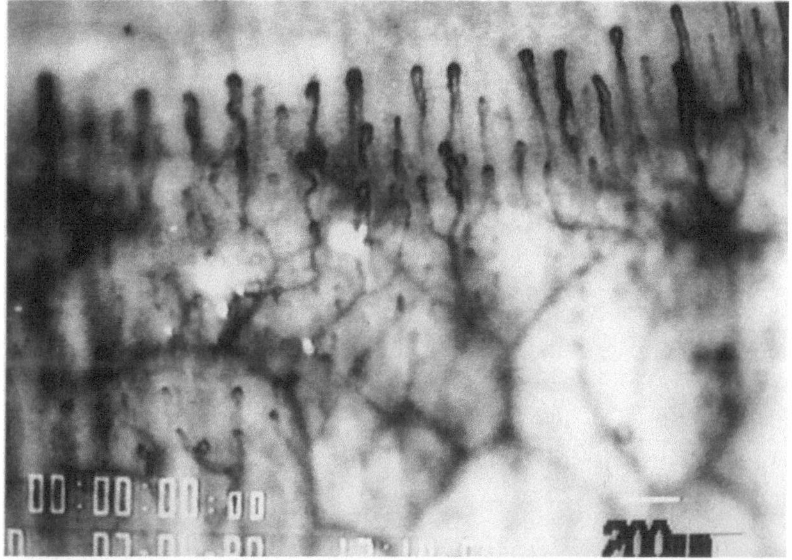

a

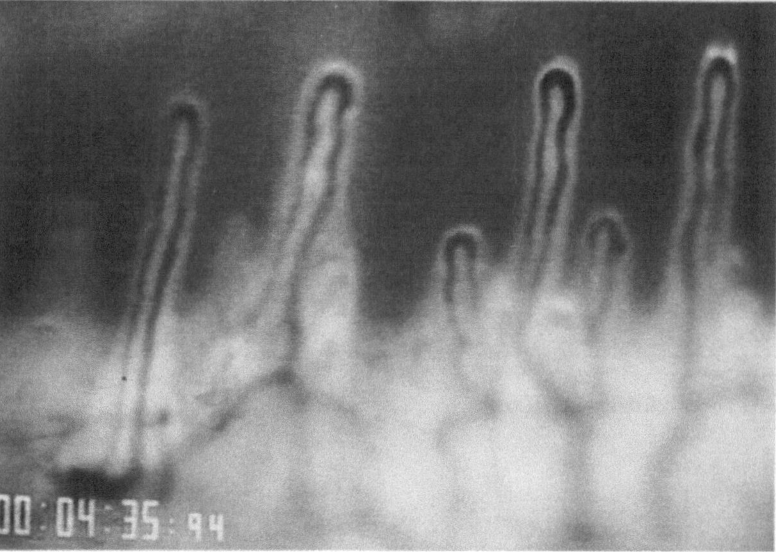

b

Abb. 18.1a,b. Kapillarmikroskopie am Nagelfalz eines Gesunden. **a** Die regelmäßig angeordneten haarnadelförmigen Kapillaren entspringen dem arkadenförmigen subpapillären Gefäßplexus. **b** Nach i.v. Injektion von Na-Fluoreszein: Die dunkle Erythrozytensäule ist von einem fluoreszierenden Saum umgeben, der intraluminaler Plasmaschicht und perikapillärem Halo, der Hautpapille, entspricht

anatomische Dichte der Kapillaren variiert je nach Lokalisation zwischen 70 Kap./mm^2 am Zehenrücken, 30–50 Kap./mm^2 am Fußrücken, 73/mm^2 in der Innenknöchelregion (Abb. 18.2) und 10 bis 30 Kap./mm^2 im Nagelfalzbereich der Finger. Ab einer 100fachen Vergrößerung wird der kapilläre Blutfluß sichtbar – die auf Videoband aufgenommenen Untersuchungssequenzen lassen sich hinsichtlich Morphometrie und Geschwindigkeit mit PC-gestützten Videobildanalysemethoden [14] auswerten (Abb. 18.3).

Natriumfluoreszein

Der Einsatz von i. v. injiziertem Natriumfluoreszein und die Verwendung eines Auflichtfluoreszenzmikroskopes ermöglichen es, über das Einstromverhalten und die Verteilung des Farbstoffes in die mikroskopisch beobachteten Kapillarareale die *mikrovaskuläre Flußverteilung* zu beurteilen. Eine inhomogene mikrovaskuläre Flußverteilung ist durch eine verzögerte Füllung einzelner Kapillaren oder Kapillargruppen gekennzeichnet. Als Erklärung kommen in erster Linie rheologische und vasospastische Vorgänge in Frage. Werden erythrozytengefüllte Kapillaren über den gesamten Untersuchungszeitraum nicht

a

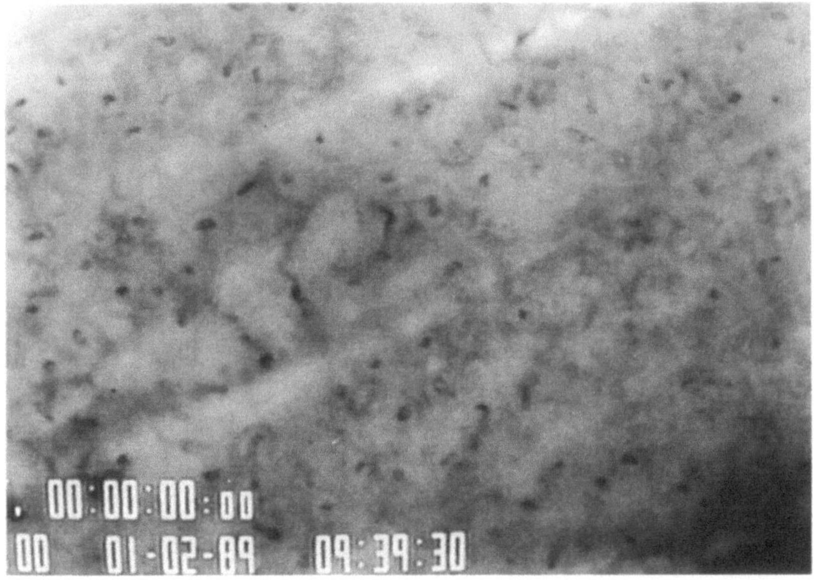

b

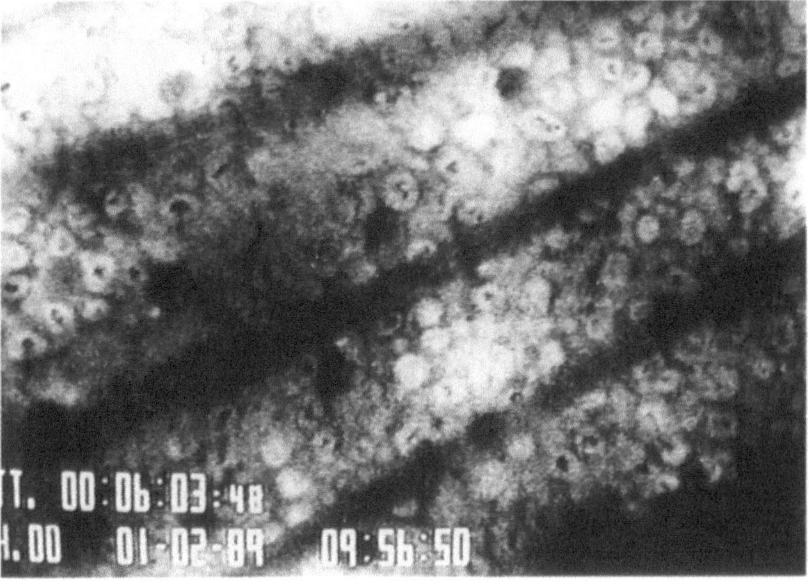

Abb. 18.2a,b. Kapillaroskopie in der Innenknöchelregion eines Gesunden. **a** Punkt- oder kommaförmig stellen sich die senkrecht zur Hautoberfläche stehenden Kapillarschlingen dar. **b** 6 Minuten nach i.v. Farbstoffinjektion: kreisförmige oder polygonale fluoreszierende Halos mit je 1 bis 3 schwarz erscheinenden Kapillaren

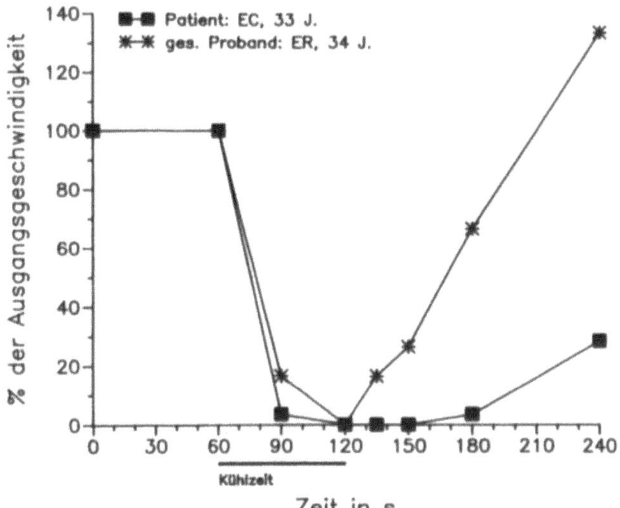

Abb. 18.3. Relative Veränderung der Blutfließgeschwindigkeit in den Nagelfalzkapillaren während und nach Kälteexposition mit CO_2-Gas bei einem Gesunden und einem Patienten mit progressiv systemischer Sklerodermie (PSS). Bei beiden verlangsamt sich während der Kälteexposition die Blutfließgeschwindigkeit, bei PSS kommt es jedoch zum Stillstand des Blutflusses, der Ausgangswert wird nur mit Verzögerung erreicht – beides ist Ausdruck der präkapillären Gefäßspastik

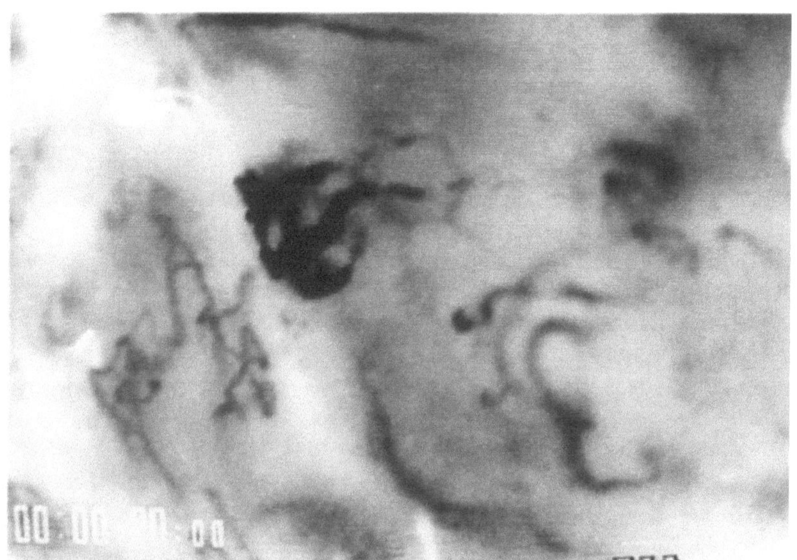
a

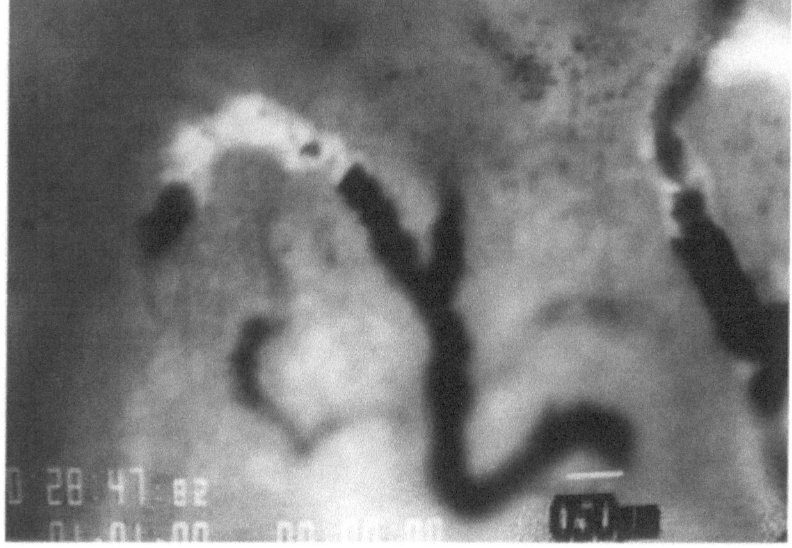
b

Abb. 18.4. a Kapillarmikroskopie im Ulcus cruris venosum: Die rarefizierten, dilatierten Kapillaren (5 Kap./mm^2) verlaufen arkadenförmig. Das dunkle Kapillarkonvolut in Bildmitte zeigt keinen Blutfluß. **b** Fluoreszenzvideomikroskopie im Ulcus cruris venosum, 28 min nach i.v. Farbstoffinjektion: die dunklen Kapillarsegmente ohne Blutfluß werden nicht farbstoffperfundiert, wahrscheinlich sind sie mikrothrombosiert

farbstoffperfundiert, so ist eine Mikrothrombosierung wahrscheinlich (Abb. 18.4b).

Unmittelbar nach Erreichen der Kapillaren diffundiert Na-Fluoreszein, das zu mehr als 50% frei zirkuliert, in den perikapillären Raum. Über die transkapilläre und interstitielle Passage des Indikators Na-Fluoreszein können Hinweise auf die Architektur des perikapillären Interstitiums und über Flüssigkeitsströme gewonnen werden. Bei Normalpersonen füllt die Substanz intensiv die perikapilläre Region, die der Hautpapille entspricht („Halo", Abb. 18.1b und Tabelle 18.1). An der äußeren Grenze des Halos besteht eine physiologische Barriere für die weitere Diffusion von Na-Fluoreszein, so daß der Raum außerhalb des Halos eine deutlich geringere Fluoreszenz aufweist [1].

Indozyaningrün

Indozyaningrün bindet zu mehr als 95% an Plasmaproteine. Da es deshalb im Gegensatz zu Na-Fluoreszein streng intravasal verbleibt, kontrastiert das kapilläre Lumen stark zum interstitiellen Raum, genaue Angaben über den Kapillardurchmesser sowie über den Plasmasaum zwischen Kapillarwand und Erythrozytensäule werden möglich (Tabelle 18.1).

18.2.2 Videofluoreszenzangiographie der Retina

Ein wichtiges bildgebendes Verfahren in der Untersuchung der terminalen Strombahn ist die Fluoreszenzangiographie der Retina. Hierbei wird Natriumfluoreszein (10%, Menge etwa 5 ml) als Bolus in die Kubitalvene injiziert und die Passage des Farbstoffs mit einer für Fluoreszenzuntersuchungen ausgerüsteten Funduskamera beobachtet [11]. Aufzeichnungen der Farbstoffpassage werden entweder photographisch zur Analyse einzelner Ausbreitungsstadien oder mit Videorecordern (Videofluoreszenzangiographie) zur Dokumentierung und Quantifizierung dynamischer Phänomene erstellt. In neuester Zeit konnte die Darstellungsqualität videofluoreszenzangiographischer Aufzeichnungen durch die Einführung von konfokalen Laserophthalmoskopen erheblich gesteigert werden [12, 13]. Die Auswertung fluoreszenzangiographischer Photographien gibt Hinweise bei der Diagnose einer großen Zahl von Erkrankungen der Sehnervenpapille, der Netzhautgefäße, der Makula und der Aderhaut sowie des Pigmentepithels. Als Beispiele seien nur die Retinopathia diabetica und hypertensiva als lokalisierte Manifestationen generalisierter Mikroangiopathien genannt. Analysiert werden neben dem Füllungsmuster der retinalen Gefäße vor allem auch Form und Zeitpunkt etwaiger Farbstoffaustritte.

Zusätzlich erlaubt die Videofluoreszenzangiographie die quantitative Analyse des retinalen Blutstroms. Dazu werden mittels spezieller Bildanalysesysteme die zeitlichen Helligkeitsverläufe über benachbarten Arterien und Venen während der Farbstoffpassage aufgezeichnet (Abb. 18.5). Aus derartigen Kurven läßt sich die arteriovenöse Passagezeit für das von den gewählten Gefäßen versorgte Retinagebiet berechnen und zu Erkrankungen mit vermuteten retinalen Durchblutungsstörungen in Beziehung setzen [15, 18].

18.3 Kutane Manifestationen von Mikrozirkulationsstörungen

18.3.1 Periphere arterielle Verschlußkrankheit (PAVK)

Claudicatio intermittens, Ruheschmerzen und die Ausbildung von Hautnekrosen meist an den unteren Extremitäten beruhen auf einer unter den jeweiligen Bedarf abgesunkenen nutritiven Durchblutung der betroffenen Gewebe. An der Haut läßt sich dies mit bildgebenden Verfahren objektivieren.

Hautischämie mit Anhäufung lokaler Metabolite führt zur Kapillardilatation, Austritt von zellulären Blutbestandteilen mit Ausbildung von Mikrohämorrhagien als Ausdruck gestörter Kapillarwandfunktion, Mikroödemen und letztendlich zur Kapillarrarefizierung (Abb. 18.6a). Infolge verminderter vis a tergo werden nutritive Kapillaren in den Akren teilweise nicht mehr durchblutet, sie sind kapillarmikroskopisch nicht mehr sichtbar, es liegt dann ein sehr hohes Hautnekroserisiko vor [3], das mit der Messung des systolischen Druckes der Zehenarterien nicht erfaßt wird.

Unter Ruhebedingungen findet sich in den Nagelfalzkapillaren bei PAVK ein normaler Blutfluß. Nach einem arteriellen Stau ist die reaktive Hyperämie in den Kapillaren jedoch reduziert. Mit Methoden wie der Laser-Doppler-Fluxmessung oder der Thermographie, die zusätz-

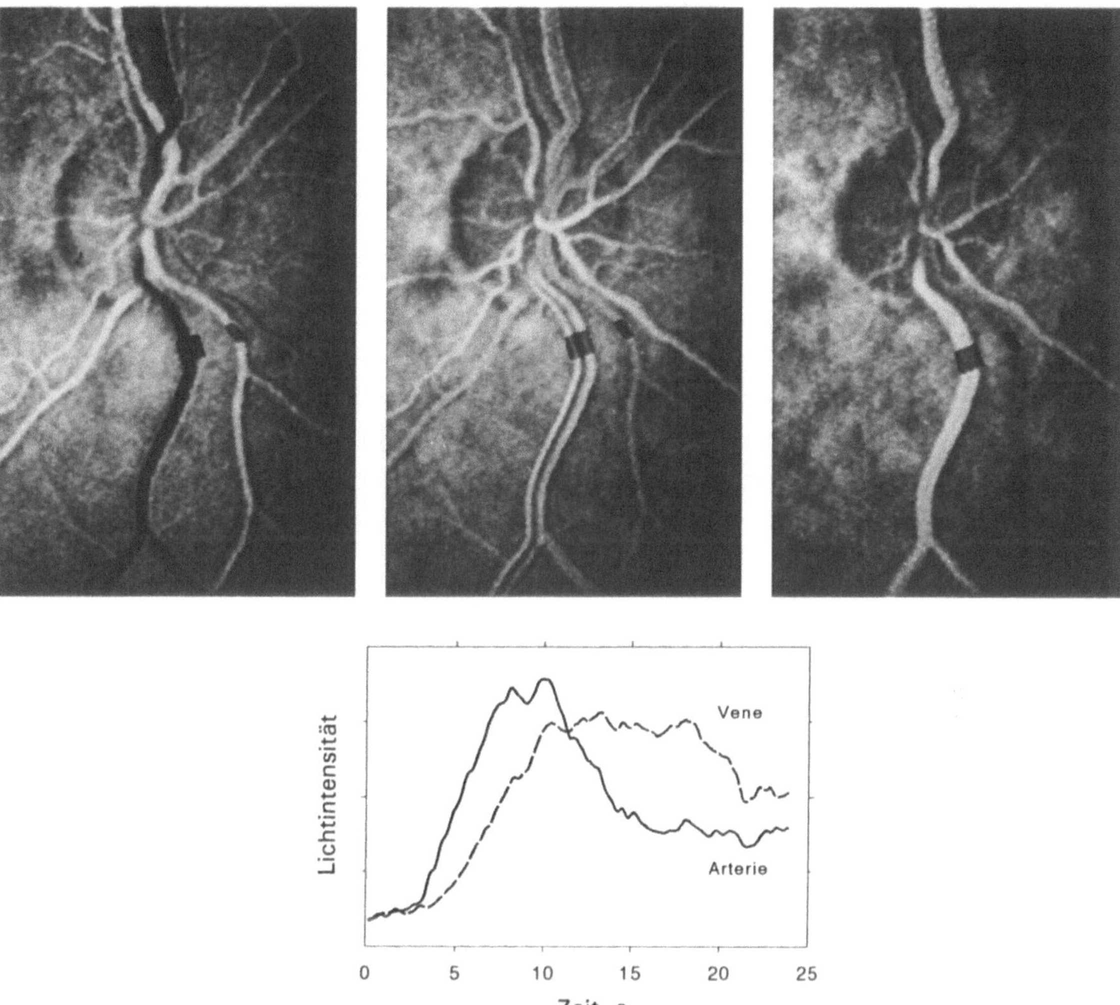

Abb. 18.5. Bestimmung der arteriovenösen Passagezeit aus einer fluoreszenzangiographischen Aufzeichnung. *Oben* sind in Originalbildern 3 Stadien der Farbstoffpassage (*von links nach rechts:* frühe arterielle, frühe venöse und späte venöse Phase) in der Nähe der Sehnervenpapille gezeigt. Die Meßfelder (dunkler abgegrenzt) sind auf einem benachbarten Arterien-Venen-Paar positioniert. Die *untere Teilabbildung* zeigt die an diesen Meßstellen gewonnenen Intensitäts-Zeit-Verläufe. Aus solchen Kurven läßt sich die arteriovenöse Passagezeit (hier ca. 4,5 s) berechnen

lich zur nutritiven Kapillarperfusion auch die Zirkulation des subpapillären Plexus erfassen, also eher die Gesamtdurchblutung der Haut, findet sich jedoch bei PAVK meist eine erhöhte Hautdurchblutung. Diese Befunde belegen eine Fehlverteilung der Hautdurchblutung auf der Ebene der Mikrogefäße: die Ischämie löst eine Dilatation tiefer gelegener Arteriolen und arteriovenöser Anastomosen des nichtnutritiven, subpapillären Gefäßbettes der Haut mit konsekutiver Mehrdurchblutung dieser Mikrogefäße aus. Infolgedessen steigt der postkapilläre venöse Druck an, so daß der Fluß in den nutritiven Kapillaren bei erhöhter Gesamtdurchblutung der Haut reduziert wird.

Die Fehlverteilung der nutritiven Perfusion wird auch über die bis zu 2 min verzögerte Füllung (Normalwerte bis 40 s) während des Einstromes von Na-Fluoreszein in die nutritiven Hautkapillaren belegt. Ein umschrieben vermehrter Farbstoffaustritt an Einzelkapillaren (Abb. 18.6b) und aus Kapillargruppen weist angesichts extrem erniedrigter peripherer arterieller Drucke auf eine erhöhte kapilläre Durchlässigkeit hin [8]. Kapilläre Gefäßwandschäden durch chronische Ischämie sind elektronenmikroskopisch beschrieben worden. Eine weitere mögliche Ursache für die erhöhte transkapilläre Diffusion kann im Verlust der Autoregulation bei fortgeschrittener Ischämie liegen.

a

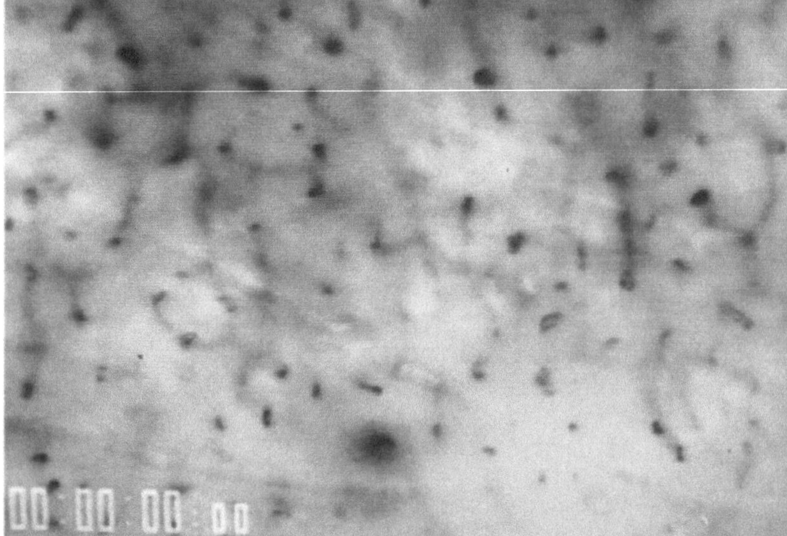

b

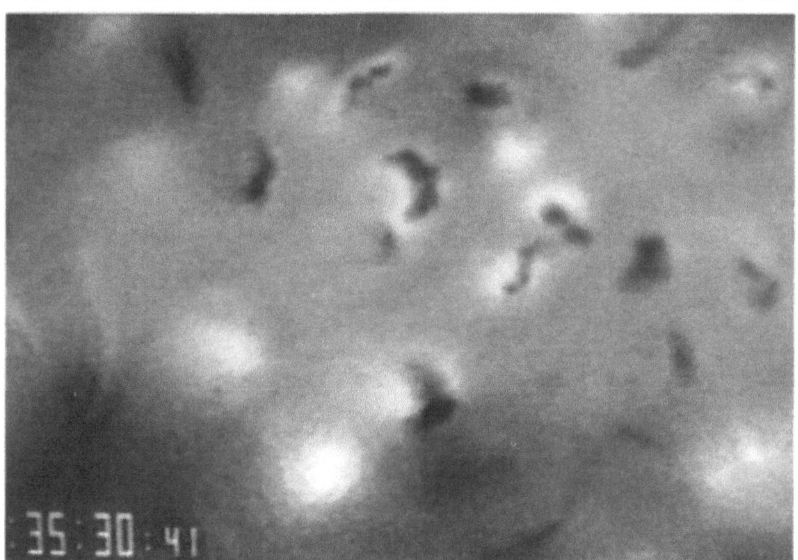

Abb. 18.6a,b. Kapillarmikroskopie **(a)** und Fluoreszenzvideomikroskopie **(b)** am Fußrücken eines Patienten mit fortgeschrittener peripherer arterieller Verschlußkrankheit. **a** Weitstellung der teilweise unscharf begrenzten Kapillaren und perikapilläre Mikrohämorrhagie in der unteren Bildmitte sind Ausdruck der Hautischämie. **b** 35 min nach Farbstoffinjektion: umschrieben vermehrte Fluoreszenz perikapillär weist auf ischämisch bedingte transkapilläre und interstitielle Diffusionsstörung hin

18.3.2 Chronisch-venöse Insuffizienz (CVI)

Klappenfunktionsstörungen von tiefen Leitvenen, Perforansvenen und suprafaszialen Venen der Beine als Folge abgelaufener Thrombosen oder bei varikösem Symptomenkomplex verursachen Hypervolämie und venöse Hypertonie in den unteren Extremitäten, die letztendlich auch die Hautkapillaren erreicht. Sie verursacht Zyanose, Ödem, Hyperpigmentation, Dermatolipofasziosklerose und Atrophie blanche im Stauungsgebiet, meist Innen- oder Außenknöchelregion.

Bei suprafaszialer primärer Varikose ohne Klappeninsuffizienz der Perforansvenen werden Dilatation, Elongation und Torquierung von Kapillaren beobachtet (Abb. 18.7a). Erst wenn die Klappeninsuffizienz auch Perforansvenen oder tiefe Leitvenen mitbetrifft, entwickeln sich Kapillarrarefizierung und die Ausbildung „glomerulumartiger" Kapillarknäuel mit perikapillärem Ödem. Das Ödem drängt nutritive Kapillaren und Zellen auseinander, so daß die Diffusionsstrecken verlängert sind. Zwischen den zu- und abführenden Schenkeln extrem verlängerter Kapillarschlingen mit knäuel- oder glomerulumartigem Verlauf kommt es zur Ausbildung von funktionellen Shunts. Fortgeschrittene CVI geht mit einer Vergrößerung der Halodurchmesser, die fluoreszenz-videomikroskopisch gut zur Darstellung kommt, einher (Abb. 18.7b) [5], gleichzeitig nimmt

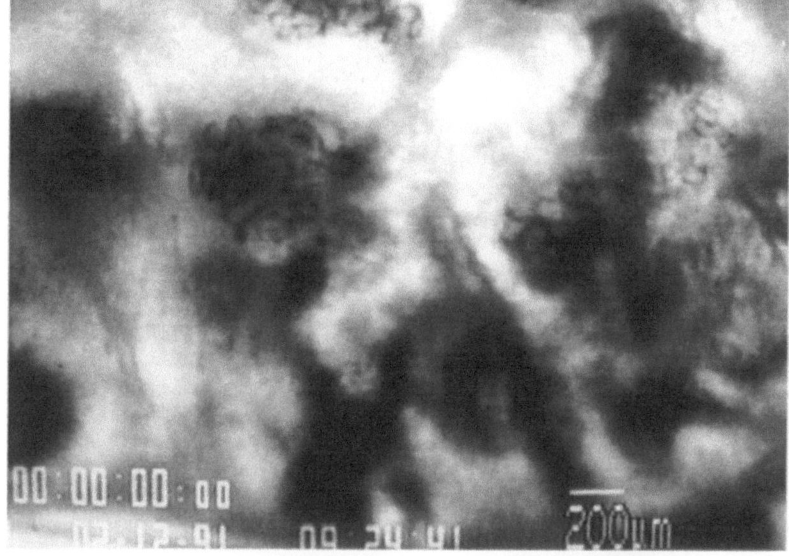

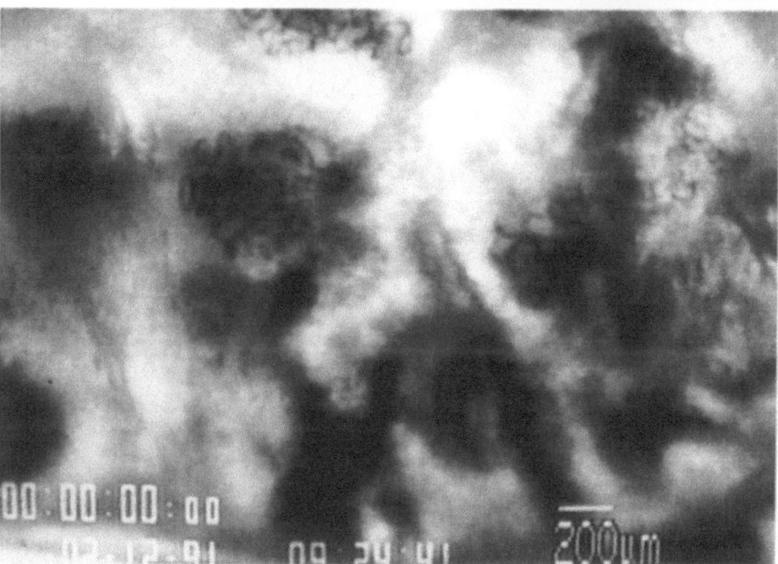

Abb. 18.7a,b. Kapillarmikroskopie im Innenknöchelbereich bei einem Patienten mit chronisch venöser Insuffizienz Stadium II nach Widmer. **a** Die Kapillarschlingen sind elongiert, dilatiert, verzweigt, glomerulumartig geknäuelt. **b** 33 min nach Farbstoffinjektion: Na-Fluoreszein färbt die durchschnittlich vergrößerten Halos mit geknäuelten Kapillaren an

jedoch auch die Varianz der Halogröße deutlich zu, Ausdruck der mikrovaskulären Inhomogenität bei CVI. Erythrozytengefüllte Kapillarschlingen ohne sichtbaren Blutfluß finden sich regelmäßig im Stauungsgebiet. Da auch Na-Fluoreszein diese Kapillarschlingen nicht passieren kann (Abb. 18.4b), handelt es sich wahrscheinlich um mikrothrombosierte Kapillaren, die sich in histologischen Schnitten ebenfalls nachweisen lassen, oder lang anhaltende Blutflußstillstände. Die Zahl der sichtbaren nutritiven Kapillaren bei fortgeschrittener CVI – im Ulkus finden sich noch etwa 5 kap./mm^2 (Abb. 18.4a) – wird also durch Mikrothrombosierung zusätzlich drastisch verringert. Obwohl die nutritive Durchblutung eingeschränkt ist, finden sich z.B. mit Laser-Doppler-Fluxmessung oder mit Positron Emissionstomographie [6] Hinweise für eine Steigerung der Gesamtdurchblutung der Haut: Auch die CVI ist somit durch Maldistribution des Gesamtblutstromes gekennzeichnet, die tieferen Gefäßplexus werden „luxusperfundiert".

Kapillarrarefizierung und damit verlängerte Diffusionsstrecken charakterisieren die Atrophie blanche (Abb. 18.8) im Stauungsgebiet der CVI, es resultiert eine Malnutrition, deren Ausmaß am erniedrigten transkutanen Sauerstoffpartialdruck der Haut abgelesen werden kann [4]. Im Rahmen der chronischen Hypodermitis und rezidivierender Ulzera entstehen Kaliberschwankungen, aneurys-

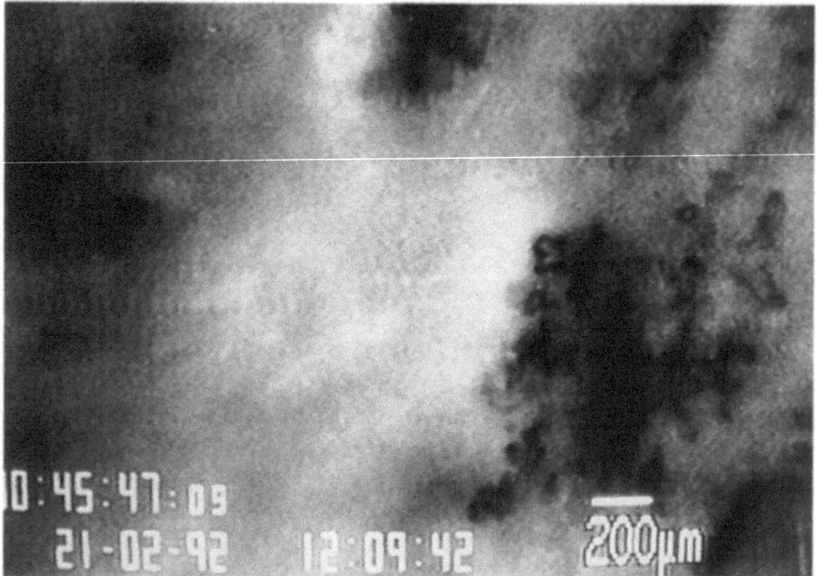

Abb. 18.8. Fluoreszenzvideomikroskopie im Randbereich einer Atrophie blanche bei einem Patienten mit chronisch venöser Insuffizienz 45 min nach Injektion von Na-Fluoreszein: Aus den dunkel erscheinenden Kapillarknäueln ist der Farbstoff verzögert in das Zentrum der Atrophie blanche in der Bildmitte diffundiert

a

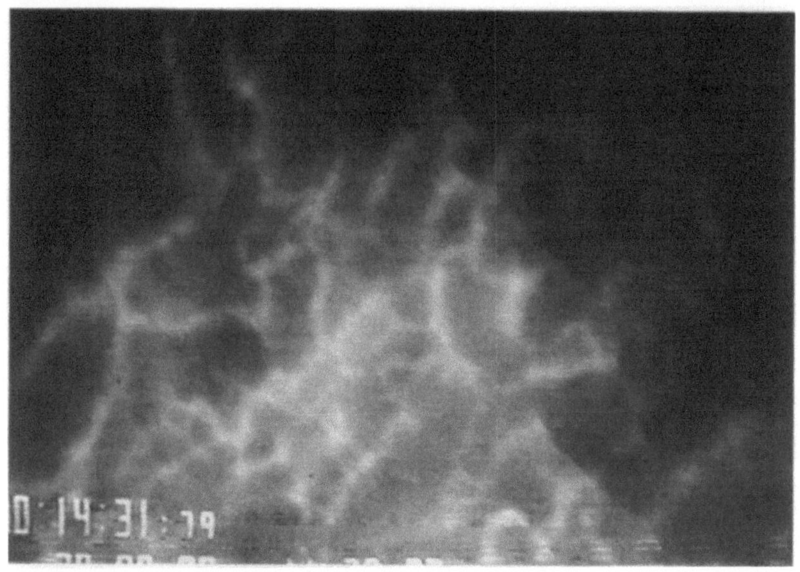

b

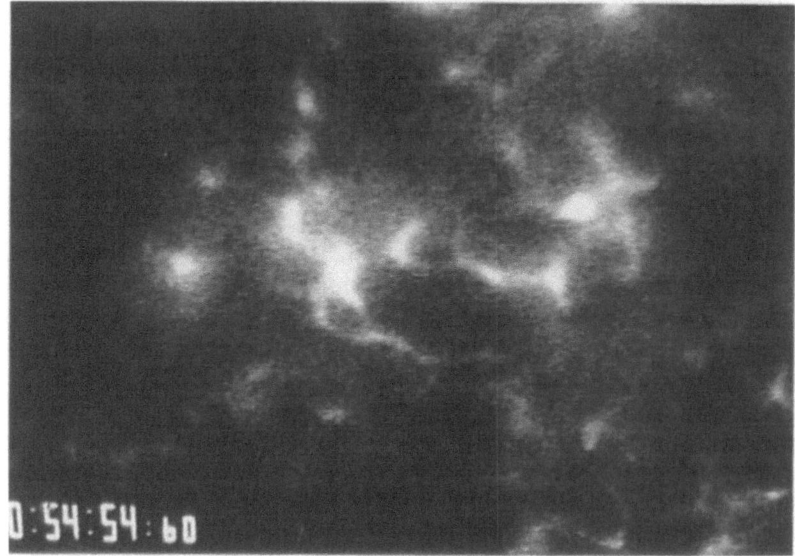

Abb. 18.9a,b. Mikrolymphographie mit intrakutan appliziertem FITC-Dextran 150 000 in der Innenknöchelregion. **a** Bei einem Gesunden füllen sich vom nicht dargestellten Farbstoffdepot aus die honigwabenartigen gleichmäßig konfigurierten und scharf konturierten Lymphkapillaren. **b** In der Innenknöchelregion bei CVI im Stadium III nach Widmer: Es stellen sich wenige verplumpte Lymphkapillarfragmente dar

matische Erweiterungen, Obliterationen der kutanen Lymphkapillaren (Abb 18.9), die auch für hochmolekulare Substanzen wie FITC-Dextran 150 000 durchlässig werden. Daraus läßt sich folgern, daß venöse Ulzera wahrscheinlich letztendlich durch das Zusammenwirken von mikrovaskulärer Ischämie, venösem und lymphatischem Ödem entstehen.

18.3.3 Progressive systemische Sklerodermie (PSS) und Mischkollagenose

Die Raynaud-Symptomatik, anfallsartige kälte- oder streßausgelöste Durchblutungsstörungen der Finger mit minuten- bis stundenlanger Weißverfärbung einzelner oder aller Finger, kann der klinischen Manifestation einer Kollagenerkrankung an der Haut oder an inneren Organen lange Zeit vorausgehen. Im Gegensatz zum primären M. Raynaud finden sich bei der sekundären Form infolge PSS oder Mischkollagenose vergrößerte Nagelfalzkapillaren, der Durchmesser kann > 50 µm (Riesenkapillaren) betragen. Häufig sind die rarefizierten Kapillaren inhomogen „chaotisch" angeordnet. Große avaskuläre Lücken können vorliegen (sklerodermieartiges Muster) [10]. Mikroblutungen mit untergegangenen, thrombosierten oder sich in Auflösung befindenden Kapillaren fehlen selten (Abb. 18.10). Da diese Form der Mikroangiopathie bei 82 bis 86% der Patienten mit PSS und bei 54% mit Mischkollagenose gefunden wurde, ist die Kapillaroskopie bei dieser Fragestellung von hohem diagnostischem Wert.

Auch wenn Hautsklerosierung proximal der Finger, Sklerodaktylie, akrale Ulzerationen oder Narben und Lungenfibrose fehlen, gibt der Nachweis der sklerodermieartigen Mikroangiopathie einen Hinweis auf wahrscheinliches Vorliegen einer PSS; segmentale akrale Arterienverschlüsse finden sich auch bereits zu diesem frühen Zeitpunkt ohne weitere Organ- und Hautbeteiligung und verdeutlichen den hohen Stellenwert der Vaskulopathie bei PSS (Abb. 18.11). Differentialdiagnostisch ist an Dermatomyositis, Sjögren-Syndrom, Vibrationssyndrom, Kryoglobulinämie und Lupus erythematodes zu denken.

Die diagnostische Wertigkeit des Nachweises der Mikroangiopathie wird durch die parenterale Gabe von Na-Fluoreszein noch erhöht: Meist im Bereich des Kapillarschlingenapex tritt auch aus morphologisch unauffälligen Kapillaren umschrieben vermehrt Farbstoff aus (Abb. 18.12). Mit Indozyaningrün wurden aneurysmatische Erweiterungen der Kapillarschlingen dokumentiert, wie sie bisher nur bei der diabetischen Retinopathie bekannt waren. Ähnlich wie bei den arteriellen Durchblutungsstörungen verteilt sich der Blutstrom in den Nagelfalzkapillaren inhomogen, langanhaltende Blutflußstillstände oder Mikrothrombosierungen und die Aussparung größerer Kapillargruppen, die von Na-Fluoreszein nicht erreicht werden, kennzeichnen die eingeschränkte nutritive Zirkulation. Die hier beschriebene Mikroangiopathie bei PSS entwickelt sich bereits vor einer klinisch manifesten Sklerosierung der Haut,

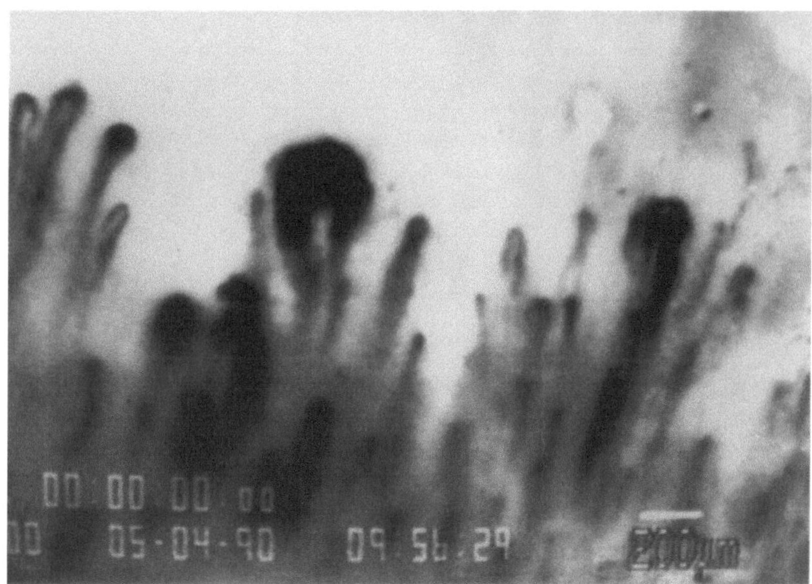

Abb. 18.10. Kapillarmikroskopie am Nagelfalz eines Patienten mit PSS. Die Kapillaren sind dilatiert bis hin zur Entwicklung von Riesenkapillaren, rarefiziert, inhomogen angeordnet, teilweise thrombosiert und fragmentiert

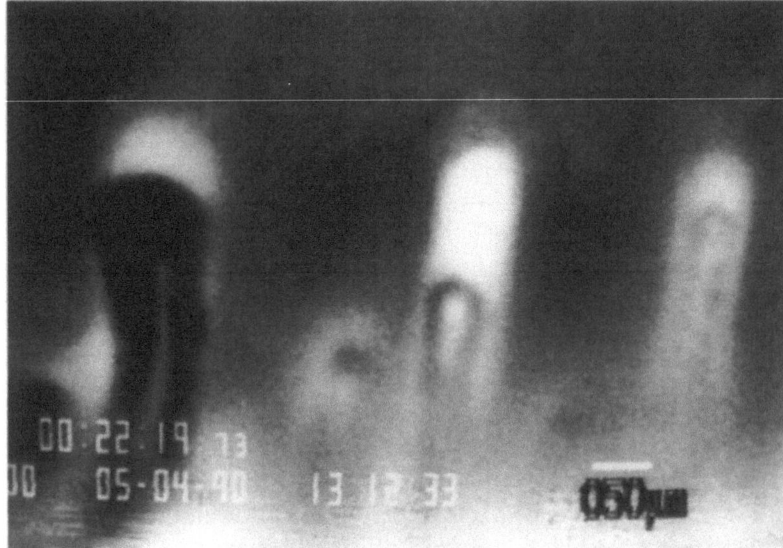

a

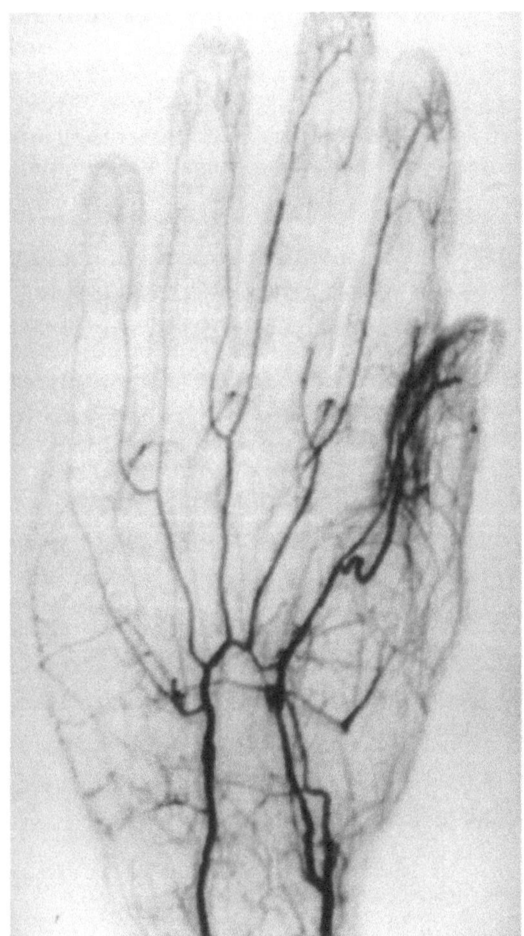

b

Abb. 18.11a,b. Patient mit PSS sine Skleroderma, klinisch steht eine Raynaud-Symptomatik im Vordergrund. **a** Fluoreszenzvideomikroskopisch gibt der umschrieben vermehrte Farbstoffaustritt aus morphologisch unauffälligen Kapillaren in der rechten Bildhälfte und aus dilatierten Kapillaren in der linken Bildhälfte einen Hinweis auf das Vorliegen einer Kollagenose. **b** Die Handarteriographie zeigt wenig kollateralisierte segmentäre arterielle Obliterationen insbesondere am 2. und 3. Finger

möglicherweise steht am Anfang der Erkrankungsgenese ein humoral vermittelter Schaden des Endothels und der Basalmembran: Ins perikapilläre Interstitium ausgetretene Blutbestandteile könnten Myofibroblasten aktivieren und Gewebsfibrosierung auslösen [7].

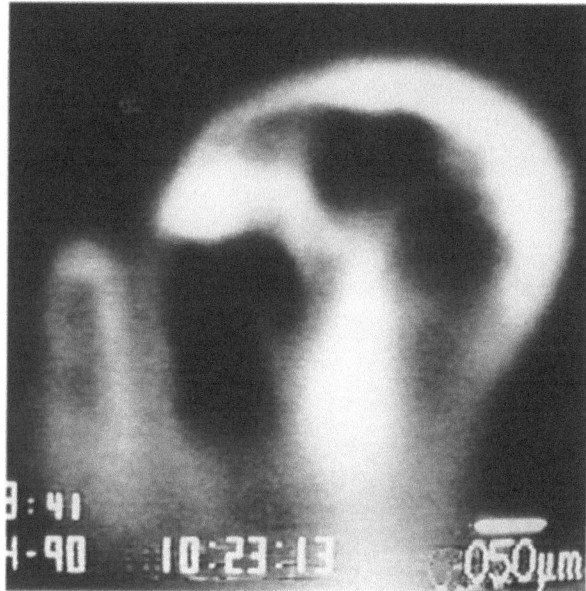

Abb. 18.12. Fluoreszenzvideomikroskopie bei einem Patienten mit PSS. Typisch für PSS ist die meist im Scheitelbereich der Nagelfalzkapillarschlingen lokalisierte vermehrte Fluoreszenz als Ausdruck erhöhter kapillärer Durchlässigkeit

18.3.4 Diabetes mellitus

An Hautkapillaren am Nagelfalz, aber auch an Kapillargruppen des Fußrückens zeigt sich vermehrte kapilläre Durchlässigkeit durch die diffus über die gesamte Kapillarschlingenlänge gesteigert transkapilläre und interstitielle Farbstoffdiffusion. Die physiologische Diffusionsbarriere am äußeren Halorand kann nicht mehr abgegrenzt werden. Morphologisch erscheinen die Kapillaren wenig auffällig, wenn auch an großen Kollektiven eine Zunahme des Kapillarschlingendurchmessers beobachtet wurde. Im Vordergrund steht eine eingeschränkte Regulationsfähigkeit der vorgeschalteten Arteriolen. So nimmt die kapilläre Durchblutung nach arteriellem Stau im Vergleich zu Gesunden nur in abgeschwächter Weise zu. Präkapilläre Fehlregulation verursacht möglicherweise auch den erhöhten Kapillardruck, der sich unter optimaler Diabeteseinstellung fast normalisieren kann [16].

Literatur

1. Bollinger A, Jünger M, Jäger K (1986) Fluoreszenz-Videomikroskopie zur Beurteilung der menschlichen Hautmikrozirkulation. In: Mahler F, Meßmer K, Hammersen F (Hrsg) Methoden der klinischen Kapillarmikroskopie. Karger Basel, S 85–106
2. Brülisauer M, Bollinger A (1991) Measurement of different human microvascular dimensions by combination of video microscopy with Na-fluorescein and indocyanine green in normals and patients with systemic sclerosis. Int J Microcirc Clin Exp 10:21–31
3. Fagrell B (1973) Vital capillary microscopy – A clinical method for studying changes of the nutritional skin capillaries in legs with arteriosclerosis obliterans. Scand J Clin Lab Invest 133 (Suppl):1–50
4. Franzeck UK, Bollinger A, Huch R, Huch A (1984) Transcutaneous oxygen tension, capillary morphology and density in patients with chronic venous incompetence (CVI). Circulation 70:806–11
5. Haselback P, Vollenweider U, Moneta G (1986) Microangiopathy in severe chronic venous insufficiency evaluated by fluorescence videomicroscopy. Phlebology 1:159–69
6. Hopkins NFG, Spinks TJ, Rhodes CG, Ranicar ASO, Jamison CW (1983) Positron emission tomography in venous ulceration and liposclerosis: Study of regional tissue function. Brit Med J 286:333–336
7. Jayson MIV (1983) Systemic sclerosis – a microvascular disorder? J Roy Soc Med 76:635–642
8. Jünger M, Frey-Schnewlin G, Bollinger A (1989) Microvascular flow distribution and transcapillary diffusion at the forefoot in patients with peripheral ischemia. Int J Microcirc Clin Exp 8:3–24
9. Mahler F, Nagel G, Saner H, Kneubühl F (1983) In vivo comparison of the nailfold capillary diameters as determined by using the erythrocyte column and FITC-labelled albumin. Int J Microcirc Clin Exp 2:147–155
10. Maricq HR, LeRoy EC, d'Angelo WA, Medsger TA, Rodnan GP, Sharp GC, Wolfe JF (1980) Diagnostic potential of in vivo capillary microscopy in scleroderma and related disorders. Arthritis Rheum 23:183–189
11. Meyer-Rüsenberg HW, Emmerich KH (Hrsg) (1989) Leitfaden und Atlas der Fluoreszenzangiographie. Kohlhammer, Stuttgart Berlin Köln
12. Nasemann JE (1991) Fluoreszenzangiographische Abbildung der Erythrozyten mit dem Scanning-Laser-Ophthalmoskop. Fortschr Ophthalmol 88:138–141
13. Plesch A, Klingbeil U (1988) Konfokales Laser-Scan-System zur Darstellung und Analyse des Fundus. Fortschr Ophthalmol 85:565–568
14. Pries AR (1988) A versatile video image analysis system for microcirculatory research. Int J Microcirc Clin Exp 7:327–45
15. Reim M, Wolf S (1989) Videofluoreszenzangiographie zur Untersuchung der Hämodynamik des Auges. Fortschr Ophthalmol 86:744–750
16. Sandeman DD, Shore AC, Tooke JE (1992) Relation of skin capillary pressure in patients with insulin-dependent diabetes mellitus to complications and metabolic control. N Engl J Med 327:760–764
17. Smaje LH (1988) Microvascular permeability: its disturbance in disease. In: Manabe H, Zweifach BW, Messmer K (eds) Microcirculation in circulatory disorders. Springer, Berlin Heidelberg New York Tokyo, pp 51–62
18. Wolf S, Arend O, Bertram B, Schulte K, Kaufhold F, Teping C, Reim M (1991) Hämodilution bei Patienten mit Zentralvenenthrombose der Retina. Eine plazebokontrollierte randomisierte Studie. Fortschr Ophthalmol 86:35–43

19 Zentrale arterielle Verschlußkrankheiten

S. BEYER-ENKE

INHALT

19.1 Verschlüsse und Stenosen der supraaortalen Arterien

19.1.1 Arteriosklerose

Stenosen und Verschlüsse der proximalen supraaortalen Arterien werden unter dem Begriff Aortenbogensyndrom subsummiert, ohne daß hiermit eine Aussage zur Ätiogenese getroffen wird. Die primären Läsionen betreffen die aortennahen Abschnitte der Gefäße, wobei durch Appositionsthromben ein Wachstum des Verschlusses nach distal bedingt wird. Im mitteleuropäischen Raum stehen ursächlich arteriosklerotische Veränderungen im Vordergrund, wobei diese jedoch selten zum „kompletten Aortenbogensyndrom" führen, sondern meist ein oder zwei Gefäße befallen. Da es sich um ein generalisiertes Leiden handelt, das die verschiedenen Gefäßregionen in unterschiedlicher Ausprägung betrifft, variiert damit auch die Symptomatologie nach armbetonten und/oder zerebralen Beschwerden. Nach den pathophysiologischen Merkmalen der Erkrankung wird zwischen Subklavia-Brachialis-, Vertebralis-Basilaris- und dem Karotissystem unterschieden. Zwischen diesen Gefäßarealen bestehen zahlreiche Kurzschlußverbindungen. Dadurch erklärt sich, daß das „inkomplette Aortenbogensyndrom" lange Zeit unerkannt bleiben kann, weil bei langsam progredienter Okklusion eines proximalen supraaortalen Gefäßstammes Kollateralen von den Nachbargefäßen eine Versorgung des nachgeschalteten Stromgebietes aufrechterhalten wird (Tabelle 19.1).

Zur Beschreibung der *klinischen* Situation ist die Klassifikation nach dem CHAT-System empfehlenswert, da mit diesem aktueller und anamnestischer klinischer Status, Pathologie und Lokalisation von Gefäß- und Organläsionen erfaßt werden (Tabelle 19.2). Mit Hilfe dieses Klassifikationssytems werden die pathologischen Veränderungen in Gefäß und zugehörigem Zielorgan beschrieben und die Beschreibung standardisiert.

In der *Häufigkeit* der stenosierenden oder okkludierenden Prozesse der supraaortalen Gefäßäste stehen die Karotisgabeln an erster Stelle (Tabelle 19.3). Unter den proximalen Arterien ist

Tabelle 19.1. Kollateralgefäße bei Verschlüssen der supraaortalen Gefäße

Von	Nach	Kollateralen
Aorta	A. subclavia	Aa. intercostales/Aa. intercostales suprema
Aorta	A. subclavia	Aa. intercostalcs/A. thoracica interna
Aorta	A. subclavia	A. thyroidea ima/Tr. thyrocervicalis
Aorta	A. subclavia	Aa. vertebralis
A. subclavia	A. carotis externa	A. cervicalis superficialis et profunda/A.occipitalis
A. subclaiva	A. vertebralis	A. cervicalis ascending Ramus muscularis A.vertebralis
A. subclavia	A. carotis externa	A. thyroidea inferior/A.thyroidea superior
A. carotis externa	A. carotis interna	A. opthalmica/A.facialis
A. carotis externa	A. carotis interna	A. maxillaris/A.meningea media

Tabelle 19.2. Klassifikation der zerebrovaskulären Insuffizienz nach dem CHAT-System *c*-current status = aktueller Befund. *h*-history = Anamnese. *a*-artery = zuführendes Gefäß. *t*-target = Zielorgan. (Nach Baker et al. 1988 [2])

Aktueller Befund (C)		Anamnese (H)	
Symptome	Versorgungstyp	Symptome	Versorgungstyp
0-keine	a-okulär	wie C	wie C
1-TIA«24 h	b-kortikal		
2-Insult. komplette Remission	c-vertebrobasilär		
3-Insult. geringe Defizite	d-andere fokale		
4-Insult. ausgeprägte Defizite	e-diffus		
5-Insult. unspezifische Defekte			
6-Insult. Regression			
7-Insult. alternierender Verlauf			
8-Insult. Progression			
Versorgende Arterie (A)		**Zielorgan (T)**	
Lage der Läsion	Pathologie	Lage der Läsion	Pathologie
0-keine Läsion	a-Arteriosklerose	0-keine Läsion	h-Blutung
1-adäquates Gefäß	c-Embolie	1-adäquates Areal	i-Infarkt
2-anderes Gefäß	d-Dissektion	2-anderes Areal	j-lakunäre Deformation
3-1 und 2	e-Aneurysma	3-1 und 2	m-arteriovenöse Malformation
	f-fibromuskuläre Dysplasie		n-Tumor
			r-Retinaembolie
			q-andere

die A. subclavia links im Segment 1 am häufigsten betroffen. Etwa ein Viertel der für die zerebralen Durchblutungsstörungen ursächlichen Befunde liegt extrakraniell und ist dem Gefäßchirurgen zugänglich. Nebenbefunde bei der Diagnostik des Aortenbogensyndroms sind anlagebedingte Variationen und Fehlabgänge von Gefäßen, wie der A. subclavia rechts als letztem Aortenbogenast aus der Aorta descendens (A. lusoria). Die räumliche Distanz zwischen Truncus brachiocephalicus und linker A. carotis communis ist stark variabel, die Übergänge zum Truncus bicaroticus sind fließend. Formvariationen degenerativer Natur sind Elongationen der Aorta, vornehmlich im distalen Bogenbereich und der supraaortalen Äste, teils mit Knick- und Schlingenbildungen (Coiling, Kinking, Tortuosity). Nicht stenosierende Veränderungen arteriosklerotischer Natur mit Befall der supraaortalen Gefäßäste betreffen zum einen deren Länge sowie den Verlauf. Unterschieden wird zwischen Schlängelung (Tortuosity), Schleifenbildung (Coiling) und Knickungen (Kinking). Bei Vorliegen dieser Veränderungen finden sich häufig auch Elongation und Dilatation des Aortenbogens, wobei neben kongenitalen Faktoren degenerative Veränderungen ursächlich sind. Von prognostischer Bedeutung ist, daß die Gefügelockerungen bei der Schleifenbildung der Entstehung von Aneurysmata vorangehen können. Während das Kinking von Venen zur Stenose des Gefäßes führen kann, ist dies bei Arterien nicht möglich. Allerdings können sich technische Schwierigkeiten bei der Katheterisierung ergeben. Ansonsten handelt es sich um einen Zufallsbefund bei der Angiographie arteriosklerotischer Läsionen.

Tabelle 19.3. Häufigkeit von Verschlüssen und Stenosen der supraaortalen Arterien. (Nach Haas et al. [4])

Gefäß	Stenosen [%]	Verschlüsse [%]
Truncus brachiocephalicus	4,2	0,6
A. carotis communis links	4,8	2,2
A. carotis communis rechts	3,2	1,0
A. subclavia links	12,4	2,5
A. subclavia rechts	8,3	0,8
A. vertebralis rechts	18,4	4,0
A. vertebralis links	22,3	5,7
Karotisgabel rechts	33,8	8,5
Karotisgabel links	34,1	8,5

Aortenbogensyndrom

- Obliterationen mehrerer supraaortaler Arterien
- RR an Armen niedriger als an den Beinen
- Entzündliche Genese: Takayasu-Syndrom
- Vor Angiographie: RR-Messung an Armen und Beinen

Die Arteriosklerose ist die mit Abstand häufigste Erkrankung, die im Aortenbogen und den supraaortalen Gefäßen zu Stenosen oder Verschlüssen führt. Bemerkenswert ist, daß trotz der gleichen

Krankheitsursache wegen des unterschiedlichen Befallmusters koronare, periphere und zerebrale Strombahn voneinander unterschieden werden müssen und keineswegs beim selben Individuum gleich schwere Läsionen der unterschiedlichen Gefäßareale vorliegen. Generell lassen sich die Gefäßwandveränderungen in Abhängigkeit von Dauer und Schwere der Erkrankung in verschiedene Stadien einteilen. In der Frühphase findet sich die Anlagerung von Makrophagen (Schaumzellen) in der Intima. Ebenfalls reversibel ist die extrazelluläre Einlagerungen von Lipiden in Intima und in glatten Muskelzellen. Irreversibel dagegen ist die Bildung eines Atheroms mit massiven konfluierenden extrazellulären Lipidablagerungen in der Intima, die muskuläre und elastische Fasern verdrängen. Beim Fibroatherom finden sich zusätzlich Lagen von Kollagenfasern, die mit den fettig degenerierten Muskelzellen zur Atrophie der Media führen. Eine komplizierte Läsion entsteht, wenn das Atherom an der Oberfläche ulzeriert und dabei thrombogenes Material dem Blutstrom aussetzt. Es kommt dann zu subintimalen Einblutungen und bindegewebigen Granulationen. Die konsekutive Wandverdickung bildet den fibrösen Plaque. Verkalkungen der Atherome sind häufig. Klinisch bedeutsam sind die Ulzerationen, weil sie wegen der Thrombogenität der Wandstrukturen zu embolischen oder okkludierenden Komplikationen führen können.

Typen der Atherosklerose
- Typ 1: Koronarsklerose
- Typ 2: Befall der Aortenbogenäste
- Typ 3: Befall der viszeralen Aortenäste
- Typ 4: Befall der terminalen Aorta und der Becken-/Beingefäße

Ätiogenetisch steht bei der Entwicklung der Arteriosklerose die Läsion der Intima im Vordergrund. Nach durch Druck oder Scherkräfte hervorgerufenen Kontinuitätsunterbrechungen der Intima folgt die Adhäsion von Thrombozyten und die Proliferation von glatten Muskelzellen, die konsekutiv von der Media einwandern. Die Induktion der Muskelzellen wird durch den Platelet derived growth factor (PDGF) mediiert. Die Endothelzellen sind biologisch hoch differenziert und biochemisch sehr aktiv. In der Kultur bilden sie komplexe Verbände und wachsen in lagigen Membranen mit asymmetrisch luminaler Oberfläche, wobei die Wachstumsorganisation durch die Orientierung des Blutstroms bestimmt wird. Nach Ausbildung ihrer endgültigen Gewebstextur ist die Endotheloberfläche nicht thrombogen. Sie ist unfähig, Lipoproteine oder Fibronektin zu binden, und lediglich eine traumatische Unterbrechung der Kontinuität stellt einen adäquaten Reiz zur Wachstumsteilung dar. Ansonsten zeigen die Zellen eine sehr niedrige Replikationsrate. Daneben haben Endothelzellen sekretorische Fähigkeiten (z. B. Prostaglandine, Plasminogenaktivator) und bewirken die Abdichtung der Gefäßwand gegen Blutbestandteile.

In glatten Muskelzellen dient das Aktionmyosin der Kontraktilität und die intermediären Filamente der Aufrechterhaltung des Tonus. Mit diesem Regulationssystem werden die Spannungszustände der Gefäßwand erzeugt. Die Kontraktion der glatten Muskelzellen kann chemisch, elektrisch oder mechanisch beeinflußt werden. Der zytoplasmatische Mediator ist Kalzium^{2+}. Die Mitochondrien weisen eine geringe Affinität bei hoher Speicherkapazität auf, so daß in stark geschädigten Muskelzellen Gefäßverkalkungen von solchen Fokussen ihren Ausgang nehmen können.

Möglicherweise spielen diese Zellen auch eine Rolle in der Ätiogenese der essentiellen Hypertonie. An spontan hypertensiven Ratten konnte eine vermehrte Aktivität der Na^+/K^+-ATPase in glatten Muskelzellen nachgewiesen werden. Eine Verknüpfung der Wachstumsregulation von Muskelzellen und dem Endothel besteht über den EDGF (Endothelium derived growth factor), der bei reparativen Vorgängen nach Gefäßverletzungen die glatten Muskelzellen zur Proliferation stimuliert. Durch experimentelle Läsionen der Aortenwand mit Hilfe von Verweilkathetern ließ sich zeigen, daß im Bereich der Kontaktstelle Thrombozyten und Fibrin angelagert wurden. Es entstanden Plaques aus glatten Muskelzellen und Makrophagen. Auch Kalzifikationen konnten nachgewiesen werden. Durch Beseitigen des traumatischen Stimulus zeigten die Läsionen eine Regression. Anders bei druckbedingten Endothelschädigungen durch Ballonkatheter. Hier folgte auf die Thrombozytenaggregation und Muskelzellproliferation die Ausbildung einer hyperplastischen Neointima. Die Wandverdickung wie auch die Lipideinlagerung, besonders von Cholesterinestern, waren progressiv und nicht reversibel. Ein weiterer Streßfaktor ist die Hypertension. Diese führt nicht zur Proliferation von Endothelzellen, sondern steigert deren sekretorische Aktivität. Die Wandverdickung resultiert aus der Vermehrung der glatten Muskelzellen und des Kollagengehaltes der Tunica media. Daneben werden Turbulenzen und Scherkräfte als kausale Faktoren der Entstehung und Progression arteriosklerotischer Läsionen, besonders im Bereich von Gefäßaufzweigungen, angesehen. Besonders in Bifurkationen und Gefäßaufzweigungen liegen Zonen massiv erhöhter Strömungsgeschwindigkeit und Totwasserareale vor, die für die Prädilektionsstellen die Entstehung von Atheromen darstellen.

Eine neuere Theorie geht von einem kardial bedingten, pathologisch erhöhten Druckanstieg (Boluspumpe) als Streßfaktor aus und kann damit die Entstehung von arteriosklerotischen Plaques auch an den proximalen Abschnitten der Seitenäste erklären. Bedeutsam ist, daß neben den longitudinalen Scherkräften transversale Zugkräfte eine Belastung der Gefäßwand bedingen.

Bei der *Epidemiologie* der Arteriosklerose fällt eine geographisch unterschiedliche Häufung der befallenen Gefäßregionen auf. Während Japan mit der Mortalität an Typ 1 (Vorherrschen der Koronarsklerose) am unteren Ende der Häufigkeitsskala steht, liegt es bezüglich der Mortalität des zerebralen Insults (Typ 2: Befall der supraaortalen Äste) im internationalen Vergleich an vorderster Position. Die Bundesrepublik nimmt in epidemiologischer Hinsicht bei beiden Erkrankungen einen mittleren Rang ein. Die Mortalität lag 1970 bei etwa 300:100000 Einwohner für die koronare Herzkrankheit und 100:100000 für den zerebralen Insult. Ebensolche Divergenzen bestehen für die Risikofaktoren. Während Rauchen als Einflußgröße für das Entstehen einer Arteriensklerose der Koronarien oder der unteren Extremität (Typ 4) unfraglich ist, konnte dieser Zusammenhang beim Schlaganfall nicht zweifelsfrei nachgewiesen werden. Klare Risikofaktoren der Koronarsklerose sind Alter, Rauchen, Diabetes, hohe Werte für Blutdruck oder Serumcholesterin. Andererseits haben Verlaufsbeobachtungen eindeutige Zusammenhänge zwischen der Koronarsklerose und der Arteriosklerose der Karotiden ergeben. Bei Patienten mit schweren arteriosklerotischen Veränderungen der Halsgefäße hatten bei Fehlen von kardialen Symptomen 40% der Patienten angiographische Zeichen der Koronarsklerose und bei Vorliegen von Symptomen 83% der Patienten. Bei Patienten unter 50 Jahren ist beim Befall der einen Region die jeweils andere weniger wahrscheinlich betroffen.

Röntgenologisch sind die pathologischen Veränderungen des Aortenbogens bereits im Thoraxübersichtsbild als Dilatation und durch die Elongation zu erkennen. Die Sklerose ist wegen des orthograd getroffenen Gefäßes anhand der Verkalkungen zu identifizieren. Meist ist die Aorta descendens im Seitbild nach Verkalkungen oder Veränderungen des Lumens zu beurteilen.

Angiographisch wird beim Aortenbogensyndrom auf transfemoralem Weg eine arterielle digitale Subtraktionsangiographie (DSA i.a.) durchgeführt. Der transbrachiale oder transaxilläre Zugang kann unter Dopplerkontrolle von der Seite der verschlossenen Arterie gewählt werden, wenn die perkutane transluminale Angioplastie (PTA) geplant und von zentral nicht möglich ist. Die diagnostische Untersuchung wird mit einem 4- oder 5-French-Katheter in Pigtailkonfiguration durchgeführt. Meist reichen die Ap.-(anteriorposterior) und die LAO (links anterior oblique)-Projektion zur Beurteilung und Dokumentation der supraaortalen Gefäßäste aus. In Abhängigkeit von der zur Verfügung stehenden Technik (gepulste/kontinuierliche Durchleuchtung) muß bei der DSA beachtet werden, daß durch Bewegungsartefakte Stenosen in den proximalen Abschnitten der supraaortalen Gefäße übersehen werden können. Bei Verschlüssen muß die Untersuchungsserie die spätere Perfusion über den Kollateralkreislauf darstellen.

Subclavian-steal-Syndrom
- Obliteration der (linken) A. subclavia in Segment I/II
- Vertebrobasiläre Symptomatik
- Bei Muskelarbeit des ipsilateralen Armes
- Reversibel
- Adaptation ist möglich
- Ohne Klinik: adaptierter Kolllateralkreislauf
- Oder: Subclavian-steal Phänomen

Die Stenosen liegen proximal, sind meist symmetrisch zirkulär und in der Anfangsphase kurzstreckig. Bei der Beurteilung der Engstellen ist zu berücksichtigen, daß die genaue Ausdehnung in der Angiographie nur durch 2 rechtwinklig zueinander stehenden Projektionen beurteilt werden kann. Bei der Beschreibung ist anzugeben, ob sich auf den Durchmesser oder die Durchtrittsfläche bezogen wird, weil zwischen beiden Größen eine quadratische Korrelation besteht. Nur bei Verschlüssen der A. subclavia links in den Segmenten 1 und/oder 2 läßt sich der Kollateralfluss über die Aa. vertebrales mit der DSA dokumentieren (Abb. 19.1). Darüber hinausgehende Verschlüsse beziehen die linke A. vertebralis mit ein. Die kollaterale Versorgung des Armes erfolgt dann über zervikale Gefäße und Anastomosen zum Aortenbogen (Abb. 19.2). Oft finden sich zusätzliche Stenosen im Bereich von linkem Hauptstamm der A. carotis und des Truncus brachiocephalicus. Bei Verschlüssen von linkem, rechtem oder beiden Hauptstämmen der Aa. carotes ist die kranielle Perfusion über 2 versorgende Gefäße ausreichend (Abb.

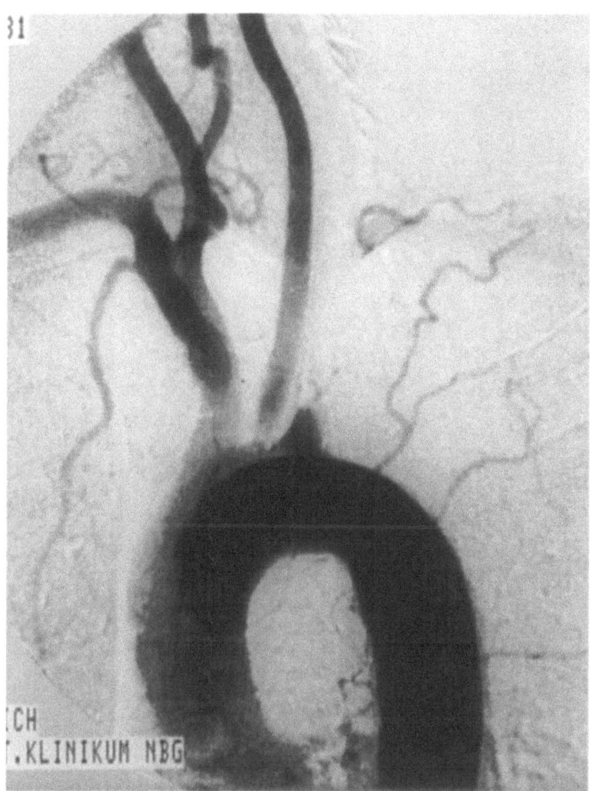

Abb. 19.1. DSA (i.a.) des Aortenbogens mit Verschluß der A. subclavia links und retrograder Füllung der A. vertebralis und Kollateralisation zur distalen A. subclavia (Steal-Phänomen)

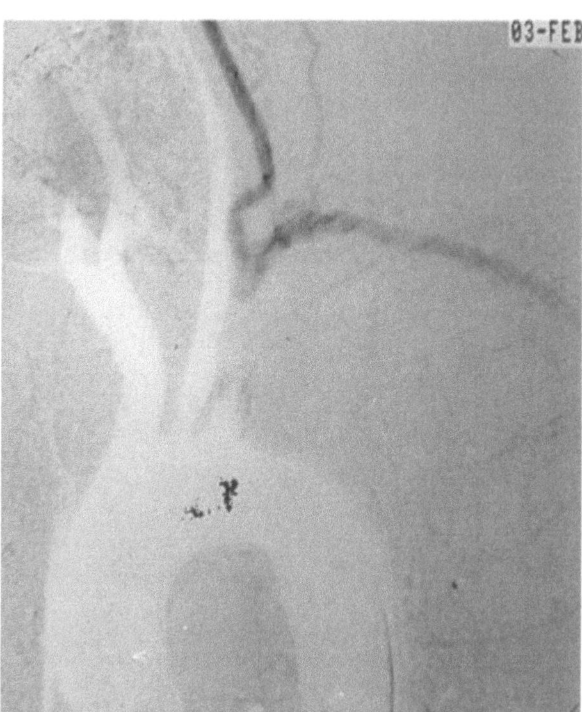

Abb. 19.2. DSA (i.a.) des Aortenbogens mit Verschluß der A. subclavia links und Abgangsstenosen der A. carotis communis links und des Truncus brachiocephalicus (Kollaterale von der A. intercostalis I et suprema zum Truncus costocervicalis der A. subclaiva links)

19.3). Stenosen und Verschlüsse im Bereich des Truncus brachiocephalicus sind insgesamt seltener als an den übrigen supraaortalen Gefäßen. Bei Verschlüssen sind kräftige Kollateralen von der Aorta über kostale Anastomosen nachzuweisen (Abb. 19.4). Eine selektive Katheterisierung des Truncus ist notwendig, wenn die Stenosenlage wegen Überlagerung von A. carotis communis und A. subclavia nicht sicher zugeordnet werden kann oder eine PTA durchgeführt werden soll.

Für die Region der Karotisgabel stellt die Doppler-, bzw. Farbdopplerultraschalluntersuchung zusammen mit der DSA das wichtigste diagnostische Verfahren dar. Der Bereich der aortenbogennahen Gefäße läßt sich nur partiell oder indirekt beurteilen. Änderungen der Flußrichtung als Anzapf (Steal) Phänomen oder poststenotische Abnahme des Spitzenflusses in Aa. carotes, vertebrales oder subclaviae sind indirekte Hinweise auf Stenosen oder Okklusionen (Abb. 19.5), während eine intrastenotische Beschleunigung des Peakflows beweisenden Charakter hat.

Angiographie des subclavian-steal-Syndroms,
- Aortenbogenangiographie mit langer Serie,
- 2 Minuten ischämische Muskelarbeit des ipsilateralen Armes,
- Staumanschette am Oberarm,
- Konstante Faustschluß- und Öffnungsübung,
- KM-Injektion und Beginn der Angiographie,
- unmittelbar nach Injektionsbeginn Staumanschette öffnen,
- Faustschlußübungen fortsetzen bis zum Ende der Angiographieserie

Computertomographisch lassen sich Gefäßkaliber, thrombotische Wandauflagerungen und Kalzifikationen der supraaortalen Gefäße differenzieren. Eine Indikation zur CT-Untersuchung besteht (neben Aneurysmata) bei durch eine mediastinale Raumforderung bedingtem Aortenbogensyndrom. Besonders vielversprechend ist die *Magnetresonanztomographie*, die bereits heute der DSA vergleichbare Bilder nahezu aller Gefäßregionen liefert und zusätzlich Schnittbilder der umgebenden Weichteilstrukturen entlang aller 3 Raumachsen anfertigen kann (Abb. 19.6). Mit Hilfe des Chemical-shift-Verfahrens können mit der MRT lipidhaltige Anteile der Aortenwand von bindegewebigen unterschieden werden. Darüber hinaus versprechen experimentelle Studien für die Zu-

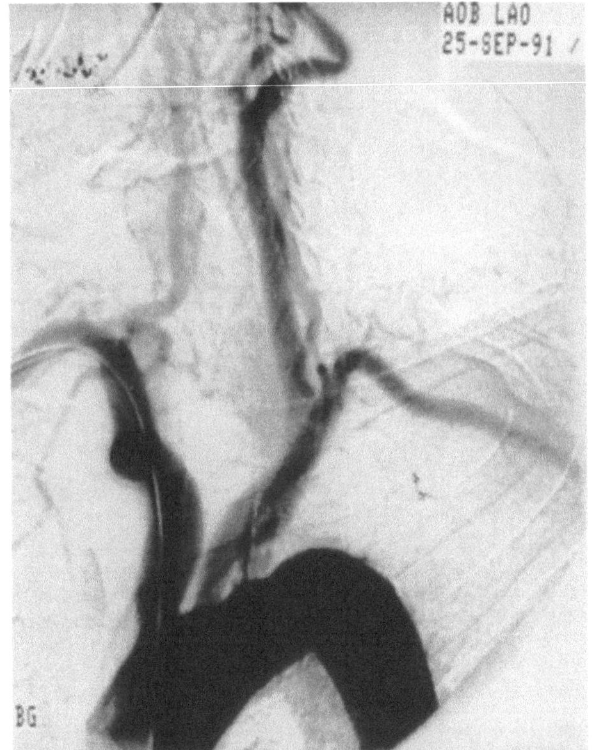

a

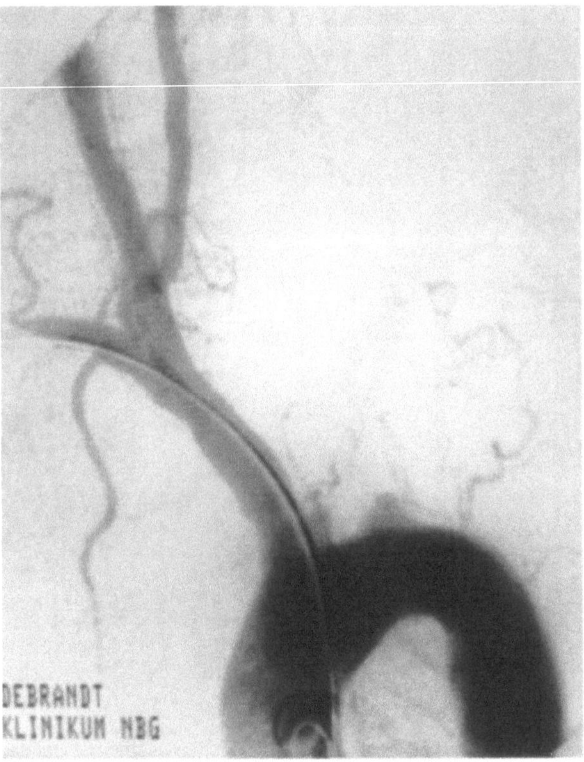

b

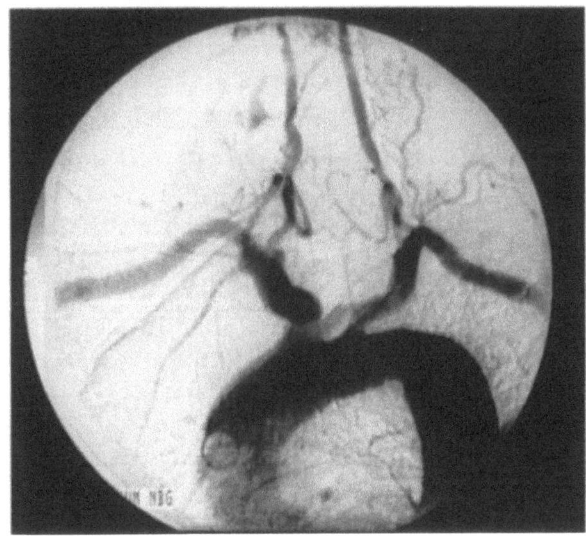

c

Abb. 19.3a–c. DSA (i.a.) des Aortenbogens mit **a** Verschluß der A. carotis communis rechts und Kinking der A. carotis interna links, **b** Verschluß von A. subclavia links und A. carotis communis links bei Truncus bicaroticus, **c** Verschluß beider Aa. carotes und alleiniger Versorgung des Gehirns über die Aa. vertebralia

kunft eine genaue Differenzierung von atheromatösen Plaques der Gefäßwand bezüglich Lipidgehalt, fibrotischen oder verkalkenden Veränderungen und die dreidimensionale Darstellung der gesunden wie auch pathologisch veränderten Aortenwand. Dies ist zum Beispiel auch vor radiologisch diagnostischen oder interventionellen Katheterisierungen von Bedeutung, um die Verschleppung von embolischen Thrombi oder Mikroembolien zu vermeiden.

Subclavian-steal-carotis-recovery-Phänomen
- Bei Verschluß des Truncus brachiocephalicus,
- Provokation analog dem Subclavian-steal-Phänomen,
- Orthograde Perfusion der proximal verschlossenen A. carotis rechts,

Differentialdiagnostisch muß die vaskuläre Genese der Erkrankung von neurologischen Ursachen abgegrenzt werden, indem zuerst vergleichende Blutdruckmessungen an beiden Armen und der unteren Extremität vorgenommen werden (Abb. 19.7). Der zweite nichtinvasive Untersuchungsschritt besteht in der Durchführung einer Doppleruntersuchung der brachiozephalen Gefäße. Unter den vaskulären Erkankungen müssen arteriosklerotische Genese und Arteritis differenziert werden. Weitere seltene Ursachen sind Aneurysmata, Traumata oder mediastinale Raumforderungen. Klinisch und prognostisch bedeutsam ist die Diagnose eines Kompressionsyndromes, weil zum einen hierbei eine kausale Therapie möglich ist, und weil diese wegen muraler Thromben- und

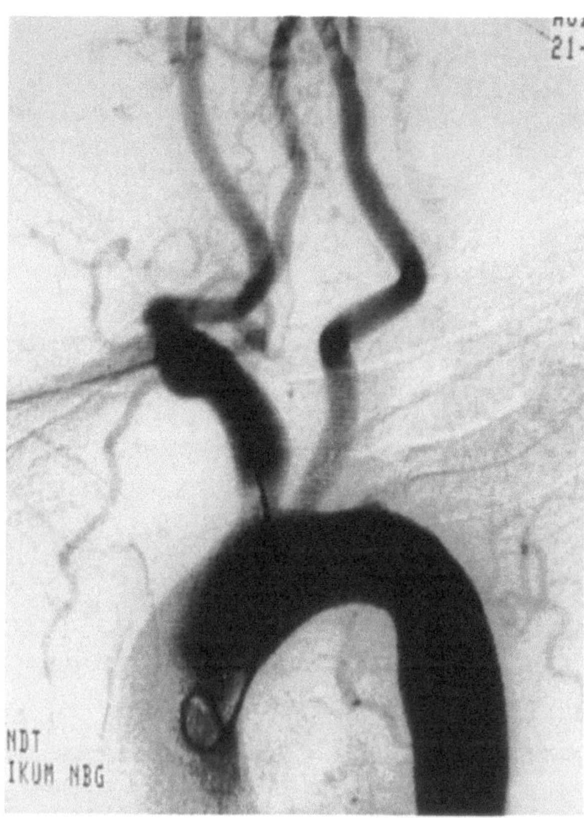

a

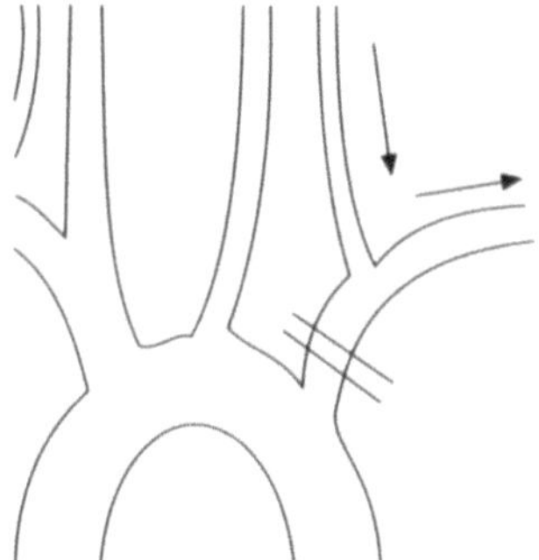

Abb. 19.5. Die Skizze zeigt die Flußumkehr beim Subclavian-steal-Phänomen

Aneurysmabildungen und der Gefahr einer distalen Thrombosierung operiert werden müssen.

Therapeutisch stehen nach Anzahl und Ausmaß des Befalls der Gefäße und dem klinischen Beschwerdebild des Patienten chirurgische (Desobliteration, Bypass) oder radiologisch interventionelle Verfahren zur Verfügung. Beim kompletten Aortenbogensyndrom und Verschlüssen der supraaortalen Gefäße ist das chirugische Vorgehen indiziert. Bei Stenosen der A. subclavia stellt die

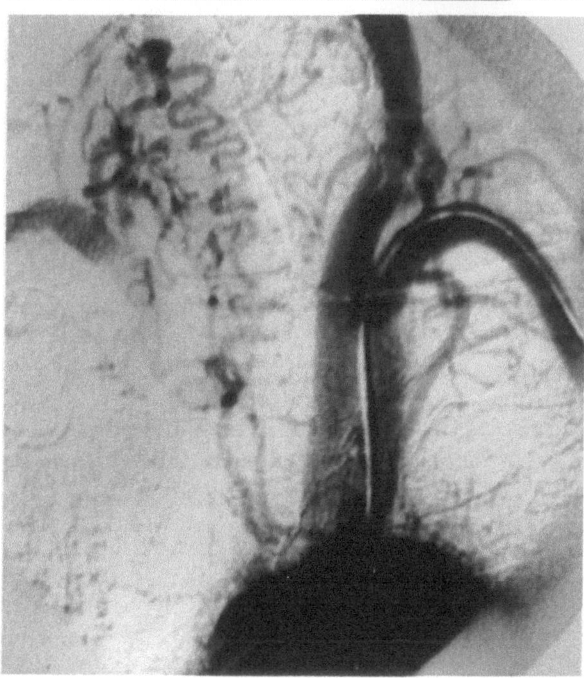

b

Abb. 19.4a,b. DSA (i.a.) des Aortenbogens mit **a** Abgangsstenose des Truncus brachiocephalicus und Schlängelung der Aa. carotes communes, **b** Verschluß des Truncus brachiocephalicus und Wiederauffüllung der A. subclavia rechts über kräftige Kollateralen von der Aorta (A. thyroidea ima) zum Truncus thyreocervicalis (A. vertebralis rechts verschlossen!)

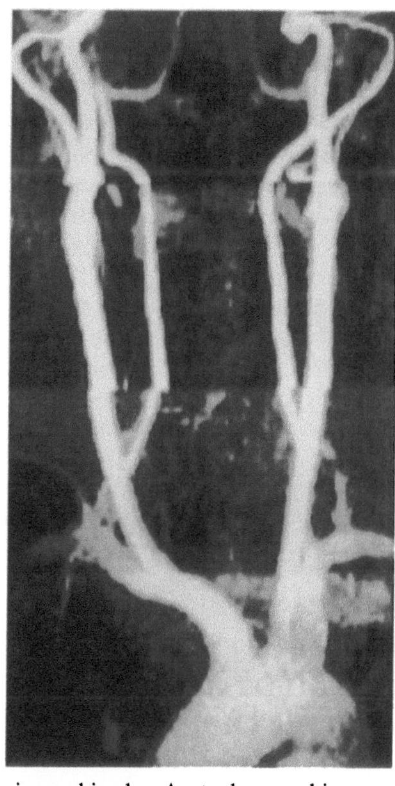

Abb. 19.6. MR-Angiographie des Aortenbogens bis zum Karotissyphon ohne pathologischen Befund (FISP3D-Sequenz/Multi Volumen mit Flipwinkel 20°, TR = 35ms, TE = 6ms, Matrix 256×256, Field of view 300mm). (Abbildung mit freundlicher Überlassung von Dr. Richard Hausmann, Siemens AG Erlangen)

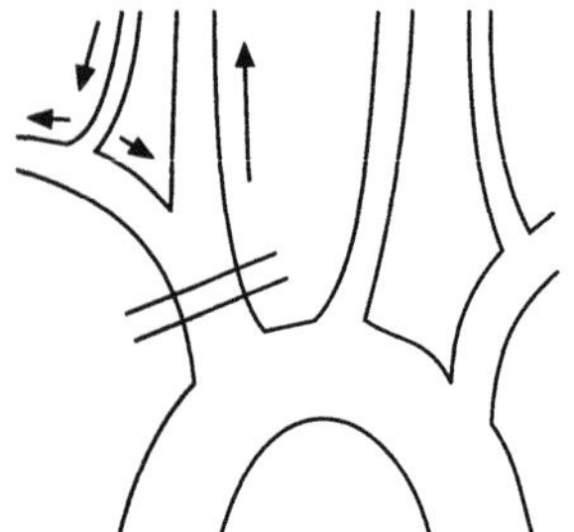

Abb. 19.7. Flußverhältnisse beim Carotis-recovery-Phänomen

PTA die Methode der Wahl dar. Bei Stenosen der Aa. carotes wird das therapeutische Procedere noch diskutiert. Nach neueren multizentrischen Studien scheint sich ein Vorteil für das operative Vorgehen bei Patienten mit hochgradigen (» 70%) Stenosen gegenüber dem konservativen Vorgehen abzuzeichnen. Ein Vergleich zwischen PTA und Chirurgie existiert nicht. Erfolg und Komplikationen sind bei beiden Verfahren ähnlich (Tabelle 19.4).

19.1.2 Entzündliche Aortenerkrankungen

19.1.2.1 Takayasu-Syndrom

Das Takayasu-Syndrom ist eine chronisch entzündliche Erkrankung von Arterien und eine häufige Ursache des Aortenbogensyndroms (Pulseless disease). Die erste Beschreibung von histopathologischen Veränderungen bei dieser Krankheit erfolgte Mitte des 19. Jahrhunderts mit Thrombosen und Stenosen der supraaortalen Gefäßäste. In moderneren Klassifikationen werden Affektionen der abdominalen Gefäße miteinbezogen. Bei Typ 1 sind Aortenbogen und die supraaortalen Äste betroffen. Typ 2 beinhaltet Affektionen von Aorta thoracica descendens und abgehender Äste. Zu Typ 3 gehört der Befall von abdominaler Aorta und Seitenästen. Bei Typ 4 handelt es sich um die Kombination beider Formen. 68% der Patienten leiden an Typ 4. Die Kriterien des American College of Rheumatology zur Diagnose der Takayasu-Arteritis orientieren sich mit allerdings 3 der 6 Parameter an Veränderungen der oberen Extremität.

Klassifikation der Takayasu-Arteritis

Patienten unter 40 Jahren
Klaudikatiobeschwerden an Extremitäten
Reduzierter Brachialispuls
RR-Differenz »10 mm Hg obere Extremität
Gefäßgeräusche über A. subclavia oder Aorta
Angiographischer Nachweis von Gefäßobstruktionen

Akut das Leben des Patienten bedrohen können Infarzierungen der A. mesenterica superior oder Stenosen der Koronarien sein.

Die *Ätiogenese* der Erkrankung ist unbekannt. Ein Zusammenhang mit autologen Antikörpern gegen Bestandteile der Aortenwand wird vermutet. Die Ausprägung der immunologischen Reaktion korreliert jedoch nicht mit der Schwere der klinischen Symptome. Bei einigen früh diagnostizierten Fällen konnten zirkulierende Immunkomplexe nachgewiesen werden. Eine abgelaufene Tuberkulose in der Anamnese ist häufig. Experimentell konnten inflammatorische Läsionen der Adventitia durch Injektion von Tbc-assozierten Antigenen ausgelöst werden. Eine kongenitale Prädisposition wird nach Untersuchungen der HLA-D-Antigenspezifität der Patienten, sowie wegen beobachteter familiärer Häufung des Auftretens der Erkrankung angenommen. An Begleiterkrankungen kommen eine Polyarthritis, ein Morbus Bechterew und ein Morbus Crohn vor.

Die *Inzidenz* der Erkrankung liegt bei etwa 2,6 Fällen auf 1 Million Einwohner (USA). Betroffen sind in erster Linie Frauen zwischen 30 und 40 Jahren. Das Geschlechtsverhältnis liegt bei 4:1 (w:m). Makroskopisch finden sich die Stenosen in der Aorta und den proximalen Abschnitten der abgehenden Gefäßäste. Die erkrankten Arterien

Tabelle 19.4. Primäre Erfolgsquote und Komplikationen bei Angioplastie (PTA) von A. subclavia und Truncus brachiocephalicus

Autor	Gefäß	Verschlüsse	Stenosen	Erfolg [%]	Komplikationen [%]
Dorros [3]	A. subclavia, Truncus bradiocephalicus	11	22	92	7
Jianpin [5]	A. subclavia	5	75	93	0
Kachel [6]	A. subclavia	?	436	96	4
zit.	A. subclavia		241	95	2,5
nach	A. subclavia	19		32	0
Mathias	Truncus brachiocephalicus		25	100	0

zeigen eine verdickte Wand, erscheinen verkürzt und rigide. Im Bereich der entzündlichen Läsion sind diese mit der Umgebung verbacken. Auf die engen Gefäßabschnitte folgt eine poststenotische Dilatation. Typisch für die Erkrankung ist die Gefäßstenose bei normalem äußeren Gefäßdurchmesser.

Histologisch finden sich die pathologischen Veränderungen hauptsächlich in Tunica media und Adventitia. Es finden sich Zeichen der chronischen Entzündung mit Lymphozyten, Histiozyten und vielkernigen Riesenzellen. Durch die dichten Kollageneinlagerungen sklerosiert die Adventitia. Die Media zeigt eine Destruktion mit Untergang von elastischen Fasern. Die klinische Symptomatik wird durch die Stenosen in Aorta und abgehenden Gefäßen bestimmt. Alle Komponenten des Aortenbogensyndroms kommen vor, wobei die brachiale, brachiozephale oder zerebrale Symptomatik vorherrschen kann. Auch Zeichen der koronaren Insuffizienz mit myokardialer Minderperfusion oder nephrogene Symptome kommen vor. Eine Angina abdominalis sowie das Leriche-Syndrom sind beschrieben. Häufig liegen hypertone Blutdruckwerte der prästenotischen Gefäßareale vor.

Röntgenologisch finden sich auf der Thoraxübersicht in etwa Zweidrittel der Fälle eine unregelmäßige Kontur der Aorta und Verkalkungen. Angiographisch finden sich multiple segmentale Engstellungen der Aorta und der Seitenäste. Umschriebene Stenosen der proximalen Gefäßabgänge und der Befall von thorakaler und abdominaler Aorta bei Fehlen von sonstigen arteriosklerotischen Veränderungen sind pathognomonisch. Aneurysmata liegen in 5-20% der Fälle vor und sind meist fusiform. Dilatationen und Gefäßverschlüsse gehören ebenfalls zum Krankheitsbild. Häufig liegt ein Befall der Pulmonalgefäße vor, wobei meist ein Verschluss von Lobärästen beobachtet wird. Das Auftreten einer Aortenklappeninsuffizienz (ca. 15% der Patienten) ist als prognostisch ungünstig anzusehen. Mit Hilfe der Computertomographie läßt sich bereits in einem frühen Stadium der Erkrankung eine deutliche Wandverdickung von Aorta oder A. carotis communis nachweisen. Nach Kontrastmittelbolus findet sich ein geringes Enhancement der verschwollenen Intima und ein starkes Enhancement der entzündlich mehr perfundierten Tunica media.

Therapeutisch lassen sich durch chirurgische Intervention z.B 63% der Patienten bezüglich eines Hypertonus heilen. Aufgrund der Vielzahl der vorliegenden Läsionen ist die perkutane transluminale Dilatation ein geeignetes Verfahren. Die Erfolgsquoten liegen jedoch unter denen der Chirurgie mit 33% Heilungen des Hypertonus und 74% technischem Erfolg.

19.1.2.2 Lues

Vor Einführung der Penizillintherapie machte die Aortenlues in Sektionsstatistiken bis zu 10% aus. Die *Häufigkeit* in neueren Untersuchungen liegt bei weniger als 1%. Kardiovaskuläre Komplikationen betreffen etwa 10% der Patienten mit nicht oder inadäquat behandelter Syphilis. Eine Aortitis, Aortenklappeninsuffizienz oder Aneurysmata entwickeln sich 10 bis 30 Jahre nach dem Primärinfekt, obwohl nachgewiesen wurde, daß bereits innerhalb des ersten Jahres nach Infektion die Aortenwand durch die Spirochäten befallen wird.

Histologisch finden sich entsprechend dem Infektionsweg über die Vasa vasorum lymphozytäre und plasmazelluläre Infiltrate in deren Nachbarschaft und eine obliterative Endarteritis. In der Media werden untergegangene glatte Muskelzellen und elastiche Fasern durch Narbengewebe ersetzt. In 20% der Fälle finden sich Mikrogummata. Die Klassifikation unterscheidet die unkomplizierte Aortitis von Komplikationen, wie Aneurysmata, Aorteninsuffizienz und koronaren Stenosen. Luetische Aortenaneurysmata entwickeln sich in 40% der Fälle. Dabei liegen 7 von 10 in Aorta ascendens und Aortenbogen. Sie sind meist sackförmig konfiguriert und weisen oft Verkalkungen auf. Die Angaben zur Häufigkeit von lebensbedrohlichen Rupturen schwankt zwischen 14 und 40%. Eine Aorteninsuffizienz kann sich in einem Viertel der Fälle entwickeln. Zugrunde liegt eine Dilatation der Aortenwurzel und des Valsalva-Sinus oder eine Erweiterung der Klappenkommissur bei Fibrose der Segel. Eine luetische Koronarostienstenose kommt in 30% der Fälle vor und wird durch eine Verdickung der Intima bedingt. Bei der unkomplizierten luetischen Aortitis bestehen geringe oder keine Symptome. Klinische Beschwerden bestehen in Abhängigkeit von komplizierenden Verläufen. Aneurysmata können zu Kompressions- oder Verdrängungserscheinungen und konsekutiven nervalen Beschwerdebildern führen. Die Ruptur ist mit allen Zeichen der fulminanten klinischen Symptomatik verbunden. Die Aorteninsuffizienz, wie auch die Koronarostienstenose machen sich in Form einer Herzinsuffizienz bemerkbar. 28% der syphilitischen Aortiden sind seronegativ.

Röntgenologisch läßt sich die Erweiterung von Aorta ascendens oder Aortenbogen in der Thoraxaufnahme erkennen. Mit Hilfe der Angiographie lassen sich komplizierte Verlaufsformen mit Aneurysmabildungen, Ostienstenosen oder die Aorteninsuffizienz darstellen. Marginale Thromben und Verkalkungen sind am besten mit der Computertomographie zu diagnostizieren. Dieses Verfahren wird auch in klinischen Notfällen bei einer Ruptur eingesetzt.

19.1.2.3 Tuberkulöse Aortitis

Die Aortentuberkulose ist eine seltene Erkrankung, die allerdings häufig durch Aneurysmata oder Perforationen kompliziert wird. Unterschieden wird zum einen die Intimatuberkulose, die Ausdruck einer miliaren Verlaufsform sein kann. Die Mesaortitis tuberculosa entspricht einer Infektion der Media über die Vasa vasorum. Bei dieser Form entstehen Gefäßwandnekrosen, die sekundär zur Aneurysmabildung führen können. Die häufigste Form ist das Übergreifen der Infektion von befallenen Lymphknoten per continuitatem auf die Adventitia.

Röntgenologisch können in der Übersichtsaufnahme Hinweise auf eine abgelaufene oder frische tuberkulöse Infektion bestehen. Im übrigen entspricht die Diagnostik der Darstellung der komplizierenden Läsionen wie Aneurysmata oder Rupturen. Bei Verdacht auf das Vorliegen einer Gefäßruptur muß wegen der Dringlichkeit der Diagnosefindung mit CT untersucht werden.

19.1.2.4 Arteritis temporalis

Bei der Arteritis temporalis handelt es sich um eine granulomatöse Panarteritis, die zu segmentalen, entzündlichen Stenosen führt. *Histologisch* findet sich ein Befall der Media und der A. elastica interna. Typischerweise finden sich an der Grenzzone beider Schichten riesenzellkernige Infiltrationen. Die Diagnosesicherung erfolgt durch eine Biopsie der A. temporalis superficialis.

Die *Ätiogenese* der Erkrankung ist unklar. Im Bereich der Gefäßläsionen konnte eine vermehrte Ansammlung von T-Helferzellen nachgewiesen werden. Der Befund von Histiozyten, Makrophagen und zirkulierenden Immunoblasten spricht für eine zellvermittelte Immunreaktion. Neuere Hypothesen gehen von einem pathologisch akzelerierten Alterungsprozeß der betroffenen Gefäße aus. Eine familiäre Prädisposition ist wie ein vermehrtes Vorkommen beim HLA-Phänotyp DR-4 erwiesen. Die Inzidenz der Erkrankung liegt bei etwa 30 Fällen auf 1 Million Einwohner und ist häufiger in Nordeuropa. Es findet sich eine Prädilektion für das weibliche Geschlecht. Bei Menschen unter 50 Jahren ist die Erkrankung selten. Typische klinische Symptome sind der Schläfenkopfschmerz und die strangartige Verdickung der A. temporalis superficialis. Zusätzliche arthritische Beschwerden und allgemeine Symptome wie Fieber oder BSG-Beschleunigung sind häufig. Bei Beteiligung der A. opthalmica findet sich eine Visusminderung.

Röntgenologisch können sich Zeichen des Aortenbogensyndroms mit segmentalen Stenosen in der Angiographie finden. Aneurysmata und Dissektionen kommen vor. Bei Vorliegen einer Arteritis temporalis sollte eine Aortenbogenangiographie zum Ausschluß prognostisch ungünstiger Miterkrankungen durchgeführt werden.

19.2 Verschlüsse und Stenosen der thorakalen Aorta

19.2.1 Coarctatio aortae

Die angeborenen Aortenstenosen lassen sich nach ihrer Lagebeziehung zum Klappenapparat in valvuläre, sub- und supravalvuläre, sowie Aortenisthmusstenosen unterscheiden. Bei den subvalvulären Formen wird die hypertrophisch infundibuläre von der seltenen membranösen Aortenstenose unterschieden. Die distale Ausflußbahn des linken Ventrikels wird beim infundibulären Typ durch die verdickte Septummuskulatur eingeengt. Die polygen hereditäre Erkrankung wird oft erst im Jugend- oder Erwachsenenalter bemerkt. Das klinische Bild ist variabel und der Verlauf wird durch das Auftreten von Arrhythmien oder koronararteriellen Komplikationen bestimmt. Die diagnostische Methode der Wahl ist die Echokardiographie. Sie zeigt die muskuläre Hypertrophie von posteriorer Ventrikelwand und Septum. Die Angiographie stellt einen verkleinerten und verformten linken Ventrikel dar. Bei Druckmessungen kann ein Gradient zwischen Aorta und Kammer fehlen. Eine Aortenklappenstenose kann sich als Folge einer fetalen oder postpartalen Endokarditis entwickeln. Daneben wird ein reduzierter Blutfluß während der fetalen Entwicklung mit anormaler Größe und Form der sich bildenden und in schweren Fällen unikuspidalen Klappen diskutiert. Verglichen mit den erworbenen Formen meist rheumatischer Genese ist die Zahl der angeborenen valvulären Stenosen gering. Die Thoraxaufnahme zeigt im sagittalen oder seitlichen Strahlengang eine poststenotische Dilatation der Aorta ascendens und eine Hypertrophie des linken Ventrikels. Die Ausprägung ist abhängig vom Alter des Patienten und kann beim Säugling völlig fehlen, wenn das Foramen ovale nicht geschlossen wird und durch das Pendelvolumen vornehmlich eine Rechtsherzbelastung besteht. Bei den erworbenen valvulären Stenosen steht der Nachweis der Klappenverkalkungen (Seitbild) im Vordergrund. Aus Strahlenschutzgründen sollte die Diagnose dieser Veränderungen mittels Echokardiographie erfolgen. Die supravalvuläre Form der Aortenstenose ist selten und dann meist mit weiteren Mißbildungen (Williams-Syndrom) vergesellschaftet.

Coarctatio aortae
- Angeborene Stenose/Verschluß der thorakalen Aorta,
- Aortenisthmus / präduktal (infantiler Typ),
- / postduktal (Erwachsenentyp),
- Aortenbogen,
- Aorta descendens,
- Aorta abdominalis / suprarenal,
- / interrenal,
  / infrarenal,
- RR an Beinen niedriger als an den Armen,

Die Aortenisthmusstenosen (Synonym: Coarctatio aortae) werden nach infantilem (Stenose vor Abgang des Ductus arteriosus, präduktale Form) und adultem Typ (postduktale Form) unterschieden. Beim infantilen Typ bestehen oft zusätzliche Anomalien und Herzfehler (offener Ductus arteriosus 68%, Ventrikelseptumdefekt 53%, Aortenstenose 14%, Mitralstenose 5%), welche letzlich die Prognose bestimmen (1-Jahres-Mortalität = Coarctatio + offener Ductus arteriosus 64%, Coarctatio + Aortenstenose 100%). Die Ausprägung der Läsion ist unterschiedlich, beim Erwachsenentyp meist kürzerstreckig als beim kindlichen Typ und kann von einer moderaten Einengung (» 0,5 cm/22,5–33% der Patienten) bis zur Atresie reichen. Letztere findet sich in etwa einem Viertel der Patienten mit adultem Typ und führt beim infantilen Typ und offenem Ductus arteriosus durch den Links-rechts-Shunt innerhalb der ersten Lebensmonate zum Tod. In Höhe des Isthmus wird der Aortenverschluß als Typ A klassifiziert. (Typ B - distal der A. carotis communis, Typ C - distal des Truncus brachiocephalicus.)

Die *Häufigkeit* der Coarctatio aortae liegt bei etwa 3 Fällen auf 10 000 Geburten. Es besteht eine Prädominanz des männlichen Geschlechts (Verhältnis 4–5:1). Pathophysiologisch und für die Prognose ist die Durchgängigkeit bzw. Obliteration des Ductus arteriosus von Bedeutung. Ist diese Gefäßstruktur nicht rückgebildet, findet sich in Abhängigkeit vom Ausmaß der Aortenstenose ein Links-rechts-Shunt mit Volumen- und Druckbelastung des linken Ventrikels. In diesen Fällen wird die Herzinsuffizienz eher in Erscheinung treten als bei alleiniger Druckbelastung. Bei Obliteration des Ductus arteriosus findet sich ein Kollateralkreislauf über die A. thoracica interna und die Interkostalarterien (Rippenusuren!) wie auch über die Vertebralarterien und die Spinalgefäße.

Klinisch steht die Blutdruckdifferenz zwischen oberer und unterer Extremität im Vordergrund. Durch die hypertone Situation im Bereich der supraaortalen Gefäße findet sich eine früh einsetzende Arteriosklerose und Koronarsklerose. Die definitive Diagnose kann bereits durch Blutdruckmessung an Arm und Bein zu stellen sein. Die durchschnittliche Lebenserwartung beim adulten Typ beträgt 35 Jahre. Todesursachen sind in erster Linie Herzversagen, bakterielle Endokarditis oder Aortitis sowie Rupturen der Aorta oder intrakranielle Blutungen [10].

Die *Ätiologie* der Erkrankung ist noch nicht bekannt. Eine biphasische saisonale Häufung legt exogene Faktoren, viraler, vielleicht nutritiver Genese nahe.

Röntgenologisch finden sich in Abhängigkeit von Ausmass der Stenose und Vorliegen eines offenen oder obliterierten Ductus arteriosus Zeichen der Volumen bzw. Druckbelastung des linken Ventrikels, sowie ggf. eine Hyperperfusion der Lugengefäße. Bei moderater Stenose findet sich ein nicht vergrößertes Herz mit kleinem Aortenbogen, wobei Rippenusuren dennoch vorliegen können (Abb. 19.8). In der Seitaufnahme des Thorax kann das stenosierte Aortensegment sichtbar sein. Die Verdachtsdiagnose läßt sich angiographisch sichern, wobei mit der venösen DSA die möglicherweise schwierige Sondierung der aszendierenden Aorta vermieden wird. Dopplersonographisch wird eine verminderte Flußgeschwindigkeit in der distal der Stenose gelegenen Aorta gemessen. Die Darstellung der Coarctation gelingt mit der NMR besser als in der CT, weil sich die typischerweise vorliegende exzentrische Einschnürung der Media am günstigsten im sagittalen und links anterior obliquen Schnittbild abbildet (Abb. 19.9). Die Möglichkeit der EKG-Triggerung ist zur Vermeidung von Bewegungsartefakten wichtig. Die direkte Darstellung der Flußphänomene ist mit der MR-Angiographie oder der Cine-MR technisch zu realisieren. Die variable Schnittführung ist auch im Hinblick auf

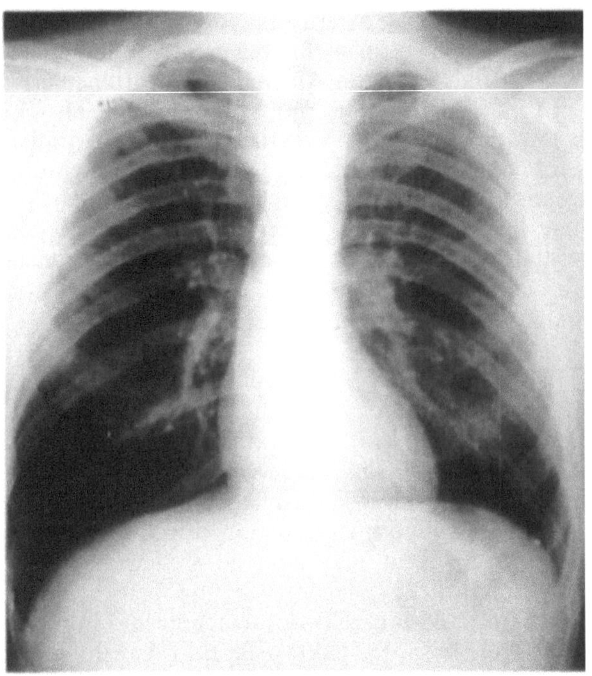

Abb. 19.8. Thorax Aufnahme p.a. eines Patienten mit coarctatio aortae vom adulten Typ A mit normal großem Herz, auffällig kleinem Aortenbogen und Rippenusuren

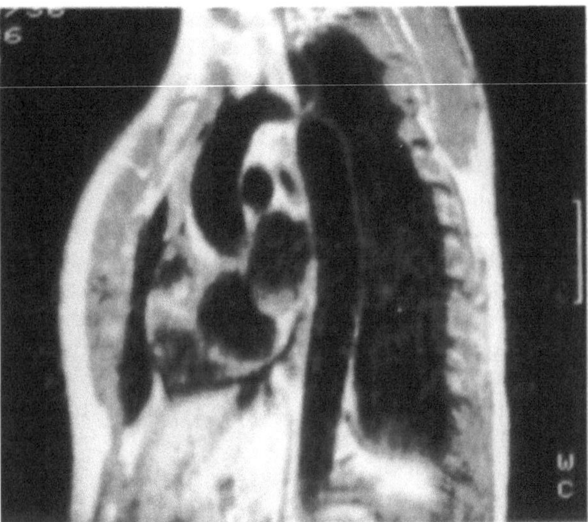

Abb. 19.9. MR-Schicht eines Patienten mit Aortenisthmusstenose distal des Ursprungs der A.subclavia links (SE-Mode, TR = 800ms, TE = 16ms, sagittal-obliquer Schnitt). (Mit freundlicher Überlassung von Dr.E.Imschweiler, Röntgenpraxis Erlangen-Tennenlohe)

die Erkennung postoperativer Komplikationen wie Aneurysmabbildungen oder Restenosierungen günstig.

Therapeutisch steht die operative Korrektur im Vordergrund, wobei Patienten die im Alter von 20 Jahren oder später zur chirurgischen Korrektur kommen, in 60% oder häufiger an einer Hypertonie leiden. Etwa 80% der Patienten leiden unter Schwindel, Kopfschmerzen, Leistungsminderung oder linksthorakalen Schmerzen. Die Möglichkeit der PTA wurde in anfänglichen Untersuchungen nach Experimenten an Tieren und Präparaten wegen der Mediaeinrisse skeptisch beurteilt und auch jetzt liegen nur wenige Publikationen vor, die allerdings von guten klinischen Resultaten vergleichbar denen anderer Gefäßareale berichten. Kritisch erscheint nach wie vor die Entstehung von Aneurysmata im Bereich der Dilatationsstelle. Der Einsatz von selbstexpandierenden Metallendoprothesen kann möglicherweise hier Abhilfe schaffen.

Differentialdiagnostisch ist bei Stenosen im Isthmusbereich an das Vorliegen einer Pseudocoarktation zu denken. Es handelt sich hierbei um eine seltene Erkrankung kongenitalen Ursprungs mit Elongation des Aortenbogens. Das im Gefolge auftretende Kinking des Gefäßes führt zur Kompression der deszendierenden Aorta in Höhe des Lig. arteriosus. Die Erkrankung kann mit zusätzlichen Mißbildungen am Herzen vergesellschaftet sein. Im Unterschied zur echten Coarctatio aortae fehlt der systemische Hochdruck, der Kollateralkreislauf und die peripheren Pulse der unteren Extremität sind palpabel.

19.2.2 Arteriosklerotische Läsionen

Die deszendierende Aorta wird wie alle übrigen Abschnitte des Gefässes von arteriosklerotischen Läsionen befallen, wobei im Unterschied z.B zur abdominalen Aorta hochgradige Stenosen oder Verschlüsse extrem selten sind. Die Läsionen finden sich in den dorsalen Anteilen der Gefäßwand an den Ostien der abgehenden Interkostalarterien, wobei in Lebensaltern bis 50 Jahren Lipideinlagerungen in der Intima vorherrschen, die in späteren Jahren als fibröse Plaques, verkalkte oder komplizierte Läsionen vorliegen. Ausgedehntere Läsionen sind auch ventralseits nachzuweisen. Ein vermehrter Befall ist bei erhöhten Serumcholesterinwerten nachweisbar.

Klinisch bedeutsam sind diese Gefäßveränderungen nicht hinsichtlich ihrer hämodynamischen Wirksamkeit, sondern wegen ihres Potentials als Streuquelle von Emboli. Während das Herz als möglicher Ausgangspunkt von embolischem Material meist untersucht wird, erhält die Aorta diesbezüglich nur vereinzelt Aufmerksamkeit. Diese ablösbaren Plaques können z.B bei Katheterisierungen des Aortenbogens oder auch spontan mobilisiert werden. In Zweifelsfällen kann ihre Morphologie und ihr embolisches Potential (mobil/immobil) durch transösophageale Echokardiographie bestimmt werden. Komplizierte (rupturierte) Ulzera können sich unter der Klinik einer Aortendissektion darstellen. In der MR-Tomographie lassen sich solche intramuralen Hämatome mit in die Tunica media reichender Dissektion und Ulkusrand in T1 und T2 gewichteten Bildern diagnostizieren. Als Zustand nach Aortitis präsentiert sich die „Korallenriffarteriosklerose“. Diese geht mit exzessiven Verkalkungen der Wand der Aorta descendens und suprarenalis einher und ist aus diesem Grund bereits in Throax- oder Abdomenaufnahmen und computertomographisch zu diagnostizieren.

Differentialdiagnostisch muß bei längerstreckigen Lumenobstruktionen der deszendierenden thorakalen Aorta eher an eine Aortoarteritis, eine Dissektion bei Aneurysma und seltener an eine arteriosklerotische Stenose gedacht werden. Das Erscheinungsbild der klinischen Symptomatik ist richtungweisend, wobei der plötzlich aufgetretene Schmerz im Rücken zuerst an die Dissektion denken läßt und die längerbestehende Symptomatik mit brachiozephal betonten Minderperfusionen bei jüngeren Patienten eher an die entzündliche Erkrankung. Raritäten mit Stenosierungen der thorakalen Aorta sind kasuistisch beschriebene endotheliale Tumoren.

19.3 Verschlüsse und Stenosen der abdominalen Aorta

19.3.1 Coarctatio aortae abdominalis

Es handelt sich um eine seltene Manifestation der Coarctatio aortae mit meist segmentalem Befall der abdominalen Aorta. Nach der Lagebeziehung zu den Nierenarterien wird nach supra-, infra- und interrenaler Lokalisation der Stenose unterschieden. Die suprarenale Variante macht mehr als die Hälfte der Fälle aus. In etwa 20% liegen längerstreckige Stenosen mit infrarenalem Sitz oder unter Einbeziehung der Nierenarterien vor. Gelegentlich können Raumforderungen, z.B Neurofibrome bei der Neurofibromatose zur Coarctatio aortae meist mit Beteiligung der Nierenarterie führen.

19.3.2 Arteriosklerotische Läsionen

Arteriosklerotische Läsionen der abdominalen Aorta betreffen hauptsächlich das bifurkationsnahe infrarenale Gefäß bzw. die aortoiliakale Strombahn. Die Klassifikation erfolgt abhängig vom beschreibenden Autor in 3 oder 4 Typen. Bei Typ I handelt es sich um ein- oder beidseitige segmentäre Verschlüsse der infrarenalen Bauchaorta oder der Aa. iliacae. Typ II oder III bezeichnet das Leriche-Syndrom mit Verschluß der Aortenbifurkation und der abgehenden Aa. iliacae communes beidseits. Typ III oder IV entspricht dem hohen Aortenverschluß, bei dem die gesamte infrarenale Aorta okkludiert sein kann, bzw. der Verschlußprozeß die Nierenarterien mit einbeziehen und konsekutiv in einen suprarenalen Aortenverschluß übergehen kann. Gegebenenfalls wird ein zusätzliches Stadium unterschieden. Bei Typ II liegt im Schweregrad ein inkomplettes Leriche-Syndrom mit multiplen beidseitigen Verschlüssen und Stenosen im Bereich der Aorta und der Beckenarterien vor. Insgesamt zeigen die aortoiliakalen Gefäßprozesse eine Progression mit Übergang der einzelnen Stadien in ausgedehntere Läsionen.

Aortoiliakale Verschlüsse
- Typ 1: segmentale Verschlüsse in Aorta oder Beckenarterien
- Typ 2: Leriche-Syndrom bei Bifurkationsverschlüssen
- Typ 3: hoher Aortenverschluß

Ätiologisch steht bei den aortoiliakalen Stenosen und Verschlüssen die Arteriosklerose mit 90% im Vordergrund. Eine Aortitis oder eine kongenitale Stenose ist beim suprarenalen Befall häufiger. Thrombotische oder postembolische Verschlüsse werden mit einer Häufigkeit von etwa 1,5% im aortoiliakalen Bereich angegeben. Seltene Ursachen sind posttraumatische Thrombosen oder Stenosen nach Bestrahlung (zwischen 40 und 70 Gy).

Klinisch stehen Beschwerden von Seiten der unteren Extremität im Vordergrund. In Abhängigkeit von Lage und Ausmaß der Stenosierung und Funktion der Umgehungskreisläufe können alle Stadien der peripheren Durchblutungsstörung vorliegen.

Stadieneinteilung nach Fontaine

I Keine Symptome
II Claudicatio intermittens
  a schmerzfreie Wegstrecke » 200 m
  b schmerzfreie Wegstrecke « 200 m
III Ruheschmerz
  a Knöcheldruck » 50 mmHg
  b Knöcheldruck « 50 mmHg

IV a Nekrose
 b Gangrän

Bei guter Kollateralisation kann auch bei vollständigem Verschluß der aortoiliakalen Strombahn lediglich eine Klaudikatio vorliegen. Die Schmerzlokalisation ist trotz zentraler Obstruktion oft im Bereich der Waden, ohne das Beschwerden im Oberschenkel oder Gesäß bestehen. Eine erektile Dysfunktion wird bei genauer Befragung häufig angegeben. Bei Befall der Nierenarterien liegt oft ein Hypertonus vor. Während ein Verschluß der A. mesenterica inferior ohne klinische Symptome bleibt, führt die Obstruktion der A. mesenterica superior zur Angina abdominalis mit postprandialen intestinalen kolikartigen Schmerzen.

Die *Inzidenz* der arteriosklerotischen Läsionen ist bei Rauchern um den Faktor 2 erhöht. Das Alter der Patienten liegt zwischen 40 und 60 Jahren, wobei ganz überwiegend Männer betroffen sind.

Pathophysiologisch ist zwischen den Versorgungsregionen der A. iliaca interna mit der Glutäalmuskulatur und den Beckeneingeweiden, denen der A. profunda femoris mit der Oberschenkelmuskulatur und der A. femoralis superficialis mit den Versorgungsarealen Unterschenkel und Fuß zu unterscheiden. Auch bei den proximalen Obstruktionen steht klinisch oft die Minderperfusion der Wade als „letzter Wiese" der Versorgung im Vordergrund.

Röntgenologisch gibt oft schon die einfache Abdomenübersicht Hinweise auf einen ausgedehnten arteriosklerotischen Befall der infrarenalen Aorta, indem die kalkhaltigen Gefäßwandanteile nativ sichtbar sind. Angiographisch wird heute meist mit DSA-Technik untersucht. Restlumina und kleine Kollateralgefäße können so gut dargestellt werden. Von Bedeutung sind Untersuchungen in 2 Ebenen, zum einen um die Ausdehnung von asymmetrischen Stenosen realistisch abschätzen zu können, zum anderen um Abgangsstenosen von Umgehungsgefäßen erkennen zu können, die die Durchblutung von A. mesenterica inferior, Beckeneingeweiden und der unteren Extremität gewährleisten (Abb. 19.10). Bei Verschlüssen von proximalen Viszeralarterien (A. mesenterica superior) hat die Riolan-Anastomose eine besondere hämodynamische Bedeutung (Abb. 19.11). Diese liegt in der Aufrechterhaltung der lebensnotwendigen Perfusion des Darmes, die in diesem Fall durch die Versorgung durch die A. mesenterica inferior anstatt über die verschlossene A. mesenterica superior erfolgt. Für die Kollateralversorgung der unteren Extremität gibt es zahlreiche Umgehungen, von denen einige in der Tabelle 5 aufgeführt sind. Neben Lumbalästen ist die A. epigastrica als Verlängerung der A. thoracica interna von Bedeutung (Abb. 19.12). Bei suprare-

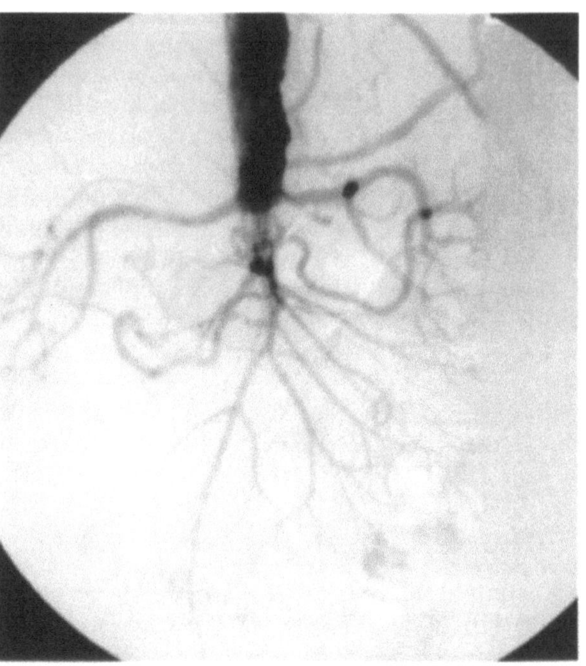
a

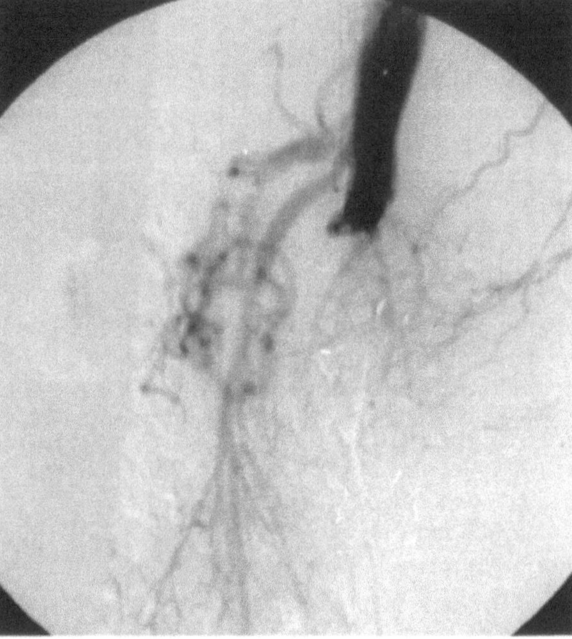
b

Abb. 19.10a,b. DSA (i.a. mit transbrachialem Zugang) der abdominalen Aorta mit **a** Verschluß der infrarenalen Bauchaorta, die Nierenarterien sind regelrecht dargestellt. **b** In der Seitaufnahme zeigen sich Stenosen der A. mesenterica superior und des Truncus coeliacus ohne A. hepatica

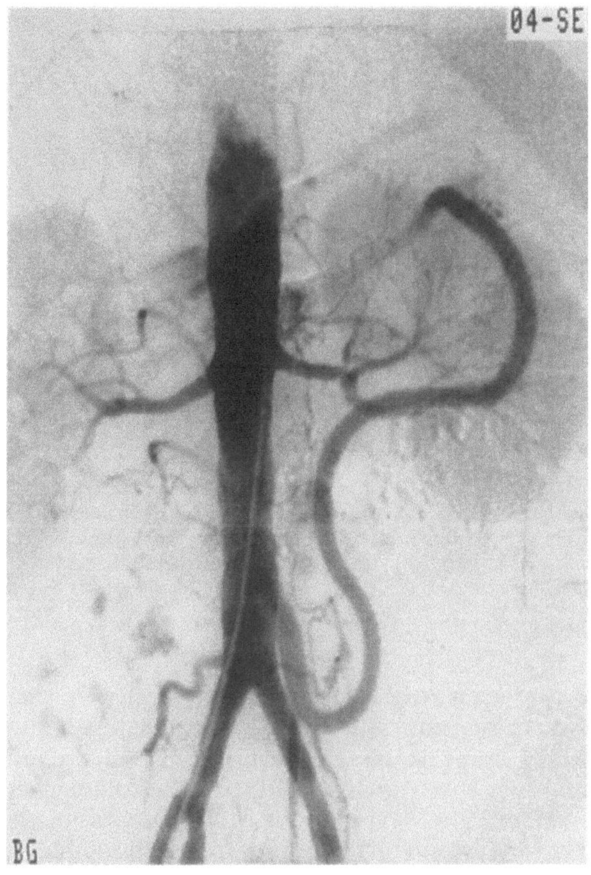

Abb. 19.11. DSA (i.a.) der abdominalen Aorta mit Darstellung der Riolan-Anastomose von der A. mesenterica inferior zur obliterierten A. mesenterica superior

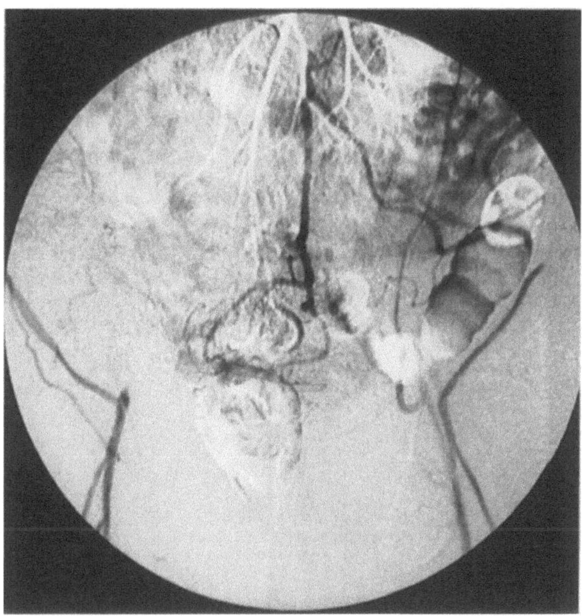

Abb. 19.12. DSA (i.a. mit transbrachialem Zugang) des Beckens bei infrarenalem Aortenverschluß und Wiederauffüllung der Aa. femorales communes beidseits über die Aa. epigastriae superficiales (Kollateralversorgung der A. mesenterica inferior via A. sigmoidea über Riolan-Anastomose)

nalen Aortenverschlüssen ist die A. mesenterica superior unter Umständen das einzige große Versorgungsgefäß der abdominalen Organe (Abb. 19.13). Computertomographische Untersuchungen zeigen verkalkte, thrombosierte oder verschlossene Gefäße, werden allerdings meist nur durchgeführt, wenn Aneurysmata oder Kompressionen von extern vermutet werden (Abb. 19.14). Die Magnetresonanztomographie kann bereits Stenosen der abdominalen Aorta oder ihrer Äste in einer der DSA vergleichbaren Art darstellen und liefert darüber hinaus Schnittbilder analog der CT-Untersuchung (Abb. 19.15).

Differentialdiagnostisch müssen Hüftgelenk- oder Wirbelsäulenerkrankungen ausgeschlossen werden. In der Praxis wird der diagnostische Weg allerdings eher entgegengesetzt verlaufen, indem Patienten mit Gefäßprozessen als orthopädisches Krankengut behandelt werden.

Die *Therapie* ist zum einen abhängig von der Art der Läsion und zum anderen von der Operabilität. Bei längerstreckigen Stenosen und Verschlüssen der infrarenalen Aorta und der Iliakalarterien wird eine Bypassoperation oder Thrombendarterektomie durchgeführt. Die Mortalität liegt bei anatomischen Bypassoperationen zwischen 1 und 2%. Die Morbidität sollte unter 20% liegen. Die

Tabelle 19.5. Kollateralgefäße bei Verschlüssen der Aorta abdominalis und/oder der Arteriae iliacae

Von	Nach	Kollateralen
A. subclavia	A. iliaca externa	A. thoracica interna A. epigastrica inferior
Aorta abdominalis	A. iliaca externa	A. lumbalis/A. circumflexa ilium profunda
Aorta abdominalis	A. iliaca interna	A. mesenterica sup./A. rectalis superior-inferior
Aorta abdominalis	A. iliaca interna	A. lumbalis IV/A. iliolumbalis
A. iliaca interna	A. femoralis com.	A. obturatoria/A. circumflexa femoralis medialis

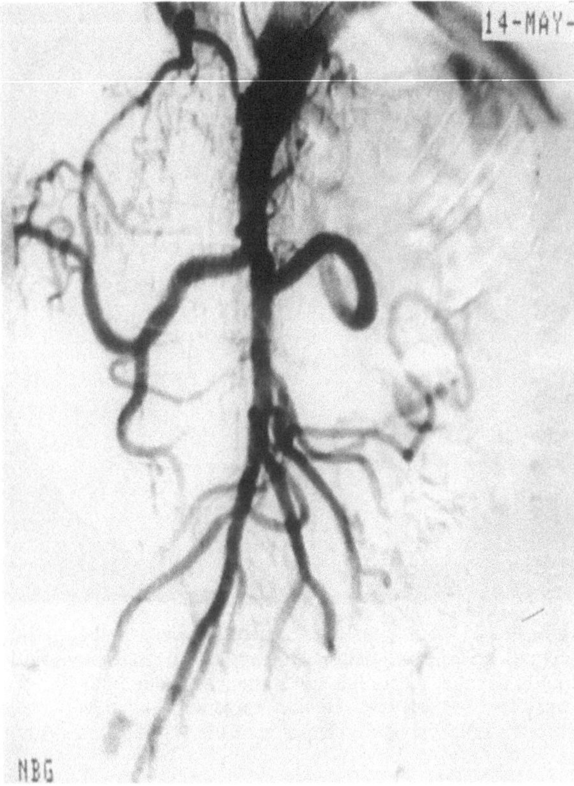

Abb. 19.13. DSA (i.a. mit transbrachialem Zugang) der abdominalen Aorta mit Verschluß der suprarenalen Bauchaorta und den Nierenarterien. Die A. pancreaticoduodenalis inferior ist als auffallend kräftiges Gefäß dargestellt

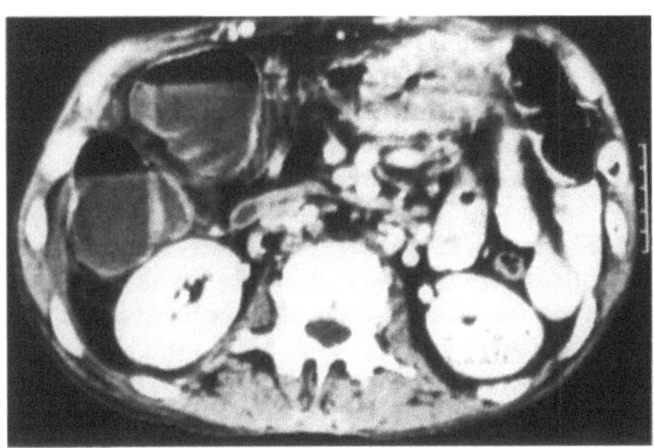

Abb. 19.14. CT-Schnitt kaudal des Nierenhilus bei Verschluß der infrarenalen Bauchaorta mit multiplen kräftigen Kollateralgefäßen ventral des obliterierten Gefäßes

Langzeiterfolgsquote liegt zwischen 85/90% nach 5 Jahren. Die Angioplastie von Stenosen der Aorta und Iliakalgefäße hat Erfolgsquoten von 70–90% in Langzeitbeobachtungen über bis zu 7 Jahren [12, 14]. Bei Diabetikern liegt die Paten-

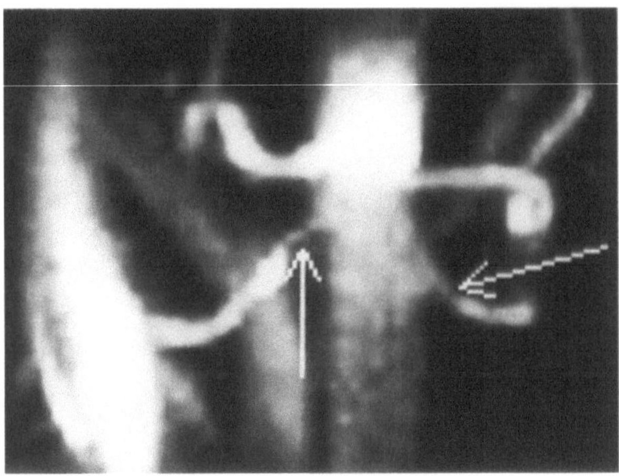

Abb. 19.15. MR-Angiographie der Nierenarterien bei beidseitigen Nierenarterienstenosen (FISP 3D-Sequenz/Ein Volumen- mit Flipwinkel 20°, TR = 96ms, TE = 13ms, Matrix 256×256, Field of view 350mm). (Mit freundlicher Überlassung von Dr. Richard Hausmann, Siemens AG Erlangen)

cyrate nach Angioplastie der Iliakalgefäße nach 5 Jahren bei nur 34%. Mortalität und Morbidität liegen unter denen der chirurgischen Interventionen und sind durch den Blut- bzw. Volumenverlust und die konsekutive Minderperfusion von Herz, Hirn und Niere bedingt. Hämatome in der Leiste, Gefäßdissektionen und Embolien sind meist radiologisch interventionell oder konservativ zu behandeln. Für die Angioplastie sind Richtlinien erarbeitet worden, die Erfolgsaussichten, Indikationen und Arten der Läsionen berücksichtigen

Richtlinien zur Angioplastie der Aorta [11]

Indikationen

Claudicatio der Extremitäten – oder Glutealmuskulatur
Atheroembolische Symptome (blue toe)
Kategorie 1: Angioplastie = Verfahren der Wahl
Kategorie 2: Angioplastie = geeignetes Verfahren
Kategorie 3: Angioplastie = möglich mit mäßigen Erfolgsaussichten
Kategorie 4: Angioplastie = möglich mit geringen Erfolgsaussichten

Klassifikation der Läsion

Kategorie 1: Segmentale Stenose « 2 cm bei geringer Atherosklerose
Kategorie 2: Segmentale Stenose 2–4 cm bei mäßiger Atherosklerose

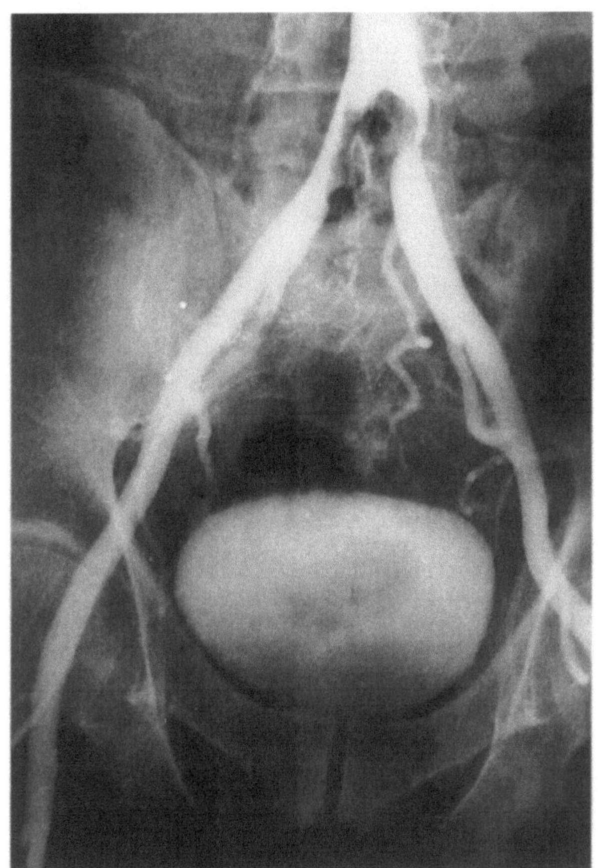

a

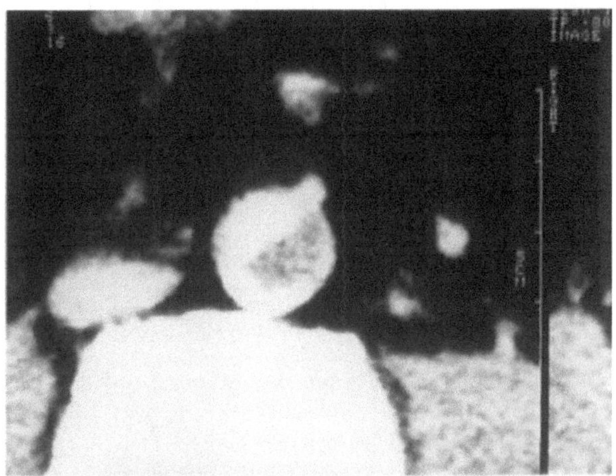

c

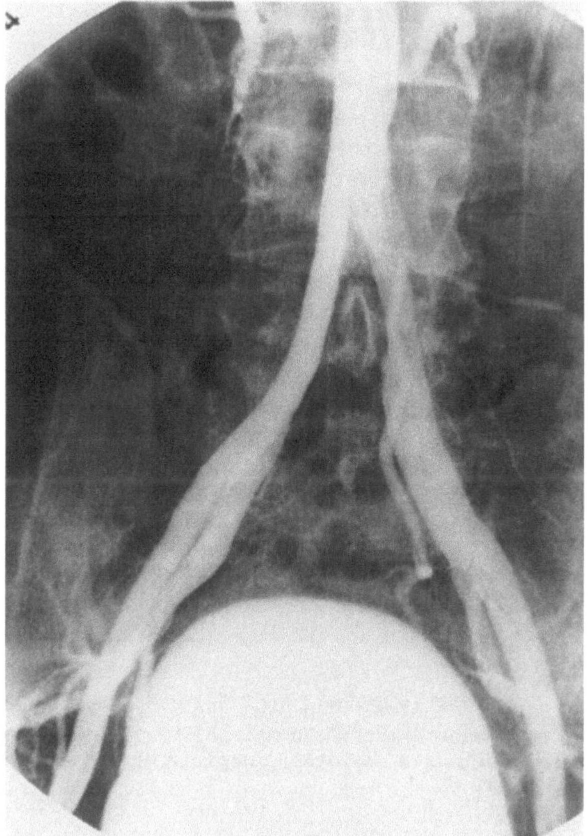

d

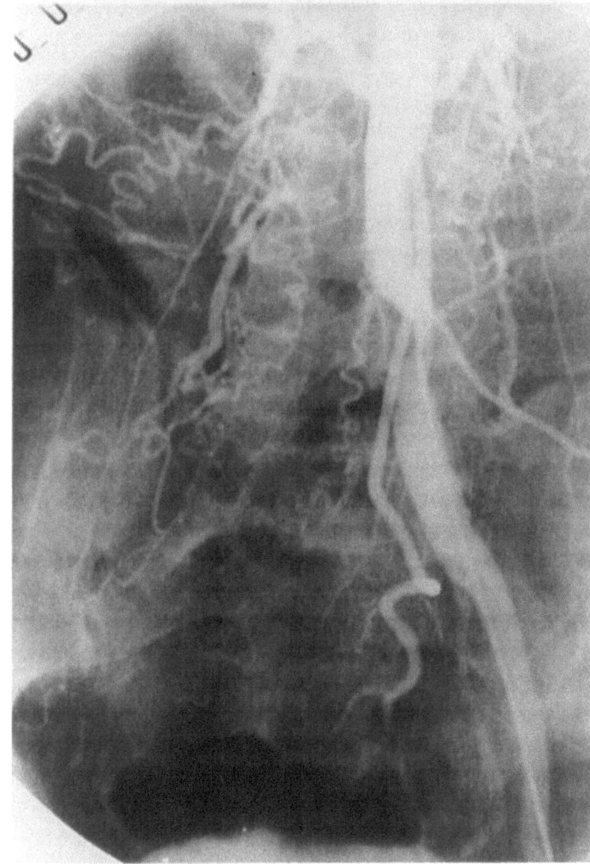

b

Abb. 19.16. a Arterielle Angiographie des Beckens mit hochgradiger distaler Aortenstenose im Übergang zu den Aa. iliacae beidseits. **b** Angiographie desselben Patienten nach 1 Jahr mit jetzt vorliegendem Verschluß der A. iliaca communis rechts und höchstgradiger Stenose kontralateral (Leriche-Syndrome). **c** CT-Schnitt desselben Patienten am Vortag der Angiographie in Höhe der Aortenbifurkation mit halbkreisförmigem Vershcluß des Lumens rechtsseitig und kräftigem Enhancement des perfundierten Lumens. **d** Kontrollangiographie nach Angioplastie in Kissing-balloon-Technik und Stentinsertion in die rechte A. iliaca communis bei primär unbefriedigendem Ergebnis

Tabelle 19.6. Primärerfolg, Patency rate und Komplikationen nach Applikation von Stents im Bereich der Beckenstrombahn bei Stenosen und Verschlüssen

Autor	Stenosen	Verschlüssen	Erfolg [%]	Komplikationen	Offen [%]	Monate
Vorwerk [13]	–	68	71	8,8	93,3	6
Zollikofer [15]	24	2	100	7,7	79 (s.96)	16
Palmaz [9]	143	20	100	9,7	96	6
Long [7]	38	15	100	9,4	85 (s.96)	12

Kategorie 3: a) Länge der Stenose » 4 cm
b) Stenose bei „blue toe"-Syndrom
c) Stenose 2:4 cm bei starker Atherosklerose

Kategorie 4: a) Aortenverschluß
b) Stenose bei Aortenaneurysma

Erfolg

Komplette oder erhebliche Remission
Normalisierung des systolischen Druckgradienten
Normalisierung des Femoralispulses

Durch die Verfügbarkeit von Metallendoprothesen ist die Indikationsbreite der perkutanen Interventionen nochmals erweitert worden (Tabelle 19.6). Die Abbildungen zeigen ein Leriche-Syndrom nach vorangegangener Bifurkationsstenose und die CT-Aufnahme der Bifurkation, sowie die Dokumentation nach Dilatation und Insertion eines selbst expandierenden Metallstents in die Aa. iliacae communes beidseits nach unbefriedigendem morphologischen Resultat nach alleiniger Dilatation (Abb. 19.16).

Literatur

1. Arend WP, Michel BA, Bloch DA et al (1990) The American college of rheumatology 1990 criteria for the classification of Takayasu arteritis Arthritis Rheum 33:1129–1134
2. Baker JD, Rutherford RB, Bernstein EF et al (1988) Suggested standards for reports dealing with cerebrovascular disease: J Vasc Surg 8:721–729
3. Dorros G, Lewin RF, Jamnadas P et al (1990) Peripheral transluminal angioplasty of the subclavian and innominate arteries utilizing the brachial approach. Cathet Cardiovasc Diagn 19:71–76
4. Hass WK, Fields WS, North RR et al (1968) Joint study of extracranial arterial occlusion. JAMA 203:159–166
5. Jianpin Q, Zeitler E (1991) Katheterdilatation der arteriellen Stenosen supraaortaler Gefäße und Spätergebnisse. Fortschr Rontgenstr 155:357–362
6. Kachel R, Basche S, Heerklotz I et al (1991) Percutaneous transluminal angioplasty of supraaortic arteries especially the internal carotid artery. Neuroradiology 33:191–194
7. Long AL, Page PE, Raynaud AC et al (1991) Percutaneous iliac artery stent. Radiology 180:771–778
8. Mathias K (1988) Perkutane Rekanalisation der supraaortalen Arterien In: Günther RW, Thelen M (Hrsg) Interventionelle Radiologie. Thieme, Stuttgart New York, S 78–82
9. Palmaz JC, Garcia OJ, Schatz RA et al (1990) Placement of balloon-expandable intraluminal stents in iliac arteries: First 171 Procedures. Radiology 174:969–975
10. Reifenstein GH, Levine SA, Gross RE (1946) Coarctation of the Aorta. Am Heart J 33:146–168
11. Standards of practice committee of the society of cardiovascular and interventional radiology (1990) Guidelines for percutaneous transluminal angioplasty. Radiology 177:619–626
12. Van Andel GJ, Van Erp WF, Krepel VM et al (1985) Percutaneous transluminal dilatation of the iliac artery: Long-term results. Radiology 156:321–323
13. Vorwerk D, Günther RW (1990) Mechanical revascularisation of occluded iliac arteries with use of self-expandable endoprotheses. Radiology 175:411–415
14. Zeitler E, Richter EI, Roth FJ et al (1983) Results of percutaneous transluminal angioplasty. Radiology 146:57–60
15. Zollikofer CL, Antonucci F, Pfyffer M et al (1991) Arterial stent placement with use of the wallstent: Midterm results of clinical experience. Radiology 179:449–456

20 Renovaskuläre Hypertonie

I.P. Arlart und A. Gerlach

INHALT

20.1 Definition und Einleitung

Die arterielle Hypertonie ist definiert als eine Erhöhung des systolischen Blutdrucks auf mindestens 160 mmHg und des diastolischen Drucks auf mindestens 95 mmHg. Dem gegenüber liegen die von der WHO festgelegten Blutdruckwerte bei Normotonikern systolisch unter 140 mmHg und diastolisch unter 90 mmHg. Zwischen den beiden beschriebenen Gruppen liegt definitionsgemäß die sog. Grenzwerthypertonie. Grundsätzlich läßt sich bei der arteriellen Hypertonie eine chronische und nichtchronische Verlaufsform unterscheiden. Zur nichtchronischen Form gehören transitorische Blutdrucksteigerungen bei Erkrankungen des ZNS, isolierte systolische Blutdruckerhöhungen, z.B. bei Aortenklappeninsuffizienz, Bradykardie oder Hyperthyreose, die Schwangerschaftshypertonie und die pharmakainduzierte Hypertonie. Nach Festlegung durch die Deutsche Liga zur Bekämpfung des hohen Blutdrucks 1989 werden bei der chronischen arteriellen Hypertonie eine primäre oder essentielle Hypertonie (ca. 90–95%) von einer sekundären Hypertonie (ca. 5–10%) unterschieden. Zu letzterer gehören endokrine Hypertonieformen (adrenomedullär: Phäochromozytom; adrenokortikal: primärer Aldosteronismus, Mineralokortikoidsyndrome, Cushing-Syndrom), die Aortenisthmusstenose, die renal-parenchymatöse Hypertonie und die renovaskuläre Hypertonie (RVH).

Wichtigste Ursachen
der renalparenchymatösen Hypertonie

1. chronische Glomerulonephritiden,
2. chronische Pyelonephritis,
3. chronisch interstitielle Nephritiden,
4. polyzystische Nephropathie,
5. diabetische Nephropathie,
6. Nephroangiosklerose,
7. Obstruktionsnephropathie,
8. Analgetikanephropathie,
9. Strahlennephropathie

Renale Erkrankungen spielen ursächlich bei den sekundären Hypertonieformen mit über 40% die wichtigste Rolle. Renovaskuläre Erkrankungen, z.B. uni- und bilaterale Nierenarterienstenosen (NAST), das Nierenarterienaneurysma, renale arteriovenöse Malformationen und der Nierenarterienverschluß, können mit und ohne arteriellen Bluthochdruck einhergehen. Daß nicht jede NAST zur Hypertonie führen muß, zeigen klinische, angiographische und autoptische Untersuchungen, wonach auch bei Normotonikern in 30–40% der Fälle Lumeneinengungen der Nierenarterien nachzuweisen sind [23, 35].

Die RVH ist als eine Erkrankung definiert, die durch interventionelle Revaskularisationsmaßnahmen oder aber eine Nephrektomie potentiell kurativ zu behandeln ist [57].

20.2 Prävalenz der RVH

In der Bevölkerung industrialisierter Länder der westlichen Welt ist mit einer allgemeinen Hypertoniehäufigkeit von 10–15% zu rechnen, d.h. von

20 Menschen leiden 2 bis 3 an erhöhten arteriellen Blutdruckwerten. Angaben über die Häufigkeit sekundärer Hypertonieformen schwanken in der Literatur zwischen 4,7% [17] und 11% [27]. Die RVH als Untergruppe der sekundären Hypertonie ist in ihrem zu beobachtendem Vorkommen abhängig vom Grad der Selektion einer hypertensiven Population und daher mit unterschiedlicher Häufigkeit in der Literatur angegeben. Bei fehlender Selektion liegt die Häufigkeit vermutlich erheblich unter 1% [8, 76, 81], nach Einsatz einer begrenzten Vorfelddiagnostik bei 2–4% [1969], unter zusätzlicher Berücksichtigung klinischer und anamnestischer Parameter bei über 10% [18, 36, 95].

Klinische und anamnestische Parameter zur Erhöhung der Prävalenz einer RVH

1. Spezifisches Patientenalter und -geschlecht: ältere Männer (AS), jüngere Frauen (FMD),
2. akut auftretende Hypertonie,
3. akute Verschlechterung einer vorbestehenden Hypertonie,
4. hohe diastolische Blutdruckwerte
5. medikamentös schwer einstellbare Hypertonie,
6. gutes Ansprechen auf CEA-Hemmer,
7. erhöhtes Serumkreatinin,
8. abdominelles Strömungsgeräusch,
9. schwere Retinopathie,
10. bekannte einseitig kleine Niere

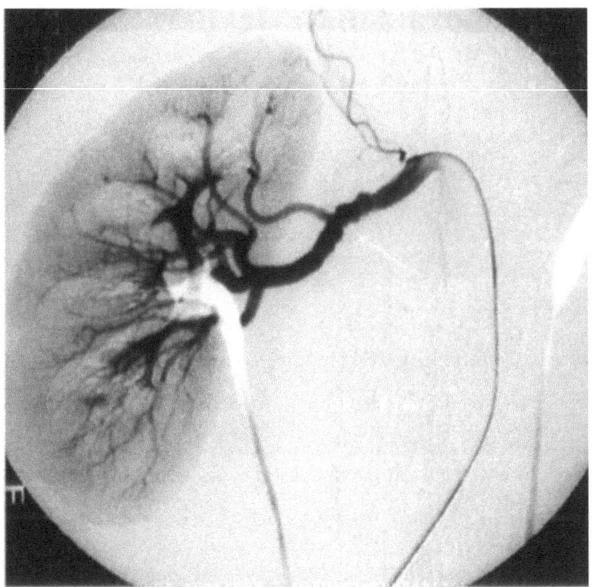

a

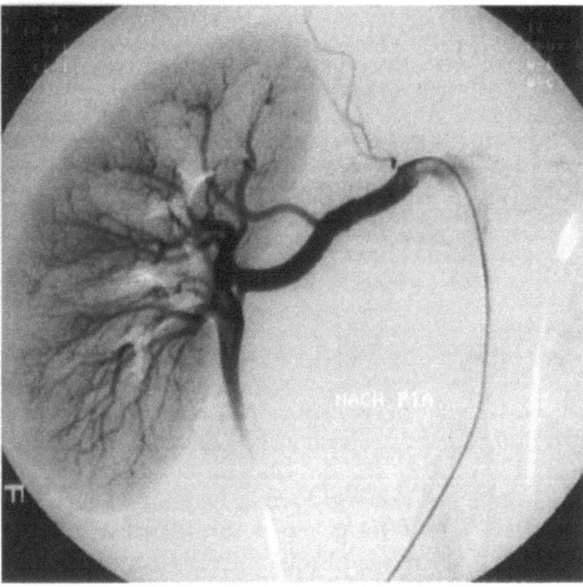

b

Abb. 20.1a,b. 35jährige Patientin mit schlecht einstellbarer arterieller Hypertonie, fibromuskuläre Dysplasie der rechten Nierenarterie mit typischem Perlschnurbild. DSA der rechten Niere vor PTA (**a**) und nach PTA (**b**). Postinterventionelle Normalisierung des Blutdrucks

20.3 Ursachen der RVH

Jede vaskuläre Erkrankung, die eine Stenosierung, Okklusion, aneurysmatische Veränderung der Nierenarterie oder eine arteriovenöse Fistel erzeugt und dadurch zu einer globalen oder partiellen Minderperfusion des nachgeschalteten Nierenorgans führt, kann Ursache einer RVH sein. Hierbei kann die Läsion eine Nierenhaupt-, -segment- und -polarterie oder eine die Niere aberrierend versorgende Arterie betreffen. Neben angeborenen Mißbildungen, posttraumatischen oder tumorösen Veränderungen spielen entzündliche, immunologische, okklusive oder degenerative Gefäßerkrankungen eine Rolle.

Am häufigsten findet sich mit etwa 70–75% eine arteriosklerotische NAST (s. Abb. 20.3, 20.6–20.8). Diese tritt in ca. 30% der Fälle bilateral auf und befällt in ca. 90% der Fälle das proximale Nierenarteriendrittel. Die zweithäufigste Ursache einer NAST ist mit 15–25% die fibromuskuläre Dysplasie (FMD) der Nierenarterie (s. Abb. 20.1 und 20.2) [38]. Die FMD tritt in ca. 60% der Fälle bilateral auf, befällt in ca. 80% der Fälle die Nierenhauptarterie, in 17% Segmentarterien und 3% periphere renale Arterien. Nach der Klassifikation von Harrison et al. (1975) werden eine intimale Fibroplasie (ca. 1%) und fibromuskuläre Hyperplasie der Media (> 95%) von einer periadventitialen Fibrose (ca. 1%) unterschieden. Eine arteriosklerotische NAST tritt vorwiegend

a
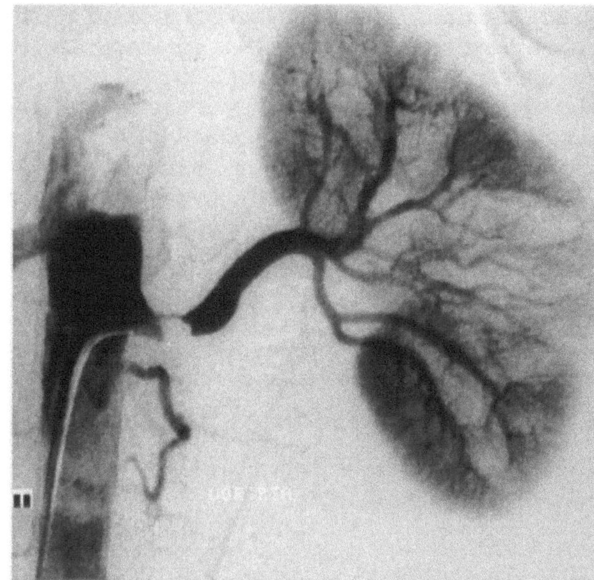

b
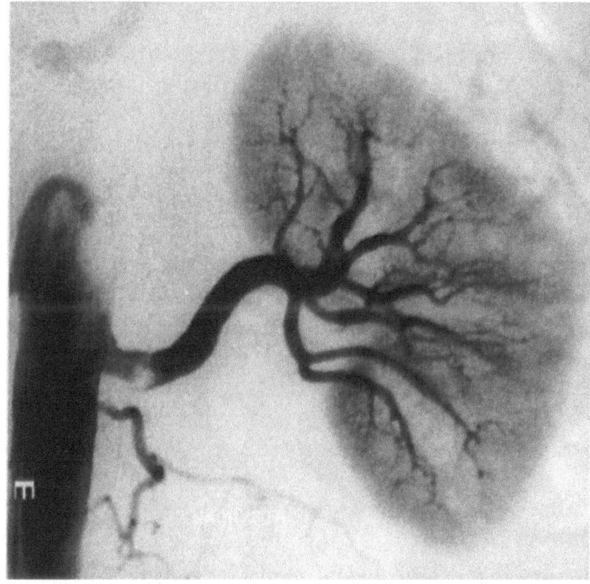

Abb. 20.2a,b. 57jähriger hypertensiver Patient mit exzentrischer arteriosklerotischer verkalkter NAST links. DSA der linken Niere vor PTA (**a**) und nach PTA (**b**) mit signifikanter Reststenose. Postinterventionelle nur geringe Besserung der Hypertonie

bei männlichen Patienten über 50 Jahre, eine FMD vorwiegend beim weiblichen Geschlecht unter 40 Jahre auf.

20.4 Pathophysiologie der RVH

Aus der experimentellen Pionierarbeit von Goldblatt et al. [28] ist zu entnehmen, daß durch Konstriktion einer Nierenarterie eine dauerhafte Erhöhung des arteriellen Blutdrucks zu erzeugen ist. Die renale Produktion von Renin, die vasokonstriktorische Wirkung von Angiotensin II unter Einfluß des Convertingenzyms und die Beobachtung, daß die Einengung einer Nierenarterie die Freisetzung von Renin auslöst [82], führte zu dem Schluß, daß dem Renin-Angiotensin-Aldosteron-System (RAAS) in der Verursachung der Hypertonie eine entscheidende Rolle zukommt. Allerdings zeigten experimentelle Studien bei einseitiger Nierenarterienkonstriktion und kontralateraler Nephrektomie, einseitiger Nierenarterienkonstriktion und belassener kontralateraler Niere oder bilateraler Nierenarterienkonstriktion, daß das RAAS nicht als einziger pathogenetischer Faktor bei der RVH in Frage kommt, sondern ebenso die Bilanz von Natrium und Wasser unter dem Funktionseinfluß von ipsilateraler und kontralateraler Niere [30, 49, 60, 92] sowie vermutlich auch das Vasopressin, natriuretische Peptide, Endothelin, Adenosin und Prostazykline [77].

Die Kontrolle der Reninfreisetzung kann über zahlreiche Mechanismen erfolgen, z.B. über Barorezeptoren, die Natriumkonzentration an der Macula densa des juxtaglomerulären Apparats, adrenerge Barorezeptoren, renale Prostaglandine oder das Kinin-Kallikrein-System [3, 73, 87]. Das im juxtaglomerulären Apparat freigesetzte Renin ist zur Bildung von Angiotensin I aus Angiotenninogen notwendig. Die vasoaktive Substanz Angiotensin II, die für eine Erhöhung des arteriellen Blutdrucks verantwortlich ist, entsteht aus Angiotensin I mittels des in der Lunge gebildeten Convertingenzyms. Eine Blockade des Systems ist im Experiment und am Menschen durch Convertingenzyminhibitoren (z.B. Captopril) oder Angiotensinantagonisten (z.B. Saralasin) möglich und kann medikamentöstherapeutisch oder für diagnostische Zwecke als Provokationstest eingesetzt werden.

20.5 Diagnostische Verfahren bei RVH

Seit Erkennung der potentiell kurativen Therapiemöglichkeiten bei RVH wurde im Laufe der vergangenen Jahrzehnte eine Vielzahl diagnostischer Verfahren entwickelt, um Patienten mit NAST aus dem Gesamtkollektiv der Hypertoniker herauszufinden. Von Beginn an stellte hierbei die Röntgenangiographie, obgleich mit dem Nachteil der Invasivität behaftet, den Gold-Standard dar [1], da mit ihr eine zuverlässige, direkte morphologische Darstellbarkeit einer NAST möglich war.

Von Bedeutung erschienen daneben aber immer insbesondere solche Methoden, die preiswert und möglichst ohne Patientenbelastung im Sinne eines Screenings eingesetzt werden können, um Patienten mit NAST sicher zu selektionieren und einer Angiographie bzw. einer interventionellen Therapie zuzuführen. Von einem Screeningverfahren ist nach Empfehlungen der WHO zu fordern, daß es eine adäquate Sensitivität und Spezifität hat, für die Primärdiagnose geeignet ist, reproduzierbar ist, für einen Einsatz bei der Gesamtbevölkerung akzeptiert ist und die Möglichkeit eines Follow-up bietet.

20.5.1 Funktionsstudien

Bei einseitig minderperfundierter Niere basieren sie auf der Beobachtung, daß bei renaler Ischämie vermehrt Wasser und Natrium pro glomerulärem Filtratvolumen reabsorbiert werden mit hieraus resultierender Erhöhung der Konzentration nichtresorbierbarer Substanzen wie Paraaminohippurat (PAH) oder Inulin [37, 41, 70, 83]. Entsprechend entwickelte semiinvasive Tests spielen heute allerdings keine Rolle mehr.

20.5.2 Renin-Angiotensin-Aldosteron-System (RAAS)

Seit 1964 sind Methoden zur Bestimmung der Plasmareninaktivität (PRA) beschrieben worden. In Erwartung einer prognostischen Aussagefähigkeit bei RVH bestand anfangs die Vorstellung, daß nur bei Patienten mit hohen Reninspiegeln durch chirurgische Revakularisation oder Nephrektomie eine Blutdrucknormalisierung erreicht werden könne. Den Wert peripherer Reninspiegel als Suchmethode einer RVH beeinträchtigte die Tatsache, daß zahlreiche Faktoren wie Orthostase, Medikamente, Diät mit Auswirkung auf die Natriumbilanz oder eine Reninsuppression durch eine nichtstenosierte kontralaterale Niere oft zu keiner systemischen Erhöhung der PRA führten. Bei nachgewiesener RVH war eine Erhöhung der peripheren PRA in nur 41–56% der Fälle zu bestimmen [52]. Auch Provokationstests mittels Angiotensin II-Antagonisten oder Angiotensin-Converting-Enzym(ACE)-Inhibitoren konnten die Wertigkeit der peripheren PRA-Bestimmung nicht wesentlich erhöhen [93] und als Screeningverfahren etablieren.

Die Beurteilung der seitengetrennten PRA aus den Nierenvenen nach selektiver Blutentnahme sollte einerseits dem Nachweis der hämodynamischen Signifikanz einer NAST, andererseits der prognostischen Bewertung vor Revaskularisation dienen. Spezielle Berechnungsverfahren und Indexbestimmungen [59, 93] berücksichtigten einen renalvenösen PRA-Quotienten stenosiert/kontralateral von > 1,5 unter Stimulationsbedingungen (z.B. Furosemid) sowie einen Quotienten kontralateral/peripherer von < 1,3. Nur in 67% der Fälle mit nachgewiesener RVH ließen sich Patienten richtig-positiv, in 30% jedoch falsch-positiv erfassen [3]. Auch andere Studien [67] zeigten, daß der Vorhersagewert unzureichend war. Unter Captopril-Stimulation bestimmte renalvenöse Reninquotienten erwiesen sich ebenfalls bei einer Sensitivität von 65% und einer falsch-positiven Rate von 48% als enttäuschend [74].

20.5.3 Sonographie

Lassen sich nichtinvasiv im sonographischen B-Bild die Nieren in der Regel einfach, schnell und sicher hinsichtlich Größe, Berandung, Parenchymstruktur und zentralem harnableitendem System beurteilen, können beim Versuch, die Nierenarterien darzustellen, vor allem linksseitig erhebliche Probleme auftreten, bedingt durch Anatomie, Darmgas und Adipositas. Mit Hilfe der Dopplersonographie, insbesondere aber mittels farbkodierter Duplexsonographie lassen sich zu- und abführende Gefäße besser und vor allem die renalen Perfusionsverhältnisse beurteilen.

Zur Diagnose einer NAST wurde eine Vielzahl unterschiedlicher diagnostischer Parameter und Abnormalitätskriterien entwickelt. Entsprechend unterschiedlich sind auch die publizierten Daten hinsichtlich Sensitivität und Spezifität. Die am häufigsten verwendeten Parameter sind die Messung der Flußgeschwindigkeit während der Peaksystole in der Nierenarterie von über 100 cm/s oder ein renal-aortales Flußgeschwindigkeitsverhältnis von über 3,5 [88]. Die hiermit angegebenen Sensitivitäten schwanken zwischen 0 und 90% [9, 20]. Bei bis zu 20% der Patienten beeinträchtigen technische Probleme das Resultat, die Nierenhauptarterien lassen sich nur 58–69% der Fälle ausreichend, Polarterien oder akzessorische Arterien meist nicht darstellen. Die mitgeteilten Untersuchungszeiten liegen zwischen 15 und 90 min pro Patient.

Untersuchungen, die sich mit der Veränderung der Wellenform distal der stenosierten Arterie in den segmentalen intrarenalen Arterien beschäftigten, führten zu deutlich besseren Resultaten. Als

Parameter gelten der sog. „Pulsus tardus" mit verlängertem Anstieg zur Peaksystole und fehlendem frühsystolischen Peak sowie ein Abfall des „Resistive Index" oder Pulsatilitätsindex [13]. Sensitivität und Spezifität im Nachweis einer NAST > 60% wurde mit 100% bzw. 94% angegeben [79]. Allerdings wurden mit dieser Methode auch entmutigende Ergebnisse publiziert [46], da Veränderungen der arteriellen Wellenform distal einer NAST wesentlich komplexer zu sein scheinen als bisher angenommen [13]. Die intrarenal analysierte Veränderung der Wellenform ist vermutlich nicht nur vom Abfall des transstenotischen Drucks abhängig, sondern ebenso von einer Interaktion zwischen Flußwiderstand und arterieller Compliance, d.h. Volumenveränderung vs. der Druckveränderung, die zur Auslösung einer Volumenveränderung nötig ist [13]. Unter Berücksichtigung dieser Beobachtungen wird von den meisten Anwendern heute die Ansicht vertreten, daß die Duplexsonographie bisher als Screeningverfahren für die RVH nicht geeignet ist.

20.5.4 Nuklearmedizin

Nuklearmedizinische Verfahren beruhen auf der intravenösen Applikation von nierengängigen Radioisotopen, die im Vergleich zur normalperfundierten Niere im minderdurchbluteten Organ in der frühen Phase eine reduzierte und verzögerte Aktivitätsanreicherung, in der späten Phase einen verzögerten Transport und eine verspätete Ausscheidung zeigen. Entsprechend ließen sich semiquantitative (^{131}J Isotopennephrogramm, ^{99}m Tc-DTPA Perfusionsserienszintigramm) und quantitative Verfahren mit seitengetrennter Clearancebestimmung (^{131}J–Hippuran- und ^{99}Tc-MAG Funktionsszintigramm) unterscheiden. In einer Literaturübersicht [3] werden für das ING eine Sensitivität und Spezifität von 85% bzw. 79%, für die Perfusionsserienszintigraphie eine Sensitivität und Spezifität von 83% bzw. 91% angegeben. Die seitengetrennte ^{131}J-Hippuran-Clearancebestimmung hat ihre Bedeutung bei geringerer Sensitivität (74%) und Spezifität (77%) [32] weniger in der Vorfelddiagnostik einer RVH als vielmehr in der prä- und postinterventionellen Verlaufskontrolle zur ipsi- und kontralateralen renalen Funktionsbestimmung.

Als Screeningverfahren für die RVH wird aktuell die sog. Captoprilfunktionsszintigraphie (^{99}Tc Mercaptoacetyl-Triglycin/MAG 3) favorisiert, deren Sensitivität und Spezifität mit 86–94% bzw. 88–93% angegeben wird [44, 62, 66]. Hierbei wird die bei Normotonikern, essentiellen und renovaskulären Hypertonikern unterschiedliche renale Wirkung des ACE-Hemmers auf das RAAS ausgenützt. Bei einer NAST kommt es infolge erniedrigten poststenotischen Perfusionsdrucks autoregulatorisch durch gesteigerte Angiotensin-II-Produktion zur Widerstandserhöhung in den efferenten Arteriolen mit einer Steigerung des glomerulären Filtrationsdrucks. Captopril hemmt die Angiotensinwirkung am Vas efferens, so daß die glomeruläre und tubuläre Funktionsleistung einer poststenotischen im Vergleich zur nichtstenosierten Niere sinkt. Problematisch für die Captoprilszintigraphie sind Patienten mit dilatiertem Nierenbecken, Harnobstruktion, bilateraler NAST, Niereninsuffizienz und segmentaler NAST.

20.5.5 Magnetresonanzangiographie (MRA)

Mittels der MRA läßt sich der Blutfluß in arteriellen Gefäßen im Prinzip ohne Kontrastmittel auf der Basis flußsensitiver Sequenzen darstellen. Auf rekonstruierten angiographieähnlichen Bildern lassen sich die Nierenarterien dreidimensional signalintens sichtbar machen [22]. Die MRA kann mittels zweier verschiedener Verfahren durchgeführt werden, die beide Eingang in die klinische Anwendung gefunden haben: das Time-of-Flight(TOF)-Verfahren und die Phasenkontrast(PC)-Methode. Abdominalaorta und Nierenarterien lassen sich mittels zwei- und dreidimensionaler Sequenzen darstellen; neben den rekonstruierten Projektionsangiogrammen ist die Einzelbildanalyse zum Nachweis einer NAST von entscheidender Bedeutung (s. Abb.19.15, S. 410).

Die in der Literatur mitgeteilten Sensitivitäten und Spezifitäten für die Erkennung einer NAST > 60% mittels der 2D- und 3D-TOF-MRA werden mit 78–100 bzw. 80–94% angegeben [4, 42, 43, 51]. 2D- und 3D-PC-Techniken werden mit etwas höherer Treffsicherheit bedacht, wobei mittels dieser Methode zusätzlich auch eine Flußquantifizierung in den Nierenarterien möglich ist [19], die zukünftig zur Bestimmung einer Stenosesignifikanz eingesetzt werden könnte. Die meisten Autoren empfehlen, 2D- und 3D-Techniken bzw. auch TOF- und PC-Verfahren zu kombinieren, um die diagnostische Treffsicherheit zu verbessern.

Bisher allen Techniken gemeinsam ist, daß nur die extrarenalen Nierenarterienabschnitte diagnostisch verwertbar darzustellen sind, Stenosen oft überschätzt werden (bis 33%), die Graduierung einer NAST problematisch ist, akzessorische Nierenarterien nur unzuverlässig darstellbar sind (ca. 50%), fibromuskulär dysplastische Veränderungen vermutlich nicht sicher erkannt werden können und das Verfahren, obgleich nichtinvasiv, für den Patienten unkomfortabel ist. An Methodenverbesserungen wird ständig gearbeitet.

Vielversprechend sind Erhöhungen des Flußsignals durch die sog. TONE-Technik, die Akquisition während der Peaksystole, sowie die Reduktion des Hintergrundsignals durch Fettsättigung, die Reduktion von Bewegungsartefakten durch K-Raum-Segmentierung und schließlich die Echoplanar-Imaging-(EPI-)Technik. Die intravenöse Applikation von Gd-DTPA konnte die Treffsicherheit bei RVH bisher nicht verbessern [2]. Wenngleich die MRA im Augenblick die Anforderungen an ein Screeningverfahren für die RVH noch nicht erfüllt, wird dieses Verfahren zukünftig bei weiterer Methodenverbesserung voraussichtlich in der Lage sein, die gewünschte hohe diagnostische Treffsicherheit bei fehlender Invasivität zu bieten.

20.5.6 Röntgendiagnostische Verfahren

20.5.6.1 Ausscheidungsurogramm (Frühurogramm)

Die Urographie nach Injektion i.v. nierengängiger Kontrastmittel gilt als Standarduntersuchung zur Beurteilung der Nierenfunktion und des harnableitenden Trakts. Obgleich bei NAST indirekte Bewertungskriterien vorliegen, wie z.B. eine seitendifferente Nierengröße, Kontrastausscheidung, Kontrastkonzenteration und -füllung des NBKS [10], spielt dieses Verfahren aufgrund geringer Sensitivität (75%) und Spezifität (86%) heute als Screeningverfahren nur eine untergeordnete Rolle [3, 32].

20.5.6.2 Nierenarteriendarstellung mit der Spiralcomputertomographie (CT-Angiographie)

Über Gefäßuntersuchungen mittels der Spiral-CT (CTA) wurde 1991 erstmals in Deutschland berichtet. Das Verfahren hat sich in der Gefäßdiagnostik in vielen Regionen bereits klinisch etabliert. Nierenarterien lassen sich mit einem Kontrastmittelboluus von 120–150 ml bei einer Flußrate von 3–4 ml/s, einer Schichtdicke von 2–3 mm und einem Tischvorschub von 2–3 mm erfolgreich darstellen. Transversale Schichtbilder stellen bei der CTA, wie bei der kontinuierlichen CT, die Basis zur Befundung und bildlichen Dokumentation der Ergebnisse dar. Bei der Spiral-CT stehen allerdings sehr viel mehr und überlappende Bilder pro Volumen zur Verfügung, die Gefäßdarstellung kann in beliebigen Sekundärschnitten und dreidimensional mit hoher Qualität erfolgen. Für die 3D-Darstellung kommen routinemäßig schwellenwertbasiert Oberflächendarstellungen, sog. „Surface-shaped display (SSD)“ und Projektionsdarstellungen unter Erhalt der CT-Wert-Information, sog. „Maximum Intensity-Projection (MIP)“, zum Einsatz. Über Nachverarbeitungsalgorithmen können sowohl mit dem SSD- als auch MIP-Verfahren Gefäßübersichten der aortorenalen Region geliefert werden.

Ein Vergleich zwischen i.a. DSA und CTA in der Diagnostik von Nierenarterien ergab für die CTA eine Sensitivität von 95% und Spezifität von 92% hinsichtlich der Erkennung einer NAST. Bei einem Stenosegrad > 50% fand sich eine Sensitivität von 100% und Spezifität von 92% [24]. Eine weitere Studie von Rubin et al. [75] zeigte, daß bei NAST > 70% die Sensitivität und Spezifität beim MIP-Verfahren mit 92% bzw. 83% deutlich besser war als beim SSD-Verfahren (59% bzw. 82%). Eine Stenosegraduierung war im MIP-Verfahren in 80%, im SSD-Verfahren in 55% der Fälle korrekt vorzunehmen. In beiden Studien konnten sämtliche Nierenarterien und auch kleine Polgefäße dargestellt werden. Wichtig ist, daß die Diagnose nicht allein an MIP- oder SSD-Bildern gestellt wird, sondern daß das Untersuchungsvolumen im Cinemode interaktiv betrachtet wird.

Das MIP-Verfahren erweist sich gegenüber Artefakten, die zu einer Pseudostenose führen können, als weniger anfällig als das SSD-Verfahren. Bei Gefäßwandverkalkungen, vor allem im Bereich der Nierenarterienabgänge, besteht die Gefahr einer Stenosemaskierung. Vorteile gegenüber der DSA wurden gefunden bei der Beurteilung von Plaques ohne Stenosierung in kraniokaudaler Richtung und bei Doppelversorgung mit in einer Ebene entspringenden Nierenarterien.

20.5.6.3 Intravenöse DSA

Die peripher- und zentralvenöse Applikation wasserlöslicher Kontrastmittel zur Darstellung der Nierenarterien, durch die hohe Kontrastauflösung bei digitaler Bildtechnik ermöglicht, erschien zunächst aufgrund der ambulanten Durchführbarkeit und dem wenig invasiv erscheinenden Untersuchungscharakter als ideales Diagnostikum für eine NAST. Es zeigte sich jedoch, daß das Verfahren durchaus seine Risiken hat (zentraler Venenkatheter, große Kontrastmittelvolumina bei hypertensiven arteriosklerotischen Risikopatienten), und die Bildqualität infolge starken Bildrauschens, reduzierter Ortsauflösung, störender Gefäßüberlagerungen und Pulsationsartefakten besonders bei Patienten mit eingeschränkter Kooperationsfähigkeit oder linksventrikulärer Funktionseinschränkung erhebliche Limitationen aufwies hinsichtlich der Beurteilung der Nierenarterienabgänge, der intrarenalen Gefäße und der Bestimmung des Stenosegrads. Aus diesem Grunde liegen die in der Literatur mitgeteilten Angaben über Sensitivität und Spezifität zum Nachweis einer NAST nur bei 87–92% bzw. 87–89% [21, 32].

20.5.6.4 Intraarterielle DSA, konventionelle Angiographie

In den meisten radiologischen Institutionen hat die intraarterielle DSA aufgrund zahlreicher Vorteile (hohe Kontrastauflösung, geringe Kontrastmittelvolumina) die konventionelle renale Angiographie abgelöst. Sie hat sich in Form der Übersichtsangiographie, die heute mit F-4-Pigtailkathetern bei gesicherter Patientennachsorge bereits ambulant durchgeführt werden kann, als Verfahren der Wahl zum Nachweis einer NAST durchgesetzt [61, 99]. Zusätzlich besteht bei diagnostischer Unsicherheit die Möglichkeit der selektiven Renovasographie, z.B. bei diskreten fibromuskulären Veränderungen. Bei Nachweis einer NAST unter Berücksichtigung bestimmter Kriterien (s. unten) kann im selben Untersuchungsgang eine angioplastische Kathetertherapie unmittelbar angeschlossen werden.

Die direkte angiographische Abbildung der Nierenarterien erlaubt eine sichere und klare Identifikation, Lokalisation und Quantifizierung einer NAST. Arteriosklerotische Veränderungen können in der Regel gut von einer fibromuskulären Dysplasie unterschieden werden, Segmentarterienstenosen lassen sich ebenso sicher wie Stenosen in akzessorischen Nierenarterien nachweisen. Die in der folgenden Übersicht angegebenen verschiedenen Ursachen einer RVH können angiographisch, soweit es sich um die Beurteilung des extra- und intrarenalen Gefäßinnenlumens und die renale Hämodynamik handelt, zuverlässig diagnostiziert und differenziert werden [1].

Ursachen einer RVH (nach Brest u. Bower [12])

1. Kongenital:
   Fibromuskuläre Dysplasie,
   Aortenstenose,
   Nierenarterienaneurysma,
   renale arteriovenöse Fistel,
   renale Arteriitis (Takayasu),
   Ehler-Danlos-Syndrom,
   Marfan Syndrom,
   Neurofibromatose,
2. Erworben:
   Arteriosklerose renal
   Arteriosklerose aortorenal
     Aneurysma,
     Dissektion,
     Thrombose,
   Nierenarterienthrombose oder -embolie (kardiogen)
     mit/ohne Infarkt,
   Nierenarterientrauma
     Thrombose,
     Intimaruptur,
     Dissektion,
     av-Fistel,
     Kompression durch Hämatom,
   Nierenarterienfibromatose,
   Nierentumoren

Die neuerdings eingeführte sog. Rotationsangiographie (Rotationsgeschwindigkeit 30°/s, 8 Bilder /s) in DSA-Technik ermöglicht unter Verwendung nur gering größerer Kontrastmittelvolumina mehrere Projektionen in einer Aufnahmeserie und auf diese Weise eine überlagerungsfreie Darstellung der Nierenarterienabgänge [45]. So können Mehrfachinjektionen in verschiedenen konventionellen Projektionen vermieden werden. Nachteilig ist das größere Bildrauschen bei der Rotationsangiographie aufgrund einer reduzierten Aufnahmedosis pro Bild.

20.6 Therapeutische Maßnahmen bei RVH

20.6.1 Medikamentöse Therapie

Für die konservativ medikamentöse Therapie der RVH eignen sich vor allem spezifische ACE-Hemmer, eventuell auch zusätzlich Kombinationspräparate. Probleme können allerdings durch eine meist reduzierte Patientencompliance und schwer einstellbare Blutdruckwerte mit Spätschäden in der Folge durch die Hypertonie entstehen. So sind nach der Framingham-Studie [40] bei Hypertonikern zerebrovaskuläre Komplikationen

7fach, kardiovaskuläre Komplikationen 3fach und peripher-arterielle Komplikationen 2fach höher als bei Normotonikern zu beobachten. Eine interventionelle Therapie erscheint vor allem deshalb erstrebenswert, weil bei RVH in zahlreichen Fällen durch diese Maßnahmen ein kurativer Erfolg zu erreichen ist.

20.6.2 Gefäßchirurgische Therapie

Als gefäßchirurgische Revaskularisationsmaßnahmen haben sich vor allem aortorenale Bypasseingriffe, diverse Reinsertionsverfahren nach Resektion des Stenosesegments, Ausschälverfahren mit Patch-Plastik, kombinierte aortorenale prothetische Eingriffe bei komplexen Erkrankungen und Thrombektomieverfahren bei chronischen Verschlüssen bewährt. Bei weitgehend funktionslosen Schrumpfnieren kommt nach wie vor die einfache Nephrektomie zur Anwendung, Aneurysmen der Nierenarterien sind ebenso wie arteriovenöse Fisteln eine Domäne der Gefäßchirurgie.

20.6.3 Perkutane Katheterrekanalisationen

Bei der Mehrzahl stenosierender Erkrankungen der Nierenarterien hat sich heute die perkutane Katheterrekanalisation als therapeutische Methode der Wahl durchgesetzt. Ist mittels intraarterieller DSA eine NAST nachgewiesen, kann innerhalb des selben Untersuchungsgangs sofort die Entscheidung zur perkutanen transluminalen renalen Angioplastie (PTRA) getroffen und die Behandlung durchgeführt werden. Aus diesem Grunde empfiehlt sich vor Durchführung einer Nierenangiographie immer auch ein Aufklärungsgespräch über die mögliche renale PTA. Außer der einfachen Ballondilatation einer NAST stehen heute bei speziellen Indikationen auch aufwendigere kathetergestützte Rekanalisationsverfahren (z.B. lokale Lyse mit Thrombussaspiration, Stentimplantation) zur Verfügung. Die Stentimplantation ist bei Ostiumstenosen generell zu empfehlen.

20.6.3.1 Indikationen zur PTRA einer NAST

Sowohl die geringere Invasivität der modernen Angiographie (F-4-Katheter, DSA-Technik) als auch die erfolgreiche Einführung der Ballonangioplastie veränderten das klinische Vorgehen bei NAST aus diagnostischer und therapeutischer Sicht und wirkten sich auf das Indikationsspektrum aus. Die Kausalbeziehung zwischen NAST und arterieller Hypertonie gilt als ebenso gesichert wie die Erkenntnis, daß die NAST eine progressive Erkrankung ist, die innerhalb von 2–3 Jahren in 9–14% zur ipsilateralen Okklusion, in 40% zur Neuentwicklung einer kontralateralen NAST führen kann [85, 91] und bei 14% der über 50jährigen Patienten mit chronischem Nierenversagen als verursachender Faktor eine Rolle spielt [80]. Die Indikationen zur renalen PTA schließen daher die Hypertoniebehandlung und einen drohenden Organverlust bzw. den langfristigen Erhalt der Nierenfunktion ein. Der positive Beitrag der PTA zur Prävention einer Progression in die terminale Niereninsuffizienz ist heute nachgewiesen.

In der Behandlung der RVH wird die PTA als effektiver angesehen als die alleinige medikamentöse Therapie und auch als sicherer und weniger eingreifend als die chirurgische Intervention [64], obgleich der Nachweis durch randomisierte kontrollierte Studien hierfür noch aussteht. Soll die Indikation zur PTA aus Gründen einer Hypertoniebehandlung gestellt werden, können verschiedene Verfahren herangezogen werden, um die hämodynamische Signifikanz einer NAST zu sichern.

Parameter zur Beurteilung
der hämodynamischen Signifikanz einer NAST

a) Angiographische Zeichen:
   - Lumenreduktion > 50%,
   - Stenosedurchmesser < 1–2 mm,
   - Kollateralversorgung der poststenotischen Niere,
   - verzögerte Perfusion der poststenotischen Niere,
   - ischämische Organverkleinerung,
   - verspätete Ausscheidungsfunktion
b) Stimulierter renalvenöser Reninquotient:
   PRA stenosiert/nicht stenosiert > 1,5
c) Captoprilstimulierte Nierenfunktionsszintigraphie:
   - Änderung der Perfusion vor/nach Stimulation > 5%
   - Änderung der Amplitudenhöhe > 25%
   - Änderung der Transitzeit > 25%
   - Änderung der Partialfunktion > 15%
d) Intraarterielle Druckmessung:
   - systolischer RR-Gradient > 15%
   - mittlere RR-Differenz prä-/poststenotisch > 40 mmHG

20.6.3.2 Kontraindikationen zur renalen PTA

Echte Kontraindikationen zur PTA entsprechen denen der arteriellen Katheterangiographie und schließen Gerinnungsstörungen bzw. Blutungsübel und echte, nachgewiesene Kontrastmittelunverträglichkeiten ein. Als relative Kontraindikationen gelten Verhältnisse, bei denen die renale PTA angiomorphologisch weniger gut oder nicht geeignet ist, eine NAST mit nachgeschalteter einseitiger extremer Schrumpfniere oder ein moribunder Patientenzustand.

20.6.3.3 Patientenselektion zur renalen PTA

Das Alter des Patienten spielt für die Selektion zur PTA ebenso wie die Stenoseursache (Arteriosklerose, FMD, Arteriitis u.a.) nur eine untergeordnete Rolle. Die Eignung zur PTA erfolgt in erster Linie nach angiomorphologischen Gesichtspunkten. Gut geeignet sind abgangsnahe oder im mittleren Nierenarterien (NA) -drittel gelegene, konzentrische, kurzstreckige Stenosen. Weniger gut geeignet und mit entsprechend schlechterem technischen Resultat einhergehend sind dagegen isolierte ostiale Stenosen, langstreckige exzentrische Stenosen mit Wandverkalkung, filiforme Mehrfachstenosen von Segmentarterien und Knickstenosen. Technische PTA-Probleme mit erhöhter Komplikationsgefahr sind zu erwarten, wenn eine NAST verursacht bzw. vergesellschaftet ist mit einem Aneurysma oder einer Dissektion der Abdominalaorta, wenn einer filiformen Stenose mit irregulärer Oberfläche weiches Plaquematerial vorgelagert ist oder wenn eine multifokale Mediahyperplasie der Nierenhauptarterie und Segmentarterien mit filiformen Stenosen und extremer Aneurysmabildung im Wechsel vorliegt.

20.6.3.4 Patientenorganisation vor renaler PTA

Patientenvorbereitung:

- Ausschluß einer Karotisstenose (RR-Abfall nach renaler PTA);
- Aufklärungsgespräch über renale PTA-Erfolgsraten, alternative Behandlungsverfahren und potentielle Komplikationsraten;
- Thrombozytenaggregationshemmung beginnend 1 Tag vor der PTA, Absetzen der antihyperensiven Medikation am Abend vor der PTA;
- Kalkulation eines stationären Aufenthalts von 3 Tagen;
- gefäßchirurgische OP-Bereitschaft bei PTA einer Einzelniere.

20.6.3.5 Technik der renalen PTA

Für den einfachen Routinefall in Stichworten [39, 89]:

- Transfemorale F6-Gefäßschleuse (transaxillärer Zugang nur bei steil nach kaudal abgehender NA, da insgesamt höhere Komplikationsraten!);
- parenterale Applikation von 5000 I.E. Heparin;
- Sondierung der betroffenen NA mittels eines selektiven F5-Angiokatheters (Wahl der Katheterkonfiguration anhängig vom Verlauf der NA) und Dokumentation des Gefäßbefundes auf einem Referenzmonitor am Angiogerät mit Skelettinformation;
- Sondierung der Stenose mittels Führungsdraht (steuerbar, lange weiche Spitze, teflonbeschichtet oder hydrophil beschichtet), Bougierung einer filiformen Stenose mittels des selektiven Angiokatheters (F4-F5), Austausch des Angiokatheters durch einen Ballonkatheter (Wahl des Ballondurchmessers abhängig vom NA-Durchmesser proximal und distal der Stenose, *cave* poststenotische Dilatation), Entfaltung des Ballons über eine Dauer von 10–30 s;
- Kontrollangiographie über Pigtailkatheter bei abgangsnahen Stenosen, über Selektivkatheter bei mittleren und distalen Stenosen;
- für distale Segmentarterienstenosen spezielle Katheter mit 2–3-m-Ballons (balloon on the wire), für Abgangsstenosen einer Segmentarterie sog. „Kissing-balloon"-Methode (2 beidseits transfemoral eingeführte Ballonkatheter).

20.6.3.6 Patientennachsorge

Nach renaler PTA in Stichworten:
Kompressionsverband, 24 h Bettruhe, klinische Kontrolle des Blutdruckverhaltens, ggf. Neueinstellung der Hypertonie; Thrombozytenaggregationshemmung über 6 Monate.

20.6.3.7 PTA-Ergebnisse bei NAST

Technische Erfolgsrate

Die primäre Erfolgsrate einer renalen PTA wird von mehreren Faktoren beeinflußt wie Ursache, Lokalisation, Ausmaß und Konfiguration einer NAST, Art der intramuralen Veränderung und Grad der PTA-Erfahrung beim Anwender. Nach Mitteilung von Primärerfolgsraten zwischen 79% und 95% in den frühen 80er Jahren ist heute aufgrund der breiter gestreuten größeren Erfahrung mit der Methode und technischer Verbesserungen des Führungsdraht- und Kathetermaterials durchwegs mit Raten um oder über 90% zu rechnen [39, 55, 96]. Aus der Studie von Klinge et al. aus dem Jahre 1989 geht hervor, daß die technische Erfolgsrate bei FMD mit 90% deutlich höher liegt als bei Arteriosklerose (78%) (Abb 20.1). Bei stark wandverkalkten exzentrischen arteriosklerotischen Stenosen muß mit einer relativ hohen Rate an Reststenosen gerechnet werden (Abb. 20.2). Während sich auch Segmentarterienstenosen erfolgreich dilatieren lassen (Abb. 20.3) [16], wird für ostiale Stenosen die unmittelbare technische Erfolgsrate mit nur 20–24% angegeben (Abb. 20.4) [6, 15, 47], da aufgrund der anatomischen Architektur und typischer Plaquebildungen in diesem Gefäßabschnitt der klassische PTA-Mechanismus nicht greift. Frühergebnisse nach Implantation von Palmazstents deuten eine positive Entwicklung an.

Behandlung der arteriellen Hypertonie

Klinischer Früherfolg. Die Reaktion des arteriellen Hypertonus auf die gelungene PTA einer NAST kann innerhalb von wenigen Stunden eintreten aber auch, abhängig von zahlreichen Faktoren (physiologischer Abbau hypertensiver Substanzen im Blut, Zustand der ipsi- und kontralateralen Nierenfunktion, Na-Belastung der Niere u.a.), bis zu mehreren Wochen dauern, unterschiedlich ausgeprägt sein oder ganz ausbleiben. Bei der klinischen Erfolgsbewertung lassen sich 3 Gruppen unterscheiden [54]:

Erfolg = RR-Normalisierung (diastolischer RR-Wert < 90 mmHg ohne Medikamente, diastolischer RR-Abfall wenigstens 10 mmHg),

Teilerfolg = Besserung der Hypertonie (diastolischer RR-Wert < 110 mmHg, diastolischer RR-Abfall wenigstens 15%, zusätzlicher unveränderter oder reduzierter Medikamentenbedarf),

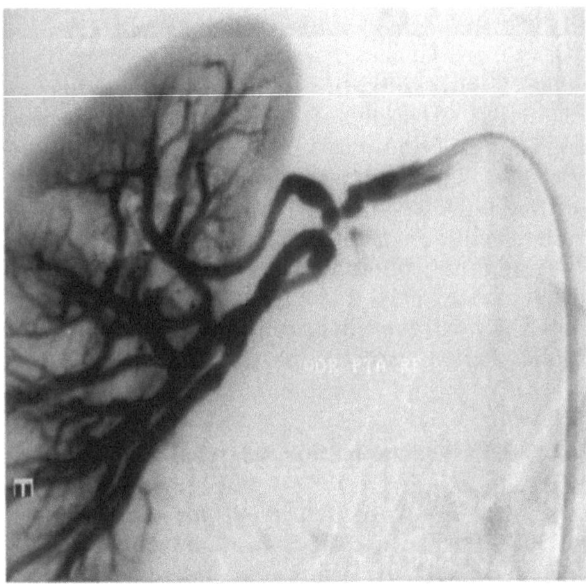

a

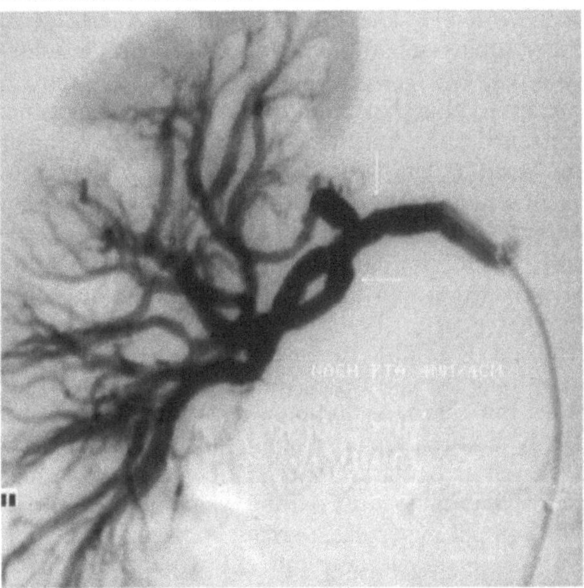

b

Abb. 20.3a,b. 47jähriger hypertensiver Patient mit Abgangsstenosen der Segmentarterien (FMD). DSA der rechten Niere vor PTA (**a**) und nach PTA (**b**) mit gutem technischen und klinischen Resultat

Mißerfolg = Keine Änderung der Hypertonie (diastolischer RR-Wert > 110 mmHg bei diastolischer RR-Abfall < 15%, unveränderter Medikamentenbedarf).

Repräsentativ ist eine Studie von Klinge et al. [47] an 210 Patienten und einer Sammelstudie von Ramsay et al. [69] an insgesamt 691 Patienten zu

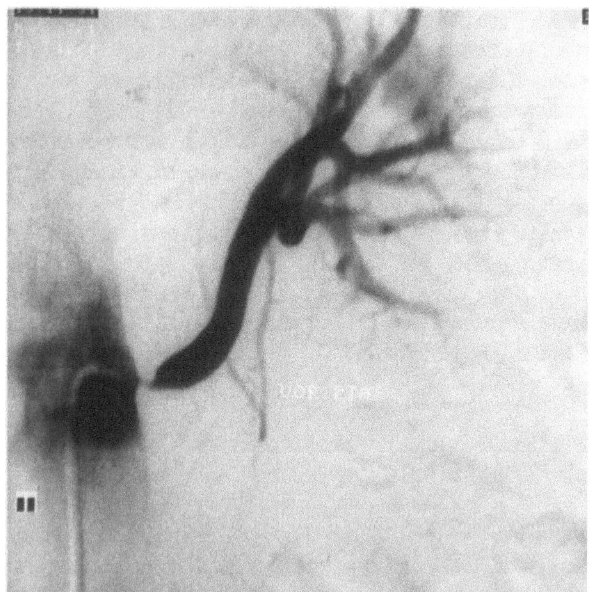

a

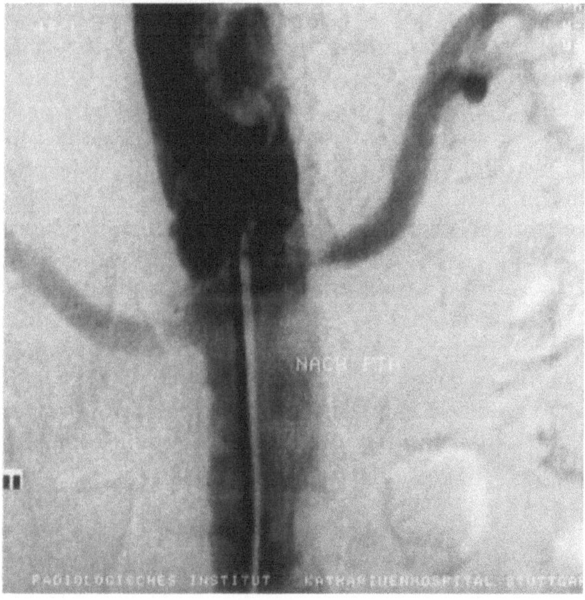

b

Abb. 20.4a,b. 65jähriger hypertensiver Patient mit ostialer NAST links und eingeschränkter Nierenfunktion. DSA der linken Niere vor PTA (**a**) und nach PTA (**b**) mit unzureichendem technischen Resultat. Vorübergehende Verbesserung der Nierenfunktion, keine Änderung der Hypertonie

entnehmen, daß bei einer technischen Erfolgsrate von 80 bzw. 88% im Gesamtkollektiv eine Blutdrucknormalisierung nur in 16 bzw. 25% und eine Verbesserung der Hypertonie in 64 bzw. 45% der Fälle zu erwarten ist.

Überzeugende klinische Erfolgsergebnisse mit einer kurativen Rate von 35 bzw. 50% lassen sich nur bei FMD erreichen. Bei arteriosklerotischer NAST hingegen wird über eine klinisch kurative Erfolgsrate von nur 10 bzw. 19% berichtet. Die Rate der klinisch gebesserten Patienten beträgt bei Arteriosklerose 51 bzw. 42%, bei FMD 68 bzw. 52%. Brawn et al. [11] kalkulieren bei völlig unselektierten Patienten mit arteriosklerotischer Stenose die technische Versagerquote sogar wesentlich höher mit bis zu 60%, wodurch die echte kurative Rate auf etwa 8% herabgesetzt würde.

Während der therapeutisch-antihypertensive Wert der renalen PTA bei FMD heute unbestritten ist, läßt er sich bei arteriosklerotischer NAST ohne randomisierte Vergleichsstudien zwischen Ballondilatation und medikamentöser Therapie bei diesem Patientenkollektiv, das höhere PTA-Komplikationen aufweist, bisher als unklar einzuschätzen [69].

Klinischer Langzeiterfolg. Die Erfolgsrate nach PTA einer NAST wird durch im Verlauf neu auftretende kontralaterale arteriosklerotische Stenosen oder Rezidivstenosen negativ beeinflußt. Reststenosen nach PTA von über 30% sind ein prädisponierender Faktor für ein NAST-Rezidiv. Im Verlauf nach renaler PTA werden Stenoserezidive mit einer Häufigkeit zwischen 5 und 33% angegeben: Die Mehrzahl der Rezidive wird innerhalb des ersten Jahres nach initialer PTA beobachtet [6, 39, 47, 49] und kann auch durch eine zweite PTA nicht verhindert werden. Fünf nicht allzulange zurückliegende Studien mit insgesamt 393 Patienten berichten über eine klinische Erfolgsrate von 60–80% 2–5 Jahre nach renaler PTA, wobei der Anteil arteriosklerotischer Patienten mit normalen Blutdruckwerten wiederum nur mit 11–23% angegeben ist [29, 47, 53, 96, 98]. Untersuchungen von Zeitler und Wachter [97, 98] zeigen ein unterschiedliches Verhalten bei Frauen in Abhängigkeit vom Alter. Während der Langzeiterfolg bei Frauen unter 50 Jahren deutlich ist, kann kein Langzeiterfolg bei Frauen älter als 65 Jahre nachgewiesen werden.

PTA bei Transplantatarterienstenosen

Bei Stenosen von Transplantatnierenarterien (Häufigkeit zwischen 2–13%), wird der PTA aufgrund ihrer geringeren Invasivität heute zunächst ebenfalls der Vorzug vor einem gefäßchirurgischen Eingriff gegeben. Nach Ausschluß anderer möglicher Ursachen der bestehenden arteriellen Hypertonie (essentieller Hochdruck, akute oder chronische Abstoßung, medikamentös induzierte Hypertonie (Kortison), Erkrankungen der Eigennieren) kann bei angiographischem

Nachweis einer Stenose die Indikation zum invasiven Vorgehen gestellt werden. Als prognostisches Kriterium für ein relativ gesichertes Ansprechen des Hypertonus auf die PTA werden ein Captopril-assoziierter Kreatininanstieg und ein präpoststenotischer Druckgradient von über 60 mmHg angegeben [72]. Die technische Erfolgsrate liegt nach einer repräsentativen Studie an 47 Patienten von Steiner et al. [86] bei 89%. Die NAST im Anastomosenbereich weist aufgrund der dort auftretenden narbigbindegewebigen Veränderungen funktionell schlechtere Ergebnisse auf als anastomosenferne Stenosen [14, 72] (Abb. 20.5). Im Verlauf bis zu 5 Jahren zeigen sich bei einem Drittel der Patienten normotone, in knapp 50% gebesserte und in 18% unveränderte Blutdruckwerte. Die Angaben für Restenosen nach PTA liegen höher als die nach chirurgischer Intervention und schwanken zwischen 11 und 40%. Sie treten meist im ersten und zweiten Jahr nach Dilatation auf [86].

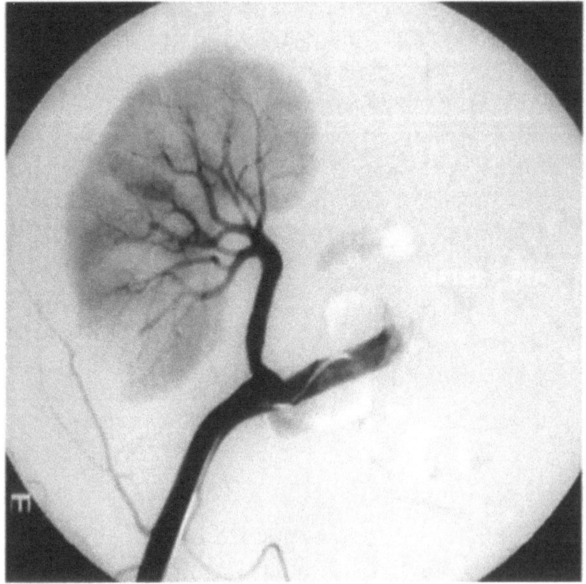

Abb. 20.5a,b. Zustand nach Nierentransplantation mit 6 Monate postoperativ zunehmender arterieller Hypertonie und Nierenfunktionseinschränkung. Septumartige abgangsnahe Stenose vor PTA (**a**) und nach PTA (**b**). Postinterventionell gutes klinisches Resultat

Verbesserung der Nierenfunktion und Organerhalt

Eine Verbesserung der Nierenfunktion nach renaler PTA ist von zahlreichen Autoren beobachtet und beschrieben worden [7, 34, 39, 49, 56, 69]. Durch die PTA läßt sich die progressive Reduktion der Nierenfunktion bei Patienten mit NAST und milder Azotämie aufhalten [7], bei Patienten mit terminaler Niereninsuffizienz werden nach PTA in 40% eine mindestens 20%ige Reduktion, in weiteren 40% eine Stabilisierung der erhöhten Serumkreatininwerte und bei 10 von 13 dialysepflichtigen Patienten eine vorübergehende Unterbrechung der Behandlung mitgeteilt [65]. Nach PTA von Transplantatarterienstenosen kann ebenfalls in zahlreichen Fällen mit einem Abfall der Kreatininwerte im Serum gerechnet werden [86], allerdings lassen sich unabhängig vom technischen Erfolg der PTA große individuelle Schwankungen beobachten aufgrund des unterschiedlichen Ausmaßes einer Transplantatabstoßung.

20.6.3.8 PTA-Komplikationen

Bei renaler PTA treten im Vergleich zur iliofemoralen Ballondilatation Komplikationen etwa 2- bis 4mal häufiger auf [26]. Die Komplikationsraten bei renaler PTA liegen zwischen 8 und 22%, mit zunehmender PTA-Erfahrung ist mit einem signifikanten Rückgang zu rechnen [39, 55]. Während die meisten Komplikationen (Hämatom am Punktionsort, Gefäßspasmus, Führungsdrahtdissektion oder - perforation, Intimaeinriß nach PTA, isolierter Verschluß einer Subsegmentarterie) in der Regel ohne weitere Konsequenz für den Patienten sind, können diffuse Cholesterinembolien bei schwerer Arteriosklerose zu einer passageren oder persistierenden Reduktion der Nierenfunktion führen. In etwa 5% der Fälle werden schwerwiegende Komplikationen berichtet (akuter Nierenarterienverschluß, Nierenarterienruptur, massives Abschwemmen von thrombotischem Material in die poststenotische Niere), die in der Niereninsuffizienz, eventuell mit Dialysepflicht, enden können oder einen unmittelbaren notfallchirurgischen Eingriff erforderlich machen. Fatale Verläufe nach renaler PTA sind in 0,5–1% der Fälle zu kalkulieren [39, 69] und lassen sich vorwiegend auf kardiale, zerebrale und mesenteriale Ischämien zurückführen. Bei Transplantat-NAST gilt als schwerwiegendste Komplikation einer PTA der Organverlust, in der Literatur mit 0–8,2% angegeben [86]. Problem ist die bei Transplantatnieren kurze Ischämiezeit von nur ca. 10 min.

20.6.3.9 PTA vs. Gefäßchirurgie bei NAST

Die renale PTA gilt als weit weniger invasiv als die gefäßchirurgische Intervention (aortorenaler Bypass, Stenoseresektion und Reinsertion, Endarteriektomie mit Patchplastik u.a.). Ihr wird daher bei geeigneten Patienten der Vorzug gegeben. Bei selektionierten Patienten allerdings wird infolge Verbesserung operativer Techniken der gefäßchirurgische Eingriff als echte Alternative zur PTA einer NAST dann diskutiert, wenn die Ballondilatation weniger gut geeignet ist und schlechtere Erfolgsraten verspricht (s. oben). Neuere Studien zeigen, daß die gefäßchirurgische Rekonstruktion bei 70–90% der Patienten zu einem klinischen Langzeiterfolg führt, wobei die Rate der postoperativ normotonen Patienten mit 30–40% angegeben wird [63, 68]. In einem prospektiven randomisierten Vergleich zwischen PTA und Chirurgie dokumentierten angiographische Zweijahreskontrollen eine primäre und sekundäre Offenheitsrate von 75 bzw. 90% nach PTA und 96 bzw. 97% nach chirurgischem Eingriff [94]. Die chirurgische Mortalitätsrate wird heute äquivalent zur renalen PTA mit unter 1% angegeben, wenn keine aortalen Rekonstruktionen nötig werden.

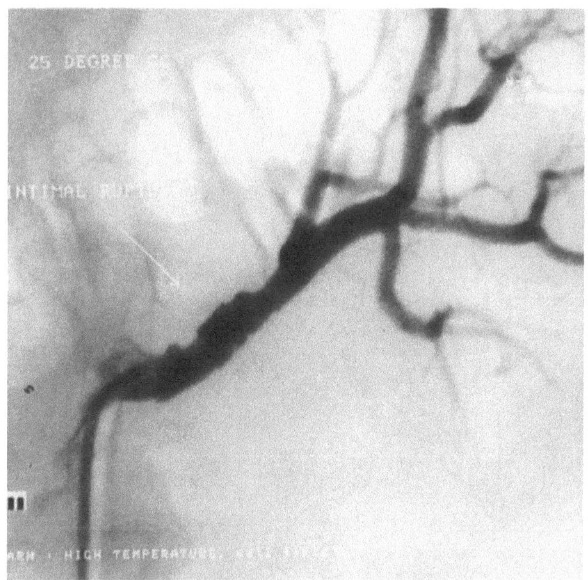

a

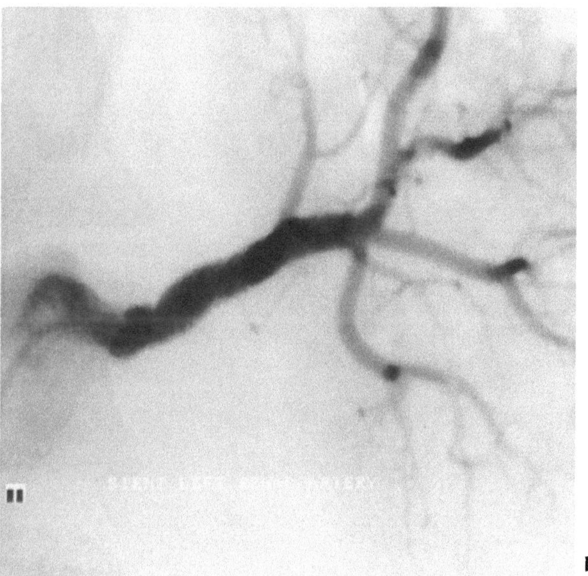

b

Abb. 20.6a,b. 23jähriger Patient mit Nierenarterientrauma, Intimaruptur und akuter arterieller Hypertonie. DSA **a** vor und **b** nach Stentimplantation. Postinterventionell Normalisierung der Blutdruckwerte

20.6.3.10 Stentimplantation bei NAST

Für die Indikationsstellung zur Implantation einer endoluminalen Metallgitterendoprothese in die Nierenarterie liegen heute relativ klar definierte Vorbedingungen vor wie das Vorhandensein einer über 30%igen Reststenose unmittelbar nach Ballondilatation, das Auftreten einer signifikanten Rezidivstenose nach Ballondilatation, ostiale Stenosen, Komplikationen nach renaler PTA oder chirurgischer Endarteriektomie (Intimadissekate mit obstruktiver Wirkung oder Thrombose), traumatische Intimarupturen (Abb. 20.6) und spontan disseziierende Aneurysmen der Nierenarterie (Abb. 20.7) [5]. Aufgabe des Stents ist die Eröffnung und das Offenhalten des normalen Gefäßlumens sowie die Glättung einer rupturierten Intimaoberfläche. Verwendet werden können selbstexpandierende Stents oder Gitterprothesen,

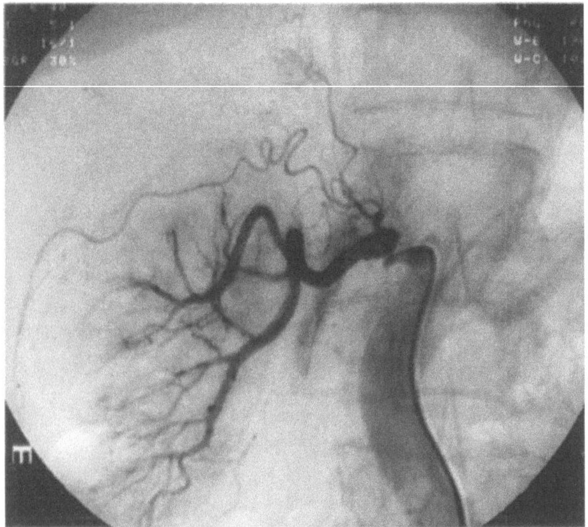

a

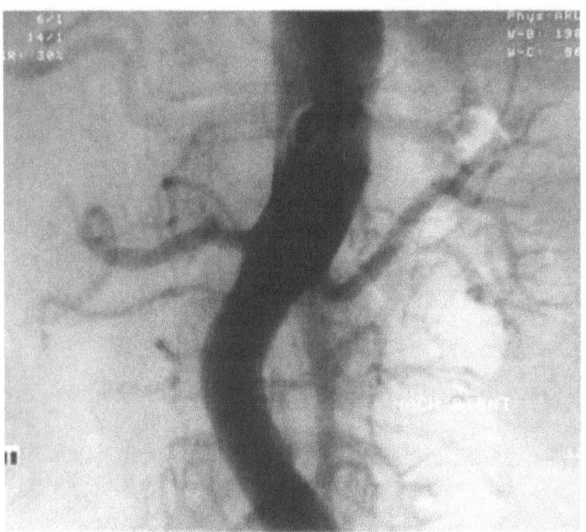

b

Abb. 20.7a,b. 54jährige Patientin mit spontaner Aortendissektion in Höhe des rechten Nierenstiels mit akuter NAST rechts. DSA **a** vor und **b** nach mechanischer Katheterperforation der Dissektionsmembran und Stentüberbrückung

die mittels Ballon entfaltet werden. Empfohlen werden flexible Stents, die die pulsatilen und respirationsbedingten Bewegungen der Nierenarterie nachvollziehen; starre Stents können zu Gefäßwandrupturen führen. Da das Stentmaterial gewisse, wenn auch geringe thromogene Eigenschaften besitzt und eine myointimale Hyperplasie induzieren kann, sollte die Stentlänge so kurz wie möglich sein. Der optimal zu wählende Stendurchmesser ist etwas weiter als das normale Lumen der Nierenarterie.

Die technischen Resultate der Stentimplantation sind ausgezeichnet; es wird eine Erfolgsrate von 80–100% in der Literatur mitgeteilt [33, 50, 71]. Der Effekt auf den arteriellen Blutdruck ist ähnlich dem nach Ballondilatation einer NAST. Weitgehend unabhängig vom jeweiligen Stenttyp scheinen Rezidivstenosen ein Hauptproblem nach Stentimplantation zu sein und werden in 20–38% der Fälle nach 1 Jahr mitgeteilt [33, 50, 71]. Ursache ist eine Gewebsvermehrung innerhalb des Stents, vermutlich aufgrund myointimaler Proliferation. Die potentiellen Komplikationen nach Stentimplantation entsprechen denen der renalen PTA. Die Raten liegen möglicherweise etwas höher, inbesondere sind Nierenschädigungen infolge größerer Kontrastmittelmengen oder Cholesterinkristallembolisationen bekannt geworden.

20.6.3.11 Perkutane Rekanalisation bei Nierenarterienverschluß

NA-Verschlüsse können akut embolischer und chronisch thrombotischer Genese sein oder durch den komplizierten Verlauf einer renalen PTA bzw. eines gefäßchirurgischen Eingriffs bedingt sein. Die vollständige NA-Okklusion fällt unter die Läsionen der Kategorie 3 (Standards of Practice Committee of the Society of Cardiovascular and Interventional Radiology) mit apriori reduzierter technischer und klinischer Erfolgsrate für die renale PTA. Aus diesem Grund wird der gefäßchirurgische Eingriff als die primäre und sicherste Behandlungsmethode favorisiert [56], und nur bei Patienten mit hohem Operationsrisiko oder bei nicht unmittelbar möglicher chirurgischer Intervention sollte eine Katheterangioplastie versucht werden, wenn die technischen Voraussetzungen günstig sind.

Beim *akuten Verschluß* ist die Entscheidung zur Therapie in Hinblick auf die begrenzte Überlebenszeit des Nierenparenchyms möglichst früh zu treffen. Voraussetzung zur Katheterbehandlung eines NA-Verschlusses ist die angiographische Darstellbarkeit des Ostiums bzw. proximalen Arterienstumpfes sowie des Anschlußgefäßes hinter der Verschlußstrecke. Als therapeutische Maßnahmen bieten sich die Thrombusaspiration über Absaugkatheter [90] oder die lokale Katheterfibrinolyse mit 10 000–15 000 I.E. Uriokinase/h unter ständiger Kontrolle der Gerinnungsparameter an [78]. Der Therapieerfolg wird durch kurzfristige Angiokontrollen gesichert, eine zugrundeliegende NAST kann anschließend dilatiert werden. Die klinischen Resultate hängen von der Ischämiezeit (warme Ischämiezeit 30 min bis ca. 3 h je nach Kollateralisationsgrad) bzw. dem Ausmaß der

Schädigung der Nierenfunktion ab. Im klinischen Alltag ist diese meist bereits wenigstens partiell eingetreten, so daß dann im besten Falle nur noch eine Teilrestitution der Niere erreicht werden kann. Kontraindikationen für die Fibrionlysetherapie sind Gerinnungsstörungen, blutende Magendarm-Ulzera, ein frischer hirnischämischer Insult, Gefäßdissektionen und polytraumatisierte oder inkooperative Patienten.

Beim *chronischen thrombotischen Verschluß*, der in der Regel auf eine progrediente arteriosklerotische NAST zurückgeht, ist der sinnvolle Einsatz der renalen PTA noch weniger klar als bei arteriosklerotischer NAST [11]. Im Gegensatz zur akuten Okklusion kann das Nierenparenchym allerdings aufgrund ausgebildeter Kollateralkreisläufe weitgehend erhalten sein. Als Therapiemaßnahme wird die mechanische Rekanalisation zunächst mittels Führungsdrahtpassage des Verschlusses und anschließender Angiokatheterbougierung (Sidewinder) bzw. Ballonkatheterdilatation empfohlen [89]. In 7 von 14 Fällen konnten auf diese Weise vollständige NA-Verschlüsse technisch rekanalisiert werden, in 2 Fällen wurde die Nierenarterie perforiert, allerdings ohne nachteilige Folgen für den Patienten [89]. Die Komplikationsrate ist weit höher als bei der PTA der einfachen NAST und schließt vor allem Dissektionen oder die Verschleppung von Embolusmaterial ein. Klinische Langzeiterfolge sind fraglich [25] und bisher in keinen größeren Studien dokumentiert.

Literatur

1. Abrams HL (1983) Renal angiography in hypertension. In: Abrams HL (ed) Abrams Angiography, Vol. II. 3rd ed. Little, Brown & Co, Boston
2. Arlart IP, Guhl L (1995) The abdominal aorta and its branches. In: Arlart IP, Bongartz GM, Marchal G (eds) Magnetic resonance angiography. Springer, Berlin Heidelberg New York Tokyo, p 233
3. Arlart IP, Ingrisch H (1983) Renovaskuläre Hypertonie. Radiologische Diagnostik und Therapie. Thieme, Stuttgart New York
4. Arlart IP, Guhl L, Hausmann R (1993) Evaluation of 2D and 3D time-of-flight MRA in renal artery stenosis. RöFo 157:59–64
5. Baert AL (1994) Renal artery stent placement. Radiology 191:619–621
6. Baert AL, Wilms G, Amery A, Vermylen J, Suy R (1990) Percutaneous transluminal renal angioplasty: initial results and long-term follow-up in 202 patients. CVIR 13:22–28
7. Becker GJ, Pattynama PM, Brown J, Zemel G, Benenati JF, Katzen BT (1993) Percutaneous renal angioplasty: effect on renal function in azotemic patients (abstr). JVIR 4:48
8. Berglund G, Anderson O, Wilhelmsen L (1976) Prevalence of primary and secondary hypertension: studies in a random population sample. Br Med J 2:554–556
9. Berland LL, Koslin DB, Rout WD, Keller FS (1990) Renal artery stenosis: prospective evaluation of diagnosis with color duplex ultrasound compared with angiography. Radiology 174:421–423
10. Bookstein JJ, Abrams HL, Buenger RE et al (1972) Radiologic aspects of renovascular hypertension 2. The role of urography in unilateral renovascular disease. JAMA 220:1225–1230
11. Brawn LA, Ramsay LE, (1987) Is "improvement" real with percutaneous transluminal angioplasty in the management of renovascular hypertension? Lancet 2:1313–1316
12. Brest AN, Bower R (1966) Renal arterial hypertension: incidence, diagnosis and treatment. Am J Cardiol 17:612–616
13. Bude RO, Rubin JM (1995) Detection of renal artery stenosis with Doppler sonography: it is more complicated than originally thought. Radiology 196:612–613
14. Chandrasoma P, Aberle AM (1986) Anastomotic line renal artery stenosis after transplantation. J Urol 135:1157–1162
15. Cicuto KP, McLean GK, Oleaga JA, Freiman DB, Grossman RA, Ring EJ (1981) Renal artery stenosis: anatomic classification for percutaneous transluminal angioplasty. AJR 137:599–601
16. Cluzel P, Alain R, Beyssen B, Pagny JY, Gauy JC (1994) Stenosis of renal branch arteries in fibromuscular dysplasia: results of percutaneous transluminal angioplasty. Radiology 193:227–232
17. Danielson M, Dammstrom BG (1981) The prevalance of secondary and curable hypertension. Acta Med Scand 209:451–455
18. Davis BA, Crook JE, Vestal RE, Oates JA (1979) Prevalence of renovascular hypertension in patients with grade III or IV hypertensive retinopathy. N Engl J Med 301:1273–1276
19. Debatin JF, Ting RH, Wegmüller H et al (1994) Renal artery blood flow: quantification with phase-contrast MR imaging with and without breath holding. Radiology 190:371–378
20. Desberg AL, Paushter DM, Lammert GK et al (1990) Renal artery stenosis: evaluation with color Doppler flow imaging. Radiology 177:749–753
21. Dunnick NR, Svetkey LP, Cohan RH et al (1989) Intravenous digital subtraction renal angiography: use in screening for renovascular hypertension. Radiology 171:219–222
22. Edelman RR, Mattle HP, Atkinson DJ, Hoogewoud HM (1990) MR angiography. AJR 154:937–946
23. Eyler WR, Clark MD, Garman JE, Rian RL, Meininger DE (1962) Angiography of the renal areas including a comparative study of renal arterial stenosis in patients with and without hypertension. Radiology 78:879–892
24. Galanski M, Prokop M, Chavan A, Schaefer C, Jandeleit K, Nischelsky J (1993) Renal arterial stenosis: spiral CT angiography. Radiology 189:185–192
25. Garber SJ, Raphael M (1992) Renal artery occlusion: to balloon or not to balloon – that is the question. J Intervent Radiol 7:111–113
26. Gardiner GA, Meyerovitz MF, Stokes KR, Clouse ME, Harrington DP, Bettmann MA (1986) Complications of transluminal angioplasty. Radiology 159:201–208

27. Gifford RW Jr (1969) Evaluation of the hypertensive patient with emphasis on detecting curable causes. Milbank Q 47:170–199
28. Goldblatt H, Lynch J, Hanzal RF, Summervill WW (1934) Studies in experimental hypertension. The production of a persistent evaluation of systolic blood pressure by means of renal ischemia. J Exp Med 59:347–379
29. Greminger P, Steiner A, Schneider E et al (1989) Cure and improvement of renovascular hypertension after percutaneous angioplasty of renal artery stenosis. Nephron 51:326–366
30. Gross F (1971) The renin-angiotensin system and hypertension Ann Intern Med 75:777–787
31. Harrison EG, McCormack LJ (1971) pathologic classification of renal arterial disease in renovascular hypertension. Mayo Clin Proc 46:161–167
32. Havey RJ, Krumlovsky F, Del Greco F, Gartner MH (1985) Screening for renovascular hypertension. JAMA 254:388–392
33. Hennequin LM, Joffre FG, Rousseau HP et al (1994) Renal artery stent placement: long-term results with the Wallstent endoprosthesis. Radiology 191:713–719
34. Hirning T, Gerlach A, Arlart IP (1993) PTA von 131 Nierenarterienstenosen: Hypertoniebehandlung und Organerhaltung. RöFo 158:115–120
35. Holley KE, Hunt IC, Brown AL Jr, Kincaid OW, Sheps SG (1964) A clinic-pathologic study in normotensive and hypertensive patients. Am J Med 37:14–22
36. Horvath JS, Waugh RC, Tiller DJ, Duggin GG (1982) The detection of renovascular hypertension: a study of 490 patients by renal angiography. Q J Med 51:139–146
37. Howard JE, Connor TB (1964) Use of differential renal function studies in the diagnosis of renovascular hypertension. Am J Surg 107:58–66
38. Hunt JC, Strong CG, Sheps SG, Bernatz PE (1969) Diagnosis and management of renovascular hypertension. Am J Cardiol 23:434–445
39. Ingrisch H (1988) Perkutane Rekanalisation der Nierenarterie. In: Günther RW, Thelen M (Hsg) Interventionelle Radiologie, Thieme, Stuttgart New York
40. Kannel WB, Sorlie P (1975) Hypertension in Framingham. In: Paul O (ed) Epidemiology and control of hypertension. Stratton Internat Med Book Corp, New York, Thieme, Stuttgart, S 553–592
41. Kaplan NM, Silah JG (1964) The angiotensin infusion test. A new approach to the differential diagnosis in renovascular hypertension. N Engl J Med 271:536–541
42. Kent KG, Edelman RR, Kim D, Steinman TI, Porter DH, Skillman JJ (1991) Magnetic resonance imaging: a reliable test for the evaluation of proximal atherosclerotic renal arterial stenosis. J Vasc Surg 13:311–318
43. Kim D, Edelman RR, Kent KG, Porter DH, Skillman FF (1990) Abdominal aorta and renal artery stenosis: evaluation with MR angiography. Radiology 174:727–731
44. King BF Jr (1995) Diagnostic imaging evaluation of renovascular hypertension. Abdom Imaging 20:395–405
45. Klein HM, Vorwerk D, Neuerburg J, Günther RW (1995) Rotationsangiographie der Nierenarterien. RöFo 162:3–7
46. Kliewer MA, Tupler RH, Hertzberg BS et al (1994) Doppler evaluation of renal artery stenosis: interobserver agreement in the interpretation of waveform morphology. AJR 162:1371–1376
47. Klinge J, Mali WPTM, Puijlaert CBAJ, Geyskes GG, Becking WB, Feldberg MAM (1989) Percutaneous renal angioplasty: initual and long-term results. Radiology 171:501–506
48. Kramer P, Ochwadt B (1972) Sodium excretion in Goldblatt hypertension. Long-term separate kidney function studies in rats by means of a new technique. Pflugers Arch 332:332–345
49. Kremer-Hovinga TK, deJong PE, deZeeuw D, Donker AJ, Schour KH, VanDerHem GK (1986) Restenosis prevalence and long-term effects on effects on renal function after percutaneous transluminal renal angioplasty. Vephron 44 (Suppl 1):64–67
50. Kuhn FP, Kutkuhn B, Torsello G, Mödder U (1991) Renal artery stenosis: preliminary results of treatment with the Strecker stent. Radiology 180:367–372
51. Loubeyre P, Revel D, Garica P et al (1994): Screening patients for renal artery stenosis: value of three-dimensional time-of-flight MR angiography. AJR 162:847–852
52. Marks LS, Maxwell MH (1975) Renal vein renin value and limitation in the prediction of operative results. Urol Clin North Am 2:311–325
53. Martin LG, Cork RD, Kaufman SI (1992) Long-term results of angioplasty in 110 patients with renal artery stenosis. JVIR 3:619–626
54. Martin LG, Mattern RF, Baer L, Fankuchen EI, Casarella WJ (1981) Renal angioplasty for hypertension: predictive factors for long-term success. AJR 137:921–924
55. Martin LG, Casarella WJ, Alspaugh JP, Chuang VP (1986) Renal artery angioplasty: increased technical success and decreased complications in the second 100 patients. Radiology 159:631–634
56. Martin LG, Casarella WJ, Gaylord GM (1988) Azotemia caused by renal artery stenosis: Treatment by percutaneous angioplasty. AJR 150:839–844
57. Maxwell MH, Prozen GB (1962) Renovascular hypertension. Proc Cardiovasc Dis 5:81–89
58. Maxwell MH, Bleifer KH, Franklin SS, Varady PO (1972) Cooperative study of renovascular hypertension. Demographic analysis of the study. JAMA 220:1195–1204
59. Maxwell MH, Marks LS, Lupu AN, Cahill PJ, Franklin SS, Kaufman JJ (1977): Predictive value of renin determination in renal artery stenosis. JAMA 238:2617–2620
60. Meyer P, Menard J, Papanicolaou N, Alexandre JM, Devaux C, Milliez P (1968) Mechanisms of renin release following furosemide diuresis in rabbits. Am J Physiol 215:908–915
61. Neufang KFR, Beyer D (1988) Digitale Subtraktionsangiographie, 3:8 Niere. Springer, Berlin Heidelberg New York Tokyo
62. Nitzsche E, Grosser G, Rump C, Strauß E, Meyer E, Keller E, Moser E (1991) Captopril-Nierenfunktionsszintigraphie (C-NFSZ) bei der Abklärung der arteriellen Hypertonie. Radiologe 31:141–146
63. Novick AC (1991) Management of renovascular disease: a surgical perspective. Circulation 83 (Suppl I):167–171
64. Novick AC (1994): Percutaneous transluminal angioplasty and surgery of the renal artery. Eur J Vasc Surg 8:1–9
65. Pattison JM, Reidy JF, Rafferty MJ, Cameron JS, Sacks SH, Williams DG (1992) Percutaneous translu-

minal renal angioplasty in patients with renal failure. Q J Med 85:883–888
66. Piepenburg R, Bockisch A, Andreas J, Düber C, Kann P, Maier G, Hahn K (1993) 99mTc-MAG3-Nierenfunktionsszintigraphie ohne und mit Captopril zur Diagnostik der renovaskulären Hypertonie RöFo 159:150–157
67. Pickering TG, Sos TA, Vaughan DE, Case DB, Sealey JE, Harshfield GA, Laragh JH (1984) Predictive value and changes of renin secretion in hypertensive patients with unilateral renovascular disease undergoing successful renal angioplasty. Am J Med 76:398–404
68. Poulias GE, Skoutas B, Doundoulakis N et al (1991) Surgical treatment of renovascular hypertension and respective late results: a twenty year experience. J Cardiovasc Surg 32:69–75
69. Ramsay LE, Waller PC (1990) Blood pressure response to percutaneous transluminal angioplasty for renovascular hypertension: an overview on published series. Br Med J 300:569–572
70. Rapoport A (1960) Modification of the "Howard test" for detection of renal artery obstruction. N Engl J Med 236:1159–1165
71. Rees CR, Palmaz JC, Becker GJ et al (1991) Palmaz stent in atherosclerotic stenoses involving the ostia of the renal arteries: preliminary report of a multicenter study. Radiology 181:507–514
72. Roberts JP, Ascher NL, Fryd DS (1989) Transplant renal artery stenosis. Transplantation 48:580–583
73. Rosenthal J, Arlart IP, Franz HE (1986) Renovaskuläre Hypertonie. In: Rosenthal J Arterielle Hypertonie, 3. Aufl. Springer, Berlin Heidelberg New York
74. Roubidoux MA, Dunnick NR, Klotman PE, Newman GE, Cohan RH, Kadir S, Svetkey LP (1991) Renal vein renins: inability to predict response to revascularization in patients with hypertension. Radiology 178:819–822
75. Rubin GD, Dake MD, Napel S (1994) Spiral CT of renal artery stenosis: comparison of three-dimensional rendering techniques. Radiology 190:181–189
76. Rudnick KV, Sackett DL, Hirst S, Holmes C (1977) Hypertension in a family practice. Can Med Assoc J 117:492–497
77. Salazar FJ, Quesada T (1992) Mechanism of experimental and human renovascular hypertension. In: Lüscher TF, Kaplan NM (eds) Renovascular and renal parenchymatous hypertension. Springer, Berlin Heidelberg New York Tokyo
78. Schunk K, Schild H, Wandel E, Schinzel H, Weingärtner K (1990) Die lokale Fibrinolyse bei Nierenarterienverschlüssen. RöFo 152:147–150
79. Schwerk WB, Restrepo IK, Stellwaag M, Klose KJ, Schade-Brittinger C (1994) Renal artery stenosis: grading with image-directed Doppler US evaluation of renal resistive index. Radiology 190:785–790
80. Scoble J, Maher ER, Hamilton G, Dick R, Sweeney P, Moorhead JE (1989) Atherosclerotic renovascular disease causing renal impairment: a case for treatment. Clin Nephrol 31:119–122
81. Sinclair AM, Isles CG, Brown I, Cameron H, Murray GD, Robertson JWK (1987) Secondary hypertension in a blood pressure clinic. Arch Intern Med 147:1289–1293
82. Skinner SL, McCubbin JW, Page IH (1963) Renal baroreceptor control of renin secretion. Science 141:814–816
83. Stamey TA, Nudelman IJ, Good TH, Schwentker FN, Hendricks F (1961) Functional characteristics of renovascular hypertension. Medicine (Baltimore) 40:347–394
84. Standards of Practice Committee of the Society of Cardiovascular and Interventional Radiology (1990) Guidelines for percutaneous transluminal angioplasty. Radiology 177:619–626
85. Stansby G, Hamilton G, Scoble J (1993) Atherosclerotic renal artery stenosis. Br J Hosp Med 49:388–398
86. Steiner W, Ingrisch H, Stäbler A, Hillebrandt G, Illner W-D, Berger H (1995) Perkutane transluminale Angioplastie arterieller Stenosen nach Nierentransplantation. Aktuelle Radiol 5:91–96
87. Swales JD (1992) Vascular renin-angiotensin system and renovascular hypertension. In: Lüscher TF, Kaplan NM (eds) Renovascular and renal parenchymatous hypertension. Springer, Berlin Heidelberg New York Tokyo
88. Taylor DC, Kettler MD, Moneta GL, Kohler TR, Kazmers A, Beach KW, Strandness DE (1988) Duplex ultrasound scanning in the diagnosis of renal artery stenosis: a prospective evaluation. J Vasc Surg 7:363–369
89. Tegtmeyer CI, Sos AJ (1986) Techniques of renal angioplasty. Radiology 161: 577–586
90. Thelen M, Weissbach L, Boldt I (1979) Transfemorale Thrombusaspiration aus einer Neirenarterie mit Angiographiekathetern. Röfo 130:594–596
91. Tollefson DFJ, Ernst CB (1991) Natural history of atherosclerotic renal artery stenosis associated with aortic disease. J Vasc Surg 14:327–331
92. Vander A (1967) Control of renin release. Physiol Rev 47:359–382
93. Vaughan ED, Buhler FR, Laragh JH, Sealey JE, Baer L, Bard RH (1973) Renovascular hypertension: renin measurements to indicate hypersecretion and contralateral suppression, estimate renal plama flow, and score for surgical curability. Am J Med 55:402–414
94. Weibull H, Berqvist D, Bergentz SE, Jonsson K, Hulthen L, Manhen P (1993) Percutaneous transluminal renal angioplasty versus surgical reconstruction of atherosclerotic renal artery stenosis: a prospective randomized study. J Vasc Surg 18:841–852
95. Ying CY, Tifft CP, Gavras H, Chobamian AV (1984) Renal revascularization in the azotemic hypertensive patient resistent to therapy. N Engl J Med 311:1070–1075
96. Sos TA (1991) Angioplasty for the treatment of azotemia and renovascular hypertension in arteriosclerotic renal artery disease. Circulation 83 (Suppl) 1:I-162–I-166
97. Wachter G (1989) Nierenarterienstenosen - Auswirkung auf die Nierenfunktion und Einfluß der perkutanen transluminalen renalen Dilatation auf die Nierenfunktion als Langzeitstudie. Dissertation, Universität Erlangen
98. Zeitler E, Richter EI, Wachter G (1993) Renovaskuläre Hypertonie: Invasive perkutane Diagnose- und Therapiemöglichkeiten. Wien Klin Wochenschr 105/13:365–370
99. Zeitler E (1987) DSA unter stationären und ambulanten Bedingungen. In: Gockel HR (Hrsg) Jahrbuch der Radiologie. Regensberg & Biermann, Münster, S 27–47

21 Zerebrovaskuläre Durchblutungsstörungen (ZVD)

E. ZEITLER und I. BÄR

INHALT

21.1 Nosologie der zerebrovaskulären Durchblutungsstörungen

Unter dem Begriff „zerebrovaskuläre Duchblutungsstörungen" (ZVD) [77, 106, 114, 158] wird die Summe der klinischen Syndrome zusammengefaßt, die durch Obliteration an den supraaortischen Arterien (Truncus brachiocephalicus, A. carotis communis, A. subclavia), den Halsarterien (A. carotis interna, A. carotis externa, A. vertebralis) oder durch intrakranielle, wesentliche Strombahnverlegungen (Obliterationen im Bereich der A. cerebri media, A. basilaris) beruhen oder embolisch aus Herz, Aorta und proximalen Arterien entstanden sind. Daneben ist, wegen der gleichartig ablaufenden klinischen Symptome, die Diagnostik spontaner Hirnblutungen auf der Basis intrazerebraler Aneurysmen oder arteriovenöser Malformationen sowie spontaner Arteriendissektionen zu bedenken.

Bei den akuten und subakuten Verlaufsformen der ZVD und der schwierigen neurologischen Differenzierung zwischen einer intrazerebralen Blutung und einer hämodynamisch bedingten, zerebralen Ischämie wird vom Radiologen klinische Mitverantwortung gefordert. Diese bezieht sich auf die 24-Stunden-Präsenz für eine rasche, individuell gesteuerte Diagnostik und die der Symptomatik adaptierte Auswahl der Diagnoseverfahren, von denen heute eine (zu) breite Palette zur Verfügung steht.

Nosologisch werden die zerebrovaskulären Durchblutungsstörungen auch differenziert in Bezug auf die Lokalisation des morphologisch-pathologischen Befundes.

Entsprechend den Etagen der hirnversorgenden Arterien sind von proximal nach distal folgende nosologischen Entitäten zu nennen, deren morphologische Ursachen im extrakraniellen Bereich liegen:

- Aortenbogensyndrom,
- Subclavian-steal-Syndrom,
- Karotisinsuffizienz,
- vertebrobasiläre Insuffizienz.

Im intrakraniellen Bereich sind – neben einer Mikroangiopathie und mikrovaskulären Veränderungen, die zu lakunären Defekten führen – der thrombembolische Verschluß der A. cerebri media, der A. cerebri anterior und der A. cerebri posterior zu differenzieren.

Im Gegensatz zu diesen obliterierenden arteriellen Gefäßerkrankungen findet man bei Subarachnoidalblutung (SAB) als Ursache entweder ein oder mehrere intrazerebrale Aneurysmen, arteriovenöse Malformationen oder isolierte venöse Malformationen [23, 51, 67, 69, 77, 89, 110]. In diesem Zusammenhang ist röntgenologisch die Differentialdiagnose zu allen intrakraniellen Raumforderungen und Blutungen (Hämatomen) zu berücksichtigen.

Während sowohl für den extrakraniellen als auch den intrakraniellen Bereich jahrzehntelang die Angiographie [1, 12, 54, 65, 67, 113, 125, 145, 173–175, 180] mit Nadel oder Katheter entscheidend den therapeutischen Weg bestimmt hat, stehen heute vor dem Einsatz der angiographischen Verfahren für den intrakraniellen Bereich die Computertomographie und die Kernspintomographie – beide ohne und mit Kontrastmittelapplikation – sowie gelegentlich, bei gezielter Fragestellung, der transkranielle Doppler und die Positronenemissionstomographie (PET) zur Verfügung. Im zervikalen Bereich der hirnversorgenden Arterien hat die Duplexsonographie ohne große Belästigung des Patienten weitgehend die Aufgabe einer nichtinvasiven diagnostischen morphologischen und Funktionsanalyse übernommen, um symptomatische und asymptomatische Obliterationen an den extrakraniellen Hirnarterien nachzuweisen und ihr Flußverhalten zu analysieren [18, 19, 58, 83, 92].

Daneben sind die Analyse des Augenhintergrundes, die Ophthalmodynamometrie, die EEG, aber auch die nuklearmedizinische Diagnostik mit der Single-Photon-Emissionstomographie (SPECT) als Verfahren einsetzbar [74, 82, 103, 106, 110, 158]. Es ist die Aufgabe, in Kooperation mit dem zuweisenden Arzt von einer Stufendiagnostik mit möglichst vielen Untersuchungen abzuweichen und rasch mit dem geringstmöglichen Aufwand zu einer Diagnose zu kommen, die rechtzeitiges therapeutisches Handeln ermöglicht. Andererseits ist die Duplexsonographie als nichtinvasive Methode dazu geeignet, durch wiederholte Untersuchungen im Sinne einer Sekundärprävention die pharmakologische Therapie einzuleiten oder zur Prävention des Schlaganfalls ein gefäßrekanalisierendes Verfahren zu initiieren. Für operative oder interventionelle Therapie wird dann bei mehr als 80% der Patienten ein angiomorphologisches Verfahren (Angiographie) mit der Möglichkeit einer Detailanalyse der hirnversorgenden Gefäße, vom Aortenbogen bis zur intrazerebralen Gefäßanatomie, als optimale Voraussetzung für eine gezielte Therapieplanung in Frage kommen.

Da die zerebrovaskuläre Insuffizienz ein sehr großes, individuelles und sozialmedizinisches Risiko einschließt, fordert Vollmar [157] für Männer und Frauen jenseits des 45. Lebensjahres ein Screeningprogramm unter Einschluß der CW-Doppleruntersuchung, um frühzeitig jene Patienten herauszufinden, die an latenten Verschlußprozessen ihrer extrakraniellen hirnversorgenden Arterien erkrankt sind.

Da gegenwärtig keine effektive Therapie für die meisten Formen des Schlaganfalls besteht [16, 25, 76, 82], haben die primäre und die sekundäre Prävention (2, 3, 10, 11, 14, 35, 37, 38) mit Früherkennung der Ursachen eines Schlaganfalls eine ganz besondere Bedeutung. Unabhängig von der Tatsache, daß die zerebrovaskulären Durchblutungsstörungen an dritter Stelle der Todesursachen liegen, ist die Vermeidung des Schlaganfalls, d.h. bei regelhaftem Überleben mit neurologischem Defizit auch die Vermeidung der individuellen und sozialmedizinischen Folgen dringend geboten. Zu diesen gehört für den betroffenen Menschen die Unfähigkeit zu reden, zu schreiben, zu gehen, oftmals die völlige Hilflosigkeit und Pflegebedürftigkeit. Für die Gesellschaft ist dies mit einem großen Kostenaufwand verbunden; in den USA z.B. werden für die 3 Mio. Menschen, die einen Schlaganfall erlitten haben, jährlich 30 Mrd. Dollar ausgegeben.

Jedes diagnostische Konzept, das hier Leiden und Kosten senken hilft, ist daher sinnvoll und sollte Unterstützung finden. In diesem Sinne gilt es, Zentren zur Vermeidung und Frühdiagnose von Schlaganfällen zu schaffen: *„Not tut, die Quote irreversibler Hirninfarkte durch Erfassung der Kranken in einem präokklusiven Stadium weiter drastisch zu reduzieren“ (J. Vollmar [157])*.

21.1.1 Transitorisch-ischämische Attacken (TIA)

Unter transitorisch-ischämischen Attacken (TIAs) versteht man Episoden temporärer, fokaler zerebraler Dysfunktion vaskulärer Ursache [61]. Personen mit derartigen Episoden einer zerebralen Ischämie haben ein hohes Risiko, einen zerebralen Insult mit bleibendem neurologischem Defizit oder Tod zu erleiden. Es ist daher das Ziel, zur Vermeidung eines Schlaganfalls oder bleibenden neurologischen Defekts die gefäßpathologischen Veränderungen im Bereich der supraaortischen Arterien zu finden, die als Strombahnhindernis eine zerebrovaskuläre Insuffizienz bedingen können oder als Emboliequelle in Frage kommen [2, 22, 26, 43, 97, 101, 106, 127, 157, 158].

TIA-Episoden erreichen ihr Maximum innerhalb von 2 Minuten. Die Dauer beträgt zumeist weniger als 30 min. kann aber auch Stunden anhalten. Die Häufigkeit derartiger Attacken ist sehr variabel. Sie können immer von gleichem Charakter sein, in Art, Dauer und Stärke jedoch auch sehr variieren. Diese Patienten erleiden häufig innerhalb von 3 Monaten nach der ersten TIA-Attacke einen Schlaganfall [25, 76], andere Patienten im Verlauf eines Jahres.

Die sichere Annahme einer TIA im Versorgungsgebiet der Karotis ist berechtigt, wenn in der Anamnese eine kurzfristige, monookuläre Erblindung [6, 157] oder eine Aphasie angegeben werden oder diese Symptome in Kombination mit anderen Symptomen auftraten.

In Analogie zur peripheren arteriellen Verschlußkrankheit werden auch die zerebrovaskulären Durchblutungsstörungen in Stadien (Tabelle 21.1) eingeteilt.

Bei asymptomatischen zerebrovaskulären Durchblutungsstörungen findet man gelegentlich computertomographisch, noch deutlicher aber kernspintomographisch, kleine, postischämische intrazerebrale Defekte, ohne daß der Patient jemals eine neurologische Symptomatik beobachtet hat [111, 141]. Auch der direkte angiographische oder dopplersonographische Nachweis von Veränderungen an der Karotisgabel deckt häufig als Zufallsbefund Einengungen bzw. Veränderungen auf, die bis zum Tag der Diagnosestellung keine neurologischen Symptome hervorgerufen haben.

Die Einteilung der symptomatischen Erscheinungsformen der zerebralen Durchblutungsstörungen erfolgte bislang entsprechend dem zeitlichen Ablauf der auftretenden neurologischen Symptome und ihrer Rückbildungsfähigkeit. Entsprechend neueren Erkenntnissen ist jedoch hinsichtlich der Prognose nicht allein der zeitliche Ablauf, sondern das betroffene Territorium in den diagnostischen Mittelpunkt zu stellen. Die territoriale Zuordnung ist für den klinischen Verlauf, z.B. durch die verschiedenartige Kollateralentwicklung und die variablen neurologischen Ausfallserscheinungen, für die Entscheidung zu therapeutischem Handeln zunehmend relevanter als die allein zeitliche Definition.

Während Moore 1987 [106] noch feststellen mußte, daß wenig exakte Daten über die Frequenz von TIAs in Abhängigkeit von Alter, Geschlecht und Geographie vorliegen, sind heute durch die Duplexsonographie nichtinvasiv Erkenntnisse zumindest über das Auftreten von Obliterationen im Karotisgabelbereich zu erfassen [2, 19, 58]. Mit ihr können Stenosen von 50% und mehr sowie Verschlüsse mit großer Sicherheit ausgeschlossen werden. Die Spezifität wird für die Karotisstrombahn zwischen 95 und 98% angegeben. Die farbkodierte Dopplersonographie hat den Nachweis niedriggradiger Stenosen und Plaques in den Händen erfahrener Untersucher erheblich verbessert. Man kann davon ausgehen, daß eine Gefäßerkrankung im untersuchten Arterienabschnitt mit hoher Wahrscheinlichkeit auszuschließen ist, wenn im B-Bild keine Wandveränderungen vorliegen und die Dopplersonographie keinen Hinweis auf hämodynamisch wirksame Strombahneinengungen ergeben hat. Insbesondere bei geringgradigen atheromatösen Plaques und Ulzera ist die Aussagefähigkeit der Gefäßdiagnostik mit Ultraschall der Angiographie lokal gleichwertig, häufig sogar überlegen [58, 92].

Diese risikoarme Klärung extrakranieller Ge-

Tabelle 21.1. Funktionelle Klassifikation der ischämischen zerebrovaskulären Krankheit in Stadien analog zur peripheren AVK

Stadium	Symptomatik
I	Asymptomatische Arterienveränderungen
II	Transitorische ischämische Attacken (TIA), Sekunden bis 24 h
III	Progredienter Insult („progressive stroke“), 6–48 h – ohne Rückbildung – mit Rückbildung (reversibles ischämisches neurologisches Defizit, RIND) – mit prolongierter Rückbildung (prolongiert reversibles ischämisches neurologisches Defizit, PRIND)
IV	Kompletter Insult („completed stroke“) ohne oder mit unvollständiger Rückbildung – kleiner Insult („minor stroke“) – großer Insult („major stroke“)

fäßobliterationen mit Hilfe der Duplexsonographie hat dazu geführt, daß in mehreren qualifizierten gefäßchirurgischen Kliniken bis zu 30% der Patienten mit symptomatischen Karotisstenosen allein nach Diagnostik mit farbkodierter Duplexsonographie ohne Angiographie operiert wurden [127, 158].

Ein alarmierender Hinweis auf eine symptomatische Karotisstenose mit TIAs ist die Existenz einer Amaurosis fugax. Diese ist ein flüchtiges ischämisches Ereignis der retinalen Durchblutung, das immer einseitig beobachtet wird. Häufigste Ursache ist eine Karotisstenose mit ulzerösem Plaque.

Amaurosis fugax an einem Auge und Hemiplegie der Gegenseite: klassiches Zeichen für eine Karotisstenose [50, 103, 110]!

21.1.2 Reversibles und prolongiert reversibles ischämisches neurologisches Defizit (RIND, PRIND)

Das Stadium III der ZVD entspricht dem entstehenden Schlaganfall mit unterschiedlich stark ausgeprägter neurologischer Herdsymptomatik [7, 11, 76, 104, 158]. Die Entwicklung des neurologischen Defizits kann langsam progredient erfolgen („progressive stroke"), aber auch plötzlich einsetzen. Der zeitliche Ablauf der Entwicklung und Rückbildung kann bis zu 48 h dauern, wobei eine klinisch vollständige Rückbildung als „reversibles ischämisches neurologisches Defizit" (RIND) bezeichnet wird. Dieses kann sich auch bei bestehendem Kollateralkreislauf länger als 48 h hinziehen, ohne daß im Computertomogramm oder Kernsipintomogramm Ischämieherde nachweisbar sind.

Ist die Rückbildung eindeutig verzögert, so spricht man vom „prolongiert reversiblen ischämischen neurologischen Defizit" (PRIND). Man kann davon ausgehen, daß ein PRIND im Sinne eines „minor stroke" charakterisiert werden kann. In dieser Patientengruppe bildet sich klinisch die neurologische Symptomatik bis auf minimale Restzustände zurück.

Die alte Anschauung, daß Patienten nach TIAs, PRIND oder RIND keine manifesten, postischämischen zerebralen Läsionen aufweisen, ist spätestens seit Beginn der Ära der Kernspintomographie und der Positronen-Emissionsstomographie (PET) überholt [7, 68, 141]. Man findet – deutlicher als bei den asymptomatischen Patienten – nicht übersehbare Defektzustände im Parenchym. In der Akutphase sind dies Signalveränderungen mit Zeichen der gestörten Blut-Hirn-Schranke, gelegentlich findet man Hinweise auf ein perifokales Ödem. Die Blut-Hirn-Schranken-Störung ist an der positiven Anreicherung nach Kontrastmittelapplikation erkennbar (Abb. 21.1).

Computertomographie oder Kernspintomographie sind in jedem Fall einer derartigen klinischen Symptomatik indiziert, um aus anatomisch-topographischen Gegebenheiten Hinweise auf die Genese, die als embolisch oder hämodynamisch bedingtes neurologisches Defizit einzugrenzen ist, zu erhalten. Aufgrund der Ausdehnung und Zahl werden prognostische Aussagen ermöglicht. Differentialdiagnostisch ist die Frage von Bedeutung, ob es sich um eine frische Ischämiezone oder einen alten Defektzustand handelt, damit der Chirurg die strombahnverbessernde gefäßchirugische Operation nicht in einen frischen Insult hinein vornimmt und so eine zerebrale Einblutung riskiert. Verlaufskontrollen mit Schnittbildverfahren sind daher für die optimale Wahl des Operationszeitpunkts entscheidend.

Ebenfalls nur mit den Schnittbildverfahren Computertomographie und Kernspintomographie sind Aussagen über die Situation der Endstrombahn in den einzelnen zerebralen Versorgungsgebieten möglich. Zweifelsfrei können Aussagen über komplette Territorialinfarkte (Abb. 21.2) getroffen werden, die häufig Folge von embolischen Astverschlüssen sind.

Nach Vollmar beruhen nur 22% der symptomatischen zerebralen Mikroangiopathien auf stenosierenden Läsionen an den extrakraniellen Hirnarterien. Ihre Ursache ist in arteriosklerotischen

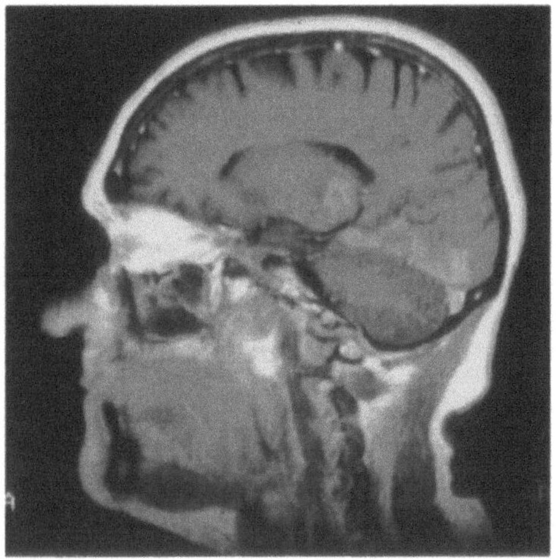

Abb. 21.1. Sagittales MR-Tomogramm (T_1-gewichtet) nach intravenöser Gabe von Gadolinium-DTPA. Frischer Insult im Versorgungsbereich der A. cerebri posterior mit Defekt der Blut-Hirn-Schranke und positivem Kontrast-Enhancement

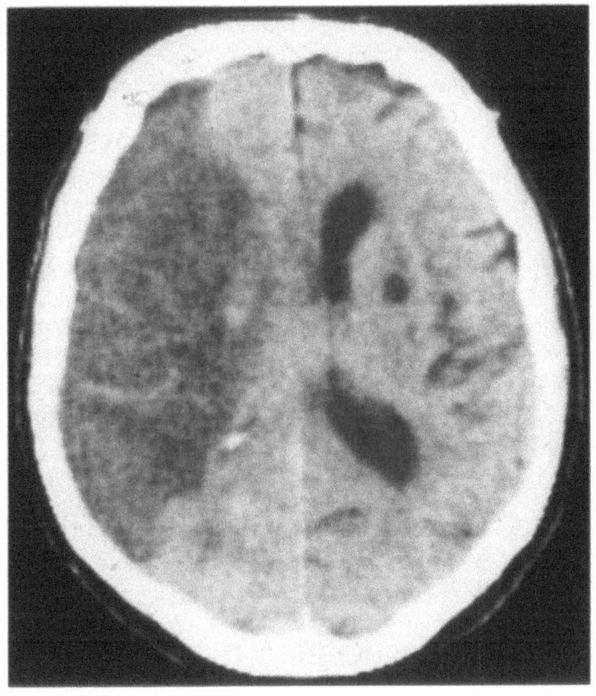

Abb. 21.2. CT bei frischem Insult der A. cerebri media (Territorialinsult) links

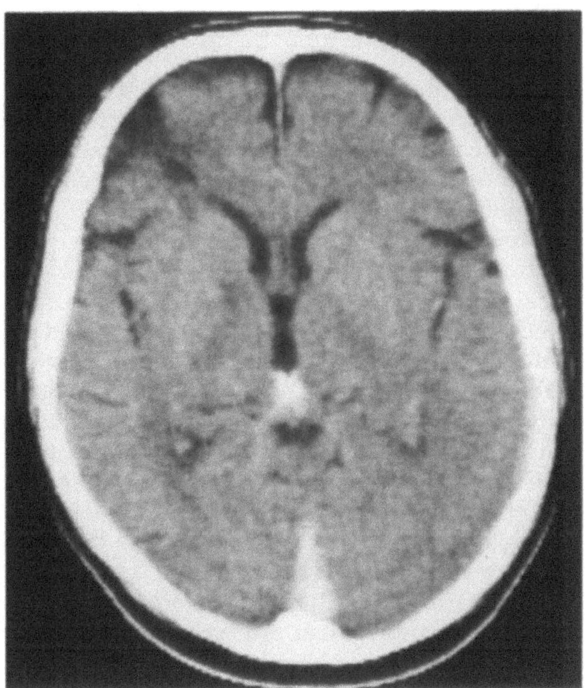

Abb. 21.3. CT bei altem Grenzzoneninsult zwischen A. cerebri anterior und A. cerebri media links

schen Veränderungen der kleinen Hirnarterien zu suchen und nur ausnahmsweise Folge von Mikroembolien. Der radiologische Nachweis ist optimal mit der Vergrößerungsangiographie zu führen [161].

21.1.3 Ischämischer Insult („Completed stroke“)

Hierunter versteht man definitive Defektzustände, die man je nach Territorium in Anterior-, Media- und Posteriorinsult unterteilen kann (Abb. 21.1 und 21.2). Kleinere postischämische Läsionen werden häufig als „lakunäre Defekte“ bezeichnet und sind meist im Computertomogramm, fast immer aber im Kerspintogramm nachweisbar [68, 141]. Als dritte Entität müssen die sog. Grenzzoneninfarkte (Abb. 21.3) gesehen werden, die jeweils in der Endstrombahn zwischen zwei Versorgungsgebieten liegen; im Einzelfall bedeutet dies: zwischen A. cerebri anterior und A. cerebri media oder zwischen A. cerebri media und A. cerebri posterior der ipsilateralen Seite. Die Entscheidung zwischen emboliebedingtem Insult und hypotensivem bzw. Low-flow-Infarkt ist oft schwierig. Man kann davon ausgehen, daß Grenzzoneninfarkte zur letztgenannten Kategorie gehören. Auch beim Endstadium des ischämischen Insultes kann es nach der 4. Woche noch zu einer Teilrestitution kommen.

Die Harvard-Kooperations-Studie zur Analyse des Schlaganfalls [106] ergab, daß in 34% Arteriosklerose und Thrombose in großen Arterien mit zerebralen Embolien vorlagen (inkl. kardialer und nichtkardialer Ursache). In 31% bestanden lakunäre Ischämien, in 19% eine intrazerebrale Arteriosklerose und in 16% intrazerebrale Blutungen. Bei letzteren waren sowohl die SAB bei Aneurysmen, und aus anderer Ursache, als auch der hypertensive hämorrhagische Insult einbezogen. 15% der Patienten mit Schlaganfall hatten eine chirurgisch therapierbare arteriosklerotische Obliteration an den Karotiden.

Im Rahmen eines konservativen Rehabilitationsprogrammes gilt es zu prüfen, wie der Zustand der anderen extrakraniellen Hirngefäße ist: Gegebenfalls ist nach einem Intervall bei einer Mehrgefäßerkrankung die Korrektur – z.B. einer bestehenden Subklavia-Stenose oder einer Karotisstenose der Gegenseite – zur Verbesserung der zerebralen Durchblutung auch ohne eine Symptomatik der entsprechenden Hemisphäre indiziert.

Die diffuse zerebrale Mikroangiopathie ist eine Entität unterschiedlicher Ursachen, die in einem multiplen Infarktgeschehen auf der Basis intrazerebral-arteriosklerotischer Veränderungen oder einer entzündlichen Genese liegen können. Zerebrale Arteriitiden werden in primäre und sekundäre Vaskulitiden eingeteilt. Zu den primären zählt man nekrotisierende und granulomatöse Angiitiden (z.B. Wegener-Granulomatose, Panarteriitis nodosa). Zu den sekundären gehören die Kollagenosen (z.B. Lupus erythematodes oder Sklerodermie) und andere Vaskulitiden (z.B. M. Boeck, bakterielle Embolien, Viren, Pilze, etc.) (s. a. Kap. 1.8 u. 11). Kernspintomographisch (Abb. 21.4) ist dabei ein eindrucksvolles Bild mit multiplen, fleckförmigen signalerhöhten Arealen erkennbar. Auch die diabetische Mikroangiopathie kann entsprechende intrazerebrale Veränderungen hervorrufen. Daneben lassen sich territoriale oder Grenzzoneninfarkte beobachten. Bei ausgeprägten Veränderungen der subkortikalen Parenchymstrukturen kann klinisch das Bild einer Demenz auftreten (M. Binswanger).

Unabhängig von den Möglichkeiten der modernen Therapie scheint ein wesentlicher Faktor für die Reparationsphase nach einem abgelaufenen zerebrovaskulären Ereignis die präexistente Kollateralisierung zu sein. Dabei sind für hämodynamisch bedingte Ischämien bei Stenosen der A. carotis interna die Ausbildung des Circulus Willisii von besonderer Bedeutung, für territoriale und Grenzzonenischämien die Existenz duraler Kollateralen. So kann eine akute Carotis-interna-Dissektion mit vorübergehendem Karotisverschluß aufgrund des Wandödems einerseits zu einem kompletten Mediainsult mit malignem Ödem, Einklemmung und Tod führen, andererseits zu einer völligen Rückbildung mit nur kernspintomographisch nachweisbaren Defekten in stummen Arealen des Mediaversorgungsgebiets

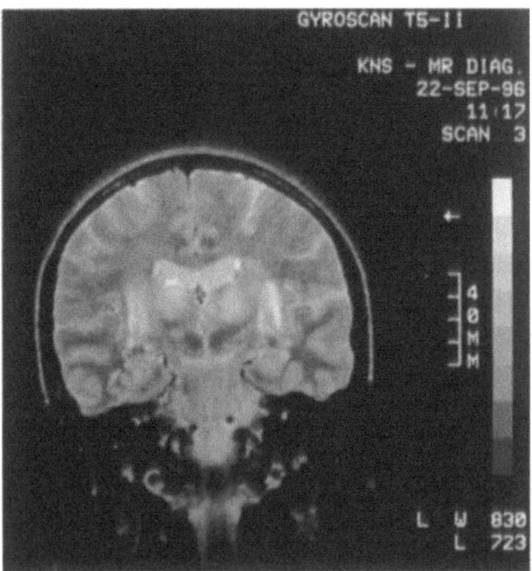

Abb. 21.4. MR-Tomogramm bei zerebraler Mikroangiopathie im Akutstadium

sowie klinisch völlig fehlender neurologischer Symptomatik, wenn die intrazerebralen Kompensations- und Kollateralbrücken vollständig frei sind.

Die Vollständigkeit des Circulus Willisii ist auch für temporäre Strombahneinengungen im Rahmen von Interventionen oder Operationen wesentlich. Bei unvollständigem Circulus Willisii kann eine Abklemmung oder Ballonokklusion viel früher eine Ischämie auslösen. Ganz wesentlich ist auch die Kollateralzirkulation bei chronischen Obliterationen über den Carotis-externa-Kreislauf zur A. ophthalmica und die Verbindung zwischen A. vertebralis und A. carotis externa als Kollateralfunktion.

21.1.4 Differentialdiagnose hämorrhagischer Insult – zerebrale Massenblutung

Intrazerebrale Blutungen führen häufig zu komatösen Zuständen mit oder ohne intrazerebrale Massenverschiebung. Das primär zerebrale Koma läßt sich in akut einsetzende, gefäß- oder traumatisch bedingte Zustände (Blutung, Trauma, ischämischer Infarkt) und in protrahiert über psychische Veränderungen, neurologische Defekte sowie Somnolenz, Stupor und zunehmende Bewußtseinseinschränkungen (verschiedene Hirnprozesse, z.B. Tumoren, Meningoenzephalitiden u.a.) differenzieren.

Bei den intrakraniellen Blutungen [69] stehen differentialdiagnostisch der hämorrhagische Insult bei Hypertonikern – meist im Alter zwischen 45 und 60 Jahren – und die Subarachnoidalblutung durch Ruptur arterieller Aneurysemen – mit Auftreten in jedem Alter – im Vordergrund.

In der Analyse spontaner Hirnblutungen hat Isfort [69] die in Tabelle 21.2 wiedergegebene Verteilung intrakranieller, nichttraumatischer Blutungen angegeben. Die größeren Blutungen bei Hypertonikern gehen bevorzugt in die Region der inneren Kapsel und der Stammganglien, was die häufig rasch auftretende Hemiplegie erklärt.

Da auch ischämische Insulte schlagartig auftreten können, ist die klinische Differenzierung häufig unmöglich und eine Abklärung mittels Computertomographie oder Kernspintomographie erforderlich. Die Ventrikeleinblutung – posttraumatisch häufiger als bei spontanen zerebralen Blutungen – führt in der Regel zu einer Verstärkung der klinischen Symptome. Die Ergebnisse von Computertomographien haben aber gezeigt, daß auch nach Einblutung in die Ventrikel ein Überleben möglich ist.

Tabelle 21.2. Verteilung intrakranieller Blutungen bei 435 Patienten. (Nach Isfort 1967 [69])

Blutung	Patienten [n]
Subdural	147
Subarachnoidal	142
Intrazerebral	83
Kombiniert	58
Intraventrikulär	4
Epidural	1

21.1.5 Posttraumatische intrakranielle Blutungen (subdurales Hämatom, peridurales Hämatom)

Beim Schädel-Hirn-Trauma besteht zweifelsfrei die Indikation zur Computcrtomographic [86, 111] oder Kernspintomographie [68]. Die Aufgabe ist es hierbei, eine existente intrazerebrale Blutung, sei sie epidural, subdural oder intrazerebral, aufzudecken und ihre Begleitsymptomatik zu erfassen. Dabei ist die Ausdehnung und Größe des bestehenden akuten oder chronischen subduralen oder epiduralen Hämatoms entscheidend für den aktuellen therapiebedürftigen Zustand. Darüber hinaus ist es jedoch erforderlich, auf vorbestehende ischämische Läsionen in der gleichen oder kontralateralen Hemisphäre – neben ossären Veränderungen – zu achten, Hinweise auf intrazerebrale Aneurysmen bzw. arteriovenöse Malformationen zu berücksichtigen und den Therapeuten auf mögliche erkennbare Fehlbildungen hinzuweisen. Sowohl mit der Computer- als auch der Kernspintomographie sind Hinweise auf das Alter vorhandener Hämatome zu gewinnen, die eine entsprechende Untersuchungstechnik zu berücksichtigen haben. Posttraumatisch kann es auch zu Kontusionsherden ohne Einblutung kommen, die sich ggf. nicht von postischämischen Defekten differenzieren lassen. Es ist daher wichtig, die Anamnese zu vertiefen, um Hinweise auf ein ischämisches Geschehen zu erhalten, das Anlaß für z.B. einen Sturz war (nicht umgekehrt der Sturz die Ursache für den Kontusionsherd). Die weitere Abklärung erfolgt dann mittels Dopplersonographie und Angiographie.

21.1.6 Subarachnoidalblutung (SAB)

Klinisch ist die SAB durch folgende Trias gekennzeichnet:

- plötzlich einsetzender Kopfschmerz,
- meningiale Reizerscheinungen,
- blutiger oder xanthochromer Liquor.

Die Symptomatik kann, je nach Ausgangspunkt und Stärke der Blutung, vielfältig einsetzen, mit Schwindelgefühl, Ohrensausen und Bewußtseinsstörungen, die rasch in ein tiefes Koma übergehen können. Vereinzelt beginnt das Krankheitsbild mit einem hirnorganischen Krampfanfall. Alle Formen der körperlich begründbaren Psychosen, auch die Durchgangssyndrome nach Wieck [165, 166] werden beobachtet.

Die SABen werden nach Hunt und Hess in die folgenden Stadien eingeteilt:

I Keine neurologischen Ausfälle, leichte Kopfschmerzen, geringer Meningismus

II Intensive Kopfschmerzen und deutlicher Meningismus, Hirnnervenausfälle

III Somnolenz, leichte neurologische Ausfälle, psychomotorische Verlangsamung

IV Stupor oder Sopor, schwere Hemiparese, vegetative Dysregulation (Herzrhythmusstörungen, Störungen von Blutdruck, Temperaturregulation und Atemrhythmus)

V Koma, keine Reaktion auf Schmerzreize.

Die Diagnosesicherung ist mit bildgebenden Verfahren wie Computertomographie oder Kernspintomographie und ergänzender Liquoruntersuchung möglich. Für die Erkennung der vaskulären Ursachen sind die MR-Angiographie oder/und die selektive Karotisangiographie beider Hemisphären sowie die Basilarisangiographie erforderlich. Die Aufgabe ist dabei das Erkennen eines oder mehrerer Aneurysmen oder einer arteriovenösen Malformation, die als Hauptursachen für SABen in Frage kommen [1, 23, 29, 56, 69, 77, 87, 89, 145, 152].

Da die neurologischen, psychotischen und allgemeinen Kreislaufsymptome sehr unterschiedlich sein können, ist für lokalisatorische Hinweise eine exakte neurologische Untersuchung erforderlich, auf alle Fälle aber sinnvoll. Letztlich kann aber auf die bildgebende Analyse nicht verzichtet werden. Zu Aneurysmen und arteriovenösen Malformationen s. weiter unten.

21.2 Epidemiologie der zerebrovaskulären Durchblutungsstörungen

Die alterskorrelierte Prävalenz von TIAs betrug im Jahr 1970 in Rochester/Minnesota 139 pro 100000 in der US-Bevölkerung (157 Männer, 129 Frauen) [104, 105]. Die Mehrzahl trat bei Männern und Frauen über 65 Jahren auf [164–166]. Der Schlaganfall ist das häufigste kardiovaskuläre Ereignis und die häufigste Todesursache innerhalb eines Jahres nach dem Auftreten von TIAs. Nach einem Jahr und später sind jedoch Myokardinfarkt und plötzlicher Herztod die häufigsten Todesursachen [76, 106, 158].

Schlaganfall und zerebrovaskuläre Durchblutungsstörungen zusammen sind – nach Herzerkrankungen und Krebsleiden – die dritthäufigste Todesursache in den westlichen Industriestaaten [25, 43, 101]. In den USA sind dies ca. 500 000 Fälle jedes Jahr, von denen 150 000 tödlich verlaufen. 28% der Patienten mit Schlaganfall sind in den USA jünger als 65 Jahre. Die Mortalität sank für den Zeitraum 1989–1992 deutlich auf 59 Tote pro 100 000 Männer und 57 Tote pro 100 000 Frauen ab [16].

Am höchsten ist die Sterblichkeit pro 100 000 Einwohner international in Portugal [16] mit 253 Männern pro 100 000 und 208 Frauen pro 100 000. Für Deutschland sind die in Tabelle 21.3 wiedergegebenen Zahlen des Statistischen Bundesamtes verbindlich [140].

Während in den USA die standardisierten Sterbeziffern bei Männern und Frauen seit den Ergebnissen der Rochester-Studie gesunken sind, ist dieser Trend in Deutschland nur ganz gering erkennbar. Ganz entscheidend dürften hierbei die starken Bemühungen im Sinne einer primären Prävention mit konsequenter Therapie der Hypertonie und des Risikofaktors Rauchen sein. Hinzu kommt die breite Anwendung von niedrig dosiertem ASS bei objektiv erfaßten arteriosklerotischen Plaques oder Stenosen in der A. carotis interna. In diesem Sinne ist die Frühdiagnose asymptomatischer Karotisstensosen und atherosklerotischer Plaques mit bildgebenden Verfahren nicht nur sinnvoll, sondern dürfte letztlich auch zu einer wirtschaftlichen Entlastung im Gesundheitswesen führen.

Vor dem 65. Lebensjahr starben an ZVDS 1993 in Deutschland 13% der Männer und 4,4% der Frauen. Die Progression der atherosklerotischen Veränderungen ist jenseits des 60. Lebensjahres deutlich beschleunigt. Daher wäre eine Vorsorgeuntersuchung mit Dopplersonographie zwischen dem 50. und 60. Lebensjahr bei allen Hypertonikern und Patienten mit koronarer Herzkrankheit wie auch peripherer Verschlußkrankheit sinnvoll [123, 157].

21.3 Karotisinsuffizienz

21.3.1 Symptomatik und klinische Diagnostik

Eine rezidivierende, transiente monookulare Erblindung [5], heute vorwiegend als Amaurosis fugax bezeichnet, ist in Kombination mit einer Hemiplegie der Gegenseite die klassische Symptomatik einer Karotisinsuffizienz [24, 26]. Die häufigste Ursache ist eine Karotisstenose mit ulzeröser Plaque. Bei Analyse des Augenhintergrunds können kleine Embolien, Cholesterinkristalle oder atheromatöse Plaques nachgewiesen werden [103, 110]. Gottstein [50] konnte während einer Visite bei einem Patienten mit akuten Sehstörungen einen 5 mm langen Embolus in den Netzhautarterien beobachten, der sich innerhalb von 2 min. auflöste und nicht mehr sichtbar war. Von den klinisch-neurologischen Symptomen werden in abnehmender Reihenfolge kontralaterale Hemiparesen, Fazialisbeteilgung, Aphasie, Sensibilitätsstörungen, Kopfschmerzen und zerebrale Krampfanfälle genannt. Als Ursachen der Karotisinsuffizienz gelten bei über 60% der Patienten extrakranielle Strombahnhindernisse [25, 43, 158], während beim Schlaganfall häufiger intrakranielle Verschlüsse der A. cerebri media (s. Abb. 21.2) oder anterior (ca. 75%) oder ein thrombotischer Totalverschluß der A. carotis interna vorliegen (s. Abb. 21.20).

21.3.2 Klinisch-angiologische Untersuchung

Die klinisch-angiologische Untersuchung [2, 138] besteht in Pulspalpation, Gefäßauskultation und

Tabelle 21.3. Zerebrovaskuläre Durchblutungsstörungen: Sterblichkeit in Deutschland 1993. (Statistisches Jahrbuch 1995 [140])

Krankheiten	Sterbefälle [n]	Standardisierte Sterbeziffern Männer [n]	Frauen [n]
Kreislauferkrankungen (total) (ICD-Nr. 390–459)	440 896	456/100 000	561/100 000
KHK inkl. MI (ICD-Nr. 410–414)	184 487	112/100 000	106/100 000
Zerebrovaskuläre Erkrankungen (ICD-Nr. 430–438)	105 767	94/100 000	149/100 000

Blutdruckmessung, wobei die Aa. radialis, brachialis, subclavia, die Karotisgabel und, im Bereich der A. temporalis superficialis, die Pulsqualität zu analysieren sind. Dabei können allein durch seitenverschiedene Pulse Hinweise auf ein Aortenbogensyndrom („pulseless disease"), ein Subcalvian-steal-Syndrom oder einen Carotis-externa-Verschluß gefunden werden.

Die Auskultation schließt die A. subclavia in der Schlüsselbeingrube, die Karotisgabel und, mit geeignetem Stethoskop, ggf. auch den Augapfel ein. Bei der Auskultation können Strömungsveränderungen mit systolisch-diastolischem Geräusch auf eine Stenose hinweisen; Geräusche über dem Augapfel können Anzeichen für eine Kollateralzirkulation mit vermehrtem Fluß auf der nichtokkludierten Seite und Hinweis auf eine Siphonstenose oder eine intrakranielle arteriovenöse Fistel sein. Zur nichtinvasiven Untersuchung, die von jedem Arzt durchgeführt werden kann, gehört die Blutdruckmessung nach Riva-Rocci an beiden Armen. Auch hier bietet der Seitenvergleich Hinweise auf eine mögliche Obliteration an den supraaortalen Arterien (Subclavian-steal-Syndrom). Die unterschiedlichen Pulsqualitäten ermöglichen eine weitere Differenzierung und geben Hinweise auf kardiale Ursachen.

Zur angiologischen bzw. neurologischen Diagnostik gehört schließlich die Duplexsonographie der hirnversorgenden Arterien. Hierfür ist eine ausreichende Qualifikation und Erfahrung erforderlich, um nicht eine zu hohe Zahl falsch-positiver und falsch-negativer Befunde zu erheben. Technik, Befundanalyse und Wertung der Ergebnisse werden differenziert in mehreren Monographien dargestellt; die Technik kann und sollte in speziellen Kursen exakt erlernt werden [19, 58, 83, 92, 142].

Als Fehlerquellen werden angegeben:
- ein flacher Beschallungswinkel, der eine pathologische Flußbeschleunigung vortäuscht,
- absolute Arrhythmie,
- extreme Erweiterung der A. carotis,
- Verlaufsanomalien,
- Venenüberlagerungen.

21.3.3 Computertomographie (CT)

Die axiale CT [46, 86, 111] ist präoperativ indiziert bei jeder zerebrovaskulären Insuffizienz, und sie ist erforderlich in der Differentialdiagnose des Schlaganfalls [25, 29, 81, 82]. Ihre weite Verbreitung ist Grundlage dafür, daß eine intrakranielle Blutung, ganz gleich welcher Genese, erkannt wird, daß eine Abgrenzung gegenüber intrakraniellen Raumforderungen möglich ist und daß die Folgen intrazerebraler Durchblutungsstörungen mit territorialen Infarkten erkannt werden. Eine wesentliche Rolle spielt der Zeitpunkt der Erkennung des Insultes. Da mit der CT ein Zeitraum von mindestens 24 h vergangen sein sollte, kann eine Verlaufsuntersuchung notwendig werden. Innerhalb von Verläufen ist durch Kontrastmittelapplikation eine Reparationsphase, ggf. mit einer kompensatorischen Überperfusion in der Infarktrandzone zu erkennen (s. Abb. 21.2 und 21.3).

21.3.4 Kernspintomographie (Magnetresonanztomographie, MRT)

Mit Hilfe der Kernspintomographie [68, 141] können frische zerebrale Infarkte meist früher als mit der CT nachgewiesen werden. Experimentelle Untersuchungen haben gezeigt, daß bereits 2 h nach Gefäßverschluß im Kernspintomogramm Perfusionsänderungen nachweisbar sind.

Im Bereich der hinteren Schädelgrube, also im Kleinhirn, aber auch in Medulla und Pons sind herdförmige ischämische Läsionen mit der MRT besser nachweisbar als mit der CT, da keine ossär bedingten Grenzzonenartefakte auftreten. Auch für die Erkennung lakunärer Infarkte im Kleinhirn und Hirnstamm ist die MRT überlegen, ebenso bei der Erfassung der Mikroangiopathie (Abb. 21.4).

Die MRT ermöglicht darüber hinaus die Erfassung von Aneurysmen und arteriovenösen Malformationen ohne Invasivität [5, 39, 68, 100, 119, 133, 141, 156]. Die Diagnostik kann durch MR-Angiographie mit speziellen Time-of-flight Modes oder Phase-Imaging erweitert werden, so daß auch Aneurysmen ab ϕ von ca. 4 mm und arteriovenöse Malformationen primär nichtinvasiv erfaßbar sind. Zusätzlich bietet die MRT in Kombination mit der MRA eine gute Möglichkeit einer nichtinvasiven Verlaufskontrolle nach Operationen und Interventionen an den zerebralen Arterien.

Bei der Erfassung intrazerebraler Blutungen gleich welcher Genese ist in der MRT eine besondere Signalcharakteristik von Bedeutung. Bei T 1-gewichteten Sequenzen ist in der Akutphase eine Signalminderung, in den T 2-betonten Sequenzen eine Signalerhöhung sichtbar. Zwischen 6 h und bis zu einer Woche nach dem Auftreten der Blutung ist in den T 1-betonten Sequenzen keine Änderung erfaßbar, ein unverändertes Signal bei Spinechosequenz und ein erniedrigtes Signal in der T 2-betonten Gradientenechosequenz nachzuweisen. Nach einer bis zu mehreren Wochen ist in der T 1-Sequenz eine deutliche Signalerhöhung feststellbar, während in T 2-betonten Sequenzen eine Signalminderung im Bereich des Defekts um ein signalintenses Zentrum sichtbar wird. Die Signalminderung ist durch Hämosiderinablagerung bedingt [68].

Am häufigsten sind intrazerebrale Blutungen im Bereich der Stammganglien – im Corpus striatum und im Claustrum aus der A. lenticulo – striata lokalisiert, Thalamusblutungen, temperoparietale und frontale Marklagerblutungen sowie infratentorielle Blutungen in Hirnstamm und Kleinhirn [81, 86, 111, 141].

21.3.5 Angiographie

21.3.5.1 Konventionelle Angiographie

Bis zur Einführung der CT, dem ersten Schnittbildverfahren, war die zerebrale Angiographie das entscheidende diagnostische Prinzip sowohl für die Diagnostik intrazerebraler als auch extrakranieller supraaortischer Befunde [1, 4, 27, 49, 51, 56, 67, 75, 77, 88, 90, 113, 127, 136, 175]. Sie diente sowohl zur Erkennung intrakranieller spontaner und traumatischer Blutungen als auch zur Sicherung der Tumordiagnose und Feststellung pathologischer Befunde des arteriellen und venösen Gefäßsystems. Die wesentlichen Erkenntnisse hinsichtlich Technik, Befundinterpretation und Differentialdiagnose verdankt die Medizin der schwedischen Radiologenschule, die nach dem Zweiten Weltkrieg die entscheidenden Impulse gab. Auch wenn die Gefäßdarstellung mit Röntgenstrahlen, Nadel und Katheter sowie jodhaltigen Kontrastmitteln zunehmend nur noch zur Sicherung dringend verdächtiger Befunde oder zur therapeutischen Maßnahme (= radiologische Interventionen) eingesetzt wird, dürfen die wissenschaftlichen Leistungen von Lindgren, Seldinger, Oedmann, Radner, und dem Niederländer Ziedses des Plantes [88, 115, 122, 134, 183] nicht vergessen werden. In dieser Epoche des Fortschritts der naturwissenschaftlichen Medizin wäre ohne Angiographie weder die dramatische Entwicklung der Neuronoch der Gefäßchirurgie möglich gewesen.

In Deutschland waren es Decker, Wende und Nadjimi, welche die Neuroradiologie durch Sammeln, Dokumentieren und Anwenden neuer Techniken weiterentwickelt und zu zunehmend komplikationsfreien Verfahren gestaltet haben: Decker durch Einsatz der Kinematographie, der Angiographie in wenigen Händen und durch Verwendung des weiß-blauen Medichrom-Films, Wende durch Einsatz optimaler Vergrößerungsangiographie für die Erkennung intrazerebraler Gefäßveränderungen, die auch heute noch nicht besser darstellbar sind, und Nadjimi durch Übernahme der Subtraktionstechnik von Ziedses des Plantes und den Wechsel von der perkutanen, transbrachialen Gegenstromangiographie zur Kathetertechnik. Durch die Kooperation mit Pathologen und Neuroradiologen lernte man, die angiographischen Befunde auf einer realen pathomorphologischen Grundlage zu interpretieren [77].

Die mehr kardiovaskulär orentierten Radiologen haben den Wechsel von der Nadel- zur Katheterangiographie in dieser Zeit schneller vollzogen [12, 120, 127, 175]. Während dieser Epoche haben die Amerikaner transaxillär [56], infraklavikulär [159] und letztlich auch transfemoral [65] den Weg zur risikoarmen „totalen" oder 4-Gefäße-Katheterangiographie aller hirnversorgenden Arterien beschritten. Es war das große Verdienst besonders von Fields, et al. [43, 56], die amerikanische Joint Study zur Analyse extrakranieller arterieller Obliterationen iniziiert und abgeschlossen zu haben. Diese hat Wesentliches über die Bedeutung der extrakraniellen Obliterationen als Ursache für TIAs und „stroke" erarbeitet und auch auf das geringe Untersuchungsrisiko der transfemoralen zerebralen Katheterangiographie im Vergleich zur direkten Nadelangiographie von A. carotis und A. vertebralis wie auch zur Gegenstromangiographie der A. brachialis hingewiesen. Wenn auch die Indikationen zur zerebralen Aortenbogen- und Hirnangiographie heute eine Einengung erfahren haben, so kommen ihre Erkenntnisse den neuen gefäßanalytischen Methoden wie MR-Angiographie, Spiral-CT-Angiographie oder farbkodierter 3D-rekonstruierter Duplexsonographie zugute. Lange Zeit diente zum Vergleich für alle neuen Behandlungsverfahren [49, 127] die Röntgenangiographie, die der Goldstandard war. Dabei ist sie im Vergleich zur Histologie, trotz funktioneller Informationen, zweifelsfrei weniger aussagefähig als die heutigen duplexsonographischen Verfahren; sie gibt aber makromorphologisch sehr präzise Informationen über hämodynamische Strombahneinengungen, Kollateralwege und -verlagerungen über große Strecken, wie sie mit einer der neuen Methoden allein nur sehr begrenzt erzielbar sind. Daher wird sie noch lange in schwierigen Fällen in vivo, besonders aber tierexperimentell und postmortal in wissenschaftlichen Analysen als Vergleichsstandard weiter erforderlich bleiben.

Die Röntgenangiographie ist heute bis auf Ausnahmen, eine Katheterangiographie (Tabelle 21.4), und zwar bevorzugt ein Verfahren mit Kontrastmittelapplikation im arteriellen System. Als Zugangsweg werden die A. femoralis in der Leiste (transfemorale Angiographie), die A. brachialis nahe der Ellenbeuge (transbrachiale Angiographie) oder die V. brachialis bzw. V. femoralis (transvenöse Angiographie) verwendet. Die große Diskussion, ob für die Diagnostik der extrakraniellen Hirnarterien eine i.v.-DSA oder eine i.a.-DSA besser sei, ist beendet [87, 110, 138, 176].

21.3.5.2 Digitale und selektive Angiographie

Die Einführung der computerisierten DSA als einer Entwicklung, welche die „alte" intravenöse Angiographie [126] mit der photographischen Subtraktionstechnik [183] als Folge des Eintritts in die Computergesellschaft am Ende des 20. Jahrhunderts erbrachte, mußte Fragen nach Falschbefunden, Artefakten und unpräzisen Ergebnissen aufwerfen. Aus heutiger Sicht waren sie notwendig, damit auf dem Weg zu immer niedrigerem Risiko mit noch mehr PC-Analysen nicht die erforderliche Exaktheit verlorengeht. Der Begriff „erforderlich" ist aber auch dem Zeitgeist und der Bequemlichkeit unterworfen, und bereits jetzt begnügt man sich – zunehmend aus Kostengründen – häufig mit weniger Erkenntnissen, als man sie patientenbezogen erlangen könnte und als sie oft sinnvoll sind. Der Einfluß auf Komplikationen im weiteren Verlauf oder Zweiteingriffe ist noch nicht bekannt. Bei der Wahl der aktuellen Angiographiemethode sind von entscheidendem Einfluß:

- die Kenntnis bekannter Vorbefunde (z.B. klinische Symptomatik, Duplexsonographie, CT, MRT),
- ob eine globale oder regionale Fragestellung vorliegt (z.B. Subclavian-steal-Syndrom, intrazerebrale Aneurysmen oder TIAs in der Anamnese),
- ob die Untersuchung mit stationärer Nachbeobachtung oder ambulant erfolgt,
- ob die diagnostische Angiographie vorhersehbar zu einer therapeutischen Angiographie erweitert werden wird.

Für die diagnostische Angiographie ist die Verwendung der englumigen Katheter mit 4–6 F Durchmesser ausreichend. Werden jedoch, besonders für interventionell-therapeutische Maßnahmen, Koaxialsysteme notwendig, so können Kathetersysteme von 7 und 8 F Durchmesser mit einem größeren Punktionsloch erforderlich werden. Immer jedoch müssen das vollständige Instrumentarium und ggf. notwendige Ersatzkatheter oder Führungsspiralen zur Verfügung stehen (s. Tabelle 21.4). Bei größerem Punktionsloch muß zunehmend ein perkutanes Verschlußsystem Verwendung finden. Es ist sicherer, spart Personal und Zeit, und erspart dem Patienten Schmerzen.

Hilfsmittel zur zerebralen Katheterangiographie:

1. Lokalanästhesie (Spritze, Nadel);
2. Punktionsnadel, 2- oder 3teilig, nach Seldinger;

Tabelle 21.4. Verfahren zur Angiographie und Intervention der Hirnarterien

Methode und Zugang	KM-Injektion
Totale oder 4-Gefäße-Angiographie	Aorta ascendens
– transfemoral	
– transbrachial	
– transvenös (kubital oder inguinal)	V. cava präatrial
Selektive Angiographie	
– transfemoral A. carotis	A. carotis communis A. carotis interna A. carotis externa
– transfemoral A. vertebralis	A. subclavia A. vertebralis
– transbrachial A. vertebralis	A. subclavia
Superselektive zerebrale Angiographie	
– transfemoral A. carotis interna, mit oder ohne Koaxialsystem	A. carotis interna oder Äste
– transfemoral A. carotis externa	A. carotis externa oder Äste
– transfemoral A. vertebralis bzw. basilaris mit oder ohne Koaxialsystem	A. vertebralis und/oder A. basilaris

3. Skalpell zur Hautinzision;
4. a) Führungsdrähte (mit flexibler Spitze oder beweglichem Kern, gerader oder steifer Spitze, J-förmiger Spitze), steuerbare Führungsdrähte mit Gold- oder Platinspitze,
   b) „glide wire" (Terumo, Navy guide);
5. Schleusensystem, 6 oder 7 F;
6. Übersichtskatheter (Pigtailkatheter), 4–6 F
7. a) vorgeformte Katheter zur selektiven Katheterisation (5 F) Headhunter oder Sidewinder,
   b) koaxile Kathetersysteme für Interventionen;
8. Drehadapter am Katheterende mit 2 Anschlüssen;
9. Spritzen mit 5, 10 und 20 ml Inhalt.

21.3.5.3 Kontrastmittelwahl

Die zerebrale Angiographie erfordert besondere Sorgfalt und Kontrastmittel [118, 136, 139, 155, 177], mit möglichst geringer Toxizität. Bereits 1961 wurde darauf hingewiesen [160], daß Komplikationen im Rahmen der zerebralen Angiographie am häufigsten auftreten, wenn eine zerebrovaskuläre Erkrankung die Indikation zur Untersuchung war.

Seit der Einführung und systematischen Anwendung der nichtionischen Kontrastmittel [118, 150] und der damit verbundenen Konzentrationsminderung bei selektiven Hirnangiographien auf eine Jodkonzentration von 250 mg/ml haben sich die subjektiven Nebenwirkungen wie Hitzegefühl und Schmerz so weit vermindert, daß die die Untersuchung beeinträchtigenden Körperbewegungen beim nichtnarkotisierten Patienten nicht mehr auftreten. Auf Kontrastmitteleffekte zurückzuführende Symptome wie fokale Anfälle, reversible Sehstörungen oder organisches Psychosyndrom werden heute nicht mehr beobachtet.

Fokale neurologische Ausfälle, die im Zusammenhang mit der zerebralen Angiographie entstehen, werden bereits 1977 in der Literatur mit 0,2–2,4% angegeben [116]. Die Konstrastmittelanamnese muß frühere Überemfindlichkeiten aufklären; ggf. kann der Wechsel des Kontrastmittels Komplikationen reduzieren [128]. In einer prospektiven Studie [36] bei 1 517 konsekutiven zerebralen Angiographien wurden neurologische Komplikationen bei 2,6% der Patienten ermittelt. Davon waren insgesamt 0,33% permanente Ausfälle, jedoch 0,63% bei den Patienten mit zerebrovaskulären Erkrankungen.

Man kann davon ausgehen, daß die fokalneurologischen Ausfälle ganz überwiegend auf thromboembolische Ereignisse zurückzuführen sind und nicht mit der Wahl des Kontrastmittels zusammenhängen. Es ist daher besonders auf die Vermeidung von Thrombusbildung an den Verbindungen zwischen Katheter, Konnektor und Spritze zu achten. Während die ionischen Kontrastmittel die spontane Koagulation des Blutes im Sinne einer Thrombusbildung verzögerten, ist dies bei Verwendung nichtionischer Kontrastmittel weniger der Fall. Dies bedeutet, daß die Entstehung des okkludierenden Thrombus am Punktionsloch nicht verzögert ist, und daß deshalb, im Interesse einer Prophylaxe thromboembolischer Komplikationen, dem Kontrastmittel Heparin beigegeben werden sollte (500 I E Heparin auf 100 ml Kontrastmittel). Unabhängig davon ist der Katheter intermittierend mit Kochsalzlösung zu spülen, damit eine Thrombusbildung während der Pausen zwischen zwei Kontrastmittelabläufen vermieden wird. Die Kontrastmittelmenge und -konzentration kann durch die Einführung der DSA oder anderer digitaler Angiographien insbesondere bei selektiver Angiographie und superselektiver Angiographie reduziert werden.

Die verschiedenen Möglichkeiten der superselektiven Hirnangiographie ergeben sich vorwiegend vor und nach interventionell-therapeutischen Maßnahmen, wie z.B. Embolisation von arteriovenösen Malformationen, Karotis-Sinus-Fisteln oder nach lokaler Thrombolyse. Hier ist eine befundadaptierte Wahl der Kontrastmittelmenge und -konzentration erforderlich (Tabelle 21.5). Nach Okklusion von arteriovenösen Malformationen oder interventionellem Aneurysmaverschluß kann eine koaxiale Kontrollangiographie ggf. mit 1 ml Kontrastmittel ausreichend sein. Der Vorteil der heute praktisch auch im neuroradiologischen Bereich generell eingesetzten digitalen Angiographietechniken liegt insbesondere in der Verkürzung der Untersuchungszeit, in der kontinuierlichen Überwachung des Angiographieablaufs mit Beobachtung des Kontrastmittellbolus sowie in der Vermeidung von Wartezeiten, wie sie sich aus der alten Ära mit photographischer Entwicklung der Angioserien ergeben hatten.

Sowohl die vom Patienten subjektiv als gering empfundene Belästigung als auch die unmittelbar nach der DSA von Hirnarterien durch die klinischen Kollegen beobachteten Patienten haben zu einer großzügigeren Indikation geführt. Dies gilt insbesondere für prätherapeutische Entscheidungen zur Therapieplanung und postoperativen Kontrolle vor Serviceeingriffen [22, 49, 125, 127]. Die Indikationen zur selektiven zerebralen Angiographie sind unverändert:

Tabelle 21.5. Empfehlungen zur KM-Applikation. (Mod. nach Thron 1991 [150])

Art der KM-Applikation	Darzustellende Region	KM-Menge ml	Konzentration Jod [mg/ml]
Arcus aortae	Aortenbogen	25	300
" "	Halsarterien	30	300
" "	Hirnarterien	40	300
V. cava präatrial	Aortenbogen und Halsarterien	40	380
A. carotis communis	Hirn und Gesicht	8	250
A. carotis interna	Intrazerebrale Arterien	5	200
A. carotis interna	Bei arteriovenösen Malformationen	6–8	250
A. carotis externa	Gesichtsarterien	3–4	200
A. vertebralis	Zervikale Region	4	200
" "	Gesamter Basilariskreislauf	5	250

- extra- und intrakranielle Gefäßprozesse (degenerativ, entzündlich, embolisch, dissezierend),
- Aneurysmasuche,
- Verdacht auf Gefäßanomalie, Gefäßmalformation und arteriovenöse Fistel,
- Venen- und Sinusthrombose,
- Operationsplanung,
- Klärung endovaskulärer Therapiemöglichkeiten bei stark vaskularisierten Tumoren.

Diese Indikationen können bei einer eindeutigen vorausgegangenen Diagnostik mit anderen bildgebenden Verfahren eingeschränkt sein, ggf. aber auch additiv notwendig werden. Ziel ist es, mit möglichst wenigen, aussagefähigen Untersuchungsverfahren zu einer raschen funktionell-morphologischen Diagnose zu kommen, die im Zusammenhang mit Anamnese und klinischem, nichtapparativem Untersuchungsbefund den Einsatz einer effektiven Therapie möglich macht. Unter diesen Gesichtspunkten sind die neuen bildgebenden Verfahren häufig in ihrer Aussage noch so eingeschränkt, daß die Angiographie zu 70% bei der Gefäßdarstellung additiv notwendig bleibt.

21.3.6 Radiologische Interventionen

21.3.6.1 Angioplastie

Die Ballonangioplastie [52] der Hirnaterien wurde wegen des zerebralen Embolierisikos über ein Jahrzehnt kontrovers diskutiert, ja, von gefäßchirurgischer Seite eindeutig und nicht ohne Aggressivität abgelehnt. Erst mit Beginn der 90er Jahre, seit auch Chirurgen selbst den Katheter in die Hand nehmen und erfahren, daß sein Einsatz oftmals sicherer sein kann als das Skalpell, ist zunehmend eine objektive Beurteilung erkennbar. Die Verdienste um die Entwicklung und das Ringen um Anerkennung gebühren eindeutig Mathias. Darauf erst konnten die positiven Ergebnisse anderer mit Nutzung inzwischen verbesserter Katheter und Einbau präventiver Maßnahmen aufbauen (Brückmann, Kachel, Theron, Zeumer). So wird heute die Karotis-PTA auch von Gefäßchirurgen (z.B. Diethrich) und Kardiologen (Dorros) eingesetzt.

Kardiologen kombinieren gelegentlich die PTCA und die PTA der Karotis in einer Sitzung, und Gefäßchirurgen kombinieren gelegentlich die chirurgische Rekonstruktion der Karotis mit der Ballon-PTA, z.B. bei der fibromuskulären Dysplasie oder auch beim Einsatz bei Tandemstenosen im Karotissiphon (s. Abb. 21.22).

Die Methode der PTA als Technik im Detail zu beschreiben könnte dazu führen, daß sie von Autodidakten ohne Anleitung aufgegriffen wird. Eine Anwendung und Technik praktisch „nach Kochbuch" verbietet sich unserer Meinung nach, wie dies ursprünglich auch für die PTCA galt [52]. *Einarbeitung durch Anleitung und Erfahrung, Übergang zu selbständiger Durchführung unter Aufsicht sind im Interesse des Patienten umbedingt erforderlich.* Kurse mit Live-Demonstrationen können dies dann vervollkommnen. Die prinzipiellen Techniken sicherer Katheterführung können sowohl an Modellen als auch im Rahmen sinnvoller Tierexperimente vor dem Einsatz am Patienten erworben werden. Nach der Entwicklung eines eigenen Ballonkathetersystems für die Karotisdilatation (tierexperimentell) und der ersten Dilation einer Subklaviastenose durch Mathias 1977 [95, 98] kam es zögernd zur Anwendung der Angioplastie von Stenosen der linken A. subclavia [8, 13, 47, 70, 73]. Vereinzelt sind in der Frühzeit der Angioplastie intraoperative [78] und von der Karotispunktionsstelle aus fibromuskuläre Karotisstenosen dilatiert worden [13]. Über die Angioplastie von Ostiumstenosen der A. vertebralis wurde zuerst von Motarjeme [108] berichtet.

In einer Übersicht berichten Kachel u. Basche [73] über primäre Erfolge bei Stenosen in den supraaortalen Ästen von 95,2%. Es waren dies 44 von 51 Subklaviastenosen, 35 von 43 Karotisstenosen, 15 Vertebralis- und 3 Anonymastenosen sowie 7 Subklaviaverschlüsse bei denen nur einer erfolgreich rekanalisiert wurde. Die publizierten Ergebnisse von Mathias gibt Tabelle 21.6 und 21.7 wieder. Bei der letzten Darstellung durch Mathias in einem Vortrag vor der Deutschen Gesellschaft für Angiologie (1996) über mehr als 500 Angioplastien im supraaortalen Bereich wurde deutlich, daß die richtige Indikation, die Wahl des adäquaten Kathetermaterials und schnelles Arbeiten für die Vermeidung von Komplikationen wichtig sind. Darüber hinaus konnte er zeigen, daß bei problematischer Dissektion oder primär nicht erkannter ulzerativer Veränderung ggf. der Einsatz eines Stents dazu beiträgt, die Komplikation zu vermeiden und die Langzeitprognose zu verbessern.

Für eine sinnvolle Bewertung und Vergleiche mit anderen Behandlungsmethoden ist es wichtig, daß die Obliterationsform richtig charakterisiert wird. Hierfür kann die primäre Duplexsonographie eine Hilfe sein. Nur die präzise Formanalyse sagt etwas über Thrombusauflagerung, Existenz von fibrotischem oder kalzifizierter Plaque oder mögliche intimale Hyperplasie aus. Aus der Formanalyse (angiographisch und duplexsonographisch) kann ggf. der ergänzende Einsatz des intravaskulären Ultraschalls (IVUS) oder der perkutanen Angioskopie abgeleitet werden. Die Letalität der Ballonangioplastie wird bisher mit 0–1% angegeben. In einer nicht vollständigen Literaturzusammenstellung von 747 supraaortischen Angioplastien (409 Subkklavia-, 177 Karotis-, 136 Vertebralis-, 25 Truncus-brachiocephalicus-Interventionen) berichtet Kachel [72, 73] über 0.5% „major complications“ und 3.5% „minor complications“. Bei der Karotis waren es 1.7% „major“ und 2.3% „minor“ Komplikationen. Ohne Frage ist dies eine so geringfügige Komplikationsdichte, wie sie nur in den besten gefäßchirurgischen Händen erreicht wird und derzeit nur durch die strenge Konzentration an wenigen Zentren interventionell vorliegt (s. Tabelle 21.7). Bei der breiten Anwendung der Karotischirurgie werden durchaus 1–5% „major“ und 5–8% „minor“ Komplikationen berichtet. Bei der Indikation zur Operation asymptomatischer Stenosen fordert Vollmar [158] – wie auch andere – eine Komplikationsrate unter 1% in den entsprechenden Kliniken.

Zweifelsfrei ist Erfahrung ein großer Schutzfaktor für den Patienten. Weltweit hat hier Mathias die größten Erfahrungen über viele Jahre hinweg, und erst in den letzten Jahren sind Multicenter-Studien in Europa und den USA angelaufen. Da die Karotisgabel oberflächlich liegt und für den Chirurgen sehr gut zugänglich ist, sollte die Indikation nur bei Patienten erfolgen, die eindeutige morphologische Kriterien erfüllen. Zu diesen morphologischen Kriterien, als Voraussetzung zur perkutanen Karotisangioplastie, gehören:
- kurzstreckige zirkuläre Stenosen;
- glatte Begrenzung; Ausschluß eines Ulkus oder einer thrombotischen Auflagerung;

Tabelle 21.6. Angioplastie der A.-subclavia-Stenosen

Autor	Stenosen [n]	Primärerfolg [%]	Restenose dilatiert [%]	Komplikationen	
Mathias [97]	316 (307 Pat.)	97	2	1,2%	1 TIA 1 falsches Aneurysma 1 Blutung
Jianpin u. Zeitler [70]	104 (102 Pat.) 86 links 16 rechts 1 beidseits	96,5	3	1,1%	1 TIA 1 periphere Embolie
Théron [146]	55	100	1	Keine	
Kachel [73]	51	86,5	–	1,2%	Keine neurologischen 1 periphere Embolie

Tabelle 21.7. Angioplastie bei 262 Carotis-interna-Stenosen

Autor	Stenosen [n]	Primärerfolg [%]	Komplikationen
Mathias [97]	136 (133 Pat.)	98	6 TIA (4,4%) 2 Mediainfarkte (1,7%) 1 tödliche zerebrale Blutung
Kachel [72]	43	81,5	2 TIA (4,6%)
Théron [146]	32 (ohne Protektion)	88	4mal permanentes neurol. Defizit 3mal Embolie einmal Dissektion } (12%)
	51 (mit Latexballon zur Protektion zerebraler Embolien)	92	1 permanentes neurol. Defizit (2%)

- Ausschluß eines frischen, CT-gesicherten ischämischen Insultes (wie Chirurgie);
- keine Elongation, kein Kinking und Coiling der Karotis;
- Keine Kompression von außen (Ausschluß durch CT oder MRT).

Diagnostische Voraussetzungen für die Angioplastie der A. Carotis interna sind daher:
- Duplexsonographie,
- CT oder MRT des Gehirns, ggf. auch der Karotisgabel,
- selektive Angiographie.

Da das Hauptproblem der Karotis-PTA die Gefahr der zerebralen Embolie ist, hat Théron [146, 149] einen Doppelballonkatheter zur Prävention zerebraler Mikroembolien entwickelt. Mit diesem protektiven System konnte er die neurologischen Komplikationen im Vergleich zu der vorausgegangenen Serie ohne diese protektive Maßnahme senken. Bisher ist die technische Entwicklung für ein geeignetes Kathetersystem zur Dilatation der Karotisstenose sicher noch nicht abgeschlossen. Auch kann die Entwicklung von beschichteten Stents hier ggf. eine sinnvolle Weiterentwicklung sein. Zweifelsfrei sollten die Karotis-PTA zunächst noch auf wenige Zentren beschränkt bleiben und alle Fälle in prospektive kooperative Studien eingebracht werden.

Im Gegensatz zur PTA der Karotis stellt die Dilatation der Subklaviastenose geringere Anforderungen, und sie hat auch ein geringeres Risiko. Bisher wurden wenige Kollektive von mehr als 100 Patienten [70, 97, 146, 179] mit ihren Früh- und Spätergebnissen berichtet. Komplikationen traten dabei etwas häufiger als in 1% der Fälle auf, wobei es sich vorwiegend um armbezogene Mikroembolien oder lokale Hämatome am Zugangsort (A. brachialis, A. femoralis) und angiographisch sichtbare Dissektionen am Übergang vom Aortenbogen zur A. subclavia beim Versuch der Rekanalisation von Subklaviaverschlüssen handelte. Im eigenen Kollektiv mit 5jähriger Nachbeobachtung von 80 Patienten [70] ist eine Restenoserate von 2,5% erfaßt worden. Beide Patienten waren erneut symptomatisch; in einem Fall erfolgte eine Re-PTA, kombiniert mit Stentimplantation, bei dem anderen Patienten wurde ein karotido-subklavialer Bypass zur Überbrückung der langstreckigen Rezidivstenose angelegt.

Subklaviaverschlüsse werden häufig auf transfemoralem Wege schlecht rekanalisiert; es empfiehlt sich statt dessen der transbrachiale Zugang [96] von der Ellenbeuge aus. Gelingt dies nicht beim 1. Versuch, sollte auf ein forciertes Manöver verzichtet und der symptomatische Patient besser einer operativen Behandlung zugeführt werden. Trotzdem besteht kein Zweifel daran, daß mit zunehmender Erfahrung und besserem Instrumentarium auch die Häufigkeit erfolgreicher Rekanalisationen von Subklaviaverschlüssen zunimmt. Da dies prognostisch wenig vorhersehbar und ggf. mit längerer Durchleuchtungszeit verbunden ist, überweisen wir diese symptomatischen Patienten dem Gefäßchirurgen.

Die Indikationen zur Dilatation von Stenosen am Aortenbogenabgang im Bereich des Truncus brachiocephalicus und an der A. carotis communis links sind sicher selten. Sie können eine gute Indikation darstellen sowohl als isolierter Eingriff als auch bei multiplen Obliterationen an den hirnversorgenden Arterien. Besteht gleichzeitig eine Carotis-communis-Stenose am Aortenbogen und eine Stenose im Bereich der Karotisgabel auf der gleichen Seite, so ist die primäre Dilatation am Aortenbogen zu empfehlen und erst danach die Karotisgabelstenose zu operieren. Unter Umständen können Mikroembolien sich dann in der Stenose an der A. carotis interna fixieren. Wir haben bei den Stenosen in diesen beiden Gefäßen keine Komplikationen erlebt. Die Dilatation der Truncus-brachiocephalicus-Stenose kann jedoch bei Kalzifikation im Aortenbogen-Abgangsbereich schwierig sein, ebenso wie die Dilatation der Subklaviastenose rechts (s. Abb 21.29) unmittelbar nach dem Abgang aus der Anonyma. Da hier die Möglichkeit einer Embolisierung in den Karotiskreislauf gegeben ist, empfiehlt sich ebenfalls die Vermeidung einer forcierten Technik und die vorsorgliche Bereithaltung eines Stents.

Unmittelbar nach den ersten Publikationen über eine erfolgreiche Dilatation von Subklaviastenosen bei Patienten mit und ohne Subclaviansteal-Syndrome [8, 98, 108] wurden Publikationen über die Dilatation der A. anonyma [74, 96, 157, 179] wie auch der A. carotis externa bei Internaverschluß berichtet. In einer 1988 von Mathias publizierten Zusammenstellung [97] sind die Ergebnisse von 241 PTA-Versuchen bei Subklavia-Stenose mit einer 95%igen Erfolgsrate bei 2.5% Komplikationen und 19 Behandlungsversuche eines Subklaviaverschlusses mit 32% Erfolg angegeben. Die Ergebnisse der PTA der A. anonyma bei 25 Patienten waren überwiegend positiv. Die Angioplastie-Ergebnisse an der A. carotis communis nahe dem Aortenbogen waren bei 12 Patienten positiv, ebenso die Ergebnisse der PTA bei 33 Patienten mit Stenosen an der A. carotis externa.

Es ist daher in diesen Bereichen bei strenger Indikation eine langsame, aber eindeutige Entwicklung erkennbar. Sie besteht darin, daß die Dilatation von Stenosen der A. subclavia, insbesondere links, zur Methode der ersten Wahl geworden ist, bevor eine operative Intervention in Frage kommt. Dies kann ebenso für symptomatische Stenosen der A. anonyma und A. carotis communis am Aortenbogenabgang gelten. Die Situation bei bestehendem Subklaviaverschluß muß differenzierter gesehen werden; hier ist allenfalls links ein vorsichtiger Versuch angezeigt [73, 146, 179]. Wenn dieser nicht sofort gelingt und ggf. in Kombination mit einer Stentapplikation abgeschlossen werden kann, bleibt hier die gefäßchirurgische Behandlung das bevorzugte Verfahren.

Während 1988 in der Zusammenstellung von Mathias [97] von 94 Angioplastiversuchen der A. carotis interna mit 94%igem Primärerfolg noch 6% Komplikationen angegeben sind, ist hier sicher durch Veränderung der Katheter und des Instrumentariums wie auch die zunehmende Erfahrung in den wenigen Zentren, welche die Angioplastie der A. karotis interna ausführen, eine Verbesserung eingetreten. 1988 waren es 18 Patienten, bei denen eine fibromuskuläre Dysplasie, 70, bei denen eine arteriosklerotische Stenose, 5, bei denen eine postoperative Stenose, und 1 Patient, bei dem eine entzündliche Arteriitis behandelt wurden. In der Zwischenzeit sind insbesondere postoperative Stenosen und Stenosen, die nach Strahlentherapie im Bereich des Halses aufgetreten sind, als Indikationen hinzu gekommen. In Tabelle 21.7, welche die publizierten Ergebnisse von 3 europäischen Zentren wiedergibt, ist ein Primärerfolg der Angioplastie der A. carotis interna bei 262 Patienten, unter Einbeziehung der nichtgelungenen und Abzug der Komplikationen, in über 90% ein positives technisches und klinisches Ergebnis gewesen. Die Komplikationen insgesamt machen 3% permanente Komplikationen und eine tödliche Blutung (0.38%) aus. Berücksichtigt man die differenzierten Angaben von Théron [149] und bezieht die Behandlungen ohne Protektion nicht mit ein, so wurden nur in 3 Fällen permanente neurologische Defekte bei 1.3% der Patienten beobachtet. Sowohl Mathias als auch Théron berichten über singuläre Implantationen von Strecker- oder Wallstents.

Während sehr früh auch intrazerebrale Stenosen mit noch relativ großkalibrigen Ballonkathetern angegangen worden waren [143], wurde aus den begonnenen Multicenter-Studien auch über Dilatationen von Stenosen am Karotissiphon und an der A. cerebri media berichtet.

Derartige intrazerebrale Ballondilatationen sind jedoch erst durch den Einsatz koaxialer Kathetersysteme mit sehr englumigen Ballonkathetern von 3 F Durchmesser möglich geworden. Entscheidend für die Karotisdilatation ist, daß sie nur von erfahrenen Ärzten ausgeführt wird, stationär erfolgt und daß entsprechende protektive Maßnahmen mit medikamentöser Vor- und Nachbehandlung erfolgen. In Kooperation mit Gefäßchirurgen und Kardiologen ist hier sicher eine weitere Entwicklung zu erwarten, die sich mit zunehmender Verbesserung des Instrumentariums analog zur perkutanen transluminalen Koronarangioplastie [80, 109, 129], jedoch langsamer in der Weise entwickeln wird, daß gefäßchirurgisch bisher nicht angehbare Stenosen, besonders nahe der Schädelbasis und intrakraniell, fibromuskuläre Dysplasien, Intimahyperplasien und andere Stenosen ohne atheromatöse Ulzera perkutan behandelt werden, während alle Risikopatienten mit

Emboliegefahr weiterhin operativ in gefäßchirurgischen Kliniken mit niedriger Komplikationsrate behandelt werden [123, 158].

21.3.6.2 Lokale Thrombolyse

Das Prinzip der lokalen Thrombolyse, welches zuerst im Bereich der peripheren Arterien und der Pulmonalisstrombahn eingesetzt wurde und auch die Phase erfolgreicher Myokardinfarktthrombolyse eingeleitet hat, ist im Bereich der intrakraniellen Gefäße von besonderer Problematik. Ihr Ziel wäre, unmittelbar beim Einsetzen eines Schlaganfalls mit der Thrombolyse zu beginnen, bevor ein zerebraler Gewebsuntergang eintritt [181]. Dies ist allerdings von besonderer Problematik. Nur sehr wenige Patienten gelangen in einem derart frühen Stadium – innerhalb der ersten Stunde – zum Arzt und noch viel später erst in eine Klinik. Eine lokale Thrombolyse wäre daher weniger bei einem Totalverschluß der A. carotis interna als eher schon bei einem Verschluß einer der 3 intrazerebralen, aus der A. carotis bzw. basilaris entspringenden Arterien sinnvoll. Die bisherigen Ansätze einer erfolgreichen lokalen Thrombolyse [148, 151, 181] ergaben sich bei Situationen nach gefäßchirurgischem Eingriff und Auftreten der akuten Thrombose während des Klinikaufenthalts. Bei einer vollständigen Thrombolyse im Mediaversorgungsbereich kann eine Reduktion der Infarktausdehnung, aber keine Restitutio ad integrum erzielt werden.

Die bisher vorliegenden Untersuchungen und Ergebnisse sind tastend. Aufgrund der besonderen Problematik, daß es auch nach erfolgreicher Thrombolyse zu einer Einblutung mit den Folgen eines hämorrhagischen Infarktes kommen kann, werden Beurteilung, Indikation und Prognose erschwert. Technisch stehen inzwischen koaxiale Kathertersysteme mit sehr engkalibrigem Einschwemmkatheter für die A. carotis interna wie auch intrazerebrale Äste zur Verfügung. Die Erfolge der lokalen Fibrinolyse [45, 130, 152] im Koronarkreislauf haben die gesamte Organisation der Herzinfarktbehandlung beeinflußt und schließlich dazu geführt, daß innerhalb von 2–4 h die systemische Thrombolyse mit dem Ziel einer Verkleinerung des Infarktes beginnt. Damit Patienten mit dringendem Verdacht auf Schlaganfall rasch zu entsprechenden Schlaganfallzentren („stroke units") kommen, um dort über den Einsatz von zunächst MRT, dann Angiographie möglichst rasch von der intraarteriellen, digitalen Subtraktionsangiographie unter Verwendung von protektiven Maßnahmen und einer adäquaten Patientenüberwachung zur Therapie zu gelangen, sind organisatorische Anstrengungen erforderlich. Es wird zweifelsfrei in vielen Fällen dazu führen, daß in Ergänzung zur Thrombolyse eine Media- oder Siphonstenose mit Ballokatheter dilatiert werden muß [145, 148, 181].

In neuroradiologischen Zentren mit regelmäßig stattfindenden intrazerebralen Interventionen ist dann das erforderliche Know-how und technische Instrumentarium bereitzuhalten. Eine enge Kooperation mit Neurologen und Intensivstation ist hier unabdingbar. Nach Zeumer bestehen gute Erfolgsaussichten nur beim akuten distalen Karotisverschluß oder Verschluß im 1. Segment der A. cerebri media, darüber hinaus bei akuter Thrombose im vertebrobasilären Strombahngebiet, um das verbleibende neurologische Defizit bei Überleben wesentlich zu verringern [55].

21.3.6.3 Embolisation

Embolisationen im Bereich der hirnversorgenden Arterien sind vorwiegend das Arbeitsgebiet des Neuroradiologen und erfordern spezielles Training und fachliche Kenntnisse. Die Indikationen haben sich sowohl durch die Möglichkeit der digitalen Subtraktionsangiographie mit kontinuierlicher Überwachung des therapeutischen Geschehens als auch durch die verbesserten koaxialen Kathetersysteme seit den ersten Embolisationen von Serbinenko [135] wesentlich weiterentwickelt.

Als Kathetermaterial stehen zur Verfügung koaxiale Kathetersysteme wie auch Mikrokatheter mit einem Durchmesser von 1 F, Minikatheter mit ablösbaren Ballons unterschiedlicher Größe, ohne und mit speziellen, röntgendichten Markierungen, Führungsdrähte mit aus Gold oder Platin bestehender flexibler Spitze, die auch durch Modifikation begrenzt manipulierbar sind oder flußgesteuert durch einen Miniballon am Ende zu einem Hochflußareal gelenkt werden können [30, 53, 62, 63, 91, 102, 149, 152, 182].

Als Embolisationsmaterial werden Ethibloc intravasal und Silikonkleber in Kombination mit ablösbaren Ballons verwendet. Zur Embolisation von Tumoren und Angiomen mit geringem Shuntvolumen oder langsamem Fluß wird darüber hinaus auch Ivalon (Polyvinylalkoholgranulat) in unterschiedlicher Größe zwischen 100 μm und 1 mm verwendet.

Ablösbare Ballons und Mikro-Coils zur Embolisation von arteriovenösen Malformationen oder

Okklusion von Aneurysmen werden in Multicenter-Studien geprüft und sollten nach Möglichkeit nur innerhalb von Studien verwendet und dokumentiert werden.

Krankheitsbilder, bei denen eine perkutane Embolisation in enger Absprache mit dem Neurochirurgen diskutiert werden sollte, sind:
Extrakraniell (s. a. Kap. 13):

- arteriovenöse Angiome im Gesichts- und Halsbereich,
- blutendes Nasen-Rachen-Fibrom,
- Glomustumore,
- arteriovenöse Malformationen im Schulter-Hals-Bereich, wobei sowohl die A. carotis externa als auch die A. vertebralis und Halsarterien Zuflußgefäß sein können. Drainagegefäß ist zumeist die A. jugularis externa.

Intrakraniell (s. a. Kap. 13):

- A. carotis-Sinus-cavernousus-Fistel,
- arteriovenöse Malformationen etc.
- Aneurysmen im Bereich der hinteren Schädelgrube und Riesenaneurysmen sowie Aneurysmen nach Studiendesign.

Wegen der häufigen kombinierten Therapie – zuerst präoperative Embolisation, danach chirurgische Resektion – ist eine exakte Therapieplanung in enger Kooperation erforderlich, bei der in einem ausführlichen Gespräch mit dem Patienten der Weg der Behandlung mit den Problemen und möglichen Komplikationen in gleicher Weise geschildert werden muß wie die Alternative der alleinigen chirurgischen Therapie mit ihren Risiken.

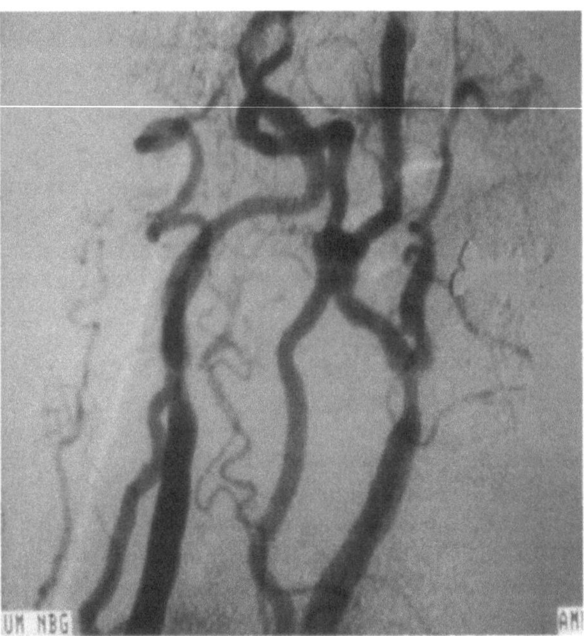

a

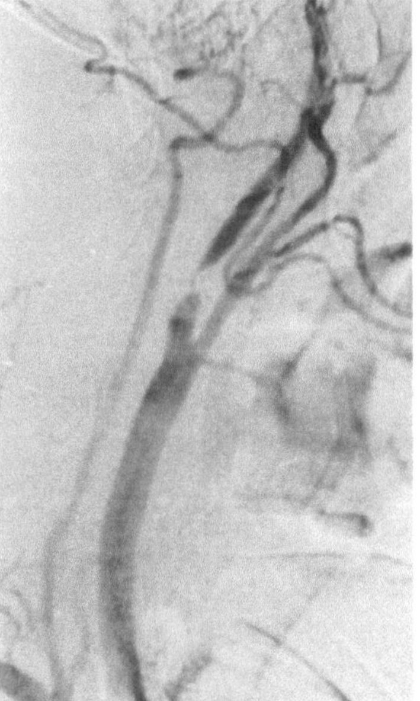
b

Abb. 21.5a,b. Vier-Gefäße-Angiographie. **a** Digitale Subtraktionsangiographie vom Aortenbogen aus, zur Darstellung der hirnversorgenden Arterien am Hals: Karotisgabelstenose links, Überlagerung mit A. vertebralis links. Arteriosklerotische Veränderungen auch an der Karotisgabel rechts, wegen Überlagerung nicht optimal zu beurteilen. **b** Intravenöse DSA (Ausschnitt) mit filiformer Stenose der A. carotis interna

21.4 Obliterationsformen, Befundobjektivierung

Der Radiologe hat nach sicherer, komplikationsfreier Durchführung der Angiographie (Abb. 21.5a,b) die Aufgabe, dem nachfolgend behandelnden Arzt ein vollständiges Bild über die normalanatomischen Gegebenheiten, vorhandene Gefäßanomalien, die gefäßpathologischen Befunde, ggf. im Zusammenhang mit den Veränderungen in der Nachbarschaft und einem existenten Kollateralkreislauf zur Kenntnis zu bringen [174].

Die Interpretation hat dabei die gefäßpathologischen Veränderungen im Bereich des Aortenbogens und der Aortenbogenarterien, die Veränderungen im Bereich des Halses – der extrakraniellen Hirnarterien – und die Situation der Arterien im intrakraniellen Bereich zu berücksichtigen, und zwar hinsichtlich ihrere Normalanatomie, ihrer Variationen und gefäßpathologischen Veränderungen, ebenso auch der Kollateralverbindungen zwischen intrazerebralen sowie zwischen extra- und intrakraniellen kollateralen Verbindungswegen.

21.4.1 Gefäßanomalien

21.4.1.1 Aortenbogen

Für die Therapieplanung ist die Erfassung von anlagemäßigen Variationen zur Vermeidung von Komplikationen bei operativen Eingriffen häufig entscheidend [4, 75, 90, 127]. Die Regionen mit Variationen sind sowohl im Bereich der Hirnarterien am Abgang aus dem Arcus aortae (Abb. 21.6a), in der Region des zervikokranialen Übergangs (Abb. 21.6b), und auch bei den Variationen des Circulus Willisii und der miteinander kommunizierenden Gefäße (Abb. 21.7; S. Abb. 21.11) von besonderer Bedeutung. Es ist keine Frage, daß für die Dokumentation von Variationen und Ursprungsanomalien bzw. Variationen im Gefäßverlauf Angiogramme in einer Ebene mehrheitlich nicht ausreichen. Im Bereich des Aortenbogens sind daher Darstellungen im linken und rechten vorderen Schrägdurchmesser erforderlich; in der kraniozervikalen Übergangsregion sind für die Erkennung von Variationen häufig die Aufnahmen in Seit- und Schrägprojektion besonders informativ; der Circulus Willisii mit seinen einzelnen Anteilen ist heute am besten mit einer adäquaten MR-Angiographie zu erfassen. Der vollständige Circulus Willisii ist aus Angiogrammen mit aortaler oder intravenöser Kontrastmittelinjektion nicht sicher zu beurteilen; hierfür sind die selektive Angiographie der A. carotis rechts und links wie auch des Vertebrobasilaris-Kreislaufs mindestens aus einer A. vertebralis heraus erforderlich [9, 67, 87, 152]. Unter Umständen sind zusätzliche Angiogramme mit Kompressionstest bei wesentlichen Fragestellungen anzufertigen.

Primär ist darauf zu achten, ob ein Situs inversus vorliegt, ein Arcus aortae dexter oder eine hohe Rechtslage des Aortenbogens – Befunde, auf die bereits die Thoraxübersichtsaufnahmen häufig hinweisen. Truncus brachiocephalicus (A. anonyma), A. carotis communis links und A. subclavia links stellen die regelrechte Aufzweigung der Aortenbogenarterien dar, wie sie bei ca. 70% vorkommen. Die einfachste Ursprungsvariation ist der Truncus bicaroticus (Abb. 21.8 und 21.9), bei dem entweder aus dem gleichen Ostium oder unmittelbar nach dem Abgang aus der Aorta aus der A. anonyma auch die A. carotis communis links ihren Ursprung nimmt. Diese Variation kann durch den zusätzlichen isolierten Abgang der A. vertebralis eine Abweichung zeigen. Der isolierte Abgang der A. vertebralis sinistra zwischen A. carotis communis sinistra und A. subclavia sinistra – isoliert – wird zu 4–8% in den unterschiedlichen Publikationen gefunden. Er ist besonders wichtig bei den Fragestellungen der vertebrobasilären Insuffizienz. Das klinische Bild eines Subclavian-steal-Syndroms auf der linken Seite ist unter dieser Gegebenheit nicht existent. Für intrathorakale Kompressionsphänomene und auch Schluckbeschwerden kann der aberrierende Ursprung der A. subclavia dexter als letztes Gefäß aus dem Aortenbogen distal des Ursprungs der A. subclavia sinistra entspringen. Unter diesen Gegebenheiten (ca. 1% der Bevölkerung) verläuft die A. subclavia in 80% retroösophageal, in 15% zwischen Ösophagus und Trachea und in 5% vor der Trachea von der linken Hemithoraxhälfte in den rechten Hemithorax (Abb. 21.10).

Weitere Ursprungsvariationen sind sehr selten; zu ihnen gehören der Truncus bicaroticus subclavius links oder rechts, der isolierte Ursprung der A. carotis communis auf beiden Seiten und der isolierte Abgang der A. subclavia rechts. Die A. vertebralis links kann auch paarig aus dem Aortenbogen entspringen, sich unter Umständen aber vor dem Eintritt in den Vertebralkanal wieder zu einem Gefäß vereinen.

21.4.1.2 Schädelbasis und Circulus Willisii

Im zervikookzipitalen Übergangsbereich (s. Abb. 21.6b) sind die seltenen, persistierenden primitiven Verbindungen zwischen A. carotis interna und A. basilaris gelegentlich irreführend und können den Befund einer Pseudookklusion im Rahmen der Angiographie vortäuschen. Systematische postmortale Untersuchungen [170] konnten die A. trigemini primitiva in 28 Fällen nachweisen. Demgegenüber fanden sie die A. hypoglossica primitiva 6mal seltener. Die A. acustica primitiva ist sehr selten. Ursache hierfür ist, daß die A. otica zuerst rückgebildet wird, die A. trigemini primitiva als letzte dieser Anastomosen. Insbesondere die am häufigsten beobachtete A. trigemina primitiva ist für die Befundinterpretation, aber auch den Gefäßchirurgen im Rahmen der Karotischirurgie wichtig; sie muß angiographisch präoperativ erkannt werden. Im Rahmen der Vertebralisangiographie führt sie zu einer Kontrastierung des Karotissiphons. Die A. hypoglossica primitiva kann als Gefäß sehr engkalibrig zur Darstellung kommen und dann eine Karotisdissektion vortäuschen.

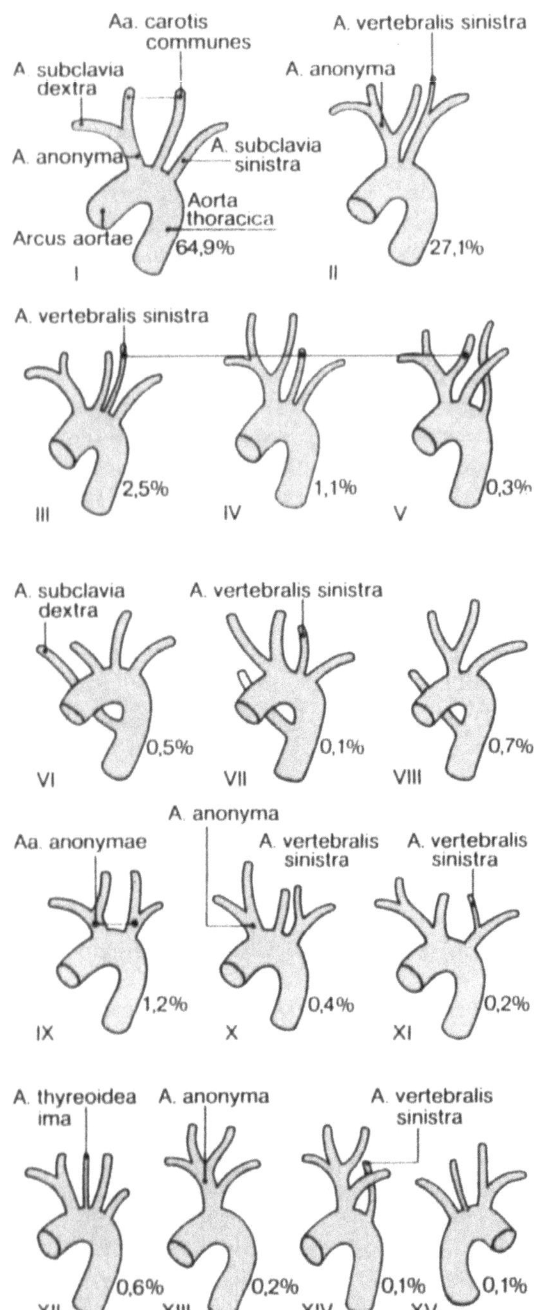

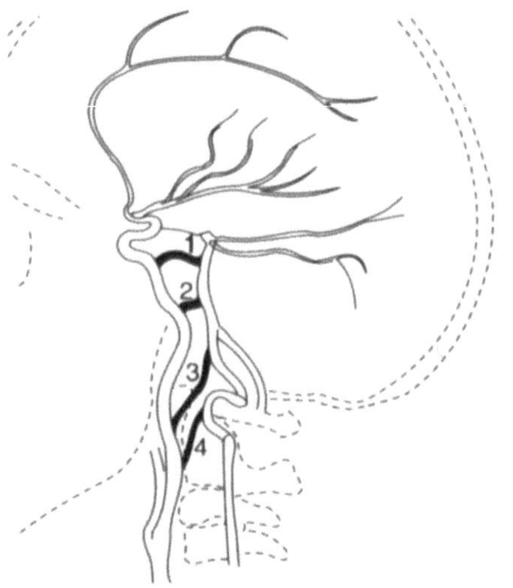

Abb. 21.6. a Varianten des Aortenbogens. *I* Typische Aufteilung der supraaortalen Äste in Truncus brachiocephalicus (A. anonyma), A. carotis sinistra, A. subclavia sinistra; *II* gemeinsamer Abgang des Truncus brachiocephalicus mit linker A. carotis communis als Truncus arteriosus communicans persistens; *III* isolierter Abgang der linken A. vertebralis aus dem Aortenbogen; *IV* Truncus arteriosus communicans persistens und isolierter Abgang der linken A. vertebralis aus dem Aortenbogen; *V* A. vertebralis sinistra entspringt aus dem Truncus brachiocephalicus, linke A. carotis communis ist das letzte Gefäß am Aortenbogen; *VI* isolierter Abgang der rechten A. subclavia als letztes Gefäß am Aortenbogen (A. lusoria); *VII* Truncus arteriosus communicans persistens mit A. lusoria und isoliertem Abgang der linken A. vertebralis aus dem Aortenbogen; *VIII* A. lusoria bei Truncus arteriosus communicans persistens; *IX* rechts und links gemeinsamer Abgang der A. carotis communis und der A. subclavia, beidseitiger Truncus brachiocephalicus; *X* A. subclavia sinistra entspringt aus A. vertebralis sinistra; *XI* Truncus arteriosus communicans persistens mit Abgang der linken A. subclavia aus der linken A. vertebralis; *XII* isolierter Abgang der A. thyreoidea ima; *XIII* alle supraaortalen Äste entspringen aus einem gemeinsamen Stamm; *XIV* gemeinsamer Stamm der supraaortalen Äste bis auf isolierten Abgang der A. vertebralis sinistra; *XV* spiegelbildlicher Abgang der supraaortalen Äste mit Truncus brachiocephalicus links. (Nach Anson 1963 [4]) **b** Persistierende primäre Verbindungen zwischen A. carotis interna und A. basilaris. *1* A. trigemini primitiva, *2* A. acustica (otica) primitiva, *3* A. hypoglossica primitiva, *4* A. proatlantica. (Aus Huber 1979 [67])

Der Circulus arteriosus cerebri (Willisii, Abb. 21.11a–g) ist nach pathologisch-anatomischen Untersuchungen in 96% geschlossen und weist in Teilstrecken sowohl Einengungen als auch Multiplizität auf. Nach angiographischen Analysen [67] wird ein intakter Circulus arteriosus in weniger als 20% der Fälle beobachtet. Sehr häufig werden eine hypoplastische oder fehlende A. communicans posterior sowie ein fehlendes oder hypoplastisches 1. Segment der A. cerebri anterior (A1) oder hypoplastisches 1. Segment der A. cerebri posterior (P1-Segment) gefunden. Systematische Untersuchungen mit der Dokumentation des Circulus Willisii im Rahmen der zerebralen MRA können hier zu objektiveren Informationen über die funktionelle Wertigkeit von Circulus Willisii und seiner Variationen führen (s. [34]).

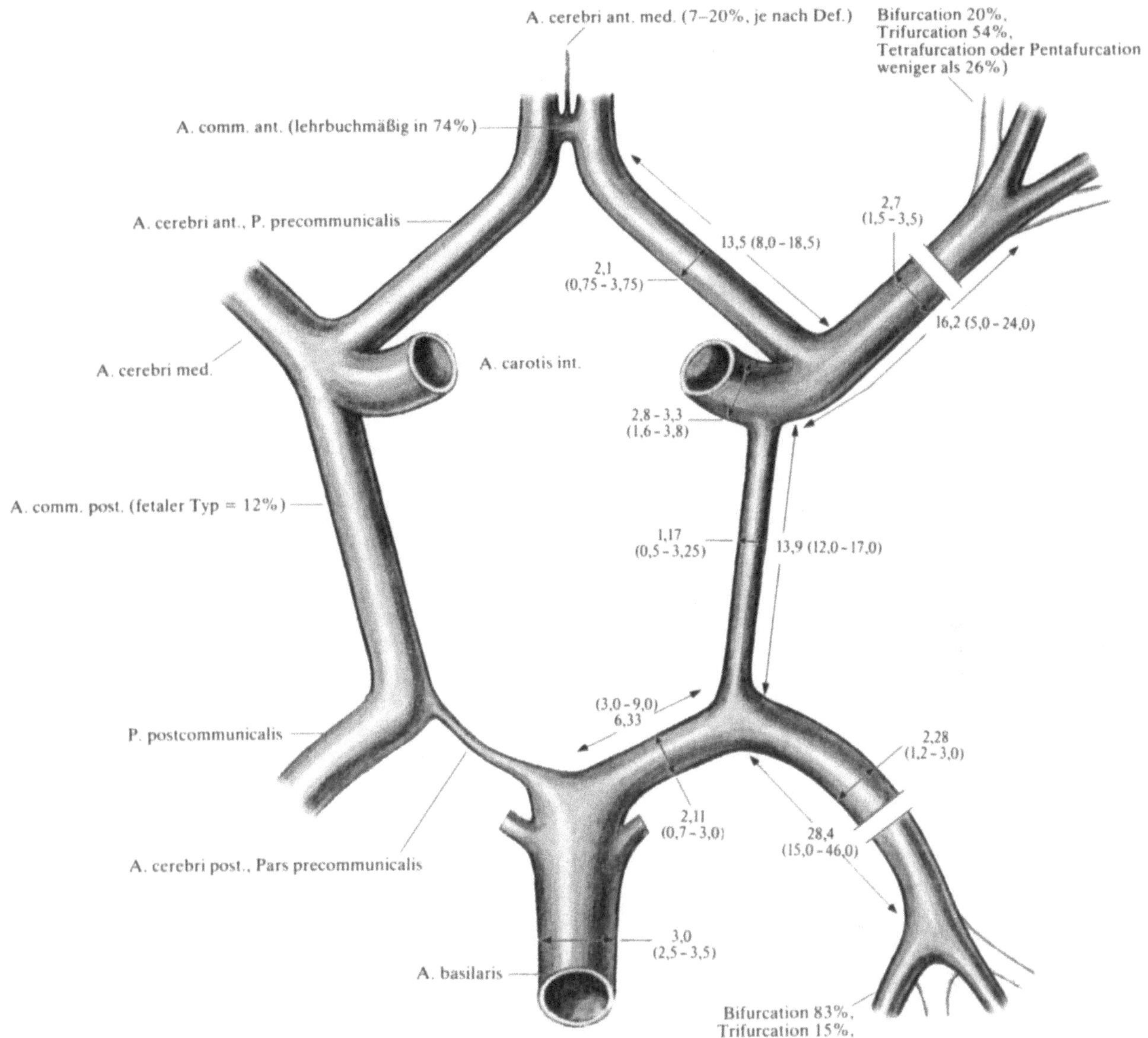

Abb. 21.7. Längen und Weiten der Abschnitte des Circulus arteriosus cerebri. Dieser ist in ca. 96% geschlossen, besonders dünne oder mehrfach ausgebildete Teilstrecken finden sich je nach Definition in 46–79%. Mittlere Weiten und Längen der Teilstrecken (Grenzwerte in Klammern) sind an der rechten Bildseite angegeben. Links Bezeichnung der Einzelstrecken und fetaler Typ der A. cerebri posterior. (Aus Lang J, Busse K-A, Buschmann W 1979 [85])

21.4.2 Extrakranielle Obliterationen

21.4.2.1 Arteriosklerose

Die Obliterationen der A. carotis im extrakraniellen Abschnitt sind entweder Stenosen mit unterschiedlicher Einengung des freien Gefäßlumens oder thrombotische Verschlüsse. Die thrombotischen Verschlüsse entstehen in der Regel auf einer vorgeschädigten Wand, bei der es sich mehrheitlich um eine Atherosklerose handelt. Im Bereich der hirnversorgenden Arterien sind zusätzlich, vom Aortenbogen angefangen, entzündliche Veränderungen im Sinne einer Arteriitis (Takayasu-Krankheit) oder Kompressionen bzw. Abknickungen durch Halsrippen- oder Muskelkompression denkbar. Im Verlauf der A. carotis jedoch ist die Arteriosklerose die zweifelsfrei häufigste Verschlußursache. Prädilektionsorte der arteriosklerotischen Wandveränderungen sind vorwiegend die Gefäßaufzweigungen im Bereich der Karotisbifurkation sowie die Abgänge der Aa. vertebrales und an den supraaortischen Arterien aus dem Aortenbogen. Unabhängig vom Alter, den Risi-

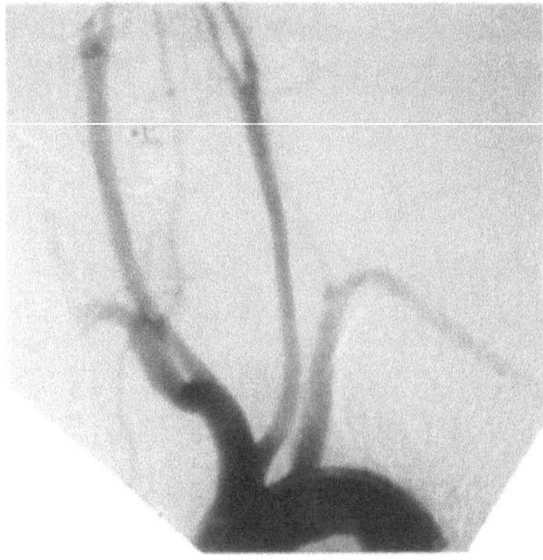

Abb. 21.8. Truncus bicaroticus, Ursprungsvariante (vgl. Variante II in Abb. 21.7)

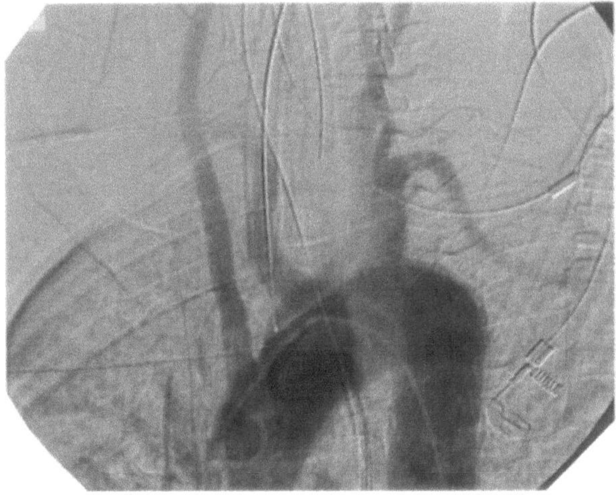

Abb. 21.9. Ursprungsvariante (Variante VII in Abb. 21.7)

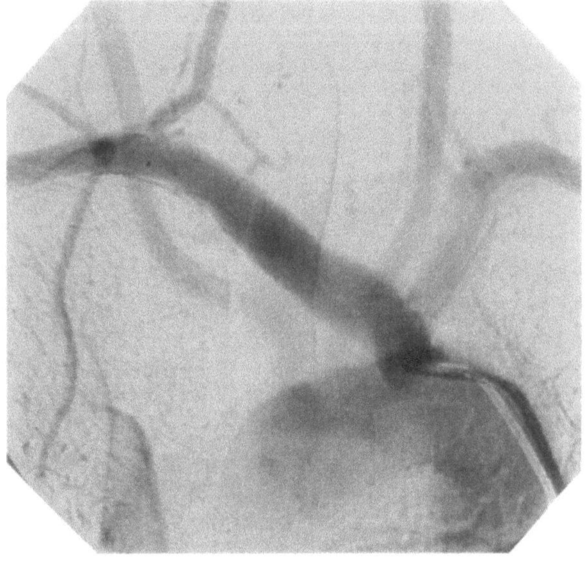

Abb. 21.10. A. subclavia aberrans dextra (A. lusoria) (vgl. Variante VI in Abb. 21.7)

kofaktoren sowie den Veränderungen in der Haftfähigkeit von Blutplättchen an der Arterienwand spielen hämodynamische Faktoren der Gefäßaufzweigungen eine besondere Rolle. Dabei ist eine Dominanz der linksseitigen arteriosklerotischen Veränderungen erkennbar. Noch ohne die hämodynamischen Faktoren mit dem Streßfaktor erkannt zu haben sprach Ratschow hier vom „Lokalisatoreffekt". Auf den differenzierbaren Möglichkeiten mit Hilfe der Duplexsonographie aufbauend ist es erforderlich, mit der Angiographie präzise den Grad der Stenose in Prozent des Querschnitts anzugeben. Dies kann bei der digitalen Subtraktionsangiographie entweder mit der Durchmessermethode rechnerisch erfolgen oder densitometrisch erfaßt werden. Hinzu kommt die Beurteilung der Oberfläche der Wandveränderung [28, 43, 174], um, unabhängig davon, ob es sich um eine Stenose über oder unter 50% Querschnittsminderung handelt, die Suche nach einem Ulkus vorzunehmen. Eine unregelmäßige Oberfläche spricht für thrombotische Auflagerungen. In Ulzera können Cholesterinkristalle lokalisiert sein, die das therapeutische Konzept beeinflussen. Insbesondere bei Patienten mit TIAs kann durch die feinmorphologische Analyse der Hinweis auf den Ort der Emboliequelle gefunden werden. Abb. 21.12 gibt in Modifikation zu Faurel u. Caron [42] 5 morphologische Formen von Carotis-interna-Stenosen wieder:

- zirkuläre, glattbegrenzte Stenose mit poststenotischer Dilatation als Hinweis auf die hämodynamische Wirksamkeit,
- zirkuläre, mehr distale Stenose mit glatter Oberfläche,
- exzentrische Stenose im Sinne einer ausgedehnten atheromatösen Plaque, ohne sicheren Hinweis auf Thrombusauflagerung oder Ulkus,
- asymmetrische Stenose distal der Karotisgabel, mit verruköser, unregelmäßiger Oberfläche, als Hinweis auf Thrombus- und Plättchenauflagerung mit möglichen atheromatösen Ulzerationen,
- zylindrische langstreckige Stenose mit glatter Oberfläche. Diese Form kann postoperativ iatrogen, nach Abklemmung oder nach externer Radiotherapie beobachtet werden und einer Intimahyperplasie entsprechen.

Stenosen im Bereich der Karotisgabel sind zu unterscheiden in solche, die eine glatte Oberfläche haben, exzentrische Stenosen mit glatter Oberfläche, Stenosen mit verruköser Oberfläche als Hinweis auf Thrombus und Plättchenauflagerun-

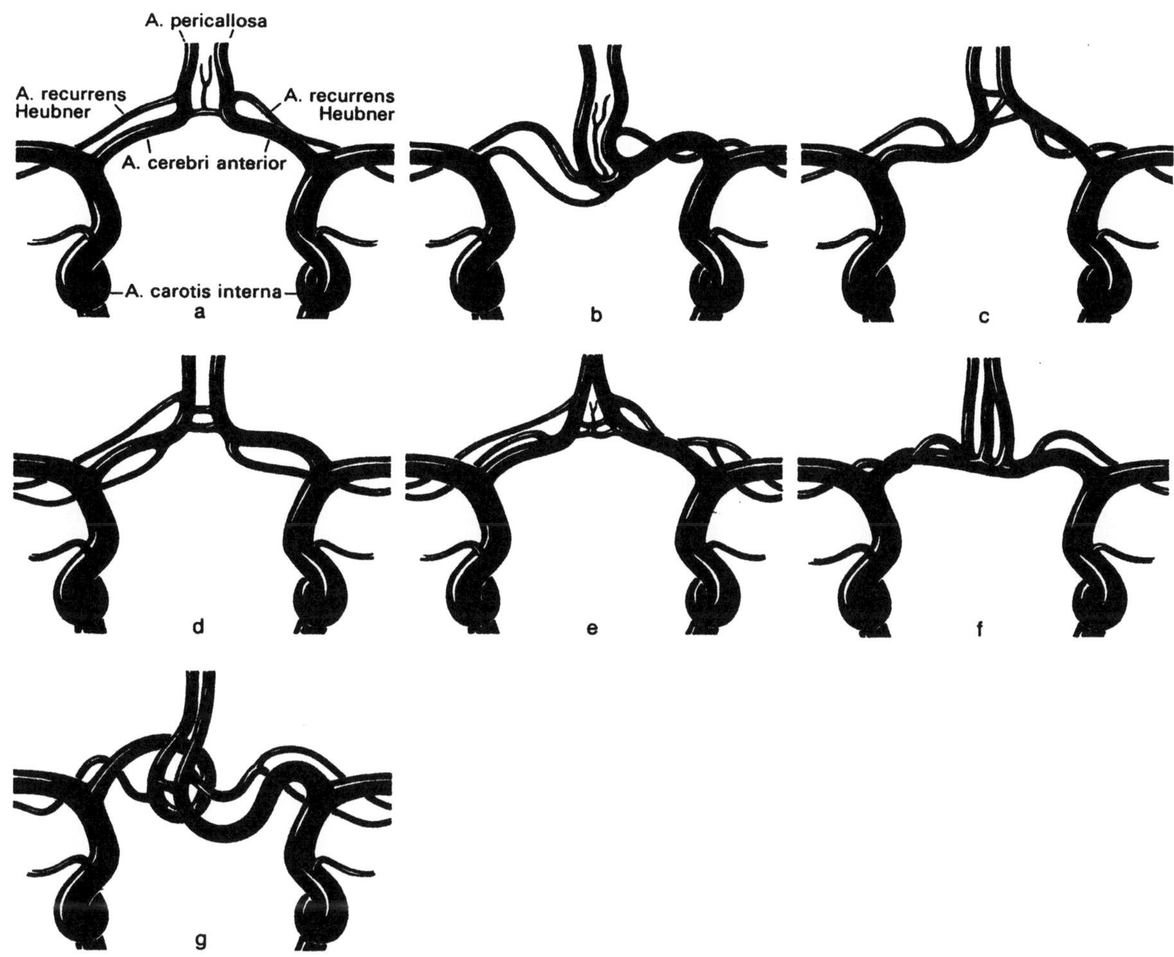

Abb. 21.11a–g. Anlagevariationen im vorderen Abschnitt des Circulus Willisi. **a** Symmetrisch entwickelte Aa. cerebri anteriores, Abgang der A. recurrens Heubner aus der A. pericallosa. **b** Hypoplasie der rechten A. cerebri anterior. Die A. communicans anterior stellt eigentlich nur die Fortsetzung der linken A. cerebri anterior zur rechten A. pericallosa dar. **c–e** Multiple A. communicantes anteriores und verschiedene Abgänge der A. recurrens Heubner. **f** Weite A. pericallosa triplex (A. mediana corporis callosi). **g** Starke Schleifenbildung der Aa. cerebri anteriores. A. mediana corporis callosi in **a**, **b** und **e**. (Nach Perlmutter u. Rhoton 1976 [117])

gen sowie Stenosen, die – isoliert oder in die Oberfläche eingeschlossen – ulzeröse Exkavationen aufweisen [9, 28, 174].

Bei den Veränderungen ohne erkennbare Einengung des Gefäßquerschnitts über 30% ist es angiographisch schwierig, zwischen reiner atheromatöser Plaque und Thrombusauflagerungen zu unterscheiden. Lediglich wenn eine Exkavation besteht, kann die Existenz eines atheromatösen Ulkus sicher nachgewiesen werden. Ob sich in diesem allerdings Thromben oder Cholesterinkristalle befinden, ist angiographisch nicht erkennbar; hier vermag die Duplexsonographie wesentlich präzisere Auskünfte zu geben. Auch für eine quantitative Bestimmung der Plaqueausmaße im Hinblick auf die Progression der atheromatösen Veränderungen und die Möglichkeit, eine Regression quantitativ zu bestimmen, ist die Duplexsonographie präziser. Die zunehmende Differenzierung der Software-Programme bei der Analyse mit Schnittbildverfahren läßt jedoch erkennen, daß auch die Veränderungen der Gefäßwand, neben der Flußcharakteristik, partiell erfaßt werden können. Hier muß offen bleiben, welche Möglichkeiten zukünftige Entwicklungen, vor allem hinsichtlich quantitativer Ergebnisse, untersucherunabhängig mit der MRT bringen werden.

Eine Karotisgabelstenose vom Typ 6 zeigt Abb. 21.5a links, rechts Wandveränderungen vom Typ 11, Abb. 21.5b zeigt eindeutig den Befund einer Carotis-interna-Stenose vom Typ 3 (zu den Typen vgl. Abb. 21.12a).

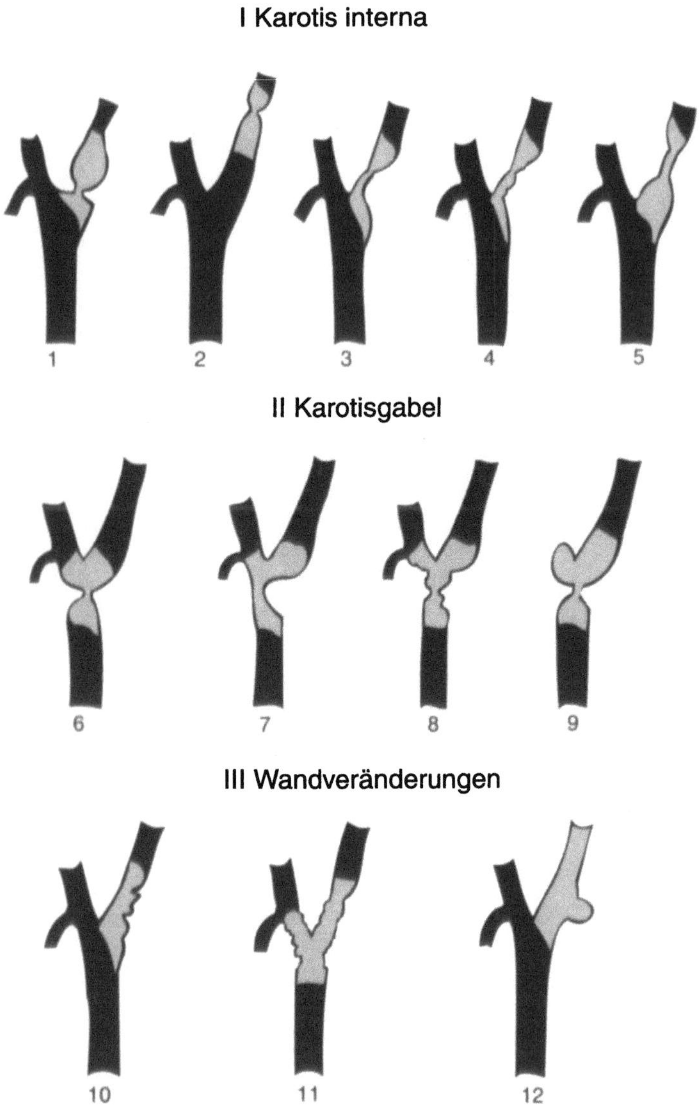

Abb. 21.12. **a** Stenoseformen (12 Typen) der A. carotis im Halsbereich. *1* Zirkuläre Abgangsstenose der A. carotis interna mit poststenotischer Dilatation. *2* Zirkuläre periphere Carotis-interna-Stenose. *3* Asymmetrische bogenförmige Stenose am Abgang der A. carotis interna mit glatter Oberfläche. *4* Asymmetrische Stenose am Abgang der A. carotis interna mit verruköser Oberfläche. *5* Zylindrische langstreckige glatte Carotis-interna-Stenose. *6* Zirkuläre Karotisgabelstenose. *7* Asymmetrische Karotisgabelstenose mit glatter Oberfläche. *8* Unregelmäßige Karotisgabelstenose mit verruköser Oberfläche. *9* Karotisgabelstenose mit Carotis-externa-Verschluß. *10* Atheromatöse Wandunregelmäßigkeiten der A. carotis interna. *11* Verruköse Wandunregelmäßigkeiten – Thrombusauflagerungen. *12* Atheromatöses Ulkus – Cholesterinkristallembolie. **b** Formen des Coiling und Kinking. *1* Schlängelung („tortuosity"), *2* Schlingen- oder Schleifenbildung (Coiling), *3* Knickbildung (Kinking). (Nach Zeitler u. Holik 1977 [178])

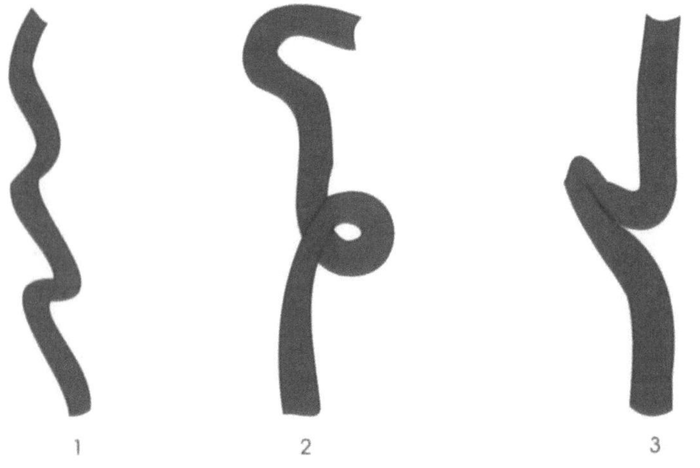

In allen Fällen, wo eine eindeutige Klärung mittels Duplexsonographie nicht möglich ist und eine Korrelation zur Klinik nicht besteht, fordern Gefäßchirurgen die angiographische Darstellung in mindestens 2 Ebenen [124]. Dabei hat die Angiographie nicht nur die Karotisgabel darzustellen, sondern auch die intrakraniellen Gefäße präzise zu dokumentieren, inklusive des Circulus Willisii und besonders des Karotissiphons im Sinne einer Ausstrombahn-Dokumentation. Hierin, in der globalen Information der hirnversorgenden Arterien, vom Aortenbogen an bis zu den intrakraniellen Gefäßaufzweigungen, ist die Angiographie noch immer der Duplexsonographie überlegen. Insofern ergänzen sich beide Verfahren weitgehend, um eine patientengerechte Operationsindikation oder -ablehnung zu begründen. Vor jeder gefäßchirurgischen Operation ist ergänzend ein Schnittbildverfahren – CT oder MRT erforderlich, um ischämische Insulte, Einblutungen oder einen existenten Hirntumor zu erfassen. Bei Patienten im Stadium I der zerebrovaskulären Durchblutungsstörung empfiehlt Raithel [124] eine Thrombendarterektomie, ggf. als Eversionsplastik [79, 123], wenn Coiling, Kinking oder eine schwere ulzeröse Gabelstenose (Typ 8, 9 und 12) vorliegt, aus der es zu Mikroembolisationen in die Retina oder zerebralen Arterien kommen kann. Im CT kann man bei asymptomatischen Stenosen in 13–17% hypodense ischämische Läsionen finden, die das erhöhte Risiko bei derartigen Patienten belegen. Nicht unbeachtet bleiben darf die Situation der A. carotis externa, die ebenfalls atheromatöse Ulzera und verruköse Auflagerungen aufweisen kann. Nach Thrombendarterektomie ist postoperativ häufig eine zirkuläre, glatt begrenzte Stenose als Absetzungsstelle der TEA sichtbar, die jedoch ohne klinische Bedeutung ist. Hingegen können Klemmstenosen und eine postoperativ auftretende Intimahyperplasie als Rezidiv beobachtet werden. Hier ist der Vergleich mit Vorbefunden wichtig [49, 125, 158]. Bei Patienten mit komplettem Verschluß der A. carotis interna (s. Abb. 21.20) kann im Rahmen der Multiplizität von Obliterationen an den hirversorgenden Arterien auch die isolierte Carotis-externa-Stenose von Bedeutung sein für einen endoluminalen Eingriff im Sinne einer Dilatation oder chirurgischen TEA, um den extra-/intrakraniellen Kollateralkreislauf von der A. carotis zur A. ophthalmica zu verbessern.

21.4.2.2 Fibromuskuläre Dysplasie (FMD)

Bei der fibromuskulären Dysplasie [41, 66, 71, 127] handelt es sich um eine Arteriopathie unbekannter Ätiologie, die vorwiegend in Arterien mittlerer Größe auftritt. Man findet angiographisch alternierende Abschnitte mit lokaler Dilatation und Konstriktion, welche den Eindruck einer unregelmäßigen „Perlkette“ verursachen. Die Dilatationen sind weiter als das normale Lumen und verursachen einen sakulären Eindruck. Die häufigste Lokalisation ist der mittlere und obere Abschnitt der zervikalen A. carotis interna. Die Diagnose einer intrakraniellen fibromuskulären Dysplasie ist außergewöhnlich selten und dann an der A. cerebri media lokalisiert [66, 71]. Morphologisch besteht neben einer Destruktion der elastischen Fasern im Bereich der Media eine Wandfibrose. Eine Mitbeteiligung der intrakraniellen Gefäße und der A. carotis externa ist extrem selten.

Die FMD ist primär im Bereich der Nierenarterien beschrieben worden, mit 4 Unterformen, je nach dem Mitbefall von Media und Adventitia sowie der Existenz aneurysmatischer Erweiterungen neben Stenosen. Diese morphologische Differenzierung ist angiographisch nur bei Fällen mit „string and sign“ nachzuvollziehen. Hier kann besonders die wellen- oder perlschnurartige Veränderung der Arterie auf eine fibromuskuläre Dysplasie (Abb. 21.13) hinweisen.

Bei Patienten mit FMD und Zeichen der Karotisinsuffizienz ist die perkutane Ballonangioplastie als interventionelles Behandlungsverfahren in erfahrenen Zentren möglich [13, 47, 57, 97]. Auch bei gefäßchirurgischer Behandlung der FMD ist durch die Arteriotomie die Ballondilatation oder die Dilatation mit anderen Instrumenten üblich, da in dieser Region eine TEA weder sinnvoll noch möglich ist. Alternativ wird ein Externa-interna-Bypass zur A. cerebri media erwogen [38, 158].

21.4.2.3 Andere Obliterationsformen

Unabhängig von der atherosklerotischen Genese sind im Rahmen der Takayasu-Krankheit [2, 144, 158], die überwiegend bei jungen Frauen beobachtet wird, glatt begrenzte, langstreckige Stenosen oder Verschlüsse der A. carotis communis und A. subclavia, neben Obliterationen an den anderen Aortenbogenabgängen, zu beobachten. In Europa ist die entzündliche Form der supraaortalen Arterien eher selten; durch die zunehmende

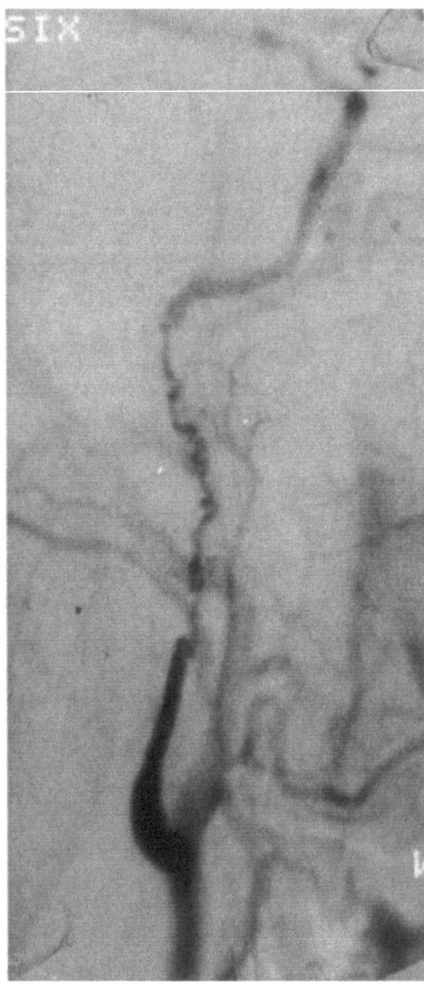

Abb. 21.13. Fibromuskuläre Dysplasie (FMD) der A. carotis interna extrakraniell

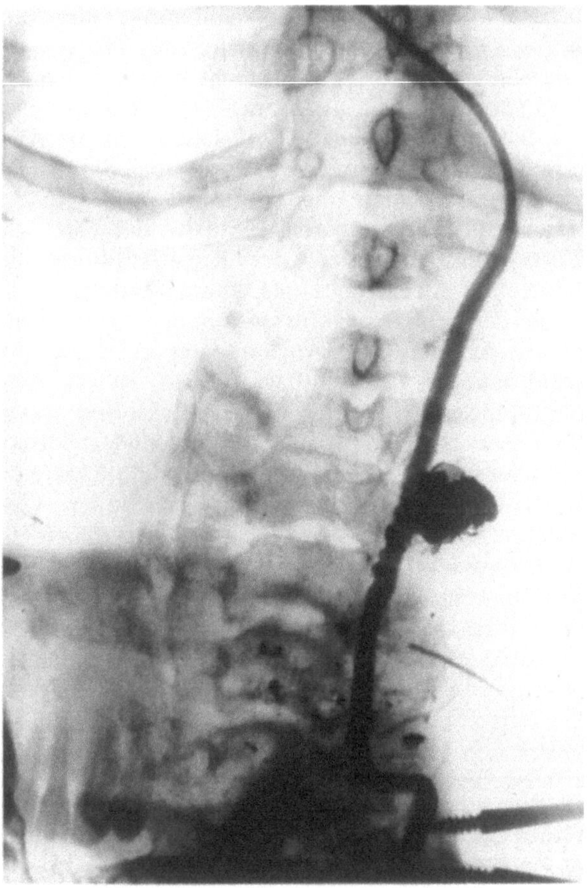

Abb. 21.14. Posttraumatisches Aneurysma mit Dissektion der A. carotis interna

Zahl von Menschen aus Asien und Afrika jedoch wird dieses Krankheitsbild in den Gefäßzentren durch jährlich vorkommende Einzelbeobachtungen immer wieder auf die besondere Problematik hinweisen.

Die Riesenzellenarteriitis der A. temporalis superficialis (Morbus Horton) bedarf keiner angiographischen Abklärung, da sie durch Palpation und Inspektion bei den typischen Zeichen des Stirnkopfschmerzes leicht erkennbar ist; auch für die Wahl einer histologischen Untersuchung bedarf es keiner Angiographie als Lokalisationshilfe.

Zervikale Aneurysmen der A. carotis interna werden spontan und gelegentlich posttraumatisch (Abb. 21.14) beobachtet. Ihre Diagnose ist klinisch duplexsonographisch und angiographisch nicht schwierig. Aneurysmen können auch in ihrer Gesamtausdehnung, einschließlich Blutung, Thrombus und Wand, mittels CT oder MRT besser charakterisiert werden als mit der Angiographie [46, 68] allein.

21.4.3 Elongation, Coiling, Kinking

Eine Schlängelung der A. carotis interna ist mit zunehmenden Alter bei Patienten mit Hypertonie durchaus nicht selten. In extremen Situationen kann es durch die Schlängelung schließlich auch zu einer Knickbildung und in der Knickbildung zu einer atherosklerotischen Wandveränderung kommen. (s. Abb. 21.12b). Unabhängig von dieser mit dem Krankheitsbild der Hypertonie und Arteriosklerose verbundenen Strukturänderung, die auch Hinweis auf den Alterungsprozeß ist, gibt es zu 2–3% [21, 59] Formen der angeborenen Knickbildung der A. carotis interna. Das Besondere bei diesen Patienten ist, daß sich bei Kopfdrehung aus der Schleife eine Knickstenose bilden kann. Diese kann bei länger dorsal seitwärts rotiertem Kopf zu Augensymptomen und Schwindelerscheinungen führen.

Schlängelung und Knickstenosen werden bei Patienten jenseits des 50. Lebensjahres mit TIAs symptomatisch. Die Bedeutung für die zerebrale Durchblutung kann durch Kopfrotation und Angiographie in dieser Haltung verdeutlicht werden.

21.4.4 Häufigkeit und Lokalisation extrakranieller Obliterationen

Nach Vollmar [158] werden bei 50–70% der Patienten mit einer peripheren arteriellen Verschlußkrankheit vom Becken- und Oberschenkeltyp eine oder mehrere arteriosklerotische Obliterationen im Bereich der hirversorgenden extrakraniellen Arterien nachgewiesen.

Für die objektive Erfassung aller arteriosklerotischen Veränderungen in diesem Bereich, vom Aortenbogen bis zu den intrazerebralen Arterien, sind klinische und nichtinvasive Verfahren allein nicht ausreichend. Die Kollektive, die einer vollständigen angiographischen Analyse zugänglich sind, sind vorwiegend selektioniert; in der Mehrzahl der Fälle handelt es sich um Angiographien bei gefäßchirurgischen Patienten. Dies trifft auch auf die amerikanische Joint Study [54] zu, die bei 4 748 neurologischen oder gefäßchirurgischen Patienten über eine 4-Gefäße-Antiographie verfügte. In diesem Kollektiv waren beidseits 34% Karotisgabelstenosen und 17% Carotis-interna-Verschlüsse nachzuweisen. Ein Seitenunterschied hat hier nicht bestanden (Abb. 21.15). In dem kleineren Kollektiv von 312 Patienten der Chirurgischen Klinik Erlangen kamen rechts (38%) häufiger Karotisgabelstenosen als links (29%) vor, und Carotis-interna-Verschlüsse wurden nur bei 6.4 bzw. 4.5% der Patienten gefunden. Dies weist eindeutig auf das selektionierte gefäßchirurgische Kollektiv hin. In dem Kollektiv einer Gefäßklinik, in der vorwiegend Berufstätige mit peripherer oder koronarer Durchblutungsstörung behandelt wurden [174], waren zu 4% Carotis-interna-Verschlüsse und zu 25 bzw. 28% Stenosen im Bereich der Karotisgabel gefunden worden. Mit zunehmendem Alter nehmen die Karotisobliterationen zu, und die Karotisverschlüsse werden vorwiegend nicht in gefäßchirurgischen, sondern in neurologischen oder internistischen Kliniken behandelt.

Im Bereich der Aortenbogenäste wurden 10 und 17% Stenosen an der A. subclavia links festgestellt rechtsseitig war die Summe von Subklavia- und Anonymastenosen etwa gleich hoch wie die linksseitige Zahl von Subklaviastenosen [2, 43, 158].

Beim Vergleich der Kollektive waren im selektiven angiologischen Krankengut 5–7% mehr Subklaviastenosen durch gezielte klinische Untersuchung und nachfolgende Angiographie gefunden worden [174].

Unter dem Einfluß der Duplexsonographie [9, 58, 83, 92, 142] ist es möglich, an unselektiertem Krankengut, zumindest im Bereich der Halsarterien Kenntnisse über den zeitlichen Ablauf der Progression von atheromatösen Plaques zu Stenosen zu gewinnen und darüber hinaus die Frage zu prüfen ob diese durch medikamentöse Behandlung verlangsamt werden kann oder ob eine Regression möglich ist [2].

Jeder zweite Patient hatte an mehr als einem Ort arterielle Obliterationen an den extrakraniellen Hirnarterien. Dies ist einer der wesentlichen Gründe dafür, daß vor einer operativen Therapie nach Möglichkeit alle 4 Hirngefäße diagnostisch untersucht werden müssen. Dies kann heute kombiniert mittels Angiographie und Duplexsonographie erfolgen, wobei sich die Aussagen beider Verfahren ergänzen.

Auswertungen mit morphologischer Analyse von Karotisstenosen [28, 42] haben gezeigt, daß etwa 42% der Karotisgabelstenosen [28, 42] verruköse oder atheromatös-ulzeröse Veränderungen aufweisen, somit jede zweite Karotisstenose eine Emboliegefahr in sich birgt. Bei den proximalen symmetrischen Stenosen mit glatter Oberfläche ist häufig eine poststenotische Dilatation als Hinweis auf die hämodynamische Wirksamkeit vorhanden. Die Verteilung veschiedener Stenoseformen zeigt Tabelle 21.8.

21.5 Karotisdissektionen

Akute Dissektionen können unter dem klassichen Bild der Karotisinsuffizienz mit Defizit der Gegenseite und Augensymptomen der gleichen Seite auftreten. Die klinische Symptomatik kann kurzfristig sein, aber auch mehrere Stunden anhalten. Im Schrifttum werden spontane und posttraumatische Dissektionen beschrieben; eigene Beobachtungen ergaben postraumatische Dissektionen beidseits nach Schleudertraumen im Auto, einseitig nach Sturz vom Pferd, nach Sturz beim Skifahren. Sowohl die spontane Rückbildung als auch die Umwandlung in einen bleibenden Karotisverschluß können resultieren. Dies macht insbesondere eine spätere Begutachtung häufig schwierig, und Gutachter sind verführt, den Karotisverschluß primär als arteriosklerotisch zu interpretieren. Es ist daher, auch in gutachterli-

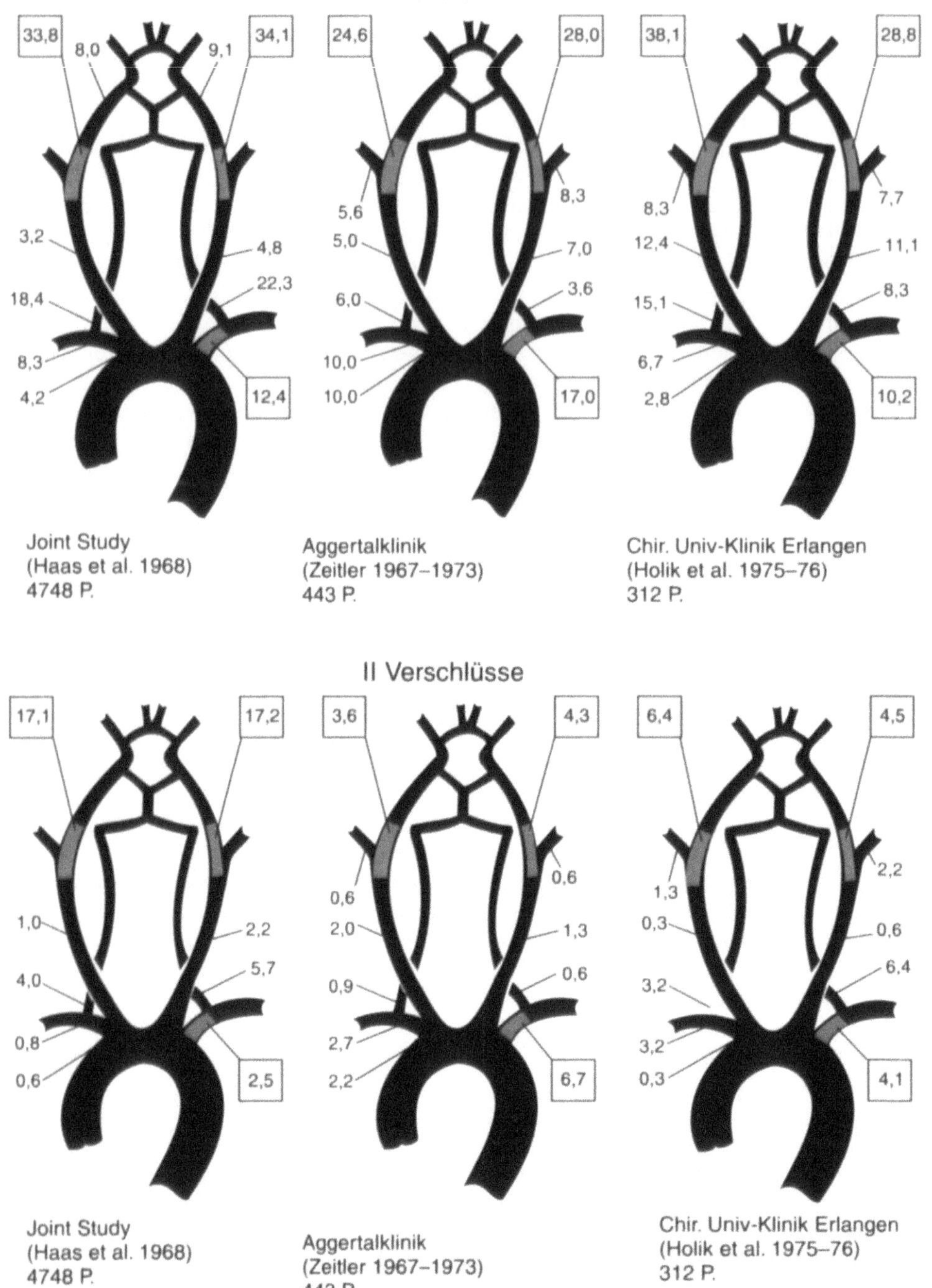

Abb. 21.15. Häufigkeit von extrakraniellen Stenosen und Verschlüssen an den supraaortischen hirnversorgenden Arterien in unterschiedlichen Kollektiven. Kollektiv 1: Amerikanische Joint Study (Haas et al. 1968) (n=4748 Patienten). Kollektiv 2: Aggertalklinik (Zeitler 1967–1973) (n=443 Patienten). Kollektiv 3: Chirurgische Klinik, Universität Erlangen (Holik 1975–1976) (n=312 Patienten). (Aus Zeitler u. Holik 1977 [178])

chem Interesse für den Patienten, sinnvoll, unmittelbar nach der Klinikeinweisung eine Angiographie durchzuführen. Unter diesen Bedingungen sind unterschiedliche morphologische Befunde im Rahmen der Angiographie zu erheben [15, 67, 132], die in Abb. 21.16 schematisch dargestellt sind. Man kann davon ausgehen, daß ein phasenhafter Verlauf besteht, der zum bleibenden Verschluß oder zur vollständigen Normalisierung des Befundes führen kann.

Tabelle 21.8. Verteilung von Karotisstenosen nach röntgenmorphologischen Kriterien

Stenoseform	Häufigkeit [%]
Asymmetrische Stenosen	*57*
– glatte Oberfläche	21
– verruköse Oberfläche	32
– mit atheromatösem Ulkus	4
Symmetrische Stenosen	*33*
– symmetrische ringförmige Stenose	20,5
– symmetrische zylindrische Stenose	10
– distale Stenose	2,0
– diffuse langstreckige Stenose	0,5
Wandveränderungen ohne Stenose	*ca.10*
– glatt	3,5
– verrukös	3,5
– Ulkus	3,0

Das Beispiel in Abb. 21.17 zeigt die Beobachtung eines als vermeintlich spontane Dissektion beschriebenen Befundes; die Anamnese hat jedoch ein Trauma ergeben. Die Frühphase der Angiographie (Abb. 21.17a) zeigt ein Bild, das einem Verschluß gleicht; die Spätphase (Abb. 21.17b) zeigt dagegen deutlich die sehr langsame Kontrastmittelauswaschung aus dem subintimalen Dissektionsraum. Einen besonders dramatischen Hergang mußte eine Frau erleiden, die bei einer Reparatur auf der Autobahn neben dem zu reparierenden Auto stand und überfahren wurde. Sie wurde durch die Luft geschleudert und bewußtlos in die Klinik gebracht. Die erste Angiographie zeigte die A. carotis beidseits ohne Kontrastierung und spitz endend (Pseudookklusion). Nach alleiniger Heparinbehandlung zeigt Abb. 21.18a das freie Lumen bis auf eine Stenose. Diese Reststenose wurde mit Ballon dilatiert: die Kontrolle nach Dilatation zeigt ein völlig normales Gefäß (Abb. 21.18b). Das dritte Beispiel (Abb. 21.19a,b) zeigt, wie bei einer spontanen Dissektion ohne Hinweis auf ein abgelaufenes Trauma eine vollständige Normalisierung möglich ist. Man erkennt eine langstreckige Einengung, die ca. 3 cm distal der Karotisgabel beginnt, danach in Höhe einer Schleifenbildung unterhalb des Okziputs endet (stringe sign). Der restliche Anteil der A. carotis interna füllt sich bis zum Siphon; minimale Kontrastierung gelangt in die A. cerebi media. Hierbei liegt eindeutig eine langstreckige Dissektion mit subintimaler Blutansammlung vor, und hämodynamisch ist ein peripherer Verschluß erkennbar. Unter konsequenter Heparinbehandlung ist nach Wochen (Abb. 21.19b) ein völlig freies Lumen der A. carotis interna mit regelrechtem Inflow nachzuweisen.

Karotisdissektionen sind eine Möglichkeit akuter Karotissinsuffizienz, an die gedacht werden muß, um eine optimale konservative Therapie, die zu einer Restitutio ad integrum führen kann, nicht zu versäumen. Dissektionen sind auch mit anderen Verfahren erkennbar, aber die präzise Information auf der gesamten Strecke der A. carotis interna, einschließlich des intrakraniellen Run-off, ist nur mit der Angiographie zu erlangen (Abb. 21.20). Bei Patienten, die mit einer posttraumatischen oder spontanen Dissektion beobachtet wurden, handelte es sich überwiegend um junge Menschen die noch keine Arteriosklerose an den hirnversorgenden Arterien aufwiesen [15, 158].

21.6 Intrazerebrale Obliterationsformen

Die Diagnostik intrazerebraler arteriosklerotischer Befunde wurde ausgiebig an postmortalen Hirnen studiert und feinmorphologisch analysiert

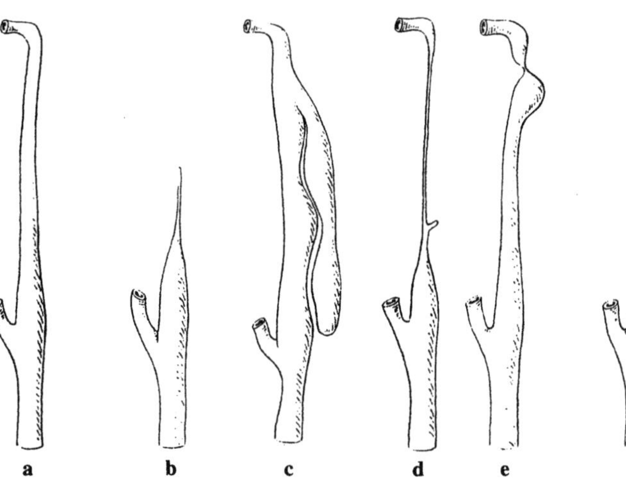

Abb. 21.16a–f. Angiographische Befunde bei Dissektion der A. carotis interna. **a** Normale Arterie, **b** Pseudookklusion, **c** Doppellumen mit subintimaler Füllung, **d** langstreckige Stenose (sog. „stringe sign") mit erkennbarer Dissektionsstelle, **e** distale Stenose mit prästenotischem Aneurysma, **f** alter Verschluß. (Mod. nach Budmiger u. Bollinger 1988 [20])

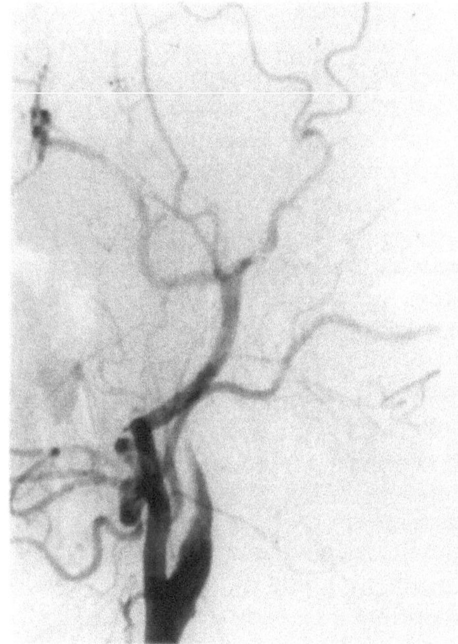
a

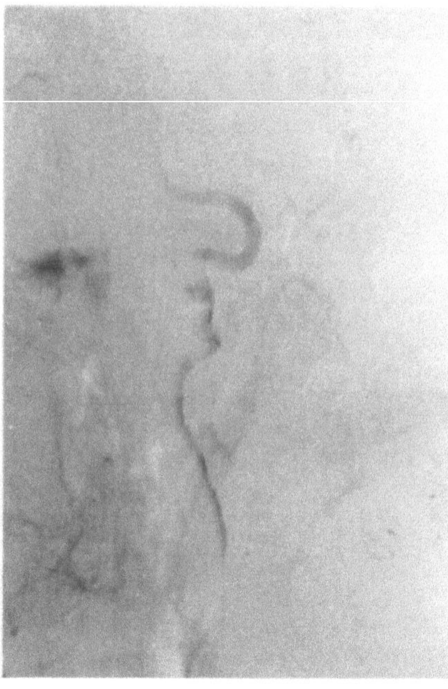
b

Abb. 21.17a,b. Posttraumatische Karotisdissektion. **a** Frühaufnahme; **b** Spätaufnahme (gleicher Patient: verlangsamter Blutfluß im subintimalen Dissektionskanal)

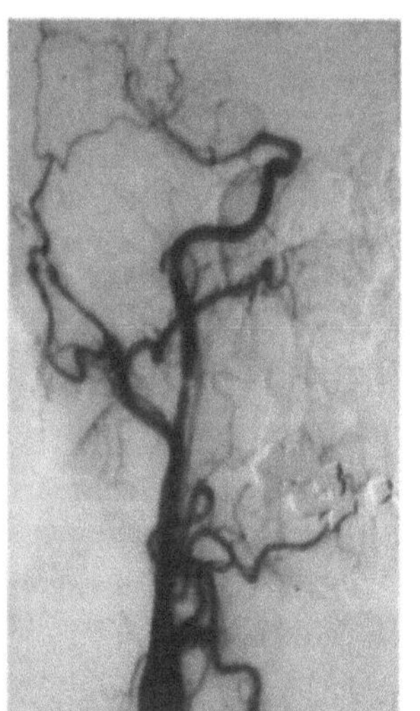
a

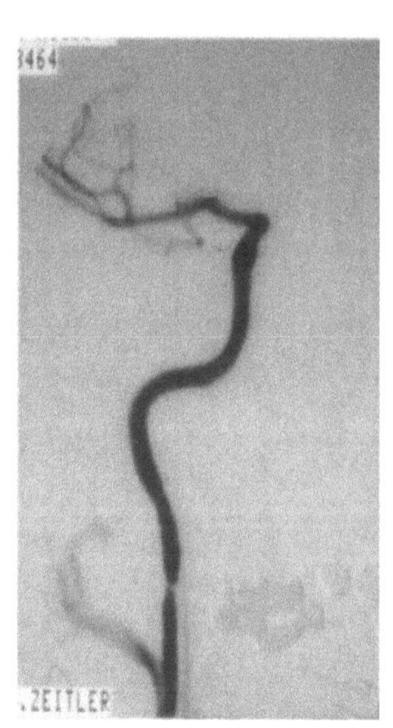

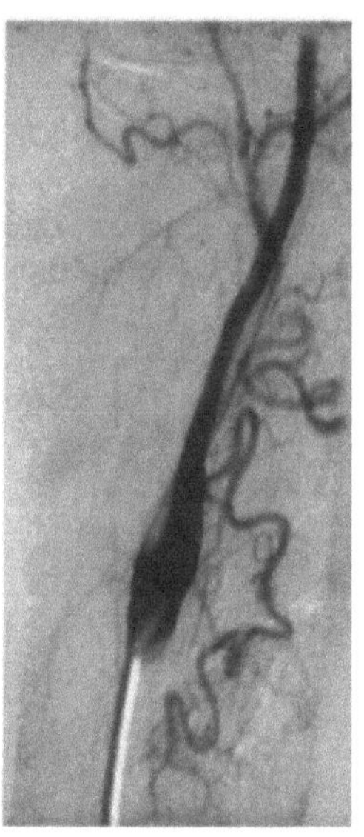

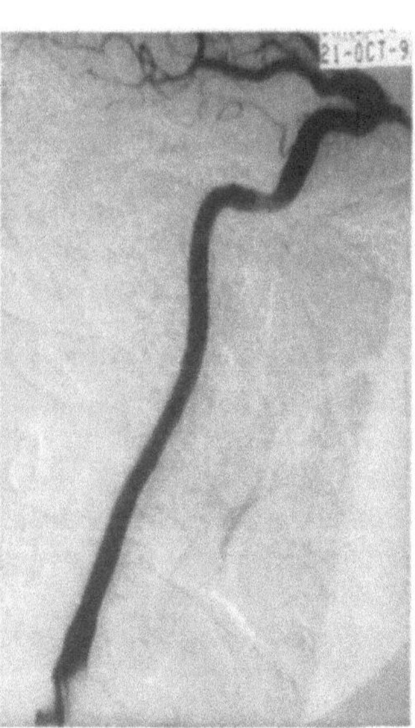

b

Abb. 21.18a,b. Zustand nach traumatischer Karotisdissektion beidseits bei Schleudertrauma. **a** 5 Monate nach konservativer Therapie und Heparinisierung Reststenose. **b** Nach Ballondilatation ist auch die Reststenose nicht mehr vorhanden

[77, 170]. Ihre intravitale Diagnose ist – vorwiegend in den zentralen Abschnitten – mit der klassischen Angiographie möglich. In den peripheren Anteilen, bereits nach der Aufzweigung der A. carotis in ihre Äste, ist der Nachweis der Stenosen schwierig. Mit der Vergrößerungsangiographie hat Wende [161] gezeigt, daß die Diagnose möglich ist. Da ein therapeutischer Ansatz praktisch (noch) nicht gegeben ist, wurde der Diagnostik mit Vergrößerungsangiographie zur detailmorphologischen Analyse bislang keine generelle Bedeutung beigemessen. Dafür haben die Möglichkeiten der Schnittbildverfahren die Folgen von Makro- und Mikroangiopathie optimal aufgezeigt, die sich in kleinen lakunären Defekten, ggf. auch in Störungen der Blut-Liquor-Schranke bei Kontrastmittel-Applikation (s. Abb. 21.4) zeigen, so daß in bezug zum therapeutischen Handeln kein operativer Bedarf besteht. Trotzdem ist, im Rahmen einer sich entwickelnden, forcierten Diagnostik des Schlaganfalls und seiner klinischen Vorstadien, auch das gefäßpathologische Muster

Abb. 21.19a,b. Spontandissektion der linken A. carotis interna. Langstreckige Stenose mit langsamem Blutfluß. **a** Zeitpunkt des akuten Ereignisses; **b** nach 3 Monaten völlige Normalisierung (Restitutio ad integrum)

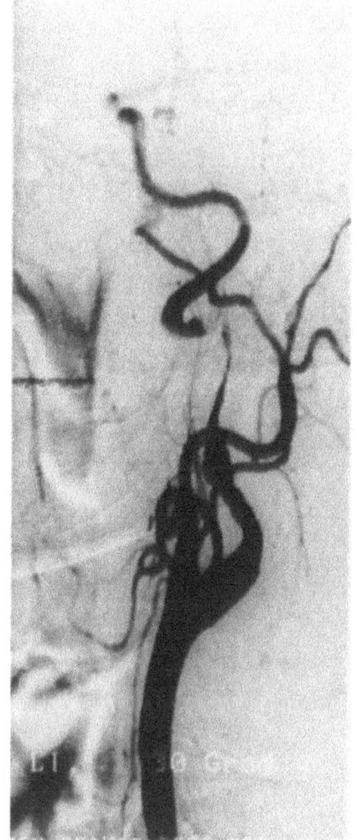

a

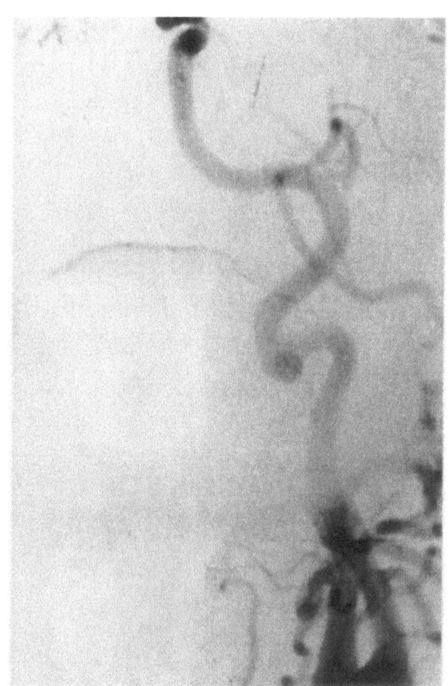

b

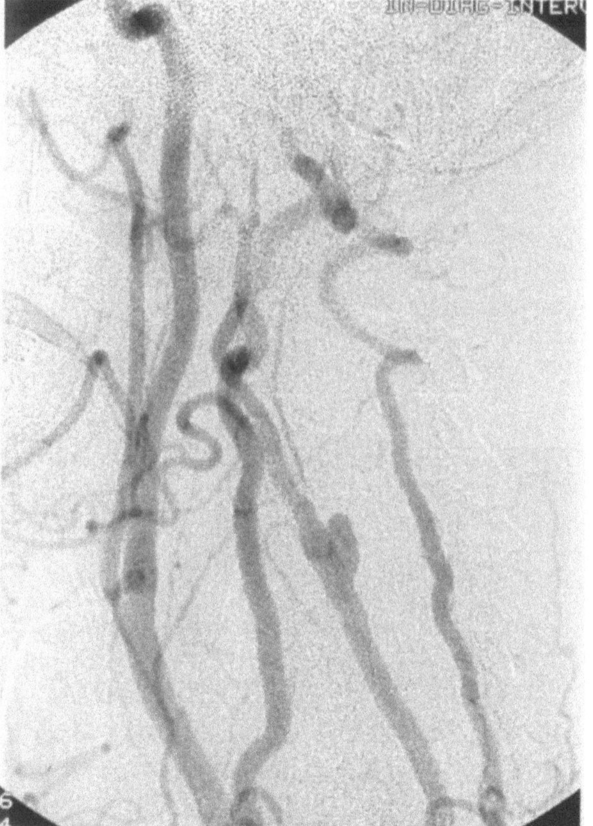

Abb. 21.20. Verschluß der A. carotis interna links im Angiogramm

der Arteriosklerose intrazerebral bei der angiographischen Befundinterpretation zu beachten.

21.6.1 Siphonstenosen

Stenosen im Bereich der Karotisschlinge am Siphon sind nicht selten. Sie sind sicher durch die besonderen Share-stress-Gegebenheiten in der Schleifenbildung bedingt und stellen eine Reduktion des Run-off bei der Therapie der Karotisgabelstenosen dar. Bei ausgedehnten Obliterationsformen war hier ein Ansatz durch Anlage eines Externa-/Interna-Bypass [38], um derartige Strombahnhindernisse zu umgehen. Siphonstenosen sind jedoch mit den modernen Techniken der endovaskulären Therapie zunehmend therapeutisch angehbar. Es besteht sowohl die Möglichkeit, transfemoral mit koaxialen Kathetersystemen und Miniballonkatheter endokranielle Stenosen am Siphon und in den zentralen Abschnitten der A. cerebri media zu dilatieren, als auch im Rahmen einer Karotisoperation vom Hals aus. Wichtig ist, daß immer eine Angiographie in 2 Ebenen vorliegt, um nicht Schleifen- und Knickphänomene fehlzuinterpretieren und andererseits Aneurysmen in dieser Region zu übersehen. In der Differentialdiagnose ist endokraniell immer die Möglichkeit eines Spasmus neben einer Stenose und einem Aneurysma zu bedenken.

21.6.2 Stenosen an den zentralen Abschnitten der Hirnarterien

Sowohl im Bereich der A. cerebri media (Abb. 21.21) wie auch der A. cerebri anterior und der A. basilaris werden isolierte Stenosen, die für eine lokalisierte Herdsymptomatik verantwortlich gemacht werden können, gefunden. Der Nachweis muß immer differentialdiagnostisch gegen Spasmen bei zerebralen Aneurysmen mit SAB abgegrenzt werden.

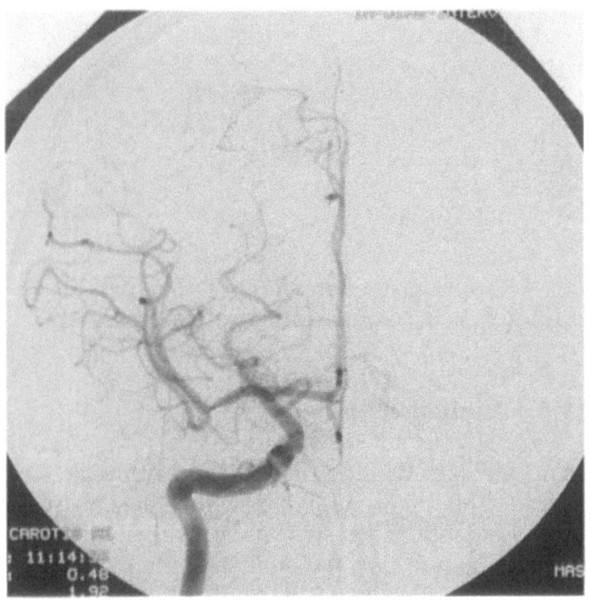

Abb. 21.21. Selektive Karotisangiographie rechts: isolierte Stenose der A. cerebri media

Die Media- und Siphonstenose bedeutet eine Reduktion des Run-off zur Insel, bei gleichzeitiger Obliteration und Operation an der A. carotis interna. Es ist daher durchaus bei den modernen endoluminalen weichen Kathetern und Führungsdrähten möglich, im Rahmen einer operativen Therapie nahe der Karotisgabel von hier aus eine Tandemstenose in gleicher Weise wie eine fibromuskuläre Dysplasie mit Ballon zu dilatieren (Abb. 21.22).

21.6.3 Diffuse zerebrale Arteriosklerose und Sonderformen

Diffuse Veränderungen an den intrazerebralen Arterien mit wellenförmig lokalen oder langstreckigen Lumeneinengungen können, neben der Arteriosklerose, auch auf dem Boden entzündlicher Genese bestehen. Vorwiegend bei jungen Frauen kann eine Arteriitis, eine hypersensitive Vaskulitis oder eine arzneimittelinduzierte Vaskulopathie vorliegen. Während die Veränderungen an den Hauptästen und Nebenästen 1. und 2. Ordnung in optimaler angiographischer Technik erfaßbar sind, sind die mikroangiopathischen Befunde (s. Abb. 21.4) heute mit ihren Folgezuständen besser mittels MRT zu beurteilen.

Mit 53% sind die Verschlüsse der A. cerebri media die häufigsten der 3 intrazerebralen Hauptarterien. Als Ursachen für Mediaverschlüsse werden genannt [1, 7, 2]: lokale intrazerebrale Veränderungen in 10% embolische Verschlüsse der A. cerebri media durch Embolien aus dem Herzen in 10% und in 30% der Fälle embolische Verschlüs-

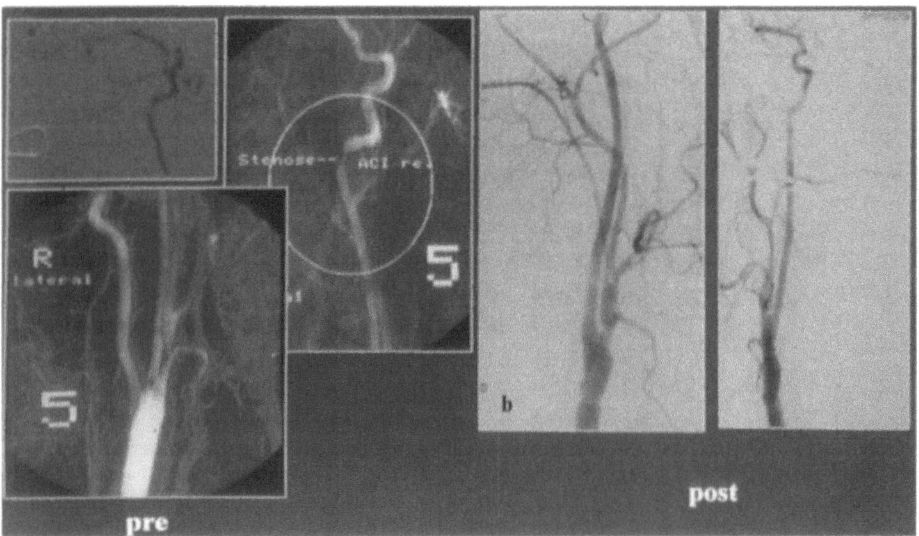

Abb. 21.22a,b. Karotisstenose und Tandemstenose am Siphon. **a** Vor Therapie, **b** nach Therapie (Operation der Karotisstenose und intraoperativ Ballondilatation der Siphonstenose)

se, ausgehend von den Karotiden. Zu 50% dagegen entstehen Mediaverschlüsse durch Verschlußverlängerung bei Karotisthrombosen.

21.7 Intrazerebrale Aneurysmen

Als Aneurysmen werden umschriebene Erweiterungen einer Arterie bezeichnet, die sack-oder spindelförmig sein können. Ihre überwiegende Mehrzahl beruht auf einer kongenitalen Gefäßwandschwäche mit Defekt in der Elastika oder Media. Im Laufe des Lebens kommt es zu einer allmählichen Ausweitung. Klinische Symptome treten erst durch Kompression auf neurologische Strukturen oder Perforation mit der Folge einer subarachnoidalen Blutung auf. Die Aneurysmen entwickeln sich vorwiegend an den Stellen der ursprünglichen Gefäßsprossung und sind vor allem an den Arterien lokalisiert, die den Criculus arteriosus cerebri (Willisii) bilden (Abb. 21.23). Für die kongenitale Entstehung spricht auch die Tatsache, daß die Aneurysmen nicht selten mit Hypoplasien und Aplasien von Arterien des Circulus Willisii und anderen Anomalien vergesellschaftet sind [67]. Fusiforme Aneurysmen treten häufig in arteriosklerotischen Gefäßen auf und sind besonders lokalisiert im Bereich der A. basilaris, der A. carotis in Höhe des Sinus cavernosus und im distalen Abschnitt der A. carotis interna. In der Nähe des Sinus cavernosus können mykotische Aneurysmen als Folge einer Thrombophlebitis des Sinus cavernosus gesehen werden [9]. Im Verhältnis zu den kongenital bedingten intrazerebralen Aneurysmen sind die mykotischen Aneurysmen selten und in 2 Drittel der beobachteten und morphologisch analsierten Fälle peripher lokalisiert. Als Ursache werden Embolien bei Endokarditis, Sepsis und anderen Infektionen genannt.

Klinisch wird der paralytische vom apoplektischen Verlauf bei Aneurysmen unterschieden [9, 67, 69, 77, 152]. Die häufigere apoplektische Form tritt als akute Subarachnoidalblutung infolge einer Ruptur des Aneurysmas auf. Bei der paralytischen Verlaufsform kommt es durch plötzliche Ausweitung des Aneurysmasackes mit oder ohne Gefäßwandruptur zu einer Druckwirkung auf nervöse Nachbarschaftsstrukturen. Häufig treten Sehstörungen und Kopfschmerzen auf. In der Mehrzahl der Fälle handelt es sich hierbei um große bzw. sog. Riesenaneurysmen, besonders an den Kommunikationsstellen des Ramus communicans anterior. Präzise Angaben zur Häufigkeit und Lokalisation von singulären Aneurysmen bei Subarachnoidalblutung hat die große kooperative Studie mit 6 368 Fällen intrakranieller Aneurysmen und arteriovenöser Malformationen [89] erbracht (Tabelle 21.9).

Selten haben die Aneurysmen schalenförmige Verkalkungen, sie sind dann auch auf Nativschädelaufnahmen zu vermuten. Mehr als ein Aneurysma beim gleichen Patienten (Abb. 21.24) wurde in den unterschiedlichen Serien mit einer variablen

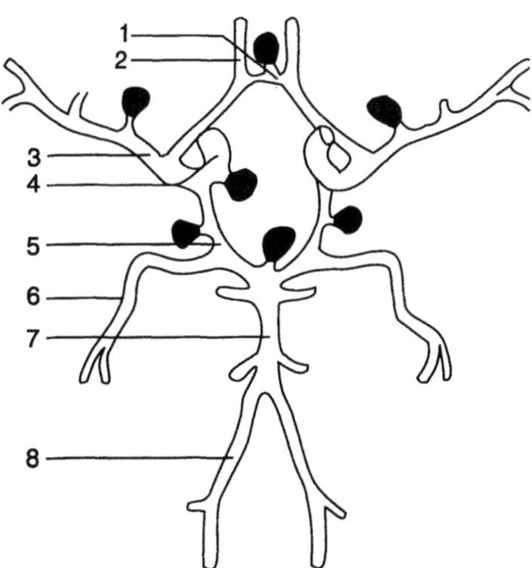

Abb. 21.23. Lokalisation der Mehrzahl intrazerebraler arterieller Aneurysmen. *1* A. communicans anterior, *2* A. cerebri anterior, *3* A. cerebri media, *4* A. carotis interna, *5* A. communicans posterior, *6* A. cerebri posterior, *7* A. basilaris, *8* A. vertebralis

Tabelle 21.9. Häufigkeit und Lokalisation von Aneurysmen mit Subarachnoidalblutung. (Nach Locksley 1966 [89])

Lokalisation	Häufigkeit [%]
A. carotis interna	*38,1*
– R. communicans posterior	25,0
– Bifurkation	4,5
– andere Lokalisationen	8,6
A. cerebri anterior	*36,1*
– R. communicans anterior	30,3
– distal	2,8
– andere Lokalisationen	3,0
A. cerebri media	*20,9*
– Hauptstamm	13,1
– andere Lokalisationen	7,8
A. cerebri posterior	0,9
A. basilaris	*2,8*
– Bifurkation	2,0
– Hauptstamm	0,8
A. vertebralis	*0,9*
Aa. cerebellaris	*0,8*

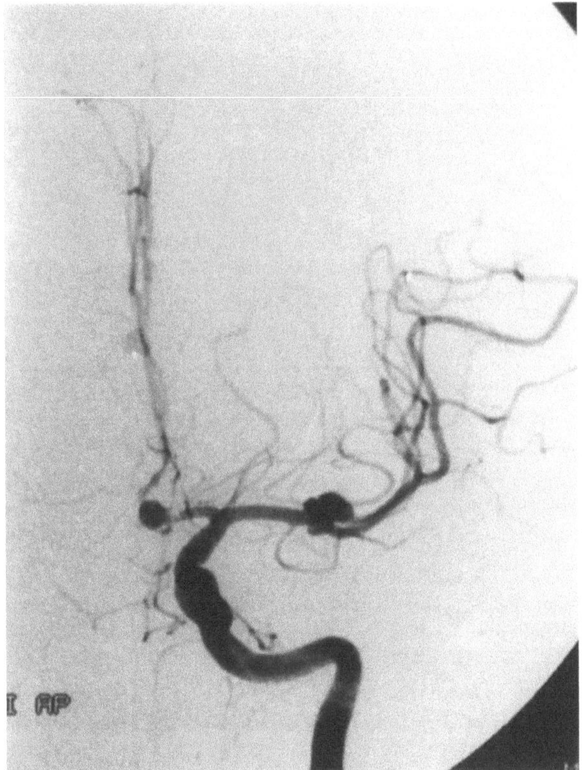

Abb. 21.24. Selektive Karotisangiographie links mit 3 zerebralen Aneurysmen und Spasmen

Frequenz von 3–33% [9, 67, 162] angegeben. In der großen kooperativen Multicenter-Studie [23, 89] waren sie in 19% angiographisch demonstriert worden.

Während der Verdacht und auch der Nachweis eines intrazerebralen arteriellen Aneurysmas heute mit CT oder MRT gelingt, ist für die Therapieplanung die Angiographie unumgänglich. Sowohl für den Neurochirurgen [67] als auch für die intervenionell-radiologische Therapie [62, 63, 87, 152, 182] ist die selektive zerebrale Angiographie beider Karotiden und des Basilariskreislaufs erforderlich. Von der präzisen Dokumentation des Aneurysmas, einschließlich des Aneurysmahalses bzw. seiner breitbasigen Verbindung mit der Arterie, ist das therapeutische Vorgehen weitgehend beeinflußt. Es sind daher neben den klassischen Angiographien in 2 Ebenen zusätzliche Projektionen erforderlich, zumindest eine Schrägprojektion, ggf. zusätzlich eine halbaxiale Aufnahmeserie. Im Gegensatz zu der Epoche alleiniger Angiographie kann die Zahl von nacheinander durchzuführenden Serien heute verringert werden, wenn eine Dokumentation kernspintomographisch mit 3 D-Rekonstruktion und Videoanalyse in multiplen Projektionen bereits vorliegt.

Für die sichere Dokumentation aller Abschnitte, an denen ein Aneurysma seinen Ursprung nimmt, sind zusätzlich Untersuchungsserien erforderlich, bei denen eine Kompression der kontralateralen Karotis durchgeführt wird, um einen Einfluß auf die Zirkulation in der Form zu nehmen, daß von der injizierten Seite aus bei reduziertem Fluß auf der Seite der Kompression Kontrastmittel übertritt [9, 67, 132]. Auf diese Weise können insbesondere kleine Aneurysmen am R. communicans posterior (Abb. 21.25 a) und R. Communicans anterior (Abb. 21.25 b) erfaßt werden.

Häufig kommt es zum Auftreten von Spasmen nach Ruptur des Aneurysmasackes im Bereich der zu- und abführenden Arterie der gleichen oder beider Seiten. Diese Spasmen können mehrere Tage anhalten, zu Fehlinterpretationen führen und auch dem Therapeuten Probleme bereiten. Der Spasmus tritt oft erst Stunden oder Tage nach Beginn der SAB auf. Es ist daher von Vorteil, die Angiographie möglichst frühzeitig durchzuführen, um spasmusbedingte Fehlinterpretationen zu vermeiden. Sowohl Spasmen als auch die bereits eingetretene Thrombosierung können dazu führen, daß sich das Aneurysma angiographisch nicht darstellt. Daher ist die ergänzende Analyse mittels MRT zur Vermeidung von Fehldiagnosen nicht unwichtig. Im Hinblick auf die differenzierte angiographische Diagnostik muß auf die fachneuroradiologischen Atlanten verwiesen werden [67, 87, 152].

21.8 Zerebrovaskuläre Malformationen

Diese, ebenfalls eine Subarachnoidalblutung verursachenden kongenitalen Fehlbildungen werden unterteilt [9, 15, 152, 158] in:

- kapilläre Teleangiektasien,
- kavernöse Angiome,
- arteriovenöse Malformationen,
- venöse Malformationen.

Die Klassifikation dieser gefäßpathologischen Veränderungen des ZNS hat viele Neuropathologen, Neuroradiologen und Neurochirurgen beschäftigt. Zweifelsfrei hat hier die Neuroradiologie mit postmortalen Gefäßdarstellungsverfahren [77, 170] und die intravitale Angiographie bei vielen Menschen zu einer einheitlichen Klassifikation und Interpretation geführt.

Während die Mehrzahl der kapillären Teleangiektasien nur sehr selten Anlaß für eine intrazerebrale Blutung ist, werden die kavernösen Angiome vorwiegend mit CT und MRT sicher

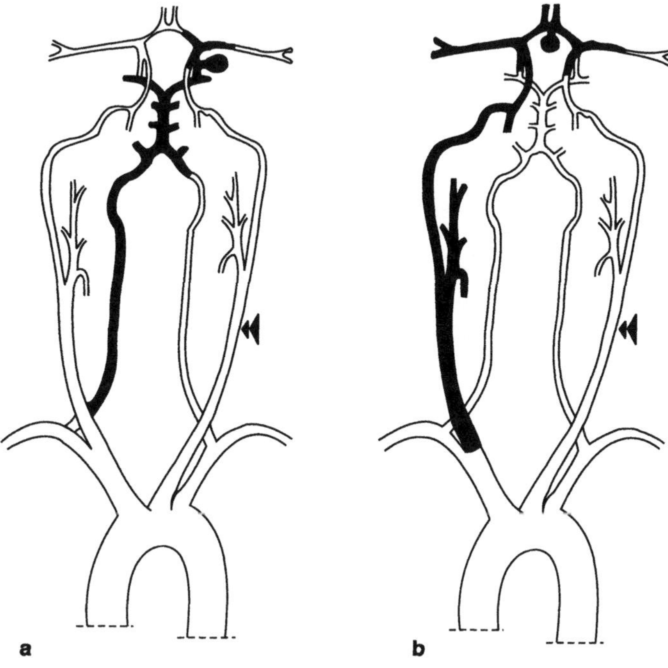

Abb. 21.25a,b. Kompressionstests zur Darstellung von zerebralen Aneurysmen in schwierig zugängigen Arealen bzw. bei spasmusbedingter Zirkulationsänderung. **a** Im Bereich des R. communicans posterior, Kompression der ipsilateralen A. carotis interna am Hals mit Darstellung auch der A. vertebralis rechts. **b** Im Bereich des R. communicans anterior, Kompression der kontralateralen A. carotis interna am Hals. (Nach Schild 1994 [132])

erkannt und lokalisiert. Die ergänzende Kontrastmitteluntersuchung und ggf. vorhandene Verkalkungen erleichtern die Diagnose. Angiogramme sind ohne existierende SAB oder neurologische Symptome in der Regel nicht notwendig.

Neben den Aneurysmen stellen die arteriovenösen Malformationen die nächsthäufige Ursache für spontane Subarachnoidalblutungen dar. Sowohl bei der MRT als auch der invasiven Röntgenangiographie lassen sich die stark geschlängelten und erweiterten Spenderarterien gut dokumentieren, ebenso der venöse Abfluß. Schwieriger kann die unmittelbare Dokumentation des arteriovenösen Kurzschlusses sein und bei einem arteriovenösen Angiom der sog. Nidus lokalisiert werden, an dem sich die Spenderarterien aus mehreren Richtungen vereinigen. Sowohl am Gefäß wie auch in der Umgebung sind sekundäre Veränderungen nachweisbar, für deren Dokumentation die Schnittbildverfahren heute eine wesentliche Ergänzung darstellen. Die meisten Fälle arteriovenöser Malformationen werden zwischen dem 10. und 40. Lebensjahr symptomatisch [9, 67, 69]. Die überwiegende Mehrzahl (80–90%) ist supratentoriell lokalisiert. Reine Duramalformationen verursachen keine SAB. Nach Newton u. Chromquist (zit. nach [9]) sind nur 6% aller intrazerebralen Malformationen reine Durafehlbildungen.

Für die Planung interventioneller und chirurgischer Therapie werden unvermindert exakte selektive und superselektive angiographische Dokumentationen vorausgesetzt.

21.9 Zerebrale Durchblutungsinsuffizienz vom vertebrobasilaren Typ

21.9.1 Definition

Es handelt sich um zerebrale Durchblutungsstörungen, die auf im Zustromgebiet zum Kleinhirn lokalisierten Obliterationen beruhen. Dies bedeutet vorwiegend, Obliterationen im Bereich der A. subclavia vor dem Abgang der A. vertebralis, im Bereich der A. vertebralis und A. basilaris. Durch Kombination mit Obliterationen in anderen Bereichen der hirnversorgenden Arterien (Truncus brachiocephalicus und A. carotis) sind Krankheitsbilder mit einer Kombination von vertebrobasilärer und Karotisinsuffizienz häufig als Kombinationsbilder erkennbar. Die Leitsymptome der Bailarisinsuffizienz sind beidseitige Sehstörungen, Drehschwendel, Ataxie, Dysarthrie, zentrale Paresen mit Seitenwechsel, Sensibilitätsstörungen, gekreuzte neurologische Syndrome mit Hirnnervenausfällen und Blitzsynkopen („drop attacks“) [166].

Definitionsgemäß können aufgrund der unterschiedlichen Lokalisation von Obliterationen und der Akuität des Krankheitsbildes besondere Syndrome unterschieden werden.

- akute Basilaristhrombose,
- Subclavian-steal-Syndrom,
- Aortenbogensyndrom,
- oesteoartikuläre Vertebralisinsuffizienz.

21.9.2 Akute Basilaristhrombose

Das schwere Karankheitsbild der Hirnstammerweichung mit Bulbärparalyse bei akuter Basilaristhrombose mit Tetraplegie und Bewußtlosigkeit wird kaum überlebt [77]. Als Locked-in-Syndrom wird eine Tetraparalyse mit Hirnnervenausfällen bezeichnet, die eine Bewußtlosigkeit vortäuschen kann [44]. Die akute Thrombose im vertebrobasilären Zustromgebiet kann ihren Ausgang in der A. vertebralis nehmen und auf die A. basilaris übergreifen. Vorher gehen paarig die Aa. cerebelli inferiores posterior ab, deren Verlegung das klinische Bild des Wallenberg-Syndroms verursachen. Dessen diagnostisches Leitsyndrom ist die akute, apoplektiforme Bulbärparalyse, kombiniert mit der gekreuzten dissoziierten Empfindungsstörung. In Abhängigkeit von der Ausprägung der neurologischen Symptomatik und dem Auftreten von Hirnstammsyndromen ist wegen der unterschiedlichen Ursachen (zerebrovaskuläre Insuffizienz, Apoplexie, Tumor, Enzephalitis) eine CT (Abb. 21.26) oder eine MRT immer dringlich indiziert.

Nur bei noch nicht eingetretenem ischämischem Defekt ist der dringliche Versuch einer lokalen Fibrinolyse über den über die A. vertebralis eingeführten Katheter indiziert [152, 181]. Die Prognose bei den Patienten mit Bewußtolosigkeit und Tetraparalyse ist überwiegend noch schlecht. Die Therapie mit Antikoagulation soll eine Ausbreitung der lokal entstandenen Thrombose verhindern.

21.9.3 Subclavian-steal-Syndrom

Der Verschluß oder die Stenose der A. subclavia an ihrem Ursprung aus dem Arcus aortae, verursacht als Folge des poststenotischen Druckabfalls einen Blutzufluß aus der A. vertebralis zur gleichseitigen arteriellen Strombahn der oberen Extremität. Damit kommt es zu einem Blutentzug („Anzapfsyndrom") aus dem Hirnkreislauf [106, 158, 180].

Die klinische Symptomatik ist durch brachiale und zerebrale Symptome charakterisiert. Die Symptome einer zerebralen – vertebrobasilären – Insuffizienz treten überwiegend nur bei Muskelbetätigung im Bereich des gleichseitigen Armes auf. Es kommt zu zerebralem Blutentzug und Schwindelattacken. In dem Moment, in dem die körperliche Aktivität des Armes beendet ist und für den Arm nur eine Ruhedurchblutung eintritt, endet die Schwindelattacke, und auch die seltenen Bewußtseinstrübungen verschwinden. Von den zerebralen Symptomen sind am häufigsten Schwindel, Kopfschmerz, Sehstörungen und Synkopen, bei den brachialen Symptomen Parästhesien, Schwächegefühl, schnelle Ermüdbarkeit [2]. Die klinisch-angiologische Untersuchung mit Prüfen der Pulse und Blutdruckwerte an beiden Armen führt zum Nachweis des Druckabfalls auf der betroffenen Seite. Die seitenverschiedenen Blutdrucke und Pulsqualitäten weisen auf die Diagnosesicherung hin. Diese ist am einfachsten und vollständig durch eine Aortenbogenangiographie (4-Gefäß-Angiographie) zu erreichen.

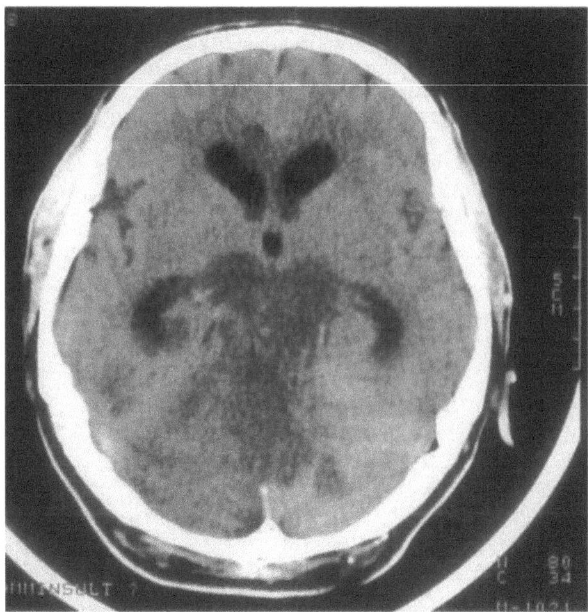

Abb. 21.26. CT: 58jährige Frau mit Thrombose der A. basilaris und konsekutiver Ischämie linkszerebellär sowie intraventrikulärem Liquoraufstau

Dabei ist es wichtig, ggf. durch Provokation eines „Anzapfeffekts" den Subclavian-steal-Effekt, der nur unter Armarbeit auftritt, während der Angiographie auszulösen. Hierzu muß bei der Untersuchung in linksanteriorer Schräglage oder in a.p.-Projektion an der Seite mit dem niedrigeren Blutdruckwert die Blutdruckmanschette angelegt werden und über den systolischen Wert hinaus die Kompression erfolgen. Bevor die Kontrastmittelinjektion beginnt, wird mit einer Faustschlußprobe die Muskelarbeit des linken Armes simuliert und während der Kontrastmittelinjektion fortgesetzt. Unmittelbar nach Beginn der Injektion wird der Druck aus der Manschette plötzlich abgelassen.

Unter dieser Situation kommt es zur Darstellung des Kollateralkreislaufs, wie er unter Belastung einsetzt. Die Abb. 21.27 gibt die möglichen unterschiedlichen Kollateralwege wieder. Dabei ist die vertebrovertebrale Kontrastierung dem Subclavian steal entsprechend. Darüber hinaus kann es aber auch zu einem zerebralen Anzapfsyndrom aus der A. carotis kommen, das klinisch die gleichen Symptome verursacht (Abb. 21.27c). Dies wird vor allem eintreten, wenn die rechte A. vertebralis hypoplastisch ist oder an ihrem Ursprung, bzw. im Verlauf deutlich Obliterationen bestehen.

Häufig asymptomatische Formen der Subclaviastenose bestehen dann, wenn entweder die A. vertebralis als isoliertes Gefäß nach der A. carotis communis links und vor der A. subclavia aus dem Aortenbogen entspringt (s. Abb. 21.6).

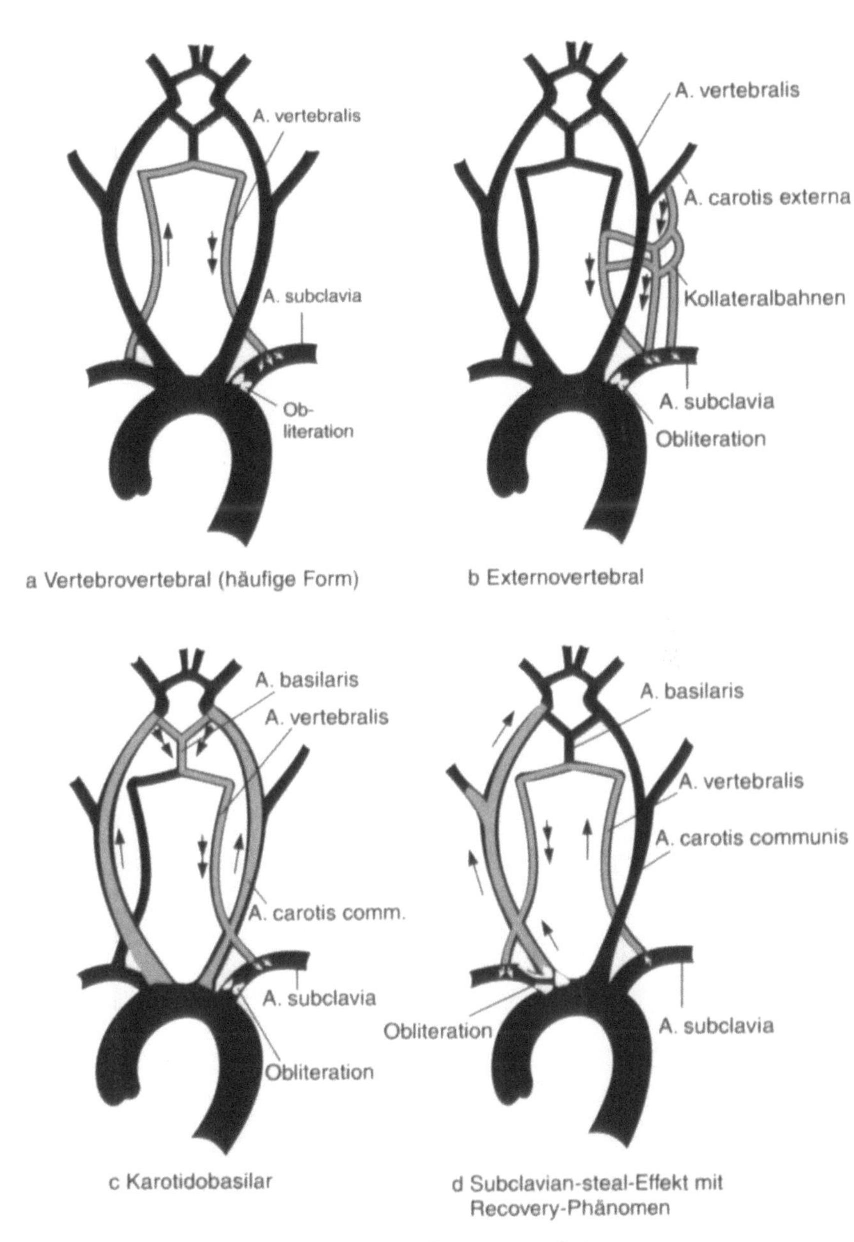

Abb. 21.27a-d. Typische Kollateralkreisläufe bei Aortenbogenobliterationen, mit und ohne „steal effect". (*Pfeil* normale Strömungsrichtung, *Doppelpfeil* Strömungsumkehr). (Nach Zeitler u. Holik 1977 [178])

Bei Verschluß oder hochgradiger Stenose im Bereich des Truncus brachiocephalicus (A. anonyma) kann es nach Armarbeit rechts zu einem Subclavian-steal-Effekt mit nachfolgender antegrader Kontrastierung der A. carotis rechts kommen (Abb. 21.27d). Dieses Bild eines Subclavian-steal-Effekts mit Recovery-Phänomen wird vorwiegend bei zusätzlichen intrakraniellen Obliterationen oder hypoplastischen Veränderungen im Circulus Willisii auftreten. Obliterationen der A. subclavia sind auch häufig nach initialer klinischer Symptomatik im weiteren Verlauf symptomfrei. Dies dürfte auf unterschiedliche adaptative Vorgänge zurückzuführen sein, u.a. an der Ausbildung eines Kollateralkreislaufs (Abb. 21.27b), der nicht zum Anzapfphänomen der intrazerebralen Arterien führt, sondern aus der A. carotis externa und anderen Halsarterien gespeist wird.

Diese Obliterationen am Abgang der A. anonyma (s. Abb. 21.30) und der A. subclavia links (s. Abb. 21.28) und rechts (s. Abb. 21.29) sind die häufigsten Lokalisationen im Bereich der hirnversorgenden Arterien, die seit 1980 [98, 8] durch Ballonangioplastie in vielen Zentren erfolgreich behandelt wurden. Spätere Publikationen [73, 74, 96, 97, 179] und Darstellungen in den Monographien zur interventionellen Radiologie [32, 53, 152] haben gezeigt, daß die Methode inzwischen akzeptiert ist. Die positiven Ergebnisse der Angioplastie besonders der linken A. subclavia haben dazu geführt, daß diese Stenosen primär der Ballonangioplastie zugeführt werden, und nur bei primärer Erfolglosigkeit sowie beim Verschluß besteht die Indikation zur gefäßchirurgischen Behandlung bei symptomatischen Patienten.

Im Bereich der A. anonyma und A. subclavia rechts ist eher Zurückhaltung geboten. Gegebenenfalls ist, wegen der gleichzeitigen Gefahr einer embolischen Verschleppung in den Karotiskreislauf, hier auch an eine primäre Stentimplantation zu denken.

Stenosen der A. subclavia können im 1. oder 2. Segment vor dem Abgang der A. vertebralis

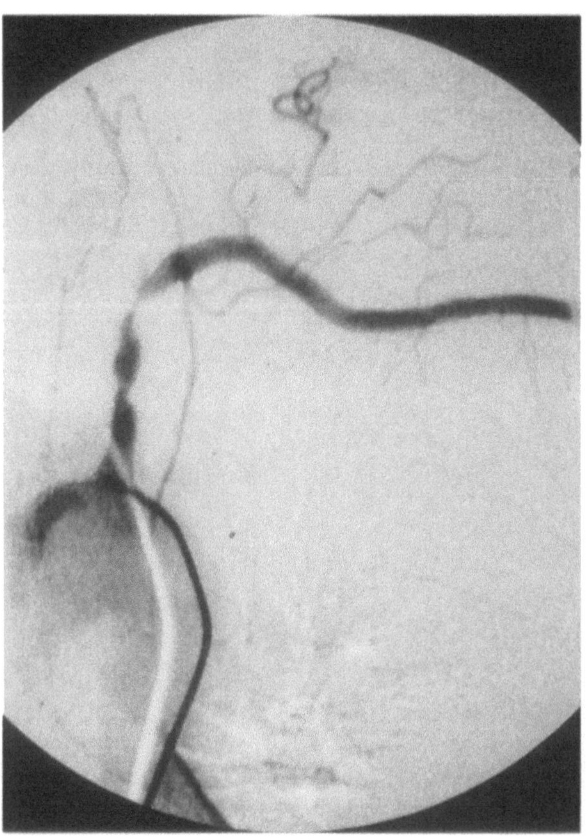
a

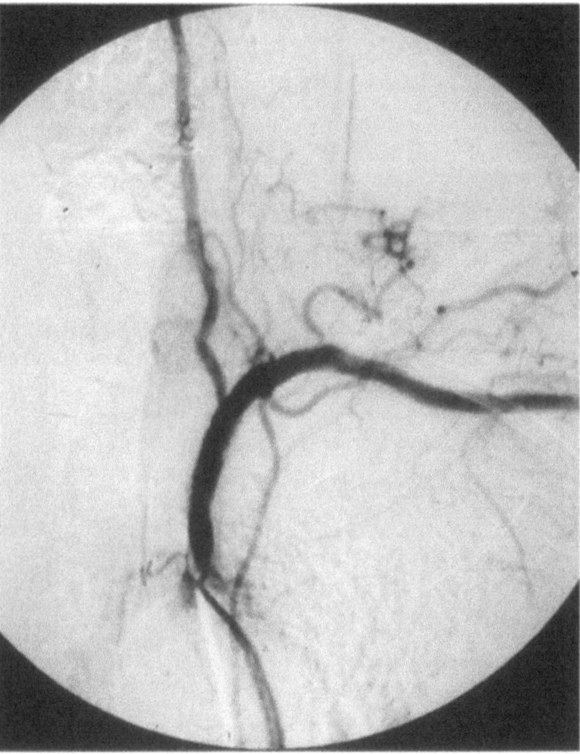
b

Abb. 21.28a,b. 2 Tandemstenosen der linken A. subclavia. **a** Selektive Angiographie ohne Kontrastierung der A. vertebralis. **b** Angiographie nach Ballondilatation: völlig normales Lumen (orthograde Kontrastierung der A. vertebralis)

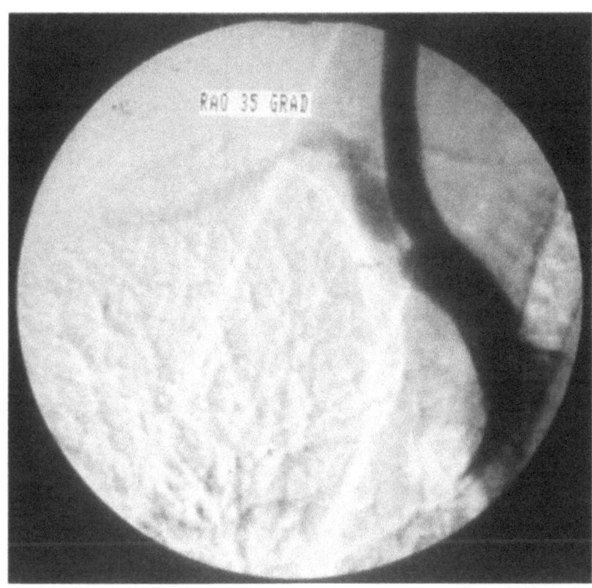

Abb. 21.29. Abgangsstenose der A. subclavia rechts, die nur in Schrägprojektion darstellbar ist

lokalisiert sein (Abb. 21.28a,b). Nur in diesen Fällen ist ein Subclavian-steal-Effekt bzw. -Syndrom zu erwarten und nachzuweisen. Bei Stenosen distal des Abgangs der A. vertebralis besteht eine ausschließliche Durchblutungsstörung der oberen Extremität. Die armbezogene Symptomatik ist die gleiche, jedoch ohne die Hinweise auf ein vertebrobasiläres Geschehen. Die Therapie kann ebenfalls in einer Angioplastie oder gefäßchirurgischen Rekonstruktion bestehen, insbesondere dann, wenn diese Stenose als Emboliequelle objektiviert werden konnte.

Die isolierte Stenose der A. subclavia rechts (Abb. 21.29) ist wesentlich seltener. Bei dieser ist es von Vorteil, primär den transbrachialen Zugang zur Ballondilatation zu wählen, da eine geringere Manipulation im gleichseitigen Karotiskreislauf erforderlich ist.

Bei Stenosen der A. anonyma (Abb. 21.30) kann sowohl der transbrachiale als auch der transfemorale Weg gewählt werden. Es ist durchaus sinnvoll, vor und nach diesen Behandlungsabläufen die direkte Druckregistrierung vorzunehmen. Eine Notwendigkeit besteht jedoch nicht, da durch die Kontrolle des Blutdrucks am Arm auch in der nachfolgenden Beobachtung des Patienten ein guter, nichtinvasiver Parameter zur Verlaufskontrolle im Blutdruck existiert.

Im Gegensatz zu anderen arteriellen Abschnitten, zeigen Langzeitnachuntersuchungen [70, 97] selten Rezidivstenosen mit erneuter klinischer Symptomatik (in 3 – 8%). Eine Redilatation ist durchaus möglich. Bestehen ausgedehnte klinische Symptome und die Redilatation gelingt aus unterschiedlichen Gründen (z.B. fehlender Passagemöglichkeit) nicht, so ist die gefäßchirurugische Behandlung, zumeist durch Anlage eines Karotidosubklavialen Bypass, möglich [158]. Dieser Bypass zwischen der A. carotis communis der gleichen Seite und der A. subclavia distal des Ursprungs der A. vertebralis ist jedoch nur indiziert, wenn keine Stenose am Zustrom zur A. carotis communis besteht, da sonst mit einem Karotisanzapfsyndrom als Komplikation gerechnet werden muß. Auch in diesen Fällen ist ein kombiniertes Vorgehen denkbar und möglich.

21.9.4 Aortenbogensyndrom

Unter dieser Bezeichnung werden alle Durchblutungsstörungen der oberen Körperhälfte (zerebral und obere Extremitäten) mit Obliterationen an den aus dem Aortenbogen abgehenden Gefäßen zusammengefaßt. Das komplette Aortenbogensyndrom ist nur mit dem Leben vereinbar, wenn sich die Stenosen langsam entwickeln und Zeit für die Ausbildung eines Kollateralkreislaufs aus allen von der A. subclavia ausgehenden, zerebral gerichteten Halsarterien mit Anschluß an die A. carotis und A. vertebralis distal der Aortenbogenobliterationen gewonnen werden kann. Die primäre Beschreibung von Aortenbogenobliterationen als Ursache für Durchblutungsstörungen des Auges gab Takayasu [144]. Er beschrieb Embolien am Augenhintergrund und fand als Ursache Gefäßobliterationen entzündlicher Genese (zumeist Tbc). Dabei handelt es sich vorwiegend um Frauen jüngeren Alters. Im Angiogramm findet man oft spitz zulaufende Obliterationen mit direktem Kollateralweg zu A. vertebralis und A. carotis externa, ausgehend von den Aa. intercostales, Aa. epigastricae inferiores, zur A. thoracica interna und A. subclavia. Die Kollateralzirkulation angiographisch zu dokumentieren erfordert nicht nur eine Kontrastmittelinjektion in die Aorta ascendens, sondern darüber hinaus eine Kontrastmittelinjektion in Höhe der A. thoracalis descendens, da nur über diese eine bessere Kontrastierung der Spenderarterien möglich wird.

Das Aortenbogensyndrom arteriosklerotischer Genese zeigt unterschiedliche Formen mit Verschlüssen und Stenosen nebeneinander an den 3. großen abgehenden supraaortischen Arterien, mit variierender klinischer Symptomatik und variablem angiologischen Befund. Im wesentlichen ist letzterer charakterisiert durch beidseits fehlende

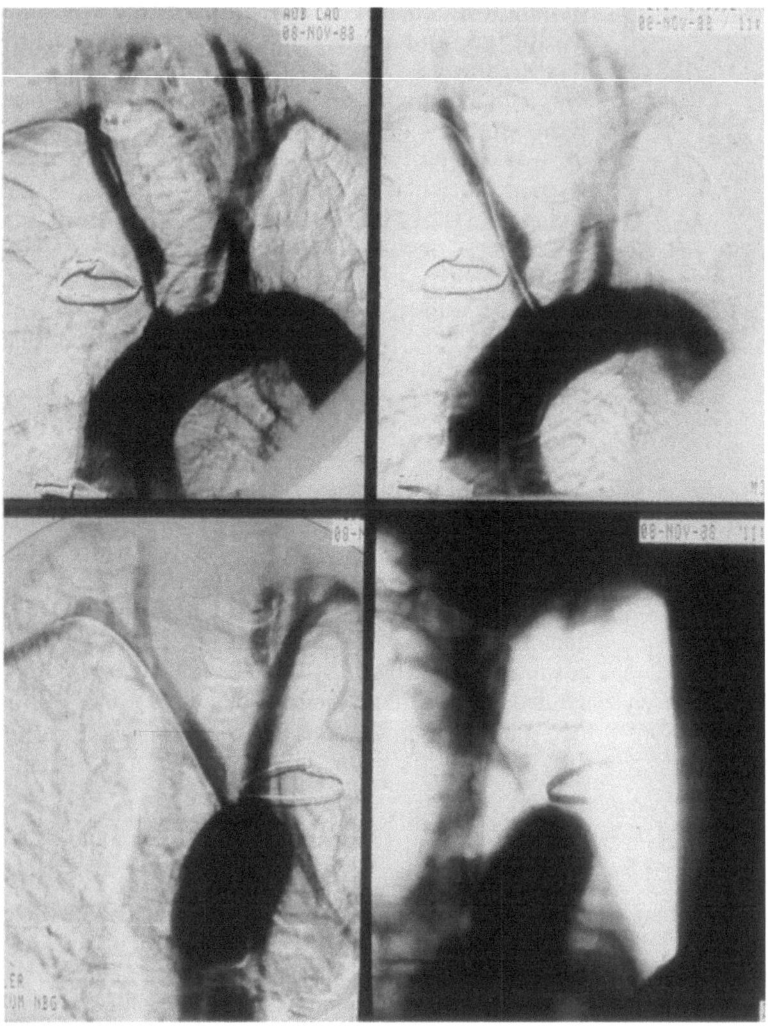

Abb. 21.30. Aortenbogenangiographie mit Stenose des Truncus brachiocephalicus bei Zustand nach aorto-coronarer Bypass-Operation. Aufnahmen vor und nach partiell erfolgreicher PTA der A. anonyma

Pulse an den oberen Extremitäten („pulseless disease"). Die Blutdruckwerte sind an den Armen deutlich niedriger als im Bereich der unteren Extremitäten. Über dem Bereich von Stenosen sind Strömungsgeräusche nachweisbar. Fortgeleitete Strömungsgeräusche sind ebenfalls über den Halsarterien und auch über dem Augapfel zu auskultieren. Sowohl beim kompletten als auch inkompletten Aortenbogensyndrom kombinieren sich die klinischen Symptome der Karotisinsuffizienz mit denjenigen der Vertebrobasilarisinsuffizienz. Für die Beurteilung der zerebralen Kompensation sind neben den bildgebenden Verfahren auch funktionelle Untersuchungen mit nuklearmedizinischen Methoden wie SPECT und PET einsetzbar.

21.9.5 Andere Ursachen der Vertebralisinsuffizienz

Die transitorischen Zirkulationsstörungen der Vertebralarterien lassen sich nicht von denjenigen trennen, die ihre Ursache in Obliterationen im Bereich der A. subclavia, A. anonyma oder A. basilaris haben. Die unterschiedlichen Ursachen der vertebrobasilären Insuffizienz hat Herrschaft [60] aufgrund einer Literaturanalyse zusammengestellt.

Ursachen der vertebrobasilaren Insuffizienz nach Häufigkeit (Nach Herrschaft 1970 [60])

- Vertebralisabgangsstenosen
- Nichtossäre Kompression
- Ossäre Vertebraliseinengung
- Subklaviastenose
- Knick- und Schleifenbildung der A. vertebralis

Einseitige A- und Hypoplasie der A. vertebralis
Ossäre Vertebraliseinengungen im atlantookzipitalbereich
Einseitiger Vertebralisverschluß

Demzufolge stellen die arteriosklerotischen Stenosen der A. vertebralis (Abb. 21.31) die häufigste Ursache dar. Diese führt in der Regel nur zu einer klinischen Symptomatik, wenn eine Aplasie oder Hypoplasie der A. vertebralis der Gegenseite vorliegt oder beidseits Abgangsstenosen bestehen bzw. weitere Obliterationen im Zustrom zur A. basilaris existieren. Da es sich bei der Arteriosklerose um eine generalisierte Erkrankung handelt, wird die Abgangsstenose der A. vertebralis häufig in Kombination mit Obliterationen an den anderen extra- und/oder intrakraniellen Hirnarterien gefunden. Weitere wichtige Ursachen sind die mechanische Kompression durch Muskeln, Sehnen oder Narben, umschriebene Lumeneinengungen durch den von Halswirbelkörpen ausgehenden Spondylophyten im Verlauf des zervikalen Vertebralkanals, Skelettfehlbildungen oder degenerative Veränderungen im atlantookzipitalen Übergangsbereich. Typisch für die klinische Symptomatik bei vertebrobasilärer Insuffizienz ist ihr flüchtiges Auftreten mit wechselnden Symptomen. Insbesondere kann die zerebrale Durchblutung der Vertebralarterien stärker reduziert werden und Symptome bei Kopf-Hals-Drehungen herbeiführen. Bei Kopfdrehung kann eine Einengung der gegenseitigen A. vertebralis verstärkt werden, und nur bei ausgeprägten Spondylosen kommt es zur Verstärkung der Lumeneinengung auf der gleichen Seite [60]. Die subjektiven Beschwerden bei Patienten mit vertebrobasilärer Insuffizienz, wie sie eine Literaturzusammenstellung von 401 Patienten [60] wiedergegeben hat, sind in Tabelle 21.10 und die objektive erhobenen Befunde in Tabelle 21.11 zu finden.

Diese Zusammenstellung beruht auf einer Analyse von Patienten, die alle eine 4-Gefäße-Angiographie hatten oder bei denen durch die operative Beseitigung des Strombahnhindernisses mit nachfolgender Symptomfreiheit der Zusammenhang wahrscheinlich gemacht werden konnte.

Wie schwierig die klinische Diagnose ist, geht aus der Tatsache hervor, daß 73% über Schwindel klagten, 39% über Kopfschmerzen, 38% über Sehstörungen, und weniger als 27% hatten die für den vertebrobasilären Kreislauf typischen Symptome wie Ohrgeräusche, Gleichgewichtsstörungen bzw. Hörminderung. Bei den Kopfschmerzen als zweithäufigstem Symptom wird besonders anfallsartiger Hinterkopf-Nacken-Schmerz angegeben. Die Analyse der objektiven Befunde zeigt

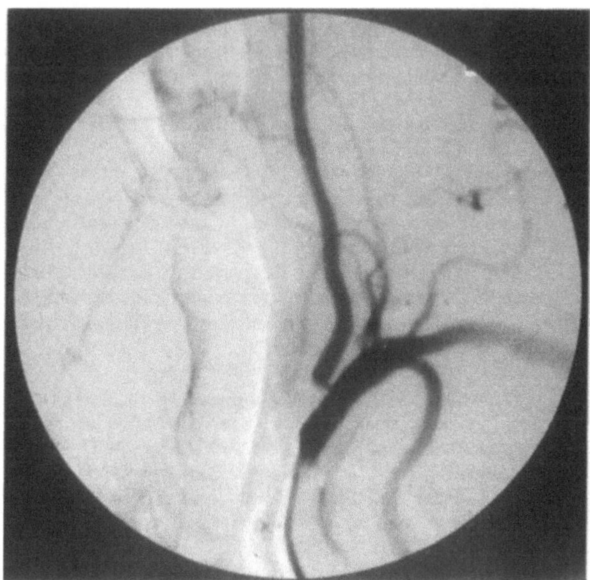

Abb. 21.31. Abgangsstenose der A. vertebralis links (selektive Angiographie von der A. subclavia aus)

Tabelle 21.10. Subjektive Beschwerden bei 401 Patienten mit vertebrobasilarer Insuffizienz. (Nach Herrschaft 1970 [60])

Symptom[a]	Anzahl [n]	[%]
Schwindel	297	73
Kopfschmerz	157	39
Sehstörungen	152	38
Ohrgeräusche	109	27
Bewußtseinsstörungen	92	23
Gleichgewichtsstörungen	67	17
Hörminderung	56	14

[a]Beim Patienten können mehrere Symptome gleichzeitig auftreten

Tabelle 21.11. Objective Befunde bei 194 Patienten mit vertebrobasilarer Insuffizienz. (Nach Herrschaft 1970 [60])

Befund	Anzahl [n]	[%]
Nystagmus	104	54
Zerebellare Ataxie	52	26
EEG-Veränderungen	42	22
„Drop attacks"	35	18
Augenmuskellähmungen	33	17
Pyramidenbahnzeichen	25	13
Taubheit einer Gesichtshälfte oder einer Extremität	23	12
Hörminderung	20	10
Gesichtsfeldausfälle	20	10
Dysarthrische Sprachstörungen	17	9
Vestibularisstörungen	12	6

am häufigsten den Nystagmus, und in 18% der Fälle wurden „drop attacks“ beobachtet.

Auf dem Boden stenosierender Veränderungen im Verlauf der A. vertebralis können sich thrombotische Verschlüsse entwickeln, die schließlich zum Verschluß der A. cerebelli inferior posterior führen und damit die Symptome der akuten Thrombose im Vertebrobasilariskreislauf mit all ihren Problemen mit sich bringen.

Die Sekundärprävention durch Einnahme von Aggregationshemmern [16, 35, 2] dürfte hier von größerer Bedeutung sein als die in Einzelfällen einsetzbare Gefäßchirurgie [158] oder Angioplastie der Vertebralisabgangsstenose [17, 74, 96, 97, 108]. Sicher ist die Weiterentwicklung der koronaren Angioplastie [52] die Grundlage auch für perkutane Möglichkeiten der Intervention an den hirnversorgenden Arterien, auch wenn die Ergebnisse distal der Abgangsstenose der A. vertebralis, wie z.B. beim Versuch der Dilatation der A. basilaris [143], noch wenig ermutigend sind. Besonders im Rahmen der zerebrobasilären Rekanalisationsverfahren ist engste Kooperation mit Intensivstation und Überwachung, ggf. sogar unter EEG-Kontrolle, verbunden.

21.10 Interdisziplinäre Kooperation

Die vorliegende Darstellung der zerebrovaskulären Durchblutungsstörungen aus radiologischer Sicht erfordert den Hinweis auf die Standardwerke der Neuroradiologie, mit denen sowohl hinsichtlich der Techniken der superselektiven Hirnangiographie wie der Befundinterpretation als auch der Möglichkeiten der interventionellen Therapie derjenige seine Kenntnisse vertiefen muß, der damit täglich unmittelbar konfrontiert sein wird.

Die vorliegende Darstellung will allen Radiologen und nichtradiologischen Ärzten eine Übersicht geben, unter den veränderten Bedingungen und Möglichkeiten der nichtinvasiven Diagnostik mit Duplexsonographie auf der einen, Spiral-CT und MRT (MR-Angiographie) auf der anderen Seite. Dadurch ist eine neue Gewichtung der Angiographie entstanden.

Sowohl für den Radiologen als auch den Arzt, der den Patienten primär betreut, ist daher die gegenseitige Konsultation verschiedener Spezialärzte im Interesse des Patienten immer wieder neu notwendig, da die technischen Möglichkeiten der Diagnostik und die therapeutischen Ansätze einem raschen Wandel unterworfen sind. Es besteht kein Zweifel, daß erst eine enge Kooperation zwischen Neuroradiologen und Chirurgen die heute möglichen endoluminalen therapeutischen Ansätze auszuschöpfen vermag und daß die Beschleunigung der Patientenzuweisung zu Schlaganfallzentren – „stroke units“ – eine Kooperation zwischen Hausarzt oder Notarzt und Neurologen in stärkerem Maße als bisher erfordert. Die Radiologie hat hier einen wichtigen prätherapeutischen Beitrag zu leisten, auf den sie selbst und andere Spezialisten im Interesse der Patienten nicht verzichten sollten.

Literatur

1. Abrams H (ed) (1983) Angiography, 3rd edn, vol III. Little, Brown, Boston
2. Alexander K, Cachovan M (1993) Arteriosclerosis obliterans: zerebral, viszeral, peripher. In: Alexander K (Hrsg) Gefäßkrankheiten. Urban & Schwarzenberg, Berlin, S 485–502
3. Allenberg JR, Lehnert T (1993) Die asymptomatische Carotisstenose: Besteht eine Indikation zur Operation? Chirurg 64:252–258
4. Anson BJ (1963) Atlas of human anatomy. Saunders, Philadelphia
5. Arlart JP, Bongartz GM, Marchal G (1996) Magnetic resonance angiography. Springer, Berlin Heidelberg New York Tokyo
6. Ashby M, Oakley N, Lorentz J, Scolt D (1963) Recurrent transient monocular blindness. Br Med J 2:894
7. Awad D, Modic M, Little JR, Furlan AJ, Weinstein MT (1986) Focal parenchymal lesions in transient ischemic attacks: correlation of computed tomography and magnetic resonance imaging. Stroke 17:399–403
8. Bachman DM, Kim RM (1980) Transluminal dilatation of subclavian steal syndrome. AJR 136:995–996
9. Baker RA, Rumbaugh CL, Kido DK (1983) Pathology of cerebral vessels. In: Abrams H (ed) Angiography, 3rd edn, vol I. Little Brown, Boston pp 271–314
10. Barnett HJM, Haines SJ (1993) Carotid endarterectomy for asymptomatic carotid stenosis. N Engl J Med 328:276–279
11. Barnett HJM, Barnes RW, Clagett GW et al (1992) Symptomatic carotid artery stenosis: a solvable problem. North Amerian symptomatic carotid endarterectomy trial. Stroke 23:1048–1053
12. Belán A, Kocandrle V, Pospichal J, Beránek (1968) Die Wahl der geeignetsten Untersuchungsmethode bei hirnversorgenden extrakraniellen Gefäßabschnitten. Fortschr Röntgenstr 109:335
13. Belán A, Vesela M, Weiss K, Peregrin JH (1982) Percutaneous transluminal angioplasty of fibromuscular dysplasia of the internal carotid artery. Cardiovasc Intervent Radiol 5:79–81
14. Bhaisdell WF, Claus RH, Galbraith HG, Imparato AM, Wylie EJ (1969) Joint study of extracranial arterial occlusions, IV. A review of surgical considerations. JAMA 209:1889
15. Bollinger A (1979) Funktionelle Angiologie. Thieme, Stuttgart
16. Bronner LL, Kanter DS, Manson JE (1995) Primary prevention of stroke. N Engl J Med 333:1392–1400

17. Brückmann H, Ringelstein EB, Buchner H, Zeumer H (1986) Percutaneous angioplasty of the vertebral artery. A therapeutic alternative to operative reconstruction of proximal vertebral artery stenoses. J Neurol 233:336–339
18. Büdingen MJ, von Reutern GM, Freund HJ (1976) Die Differenzierung der Halsgefäße mit der direktionalen Doppler-Sonographie. Arch Psychiatr Nervenheilkd 22:177–190
19. Büdingen MJ, von Reutern GM, Freund HJ (1982) Doppler-Sonographie der extrakraniellen Hirnarterien. Thieme, Stuttgart
20. Budmiger H, Bolliger A (1988) Die Dissektion der A. carotis interna – ein oft verkanntes Krankheitsbild? Kasuistik und Literaturübersicht. Vasa 17:219–224
21. Bürger K, Hübner R, Romaniuk PA, Janisch K, Münchow R (1970) Extreme Schlingenbildung, das sogenannte „kinking“ der A. carotis interna Zentrabl Chir 95:1437
22. Carstensen G, Balzer K (1986) Die asymptomatische Carotisstenose. Wann soll – wann muß man – wann soll man nicht operieren? Langenbecks Arch Chir 369:97–103
23. Cormick WF (1966) Report on the cooperative study on intracranial aneurysms: the pathology of vascular arteriovenous malformations. J Neurosurg 24:807–816
24. Crawford ES, De Bakey ME (1963) Surgical treatment of stroke by arterial reconstructive operation. Clin Neurosurg 9:150
25. Culicchia F, Mohr JP (1987) Morbidity and mortality of stroke. In: Moore WS (ed) Surgery for cerebrovascular disease. Churchill Livingstone, New York Edinburgh London Melbourne, pp 33–39
26. De Bakey ME, Crawford ES, Fields WS (1959) Surgical treatment of lesions producing arterial insufficiency of the internal carotid, common carotid, vertebral, innominate and subclavian arteries. Ann Intern Med 51:436
27. Decker K (1969) Complications in cerebral angiography – a review following 24000 examinations. Zentralbl Neurochir 30:299
28. Dembski JC (1974) Detailangiographische Studien mit und ohne Vergrößerungstechnik an Carotisstenosen Vasa 3:277–286
29. Dizinger HG, Ringelstein EB (1985) Die Diagnostik des Schlaganfalls bei jungen Erwachsenen. Dtsch Med Wochenschr 110:1759–1765
30. Djindjian R, Merland JJ (1982) Superselective arteriography of the external carotid artery. Springer, Heidelberg Berlin New York
31. Djindjian R, Théron J, Merland JJ (1975) Embolisation dans les malformations et tumeurs cervicothoraciques et rachidiennes. J Neurosurg 2:39–72
32. Dondelinger RP, Rossi P, Kurdziel JC, Wallace S (ed) Interventional radiology. Thieme, Stuttgart New York
33. Dorros G (1996) Percutaneous transluminal carotid PTA. Vortrag anläßlich des Eighths Annual Symposium „Transcatheter Cardiovascular Therapeutics“, Washington, 28. Feb.–3 März
34. Dotter CT, Judkins MP (1964) Transluminal treatment of arteriosclerotic obstruction: description of a new technique. Circulation 30:654–670
35. Dyken ML, Barnett HJM, Easton JD, Fields WS et al (1992) Low-dose aspirin and stroke. Stroke 23:1395–1399
36. Earnest F, Forbes G, Sandok B, Piepgras D, Faust R, Ilstrup D, Arndt J (1984) Complications of cerebral angiography: prospective assessment of risk. AJR 142:247–253
37. Easton JD (1992) Antiplatelet therapy for the prevention of ischemic stroke. Cerebrovasc Dis 2 (suppl 1):6–13
38. EC/IC Bypass Study Group (1985) Failure of extracranial – intracranial bypass to reduce the risk of ischemic stroke. N Engl J Med 313:1191–1200
39. Edelman RR, Chien D, Atkinson DJ et al (1991) Fast time-of-flight magnetic resonance angiography with improved background suppression. Radiology 179:867–870
40. Edwards JH, Kricheff JL, Riles T, Imparato A (1967) Angiographically undetected ulceration of the carotid bifurcation as a cause of embolic stroke. Radiology 132:284
41. Ehrenfeld WK, Wylie EJ (1974) Fibromuscular dysplasia of the internal carotid arteries. Arch Surg 109:676
42. Faurel J, Caron JP (1965) Klinische und anatomische Formen der Karotisstenosen. In: Gänshirt W (Hrsg) Die chirurgische Behandlung der Carotis- und Vertebralisinsuffizienz. Thieme, Stuttgart
43. Fields WS, Maslenikov V, Meyer JS, Hass WK, Remington RD, Mac Donald M (1970) Joint study of extracranial arterial occlusion J A M A 211:1993
44. Flügel KA, Fuchs HH, Druschky KF (1977) Das „Locked-in“-Syndrom; Pseudokoma bei Basilaristhrombose. Dtsch Med Wochenschr 102:465
45. Freitag HJ, Zeumer H (1992) Lokale intraarterielle Fibrinolyse hirnversorgender Arterien. Haemostaseologie 12:133–138
46. Friedmann G, Bücheler E, Thurn P (1981) Ganzkörper-Computertomographie. Thieme, Stuttgart
47. Garrido E, Montoya J (1981) Transluminal dilatation of internal carotid artery in fibromuscular dysplasia: a preliminary report. Surg neurol 1:469–471
48. George B, Laurain C (1982) Vertebrobasilar ischemia. Its relation to stenosis and occlusion of the vertebral artery. Acta Neurochir 62:287–295
49. Giessler R, Mentes B, Zeitler E (1973) Die Kontrollangiographie nach Rekonstruktionen an den supraaortalen Arterien. Verh Dtsch Ges Kreisl Forschg 39:111
50. Gottstein U (1975) Zur Pathogenese und Therapie von Durchblutungsstörungen des Gehirns – und auch des Auges? Aus der Sicht des Kreislaufinternisten. Klin Monatsbl Augenheilkd 167:768
51. Greitz T, Lindgren E (1961) Cerebral vascular anatomy. In: Abrams HL (ed) Angiography, vol 1. Little, Brown, Boston pp 51–80
52. Grüntzig A (1976) Perkutane Dilatation von Koronarstenosen. Beschreibung eines neuen Kathetersystems. Klin Wochenschr 54:543–545
53. Günther RW, Thelen M (1988) Interventionelle Radiologie. Thieme, Stuttgart
54. Haas WK, Fields WS, North RR, Krischeff JJ et al (1968) Joint study of extracranial arterial occlusion. J Am Med Ass 203:961
55. Hacke W, Zeumer H, Ferbert A, Brückmann H, del Zoppo GJ (1988) Intra-arterial thrombolytic therapy improves outcome in patients with acute vertebrobasilar occlusive disease. Stroke 19:1216–1222
56. Hanafee W (1963) Axillary artery approach to carotid, vertebral, abdominal aorto and coronary angiography. Radiology 81:559

57. Hasso AN, Zinke DE, Thompson JR (1980) Fibromuscular dysplasia of the internal carotid artery: percutaneous angioplasty. AJNR 1:175–180
58. Hennerici M, Neuerburg-Heusler D (1988) Gefäßdiagnostik mit Ultraschall. Thieme, Stuttgart New York
59. Herrschaft H (1968) Zerebrale Durchblutungsstörungen bei extremer Schlingenbildung der A. carotis interna. Münch Med Wochenschr 110:2694–2697
60. Herrschaft H (1970) Die Zirkulationsstörungen der A. vertebralis. Arch Psychiatr Nervenkrankh 213:22–45
61. Heyman A, Leviton A, Milikan CH et al (1974) Transient focal cerebral ischemia: epidemiological and clinical aspects. Report of the Joint Committee for stroke facilities. Stroke 5:275
62. Hieshima GB, Higashida WA, Penski J et al (1986) Balloon embolization of a large distal artery aneurysm. J Neurosurg 65:413–416
63. Higashida RT, Halback VK, Hieshima GB (1991) Treatment of intracranial aneurysms by interventional neurovascular techniques. In: Kadir S (ed) Current practice of interventional radiology. Decker Philadelphia, pp 150–154
64. Hildebrandt R, Kaiser W, Kasprzak P, Zeitler E (1991) Magnet-Resonanz-Angiographie – die Gefäßdarstellung der Zukunft? In: Maurer PC, Dörrler J, Sommoggy JS von (Hrsg) Gefäßchirurgie im Fortschritt. Thieme, Stuttgart New York S 30–33
65. Hinck V, Judkins MP, Paxton HD (1967) Simplified selective femoro-cerebral angiography. An improved method. Radiology 89:1048
66. Houser WO, Hillier BL jr, Halley KE (1971) Cephalic arterial fibromuscular dysplasia. Radiology 101:605
67. Huber P (1979) Zerebrale Angiographie für Klinik und Praxis. Thieme, Stuttgart
68. Huk WJ, Gademann C, Friedman G (eds) (1990) MRI of central nervous system diseases. Springer, Berlin Heidelberg New York Tokyo
69. Isfort A (1967) Spontane Hirnblutungen. Schering, Berlin
70. Jianpin Q, Zeitler E (1991) Katheterdilatation der arteriellen Stenosen supraaortaler Gefäße und Spätergebnisse. Fortschr Röntgenstr 155:357–362
71. Josue A, Kier LE, Ostro WA (1972) Fibromuscular dysplasia involving the intracranical vessels. J Neurosurg 37:749
72. Kachel R (1993) Perkutane transluminale Angioplastie (PTA) der A. carotis. Wien Klin Wochenschr 105:187–193
73. Kachel R, Basche S (1991) Perkutane Transluminale Angioplastik (PTA) im supraaortischen Bereich – eigene Ergebnisse und internationaler Stand. In: Maurer PC, Dörrler J, Sommoggy JS von (Hrsg) Gefäßchirurgie im Fortschritt. Thieme, Stuttgart, S 242–248
74. Kachel R, Endert G, Basche S, Grossmann K, Glaser FH (1987) Percutaneous transluminal angioplasty (dilatation) of carotid, vertebral and innominate artery stenoses. Cardiovasc Intervent Radiol 10:142–146
75. Kadir S (1992) Angiographie – Normalbefunde und Varianten VCH, Weiheim
76. Kase CS, Wolf PhA, Adrienne Cupples L (1987) Relationship between transient ischemic attacks and stroke. In: Moore WS (ed) Surgery for cerebrovascular disease. Churchill Livingstone, New York Edinburgh London Melbourne, pp 25–33
77. Kautzky R, Zülch KJ, Wende S, Tänzer A (1976) Neuroradiologie auf neuropathologischer Grundlage. Springer, Berlin Heidelberg New York
78. Kerber LW, Cromwell CW, Leohdenol M (1980) Catheter dilatation of proximal stenosis during distal bifurcation endarterectomy. AJNR 1:348–349
79. Kieny R et al (1988) Les réstenoses carotidiennes après endarteriectomie. Dans: Kieffer E, Bousser MG (eds) Indications and résultats de la chirurgie carotidienne. AERCV, Paris, pp 77–100
80. King SP (1996) Angioplasty from bench to bedside to bench. Circulation 93:1621–1629
81. Kohlmeyer K (1969) Lokaldiagnose ischämischer Insulte anhand aphasischer und anderer neurophysiologischer Syndrome. Med Klinik 64:2079
82. Kohlmeyer K (1974) Schlaganfälle: Systematik, Diagnostik und Therapie. Med Welt 25:1847
83. Kriessmann A, Bolliger A, Keller H (Hrsg) (1989) Praxis der Doppler-Sonographie, 2. Aufl. Thieme, Stuttgart
84. Lalli AF (1980) Contrast media reaction: data analysis and hypothesis. Radiology 134:1–12
85. Lang J, Busse KA, Buschmann W, Linnert D (1979) Kopf, Teil B: Gehirn- und Augenschädel. In: Lanz T von, Wachsmuth W (Hrsg) Praktische Anatomie. Springer, Berlin Heidelberg New York
86. Lange S, Grumme T, Kluge W, Ringel K, Meese W (1988) Zerebrale und spinale Computertomographie. Schering, Berlin
87. Lasjaunias P, Berenstein A (1987) Surgical neuroangiography, vol. I–IV. Springer, Berlin Heidelberg New York Tokyo
88. Lindgren E (1954) Röntgenologie einschließlich Kontrastmethoden. In: Handbuch der Neurochirurgie, Band 2. Springer, Berlin Göttingen Heidelberg
89. Locksley HB (1966) Report on the cooperative study of intracranial aneurysms and subarachnoid hemorrhage, V. Natural history of subarachnoid hemorrhage, intracranical aneurysms and arterial venous malformations, based on 6368 cases in the cooperative study. J Neurosurg 25:319–321
90. Luzsa G (1972) Röntgenanatomie des Gefäßsystems. Barth, Frankfurt/Main
91. Manelfe C, Lasjaunias V, Halbach V, Mark AS (1990) Embolization techniques in the brain, head and neck and spinal cord. In: Dondelinger RF, Rossi P, Kurdziel JC, Wallace S (eds) Interventional radiology. Thieme, Stuttgart New York, pp 396–420
92. Marshall M (1991) Zuverlässigkeit und Probleme der dopplersonographischen Untersuchung bei der Beurteilung von Karotisstenosen. Perfusion 4:111–116
93. Martorell F, Fabre J (1944) El sindrome de obliteración de los troncos supraaorticos. Med Clin (Barcelona) 2:26
94. Masaryk AM, Ross JS, Dicello MC, Modic MT et al (1991) 3DFT MR angiography of the carotid bifurcation: potential and limitations as a screening examination. Radiology 179:797–804
95. Mathias K (1977) Ein neuartiges Katheter-System zur perkutanen transluminalen Angioplastie von Karotisstenosen. Fortschr Med 15:1007–1011
96. Mathias K (1981) Perkutane transluminale Katheterbehandlung supraaortaler Arterienobstruktionen. Angio 3:47–50
97. Mathias K (1988) Perkutane Rekanalisation der supraaortalen Arterien. In: Günther RW, Thelen M

(Hrsg) Interventionelle Radiologie. Thieme, Suttgart New York, S 73–87
98. Mathias K, Staiger J, Thron A, Spillner G, Heiss HW, Konrad-Graf S (1980) Perkutane Katheterangioplastik der Arteria subclavia. Dtsch Med Wochenschr 105:16–18
99. Mathias K, Mittermayer C, Essinger H, Neff W (1980) Perkutane Katheterdilatation von Karotisstenosen. Fortschr Röntgenstr 133:258–261
100. Mattle H, Wentz KU (1992) Selective magnetic resonance angiopgraphy of the head. Cardiovasc Intervent Radiol 15:65–70
101. Mattle H, Mummenthaler M (1989) Therapie und Prävention zerebrovaskulärer Erkrankungen. Schweiz Med Wochenschr 119:656–670
102. Merland JJ, Djindjian R (1975) Technique et résultats de l'embolisation des angiomes du territoire carotidien externe. J Neuroradiol 2:201–232
103. Meythaler H (1977) Augensymptomatik-Differentialdiagnose. In: Raithel D (Hrsg) Zerebrale Insuffizienz durch extrakranielle Gefäßverschlüsse. Straube, Erlangen, S 63–69
104. Mohr JP (1978) Transient ischemic attacks and the prevention of strokes. N Engl J Med 299:93
105. Mohr JP, Caplan LR, Melski JW et al (1978) The Harvard Cooperative Stroke Registry: a prospective registry of patients hospitalized with stroke. Neurology (Minneapolis) 28:754
106. Moore WS (ed) (1987) Surgery for cerebrovascular disease. Churchill Livingstone, New York Edinburgh London Melbourne
107. Motarjeme A, Keifer JW (1973) Carotid-cavernous sinus fistula as a commplication of carotid endarterectomy. Radiology 108:83–86
108. Motarjeme A, Keifer JW, Zuska AJ (1982) Percutaneous transluminal angioplasty of the brachioceephalic arteries. AJR 138:457–462
109. Myler RK, Stertzer SH (1993) Coronary and peripheral angioplasty: historic perspective. In: Topol EJ (ed) Textbook of interventional cardiology, 2nd edn. Saunders, Philadelphia, pp 171–185
110. Nadjmi M (1986) Digitale Subtraktions-Angiographie in der Neuroradiologie. Thieme, Stuttgart
111. Nadjmi M. Peipgras U, Vogelsang H (1981) Kraniale Computertomographie. Thieme, Stuttgart
112. Nemeth L (1965) Durch Cholesterin-Embolie der Netzhaut bewirkte temporäre Blindheit. Klin Monatsbl Augenheilkd 146:274
113. Neufang KF, Gross-Fengels RW, Dorlars D (1989) Verteilungsmuster atheromatöser Läsionen der Karotis-Strombahn – Bedeutung für die angiographische Strategie bei der zerebrovaskulären Insuffizienz. Vasa 18:304–311
114. Neugebauer J (1975) Die cerebrovasculäre Insuffizienz infolge extracranieller Arterienveränderungen. Volk und Gesundheit, Berlin
115. Oedmann P (1956) Thoracic aortography by means of a radiopaque polythene catheter inserted percutaneously. Acta Radiol 45:117
116. Olivercrona H (1977) Complications of cerebral angiography. Neuroradiology 14:175–181
117. Perlmutter D, Rhoton AL (1976) Microsurgical anatomy of the anterior cerebral – anterior communicating – recurrent artery complex. J Neurosurg 45:259–272
118. Peters PE, Zeilter E (1991) Röntgenkontrastmittel. Springer, Berlin Heidelberg New York Tokyo
119. Peters PE, Bongartz G, Drews C (1990) Magnetresonanzangiographie der hirnversorgenden Arterien. Fortschr Röntgenstr 152:528–533
120. Porstmann W, Wierny L, Münster W (1964) Die totale zerebrale Angiographie nach selektiver Katheterisierung der Hirnarterien. Fortschr Röntgenstr 101:47–54
121. Prati PD, Vanuzzo M, Casaroli AD et al (1992) Prevalence and determinants of carotid atherosclerosis in a general population. Stroke 23:1705–1711
122. Radner S (1951) Vertebral angiography by catherisation. A new method employed in 221 cases. Acta Radiol (Stockholm), Suppl 87
123. Raithel D (1993) Zum aktuellen Stand der Chirurgie arteriosklerotischer Verschlußprozesse an der extrakraniellen A. carotis. Vasomed 3:120–126
124. Raithel D (1996) Indikationen und Operationsverfahren bei der Karotisstenose. Chir Praxis 51:255–264
125. Raithel D, Noppeney Th, Schweiger H, Zeitler E (1984) Stellenwert der digitalen Angiographie in der Diagnostik der Karotis-Stenose. Tagungsband Deutsch-Jap Kongress für Angiologie, Heidelberg, 27–31.8.1984
126. Robb GP, Steinberg J (1939) Visualization of the chambers of the heart, pulmonary circulation and the great blood vessels in man. Am J Roentgenol 41:1–17
127. Roth FJ, Krings W, Cappius G (1986) Periphere und zerebrale Arteriographie bei der arteriellen Verschlußkrankheit. In: Simon JH, Schoop W (Hrsg) Diagnostik in der Kardiologie und Angiologie. Thieme, Stuttgart, S 391–442
128. Rothenberger K, Ring J (1979) Das Wiederholungsrisiko von Kontrastmittelreaktionen bei der Urographie. Fortschr Med 97:1429–1432
129. Roubin G (1996) Carotid stent supported angioplasty: the exciting field of neurovascular intervention. Lecture at the Eights Annual Symposium „Transcatheter Cardiovascular Therapeutics", Washington, Feb. 28–March 3, 1996
130. Ruggieri PM, Masaryk TJ, Ross JS et al (1992) Intracranial magnetic resonance angiography. Cardiovasc Intervent Radiol 15:71–81
131. Schechter MM, Chusid JG (1966) Chemodectomas of carotid bifurcation. Acta Radiol Diagn 5:488–508
132. Schild H (1994) Angiographie – angiographische Interventionen. Thieme, Stuttgart
133. Schuierer G, Huk WJ, Laub G (1992) Magnetic resonance angiography of intracranial aneurysms: comparison with intra-arterial digital subtraction angiography. Neuroradiology 35:50–54
134. Seldinger SJ (1953) Catheter replacement of the needle in percutaneous arteriography. Acta Radiol (Stockholm) 39:368–376
135. Serbinenko FA (1974) Balloon catheterization and occlusion of major cerebral vessels. J Neurosurg 41:125–145
136. Seyferth W, Dilbat G, Zeitler E (1983) Efficacy and safety of digital subtraction angiography with special reference to contrast agents. Cardiovasc Intervent Radiology 6:265–270
137. Shimizu K, Sand K (1951) Pulseless disease. J Neuropath Clin Neurol 1:37
138. Simon HJ, Schoop W (1988) Diagnostik in der Kardiologie und Angiologie. Thieme, Stuttgart
139. Speck U (1991) Kontrastmittel. Springer, Berlin Heidelberg New York Tokyo
140. Statistisches Jahrbuch 1995, Bundesrepublik Deutschland. Metzler/Poeschel, Bonn, S 438–441

141. Steinbrich W, Friedmann G (1990) Vascular diseases of the brain. In: Huk WJ, Gademann G, Friedmann G (eds) MRI of central nervous system diseases. Springer, Berlin Heidelberg New York Tokyo, S 307–323
142. Strandness DE, Sumner DS (1975) Hemodynamics for surgeons. Grune & Stratton, New York San Francisco
143. Sundt TM, Smith HC, Campbell JK et al (1980) Transluminal angioplasty for basilar artery stenosis. Mayo Clin Proc 55:673–680
144. Takayasu U (1908) A case with unusual changes of the central vessels in the retina. Acta Soc Ophthalmol Jap 12:554
145. Teitelbaum GP, Higashida RT (1994) Cerebrovascular angiography. In: Lanzer P, Rösch R (eds). Periinterventional evaluations. Springer, Berlin Heidelberg New York Tokyo, S 207–241
146. Théron J (1992) Angioplasty of brachiocephalic vessels. In: Vinuela F et al (ed) Interventional neuroradiology: endovascular therapy of the central nervous system. Raven, New York, pp 167–180
147. Théron J, Raymond J, Casasco A et al (1987) Percutaneous angioplasty of atherosclerotic and postsurgical stenosis of carotid arteries. AJNR 8:495–500
148. Théron J, Courtheoux P, Casasco A et al (1989) Local intraarterial fibrinolysis in the carotid territory. AJNR 10:753–757
149. Théron J, Courtheaux P et al (1990) New triple catheter system for carotid angioplasty with cerebral protection. AJNR 11:869–874
150. Thron A (1991) Zerebrale und spinale Angiographie. In: Peters PE, Zeitler E (Hrsg) Röntgenkontrastmittel. Springer, Berlin Heidelberg New York Tokyo, S 96–102
151. Tievsky AL, Druy EM, Mardiat JG (1983) Transluminal angioplasty in post-surgical stenosis of the extracranial carotid artery. AJNR 4:800–802
152. Valavanis A (1993) Interventional neuroradiology. Springer, Heidelberg Berlin New York Tokyo
153. Vitek JJ (1983) Percutaneous transluminal angioplasty of the external carotid artery. AJNR 4:796–799
154. Vitek JJ, Raymond BC et al (1984) Innominate artery angioplasty. AJNR 5:113–114
155. Vogel H (1986) Risiken der Röntgendiagnostik. Urban & Schwarzenberg, Berlin
156. Vogl TJ, Hoffmann Y, Muhler A, Felix R (1994) Kontrastmittelunterstützte MR-Angiographie. Radiologe 34:423–429
157. Vollmar J (1966) Die chirurgische Prophylaxe des Schlaganfalls. Fortschr Med 84:857
158. Vollmar J (1996) Rekonstruktive Chirurgie der Arterien 4. Aufl. Thieme, Stuttgart
159. Weibel J, Fields WS (1963) Direct percutaneous infraclavicular catheterization of the subclavian artery. J Neurosurg 20:233
160. Wende S, Schulze A (1961) Die zerebrale Angiographie und ihre Komplikationen. Fortschr Röntgenstr 94:494–505
161. Wende S, Zieler E, Nakayama N (1974) Cerebral magnification angiography. Springer, Berlin Heidelberg New York
162. Weyer KH van de, Buhl H (1964) Multiple Hirnaneurysmen. Fortschr Röntgenstr 100:119–123
163. Whisnant JP (1974) Epidemiology of stroke: emphasis on transient cerebral ischemic attacks and hypertension. Stroke 5:68
164. Whisnant JP (1976) A population study of stroke and TIA. In: Billingham FJ, Mawdsley C, Williams AE (eds) Stroke. Churchill Livingstone, Edinburgh, p 5
165. Wieck HH (1956) Zur Klinik der sogenannten symptomatischen Psychosen. Dtsch Med Wochenschr 81:1345–1349
166. Wieck HH, Grobe T (1977) Neuropsychiatrische Symptomatik. In: Raithel D (Hrsg) Zerebrale Insuffizienz durch extrakranielle Gefäßverschlüsse. perimed, Erlangen, S 47–61
167. Wolf P, Cupples LA (1987) Incidence and prevalence of transient ischemic attacks. In: Moore WS (ed) Surgery for cerebrovascular disease. Churchill Livingstone, New York Edinburgh London Melbourne, pp 15–24
168. Wolf PA (1990) an overview of the epidemiology of stroke. Stroke 21 (Suppl II), II-4-II-6
169. Wollschlaeger G, Wollschlaeger PB (1964) The primitive trigeminal artery as seen angiographically and at postmortem examination. Amer J Roentgenol 92:761–768
170. Wollschlaeger G, Wollschlaeger PB (1974) The circle of Willis. In: Newton TH, Pottgs PG (eds) Radiology of the skull and brain: Angiography, Vol. II. Mosby, St. Louis
171. Wylie EJ, Ehrenfeld WK (1970) Extracranial occlusive cerebrovascular disease. Diagnosis and management. Saunders, Philadelphia London Toronto
172. Yates PO (1968) Occlusive cerebrovascular disease. Prog Brain Res 30
173. Zaunbauer W (1976) Supraaortic branches and cerebral arteries In: Loose KE, van Dongen RJAM (eds) Atlas of angiography. Thieme, Stuttgart, pp 17–71
174. Zeitler E (1969) Die extrakranielle Gefäßuntersuchung bei cerebraler Mangeldurchblutung. Technik und Befunde. Radiologe 9:384
175. Zeitler E (1972) Chronische supraaortale Stenosen und Verschlüsse. Angiographische Diagnostik. Thoraxchirurgie 20:374–382
176. Zeitler E (1987) DSA unter stationären und ambulanten Bedingungen. In: Gockel HP (Hrsg) Jahrbuch der Radiologie. Regensberg & Biermann, Münster, S 27–47
177. Zeitler E (im Druck) Kontrastmittel in der bildgebenden Diagnostik. In: Müller-Oerlinghausen, Lasek R, Düppenbecker H, Munter KH (Hrsg) Unerwünschte Arzneimittelwirkungen. Fischer, Stuttgart
178. Zeitler E, Holik B (1977) Angiographische Diagnostik. In: Raithel D (Hrsg) Zerebrale Insuffizienz durch extrakranielle Gefäßverschlüsse. Straube, Erlangen, S 83–137
179. Zeitler E, Berger G, Schmitt-Rüth R (1984) Perkutane transluminale Angioplastie der supraaortischen Arterien. In: Frommhold W, Gerhardt P (Hrsg) Klinisch-radiologisches Seminar. Degenerative arterielle Gefäßerkrankungen. Thieme, Stuttgart New York, S 100–109
180. Zeitler E, Seyfarth W, Richter EI, Ritter W, Leonhardi J (1988) The value of angiography in cerebrovascular disease. Thorac Cardiovasc Surg 37:259–263
181. Zeumer H (1988) Lokale Fibrinolyse der intrakraniellen Gefäße. In: Günther RW, Thelen M (Hrsg) Interventionelle Radiologie. Thieme, Stuttgart, S 87–92
182. Zeumer H, Kühne D (1988) Embolisation im Kopf-Hals- und ZNS-Bereich. In: Güther RW, Thelen M (Hrsg) Interventionelle Radiologie. Thieme, Stuttgart, S 153–162
183. Ziedses des Plantes BG (1961) Subtraction. Thieme, Stuttgart

22 Operative Therapie bei zerebralen arteriellen Durchblutungsstörungen

D. RAITHEL

INHALT

Weit über 100 000 Karotisrekonstruktionen werden jährlich allein in den USA durchgeführt, und auch in Deutschland gehört die Karotisendarteriektomie bald zu dem am häufigsten durchgeführten gefäßchirurgischen Eingriff. Diese Zunahme ist zurückzuführen auf die Perfektionierung nichtinvasiver diagnostischer Maßnahmen, wie Sonographie, B-Scan oder digitale Subtraktionsangiographie (DSA). Eine Standardisierung der Operationstechnik sowie die verbesserte peri- und postoperative Überwachung haben zu einer signifikanten Reduzierung von Morbidität und Mortalität nach Karotisendarteriektomie geführt, wobei in gefäßchirurgischen Abteilungen das perioperative Risiko nicht höher als 1 bis 2% einzuschätzen ist.

Entscheidende Voraussetzung für den Erfolg einer Karotisoperation ist aber nicht nur eine sorgfältige Patientenselektion, sondern vor allen Dingen eine enge Kooperation zwischen Internisten, Neurologen, Radiologen und Gefäßchirurgen.

Priorität hat bei Verschlußprozessen der supraaortalen Strombahn die Rekonstruktion der A. carotis. Von gefäßchirurgischer Seite aus wird die Indikation zur Rekonstruktion der A. subclavia, dem Truncus brachiocephalicus und der A. vertebralis sehr eng gestellt.

22.1 Indikation zur Operation

Auch bei multilokulären Obliterationen der supraaortalen Äste hat die Beseitigung einer hämodynamisch wirksamen oder embolisierenden Karotisstenose vor der Rekonstruktion der A. subclavia und der A. vertebralis Vorrang. Die einzige Ausnahme ist der Verschluß des Truncus brachiocephalicus, welcher vor Korrektur einer Karotisstenose saniert werden sollte (Dilatation oder Rekonstruktion). Werden die Patienten nach Korrektur einer Karotisstenose nicht beschwerdefrei und handelt es sich um eine Subklaviastenose mit einem Subclavian-steal-Phänomen, dann ist die Indikation zur PTA dieses Verschlußprozesses oder zur Rekonstruktion gegeben.

Isolierte Vertebralisläsionen sind nicht operationswürdig, da bei freier A. carotis diese Läsionen meist gut kompensiert werden. Hier empfehlen wir allenfalls bei isolierten Vertebralisläsionen mit entsprechender Symptomatik eine PTA. Nur wenn diese nicht gelingt, käme eine Reimplantation bzw. Erweiterungsplastik im Vertebralisabgangsbereich in Frage.

Die Indikation zur Operation an der A. carotis orientiert sich einerseits am Stadium der Karotisinsuffizienz und andererseits am morphologischen Substrat. Es besteht die Indikation zur Rekonstruktion nicht nur bei einer hämodynamisch wirksamen Stenose, sondern auch bei ulzerösen Karotisplaques, aus denen es zu einer zerebralen oder retinalen Mikroembolisation kommen kann. Hier ist bei entsprechender Symptomatik auch die Indikation zum operativen Vorgehen gegeben, wenn es sich um einen Stenosegrad von unter 50% handelt. Bei glattbegrenzten Stenosen besteht die Indikation zum operativen Vorgehen nur, wenn diese hämodynamisch wirksam sind.

Die Indikation zur Operation orientiert sich aber nicht nur am Grad der Stenose, sondern auch am Stadium der Karotisinsuffizienz [2]. Wir orientieren uns dabei an der Vierstadieneinteilung nach Vollmar, wobei die Operation im Stadium II (transitorisch-ischämische Attacke) Priorität hat [6]. Im Stadium I (asymptomatische Stenose) operieren wir nur bei kontralateralem Internaverschluß, bei filiformer Stenose oder bei einer Stenose mit schweren ulzerösen Veränderungen, insbesondere wenn sich im CT ein positiver Herdbefund zeigt (in unserem Krankengut in 13,4% der Fälle). Im Stadium des frischen apoplektischen Insultes (Stadium III) sind wir mit der Indikation zur Operation äußerst zurückhaltend. Die Indikation zur Operation ist praktisch nur gegeben, wenn der Patient in der postoperativen Phase nach Karotisrekonstruktion ein akutes Defizit aufgrund eines technischen Fehlers entwickelt [3]. Dies wird dann sofort korrigiert. Ansonsten ist die Zeitgrenze meist überschritten, da bereits ischämische Läsionen bestehen, so daß wir mit der Operation zu spät kommen.

Im Stadium IV (abgelaufener Insult) operieren wir nur, wenn sich die Paresen weitgehend zurückgebildet haben und im Intervall von 4 bis 8 Wochen nach dem Insult. Ausgedehnte Abraumbezirke in CT oder eine persistierende schwere Hemiparese bedeuten eine absolute Kontraindikation zur Operation.

Nach einem Schlaganfall wird etwa 4 bis 6 Wochen mit einer Operation gewartet – in jedem Fall ist aber vor der Operation ein Kontroll-CT anzufertigen.

Findet sich eine hochgradige Stenose im Sinne einer filiformen Stenose oder eines subtotalen Internaverschlusses, dann sollte bereits nach etwa 3 Wochen das CT wiederholt werden. Ist der ischämische Bezirk weitgehend abgeheilt und findet sich im Angio-CT keine Kontrastmittelanreicherung, dann kann bereits nach einem kürzeren Intervall dem Schlaganfall die Karotisstenose saniert werden.

Doppelseitige Verschlußprozesse werden – je nach Stenosegrad – im Intervall von etwa 2 bis 6 Wochen operiert.

22.2 Operationstechnik

22.2.1 A. carotis

Wir bevorzugen die Operation in Vollnarkose, da wir glauben, daß die Allgemeinnarkose die beste Hirnprotektion darstellt [3–5]. Zur Zeit bevorzugen wir die sog. Eversionsendarteriektomie, bei der die A. carotis interna aus der A. carotis communis abgetrennt wird [5, 6]. Nach Eversionsendarteriektomie der A. carotis interna und konventioneller Ausschälplastik der A. carotis communis und externa wird die ACI in die ACC reimplantiert (Abb. 22.1–22.3).

Bei der bisherigen Technik wurde die A. communis eröffnet mit Verlängerung in die A. carotis interna. Der Plaque wurde ausgeschält und das Gefäß selbst mit direkter Naht oder einer Streifenplastik (Dacron/Vene) im Sinne einer Erweiterungsplastik verschlossen [1, 4] (Abb. 22.4 und 22.5).

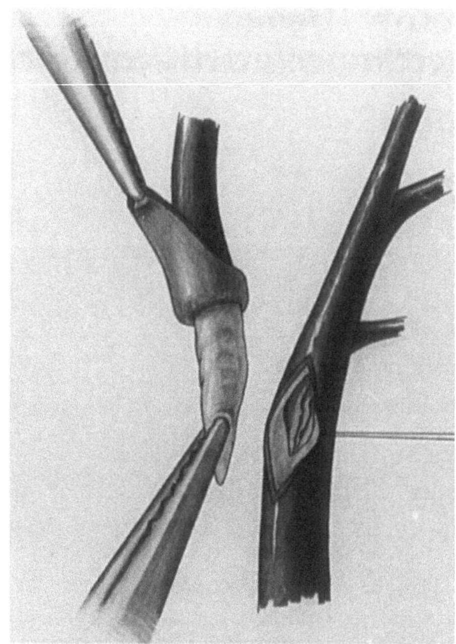

Abb. 22.1. Ausschälung des Intimazylinders im Sinne einer Eversionsendarteriektomie

Bei den sog. Knickstenosen wird nach der oben geschilderten Methode die elongierte und abgeknickte A. carotis interna gekürzt. Hierzu eignet sich besonders die von uns geübte Methode der Eversionsendarteriektomie.

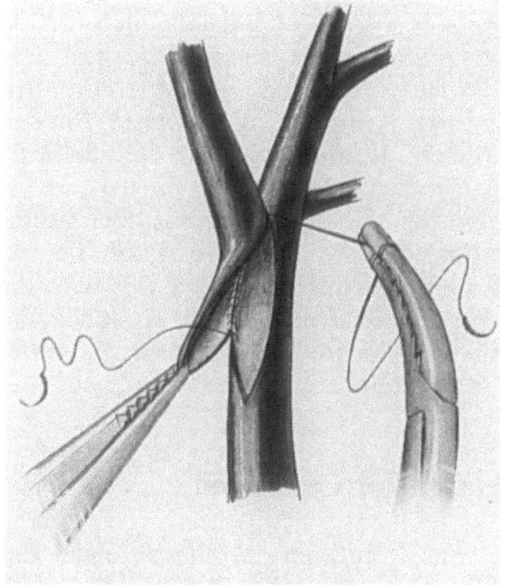

Abb. 22.2. Reimplantation der ACI in die A. carotis communis

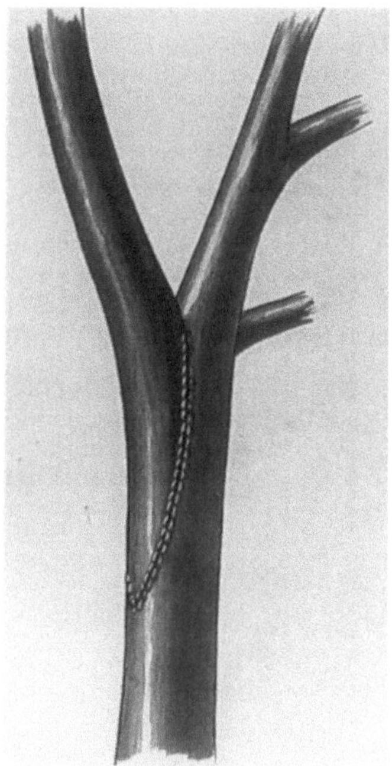

Abb. 22.3. Die Reimplantation der ACI in die ACC eignet sich besonders für Knickstenosen

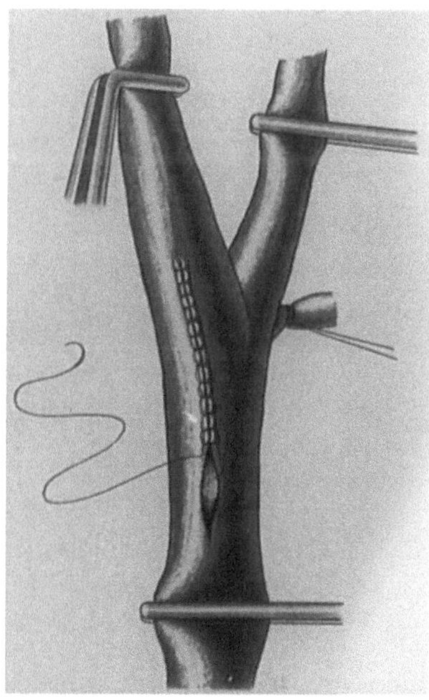

Abb. 22.4. Direktverschluß der A. carotis nach Endarteriektomie

22.2.2 A. subclavia/Truncus brachiocephalicus

Falls eine Ballondilatation der A. subclavia oder des Truncus brachiocephalicus technisch nicht

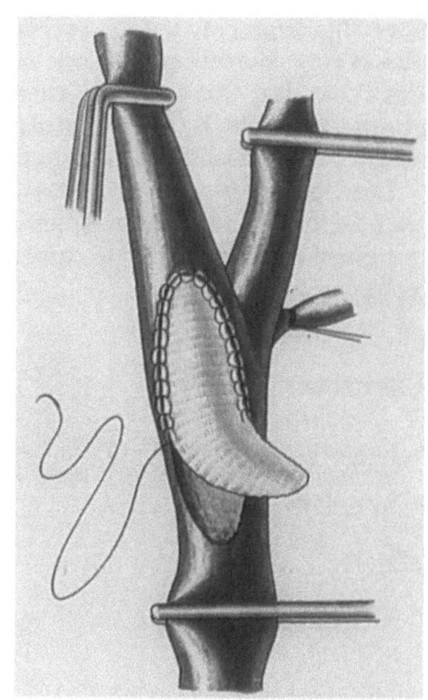

Abb. 22.5. Verschluß der A. carotis mit einer Streifenplastik aus Dacron im Sinne einer Erweiterungsplastik nach Endarteriektomie der Karotisgabel

möglich ist, empfehlen wir bei Verschlüssen des Truncus brachiocephalicus die Korrektur durch Prothesenumleitung in aortokarotidaler Position oder subklaviosubklavialer Position mittels einer 8 mm Dacron- oder PTFE-Prothese.

Bei Verschlußprozessen der A. subclavia wird eine Prothese im Sinne einer extraanatomischen Umleitung in karotidosubklavialer Position implantiert (8 mm DACRON oder PTFE). Des weiteren besteht die Möglichkeit der Reimplantation der A. subclavia in die ipsilaterale A. carotis communis im Sinne einer Subklaviatransposition.

22.3 Ergebnisse

Truncus- und Subklaviarekonstruktionen haben nach 5 Jahren noch eine Durchgängigkeit von über 98%.

Die Karotisrekonstruktion ist heute ebenfalls standardisiert und in erfahrenen gefäßchirurgischen Abteilungen ist mit einer perioperativen Morbidität und Mortalität von 1 bis 2% zu rechnen. Im eigenen Krankengut lag die Letalität bei 1,3%, das passagere Defizit bei 1,2% und das permanente Defizit bei 0,9%.

In unserem eigenen Krankengut hatten wir im höheren Lebensalter keine höhere Morbidität und Mortalität zu verzeichnen als bei Patienten die jünger als 60 Jahre alt waren, wobei der Anteil der über 70jährigen etwa 45% betrug. Das Alter stellt also keine Kontraindikation zur Karotisrekonstruktion dar, sondern bei entsprechender Symptomatik ist die Karotisrekonstruktion die einzig mögliche und sinnvolle Schlaganfallprophylaxe.

Die Spätergebnisse sind exzellent. Nach Karotisendarteriektomie ist im Spätverlauf in 5 Jahren mit einer Rezidivquote von nicht mehr als 3% zu rechnen.

Literatur

1. Kasprzak P, Raithel D (1989) Eversions carotid endarterectomy. Technique and early results. J Cardiovasc Surg 30:49
2. Lord RSA et al (1989) Comparsion of saphenous vein patch, polytetrafluorethylene patch, and direct arteriotomy closure after carotid endarterectomy Part I: Perioperative results. J Vasc Surg 9:521–529
3. Moore WS (1987) Surgery for cerebrovascular disease. Churchill Livingstone New York Edinburgh London Melbourne
4. Raithel D (1988) Operationsindikation bei Stenose der A. carotis. Jahrbuch Chirurgie, S 107–112
5. Raithel D (1990) New Techniques in the surgical management of carotid-artery lesions. Surgical Rounds 13:53–60
6. Raithel D, Kasprzak P (1991/92) Operationstechnische Varianten in der Karotischirurgie. Chir Praxis 44:483–491
7. Vollmar J (1990) Rekonstruktive Chirurgie der Arterien. 5. Aufl. Thieme, Stuttgart New York

Venen

23 Die Kompression als konservative Behandlung venöser Erkrankungen der Extremitäten

H. HAID

INHALT

Die Basis der konservativen Behandlung venöser Erkrankungen der Extremitäten ist die Kompression. Die medikamentöse Therapie mit Antikoagulanzien ist bewährter Bestandteil der Prophylaxe und Therapie akuter Venenthrombosen. Bei der chronischen venösen Insuffizienz können Ödemprotektiva die Kompressionstherapie unterstützen.

Zur Kompressionstherapie gibt es mehrere Möglichkeiten mit verschiedener Wirkung und entsprechender Indikation: Kompressionsverband, Kompressionsstrumpf und apparative, intermittierende Kompression.

23.1 Kompressionsverband

23.1.1 Prinzip und Ziel

Dosierte, d.h. dem venös bedingten Stauungsbefund adäquate Kompression auf Gewebe und Venen zur Prophylaxe und Therapie der Gewebestauung und der Erkrankungen oberflächlicher und tiefer Venen.

23.1.2 Wirkung auf das Gewebe

Erhöhung des Gewebedruckes. Als Prophylaxe bremst der Kompressionsverband die Außenfiltration im kapillaren Bereich und verhindert, daß ein Ödem entsteht. Als Therapie reduziert er ein bestehendes Ödem und seine Folgen durch Entstauung oberflächlicher und tiefer Gewebe.

Die Entstauung verbessert die gestörte Drainage; gewebefeindliche Proteinasen werden vermindert, Entzündungsstoffe eliminiert, stauungsbedingte Infiltrate und Schmerzen beseitigt.

Der Anstieg des Gewebedruckes kann mit der Wick-in-needle Technik, die Reduktion des Ödems mit Maßband und Plethysmographie gemessen werden [7].

23.1.3 Wirkung auf das Lymphgefäßsystem

Förderung des subfaszialen Lymphtransportes. Der Eiweißgehalt im Gewebe und die Eiweißpermeabilität werden vermindert.

Der Anstieg des subfaszialen Lymphtransportes wurde mit der Isotopenlymphographie [4] und die Reduktion des Eiweißgehaltes mit markiertem Albumin nachgewiesen [6].

23.1.4 Wirkung auf die Venen

Einengung oberflächlicher und tiefer Venen, Nachweis durch Phlebographie [2].

Die Kompression der Venen, besonders der oberflächlichen, verkleinert das venöse Strombett.

Dadurch wird der venöse Blutstrom vor allem in den tiefen Venen beschleunigt. Eine stärkere Kompression engt auch die tiefen Venen ein. Die venöse Blutstromgeschwindigkeit nimmt erheblich zu.

Dies bedeutet eine nebenwirkungsfreie Thromboseprophylaxe: die Bildung von Thromben und Appositionsthrombosen wird verhindert.

Die gesamte Volumenabnahme kann mit der Fußvolumetrie, die Reduktion des Blutvolumens mit radioaktiv markierten Erythrozyten, der Anstieg der Strömungsgeschwindigkeit mit radioaktiv markierten Tracer und mit Dopplerultraschall belegt werden [6].

Durch Einengung der Venen können sich insuffiziente, aber noch schließfähige Klappen wieder schließen. Dadurch werden pathologische Refluxe reduziert, die venöse Pumpfunktion verbessert, die ambulatorische Hypertension vermindert und der venöse Druckabfall vergrößert.

Nachweis des Druckabfalles durch Phlebodynamometrie.

Durch Verringerung des Blutvolumens im Bein steigt die Vorlast des Herzens. Cave: Herzinsuffizienz!

Die fibrinolytische Aktivität der Venenwand wird gefördert.

Nachweis mit der Fibrinolyseautographie nach TODD [7].

Voraussetzungen dieser Wirkungen eines Kompressionsverbandes sind exakte Verbandstechnik mit nicht- bzw. wenig nachgebendem Verbandsmaterial und die aktive Mitarbeit des Patienten durch ausreichende Bewegung.

Sind tiefe Venen teilweise verschlossen, dann wird durch Kompression oberflächlicher Venen der Abfluß nicht behindert, weil mit von peripher ansteigendem Innendruck das Lumen vorhandener Kollateralen spaltförmig erweitert wird. Das venöse Blut muß nun rascher fließen als das arterielle, da der Querschnitt der Arterien vom Verband kaum beeinflußt wird und somit größer ist als derjenige der Venen.

23.1.5 Wirkung auf die Arterien

Kompressionsverbände schwächen den arteriellen Einstrom ohne dem gesunden Arteriensystem zu schaden. Besteht bei einer peripheren arteriellen Verschlußkrankheit gleichzeitig ein venös bedingtes Ödem, kann eine Entstauung den Zustand bessern.

Kompressionsverbände dürfen in solchen Fällen nur mit festem Verbandsmaterial angelegt werden. Der Kompressionsdruck ist vorsichtigst zu dosieren, damit keine zusätzliche Durchblutungsstörung verursacht wird. Die subjektiven Angaben des Patienten müssen beachtet werden.

23.1.6 Verbandsarten, Verbandsmaterial, Indikationen und Gegenindikationen [5]

Man unterscheidet fixierte Verbände von nichtfixierten.

Es gibt feste, nicht nachgebende Binden (Steifgaze, Zinkleimbinde), wenig nachgebende Binden (hautfreundliche Klebebinden) sowie dehnbares, sog. elastisches Verbandsmaterial (textilelastische Kurzzugbinden, gummielastische Langzugbinden).

23.1.6.1 Fixierte Verbände

Prinzip. Sie haften direkt auf der Haut und rutschen nicht. Unnachgiebige Binden geben der sich kontrahierenden Muskulatur ein festes Widerlager. Solche Verbände werden auch in Ruhelage und über Nacht gut vertragen. Als Dauerverbände können sie mehrere Tage am Bein belassen werden, so daß die Kompression auch über Nacht bestehen bleibt. An Beinen mit rasch mobilisierbarem Ödem werden sie in kurzer Zeit locker, verlieren an Kompressionsdruck und müssen dementsprechend oft überprüft und erneuert werden. (Abb. 23.1)

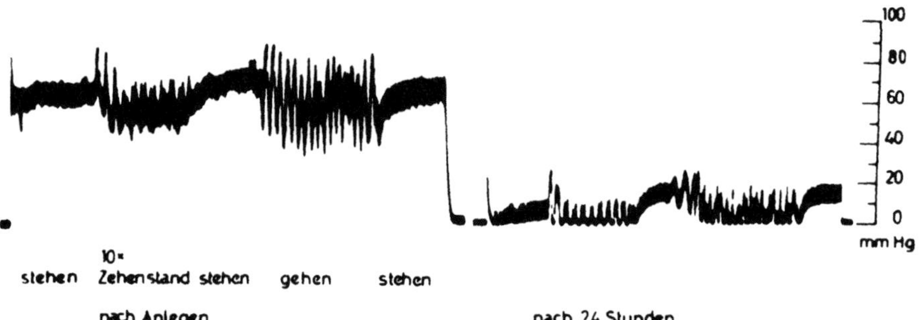

Abb. 23.1. Leimverband mit Steifgazebinden

Indikationen. Akute, tiefe Venenthrombosen und deren schwere Stauungsfolgen. Mit Klebebinden als Dauerverband bis 2 Wochen: oberflächliche Venenerkrankungen, als Prophylaxe prä- und postoperativ; in der Gravidität; nach Sklerosierungen und Varizenoperationen.

Gegenindikationen. Begleitende periphere arterielle Verschlußkrankheit im Stadium III–IV, septische Phlebitis und nässende Stauungsdermatosen.

23.1.6.2 Nichtfixierte Verbände

Prinzip. Dehnbares, elastisches Verbandsmaterial gibt der sich kontrahierenden Wadenmuskulatur ein nur mäßig festes Widerlager. Bei geringem Kompressionsdruck rutschen nichtfixierte Verbände rasch. Sie müssen daher meist täglich neu angelegt werden.

Indikationen. Als Wechselverband bei chronischen venösen Stauungen leichten bis mittelschweren Grades. Ulcera crurum, nach Sklerosierungen und Varizenoperationen, Prophylaxe und Nachbehandlung von Venenerkrankungen.

Gegenindikationen. Begleitende periphere arterielle Verschlußkrankheit im Stadium III–IV, septische Phlebitis.

23.1.6.3 Zur Technik des Kompressionsverbandes

Die Knöchelregion ist bei venösen Abflußstörungen am meisten gefährdet. Zur Entstauung dieser kritischen Region gibt es 2 völlig verschiedene Prinzipien von Kompression:

1. Üblicherweise wird die schlecht drainierte Knöchelregion einschließlich Vorfuß komprimiert.
2. Die Drainage wird durch Absaugen gefördert: mit dem sog. Fischerverband [5, 8] wird die „Saug-Druck-Pumpe“ durch vermehrte Kompression der distalen Wade verstärkt, wobei der Verband die Sprunggelenkfunktion nicht beeinträchtigt (Abb. 23.2).

Wichtige Regeln. Die Binde muß mit gleichmäßigem Druck auf der ganzen Bindenbreite und mit ständigem Druck gegen das Bein spiralig Richtung Wadenmitte abgerollt, dabei an das Bein geradezu anmodelliert werden (Abb. 23.3). Es ist gleichgültig, ob die Binde links herum oder rechts herum gewickelt wird. Die Binde darf nicht in der Luft geführt und nicht gezogen werden.

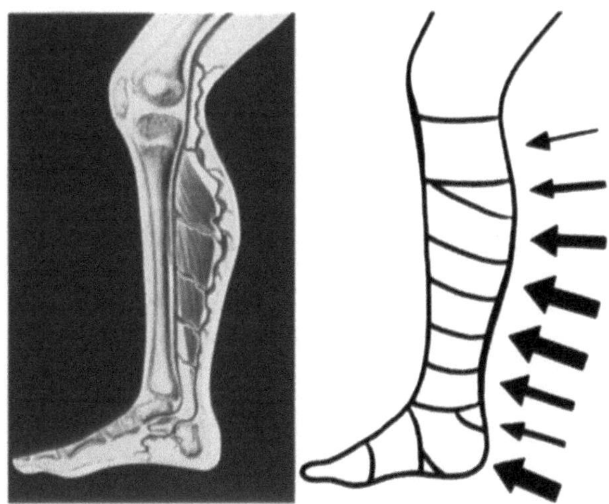

Abb. 23.2. Druckverteilung beim Kompressionsstrumpf

Häufige Fehler. Lockeres Anlegen und ungleicher Druck des Verbandes. Ein locker angelegter Verband rutscht bald und entstaut nicht. Ungleicher Druck des Verbandes staut und erschwert das Gehen.

23.2 Kompressionsstrumpf

23.2.1 Prinzip und Ziel

Längerfristige Kompression vorwiegend auf oberflächliche Gewebe und Venen. Er soll den nach Entstauung mit einem Kompressionsverband erreichten schwellungsfreien und schmerzlosen Zustand des erkrankten Beines auch bei Belastung möglichst lange erhalten.

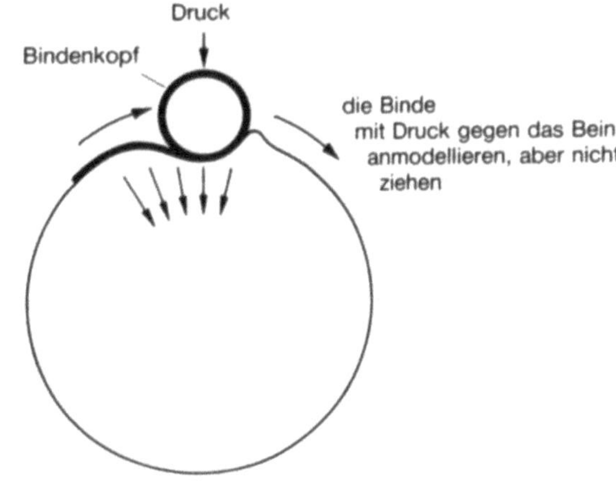

Abb. 23.3. Anmodellieren der Kurzzug- oder Zinkleimbinde

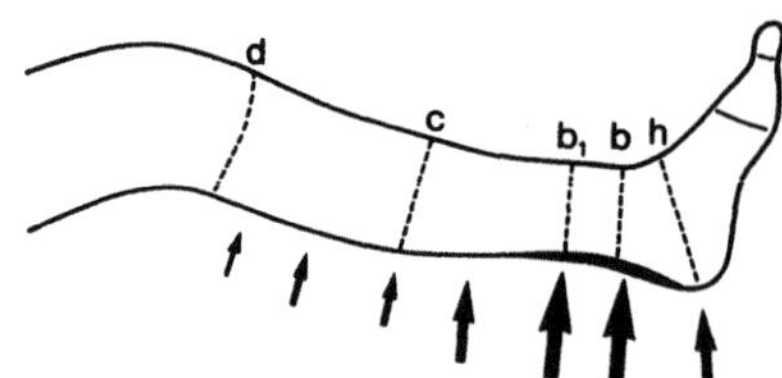

Abb. 23.4. Druckverteilung beim Kompressionsverband

23.2.2 Wirkung auf das Gewebe

Erhöhung des Gewebedruckes, Verringerung des transmuralen Druckes, dadurch Begrenzung der Außenfiltration, geringe Förderung der Rückresorption, Ödemprophylaxe besonders im Knöchelbereich (Abb. 23.4).

23.2.3 Wirkung auf die Venen

Einengung vorwiegend oberflächlicher Venen. Reduktion des Blutvolumens im Hautvenennetz. Die Entwicklung der unkomplizierten Varikose wird gebremst und dem Entstehen von Varikophlebitiden und oberflächlichen Phlebitiden vorgebeugt.

23.2.4 Kompressionsklassen und ihre Indikationen [5]

Kompressionsklasse I (leichte Kompression) bei geringfügiger Stauungsneigung mit Müdigkeits- und Schweregefühl in den Beinen, bei geringer Krampfaderbildung, zur Vorbeugung in der Schwangerschaft.

Kompressionsklasse II (mittlere Kompression) in der Nachsorge nach Venenthrombose, bei ausgeprägten Varizen und bei Schwellungsneigung in der Schwangerschaft. Nach Abheilung von Ulcera crurum; nach Sklerosierungen und Varizenoperationen, wenn der Patient einen Sitz- und Stehberuf hat.

Kompressionsklasse III (kräftige Kompression) bei starker Schwellungsneigung nach ausgedehnten Venenthrombosen, nach Abheilung von Ulcera crurum, wenn Schäden in den tiefen Venen bestehen, bei postthrombotischem Syndrom mit Übergewicht und Körpergröße über 180 cm, beim Lymphödem.

Kompressionsklasse IV (sehr kräftige Kompression) bei Patienten mit schwerem Krankheitsbild des postthrombotischen Syndroms, Agenesie der Venenklappen, bei ausgedehntem Lymphödem (Elefantiasis).

23.2.5 Gegenindikationen

Akute Venenerkrankungen, schmerzhafte Gewebestauung, Ulcus cruris, nässendes Ekzem, periphere arterielle Verschlußkrankheit im Stadium III und IV, dekompensierte Herzinsuffizienz, nichtvenös bedingte Ödeme; Unfähigkeit des Patienten, Kompressionsstrümpfe selbst an- und auszuziehen.

Kompressionsstrümpfe können die entstauende Therapie mit Kompressionsverbänden nicht ersetzen.

Meistens genügt der Wadenstrumpf, auch nach Bein- und Beckenvenenthrombose, da Spätschäden sich nur im Unterschenkel manifestieren. Kompressionsstrümpfe werden – wie auch gummielastische Langzugbinden – in Ruhelage nicht vertragen. Entsprechen die Maße von Beinumfang und Beinlänge nicht der Serienstrumpftabelle, ist die Anfertigung nach Maß erforderlich. In den Klassen III und IV sollte immer Maß genommen werden. Kompressionsstrümpfe müssen zeitgerecht, spätestens nach 6 Monaten, erneuert werden.

23.2.6 Thromboseprophylaxestrumpf

Von seiner alleinigen Anwendung darf keine ausreichende Prophylaxe erwartet werden. Für den ambulanten Patienten ist er völlig unzureichend.

23.3 Apparative intermittierende Kompression

23.3.1 Prinzip und Ziel

Passive Entstauung der Extremität durch rhythmisch nacheinander ablaufende Kompression und Dekompression der Gewebe und Gefäße.

23.3.2 Wirkung auf Gewebe und Venen

Volumenreduktion der geschwollenen Extremität durch Abpressen von Gewebewasser, Verringerung des Blutvolumens, Steigerung der Blutstromgeschwindigkeit in den Venen, Förderung des Lymphtransportes, erhöhte Diurese.

23.3.3 Indikationen

Prä- und postoperative Thromboseprophylaxe, Folgen der chronischen venösen Insuffizienz (Ödem, Induration, Dermatosklerose). Posttraumatisches und lymphostatisches Ödem, Lymphödem im reversiblen Stadium, begleitendes Ödem bei arterieller Verschlußkrankheit bis Stadium IIb, alle venös und lymphatisch bedingten Stauungszustände bei Patienten, die ihre Wadenmuskelpumpe nicht oder nicht ausreichend betätigen können (Paraplegiker, bei arthrotischen Gelenksveränderungen und traumatischen Versteifungen).

23.3.4 Gegenindikationen

Akute Entzündungen der oberflächlichen und tiefen Venen, akute bakterielle Entzündungen, nässende Dermatosen, arterielle Durchblutungsstörungen im Stadium III und IV, dekompensierte Herzinsuffizienz, frischer Myokardinfarkt.

Es gibt Einkammer- und Mehrkammergeräte. Druckhöhe und Druckzeiten müssen entsprechend der Indikation individuell eingestellt werden. Allgemein sollte die Systole kurz und die Diastole relativ lang sein.

Um die Entstauung aufrecht zu erhalten, müssen zwischen den einzelnen Behandlungen Kompressionsverbände angelegt oder Kompressionsstrümpfe getragen werden.

23.4 Praktische Anwendung der konservativen Therapie bei den verschiedenen Krankheitsbildern

23.4.1 Akute, tiefe Venenthrombose

Medikamentös. Bei frischer Venenthrombose thrombolytische Behandlung (s. Kap.) oder Heparininfusionen und überlappend Marcumar für mindestens 6 Monate.

Kompressionstherapie. Fixierte Verbände mit unnachgiebigem Verbandsmaterial (Steifgazebinde, Zinkleimbinde).

Durch Einengung der tiefen Venen können solche Verbände mobilisierbare Thromben in Unterschenkelvenen, evtl. auch in Oberschenkelvenen, zusammenpressen, fixieren und ihre Organisation beschleunigen. Auch unter einer Thrombolysebehandlung kann sich eine Appositionsthrombose entwickeln, wobei die Verlangsamung der Blutstromgeschwindigkeit durch die Immobilisierung ursächlich eine wesentliche Rolle spielt. Der Faktor Stase kann aber durch die Kompression weitgehend beeinflußt werden. Die Zufuhr von Streptokinase oder Urokinase erfolgt weniger vom Venenlumen her als über die Vasa vasorum. Diese werden vom Kompressionsverband sicher nicht eingeengt.

23.4.2 Akute oberflächliche Phlebitis und Varikophlebitis

Bei frischen, fluktuierenden Thromben Inzision und exprimieren. Bei aufsteigender Phlebitis im Oberschenkel evtl. Ligatur der V. saphena magna an ihrer Mündung in die V. femoralis.

Kompressionstherapie. Fixierte Kompressionsverbände mit Klebebinden oder Wechselverbände. Keine Bettruhe, viel Bewegung.

Medikamentös. Als Adjuvanz örtlich Antiphlogistika, eventuell auch oral, keine Antikoagulanzien, keine Antibiotika.

23.4.3 Chronische venöse Insuffizienz bei Varikose

Bei chronisch venöserer Insuffizienz bei Varikose oder postthrombotisch bedingt mit chronischen Stauungsfolgen wie Infiltration, Induration, Ulcus cruris ist folgende Therapie angezeigt:

Kompressionstherapie. Wechselverbände. Reichen diese zur Entstauung nicht aus, sind fixierte Kompressionsverbände mit Zinkleim- oder Klebebinden erforderlich. Nach Entstauung und Abheilung zur Nachbehandlung Kompressionsstrümpfe.

Medikamentös. In leichteren Fällen wirken Venenpharmaka ödemprotektiv, so daß zeitweilig auf Kompression verzichtet werden kann. Venenpharmaka können die Kompressionstherapie unterstützen, aber nicht ersetzen.

23.4.4 Unkomplizierte Varikose

Kompressionstherapie. Bei Belastung (z.B. stehender und sitzender Beruf) können Kompressionsstrümpfe der Klasse I oder II eine weitere Ausdehnung bremsen und die Entwicklung der chronischen venösen Insuffizienz sowie eine Varikophlebitis weitgehend verhindern.

Medikamentös. Venenpharmaka bei Stauungsneigung.

23.4.5 Prophylaxe bei Thrombosegefahr

(z.B. postoperativ, im Wochenbett, nach Infarkt und Apoplexie)

Kompressionstherapie. Wechselverbände mit Kurzzugbinden oder fixierte Verbände mit Klebebinden, apparative intermittierende Kompression.

Medikamentös. Niedermolekulares Heparin oder low-dose-Heparin.

Literatur

1. Fischer H (1910) Eine neue Therapie der Phlebitis. Med Klin 30:1172–4
2. Haid H (1966) Grundlagen zur Behandlung von Venenerkrankungen der Extremitäten mit Kompressionsverbänden. Dtsch Med Wochenschr 2:73–75
3. Haid H (1993) Keine Angst vor Venenleiden. 3. Aufl. Gessler, Friedrichshafen
4. Haid H, Lofferer O, Mostbeck A, Partsch H (1968) Die Lymphkinetik beim postthrombotischen Syndrom unter Kompressionsverbänden. Med Klin 19:754–757
5. Haid-Fischer F, Haid H (1985) Venenerkrankungen, 5. Aufl. Thieme, Stuttgart New York
6. Partsch H (1991) Compression therapy of the legs. J Dermatol Surg Oncol 17:799–805
7. Todd AS (1964) The histological localisation of fibrinolytic activator. J Path 78:281–283
8. Witschi L (1980) Thrombo- Embolie- Prophylaxe ohne Antikoagulation. SWISS MED 4a:41–43

24 Thrombolytische Behandlung der Bein- und Beckenvenenthrombose

A. Kriessmann

INHALT

Die tiefe Bein- und Beckenvenenthrombose führt unbehandelt in ca. 30% zu einer Lungenembolie und in über 50% zu einem postthrombotischen Syndrom. Eine Antikoagulanzienbehandlung senkt das Risiko einer Lungenembolie auf ca. 5%, beeinflußt die Häufigkeit des postthrombotischen Syndroms jedoch nicht signifikant. Mit der medikamentösen Fibrinolyse wird das Ziel verfolgt, durch rasche Auflösung der Venenthrombose die normale Venenfunktion wieder herzustellen. Dieses Ziel kann nur dann erreicht werden, wenn über die morphologisch komplette Rekanalisation hinaus eine Insuffizienz der Venenklappen und ein Verlust der Wandelastizität (Venenkapazität) vermieden wird [1, 2, 6, 10].

Die Venenthrombose ist im natürlichen Verlauf einer Organisation unterworfen, die mit dem 3. bis 7. Tag in unterschiedlicher Geschwindigkeit beginnt und nach ca. 3 Wochen abgeschlossen ist. Dementsprechend erweist sich das Thrombosealter als entscheidendes Kriterium für den Therapieerfolg: Komplette Lyseraten werden bei einem Alter bis zu 4 Tagen in über 70%, bis zu 7 Tagen in ca. 50%, bis zu 14 Tagen in ca. 30% und über 14 Tagen in weniger also 20% der Fälle erreicht.

Eine exakte Bestimmung des Thrombosealters ist weder anamnestisch/klinisch noch phlebographisch oder sonographisch möglich. Die Mehrzahl der tiefen Bein- und Beckenvenenthrombosen entsteht aszendierend im Bereich tiefer Wadenvenen und verläuft in Schüben von unterschiedlicher Geschwindigkeit [4]. Dies bedingt die immer wieder zu beobachtende unterschiedliche Lysierbarkeit entlang der Thrombosen. Proximale Thrombosen erzeugen früher Symptome als distale. Thrombosen bei immobilisierten Patienten können symptomarm entstehen. Bei gehfähigen Patienten steht der Spannungschmerz bei Ödem im Vordergrund. Für die symptomorientierte Altersbestimmung kann eine Addition von 24 h empfohlen werden, um der tatsächlichen Entstehungszeit näher zu kommen. Indikatoren für ein günstiges bzw. ungünstiges Lyseergebnis sind in Tabelle 24.1 zusammengefaßt [2, 7, 8, 10].

24.1 Das fibrinolytische System

Plasmin ist das körpereigene aktive fibrinolytische Enzym, das sowohl Fibrinogen als auch Fibrin spaltet. Die Bildung von Plasmin erfolgt durch Aktivierung des Proenzyms Plasminogen über endogene oder exogene Aktivatoren (Abb. 24.1).

Für den therapeutischen Einsatz stehen die Plasminogenaktivatoren Streptokinase, Urokinase, Gewebe-Plasminogen-Aktivator (t-PA) sowie Prourokinase (Single-chain urokinase-type plasminogen activator) zur Verfügung.

Während die Dosierungen für Streptokinase und Urokinase als weitgehend etabliert gelten können, sind die Studien zur Dosisfindung für t-PA und Prourokinase noch nicht abgeschlossen [1, 6].

24.2 Indikationen

Wenn günstige Indikatoren (s. Tabelle 24.1) für die Anwendung der Fibrinolyse sprechen und Kontraindikationen fehlen, so bedeutet die Indikationsstellung dennoch eine individuelle Einzelentscheidung. Das ohne fibrinolytische Behandlung zu erwartende Ausmaß der postthrombotischen Schädigung ist besonders zu beachten. Dies trifft vorrangig auf jüngere Patienten mit 2- und Mehretagenthrombosen zu.

Tabelle 24.1. Indikatoren für das Ergebnis der Thrombolyse

	Indikatoren für	
	günstiges Lyseergebnis	ungünstiges Lyseergebnis
Thrombosealter	< 4 (< 7)Tage	> 7(> 14) Tage
Phlebographie: Thrombuslänge	< 15 cm 1-Etagen-Verschluß inkompletter Verschluß fehlende Kollateralen enge V. saphena magna	> 15 cm 3-4-Etagen-Verschluß kompletter Verschluß zahlreiche Kollateralen sekundär dilatierte V. saphena magna
Sonographie	verbreiterte Vene fehlende Echogenität (?) des Thrombus	schmallumige Vene echoreicher Thrombus
	dünne Venenwand über Thrombus	verdickte Venenwand über Thrombus

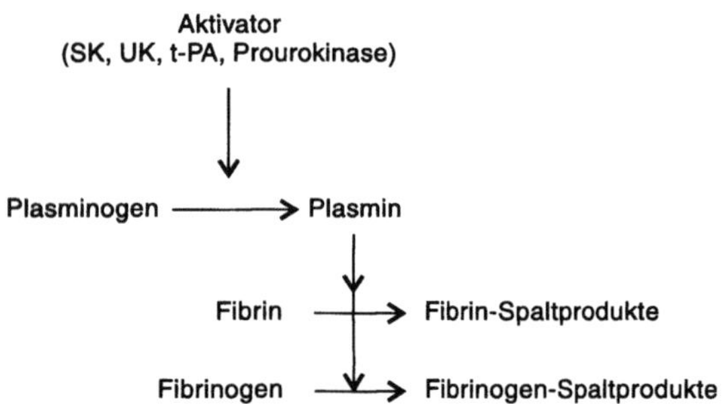

Abb. 24.1. Schematische Darstellung des fibrinolytischen Systems

24.3 Kontraindikationen und Nebenwirkungen

Die Aufhebung der spontanen Gerinnungsfähigkeit während der Fibrinolyse macht eine potentielle Blutung zum Hauptrisiko der Therapie (Tabelle 24.2). Weiterhin sind Lungenembolie sowie arterielle Embolien und bei Anwendung von Streptokinase anaphylaktische Reaktionen möglich. Tödliche Komplikationen liegen bei 1%, schwere, nicht tödliche Komplikationen liegen bei 2–5%, leichte Bluntungskomplikationen müssen in Abhängigkeit von der Therapiedauer und im Zusammenhang mit einer Heparinanwendung in 10–30% erwartet werden [1, 5, 9].

Eine abdominale Sonographie zum Ausschluß von Leberhämangiomen, Milzvergrößerungen und Aortenaneurysmen ist bei jedem Patienten, eine Computertomographie des Schädels ist bei Patienten über 60 Jahren zum Ausschluß eines frischen, asymptomatischen Insultes angezeigt.

24.4 Dosierungsempfehlungen

24.4.1 Streptokinase (SK)

Die SK-Therapie kann entweder mit einer Erhaltungsdosis von 100 000 I E/h über 5 und mehr

Tabelle 24.2. Kontraindikationen gegen eine systemische Thrombolyse mit SK oder UK. (Nach Ehringer u. Minar [1])

a. Blutungsrisiko
   - Hämorrhagische Diathese
   - Antikoagulanzientherapie; Azetylsalizylsäure-Therapie
   - Nach Arterienpunktion:
     - periphere Arterien: 1 Woche
     - Aorta, Karotis: 2 Wochen
     - Nach Operationen: 4 Wochen
   - Nach intramuskulären Injektionen: 2 Wochen
   - Hypertonie:
     - systolisch: > 200 mm Hg
     - diastolisch: > 110 mm Hg
   - Gastrointestinale Ulzera
   - Nephrolithiasis
   - Sepsis, Endokarditis
   - Karotisstenosen; nach Schlaganfall
   - Retinablutungen (Diabetes)
   - Gravidität
   - Abortus

b. Thromboembolisches Risiko
   - Mitralklappenfehler
   - Vorhofflimmern
   - Aneurysma

c. Allgemein
   - Schlechte Lebenserwartung
   - Schwere Allgemeinerkrankung, Sepsis
   - Fortgeschrittenes Karcinom
   - Alter (> 70 Jahre)

Tage verabreicht werden, wobei eine Initialdosis von 250000 I E in 20 min vorausgeht oder als ultrahohe SK-Therapie mit 9 Millionen I E als Infusion über 6 h ohne Initialdosis angewendet werden [1, 3, 6, 9].

Die inital anfallenden Fibrin- bzw. Fibrinogenspaltprodukte führen über ca. 24–36 h zu einem Antikoagulationsschutz, der sich in einer Verlängerung von Thrombinzeit und partieller Thromboplastinzeit erkennen läßt. Sobald eine Normalisierung der beiden Parameter erkennbar ist, wird Heparin in einer Dosierung zugefügt, die eine Verlängerung auf das 1,5- bis 2fache des Normalwertes ergibt.

24.4.2 Urokinase (UK)

Die UK-Therapie kann ebenfalls in 2 Dosierungsschemata durchgeführt werden: Entweder mit einer Initialdosis von 250000 I E und einer angeschlossenen Erhaltungsdosis mit 100000 I E/h oder als ultrahohe Dosierung mit 9 Millionen I E als Infusion über 6 h für insgesamt 4–6 Tage [1].

Da die Verabreichung einer Dauerinfusion von 100000 I E UK zu einem geringeren Fibrinogenabfall und damit zu einer geringeren Anhäufung von Fibrin- bzw. Fibrinogenspaltprodukten führt, ist bei dieser Dosierung von Anfang an Heparin zur Verlängerung der Thrombinzeit bzw. partiellen Thromboplastinzeit zu verabreichen. Bei Verwendung der ultrahohen Dosierung von UK wird ein Fibrinogenabfall wie bei SK in ultrahoher Dosierung erreicht, so daß hier die Heparingabe erst nach 24 bis 36 h erforderlich wird.

24.5 Laborkontrollen

Vor Lysebeginn ist ein kompletter Gerinnungsstatus erforderlich, der Quick-Wert, Thrombinzeit oder partielle Thromboplastinzeit, Fibrinogen und Antithrombin (AT) III sowie Hämoglobin, Thrombozyten und Leukozyten, einschließt. Soweit möglich, sollte Protein C und S vor Lysebeginn bestimmt werden, um eine entsprechende Prädisposition zur Thrombose auszuschließen [1, 6, 9].

Die Wirksamkeit der fibrinolytischen Therapie wird indirekt am Abfall des Serumfibrinogens (Abb. 24.2 und 24.3), direkt mit der Bestimmung der Plasminkonzentration oder der Bestimmung der Fibrin- bzw. Fibrinspaltprodukte bestimmt. Weiterhin können die Reptilasezeit sowie die Euglobulinlysezeit als Kontrollen der Wirksamkeit herangezogen werden. Für die Routine genügt bei Dauerapplikation von SK oder UK im 12stündlichen Abstand, bei ultrahoher Dosierung jeweils ein und 6 h nach Beginn eines ultrahohen Zyklus die Bestimmung von Fibrinogen, Thrombinzeit oder partieller Thromboplastinzeit sowie während Heparinanwendung alle 48 bis 72 h die Bestimmung von AT III.

Bei Verwendung von SK ist mit einer Antikörperbildung zu rechnen, was zum Verlust der Aktivität führt. Die nachlassende Wirkung von SK ist an einer nachlassenden Absenkung des Fibrinogens zu erkennen. Es hat sich bewährt, stets dann einen neuen SK- oder UK-Zyklus zu beginnen, wenn der Fibrinogenspiegel 80 mg% übersteigt. Dies führt zu Pausen zwischen 2 Zyklen von anfangs 24 und mehr Stunden, nach 2 bis 3 Zyklen von 8 bis 24 h. Eine Behandlungsdauer von mehr als 5 Tagen bzw. 4 bis 5 Zyklen sollte grundsätzlich nicht überschritten werden.

24.6 Behandlung von Nebenwirkungen

Allein bei SK-Verabreichung ist initial mit einer anaphylaktischen Reaktion (Tachykardie, Fieber, Rückenschmerzen) zu rechnen. Hierbei genügt eine Unterbrechung der SK-Zufuhr von ca. 1 h Gegebenfalls wird symptomatisch behandelt. Eine Wiederholung der anaphylaktischen Reaktion im Behandlungsgang ist extrem selten. Bei Zeichen einer ausgeprägten Blutung (anhaltende Makrohämaturie, Hb-Abfall von mehr als 3 g%) ist die SK- bzw. UK-Gabe sofort zu unterbrechen. Eine Wiederaufnahme der Therapie ist im Einzelfall möglich. Wird eine operative Therapie erforderlich, muß eine Normalisierung der Gerinnungshemmung mit Frischplasma oder Cohn-Fraktion I, Humanfibrinogen und Epsilonaminocapronsäure herbeigeführt werden [1, 6].

24.7 Kontrollen des Therapieergebnisses

Während die Laborkontrollen durch Steuerung der Fibrinolyse und ggf. zu ihrer Beendigung dienen, wird das Therapieergebnis morphologisch mittels Phlebographie oder Dulplexsonographie dokumentiert. Funktionskontrollen sind mittels peripherer Phlebodynamometrie, Venenverschlußplethysmographie und mit Einschränkung mittels Photoplethysmographie möglich.

Da das funktionelle Frühergebnis mit funktionellen Spätergebnissen sehr gut korreliert, kann

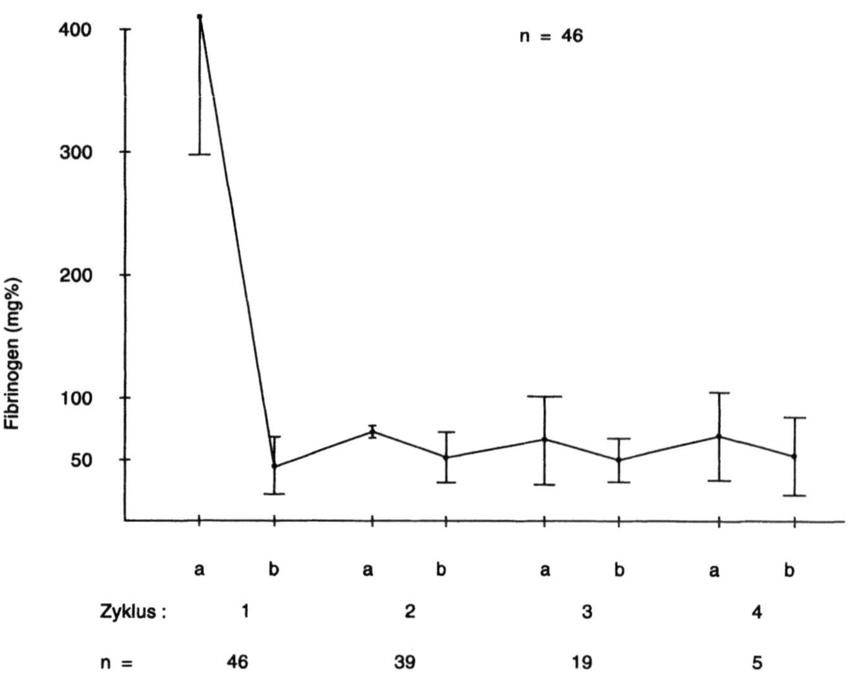

Abb. 24.2. Fibrinogenverlauf bei Streptokinasetherapie in ultrahoher Dosierung (9 Millionen IE/6 h je Zyklus)

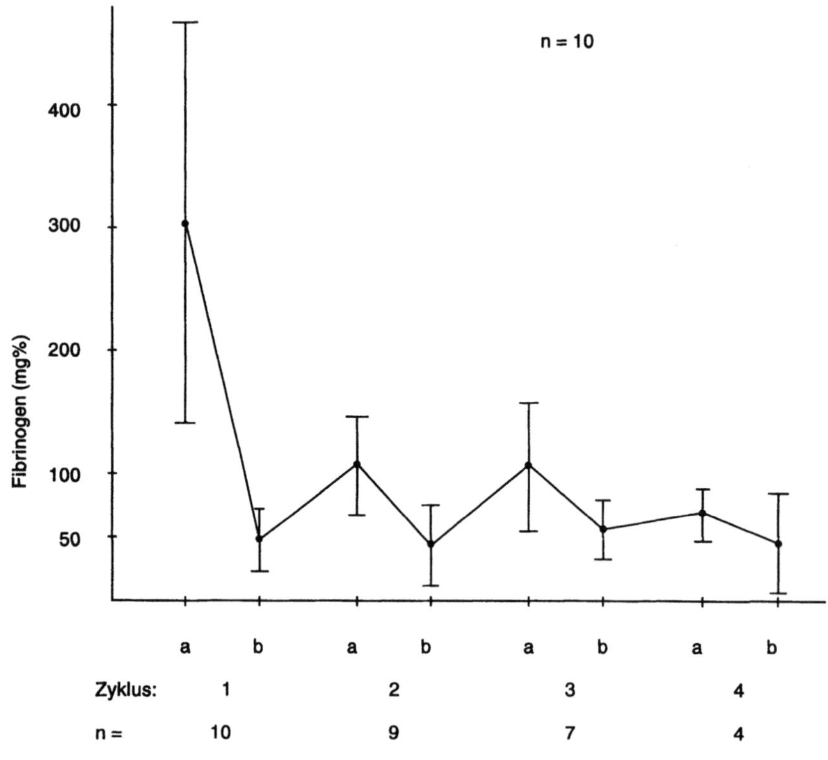

Abb. 24.3. Fibrinogenverlauf bei Urokinasetherapie in ultrahoher Dosierung (9 Millionen IE/6 h je Zyklus)

z.B. mit Bestimmung des venösen Abstroms oder der Venenkapazität venenverschlußplethysmographisch eine zuverlässige Aussage über die Prognose gemacht werden.

24.8 Nachbehandlung

Die thrombolytische Therapie erfordert unabhängig vom Ergebnis eine mindestens 3monatige, eher 6monatige Antikoagulation mit Kumarinderivaten, z.B. Marcumar. Darüber hinaus empfiehlt sich vor allem bei Teilrekanalisationen und fehlender Rekanalisation, im Regelfalle jedoch bei allen Thrombolysen eine Nachbehandlung mit einer Kompressionsstrumpfbehandlung (Kompressionsstärke Klasse II) tagsüber. Mehrjährige Nachuntersuchungen haben gezeigt, daß zur Vermeidung einer Rezidivthrombose und eines postthrombotischen Syndroms die regelmäßige, tägliche Kompression von wesentlicher Bedeutung ist [10].

Literatur

1. Ehringer H, Minar E (1987) Die Therapie der akuten Becken-Bein-Venenthrombose. Internist 28:317–335
2. Kriessmann A (1987) Klinik der akuten Bein- und Beckenvenenthrombose. Internist 28:291–298
3. Martin M, Fiebach BJ (1988) Die Kurzzeitlyse mit ultrahoher Streptokinase-Dosierung zur Behandlung peripherer Arterien- und Venenverschlüssen. Huber, Bern
4. Nicolaides AN, Kakkar VV, Field ES, Renney JTG (1971) The origin of deep vein thrombosis: a venographic study. J Radiol 44:653
5. Partsch H, Weidinger P, Mostbeck A, Olbert F, Denck H (1980) Funktionelle Spätergebnisse nach Thrombektomie, Fibrinolyse und konservativer Therapie von Bein-Beckenvenenthrombosen. VASA 9:53–61
6. Theiss W (1988) Plasminogenaktivatoren, Heparin, Kumarin-Derivate In: Kriessmann A (Hrsg) Aktuelle Diagnostik und Therapie in der Angiologie. Thieme, Stuttgart, S 77–82
7. Theiss W, Hofer E, Kriessmann A, Lutilsky L, Sauer E, Wirtzfeld A (1980) Tiefe Venenthrombosen: Streptokinase-Behandlung mit angepaßter Erhaltungsdosis. Med Klin 75:580–586
8. Thiele C, Theiss W, Kurfürst R, Kraus-Ahrend EM (1987) Langzeitergebnisse nach fibrinolytischer Behandlung tiefer Venenthrombosen im Becken-Bein-Bereich. VASA 20:159–161
9. Trübestein G, Trübestein R, Wilgalis M, Popov S, Harder T (1986) Die fibrinolytische Therapie mit Streptokinase und Urokinase bei tiefer Venenthrombose. Med Klin 81:79–84
10. Widmer LK, Brandenburg E, Schmitt HE, Widmer MT, Vochin R, Zemp E, Madar G (1985) Zum Schicksal des Patienten mit tiefer Venenthrombose, Dtsch Med Wochenschr 110:993

25 Interventionsradiologie im Venensystem

J. WEBER

INHALT

Die interventionellen Therapieverfahren haben im venösen System die gleiche Entwicklung genommen wie auf der arteriellen Seite: Mit der systematischen Darstellung durch Katheterangiographie, insbesondere mit dem Einsatz handelsüblicher Kathetersysteme und Schleusen wurden in den 60er und 70er Jahren Methoden entwickelt, welche als weniger invasive Alternative zum chirurgischen Eingriff oder als Therapieart sui generis Eingang in die therapeutische Routine gefunden haben.

Die nichtchirurgische *Behandlung der Varikozele* beim Mann wurde erstmals von Jaccarino 1977 publiziert [19] und von Zeitler et al. in die klinische Routine der Interventionsradiologie eingeführt [20, 63].

Erste brauchbare *Kavafilter* wurden 1967 von Mobin-Uddin vorgestellt [26]. Das Greenfield-Filter fand seit 1973 weite Verbreitung [14, 15]. Zunehmend wurden neben der chirurgischen Applikationsform auch Systeme entwickelt, die nach Seldinger-Technik einführbar sind; sie haben das chirurgische Verfahren der Kavaunterbrechung [6] inzwischen vollständig ersetzt [53].

Die *Extraktion endovasaler Fremdkörper*, vor allem von Nutritionskathetern, Ventilkathetern etc. wurde von Curry (1969) und von Rossi etwa gleichzeitig vorgestellt [40].

In jüngerer Zeit wurden die Möglichkeiten der *Ballondilatation und Schienung* venöser Stenosen auf der Basis von Erfahrungen im arteriellen System von Maas et al. [22], Rösch et al. [39], Zollikofer et al. [64] und Weber [55, 57] mit ersten überzeugenden klinischen Ergebnissen veröffentlicht.

Alle diese Methoden finden in den Systemvenen Anwendung. An dieser Stelle soll nicht auf die Entwicklung der intrahepatischen portosystemischen Angioplastie und Stentimplantation (TIPSS) eingegangen werden [27, 30], ebenso wenig auf den speziellen Bereich der transluminalen Angioplastie von arteriovenösen Dialyseshunts [12, 66].

Die Katheterembolisation von arteriovenösen Fisteln und die Sklerotherapie von Phlebektasien bei der kongenitalen Angiodysplasie (Malformation) sind Gegenstand eines gesonderten Kapitels (s. Kap. 13).

Zu Methodik und Ergebnissen der venösen Blutentnahme für die Hormonanalyse („venous sampling") sei auf die Übersichtsdarstellungen von Sörensen u. Moltz verwiesen [47].

Nachfolgend werden die etablierten Verfahren der Varikozelenbehandlung, der Kavafilterung und der Entfernung intravaskulärer Fremdkörper sowie als junge Therapieform die Ballondilatation und Stentimplantation bei venösen Stenosen dargestellt.

Für alle Verfahren gilt, daß optimale angiographische Einrichtungen mit C-Bogen-System, Bildverstärker-Fernsehkette, digitaler Subtraktionsmöglichkeit einerseits, ausgereifte Kathetersysteme andererseits und die Erfahrung angiographierender Radiologen im Rahmen der interventionellen Radiologie nutzbar gemacht werden.

Wissensstand und Methode der Verfahren sollen auf der Basis eigener Erfahrungen vorgestellt werden.

25.1 Kathetertherapie der Varikozele

Die Varikozele wird als eine degenerativ-variköse Dekompensation des inneren Gonadalvenensystems bei Mann (V. spermatica interna) und Frau (V. ovarica) aufgefaßt. Ihre klinische Bedeutung gewinnt sie aufgrund eines progressiven deszendierenden Klappenverlustes und eines dadurch bedingten Refluxes von Venenblut mit zunehmender Stase und Überwärmung im Plexus pampiniformis und Hodenbereich des Mannes, meist auf der linken Seite [20, 54]. Bei der Frau äußert sich die „Varikozele pelvina muliebrum", soweit bekannt, in einem sog. „Beckenvenenkongestionssyndrom" mit den klinischen Zeichen von Stauungsgefühl, Dysmenorrhoe, Vulvavarikose etc. Direkte Verbindungen zur oberflächlichen Beinvarikose werden dabei gelegentlich beobachtet [54].

Die Beschwerden beim Mann treten häufig in einer auffälligen Varizenbildung am Skrotalansatz, mit und ohne Stauungs- und Druckbeschwerden, oder in Form von Fertilitätsstörungen aufgrund einer pathologischen Spermiogenese auf [8, 18, 20, 54]. Nach Zeitler dürfen für die alte BRD ca. 1–5 Mio. Varikozelenträger angenommen werden [63]. Bei jugendlichen Erwachsenen findet sich die Varikozele des Mannes in ca. 10–15% des urologischen Krankengutes [20]. Über die Häufigkeit der Varikozele beim weiblichen Geschlecht liegen uns keine Literaturangaben vor.

Während die gängigen chirurgischen Verfahren in einer operativen Ausschaltung durch Freilegung und Unterbrechung des Plexus pampiniformis oder der oberen Gonadalvene auf der Seite des klinischen Befundes bestehen – zu über 95% handelt es sich um eine linksseitige Varikozele [3, 8, 18, 21, 31, 54] – zieht die interventionell-radiologische Behandlung Nutzen aus den Erfahrungen der Kathetertechnik durch retrograde Sondierung von Nierenvene und V. spermatica interna [36, 44, 46, 63].

Im chirurgischen Schrifttum werden Persistenz- oder Rezidivraten bis zu 25% beschrieben [54] (Tabelle 25.1). Dagegen liegen Persistenz- und Rezidivquoten nach der retrograden Katheterokklusion der Varikozele maximal in einer Größenordnung von 3% [31, 63]. Die Ergebnisse sind methodenabhängig und richten sich sowohl nach der Wahl des Okklusionsmaterials als auch nach der Technik und Sorgfalt, mit der die Katheterokklusion der Varikozele durchgeführt wird [46] (Tabelle 25.2). Angaben über die Größenordnung einer rückläufigen Fertilitätsstörung beim Mann sind sehr variabel und dürften von der Dauer und dem Ausmaß des venösen Refluxes und der damit verbundenen direkten Hodenschädigung vor der Behandlung abhängig sein [10] (Tabelle 25.3).

Tabelle 25.1. Persistenzrate der Varikozele nach operativer Therapie. (Nach Weber 1990 [54])

Autoren	Varikozelen-operationen [n]	Persistenzrate [%]
Palomo (1949)	40	0
Robb (1955)	40	2,5
Fritjofsson et al. (1966)	44	11,3
Gasser (1971)	51	7,8
Knöner u. Dathe (1971)		13,0
Lindholmer et al. (1975)	20	25,0
Klosterhalfen et al. (1979)	519	0,96
Haselberger et al. (1982)	72	6,9
Wagenknecht et al. (1982)	287	1,7
Eigene Fälle	54	4,7

Tabelle 25.2. Persistenzraten der Varikozele nach interventionell-radiologischer Behandlung. (Nach Sörensen 1989 [46])

n	Therapie	Art der Nachkontrolle	Persistenzrate [%]
62	Sklerotherapie	Venographie	5
265	Sklerotherapie		
	Ballonokklusion	Doppler	10
70	Ballonokklusion	Palpation	11
50	Ballonokklusion	Palpation	2
128	Spiralen	Nicht genannt	0
109	Sklerotherapie	Venographie	3
60	Sklerotherapie	Venographie	2

Tabelle 25.3. Verbesserung der Spermatozoenfunktion nach operativer Varikozelenbehandlung. (Aus Weber 1990 [54])

Autor	Varikozelen-operationen [n]	Spermiogrammverbesserung [% der Fälle]
Boeminghus et al. (1973)	95	84
Weißbach (1978)	35	83
Kaufmann et al. (1974)	80	80
Haseberger et al. (1982)	72	80
Dubin und Amelar (1975)	504	71
Scott und Young (1962)	166	70
Charny und Baum (1968)	104	61
Gasser (1971)	29	59
Brown (1976)	295	58
Klein (1971)	62	31
Gall et al.(1979)	100	28
Schieferstein und Kasseckert (1982)	84	27

Material und Katheter

Von der Mehrzahl der Autoren werden Verödungsmittel zur endoluminalen Sklerosierung bevorzugt: Zeitler et al. [63] haben das Varikozid verwandt (nicht mehr im Handel), Riedel et al. [36], Sörensen [46] und auch wir [54] bevorzugen das Äthoxyskerol (Hydroxy-Polyäthoxy-Decans), das durch Direktkontakt mit der Venenwand in Konzentrationen von 2, 3 und 4% zu einer direkten Intimaschädigung mit Desquamation und lokaler Thrombophlebitis führt. Kunnen [21] bevorzugt Akrylkleber (Iso-Buthyl-2-Cyano-Acrylat). Vereinzelt wird über die lokale Refluxblockade durch Installation von Gianturco-Spiralen [35] und ablösbaren Ballons berichtet [54].

Als Kathetersysteme werden verschiedene handelsübliche Schleusen-Katheter-Kombinationen vorgeschlagen, die heute in großer Vielzahl zur Verfügung stehen. Einige Autoren begnügen sich mit der Sondierung der Varikozelenmündung und forcieren den Reflux des Verödungsmittels nach distal durch ein Valsalva-Manöver [31]. Andere Autoren legen größten Wert auf eine proximale Ballonblockade, um einen Reflux des Verödungsmittels in die Nierenvene oder V. cava inferior zu vermeiden [36, 46] (Abb. 25.1). Auch wir sind diesen Weg gegangen [54], reduzieren jedoch heute Spasmen im Mündungsbereich der Gonadalvene durch die Sondierung mit einem Einfachkatheter (F 6 oder 7), während wir mit der Koaxialkathetertechnik auch weiterhin dem Konzept von Sörensen [46] folgen, wonach ein 2,5-F-Katheter auf das Niveau oberhalb der Vereinigung der Äste des Plexus pampiniformis im kleinen Becken oder präsakral vorgeschoben wird (Abb. 25.2). Von dort aus erfolgt die Vasookklusion in „Rückzugtechnik“, d.h. in 2 bis 3 Verödungsschritten unter Durchleuchtungssteuerung. Dabei bewährt sich eine Kontrastierung der Varikozele und die „Airbloc-Technik“ zur Verödung: Mit einer 2-ml-Spritze werden vor der Injektion des nichtradioopaken Verödungsmittels einige Luftbläschen in das kontrastierte Gefäß injiziert, durch deren Verweilen bzw. ante- oder retrograden „Fluß“ die Dosierung erleichtert und abgesichert werden kann.

Riedel spricht davon, daß die anatomischen *Varianten* der Testikularvene, ihre Verknüpfungen mit der Nierenvene und den Retroperitonealplexus sowie den Systemvenen im kleinen Becken die *Norm* sind [36]. Deshalb bietet die *streckige Sklerosierung* unter Berücksichtigung der anatomischen Verknüpfungen der Testikularvene größte Gewähr für eine permanente Vasookklusion der Varikozele, während Spiralen, Ballons oder punktförmige Verklebungen durch Akrylharze fast immer Kollateralwege offen lassen (= Persistenz) bzw. Umgehungskreisläufe provozieren (= Rezidiv; Abb. 25.3).

Pathoanatomie

Nach Chidekel hat die linksseitige Dominanz der Varikozelenmanifestation ihre wahrscheinliche

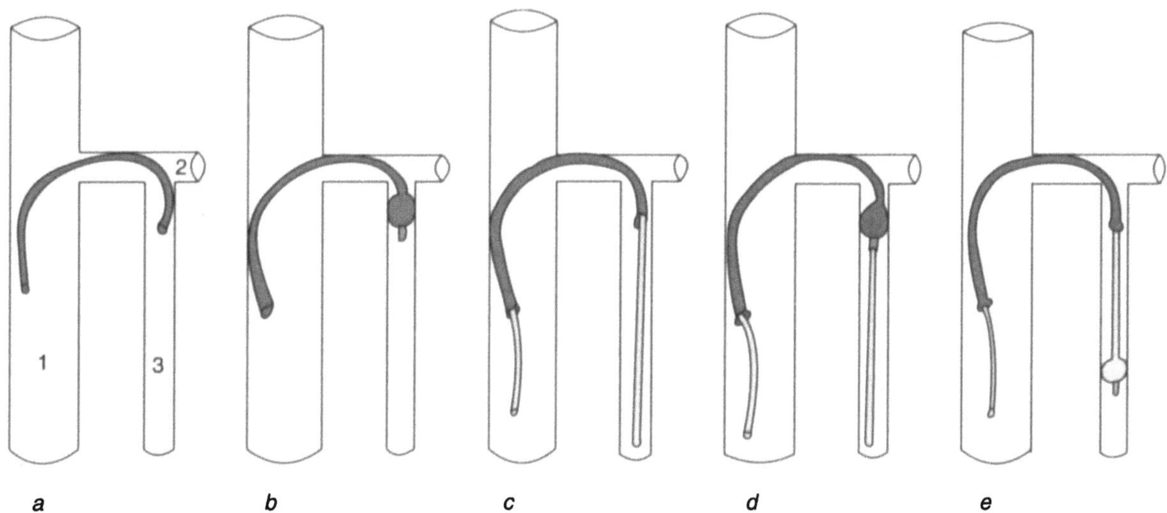

Abb. 25.1a–e. *Varikozelenbehandlung*, Kathetertechnik der Okklusionstherapie. **a** Einfachkatheter in der Mündung der Testikularvene und Valsalva-Preßversuch. **b** Ballonkatheter in der Mündung der Testikularvene. **c** Koaxialkatheter in der Testikularvene nach distal vorgeschoben. **d** Wie c, jedoch mit Ballonkatheterblockade der Vairkozelenmündung. **e** Wie c, jedoch koaxialer Ballonkatheter. Die Balloblockade soll vor Reflux des Verödungsmittels in die Nierenvene schützen. *1* V. cava inferior, *2* V. renalis sinistra, *3* V. testicularis

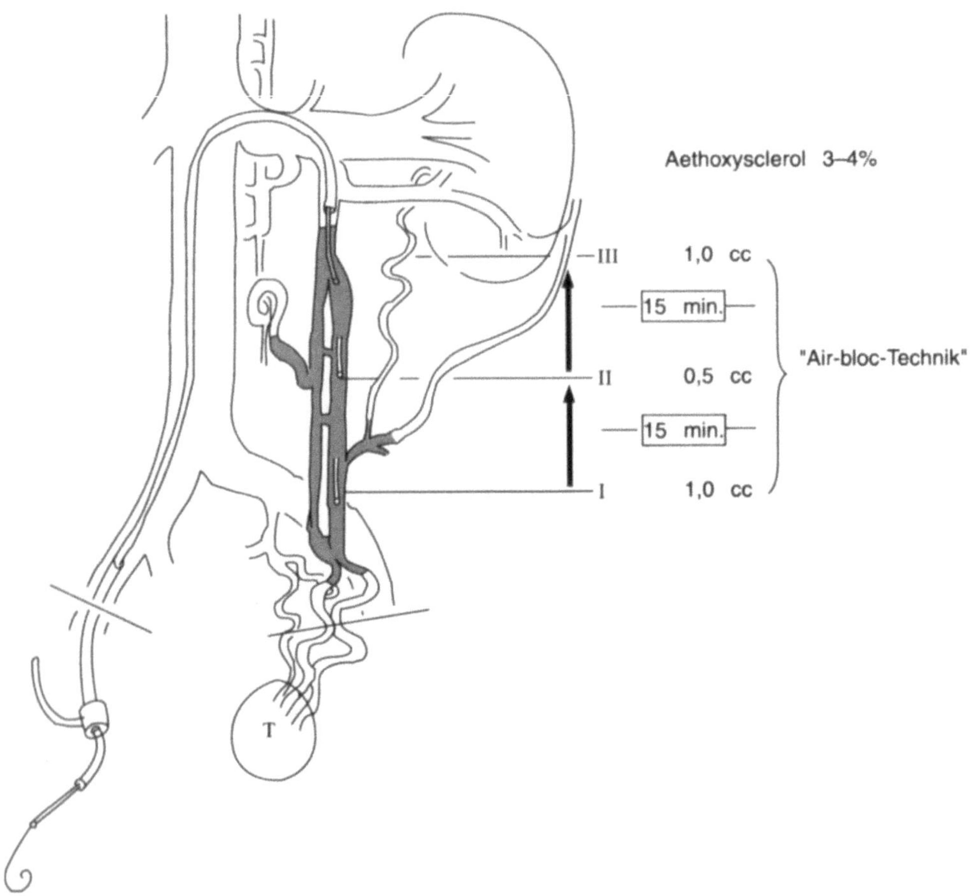

Abb. 25.2. *Varikozele, Okklusionsbehandlung.* Über eine Katheterschleuse ist ein Katheter in den Stamm der linken Nierenvene eingeführt. Von dort aus Einbringung des Koaxialkatheters. Dieser wird schrittweise nach Sklerosierung zurückgenommen („Rückzugtechnik“, „Air-bloc-Prinzip“). Durchschnittliche Behandlungszeit: 60 min

Ursache in einer zentralen Abflußbehinderung der linken Nierenvene [3]. Bei rund 60% aller linksseitigen Befunde fanden wir im eigenen Krankengut von rund 2500 Varikozelen ein mehr oder weniger ausgeprägtes *Nierenvenenkompressionssyndrom* („Nußknackerphänomen“) [54], das durch Einschnürung der zentralen prävertebralen V. renalis sinistra zwischen Aorta und überkreuzender A. mesenterica superior erklärt werden kann [3, 31, 36, 63] (Abb. 25.3 und 25.4). Bei weiteren 8–10% der Fälle findet sich als Persistenz aus einer sehr komplexen embryogenetischen Entwicklung des renalen Kavasegments ein sog. zirkumaortaler Nierenvenenring [32, 36, 54] (Abb. 25.5).

Auch die Verknüpfungsvarianten im Mündungsbereich der Gonadalvene mit der linken V. renalis sind groß. Neben Einfach- und Doppelmündung kommen Verbindungen mit einer renolumbalen Anastomose vor [36]. Eine untere Nierenpolvene kann sich mit dem Endabschnitt der Testikularvene zur gemeinsamen Mündung verbinden [36, 44, 54] (s. Abb 25.4).

Im Verlauf des retroperitonealen Gefäßabschnittes der Testikularvene kommen Duplikaturen, streckig oder segmental, strickleiterförmige Vernetzungen sowie zahlreiche Kommunikationen mit den retroperitonealen systemischen Venen in vielfältiger Ausprägung vor: Außenseitig sind es Verbindungen zu den Nierenkapselvenen, innenseitig Verknüpfungen mit der V. lumbalis ascendens und dem paravertebralen Geflecht [36]. Auch die Höhe der Vereinigung des Plexus pampiniformis zum Endstamm der V. spermatica interna ist sehr variabel: Sie kann unterhalb des Leistenkanals, im kleinen oder großen Becken, vereinzelt sogar auf Nabelniveau im Retroperitonealraum gelegen sein [31, 36, 54].

Die Mehrzahl dieser anatomischen Varianten entgeht dem Operateur beim chirurgischen Eingriff, was die hohe Persistenz- und Rezidivrate erklärt (s. Abb. 25.3). Die phlebographische

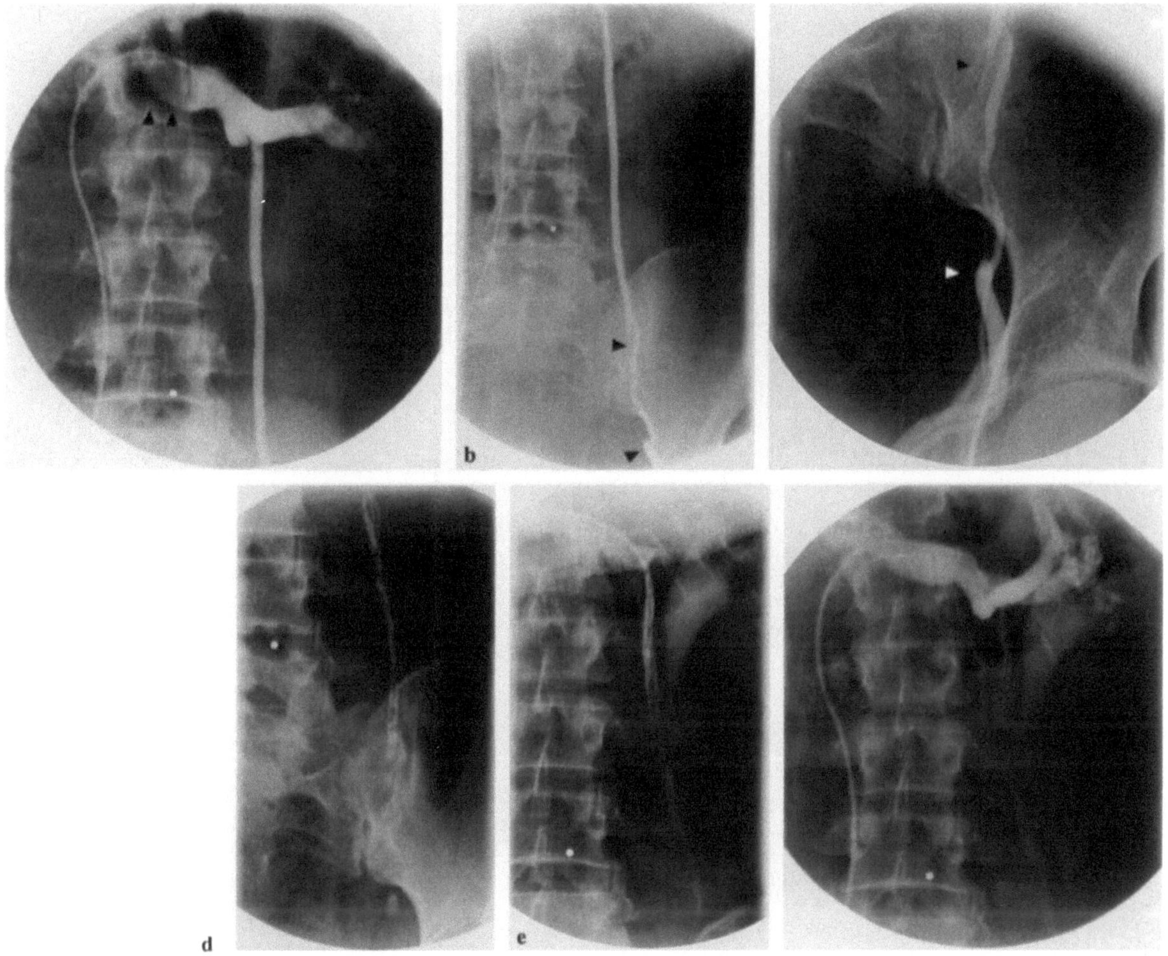

Abb. 25.3a–f. *Varikozele, Okklusionsbehandlung.* Zustand nach operativer Behandlung: Hohe retroperitoneale Ligatur mit Teilresektion der V. spermatica interna (Operation nach Bernardi) vor einem Jahr. **a** Darstellung der linken Nierenvene mit prävertebralem Kompressionseffekt („Nußknackerphänomen" ▶) und Reflux in eine persistierende Testikularvene, Markierung des Nabels (○). **b** Darstellung der Testikularvene und Reflux in einen äußeren Schenkel des Plexus pampiniformis (▶▶). **c** Detaildarstellung: post-op. Verschluß eines Plexusabschnitts und Kollateralisation (▶▶). **d** Teilsklerosierung und Thrombosierung unter der Okklusionstherapie im retroperitonealen Abschnitt nach 2,0 ml Äthoxysklerol 4%ig (I). **e** Therapieschritt II: nach weiteren 2,0 ml Sklerosierung und Teilthrombosierung bis zur Mündungsnähe. **f** Kontrollphlebographie V. renalis: Varikozele verschlossen, normaler Nierenvenenabfluß

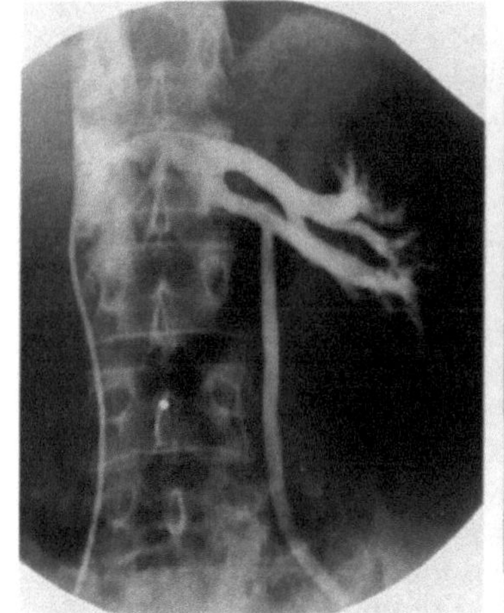

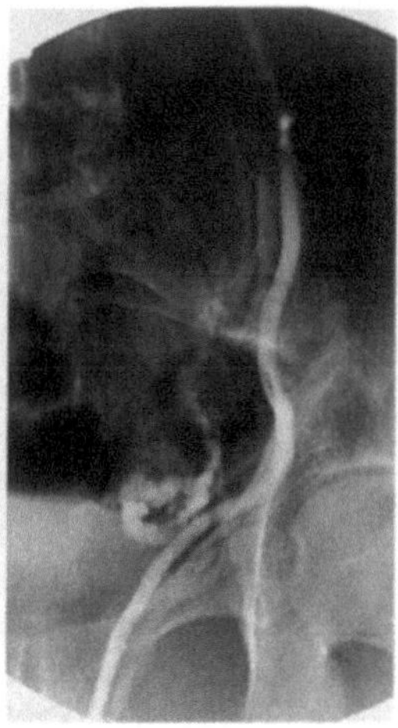

Abb. 25.4a,b. *Varikozele, Okklusionsbehandlung.* Nierenvenenvariante, Mündungsverhältnisse. **a** Nierenvenogramm: ausgeprägter prävertebraler Kompressionseffekt. Duplikatur der V. renalis mit Quervernetzung peripher und Vereinigung prävertebral. Zumündung der im Reflux gefüllten Testikularvene in den unteren Nierenvenenstamm. **b** Im pelvinen Abschnitt Verbindung mit den viszeralen Plexus des kleinen Beckens

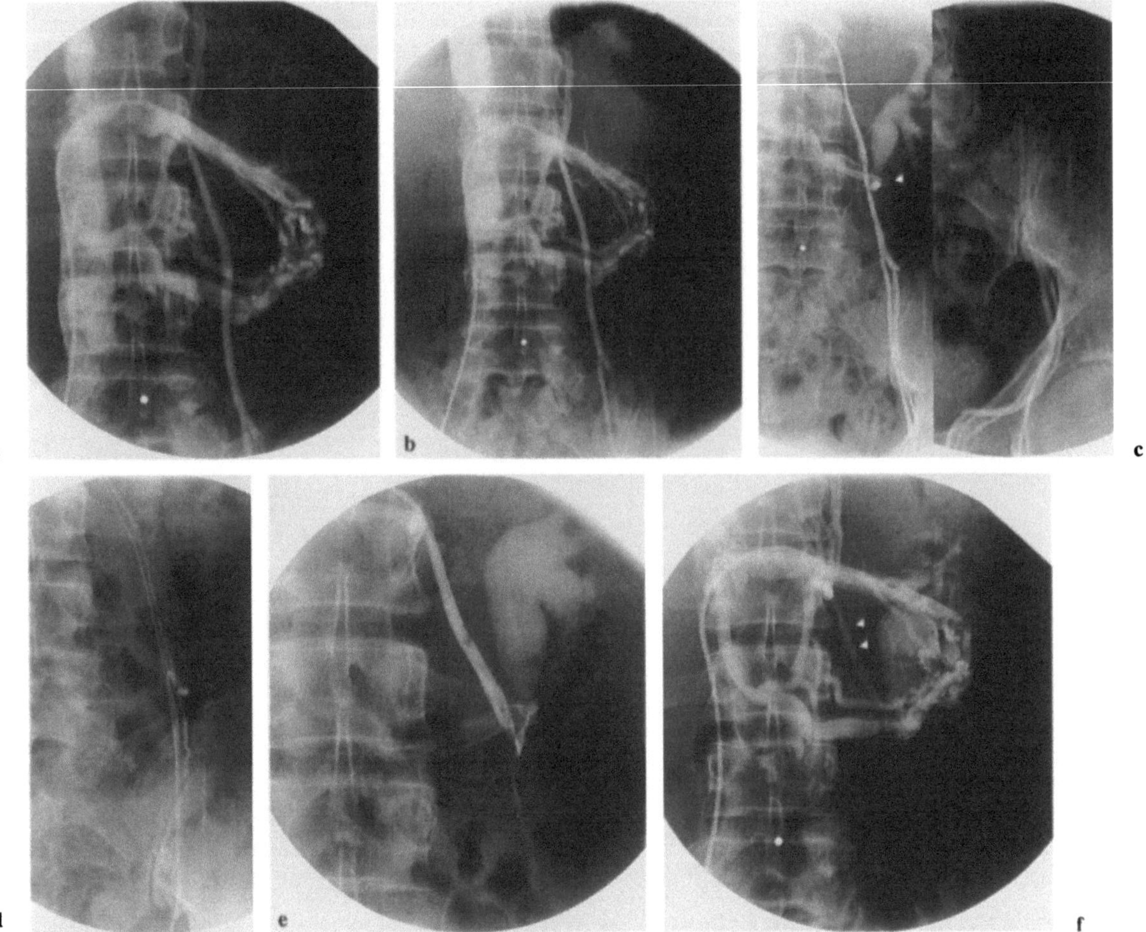

Abb. 25.5a–f. *Varikozele, Okklusionsbehandlung.* Zirkumaortaler „Nierenvenenring". **a** Darstellung über die obere prävertebrale linke Nierenvene: Kompressionseffekt, Abfluß über hiläre variköse Verbindungen und über unteren retroaortalen Schenkel. Atypische Vernetzungen prävertebral. Mündung der linken Testikularvene in den oberen Nierenvenenstamm. **b** Phase mit Caval-inferior-Abfluß über beide Nierenvenestämme. **c** Nach subselektiver Sondierung Retrograddarstellung einschl. Plexus pampiniformis. Hohe Verknüpfung zur Testikularvene in Nabelhöhe (Markierung ○). Verbindung mit der unteren Nierenvene (▶). **d** Einführung des Koaxialkatheters in den medialen Stamm des Plexus pampiniformis. Zustand nach Teilverödung auf diesem Niveau. **e** Zustand nach weiterem Verödungsschritt: Die Verbindung zur unteren Nierenvene und der Endabschnitt bleiben aus Sicherheitsgründen erhalten. **f** Abschlußkontrolle: erhaltener Nierenvenenring, erhaltener Endabschnitt der Testikularvene (▶▶)

Darstellung und Vasookklusion unter Durchleuchtungssteuerung hat demgegenüber den großen Vorteil einer optimalen Kontrolle von schrittweiser Verödung und Abschlußdokumentation vor Entfernung des Kathetersystems.

Nur bei begründetem klinischem Verdacht (durch Palpationsbefund oder sonographische Dokumentation) führen wir die Diagnostik und Therapie auch auf der *rechten* Seite durch. Auch hier ergeben sich anatomische Mündungsvarianten: In 86% der Fälle liegt ein Direktzuflußd der rechten Gonadalvene im Winkel zwischen der Nierenvenenmündung (oder unteren Nierenpolvene und der infrarenalen unteren Hohlvene vor. In 5–10% ergibt sich eine Mündung oder zusätzliche Verbindungen zum Bereich der rechten V. renalis [46, 54] (Abb. 25.6).

Chidekel weist darauf hin, daß bei einem Teil der Varikozelen die Ursache in den anatomischen Verknüpfungen der Gonadalvene mit den Venenplexus des kleinen Beckens oder der Inguinalregion liegt: In Frage kommen unterhalb des Leistenbandes Zuflüsse zur V. pudenda externa beidseits, oberhalb des Leistenkanals Verbindungen über die Skrotralvenen mit der V. pudenda interna beider Seiten und damit ein Abfluß in die Venenplexus des kleien Beckens, letztlich mit Drainagetendenz zu den Vv. iliacae internae beider Seiten [3]. Nach eigenen Erfahrungen sind diese anatomischen Verbindungen jedoch in den seltensten

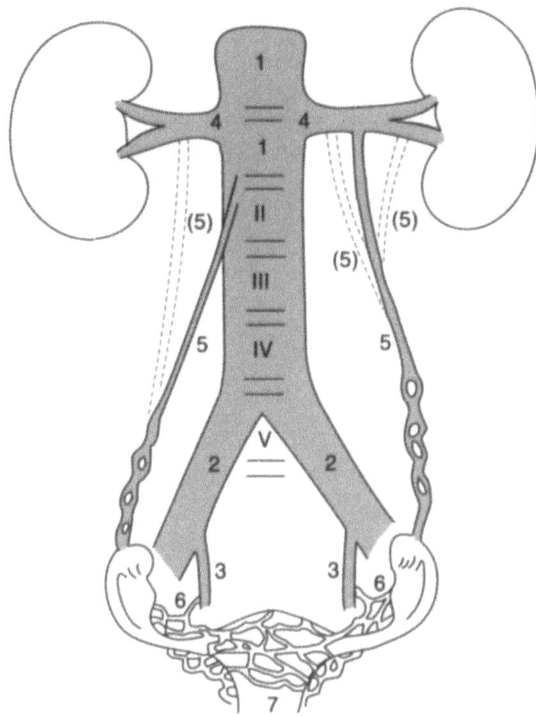

Abb. 25.6. Beziehungen von V. cava inferior und Ovarialvenen: Anatomische Mündungsvarianten, Verknüpfungen im kleinen Becken. (*1* V. cava inferior, *2* V. iliaca communis, *3* V. iliaca interna, *4* V. renalis, *5* V. ovarica, *6* Plexus ovaricus, *7* Plexus uterinus. Mod nach Weber u. May [54])

Fällen für eine Varikozele ursächlich. Wir führen allerdings eine Suchdiagnostik mit retrograder Darstellung der Beckenvenen dann durch, wenn bei begründetem klinischem Verdacht auf renalem Niveau beidseits eine Gonadalveneninsuffizienz phlebographisch nicht nachgewiesen werden konnte [54].

Ovarialveneninsuffizienz

Die weibliche Varikozele dürfte – zumindest bei multiparen Frauen – nicht weniger häufig vorkommen als beim Mann. Sie äußert sich jedoch in so diffusen Beschwerden, daß klinisch nur selten an eine sog. „Varicocele pelvina muliebrum" („pelvic congestion syndrome") als Ursache gedacht wird. Die Ausschaltung des Refluxes, u.U. auf beiden Seiten durchgeführt, vermag in den meisten Fällen die Stauungssymptomatik im kleinen Becken und ihre Auswirkungen auf das innere und äußere Genitale (z.B. Vulvavarikose) zu reduzieren [54]. Wir empfehlen die phlebographische Darstellung und Okklusionsbehandlung jedoch nur nach sorgfältiger gynäkologischer Beratung der Patientinnen, auch im Hinblick auf späteren Kinderwunsch und frühestens ein Jahr nach stattgehabter Schwangerschaft.

Die Abklärung sollte durch Kathetersondierung und Darstellung der Ovarialvenen links und rechts erfolgen. Mitunter kann aus linksseitiger Injektion des Kontrastmittels eine vollständige Auffüllung des Plexus uteroovaricus mit retrogradem Zustrom zur gegenseitigen Ovarialvene dokumentiert werden (Abb. 25.6 und 25.7).

Wir haben bisher zunächst nur die therapeutische Blockade einer Seite durchgeführt. Meist handelte es sich um eine ausgeprägte Varikozele der linken Ovarialvene. In einzelnen Fällen wurde bei fortbestehender Klinik auch die Blockade der Gegenseite nach einem Intervall von 6–12 Monaten klinischer Beobachtung realisiert.

Technische Schwierigkeiten

Die Sondierung und Darstellung der linksseitigen Varikozele kann bei Vorhandensein eines *zirkumaortalen Nierenvenenringes* besonders schwierig sein (s. Abb. 25.5). Hier sind Mündungsvarianten besonders häufig: Die Zumündung kann zum oberen (vorderen) und unteren (retroaortal verlaufenden) Nierenvenenstamm bzw. zu ihren peripheren Verknüpfungen führen. Schwierigkeiten mit dem Risiko einer Nichtsondierbarkeit ergeben sich nach eigener Erfahrung in etwa 1–2%, entsprechend auch bei *intakter Mündungsklappe* der Gonadalvene, wenn die Varikozele ihren Zufluß aus atypischen varikösen Verbindungen des Nierenhilus oder aus Nierenkapselvenen erhält (Abb. 25.8).

Komplikationen und Ergebnisse

Falls die subselektive Kathetersondierung der Gonadalvene aus technischen Gründen scheitert, bleibt als Perspektive eine Wiederholung oder eine operative Behandlung. Hierfür bildet die phlebographische Dokumentation aus der Nierenvene eine optimale Ausgangsposition.

Hilfreich für die Wahl des operativen Verfahrens (hohe oder tiefe Ligatur) ist eine Bleimarkierung des Nabels, die wir in jedem Fall vornehmen (s. Abb. 25.3 und 25.4).

Venenwandverletzungen durch die Katheterspitze oder den sondierenden Führungsdraht mit *Spasmus* und/oder *Kontrastmittelextravasat* verursachen im allgemeinen nur kurze diskrete ziehende Beschwerden, die der Patient auf das Nierenlager und den Rücken projiziert [36]. Gelingt die

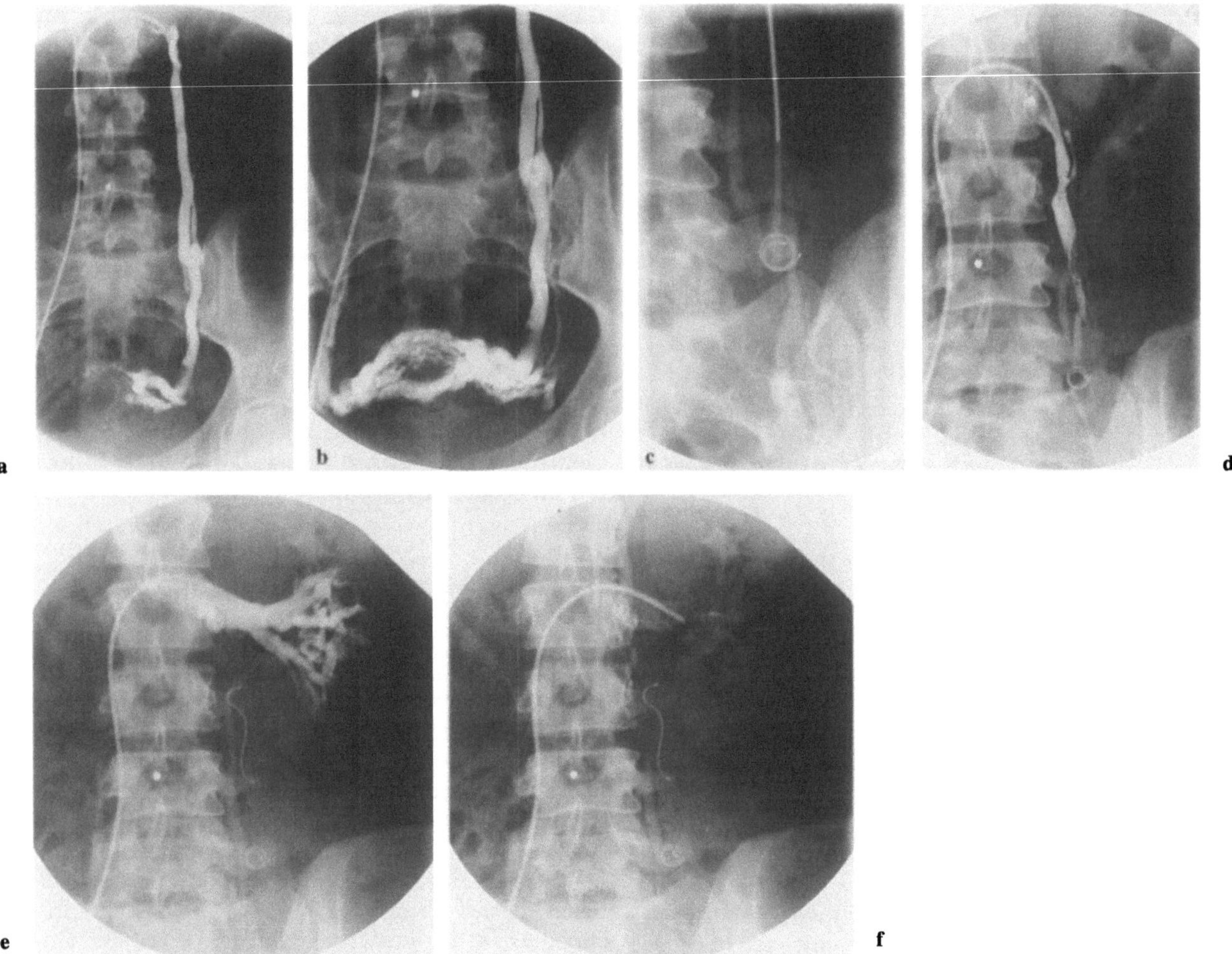

Abb. 25.7a–f. *Ovarialveneninsuffizienz, Okklusionstherapie.* 28jährige Patientin mit „pelvic congestion syndrome". Laparaskopisch: Phlebektasien des Plexus uteroovaricus. **a** Katheteriesierung der linken V. ovarica: Ovarialveneninsuffizienz. **b** Retrograde Füllung des phlebektatischen Uterovarialplexus mit Abfluß zur rechten Ovarialvene. **c** Periphere Blockade der linken V. ovarica mit 7-mm-Gianturco-Spiralen. Nachfolgende Verödung mit Äthoxysklerol 4%ig, 3 ml. **d** Einführung einer weiteren Spirale und Abschluß der Behandlung. **e,f** Kontrollphlebogramm nach 1 Jahr: Ovarialvene komplett verschlossen. Normaler Nierenvenenabfluß des KM. Unveränderte Lage der beiden Spiralen (**f**)

Führungsdraht- und Katheterpassage über den Ort der Venenwandverletzung nach distal, kann die Okklusionsbehandlung auf tieferem Niveau ohne Risiko durchgeführt werden.

Klinisch relevante Komplikationen durch Venenwandperforation haben wir in unserem Krankengut nicht beobachtet. Über 2500 Okklusionsbehandlungen wurden *ambulant* durchgeführt. Nach Abschluß der Therapie erfolgte die Absicherung des Punktionsortes durch einen Druckverband und die Überwachung über 3–3,5 h im Röntgeninstitut. Eine klinische Nachuntersuchung durch den zuweisenden Urologen am Folgetag und eine andrologische Nachuntersuchung nach 2 Monaten wird von uns in jedem Fall empfohlen.

Kathetertypische Komplikationen am *Punktionsort* durch ein Hämatom, eine systemische *Kontrastmittelunverträglichkeit* und *Kreislaufprobleme* können gelegentlich beobachtet werden. In etwa 0,5% der Fälle haben wir eine *Thrombophlebitis* des Plexus pampiniformis beobachtet, die unter klinischer Behandlung (Suspensorium) in wenigen Tagen abklingt. Komplikationenen durch *Reflux* des Sklerosierungsmittels in die Nierenvenen oder durch *Dislokation* von Spiralen [35] haben wir nicht festgestellt.

Die geringe *Rezidiv- und Persistenzquote* von etwa 3% [55] steht in deutlichem Kontrast zu den Ergebnissen nach einer chirurgischen Behandlung (s. Tabelle 25.1 und 25.2). Die Refertilisierungsrate

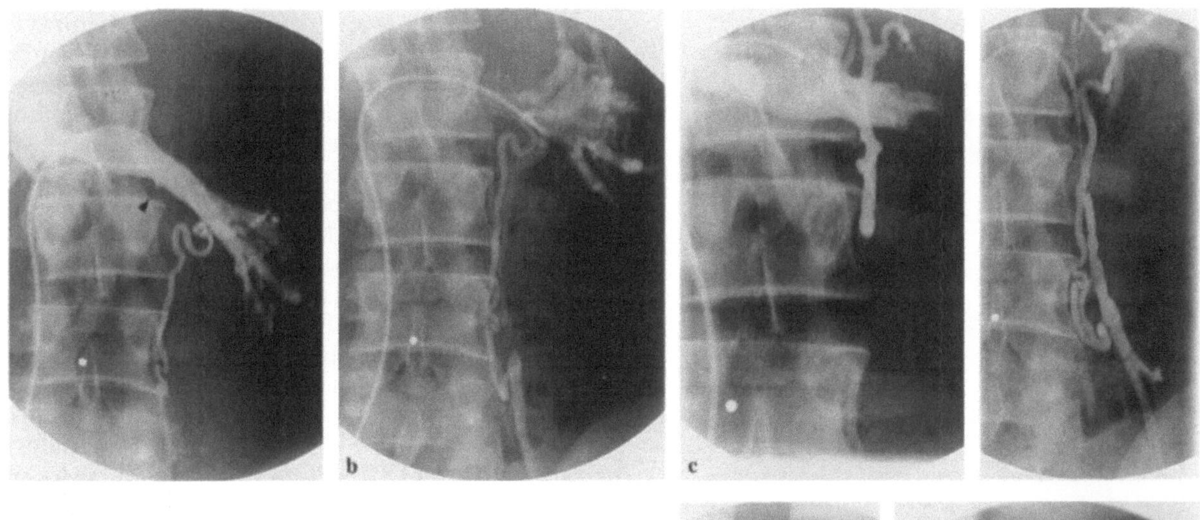

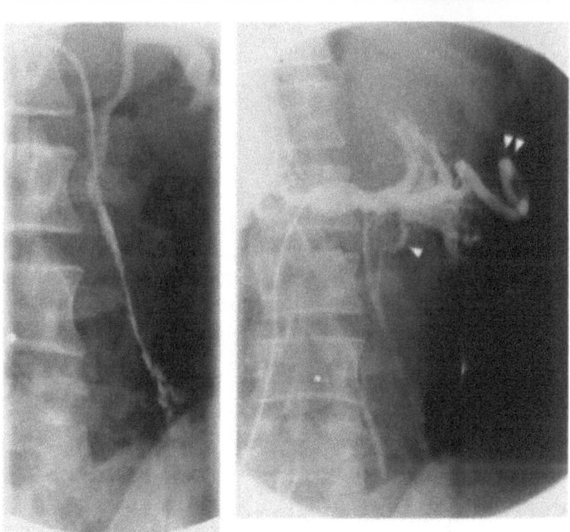

Abb. 25.8a–f. *Varikozele, Okklusionsbehandlung.* Mündungsklappe intakt, atypische Genese aus Hilusvarize. **a** Nierenvenographie links: Mündungsklappe der Testikularvene intakt (▶). Retrograde Füllung einer Nierenhilusvarize nach distal. **b** Anschluß der Varize an den Testikularvenenstamm unterhalb des Nabels (die Varize entspricht der V. ureterica). **c** Sondierung der bis zur Mündungsklappe gefüllten Varikozele mit dem Außenkatheter. **d** Passage mit dem Führungsdraht und Koaxialkatheter. Periphere Darstellung der Testikularvene mit ihrer Verknüpfung zu den Nierenhilusvarizen. **e** Teilsklerosierung der Varikozele. **f** Abschlußkontrolle mit Restfüllung der Varikozele und Teilsklerosierung der varikösen Verbindung (▶). Zusätzl. Füllung einer massiv varikösen Nierenkapselvene (▶ ▶)

dürfte nach chirurgischer und radiologisch-interventioneller Therapie etwa gleich liegen (s. Tabelle 25.3). Zeitler berichtet über eine Verbesserung der Spermatogenese in 58% der Fälle [63]. Als weitere entscheidende Vorteile der nichtchirurgischen Katheterokklusion der Varikozele sind die kostengünstige ambulante Behandlung in Lokalanästhesie, die kurze Nachsorgezeit und die körperliche Normalbelastbarkeit 2 bis 3 Tage nach dem Eingriff zu nennen. Demzufolge kann diese schonende Behandlungsform auch ohne weiteres Kindern in Lokalanästhesie angeboten werden.

Die *Strahlenbelastung* bei der Okklusionstherapie der Varikozele wurde von Boeck et al. [2] untersucht. Sie richtet sich im wesentlichen nach der Durchleuchtungsdauer und damit nach dem Erfahrungsgrad des behandelnden Radiologen. Aus unserer Sicht kann sie durch das Anlegen einer Gonadenschutzbleikapsel entscheidend reduziert werden. Skrotalvenen und Plexus-pampiniformis-Darstellung interessieren im Rahmen der Katheterokklusionsbehandlung nicht!

25.2 Kavafilterung

Trendelenburg hat bereits 1906 die Ligatur der unteren Hohlvene als Prophylaxe gegen die Lungenembolie bei Bein- und Beckenvenenthrombose vorgeschlagen (in [53]). Als Schutzmaßnahme gegen rezidivierende Lungenembolien sind verschiedene operative Kavasperrverfahren empfohlen worden (Abb. 25.9).

Neben der Ligatur sind dies die Plikatur und Klippung [6] und schließlich die Filterung, die als chirurgisches Verfahren zunächst von Mobin u. Uddin vorgeschlagen wurde und ab 1970 zur klinischen Anwendung gelangte [26]. Die hohe Komplikationsrate, welche dieser Methode mit Kavaverschlüssen in einem Drittel der Fälle

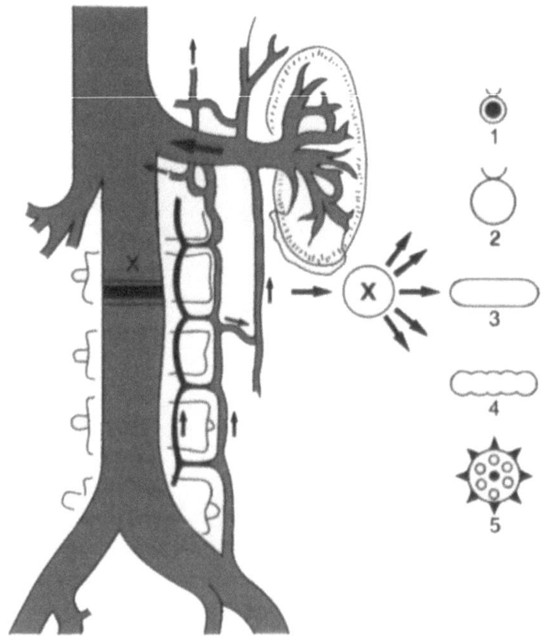

Abb. 25.9. *Kavasperre.* Schematische Darstellung der Möglichkeiten durch Sperroperationen (1–4) und Filterung (*5*): Die optimale Filterebene ist im proximalen Abschnitt der infrarenalen unteren Hohlvene nahe den Nierenvenenzumündungen gekennzeichnet (x). *1* Ligatur (total), *2* Ligatur (partiell), *3* Clip, *4* Plikatur, *5* Filter. (Mod. nach Weber u. May [53])

anhaftete [28], wurde durch ein von Kimray u. Greenfield seit 1973 entwickeltes Filter wesentlich reduziert, allerdings um den Preis einer höheren Rate von Thrombuspassagen mit lungenembolischen Komplikationen in der Größenordnung von ca. 8% [14, 15] (Abb. 25.10).

Günther et al. haben ab 1985 ein durch Seldinger-Technik einführbares Korbfilter vorgestellt, welches entsprechend dem Greenfield-Filter sowohl transfemoral als auch transjugulär appliziert werden konnte [16]. Drei Filterebenen, eine einfache Einführungstechnik und die gute Röntgenkontrastgebung des Filterkorbes fanden eine günstige Beurteilung [53]. Da es jedoch durch Korrosionsschäden in kurzer Zeit zu Materialbrüchen und einer Dislokation von Materialteilen kam, mußte dieser Weg wieder aufgegeben werden [53].

Aktuelle Filter

Ein gleichfalls mit Kathetertechnik – wenn auch schwieriger – applizierbares *Vogelnestfilter* („bird's nest filter") findet weiterhin Anwendung (Abb. 25.11). Es kann gleichfalls transfemoral oder transjugulär appliziert werden, wobei zwischen 2 metallischen Verriegelungsspangen, die in der Kavawand festsitzen, und daran adaptierten

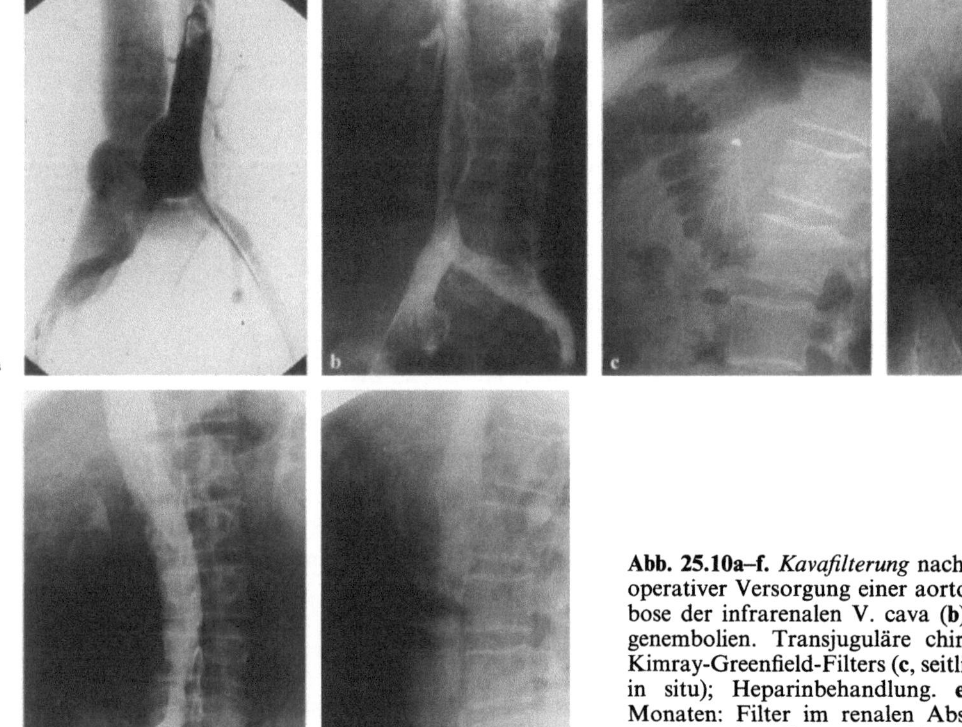

Abb. 25.10a–f. *Kavafilterung* nach Kimray-Greenfield. Nach operativer Versorgung einer aortokavalen Fistel (**a**) Thrombose der infrarenalen V. cava (**b**) mit rezidivierenden Lungenembolien. Transjuguläre chirurgische Plazierung eines Kimray-Greenfield-Filters (**c**, seitliche Darstellung des Filters in situ); Heparinbehandlung. **e–f** Kavographie nach 6 Monaten: Filter im renalen Abschnitt auf Höhe der Zumündung der Nierenvenen fehlplaziert. Die Darstellung der unteren Hohlvene in 2 Ebenen zeigt das gekippte Filter in der offenen Vene (**d**)

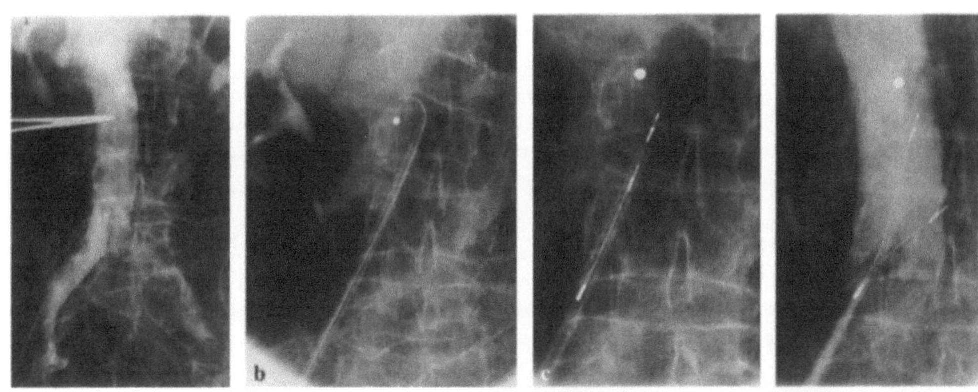

Abb. 25.11a–f. *Kavafilterung*, Vogelnestfilter: Lungenembolie nach Oberschenkelvenenthrombose links, respiratorische Insuffizienz. **a** Kavographie von rechts femoral; Teilreflux in eine offene Beckenvenenetage links (die Klemme markiert infrarenal das Niveau für die Filterlage). **b** Einführung des Applikationskatheters transfemoral rechts bis zur markierten Filterebene. **c** Vogelnestfilter vor Entfaltung. **d** Vogelnestfilter nach Ausfahren der oberen Verstrebung. **e** Lage des Filters in situ. Die Verstrebungen sind gut erkennbar, das „Nest" jedoch kaum. **f** Kontrollphlebographie nach 8 Tagen: offene Hohlvene. Stabile Filterlage

Drähten ein nestartiger Knäuel gebildet wird, der eine verhältnismäßig dichte, jedoch irreguläre Filterebene bildet (Abb. 25.12). Die rostfreien Drahtstreifen sind unter Durchleuchtung nur schwer zu erkennen (s. Abb. 25.11). Demzufolge können Schleifenbildungen aus der Filterebene heraus (bis zur rechten Vorhofebene) entstehen, ohne daß dies unter der Durchleuchtung erkennbar ist. Die Filterwirkung wird jedoch im allgemeinen als günstig beschrieben [33, 38].

Sogenannte *Autocentring-Filter* stellen eine Modifikation des Kimray-Greenfield-Filters dar [25]. Sie lassen sich gleichfalls durch angiographisch applizierbare Kathetersysteme transfemoral oder transjugulär einführen und haben den Vorteil, daß durch Plattenverstrebung der einzelnen Filterstachel eine Isozentrierung erreicht wird, die das Kippen des Filters (und damit die Reduktion der Filterwirkung) verhindern soll [53] (Abb. 25.13).

Bird's-nest-Filter und Autocentring-LGM-Filter [25] sind derzeit als *permanente Filter* in der Applikation der interventionellen Radiologen gebräuchlich.

Temporäre Filter wurden bereits von Eichelter u. Schenk 1968 vorgeschlagen (in [53, 59]). Erst in jüngster Zeit werden Filter- und Schleusensysteme angeboten, die – gleichfalls auf transfemoralem und transjugulärem Wege einführbar – zur Prophylaxe von Lungenembolien bei größeren chirurgischen Eingriffen oder als Schutz indiziert werden, wenn eine embolieverdächtige Bein-Beckenvenen-Thrombose der Fibrinolyse- oder hoch dosierten Heparintherapie zugeführt wird (Abb. 25.14).

Zwaan et al. haben 1995 über erste Erfahrungen bei 49 Patienten berichtet [67]. Da bekanntlich an den Kontaktpunkten mit der Venenwand aufgrund der lokalen Intimaschädigung eine frühzeitige Neoepithelialisierung am Filter einsetzt, sind für die Verweildauer zeitlich enge Grenzen gesetzt: Unter Fibrinolyse und/oder Vollheparinbehandlung erscheint die komplikationsfreie Entfernung passagerer Kavafilter nach spätestens 6–8 Tagen opportun. Bei der Wiederentfernung des Filters besteht auch die Möglichkeit, kleineres Thrombenmaterial mit dem zusammengefalteten Filter in den Applikationsschleusenkatheter zu ziehen und damit zu bergen [67].

Filterplazierung und Komplikationen

Zu den Komplikationen der Filterapplikation zählt vor allem die *Fehlplazierung* oder *Filterdislokation* [5, 15, 42].

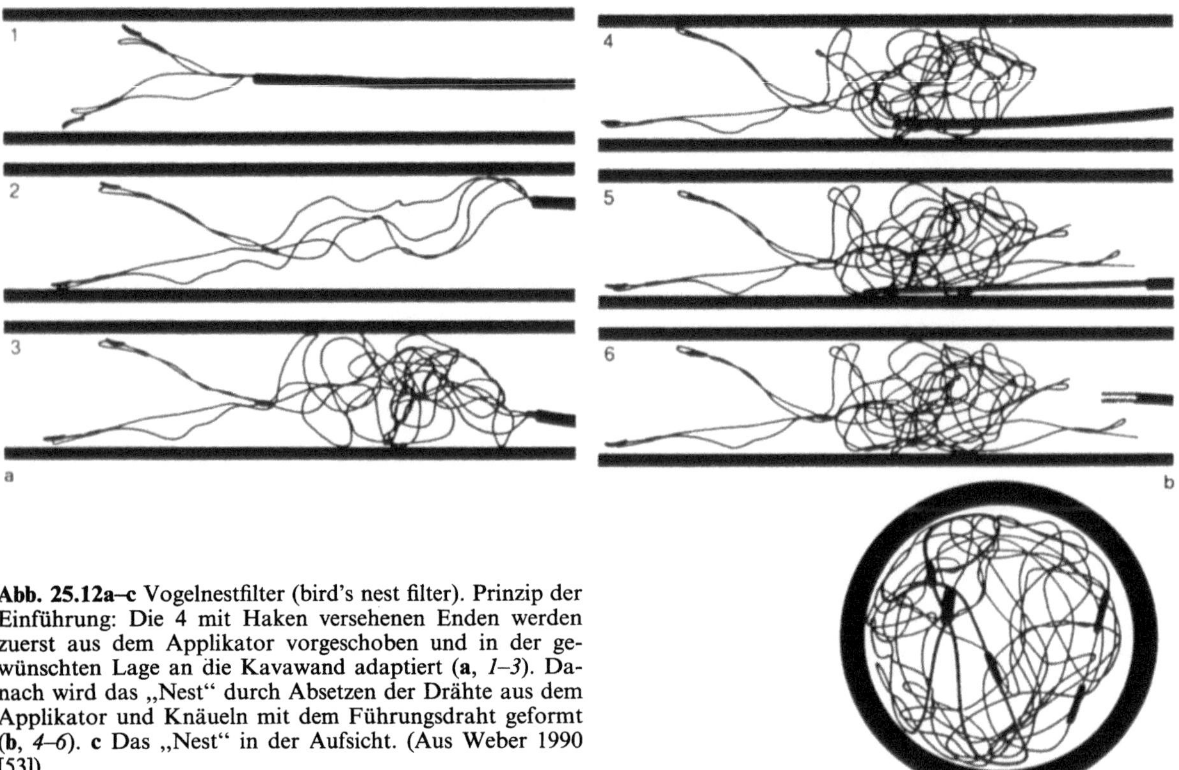

Abb. 25.12a–c Vogelnestfilter (bird's nest filter). Prinzip der Einführung: Die 4 mit Haken versehenen Enden werden zuerst aus dem Applikator vorgeschoben und in der gewünschten Lage an die Kavawand adaptiert (**a**, *1–3*). Danach wird das „Nest" durch Absetzen der Drähte aus dem Applikator und Knäueln mit dem Führungsdraht geformt (**b**, *4–6*). **c** Das „Nest" in der Aufsicht. (Aus Weber 1990 [53])

Entscheidend für die Plazierung und Fixierung eines Filters ist die durchleuchtungsgesteuerte Applikation nach phlebographischer Darstellung der unteren Hohlvene [45, 53]. Die chirurgische Applikation der Mobin-Uddin- und der Kimray-Greenfield-Filter führte häufig zu einer Fehlplazierung (s. Abb. 25.10) und zu einem Filterwandern [28, 33].

Durch *Kavographie* läßt sich der Durchmesser der unteren Hohlvene exakt bestimmen und die optimale Filterlage ermitteln (s. Abb. 25.11 und 25.13), welche nach Übereinstimmung in der Literatur direkt unterhalb der beiden Nierenvenenzumündungen liegen sollte [33] (s. Abb. 25.9). Der mittlere Durchmesser der unteren Hohlvene beträgt etwa 20 mm im infrarenalen nierennahen Bereich, differiert jedoch beträchtlich zwischen 13 und 30 mm [33, 56], so daß vom Hersteller unterschiedliche Filtergrößen angeboten werden müssen, um ein „Filterwandern" zu verhindern.

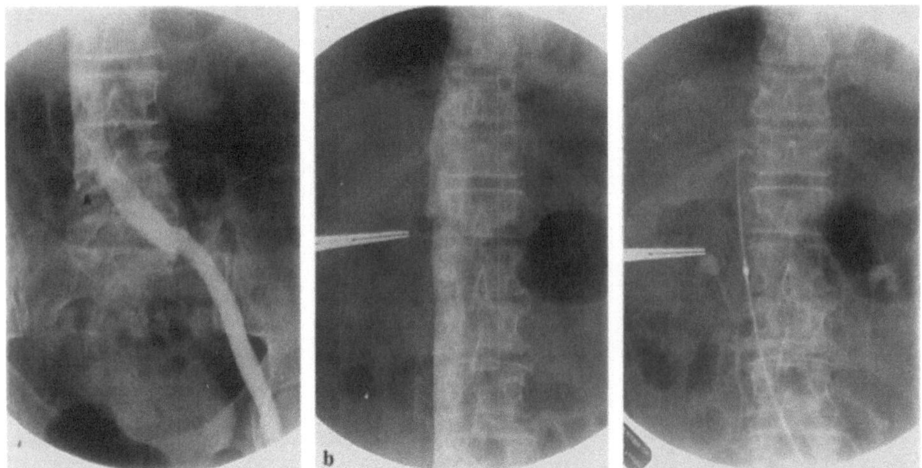

Abb. 25.13a–c

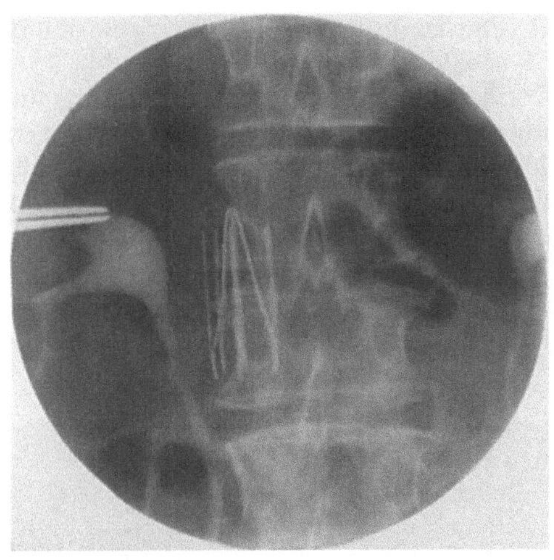
d

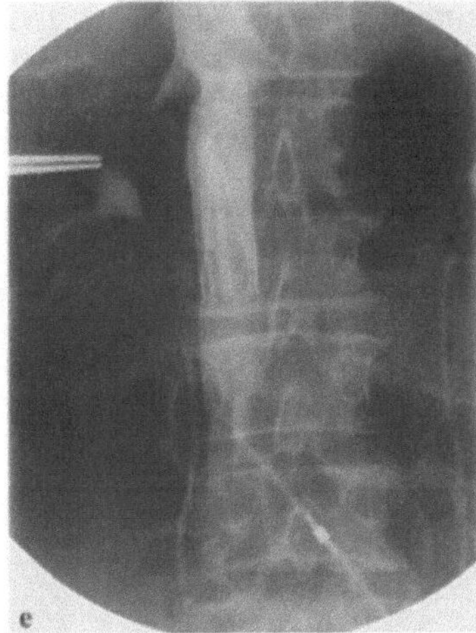
e

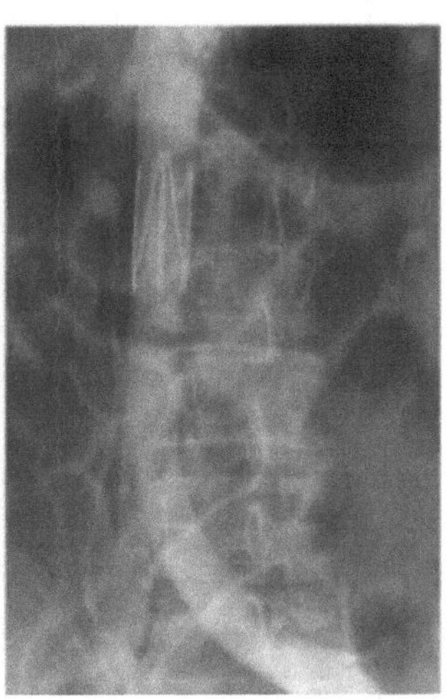
f

Abb. 25.13a–f. *Kavafilterung*, LGM-Filter, rezidiviernde Lungenembolie nach Iliofemoralvenenthrombose rechts: **a,b** Kavographie transfemoral links: Thrombuskuppe iliokaval rechts (▶) **b** Markierung der gewünschten Filterhöhe infrarenal. **c** Einführung des Applikationskatheters transfemoral links. **d** LGM-Filter in Situ, entfaltet. **e** Kavogramm über den Applikationskatheter: optimale Lage unterhalb der Nierenvenenmündungen. **f** Kavographie nach 2 Monaten: offene Filterpassage, Reflux in die wieder eröffnete V. illiaca communis rechts

Thrombotische Komplikationen mit Filter- und Cava-inferior-Verschluß haben sich in größerem Umfang nur bei der Verwendung der Mobin-Uddin-Filter ereignet [26], wurden jedoch vereinzelt auch beim Einsatz anderer Systeme bei zu tiefer oder zu hoher Plazierung beobachtet [33, 42, 56].

Verlaufsbeobachtungen nach Filterimplantation, aber auch die Kontrolle temporärer Filter können mit Hilfe der Real-time-Sonographie oder im Nativ-Röntgenbild erfolgen. Damit lassen sich insbesondere die Dislokation, das Kippen eines Filters, aber auch die Einlagerung von Thrombusmaterial erkennen [49].

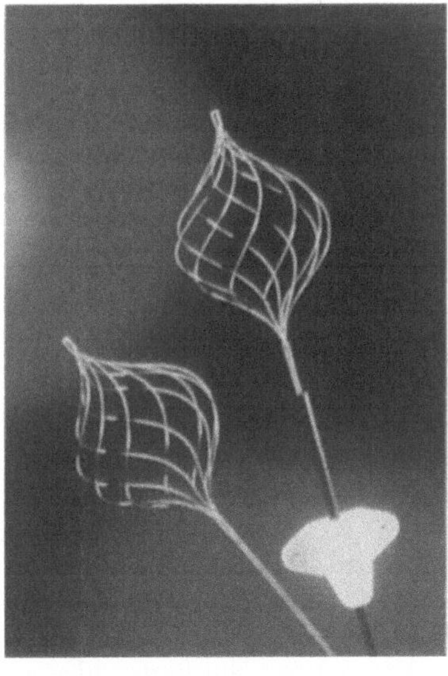

Abb. 25.14. *Kavafilterung*, temporäres Filter. Das Günther-Cook-Filter ist nach dem Prinzip eines Dormia-Korbkatheters gebaut und wird entsprechend über einen Applikationskatheter, der als Schleuse dient, eingeführt sowie wieder entfernt. Möglichkeit der transfemoralen und transjugulären Applikation

Indikationsstellung

Im Laufe der Jahre sind zahlreiche neue Filtertypen mit sehr unterschiedlichem Konzept angeboten worden [1, 22, 45]. Entscheidend dürfte jedoch die *Indikation* sein, die für die Applikation oder Nichtanwendung eines Filters maßgeblich ist. Während z.B. in den USA in großem Umfang Filter prophylaktisch, etwa vor größeren operativen Eingriffen, indiziert werden, herrscht im europäischen Bereich eher eine zurückhaltende Indikationsstellung, welche sich auf rezidivierende Lungenembolien und ausgesprochene Risikopatienten (z.B. mit pulmonaler Hypertension) beschränkt [53, 56]. Insofern kommt der Neuentwicklung von temporären Filtersystemen nach dem Eichelter-Prinzip [59, 67] eine große Bedeutung zu. Sichere Applikation und genaue Positionierung unter Durchleuchtungskontrolle bis zur zeitgerechten Entfernung sollten in der Hand des erfahrenen interventionellen Radiologen liegen.

25.3 Katheterextraktion endovasaler Fremdkörper

Seitdem Venenverweilkatheter (Nutritionskatheter, Shuntkatheter) in größerem Umfang Anwendung in der Medizin gefunden haben, seitdem Schrittmacherelektroden routinemäßig plaziert werden und Angiographiekatheter und Führungsdrähte, aber auch ablösbare Materialien (Ballons und Spiralen) Eingang in die Gefäßdiagnostik und Interventionsradiologie gefunden haben, sind Komplikationen durch endovasale Fremdkörper zunehmend berichtet worden [58]. Nach Fisher u. Ferreyro muß dabei mit erheblichen Langzeitkomplikationen in der Größenordnung von 71% gerechnet werden [9]. In Abhängigkeit von der Lage endovasaler bzw. endokardialer Materialien sind als Komplikationen bekannt:

- lokale Phlebitis, Thrombose mit Emboliegefahr,
- Sepsis,
- Perforationen am Herzen und Endokarditis,
- Gefäß- und Herzwandnekrosen,
- Arrhythmien und Herzinsuffizienz [58].

Als Regel muß gelten, daß nur *kontrastgebende* Kathetermaterialien und Instrumente Anwendung finden dürfen, um eine Dislokation oder Fragmentbildung erkennen zu können [7, 32, 53]. Auch die Verknotung von Angiographiekathetern läßt sich unter Durchleuchtung rechtzeitig feststellen und durch geeignete Manipulationen beheben, ohne daß eine chirurgische Intervention erforderlich wird [61].

Bergungstechniken

Allgemein bewährt hat sich die von Curry 1969 erstmals beschriebene *Fangschlingentechnik* („loop snare technique") (in [58]). Rossi hat 1970 als erster die Verwendung einer *Schleuse* zur Bergung endovasaler Fremdkörper empfohlen [40]. Zeitler hat 1976 über die Entfernung eines Führungsdrahtfragments mit einem *Dormia-Korbkatheter* berichtet [62]. Das relativ starre Instrument dürfte für die Bergung aus dem Bereich von rechtem Herz und Pulmonalarterien jedoch problematisch sein [7, 58]. Dies gilt umso mehr für die Verwendung von *Zangenkathetern* („forceps" und „grasping forceps"), da durch die Zange unkalkulierbare Gefäßwandschäden provoziert werden können [37].

Die allgemein bevorzugte Fangschlingentechnik beruht auf folgendem Prinzip: Ein dünner Führungsdraht (z.B. 0,018"oder 0,023") mit Überlänge wird doppelläufig in einen Angiographiekatheter eingeführt und bildet bei Manipulation an *einem* Zügel eine sich öffende Schlinge. Mit dieser kann der endovasale Fremdkörper über- oder unterfahren und angeschlungen werden. Durch Zug wird er sodann an der Katheterspitze fest fixiert. Die Bergung erfolgt über eine handelsübliche Katheterschleuse [7, 52, 58] (Abb. 25.15).

Entscheidend für die sichere Bergung sind eine routinierte Angiographie-Kathetertechnik und optimale Durchleuchtungsbedingungen, selbstverständlich auch die Röntgenkontrastgebung des Fremdkörpermaterials (s. Abb. 25.15c, 25.16 und 25.17).

Entscheidend für den Bergungserfolg ist allerdings auch die Länge der Verweildauer des

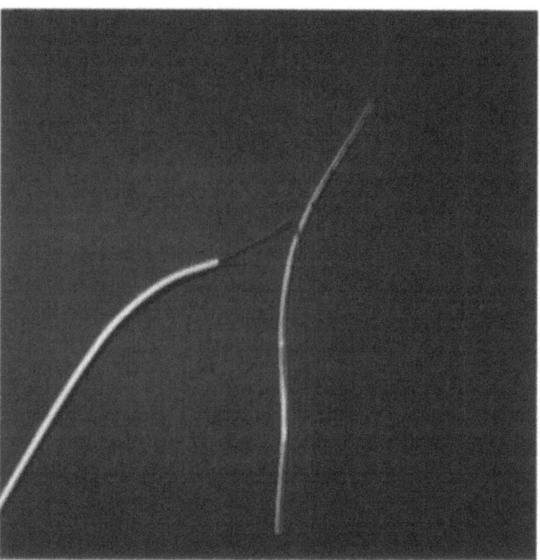
a

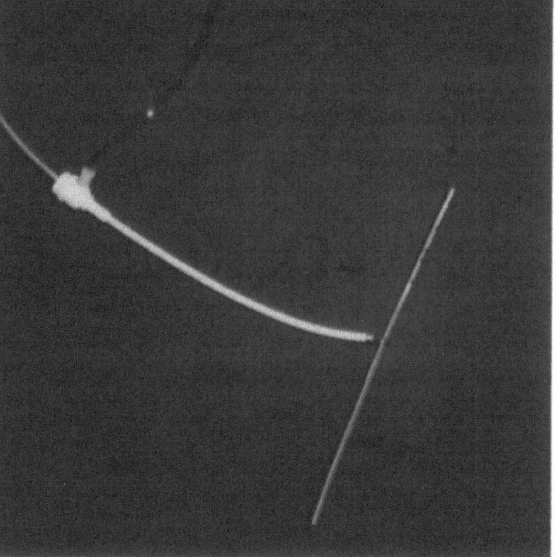
b

Abb. 25.15a,b. *Katheterextraktion endovasaler Fremdkörper.* **a** Abgerissener Nutritionskatheter in der aus einem doppelläufig eingeführten Führungsdraht gebildeten Schlinge. Polyäthylenkatheter F 7 mit leichter Spitzenkurve. Knick im Führungsdraht. **b** Fremdkörper eingefangen, Schlinge an der Katheterspitze fixiert, Katheter bis zur Schleuse zurückgezogen. (Zur Bergungstechnik vgl. Abb. 25.16f)

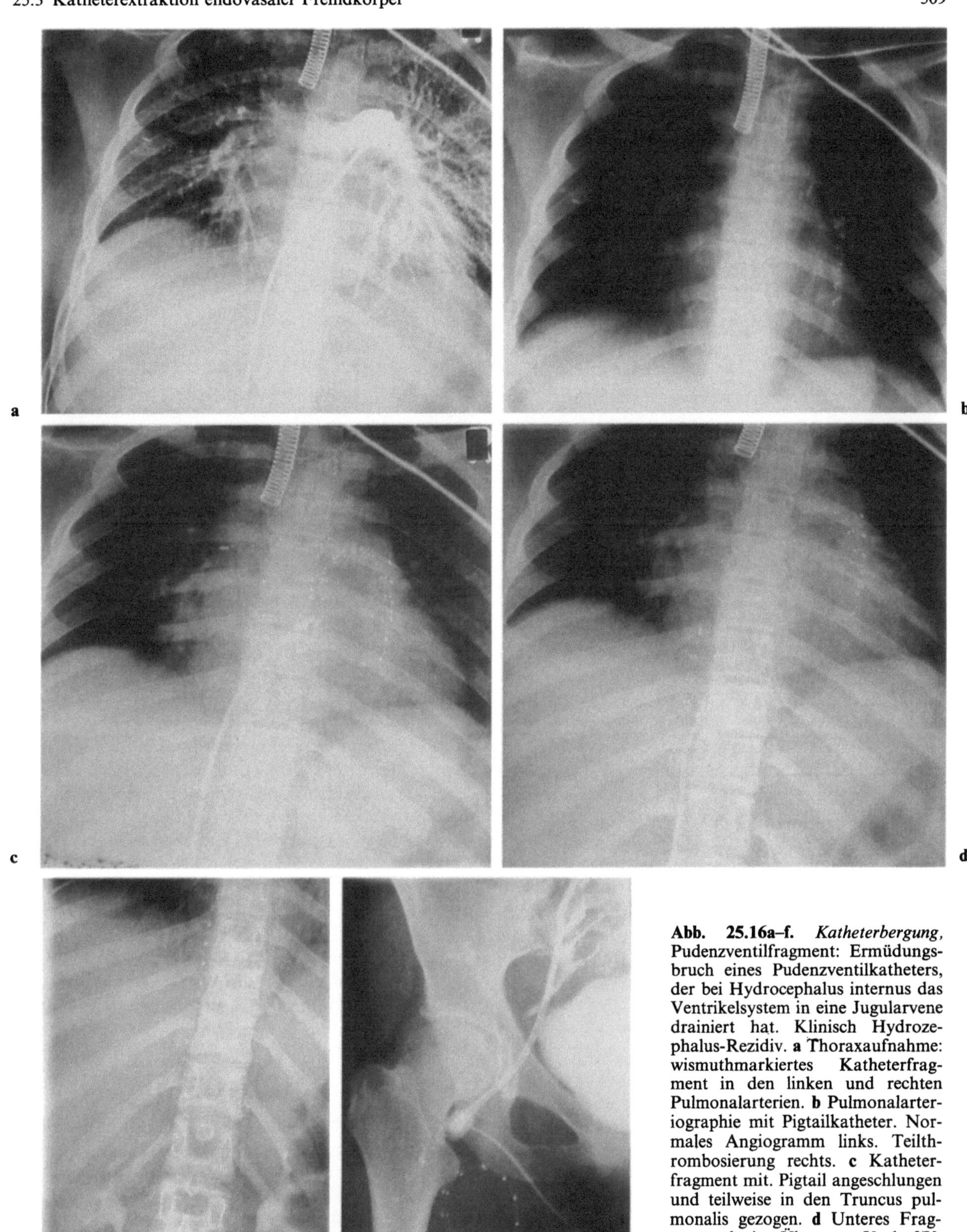

Abb. 25.16a–f. *Katheterbergung,* Pudenzventilfragment: Ermüdungsbruch eines Pudenzventilkatheters, der bei Hydrocephalus internus das Ventrikelsystem in eine Jugularvene drainiert hat. Klinisch Hydrozephalus-Rezidiv. **a** Thoraxaufnahme: wismuthmarkiertes Katheterfragment in den linken und rechten Pulmonalarterien. **b** Pulmonalarteriographie mit Pigtailkatheter. Normales Angiogramm links. Teilthrombosierung rechts. **c** Katheterfragment mit. Pigtail angeschlungen und teilweise in den Truncus pulmonalis gezogen. **d** Unteres Fragmentende im Übergang Vorhof/V. cava inferior. **e** Fragment durch Schlingenkatheter eingefangen und in die untere Hohlvene gezogen. **f** Fremdkörper durch die Katheter-Schleuse entfernt (Schleuse durch Seitenkanal kontrastiert)

Fremdkörpers [52]: Ein frisch dislozierter Venenkatheter oder ein Katheterfragment lassen sich ohne größere thrombembolische Komplikationen bergen, während Verweilkatheter und Ventilkatheter, auch Schrittmacherkabel, die seit längerer Zeit der Gefäßwand anliegen, u.U. lokal oder streckig an der Venenintima durch thrombotische Organisation fest adaptiert sein können [7, 52].

Läßt sich allerdings ein Fremdkörperende mit der Schlinge einfangen, ist auch die Entfernung bei teilweiser Wandhaftung unter vorsichtigem und stetem Zug möglich. Tatsumi et al. haben entsprechend über die Bergung von ventrikuloatrialen Shuntkathetern berichtet [48]: Wir konnten wandständige und dislozierte Pudenz-Ventilkatheterfragmente (die bei Hydrocephalus internus zur Drainage und Liquorentlastung eingesetzt worden waren) nach Ermüdungsbrüchen mit der Schlingentechnik sicher entfernen ([52]; Abb. 25.16).

Bewährt hat sich die *Kombination von Pigtail- und Schlingenkatheter* [52, 58], wobei zunächst mit dem Pigtailkatheter ein mobiles Ende des endovasalen Fremdkörpers weich und atraumatisch in eine günstigere Position manövriert wird, in der es sodann mit der Schlinge eingefangen werden kann (s. Abb. 25.16f).

Die Schlinge selbst kann durch einen doppelläufigen, in der Schleife geknickten Führungsdraht besser gesteuert werden, so daß sich auch in größeren Hohlräumen, wie dem rechten Vorhof und Ventrikel, Katheterfragmente fassen lassen. Für das Einfangen von intrapulmonal gelegenen Katheterfragmenten eignet sich aus unserer Erfahrung der Pigtailkatheter besonders, weil seine Passage durch das rechte Herz über einen Führungsdraht mühelos gelingt und das Einfangen unter Drehbewegungen der Pigtailspitze erleichtert wird. Gelingt es, den Fremdkörper durch ein rasches Zurückziehen des Pigtailkatheters in die Hohlvenen zu manövrieren, kann er dort vom Schlingenkatheter übernommen und über die Schleuse geborgen werden (s. Abb. 25.17).

Schrittmacherelektroden, die im Bereich des Myokards fixiert sind, können gleichfalls in der Kombination von Fangschlinge und Pigtailkatheter geborgen werden, indem das Ende des Pigtails durch die Schlinge eingefangen und fixiert wird, wodurch größerer Zug auf die wandständig fixierte Elektrode ausgeübt werden kann (Abb. 25.18).

Mittels Fangschlingentechnik lassen sich auch dislozierte iatrogene Fremdkörper bergen, die im Rahmen der Katheterembolisation Anwendung finden: So konnten wir fehlapplizierte Gianturco-Spiralen am Applikationsort [51], aber auch embolisch verschlepptes Material aus dem Bereich der Pulmonalarterien bergen [58].

Risiken und Komplikationen

Der Eingriff wird zweckmäßigerweise durch Heparingabe und – soweit er den Herz-Lungen-Bereich betrifft – durch EKG-Monitoring abgesichert. Herzrhythmusstörungen sind bei Manipulationen am rechten Herzen und im Bereich der Pulmonalarterien möglich. Wir haben bei der Katheterpassage jeweils kurze Extrasystolen beobachtet, die klinisch jedoch nicht relevant waren.

Die Risiken der Katheter-Fremdkörperextraktion entsprechen demzufolge den allgemeinen Risiken der Katheterangiographie. Sie müssen vor dem Hintergrund der hohen Invasivität operativer Interventionen, insbesondere im Herz-Lungen-Bereich (Thorakotomie) gesehen werden, welchen eine Mortalität von 4,1% zugeschrieben wird [58] (Tabelle 25.4).

25.4 Ballondilatation und Stent-Stützung venöser Stenosen

Nachdem die Ballondilatation und die Implantation von Gefäßendoprothesen (Stents) im arteriellen System innerhalb kürzester Zeit zu Standardverfahren entwickelt worden sind, haben 1986 Rösch und 1988 Zollikofer et al. erste Versuche zur Rekanalisation und Schienung venöser Stenosen unternommen [39, 64].

Eine Ergebnisübersicht von Dondelinger, Irving et al. berichtet in Sammelstatistiken vornehmlich über die Behandlung von *malignen* Stenosen, meist im Bereich der oberen Hohlvene [17] (Tabelle 25.5 und 25.6).

Unter den *benignen* Stenosen fand vor allem die Behandlung durch Ballondilatation (vereinzelt auch mit Stentapplikation) beim *Dialyseshunt* Interesse [17, 66]. Benigne Stenosen der unteren Hohlvene beim *Budd-Chiari-Syndrom* wurden von Yamada et al. zuerst 1983 mit Ballondilatation behandelt [60]; später wurde auch hier die Kombination von Angioplastie und Stentimplantation bevorzugt [17]. Vereinzelt finden sich auch Hinweise auf Ballondilatation und Stentimplantation bei der *Beckenvenensperre* [11, 13, 53, 55, 64].

Die zögerliche Anwendung von Metallstents im systemischen venösen Niederdruckbereich gründet sich auf die dort vorherrschenden hämodynamischen Bedingungen: Niedriger Venendruck und langsame Flußgeschwindigkeit haben eine hohe

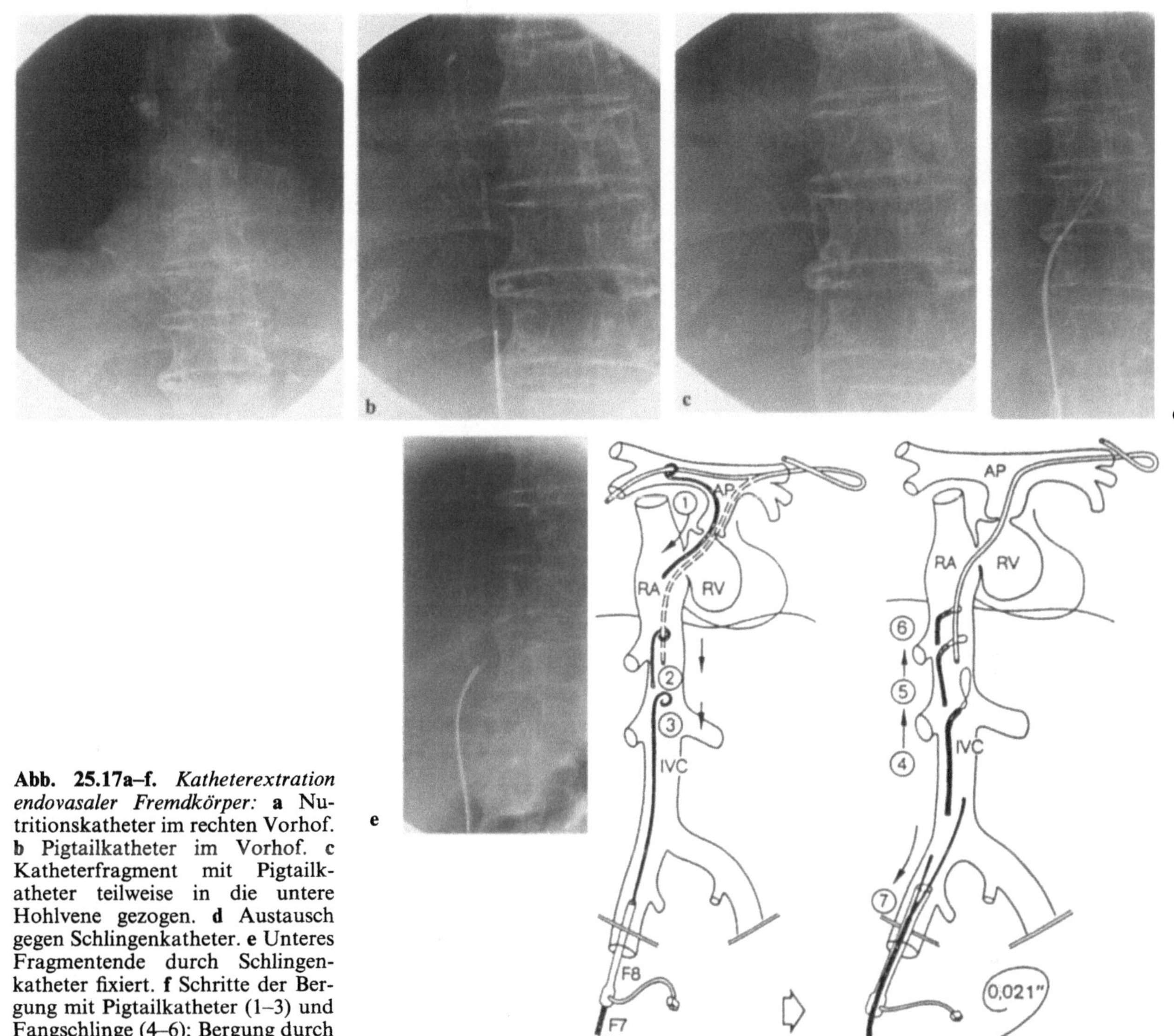

Abb. 25.17a–f. *Katheterextration endovasaler Fremdkörper:* **a** Nutritionskatheter im rechten Vorhof. **b** Pigtailkatheter im Vorhof. **c** Katheterfragment mit Pigtailkatheter teilweise in die untere Hohlvene gezogen. **d** Austausch gegen Schlingenkatheter. **e** Unteres Fragmentende durch Schlingenkatheter fixiert. **f** Schritte der Bergung mit Pigtailkatheter (1–3) und Fangschlinge (4–6); Bergung durch die Schleuse (*7*)

Inzidenz von thrombotischen Komplikationen bei chirurgischer Intervention, insbesondere bei der rekonstruktiven Venenchirurgie, zur Folge [24, 50] und gefährden deshalb auch die Stentapplikation und die Langzeitfunktion dieser Gefäßendoprothese.

Versuche mit der einfachen *Ballondilatation* von benignen Stenosen, die durch Kompression verursacht wurden (Budd-Chiari-Syndrom, Ormond-Syndrom), haben für sich allein keine befriedigenden Ergebnisse erbracht [60, 65]. Die klinischen Resultate nach Ballondilatation mit nachfolgender Stentimplantation bei malignen Stenosen der oberen und unteren Hohlvene, als palliative Maßnahme durchgeführt, zeigten jedoch die Wirksamkeit einer Stent-gestützten Rekanalisation [13, 17, 66]. Am eindrucksvollsten sind die klinischen Ergebnisse bei rascher Rückläufigkeit einer oberen Einflußstauung [39].

Endoprothesen (Stents)

Unterschiedliche Stenttypen finden derzeit Anwendung. Für die großen Sammelvenen, insbesondere die obere und untere Hohlvene, standen zunächst nur Metallstents vom *Gianturco-Typ* (Abb. 25.19) in Größen von 25–30 mm Durchmesser zur Verfügung. Diese selbstexpandierenden Stents, z.T. auch als langstreckige sog. *Doppel-Z-Stents*, vom Handel angeboten, eignen sich vor allem zum Offenhalten sehr derber Stenosen der

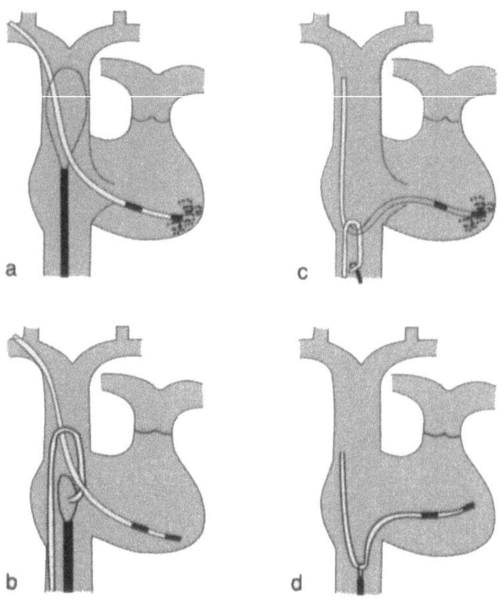

Abb. 25.18a–d. *Katheterextraktion*, Technik bei fixiertem EKG-Kabel. Prinzip der Extraktion: **a** Wenn Fangschlingentechnik wegen Wandfixierung versagt, Anlaschen der Elektrode durch Pigtailkatheter **b** und Einfangen der Pigtailkatheterspitze mit Katheterschlinge (Z.B. transfemoral von der Gegenseite eingefüllt). Fixierung und Zugbelastung **c** bis ein Ende von der Wand mobilisiert werden kann. Extraktion mit der Schlinge **d** (Nach Weber 1990 [58])

großer Sammelvenen [17, 39, 65]. *Palmaz-* [30] und *Strecker-Stent* (Wallstent) [66] (Abb. 25.20) sind nur für kleinere Gefäßkaliber erhältlich, dafür in größeren Längen und bis zu Durchmessern von 16–18 mm. Sie finden demzufolge im Bereich der Vv. subclaviae und der Beckenvenen Anwendung [11, 13, 53, 55, 65, 66].

Tabelle 25.4. Letalität bei chirurgischer und interventionell-radiologischer Entfernung endovasaler Fremdkörper. (Aus Weber 1990 [58])

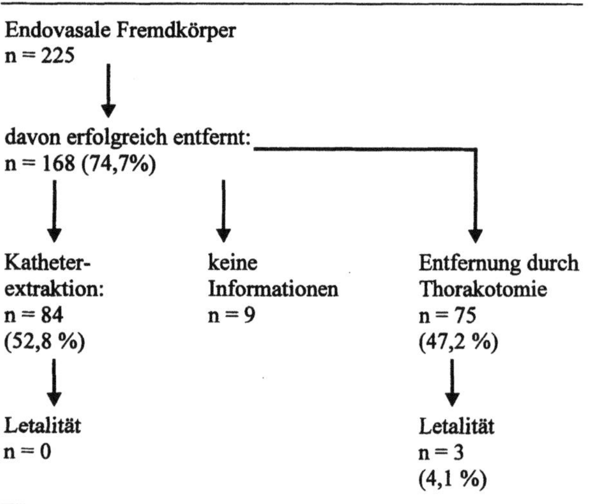
Endovasale Fremdkörper
n = 225

davon erfolgreich entfernt:
n = 168 (74,7%)

Katheter-extraktion: n = 84 (52,8 %)	keine Informationen n = 9	Entfernung durch Thorakotomie n = 75 (47,2 %)
Letalität n = 0		Letalität n = 3 (4,1 %)

Tabelle 25.5. Indikation zur Stentbehandlung im venösen System. (Nach Weber 1990 [55])

Obere Hohlvene, maligne Stenosen (n : 17)	
– Lungenkarzinom	n : 15
– Malignes Thymom	n : 1
– Malignes Lymphom	n : 1
Medistinalfibrose, posttrauma (n : 1)	
Subklaviastenose, maligne (n : 2)	
– Schilddrüsenkarzinom	n : 1
– Nierenkarzinom, metastatisch	n : 1
Dialyseshunt, benigne Stenose (n : 2)	
Untere Hohlvene, maligne Stenose (n : 2)	
– Hepatozelluläres Karzinom	n : 1
– Lebermetastasen	n : 1
Budd-Chiari-Syndrom	n : 1

Stentapplikation

Der Entfaltungsmechanismus der hier aufgeführten Endoprothesen ist gleichfalls unterschiedlich:

Während der *Gianturco-Stent*, selbstexpandierend aus einem Applikationskatheter durch einen Pusher hervorgeschoben, sofort in seine vorgegebene Form „springt“ (und dabei in Lage und Form nicht mehr korrigiert werden kann [39]), expandiert der *Strecker-Stent* durch Ballondilatation des Applikationskatheters schrittweise bis zu seinem vorgegebenen Durchmesser und kann damit in gewissem Maße auch einer gekrümmten Venenwand in ihrem Verlauf „anmodelliert“ wer-

Tabelle 25.6. Therapieergebnisse nach Stentbehandlung venöser Stenosen. (Nach Weber 1990 [55])

	n:
Obere Hohlvene, maligne Stenosen (n : 17)	
– Druckentlastung 10 Tage–3 Monate	13
– Druckentlastung 7–25 Monate	3
– Nicht entlastet, verstorben 3 Tage post	1
Obere Hohlvene, benigne Stenosen (n : 1)	
– Nach 2 Monaten verschlossen	1
Subklaviastenosen, maligne (n : 2)	
– Druckentlastung 1 Monat	1
– Stent nach 1 Tag verschlossen	1
Stenosen bei Dialyseshunt, venös (n : 2)	
– Rekanalisation: 13 Wochen/12 Monate	2
Untere Hohlvene, maligne Stenosen (n : 2)	
– Druckentlastung: 8 u. 9 Monate	2
Budd-Chiari-Syndrom (Prämesokavaler Shunt)	
– Druckentlastung: 29 Monate	1

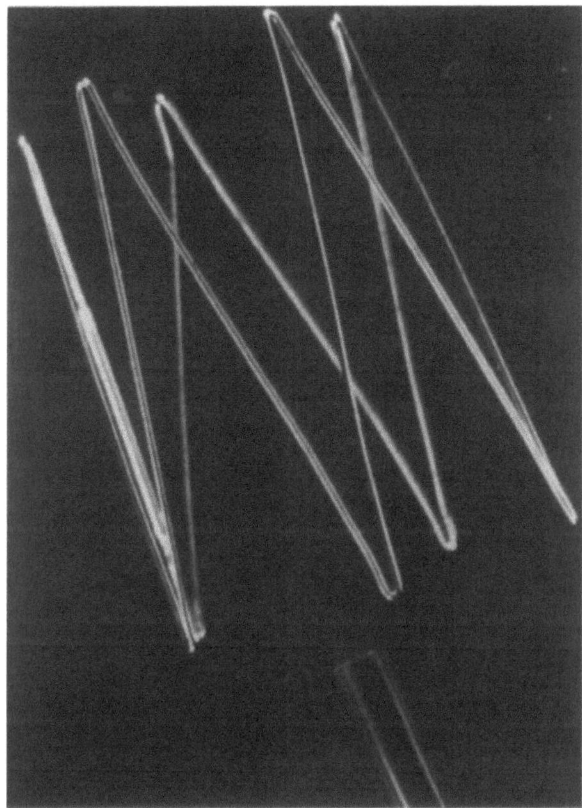

Abb. 25.19. *Stentimplantation venös*, Gianturco-Stent: Vernetztes selbstexpandierendes Strebensystem, das unter Druck den rekanalisierten Gefäßabschnitt offenhält. Applikationskatheter. Das System ist für die Schienung in den Hohlvenen geeignet (Größe bis zu 30 mm Durchmesser)

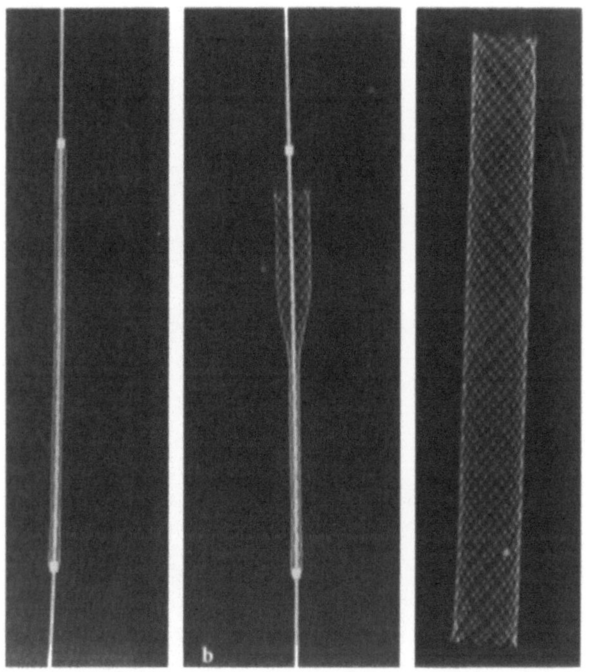

Abb. 25.20a–c. *Stentimplantation venös*, Strecker-Stent: Der Stent ist auf einen Ballonapplikathionskatheter in komprimierter Form aufgearbeitet (**a**) und wird über eine Applikathionsschleuse eingeführt. Beir Teilfüllung des Ballons beginnende Expansion des Stents (**b**) Nach voller Expansion und Zurücknahme des Applikationskatheters ist das „Strick-muster" des Stents gut erkennbar (**c**)

den [55]. Zur Applikation sind Katheterschleusen und die Administration der Systeme unter dem Schutz von 5000 IE Heparin obligat. Eine Fortsetzung der *antikoagulativen Behandlung* wird im allgemeinen zumindest für die ersten Wochen nach der Implantation vorgeschlagen. Wie auf der arteriellen Seite lassen sich u.U. bei langstreckigen Stenosen mehrere Stents ineinander integrieren [30, 39, 55]. Auch ist eine Nachdilatation beim Strecker-Stent möglich, wenn der Rekanalisationseffekt zunächst nicht optimal erscheint [55]. Bei endoluminalen Tumorthrombosen kann die Ballonexpansion der Endoprothese zugleich zur Fixierung des Materials an der Venenwand und als Schutz vor embolischer Verschleppung dienen [30] (Abb. 25.21).

Nach Untersuchungen von Schatz ist die Integration der metallischen Stents in die Venenwand durch Neoepithelialisierung – analog zum Einbau auf der arteriellen Gefäßseite – zu erwarten [43]. Dies hat protektive Bedeutung für den implantierten metallischen Fremdkörper mit nachlassender Thrombogenität. Allerdings ist bei „induzierten Stenosen", wie sie beim Beckenvenensporn [23] vorliegen, auch eine überschießende Intimaproliferation denkbar [41], die das erreichte Ergebnis der Rekanalisation möglicherweise langfristig reduziert.

Benigne Stenosen

Für die Iudikation von Ballondilatation und Stent-Implantation sind deshalb bei benignen Stenosen unter pathophysiologischen und hämodynamischen Bedingungen besonders strenge Maßstäbe anzulegen [53, 55].

Wie aus den operativen Erfahrungen mit Venenplastiken beim postthrombotischen Syndrom [24] und bypasschirurgischen Maßnahmen – wie der Operation nach Palma u. Esperon [29] – bekannt ist, muß im venösen Niederdrucksystem ein hoher pathologischer *Druckgradient* zwischen der einflußbehinderten Seite und der gesunden Gegenseite sowie zwischen Ruhe und Belastung vorliegen, um invasive therapeutische Maßnahmen zu rechtfertigen. Insbesondere phlebographi-

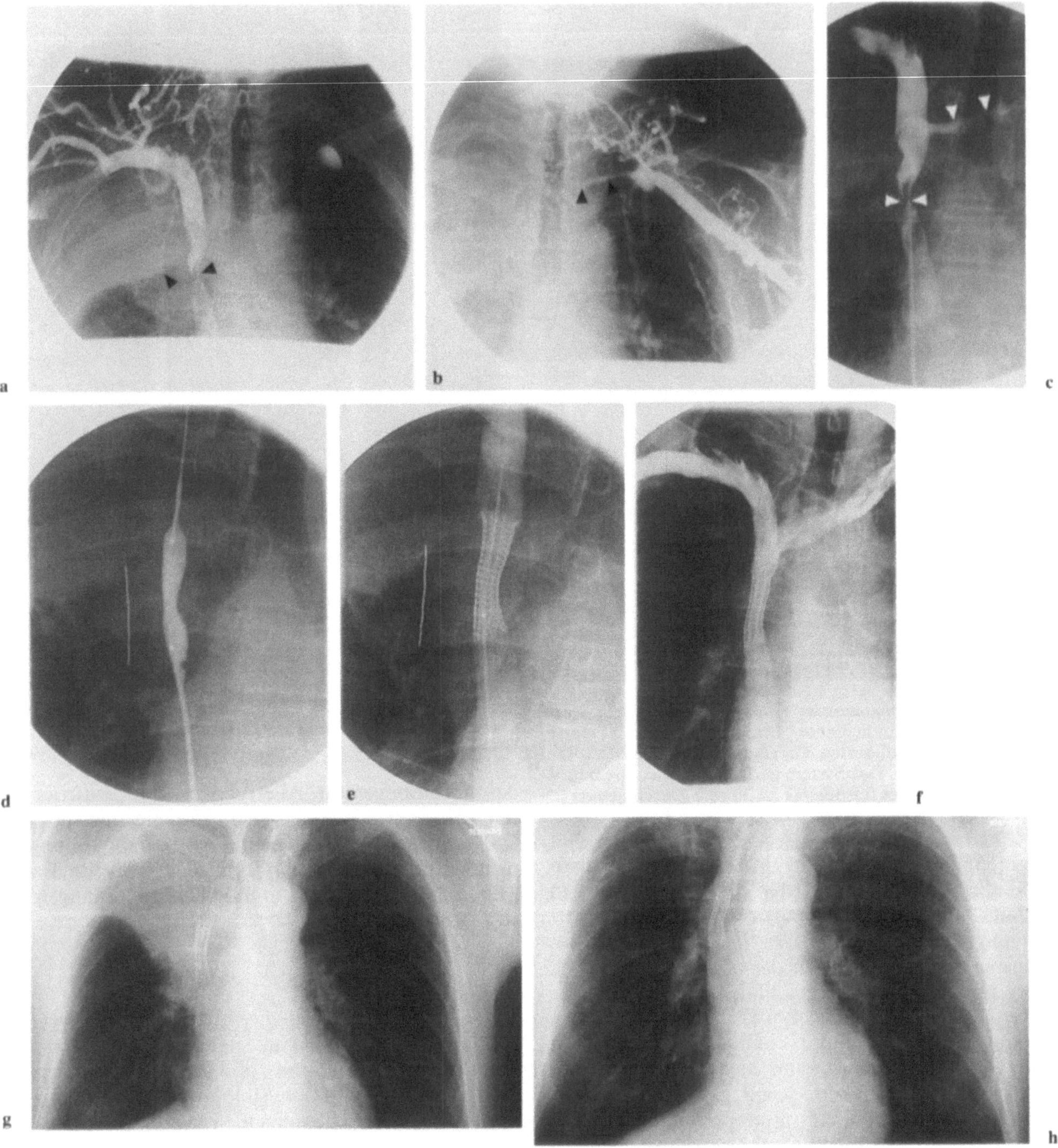

Abb. 25.21a–h. *Stentimplantation*, maligne Stenose. Bei kleinzelligem Bronchialkarzinom Mediastinalbefall mit oberer Einflußstauung. **a** Obere Kavographie von rechts kubital: obere Hohlvene offen bis zu einer subtotalen Stenose auf Höhe der Carina tracheae. Atelektase des rechten Oberlappens (▶◀). **b** Obere Kavographie links: Thrombose der linken V. subclavia mit zentraler Einflußbehinderung. Wie rechts Kollateralzuflüsse in den Halsbereich. Filiformes Restlumen der V. brachiocephalica (◀◀). **c** Sondierung der subtotalen Stenose auf transfemoralem Wege. Refux in die teilthrombosierte V. brachiocephalica (▷◁). **d** Zustand nach Teildilatation der Stenose (Draht zur Makierung der Stentplazierung). **e** Zustand nach Applikation eines Strecker-Stents (Durchmesser 18 mm) und Kontrollkavographie: konzentrische Reststenose. Rascher herzwärts gerichteter Kontrastmittelabfluß. **f** Kontrolle nach 14 Tagen unter Vollheparinisierung und beginnender Chemotherapie: Stent in situ, obere Hohlvene und Subklaviazuflüsse bds. offen. **g** Thoraxaufnahme direkt nach Stentimplantation: Oberlappenatelektase, Pleuraerguß und Stent in situ. **h** Thoraxkontrolle nach 4 Wochen. Stent in Form und Lage unverändert. Oberlappenatelektase geöffnet. Tumor-Raumforderung auf Stenthöhe. Klinisch: Einflußstauung vollständig zurückgebildet

sche und druckphysiologische Untersuchungen beim Beckenvenensporn haben eindeutig gezeigt, daß gut kollateralisierte Befunde die Indikation zur invasiven Venenplastik und (eo ipso) zur Ballondilatation mit Stentapplikation deutlich reduzieren [50]. Es muß unter dem Eingriff mit einem erhöhten Thromboserisiko und nachfolgend mit einer gleichfalls erhöhten Reverschluß-Rate gerechnet werden [24]. Deshalb wird in der Venenchirurgie für rekonstruktive Maßnahmen häufig das Anlegen einer temporären arterio-venösen Fistel zur künstlichen Arterialisation empfohlen, um das Einheilen von Veneninterponat oder Kunststoffbypass zu schützen [11, 13, 29].

Stent beim Beckenvenensporn

Eigene Untersuchungen ergaben, daß 75% der gutartigen, intra vitam entstandenen, pulsinduzierten Intimaproliferationen im linksseitigen iliokavalen Übergang – von May u. Turner als *„Beckenvenensporn"* [24], von Cockett u. Lea Thomas als „Iliac compression syndrome" definiert [4] – in Ruhe keine Druckdifferenz und unter Belastung nur einen mäßigen pathologischen Druckgradienten erkennen lassen [50]. Dies wird auf eine schrittweise, vorwiegend präsakrale Kollateralisation des zentralen Abflußhindernisses zurückgeführt [23, 50] (Abb. 25.22).

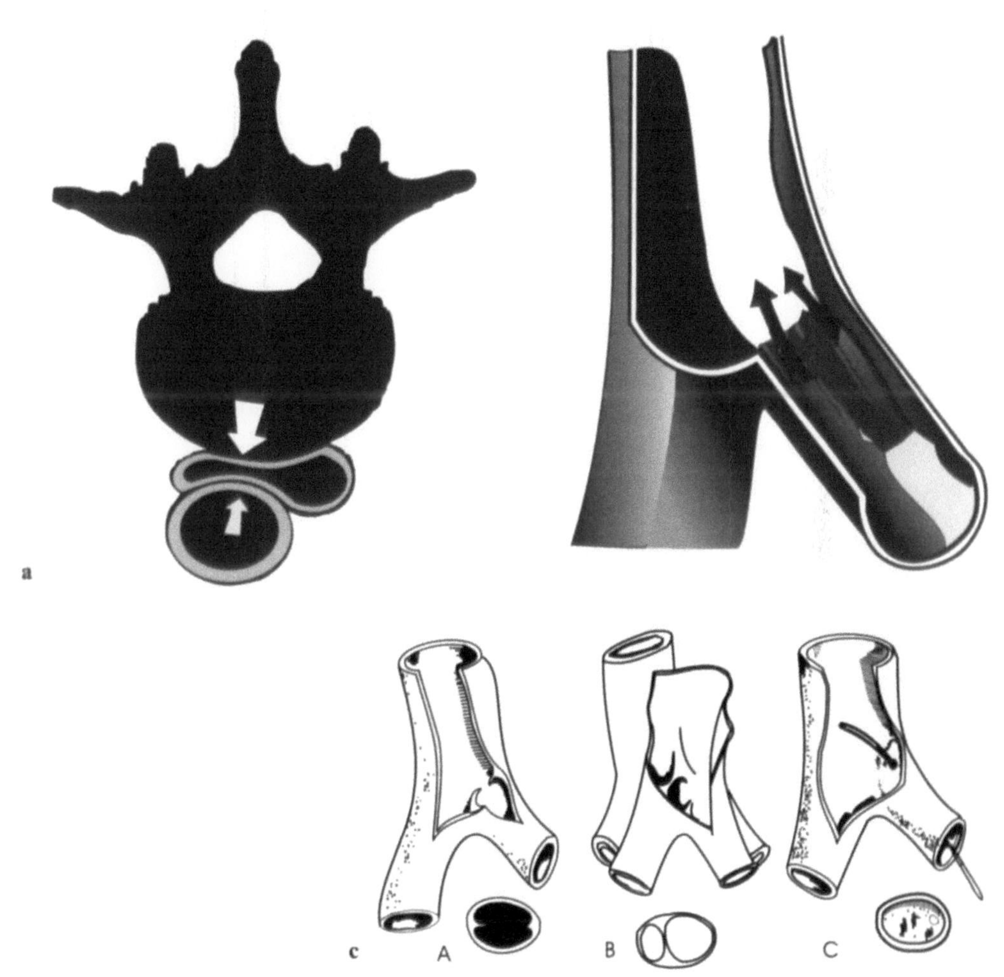

Abb. 25.22. a Kompressionseffekt der pulsierenden, überkreuzenden rechten A. iliaca communis auf die vor dem Promontorium eingeklemmte zentrale linke V. iliaca communis (→←). **b** Pfeilerförmiger „Sporn", entstanden durch reine Intimaproliferation der anliegenden (vorderen und hinteren) Venenwand. Es entstehen 2 Kanäle mit gestörter lokaler Hämodynamik (↑↑) und Einflußbehinderung. **c** Verschiedene *Sporntypen* im Sektionsgut von Erwachsenen: Aufsicht von hinten (bei *B* mit Aorta): *A* Semizirkulärer Typ. *B* Spornartiger Typ *C* Membranartiger Typ (= subtotale Stenose) (Aus [57])

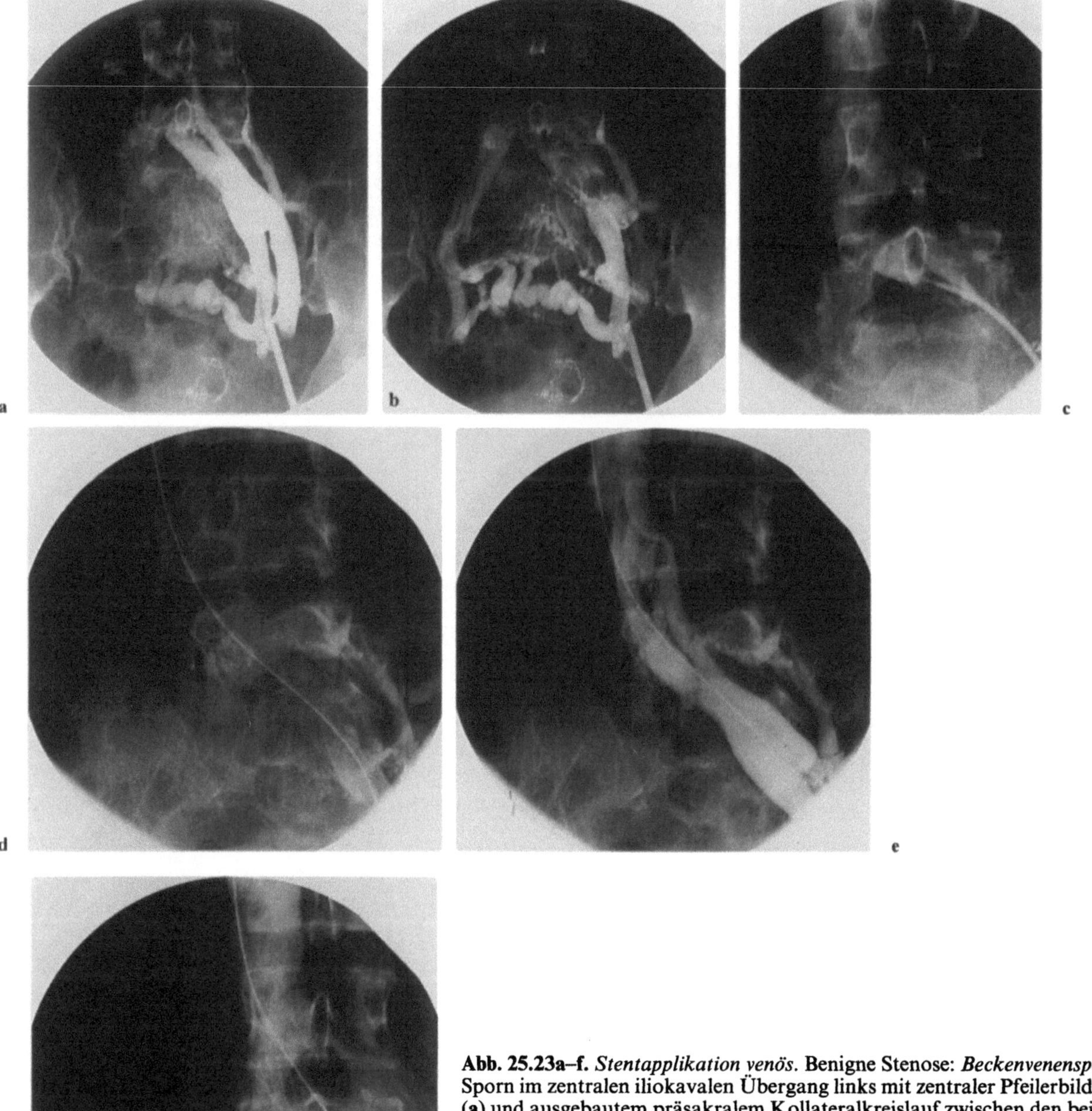

Abb. 25.23a–f. *Stentapplikation venös.* Benigne Stenose: *Beckenvenensporn.* Sporn im zentralen iliokavalen Übergang links mit zentraler Pfeilerbildung (**a**) und ausgebautem präsakralem Kollateralkreislauf zwischen den beiden inneren Iliakavenen (**b**). **c** Darstellung des direkten iliokavalen Übergangs mit der Doppelkanalbildung; Sondie-rung des unteren Kanals zur Ballondilatation und Stentimplantation. **d** Strecker-Stent (ø 12 mm) in situ. **e** Beckenphlebographie: die Kanäle sind offen. Ein Kollateralkreislauf stellt sich präsakral nicht mehr dar (Führungsdraht noch in Position). **f** Kontrolle transfemoral rechts: unbehinderter Cava-inferior-Zufluß. (Projektion des Stent auf den rechten iliokavalen Übergang einstellungstechnisch bedingt)

Andererseits läßt sich mit der Rekanalisation einer solchen hämodynamisch wirksamen Stenose im iliokavalen Übergang eine erhebliche Druckentlastung für die linke Beckenetage und die gesamte untere Extremität erwirken [55, 57]. Allerdings muß abgewartet werden, ob die von Salomonowitz u. Gottlob 1981 beschriebene pulsinduzierte Intimaproliferation, die für den Beckenvenensporn verantwortlich gemacht wird [41], nach Ballondilatation und Stent-Schienung zum Stillstand kommt oder langfristig zu einem Rezidiv führt.

Bei 12 Patienten mit hämodynamisch wirksamem Beckenvenensporn haben wir die Indikation zu einer *prophylaktischen* Stentimplantation gesehen. Die Patienten hatten auf der belasteten Seite einen eineinhalb- bis zweifach erhöhten Ruhedruck sowie die klinischen Zeichen einer primären (n: 10) oder sekundären (n : 2) operationspflichtigen Varikose, verbunden mit deutlichem Leidensdruck. In 9 Fällen wurde nach Ballondilatation ein Strecker-Stent, in 3 Fällen ein Palmaz-Stent implantiert. Bei 2 Patienten kam es – trotz Heparinschutz – unter oder nach der Ballondilatation und Stentimplantation zu einem lokalen thrombotischen Verschluß, wahrscheinlich infolge eines Intimaeinrisses. Dabei blieb jedoch der präsakrale Kollateralkreislauf unverändert erhalten. Eine funktionelle Verschlechterung wurde nicht beobachtet. In 10 Fällen ergab sich nach erfolgreicher Angioplastie und Stentimplantation eine deutliche funktionelle Verbesserung für die Peripherie, angiographisch erkennbar an der Reduktion des präsakralen Kollateralkreislaufs (Abb. 25.23). Die Patienten wurden für ein halbes Jahr antikoaguliert. Der Beobachtungszeitraum beträgt derzeit 6–24 Monate [53, 55]. Morphologisch waren bisher im Nativbild und im Kontrollphlebogramm keine Zeichen einer Restenosierung oder Stent-Verformung erkennbar.

Zusammenfassend haben sich Ballondilatation und Stentimplantation im venösen System vorwiegend bei *malignen* Stenosen großer Sammelvenen, dort vor allem im Bereich der Hohlvenen, unter palliativen Gesichtspunkten bewährt. Der Einsatz von Gefäßendoprothesen bei *gutartigen* Stenosen, wie dem Beckenvenensporn, und nach postthrombotischer Rekanalisation im Beckenvenenbereich [11] bedarf jedoch noch der kritischen Überprüfung in Form von Langzeitbeobachtungen.

Literatur

1. Amplatz K (1985) New developments in caval filters. In: Donner MW, Heuck FH (eds) Radiology today 3. Springer, Berlin Heidelberg New York
2. Boeck EG, Schreyer T, Schildt H, Schramm P (1984) Strahlenbelastung bei der Behandlung der Varikozele. Fortschr Rontgen 141:220
3. Chidekel N (1968) Female pelvic veins demonstrated by selective renal phlebography with particular reference to pelvic varicosities. Acta Radiol 7:193
4. Cockett FB, Lea Thomas M (1965) The iliac compression syndrome. Br J Surg 52:95
5. Darcy M, Castaneda-Zuniga R (1990) Percutaneous vena cava filtering. In: Dondelinger RF, Rossi P, Kurdziel S, Wallace S (eds) Interventional radiology. Thieme, Stuttgart New York
6. De Weese JA (1973) Unterbrechung der Vena cava inferior bei Lungenembolien. In: May R (Hrsg) Chirurgie der Bein- und Beckenvenen. Thieme, Stuttgart
7. Enge J, Flatmark A (1973) Percutaneous removal of intravascular foreign bodies by snare technique. Acta Radiol 14:747
8. Falappa P, Cotroneo AR (1982) Varicocele: percutaneous sclerotherapy of gonadal veins compared to surgical treatment. Eur J Radiol 2:119
9. Fisher RG, Ferreyro R (1978) Evaluation of current techniques for nonsurgical removal of intravascular iatrogenic foreign bodies. Am J Roentgenol 130:541
10. Formanek A, Rusnak B, Zollikofer C, Castaneda-Zuniga WR et al (1981) Embolization of the spermatic vein for treatment of infertility: A new approach. Radiology 139:315
11. Friedrich JM, Hutschenreiter S, Mickley V (1992) Stentgeschützte perkutane Therapie bei Beckenvenenstenosen nach operativer Thrombektomie und Shuntanlage. Fortschr Rontgen 157:519
12. Gaux JC, Bourquelot P (1990) Percutaneous translumenal angioplasty of the arteriovenous shunts. In: Dondelinger RF, Rossi P, Kurdziel S, Wallace S (eds) Interventional Radiology. Thieme, Stuttgart New York
13. Görtz H, Alemany J (1995) Palliative Rekonstruktion tumorbedingter Beckenvenenstenosen mittels Dilatation und Stentimplantation. Phlebol 24:106
14. Greenfield LJ, McCourdy JR, Brown PP, Elkins RC (1973) A new intracaval filter permitting continued flow and resolution of emboli. Surgery 73:599
15. Greenfield LJ, Steward JR, Crute S (1983) Improved technique for insertion of Greenfield vena caval filter. Surg Gynecol Obstet 156:217
16. Günther RW (1988) Percutane Kava-Filterimplantation. In: Günther RW, Thelen M (Hrsg) Interventionelle Radiologie. Thieme, Stuttgart
17. Irving JD, Dondelinger RF, Reidy JF et al (1992) Gianturco self-expanding stents: clinical experience in the vena cava and large veins. Cardiovasc Intervent Radiol 15:328
18. Jaccarino V (1977) Trattamento conservativo del varicoceles: Flebografia selettiva e sclerotherapia delle vene gonadiche. Riv Radiol 17:107
19. Jaccarino V (1990) Percutaneous transluminal angioplasty in the venous system. In: Dondelinger RF, Rossi P, Kurdziel S, Wallace S (eds) Interventional Radiology. Thieme, Stuttgart, New York
20. Jecht EW, Zeitler E (1982) Varicocele and male infertility. Springer, Berlin Heidelberg New York
21. Kunnen M (1981) Treatment des varicocèles par embolization à l'isobuthyl-2-cyano-acrylate. Ann Radiol 24:406
22. Maas D, Egloff L, Lagiader F, Senning A (1985) Die Prophylaxe der Lungenembolie mit dem Helix-Cavafilter. Langenbecks Arch Klin Chir 366 (Kongreßbericht)
23. May R (1972) Venenplastiken bei postthrombotischen Zustandsbildern. Acta Chir Austriat, Suppl 4
24. May R, Thurner J (1956) Ein Gefäßsporn in der Vena iliaca com. sin. als Ursache der überwiegend linksseitigen Beckenvenenthrombose. Z Kreisl Forsch 45:912
25. Millward St F, Marsh JI, Peterson RA et al (1994) LGM (Vena Tech) vena cava filter: clinical experience in 64 patients. JVIR 2:429
26. Mobin-Uddin K, Martinez LO, Jude JR (1967) A vena cava filter for the prevention of pulmonary embolus. Surg Forum 18:207

27. Noeldge G, Richter GM, Roessle M et al (1992) Morphologic and clinical results of the transjugular intrahepatic postsystemic stent-shunt (TIPSS). Cardiovasc Intervent Radiol 15:342
28. Novelline RA (1981) Comparison of the Mobin-Uddin and Kimray-Greenfield inferior vena caval filter systems. In: May R, Weber J (eds) Pelvic and abdominal veins. Excerpta Medica, Amsterdam
29. Palma CE, Esperon R (1960) Transplants and grafts in the surgical treatment of the postphlebitic syndrome. J Cardiovasc Surg 1:94
30. Palmaz JC, Sibbitt RR, Reuter SR, Garcia F et al (1985) Expandable intrahepatic portacaval shunt-stents: early experience in dog. Am J Roentgenol 145:821
31. Porst H, Bähren W, Lenz M, Altwein JE (1984) Percutaneous sclerotherapy of varicoceles – an alternative to conventional surgical methods. Br J Urolog 56:73
32. Porstmann W (1975) Fremdkörper im Herz-Kreislaufsystem und ihre transvasale Extraktion mittels Kathetertechnik. Dtsch Gesund Wes 30:1201
33. Price MR, Novelline RA, Athanasoulis CA, Simon M (1983) The diameter of the inferior vena cava and its implications for the use of vena caval filters. Radiology 149:637
34. Reed RA, Teitelbaum GP, Taylor FC et al (1991) Use of the bird's nest filter in oversized inferior venae cavae. JVIR 2:447
35. Richter EI, Zeitler E (1982) Complications and risks of percutaneous sclerotherapy and Gianturco coil embolization. In: Jecht EW, Zeitler E (eds) Varicocele and male infertility. Springer, Berlin Heidelberg New York
36. Riedl P, Lunglmaier G, Stackel W (1981) A new method of transfemoral testicular vein obliteration for varicocele using balloon catheter. Radiology 139:323
37. Ritter H (1981) Non-surgical removal of intravascular venous foreign bodies. In: May R, Weber J (eds) Pelvic and abdominal veins. Excerpta Medica, Amsterdam
38. Roehn JOF, Gianturco C, Barth HM (1985) Percutaneous interruption of the inferior vena cava: the bird's nest filter. In: Bergan JJ, Yao JST (eds) Surgery of the veins. Grune & Strattan, Orlando
39. Rösch J, Uchida BT, Hall LD et al (1992) Gianturco-Rösch expandable Z-stents in the treatment of superior vena cava syndrome. Cardiovasc Intervent Radiol 15:319
40. Rossi P, Pavone P (1990) Foreign body retrieval. In: Dondelinger RF, Rossi P, Kurdziel S, Wallace S (eds) Interventional radiology. Thieme, Stuttgart New York
41. Salomonowitz E, Gottlob R (1981) Microscopic findings in the endothelium of the left common iliac vein as a contribution to the pathogenesis of the iliac vein spur. In: May R, Weber J (eds) Pelvic and abdominal veins. Excerpta Medica, Amsterdam
42. Sautter RD, Myers WO, Lawton BR (1972) Experience with vena caval filter migration. J Am Med Ass 219:1217
43. Schatz RA (1989) A view of vascular stents. Circulation 79:445
44. Seyferth W, Richter EI, Grosse-Vorholt R (1980) Phlebographie der V. spermatica interna. Radiologe 20:440
45. Simon MR, Kaplow R, Salzman E, Freiman D (1977) A vena cava filter using termal shape memory alloy. Radiology 125:89
46. Sörensen R (1989) Embolisation von Varikozelen. Indikation, Vorgehensweise, Ergebnisse. In: Friedmann G, Steinbrich W, Gross-Fengels W (Hrsg) Interventionelle Methoden der Radiologie. Schnetztor, Konstanz
47. Sörensen R, Moltz L (1990) Nieren-, Nebennieren- und Gonadalvenen-Katheterisierung zur Lokalisation vermehrter Hormonproduktion. In: Weber J, May R: Funktionelle Phlebologie. Phlebographie, Funktionstests, Interventionelle Radiologie. Thieme, Stuttgart New York
48. Tatsumi T, Howland WJ (1979) Retrieval of a ventriculoatrial shunt catheter from the heart by a venous catheterization technique. J Neuroradiol 32:593
49. Vorwerk D, Hollman J, Günther R (1987) Langzeitkontrollen bei Kavafiltern. Real-time-Sonographie und Nativ-Röntgenbild. Fortschr Röntgen 145:558
50. Weber J (1978) Standardisierte Beckenphlebographie und Venendruckmessung beim Beckenvenensporn. In: May R, Kriessmann A (Hrsg) Periphere Venendruckmessung. Thieme, Stuttgart
51. Weber J (1980) A complication with a Gianturco coil and its nonsurgical management. Cardiovasc Intervent Radiol 3:156
52. Weber J (1982) Percutaneous nonsurgical removal of venous and pulmonary arterial vascular foreign bodies. In: Oliva L, Veiga-Pires JA (eds) Interventional Radiology 2. Excerpta Medica, Amsterdam
53. Weber J (1990) Filterung der unteren Hohlvene bei Thrombembolie. In: Weber J, May R H: Funktionelle Phlebologie. Phlebographie, Funktionstests, Interventionelle Radiologie. Thieme, Stuttgart New York
54. Weber J (1990) Katheterokklusionstherapie bei Varikozele. In: Weber J, May R: Funktionelle Phlebologie. Phlebographie, Funktionstests, Interventionelle Radiologie. Thieme, Stuttgart New York
55. Weber J (1992) Ballon-Dilatation und Gefäßendoprothesen Venöser Stenosen. Vasomed 6:383
56. Weber J (1995) Filterung der unteren Hohlvene bei frischer Iliofemoralvenenthrombose. In: Weber J, Loose DA (Hrsg) Thrombose, Lungenembolie, Postthrombotisches Syndrom. Einhorn, Reinbek
57. Weber J (1995) Stent-Implantation bei Beckenvenesperre. In: Weber J, Loose DA (Hrsg) Thrombose, Lungenembolie, Postthrombotisches Syndrom. Einhorn, Reinbek
58. Weber J, Ritter H (1990) Perkutane Katheterextraktion endovasaler Fremdkörper. In: Weber J, May R: Funktionelle Phlebologie. Phlebographie, Funktionstests, Interventionelle Radiologie. Thieme, Stuttgart New York
59. Williams RW, Schenk WG (1970) A removable intracaval filter for prevention of pulmonary embolism: early experience with the use of Eichelter catheter in patients. Surgery 68:999
60. Yamada R, Sato M, Kawabata et al (1983) Segmental obstruction of the hepatic inferior vena cava, treated by transluminal angioplasty. Radiology 149:91
61. Yound DA, Maurer RM (1970) Successful manipulation of a knotted intravascular catheter allowing nonsurgical removal. Radiology 94:155
62. Zeitler E (1976) Perkutane Entfernung eines Führungsdrahtes aus dem rechten Ventrikel und der Arteria pulmonalis. Fortschr. Röntgen 124:454
63. Zeitler E, Jecht E, Herzinger R, Richter EI, Seyferth W, Grosse-Vorholt R (1979) Technik und Ergebnisse

der Spermatica-Phlebographie bei 136 Männern mit primärer Sterilität. Fortschr Röntgen 131:179
64. Zollikofer CL, Lagiader I, Brühlmann WF, Uhlschmid GK (1988) Endovascular stenting of veins and grafts: preliminary clinical experience. Radiology 167:707
65. Zollikofer CL (1989) Stents, Materialien, Indikationen, Ergebnisse. In: Friedmann G, Steinbrich W, Gross-Fengels W (Hrsg) Interventionelle Methoden der Radiologie. Schnetztor, Konstanz
66. Zollikofer CL, Antonucci F, Struckmann G et al (1992) Use of the Wallstent in the venous system including hemodialysis-related stenoses. Cardiovasc Intervent Radiol 15:334
67. Zwaan M, Kagel C, Marienhoff N et al (1995) Erste Erfahrungen mit temporären Vena cava Filtern. Fortschr Röntgen 163:171

26 Vena cava und Venae portae – portale Hypertension

P. Capasso, R.F. Dondelinger und G. Trotteur

INHALT

26.1 Entwicklungsanomalien der Hauptvenenachse

Aufgrund ihrer komplexen embryonalen Entwicklung ist es nicht überraschend, daß angeborene Anomalien oder Varianten der V. cava und ihrer Hauptäste insgesamt mit einer Prävalenz von 0,07–8,7% auftreten [27,49]. Trotz ihrer relativen Häufigkeit werden diese Anomalien oft wegen ihres in der Regel stillen klinischen Verlaufes übersehen. Die Kenntnis dieser Fehlbildungen und ihrer möglichen klinisch-radiologischen Krankheitsbilder ist wichtig, um Verletzungen der beteiligten Strukturen während operativer oder perkutaner Eingriffe zu vermeiden, und auch um seltenere radiologische Darstellungen richtig zu diagnostizieren und einige ihrer Komplikationen zu behandeln.

26.1.1 Embryologie

Die kaudale Venenachse entwickelt sich primär aus 3 paarigen fetalen Venensystemen, wahrscheinlich auch mit Beteiligung der embryonalen medialen und lateralen sympathischen Gefäße. Die 3 wichtigsten fetalen Venensysteme, die Vv. cardinales posteriores, die Vv. subcardinales und die Vv. supracardinales, entstehen in zeitlicher Reihenfolge jeweils vorherrschend in der 6.,7. und 8. Woche. Die Vv. cardinales posteriores tragen in der Regel nicht zur Bildung der erwachsenen V. cava inferior (VCI) bei, sondern bleiben als Vv. iliacae communes und Kavabifurkation zusammen mit einem Teil der linken Vena sacrocardinalis bestehen. Die Venae subcardinales bilden sich zurück, wobei einige Anteile in die Entwicklung der linken Nieren-, Nebennieren- und Gonadenvenen sowie der rechten pararenalen VCI eingehen. Schließlich bilden sich die Vv. supracardinales zurück und bleiben nur als Anteil der infrarenalen VCI rechts sowie als V. hemiazygos links zurück. Der verbleibende obere Anteil der VCI wird durch die Anastomose der ipsilateralen Vv. subcardinalis und vitellinis gebildet.

Kranial weist der Embryo die paarigen Vv. cardinales anteriores auf, die mit den Vv. cardinales posteriores auf beiden Seiten des Herzens zu den Vv. cardinales communes oder Ductus Cuvier verschmelzen; letztgenannte münden dann in den Sinus venosus. Eine Queranastomose zwischen den Kopfanteilen beider Vv. cardinales anteriores bildet die linke V. innominata. Der Rest der rechten V. cardinalis anterior entwickelt sich zur V. cava superior (VCS), die linke V. cardinalis anterior bildet sich andererseits zurück bis auf die Anteile, die als V. intercostalis superior, als V. obliqua des linken Vorhofes und als Ligamentum obliquum Marshalli bestehen bleiben [19].

26.1.2 Anomalien der VCI

Die VCI weist ein vielfältiges Spektrum von angeborenen Anomalien auf, das im Zusammenhang mit ihrer eher komplexen embryologischen Entwicklung steht. Die erste und vollständigste Gliederung dieser Anomalien wurde 1920 von Huntington und McClure erstellt, und begreift eine Einteilung in 15 verschiedene Kategorien, die seither durch einige zusätzliche Klassifikationen ergänzt wurde. Die häufigsten der kavalen Mißbildungen werden hier getrennt diskutiert.

26.1.2.1 Retroaortale und zirkumaortale linke V. renalis

Mit einer Prävalenz von 1,5–16% ist dies die häufigste angeborene Anomalie der Embryogenese des V.-cava-inferior-Systems. Die retroaortale linke V. renalis resultiert aus einer Rückbildung der Subcardinalis-anterior-Anastomose und dem Bestehenbleiben der Intersupracardinalis-posterior-Anastomose, während ein Bestehenbleiben von beiden Anastomosen den Gefäßring ergibt. Diese Mißbildungen werden leicht mit Hilfe der Schnitttechniken erkannt, welche die retroaortale Anastomose einige Zentimeter kaudal zeigen. Nebennieren- und Gonadenvenen münden normalerweise in den präaortalen Teil, während das Blut aus dem unteren Nierenpol bevorzugt in die retroaortale Vene abfließt. Ihr Vorkommen kann venöse selektive Blutentnahmen erschweren, und sie können zu Kollateralbahnen für rezidivierende Lungenembolien werden, nach Caval-Ligatur oder perkutaner Applikation eines Cavafilters. Daher sollte in diesem Fall eine kavale Unterbrechung unterhalb der Mündung der retroaortalen V. renalis erfolgen.

26.1.2.2 Duplikation der VCI

Die linke VCI kreuzt gewöhnlich in Höhe der linken V. renalis, um sich mit der rechten VCI vor der Aorta durch eine bestehenbleibende intersubkardinale Anastomose zu vereinigen: Die Duplikation zeigt eine Prävalenz von 0,2–3,0% auf [19]. Diese Mißbildung ist die Folge eines Bestehenbleibens von sowohl der rechten als auch der linken V. supracardinalis. In der Regel dominiert der rechte Ast. Daher kann die linke VCI auf axialen Bildschnitten mit einer Adenopathie verwechselt werden (Abb. 26.1). Darüber hinaus kann sie auch einen Kollateralweg darstellen, welcher gegebenewfalls eine Behandlung durch kavale Unterbrechung erfordert.

26.1.2.3 Transposition der VCI

Es handelt sich um eine viel seltenere Anomalie, die mit einer Prävalenz von 0,2–0,5% auftritt (Abb. 26.2) [12]. Sie ist das Ergebnis der Persistenz der linken V. supracardinalis mit Zurückbildung der rechten Vene. Die linke VCI verhält sich wie die rechtsseitige und kann in jeder beliebigen Höhe hinüberkreuzen, vor oder hinter der Aorta, gewöhnlich jedoch indem sie in die linke Nierenvene mündet.

26.1.2.4 Retrokavaler (zirkumkavaler) Ureter

Diese noch seltener vorkommende Anomalie weist eine Prävalenz von 0,07% auf und tritt besonders beim Mann auf [19]. Obwohl die embryonale

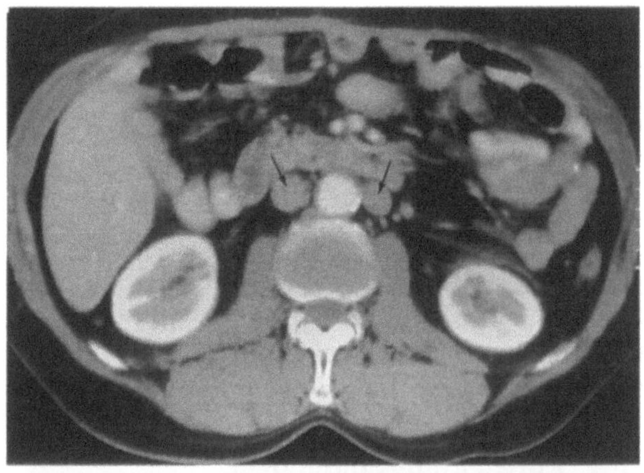
a

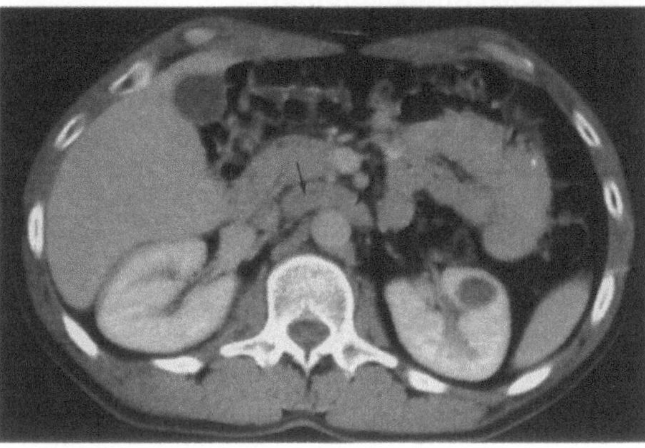
b

Abb. 26.1a,b. Duplikation der VCI. **a** Beide Vv. cavae sind auf dem CT-Schnittbild in ihrem infrarenalen Segment beiderseits der Aorta sichtbar (→). **b** Die linke VCI kreuzt auf der Höhe der linken Nierenvene (→)

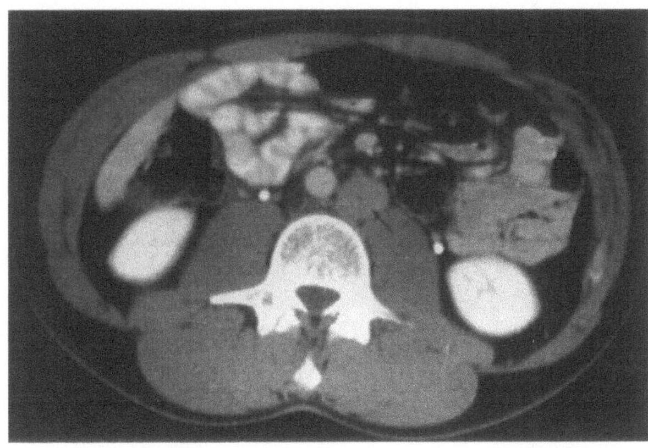

Abb. 26.2. Transposition der VCI, links von der Aorta im infrarenalen Abschnitt auf dem CT-Bild sichtbar (→)

Fehlbildung nicht vollständig verstanden wird, macht man die Zurückbildung des infrarenalen Teils der rechten V. supracardinalis mit der Persistenz gleichseitigen Vv. subcardinalis und cardinalis posterior für die Ursache dieser Anomalie verantwortlich. Der Ureter wird hinter diesen Gefäßen festgehalten, wenn mit dem Wachstum des Embryos die mediale Migration letztgenannter Gefäße erfolgt, was zu einer Obstruktion verschiedener Schweregrade führt. Eine sorgfältige Untersuchung des beteiligten Ureters ist gerechtfertigt, um andere Ursachen der Obstruktion wie pyeloureterale Strikturen oder neoplastische Prozesse auszuschließen. Diese Mißbildung kann auch auf der linken Seite mit einer begleitenden VCI-Transposition beobachtet werden.

26.1.2.5 Unterbrechung der VCI mit Azygos-hemiazygos-Kontinuierung

Diese seltene Anomalie entsteht durch das Ausbleiben der Anastomose zwischen den suprarenalen Vv. subcardinales und den Lebervenen aus dem Dotter-System, und zeigt eine Prävalenz von 0,2–0,6% auf [19]. Die Unterbrechung kann als atretisches oder hypoplastisches Gefäßsegment oder als membranöse Stenose vorliegen, welche durch ein operatives oder perkutanes Vorgehen behandelt werden kann. Obwohl die Verbindungen mit dem Azygossystem am häufigsten sind, wurden auch Hemiazygosanastomosen umfassend beschrieben. Diese Mißbildung kann zu einem Budd-Chiari-Syndrom oder einer VCI-Obstruktion allein oder mit Verschluß des Azygos-hemiazygos-Systems führen, aber in der Regel bleibt sie symptomlos. Radiographisch können sich die dilatierten Venen als mediastinale Pseudoraumforderungen darstellen oder verursachen lediglich Verschiebungen der paravertebralen Linien (Abb. 26.3) [11].

26.1.2.6 Assoziierte Anomalien

Die meisten dieser Mißbildungen können mit andern angeborenen Fehlbildungen, wie zum Beispiel verschiedene angeborene Herzvitien, Polysplenie, Asplenie, Situs inversus und pulmonale arteriovenöse Mißbildungen einhergehen. Diese Assoziationen treten am häufigsten bei der VCI-Unterbrechung auf [19].

26.1.3 Angeborene Anomalien der VCS

Eine linke V. cava superior (VCS) ist die Folge einer persistierenden linken V. cardinalis anterior und zeigt insgesamt eine Prävalenz von 0,1–0,3% auf [8, 19]. Eine gleichzeitig rechtseitige VCS liegt bis in 90% der Fälle vor. Meistens mündet die linke VCS in den Sinus coronarius mit nachfolgendem Abfluß in den rechten Vorhof (Abb. 26.4). Bei ungefähr 65% der Patienten fehlt die normale kraniale Anastomose beider Vv. cardinales anteriores, welche die linke V. innominata ergibt [49]. Eine linke VCS kann ebenso mit verschiedenen kardialen und viszeralen Fehlbildungen assoziiert sein. Tatsächlich weisen bis zu 40% der Fälle mit angeborenen Herzfehlern, zerebralen und viszeralen Anomalien eine linke VCS auf. Man sollte auf axialen Aufnahmen darauf achten, zwischen einer echten linken VCS und einer linken vertikalen Lungenvene, welche in die linke V. innominata abfließt, zu unterscheiden.

26.1.4 Andere Fehlbildungen

Venöse Aneurysmen oder Divertikel der Vv. cavae superior und inferior wurden in ihrer Erscheinung als fusiform oder sacciform beschrieben. Sie treten bei fehlender oder kongenital verminderter Stützkraft der Muskelschicht, des faserigen und des Kollagenbindegewebes auf. In der Regel treten sie auf der Höhe der Mündung der V. azygos auf. Hämodynamisch können sie aufgrund von Strömungsverlangsamung und Turbulenzen zur Thrombenbildung prädisponieren und schließlich auch zu Lungenembolien führen. Die Gefäßerweiterung verursacht eine Raumforderung, die auf den verschiedenen Bildschnittechniken leicht erkannt werden kann.

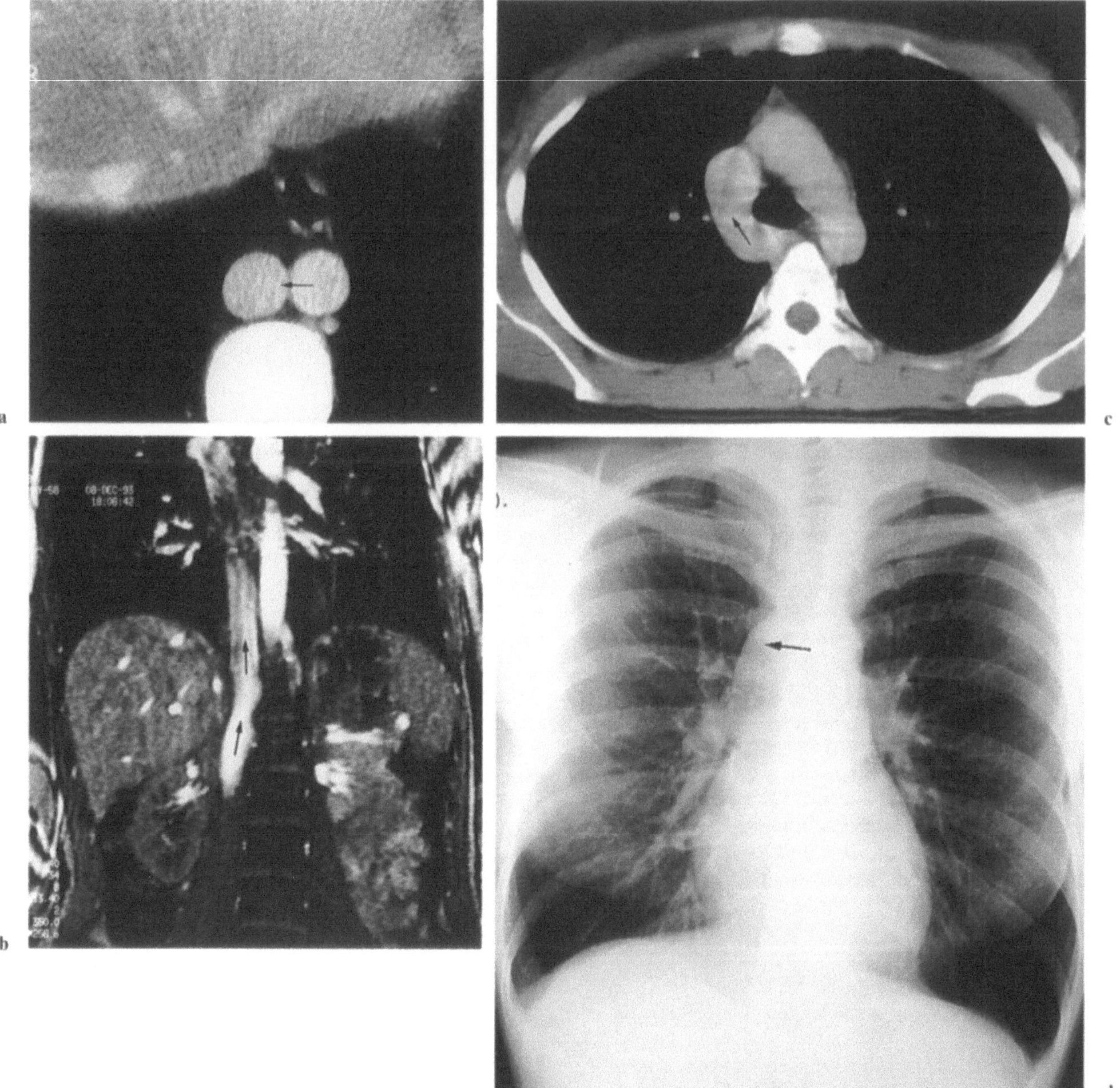

Abb. 26.3a–d. Unterbrechung der VCI mit Azygoskontinuierung. **a** Das CT-Bild zeigt eine dilatierte Azygosvene (→); die VCI ist nicht erkennbar. **b** Die MR läßt die Azygoskontinuierung gut im frontalen Schnitt erkennen (→). **c** Dilatierte Azygosvene auf der Ebene ihrer Einmündung in die VCS (→). **d** Die entsprechende Thoraxaufnahme zeigt den dilatierten Azygosbogen

Schließlich kann die Anastomose der Vv. cardinales anteriores auch Variationen aufweisen, die auf die Persistenz oder eine mangelnde Rückbildung der dorsalen Präkardinalanastomosen zurückzuführen ist [45]. Daher kann die linke V. innominata hinter der Aorta ascendens, unterhalb des Aortenbogens oder in Form eines echten venösen Ringes vorkommen.

26.2 Traumatische Verletzungen der VCI und der anderen Hauptvenen

Die relativ selten vorkommenden Einriß- und Abrißverletzungen der V. cava inferior sind häufig tödlich, d.h. mit Letalitätsraten von 30–100% behaftet [5]. Insgesamt sterben 36–50% der Patienten mit solchen Verletzungen vor Erreichen des

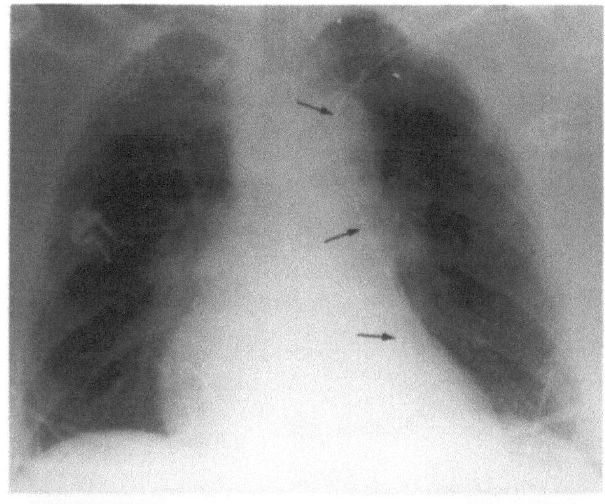
a

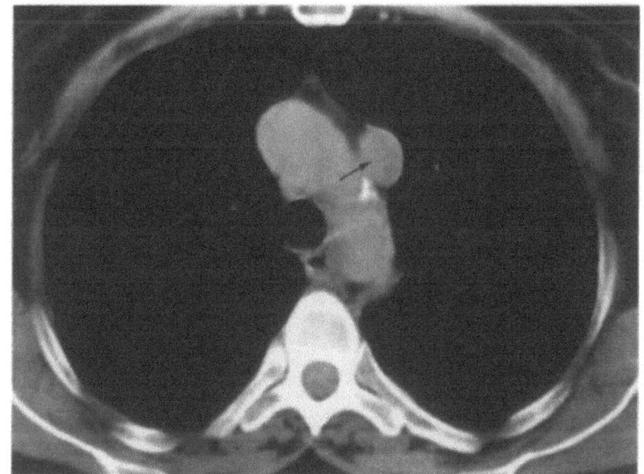
b

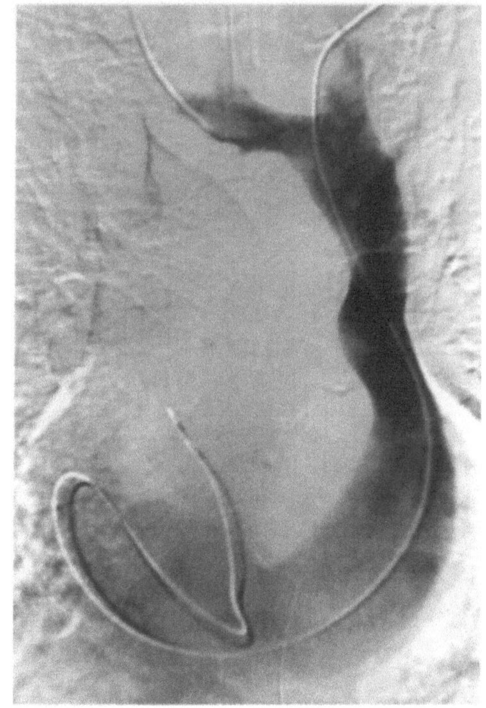
c

Krankenhauses, und diejenigen, die eingeliefert werden, erliegen dort ihren Unfallfolgen. Die Gründe derart hoher Mortalitätsraten sind zum Teil auf die Schwierigkeiten in der Diagnosestellung und der operativen Versorgung solcher Verletzungen zurückzuführen. Dabei spielen auch die Schwere und Anzahl der begleitenden Verletzungen, welche in fast allen Fällen von VCI-Traumen vorkommen eine bedeutende Rolle [6]. 85–95% der VCI-Verletzungen sind durch ein Penetrationstrauma verursacht, und betreffen junge Männer in Großstadtumgebung [30, 32]. Im allgemeinen sind stumpfe Abrißverletzungen mit einer höheren Mortalitätsrate als Penetrationstraumen behaftet und können in allen Abschnitten der VCI auftreten [30, 32]. Die Bestimmung der Lokalisation ist von Bedeutung, da suprarenale Verletzungen mit einer doppelt so hohen Sterblichkeit behaftet sind wie infrarenale; die Letalität der Verletzungen der subdiphragmatischen VCI beträgt nahezu 100% [30].

Ein Gefäßtrauma kann ebenso eine iatrogene Folge einer Operation oder eines perkutanen Eingriffs sein (Abb. 26.5). Aufgrund ihrer anatomischen Lage kann die VCI bei verschiedenen Eingriffen verletzt werden, wie z. B. bei Bandscheibenoperationen. Auf ähnliche Weise können auch angiographische Techniken wie VCI-Filterlegung oder ein zentraler Venenkatheter Gefäßerosionen oder Perforationen hervorrufen, die zum Intimaeinriß und zur Gefäßthrombose führen. Krankheiten, die Gefäßbrüchigkeit erhöhen, wie das Marfan- oder das Ehlers-Danlos-Syndrom oder die zystische Medianekrose, können die iatrogene Verletzung so sehr begünstigen, daß äußerste Sorgfalt bei jeder Intervention, auch der einfachsten, bei diesen Patienten angebracht ist.

Tatsächlich können all diese Gefäßläsionen zu Komplikationen, wie eine retroperitoneale Blutung, Thrombose oder arteriovenöse Fistel führen [20, 41]. Genauso wie die Gefäßläsionen selbst werden die Komplikationen leicht mittels Computertomographie, Ultraschall oder Magnetresonanz sichtbar gemacht, obwohl die Angiographie in manchen Fällen noch die Methode der Wahl bleibt.

Abb. 26.4a–c. Linkseitige VCS. **a** Die Thoraxaufnahme zeigt einen zentralen Venenkatheter in der linkseitigen VCS (→); das Katheterende liegt im rechten Vorhof. Der Schatten der rechtsseitigen VCS ist nicht sichtbar. **b** Bestätigung der allein vorhandenen linkseitigen VCS im CT Bild (→). **c** Venographische Darstellung der linkseitigen VCS mit Einmündung in den rechten Vorhof

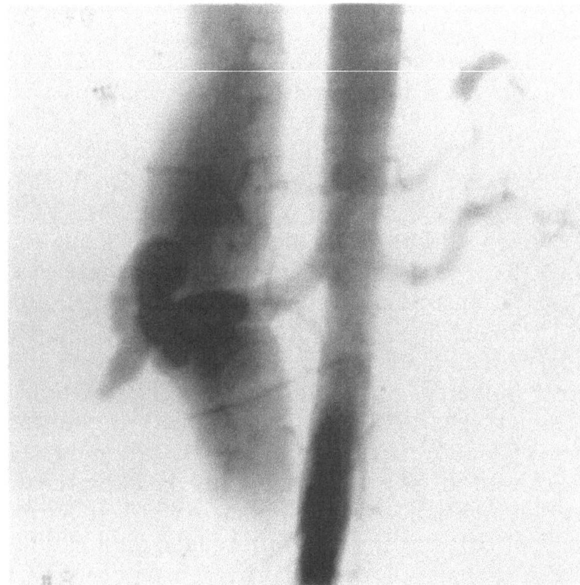
a

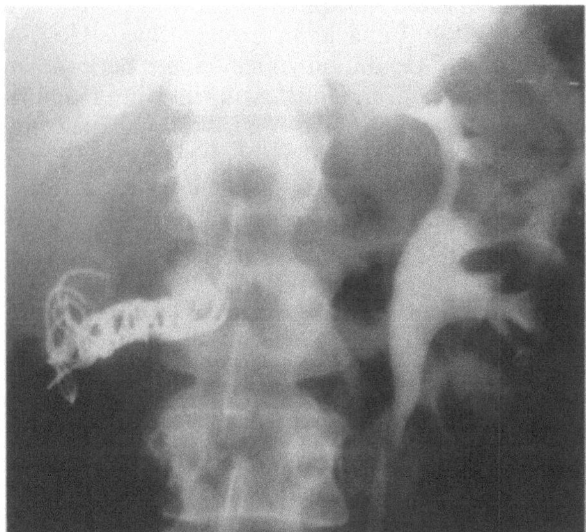
b

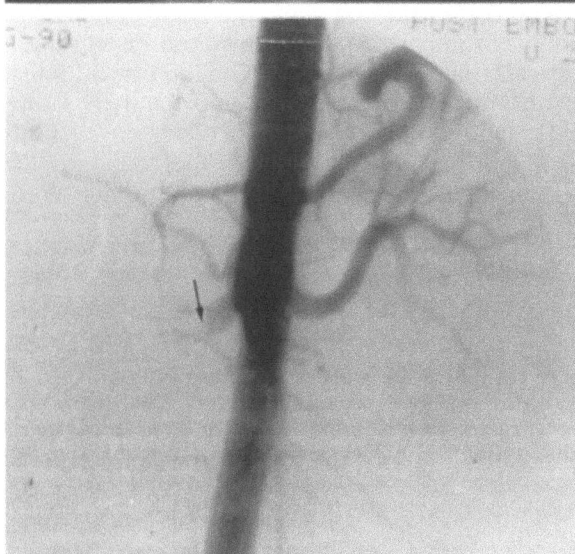
c

26.3 Obstruktion der Venae cavae und der zentralen Venen

Die Ursachen, das Krankheitsbild und die Behandlungsmöglichkeiten von zentralen Venenverschlüssen hängen in erster Linie von deren Lokalisation ab. Deshalb werden VCS, VCI und Lebervenenobstruktion im folgenden getrennt behandelt, bevor einige Therapiemöglichkeiten wie perkutane transluminale Angioplastie (PTA) und venöse Stentlegung beschrieben werden.

26.3.1 VCS-Obstruktion

Eine Obstruktion der VCS kann zu einem V.-cava-superior Syndrom führen, das durch plethorische Ödeme im Gesicht, Hals und den oberen Extremitäten charakterisiert ist, die zum Teil durch die Zyanose violett verfärbt sind. Ebenso können oberflächliche Venenerweiterung im selben Gebiet Kopf- oder Gesichtsschmerzen, Atemnot oder in schweren Fällen sogar zerebrale Blutungen auftreten. In Abhängigkeit der Bildung ausreichender Kollateralkreisläufe treten Ödeme und Schmerzen manchmal nur einseitig auf.

Obwohl sich das klinische Bild nicht besonders verändert hat, seit Hunter im Jahre 1757 die VCS-Obstruktion als Komplikation der syphilitischen Mesaortitis beschrieben hat, wurde eine Verschiebung der Ätiologie deutlich. In den letzten 50 Jahren haben die neoplastischen Ursachen signifikant zugenommen und sind heute für 78–90% aller Fälle verantwortlich. Von diesen wiederum wird ein großer Anteil, 59–82%, durch Bronchialkarzinome gebildet. Dieser Umstand erklärt wahrscheinlich, warum eine Prädominanz des männlichen Geschlechts sowie ein Erkrankungsgipfel in der 5. Dekade vorliegen. Obwohl einige Autoren sich besonders auf die Plattenepithelkarzinome beziehen, wegen deren insgesamt größeren Inzidenz, neigen in der Regel eher die kleinzelligen Bronchialkarzinome zur VCS-Obstruktion, besonders wenn die rechte Lunge befallen ist. Lymphome sind insgesamt in etwa 10% der Fälle für ein V.-cava-superior-Syndrom verantwortlich (VCSS), aber sie stellen die häufigste Ätiologie bei Kindern dar. Weitere maligne Tumoren sind unter anderem

Abb. 26.5a–c. Aortokavale Fistel 20 Jahre nach Nephrektomie. **a** Massive arteriovenöse Fistel zwischen den Enden der rechten Nierenarterie und der VCI. **b** Resultat nach Embolisierung der Fistel mit Makrospiralen. **c** Die Aortographie zeigt den Fistelverschluß nach Embolisierung (→)

Metastasen, besonders des Mammakarzinoms, mediastinale Chlorome, Thymome und anaplastische Schilddrüsenkarzinome.

Ursachen benigner Natur schließen Aorten- und Pulmonalarterienaneurysmen, Infektionen wie Tuberkulose und Histoplasmose, chronische oder fibröse Mediastinitis, benigne Struma, Vaskulitiden, besonders Morbus Behçet und Hämoglobinopathien ein [9]. In letzter Zeit sind auch die iatrogenen Ursachen stets häufiger geworden: eine aktinische Mediastinalfibrose, venöse zentrale Venenkatheter, Herzschrittmacherdrähte, implantierbare Katheter für Chemotherapie oder Hämodialysefisteln und operative Gefäßversorgungen sind mit der VCS-Obstruktion in Beziehung gebracht worden (Abb. 26.6).

Der Schweregrad des VCSS hängt von der Geschwindigkeit, mit der der Verschluß sich bildet, und dessen Lage ab. Je akuter der Verschluß, desto weniger Zeit bleibt für die Bildung von Kollateralen. Dies kann zu einem lebensbedrohlichen Zustand führen, der sofortige Steroid- oder Radiotherapie erfordert. Bei hohen VCS-Obstruktionen fließt das Blut über Kollateralen in die V. azygos und bei tiefen über den Weg der V. hemiazygos in die VCI. Komplette Verschlüsse mit Azygosbeteiligung haben ein höheres Risiko, Schäden der Atemwege oder des Gehirns zu verursachen. Mit Hilfe der Kavographie kann man die verschiedenen Typen der Obstruktion richtig einordnen und somit ihre jeweilige klinische Bedeutung bewerten [42].

26.3.2 VCI-Obstruktion

Eine VCI-Obstruktion kann sich durch Ödeme der unteren Extremitäten und des Skrotums, oberflächliche Venenstauung und Aszites äußern. Auch hier gilt, wenn der Verschluß schnell erfolgt, bleibt für die Kollateralenbildung wenig Zeit, und gravierende Symptome treten auf. Die Obstruktion der kaudalen VCI hat gewöhnlich wenig begleitende Symptome aufgrund der ausgedehnten Kollateralenbildung durch die Vv. azygos und hemiazygos sowie der aufsteigenden Lumbalvenen (Abb. 26.7). Wenn das mittlere Drittel der VCI betroffen ist, können bei Nierenvenenbeteiligung ein Nierenversagen oder ein nephrotisches Syndrom auftreten, aber die unteren Extremitäten bleiben oft relativ von Ödemen frei. Ein Verschluß des retrohepatischen Anteils wird seinerseits häufig von den Symptomen der Lebervenenbeteiligung begleitet.

a

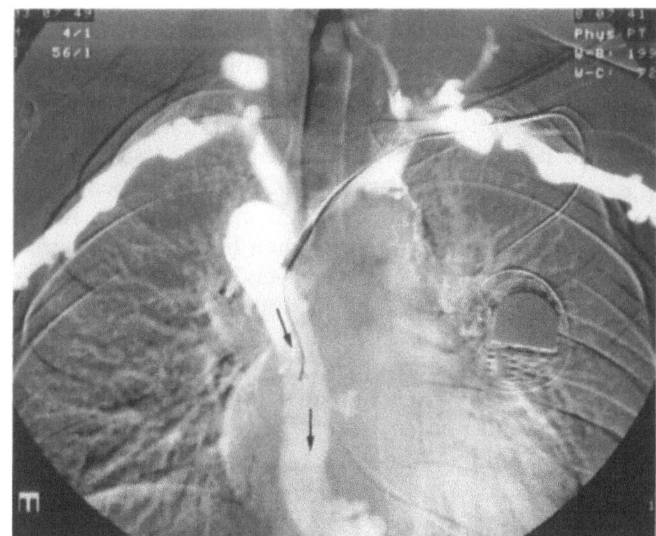

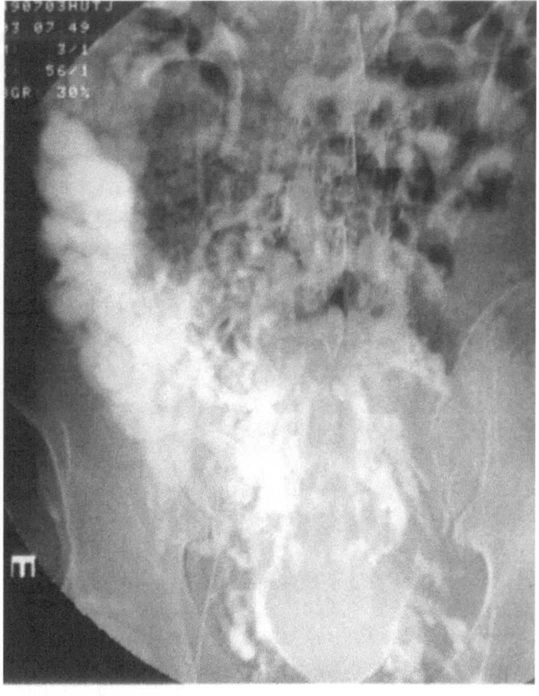

b

Abb. 26.6a,b. Obstruktion der VCS und des infrarenalen Abschnitts der VCI. **a** Die Phlebographie zeigt eine fast komplette Obstruktion der VCS mit Abfluß in eine dilatierte Azygosvene (→). Ein Herzschrittmacher konnte trotzdem plaziert werden. **b** Beim selben Patienten ist eine chronische Thrombose der infrarenalen VCI vorhanden, die durch massive retroperitoneale Kollateralvenen überbrückt wird

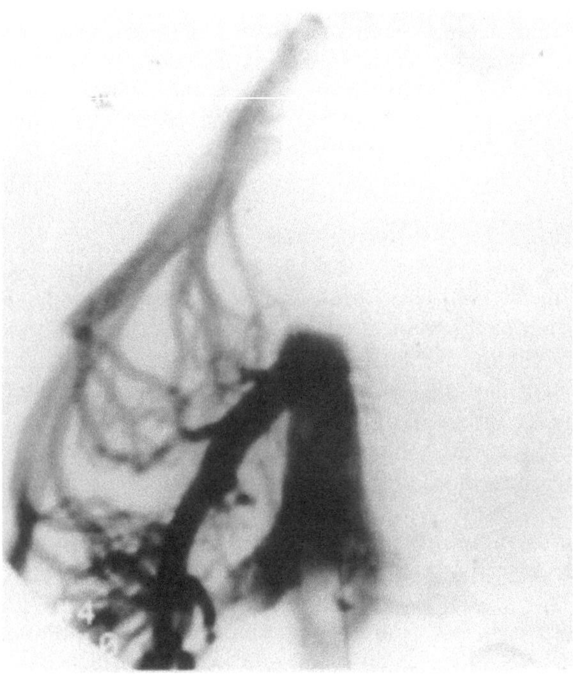

Abb. 26.7. Verschluß des retrohepatischen Abschnitts der VCI bei Morbus Behçet. Das Blut fließt von der VCI über intrahepatische venöse Kollateralen ab

Obwohl maligne Obstruktionen der VCI seltener sind als bei der VCS, werden sie ebenso entweder durch primäre Tumoren oder durch direkte Infiltration von Nieren-, Leber-, Nebennieren- oder Retroperitonealneoplasmen verursacht. Thrombosen der unteren Extremitäten können sich auch bis zur VCI ausbreiten. Diese Ursachen werden größtenteils im Abschn. 26.4 behandelt.

Schließlich muß man auch eine Pseudoobstruktion durch Gefäßkompression in Erwägung ziehen. Die angemessene radiologische Abklärung erfordert Ultraschall, CT und Magnetresonanz.

26.3.3 Budd-Chiari-Syndrom (BCS)

Das BCS zeigt das klinisch-pathologische Bild einer partiellen oder kompletten Lebervenenobstruktion. Es präsentiert sich im Akutstadium gewöhnlich als akutes Abdomen oder als VCI-Verschluß mit zusätzlich schmerzhafter Hepatomegalie, progressivem Leberzellschaden und gegebenenfalls gastrointestinalen Blutungen aufgrund des postsinusoidalen portalen Hochdrucks. Die verschiedensten Ätiologien sind beschrieben worden, darunter neoplastische Erkrankungen wie die Polycythämia vera, Schwangerschaft oder Zustand postpartum, Kollagenosen, Medikamente, einschließlich orale Kontrazeptiva, Azathioprin, Zustände mit gesteigerter Blutgerinnung, Knochenmarktransplantation, Gefäßaneurysmen, Traumen u. a. Obwohl dysembryogenetische Ursachen in der westlichen Literatur eher selten sind, treffen sie in 30% der Fälle im Mittleren Osten und Japan zu [48]. Die verschiedenen Mißbildungen, die mit der Entwicklung der Dotter-Venen und des Ductus venosus im Zusammenhang stehen, sind von Hirooka eingeteilt worden.

Phlebographisch präsentiert das BCS pathognomonische Zeichen, so wie das Spinnennetz „Spiderweb", das aus intrahepatischen Kollateralen zwischen verschiedenen Venen besteht, die in der perkutan transhepatischen Venographie gut sichbar werden (Abb. 26.8). Typische Gefäßstauungen, Gefäßwindungen, Obstruktionen oder Parenchymveränderungen, werden mittels Angiographie, Computertomographie (CT), Ultraschall, Dopplersonographie und Magnetresonanztomographie (MRT) dargestellt [4,16,39,44].

26.3.4 Zentral-venöse perkutane transluminale Angioplastie (PTA) und Venenprothese

In Abhängigkeit von der Lokalisation des Verschlusses und der Bildung von Kollateralen kann eine venöse Obstruktion mit schwerwiegenden Symptomen verbunden sein, bei denen eine schnelle Behandlung angebracht ist.

Obwohl sich bei der VCS oder bei den hepatischen und portalen Venen die perkutane Ballondilatation in einigen seltenen Fällen als erfolgreich erwiesen hat, neigen die venösen Stenosen in den meisten Fällen zu Rezidiven [10,25,46]. Diese hängt vor allem mit der elastischen Retraktion der Gefäßwand oder der perivaskulären Fibrose oder dem Wachstum des zugrundeliegenden Tumors zusammen. Daher benötigen venöse Stenosen zur Dilatation auch höhere Ballondrücke als arterielle Läsionen. Eine lokale fibrinolytische Infusion ist meistens erfolgreich, auch wenn eine schon mehrere Wochen alte Thrombose vorliegt, jedoch ist das Anbringen einer Metallprothese in der Regel unausbleiblich, um die Restenose zu vermeiden [14].

Die meisten Autoren bevorzugen die Benutzung einer Gianturco-Rösch-Z-Prothese oder eines flexiblen Wallstents, zum Teil wegen des großen Durchmessers der zentralen Venen, welcher gewisse Modelle ausschließt; die sich selbst ausdeh-

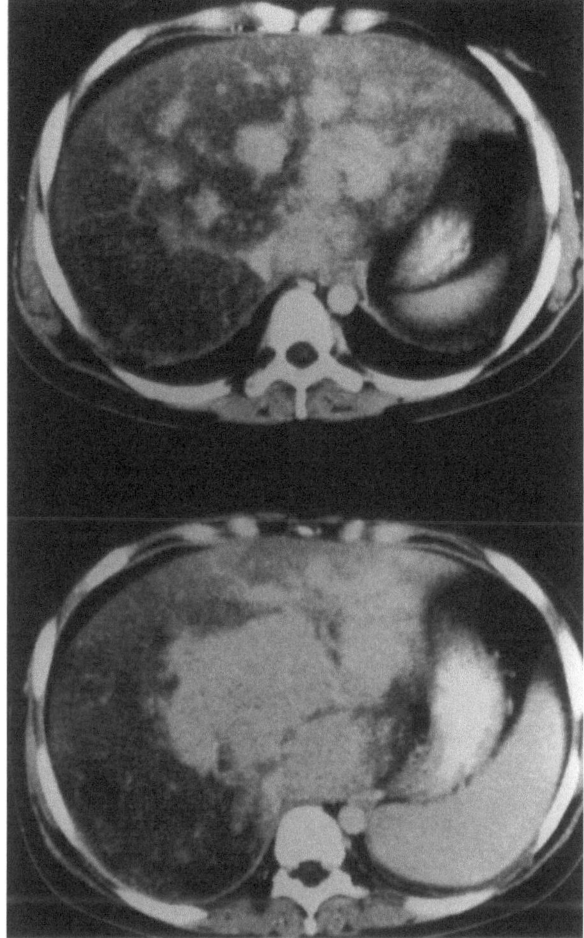

a

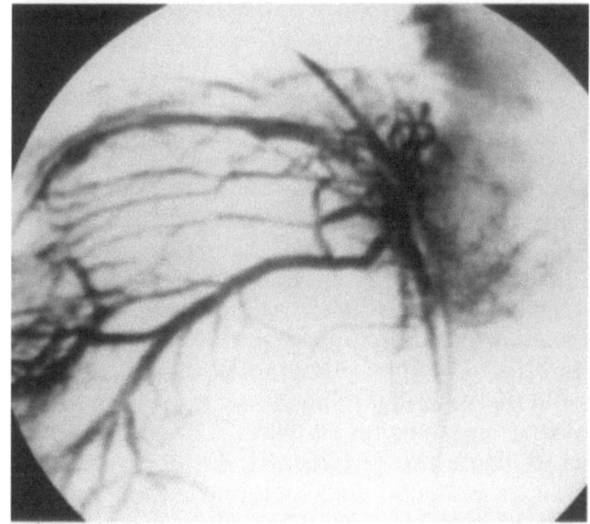

b

Abb. 26.8. a Diffuse Steatose und im CT-Bild bei ausgeprägtem Budd-Chiari-Syndrom. **b** Typisches Spinnennetz auf der perkutanen transhepatischen Anfüllung der Lebervenen, die den kompletten Verschluß bestätigt

nenden Prothesen sind zudem einfach zu plazieren [1, 17]. Nur wenige Kontraindikationen sind für eine zentral-venöse Stentlegung zu beachten, wie z.B. eine intraluminale Ausbreitung eines Neoplasmas, verminderter venöser Fluß duch Extremitätenparalyse und allgemein ungünstige anatomische Bedingungen [10]. Relative Kontraindikationen sind unter anderem eine Plazierung in die V. subclavia, entlang des Schlüsselbeins, und junge Patienten mit operativ zugänglichen und meist gutartigen Läsionen. In einzelnen Fällen von intraluminaler Tumorausbreitung können bedeckte Prothesen von Nutzen sein.

Optimale Läsionen für eine Protheselegung sind VCS-Stenosen, die mindestens 2 cm lang und keinen vollständigen Verschluß verursacht haben [38]. Bei kurzstreckigen Stenosen tendiert die Gianturco-Prothese sowie eine kurze Wallstentprothese dazu, während des femoralen Zugangs in kraniale Richtung abzurutschen, Bei kompletter Obstruktion wegen begleitender Thrombusbildung können fibrinolytische Substanzen direkt in das Gerinnsel infusiert werden, so daß die Vene vorgeöffnet und eine Protheselegung möglich wird [10, 38]. Nach dem perkutanen Eingriff, der unter lokaler Anästhesie durchgeführt wird, beobachtet man eine schnelle Erleichterung der klinischen Symptome, die schon auf dem Untersuchungstisch eintritt [26].

Im allgemeinen wird nach der Protheselegung eine Antikoagulierung empfohlen. So wie andere Gruppen, heparinisieren wir unsere Patienten während 2 bis 5 Tagen nach der Prozedur und verschreiben eine Langzeitantiaggregationstherapie. In unserer Abteilung sind mit dieser Behandlung 58 Patienten mit malignen Kompressionen der VCS oder VCI versorgt worden, von denen 70% bis zum Tod beschwerdefrei geblieben sind (Abb. 26.9). Weitere 24 Patienten – einschließlich 3 Patienten mit Budd-Chiari-Syndrom – wurden wegen gutartiger zentral-venöser Läsionen mit einer Metallprothese versorgt, mit einer sofortigen klinischen Erfolgsrate von 95,5% und einer Langzeitvenendurchgängigkeit von insgesamt 90,9%.

Komplikationen sind selten und in der Regel harmlos, obwohl tödlich ausgehende Eingriffe berichtet worden sind. Die am häufigsten auftretenden Komplikationen sind akute Venenthrombosen, Prothesenwanderung und eine vorübergehende Phrenikusparese. Interessanterweise wurde bei großen Venen kein Fall von Perforation beschrieben [10].

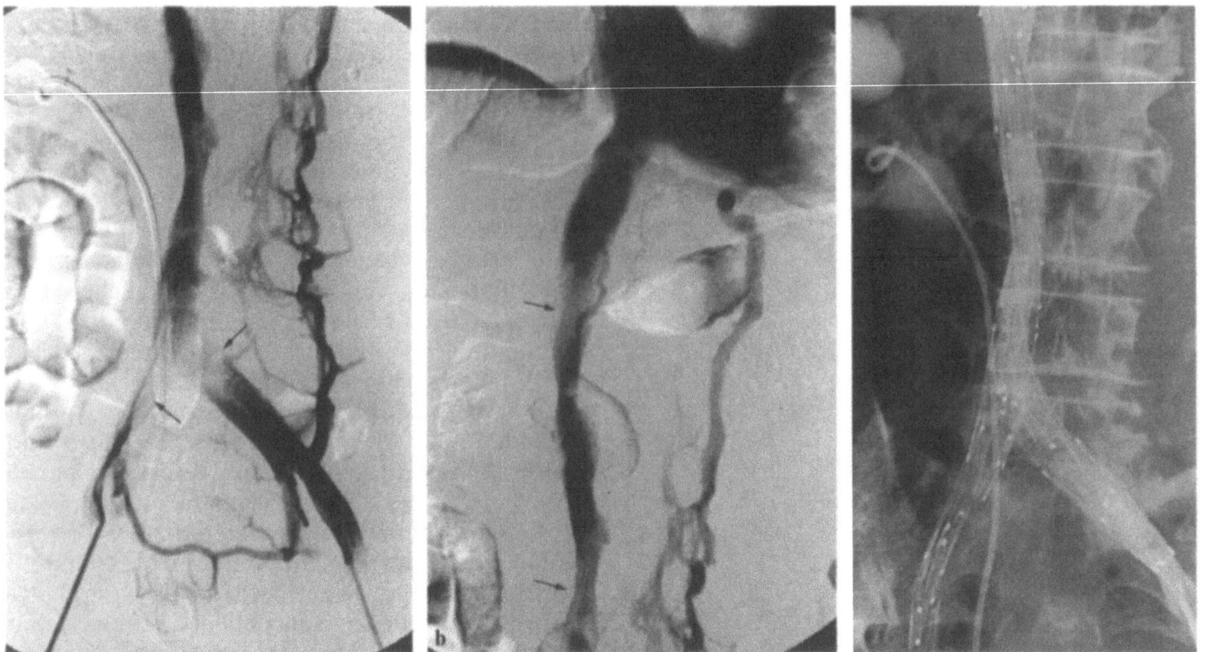

Abb. 26.9a–c. Kompression der VCI durch retroperitoneale Lymphknotenmetastasen bei einem Prostatakarzinom. **a** u. **b** Die Phlebographie zeigt eine ausgedehnte Kompression der VCI (→). **c** Ergebnis nach der perkutanen Rekonstruktion der Vv. iliacae und der VCI mit Gianturco-Metallprothesen

26.4 Tumoren der Venae cavae

Primitive Tumoren der V. cavae sind selten. Die meisten treten in der VCI auf, von denen 9,5% aus Zellen der glatten Muskelschicht innerhalb der Media entstammen. Von diesen sind ungefähr 89% maligne Läsionen mit gelappten, gut abgegrenzten Rändern, die ein langsames intraluminales und perivaskuläres Wachstum aufweisen [15]. Das intraluminale Wachstum schreitet gewöhnlich flußabwärts voran, und kann sich durch den rechten Vorhof und Ventrikel bis zur Beteiligung der Pulmonalarterien ausbreiten. Seit der Erstbeschreibung von Perl im Jahre 1871 sind über 100 Fälle in der Literatur beschrieben worden. Diese Tumoren treten 5mal häufiger bei Frauen auf, und ihr Erkrankungsgipfel liegt während der 5. Dekade. Sie können jeden Abschnitt der VCI betreffen, treten aber vorherrschend im mittleren Drittel auf. Die Symptome variieren je nach Lokalisation der Läsion. In der Regel präsentieren sich 70% der Patienten mit Schmerzen, 55% mit einer palpablen Raumforderung, 40% mit Beinödemen und 30% mit Aszites. Darüber hinaus können sich die Tumoren, die in der oberen und mittleren VCI auftreten, aufgrund ihrer meist obstruktiven Natur durch das plötzliche Einsetzen eines Budd-Chiari- oder nephrotischen Syndroms äußern [24]. Einige zeigen auch eine Rechtsherzdekompensierung ohne Lebervenenbeteiligung auf. Die Behandlung der Wahl ist die operative Resektion mit einer mittleren krankheitsfreien Überlebenszeit von 18 Monaten, einer mittleren gesamten Überlebenszeit von 24 Monaten und einer maximalen Überlebenszeit von ungefähr 8 Jahren.

Die präoperative Diagnose dieser Läsionen kann schwierig sein. Sie gelang in der Vergangenheit in nur 9% der Fälle [24]. Obwohl Standardabdomenaufnahmen und die intravenöse Urographie Raumforderungen zeigen können, so bleiben CT, Ultraschall und MRT die besten Methoden für die Auswertung dieser Pathologie [18, 22, 40, 47]. Bei intrakardialer Ausbreitung sind unter anderem die transsöphageale Echographie (TEE) und die 2D-Echokardiographie von Nutzen. Obwohl die Arteriographie die verschiedenen Gefäßmuster meist hypovaskulärer Läsionen darstellt, ist sie heute von geringer diagnostischer Hilfe; die Kavographie und die hepatorenale Phlebographie aber blieben bis vor kurzem für die Auswertung der intravaskulären Ausdehnung der Tumoren und ihre Rückwirkung auf den venösen Fluß unbedingt erforderlich [15]. Zur Zeit sind CT und besonders die MRT die bevorzugten Untersuchungsmethoden, aber es ist zu bemerken, daß während der venographischen Untersuchungen endovaskuläre Biopsien mit geringen Komplikationsraten durchgeführte werden können.

Die wichtigsten Differentialdiagnosen dieser Läsionen sind retroperitoneale Tumoren mit direkter kavaler Invasion wie z.B. ein Nierenzellkarzinom, Wilms-Tumor, Neuroblastom, malignes Phäochromozytom, Lymphom, ein transitionelles Zellkarzinom oder ein Nebenierenrindenkarzinom sowie gewisse primäre intrakardiale Tumoren wie das Myxom. Andere seltenere maligne Tumoren wie das Intimasarkom sind ebenfalls sowohl in der VCI als auch in der VCS beschrieben worden. Viele verschiedene gutartige Tumoren wie Chondrome, Fibrome oder sogar Osteome wurden auch in den Vv. cavae beobachtet. Kavale Leiomyome und die intravenöse Leiomyomatose wurden ausführlich in der Literatur beschrieben. Letztere entsteht durch eine vaskuläre Invasion oder Ausbreitung in die VCI und in die rechten Herzkammern und tritt hauptsächlich bei weißen, prämenopausalen Frauen auf, die mehrfache Schwangerschaften hatten. Sie ist aber nicht mit den gutartigen, metastasierenden Leiomyomen in Verbindung zu bringen.

Fettumoren, die durch eine Ausbreitung von renalen Angiolipomen oder aus parietalen Adipozyten entstehen, wurden ebenfalls in der VCI beobachtet. Schließlich wurden in einigen Fallberichten eine direkte Gefäßbeteiligung beschrieben, die durch ein epitheloides Hämangioendotheliom, einen entzündlichen Pseudotumor, eine intravaskuläre papilläre Endothelhyperplasie oder ein Schilddrüsenkarzinom bedingt war. All diese Tumoren können auch potentiell zu einer Obstruktion und zu einem V.-cava-superior-Syndrom führen.

26.5 Portale Hypertension

26.5.1 Physiopathologie

Unter normalen Umständen kompensieren die homöostatischen Mechanismen des Leberparenchyms vollständig die Veränderungen im portalen Blutfluß. Der portale Blutfluß kommt 75–80% des gesamten hepatischen Blutflusses gleich. Dieses Volumen kann sich nach dem Essen um den Faktor 8 vermehren. Die normale Leber ist in der Lage, sich solchen Veränderungen anzupassen, indem sie mehr sinusoidalen Raum bereit stellt. Obwohl die portale Hypertension entweder durch einen verstärkten portalen Blutfluß, eine Erhöhung des portal-systemischen Widerstandes oder durch eine Kombination aus beiden entstehen kann, ist aus diesem Grund die Pathogenese, von den direkten Leberparenchymschäden abgesehen, meistens direkt mit einem erhöhten portalen Widerstand assoziiert.

Der normale Pfortaderdruck schwankt zwischen 5 und 10 mmHg und liegt gewöhnlich 3 bis 6 mmHg über dem der VCI. Wenn der Pfortaderdruck 10 mmHg überschreitet oder wenn der Gradient zwischen Pfortader- und zentralem Venendruck höher als 5 mmHg ist, besteht eine portale Hypertension [23]. Da verschiedene physiologische Zustände, wie z.B. die Schwangerschaft, den normalen Pfortaderdruck steigern, zusammen mit entsprechender Erhöhung des VCI-Druckes, spiegelt der portozentrale Druckgradient die portale Hypertension wider. Nicht alle Patienten mit erhöhtem Pfortaderdruck zeigen das klinische Bild einer portalen Hypertension, aufgrund des Schwellenwertes von 12 mmHg, oberhalb dessen erst Komplikationen auftreten. Groszmann hat diese Gradientenhöhe als die „klinisch signifikante portale Hypertension“ definiert.

Die portale Hypertension kann in 3 Hauptkategorien eingeteilt werden, und zwar je nach Lage des pathologischen Prozesses in prähepatisch, intrahepatisch und posthepatisch. Intrahepatische Läsionen können weiter unterteilt werden in präsinusoidal, sinusoidal und postsinusoidal. Es liegen jeder Gruppe viele verschiedene ätiologische Faktoren oder Auslöser zugrunde. In Westeuropa sind die 2 hauptsächlichen ätiologischen Faktoren die alkoholinduzierte Zirrhose und die Hepatitis, welche beide intrahepatische Ursachen sind, da sie sinusoidale bzw. postsinusoidale Läsionen verursachen.

26.5.2 Klinische Komplikationen

Für sich allein würde die portale Hypertension keine klinische Bedeutung haben, aber ein Ansteigen des Pfortaderdruckes ist mit sekundären Komplikationen verbunden, die verheerend sein können. An erster Stelle sind die Varizen, welche sich hauptsächlich im gastroösophagalen Bereich bilden (aufsteigende Ösophagusvarizen), aber auch im Magenfundus, Duodenum, Dünndarm und Kolon auftreten können. Weitere Komplikationen der portalen Hypertension sind Aszites, portosystemische Enzephalopathie, Koagulopathie, Splenomegalie und innere Hämorrhoiden.

26.5.2.1 Varizenblutung

Wie bereits erwähnt, muß ein portokavaler Druckgradient von 12 mmHg erreicht werden, bevor sich Varizen bilden. Durchschnittlich werden 59% der Zirrhosepatienten irgendwann Varizen entwickeln. Wenn diese erst einmal entstanden sind, werden ein Drittel davon bluten. 85% der blutenden Varizen treten am gastroösophagalen Übergang auf. Die Mortalität der inauguralen Blutung liegt zwischen 30 und 73%, wobei 50% und 70% der Patienten sofort nach der ersten Episode erneut bluten, und weitere 30% innerhalb der ersten 6 Wochen. Die 5-Jahres-Überlebensrate ist in dieser Gruppe ohne Behandlung niedriger als 30%. Die Todersursache ist dabei meistens das begleitende Leberversagen.

Varizen sind in ungefähr 80–90% der Fälle die Ursache einer Blutung des oberen gastroinitestinalen Trakts. Es besteht eine präzise Korrelation zwischen dem Child-Pugh-Score (Tabelle 1) und dem Blutungsrisiko, denn es zeigt sich, daß die Präsenz von Aszites, die Erhöhung des Bilirubinspiegels und die verlängerte Prothrombinzeit alle unabhängig von einander als Risikofaktoren für eine Varizenblutung angesehen werden können. Darüber hinaus steigt nach dem Laplace-Gesetz das Risiko einer Blutung mit dem Durchmesser der Varizen [2].

26.5.3 Radiologische Diagnose der portalen Hypertension

Mit der Dopplersonographie lassen sich Veränderungen des Leberparenchyms, Pfortaderthrombose, Splenomegalie und venöse Kollateralenbildung zuverlässig darstellen [3, 31]. Ein Zunehmen des Pfortaderdurchmessers kann man ebenfalls gut auswerten und ist oberhalb der Grenze von 15 mm hochspezifisch. Auf ähnliche Weise können Querschnittsbildtechniken wie CT oder MR die parenchymalen oder vaskulären Veränderungen erfassen. Durch spezielle Flußsequenzen läßt sich mit der MR auch der portale Fluß und die Shuntdurchgängigkeit beurteilen [43, 50, 51]. Schließlich kann auf Abdomenaufnahmen eine Organomegalie und der Aszites eingeschätzt werden, und während Bariumuntersuchungen können sich gastroösophagale Varizen als weiche Wandmassen darstellen.

Verschiedene angiographische Methoden sind angewandt worden, um die Hämodynamik im Pfortadersystem und die Kollateralenbildung zu beurteilen. Im Zusammenhang mit den fibrotischen Veränderungen der Leber wird das Abbrechen von hepatischen Arterien und das Auftreten von Korkenzieherdeformitäten beobachet. Es kann auch zu einem Anzapfen („steal") der Milzarterie aufgrund des Verlustes arterieller Verzweigungen in der Leber und gleichzeitiger Splenomegalie kommen. Mit der direkten Portographie kann man das gesamte Pfortadersystem mit den neu gebildeten Kollateralen sichtbar machen und die Druckgradienten messen [28]. Flußumkehr und Thrombose können auch angemessen ausgewertet werden. Die hepatische Venographie erlaubt eine Messung des freien sowie des blockierten („wedge") Lebervenendruckes, die Auswertung einer eventuell bestehenen Obstruktion und die Darstellung typischer Veränderungen, die mit der parenchymalen Erkrankung verbunden sind wie externe Kompression der Gefäße, Abbrechen der Gefäße und venöse Wandunregelmäßigkeiten.

Tabelle 1. Child-Klassifikation der Leberfunktion

	1 Punkt	2 Punkte	3 Punkte
Albumin (g/l)	35	34–30	30
Aszites	–	Wenig	Viel
Bilirubin (µmol/l)	34	35–51	51
Enzephalopathie	–	Gering	Schwer
Ernährungszustand	Sehr gut	Gut	Schlecht

Bei der Klassifikation nach Pugh wird zusätzlich der aktuelle Quick-Wert herangezogen [70% – 1 Punkt, 50%–69% – 2 Punkte, 50% – 3 Punkte]; der Ernährungszustand fällt hingegen aus der Bewertung heraus

Child A (5–8 Punkte): Patienten sollen operiert werden
Child B (7–11 Punkte): Patienten können operiert werden (Op.-Risiko: 10%)
Child C (10–12 Punkte): Patienten sollen nicht operiert werden (Op.-Risiko hoch)
(Die Punktzahlen für die entsprechende Zuordnung werden unterschiedlich definiert!)

26.5.4 Operative endoskopische und medizinische Therapie

Obwohl eine Shuntoperation im Verhältnis zur medizinischen Therapie das Risiko einer Varizenblutung herabsetzt, verlängert sie die insgesamte Überlebenszeit dieser Patienten nicht. Selektive distale splenorenale Shunts sind so wirksam wie nichtselektive im Hiblick auf die Blutungsrezidivkontrolle und die Gesamtmortalität, sind aber mit einer geringeren Langzeitenzephalopathie verbunden. Obwohl sie bei Patienten, die auf eine orthotope Lebertransplantation warten, bevorzugt werden, so sind sie in Fällen mit mittlerem bis schwerem Aszites nicht geeignet.

Es wurde gezeigt, daß die Sklerosierungstherapie sowohl die Inzidenz von Blutungsrezidiven als auch die gesamte Sterblichkeit herabsetzt. Andererseits hat sie keinen Effekt auf die portale Hypertension und andere klinische Komplikationen wie die Entstehung eines Aszites.

26.5.5 Transjugularer intrahepatischer portosystemischer Stentshunt (TIPSS)

Die erste TIPSS- Prozedur wurde 1969 von Rösch beim Hund durchgeführt (36). Der Gang durch das Parenchym wurde mit einem Dilationsballon ausgeweitet. Im Jahre 1971 schuf das gleiche Team den Parenchymgang mit aufeinanderfolgenden Dilationen. Mit einer Ross-Nadel legte Colapinto den ersten parenchymalen intrahepatischen portosystemischen Shunt beim Menschen [7]. Der Parenchymgang wurde während 12 h mit einem Ballon auf 12 mm ausgeweitet. Der Pfortaderdruck wurde reduziert, aber wie auch in späteren Studien bestätigt wurde, verschlossen sich die meisten Shunts schnell wegen der wiederkehrenden Stenosen im Zusammenhang mit der Elastizität des Lebergewebes [13].

Erst Mitte der 80er Jahre entwarf Palmaz einen ballonausdehnbaren Metallstent, den er bei 12 Hunden mit künstlich induzierter portaler Hypertension benutzte, um den Parenchymgang offenzuhalten [29]. Mit dieser Erneuerung blieben die Shunts durchschnittlich 9 Monate offen. Diese Ergebnisse sind ähnlich derer, die andere Gruppen später mit einem sich selbst ausweitenden Metallstent erzielt haben [21, 26, 37]. Die erste klinische Anwendung dieser Technik erfolgte 1988 mit einer nachfolgenden 9 Patienten umfassenden Studie [33, 34]. In dieser Studie wurde ein kombiniertes transjugulares und transhepatisches Vorgehen durchgeführt. Eine transjugulare Nadel wurde bis zu einem Dormiakörbchen vorgeschoben, welches perkutan in der portalen Strombahn plaziert war. Die Originaltechnik wurde schnell modifiziert, indem der transhepatische Katheter abgeschafft wurde und der sich selbst ausweitende Wallstent benutzt wurde [35]. Die Indikationen für TIPSS sind heute unter anderem eine Varizenblutung, die akut auftritt oder nicht auf eine Sklerosierungstherapie anspricht, therapierefraktärer Aszites, Pleuraerguß, Budd-Chiari-Syndrom, das hepatorenale Syndrom und eine Überbrückung bis zur Lebertransplantation [26].

Alle gegenwärtigen Techniken, die zu einem TIPSS verwendet werden, basieren immer noch auf denen, die Rösch zuerst benutzte. Zuerst wird der Zugang über die V. jugularis interna gesichert. Dann erfolgt eine genaue Darstellung der Pfortader und ihrer Äste. Dies geschieht entweder durch eine transhepatische Pfortaderkatheterisierung, eine Portographie über die A. mesenterica superior, eine zeitgleiche Ultraschallführung oder eine ultraschallgeleitete Hautmarkierung oder eine hepatische Venographie mit Blockierung („wedge"); CO_2 kann hierbei als Konstrastmittel verwendet werden. Auf diese Weise wird der rechte Pfortaderast von der rechten Lebervene (RLV) aus katheterisiert. Der Gang wird zuerst mit einer gebogenen modifizierten Ross- oder Colapinto-Nadel geschaffen. Er beginnt in ungefähr 1,5 cm Entfernung von der Vereinigung der RLV mit der VCI und endet 1,5 cm nach dem Abgang des rechten Pfortaderastes. Die eben genannte Lokalisation ist wichtig, da eine weiter proximal gelegene Venenpunktion außerhalb der Glisson-Kapsel liegen könnte. Sobald ein Führungsdraht im portalen Zugang gesichert worden ist, wird der Parenchymgang zuerst mit einem 6-mm-Ballon aufgeweitet und dann mit einem Stent von 10 bis 12 mm Durchmeser gedehnt, der sich sowohl in die RLV als auch in die Pfortader erstreckt. Der Durchmesser des Ganges wird so weit gedehnt, daß eine Normalisierung des portokavalen Druckgradienten erreicht wird. Die linke Lebervene und ein perkutaner transhepatischer Zugang sind unter anderem als Varianten der Technik beschrieben worden (Abb. 26.10).

Mit ungefähr 25 000 bis heute durchgeführten Eingriffen hat sich der TIPSS als eine sichere und erfolgreiche Behandlung der portalen Hypertension erwiesen, und das mit einer technischen Erfolgstrate von 96–100%. Es wurde gezeigt, daß die vollständige Endothelialisierung der Prothese innerhalb von 3 Wochen auftritt; trotzdem

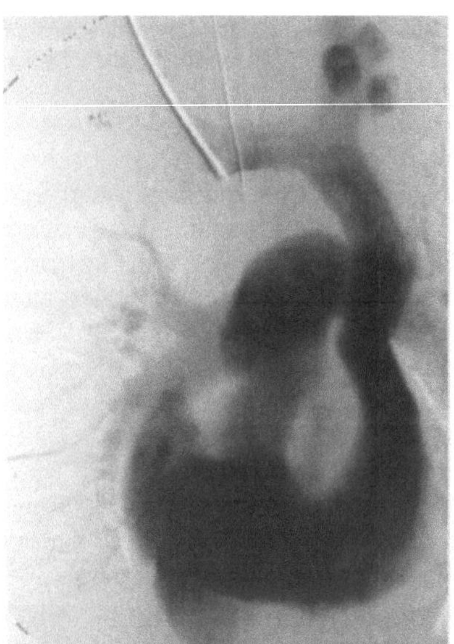
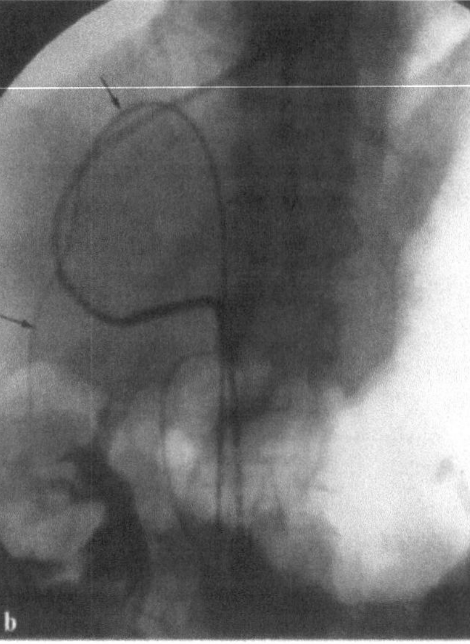
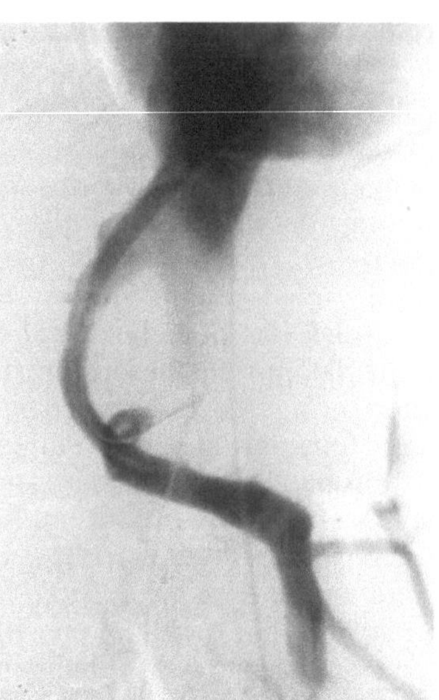

Abb. 26.10a–c. TIPSS bei linkseitiger VCS. **a** Linkseitige VCS. **b** Der TIPSS wird perkutan transhepatisch durchgeführt, wobei der Parenchymgang die rechte Pfortader mit der rechten Lebervene verbindet. Letztere wird durch einen Führungsdraht, der femoral eingebracht wird, sichtbar gemacht (→). **c** Ergebnis nach perkutan transhepatischem TIPSS

verlangen solche Shunts im ersten Jahr durchschnittlich 1,4 weitere Interventionen wegen Stenosen oder Obstruktionen. Die Redilatation ist technisch einfach und kann leicht wiederholt werden. Weil der TIPSS erst seit wenigen Jahren im weiten Gebrauch ist, sind Langzeitverläufe und genaue Vergleiche mit anderen Therapien noch nicht erhältlich. Ungefähr bei 10% der Patienten treten im Verlauf rezidivierende Varizenblutungen auf, die meistens auf eine Stentstenose oder Obstruktion zurückzuführen sind. Obwohl die Prozedur im Vergleich zur Chirurgie als minimal invasiv beschrieben werden kann, wird eine operative Letalität von 1 bis 4% angegeben. Die Überlebensprognose der Patienten nach der TIPSS-Behandlung hängt größtenteils von der Gravität des vorhandenen Leberschadens ab. Dennoch sollte diese erfolgversprechende Technik bei vielen Patienten, die Komplikationen im Rahmen einer portalen Hypertension aufweisen, in Betracht gezogen werden.

Literatur

1. Antonucci F, Salomonowitz E, Stuckmann G, Stiefel M, Largiadèr J, Zollikofer CL (1992) Placement of venous stents: clinical experience with a self-expanding prosthesis. Radiology 83:493–497
2. Bass NM (1987) Preventing hemorrhage from esophageal varices. N Engl J Med 317:893–895
3. Bolondi L, Mazziotti A, Arienti V et al (1984) Ultrasonographic study of portal venous system in portal hypertension and after portosystemic shunt operations. Surgery 95:261–269
4. Brown BP, Abu-Yousef M, Farner R, LaBreque D, Gingrich R (1990) Doppler sonography: a noninvasive method for evaluation of hepatic venocclusive disease. AJR 154:721–724
5. Burch JM, Feliciano DV, Mattox KL, Edelman M (1988) Injuries of the inferior vena cava. Am J Surg 156:548–552
6. Ciresi KF, Lim RC Jr (1990) Hepatic vein and retrohepatic vena cava injury. World J Surg 14:472–477
7. Colapinto RF, Stronell RD, Gildiner M, Ritchie AC, Langer AC, Taylor BR, Blendis LM (1983) Formation of intrahepatic portosystemic shunts using a ballon dilatation catheter: preliminary clinical experience. AJR 140:709–714
8. Cormier MG, Yedlicka JW, Gray RJ, Moncalda R (1989) Congenital anomalies of the superior vena cava: a CT study. Sem Roentgenol 24:77–83
9. Davies PF, Shevland JE (1985) Superior vena caval obstruction: an analysis of seventy-six cases, with comments on the safety of venography. Angiology 36:354–357
10. Dondelinger RF, Goeffette P, Kurdziel JC, Roche A (1991) Expandable metal stents for stenoses of the venae cavae and large veins. Sem Intervent Radiol 8:252–263
11. Dudiak CM, Olson MC, Posniak HV (1991) CT evaluation of congenital and acquired abnormalities of the azygos system. RadioGraphics 11:233–24672
12. Gollub MJ, Friedwald JP, Sceusa D (1990) Sonographic diagnosis of transposition of the inferior vena cava. J Clin Ultrasound 18:502–506
13. Gordon JD, Colapinto RF, Abecassis M et al (1987) Transjugular intrahepatic portosystemic shunt: a non-

operative approach to life-threatening variceal bleeding. Can J Surg 30:45–49

14. Gray BH, Olin JW, Graor RA, Young JR, Bartholomew JR, Ruschhaupt WF (1991) Safety and efficacy of thrombolytic therapy for superior vena cava syndrome. Chest 99:54–59
15. Hartman DS, Hayes WS, Choyke PL, Tibbetts GP (1992) Leiomyosarcoma of the retroperitoneum and inferior vena cava: radiologic-pathologic correlation. RadioGraphics 12:1203–1220
16. Hommeyer SC, Teefey SA, Jacobson AF, Higano CS, Bianco JA, Calacurcio CJ, McDonald GB (1992) Venocclusive disease of the liver: prospective study of US evaluation. Radiology 184:683–686
17. Irving JD, Dondenlinger RF, Reidy JF et al (1992) Gianturco self-expanding stents: clinical experience in the vena cava and large veins. Cardiovasc Intervent Radiol 15:328–333
18. Fong KW, Zalev AH (1987) Sonographic diagnosis of leiomyosarcoma of the inferior vena cava: correlation with computed tomography and angiography. J Can Assoc Radiol 38:229–231
19. Kellman GM Alpern MB, Sandler MA, Craig BM (1988) Computed tomography of vena caval anomalies with embryologic correlation. RadioGraphics 8:533–556
20. Koslin DB, Kenney PJ, Stanley RJ, Van Dyke A (1987) Aortocaval fistula: CT appearance with angiographic correlation. J Comput Assist Tomogr 11:348–350
21. LaBerge JM, Ring EJ, Lake JR et al (1992) Transjugular intrahepatic portosystemic shunts: preliminary results in 25 patients. J Vasc Surg 16:258–267
22. Lane RH, Stephens DH, Reiman HM (1989) Primary retroperitoneal neoplasms: CT findings in 90 cases with clinical and pathologic correlation. AJR 152:83–89
23. Lebrec D (1992) Methods to evaluate portal hypertension. Gastroenterol Clin North Am 21:41–59
24. Lok A, Wong K, Lee P, Chiu K, Mok C, Lam S (1986) Radiological diagnosis of leiomyosarcoma of the inferior vena cava. Clin Radiol 37:403–405
25. Martin LG, Henderson JM, Millikan WJ, Casarella WJ, Kaufman JL (1990) Angioplasty for the long-term treatment of patients with Budd-Chiari syndrom. AJR 154:1007–1010
26. Martin L, Dondelinger RF, Trotteur G (1995) Treatment of Budd–Chiari syndrome by metallic stent as a bridge to liver transplantation. Cardiovasc Intervent Radiol 18:196–199
27. Mayo J, Gray R, St. Louis E, Grosman H, McLoughlin M, Wise D (1983) Anomalies of the inferior vena cava. AJR 140:339–345
28. Moriyasu F, Nishida O, Ban N et al (1986) Measurement of portal vascular resistance in patients with portal hypertension. Gastroenterology 90:710–717
29. Palmaz JC, Sibbitt RR, Reuter SR, Garcia F, Tio FO (1985) Expandable intrahepatic portacaval shunt stents: early experience in the dog. AJR 145:821–825
30. Parke CE, Stanley RJ, Berlin AJ (1993) Infrarenal vena cava injury following blunt trauma: CT findings. J Comput Assist Tomogr 17:154–157
31. Patriquin H, Lafortune M, Burns PN, Dauzat M (1987) Duplex doppler examination in portal hypertension: technique and anatomy. AJR 149:71–76
32. Peterson NE, Millikan JS, Moore EE (1985) Combined renal and vena cava trauma: a review of personal and recorded experience. J Urol 133:567–574
33. Richter GM, Palmaz JC, Noeldge G, Rössle M, Siegerstetter V, Franke M, Wenz W (1989) Der transjugulare intrahepatische portosystemische Stent-Shunt (TIPSS). Eine neue nichtoperative, perkutane Methode. Radiologe 29:406–411
34. Richter GM, Noeldge G, Palmaz JC et al (1990) Transjugular intrahepatic portacaval stent shunt: preliminary clinical results. Radiology 174:1027–1030
35. Ring EJ, Lake JR, Roberts JP et al (1992) Using transjugular intrahepatic portosystemic shunts to control variceal bleeding before liver transplantation. Ann Intern Med 116:304–309
36. Rösch J, Hanafee WN, Snow H (1969) Transjugular portal venography and radiologic portacaval shunt: an experimental study. Radiology 92:1112–1114
37. Rösch J, Uchida BT, Putnam JS, Buschman RW, Law RD, Hershey AL (1987) Experimental intrahepatic portacaval anastomosis: use of expandable Gianturco stents. Radiology 162:481–485
38. Rösch J, Uchida BT, Hall LD et al (1992) Gianturco-Rösch expandable Z-stents in the treatment of superior vena cava syndrome. Cardiovasc Intervent Radiol 15:319–327
39. Rossi P, Sposito M, Simonetti G, Spasato S, Cusumano G (1981) CT diagnosis of Budd-Chiari syndrome. J Comput Assist Tomogr 5:366–369
40. Schnyder P, Boumghar M, Doenz F (1987) Computed tomography of leiomyosarcoma of the inferior vena cava. Eur J Radiol 7:206–208
41. Smith SRG (1988) Traumatic retroperitoneal venous haemorrhage. Br J Surg 75:632–636
42. Stanford W, Jolles H, Ell S, Chiu LC (1987) Superior vena cava obstruction: a venographic classification. AJR 148:259–262
43. Stark DD, Goldberg HT Moss AA, Bass NM (1984) Chronic liver disease: evaluation by magnetic resonance. Radiology 150:149–151
44. Stark DD. Hahn PF, Trey C, Clouse ME, Ferrucci JT Jr (1986) MRI of the Budd-Chiari syndrome. AJR 146:1141–1148
45. Takada Y, Narimatsu A, Kohno A et al (1992) Anomalous left brachiocephalic vein: CT findings. J Comput Assist Tomogr 16:893–896
46. Uflacker R, Alves MA, Cantisani GG, Souza HP, Wagner J, Morales LF (1985) Treatment of portal vein obstruction by percutaneous transhepatic angioplasty. Gastroenterology 88:176–180
47. Van Rooij WJJ, Martens F, Verbeeten B, Dijkstra J (1988) CT and MR imaging of leiomyosarcoma of the inferior vena cava. J Comput Assist Tomogr 12:415–419
48. Vickers CR, West RJ, Hubscher SG, Elias E (1989) Hepatic vein webs and resistant ascites: Diagnosis, managment and implications. J Hepatol 8:287–293
49. Webb WR, Gamsu G, Speckman JM,Kaiser JA, Federle MP, Lipton MJ (1982) Computed tomographic demonstration of mediastinal venous anomalies. AJR 149:157–161
50. Williams DM, Cho KJ, Aisen AM, Eckhauser FE (1985) Portal hypertension evaluated by MR imaging. Radiology 157:703–706
51. Zirinsky K, Markisz JA, Rubenstein WA, Cahill PT, Knowles RJR, Auh YH, Morrison H, Kazam E (1988) MR imaging of portal venous thrombosis: correlation with CT and sonography. AJR 150:283–288

27 Pathophysiologie des unteren Niederdrucksystems der Venen, Phlebographie und blutige Venendruckmessungen

J. WEBER

INHALT

Nach Gauer umfaßt das *untere Niederdrucksystem* des Kreislaufs Venen und Lymphgefäße, wobei das Venenbett einschließlich Lungenkreislauf 85% des gesamten Blutvolumens enthält [10]. Das extrathorakale Blutvolumen besteht nach Schepokat zu ca. 60% aus Venenblut [40]. Nach Kriessmann handelt es sich um einen Blutspeicher mit „mobilen Blutdepots" [15]. Als weitere Funktionen des kleinen Kreislaufs werden von Burton genannt: Thermoregulation des epifaszialen und subkutanen Venensystems, Widerstandsregulation (Venentonus) und Transportfunktion [6].

Die Transportfunktion des venösen Rückstroms wird am Liegenden in Ruhe im wesentlichen durch die „vis a tergo" der arteriovenösen Zirkulation, d.h. durch den postkapillären hydraulischen Restdruck des Herzens geregelt [10]. Eine „vis a fronte" ergibt sich nach Bollinger [5] aus dem direkten und indirekten Einwirken von thorakaler und abdominaler Atmung auf das zentrale Becken- und Abdominalvenensystem: Es kann von einer „abdominothorakalen Zweiphasenpumpe" gesprochen werden, welche durch den Druck und Sog hier das fehlende Hubmoment der peripheren Taschenklappen und der sog. Muskelpumpe ersetzt [5, 39] (Abb. 27.1).

Der *Venendruck* ist also nur ein Parameter der Hämodynamik des unteren Niederdrucksystems und umfaßt seinerseits so unterschiedliche Druckkomponenten wie Gefäßinnendruck, transmuralen Druck, hydraulischen und Strömungsdruck [6, 19]. Hinzu kommt am stehenden und sitzenden Menschen ein erheblicher hydrostatischer Druck [2], so daß anhand von Druckschwankungen um 100 mmHg nach Kriessmann der Begriff „Niederdrucksystem" durchaus problematisch ist [15, 16]. Der Strömungsdruck am Liegenden entspricht peripher in etwa dem hydraulischen Druck der Herzaktion des linken Ventrikels (Werte um 15–25 mmHg) und beträgt auf Beckenniveau noch 5–7 mmHg, während oberhalb des sog. hydrostatischen Indifferenzpunktes durch negative Sogwirkung der rechten Ventrikelaktionen negative Drücke registriert werden [10, 33, 34].

Für das Verständnis der Pathophysiologie des Bein-Becken- und Abdominalvenensystems sowie für die Bewertung funktioneller Parameter ist immer wieder hervorzuheben, daß es sich insgesamt um eine *morphologische und funktionelle Einheit* handelt, die in ihrer Röntgenanatomie (Phlebographie) und Hämodynamik (Venendruckmessung und sonstige Funktionstests) zusammenfassend diagnostiziert werden sollte [42, 46, 47].

Für das Beinvenensystem sind Anlage und Funktion der Taschenklappen und die Wirkung

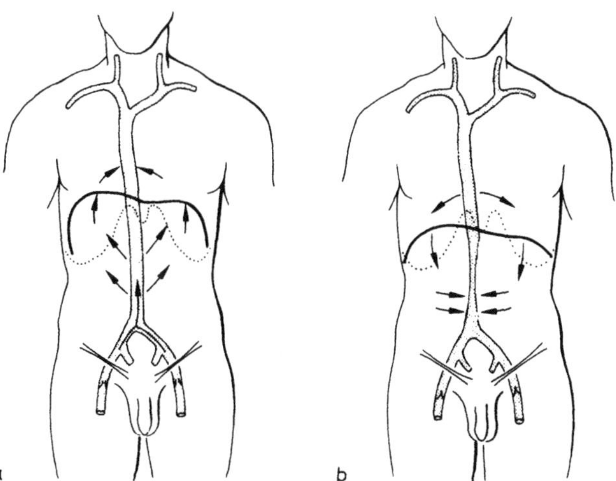

Abb. 27.1a,b. Schematische Darstellung der abdominothorakalen Zweiphasenpumpe. **a** Exspirium mit Füllung der Venen des Abdominalraums aus dem venösen Strömungsbett der unteren Extremitäten. **b** Inspirium mit Schluß der Femoralvenenklappen und Entleerung der Bauchvenen in den Thorakalraum. (Aus Marshall 1987 [19a])

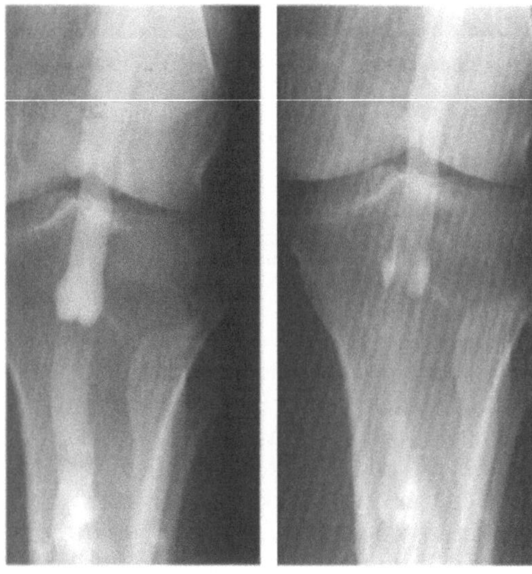

Abb. 27.2a,b. Taschenklappenfunktion. **a** Unter Valsalva-Preßversuch sind die Taschenklappen der V. poplitea und ihrer Zuflüsse geschlossen (= suffizient). Der Kontrastmittelverdünnungseffekt unterhalb der Klappenebene resultiert aus dem Nachstrom von Blut aus den Unterschenkelleitvenen. **b** Nach Beendigung des Valsalva-Manövers Öffnung der Popliteaklappe und beschleunigter Venenblutabstrom. Die Klappentaschen sind noch kontrastmittelgefüllt

der Muskelpumpen gleichermaßen bedeutsam. *Taschenklappen* (als Bikuspidal-, selten als Trikuspidalklappen angelegt) finden sich bei Geburt in den sub- und epifaszialen Beinvenen in regelmäßigen Abständen, reduzieren sich aber im Laufe des Lebens durch regressive Veränderungen oder werden im Rahmen der Varikose insuffizient [13, 14]. Sie haben die Wirkung eines Hubmomentes und zusätzlich Gleichrichterfunktion, indem sie von den epifaszialen zu den subfaszialen Leitvenen drainieren (Abb. 27.2). Als „Volumenschleusen" schützen sie außerdem unter Belastung vor unphysiologischen Druckübertragungen auf die postkapilläre Peripherie [9]. Erst unter Klappenverlust oder -insuffizienz (postthrombotisches Syndrom, Varikosesyndrom) kommt es zu einer chronischen retrograden Druckübertragung, die zur raschen Dauerschädigung der Mikrozirkulation der Haut führt: Der ursprünglich negative interstitielle Gewebsdruck wird unter dem klinischen Bild eines Phlebödems positiv; bei fortschreitender Gewebsschädigung kann rasch ein Lymphödem folgen. Dem entspricht der Begriff einer „chronisch-venösen Insuffizienz" (CVI) und der „chronischen lymphatikovenösen Dekompensation" [14].

Arnoldi hat 1964 den Begriff „Wadenmuskelpumpe" geprägt [1] (Abb. 27.3). Heute spricht man zusätzlich von Fuß- und Sprunggelenkpumpen [18, 41] sowie von einer Kniegelenkpumpe [12]. Gemeint ist ein Pumpvorgang, der bei Muskelarbeit durch Venenkompression (Systole) und Sogwirkung bei Dekompression (Diastole) im Sinne einer „Saugherzenpumpe" unter der Voraussetzung intakter Taschenklappen den venösen Abtransport auch bei kleinen Beinbewegungen aktiv reguliert [1, 8, 33, 50]. Dabei wird der zentralwärts gerichtete „Hub" in den subfaszialen Leitvenen, die ca. 90% des venösen Abflusses drainieren, nach Laszt [17] durch ein reflektorisch gesteuertes „Abschöpfen" des subkutanen, epifaszialen Venenblutreservoirs unterstützt.

Im Falle einer Insuffizienz der Mündungsklappen der Saphenastammvenen und der Perforans-Venenklappen kommt es durch passiven „Reflux" und aktiven „Rammstoß" [7] zur Ausbildung von sog. „Privatkreisläufen" [4, 15, 33], welche zu einer fortschreitenden Dekompensation des epifaszialen Venensystems, aber auch durch Rezirkulation in die Leitvenen zu deren degenerativer Entartung mit Klappeninsuffizienz („Atonie") führen [9, 13, 20, 24, 29, 38] (Abb. 27.4).

Klinische Funktionstests nach Trendelenburg und Perthes basieren auf der zumeist deszendie-

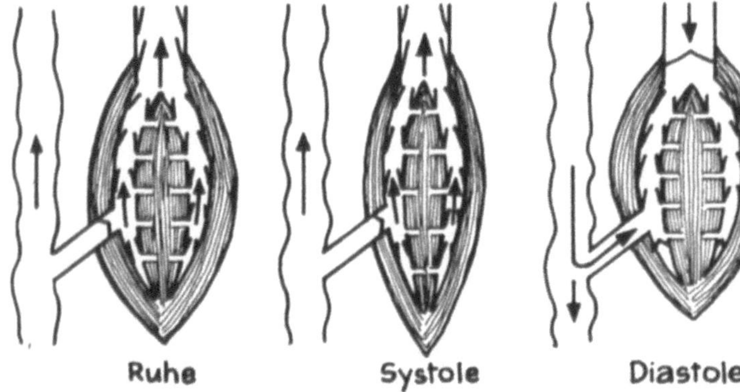

Abb. 27.3. Muskelpumpe (nach Arnoldi). Schematische Zeichnung der Pumpfunktion bei Varikose: Prinzip der Saugherzenpumpe in Ruhe, Muskelkontraktion (= Systole) und Entlastung (= Diastole). (Aus May u. Nissl 1973 [24])

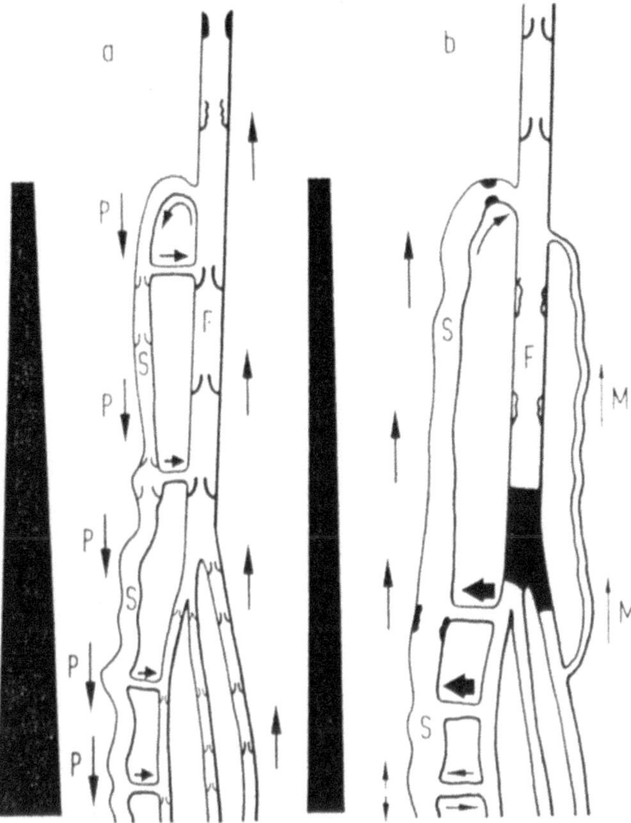

Abb. 27.4a,b. Primäre und sekundäre Varikose. **a** Primäre Varikose (F Femoralvene; P „Privatkreislauf" = retrograde Strömung in der V. saphena magna (S). Pfeile: Richtung des Blutstroms beim Gehen. Die schwarzen Keile zu beiden Seiten der schematisch dargestellten Venen geben die Druckverhältnisse wieder (links im oberflächlichen System, rechts im tiefen System). Durch die fehlenden Klappen im oberflächlichen System stärkere Druckzunahme peripherwärts. Daher das Druckgefälle und die Strömung von außen nach innen. **b** Sekundäre Varikose. Man beachte die geänderte Strömungsrichtung in der Saphena und in den Kommunicantes. (Aus Gottlob 1981 [10a])

renden Klappeninsuffizienz und Stammvarikose der Saphenavenen (Abb. 27.5).

Apparative Funktionstests nach Bjordal [4] und Partsch [36, 37] dienen in Zusammenhang mit der peripheren blutigen Venendruckmessung gleichfalls der Differenzierung von Mündungsklappeninsuffizienzen der Saphenastämme, Perforansinsuffizienzen („Schlüsselperforanten" [21]) und der Stadieneinteilung der Stammvarikosetypen [12, 23, 36, 37, 47] (Abb. 27.6).

Auch mit Hilfe von Doppler-Ultraschallmessungen [12, 30, 38], verschiedenen Varianten der Plethysmographie (darunter der Lichtreflexionsrheographie, LRR) und sonstigen apparativen Funktionstests lassen sich neben anderen Parametern Druck- und Volumenänderungen im epifaszialen Venensystem bei der CVI bestimmen [26, 35, 49]. Keine Methode hat jedoch den gleichen Verbreitungsgrad wie die direkte blutige Venendruckmessung gefunden, auch wenn diese als „invasiv" gewertet wird [8, 15, 19, 23, 33, 36, 47].

Wir kombinieren sowohl die von einer Fußvene aus ausgeführte aszendierende Bein-Becken-Phlebographie routinemäßig mit einer *peripheren* Venendruckmessung (Phlebodynamometrie) als auch die Beckenvenen- und Cava-inferior-Darstellung durch Venographie mit einer *zentralen* Venendruckmessung, wenn entsprechende Indikationen vorliegen. Für den Patienten bedeutet dies die Reduktion auf nur eine Punktion je Seite. Außerdem lassen sich in dieser Kombination morphologische *und* funktionelle Ergebnisse beider Untersuchungsverfahren direkt korrelieren und Funktionstests im Rahmen der Druckmessung aufgrund des phlebographisch erhobenen Befundes gezielt einsetzen [42–48].

27.1 Periphere Venendruckmessung (Phlebodynamometrie)

Erste Veröffentlichungen zur peripheren Venendruckmessung stammen von Barber u. Shatara aus dem Jahre 1925 [3]. Das Quecksilbermanometer wurde von Merkert u. Lundblad 1932 zur Druckmessung eingesetzt [28]. Kriessmann führte sehr viel später systematische Untersuchungen zu einer dynamischen peripheren Venendruckmessung (Phlebodynamometrie) durch und nahm aufgrund von Druckkurvenanalysen eine Stadieneinteilung der CVI vor [15]. May u. Kriessmann propagierten die Phlebodynamometrie als wichtige ergänzende Methode zur Indikationsstellung operativer rekonstruktiver Maßnahmen am Venensystem [23].

Wir sehen eine Indikation zur peripheren blutigen Venendruckmessung grundsätzlich vor Entscheidung zum operativen Eingriff beim fortgeschrittenen Varikosesyndrom, und zwar sowohl zur Stadieneinteilung der Schweregrade einer funktionellen Schädigung als auch zur Prognostik des mutmaßlichen funktionellen Therapieerfolgs [47, 48]. Auch zur postoperativen Verlaufskontrolle und gutachterlichen Stellungnahme ist die Phlebodynamometrie, ergänzend zur Phlebographie, u.E. allen anderen apparativen Funktionstests überlegen. Beim postthrombotischen Syndrom (PTS) kann mit Hilfe von Phlebographie und Phlebodynamometrie die gezielte Ausschaltung von Schlüsselperforanten, eines sog. Ulkus-

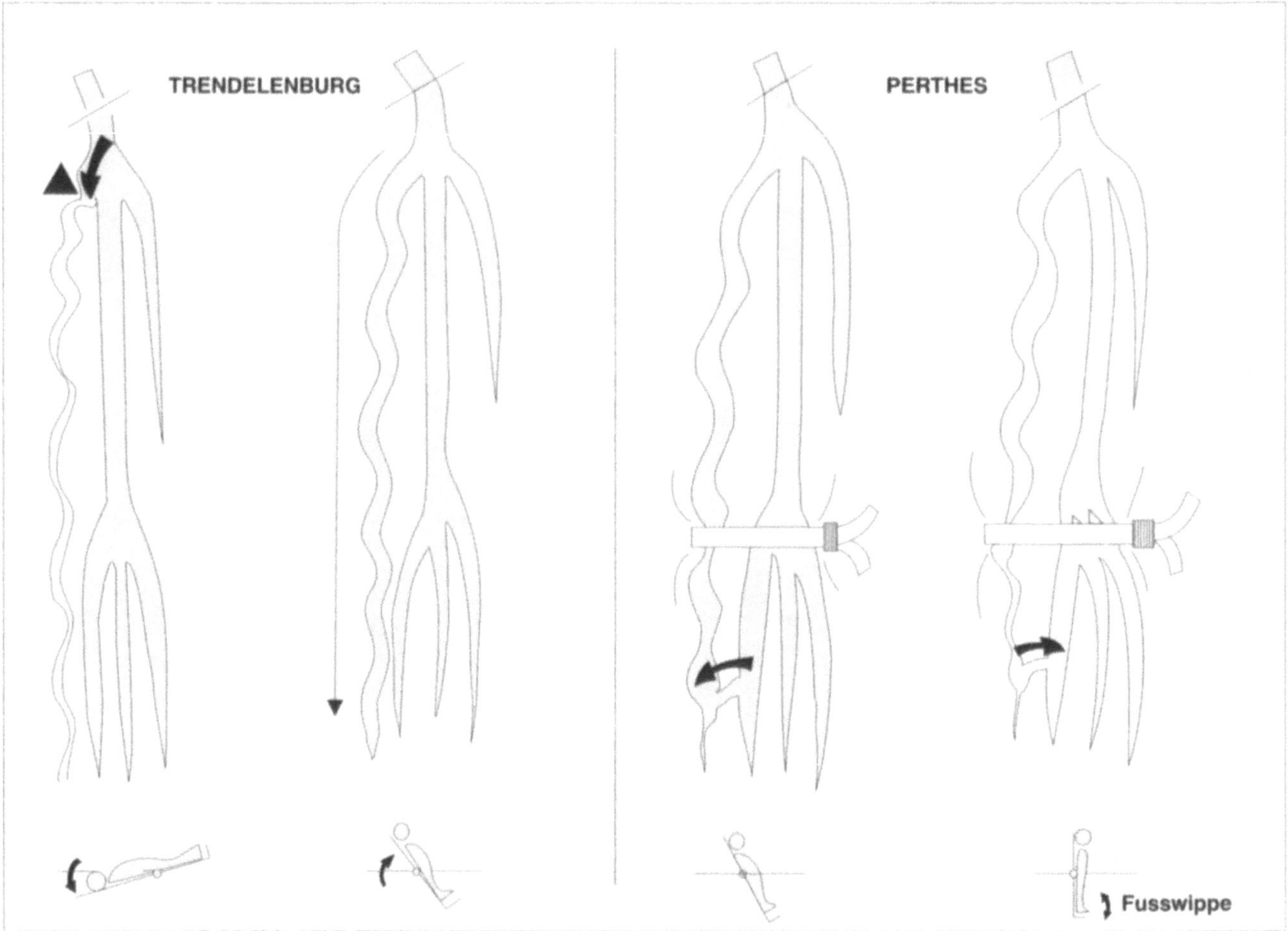

TRENDELENBURG

PERTHES

Fusswippe

Abb. 27.5a,b. *Tourniquet-Tests:* „Trendelenburg“ und „Perthes“. **a** Trendelenburg-Test: Bei hochgelagertem Bein Kompression der Saphenakrosse; Kopftieflagerung = Varize entleert; Kopfhochlagerung: „positiver Trendelenburg“ = rasches Auffüllen der Varize. **b** Perthes-Test: Staubinde (Tourniquet) oberhalb einer insuffizienten Perforansgruppe im Stehen angelegt: Perforansreflux in die Varize distal der Kompression. Fußwippbewegung: Die Varize entleert sich in physiologischer Abflußrichtung = suffizient; die Varizenfüllung bleibt erhalten = Reflux bei Schlüsselperforans

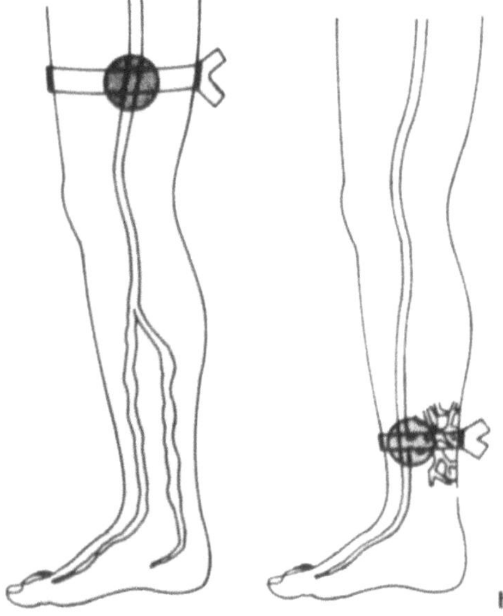

Abb. 27.6. a *Okklusionstest* nach Björdal: Drosselung des Refluxes in einer Stamm-Varize durch Tourniquet, besser manuell. Die Venendruckkurve muß unter der Kompression der V. saphena magna eine Besserung zeigen, wenn das Zeitvenensystem klappensuffizient ist. **b** *Kompressionstest* nach Partsch: Die insuffiziente V. perforans wird isoliert komprimiert; bei Schlüsselperforans Rekompensation der Druckkurve (vgl. Abb. 27.8a–c)

venenpolsters oder von Saphenaseitenästen im Rahmen der sekundären Varikose qualitativ und quantitativ kalkulierbar gemacht werden. Die funktionelle Bewertung hat u.E. große Bedeutung für die Indikationsstellung und Kontrolle der von Hach inaugurierten paratibialen Fasziotomie.

Untersuchungstechnik

Wir punktieren am halbstehenden Patienten mittels einer Butterfly eine möglichst peripher am Fußrücken gelegene Vene, bevorzugen die V. hallucis dorsalis und führen zunächst die aszendierende Bein-Becken-Phlebographie durch (Abb. 27.7).

Die Venendruckmessung erfolgt danach am fast stehenden Patienten, der seine Position auf dem Fußaufsatz der Kipptischplatte des Röntgenzielgerätes beibehält.

Zunächst wird der Venendruck in Ruhe registriert. Danach exerziert der Patient 12 Kniebeugen, um die Druckverhältnisse unter Belastung zu ermitteln (Abb. 27.8a). Dabei geben wir die Zahl der Beugen und die Geschwindigkeit (ca. 1 Beuge/s) vor, indem wir ein oder beide Knie führen und den Patienten veranlassen, gleichmäßig auf der Kipptischplatte auf- und abzugleiten. Die von anderen Autoren bevorzugten Fußheberbewegungen (Zehenstände) halten wir für weniger zweckmäßig, da stärkere Artefakte auftreten, weil die Bewegungen ungleichmäßig durchgeführt werden. Außerdem wird die Wadenmuskelpumpe geringer aktiviert.

Als *Funktionstest* setzen wir nach Bedarf den sog. *Okklusionstest* nach Bjordal [4] ein, bei welchem durch Drosselung der Reflux über insuffiziente Krossenklappen von V. saphena magna und parva verhindert wird. Der Test entspricht in etwa dem klinischen Test nach Trendelenburg. Seine Ergebnisse sind aufgrund leichter Lokalisierbarkeit der Saphena-magna-Krosse dort besser als bei der Beurteilung einer Parvainsuffizienz [15, 48] (s. Abb. 27.6a, 27.8b). Partsch schlägt einen *Kompressionstest* vor, bei dem gezielt der Insuffizienzgrad im Bereich einer varikösen Schlüsselperforans geprüft wird: Im Bereich eines Dow-Punktes (erkennbar an einem weichen, leicht

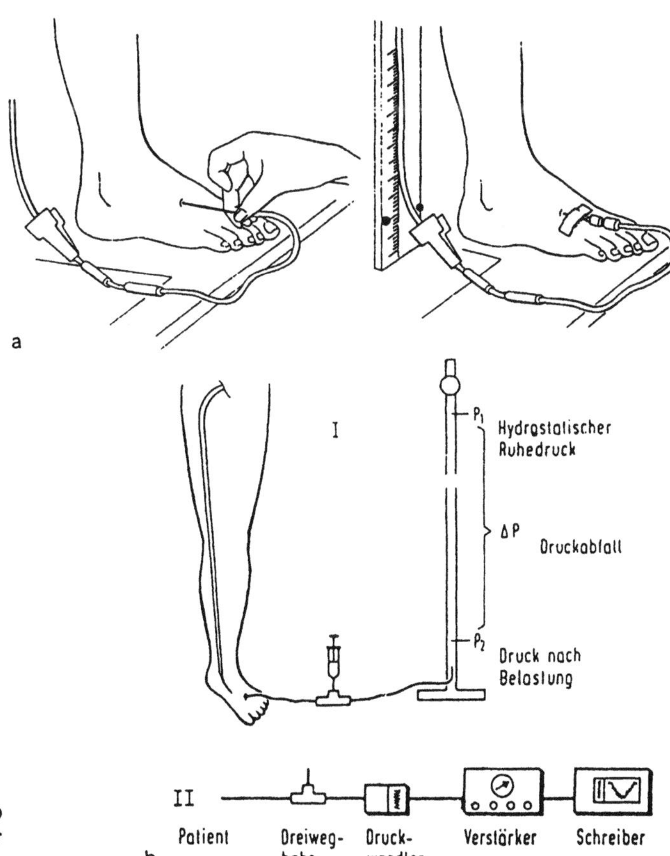

Abb. 27.7a,b. Phlebodynamometrie (= periphere Venendruckmessung). **a** Punktion einer Fußrückenvene und Anschluß an ein Steigrohrmanometer (I), **b** elektronische Venendruckmessung (II). (Nach Weber 1988 [47a])

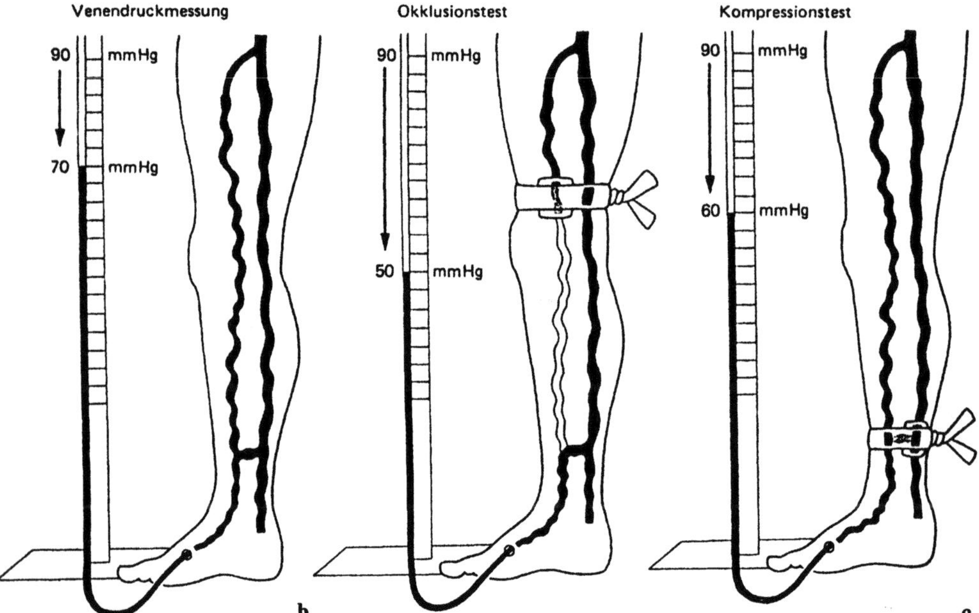

Abb. 27.8a–c. Phlebodynamometrie, Funktionstests: Der Okklusionstest nach Bjordal unterbricht den Stammvenenreflux (entspr. Trendelenburg-Test), der Kompressionstest nach Partsch unterbricht den Reflux aus einer insuffizienten Schlüsselperforans. (Nach Weber 1988 [47a]; vgl. Abb. 27.6a, b)

komprimierbaren Varixknoten über der oft tastbaren Faszienlücke) wird der sog. „Blow out", d.h. das Herauspressen von Leitvenenblut unterbunden. Zugleich wird auch je nach Lage ein „Blow down" durch Stamminsuffizienz einer Saphenavene oder der hinteren Bogenvene (V. arcuata cruris posterior) geblockt [35, 36] (s. Abb. 27.6b, 27.8c). Zweckmäßigerweise führt man die Messungen im Seitenvergleich durch. Im Einzelfall kann auch der Vergleich mit dem Phlebogramm auf einer Seite völlig ausreichen.

Apparative Ausstattung

Der einfachen Steigrohrmessung ziehen wir eine Registrierung mit Druckwandlern (2 Statham-Elementen), Elektromanometer, Verstärker und Zweikanalschreiber zur beidseitigen simultanen Druckregistrierung vor. Über einen elektronischen Nullabgleich lassen sich die Kurven beider Seiten mit gleichen Amplituden und mit einer Vorschubgeschwindigkeit von 1 mm/s übersichtlich registrieren und einfach auswerten. Zur Meßanordnung und Druckkurvenregistrierung s. Abb 27.7b.

Auswertung und Ergebnisse

Eine Standarddruckkurve gibt Abb. 27.9 wieder. Durchschnittswerte bei Gesunden, bei Varikosesyndrom und bei CVI sind Tabelle 27.1 zu entnehmen.

Vom Ausgangswert in Ruhe (75–90 mmHg) kommt es unter Belastung zu einem Druckabfall (ΔP) innerhalb des Zeitabschnitts t1 und t2. Dem maximalen Druckabfall folgt eine sog. Wiederauffüllzeit t3 und t4 [15].

Während der Druckgradient ΔP (zwischen Ruhe und maximalem Abpumpeffekt) unter Normalverhältnissen rund Dreiviertel des Ausgangsdrucks beträgt (der wiederum von der Größe des

Tabelle 27.1. Durchschnittswerte der Venendruckparameter unter 20 Kniebeugen im Sekundentakt

	Gesunde [n=23]	Varikose [n=51]	Chronische Venen-insuffizienz [n=28]
P_l (mmHg)	93,3 ± 6,9	92,6 ± 7,3	93,7 ± 5,3
ΔP	66,2 ± 8,6	52,1 ± 11,8	32,0 ± 15,1
t_l (S)	1,8 ± 1,0	1,7 ± 2,0	1,9 ± 2,3
t_2	15,5 ± 7,0	11,7 ± 9,3	5,5 ± 4,4
t_3	18,7 ± 10,0	10,9 ± 8,4	3,0 ± 2,2
t_4	47,6 ± 26,9	29,4 ± 18,6	9,7 ± 8,3

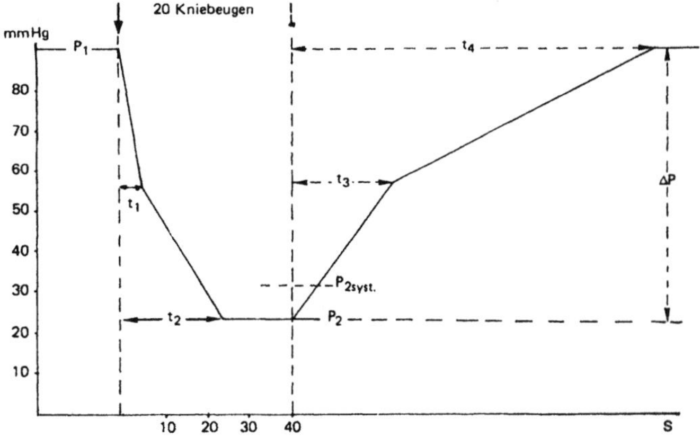

Abb. 27.9. Phlebodynamometrie, normale Standardkurve. Ruheausgangsdruck: P1; max. Abpumpeffekt: P2; Druckgradient zwischen Ruhe – Belastung: Δ P; Abpumpzeit: t1–t2; Wiederauffüllzeit: t3–t4. (Nach Weber 1988 [47a])

Patienten und damit vom orthostatischen Druck linear abhängig ist), reduziert sich der Abpumpeffekt bei Klappeninsuffizienz der Leitvenen („Atonie") und Abflußbehinderungen (Verschluß oder Enge beim PTS).

Die Wiederauffüllzeit entspricht beim Gesunden in etwa dem Pumpeffekt durch die Vis a tergo der arteriovenösen Zirkulation [15, 31, 38]. Bei Klappeninsuffizienz sowohl der sub- wie epifaszialen Venen verkürzt sie sich durch Rezirkulation bzw. durch Reflux aus insuffizienten Saphenakrossen oder aus Perforansinsuffizienzen. Aufgrund der Klappenlosigkeit der Fußperforanten ist dabei zwischen sub- und epifaszialen Refluxeffekten nicht direkt zu unterscheiden [15].

Mit Hilfe der Funktionstests lassen sich jedoch Ort und Schweregrad des Refluxes weiter differenzieren (s. Abb. 27.8b,c). Auf diese Weise können nach dem Kurvenbild auch Grade der CVI (I–IV) festgelegt werden. (Diese sind mit den von May u. Nissl definierten Graden des PTS jedoch nicht identisch [24]).

In Verbindung mit dem Phlebogramm lassen sich mittels Phlebodynamometrie auch Details der gestörten Hämodynamik besser analysieren. So sind bei der sog. inkompletten Stammvarikose der V. saphena magna vom „Perforanstyp" die Grade der peripheren Dekompensation bewertbar (Abb. 27.10), desgleichen bei lokalen Insuffizienzen von sog. Schlüsselperforanten (Abb. 27.11a). Rezidiv- und Sekundärvarikosen (im Rahmen des PTS) lassen sich auf ihre Operabilität hin genauer beurteilen (Abb. 27.12), und die phlebographisch erfaßten Zeichen der Leitvenenvarikose („Atonie") können funktionell von Befunden im Rahmen der Saphenastammvarikose differenziert werden (Abb. 27.11b). Vor allem dieser Effekt ist für den Gefäßchirurgen im Rahmen der Aufklärungspflicht bedeutsam, da durch Rezirkulation im Rahmen der Saphenastammvarikose die Dekompensation der Leitvenen durchaus häufig vorkommt und damit eo ipso auch nach einwandfreier Varizen-Operation jene Beschwerden (wie Schweregefühl, Knöchelstauung bei längerem Stehen etc.) persistieren können, die den Patienten zum Arzt geführt haben. Gerade im Bereich einer fortgeschrittenen Stammvarikose der Saphenastämme (übrigens auch von Seitenastvarikosen) und in Kombination mit Perforansinsuffizienzen ergeben sich häufig diskrepante Befunde im Vergleich von Phlebogramm und Phlebodynamometrie: Der Schweregrad der gestörten peripheren Hämodynamik läßt sich auch aus einwandfrei dokumentierten Phlebogrammen nicht ausreichend bewerten [12, 36, 48] (Abb. 27. 13).

27.2 Zentrale Venendruckmessungen (ZP/EDL)

Negus u. Cockett haben bereits 1967 die Bedeutung einer kombinierten beidseitigen transfemoralen Beckenvenendarstellung und zentralen blutigen Venendruckmessung hervorgehoben [32]. Vorschläge zur Standardisierung stammen von Märk [19] u. Nachbur [31]. May [21, 22] hat die Indikationsbereiche herausgearbeitet. Wir selber haben über die einfache transfemorale Messung im Liegen (ZP) hinaus eine Etagendruckmessung mit Lagewechsel (EDL) entwickelt [43, 44]. Die Indikationen zur zentralen Venendruckmessung ergeben sich beim phlebographischen Nachweis einer zentralen Einflußbehinderung auf dem Niveau der Beckenetage, des iliokavalen Übergangs und im Bereich der unteren Hohlvene, wenn gefäßchirurgische therapeutische Konsequenzen

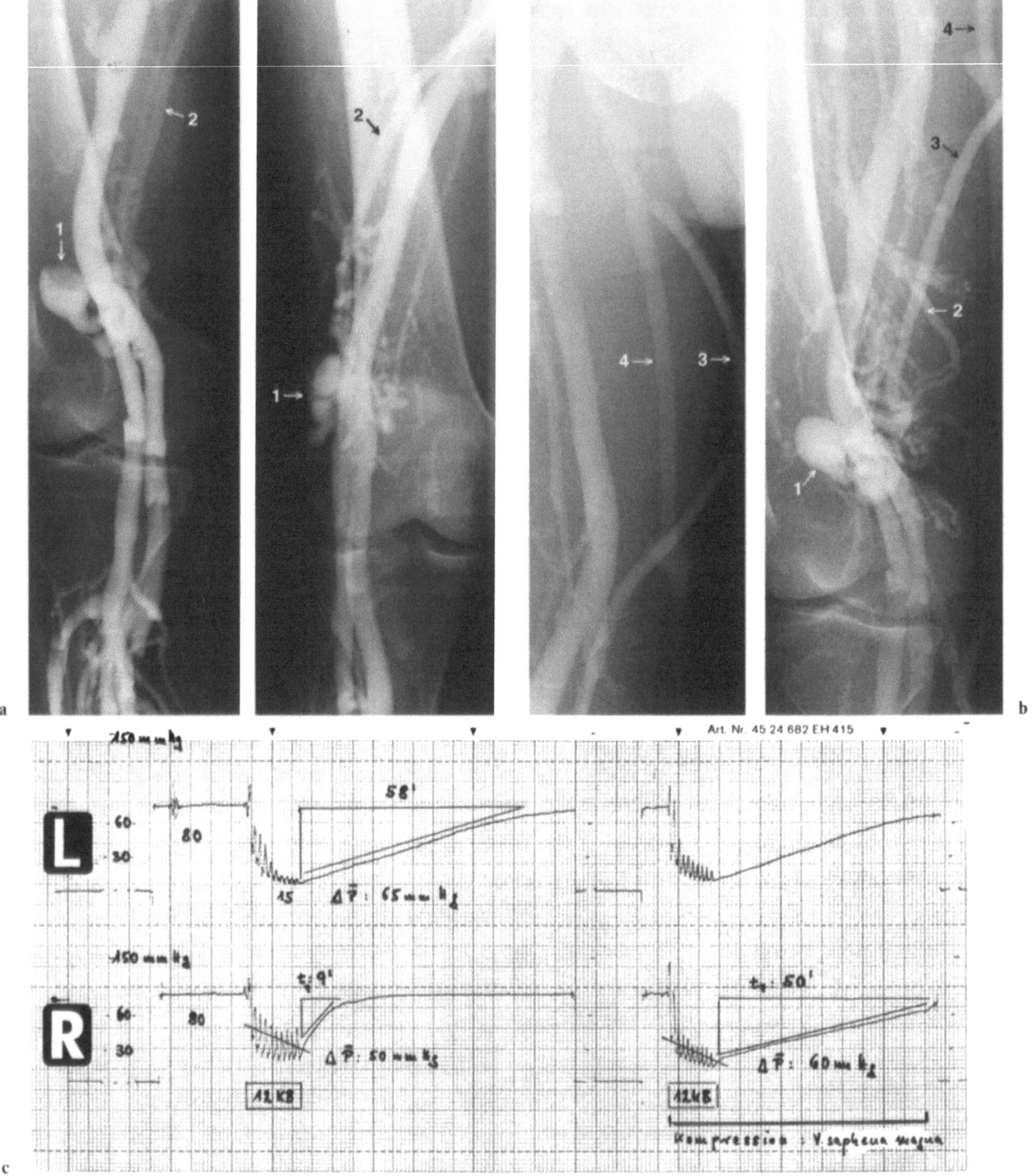

Abb. 27.10a–c. *Aszendierende Phlebographie*, rechtes Bein: Stammvarikose der V. saphena magna. Giacomini-Typ. **a** Im aszendierenden Preßphlebogramm stellt sich eine Krosseninsuffizienz der V. saphena parva mit Mündungsaneurysma dar (← 1). Fortsetzung über eine insuffiziente V. femoropoplitea (← 2) mit Reflux zum mittleren Oberschenkel. **b** Im „Second look" am liegenden Patienten Darstellung der varikös erweiterten Giacomini-Verbindung und V. saphene accessoria medialis (← 3), die 10 cm unterhalb der Saphena-magna-Krosse zum Sammelvenenstamm drainiert und diesen ante- und retrograd füllt (← 4). **c** *Phlebodynamometrie*: Linke Seite o.B. Im Grundversuch (I) ergibt sich für die rechte Seite mit reduzierter Abpumpfunktion (Δ $\overline{P}$) und verkürzter Wiederauffüllzeit (t3,4) der Befund einer chronisch-venösen Insuffizienz (CVI) im Stadium III. Im Kompressions-Test (II) mit manueller Drosselung des Refluxes am distalen Saphenastamm des Oberschenkels normalisiert sich die Funktionskurve mit „Umwandlung" der CVI in ein Stadium I

Abb. 27.11a,b. Phlebographie und *Varillographie:* Perforansinsuffizienz und Leitvenenatonie. **a** Im *aszendierenden Phlebogramm* zeigt sich eine deutliche „Atonie“ der Unterschenkelleitvenen mit spindelförmiger Auftreibung, Klappeninsuffizienz und KM-Reflux, bedingt durch Rezirkulation („Privatkreiskauf“) bei chronischer Perforansinsuffizienz der Cockett-Gruppen. **b** Die *Varikographie* demonstriert die variköse Insuffizienz der „Schlüsselperforanten“ der Gruppen Cockett II und III mit Kontrastmittelabfluß in die hintere tibiale Leitvenengruppe.

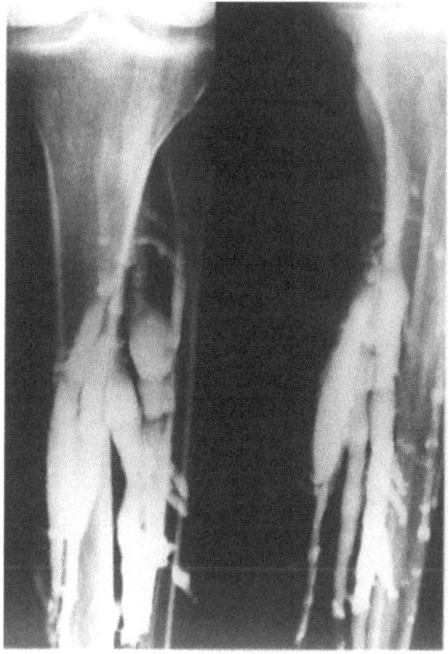

a

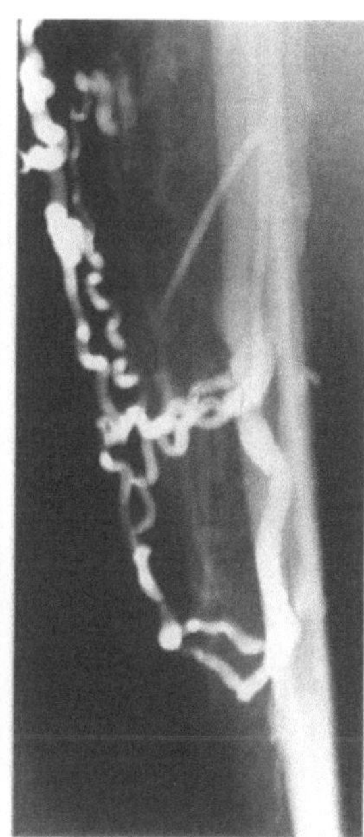

b

ernstlich erwogen werden. Insbesondere muß vor rekonstruktiven und bypasschirurgischen Eingriffen das Maß der gestörten Hämodynamik im Seitenvergleich auf Beckenniveau ermittelt werden, weil sich im Falle einer Kompensation durch Kollateralen („Spontan-Palma“ der pubischen und suprapubischen Links-rechts-Kommunikationen) ein chirurgisch geschaffener Bypass funktionell als „Luxuskollaterale“ erweist und alsbald thrombotisch verschließt [22, 27]. Dies gilt auf

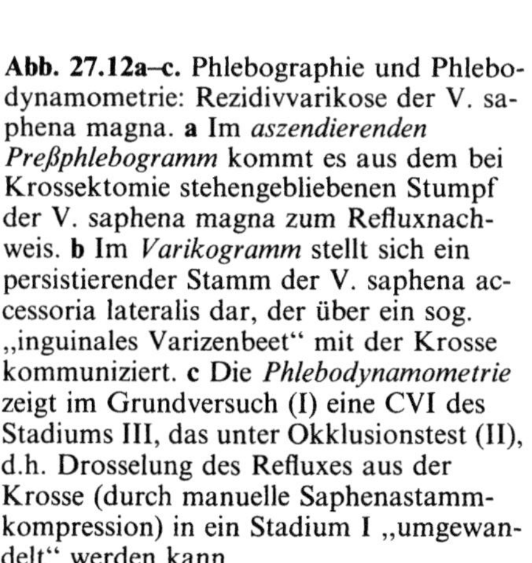

Abb. 27.12a–c. Phlebographie und Phlebodynamometrie: Rezidivvarikose der V. saphena magna. **a** Im *aszendierenden Preßphlebogramm* kommt es aus dem bei Krossektomie stehengebliebenen Stumpf der V. saphena magna zum Refluxnachweis. **b** Im *Varikogramm* stellt sich ein persistierender Stamm der V. saphena accessoria lateralis dar, der über ein sog. „inguinales Varizenbeet“ mit der Krosse kommuniziert. **c** Die *Phlebodynamometrie* zeigt im Grundversuch (I) eine CVI des Stadiums III, das unter Okklusionstest (II), d.h. Drosselung des Refluxes aus der Krosse (durch manuelle Saphenastammkompression) in ein Stadium I „umgewandelt“ werden kann

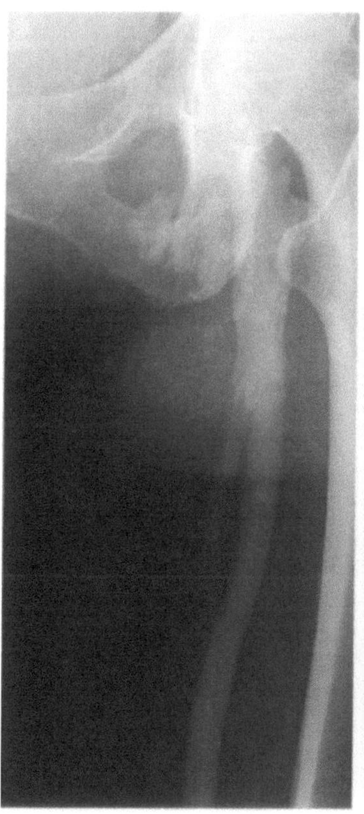

a

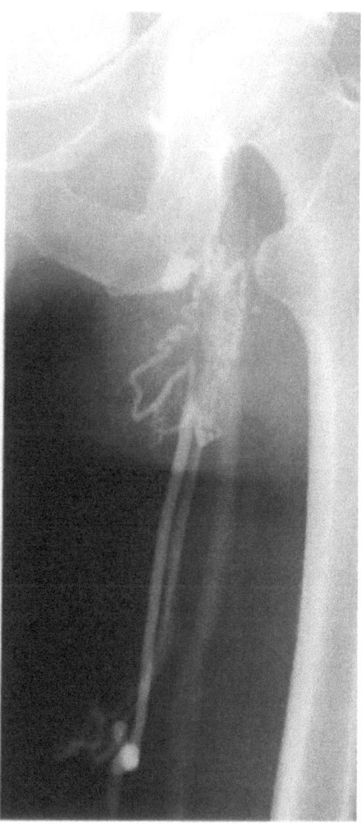

b

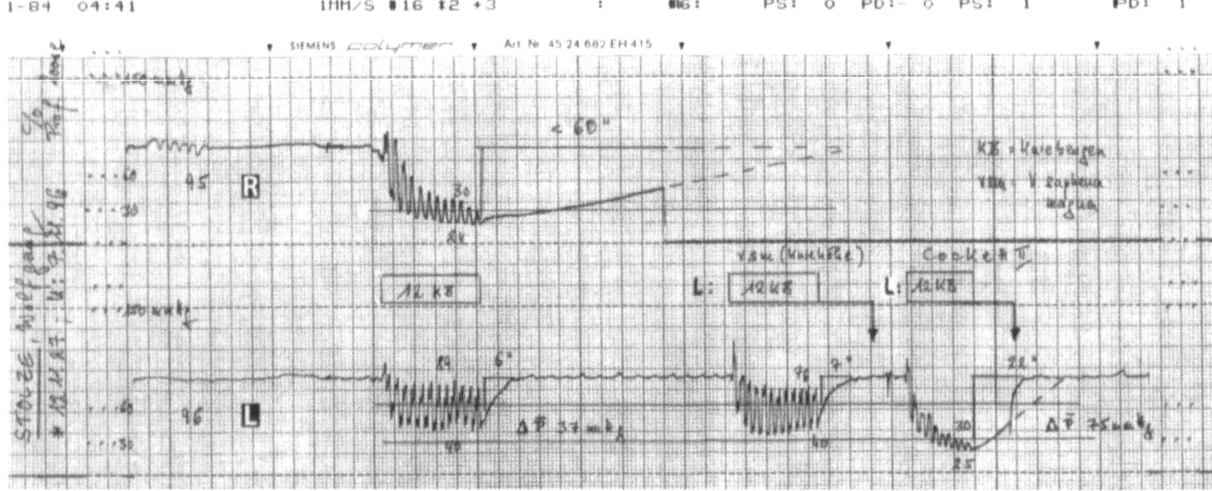

Abb. 27.12c

Dauer auch für den venovenösen Saphenabypass nach Palma und Esperon [34] in Kombination mit einem temporären arteriovenösen Shunt [22], wenn das Druckgefälle nicht genügend groß ist [21, 22, 48]. Indikationen zur aufwendigeren Etagendruckmessung mit Lagewechsel (EDL) sehen wir dann, wenn mit der Standardmethode (ZP) keine eindeutigen Befunde gewonnen werden können, bzw. wenn Diskrepanzen zwischen phlebographisch erhobenem Befund und den Meßergebnissen der ZP bestehen. Dies läßt sich vor allem bei in Ruhe kompensierten, „larvierten" Befunden beobachten, da eine standardisierbare Belastung am liegenden Patienten ungleich schwerer als bei der peripheren Venendruckmessung am stehenden Patienten realisierbar ist.

Apparative Ausstattung

Die einfache zentrale Venendruckmessung (ZP) ist im Anschluß an eine transfemorale Nadelphlebographie auf einem Angiographiegerät (mit einem Filmblattwechsler, einer Mittelformatkamera oder in DSA-Technik) durchführbar. Für die Etagendruckmessung mit Lagewechsel (EDL) wird ein Röntgenzielgerät mit Kipptisch benötigt [43, 44]. Die apparative Ausstattung zur Venendruckmessung entspricht der auf S. 542 beschriebenen Technik, wobei die Statham-Elemente (Druckwandler) durch eine seitliche Halterung am Kipptisch auf dem Niveau der Meßpunkte befestigt werden sollen [44] (Abb. 27.14).

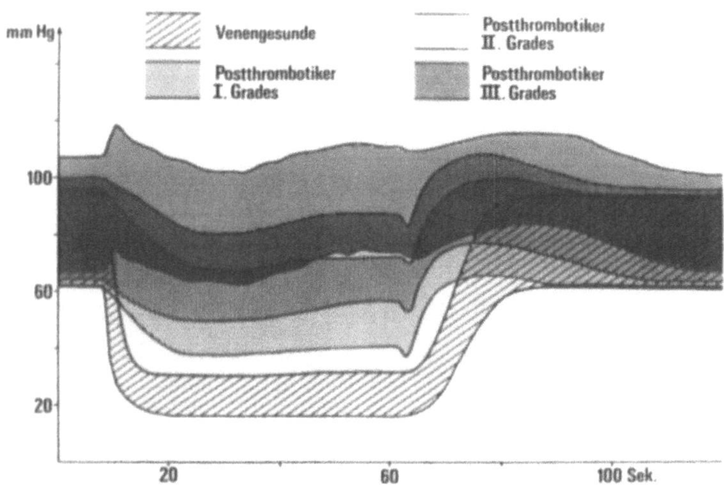

Abb. 27.13. CVI und PTS: Venendruckkurven, durch Phlebodynamometrie gewonnen, werden den verschiedenen Stadien des PTS zugeordnet. (Die Stadieneinteilung des PTS erfolgt ausschließlich nach phlebographischen Kriterien). (Aus May u. Nissl 1972, 1973 [22, 24])

27.2.1 Zentrale Venendruckmessung (ZP) nach Negus und Cockett

Im Anschluß an eine beidseitige Femoralvenenpunktion zur Beckenvenen- und Cava-inferior-Venographie wird die zentrale Venendruckmessung am liegenden Patienten seitengetrennt durchgeführt. Dabei dienen die für die Phlebographie in Lokalanästhesie eingeführten Nadeln (z.B. PE 160 nach Seldinger) als Druckabnehmer [32] (Abb. 27.15).

Die Drücke werden in Atemmittellage mehrfach registriert und zweckmäßigerweise gemittelt, wobei Angaben in ganzen Zahlen ausreichen [19]. Da durch leichtes Pressen zugleich auch die Nadellage verändert werden kann, ist strikt darauf zu achten, daß beide Druckabnehmer frei im Gefäßlumen liegen und daß bei Messung in Ruhe keine Artefakte durch Bewegung oder Bauchpresse entstehen.

Der *Belastungsversuch* gestaltet sich schwierig: Bei *aktiver* Belastung (z.B. Wippen mit den Füßen) kommt es unweigerlich durch Bewegungen in den Hüften auch zu Druckübertragungen auf die Meßsonden (Druckabnehmer). Auch fortgeleitete arterielle nachbarschaftliche Pulsationen

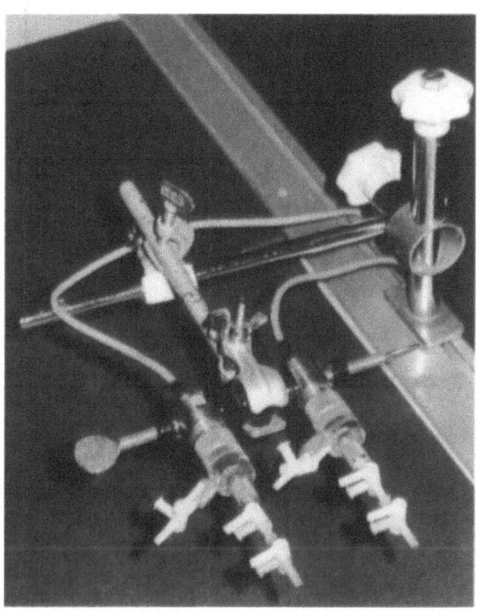

Abb. 27.14. Zentrale Venendruckmessung (ZP und EDL). Die beiden Statham-Elemente werden mit einer kippbaren Halterung in einer seitlichen Schiene am Kipptisch des Röntgenzielgeräts befestigt und können zur EDL höhenverschoben werden. Sie sollten stets auf dem Niveau des Venenmeßpunkts liegen

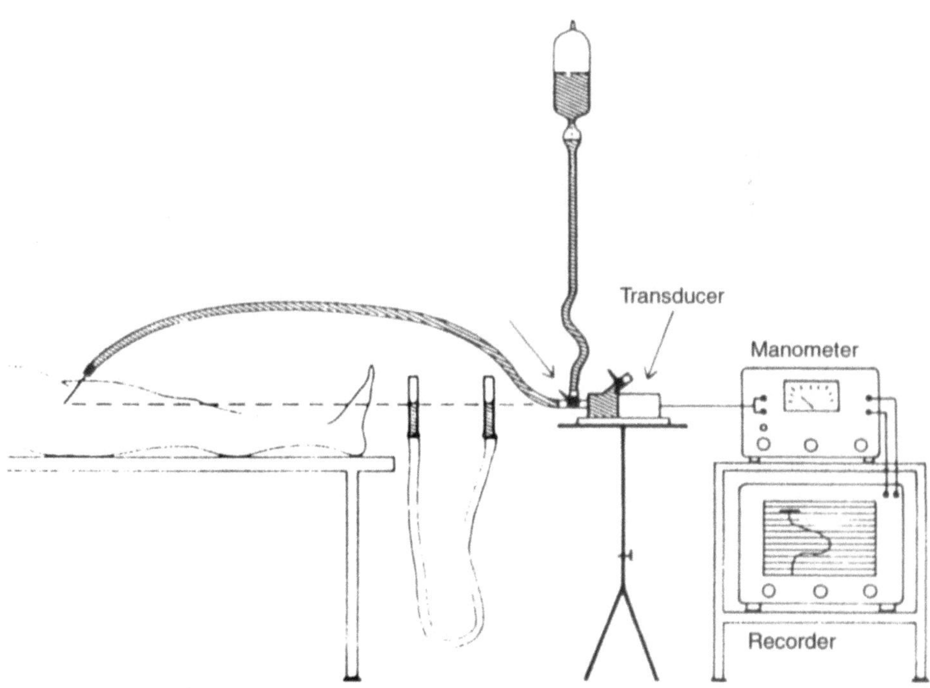

Abb. 27.15. Zentrale Venendruckmessung (ZP und EDL): Meßanordnung zur zentralen Venendruckmessung. Der Druckabnehmer (Nadel/ Katheter) ist über ein Schlauchsystem mit dem Druckwandler (Statham-Element) verbunden, der seinerseits an ein Elektromanometer angeschlossen ist. Ein Rekorder (Zweikanalschreiber) zeichnet die registrierten Drücke seitengleich geeicht als Kurve auf. (Nach Weber u. May 1990 [48])

werden gelegentlich mitregistriert (hier müssen Mittelwerte ausgezählt werden). Wir ziehen eine *passive* Bewegung vor und komprimieren seitengetrennt beidseits die Wade nach Kniekompression durch Tourniquet (Stauschlauch) 20- bis 30mal manuell über 120 s (Abb. 27.16). Die Drücke, die vor und unter Belastung gewonnen werden, lassen sich zweckmäßigerweise graphisch darstellen [16, 26] (Abb 27.17). Von Bedeutung ist sowohl der *Druckgradient* im Seitenvergleich sowie zwischen Ruhe und Belastung auf der pathologischen Seite [22, 24]. Normalerweise ergibt sich in Ruhe ein leicht erhöhter Mitteldruck für die linke Seite [32, 43] (Abb 27.18). Dieser wird mit einem Kompressionseffekt auf die linke V. iliaca communis vor dem Promontorium und auf dem Niveau der überkreuzenden rechten A. iliaca communis erklärt [24, 25]. Es ergeben sich somit Beziehungen zum phlebographischen Befund der „Zone normalement invisible" [11] (Abb. 27.19) und zu dem bei 20% aller Erwachsenen in unterschiedlicher Ausprägung zu erwartenden „Beckenvenensporn" der zentralen linken V. iliaca communis [21] (Abb. 27.19c und 27.20). Wir haben vor allem bei ausgebauten pelvinen Kollateralkreisläufen im Rahmen eines PTS, bei Spornbefunden und bei Venenanomalien im iliokavalen Übergang unter Belastung einer Extremität Druckübertragungen auf die inaktive Gegenseite beobachtet [45].

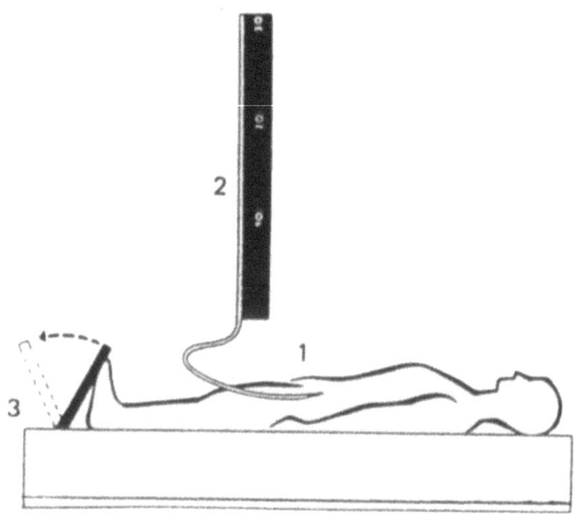

Abb. 27.16. Zentrale Venendruckmessung (ZP): Belastungstest am liegenden Patienten durch Fußarbeit (*3*) bei transfemoraler Druckabnahme (*1*); Steigrohrmanometer (*2*). (Nach Weber u. May 1990 [48])

Auswertung der Befunde und Ergebnisse

Die Mitteldrücke in den Femoralvenen und äußeren Beckenvenen variieren in Ruhe zwischen 6 und 12 mmHg [31, 32, 47] (Tabelle 27.2). Beim Gesunden sind unter Belastung am liegenden Patienten Druckgradienten von 5–10 mmHg registrierbar. Erst deutlich höhere Druckgradienten weisen auf eine relevante Funktionsstörung im zentralvenösen Abfluß hin. May sieht eine „ideale Indikation" zum Venenbypass nach Palma und

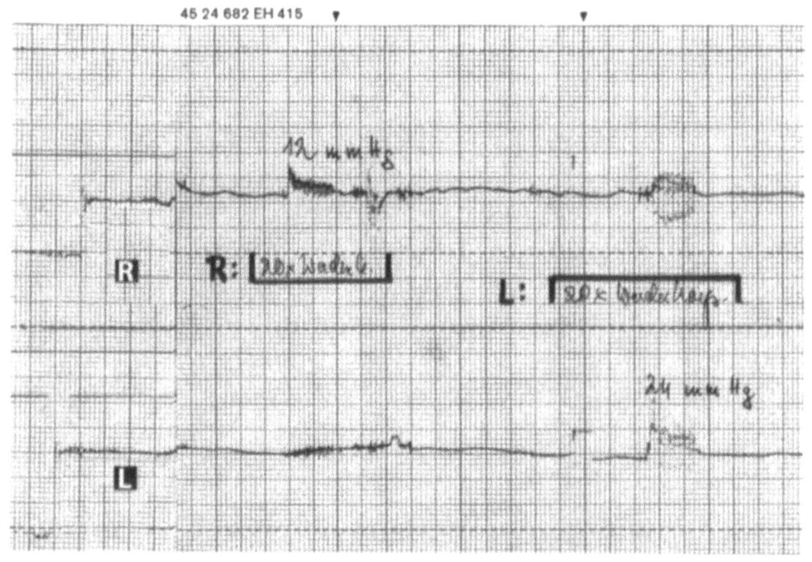

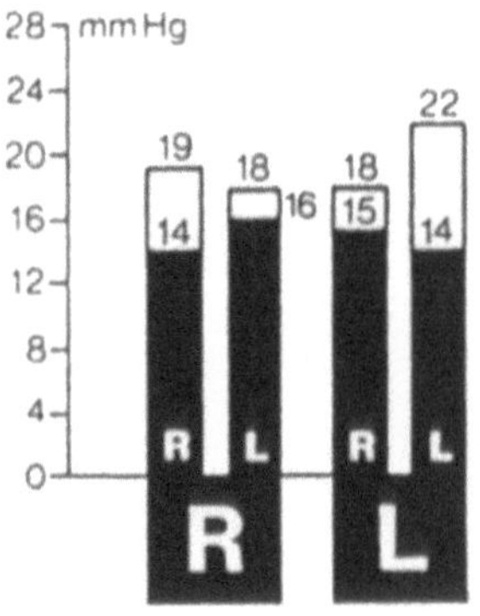

Abb. 27.17a,b. Zentrale Venendruckmessung (ZP): **a** Fortlaufend registrierte Druckmessung in Ruhe und unter Belastung im Seitenvergleich. **b** Übertragung der Drücke in mmHg auf Säulen (schwarz: Ruhedruck, offene Säule: Belastungsdruck)

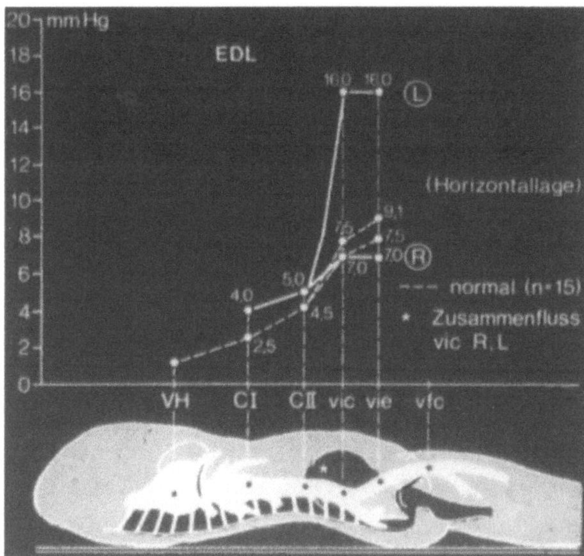

Abb. 27.18. *Zentraler Venendruck* (ZP): Ruhedruckdifferenzen der Beckenetage. Bei transfemoraler Venendruckmessung lassen sich in Ruhe am liegenden Patienten Druckgradienten (Δ P) zu Lasten der *linken* Seiten registrieren. Sie resultieren aus der relativen Gefäßenge im zentralen Abschnitt der linken V. iliaca communis auf dem Niveau der überkreuzenden *rechten* A. iliaca communis. (Aus Weber 1979 [44])

Esperon, wenn unter Belastung der dreifache Ruhedruck überschritten wird [27]. Kollateralkreisläufe können allerdings das Bild stark verwischen, so daß wir in Kenntnis des vorliegenden Phlebographiebefundes u.U. eine Druckmessung mit Lagewechsel (EDL) anschließen.

Vergleicht man eine *standardisierte Beckenvenen- und Cava-inferior-Darstellung* mit den Befunden der zentralen Venendruckmessung, lassen sich auch die phlebographischen Kriterien einer zentralen Funktionsstörung klarer bewerten.

Wir sehen als Voraussetzung für eine unter hämodynamischen Gesichtspunkten bewertbare Phlebographie dieser Region eine beidseitige, seitengetrennte Kontrastmittelinjektion mit Druckinjektor (6–12 ml/s; 15–25 ml Volumen) und Dokumentation mit festgelegter Filmblattfolge (1 Bild/s) mittels Filmblattwechsler, Mittelformatkamera oder DSA-Technik (Abb. 27.19 a–c). Unter Umständen ist auch eine zusätzliche simultane Kontrastmittelinjektion von beiden Seiten hilfreich. Für sich allein gestattet sie jedoch keine ausreichende Bewertung dargestellter Kollateralen unter funktionellen Gesichtspunkten.

Bei zentralen Abflußhindernissen im linken iliokavalen Übergang gibt oft die linksseitige Kontrastmitteldarstellung in 2 Ebenen weitere

Tabelle 27.2. Zentrale Phlebodynamometrie (ZP): Mitteldruckwerte einer Kontrollgruppe

a) Mitteldruckwerte auf der *belasteten* Seite (mmHg)			
R	Ruhe:	8,8 ± 2,25	
	Belastung:	13,2 ± 3,28	
			s
L	Ruhe:	8,9 ± 2,86	
	Belastung:	14,2 ± 4,91	
b) Mitteldruckwerte auf der *nichtbelasteten* Seite (mmHg):			
R	Ruhe:	8,3 ± 2,31	
	Belastung:	11,9 ± 4,95	
			s
L	Ruhe:	9,0 ± 2,51	
	Belastung:	11,8 ± 4,23	

s = Standardabweichungen
R = rechts
L = links

Aufschlüsse: Einmal läßt sich auf diese Weise eine Lumeneinengung der V. iliaca communis sinistra besser dokumentieren und klassifizieren. Zum anderen wird durch Kontrastmittelabfluß über präsakrale Kollateralen der Beckenvenensporn regelrecht „eingekreist", wobei sich auch die Durchflußphasen des Kontrastmittels besser bewerten lassen [45, 46] (Abb. 27.20; s. Abb. 27.24 a). Die Anhebung der linken Seite um 15–30 bei sagittalem Strahlengang ziehen wir einer Schrägeinstellung des C-Bogens über dem Patienten in Rückenlage vor, da auf diese Weise sowohl die Freiprojektion des iliokavalen Übergangs von der Wirbelsäule als auch der Kompressionseffekt des Promontoriums auf die anliegende Vene verändert werden. Dies ist für eine klare Darstellung morphologischer und funktioneller Verhältnisse vorteilhaft [43].

27.2.2 Etagendruckmessung mit Lagewechsel (EDL) nach Weber

Im Prinzip soll durch diese ergänzende Methode eine dynamische, der Phlebodynamometrie angenäherte Druckmessung im zentralen Venenabschnitt realisiert werden [42, 43].

Wir schließen wiederum die Venendruckmessung der standardisierten Beckenvenen- und Cava-inferior-Darstellung an, lagern jedoch den Patienten (nach Einführung von 5-F-Angiographiekathetern nach Seldinger-Prinzip) auf den Kipptisch eines Röntgenzielgeräts. Auf diese Weise lassen sich die Drücke risikolos in verschiede-

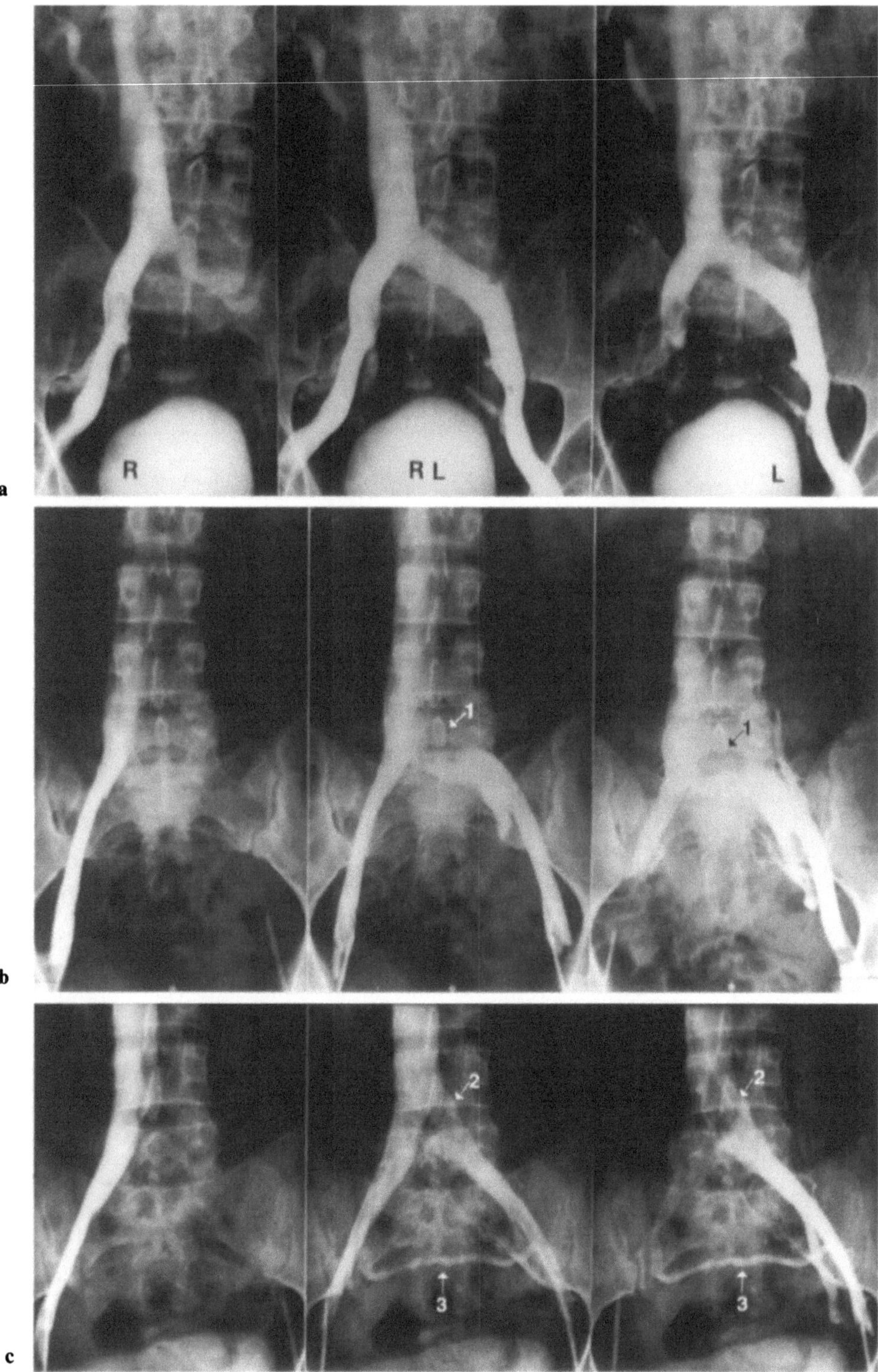

Abb. 27.19a–c. *Standardisierte Beckenphlebographie*: Beckenvenen- und Cava-inferior-Venographie durch seitengetrennte (*R,L*) und simultane (*RL*) Kontrastmittelinjektion, maschinelle Dokumentation der Duchflußsequenzen mit Filmblattserien (1 Bild/s). **a** *Normaldarstellung* (je 25 ml; Flow: 10 ml/s bei seitengetrennter Injektion; 50 ml; Flow: 10 ml/s RL). **b** *Normalbefund* mit ausgeprägter „Zone normalement invisible" der linken V. iliaca communis (←1): andeutungsweise retrograde Kontrastierung der linken Vv. lumbalis ascendens und iliaca int. als Hinweis für die Einflußbehinderung. **c** *Beckenvenensporn*, lateraler, semilunärer Typ nach May [25];(←2), der bei linksseitiger Injektion durch den präsakralen Kollateralkreislauf als „funktionell wirksam" gekennzeichnet ist (←3)

nen Gefäßetagen (auf Beckenniveau auch im Seitenvergleich) sowie in unterschiedlichen Kipptischwinkelgraden (Lagewechsel) abnehmen und registrieren. Wichtig für eine repräsentative Messung ist wiederum die Registrierung in Atemmittellage, ohne Bauchpresse und das Mitteln mehrerer auf diese Weise gewonnener Druckwerte. Die Lage der Druckabnehmer (Katheterspitze mit Seitenöffnungen) ist unter Durchleuchtungskontrolle festzulegen. Die Statham-Elemente sollten auf dem Niveau der Katheterspitzen am Kipptisch seitlich angebracht sein, um beim Lagewechsel den in seinem Niveau wechselnden sog. hydrostatischen Indifferenzpunkt [10] berücksichtigen zu können. Andernfalls lassen sich bei unterschiedlicher Kipptischwinkelung und Druckabnehmerposition Flußdruckänderungen nicht exakt korrelieren [19, 31, 44]. Wir haben bei unseren Untersuchungen Katheterpositionen zwischen rechtem Vorhof und Femoralvene sowie den Einfluß der Orthostase bei unterschiedlichen Kipptischstellungen zwischen 5 und +60 registriert (Abb. 27.21a). Für den praktischen Gebrauch schlagen wir ein vereinfachtes Vorgehen vor:

- Beidseitige Katheterpositionen auf gleichem Niveau in der Beckenetage; sodann von der gesunden Seite aus Vorschieben der Katheterspitze in die infrarenale V. cava inferior.
- Bei Kavadoppelung Kathetereinführung in beide infrarenale Schenkel; über einen Katheter auch Messung auf suprarenaler Position.
- Druckmessung in der Horizontalen (0) sowie bei 15 und 60 aufgerichteter Kipptischwinkelstellung.

Auswertung der Befunde und Ergebnisse

Die in jeder Katheterposition und Winkelstellung gewonnenen Drücke werden gemittelt und in ganzen Zahlen notiert. Sie lassen sich zu wissenschaftlichen Zwecken u.U. graphisch wie in Abb. 27.21b in Bezug setzen. Für den praktischen Gebrauch erscheint eine einfache Darstellung in Säulen ausreichend (Abb. 27.21c).

In Abhängigkeit vom Lagewechsel können Druckgradienten ermittelt werden, die für den Einzelfall deutlich machen, warum die Grade einer funktionellen Kompensation bzw. Dekompensation infolge einer ausgebauten Kollateralisation wechseln (wobei i. allg. gut kollateralisierte Befunde im Liegen und in Ruhe weitgehend kompensiert sein können).

Für die Therapieplanung (etwa bei einer jungen Frau mit Kinderwunsch nach PTS unter Verschluß einer Beckenetage oder beim Beckenvenensporn) ist auf diese Weise unter Belastung und Orthostase eine subtile Erhebung von Parametern für den Dekompensationsgrad möglich. Es lassen sich demzufolge objektive Kriterien erarbeiten, die den erheblichen operativen Aufwand und das Risiko eines Venenbypasses rechtfertigen, insbesondere wenn die Befunde bei einfacher zentraler Venendruckmessung (ZP) grenzwertig oder unklar geblieben sind.

Eine periphere Venendruckmessung reicht in keinem Fall aus, um über den gestörten zentralen Einfluß qualitativ und quantitativ Auskunft zu gewinnen [16]. Auch Verschlüsse oder eine klappenlose Rekanalisation auf Unter- oder Oberschenkelniveau bieten in der Phlebodynamometrie die Zeichen einer Abflußstörung, ohne daß deren Niveau ersichtlich ist.

Bei routinemäßiger Kombination von Phlebographie und blutiger Venendruckmessung schärft

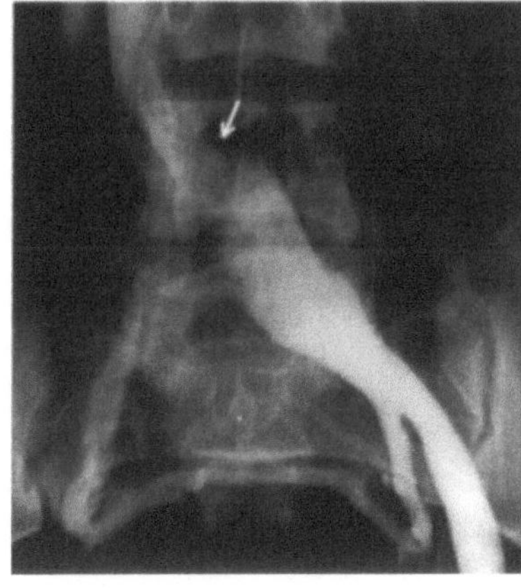

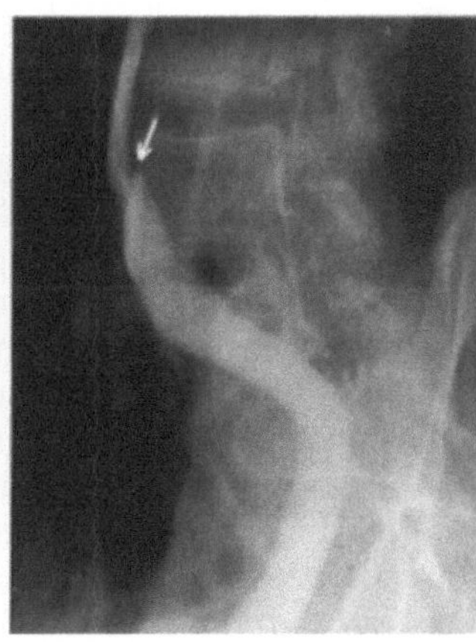

Abb. 27.20a,b. Standardisierte Beckenphlebographie. Darstellung in 2 Ebenen (sagittal und unter 45-Anhebung links. *Beckenvenensporn*, lateraler Typ (entspr. Abb. 19c): Der Befund ist durch seine schmale, bandförmige Lumeneinengung der zentralen linken V. iliaca communis auf dem Niveau der überkreuzenden Arterie gekennzeichnet (←). Präsakraler Kollateralkreislauf mit Links-rechts-Drainage; prästenotische Erweiterung der V. iliaca communis sinistra. Der Grad der Funktionsstörung muß durch zentrale Venendruckmessung abgeklärt werden

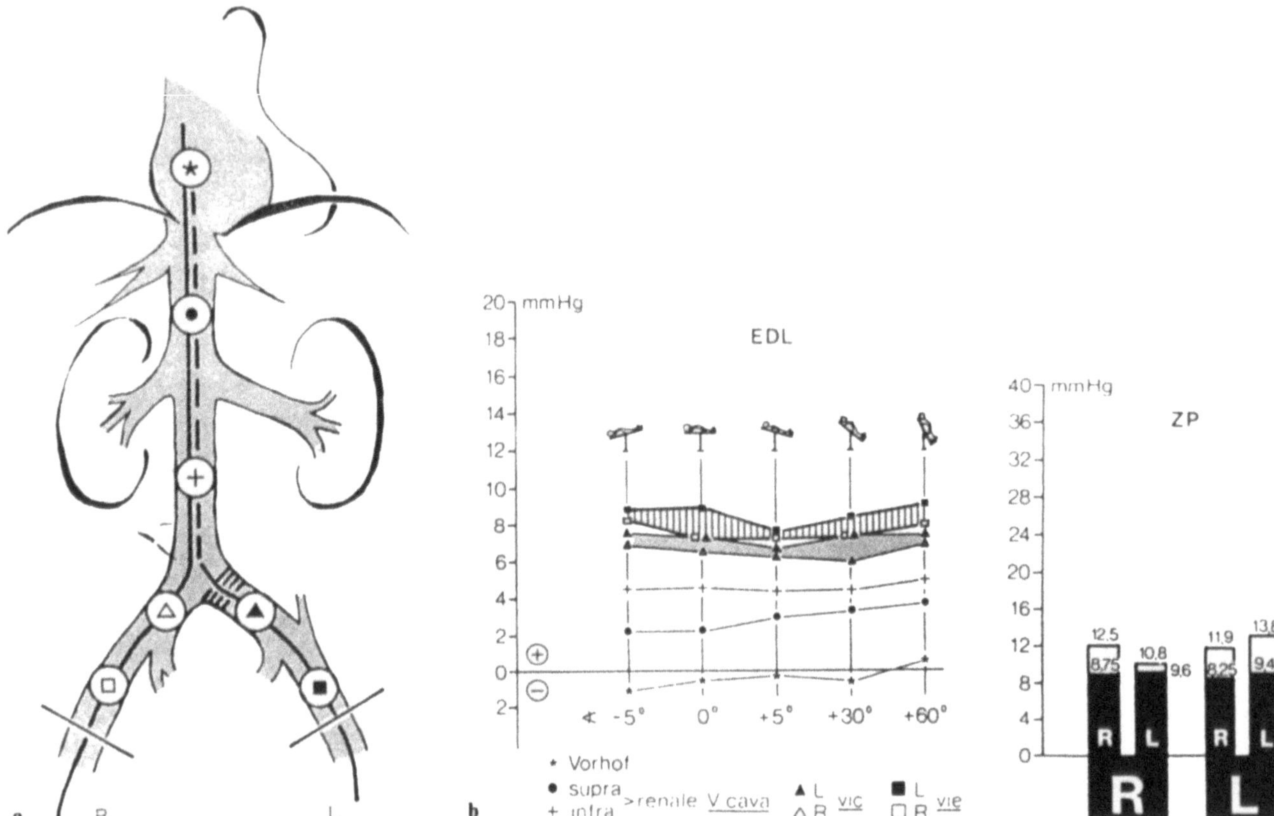

Abb. 27.21a–c. Etagendruckmessung mit Lagewechsel (EDL). **(a)** Die Drücke der Beckenetagen und der unteren Hohlvene werden per Katheter im Liegen und in verschiedenen Kipptischwinkeln gemessen (Lagewechsel). Graphische Darstellung der EDL **(b)** und der ZP zum Vergleich **(c)** (Aus Weber u. May 1990 [48])

sich der Blick für morphologische wie funktionelle Befunde im Grenzbereich des Normalen und Pathologischen. Direkte *postthrombotische Veränderungen* wie Klappenverlust und leistenförmige Rekanalisation haben in der Regel viel ausgeprägtere Funktionseinschränkungen zur Folge, als dem Phlebogramm zu entnehmen wäre [21, 22, 31, 32] (Abb. 27.22a). *Venenanomalien* im Abschnitt der äußeren Beckenvenen und der V. cava inferior sind häufig oder für lange Zeit „klinisch stumm" und lassen sich – meist als Zufallsbefunde – phlebographisch nur bedingt unter hämodynamischen Gesichtspunkten bewerten [46, 48] (Abb. 27.23).

Der *Beckenvenensporn*, bei 20% aller Erwachsenen im Sektionsgut nachweisbar [21], kommt sowohl für periphere Zeichen der venösen Insuffizienz (Varikose, Ulcus cruris venosum, Ödem) wie für eine direkte zentrale Einflußbehinderung aus der linken Beckenvenenetage in Frage und wird als einer der ursächlichen Faktoren für die linksseitig dominante Häufung von Bein- und Beckenvenenthrombosen in Anspruch genommen [24, 25, 45] (Abb. 27.24).

Thrombenagglutinationen am Sporn haben wir in mehreren Fällen phlebographisch nachweisen können [43]. Auch die „Freilegung" eines Sporns durch Thrombektomie oder Fibrinolyse ist phlebographisch belegbar [43, 45, 48]. Bei Zufallsbefunden im Rahmen der Varikosediagnostik und beim Nachweis nach Rekanalisation eines Thrombosebefundes stellt sich deshalb die Frage nach einer kausalen Therapie zur Beseitigung des zentralen Abflußhindernisses (Resektion, Rekonstruktion) oder Kollateralisation durch einen Venenbypass [22, 48].

Eine optimale phlebographische Dokumentation durch standardisierte und zweidimensionale Beckenvenendarstellung reicht für die exakte morphologische Klassifikation der Sporntypen I–III nach May u. Thurner [24] aus. Sie ist jedoch ungeeignet für eine qualitative funktionelle Bewertung der gestörten Hämodynamik [21, 45]. In der Kombination von Phlebographie *und* Venen-

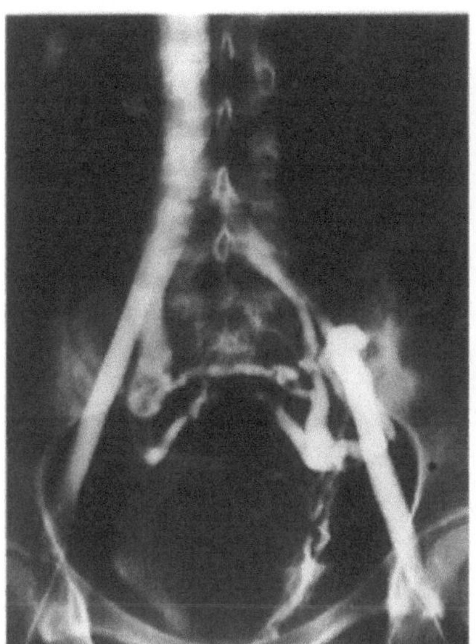

a

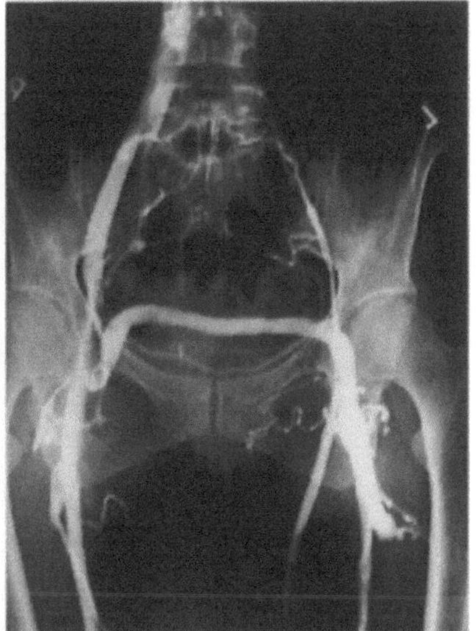

c

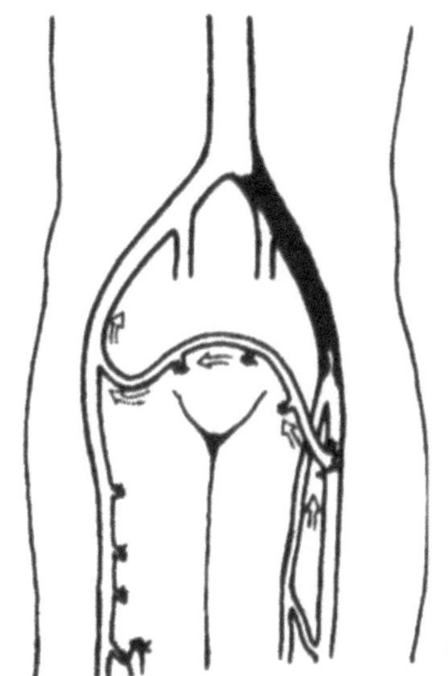

d

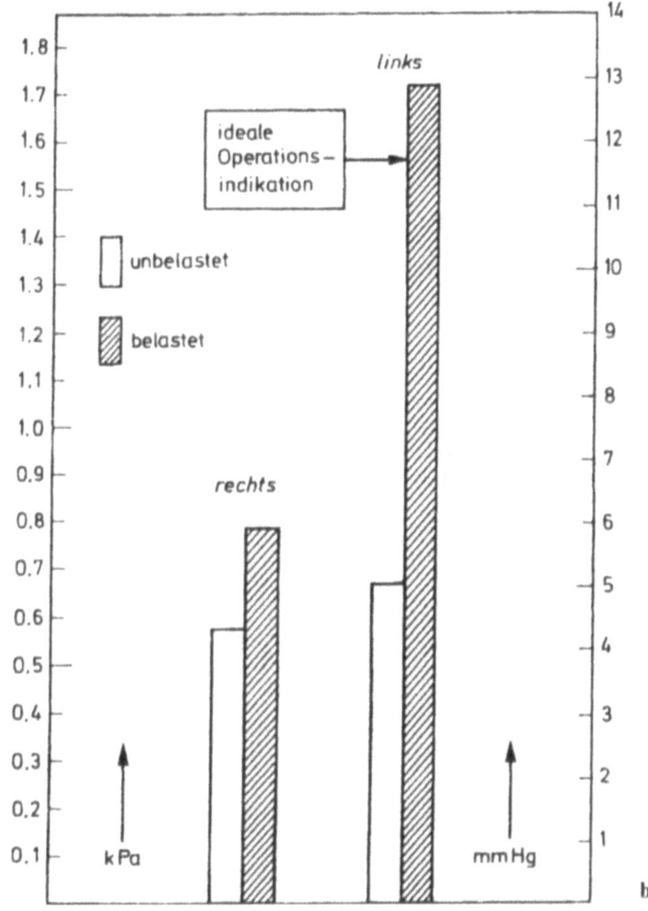

b

Abb. 27.22a–d. Phlebographie und Venendruckmessung: *Postthrombotisches Syndrom mit sog. Beckenvenensperre.* **a** *Phlebographischer Befund*, 3 Jahre nach Iliofemoralvenenthrombose und partieller Rekanalisation; Kollateralkreislauf präsakral als Hinweis auf eine linke untere Einflußstauung. Klinisch: Beinödeme, sekundare Varikose, Stauungsgefühl. **b** *Zentraler Venendruck* (ZP): In Ruhe kein wesentlicher Druckgradient zwischen linker und rechter Seite (unbelastet). Unter Belastung links 2,5facher Ruhedruck überschritten (belastet). Bewertung: Optimale Indi-kation zu einer Bypass-Operation aufgrund des hohen Druckgefälles. **c** *Kontrollphlebographie*, 2 Jahre nach venovenösem Crossover-Bypass nach Palma u. Esperon [34]. Operativ: R. May ohne temporären AV-Shunt. Klinisch keine Stauungszeichen. **d** Prinzip der modifizierten *Palma-Operation*: Die V. saphena magna der gesunden Seite wurde suprapubisch subkutan durch Tunnelung zur linken Seite durchgezogen und dort mit der V. femoralis communis anastomosiert

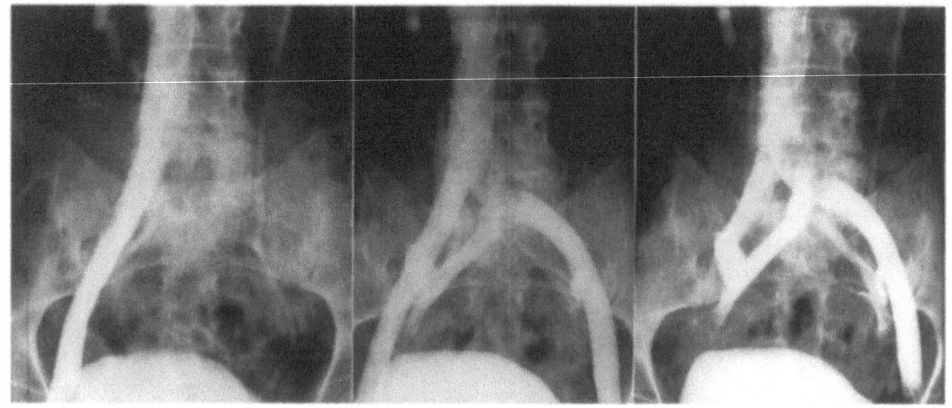

a

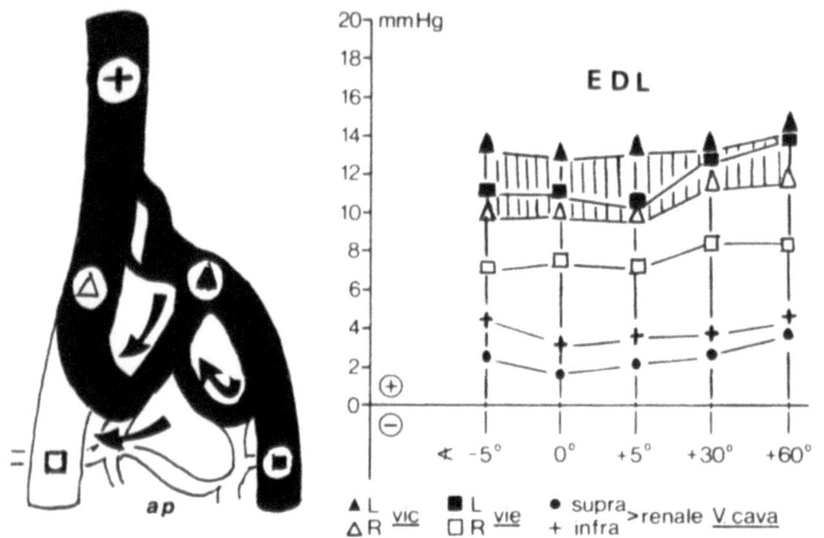

b c

Abb. 27.23a–c. Phlebographie und Venendruckmessung. *Beckenvenesporn und Venenanomalie*: Doppelmündung beider innerer Beckenvenen. **a** *Standardisierte Beckenphlebographie* (R, RL, L): Bei zentraler linksseitiger Einflußbehinderung durch Beckenvenensporn findet sich ein ausgebauter Kollateralkreislauf unter Einbeziehung beider innerer Beckenvenen und ihrer Doppelmündung in die linke V. iliaca communis. [42, 43]. Klinisch: Leichte Stauungszeichen links. **b** Graphische Darstellung der Pathoanatomie mit Einzeichnung der Meßpunkte bei zentraler Venendruckmessung (EDL). **c** *Zentraler Venendruck* (EDL): Bei der Etagendruckmessung mit Lagewechsel persistieren die Druckdifferenzen zwischen linker und rechter Beckenetage im Liegen. Beim Aufrichten kommt es links zu einem zusätzlichen Druckanstieg unter zunehmender Orthostase; der Rechts-links-Gradient bleibt jedoch aufgrund der ausgebauten Kollateralisation in etwa gleich. (Aus Weber 1979 [44]) Bewertung: Keine Indikation zu einem bypasschirurgischen Eingriff

druckmessung (optimalerweise in einem Untersuchungsgang) lassen sich jedoch die erforderlichen Informationen gewinnen und koordinieren, die für eine konservative Behandlung und Patientenführung oder aktivchirurgische Therapie und die damit erforderlichen postoperativen Kontrollen notwendig sind. Dies gilt gleichermaßen für alle funktionellen Aspekte der *peripheren* CVI am Bein im Rahmen der Varikose wie beim PTS, wenn aktive Therapiemaßnahmen gezielt, schonend und mit adäquatem Ergebnis geplant und durchgeführt werden sollen.

Die Kombination von Phlebographie und blutiger Venendruckmessung reduziert zudem durch *einen* Untersuchungsgang Risiko und Belästigung für den Patienten. Der zeitliche Mehraufwand ist minimal. Die apparative Ausstattung ist zumindest im klinischen Bereich i. allg. vorhanden. Für den angiologisch tätigen Radiologen bedeutet die Kombination beider Verfahren eine wesentliche Bereicherung seines Vorstellungsvermögens in pathophysiologischer Hinsicht. Sein Verständnis für die phlebologischen Fragestellungen seitens der Angiologie und Gefäßchirurgie wächst in dem

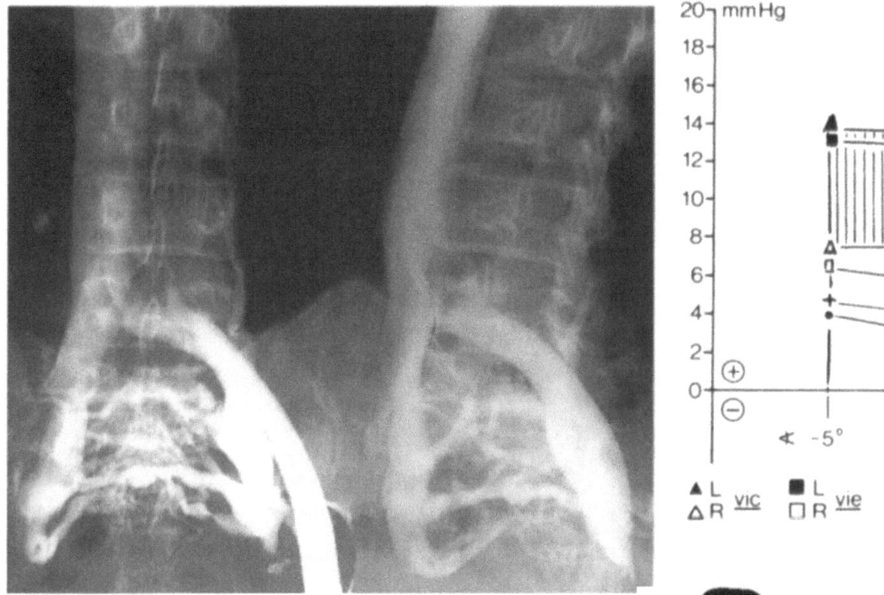

a

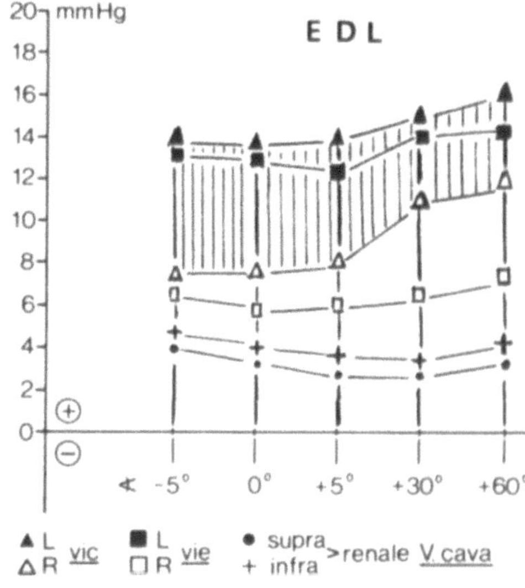

c

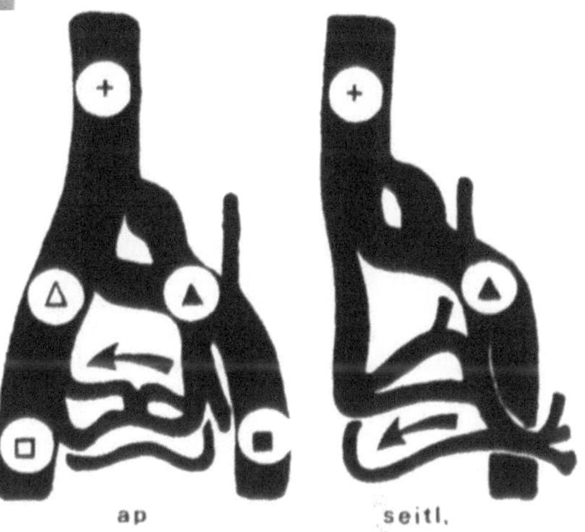

b

Abb. 27.24a–c. Beckenphlebographie und Venendruckmessung: *Beckenvenensporn, zentraler Typ.* **a** *Beckenphlebographie*; Darstellung durch linksseitige Injektion in 2 Ebenen: Prästenotische Verbreiterung der zentralen linksseitigen V. iliaca communis und „pfeilerförmige" Spornbildung am iliokavalen Übergang, durch den präsakralen ausgebauten Kollateralkreislauf kontrastiert. **b** Graphische Darstellung der Pathoanatomie mit Einzeichnung der Druckmeßpunkte bei EDL, **c** *Zentraler Venendruck* (EDL): Ausgeprägter Ruhedruckgradient zwischen linker und rechter Beckenetage, welcher beim Aufrichten (Orthostase) proportional erhalten bleibt. (Aus Weber 1979 [44]). Bewertung: Trotz Kollateralisation in Ruhe und unter Belastung ist ein Druckgradient (Δ P: 5–7 mmHg) nachweislich, der jedoch nur leicht erhöht ist. Aufgrund einer ausgeprägten linksseitigen unteren Einflußstauung besteht die Indikation zum bypasschirurgischen Eingriff (allerdings möglichst unter dem Schutz eines temporären arteriovenösen Shunts)

Maße, in dem er morphologische und funktionelle Zusammenhänge einzuordnen vermag und seine Phlebographietechnik *gezielt* den vorliegenden klinischen Befunden anzupassen und auszuwerten weiß.

Literatur

1. Arnoldi CC (1965) Venous pressure in the leg of healthy human subjects at rest and during muscular exercise in the nearly erect position. Acta Chir Scand 132:570
2. Avasthey P (1972) Venous pressure changes during orthostasis. Cardiovasc Res 6:657
3. Barber RF, Shatara FI (1925) The varicous disease. New York Stat J Med 31:574

4. Bjordal RI (1972) Blood circulation in varicose veins of the lower extremities. In: Schneider KW (Hrsg) Die venöse Insuffizienz. Witzstrock, Baden Baden Brüssel
5. Bollinger A, Rutishauser B, Mahler F, Grüntzig A (1970) Zur Dynamik des Rückstroms aus der V. femoralis. Z Kreislaufforsch 58:963
6. Burton AC (1969) Physiologie und Biophysik des Kreislaufs. Schattauer, Göttingen
7. Cockett FB, Jones DE (1953) The ankle blow-out syndrome. A new approach to the varicose ulcer problem. Lancet 264:17
8. Ehringer H, Fischer H, Netzer CO, Schmutzler R, Zeitler E (Hrsg) (1979) Venöse Abflußstörungen. Enke, Stuttgart
9. Fischer H (1972) Der venöse Rückstrom am Bein. Diagnostik 5:633
10. Gauer OH (1960) Kreislauf des Blutes. In: Rosemann HU (Hrsg) Landois-Rosemann: Lehrbuch der Physiologie des Menschen Bd 1. Urban & Schwarzenberg, München Berlin
10a. Gottlob R (1981) In: May R et al (Hrsg) Venae perforantes. Urban & Schwarzenberg, München Berlin
11. Guilhem P, Baux R (1954) La phlbographie pelvienne par voie veineuse, osseuse et utrine. Masson, Paris
12. Hach W (1981) Nichtinvasive instrumentelle Diagnostik venöser Thrombosen. In: Vinazzer H (Hrsg) Thrombose und Embolie. Springer, Berlin Heidelberg New York
13. Hach W (1985) Phlebographie der Bein- und Beckenvenen. Schnetztor, Konstanz
14. Haid-Fischer F, Haid H (1973) Venenerkrankungen. Phlebologie für Klinik und Praxis. Thieme, Stuttgart
15. Kriessmann A (1975) Periphere Phlebodynamometrie: Grundlagen, Technik, Leistungsbreite. VASA (Suppl): 4
16. Kriessmann A, May R (1978) Empfehlungen zur Standardisierung und praktischen Anwendung der peripheren Venendruckmessung. In: May R, Kriessmann A (Hrsg) Periphere Venendruckmessung. Thieme, Stuttgart
17. Laszt L (1979) Zur Physiologie des Venenkreislaufs. Med Welt 30:1142
18. Lippmann HI (1971) Die Wirksamkeit der Fußgelenkpumpe unter elastischen und nicht-elastischen Kompressionsverbänden. In: May R (Hrsg) Meßmethoden in der Venenchirurgie. Huber, Bern Stuttgart Wien
19. Märk R (1971) Die physiologischen Grundlagen der Venendruckmessung. In: May R (Hrsg) Meßmethoden in der Venenchirurgie. Huber, Bern Stuttgart Wien
19a. Marshall M (1987) Praktische Phlebologie. Springer, Berlin Heidelberg New York Tokyo
20. May R (1969) Funktionelle Pathologie der Venen. Langenbecks Arch Chir 325:839
21. May R (1971) Venendruckmessungen bei Beckenvenenplastiken In: May R (Hrsg) Meßmethoden in der Venenchirurgie. Huber, Bern Stuttgart Wien
22. May R (1972) Venenplastiken bei postthrombotischen Zustandsbildern. Acta Chir Austr Suppl 4
23. May R (1978) Beckenvenendruckmessung. In: May R, Kriessmann A (Hrsg) Periphere Venendruckmessung. Thieme, Stuttgart
24. May R, Nissl R (1973) Die Phlebographie der unteren Extremitäten. Thieme, Stuttgart
25. May R, Thurner J (1956) Ein Gefäßsporn in der Vena iliaca communis sinistra als Ursache der überwiegend linksseitigen Beckenvenenthrombose. Kreislaufforsch 45:912
26. May R, Stemmer R (1984) LRR. Die Licht-Reflexions-Rheographie. perimed, Erlangen
27. May R, Weber J (1981) Pelvic and abdominal veins. Progress in diagnostics and therapy. Excerpta Medica, Amsterdam Oxford Princeton
28. McPheeters HO, Merkert CE, Lundblad RA (1932) The mechanics of reverse flow of blood in varicose veins as proved by blood pressure readings. Surg Gynec Obstet 55:298
29. Mellmann J (1981) Morphometrie der Beinvenen und periphere Phlebodynamometrie bei primärer Varikose. Z Phlebol Proktol 10:65–120
30. Müller-Wiefel H (1974) Untersuchungen zur Hämodynamik in Venen der unteren Extremitäten. Schattauer, Stuttgart
31. Nachbur B (1971) Druckmessungen in den Beckenvenen. In: May R (Hrsg) Meßmethoden in der Venenchirurgie. Huber, Bern Stuttgart Wien
32. Negus D, Cockett FB (1967) Femoral vein pressures in post-phlebitic iliac vein obstruction. Brit J Surg 54:522
33. Netzer CO (1979) Die Wertigkeit der verschiedenen Untersuchungsverfahren in Forschung und Routine. In: Ehringer H, Fischer H, Netzer CO, Schmutzler R, Zeitler E (Hrsg) Venöse Abflußstörungen. Enke, Stuttgart
34. Palma CE, Esperon R (1960) Transplants and grafts in the surgical treatment of the postphlebitic syndrome. J Cardiovasc Surg 1:94
35. Partsch H (1981) Photoplethysmographie: Eine einfache Methode mit breiter klinischer Anwendung. Folia Angiol 29:174
36. Partsch H (1981) Venendruckmessung in der Phlebologie. Hautarzt 32:53
37. Partsch H, Gisel I (1977) Funktionelle Indikation zur Krampfadernoperation (Stripping). Wien Klin Wochenschr 89:627
38. Partsch H, Lofferer O (1971) Untersuchungen des venösen Rückstroms aus der unteren Extremität mit einem direktionalen Ultraschalldetektor. Wien Klin Wochenschr 89:781
39. Samek L, Bakos K (1969) Der Einfluß des Valsalva'schen Versuches auf den venösen Rückstrom aus dem Bein. Z Kreislauf 58:289
40. Scheppokat KD (1978) Das Niederdrucksystem des Kreislaufs und seine Bedeutung für die praktische Medizin. Herz/Kreislauf 10:589
41. Staubesand J (1980) Die anatomischen Grundlagen der sog. Sprunggelenkpumpe (ankle pump). Swiss Med 2:48
42. Weber J (1978) Standardisierte Beckenphlebographie und Venendruckmessungen beim Beckenvenensporn. In: May R, Kriessmann A (Hrsg) Periphere Venendruckmessung. Thieme, Stuttgart
43. Weber J (1978) Phlebographie und Venendruckmessung im Abdomen und Becken. Witzstrock, Baden-Baden Köln New York
44. Weber J (1979) Standardized visualization of the pelvic veins and the V. cava inferior combined with sanguinous measurement of venous blood pressure: Technique and equipment. Medicamundi 24:1
45. Weber J (1981) Sanguinous measurement of venous blood pressure in the pelvic vein spur. In: May R, Weber J (eds) Pelvic and abdominal veins. Progress in diagnostics and in therapy. Excerpta Medica, Amsterdam Oxford Princeton

46. Weber J (1981) Röntgen anatomy and differential diagnosis of the pelvic venous spur. In: May R, Weber J (eds) Pelvic and abdominal veins. Excerpta Medica, Amsterdam
47. Weber J (1981) Sanguinous measurement of venous blood pressure in the pelvic vein spur. In: May R, Weber J (eds) Pelvic and abdominal veins. Excerpta Medica, Amsterdam
47a. Weber J (1988) Kombination von Phlebographie und blutiger Venendruckmessung. Röntgen Bl 7:265–312
48. Weber J, May R (1990) Funktionelle Phlebologie. Phlebographie, Funktionstests, Interventionelle Radiologie. Thieme, Stuttgart
49. Wienert V, Blazek V (1982) Eine neue Methode zur unblutigen dynamischen Venendruckmessung. Hautarzt 33:498
50. Wuppermann T (1986) Varizen, Ulcus cruris und Thrombose. Springer, Berlin Heidelberg New York Tokyo

28 Phlebographie zur Darstellung der Bein- und Beckenvenen

J. Weber

INHALT

28.1 Indikationsstellung und Alternativmethoden

Die phlebographische Darstellung der Venen wird traditionell als ein invasives Verfahren eingeschätzt. Dies bezieht sich einmal auf die Notwendigkeit einer Venenpunktion (bzw. -Katheterisierung), zum anderen auf die Verwendung von Röntgenkontrastmitteln.

Seit Einführung der modernen nichtionischen Kontrastmittel erscheint das diesbezügliche Risiko unter Verwendung kleiner Volumina (50–100 ml) und niedriger Konzentrationen (250–300 mg J/ml) sehr gering. Vor allem die niedrige Osmolalität der modernen Kontrastmittel wirkt sich risikoreduzierend aus, auch wenn der osmotische Druck immer noch etwas höher als der des Blutes ist [47]. Die Gefahr einer direkten Venenwandschädigung – und damit einer erhöhten Thrombogenität erscheint damit weitgehend zu vernachlässigen. Allerdings bleibt das Risiko einer anaphylaktoiden Reaktion [5, 24, 49, 47, 51].

Die Punktion einer Vene ist auch beim Einsatz alternativer bildgebender Methoden wie Radionuklidvenographie, Computertomographie und digitaler Subtraktionsphlebographie obligat. Lediglich bei der Real-time-Sonographie und der Magnetresonanztomographie erfolgt die Bildgebung ohne Einsatz von jodhaltigen Röntgenkontrastmitteln.

Verglichen mit der „klassischen“ Phlebographie haftet diesen Darstellungsverfahren insgesamt der Mangel eines wesentlich schlechteren bildlichen Auflösungsvermögens an, so daß die Methoden vielfach als Screeningverfahren angesehen werden. Hinzu kommt, daß die Bildgeometrie oft nur im Becken- und Abdominalbereich befriedigt. Auch die farbkodierte Duplexsonographie weist in diesem Sinne enge Grenzen auf, wobei die Aussagekraft auf dem Niveau des Kniegelenks und darunter in der Identifizierung wichtiger Sammelvenen und in deren kontinuierlicher Darstellung stark abfällt [34, 47, 50, 51].

Demzufolge wird die direkte phlebographische Darstellung zumindest im Bereich der unteren Extremitäten auch weiterhin als „Goldstandard“ angesehen [36].

Eine Sonderrolle spielt die *Radionuklidphlebographie* in Kombination mit Perfusionsszintigraphie der Lungen bei der Thrombose- und Lungenemboliediagnostik, da bei positiven Befunden eine zwar grobgemusterte, aber umfassende, für die Therapiewahl ausreichende Information erzielt werden kann [50].

Die *digitale Subtraktionsphlebographie* gestattet mit sehr geringen Kontrastmittelvolumina hinreichend klare Aussagen in der Thrombosediagnostik der großen pelvinen und abdominalen Sammelvenen und bietet gute Informationen über Kollateralkreisläufe. Sie kann der Beinphlebographie direkt angeschlossen werden [19].

Computertomographie (CT) und *Magnetresonanztomographie* (MRI) erlauben i. a. klare Aussagen über eine Thrombose auf dem Niveau der äußeren Beckenvenen und in der unteren Hohlvene, den Nierenvenen etc. [50]. Beide Verfahren sind jedoch verhältnismäßig zeit- und kostenaufwendig. Bei der Diagnostik raumfordernder pelviner und abdomineller, insbesondere retroperitonealer Prozesse können die neuen bildgebenden Verfahren Sonographie, CT und MRI allerdings die phlebographische Methode häufig ersetzen, zumal sie die Ursachen einer Venenkompression oder Obstruktion zusätzlich darstellbar machen. Dies gilt auch in gewissem Umfang für den Extremitätenbereich, insbesondere für die Kniekehle (Baker-Zyste).

Die *Indikationsstellung zur Phlebographie* umfaßt demzufolge in erster Linie eine Abwägung von Anforderungen an das bildliche Auflösungsvermögen, die Invasivitätsgrade der Untersuchung und den Kostenaufwand, z.T. auch die Verfügbarkeit der Methoden (MRI). Dabei ist das Primat der direkten Beinphlebographie derzeit unbestritten, vorausgesetzt ihre Darstellungstechnik und Aussagemöglichkeiten zu morphologischen und funktionellen Befunden werden voll ausgeschöpft. Eine Phlebographie ohne therapeutische Konsequenzen ist i. a. abzulehnen. Die Methode sollte vorranging zur Indikationsstellung von Varizenoperationen, Thrombektomie und Fibrinolyse bzw. zu Verlaufskontrollen (z.B. bei Langzeitantikoagulation) und unter gutacherlichen Gesichtspunkten herangezogen werden. Die sog. apparativen Funktionstests wie Dopplersonographie, volumetrische, plethysmographische und dynamometrische Verfahren (direkte periphere und zentrale Venendruckmessung) können dabei i. a. die phlebographische bildliche Darstellung nicht ersetzen, wohl aber wirksam ergänzen, indem sie besondere Aspekte der gestörten Hämodynamik bewertbar machen [33, 36, 50].

Generelle Aussagen bezüglich Spezifität und Sensivität im Vergleich der bildgebenden Verfahren und apparativen Funktionstests sind aus unserer Sicht mehr oder weniger sinnlos, da methodenspezifisch ganz unterschiedliche Parameter erfaßt werden [18, 34, 36, 48, 51].

28.2 Historische Entwicklung der Phlebographieverfahren

Nach der ersten phlebographischen Darstellung am lebenden Menschen [4] folgten durch Ratschow 1930 [39], Dos Sanrtos 1938 [10] und Bauer 1940 und 1942 [3] frühe Schritte zu einer systematischen und standardisierten Phlebographietechnik, wobei in allererster Linie die Thrombosediagnostik von Interesse war.

Aspekte der Venenfunktion und Varizenddiagnostik standen bei Lindblom 1941 [25], Kjellberg 1943 [22], Arnoldi 1961 [2] und den Schweden Almen u. Nylander 1962 [1] etwas später im Vordergrund.

Damit waren die Voraussetzungen für einen routinemäßigen *klinischen Einsatz* der Beinphlebographie geschaffen, der unter Zuhilfenahme einer sich ständig verbessernden röntgentechnischen Ausrüstung zu der von Greitz 1954 [15] und vor allem von May u. Nissl 1952 und 1959 [29, 30] entwickelten „Phleboskopie mit Zielaufnahmen“ führte, die bis heute Standardmethode der Venendarstellung im Extremitätenbereich geblieben ist. Sie wird durch die von Ratschow entwickelte „Varikographie“ ergänzt [39] und ist in Form der von Hach 1976 weiterentwickelten „Aszendierenden Preßphlebographie“ unter Einsatz des Valsalvamanövers [18] heute Methode der Wahl. Damit wurde die von Martinet 1959 [27] und Gullmo 1963 [17] entwickelte transfermorale retrograde Preßphlebographie für die allermeisten Fragestellungen entbehrlich. Die routinemäßige antegrade Mitdarstellung der Beckenvenenabflüsse zur V. cava inferior gilt heute als fester Bestandteil einer phlebographischen Beinvenendiagnostik [30, 48, 50].

Seit Einführung der Bildverstärker-Fernsehtechnik in die Röntgendiagnostik wurden die von De Weese und Rogoff 1959 [8] entwickelten, von Magnus et al. 1970 [26] und von Zeitler 1973 [53] verfeinerten „Blindverfahren“ mit Kassettentechnik ohne Durchleuchtungssteuerung weitgehend entbehrlich.

Die Entwicklung der Darstellung der Becken- und Abdominalvenen vollzog sich parallel, wobei die invasive transossäre Kontrastmittelapplikation [9, 16, 46] wie auch im Beinbereich Episode blieb. Eine translumbale Darstellungstechnik der V. cava inferior [13] konnte sich ebenfalls nicht durchsetzen, während sich der transfemorale Zugang in Seldingertechnik [43] allgemein bewährt hat [21, 12, 11] (Tabelle 28.1).

Die selektive retrograde Katheterisierung der pelvinen und abdominalen Kavazuflüsse nahm ihren Anfang mit der Lebervenensondierung [38]. Nieren- und Nebennierenvenen wurden von Masoni [28], Kahn et al. 1967 [20] sowie von Reuter, Blair u. Bookstein 1967 [40] zur Hormonanalyse und Darstellung katheterisiert. Die Gonadalvenen wurden von Vassev 1962 [45] sowie von Chidekel et al. 1966 [7] erstmals untersucht. Die Plexus des paravertebralen und vertebralen Geflechts wurden von Bücheler et al. 1967 [6] sowie von Theron u. Moret 1978 [44] systematisch dargestellt.

Eine spezielle Ballonkathetertechnik zur Venographie der Unteren Hohlvene und ihrer Zuflüsse beschrieb Gillot 1961 [14]; sie wurde von Novak u. Weber 1977 weiterentwickelt [35].

Heute haben sich im wesentlichen folgende Phlebographieverfahren durchgesetzt:

Tabelle 28.1. Verfahren der Phlebographie. (Nach May u. Nissl 1973 [30])

Grundtypen der Venographie der unteren Extremitäten:

Indirekte Phlebographie mit intraarterieller Injektion des Kontrastmittels

Retrograde deszendierende Phlebographie mit Injektion des Kontrastmittels in die V. cava inferior, V. femoralis, V. poplitea

Aszendierende Phlebographie

mit intraspongiöser Injektion des Kontrastmittels

mit intravenöser Injektion des Kontrastmittels in eine Vene des Fußes

mit blind geschlossenen Aufnahmen

unter Durchleuchtungskontrolle mit gezielten Aufnahmen (Phleboskopie)

Phleboskopie des tiefen Venensystems

Phleboskopie des oberflächlichen Venensystems und der Vv. perforantes

Bein- und Beckenvenen:

1. Aszendierende Bein- und Becken-Phlebographie (Originalmethode nach May u. Nissl bzw. Preßphlebographie nach Hach [18]; (Abb. 28.1).
2. Retrograde transfemorale Preßphlebographie nach Gullmo [17]
3. Varikographie nach Ratschow [39] als Übersichts- und Selektiv-Varikographie [32]

Becken- und Abdominalvenen:

1. Transfemorale Nadelphlebographie (ein- oder beiderseitige Darstellung der äußeren Beckenvenen und der V. cava inferior).
2. Transfemorale Katheterphlebographie (verschiedene Kathetertypen zur Kavographie und selektiven Darstellung ihrer Zuflüsse).
3. Ballon-Okklusionsphlebographie (Diagnostik und Therapie unter temporärer Ballonblockade; s. Kap. [29])

Es bleibt festzustellen, daß es „die" Universaltechnik zur Darstellung aller Gefäßabschnitte und zur Beantwortung aller Fragestellungen (z.B. Thrombose- und Varizendiagnostik) nicht gibt. Es empfehlen sich deshalb ggf. Methodenkombinationen, mit welchen eine „Einkreisungstechnik" zur Optimierung des diagnostischen Ergebnisses erzielt werden kann [30, 50].

Nachfolgend sollen Möglichkeiten und Grenzen der phlebographischen Darstellung vorwiegend im Beinbereich erörtert werden, wobei die Gefäßabschnitte der Bein- und Beckenetage als eine funktionelle Einheit verstanden werden [50].

Morphologische und funktionelle Befunde können bei dynamischer Untersuchungstechnik durch eine „Phleboskopie mit Zielaufnahmen" [29] in überlappender Dokumentation festgehalten werden, wobei unter rotierender Durchleuchtung (in Fußinnen- und außenrotation) konstante, reproduzierbare Befunde von hämodynamischen Phänomenen und sonstigen Artefakten (Kantenphänomen etc.) klar zu unterscheiden sind [51]. Abflußrichtung (z.B. von den epifaszialen Sammelvenen über intakte Perforansverbindungen zu den subfaszialen Leitvenen des Beines, Abb 28.2) und die funktionelle Bedeutung von Kollateralen spielen nicht nur für die Grundaussage der Phlebographie eine wichtige Rolle, sondern auch zur Differenzierung einer **primären** oder **sekundären** (d.h. postthrombotische) Varikose [47] (Abb. 28.3 und 28.4).

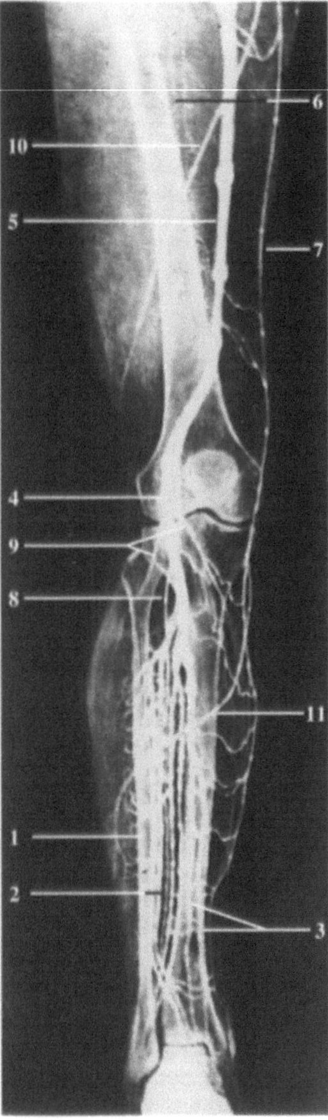

Abb. 28.1. Venen des Beines (aszendierendes Phlebogramm) *1* Vv. tibiales anteriores, *2* Vv. Peronaeae, *3* Vv. tibiales posteriores, *4* V. poplitea, *5* V. femoralis superficialis, *6* V. femoralis profunda, punktiert eingezeichnet; stellt sich bei der aszendierenden Phlebographie nur in Ausnahmefällen dar, *7* V. saphena magna, *8* V. saphena parva, *9* Vv. gastrocnemicae, *10* V. saphena accessoria, *11* R. anterior der V. saphena magna. (Aus May u. Nißl 1966)

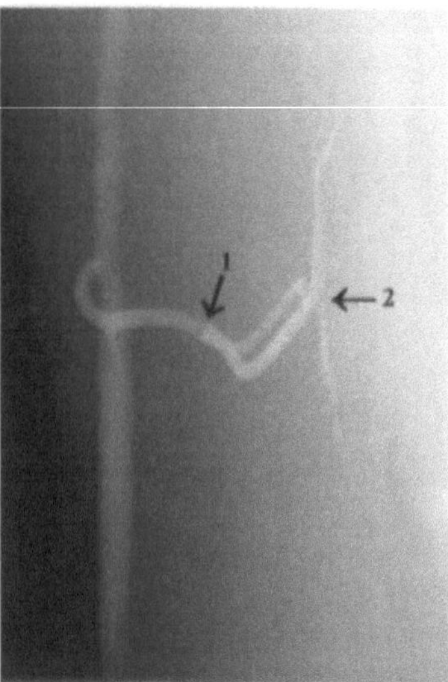

Abb. 28.2. Abflußrichtung (Phleboskopie). Physiologische Abflußrichtung des Kontrastmittels aus dem Oberschenkelabschnitt der V. saphena magna über eine Dodd-Perforansvene, die in ihrem subfaszialen Abschnitt gedoppelt ist und auf dem Niveau ihres Fasziendurchtritts eine Taschenklappe (←1) aufweist. Beginnende Füllung einer Begleitvene der V. femoralis superficialis (←2)

Qualitätsmerkmale der Phlebographie, allgemeine Kriterien:

1. Überlagerungsfreie Darstellung der Leitvenen und
2. klare Aussage: *primäre* oder *sekundäre* Varikose,
3. KM-Flußartefakte müssen identifizierbar sein (DD: Thrombose),
4. Sub- und epifasziale Beinvenen müssen „gezielt" kontrastiert und in ihrer Abflußrichtung erkennbar sein. (Phleboskopie mit Zielaufnahmen nach May u. Nißl).
5. Venenklappen müssen dargestellt sein; Klappeninsuffizienz muß durch KM-Reflux erkennbar sein,
6. der Beckenvenenabfluß zur unteren Hohlvene muß beurteilbar sein.

Eine einwandfreie Trennung von morphologischen Befunden und Flußphänomenen ist nicht nur für die Thrombosediagnostik von Bedeutung [48].

Beim *Varikosesyndrom* sind die Details zur Bewertung der Venenwandbeschaffenheit (Nachweis oder Fehlen von Klappen, Kalibererweiterungen, Abflußrichtung ante- oder retrograd) Voraussetzung für die Klassifikation und damit für die Indikationsstellung zur Therapie [30]. Der Valsalva-Preßversuch, von Martinet und Gullmo eingeführt von Hach [18] zur „Preßphlebographie" routinemäßig in allen Beinvenenetagen eingesetzt, ermöglicht klare Aussagen zur Frage von Mündungsinsuffizienzen der epifaszialen Sammelvenen sowie über den Grad des Kontrastmittelrefluxes in Hauptstämme und Seitenäste. Auch die Perforansinsuffizienzen, zumindest die Klappendefekte von sog. „Schlüsselperforanten" [31]

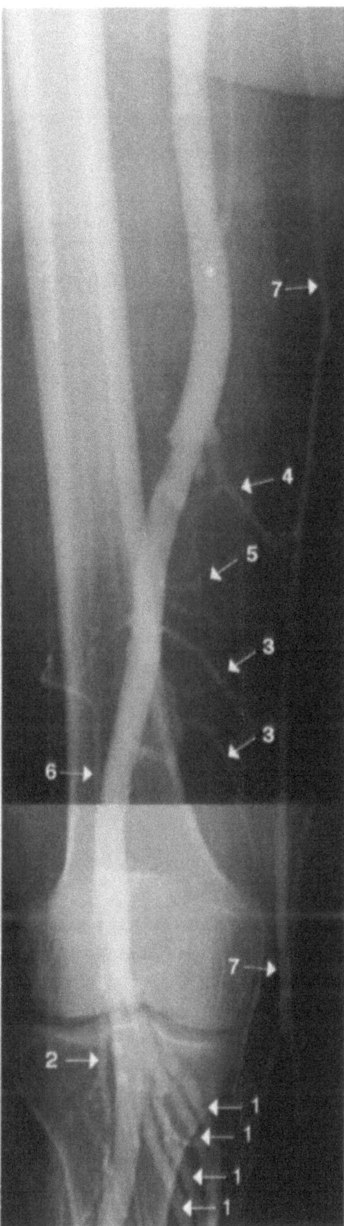

Abb. 28.3. Sub- und epifasziale Beinvenen, primäre Varikose, V. saphena magna: Aszendierende Phlebographie mit Darstellung der Gastroknemiusmuskelvenen-(←1) und Saphena-parva-Zuflüsse zur V. poplitea-(←2). Am Oberschenkel Kontrastierung von Perforansvenen der Gruppen: Hunter (←3, Höhe Adduktorenkanal) und Dodd (←4) in physiologischer Abflußrichtung. Muskelvenengruppe M. vastus medialis (←5), V. femoropoplitea (←6),V. saphena magna im Reflux gefüllt (←7)

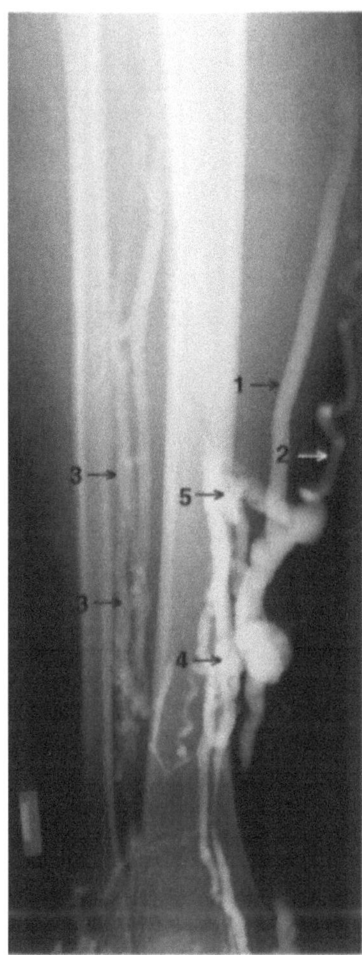

Abb. 28.4. Sub- und epifasziale Beinvenen bei sekundärer Varikose. Zustand nach Zwei-Etagenthrombose vor 10 Jahren. Am Unterschenkel füllen sich trotz Tourniquet Saphena-magna-Stamm (←1) und hintere Bogenvene (←2) varikös und klappenlos. Die Leitvenen zeigen Leisten und Klappenverlust (←3). Die epifasziale kollaterale KM-Drainage erfolgt über zwei insuffiziente Schlüssel-Perforans-Venen: Cockett I (←4) und Cockett II (←5) mit tastbarer Faszienlücke und variköser Vorwölbung (= Dow-Zeichen)

(Abb. 28.5 und 28.6) lassen sich durch Spontanreflux oder mit Hilfe des Valsalva-Preßmanövers weitestgehend lokalisieren und funktionell bewerten. Auf diese Weise sind Ursprung und Entwicklung der Stammvarikose definierbar (z.B.: „inkomplette Saphena-magna-Stammvarikose vom Perforanstyp DODD"). Auch läßt sich u. U. ein suffizientes proximales Saphenastammsegment für ein späteres autologes Venentransplantat (z.B. für den aortokoronaren Bypass) erhalten, ohne daß der Therapieerfolg bei Varizenrevision damit in Frage gestellt wäre [50]. Nach Hach bietet die technisch einwandfreie phlebographische Darstellung der Beinvenenanatomie und der gestörten Funktionsverhältnisse beim Varikosesyndrom die Voraussetzung für ein *gezieltes* „Operieren nach dem Phlebogramm" [18] (Abb. 28.7).

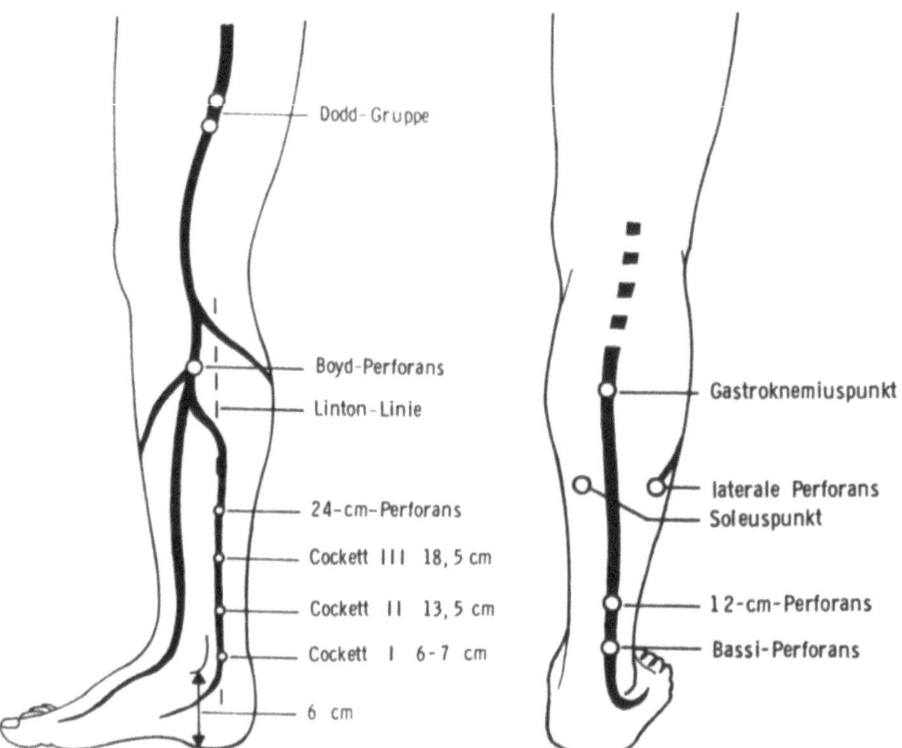

Abb. 28.5. Perforansvenen. Schematische Darstellung der am häufigsten dekompensierenden Vv. perforantes. (Aus Weber u. May [50]) Die Zentimeter-Angaben stellen nur Annäherungswerte dar

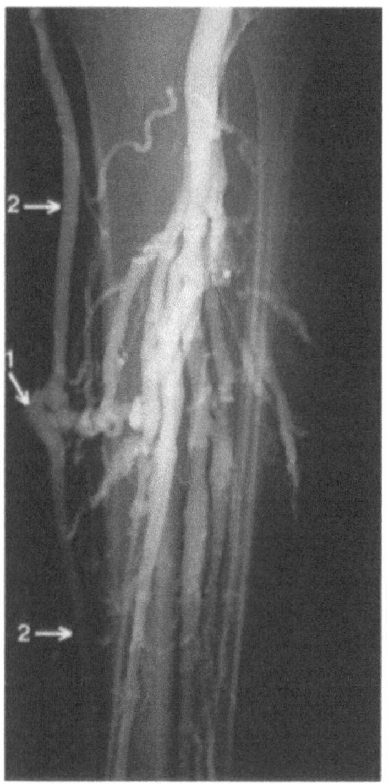

Abb. 28.6. Insuffizienz einer „Schlüsselperforans“: Cockett III. Das Dow-Zeichen mit variköser Vorwölbung der insuffizienten Perforans aus der Faszienlücke ist markiert (←1). Von dort aus füllt sich ante- und retrograd eine stammvariköse V. saphena magna direkt (←2)

Im Rahmen der *Thrombosediagnostik* vermag letztlich nur eine exakte phlebographische Darstellung über Ausdehnung (obere und untere Thrombusgrenze) und Alter der Thrombose Auskunft zu geben (z.B. „frischer Befund“ innerhalb der 5-Tage-Grenze, in welcher der Thrombus noch nicht durch kapilläre Einsprossung mit der Venenwand fest verbunden ist und bei jeder Therapieform irreversible Epithelschäden mit Taschenklappenverlust hinterläßt; z.B. „Pfropfthrombose“, wobei anhand der phlebographischen Kriterien zu ermitteln ist, welche Venenabschnitte Ausgang der Thrombose waren oder ggf. ältere postthrombotische Zeichen erkennen lassen). Auch wenn nicht in jedem Falle exakte Aussagen dieser Art getroffen werden können [19], meinen wir, daß *nur* die Phlebographie (und zwar zum frühestmöglichen Zeitpunkt) eine klare Indikationsstellung zur kostenaufwendigen und risikoreichen Fibrinolysetherapie oder chirurgischen Thrombektomie mit Aussicht auf einen guten therapeutischen Erfolg zuläßt [51], solange das bildliche Auflösungsvermögen alternativer Darstellungsverfahren nur orientierende Hinweise zu geben vermag und die klinischen Zeichen einer frischen Thrombose eine Treffsicherheit um 50% nicht überschreiten [33].

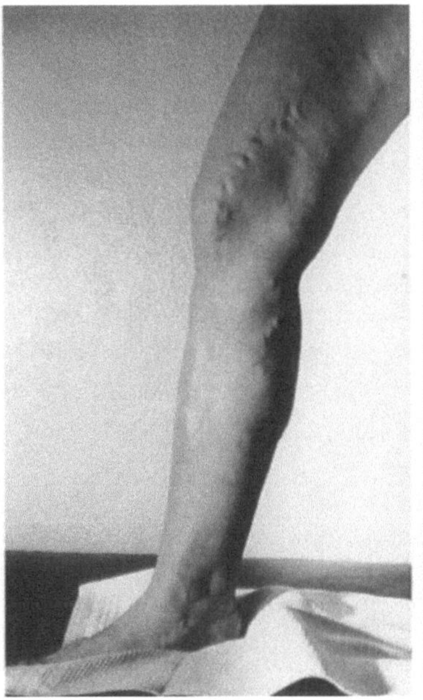

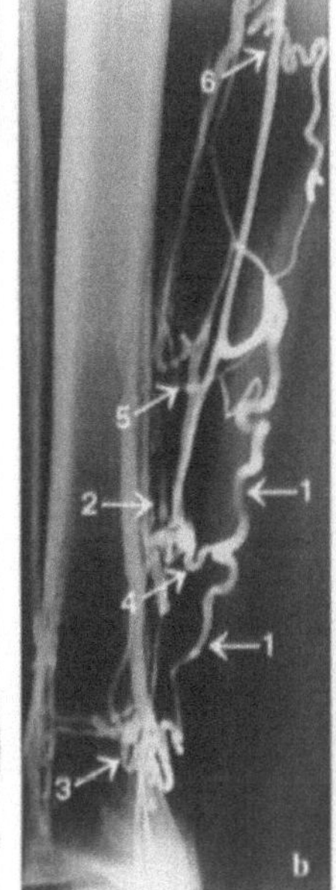

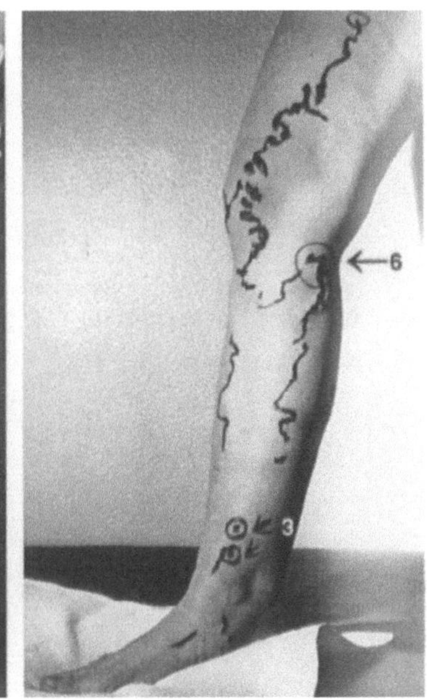

Abb. 28.7a–c. Operieren nach dem Phlebogramm: *Klinisch* **(a)** ist eine Seitenastvarikose der V. saphena magna am Oberschenkel gut zu erkennen. *Phlebographisch* **(b)** sind die Varikose der hinteren Bogenvene (←1) und ihrer Perforansverbindungen zu der hinteren tibialen Leitvenengruppe(←2) dargestellt: Insuffizienz der Gruppen: Cockett I (←3), II (←4) und III (←5) sowie der Gruppe Boyd (←6) am Konfluens der Bogenvenen. **c** Nach klinischem Befund und Phlebogramm wurden die Gefäßverläufe sowie wichtige Perforanspunkte markiert: Boyd-Punkt (←6) sowie die Cockett-Perforans I (←3)

28.2.1 Aszendierende Beinphlebographie

Technische Voraussetzungen

Voraussetzung für eine einwandfreie Beinphlebographie ist ein Röntgenzielgerät mit Kipptisch und Bildverstärker-Fernsehanlage. Systeme mit Untertisch- und Obertischanordnung der Röntgenröhre stehen zur Verfügung. Die Obertischanordnung erlaubt aufgrund eines günstigeren, weil größeren Film-Fokus-Abstandes bessere bildgeometrische Abbildungsmöglichkeiten. Bei FF 1,50 m sind ohne wesentliche Verzeichnung Angaben zur Lagebeziehung in Zentimetern direkt aus dem Röntgenbild möglich (Abb. 28.8).

Filmkassetten mit verschiedenen Formatunterteilungen und die sog. Mittelformattechnik (mit direkter Durchleuchtungsbildabnahme und wahlweiser Lupenvergrößerung auf 100×100 mm Filmformat) lassen sich gleichermaßen zur Bein-Becken-Phlebographie einsetzen, wobei die Mittelformattechnik Röntgendosis und Materialkosten einsparen hilft. Wir ziehen allerdings die *Kassettentechnik* (im Format 35×42 cm, dreigeteilt) vor, weil sie eine übersichtliche Orientierung und deshalb eine gute Detailerkennbarkeit erlaubt, ohne daß der Operateur zusätzliche Hilfsmittel zur Rückvergrößerung benötigt (Abb. 28.9).

Standardisierte Dokumentationstechnik

Aszendierende Pressphlebographie:

- Phleboskopie mit Zielaufnahmen (May u. Nißl),
- Kassettentechnik (30×40, 35×35, dreigeteilt)
- überlappende Befund-Dokumentation,
- Übertisch-Röhrenanordnung: FF 1,0–1,50 m (Normalfokus),
- Film-Folien-Kombination: Seltene Erden 200/ Crurix Ortho Medium,
- Instrumentarium: 1er Nadel-Butterfly, 80 cm Schlauch, 2–3 20,0-ml-Plastikspritzen, NaCl-Spülflüssigkeit,
- kontinuierliche Handinjektion,
- überlagerungsfreie Darstellung, ggf. in 2 Ebenen (möglichst nur 1mal Innen- zu Außen-Rotation,
- „second look“ = Nachdurchleuchtung, ggf. Dokumentation von epi- und subfaszialen Ober- u. Unterschenkel-Varizen.

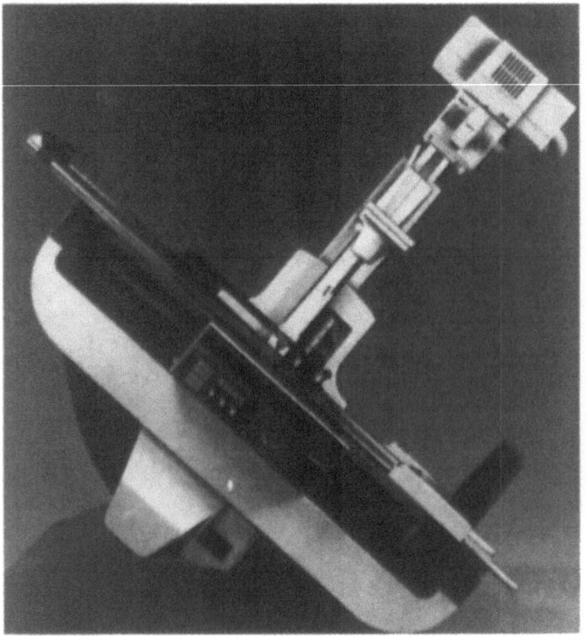

a

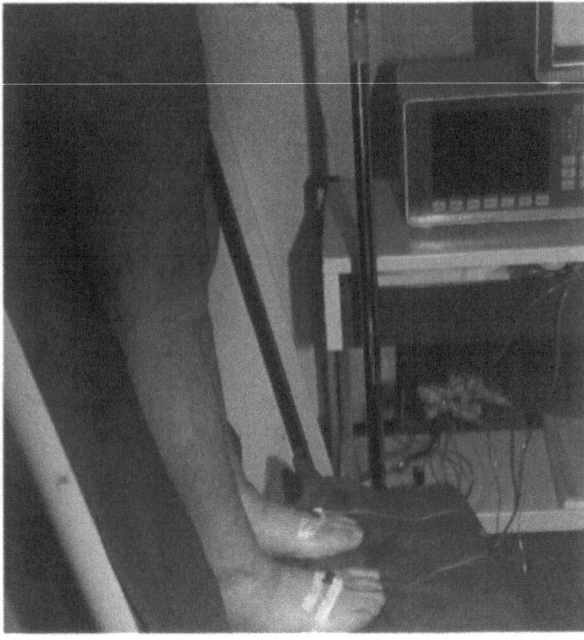

b

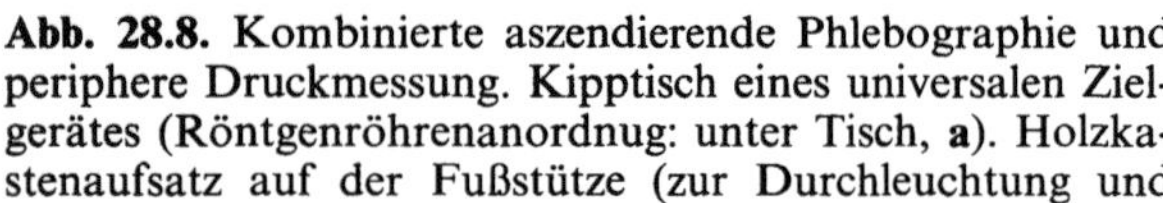

Abb. 28.8. Kombinierte aszendierende Phlebographie und periphere Druckmessung. Kipptisch eines universalen Zielgerätes (Röntgenröhrenanordnug: unter Tisch, **a**). Holzkastenaufsatz auf der Fußstütze (zur Durchleuchtung und Darstellung der Fußvenen). Elektromanometer und 2-Kanalschreiber zur beiderseitigen simultanen Registrierung der Venendrücke in Ruhe und unter Belastung (Phlebodynamometrie, **b**)

Lagerung der Patienten

Schneider u. Fischer haben 1979 ihre Technik am 45–60° stehenden Patienten ohne Beinentlastung und ohne Verwendung eines Tourniquets (= Kompressionsstauschlauch) beschrieben [42]. Rabinov u. Paulin propagierten 1972 eine Hängelage ohne Verwendung des Tourniquets, wobei sich der Patient allein mit beiden Händen am Griff abstützt [37]. Hach empfiehlt 1981 die Hängelage unter zusätzlicher Verwendung eines Tourniquets auf Knöchelhöhe [18]. Lea Thomas schlägt noch 1982 eine zusätzliche Stauschlauchkompression auf Kniehöhe vor, um den raschen Kontrastmittelabfluß zu verzögern [23].

Diese unterschiedlichen Lagerungskonzepte machen deutlich, wie wichtig auch Details in der Untersuchungstechnik für eine qualitativ einwandfreie phlebographische Darstellung sind, wobei die Entlastung des zu untersuchenden Beines aber auch die Verwendung eines Tourniquets den vorrangigen Kontrastmittelzufluß zu den subfaszial gelegenen *tiefen* Beinvenen fördern sollen, deren überlagerungsfreie Darstellung der Grundinformation jeder Phlebographie in der Unterscheidung zwischen einer primären und sekundären Varikose dient. Die *primäre* Leitvenenfüllung ist Voraussetzung für eine eindeutige Bewertung der Funktion von Perforansvenen und Mündungsklappen der epifaszialen Sammelvenen in der Varizendiagnostik (Abb. 28.10).

Venenpunktion und Phlebographie-Set

Während allgemein der manuellen Injektion des Kontrastmittels der Vorzug gegeben wird, verwendet Schmitt seit 1977 die maschinelle Injektion über eine Braunüle (was gelegentlich eine Venae sectio erforderlich macht; [41]). Die Dokumentation in 2 Untersuchungsgängen mit einer Serie in sagittaler und einer zweiten in seitlicher Projektion wird von Lea Thomas und Schmitt gleichermaßen für erforderlich gehalten [23, 41].

Wir punktieren – wenn möglich – die V. hallucis dorsalis am ca. 60° stehenden Patienten unter Knöchelkompression, nötigenfalls nach kurzem Bad des Fußes in handwarmem Wasser. Der Fuß ruht auf einem Aufsatz auf der Fußleiste des Kipptisches und kann somit voll in die Durchleuchtung einbezogen werden. Wir verwenden ein Butterfly-Punktions-Set mit 1er-Nadel (kurzgeschliffen) und 80 cm langem Verbindungsschlauch, ferner 2 mit insgesamt 50 ml Kontrastmittel gefüllte 20-ml-Plastikspritzen zur *Handinjektion*, um durchleuchtungsgesteuert sparsam injizieren

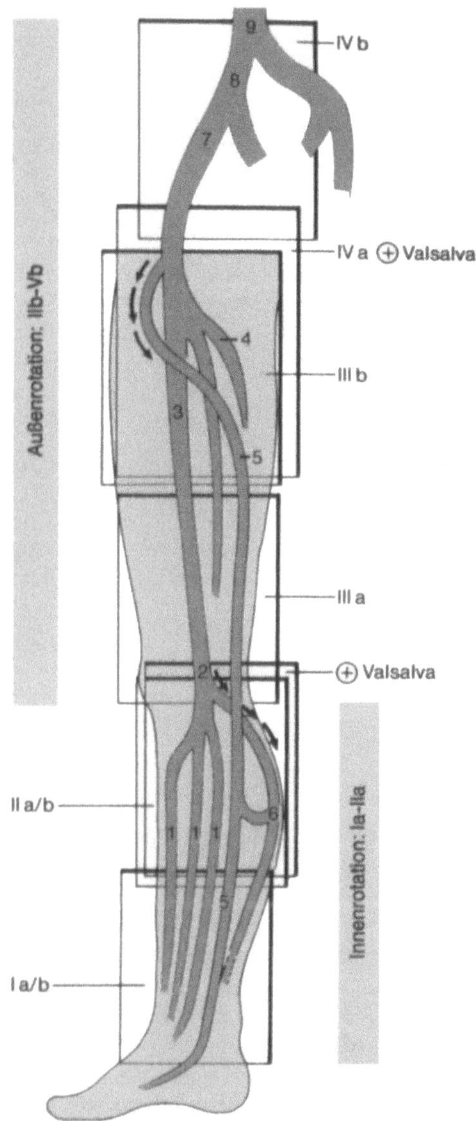

Abb. 28.9. Strategie und Dokumentation bei der aszendierenden Preßphlebographie: Routinemäßiger Einsatz des Valsalva-Preßversuchs zur Prüfung der Klappensuffizienz von Leitvenen, Vv. perforantes und Krossen der Saphena-Stammvenen. *Dokumentation* mit Filmformat 30×40 (zweigeteilt); überlappende Dokumentation. Innenrotation *(I–IIa)*. Außenrotation *(IIb–Vb)*. Valsalva-Preßversuch auf Kniekehlen- und Leistenhöhe. *Kipptischstellung* 45° *(I–IV)*; 5° („second look"). *1* Leitvenen, Unterschenkel. *2* V. poplitea. *3* V. femoralis superficialis. *4* V. femoralis profunda. *5* V. saphena magna. *6* V. saphena parva. *7* V. iliaca externa. *8* V. iliaca communis. *9* V. carva inferior

zu können und zugleich evtl. Widerstände bei veränderter Nadellage und beginnender Extravasation rechtzeitig zu erfassen. Der periphere Punktionsort auf der tibialen Seite fördert den gleichmäßig verteilten Kontrastmittelabfluß über die Fußperforanten und Plantarvenen in das Unterschenkelleitvenensystem und begünstigt die hintere tibiale Leitvenengruppe (mit ihren Beziehungen zu den häufig insuffizienten „Schlüsselperforanten" der Gruppen Cockkett I–III, der Sherman- und Boyd-Gruppe).

Strategie der phlebographischen Darstellung (s. Abb. 28.9)

Wir beschreiben im folgenden eine Kombinationstechnik [48, 50], die im wesentlichen auf den Methoden von May u. Nissl [39] sowie von Hach [18] basiert. Wir beginnen die Kontrastmittelinjektion bei 45°-Kipptisch-Winkeleinstellung (zur Thrombosediagnostik schwerstkranker Patienten notfalls auch in kleineren Winkelgraden oder in Flachlagerung). Der Patient entlastet während der ganzen Untersuchung die darzustellende Extremität und stützt sich mit beiden Händen auf Haltegriffe, die seitlich am Kipptisch angebracht sind (eine Hängelage, die nur wenigen Patienten zugemutet werden kann, wird dadurch überflüssig.)

Das *Tourniquet* (das ggf. nachgespannt wird) bleibt über die gesamte Injektionszeit (meist bis zur Füllung der V. poplitea) geschlossen und wird dann gelöst. Der Fuß wird nach Dokumentation bis zum Knie einschließlich durch den Untersucher in eine nichtforcierte Außenrotation gebracht und verbleibt in dieser Position bis zum Ende der Untersuchung (Abb. 28.11).

Bei Varikose der Leitvenen („Atonie") mit Klappeninsuffizienz ist oft eine Kontrastmittelstase (mitunter ein regelrechtes „Versacken" in den Unterschenkelgefäßen) zu beobachten. Durch manuelle Wadenkompression läßt sich die Kontrastierung der höher gelegenen Etagen ohne zusätzliche Nachinjektion von Kontrastmittel erreichen (Abb. 28.12). Gleiches gilt für die anschließende Dokumentation der Beckenetage (s. Abb. 28.13b). Eine frühe Dokumentation der sich füllenden Unterschenkelleitvenen sichert die überlagerungsfreie Darstellung vor späteren Refluxeffekten in epifasziale Varizenkonvolute.

Das *VALSALVA-Manöver* findet bei der Varikosediagnostik regelmäßig auf Höhe de Saphena-parva-Mündung (s. Abb. 28.11) und Krosse der V. saphena magna (Abb. 28.13) unter kräftiger Bauchpresse statt (die mit dem Patienten zweckmäßigerweise vorher geübt wird). Weitere Valsalva-Preßversuche empfehlen sich zum Nachweis der Leitvenen-Taschenklappen auf Knie-Oberschenkel-Niveau und zur Darstellung von Reflux in proximale Perforansinsuffizienzen.

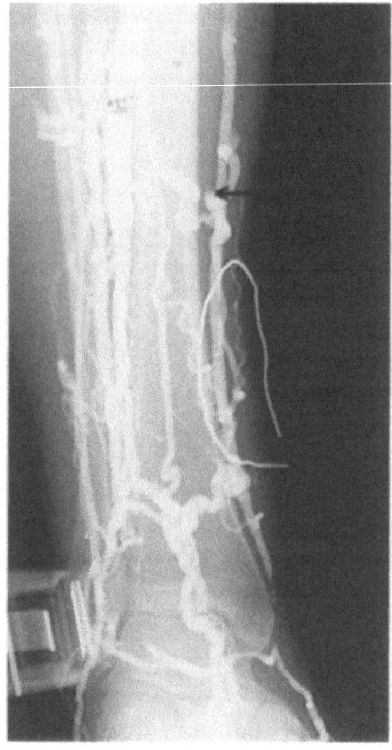

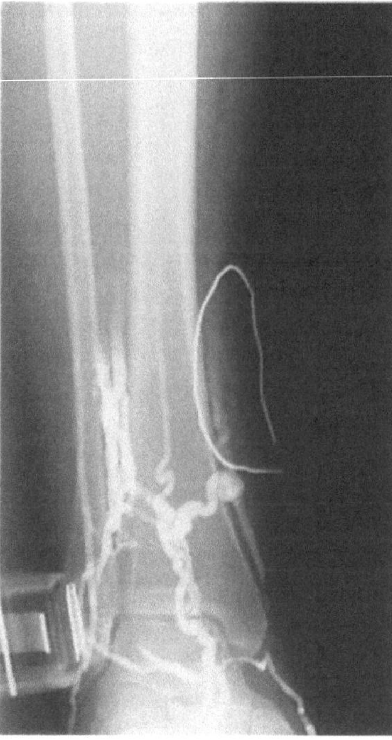

Abb. 28.10. Tourniquet (Kompressionsstauschlauch) und Markierung bei Ulcus cruris: Primär füllen sich von einer Fußrückenvene aus unter Tourniquet-Knöchelkompression die subfaszialen Leitvenen. Unterhalb eines markierten offenen Ulcus cruris (0) kontrastiert sich eine insuffiziente „Schlüsselperforans Cockett I" mit sog. „Blow out" und Füllung der hinteren Bogenvene (←)

Zur Dokumentation der i.a. klappenlosen Beckenvenenetage kann der Patient meist schon flacher gelagert werden.

Abschließend führen wir regelmäßig eine Durchleuchtung am *liegenden* Patienten durch, die rückläufig im „second look" (Abb. 28.9 und 28.14) bis zur außenrotierten Wade durchgeführt wird. Wir dokumentieren bei Bedarf den Reflux in Stamm- und Seitenastvarizen, Perforanten und Varizen im Bereich von Soleus- und Gastroknemiuspunkt. Dazu empfiehlt sich eine Film-Exposition mit niedrigen kV-Werten, wobei – unter Unterbelichtung der Leitvenen – die epifaszialen Varizen-Befunde durch KM-Rezirkulation meist vollständig zur Darstellung gelangen.

28.2.2 Varikographie

Die Methode ersetzt uns praktisch in allen Fällen die von Martinet und Gullmo entwickelte transfemorale und retrograde Preßphlebographie [48, 50].

Wir sehen die Indikation im Anschluß an die antegrade Beinphlebographie, wenn sich Diskrepanzen zwischen dem klinischen Bild (Seitenastvarikose, Dow-Zeichen, Parva-Varikoseverdacht in der Kniekehle etc.) und der phlebographischen Darstellung ergeben, aber auch wenn sich in der primären Dokumentation Befunde wie Schlüsselperforansinsuffizienzen, Krosseninsuffizienzen der Saphenastämme oder die Stadien der Stammvarikose nicht ausreichend klar abgebildet haben und für den gezielten operativen Eingriff herausgearbeitet werden müssen. Wir fassen die Methode immer als ein *ergänzendes*, wenn auch eigenständiges Verfahren auf. Wir führen die Varikographie in der Mehrzahl der Fälle direkt im Anschluß an die antegrade Beinphlebographie und Phlebodynamometrie durch.

Lagerung des Patienten

Die Punktion führen wir am stehenden Patienten durch, da sich dann die meist leicht verschieblichen Varizenkonvolute am besten gefüllt haben und fixieren lassen (Abb. 28.15). Die Untersuchung beginnt in der Regel mit der Horizontallagerung. Das Verteilen der injizierten Kontrastmittelvolumina erfolgt zwischen + 5° und 5° des Kipptisches. Nur zur Füllung der Unterschenkelvarizen ist ein weiteres Aufrichten gegen Ende der Untersuchung sinnvoll [32].

Abb. 28.11a,b. Innen- und Außenrotation: **a** Bei *Innenrotation* (vgl. Untersuchungsprogramm Abb. 9) füllt sich handbreit unter dem Kniegelenk ein Varizenkonvolut. Zuordnung? **b** In *Außenrotation* ist bei doppelläufiger V. poplitea(←1) mit direkter tiefer Profundakommunikation (←2) eine subfasziale Stammvarikose der V. saphena parva (Stadium II; ←3) dargestellt, die über eine insuffiziente May-Perforansverbindung (←4) mit der V. saphena magna am Gastroknemiuspunkt kommuniziert (←5). (←6 Mündung der V. saphena parva)

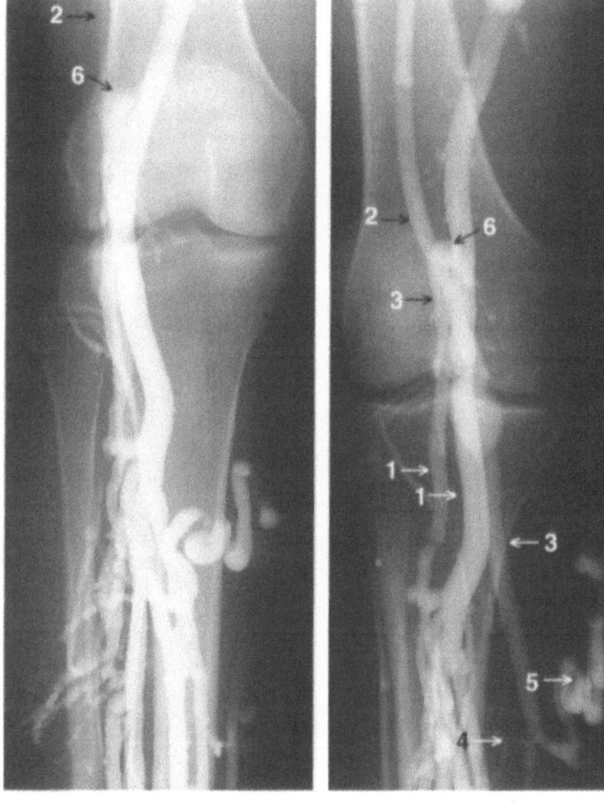

Venenpunktion und Phlebographieset

Wir punktieren eine geeignete Varize tangential mit einer 21-Butterfly-Nadel und injizieren über einen kurzen Verbindungsschlauch eine Kontrastmittel-Kochsalz-Lösung (Mischungsverhältnis 1:1; Jodkonzentration 150 mg J/ml) langsam und unter Durchleuchtungskontrolle per Hand [48]. Die Wahl des *Punktionsortes* richtet sich nach der Fragestellung. Bei Seitenastvarikose am Oberschenkel und Rezidivbefunden im ehemaligen Saphena-magna-Krossenbereich („inguinales Varizenbeet") empfiehlt sich eine proximale Punktion. Bei Varikosebefunden im Saphena-parva-Bereich (Kniekehle, Soleus- und Gastroknemiuspunkt) empfiehlt sich die Punktion einer nachbarschaftlich gelegenen oberen Vene. Bei Darstellung von lokalen Perforansinsuffizienzen kann der Dow-Punkt (d. h. die Stelle des sog. „blow out") direkt punktiert werden. Valsalva-Preßversuch und manuelle Kompression empfehlen sich weniger, da leicht Überlagerungseffekte entstehen. Bei Unklarheit an der vorderen oder hinteren Konvexität lassen sich Befunde unter Durchleuchtung leicht mittels einer Kornzange orten (durch deren Kompression ggf. auch Refluxeffekte „umverteilt" werden können). In jedem Fall „diktiert" die vorangehende antegrade phlebographische Darstellung, wie zweckmäßigerweise vorzugehen ist (Abb. 28.16–28.18).

28.2.3 Nachsorge, Nebenwirkungen, Komplikationen

Nachsorge

Sie gilt vor allem dem raschen Abtransport des applizierten Kontrastmittels nach Abschluß der Untersuchung. Wir beenden die phlebographische Darstellung routinemäßig mit einer leichten Kopftieflagerung des Patienten und injizieren NaCl-Lösung per Hand. Nach Darstellung großer Varizenkonvolute „tonisieren" wir die Wade durch manuelle Kompression (nur beim Nachweis frischer Thromben unterbleibt jede weitere manuelle Maßnahme am kranken Bein.) Am Fuß wird im Punktionsbereich ein zirkulärer, relativ stramm sitzender Pflaster-Kompressionsverband für maximal 45–60 min angelegt. Am Unter- oder Oberschenkel legen wir über einem Kompressionstupfer über Kreuz ebenfalls einen stramm sitzenden

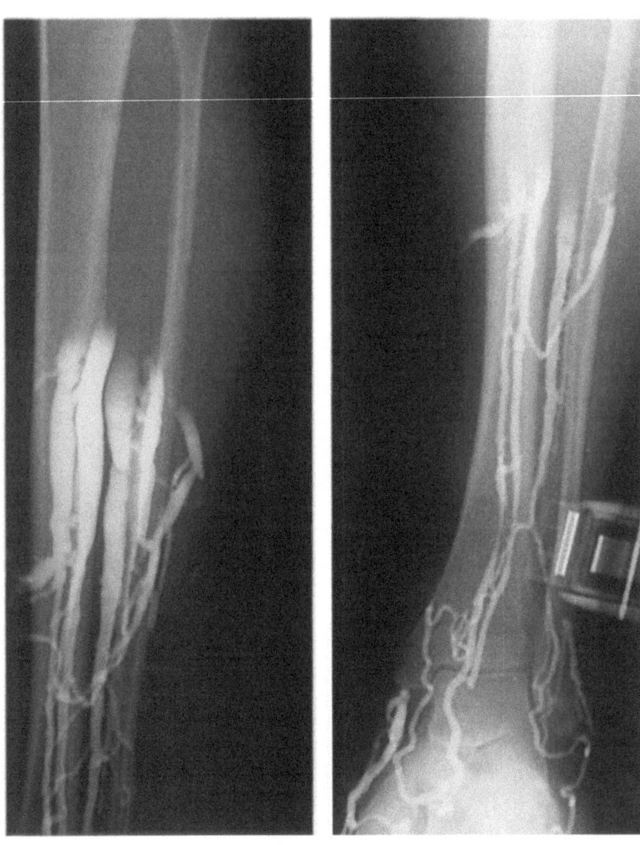

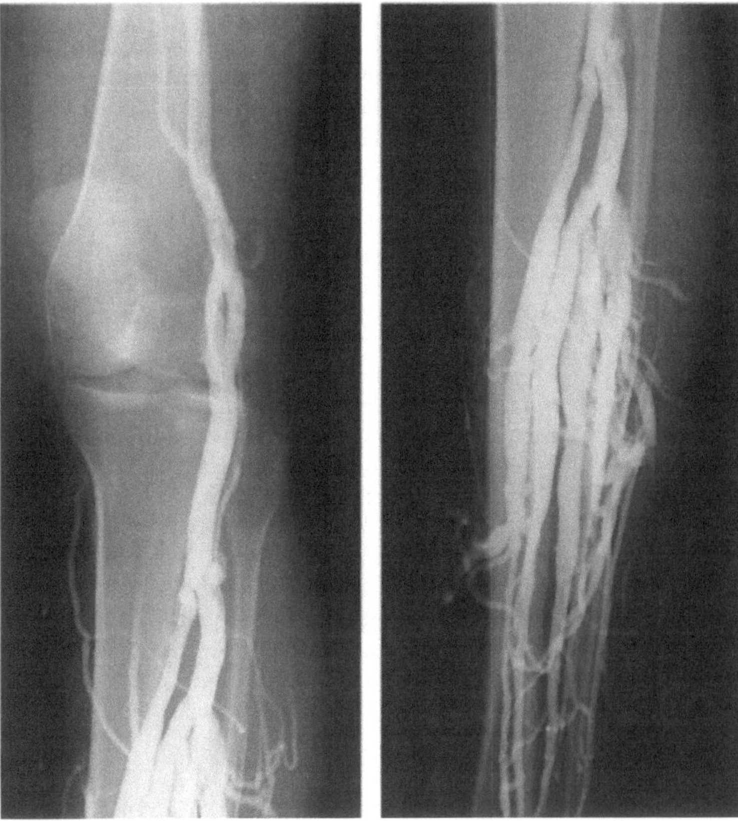

Abb. 28.12a,b. *Manuelle Kompression.* **a** Unter Tourniquet füllen sich die spindelförmig varikös erweiterten, klappeninsuffizienten Unterschenkelleitvenen vorrangig. Das Kontrastmittel stagniert auf mittlerem Unterschenkelniveau (injiziertes Volumen: 50 ml). **b** Nach manueller distaler Unterschenkelkompression sind der Tibiofibulartrakt und die V. poplitea gefüllt, ohne daß weiteres Kontrastmittel injiziert werden mußte

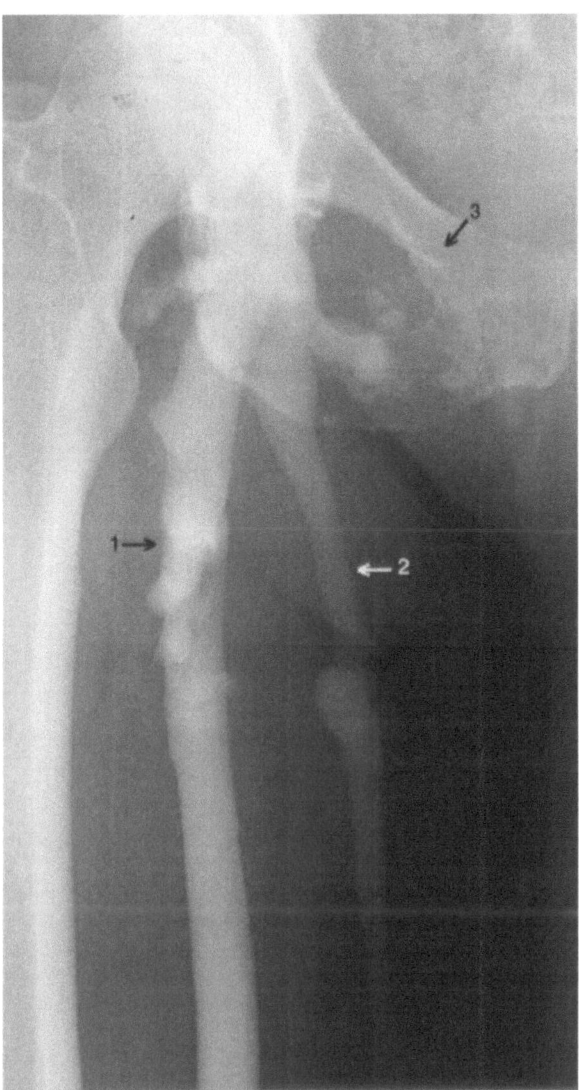

a

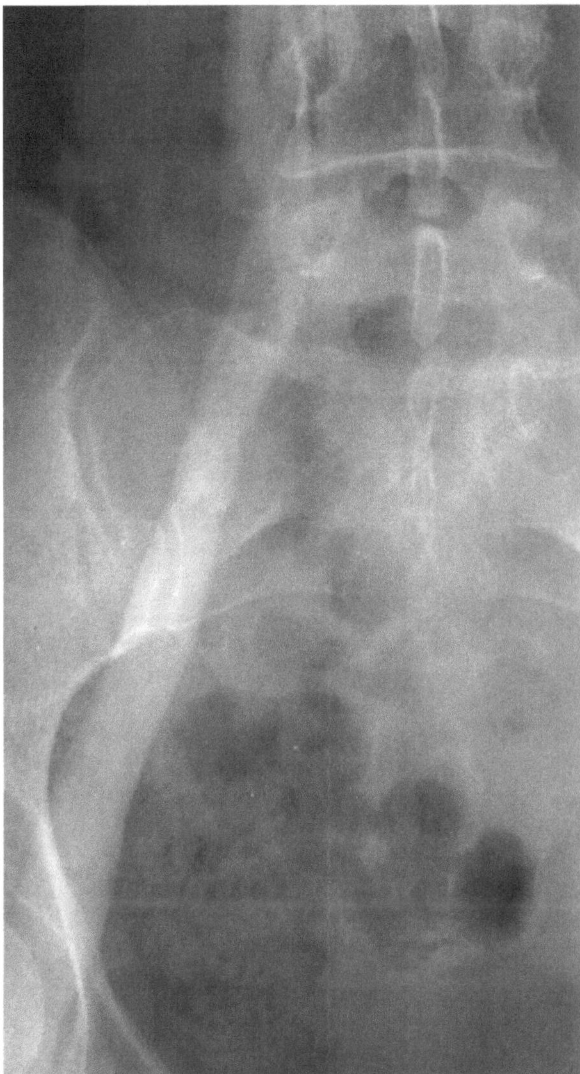

b

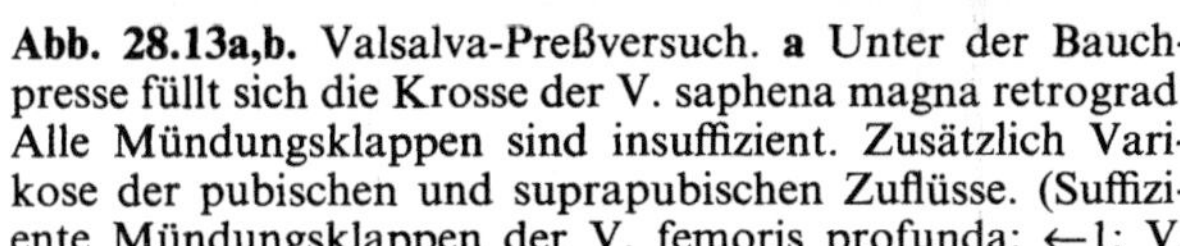

Abb. 28.13a,b. Valsalva-Preßversuch. **a** Unter der Bauchpresse füllt sich die Krosse der V. saphena magna retrograd: Alle Mündungsklappen sind insuffizient. Zusätzlich Varikose der pubischen und suprapubischen Zuflüsse. (Suffiziente Mündungsklappen der V. femoris profunda: ←1; V. saphena magna: ←2; Äste der V. pudenda externa: ←3). **b** Die Zielaufnahme der Beckenetage zeigt orientierend einen unbehinderten Kontrastmittelabfluß in die untere Hohlvene. Die Aufnahme ist obligater Bestandteil jeder Bein-Becken-Phlebographie

Pflasterstreifen für 1 h an. Von einer zusätzlichen Bandagierung sehen wir im allgmeinen ab. Auch ein Kompressionsstrumpf sollte erst nach Abnahme des Pflasterverbands wieder angelegt werden. Alle Patienten, die gehfähig sind, werden zu einem 20minütigen Spaziergang aufgefordert. Bettlägrige Patienten sollten in regelmäßigen Abständen Fuß-Wippbewegungen durchführen. Auch hier wird ein Druckverband (z.B. bei fortlaufender Heparintherapie) für nicht länger als 1 h angelegt.

Zur Förderung der Diurese empfehlen wir das Trinken von ca. 1l Flüssigkeit (Tee, Mineralwasser etc.).

Diese seinerzeit für die Verwendung hyperosmolaler ionischer Kontrastmittel entwickelten und allgemein bewährten Schutzmaßnahmen halten wir auch bei Untersuchung mit niederosmolalen nichtionischen Kontrastmitteln weiterhin für sinnvoll, da in Varizenkonvoluten am liegenden Patienten – ohne Manipuation – oft noch nach 10–15 min Kontrastmittel-Restdepots unter Durchleuchtung nachweislich sind [47].

Risiken bei KM-Extravasat am Punktionsort und bei längerem Kontakt mit der Venen-Intima (Phlebitis, Thrombophlebitis) bezogen sich auf die

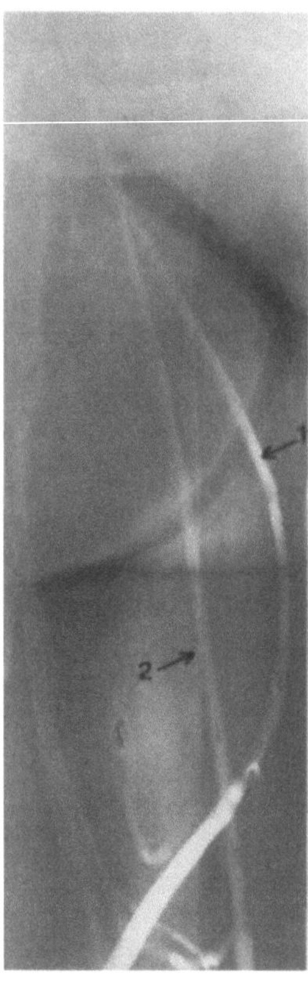

Abb. 28.14. „Second look" (Nachschau am liegenden Patienten): Oft ergeben sich bei der Nachschau im Liegen zusätzliche wertvolle Informationen, insbesondere im Bereich der epifaszialen Venen. Hier: Kontrastierung einer varikösen V. femoropoplitea, welche kontinuierlich in die ebenfalls variköse V. saphena magna accessoria med. übergeht („Giacomini-Anastomose"←1). Der Stamm der V. saphena magna ist suffizient (←2). Befund bei Stammvarikose der V. saphena parva

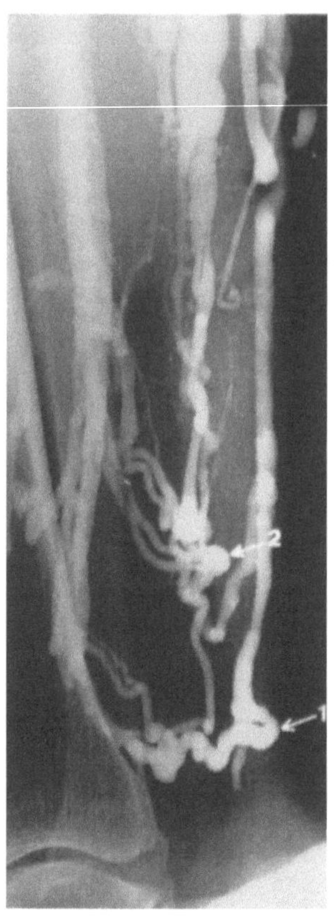

Abb. 28.16. Varikographie: In *Außenrotation* füllen sich retrograd aus der punktierten V. saphena magna die im epifaszialen Abschnitt stammvariköse V. saphena parva mit Schlüsselperforansinsuffizienz der Gruppen: Bassi (←1) und der „12-cm-Perforans" (←2) am aufgerichteten Patienten

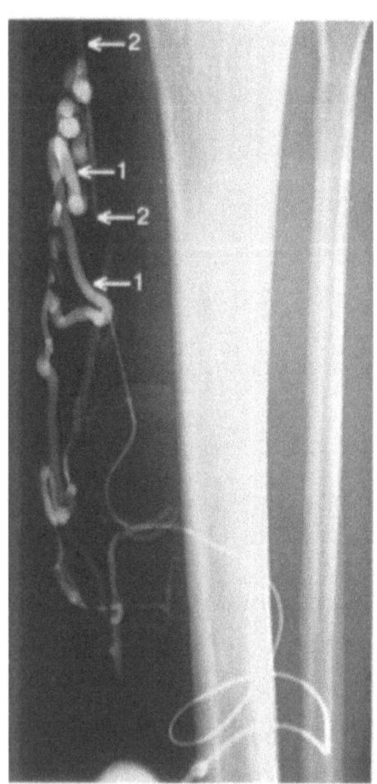

Abb. 28.15. Varikographie: Punktiert ist der proximale Abschnitt der varikös entarteten V. arcuata cruris post. (hintere Bogenvene; ←1). Konfluens zum Stamm der V. saphena magna (←2)

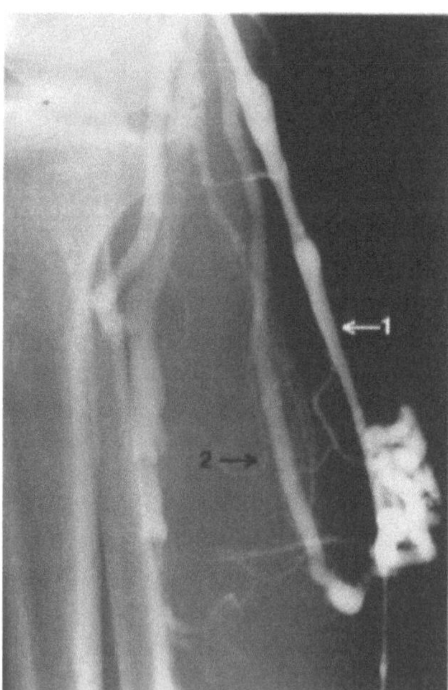

Abb. 28.17. Varikographie. Punktion eines Varizenkonvolutes am *Gastroknemiuspunkt* in Außenrotation: Es füllen sich die subfasziale stammvariköse V. saphena parva (←1) und über eine Schleife eine der Gastroknemiusmuskelvenen (←2). Stammvarikose im Stadium II bei suffizienten Mündungsklappen (vgl. Abb. 28.11b)

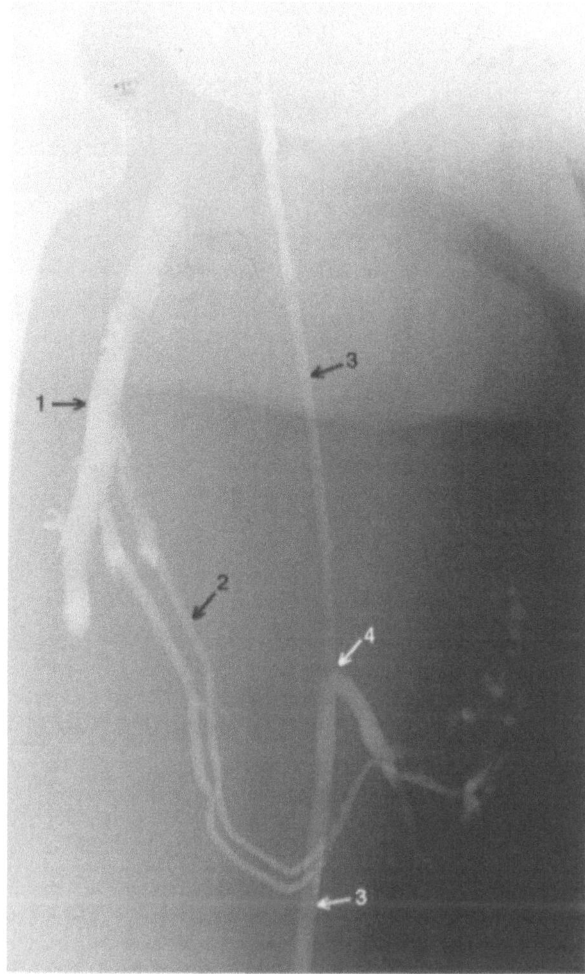

Abb. 28.18. Varikographie: Inkomplette Stammvarikose der V. saphena magna, aufgrund Dodd-Perforansinsuffizienz. Oberer Insuffizienzpunkt (←4); (Femoralvene; ←1); Perforansgruppe Dodd (←2); V. saphena magna, suffizienter und insuffizienter Abschnitt (←3)

hyperosmolalen trijodierten Kontrastmittel [47] und können heute vernachlässigt werden.

Nebenwirkungen, Komplikationen

Häufig, besonders bei Punktionsschwierigkeiten und bei ängstlichen Patienten, kommt es zu einer *orthostatischen Kollapsneigung*. Da sich diese meist zu Beginn der Untersuchung und vor Kontrastmittelapplikation abzeichnet, empfiehlt es sich, den Patienten möglichst rasch mit dem Kipptisch kopftief zu lagern. Bei Kollapstendenz gegen Ende der laufenden Untersuchung versuchen wir u. U. unter flacher Lagerung die Diagnostik zum Abschluß zu bringen, solange der Patient ansprechbar und untersuchungsfähig bleibt.

Kontrastmittelreaktionen sind meist *anaphylaktoider* Art, d.h. es treten allergieartige Beschwerden während oder nach Abschluß der Untersuchung auf. Es empfiehlt sich deshalb, den venösen Zugang solange aufrecht zu erhalten, bis die Röntgenaufnahmen entwickelt und durchgesehen sind. Verspätete Reaktionstypen werden eher selten beobachtet [47].

Therapie des anaphylaktischen Schocks auf Kontrastmitteinjektion [18]:

Flachlagerung des Patienten; falls nicht vorhanden:
Anlegung eines *venösen Zugangs* mit großkalibriger Verweilkanüle,
Suprarenin; Injektion von +0,5–1 ml der 1:10 verdünnten Lösung Suprarenin; gegebenenfalls Wiederholung nach 2–10 min; bei Asystolie intrakardiale Injektion,
Plasmasteril; möglichst schnelle Infusion von 500 ml und mehr,
Urbason solubile forte 1000; intravenöse Injektion des mit 10 ml Aqua destillata aufgelösten Inhalts von 1 Ampulle,
Dopamin-Nattermann; Dauerinfusion von 1 Ampulle Dopamin zu 50 mg/10 ml in 250 ml Infusionslösung; Tropfgeschwindigkeit 20–40/min oder mehr mit Erhaltung des systolischen Blutdrucks auf 80 mm Hg.
Kardiopulmonale Reanimation; gegebenenfalls vorrangig.

Bei bekannter *Allergieanamnese* ist mit dem Patienten in sorgfältiger Abwägung zu klären, ob die Phlebographie zwingend indiziert ist bzw. ob alternative diagnostische Verfahren zur Anwendung kommen können. Erscheint die Durchführung einer Phlebographie unabdingbar, ist eine schriftliche Einwilligung des Patienten dringend anzuraten.

Wir führen sodann eine *Allergieprophylaxe* durch und weichen, falls ein bestimmtes Kontrastmittel ursächlich gemacht wurde, auf einen anderen nichtionischen Jodträger aus (von der Erfahrung ausgehend, daß nur bei einem Teil der Patienten eine echte *Jod*-Überempfindlichkeit Ursache der Anaphylaxie ist).

Empfehlenswerter Arzneimittelvorrat für leichte Zwischenfälle bei der Phlebographie [18]:

Plasmasubstitute
Gelifundol (2 Flaschen zu 500 ml) und Infusionsbestecke.

Trägerlösung für Medikamente
Isotone Kochsalzlösung 0,9% Braun (2 Flaschen zu 250 ml).
Kreislaufmittel
Effortil (Etilefrin 10 mg; 1 OP mit 6 Ampullen zu 1 ml).
Antihistaminilka
Calcium Horm (Kalziumgluconal 10%; 1 OP mit 5 Ampullen zu 10 ml).
Kortikosteroide
Urbason solubile 40 mg (Methylprednisolon 40 mg; 1 OP mit 3 Ampullen und Lösungsmittel)
Broncholytika
Euphyllin 0,24 (Theophyllin 240 mg; 1 OP mit 5 Ampullen zu 10 ml).

Bei der Kombination von Phlebographie und peripherer blutiger Venendruckmessung (Phlebodynamometrie) schließen wir die Druckmessung stets der bildlichen Darstellung an, um mit den apparativen Funktionstests gezielte, weiterführende Informationen auf der Basis des phlebographischen Befundes ausarbeiten zu können.

Ergeben sich aus der antegraden Bein-Becken-Venendarstellung Hinweise auf näher abzuklärende Venenbefunde auf dem Niveau der Beckenetage und dem Abflußbereich der unteren Hohlvene, empfiehlt sich die weitergehende Darstellung dieser Abschnitte.

In der *Thrombosediagnostik* ist dies in der Mehrzahl der Fälle über die bereits erfolgte Fußvenenpunktion möglich: nach Dokumentation der Beinvenenabschnitte kann mit einem temporären Oberschenkelstau durch Tourniquet-Kompression Kontrastmittel „gesammelt" werden, welches – nach Öffnen des Tourniquets – bei Flachlagerung des Patienten bolusartig zur verbesserten Kontrastierung des zentralen Abflusses oder zur Darstellung der Kollateralwege nutzbar gemacht wird. Die gleiche Technik optimiert auch die Aussage über thrombotischen Verschluß und Alter der Thrombose auf dem Niveau Knie und distaler Oberschenkel, wenn sich – anhand von Unterschenkelleitvenenverschlüssen – zunächst nur epifasziale Sammelvenen kontrastiert haben. Wir setzen also nach der einleitenden Tourniquet-Kompression auf Knöchelniveau die Darstellung mit einem Oberschenkelstau fort und „erzwingen" damit die Zuflüsse über Perforanten, Soleus- und Gastroknemiusmuskelvenen in die Vv. poplitea und femoralis superfacialis, sofern dort noch ein Abfluß möglich ist [51] (Abb. 28.19).

Hagen hat 1986 die DSA-Technik als Ergänzungsuntersuchung für den Bereich Beckenetage

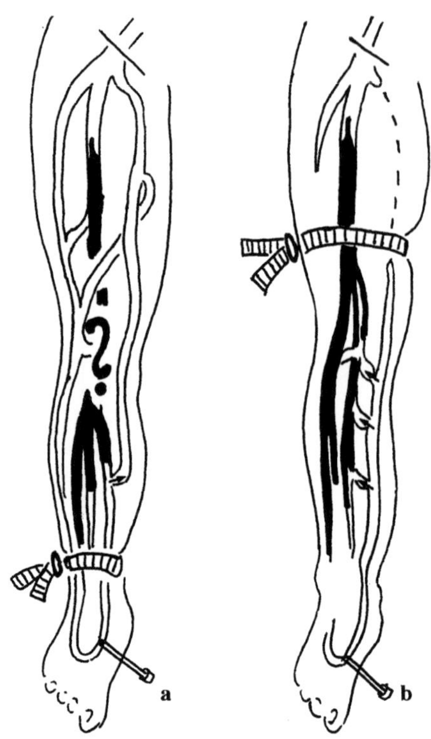

Abb. 28.19a,b. Thrombose im Kniebereich. **a** Bei thrombotischem Verschluß der Unterschenkelleitvenen kann der komplette Kontrastmittelfluß trotz Knöchelstau über das epifastiale Venensystem erfolgen. Die Nichtdarstellung im Popliteal- und distalen Femoralis-superficialis-Venenbereich kann Artefaktbefund sein. **b** Durch Umsetzen des Tourniquets auf den distalen Oberschenkel wird der epifasziale Abfluß blockiert. Über die Perforanszuflüsse stellt sich – falls offen – auch der knienahe Leitvenenbereich dar. Das Öffnen des Tourniquets dient danach zur verbesserten Darstellung des Beckenvenenabflusses

und Abdomen vorgeschlagen und nutzt dazu gleichfalls den pedalen Venenzugang der Grunduntersuchung [19].

Werden detailgenaue Information im Ein- und Durchfluß der Beckenetage sowie auf dem Niveau der unteren Hohlvene gewünscht, wie sie z.B. beim Beckenvenensporn, Venenanomalien, Kompressionssyndrom oder bei umflossenen zentralen Thromben vor Kavafilterung erforderlich sind, empfiehlt sich die ein- oder beiderseitige *transfemorale Venendarstellung*, mit welcher gleichfalls morphologische *und* funkionelle Befunde in Kombination mit einer *zentralen* blutigen Venendruckmessung (ZP) geklärt werden können.

Zur Indikationsstellung, Technik und Bewertung s. Abschn.27.2, S. 543

Literatur

1. Almén T, Nylander G (1962) Serial phlebography of the normal lower leg during muscular contraction and relaxation. Acta Radiol (Stockholm) 57:264
2. Arnoldi CC (1961) A comparison between the phlebography picture as seen in dynamic intraosseus phlebography and the clinical signs and symptoms of chronic venous insufficiency. J Cardiovasc Surg (Torino) 2:184
3. Bauer G (1940) A venographic study of thrombembolic problems. Acta Chir Scand 84 (Suppl): 61
4. Beberich J, Hirsch S (1923) Die röntgenographische Darstellung der Arterien und Venen am lebenden Menschen. Münch Klin Wochenschr 49: 2226
5. Bettmann MA, Robbins A, Braun SD et al. (1987) Contrast venography of the leg: Diagnostic efficacy, tolerance and complication rates with ionic and nonionic contrast media. Radiology 165:113
6. Bücheler E, Düx A, Venbrocks HP (1968) Die direkte vertebrale Venographie bei lumbalen Bandscheibenhernien. Fortschr Rontgenstr 109:593
7. Chidekel N (1968) Female pelvic veins demostrated by selective renal phlebography with particular reference to pelvic varicosities. Acta Radiol Diagn 7:193
8. De Weese JA, Rogoff SM (1959) Functional ascending phlebography of the lower extremity by serial long film technique. AJR 81:854
9. Dintza A (1951) Technik und Bedeutung der Venographie der Extremitäten. Radiol Clin (Basel) 20:198
10. Dos Santos J (1938) La phlebographic directe. Conception, technique, premiers résultats. J Intern de Chir 3:625
11. Ferris EJ, Hipona FA, Kahn PC, Phillips E, Shapiro JH (1969) Venography of the inferior vena cava and its branches. Williams Wilkins, Baltimore
12. Fuchs WA (1964) Vena cava inferior. In: Diethelm L, Olsson O, Strnad F, Vieten H, Zuppinger A (Hrsg) Handbuch der medizinischen Radiologie. Springer, Berlin-Heidelberg Bd. X/3
13. Gansau H (1955) Retrograde Füllung der Beckenvenen durch perkutane Punktion der Vena cava inferior. Chirurg 26:375
14. Gillot C, Hureau J (1961) La cavographie segmentaire – note préliminaire et présentation d'une sonde. Presse Med 69:193
15. Greitz T (1954) The technique of ascending phlebography of the lower extremity. Acta Radiol 42:421
16. Guilhem P, Baux R (1954) La phlébographie pelvienne par voie veineuse, osseuse et utérine. Masson, Paris
17. Gullmo A (1963) The phlebographic Trendelenburg-Test. Brit J Radiol 36:812
18. Hach W (1985) Phlebographie der Bein- und Beckenvenen 2. Aufl. Schnetztor, Konstanz
19. Hagen B (1986) Die radiologische Diagnostik der akuten Bein- und Beckenvenenthrombose. Angio 8:355
20. Kahn PC, Nikrosz LV (1967) Selective angiography of the adrenal glands. AJR 101:739
21. Kaufmann JJ, Burke DE (1956) Abdominal venography; technique of Roentgen visualization of the inferior vena cava. AJR 76:807
22. Kjellberg SR (1943) Die Mischungs- und Strömungsverhältnisse von wasserlöslichen Kontrastmitteln bei Gefäß- und Herzuntersuchungen. Acta Radiol 24:433
23. Lea Thomas M (1982) Phlebography of the lower limb. Chruchill Livingstone, Edinburgh London Melbourne New York
24. Lea Thomas M (1983) Phlebographie. In: Ansell G (Hrsg) Komplikationen in der Röntgendiagnostik. Enke, Stuttgart
25. Lindblom K (1941) Phlebographische Untersuchung des Unterschenkels bei Kontrastinjektion in eine subkutane Vene. Acta Radiol 22:288
26. Magnus L, Göbbeler T, Löhr E (1970) Eine verbesserte Methode der funktionellen aufsteigenden Beinphlebographie. Fortschr Rontgenstr 113:190
27. Martinet JD (1959) Die retrograde Preßphlebographie. In: May R, Nißl R (Hrsg) Die Phlebographie der unteren Extremität. Thieme, Stuttgart
28. Masoni A (1957) Catheterization of the right adrenal vein in man. Acta Med Scand 159:225
29. May R, Nißl R (1952) Über die „Venoskopie“ der unteren Extremitäten. Fortschr Rontgenstr 76:6
30. May R, Nißl R (1973) Die Phlebographie der unteren Extremitäten, 2. Aufl. Thieme, Stuttgart
31. May R, Partsch H, Staubesand J (Hrsg) (1981) Venae perforantes. Urban Schwarzenberg, München Wien Baltimore
32. Mignon G (1990) Varikographie. In: Weber J, May R: Funktionelle Phlebologie. Phlebographie, Funktionstests, Interventionelle Radiologie. Thieme, Stuttgart
33. Müller-Wiefel H (1974) Untersuchungen zur Hämodynamik in Venen der unteren Extremitäten. Schattauer, Stuttgart
34. Netzer CO (1979) Die Wertigkeit der verschiedenen Untersuchungsverfahren in Forschung und Routine. In: Ehringer H, Fischer H, Netzer CO, Schmutzler R, Zeitler E (Hrsg) Venöse Abflußstörungen. Enke, Stuttgart
35. Nowak D, Weber J, Bützow GH (1977) Occlusionsphlebographie, Fortschr Rontgenstr 127:222
36. Partsch H (1981) Venendruckmessung in der Phlebologie. Hautarzt 32:53
37. Rabinov K, Paulin S (1972) Roentgen diagnosis of venous thrombosis in the leg. Arch Surg 104:134
38. Rapport AM (1951) Hepatic venography. Acta Radiol 36:165
39. Ratschow M (1930) Uroselektan in der Vasographie unter spezieller Berücksichtigung der Varicographie. Fortschr Rontgenstr 42:37
40. Reuter SR, Blair AJ, Bookstein JJ, Steingart DE (1967) Adrenal venography. Radiology 89:805
41. Schmitt HE (1977) Aszendierende Phlebographie bei tiefer Venenthrombose. Huber, Bern Stuttgart Wien
42. Schneider H, Fischer H (1979) Die chronisch-venöse Insuffizienz. Enke, Stuttgart
43. Seldinger SJ (1953) Catheter replacement of the needle in percutaneous arteriography. A new technique. Acta Radiol 39:368
44. Théron J, Moret J (1978) Spinal phlebography. Lumbar and cervical techniques. Springer, Berlin Heidelberg New York
45. Vassilev Y (1962) Etude radiologique de la veine spermatique gauche dans les varicocèles idiopathiques. Presse Med 70:704
46. Weber J (1978) Röntgenologische Diagnostik der Varizen der unteren Extremitäten. Langenbecks Arch Chir 347:209
47. Weber J (1991) Kontrastmittel-bedingte Nebenwirkungen und Komplikationen der Phlebographie. In: Peters PE, Zeitler E (Hrsg) Röntgen-Kontrastmittel. Nebenwirkungen, Prophylaxe, Therapie. Springer, Berlin Heidelberg New York Tokyo

48. Weber J (1991) Phlebographie, Qualitätssicherung bei der Kontrastmitteldarstellung. In: Peters PE, Zeitler E (Hrsg) Röntgenkontrastmittel. Nebenwirkungen, Prophylaxe, Therapie. Springer, Berlin Heidelberg New York
49. Weber J, Lübcke P (1983) Bedeutung der Phlebographie zur Indikationsstellung und Therapie-Kontrolle frischer Iliofemoralvenen-Thrombosen. In: Trübestein G, Etzel F (Hrsg) Fibrinolytische Therapie. Schattauer, Stuttgart New York
50. Weber J, May R (1990) Funktionelle Phlebologie. Phlebographie, Funktionstests, Interventionelle Radiologie. Thieme, Stuttgart
51. Weber J, Ritter H (1995) Phlebographie bei frischer Bein-Beckenvenenthrombose. In: Weber J, Loose DA (Hrsg) Thrombose, Lungenembolie, Postthrombotisches Syndrom. Trends in Diagnostik und Therapie. Einhorn-Presse, Reinbek
52. Weber J, Wirth W, Brunner U (1973) Die frische Iliofemoralvenenthrombose. II. Mitteilung: Ergebnisse der 3-Stufen-Phlebographie vor und nach operativ behandelter frischer Iliofemoralvenenthrombose (IVT). Fortschr Rontgenstr 119:666
53. Zeitler E (1979) Röntgenologische und nuklearmedizinische Diagnostik. In: Ehringer H, Fischer H, Netzer CO, Schmutzler R, Zeitler E (Hrsg) Venöse Abflußstörungen. Enke, Stuttgart

29 Ballon-Okklusionsphlebographie

J. Weber

INHALT

Rappaport hat erstmalig 1951 die Verwendung von Ballonkathetern zur *Lebervenen*druckmessung und sog. „wedge hepatic venography" (d.h. zur Lebervenendarstellung unter temporärer Ballonblockade) vorgeschlagen [30] und über seine Ergebnisse 1964 berichtet [31]. Die Methode wurde von anderen Autoren wie Belli, Galmarini, Francesco 1961 [2], Hernandez, Charleux, Bussiere 1962 [16], Osselladore, Bellinazzo 1959 [28] aufgegriffen, fand jedoch solange keine weitere Verbreitung, als Ballonkatheter nicht im Handel erhältlich waren.

Um eine verbesserte *Nierenvenen*darstellung bemühten sich Gillot, Stuhl u. Ecoiffier 1965 [13] und Takaro, Dow u. Kishev 1970 [39] unter Verwendung der temporären Ballonokklusion der Vene, während Olin u. Reuter 1965 alternativ eine Pharmakophlebographie unter temporärer arterieller Vasokonstriktion entwickelten [27].

Georgi et al. variierten das Prinzip 1975 durch temporäre arterielle Ballonblockade und gleichzeitige retrograde Katheterphlebographie der Nierenvene [12]. Obrez u. Abrams schließlich entwickelten eine Art „Pharmakookklusionsphlebographie" durch gleichzeitige Vasokonstriktion und Nierenvenen-Ballonokklusion [26].

Wir haben zusammen mit Novak u. Bützow seit 1976 Möglichkeiten und Grenzen der Ballon-Okklusionsphlebographie mit handelsüblichen Katheter- und Schleusensystemen im Bereich der Beckenvenen, der unteren Hohlvene und ihrer Zuflüsse sowie am paravertebralen Geflecht (Vv. lumbalis ascendens und acygos) analysiert.

Auch die Pulmonalisarteriographie mittels Schwemmkathetertechnik und verbesserter Darstellung durch temporäre Ballonblockade wurde von uns entsprechend untersucht [18, 22, 25, 43, 46].

29.1 Instrumentarium

Wir verwenden verschiedene handelsübliche Typen von Latexballonkathetern stets in Kombination mit einer Katheterschleuse (Abb. 29.1 a,b). Katheter, Schleusen und ihre technischen Daten sind in Tabelle 29.1 zusammengefaßt.

Die French-7-Größen sind für die Katheterangiographie entwickelt, während die aus PVC-Material gefertigten weichen Schwemmkatheter (French 5) vom Swan-Ganz-Typ für die blutige Druckmessung angeboten werden und bezüglich ihrer Injektionseigenschaften für Röntgenkontrastmittel Belastungsgrenzen aufweisen [46]. Außerdem sind die French-5-Größen i.a. für Angiographie-Führungsdrähte nicht durchgängig. Außer zu diagnostischen Zwecken dienen die Ballonkatheter – z.T. in Kombination mit koaxial einführbaren dünnen Innenkathetern (French 2,5) – auch zur interventionellen Therapie bei der Varikozelenbehandlung [34, 38, 44, 49] (Abb. 29.2).

Die Dokumentation erfolgt unter maschineller Druckinjektion (Flowsteuerung). Kontrastmittelvolumina und Flußraten zur Darstellung der zu untersuchenden Venenabschnitte sind in Tabelle 29.2 zusammengestellt.

Für die Aufzeichnung eignen sich Filmblattwechsler, Mittelformatkamera und DSA-DSV-Technik gleichermaßen. Eine Filmblattfolge von 1 Bild/s ist i.a. ausreichend. Bei manchen Fragestellungen erscheint die Entblockung des Ballons unter laufender Dokumentation sinnvoll.

a

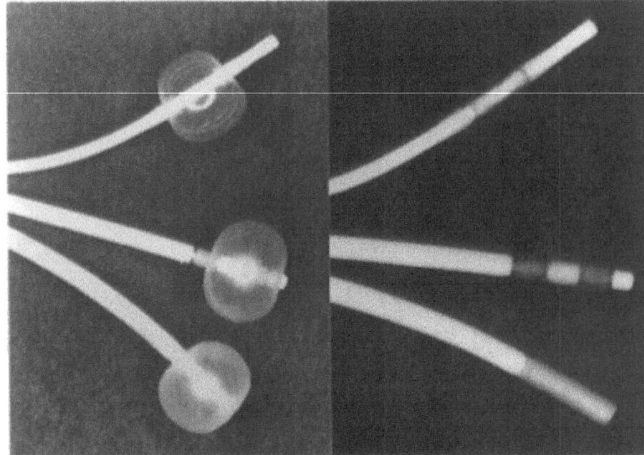

b

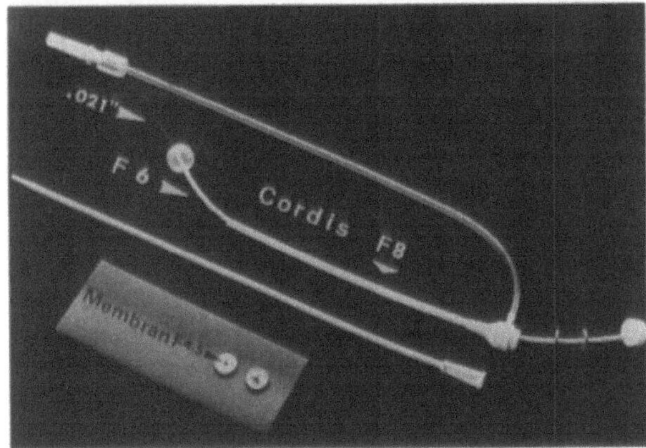

Abb. 29.1a,b. Katheter und Schleusen: **a** Darstellung der Katheterspitzen mit und ohne Insufflation des Latexballons. **b** Katheterschleuse mit Abdichtungsmembranen und Ballonkatheter (French 6), durchgängig für J-Führungsdraht (0,021"). Größenrelation

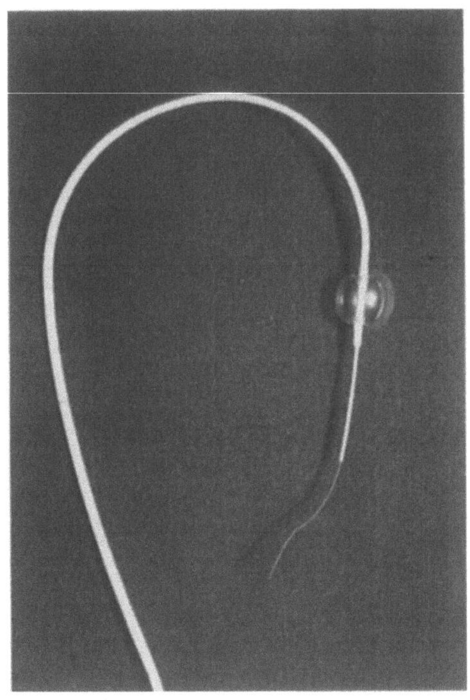

Abb. 29.2. Koaxialkatheter zur Sklerotherapie bei Varikozele: Durch einen handelsüblichen Latexballonkatheter (French 6) läßt sich mühelos ein Innenkatheter (French 2,5) vorschieben, der seinerseits für einen J-Führungsdraht (0,018") durchgängig ist. (s. auch Abb. 29.15b)

Tabelle 29.1. Ballon- und Koaxialkatheter, Katheterschleusen zur Ballon-Okklusionsphlebographie und Interventionsradiologie (Varikozelenverödung und Katheterembolisation)

Hersteller	Kathetergröße [French]	Katheterlänge [cm]	Ballonvolumen [cm^3]	Katheterlumina	Führungsdraht ["]	Material
a. Ballonkatheter						
Medi-Tech	7,0	110	3,0	2	0,035"	Polyäthylen
Medi-Tech	7,0	65	3,0	2	0,035"	Polyäthylen
Medi-Tech	5,0	65	3,0	2	0,032"	Polyäthylen
Edwards Lab.	6,0	110	2,0	2		Polyvinylchlorid
Edwards Lab.	5,0	70	2,0	2		Polyvinylchlorid
Extracorporeal	6,0	70	2,0	2	0,021"	Polyvinylchlorid
b. *Koaxialkatheter*						
Cordis	2,5	125	-	1	0,018"	Polyäthylen
c. *Katheterschleuse*						
Cordis[a]	6,3	10	-	1	-	Polyäthylen
Cordis	8,3	10	-	1	-	Polyäthylen

[a]mit Seitenkanal zur Perfusion bzw. Spülung

Tabelle 29.2. Ballonokklusionsphlebographie, Kontrastvolumina und Flußraten zur Selektivdarstellung

Ballonkathetertechnik	French	Kontrast [mg J/ml]	Kontrastmittelvolumina	Flow [ml/s]
1. Äußere Beckenvenen	–	–	–	–
2. Innere Beckenvenen	F7	300	20–30	6–12
3. Untere Hohlvene	–	–	–	–
4. V. renalis lks.	F7	300	15–20	6–8
5. Vv. renalis re.	F7	300	10–20	6
6. Vv. hepaticae	F7	300	20–40	6–10
7. V. lumbalis asc.	F6/7	240	15–25	6
8. V. azygos	F7	300	20–30	6–8
9. V. suprarenalis	F6	240	5–15	(Handinjekt)
10. V. gonadalis	F7	240	15–25	6–8

29.2 Technik

Als venöser Zugang eignet sich für die meisten Fälle die Femoralvene, die am liegenden Patienten in lokaler Anästhesie nach Seldinger-Technik punktiert und katheterisiert wird. Für einige Fragestellungen, vor allem für die Leber-Okklusionsphlebographie wird auch ein oberer Zugang über die Armvenen, die V. subclavia oder die Jugularvenen empfohlen [23].

Katheter mit härterem Schaft (z.B. Polyäthylen) können prinzipiell auch ohne Katheterschleuse instrumentiert werden. Allerdings kann es dabei nach unseren Erfahrungen relativ leicht zu einer Beschädigung des Ballonmaterials kommen. Wir verwenden deshalb prinzipiell eine Schleuse, deren Seitenkanal kontinuierlich mit NaCl-Lösung perfundiert wird [46]. Aufgrund einer relativ hohen Thrombogenität des Latexballonmaterials empfiehlt sich eine Antikoagulation: Wir verwenden 2 500–5 000 E Heparin für eine durchschnittliche Untersuchungsdauer von 1–1,5 h.

Alle Katheter werden vor Intubation auf die Intaktheit des Ballons überprüft [48]: wir füllen den Ballon je nach angegebener Kapazität mit einer 2,0- oder 5,0-cm^3-Plastikspritze mit Luft. Nach Passage durch die Katheterschleuse kann die Katheterspitze mit üblicher Durchleuchtungssteuerung instrumentiert werden. Bei den French-6- und 7-Typen kann dies mittels J-Führungsdraht erleichtert werden. Schwemmkatheter werden zweckmäßigerweise unter Teilinsufflation des Ballons vorgeschoben, um nicht in Seitenäste zu geraten. Vor retrograder Katheterisierung der gewünschten Vene oder Pulmonalarterie empfiehlt sich allerdings die Desufflation des Ballons, um ein Zurückdriften der Katheterspitze zu verhindern. Die Katheterspitze läßt sich für die erforderliche Position vorbiegen, was auch durch Erwärmen in heißem Wasser und nachfolgendes Abkühlen möglich ist. Dabei sollte jedoch der Ballon selbst mit seiner Verankerung an der Katheterspitze vor Kontakt mit heißem Wasser geschützt werden.

Die definitive Ballonblockade am gewünschten Ort hat immer unter Durchleuchtung zu erfolgen. Bei Kathetern mit steifem Schaft reicht i.a. eine Luftfüllung des Ballons aus, der sich damit der Venenwand anmodelliert. Bei weicherem Schaft (PVC) und auch bei hohem lokalem Perfusionsdruck (z.B. in den Nierenvenen), empfiehlt sich die Ballonblockade durch Füllung mit in NaCl-Lösung verdünntem wasserlöslichem Röntgenkontrastmittel.

Die Ballonblockade sollte stets nur solange wie unbedingt nötig aufrecht erhalten werden. Die Entblockung des Ballons nach Abschluß der diagnostischen Kontrastmittelinjektion empfiehlt sich ebenfalls unter Durchleuchtungssteuerung.

Bei der Ballonblockade einer Gonadalvene zu therapeutischen Zwecken dient die Venenokklusion zum Schutz vor Materialreflux für die Dauer der Verödung der Varikozele. Hier ist das Einführen der Katheterspitze in die V. testicularis bzw. die V. ovarica besonders schonend zu handhaben, um nicht einen Venenspasmus zu provozieren, der die Kathetertherapie u.U. unmöglich macht.

Ballonkatheter und Koaxialkatheter sind vor Intubation in ihren Größen aufeinander abzustimmen und auf ihre Leichtgängigkeit zu überprüfen.

29.3 Indikation und Anwendungsgebiete

Die Anwendungsbereiche zur Ballonokklusionsphlebographie sind in Abb. 29.3a,b graphisch dargestellt.

Die Ballonokklusionsphlebographie erlaubt unter temporärer Blockade eines retrograd sondierten Gefäßes die verbesserte Kontrastierung im okkludierten Venenbereich *gegen* den venösen Blutabstrom und unter Verzögerung des Kontrastmittelabflusses. Dabei sind der Darstellbarkeit aufgrund unterschiedlicher Zirkulationsverhältnisse und Vernetzungen der jeweiligen Gefäßprovin-

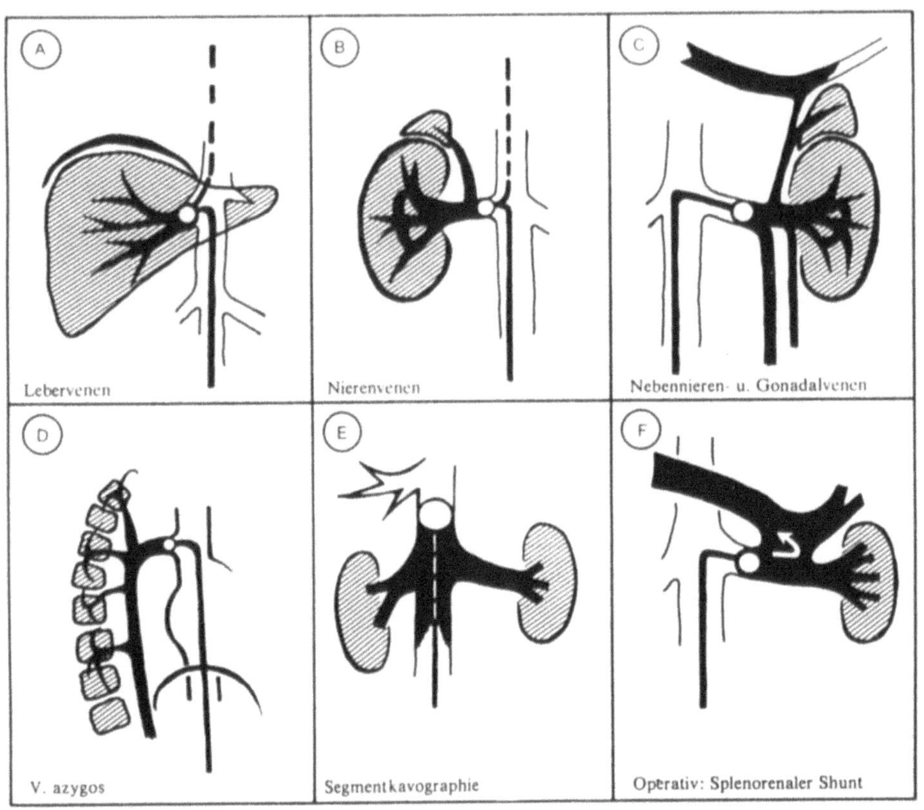

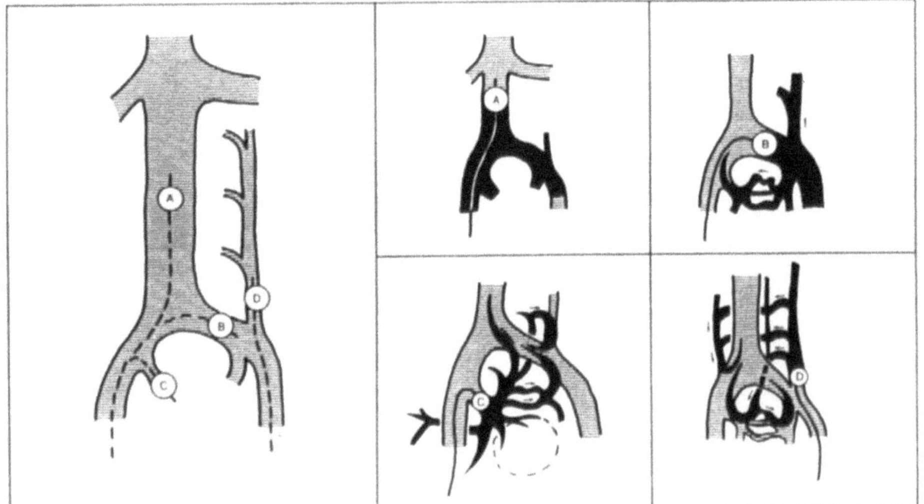

Abb. 29.3. *Ballonkatheter*. Graphische Darstellung der Einsatzmöglichkeiten von Ballonkathetern **a** Indikationsbereiche im Abdomen und kleinen Becken. (Nach Novak et al. 1977 [25]). **b** Indikationsbereiche: innere und äußere Beckenvenen, V. lumbalis ascendens, epidurales Geflecht: *A:* Infrarenale V. cava und äußere Beckenvenen (retrograde Übersichtsdarstellung vor selektiver Sondierung); *B:* kontralaterale äußere Beckenvene; *C:* innere Beckenvenen; *D:* V. lumbalis ascendens

zen Grenzen gesetzt, die im einzelnen noch darzustellen sind. Zugleich haben die Venenkommunikationen aber auch den Charakter von „Sicherheitsventilen", die vor extremer Drucküberlastung und damit vor Gefahr einer Venenwandverletzungen mit Extravasationen schützen. Ebenfalls als Schutz wirkt sich die enorme Elastizität der Venenwand selber aus. Allerdings sollte man sich vor einer Überdehnung durch zu starke Ballonfüllung hüten.

Die *Indikationen* zur Ballon-Okklusionsphlebographie richten sich i.a. nach der Indikation zur Venendarstellung im klinisch interessierenden Bereich. Insgesamt haben neuere bildgebende Verfahren wie Real-time-Sonographie, Computertomographie und Kernspintomographie die direkte Kontrastmitteldarstellung der Venen des Becken- und Bauchraumes zurückgedrängt.

Andererseits werden an eine phlebographische Darstellung in Konkurrenz zu den o.g. Methoden hohe Ansprüche gestellt, was Sicherheit und Aussagekraft anbelangt. Neben die Indikation zur topographischen bildlichen Darstellung pathologischer Befunde sind zunehmend auch Fragestellungen zur Hämodynamik (Venendruck, „wedge hepatic venography"), zur Hormonanalyse („sampling") und zur Therapie (Okklusionstherapie der Varikozele, Planung der Kavafilterung etc.) getreten, welche der Venendarstellung durch Phlebographie auch künftig ihren Platz sichern dürften.

Nachfolgend sollen die Anwendungsbereiche nach Gefäßabschnitten und -provinzen gegliedert dargestellt werden.

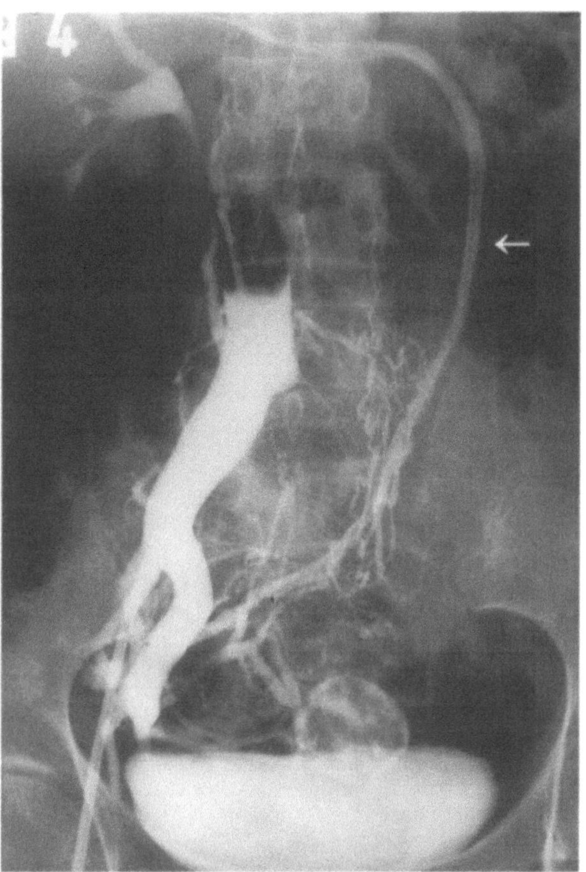

Abb. 29.4. V. cava inferior: Infrarenale Ballonblockade mit Nachweis eines Verschlusses der linken äußeren Beckenvenen und Kollateralzirkulation über die (aus der retrograd gefüllten rechten V. iliaca int. kontrastierten) Beckenvenenplexus: Abfluß über die linke V. ovarica (←) zur linken Nierenvene. Verkalkter Myom-Knoten

29.3.1 Untere Hohlvene und Beckenvenen

Gillot [13] sowie Novak, Weber u. Bützow [25] haben sich mit großlumigen Ballonkathetern (Typ Dotter-Lucas-Katheter mit Ballonkapazität von 10–12 ml) bemüht die *etagenweise* Darstellung der großen pelvinen und abdominalen Sammelvenen zu verbessern (Abb. 29.3 b).

Allerdings sind aufgrund der enormen Wanddehnbarkeit dieser Gefäße und – auf dem Niveau der Beckenvenen aufgrund vorgegebener Kollateralablfüsse – einer Optimierung deutliche Grenzen gesetzt, welche nicht überschritten werden können. Demzufolge sehen wir eine Indikation zur Ballon-Okklusionsphlebographie in diesen Bereichen nur in Ausnahmefällen: Bei kontralateralem Beckenvenenverschluß lassen sich über die retrograde Füllung der parietalen und viszeralen Beckenvenen Kollateralabflüsse besser dokumentieren (Abb. 29.4). Bei Planung einer Kavafilterung sind Nachweis und Darstellung der Mündungsverhältnisse einer zweiten Nierenvene (zirkumaortaler Nierenvenenring, Abb. 29.5) für die Plazierung und Funktion des Filters in der unteren Hohlvene bedeutsam.

29.3.2 Innere Beckenvenen

Die Darstellung der Venenplexus des kleinen Beckens ist ein altes Problem der Phlebographie-Geschichte [14, 6]: Mittels intrauteriner, transossärer Injektion und retrograder Katheterphlebographie konnten insgesamt keine befriedigenden Ergebnisse erzielt werden, weil sich durch die zahlreichen Verknüpfungen der viszeralen und parietalen Venengeflechte untereinander und über meist klappenlose Links-rechts-Verbindungen der

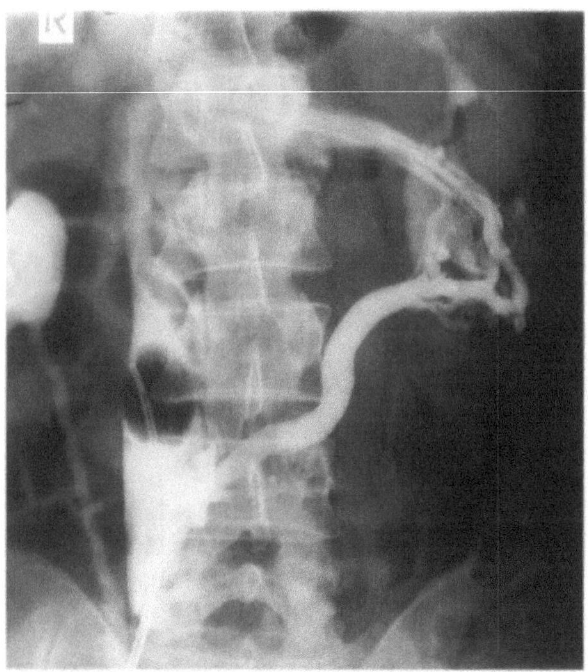

Abb. 29.5. V. cava inferior: Bei infrarenaler Ballonblockade füllt sich retrograd der untere, retroaortal verlaufende Stamm der linken Nierenvene bei sog. „Nierenvenenring". Kollateraler Kontrastmittelabfluß über den oberen Stamm der V. renalis sinistra

Kontrastmittelabfluß – stets dem jeweiligen Druckgefälle folgend – auf kürzestem Wege zu den Stämmen der beiden inneren Iliakalvenen reguliert [42] (Abb. 29.6). In Einzelfällen jedoch lohnt sich die Katheterphlebographie unter temporärer Ballonblockade auch dort (Abb. 29.7).

29.3.3 Nierenvenen

Aufgrund ihres besonderen anatomischen Aufbaus eignet sich vor allem die *linke* Nierenvene zur Ballon-Okklusionsphlebographie [13, 25, 39, 43] (Abb. 29.8–29.10), wobei sich je nach Ballonblockade in einer zentralen (Abb. 29.8) oder peripheren Position (Abb. 29.9) unterschiedliche Fragestellungen beantworten lassen.

Bei *zentraler* Blockade auf dem Niveau der überkreuzten Wirbelsäule lassen sich die regelmäßig angelegte renolumbale Anastomose [4] (Abb. 29.8 und 29.9), die Nebennierenvene (Abb. 29.8 und 29.10) und die zumündende Gonadalvene retrograd in jedem Fall besser füllen als mittels konventioneller Kathetertechnik – einschließlich höheren Kontrastmittelvolumina und Flußraten [18, 22, 25] (Abb. 29.9 und 29.10).

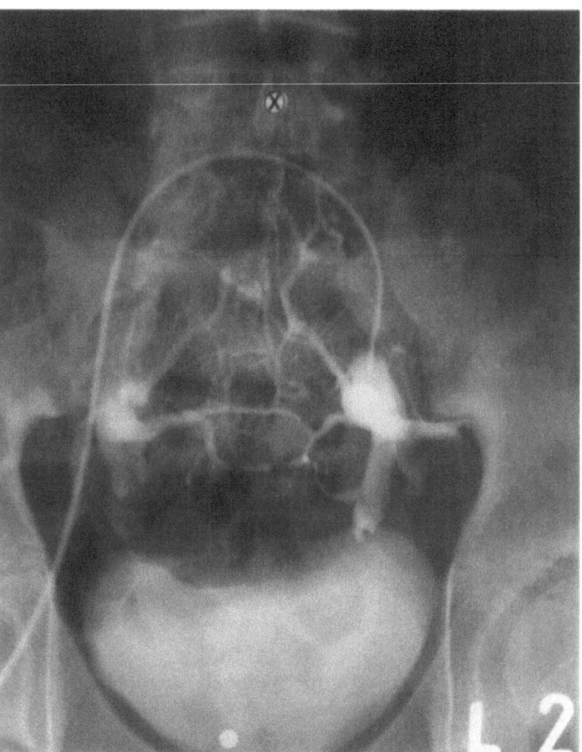

Abb. 29.6. Beckenvenen: Bei Ballonblockade des Stammes der linken V. iliaca interna kommt es über den klappenlosen *präsakralen Plexus* zum kompletten Kontrastmittelabfluß zur Gegenseite (⊗ = Markierung des Nabels)

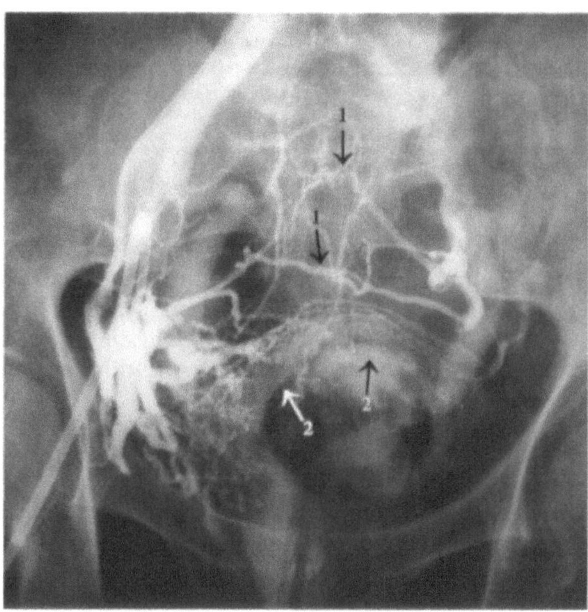

Abb. 29.7. Beckenvenen: Unter Ballonblockade des Stammes der rechten V. iliaca interna füllen sich neben dem präsakralen Plexus (←1) viszerale Plexus rund um die Harnblase (←2): Befund bei ausgedehnter Blasenwandinfiltration durch ein Blasenkarzinom

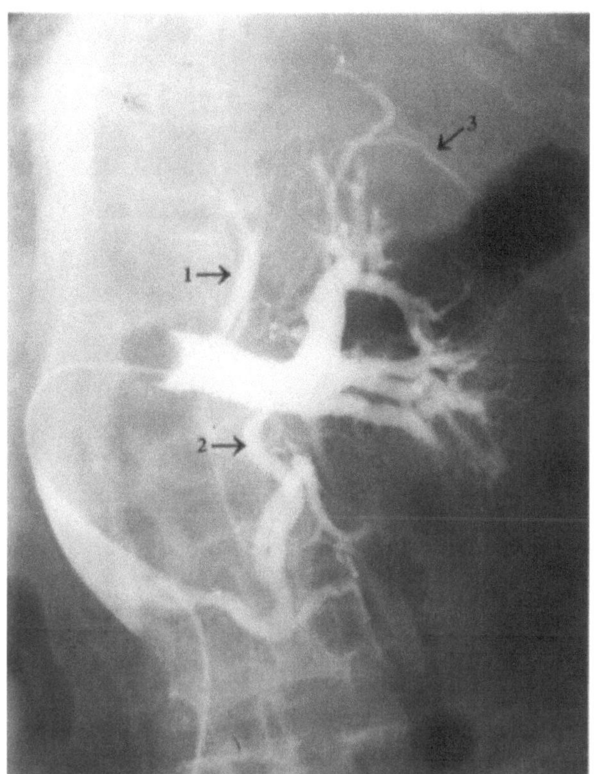

Abb. 29.8. Nierenvene: Bei *zentraler* Ballonblockade der linken V. renalis stellen sich retrograd die Nebennierenvene (←1), eine breite renolumbale Anastomose (←2) mit Abfluß über eine linke V. lumbalis III zur unteren Hohlvenen sowie die großen intraparenchymatösen Sammelvenen der Niere dar (←3 Nierenkapselvene)

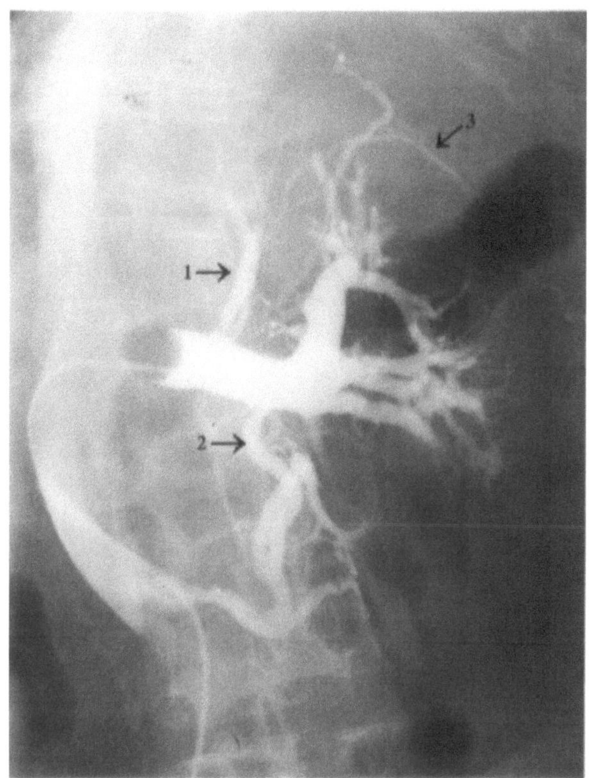

Abb. 29.9. Nierenvene: Bei *peripherer* Ballonblockade der linken V. renalis stellen sich eine renolumbale Anastomose (←1) und eine gemeinsam müdende V. testicularis (←2) retrograd dar. Die intraparenchymatösen Nierenvenen sind wesentlich besser kontrastiert als in Abb. 29.8. Befund: Partielle Schrumpfung des Organs am unteren Pol auf arteriosklerotischer Basis

Bei *peripherer* Blockade, d.h. vor dem Nierenhilus, sind die parenchymatösen Nierenvenen verbessert darstellbar (Abb. 29.9). In Kombination mit einer arteriellen Vasokonstriktion [3, 25, 26, 27] ist eine retrograde Kontrastierung bis in die subkortikale Zone des Nierenparenchyms unter Darstellung der Vv. arcuatae möglich (Abb. 29.10).

Wir haben die „Pharmakookklusionsphlebographie" in der angiographischen Tumordiagnostik der Nieren bei peripheren und kleinen Geschwülsten des Organs eingesetzt, indem über den verbleibenden Katheter in der selektiv sondierten Nierenarterie unmittelbar vor temporärer venöser Ballonblockade ein Vasokonstriktor (z.B. Angiotensin-Amid, 0,5–0,8 mg) injiziert wurde. Es kommt über 60–120 s zu einer kompletten Drosselung der arteriellen Blutzufuhr unter entsprechender Drucksenkung im perikapillären Bereich, was für die Organphlebographie nutzbar gemacht wird [18, 25].

Eine Indikation zur Organ-Phlebographie der Nieren sehen wir bei allen tumorverdächtigen Befunden, die arteriographisch nicht eindeutig abgeklärt werden konnten. Vorsicht ist jedoch bei der Interpretation geboten, da auch entzündliche Prozesse Gefäßausfälle und Verdrängungen im Sinne von „Tumorgefäßen" auf der venösen Seite simulieren können [7, 27, 35, 36].

Im Bereich der *rechten* Niere ergeben sich anatomische Varianten mit Doppelung der Nierenvenen in 16,3% und Dreifachmündungen in 3,3% [17], welche den Effekt der Ballonblockade eines Venenstammes teilweise wieder aufheben können (Abb. 29.11). Dennoch optimiert die temporäre Ballonokklusion auch hier die phlebographische Darstellung der Organvenen (u.U. unter Zuhilfenahme des Valsalva-Manövers).

29.3.4 Nebennierenvenen

Während *rechts* variable Mündungsverhältnisse häufig sind [17, 29] – neben einer Direktmündung

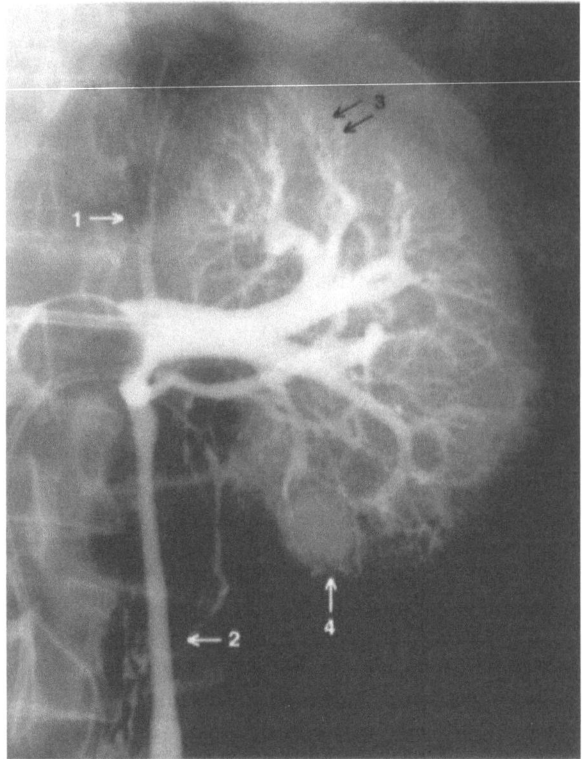

Abb. 29.10. Nierenvene: Zentrale Ballonokklusion der linken V. renalis; zugleich arterielle Vasokonstriktion (durch Angiotensin-Amid, 0,5 mg): Neben einer retrograden Kontrastierung der Nebennierenvene (←1) und der V. ovarica mit Mündung in einen unteren Nierenvenenast (←2) kommt es zu einer optimalen Kontrastierung aller parenchymatösen Nierenvenen einschließlich der Arcuata-Venen (←3). Befund: Nekrose mit Einschmelzungszyste am unteren Nierenpol bei Nephritis (←4)

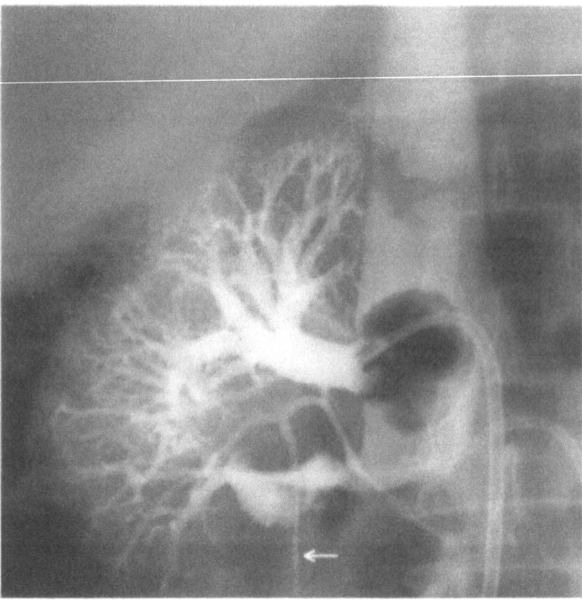

Abb. 29.11. Nierenvene: Bei Anlage von 2 Nierensammelvenen rechts kommt es unter Ballonokklusion des oberen Hauptgefäßes zu einer optimalen retrograden Darstellung der Parenchymvenen des oberen und mittleren Organbereichs. Der untere Nierenpol ist durch Kollateralabfluß minder kontrastiert. (←V. ureterica)

in die untere Hohlvene kommen Zumündungen in die obere Nierenvene, in Nierenkapselvenen und auch in eine untere Lebersegmentvene vor – kann auf der *linken* Seite gesetzmäßig mit einer Zumündung in die V. renalis gerechnet werden. Allerdings komplizieren sich die Verhältnisse, wenn, wie in rund 20% der Fälle [10, 17], ein sog. „Nierenvenenring“ („circumaortic ring“) vorliegt, bei welchem meist das obere, präaortal gelegene Gefäß die Nebennierenvene aufnimmt [32]. Die Sondierung ist oft deutlich erschwert.

Generell gilt für die phlebographische Darstellung der Nebenierenvene, daß eine *Blutentnahme* zur Hormonanalyse („sampling“) stets *vor* der phlebographischen Darstellung zu erfolgen hat, will man repräsentative Werte gewinnen [37].

Die Organphlebographie der Nebennieren kann nach Miotti et al. bei allen tumorverdächtigen Raumforderungen als Alternative zur arteriographischen Abklärung gesehen werden [20]. Nach Pouliadis ist sie in vielen Fällen, zumal auf der linken Seite, einfacher durchführbar als die arterielle Katheterisierung [29].

Eine Ballon-Okklusionsphlebographie erscheint uns nur in Ausnahmefällen erforderlich (Abb. 29.12) und muß mit der gebotenen Vorsicht durchgeführt werden, um eine Organüberspritzung mit Extravasation und der Gefahr einer Organnekrose zu vermeiden [20, 29].

29.3.5 Gonadalvenen (V. testicularis, V. ovarica)

Entsprechend den Mündungsverhältnissen der Nebennierenvene ist auf der linken Seite auch mit einer konstanten Zumündung zur V. renalis zu rechnen, während auf der rechten Seite in 86% eine Direktzumündung in die infrarenale V. cava inferior und in 7–10% eine Zumündung zu einer der Nierenvenen zu erwarten ist [17, 34]. Allerdings sind *links* häufig Mündungsvarianten in den zentralen, den mittelperipheren Nierenvenenstamm, die renolumbale Anastomose, eine untere Nierenpolvene oder in einen der Schenkel eines Nierenvenenrings zu beachten. Riedl nennt hier die Varianten die „Norm“ [34].

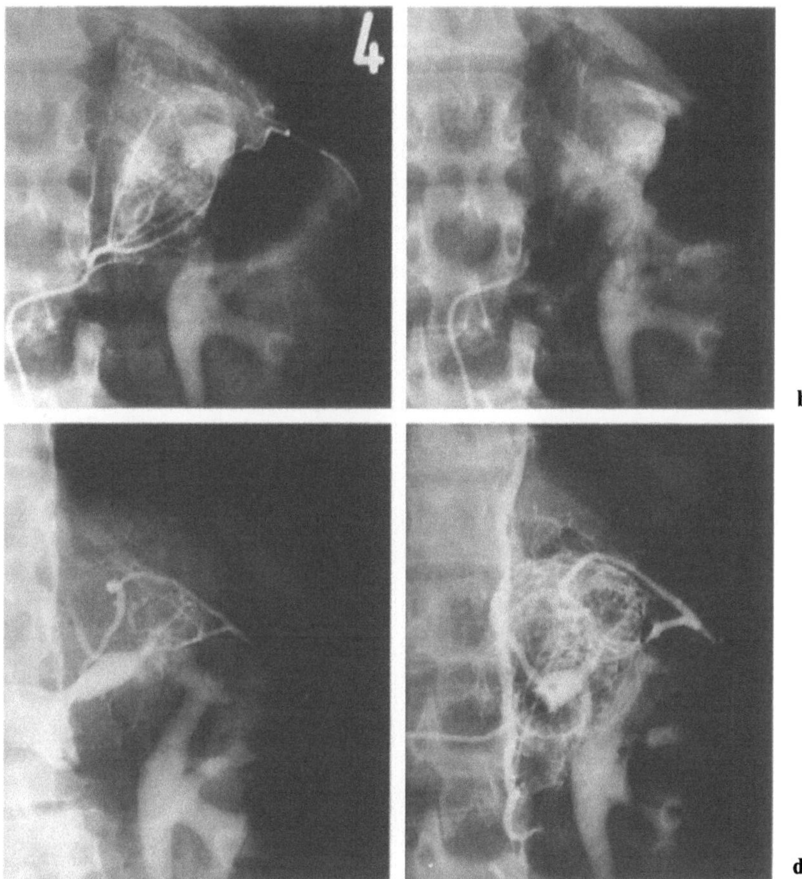

Abb. 29.12a–d. Nebennierenvene: Angiographische Abklärung einer vergrößerten linken Nebenniere **a,b** *Selektive Arteriographie*: Organvergrößerung nachweislich, differentialdiagnostisch keine weitere Aussage möglich. **c,d** *Selektive Nebennierenphlebographie*: Ampulläre Erweiterung des Venenstammes und Darstellung von Verbindungen zu den Nierenkapselvenen bei einfacher retrograder Katheterisierung (**c**). Unter Ballonokklusion zusätzlich Kontrastierung renolumbaler Verbindungen und mehrer intraparenchymatöser zystischer Raumforderungen (**d**). Diagnose: *Phäochromozytom*, operativ bestätigt

Die Bedeutung der Gonadalvenendarstellung bei der Varikozele des Mannes hat sowohl als präoperative Diagnostik wie auch als Katheter-Okklusionstherapie im Rahmen der Interventionsradiologie in jüngster Zeit stark zugenommen [34, 38, 44, 49]. Wir sehen hier derzeit eine Hauptindikation zur Ballonokklusion der Venen, und zwar sowohl zur Verbesserung der phlebographischen Darstellbarkeit wie zum Schutz vor Materialreflux unter der Kathetertherapie [44].

In *diagnostischer* Hinsicht stellt oft die indirekte retrograde Darstellung der Gonadalvene unter Ballonokklusion der linken V. renalis eine deutliche Optimierung gegenüber der konventionellen Katheterdiagnostik dar (Abb. 29.13). Unter Ballonblockade der V. testicularis selbst kommen vielfach erst die zahlreichen Vernetzungen und segmentalen Begleitvenen zur Darstellung, welche auch bei „hoher chirurgischer Ligatur“ für die Persistenz oder ein Rezidiv (bis zu 20%) ursächlich in Frage kommen [44] (Abb. 29.14 und 29.15).

Riedl [34] und Zeitler [in: 18, 49] haben unter *therapeutischen* Aspekten eine proximale Ballonblockade der Testikularvene mittels Latexballon oder Grüntzig-Ballonkatheter vorgeschlagen. Sörensen et al. [38] und Weber [44] verwenden ein koaxiales Kathetersystem, bei welchem der Außenkatheter die Gonadalvenenmündung mit dem Ballon abblockt (s. Abb. 29.4 und 29.14), während der koaxiale Innenkatheter (French 2,5) infolge Klappeninsuffizienz der Vene meist weit nach distal vorgeschoben werden kann, um eine streckige, rückläufige Verödung des varikösen Gefäßes zu erreichen (Abb. 29.15).

Für das *Hormon-Sampling* aus der Gonadalvene (Indikation: hormonaktive Tumoren des Ovars) gilt das für die Nebennierendiagnostik Gesagte: Die phlebographische Darstellung hat der Blutentnahme zu folgen. Sie ist allerdings unverzichtbar, um eine Fehlanalyse z.B. nach Sondierung einer renolumbalen Anastomose zu vermeiden (s. Abb. 29.9 und 29.10).

Die phlebographische Abklärung einer weiblichen Varikozele („Varikozele pelvina muliebrum“) ist zwar selten gefragt, als Ballonokklusionsphlebographie über eine retrograde Sondierung der linken V. ovarica technisch leicht zu lösen [42].

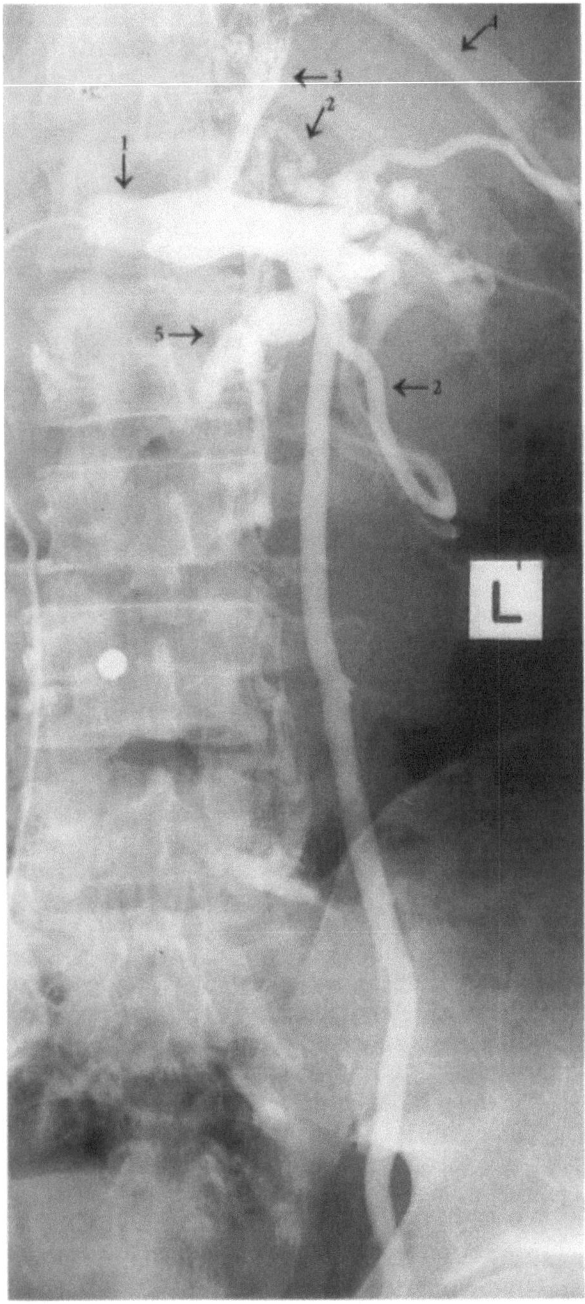

Abb. 29.13. Gonadalvene: Indirekte retrograde Kontrastierung der linken V. testicularis bei Ballonokklusion der V. renalis. Befund: sog. „Nußknackerphänomen" mit zentraler Einengung der V. renalis (←1); konsekutiv Varikozele und Varikose von Venen des Nierenhilus (←2). Retrograde Konstrastierung der Nebennierenvene (←3), von Nierenkapselvenen, welche mit Interkostalvenen kommunizieren (←4); breite varikös veränderte renolumbale Anastomose (←5)

29.3.6 Lebervenen

Seit Rappaports Erstbeschreibung 1951 [30] liegt ein umfängliches Schrifttum über den Wert einer freien bzw. geblockten retrograden Lebervenendruckmessung vor [2, 5, 16, 23, 24]. Eine „wedge hepatic venography" mittels Ballonkatheter reduziert die Gefahr von Parenchymschäden, welche bei der peripheren Blockade mit dem konventionellen Katheter relativ häufig vorkommen und zusätzlich die Meßergebnisse verfälschen können [5, 22, 24, 25].

Neben dem „klassischen" Indikationsbereich der indirekten Ermittlung des Pfortaderdruckes bei der Leberzirrhose und beim Budd-Chiari-Syndrom haben sich weitere Indikationen zur phlebographischen Darstellung kaum durchsetzen können. Auch die bei der Leberzirrhose gewonnenen Befunde (Abb. 29.16) haben für die Stadieneinteilung keine weitere klinische Bedeutung [2, 5, 23]. Außerdem bietet die Organphlebographie in der Diagnostik parenchymatöser Raumforderungen der Leber aufgrund der Vielzahl von systemischen Sammelvenen mit ihren physiologischen venovenösen Anastomosen [8, 15, 19, 21] (Abb. 29.17) und dem durch sie bedingten frühvenösen Kontrastmittelabfluß auch unter Ballonblockade wenig überzeugende Befunde [47]. Sonographie und Computertomographie sind hier weit überlegen [46].

Die phlebographische Darstellung eines operativ geschaffenen portokavalen oder splenorenalen Shunts durch retrograde Ballonokklusionsphlebographie der anastomosierten Vene (V. cava inferior oder V. renalis sinistra) hat jedoch praktische Bedeutung für die Sicherung und Kontrolle des Operationsergebnisses [24, 32, 33].

29.3.7 Lumbalvenen und V. azygos

Die Darstellung der Zu- und Abflüsse des vertebralen und paravertebralen Geflechts über prograde Katheterisierung einer oder beider Vv. lumbales ascendentes bzw. über die retrograde Sondierung der V. azygos aus der oberen Hohlvene schien vor der Ära von Computertomographie, Kernspintomographie und direkter lumbaler Myelographie sowohl für die Diagnostik raumfordernder Prozesse des retroperitonealen Abdominalraumes und des Mediastinums von Bedeutung [4, 9]. Zusätzlich zeigten Bücheler et al. [4] sowie Theron u. Moret [40] auch die Möglichkeiten zum direkten Nachweis des distalen lumbalen

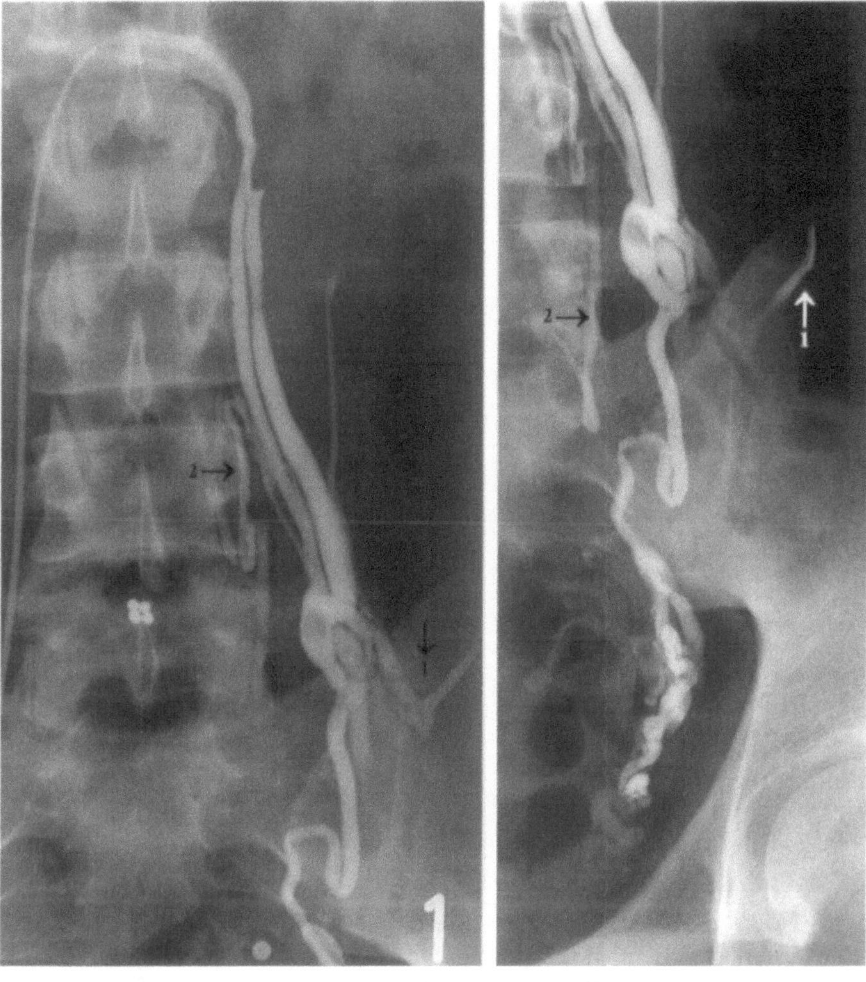

a b

Abb. 29.14a,b. Gonadalvene: Retrograde subselektive Sondierung der linken V. testicularis bei Varikozele: Unter der zentralen Ballonblockade stellen sich retrograde beide varikös veränderten Venenstämme mit Begleitvenen und Varizenkonvolut auf dem Niveau der Verknüpfungen von Plexus pampiniformis sowie Kommunikationen zur V. circumflexa ilium profunda (←1) und zum paravertebralen Geflecht (←2) dar. (:: Markierung des Nabels)

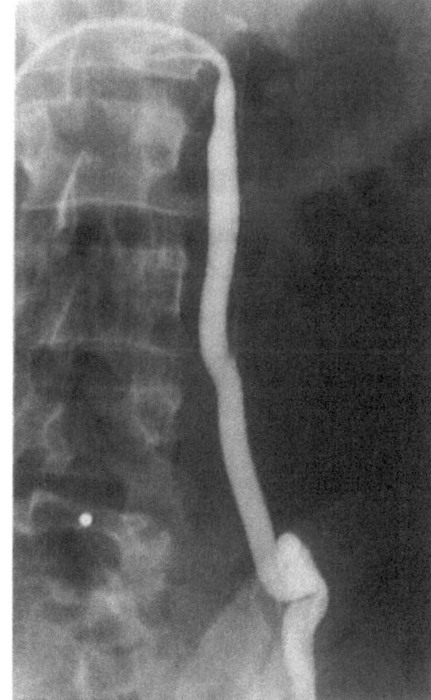

a

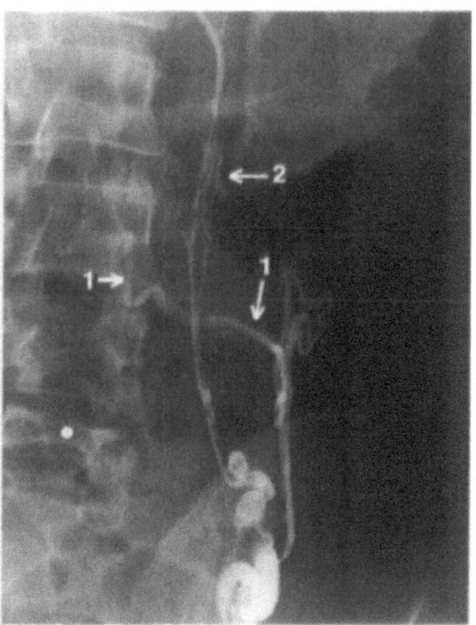

b

Abb. 29.15a,b. Gonadalvene: Subselektive Sondierung der linken V. testicularis bei Varikozele mit koaxialem Kathetersystem. **a** Retrograde Kontrastierung der stark varikös erweiterten V. testicularis. **b** Nach Vorschieben des koaxial eingeführten dünnen Innenkatheters bis zum Konfluens des Plexus pampiniformis füllen sich retrograd direkte Verbindungen zum paravertebralen Geflecht (←1); außerdem sind sehr kleinlumige Begleitvenen kontrastiert (←2). Verödungstherapie mit 3% Äthoxysklerol, 1,5 ml

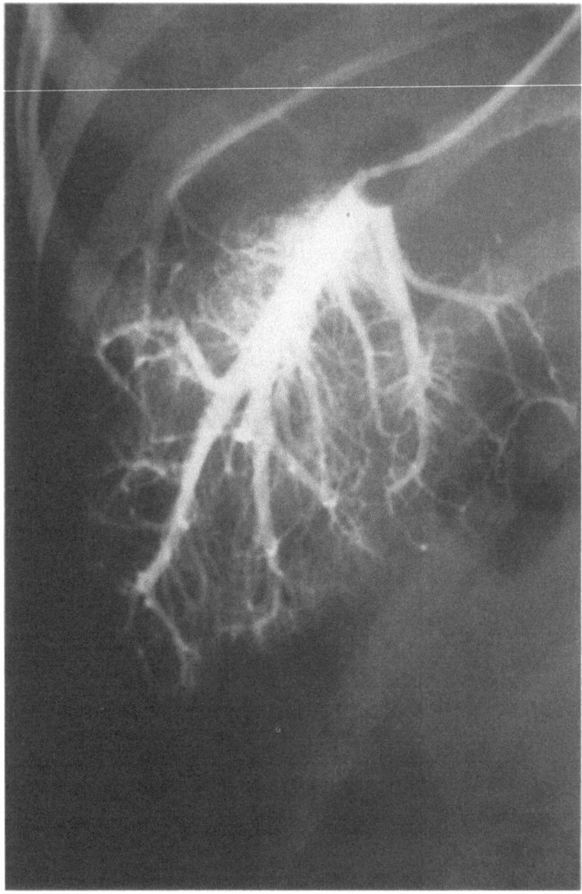

Abb. 29.16. Lebervenen: Nach transjuglärer Katheterisierung stellt sich unter Ballonblockade ein Hauptstamm der Vv. hepaticae revehentes des rechten Leberhauptabschnitts dar. Kollateraler Kontrastmittelabfluß über kleinere venovenöse Anastomosen. Keine groben Zirrhosebefunde phlebographisch nachweislich, jedoch Rarefizierung des peripheren Gefäßbaumes

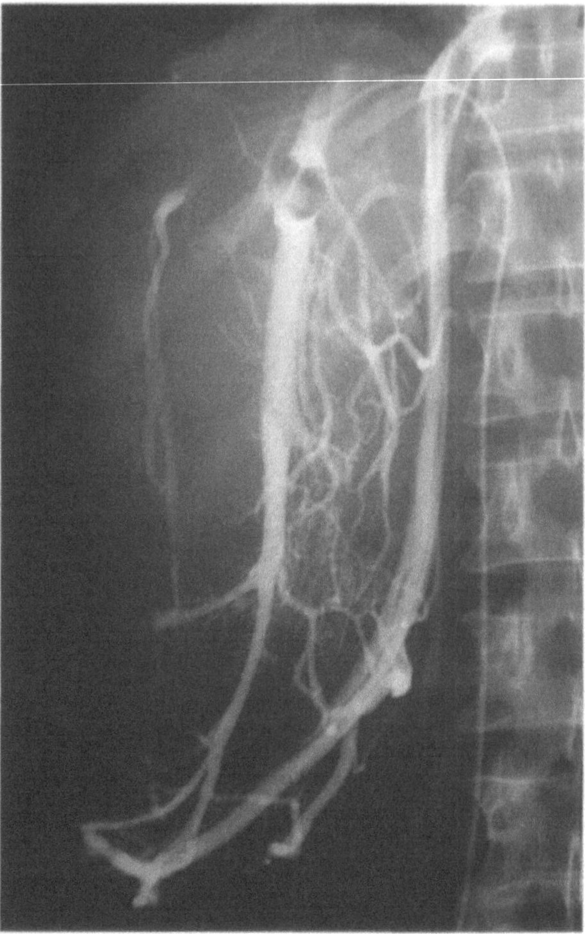

Abb. 29.17. Lebervenen: Bei Ballonokklusion einer Sammelvene des rechten Leberhauptabschnitts nach transfemoralem Zugang ergibt sich über breite und feinkalibrige venovenöse Anastomosen ein rascher Kontrastmittelabfluß, ohne daß eine große (arteriographisch nachgewiesene) maligne Raumforderung weiter abklärbar wäre. Grenzen der Technik

Wurzelkompressionssyndroms beim Bandscheibenprolaps.

Mittels Ballon-Okklusionsphlebographie läßt sich vor allem die retrograde Azygographie optimieren (Abb. 29.18), während die Darstellung der paravertebralen und vertebralen lumbalen Plexus aufgrund anatomischer Varianten der Lumbalvenen einerseits und infolge des regulatorischen Druckausgleichs über zahlreiche Abflüsse zur unteren Hohlvene enge Grenzen gesetzt sind [18, 40].

Derzeit sehen wir keine zwingende Indikation zur phlebographischen Darstellung der vertebralen und paravertebralen Venenplexus. Allenfalls zur Dokumentation des kollateralen Abflusses beim unteren Kavaverschlußsyndroms und bei Kavaanomalien mit sog. „Azygosfortsetzung" könnte die direkte phlebographische Abklärung zur Klassifikation praktische Bedeutung haben [18, 41, 43]. Hier genügt u.U. auch die Darstellung in digitaler Subtraktionstechnik (DSV).

29.3.8 Pulmonalarterien

Abschließend soll auf die Möglichkeiten einer optimierten Darstellung der Pulmonalarterien mittels Ballon-Okklusionsarteriographien hingewiesen werden [43]. Bei liegendem Pulmonalis-Druckkatheter (meist handelt es sich um Ballonkatheter vom Swan-Ganz-Schwemmkathetertyp) lassen sich Segmentarterien der A. pulmonalis beider Seiten optimal kontrastieren und darstellen (Abb. 29.19).

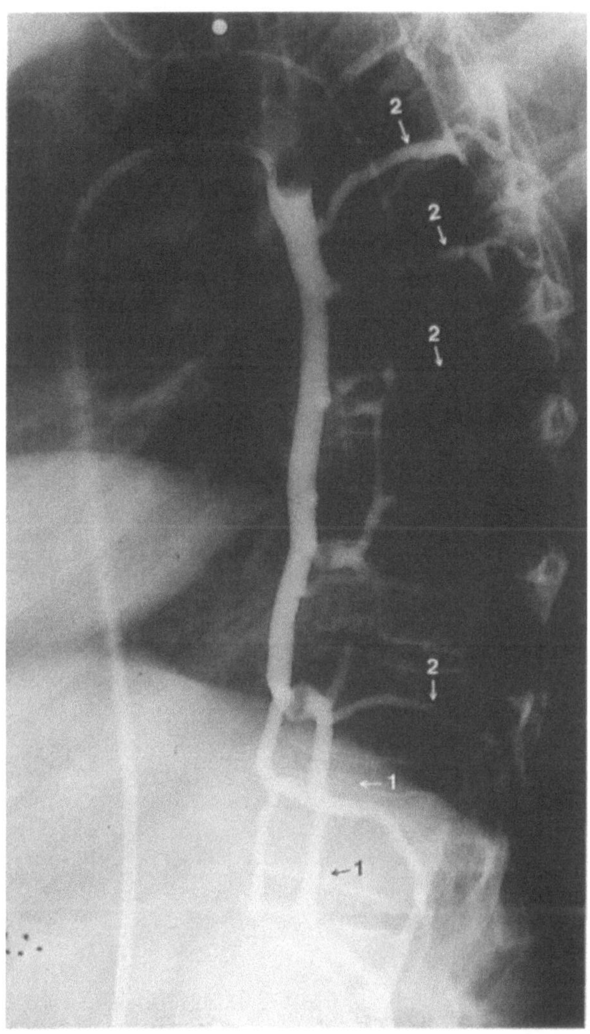

Abb. 29.18. V. azygos: Transfemorale, transatriale Sondierung der Azygosmündung und Ballonokklusion: retrograde Füllung der Vv. azygos und hemiazygos (←1) sowie der zu mündenden Interkostalvenen (←2) ohne Nachweis einer mediastinalen Raumforderung

Wir verwenden Kontrastmittelvolumina von 4–6 ml (nichtionisch, niederosmolal) und injizieren unter Durchleuchtungskontrolle per Hand. Es kommt noch unter der Ballonblockade zu einem frühvenösen Kontrastmittelrückfluß unter Darstellung der gesamten Peripherie des sondierten Astes der Pulmonalarterie, ohne daß damit eine wesentliche Belastung des Patienten verbunden wäre. Ferris et al. [11] weisen darauf hin, daß vor allem bei unklaren Fällen unter dem klinischen Bild einer rezidivierenden Lungenembolie klare Aussagen über die Gefäßperipherie möglich sind, was für die Indikationsstellung zur verlängerten Fibrinolysetherapie hilfreich sein kann.

Basche, Oltmanns, Hahn et al. haben 1991 die Methode der Thrombus-Fragmentation und lokalen Fibrinolysebehandlung durch den Ballonkatheter bei massiver, lebensbedrohlicher Lungenembolie beschrieben [1]. Dabei dienen Angioplastiekatheter mit einem Ballondurchmesser von 10–20 mm sowohl zur angiographischen Darstellung, Zerquetschung und Fragmentation der Thromben durch mehrfache Ballonexpansion auf dem Niveau der zentralen Pulmonalarterien sowie zur lokalen, nichtsystemischen Lyse. Auch das Druck-Monitoring, welches oft unmittelbar nach Fragmentation der Thromben eine dramatische Entlastung anzeigt, kann mittels PTA-Ballonkatheter in situ erfolgen. Eine Kombination mit der prophylaktischen Kavafilterimplantation zur Verhinderung weiterer embolischer Komplikationen wurde beschrieben [1].

29.4 Risiken und Komplikationen

Für die Ballonokklusionsphlebographie gelten die gleichen Risikokriterien (einschließlich der Überlegungen zur Prophylaxe und Akutbehandlung von Kontrastmittelreaktionen und katheterbedingter Komplikationen) wie bei der konventionellen Katheter-Kavographie und Selektivdarstellung ihrer zuführenden Äste [10, 43].

Die Verwendung von Katheterschleusen und eine Antikoagulation für die Dauer der Untersuchung dienen der sicheren Applikation des Latexballons. Komplikationen durch eine Gefäßruptur haben wir in keinem Fall erlebt. Eine Luftembolie, bedingt durch Ballonruptur, ist bei den geringen Füllungsmengen des Latexballons ohne klinischen Belang [48]. Der beschädigte Ballon konnte in jedem Fall durch die Katheterschleuse komplett geborgen werden [22, 46].

Zur Prophylaxe und zur Behandlung von anaphylaktoiden Kontrastmittelreaktionen vgl. Abschn. 28.2.3, S. 570.

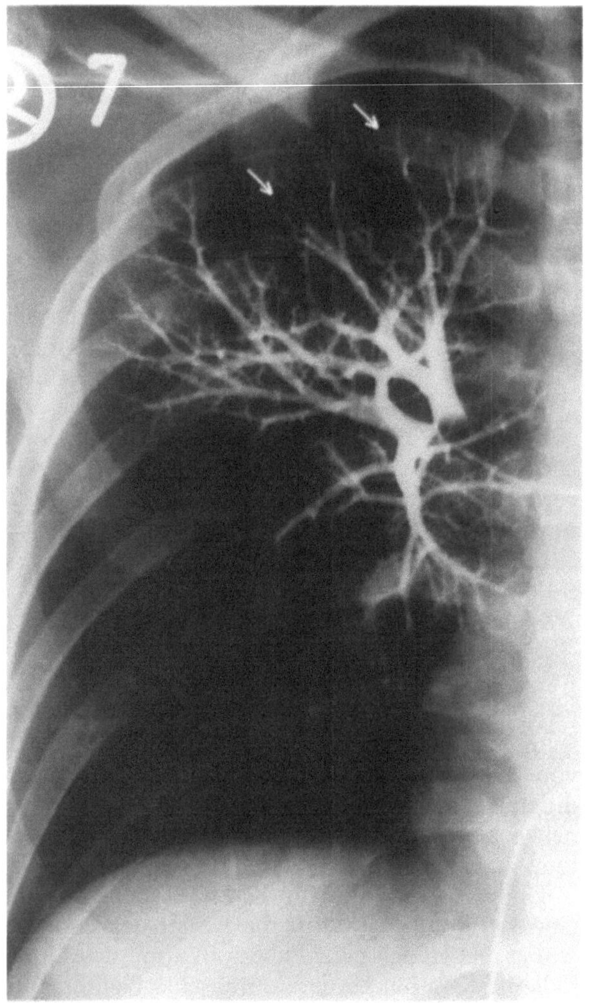
a

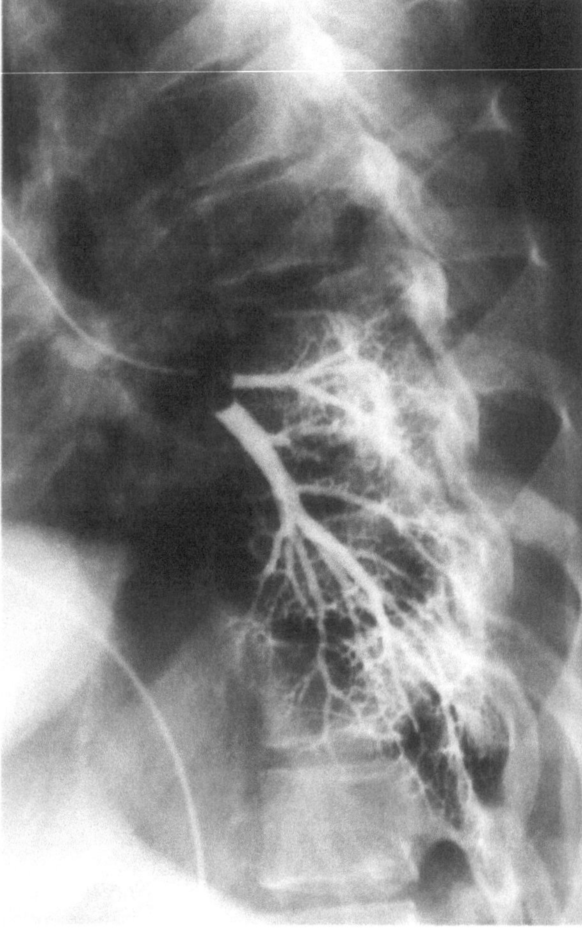
b

Abb. 29.19a,b. A. pulmonalis: Der zur Pulmanlisdruckmessung nach Schwemmkathetertechnik eingebrachte Swan-Ganz-Katheter (French 5) wird nach *Fibrinolyse* einer Lungenembolie zur Kontrollangiographie genutzt: Im Bereich der rechten Oberlappenäste **(a)** sowie im rechten Unterlappenbereich der Lunge **(b)** ergibt sich unter Handinjektion von je 5 ml Kontrastmittel kein Hinweis mehr für Ausfälle durch zentralsitzende Thromben. Allerdings ist im Oberlappenbereich partiell eine deutliche Gefäßrarefizierung erkennbar (←), die für persistierende lokale periphere Ausfälle spricht

Literatur

1. Basche S, Oltmanns G (1995) Die interventionelle Therapie der massiven Lungenembolie: Lokale Thrombolyse, Thrombusfragmentation und Filterimplantation. In: Weber J, Loose AD (Hrsg) Thrombose, Lungenembolie, Postthrombotisches Syndrom. Trends in Diagnostik und Therapie. Einhorn-Presse, Reinbek
2. Belli LD, Galmarini U, di Francesco P (1961) La phlebographie selective du foie appliquée à l'étude de la cirrhose. Presse Médicale 69:2276
3. Braedel HU, Marzen J, Schindler F (1974) Die retrograde (Pharmako-) Phlebographie als Ergänzung der konventionellen Nierenangiographie. Urologe (A) 13:223
4. Bücheler E, Düx A, Sobbe A (1968) Die reno-lumbale Anastomose im direkten retroperitonealen Veno- und selektiven Azygogramm. Fortschr Rontgenstr 109:712
5. Bützow GH, Dörner V, Ossenberg FW, Becker K (1974) Lebervenenkatheterismus mit dem Ballonkatheter. Dtsch Med Wochenschr 99:1599
6. Chidekel N (1968) Female pelvic veins demonstrated by selective renal phlebography with particular reference to pelvic varicosities. Acta Radiol Diagn 7:193
7. Dalla Palma L, Servello M (1956) La phlébographie rénale. Aspects normaux et pathologiques. P Radiol Clin 64:105
8. Dochner GA (1968) The hepatic venous system. Its normal roentgen anatomy. Radiology 90:1110
9. Düx A, Bücheler E, Dohmen M, Felix R (1967) Die direkte Azygographie Fortsch Rontgenstr 107:309

10. Ferris EJ, Hipona FA, Kahn RC, Philipps F, Shapiro JH (1969) Venography of the inferior vena cava and its branches. Williams & Wilkins Baltimore
11. Ferris EJ, Holder JC, Lim WN, Angtuaco EJ et al (1984) Arteriography of pulmonary emboli: Digital studies and balloon-occlusion cineangiography. AJR 142:369
12. Georgi M, Marberger R, Günther F et al (1975) Retrograde Nierenphlebographie bei Ballonverschluß der Nierenarterie. Fortschr Rontgenstr 123:341
13. Gillot O, Stuhl L, Ecoifier J (1965) La phlébographie rénale occlusive: Technique et résultats normaux. Presse Médicale 73:2215
14. Guilhem P, Baux R (1954) La phlébographie pelvienne par voie veineuse, osseuse et utérine. Masson, Paris
15. Heller O, Buchner G (1976) Topographie der Lebervenenmündungen. Fortschr Rontgenstr 125:243
16. Hernandez C, Charleux H, Busssière H (1962) Essai de confrontation des differents techniques de phlébographie sus-hépatique. Presse Médicale 70:437
17. Lusza G (1972) Röntgenanatomie des Gefäßsystems. Barth, Frankfurt
18. May R, Weber J (eds) (1981) Pelvic and abdominal veins. Excerpta Medica, Amsterdam 1981
19. Meves M, Apitzsch DF (1976) Die Lebervenographie zum Nachweis von intrahepatischen Tumoren. Fortschr Röntgenstr 125:247
20. Miotti R, Preter B, Wirth W (1972) Retrograde adrenal phlebography. Urol int 27:161
21. Ney HR (1957) Die Kontrastdarstellung der Lebervenen im Röntgenbild. Fortschr Rontgenstr 86:302
22. Novak D, Weber J (1978) Applicability of the occlusion phlebography with a ballon catheter. Ann Radiol 21:393
23. Novak D, Bützow GH, Becker K (1976) Hepatic occlusion venography with a ballon catheter in portal hypertension. Radiology 127:949
24. Novak D, Bützow GH, Becker K (1977) Hepatic occlusion venography with a balloon catheter in patients with end-to-side portacaval shunts. AJR 122:623
25. Novak D, Weber J, Bützow GH (1977) Okklusionsphlebographie. Technik und Anwendungsmöglichkeiten. Fortschr Rontgenstr 127:222
26. Obrez J, Abrams HL (1972) Temprorary occlusion of the renal artery. Effects and significance. Radiology 104:545
27. Olin TB, Reuter SR (1965) Pharmacoangiographic method for improving nephrophlebography. Radiology 85:1036
28. Oselladore G, Bellinazzo P (1959) Valeur sémiologique de l'angiographie sous blocage des veines sushépatiques. Lyon Chir 55:817
29. Pouliadis G (1980) Röntgenologische Diagnostik der Nebennieren. Thieme, Stuttgart New York
30. Rappaport AM (1951) Hepatic venography. Acta Radiol (Stockholm) 36:165
31. Rappaport AM, Holmes RB, Stolberg HO et al (1965) Hepatic venography. Gastroenterol 46:115
32. Reuter SR, Orloff MJ (1974) Wedged hepatic venography in patients with end-to-side portacaval shunts. Radiology 111:563
33. Reuter SR, Berk RN, Orloff MJ (1975) An angiographic study of the pre- and postoperative hemodynamics in patients with side-to-side portacaval shunts. Radiology 116:33
34. Riedl P, Lunglmayr G, Stackel W (1981) A new method of transfemoral testicular vein obliteration for varicocele using a ballon catheter. Radiology 139:323
35. Rösch J, Antonovic R, Goldman MI, Dotter CT (1975) Epinephrine renal venography. Fortschr Rontgenstr 123:501
36. Smith JC, Rösch J, Athanasoulis CA et al (1975) Renal venography in the evaluation of poorly vascularized neoplasms of the kidney. AJR 123:552
37. Sörensen R (1990) Nieren-, Nebennieren- und Gonadalvenenkatheterisierung zur Bestimmung hormoneller Übersekretion. In: Weber J, May R: Funktionelle Phlebologie. Phlebographie, Funktionstests, Interventionelle Radiologie. Thieme, Stuttgart
38. Sörensen R, Berger T, Fobbe F, Bender S (1987) Venography and sclerotherapy in children and adolescents: A new catheter system. In: Heuck FH, Donner MW (eds) Radiology today 4. Springer, Berlin Heidelberg New York Tokyo
39. Takaro T, Dow JA, Kishev S (1970) Selective occlusive renal phlebography in man. Radiology 94:589
40. Théron J, Moret J (1978) Spinal phlebography. Lumber and cervical techniques. Springer, Berlin Heidelberg New York
41. Weber J (1974) Entwicklungsstörungen der Vena cava inferior und der Beckenvenen. Fortschr Rontgenstr 121:273
42. Weber J (1978) Phlebographie und Venendruckmessung im Abdomen und Becken. Witzstrock, Baden Baden Köln New York
43. Weber J (1984) Phlebographie der inneren Beckenvenen. Angio 6:309
44. Weber J (1990) Varikozele-Katheter-Okklusionstherapie. In: Weber J, May R: Funktionelle Phlebologie. Thieme, Stuttgart
45. Weber J (1990) Spezielle Phlebographieverfahren. In: Weber J, May R: Funktionelle Phlebologie. Thieme, Stuttgart
46. Weber J, Novak D (1979) Safe management of ballooncatheters in arterial and venous approach. Ann Radiol 22:365
47. Williams RD, Peterson C (1976) Selective hepatic venography in primary liver cell carcinoma. Am J Surg 131:249.
48. Wholey MH (1976) The technology of balloon catheters in interventional angiography. Radiology 125:671
49. Zeitler E, Jecht E, Herzinger R, Richter EI, Seyferth W, Grosse-Vorholt R (1979) Technik und Ergebnisse der Spermatika-Phlebographie bei 136 Männern mit primärer Sterilität. Fortschr Rontgenstr 131:179

30 Doppler- und Duplexsonographie bei venösen Abflußstörungen

A.L. STRAUSS und D. NEUERBURG-HEUSLER

INHALT

30.1 Kontinuierliche Dopplersonographie

30.1.1 Untersuchungstechnik

Die Dopplersonographie als funktionelle Methode, gibt Auskunft über die Dynamik der venösen Blutströmung. Man benutzt in der Regel ein direktionales cw-(continuous-wave-) Dopplergerät mit Oszilloksop und Schreibeinheit, wodurch die Dokumentation der Strömungskurven ermöglicht wird. Unter bestimmten Bedingungen (Bed-side Untersuchung, Hausbesuch) genügt zur orientierenden Diagnostik auch ein unidirektionales Gerät (sog. Taschendoppler), das lediglich die akustische Information des Dopplersignals widergibt.

Die Untersuchung wird in gut temperierten Räumen (23–25°C) durchgeführt, da die Umgebungstemperatur den Venentonus nicht unwesentlich beeinflußt. Die Beschallung erfolgt seitenvergleichend an den typischen Untersuchungsstellen in unterschiedlicher Position des Patienten (Tabelle 30.1). Das peitschende Dopplersignal der Arterien kann das Auffinden des atemmodulierten Signals der parallel verlaufenden Venen erleichtern. Die V. femoralis communis wird in der Leistenbeuge aufgesucht, während sich der Patient in Rückenlage befindet. Die Beschallung der Poplitealregion kann ebenfalls in Rückenlage bei seitlich angewinkeltem Bein durchgeführt werden, günstiger jedoch in Bauchlage mit angewinkeltem Unterschenkel. Die oberflächlichem Beinvenen sind wegen der besseren Füllung leichter im Stehen zu finden, während die Vv. perforantes auch im Sitzen untersucht werden können (Tabelle 30.1).

Das Venensignal ist nicht wie bei den Arterien durch die Herzaktion und den peripheren Widerstand geprägt, sondern zeigt im Normalfall lediglich atemabhängige Schwankungen, die üblicherweise nur qualitativ beurteilt werden.

Die Untersuchung der venösen Strömung wird sowohl unter *Normalatmung* als auch mit *Provokationsmanövern* durchgeführt. Diese Provokationsmanöver sind:

- vertiefte Atmung,
- Valsalva-Manöver,
- Signalverstärkung durch Muskelkompression distal der Ableitestelle (A-sounds, d.h. Augmented sounds),
- Muskelkompression proximal der Ableitestelle.

Zur Prüfung insuffizienter Vv. perforantes sind Tourniquet-Tests angezeigt (Abb. 30.1). Die Reaktionen auf Spontanatmung, vertiefte Atmung und Valsalva-Manöver sind bei jeder Untersuchung zu beobachten, bzw. zu dokumentieren. Kompressionstest (A-sounds) distal oder proximal der Ableitestelle werden in der Regel nur bei bestimmten Fragestellungen ausgeführt.

30.1.2 Normalbefund

Physiologisches Strömungsverhalten

Die Druckdifferenz zwischen peripheren Venen und rechtem Vorhof beträgt normalerweise nur 10–20 mmHg. Verschiedene Mechanismen unterstützen jedoch den venösen Abfluß.

Im Liegen wird die Venenströmung in den unteren Extremitäten vorwiegend durch die Atmung unterhalten. Während der *Inspiration* schiebt sich das Zwerchfell kaudalwärts, der Druck im Abdomen steigt an. Er liegt über dem Druck im Beinvenensystem, der venöse Rückfluß wird gebremst. Gleichzeitig sinkt der Druck im

Tabelle 30.1. Äußere Untersuchungsbedingungen für die Beschallung der Venen an den unteren Extremitäten mit der CW-Dopplersonographie

Venensystem	Lagerung des Patienten	Beschallungsregion	Provokationsmanöver
Tiefe Venen			*Kompression*
Vv. iliacae	liegend/Rückenlage	Leiste	– Oberschenkel
V. femoralis	liegend/Rückenlage	Leiste/Oberschenkel	– Oberschenkel
V. poplitea	liegend/Bauchlage (Sprunggelenk unterpolstert)	Kniekehle	– Wade
Unterschenkelvenen	stehend/sitzend	Knöchel	– Fußsohle, evtl. Unterschenkel
Oberflächliche Venen			
V. saphena magna et parva	stehend	im anatomischen Verlauf	*Valsalva-Manöver* Modulationstest
Perforansvenen			
Dodd – Oberschenkel Boyd – proximaler Unterschenkel Cockett – distaler Unterschenkel	sitzend/stehend	über anatom. Region bzw. über „blow outs"	*Kompression* distal/proximal Tourniquets

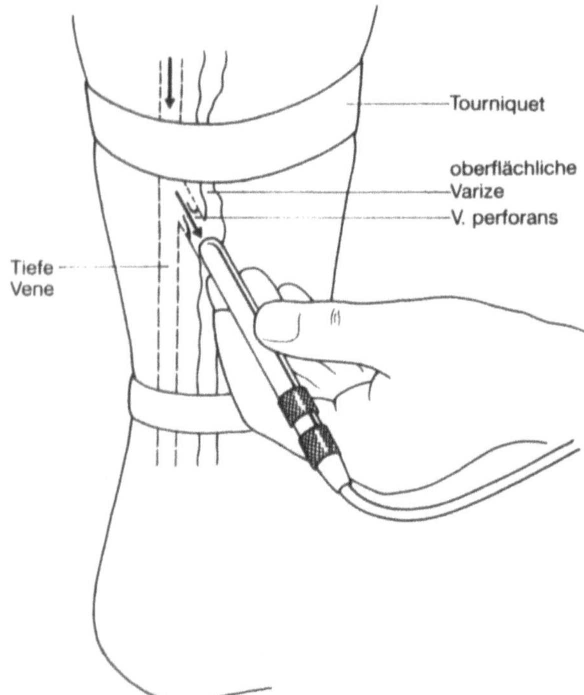

Abb. 30.1. Prüfung der Perforansinsuffizienz. Auf der Schemazeichnung ist zu erkennen, daß die Sonde in Richtung der V. perforans aufgesetzt wird. Unter distaler oder proximaler Kompression wird die Venenströmung durch die insuffiziente Perforansklappe an die Oberfläche, in Richtung auf die Sonde zu, registriert. Die oberflächlichen Varizen müssen durch Tourniquets unterbunden werden, damit nicht fälschlich Strömungen der epifaszialen Venen registriert werden. (Aus Neuerburg-Hensler u. Hennerici [23])

Thorakalraum, so daß das Blut vom oberen Abdominalbereich in den Thorax getrieben bzw. angesaugt wird. Während der *Exspiration* liegt der Druck im Abdominalraum niedriger als der Druck in den Extremitätenvenen. Dadurch kommt es zu einem herzwärts gerichteten venösen Fluß (Abb. 30.2)

Beim Gehen spielt die Wadenmuskelpumpe die bedeutendste Rolle beim Abtransport des Blutes aus der unteren Extremität. Bei Muskelkontraktion (Systole) wird das Blut aus den intramuskulären Venen ausgepreßt. Dabei sind nur die herzwärts gerichteten Venenklappen geöffnet. In der Muskelrelaxation (Diastole) öffnen sich die peripher gelegenen Venenklappen, während die proximalen Klappen schließen und den Rückfluß verhindern. Nach 10–15 Zehenständen sinkt der Druck in den epifaszialen Venen im Stehen um 50–65 mmHg.

Das *spontane venöse Strömungssignal* (Spontaneous sounds = S-*sounds*), das ohne Provokationsmanöver abgeleitet wird, wird von vielen Faktoren beeinflußt und ist zunächst abhängig von der Ableitestelle. So ist das spontane Strömungssignal aus einer normal atemmodulierten V. femoralis communis anders als das spontane Strömungssignal aus der normalen V. tibialis posterior, das in der Regel nicht atemmoduliert und aus welcher ohne distale Muskelkompression häufig gar kein Signal ableitbar ist. Die V. poplitea nimmt diesbezüglich eine Zwischenstellung zwischen V. tibialis posterior und V. femoralis communis ein.

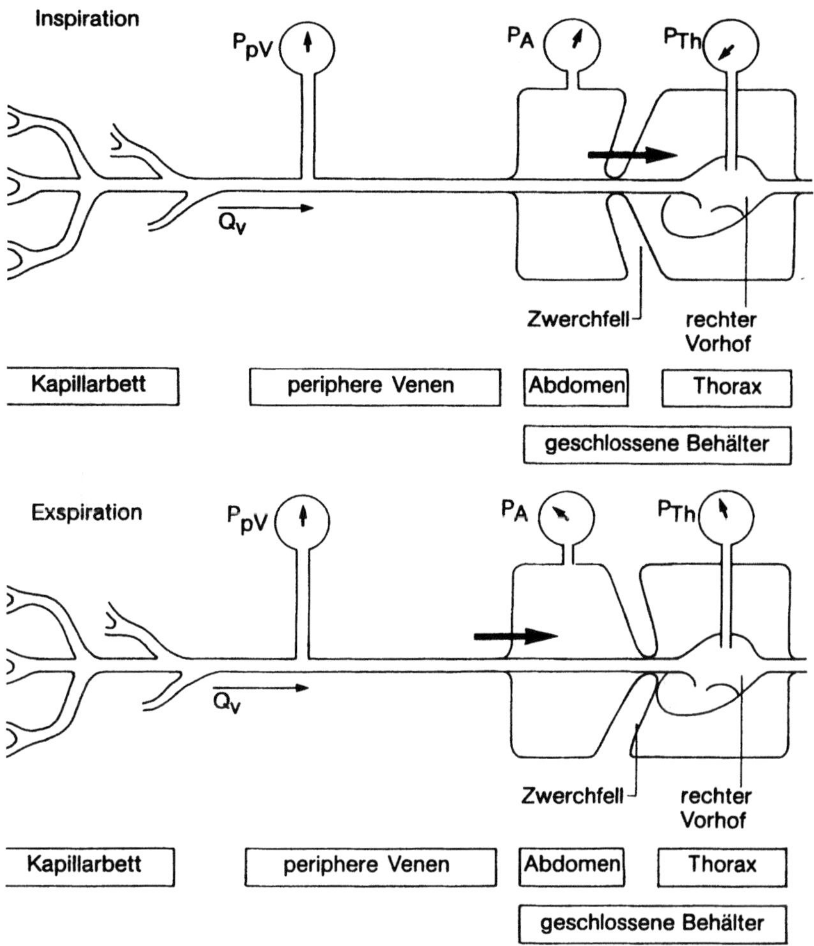

Abb. 30.2. Physiologie des venösen Rückstroms im Liegen. Prinzip des Abdominal- und Thorakalcontainers (nach Sumner) mit wechselnden Druckverhältnissen in Abhängigkeit von der Atmung. P_PV Druck im peripheren Venensystem, P_A Druck im Abdominalraum, P_{TH} Druck im Thorakalraum Q_V venöser Ausstrom. (Aus Neuerburg-Heusler u. Hennerici [23])

Bei den *Provokationsmanövern* werden in Normalfall die Atemexkursionen vergrößert und es kommt zu einem ständigen Sistieren des Abstroms während der Inspiration. Das *Valsalva-Preßmanöver* zeigt normalerweise keinen Reflux als Ausdruck eines intakten Venenklappenschlusses. In der Leistenregion kann gelegentlich bis zum ersten Klappenschluß ein kurzer Reflux < 1 s beobachtet werden. Dabei handelt es sich nicht um den Beginn einer Klappeninsuffizienz, sondern lediglich um den Rückfluß bis zum ersten Klappenschluß, der durch unterschiedliche Distanz von der Ableitestelle bis zur nächsten Klappe zustande kommt. *Muskelkompression* distal der Ableitestelle bewirkt herzwärts gerichtete Strömungsspitzen (sog. *A-sounds*). Proximale Kompression erzeugt bei suffizienten Klappen keinen Rückfluß.

Die distale Kompression wird auch im Normalfall, besonders am Unterschenkel und Fuß, gerne angewandt, um durch die Verstärkung der Strömung das Venensignal leichter zu orten.

In den *oberen Extremitäten* ist das Strömungsverhalten gegenläufig. Bei *Inspiration* sinkt der Druck im Thoraxbereich, und das Blut fließt aus den Armarterien herzwärts. Mit Einsetzen der *Expiration* steigt der thorakale Druck, wodurch die Strömung abnimmt order sistiert.

30.1.3 Tiefe Venenthrombose

Als tiefe Venenthrombose wird die vollständige oder partielle Verlegung tiefer Leitvenen durch thrombotisches Material verstanden. Mit Hilfe der Dopplersonographie läßt sich *funktionell* die Abflußstörung durch charakteristische Veränderungen in der Venenströmung belegen.

Distal eines thrombotischen Verschlusses steigt der Venendruck an und liegt während der Inspiration sogar über dem intraabdominellen Venendruck. Es kommt daher während der Einatmung nicht zum Strömungsstopp, sondern zu einer kontinuierlichen herzwärts gerichteten Strömung über die Kollateralvenen, die z.T. eine hohe Geschwindigkeit annehmen kann. An den unteren Extremitäten beobachtet man bei den Atem- und Provokationsmanövern folgende Phänomene: Bei *Spontanatmung* registriert man eine kontinuierliche, nicht atemmodulierte Strömungskurve herzwärts. Bei *vertiefter Atmung* ist je nach Güte der Kollateralisation keine oder eine leichte Atemschwankung festzustellen. Das *Valsalve-Manöver* wird bei *frischer* Venenthrombose ungern ausgeführt, da man die Ablösung von Emboli befürchtet (Abb. 30.3a).

Die *A-sounds* werden im Rahmen der Thrombosediagnostik besonders bei der Untersuchung der Popliteal- und Unterschenkelvenen herangezogen, da hier S-sounds im Normalfall zuweilen gar nicht ableitbar sind. Die Fortleitung der Strömungsspitzen durch *distale* Kompression, ist beim Vorliegen einer Thrombose abgeschwächt oder aufgehoben. Eine Strömungsbeschleunigung tritt jedoch oft kompensatorisch bei älteren, kollateralisierten Thrombosen über epifaziale Venen auf und kann zu Fehlbewertungen Anlaß geben.

In Höhe der akuten und kompletten tiefen Venenthrombose fehlt durch die Venenverlegung das spontane und verstärkte Strömungssignal.

Eine Thrombose an den *oberen Extremitäten* (V. subclavia, V. axillaris, V. brachialis) ist seltener zu beobachten. Sie kann gelegentlich nach intravenöser Punktionen im Rahmen eines zentralen Venenverweilkatheters oder Schrittmacherimplantation, oder nach Klavikulafrakturen auftreten und wird im Bereich der V. subclavia/axillaris als Paget-v.-Schroetter-Syndrom bezeichnet. Im Rahmen der Intensivpflege sind zentrale Venenkatheter nicht selten Ausgangspunkt von Thrombosen [16].

Der *Valsalva-Test* führt zu einem weitgehenden Strömungsstopp ohne Steigerung der Strömungsgeschwindigkeit. Die *A-sounds* können ja nach Kollateralisation ausgeprägter als an den unteren Extremitäten über Kollateralvenen weitergeleitet werden und zu falsch-negativer Bewertung führen.

30.1.3.1 Diagnostische Aussage

In den letzten Jahren ist die Thrombosediagnostik im Bereich des Oberschenkels, bedingt auch im Bereich des Unterschenkels, eine Domäne der reinen B-Bild-Sonographie geworden und wird als sog. *Kompressionssonographie* bezeichnet. Trotz-

a

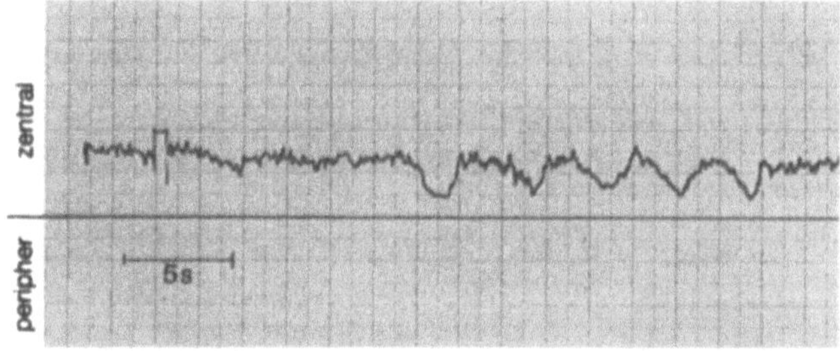

b

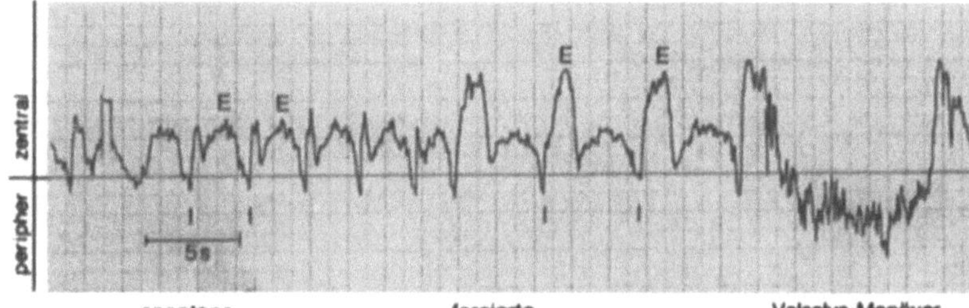

Abb. 30.3. Pathologische Dopplerströmungskurven über der V. femoralis in der Leistenregion. **a** Darstellung der venösen Strömung bei Beckenvenenthrombose. Bei Spontanatmung registriert man eine kontinuierliche, relativ hohe Strömung ohne Atemmodulation; bei focierter In- und Exspiration sind die Atemschwankungen erkennbar, wenn auch deutlich vermindert gegenüber einem Normalbefund. Auch bei Inspiration bleibt eine zentralwärts gerichtete Strömung bestehen. **b** Darstellung des Refluxes unter Valsalva-Preßdruckprobe. Bei Patienten mit insuffizienten Klappen in der Leiste erfolgt beim Pressen eine Rückströmung in die tiefen oder epifaszialen Venen des Oberschenkels, die so lange andauert, bis der Reflux an einer funktionstüchtigen Klappe gestoppt bzw. das Manöver beendet wird. Mit der kontinuierlichen Dopplersonographie ist an der Kurve nicht zu differenzieren, ob es sich um einen Reflux in die V. femoralis superficialis oder in die V. saphena magna handelt. Dies muß durch Abbinden der V. saphena magna unterschieden werden, wenn kein Duplexgerät zur Verfügung steht. (Aus Neuerburg-Henseler u. Hennerici [23])

dem ist der Einsatz der kontinuierlichen Dopplersonographie für die Praxis und als schnelle Bedside-Untersuchungsmethode noch durchaus vertretbar. Vor allem wird durch die Beschallung der Leiste eine Bewertung der Beckenstrombahn möglich, die mit der Kompressionssonographie allein schlecht durchführbar ist, da ein Widerlager im Beckenbereich fehlt.

Die Werte für die Spezifität der CW-Dopplersonographie, d.h. für den Ausschluß von Thrombosen, werden von Wuppermann [38] zusammenfassend mit 90–93% für den Femoralvenenbereich und mit 51–90% für die Unterschenkelvenen angegeben. Die Sensitivität der kontinuierlichen Dopplersonographie bei symptomatischen Patienten wird in einer Sammelstatistik bei Summner u. Lambeth [34] mit 83% bewertet, wobei an 1258 Fällen verschiedene Gefäßregionen berücksichtigt wurden. Weitere Einzelstudien über die diagnostische Güte der CW-Dopplersonographie im Vergleich zur Phlebographie bei der Diagnose von okkludierenden Thromben proximal der Unterschenkelvenen können aus der Tabelle 30.2 entnommen werden.

Diese Zahlen belegen, daß die Untersuchung der venösen Strombahn mit Hilfe der kontinuierlichen Dopplersonographie durchaus befriedigende Ergebnisse bringt und vor allem Informationen über die Hämodynamik der venösen Strömung ermöglicht. Auch beim Einsatz des PW-Dopplermode im Rahmen der Duplexsonographie wird die Kenntnis der gleichen strömungsdynamischen Kriterien vorausgesetzt, und sie sind ebenfalls für die Einschätzung der farbkodierten Strömung bedeutsam.

Für den sachgerechten Einsatz der CW-Dopplersonographie in der Thrombosediagnostik muß man auch die Grenzen dieser funktionellen Methode kennen. Die Dopplersonographie ist kaum in der Lage, nichtokkludierende Thromben der Leitvenen und isolierte Wadenvenenthrombosen zu erfassen. Sehr schwierig bis unmöglich dürfte auch die dopplersonographische Diagnose einer akuten Rezidivthrombose bei einem Patienten mit postthrombotischen Venenveränderungen sein. Viele dieser Patienten haben Spannungs- und Druckgefühl sowie Schwellung in den Beinen als Folgeerscheinung der chronischen venösen Hypertonie. In diesen Fällen kann ein pathologischer Dopplerbefund Folge sowohl der alten teilrekanalisierten als auch einer frischen Rezidivthrombose sein. Hier können nur Phlebographie oder eventuell die Farbduplexsonographie weiterhelfen. Schließlich darf nicht vergessen werden, daß ein dopplersonographisch diagnostiziertes Abflußhindernis nicht immer gleichbedeutend mit einer tiefen Venenthrombose ist. Jede Verlegung des Venenlumens durch Kompression von außen (z.B. Hämatom, Baker-Zyste, Arterienaneurysma, pathologische Lymphknotenvergrößerung) kann einen pathologischen Dopplerbefund hervorrufen.

30.1.4 Klappeninsuffizienz und Varikosis

Die Ursache des klinischen Merkmals „*chronisch-venöse Insuffizienz*“ kann entweder durch ein postthrombotisches Syndrom mit – sekundärer – Zerstörung der tiefen Venenklappen und sekundärer Ausbildung einer kompensierten oder dekompensierten oberflächlichen Varikosis begründet sein, oder durch eine primäre oberflächliche Varikosis im Rahmen einer meist ererbten Bindegewebsschwäche entstehen.

Tabelle 30.2. Phlebographisch kontrollierte Studien zur Validität der CW-Dopplersonographie in der Diagnostik okkludierender Venenthrombosen. Bis auf die letztgenannte Studie (Barnes et al.1976) beziehen sich alle anderen Untersuchungen auf Venenthrombosen *proximal* der Unterschenkelvenen

Autoren	Jahr	Phlebogramme [n]	Sensitivität [%]	Spezifität [%]
Grüntzig et al.	1971	42	92	93
Sigel et al.	1972	248	85	91
Yao et al.	1972	50	100	88
Holmes	1973	71	100	94
Dosick u. Blakemore	1978	160	96	93
Sumner u. Lambeth	1979	75	94	90
Hanel et al.	1981	183	92	91
Bendick et al.	1983	124	73	90
		Unterschenkelvenenthrombosen		
Barnes et al.	1976	122	97	68

Die Prüfung der Klappeninsuffizienz erfolgt durch Provokationsmanöver bevorzugt durch den Valsalva-Test. Die Druckwelle pflanzt sich durch die insuffizienten Klappen nach distal fort und ist akustisch als sog. Reflux deutlich zu hören, sie wird auch durch eine entgegengerichtete Strömung bei der Registrierung der Kurven nachgewiesen (Abb. 30.3b). Die Länge der Refluxzeit ist abhängig von der Zahl der insuffizienten Klappen [39].

Die Perforansveneninsuffizienz zeichnet sich durch eine Umkehr der Strömung in diesen Verbindungsvenen aus, die normalerweise das Blut der epifaszialen Venen in die tiefen Venen drainieren, bei Insuffizienz jedoch eine Blutströmung von tiefen Venen in die äußeren Venen zulassen (sog. Privatkreislauf, s. Abb. 30.1).

30.1.4.1 Insuffizienz der tiefen Leitvenen

Der Nachweis der Insuffizienz der V. femoralis gelingt in der Leistenregion gut durch das Valsalva-Preßmanöver. Es muß allerdings unterschieden werden, ob der Reflux in die V. saphena magna oder die V. femoralis superficialis erfolgt. Am einfachsten unterbindet man die V. saphena magna in Höhe des Oberschenkels mit einem Tourniquet. Im Bereich der Unterschenkelvenen ist das Preßmanöver nicht immer so deutlich zu hören, so daß man gerne die proximale Kompression einsetzt, die ebenfalls einen Reflux durch die insuffizienten Leitvenen bewirkt (Ableitestelle V. tibialis posterior).

30.1.4.2 Insuffizienz der Vena saphena magna und parva

Diese Varizenform wird auch als *Stammvarikose* bezeichnet. Von Hach [12] wurde die Vena-saphena-magna-Varikosis nach der Refluxlänge in 4 Stadien eingeteilt. Diese oberflächliche Vene kann leicht mit der CW-Dopplersonde kontinuierlich beschallt werden, und durch Valsalva-Tests ist die Klappeninsuffizienz genau abzugrenzen. Eine Vena-saphena-parva-Insuffizienz ist entsprechend ihres anatomischen Verlaufes am dorsalen Unterschenkel zu prüfen.

- *Stadium I*: Insuffizienz der Mündungsklappe und der beiden distal davon gelegenen Schleusenklappen.
- *Stadium II*: Inkompetenz der Klappen der Mündungsregion und des femoralen Bereiches der V. saphena magna.
- *Stadium III*: Reflux des Blutes unter Valsalva über das Knie hinaus.
- *Stadium IV*: Insuffizienz sämtlicher V.-saphena-magna-Klappen.

30.1.4.3 Variköse Kollateralen

Bei Verlegung der tiefen Venen, vor allem der Beckenvenen, entstehen spontane Kollateralvarizen. Besonders bekannt ist die suprapubische Kollaterale, der sog. Spontan-Palma, der den venösen Rückstrom der betroffenen Seite zur kontralateralen Beckenvene leitet. Durch eine gefäßchirurgische Palma-Operation kann der gleiche Effekt erzielt werden.

Die Periumbilikalvenen treten bei Stauung im Pfortadergebiet auf. Ebenso können bei der Verlegung beider Beckenvenen und/oder V. cava inferior Kollateralen an der seitlichen Bauchwand (caput medusae) beobachtet werden, die lediglich auf ihre Flußrichtung hin dopplersonographisch geprüft werden.

30.1.4.4 Perforansinsuffizienz

Die insuffizienten Perforansvenen machen sich klinisch häufig durch einen sog. „blow out" in einer Faszienlücke bemerkbar, oder müssen an einer anatomisch typischen Stelle aufgesucht werden (z.B. Cockett-, Sherman- oder Boyd-Perforansvenen). Spezielle Maßbänder für die Abmessung der Höhe der insuffizienten Perforansvene vom Fußboden aus können dazu hilfreich sein.

Um den Austritt des Blutes von innen nach außen zu dokumentieren, müssen die epifaszialen Venen durch Tourniquets proximal und distal der Untersuchungsregion unterbunden, oder durch einen Gummiring [nach 7], abgedrückt werden (Abb. 30.1). Unter Kompression proximal oder distal der Sonde, ortet man ein Strömungssignal, das auf die Sonde zufließt. Bei Dekompression wird dagegen ein herzwärts gerichteter Reflux registriert. Die proximale Kompression setzt allerdings voraus, daß zwischen dieser Stelle und der zu prüfenden Perforansvene keine oder eine insuffiziente Klappe liegt (Abb. 30.4).

30.1.4.5 Diagnostische Aussage

Die Klappeninsuffiziens der tiefen oder oberflächlichen Venen kann mit Hilfe von funktionellen Dopplermethoden meist problemlos festgestellt

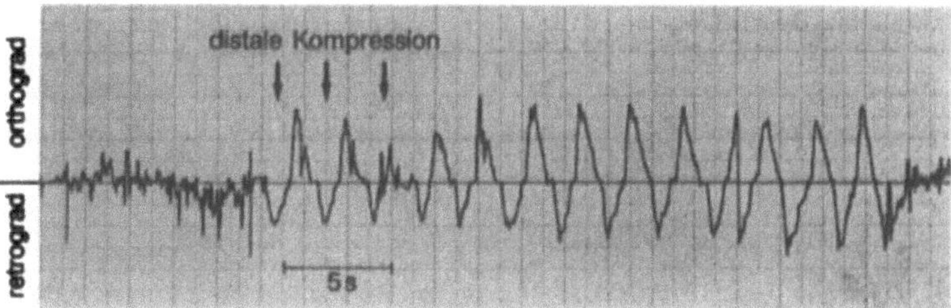

Abb. 30.4. Dopplerströmungskurve bei Insuffizienz einer V. perforans. Bei Kompression distal der Ableitestelle gewinnt man ein Refluxsignal auf die Sonde zu, bei Lösen der Kompression einen Sog in physiologische Richtung (herzwärts) in die V. femoralis (orthograd = zum tiefen Venensystem, retrograd = zur Oberfläche gerichtete Strömung)

werden, wobei sowohl das kontinuierlliche Dopplergerät, als auch der in den Duplexverfahren integrierte PW-Doppler oder Farbdoppler Aussagen ermöglichen. Dabei ist immer zu berücksichtigen, daß man bei der Ultraschalldiagnostik der Venenströmung keine quantitativen Daten erhebt wie bei arteriellen Strömungskurven, sondern als Reaktion auf Funktionstest, Valsalva-Manöver oder Signalverstärkungen (A-sounds), die Veränderungen der venösen Strömung und deren Richtungswechsel bei Klappeninsuffizienz beobachtet.

Bezüglich der Validität der kontinuierlichen Dopplersonographie fanden Hach et al., daß der Ausschluß insuffizienter Mündungsklappen in der Leiste mit einer Spezifität von 91% gelingt [12]. Die Sensitivität betrug in der gleichen Studie 93,6% [12] während Sigel et al. nur eine solche von 76% angaben [29].

Wuppermann et al. [39] konnten belegen, daß die Länge der dopplersonographischen Refluxstrecke und die phlebographisch bestimmte Refluxstrecke streng korrelieren, was für die Stadieneinteilung der oberflächlichen Varikosis nach Hach eine wichtige Rolle spielt.

Wegen der geringen Zuverlässigkeit der reinen Palpation bei der Erfassung insuffizienter Perforansvenen hatte man frühzeitig die CW-Dopplersonographie zur Perforansinsuffizienzdiagnostik eingesetzt. Die mit 2 Tourniquets durchgeführte Untersuchung ergab eine Sensitivität der Dopplersonographie von 55–95% bei einer durchschnittlichen Trefferquote in der Darstellung insuffizienter Vv. perforantes von 75% verglichen mit dem operativen Befund (Übersicht bei [24]).

30.2 Duplexsonographie bei venösen Abflußstörungen

Die Einsatzmöglichkeiten der bildgebenden Ultraschallsonographie in der Diagnostik der tiefen Venenthrombose wurden erstmalig 1982 von Talbot beschrieben [35]. In den darauffolgenden 10 Jahren hat sich die B-Bild-Sonographie als ein sicheres diagnostisches Verfahren in der Thrombosediagnostik etabliert. Neuerdings wird auch die farbkodierte Duplexsonographie immer häufiger in der Diagnostik sowohl der tiefen Venenthrombose als auch der chronisch-venösen Insuffizienz eingesetzt, da hierdurch die Untersuchungszeiten weiter reduziert werden können.

30.2.1 Untersuchungstechnik

Die Untersuchungsposition des Patienten richtet sich nach der klinischen Fragestellung: In der Thrombosediagnostik der Beinvenen erfolgt die Untersuchung der unteren Extremität mit Ausnahme der Unterschenkelvenen im Liegen. Für die Abklärung einer primären oder sekundären Varikosis der tiefen, oberflächlichen und Perforansvenen ist die duplexsonographische Untersuchung im Stehen zu empfehlen. Für die Darstellung der tiefen Venen wird bevorzugt ein 5-MHz-Linearscanner, für die Untersuchung der epifaszialen Venen und der Perforansvenen ein 7,5 MHz- oder 10 MHz-Schallkopf verwendet.

Zur *Thrombosediagnostik* im Bereich der Becken-, Leisten- und Obserschenkelvenen soll der Patient eine entspannte Rückenlage mit ausgestrecktem und leicht außenrotiertem Bein einnehmen. Zur Untersuchung der V. poplitea soll sich der Patient am besten in Seiten- oder Bauchlage befinden, wobei darauf zu achten ist, daß das Knie leicht flektiert ist (z.B. Rolle unter dem Fuß), um Überstreckung und dadurch bedingte externe Venenkompression (bei 5–10% der Patienten) zu vermeiden. Die Untersuchung der V. poplitea kann auch in Rückenlage bei angewinkeltem Knie vorgenommen werden. Es empfiehlt sich, die distale V. femoralis superficialis im Adduktorenkanal im Liegen durch Ausübung eines Gegendruckes von dorsal zu untersuchen, um ihre Komprimierbarkeit gegen ein sicheres Widerlager zu testen (Abb. 30.5).

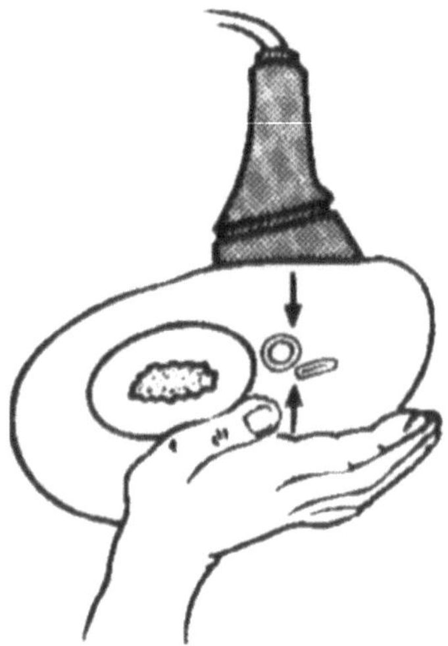

Abb. 30.5. Untersuchung der distalen V. femoralis superficialis im Adduktorenkanal: Durch Gegendruck von dorsal kann die Vene trotz fehlenden natürlichen Widerlagers komprimiert werden. (Nach Fobbe 1993 [7a])

Die Untersuchung beginnt mit Darstellung der distalen V. iliaca externa und der V. femoralis communis und wird unter ständigem Vorschub des Schallkopfs von proximal nach distal bis zur Konfluenz der Unterschenkelvenen zur V. poplitea im Liegen fortgesetzt. Die Unterschenkelvenen sollen wegen der besseren Darstellbarkeit bei erhöhtem hydrostatischen Druck im Sitzen oder Stehen untersucht werden. Auch die Ober- und Unterarmvenen (Vv. cubitales, ulnares, brachiales, axillaris und subclavia) können gut im Sitzen bei herunterhängendem Arm untersucht werden.

Die Diagnostik der primären und sekundären *Klappeninsuffizienz* erfolgt bei stehendem Patienten. Bei der Untersuchung der Vena-saphena-magna-Mündung steht der Patient mit dem Gesicht zum Untersucher, bei der Darstellung der Mündungsregion der Vena-saphena parva steht er mit dem Rücken zum Untersucher. Die untersuchte Vene sollte im Querschnitt dargestellt, und der Schallkopf leicht in Flußrichtung gekippt sein, um mit Hilfe der gepulsten Dopplereinheit bei der konventionellen bzw. mit Hilfe der farbigen Flußdarstellung bei der farbkodierten Duplexsonographie venöse Strömungssignale qualitativer Natur ableiten zu können (Winkel ungleich 90°). Dabei führt entweder der Patient Valsalva-Manöver durch, oder der Untersucher komprimiert und dekomprimiert distal der Schallsonde die Muskulatur. Zur qualitativen Erfassung eines Refluxes mit der Farbduplexsonographie reicht das farbkodierte B-Bild ohne Einsatz des sample volumes aus, was die Untersuchungszeit im Vergleich zur konventionellen Schwarz-Weiß-Duplexsonographie wesentlich abkürzt. Zur Quantifizierung der Refluxdauer sollte jedoch auch beim Farbduplex das eingespielte und winkelkorrigierte Dopplersignal dargestellt werden.

Bei der Perforansvenendiagnostik genügen leichte Muskelkompressionen, während das Samplevolumen der gepulsten Dopplereinheit B-bild-gesteuert in der zu untersuchenden Perforansvene plaziert wird.

30.2.2 Normalbefund

Bei der *Kompressionssonographie* achtet man besonders darauf, ob durch Druck mit dem Schallkopf die Vorder- und Hinterwand der quergetroffenen Vene zur Berührung gebracht werden können (Abb. 30.6). Im sonographischen Querschnitt dargestellt, befindet sich die V. femoralis communis medial der gleichnamigen Arterie. Bereits wenige Zentimeter weiter distal windet sich die V. femoralis superficialis um die gleichnamige Arterie und liegt im proximal Oberschenkel *dorsal* der A. femoralis superficialis. Die Konfluenz der V. femoralis superficialis und V. profunda femoris liegt wenige Zentimeter distal der Femoralisarteriengabel. Bei der Ultraschalluntersuchung der Kniekehle ist die V. poplitea folgerichtig oberflächlich, über der Arterie anzutreffen. Man muß daran denken, daß die V. poplitea oder die V. femoralis superficialis streckenweise oder über den ganzen Verlauf doppelt angelegt sein können.

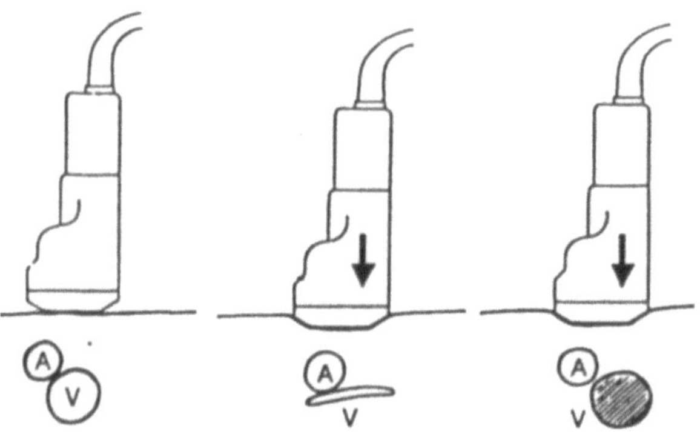

Abb. 30.6. Schematische Darstellung einer normalen und einer pathologischen Kompressionsantwort im Transversalschnitt im Rahmen der Kompressionssonographie. *Links*: Die Arterie und Vene vor der Kompression. *Mitte*: Durch Ausübung eines Kompressionsdruckes mit dem Schallkopf kollabiert die komprimierbare Vene, Normalbefund; *Rechts*: Fehlende Komprimierbarkeit der thrombosierten Vene, pathologischer Befund. (Aus Strauss 1995 [31])

Diese Normvariante kann bei bis zu 40% der normalen Bevölkerung gefunden werden [8]. In diesem Fall haben die beiden Venen häufig ein unterschiedliches Kaliber. Die eine der beiden Femoralisvenen liegt wie immer dorsal, die andere Vene kann häufig ventral oder lateral von der gleichnamigen Arterie gefunden werden. Von den Unterschenkelvenen sucht man alle 3 Leitvenengruppen, die Vv. tibiales posteriores, anteriores und fibulares auf. Es versteht sich fast von selbst, daß man bei der Untersuchung auch auf die umgebenden Strukturen achtet, insbesondere darauf, daß kein Hämatom oder eine Baker-Zyste vorliegt.

Bei freier Durchgängigkeit ist die im Querschnitt darzustellende tiefe Vene durch Druck mit dem Schallkopf voll komprimierbar, während die sichtbar pulsierende Begleitarterie mit dem gleichen Druck nicht komprimiert werden kann (Abb. 30.7). Das anschließend durchzuführende Valsalva-Manöver verursacht durch Erhöhung des intrathorakalen Druckes eine erhebliche Aufweitung des Venenquerschnitts in der Leiste. Die komplette Komprimierbarkeit der tiefen Beinvenen gilt als beweisend für eine frei durchgängige venöse Strombahn im untersuchten Abschnitt [4, 11, 18, 35].

Bei der Anwendung eines *farbkodierten Duplexsonographiegerätes,* das zu Beginn der Untersuchung für niedrige Flußgeschwindigkeiten eingestellt sein muß, ist die im Längs- und Querschnitt dargestellte Vene normalerweise vom farbigen venösen Signal voll ausgefüllt. In diesem Fall ist eine Kompression der Vene nicht unbedingt notwendig, was die Untersuchung gegenüber der konventionellen Duplexsonographie erleichtern kann. Die farbkodierte Duplexsonographie wird

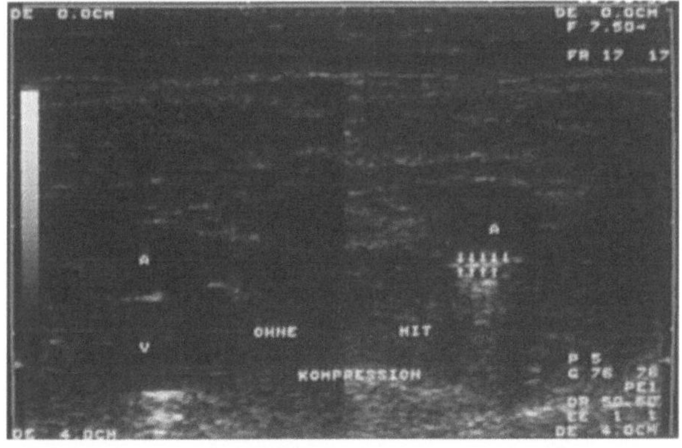

Abb. 30.7. Vena und Arteria femoralis superficialis im Querschnitt, linke Bildhälfte ohne Kompression, rechte Bildhälfte mit Kompression. Die Pfeile in der rechten Bildhälfte zeigen auf die vollständig komprimierbare Vene. *A* Arterie; *V* Vene

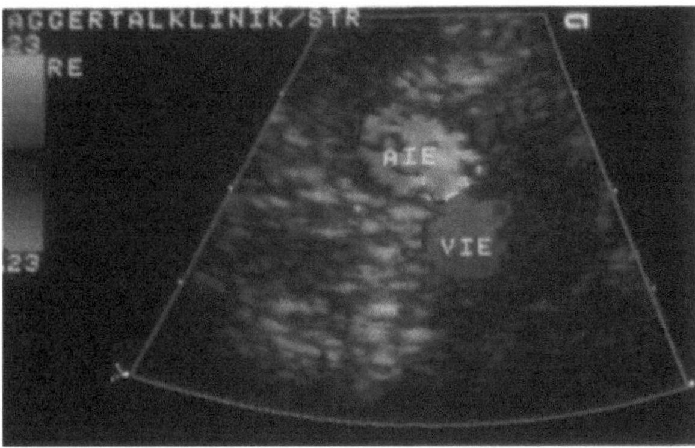

Abb. 30.8. Vena und Arteria iliaca externa im Querschnitt. Normalbefund. Die Darstellung des lumenfüllenden Blutflusses in der Beckenvene ist beweisend für die freie Durchgängigkeit der Vene. *VIE* V. iliaca externa; *AIE* A. iliaca externa

insbesondere für die Untersuchung der sonst nur schwer darstellbaren V. iliaca externa und communis herangezogen (Abb. 30.8). Der farbkodierte Nachweis des komplett lumenfüllenden Blutflusses der iliakalen Venenachse im Quer- *und* Längsschnitt in unmittelbarer Nachbarschaft der gleichnamigen Arterie kann als entscheidendes Kriterium für eine offene Beckenvene gewertet werden [27].

Beim intakten Klappenapparat kommt es bei Erhöhung des intraabdominalen Druckes durch Valsalva oder bei peripherer manueller Muskeldekompression normalerweise zu einem venösen Strömungsstopp ohne Reflux. Ein geringer peripherwärts gerichteter Reflux von < 1 s ist noch physiologisch. Der gepulste Doppler muß in der zu untersuchenden Vene plaziert sein. Das Vorhandensein und die Dauer des venösen Refluxes können am eingespielten Dopplersignal dokumentiert werden. Bei der farbkodierten Duplexsonographie kann der Umschlag der Farbe oder die Farbverwirbelung (Mosaikphänomen) während des Valsalva-Manövers oder während der distaler Muskeldekompression qualitativ zum Refluxnachweis herangezogen werden.

30.2.3 Tiefe Venenthrombose

30.2.3.1 Befund

Eine frische tiefe Venentthrombose (TVT) verursacht eine expansive intraluminale Venenfüllung, die eine Venenkompression unmöglich macht (Abb. 30.9). Die *fehlende Komprimierbarkeit* der im *Querschnitt* dargestellten tiefen Beinvenen mit

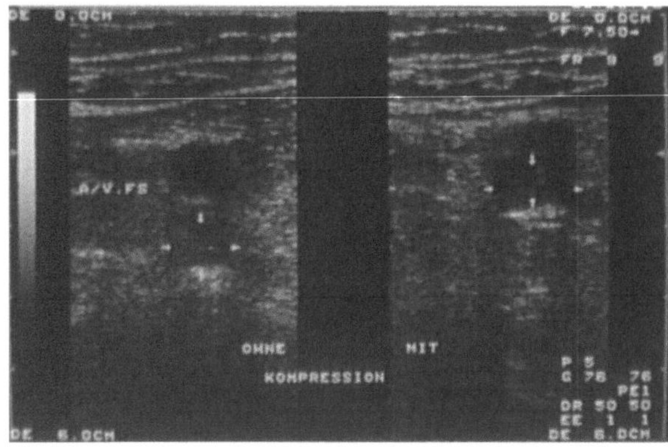

Abb. 30.9. Vena und Arteria femoralis superficialis im Querschnitt, linke Bildhälfte ohne Kompression, rechte Bildhälfte mit Kompression. Die *Pfeile* zeigen auf die thrombosierte V. femoralis superficialis

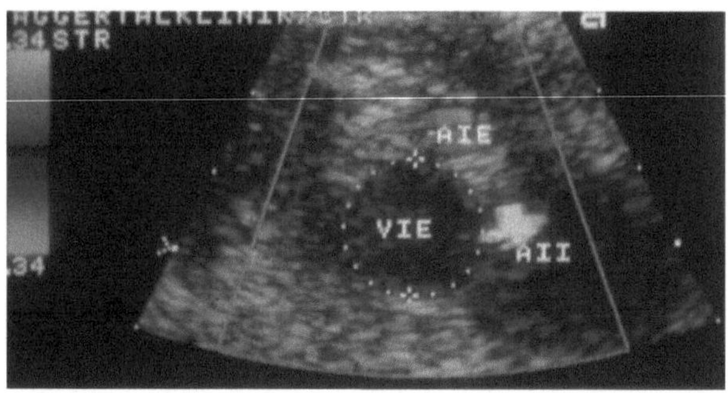

Abb. 30.10. Vena und Arteria iliaca externa im Querschnitt bei einer Patientin mit frischer Beckenvenenthrombose. Die Beckenvene (*umkreistes Areal*) ist deutlich dilatiert im Vergleich zur Begleitarterie und weist keinen Fluß auf. *VIE* V iliaca externa; *AIE* A. iliaca externa; *AII* A. iliaca interna

dem Schallkopf gilt als *beweisend für* die Diagnose einer *Phlebothrombose* [4, 11, 17, 18]. Neben diesem Hauptkriterium der Kompressionssonographie existieren weitere konventionelle duplexsonographische Hinweise auf eine TVT, die aber nur den Stellenwert eines *Zusatzkriteriums* haben und für sich alleingenommen für eine TVT *nicht beweisend* sind: die fehlende Aufweitung des Venenquerschnitts durch Valsalva-Manöver; die vermehrte Reflexbesetzung des Venenbinnenraumes im Vergleich zur Begleitarterie und ein pathologisches oder fehlendes venöses Dopplerflußsignal im gepulsten Dopplermodus.

Bei einer frischen Thrombose stellt sich die Vene im Querschnitt durch den höheren Wassergehalt *des frischen* Gerinnsels deutlich erweitert dar im Vergleich zur gleichnamigen Begleitarterie. Bei älteren Thrombosen dagegen kommt es durch Wasserverlust und Thrombusorganisation zu Thrombusretraktion, was die Abnahme des Venenquerschnitts zur Folge hat. Die Echogenität des intraluminalen Thrombus hingegen hat sich als ein unzuverlässiger Parameter bei der Altersbestimmung der Thrombose herausgestellt. Im Einzelfall sind monatealte Thromben in ihrer Echogenität nicht von frischen Thromben zu trennen [21].

Bei klinischem Hinweis auf eine *Thrombophlebitis der V. saphena magna* oder *parva* muß sonographisch ganz besonders das proximale Segment dieser Venen untersucht werden. Patienten mit mündungsnahen Thrombophlebitiden, bei denen der Thrombuskopf in die Krosse hineinragt, haben ein erhöhtes Risiko für Lungenembolien [8, 32].

Beim Einsatz der *farbkodierten Duplexsonographie* kann die fehlende Darstellung eines venösen Blutflusses im farbkodierten Bild spontan und nach manueller Muskelkompression distal der Untersuchungsstelle – bei ausreichend niedriger Pulsrepetitionsrate des Farbdopplers – als Beweis für eine Venenthrombose gewertet werden [20, 27]. Durch Erniedrigung der Pulsrepetitionsrate des farbkodierten Dopplersignals kann die Empfindlichkeit für niedrige venöse Flußgeschwindigkeiten erhöht werden. Inkomplette Thrombosierungen werden durch Aussparungen des spontanen farbkodierten Flußkontrastes sichtbar. Schließlich bietet die Farbduplexsonographie im Bereich der Beckenvenen die einzige sichere Möglichkeit, Venenthrombosen zu diagnostizieren, da aufgrund des häufig fehlenden Widerlagers die Kompressionssonographie in diesem Bereich versagt (Abb. 30.10). Die indirekte hämodynamische Strömungsanalyse in der Leiste durch den eingespielten gepulsten Doppler versagt ebenfalls bei inkompletten Beckenvenenthrombosen (s. Dopplersonographie).

30.2.3.2 Diagnostische Aussage

Die großen prospektiven Studien über die Treffsicherheit der *Kompressionssonographie* in der Thrombosediagnostik *bei symptomatischen Patienten* mit über 100 Patienten zeigen Sensitivitäten zwischen 89% und 99% und Spezifitäten von 95%–100% verglichen mit der aszendierenden Bein-Becken-Phlebographie (Tabelle 30.3). Die etwas höhere Spezifität ergibt sich daher, daß falsch-positive Befunde praktisch nicht erhoben werden können: Unter lege artis durchgeführtem Kompressionsmanöver kann nur intraluminales Material eine Inkompressibilität der Vene verursachen. Diese in der Tabelle 1 angegebenen Zahlen beziehen sich hauptsächlich auf die Thrombosen, die das femoropopliteale Venensegment (V. femoralis communis, superficialis und poplitea) isoliert oder kombiniert involvieren.

Im Gegensatz dazu wird die Treffsicherheit der Kompressionssonographie bei *isolierten Unterschenkelvenenthrombosen* mit 14–94% niedriger angegeben [11, 14]. Die Möglichkeit der Ausdehnung der Thrombose von Unterschenkelvenen in die V. poplitea ohne wirksame Antikoagulation wurde in bis zu 20% der Fälle beschrieben, und sollte daher durch serielle (etwa 3malige) sonographische Untersuchungen im Abstand von 2–3 Tagen überwacht werden [36]. Ein falsch-negatives Ergebnis der Kompressionssonographie kann angetroffen werden, wenn die Thrombuslänge kleiner als 3 cm ist, oder ein ausgeprägtes Gewebsödem die Bildqualität einschränkt und schließlich, wenn gleichzeitig alte chronische Veränderungen der Venen im Sinne eines postthrombotischen Syndroms die Beurteilbarkeit erschweren [25].

Die Kompressionssonographie kann durch ungeschickte Manipulationen extrem selten die Ablösung eines flottierenden Thrombusendes verursachen und konsekutiv eine Lungenembolie hervorrufen. Diese im Rahmen einer kasuistischen Mitteilung vor kurzem beschriebene Komplikation ist jedoch eine Rarität [28]. Sie sollte normalerweise durch vorsichtige Schallkopfführung vermeidbar sein.

Ein großer Vorteil der Sonographie besteht darin, daß sie über die Venenthrombosediagnostik hinaus in der Lage ist, durch zusätzliche Befunde *Mehraussagen gegenüber der Phlebographie* zu machen. Dazu gehören die Diagnosen:

- Von Baker-Zysten in der Kniekehle, die thromboseähnliche Beschwerden wie Schwellung und Spannungsgefühl in der Wade und Kniekehle verursachen können. Bei Ruptur einer Baker-Zyste tritt ein Pseudothrombophlebitissyndrom auf, das durch Nachweis des abgesackten Zysteninhalts diagnostiziert werden kann.
- Von Hämatomen nach Muskelfaserriß.
- Von extravasalen Kompressionen durch Tumoren oder Hämatome.
- Die Lokalisation des proximalen Thrombusendes bei mündungsnahen Phlebitiden der V. saphena magna und parva.

Diese Befunde müssen ohnehin in der Differentialdiagnose einer TVT berücksichtigt werden und können daher sonographisch gleich bestätigt oder ausgeschlossen werden.

Die sehr hohe Treffsicherheit der Kompressionssonographie kann durch die *farbkodierte Duplexsonographie* kaum noch übertroffen werden. Vergleichende Studien zwischen farbkodierter Duplexsonographie und Phlebographie *bei symptomatischen Patienten* zeigen für die Thrombosediagnostik eine Sensitivität von 94–98% und eine Spezifität von 98–100% [9, 27]. Darüber hinaus weist die farbkodierte Duplexsonographie gegenüber der alleinigen Kompressionssonographie einige unbestreitbare Vorteile auf:

- Der spontane farbige Flußkontrast ermöglicht ein schnelles Aufsuchen der Gefäße auch bei Adipositas oder ausgeprägten subkutanen Ödemen.
- Eine postthrombotisch rekanalisierte Vene erscheint durch die Wandverdickung partiell komprimierbar und kann daher von einer

Tabelle 30.3. Größere prospektive Studien (n > 100 Patienten) zur Validität der Kompressions- und Farbduplexsonographie in der Diagnostik tiefer Venenthrombosen bei symptomatischen Patienten

Autoren/Jahr	Patienten [n]	Thrombosen [n]	Sensitivität [%]	Spezifität [%]
Kompressionssonographie				
Appelmann et al. 1987	112	52	96	97
Dauzat et al. 1986	145	100	94	100
Elias et al. 1987	430	303	98	95
Habscheid et al. 1990	178	113	95	99
Krings et al. 1990	182	n.a.	95	97
Lensing et al. 1989	220	66	99	100
Pederson et al. 1991	215	113	89	97
Farbkodierte Duplexsonographie				
Schindler et al. 1990	94	n.a.	98	100
Grosser et al. 1991	180	154	94	99
Schönhofer et al. 1992	100	63	97	98

inkomplett das Lumen verlegenden frischen Thrombose in erfahrenen Händen nur mit Hilfe der farbkodierten Zusatzflußinformation unterschieden werden.

- Der Nachweis von isolierten Unterschenkelvenenthrombosen ist mit einer Sensitivität von 96% und einer Spezifität von 98% möglich [27].

Anders sieht es mit der diagnostischen Güte der Kompressions- und Farbduplexsonographie in der Venenthrombosediagnostik *bei asymptomatischen Hochrisikopatienten* aus. Bei diesem hauptsächlich orthopädischen Patientenkollektiv betrug nach Hüft- und Kniegelenkosperationen die Sensitivität der Farbduplexsonographie nur 55% bei einer hohen Spezifität von 98% [20].

30.2.4 Chronisch-venöse Insuffizienz

30.2.4.1 Befunde

Nur bei der *farbkodierten Duplexsonographie* kann von einem berechtigten und nützlichen Untersuchungsverfahren in der Diagnostik der chronisch-venösen Insuffizienz gesprochen werden. Denn nur mit dieser Methode können in einem zeitlich vertretbaren Rahmen nichtinvasiv sowohl morphologische als auch hämodynamische Aussagen über das tiefe und oberflächliche Venensystem gemacht werden. Wenngleich die chronisch-venöse Insuffizienz eine ausschließlich klinische Diagnose ist, stellt sich für den Kliniker immer wieder die Frage, ob diese chronisch-venöse Insuffizienz durch eine primäre Varikosis, z. B. im Rahmen einer familiär gehäuft auftretenden Bindegewebsschwäche (Krampfadern in der Familie!), oder durch ein postthrombotisches Syndrom verursacht wurde. Außerdem ist es als therapeutische Entscheidungshilfe wichtig zu wissen, ob die Klappenfunktion der tiefen Venen intakt ist, oder ob neben der Insuffizienz der oberflächlichen Venen auch eine – primäre oder sekundäre – Leitveneninsuffizienz vorliegt, oder ob sogar die tiefen Venen durch eine abgelaufene tiefe Venenthrombose nicht oder mangelhaft rekanalisiert sind.

Im Falle einer primären Klappeninsuffizienz ausschließlich der oberflächlichen Venen bei unauffälligem tiefen Venensystem wird durch eine gezielte operative Ausschaltung der betroffenen insuffizienten Venensegmente eine Verbesserung der Hämodynamik erreicht werden können. Bei einer Klappeninsuffizienz der tiefen *und* der epifaszialen Venen wird hingegen eine operative Ausschaltung der insuffizienten oberflächlichen Venen bis auf wenige Ausnahmen in der Regel keine Verbesserung der venösen Hämodynamik mit sich bringen. Gleichermaßen verbietet sich die operative Entfernung insuffizienter epifaszialer Venen, wenn diese bei verschlossenen oder unvollständig rekanalisierten tiefen Venen eine Kollateralfunktion haben.

Beim Vorliegen einer klinisch diagnostizierten chronisch-venösen Insuffizienz bezweckt daher die Untersuchung mit der farbkodierten Duplexsonographie zweierlei:

1. Ob Hinweise auf eine alte abgelaufene TVT vorliegen, und ob die tiefen Venen durchgängig sind.
2. Ob eine Klappeninsuffizienz der tiefen und/oder der oberflächlichen Venen vorhanden ist.

Zur Beantwortung der ersten Frage soll der Patient in liegender Position – wie beim Verdacht auf eine akute TVT – untersucht werden. Nach abgelaufener TVT kann der Zustand der Rekanalisation mit hoher Genauigkeit dokumentiert werden (Abb. 30.11). Selbst bei kompletter Rekanalisation sind recht häufig noch Intimaverdickungen als Residuen einer stattgehabten TVT sichtbar [31]. Durch den farbigen Flußkontrast in den Venen ist die farbkodierte Duplexsonographie besser als die klassische Kompressionssonographie in der Lage, diese Venenintimaverdickungen und die residualen Parietalthromben als Hinweis für eine abgelaufene TVT darzustellen. Demzufolge kann bei einer inkompletten Venenkompres-

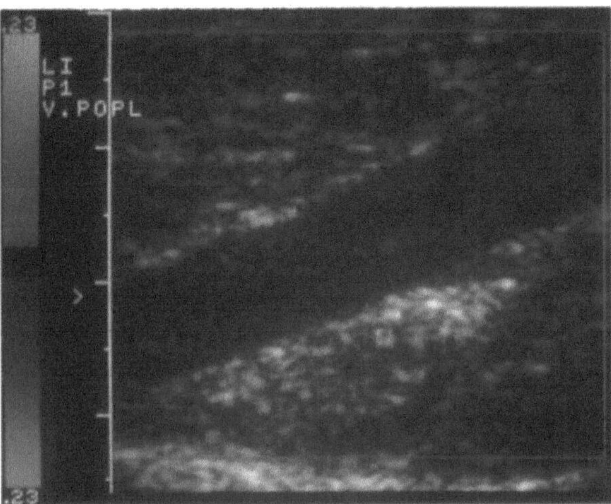

Abb. 30.11. Vena poplitea im Longitudinalschnitt bei einem Patienten mit postthrombotischem Syndrom. Die partielle Rekanalisation der Vene ist leicht erkennbar. Ähnlichkeiten mit dem phlebographischen Stadium 3 des postthrombotischen Syndroms nach May u. Nissl sind nicht zu übersehen

sion nur durch die farbkodierte Duplexsonographie die Differenzierung zwischen frischer und alter organisierter TVT vorgenommen werden [21].

Zur Beantwortung der zweiten Frage nach der Klappeninsuffizienz der tiefen und/oder oberflächlichen Venen muß der Patient im Stehen untersucht werden. Das Valsalva-Manöver wird meist zur Überprüfung der Klappenfunktion in der Leistengegend herangezogen, während die distale Muskeldekompression dagegen zur Funktionsbeurteilung der Venenklappen in den Oberschenkel-, Kniekehlen- und Unterschenkelvenen angewandt wird. Die farbkodierte Duplexsonographie kann ferner die für die CW-Dopplersonographie problematische Differenzierung zwischen Parvainsuffizienz und Gastroknemiusveneninsuffizienz auf elegante Weise klären: Bei mindestens 5% der Untersuchungen wird ein dopplersonographisch versehentlich diagnostizierter Reflux in der V. poplitea tatsächlich durch insuffiziente Gastroknemiusvenen verursacht, wobei die Poplitealvene suffizient ist [24]. Diese wichtige Unterscheidung ist mit der Farbduplexsonographie eine Blickdiagnose.

30.2.4.2 Diagnostische Aussage

Die im Stehen durchgeführte duplexsonographische Refluxdiagnostik hat eine höhere Treffsicherheit als die im Liegen durchgeführte Untersuchung: Die Sensitivitäten und Spezifitäten sind bei der Stehenduntersuchung mit 77 bzw. 85% um etwa 10% höher als im Liegen, wenn man als Referenzmethode das Vorhandensein eines klinischen Stadiums 2 oder 3 der chronisch-venösen Insuffizienz (trophische Störungen der Haut und Ulkus) ansieht. Darüber hinaus scheint das Ausmaß des duplexsonographisch diagnostizierten Refluxes besser mit dem klinischen Stadium zu korrelieren als das Ergebnis der aszendierenden Preßphlebographie [22].

Mit der farbkodierten Duplexsonographie ist auch eine Quantifizierung des venösen Refluxes möglich [2, 37]. Mit Hilfe einer standardisierten Manschettendekompression wurden die maximale venöse Refluxgeschwindigkeit und der Venendiameter sofort nach distaler Muskeldekompression gemessen, um daraus den maximalen retrograden Venenfluß (in ml/s) auf dem Höhepunkt des venösen Refluxes zu bestimmen. In einer Untersuchung an 46 Patienten (47 Beinen) mit chronisch-venöser Insuffizienz konnte gezeigt werden, daß eine Hautveränderung entsprechend einem Stadium II oder III der chronisch-venösen Insuffizienz immer mit einem Gesamtreflux von über 15 ml/s verbunden war, unabhängig davon, ob der Reflux im tiefen oder oberflächlichen Venensystem lokalisiert war [37]. Die präoperative Darstellung und genaue Lokalisierung insuffizienter Perforansvenen mit Hilfe der farbkodierten Duplexsonographie ist ein weiteres vielversprechendes Anwendungsfeld dieser Methode. In einer vor kurzem veröffentlichten Studie konnten 94% der farbduplexsonographisch dokumentierten 252 insuffizienten Perforansvenen chirurgisch bestätigt werden. Die Phlebographie brachte in dieser Untersuchung nur 63% der chirurgisch gesicherten Vv. perforantes zur Darstellung [30]. Ein weiterer Vorteil der Farbduplexsonographie in der Diagnostik der insuffizienten Perforansvene ist die exakte lokale Zuordnungs- d.h. Markierungsmöglichkeit, die eine wenig traumatisierende Operationstechnik erlaubt.

Schlußfolgernd kann festgestellt werden, daß die farbkodierte Duplexsonographie sowohl hämodynamische als auch genaue morphologische Informationen über die Lokalisation einzelner Insuffizienzpunkte bei Venenklappeninsuffizienz liefert. Wenn auch die Erfahrung mit dieser Methode auf dem Gebiet der chronisch-venösen Insuffizienz und des postthrombotischen Syndroms noch nicht sehr verbreitet ist, kann im Grunde genommen mit dieser nichtinvasiven Methode mindestens die selbe Information wie mit der aszendierenden Preßphlebographie gewonnen werden, ohne deren bekannte Nachteile in Kauf nehmen zu müssen.

Literatur

1. Appelmann PT, De Long TE, Lampmann LE (1987) Deep venous thrombosis of the leg: US findings. Radiology 163: 743–746
2. Bemmelen van PS, Bedford G, Beach K, Strandness DE Jr (1989) Quantitative segmental evaluation of venous valvular reflux with duplex ultrasound scanning. J Vasc Surg 10: 425–431
3. Bendick PJ, Glover JL, Holden RW, Dilley RS (1983) Pitfalls of the Doppler examination for venous thrombosis. Am Surg 49: 320–323
4. Dauzat MM, Laroche JP, Charras C (1986) Real-time B mode ultrasonography for better specificity in the noninvasive diagnosis of deep venous thrombosis. J Ultrasound Med 5: 625–631
5. Dosick SM, Blakemore WS (1978) The role of Doppler ultrasound in acute deep vein thrombosis. Am J Surg 136: 265–268
6. Elias A, Le Croff G, Bouvier JL, Benichou A, Serradimigni A (1987) Value of real-time B-mode ultrasound imaging in the diagnosis of deep-vein-thrombosis of the lower limbs. Inter-Angio 6: 175–182

7. Fischer M, Wuppermann T (1985) Einführung in die Doppler-Sonographie. Periphere Gefäße und hirnversorgende Arterien. Urban & Schwarzenberg, München
7a. Fobbe F (1993) Periphere Venen. In: Wolf KJ, Fobbe F (Hrsg) Farbkodierte Duplexsonographie. Thieme, Stuttgart, S114–129.
8. Foley DW (1991) Color Doppler flow imaging, Andover Medical publishers, Boston London Singapore, pp 129–151
9. Grosser S, Kreymann G, Guthoff A, Taube C, Raedler A, Tilsner V, Greten H (1990) Farbkodierte Duplexsonographie bei Phlebothrombosen. Dtsch Med Wochenschr. 115: 1939–1944
10. Grüntzig A, Bollinger A, Zehender O (1971) Möglichkeiten und Grenzen der qualitativen Venendiagnostik mit Doppler-Ultraschall (Ergebnisse einer Blindstudie). Klin Wochenschr 49: 245–251
11. Habscheid W, Höhmann M, Klein S (1990) Kompressionssonographie als Verfahren zur Diagnose der akuten tiefen Beinvenenthrombose. Med Klin 85: 6–12
12. Hach W, Girth E, Lechner W (1977) Einteilung der Stammvarikose der V. saphena magna in 4 Stadien. Phlebol Proktol 6: 116–123
13. Hanel KC, Abbott WM, Reidy NC, Fulchino D, Miller A, Brewster DC, Athanasoulis CA (1981) The role of two noninvasive tests in deep venous thrombosis. Ann Surg 194: 725–730
14. Herzog P, Anastasiu M, Wollbrink W, Herrmann W, Holtermüller KH (1991) Real-time-Sonographie bei tiefer Becken- und Beinvenenthrombose. Med Klin 86: 132–137
15. Holmes MCG (1973) Deep venous thrombosis of the lower limbs diagnosed by ultrasound. Med J Aust 1: 427–430
16. Horattas MC, Wright DJ, Fenton AH, Evans DM, Oddi MA, Kamienski RW, Shields EF (1988) Changing concepts of deep venous thrombosis of the upper extremity - Report of a series and review of the literature. Surgery 104: 561–567
17. Krings W, Adolph J, Diederich S, Urhahne S, Vassallo P, Peters PE (1990) Diagnostik der tiefen Becken- und Beinvenenthrombose mit hochauflösender Real-time und CW-Doppler-Sonographie Radiologe 30: 525–531
18. Lensing WA, Prandoni P, Brandjes D et al (1989) Detection of deep vein thrombosis by real-time B-mode ultrasonography. New Engl J Med 320: 342–345
19. Link J, Gmelin E, Marienhoff N, Judaschke S (1991) Nativ-CT der Beinvenenthrombose. In: Schütz RM, Bruch HP (Hrsg) Der diabetische Gefäßpatient. 12. Norddeutsche Angiologentage. 10. und 11. Mai 1991. Graph. Werkstätten, Lübeck, S 109
20. Mattos MA, Londrey GL, Leutz DW et al (1992) Colorflow duplex scanning for the surveillance and diagnosis of acute deep venous thrombosis. J Vasc Surg 15: 366–376
21. Murphy TP, Cronan JJ (1990) Evolution of deep venous thrombosis: A prospective evaluation with US. Radiology 177: 543–548
22. Neglen P, Raju S (1992) A comparison between descending phlebography and duplex Doppler investigation in the evaluation of reflux in chronic venous insufficiency: A challenge to phlebography as the gold standard. J Vasc Surg 16: 687–693
23. Neuerburg-Heusler D, Hennerici M (1995) Gefäßdiagnostik mit Ultraschall. Thieme, Stuttgart
24. Nicolaides AN, Sumner DS (1991) Investigation of patients with deep vein thrombosis and chronic venous insufficiency. Med-Orion, London Los Angeles Nicosia, pp 50f
25. Pedersen OM, Aslaksen A, Vik-Mo H, Bassoe AM (1991) Compression ultrasonography in hospitalized patients with suspected deep venous thrombosis. Arch Intern Med 151: 2217–2220
26. Schindler JM, Kaiser M, Gerber A, Vuilliomenet A, Popovic A, Bertel O (1990) Colour coded duplex sonography in suspected deep vein thrombosis of the leg. BMJ 301: 1369–1370
27. Schönhofer B, Bundschu HD, Wolf K, Grehn S (1992) Farbkodierte Duplexsonographie im Vergleich zur Phlebographie bei tiefer Bein- und Beckenvenenthrombose. Med Klin 87: 172–178
28. Schroder WB, Bealer JF (1992) Venous duplex ultrasound causing acute pulmonary embolism: a brief report (letter). J Vasc Surg 15: 1082–1083
29. Sigel B, Felix WR jr, Popky GL, Ipsen J (1972) Diagnosis of lower limb venous thrombosis by Doppler ultrasound techniques. Arch Surg 104: 174–179
30. Stiegler H, Rotter G, Standl R et al (1993) Wertigkeit der Duplexsonographie in der Diagnose insuffizienter Vv. perforantes (Abstract). VASA 41 (Suppl): 15
31. Strauss AL (1995) Farbduplexsonographie der Arterien und Venen. Springer, Berlin Heidelberg New York Tokyo, S 89–102
32. Strauss AL, Roth FJ (1992) Clinical application of realtime colour Doppler flow imaging in angiology. Hospimedica Vol X Nr 1: 46–49
33. Sumner DS (1984) Venous anatomy and pathophysiology. In: Hershey FB, Barnes RW, Sumner DS (eds): Noninvasive diagnosis of vascular disease. Appleton Davis, Pasadena
34. Sumner DS, Lambeth A (1979) Reliability of Doppler ultrasound in the diagnosis of acute venous thrombosis both above and below the knee. Am J Surg 138: 205–209
35. Talbot SR (1982) Use of real-time imaging in identifying deep venous obstruction: a preliminary report. Bruit 6: 41–42
36. Vaccaro JP, Cronan JJ, Dorfman GS (1990) Outcome analysis of patients with normal compression: US examination. Radiology 175: 645–649
37. Vasdekis SN, Clarke GH, Nicolaides AN (1989) Quantification of venous reflux by means of duplex scanning. J Vasc Surg 10: 670–677
38. Wuppermann T (1986) Varizen, Ulcus cruris und Thrombose. Springer, Berlin Heidelberg New York Tokyo
39. Wuppermann T, Exler U, Mellmann J, Kestilä M (1981) Non-invasive quantitative measurement of regurgitation in insufficiency of the superior saphenous vein by Doppler-ultrasound: A comparison with clinical examination and phlebography. VASA 10: 24–27
40. Yao ST, Gourmos C, Hobbs JT (1972) Detection of proximal-vein thrombosis by Doppler ultrasound flowdetection method. Lancet 1972/I: 1–4

31 Akute Phlebothrombose

H.E. SCHMITT

INHALT

31.1 Pathogenese

Die Virchow-Trias ist immer noch die Grundlage der pathophysiologischen Erkenntnisse über die Thrombenentstehung, wobei im Einzelfall die Strömungsbehinderung, die Gefäßwandschädigung oder die Störung der Gerinnungsfunktion im Vordergrund stehen kann. Das klassische Beispiel für das Zusammenwirken der 3 Faktoren ist die Iliofemoralvenenthrombose nach Hüftgelenkoperation, wo iatrogene Gefäßwandtraumatisierung und Stase im Verein mit lokaler Aktivierung von Gerinnungsfaktoren zur Gerinnselbildung führen.

31.2 Gerinnungsstörungen

Zahlenmäßig spielen hereditäre Gerinnungsstörungen wie der Antithrombin III-, Protein C-, oder Plasminogenmangel eine geringe Rolle. An sie ist zu denken, wenn bei Jugendlichen sonst unerklärliche Thrombosen auftreten. Häufig sind Veränderungen des Gerinnungssystems im Rahmen des paraneoplastischen Syndroms, wo besonders die multifokale Thrombenenentstehung beobachtet wird [12, 32]. Weitere thrombosefördernde Veränderungen stellen die Thrombozytose beim myeloproliferativen Syndrom, nach Splenektomie und die Dysproteinämie beim Morbus Waldenström dar. Eine Erhöhung des Östrogenspiegels z.B. bei der hormonalen Antikonzeption oder bei der Behandlung des Prostatakarzinoms kann die lokale und systemische Gerinnungsaktivität steigern und im Verbund mit einem verminderten Venentonus zur Thrombose führen [8].

31.3 Venenwandschädigung

Liegt eine Intimaschädigung infolge traumatischer oder iatrogener Einwirkung durch Überdehnung oder Torsion vor, wird kontaktaktivierendes subendotheliales Gewebe freigelegt und über Gewebsthromboplastin die Gerinnungskaskade in Gang gesetzt, während über Faktor XII die plasmatische Gerinnung aktiviert wird. Strömungsverlangsamung und Sludgebildung begünstigen zusätzlich die Gerinnselbildung.

Im Gegensatz zu den Arterien haben altersbedingte Veränderungen der Venenwandung im Sinne einer Phlebosklerose bzw. -fibrose weniger Beachtung gefunden [19]. Offensichtlich spielen diese Riffelungen und Rauhigkeiten, die nicht auf die Klappen übergreifen, erst eine Rolle bei der Thrombenentstehung, wenn eine Intimaläsion auftritt, wie dies z.B. bei der „effort“ Thrombose der V. poplitea anzunehmen ist. Eine bekannte Form einer reaktiven Venenwandveränderung ist der May-Venensporn in der V. iliaca communis sinistra im Überkreuzungsbereich der A. iliaca communis dextra, wie er bei ca. 20% der Patienten beobachtet wird.

31.4 Häufigkeit

Die Zahl der peri- und postoperativen Thrombosen und Lungenembolien ist unter dem Einfluß der Heparinprophylaxe, durch Frühmobilisation und physikalischen Maßnahmen drastisch gesunken [2,

30]. Dennoch stellt die Phlebothrombose nach wie vor ein erhebliches Problem dar.

Im Autopsiegut finden sich Thrombosen in den tiefen Beinvenen in einer Häufigkeit von 25–40%, wobei die höchsten Werte in der Gruppe der Malignompatienten gefunden werden [9, 32].

Die Zahlenangaben zur Häufigkeit der Phlebothrombose intra vitam schwanken erheblich und spiegeln die Unsicherheit der Diagnostik wider. Für die USA wird eine Inzidenz von 800 000 [6] bis zu 20 Mio. [22] pro Jahr angegeben. Aus europäischen Ländern liegen unterschiedliche Angaben vor. Während Vollmar für die BRD im Jahre 1982 600 000 Fälle von Beinvenenthrombosen schätzte, wurden für die Schweiz im gleichen Zeitraum 3193 stationäre Behandlungen wegen Phlebothrombose registriert und für Österreich 6500 [7]. Während in der gesamten Schweiz 1,1% der stationären Patienten die Hauptdiagnose Phlebothrombose hatten, waren es an der Basler Universitätsklinik 7%.

Bedeutend besser dokumentiert ist die Häufigkeit der peri- und postoperativen Thrombosen, die im Rahmen von prospektiven kontrollierten und randomisierten Studien zur Evaluierung der Heparintherapie erfaßt wurden. Operationen an Hüft- und Kniegelenk sowie neurochirurgische Eingriffe sind mit dem höchsten Thromboserisiko verbunden [29, 30, 31]. Trotz bester Prophylaxe ist nach Knie- und Hüftgelenkoperationen mit ca. 5% Thrombosen oberhalb des Knies und mit 10–15% Wadenvenenthrombosen zu rechnen, wobei sich von letzteren wiederum ca. 20% nach proximal ausdehnen [1, 28]. Ohne Behandlung liegt die Rate über 60% [30]. In der Allgemeinchirurgie ist die Thromboseinzidenz tiefer und wird unter Prophylaxe mit 2,5–10,4% angegeben [5]. Die Häufigkeit der Lungenembolie liegt dabei zwischen 0 und 2%.

31.5 Mutmaßliche Ursachen und Risikofaktoren

Das Risiko für venöse Thromboembolien steigt mit dem Alter, durch vorbestehende Venenveränderungen wie Varizen oder postthrombotische Zustände, Herzinsuffizienz, die Einnahme von Ovulationshemmern, besonders in Verbindung mit Rauchen sowie durch das Auftreten von malignen Tumoren, besonders der Bronchien, des Pankreas und der Ovarien [17].

Die Basler Studie zeigte, daß die Thrombosepatienten im Vergleich zur altersentsprechenden Bevölkerung eine rund 3mal höhere Fünfjahresmortalität aufwiesen, vorwiegend infolge von malignen Tumoren, die in der Altersklasse von 45–54 Jahren gehäuft auftraten [33].

Bei fast 1/3 der Patienten – besonders den ambulanten – ist keine mutmaßliche Ursache zu eruieren [28]. Etwa 50% der Thrombosen treten spontan auf. Eine ätiologische Klärung ist dabei mit den heutigen Laborparametern nicht möglich [4].

31.5.1 Bettlägerigkeit

Bei bettlägerigen Patienten ist das Thromboserisiko in den mittleren und oberen Altersklassen am höchsten [28], wobei der im Alter nachlassende Venentonus sowie die verminderte Rückstromgeschwindigkeit bei Immobilisation und Herzinsuffizienz die Gerinnselbildung begünstigen. Meist handelt es sich um einen aszendierenden Thrombusausbreitungstyp, der ausgesprochen symptomarm verläuft. Der Schwellungszustand eines Beines erlaubt nur bedingte Rückschlüsse auf die Ausdehnung und Lokalisation der Thromben. 20% aller Vieretagenthrombosen bei bettlägerigen Patienten hatten in unserem Krankengut eine max. Umfangsdifferenz von 2 cm. Das Risiko der Entstehung einer Phlebothrombose in einem gelähmten Bein ist 10mal höher als im nichtgelähmten Bein [5].

31.5.2 Ovulationshemmer

Östrogene bewirken zahlreiche Veränderungen im Gerinnungssystem: Steigerung der Gerinnungsfaktoren VII und VIII, des Antiplasmin sowie der Aggregationsfähigkeit der Thrombozyten und eine Verminderung der Antithrombine [8]. Der Venentonus wird gesenkt. Um aber zur Thrombose zu führen, bedarf es zusätzlicher „thrombophiler Synergismen“, wie Änderungen der Venenwandstruktur z.B. in Form des May-Venensporns. Im eigenen Untersuchungsgut überwog der deszendierende Ausbreitungstyp mit Ausdehnung über 3–4 Etagen nach kaudal, wobei die linke Extremität 3mal häufiger befallen war als die rechte [28]. Unter fibrinolytischer Behandlung lösen sich häufig die frischen Thromben auf und legen das ursprüngliche Strömungshindernis in Form eines Venensporns oder postthrombotischer Iliakalvenenveränderungen frei. Die Rezidivrate ist in diesen Fällen hoch.

31.5.3 Langes Sitzen

Unter der Bezeichnung „Economy class syndrome“ ist eine Thrombose der V. poplitea und der Wadenvenen bekannt geworden, die bei völlig Venengesunden durch langes Sitzen mit angewinkelten Knien hervorgerufen wird. Dabei kann es in der entspannten Wadenmuskulatur zur venösen Stase und durch Knickbildung in der V. poplitea zur Rückflußstörung kommen (Abb. 31.1). Dieser Thrombosetyp ist gefährlich, da unverhältnismäßig oft eine Lungenembolie erstes Zeichen der Erkrankung ist. Eine ähnliche Thromboseform ist bei Bettlägerigen durch sog. „Knierollen“ auslösbar, die zu einer Kompression der V. poplitea führen.

31.6 Lokalisation und Häufigkeit des Befalls verschiedener Venenetagen

Etwa 90% aller tiefen Venenthrombosen entwickeln sich in den unteren Extremitäten. Pathologisch-anatomische, szintigraphische und phlebographische Untersuchungen haben ergeben, daß die Mehrzahl der Thromben in den venösen Sinus der Wadenmuskeln entstehen und von dort in die Unterschenkelleitvenen vorwachsen [23]. Abbildung 31.2 zeigt die phlebographisch bestimmte Thrombuslokalisation bei 338 Patienten eines gemischt ambulant/stationären Krankengutes der chirurgischen und medizinischen Universitätsklinik Basel.

An den Beinvenen finden sich 2 „strategische Stellen“, deren thrombotischer Befall jeweils zu schwerwiegenden Rückflußstörungen führt: Der „Venenstern“ in der Fossa ovalis am Zusammenfluss der Vv. femoralis, femoris profunda und saphena magna. Thromben am Venenstern sind besonders emboligen und führen frühzeitig zur Beinschwellung. Die zweite „strategische Stelle“ ist die V. poplitea am Zusammenfluß der Muskelvenen der Wade und der V. saphena parva. Die V. poplitea weist in Kniegelenkspalthöhe Klappen auf, von deren einwandfreier Funktion der venöse Druck im Unterschenkel entscheidend abhängt und deren Zerstörung zur Entwicklung einer chronisch venösen Insuffizienz wesentlich beitragen kann. Da die V. poplitea in Beugung mit dem Alter zunehmend ins Lumen vorspringende und partiell stenosierende Falten und Ringe zeigt und

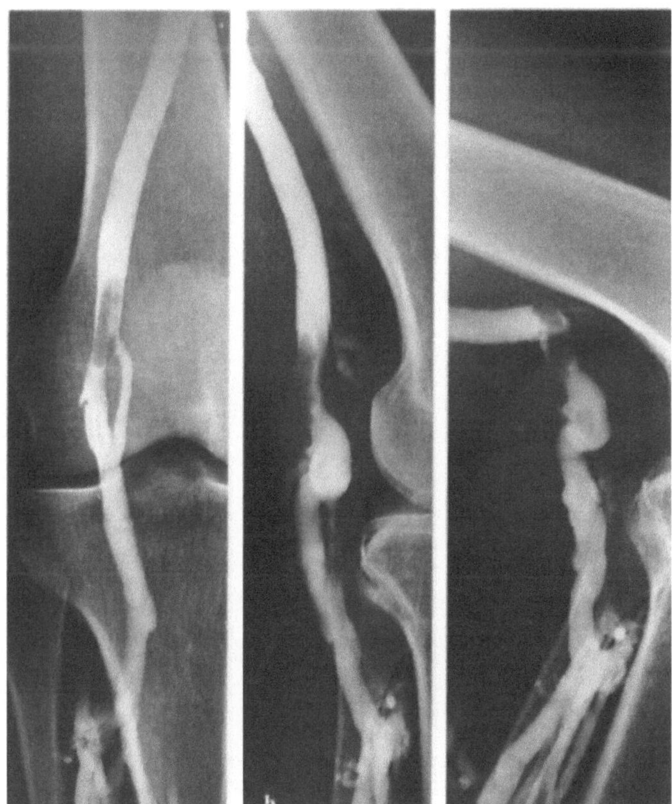

Abb. 31.1a–c. Economy-class-Thrombose in der V. poplitea distal einer in Kniebeugung vorspringenden Falte in der Venenwand.

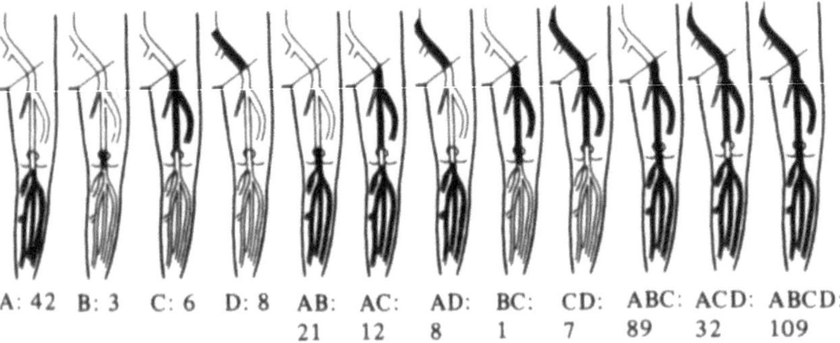

Abb. 31.2. Thrombuslokalisation bei 338 Patienten mit Phlebothrombose der unteren Extremität

ein bevorzugter Ort der Phlebosklerose ist, können sich hier bei lang dauernder Abknickung infolge Stase Thromben bilden, wie sie besonders nach langen Flug- und Busreisen beobachtet werden. Ein anderer pathogenetischer Mechanismus liegt der sog. Effort-Thrombose der V. poplitea zugrunde. Hier ist die auslösende Ursache in einer lokalen Venenwandschädigung infolge ungewohnter mechanischer Beanspruchung zu suchen.

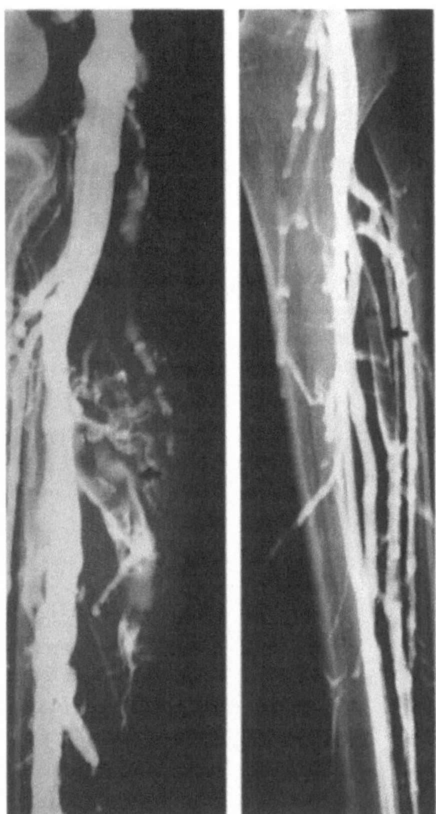

Abb. 31.3a,b. Unterschenkelvenenthrombosen. **a** Muskelvenenthrombose, **b** isolierte frische Thrombose des fibularen Bündels

Ein Verschluß der V. femoralis kann bei offener V. femoris profunda und V. femoralis communis symptomarm verlaufen und unbemerkt bleiben, besonders wenn die Vene gegabelt ist und nur ein Schenkel Thromben enthält, während der andere als Kollaterale dient.

Die V. femoris profunda ist die wichtigste Kollaterale bei Verschluß der V. femoralis, sie ist nur sehr selten alleine befallen, häufig jedoch in Kombination mit der V. femoralis an ihrer Einmündung in den Venenstern.

Von den Unterschenkelvenen sind die Muskelvenen des M. soleus und des M. gastrocnemius am häufigsten thrombosiert, gefolgt vom tibial-posterioren und fibularen Bündel (Abb.31.3). Das schmalkalibrige tibial-anteriore Bündel bleibt oft am längsten thrombenfrei und übernimmt die Kollateralzirkulation. Isolierte Unterschenkelvenenthrombosen sind klinisch am schwierigsten zu erkennen.

31.7 Die Ausbreitung der Thrombose

Die Ausbreitungsrichtung der Thrombose wird wesentlich vom Primärsitz bestimmt. Es wird ein aszendierender von einem deszendierenden Typ unterschieden, je nach dem, ob die Thromben in Stromrichtung des Blutes oder in entgegengesetzter Richtung wachsen. Die aszendierende Form findet sich am häufigsten bei Primärsitz der Thromben in den Wadenvenen und Seitenästen der V. femoralis, besonders bei bettlägerigen Patienten. Aszendierende Thromben können symptomarm bleiben, so lange der Venenstern frei ist. Beim deszendierenden Typ dagegen, der besonders nach lokaler Traumatisierung der Iliakalvenen bei Hüftgelenkoperationen oder gynäkologischen Eingriffen beobachtet wird, kommt es infolge des Verschlusses des Venensterns früh zur Schwellung des gesamten Beins (Abb. 31.4).

Abb. 31.4. Deszendierende Form der tiefen Venenthrombose (Zustand nach Hysterektomie). Verschluß des „Venensterns", flottierender Thrombus in der V. femoralis

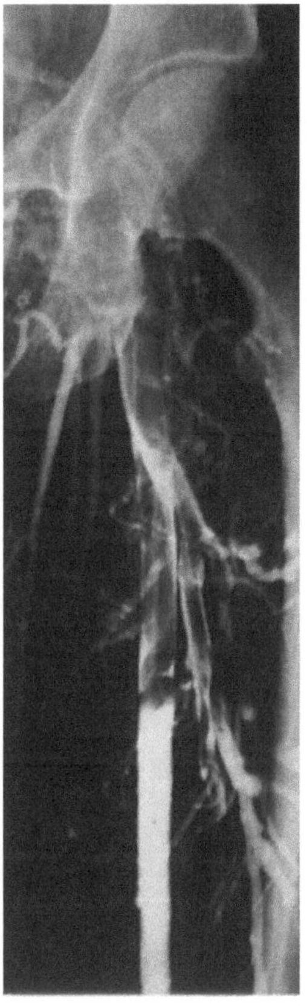

31.8 Thrombusmorphologie

Mikroskopisch kann das Alter eines Thrombus auf Tage genau bestimmt werden [18]. Bereits vom vierten Tag an wachsen Fibro- und Angioblasten aus der Intima ein, gefolgt von kollagenen Fasern und Kapillaren. Diese verbinden den Thrombus mit der Venenwand. Phlebographisch sind annähernde Altersbestimmungen von Thromben innerhalb der ersten 6 Tage möglich, wie prospektive Vergleichsuntersuchungen von Radiofibrinogentest und Phlebographie gezeigt haben [16, 23]. Für die Therapiewahl sind Altersbestimmungen wichtig, da eine Thrombektomie oder Fibrinolyse nur sinnvoll ist, wenn die Thromben noch nicht mit der Venenwand verwachsen sind. Ein frischer Thrombus ist ein von einem Kontrastmittelsaum umgebener, konstanter, glatt begrenzter Füllungsdefekt in einer Vene, der der Wand nur gering anhaftet. Innerhalb weniger Tage „altert" der Thrombus, wird infolge des Flüssigkeitsverlusts flammenförmig, retrahiert sich und haftet vermehrt der Venenwand an (Abb. 31.5). Im weiteren Verlauf kann es zum vollständigen Verschluß der Vene kommen, die dann schließlich innerhalb von Monaten unter Zerstörung der Klappen durch Bildung von rinnenförmigen Öffnungen rekanalisiert werden kann.

31.9 Diagnostik

Nach übereinstimmender Meinung ist die nur auf klinische Zeichen abgestützte Diagnose der Phlebothrombose unsicher und liegt mit einer Trefferquote von 50% im Bereich des Zufalls. Täuschend ähnliche Symptome können durch ein Muskelhämatom, eine Kompression der Vv. iliacae oder poplitea (Baker-Zyste), ein Lymphödem, ein Erysipel oder eine Distorsion hervorgerufen werden.

Die klinische Untersuchung steht am Beginn der Abklärung. Anamnese, Aufdeckung von Risikofaktoren, Inspektion und Palpation führen zum Einsatz objektivierender Methoden. Mit ihrer Hilfe sollen rasch, eindeutig und wenig belastend die klinisch relevanten Fragen beantwortet werden: Wo sitzt und wie ausgedehnt ist die Thrombose? Sind die Thromben frisch (weniger als 6 Tage alt) und erscheint damit eine Thrombektomie oder Lyse sinnvoll? Ist das Venensystem postthrombotisch geschädigt und sind frische Thromben aufgepfropft?

In der Diagnostik hat sich methodisch in den letzten Jahren ein Wandel vollzogen, da die nichtinvasiven Verfahren, besonders die Duplexsonographie verfeinert wurden und weite Verbreitung gefunden haben [1, 2, 10, 13, 14, 15, 27]. Trotz gewisser Einschränkungen (Venenpunktion, Kontrastmittelnebenwirkungen, Strahlenbelastung und Kosten) ist die Phlebographie bis jetzt die Referenzmethode für die nichtinvasiven Verfahren geblieben, da sie das Venensystem und seine pathologischen Veränderungen unmittelbar und anatomisch am klarsten darstellt. Die Phlebographie ist deshalb auch heute noch indiziert, wenn die nichtinvasiven Methoden unsichere Resultate ergeben oder eine eingreifende Therapie wie Fibrinolyse oder Thrombektomie geplant werden [24, 26].

Von den verschiedenen Techniken hat sich die einfache aszendierende Phlebographie von einer Fußrückenvene aus mit Durchleuchtungskontrolle und Zielaufnahmen am meisten durchgesetzt [11, 25, 28]. Bei der tiefen Venenthrombose sollten folgende technische Besonderheiten beachtet werden:

Als sicheres Thrombuszeichen gilt der in 2 Ebenen nachgewiesene konstante Füllungsdefekt in einer Vene, der je nach Thrombusalter glatt, geriffelt und mehr oder weniger wandadhärent sein kann.

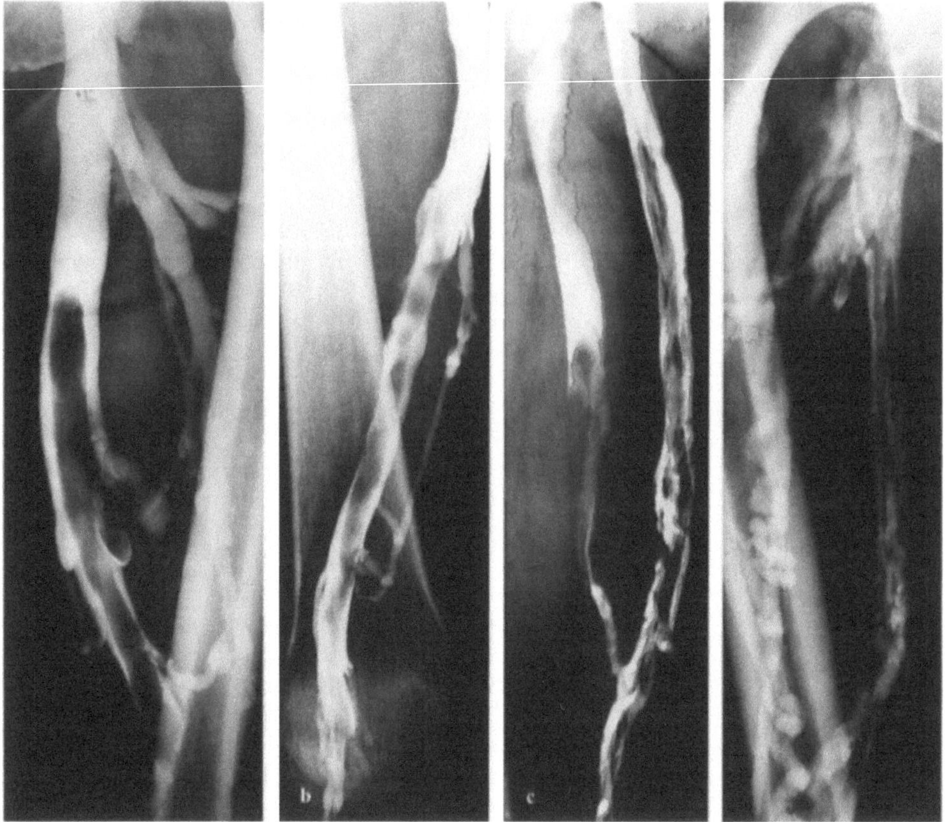

Abb. 31.5a–d. Phlebographische Bestimmung des Thrombusalters. **a** Etwa 12 h alter Thrombus in der V. femoralis (posttraumatisch), glatt begrenzter Füllungsdefekt mit dünnem Kontrastmittelsaum. **b** Etwa 6 Tage alter Thrombus in der V. femoralis: flammenförmig, geriffelt, teilweise adhärent. **c** Frische und alte Thromben. Der mediale Schenkel der gegabelten V. femoralis war vor 6 Monaten thrombosiert und befindet sich im Zustand der Rekanalisierung. Der damals frei gebliebene laterale Venenschenkel enthält jetzt im Rahmen eines Rezidivs einen frischen Thrombus. **d** Rekanalisierte V. femoralis ca. 1 Jahr nach akuter Phlebothrombose

Als verschlossen gilt eine Vene, wenn Anfang und Ende des Verschlusses sowie die Kollateralzirkulation gezeigt werden. Nichtfüllung einer Vene ist nur ein indirekter Thrombosehinweis und kann ebensogut technisch bedingt sein.

Es sollten stets ca. 100 ml nichtionisches Kontrastmittel mit einem Jodgehalt von 250–300 mg/ml mit einer Flußgeschwindigkeit von 0,5 ml/s möglichst mit einem mechanischen Injektor injiziert werden.

Die Wadenvenen werden am besten in seitlicher Projektion am Ende der Untersuchung dargestellt (Abb. 31.3a).

Falls bei Beckenvenenthrombosen mit der konventionellen aszendierenden Phlebographie keine ausreichende Konstrastfüllung der Kollateralkreisläufe und der unteren Hohlvene erzielt werden kann, hat sich die DSA bewährt, mit der auch bei Injektion in eine Fußrückenvene noch eine gute Darstellung möglich ist. Die früher empfohlene „Einkreisungstechnik“ mit Injektion des Kontrastmittels in die kontralaterale V. femoralis communis ist damit entbehrlich.

Wenn die Phlebographie als Referenzstandard sowohl für die Treffsicherheit nichtinvasiver Methoden als auch zur Beurteilung von verschiedenen Therapieformen dient, ist die „observer variation“ zu berücksichtigen, die bis zu 10% betragen kann [21]. Fehlende Übereinstimmung ergibt sich zum einen aus unterschiedlichen Techniken und zum andern aus der Definition der Thrombus- und Verschlußzeichen. Für Verlaufsstudien zum Therapievergleich, z.B. Lyse/Antikoagulation haben sich Auswerteschemata mit klaren, einfachen anatomischen und pathomorphologischen Einteilungen bewährt [20].

Literatur

1. Barnes RW, Nix ML, Barnes CL et al (1989) Perioperative asymptomatic venous thrombosis: Role of duplex scanning versus venography. J Vasc Surg 9:251–260
2. Berqvist D (1983) Postoperative thromboembolism. Springer, Berlin Heidelberg New York, pp 1–234
3. Bergqvist D, Bergentz SE (1990) Diagnosis of deep vein thrombosis. World J Surg 14: 679–687
4. Bollinger A (1987) Die tiefe Venenthrombose. Internist 2:283–284
5. Consensus conference (1986) Prevention of venous thrombosis and pulmonary embolism. JAMA 256:744–749
6. Coon WW, Willis PW (1959) Deep venous thrombosis and pulmonary embolism: Prediction, prevention and treatment. Am J Cardiol 4:611–621
7. Denk H, May R, Vollmar J, Brunner U, Lemmens J, Schidrich W, Müller H (1984) Die Behandlung der Bein- und Beckenvenenthrombose. Angio 6:219–232
8. Duckert F (1972) The influence of contraception on the haemostasis. Vasa 1:219–225
9. Feigl W, Schwarz N (1977) Häufigkeit von Beinvenenthrombosen und Lungenemoblien im Obduktionsgut. (Aktuelle Probleme in der Angiologie Bd. 33) Huber Bern Stuttgart Wien, S 27–37
10. Flinn WR, Sandager GP, Cerullo LJ, Havey LJ, Yao JST (1989) Duplex venous scanning for the prospective surveillance of perioperative venous thrombosis. Arch Surg 124:901–905
11. Hach W (1985) Phlebographie der Bein und Beckenvenen. Schnetztor, Konstanz
12. Havig Ö (1974) Pathogenese der tiefen Venenthrombose – eine post mortem Studie. Vasa 3:135–144
13. Hirsh J (1990) Diagnosis of venous thrombosis and pulmonary embolism. Am J Cardiol 65:45C–49C
14. Huisman MV, Buller HR, ten Cate JW (1986) Serial impedance plethysmography for suspected deep vein thrombosis in outpatients N Engl J Med 314:823–828
15. Hull RD, Hirsh J, Carter CJ (1985) Diagnostic efficacy of impedance plethysmography for clinically suspected deep vein thrombosis. Ann Intern Med 102:21–28
16. Kakkar VV, Howe CT, Flanc C (1969) Natural history of postoperative deep vein thrombosis. Lancet 2:230–233
17. Lechner K (1981) Risikofaktoren der Venenthrombose. In: Tscherne H, Deutsch E (Hrsg) Postoperative Thromboembolieprophylaxe aus aktueller Sicht. Thieme, Stuttgart New York, S 7–17
18. Leu AJ, Leu H (1989) Spezielle Probleme bei der histologischen Altersbestimmung von Thromben. Pathologe 10:87–97
19. Leu HJ, Vogt M, Pfrunder H, Odermatt BF (1991) Phlebosklerosis: Disorder or disease? Vasa 20:230–236
20. Marder VJ, Soulen RL, Atichartakarn V et al (1977) Quantitative venographic assessement of deep vein thrombosis in the evaluation of streptokinase and heparin therapy. J Lab Clin Med 89:1018–1028
21. Mc Lachlan MSF, Thomson JG, Taylor DW, Kelly ME, Sackett DL (1979) Observer variation in the interpretation of lower limb venograms. AJR 132:227–229
22. Moser KM (1976) Pulmonary embolism: where the problem is not. JAMA 236:1500–1501
23. Müller-Brand J, Schmitt HE, Freund R, Füllemann GH, Widmer LK (1979) Frühdiagnose tiefer Unterschenkelvenenthrombosen bei ambulanten Patienten. Vasa 8:231–236
24. Naidich JB, Feinberg AW, Karp-Harman H, Karmel MI, Tyma CG, Stein HL (1988) Contrast venography: Reassessment of its role. Radiology 168:97–100
25. Rabinow K, Paulin S (1982) Röntgen diagnosis of venous thrombosis in the leg. Arch Surg 104:134–144
26. Redman HC (1988) Deep venous thrombosis: Is contrast venography still the diagnostic gold standard? Radiology 168:277–278
27. Salzman EW (1986) Venous thrombosis made easy. N Engl J Med 314:847–848
28. Schmitt HE (1977) Ascendierende Phlebographie bei tiefer Venenthrombose. Huber, Bern Stuttgart Wien
29. Swann KW, Black M (1984) Deep vein thrombosis and pulmonary emboli in neurosurgical patients. A review. J Neurosurg 61:1055–1062
30. Turpie AG, Levine MN, Hirsh J (1986) A randomized controlled trial of low molecular weight heparin (Enoxaparin) to prevent deep vein thrombosis in patients undergoing elective hip surgery. N Eng J Med 315:925–928
31. Valladares JB, Hankinson J (1980) Incidence of Lower extremity deep vein thrombosis in neurosurgical patients. Neurosurgery 6:138–141
32. Wegmann D (1981) Paraneoplastische Thrombose – eine mortalitätsstatistische Untersuchung. Vasa 10:111-118
33. Widmer LK, Brandenberg E, Schmitt HE, Widmer MTH, Voëlin R, Zemp E, Madar G (1985) Zum Schicksal des Patienten mit tiefer Venenthrombose. Dtsch med Wochenschr 110:993–997

32 Thrombolyse bei Phlebothrombose

G. Trübestein

INHALT

32.1 Definition

Die Phlebothrombose der unteren Extremitäten ist der thrombotische Verschluß einer oder mehrerer tiefer Beinvenen.

32.2 Klinik

Kardinalsymptom der tiefen Beinvenenthrombose ist das periphere Ödem, das mit einer bläulich-lividen Verfärbung der Extremität einhergehen kann. Der zunächst segmental entstandene thrombotische Verschluß kann im weiteren Verlauf zu einer deszendierenden oder aszendierenden Appositionsthrombose, auch mit Beteiligung der V. iliaca externa, führen und somit über die gestörte venöse Zirkulation mit einer weiteren Zunahme der klinischen Symptome einhergehen. Der Befall von 2 oder 3 der 6 Unterschenkelvenen führt selten zu einem ausgeprägten Ödem, während der Verschluß sämtlicher Unterschenkelvenen mit einem ausgeprägten peripheren Ödem einhergeht. Während der ersten 14 Tage nimmt die Schwellung auch ohne Wiedereröffnung der thrombosierten Vene infolge der Entwicklung von Kollateralen ab, wobei in Abhängigkeit von der Lokalisation und der Ausdehnung des thrombotischen Prozesses stets ein mehr oder weniger ausgeprägtes Ödem bleibt, das später über die Induration und die Schädigung der Venenklappen zu einem postthrombotischen Syndrom führt. Nach klinischer Erfahrung hängt die Entwicklung eines postthrombotischen Syndroms und insbesondere das Auftreten eines Ulcus cruris wesentlich von der Lokalisation der Primärthrombose ab [1]. So führt eine isolierte Beckenvenenthrombose auch nach 5 bis 10 Jahren nur selten zu einem postthrombotischen Syndrom mit Ulcus cruris. Isolierte Thrombosen der Unterschenkelvenen haben bei einer Latenzzeit von 10 Jahren die niedrigste Ulcus-cruris-Rate [13]. Mehretagenverschlüsse führen immer zu einem postthrombotischen Syndrom und haben die höchste Ulcus-cruris-Rate. Sie liegt zwischen 53 und 100% [6, 13].

Der Verschluß sämtlicher tiefer Beinvenen, die sog. Massenthrombose, führt zur Phlegmasia coerulea dolens, bei der infolge des massiven Ödems auch die arterielle Zirkulation beeinträchtigt ist.

32.3 Diagnostik

Der Standard für sämtliche diagnostischen Verfahren bei der Phlebothrombose der unteren Extremität ist wegen der guten Dokumentationsfähigkeit die aszendierende Phlebographie. Kontraindikationen der Phlebographie sind die Kontrastmittelunverträglichkeit, die Hyperthyreose und die Schwangerschaft; desgleichen kann die Phlebographie nicht bei beatmungspflichtigen Intensivpatienten, bei Kranken mit schwerer Herzinsuffiziens im Stadium NYHA III und NYHA IV, bei massiver Lungenembolie und vorausgegangener Operation mit Immobilisation durchgeführt werden.

Als alternative, nichtinvasive diagnostische Verfahren stehen die direktionale Ultraschalldoppleruntersuchung, die B-Bild-Sonographie (Kompressionssonographie), die Duplexsonographie und die farbkodierte Duplexsonographie zur Verfügung. Diese nichtinvasiven diagnostischen Verfahren sind stark von den Untersuchungsbedingungen und der Erfahrung des Untersuchers abhängig. Die Venenverschlußplethysmographie ist bei Verdacht auf akute Venenthrombose nicht indiziert.

Nuklearmedizinische Methoden wie der Jod-Fibrinogen-Test spielen nur zur Früherkennung einer sich entwickelnden Beinvenenthrombose postoperativ oder während der Immobilisationsphase nach Unfällen eine Rolle, werden im allgemeinen jedoch nicht mehr eingesetzt.

Die direkte Ultraschalldopplermethode versagt im Bereich der Unterschenkelvenen und hat im Bereich der V. poplitea und V. femoralis superficialis eine zu niedrige Spezifität und eine nicht ausreichende Sensitivität, um entsprechende therapeutische Maßnahmen ableiten zu können.

Die alleinige B-Bild-Sonographie mit Prüfung der Kompressibilität der Vene (Kompressionssonographie) hat in der Hand des erfahrenen Untersuchers eine hohe Spezifität (über 90%) und damit einen hohen positiven prädiktiven Wert sowohl im Oberschenkel- als auch im Unterschenkelvenenbereich. Ein positiver Befund ist somit beweisend. Die geringere Sensitivität bedeutet, daß ein negativer Befund, insbesondere im Bereich der Unterschenkelvenen, nicht zuverlässig ist. Die aussagefähigsten Befunde lassen sich mit der farbkodierten Duplexsonographie erzielen, die insbesondere bei Kontraindikationen der Phlebographie in der Hand des erfahrenen Untersuchers eine gute Alternative darstellt; zur Therapiekontrolle unter fibrinolytischer Therapie hat sie einen hohen Stellenwert. Bei nicht ausreichendem Befund infolge schlechter Untersuchungsbedingungen kann auch hier auf die Phlebographie nicht verzichtet werden.

32.4 Therapeutische Möglichkeiten

Ziel der Therapie bei tiefer Beinvenenthrombose ist die Verhinderung thromboembolischer Komplikationen, sowie die Eröffnung der thrombosierten venösen Strombahn bei weitgehender Erhaltung funktionsfähiger Venenklappen, um die Entwicklung eines postthrombotischen Syndroms zu verhindern. Das funktionelle Ergebnis der Therapie kann im weiteren Verlauf klinisch beurteilt und u.a. durch die Phlebodynamometrie objektiviert werden.

Als therapeutische Möglichkeiten bei akuter, 1 bis 6 Tage alter Thrombose der V. femoralis und der V. poplitea stehen die Thrombektomie, die fibrinolytische Therapie und die Antikoagulation mit dem sofort wirksamen Heparin und späterem Übergang auf Phenprocoumon (Marcumar) zur Verfügung.

Als therapeutische Möglichkeiten bei subakuter, über 6 Tage alter Thrombose der V. femoralis, der V. poplitea und der Unterschenkelvenen stehen allein die Fibrinolytika und die Antikoagulation zur Verfügung.

Die Bestimmung des Thrombosealters hängt weitgehend von den Angaben des Patienten ab und ist daher nur annähernd eingrenzbar; die Phlebographie kann aufgrund radiomorphologischer Kriterien das Thrombosealter eingrenzen helfen.

32.4.1 Thrombektomie

32.4.1.1 Indikationen

Die Indikationen für eine Thrombektomie sind akute Thrombosen der V. femoralis und V. poplitea, insbesondere dann, wenn Kontraindikationen einer fibrinolytischen Therapie bestehen. Isolierte Thrombosen der Unterschenkelvenen werden nicht thrombektomiert. Die Indikation für eine Thrombektomie ist bei subakuter, über 6 Tage alter Thrombose der V. femoralis und V. poplitea im allgemeinen nicht gegeben, da die Rezidivrate hoch ist und das funktionelle Ergebnis infolge der Schädigung von Venenklappen nicht befriedigend ist.

32.4.1.2 Kontraindikationen

Absolute Kontraindikationen einer Thrombektomie sind eine kurze Lebenserwartung, ein hohes Operationsrisiko im Alter, eine vorausgegangene Bestrahlung, ein Thrombosealter über 2 Wochen und Kontraindikationen einer Antikoagulanzientherapie. Relative Kontraindikationen einer Thrombektomie sind Erkrankungen des Zentralnervensystems mit einhergehenden Paresen der Beine.

32.4.1.3 Nebenwirkungen

Nebenwirkungen wie Wundheilungsstörungen nach Thrombektomie spielen keine größere Rolle. Die perioperative Letalität liegt nach Angaben einzelner Autoren bei 2,7 bis 4,3%.

32.4.1.4 Ergebnisse

Die kurzzeitigen, auch funktionellen Ergebnisse werden positiv beurteilt. Größere, randomisierte Langzeituntersuchungen mit der Frage der Funktionsfähigkeit der Venenklappen und der Entwicklung eines postthrombotischen Syndroms liegen nicht vor.

32.4.2 Antikoagulation

32.4.2.1 Indikation

Die Indikation für eine Antikoagulation mit dem rasch wirkenden Heparin ist als Basistherapie nach Diagnosestellung der akuten Beinvenenthrombose gegeben, um thromboembolische Komplikationen, insbesondere die Lungenembolie, zu verhindern.

Die Indikation für eine alleinige Langzeitantikoagulation ist gegeben, wenn die Thrombose über 14 Tage alt ist oder Kontraindikationen einer Thrombektomie und einer fibrinolytischen Therapie bestehen.

32.4.2.2 Kontraindikationen

Absolute Kontraindikationen einer therapeutischen Antikoagulation sind frische Blutungen, insbesondere Blutungen im Zentralnervensystem oder im gastrointestinalen Trakt. Relative Kontraindikationen sind frische operative Eingriffe und eine schwere Leberschädigung mit Verminderung der Gerinnungsfaktoren.

32.4.2.3 Nebenwirkungen

Nebenwirkungen der Heparintherapie sind Blutungen, Thrombozytopenien, eine passagere Erhöhung der Transaminasen und bei längerer, d.h. über 3 Monate anhaltender Applikation von Heparin, die Osteoporose sowie der Haarausfall.

32.4.2.4 Blutungen

Die Häufigkeit von größeren Blutungen unter koninuierlicher intravenöser Heparintherapie liegt bei Beachtung der Kontraindikationen zwischen 1,6 und 7,2%, im Mittel bei 3,8%. Patienten mit zusätzlicher Einnahme von Azetylsalizylsäure haben ein erhöhtes Blutungsrisiko [3].

32.4.2.5 Thrombozytopenie

Die heparinassoziierte Thromboztyopenie kann sowohl bei Standardheparinen als auch bei niedermolekularen Heparinen und Heparinoiden auftreten. Sie ist die häufigste medikamentös induzierte Thrombozytopenie und tritt in klinisch harmloser Form (Typ I) und in einer lebensbedrohlichen, mit thromboembolischen Komplikationen einhergehenden Form (Typ II) auf. Bei dem Typ I der Thrombozytopenie führt die Hemmung der Adenylatzyklase der Thrombozyten durch Heparin zu einem Absinken des Spiegels an zyklischem AMP und damit zu einer leichteren Aktivierung der Thrombozyten; die hierdurch ausgelöste Thrombozytopenie erreicht selten Werte unter 100 000/μ l und normalisiert sich spontan nach Absetzen von Heparin. Die heparinassoziierte Thrombozytopenie vom Typ I bedarf keiner weiteren Behandlung.

Bei dem Typ II der Thrombozytopenie kommt es zu einer Synthese thrombozytenassoziierter IgG-Antikörper, die zu einer Aktivierung der Thrombozyten mit Freisetzen von Serotonin führt und damit die Thrombozytenaggregation auslöst. Die Immunthrombozytopenie tritt im allgemeinen 7 bis 10 Tage nach Beginn der Heparinbehandlung auf. Die Thrombozyten fallen meist unter 50 000/μ l und normalisieren sich spontan nach Absetzen des Heparins. Diese Patienten sind nicht nur durch Blutungskomplikationen infolge Thrombozytopenie, sondern auch durch foudroyant auftretende venöse und arterielle Gefäßverschlüsse gefährdet. Die heparinassoziierte Thrombozytopenie vom Typ II erfordert das sofortige Absetzen von Heparin. Zur Erkennung dieser wichtigen Nebenwirkung von Heparinen empfiehlt sich die regelmäßige Bestimmung der Thrombozytenzahl, vor allem nach dem 5. Behandlungstag.

32.4.2.6 Transaminasenerhöhung

Bei bis zu 60% der mit Heparinen behandelten Patienten kommt es zu einer Erhöhung der Transaminasen. Die Transaminasenerhöhung erreicht im Mittel das 3- bis 4fache der Norm. Die Ursache der heparinassoziierten Transaminasenerhöhung ist nicht bekannt; sie erfordert keinen Abbruch der Heparintherapie.

32.4.2.7 Osteoporose

Die heparininduzierte Osteoporose tritt frühestens nach 3 Monaten klinisch und auch densitometrisch erkennbar auf und kann bei Fortschreiten der Osteoporose zu Spontanfrakturen führen. Ein frühzeitiger Übergang von Heparin auf Phenprocoumon (Marcumar) ist bei der Langzeitantikoagulation angezeigt.

32.4.2.8 Weitere Nebenwirkungen

Der heparininduzierte Haarausfall bildet sich nach Absetzen von Heparin zurück.

32.4.2.9 Dauer der Antikoagulation

Im allgemeinen wird bei akuter Beinvenenthrombose nach 5 Tagen der Heparintherapie auf die orale Antikoagulation mit Phenprocoumon (Marcumar) übergegangen; Heparin wird überlappend so lange appliziert, bis die Thromboplastinzeit (TPZ) nach Quick unter 30% liegt. Die Dauerantikoagulation wird im allgemeinen über 3 bis 6 Monate fortgesetzt; kontrollierte Untersuchungen über die Dauer der Antikoagulation nach akuter Beinvenenthrombose liegen nicht vor.

Während die Dauerantikoagulation bei Vorliegen einer Thrombose der V. poplitea oder der V. femoralis unstrittig ist, wird die Dauerantikoagulation bei isolierter Unterschenkelvenenthrombose kontrovers diskutiert. Nach klinischer Erfahrung wird neben dem Kompressionsverband und dem späteren Kompressionsstrumpf die zeitlich begrenzte Dauerantikoagulation im allgemeinen auch bei isolierten Unterschenkelvenenthrombosen durchgeführt, um thromboembolische Komplikationen zu verhindern.

Bei Antithrombin-III-Mangel wird eine lebenslange Antikoagulation mit Phenprocoumon (Marcumar) angestrebt, da bei diesen Patienten ein erhöhtes Risiko thromboembolischer Erkrankungen besteht. Etwa 85% der Patienten mit einem angeborenen Antithrombin-III-Mangel haben bereits im Alter von 50 Jahren eine Thrombose durchgemacht, wobei die erste Manifestation einer Thrombose bei 2/3 der Patienten zwischen dem 10. und 35. Lebensjahr aufgetreten ist. Da Antithrombin III auch Kofaktor von Heparin ist, führt der Antithrombin-III-Mangel auch zu einer eingeschränkten Wirksamkeit von Heparin.

32.4.3 Thrombolytische Therapie

Für die thrombolytische Therapie stehen die Fibrinolytika Streptokinase, Urokinase und der rekombinante Gewebsplasminogenaktivator (rt-PA) zur Verfügung.

Ziel der fibrinolytischen Therapie ist die Lyse der Thrombose mit vollständiger Reperfusion der primär verschlossenen Vene bei Erhaltung der Venenklappenfunktion, um thromboembolische Komplikationen und die Entwicklung des postthrombotischen Syndroms zu verhindern.

Die Fibrinolyse ist ein enzymatischer Prozeß, in dessen Zentrum die Aktivierung von Plasminogen in das aktive Enzym Plasmin steht. Plasmin spaltet Fibrinogen und Fibrin, das Substrat des Thrombus, und führt dadurch zur Thrombolyse. Als physiologische Plasminogenaktivatoren gelten die Prourokinase, die Urokinase und der endothelständige Gewebsplasminogenaktivator. Die physiologische Aktivierung von Plasminogen zu Plasmin führt in seltenen Fällen auch einmal zur Spontanlyse einer Thrombose, wie sie u.a. im Bereich der Unterschenkelvenen beobachtet werden kann. Die später einsetzende Rekanalisation, bedingt durch Einsprossen von Kapillaren in den Thrombus, geht mit einer Destruktion des Klappenapparates einher und führt bei zusätzlich schädigenden Faktoren meist zu einem postthrombotischen Syndrom (s. Kap. 33).

Die unter der fibrinolytischen Therapie induzierte Plasminämie im zirkulierenden Blut greift nicht nur das Fibrin des Thrombus, sondern auch die Gerinnungsfaktoren Fibrinogen, Faktor V und Faktor VIII-C an. Die durch die Plasminämie entstehenden Fibrin- und Fibrinogenspaltprodukte führen zusammen mit dem Abbau von Gerinnungsfaktoren zu einer Störung des Hämostasepotentials und dadurch zu einer hämorrhagischen Diathese. Wird nur thrombusständiges Plasminogen zu Plasmin aktiviert, wie dies physiologischerweise durch den Gewebsplasminogenaktivator geschieht, wird der Thrombus aufgelöst, ohne daß eine systemische Beeinträchtigung des Hämostasepotentials mit nachfolgender hämorrhagischer Diathese induziert wird.

32.4.3.1 Indikationen

Indikationen für eine thrombolytische Therapie mit Fibrinolytika sind akute Thrombosen der V. femoralis, der V. poplitea und der Unterschenkelvenen. Die Indikation für eine thrombolytische Therapie bei Unterschenkelvenenthrombosen wird von einzelnen Autoren relativ gesehen, da der Verschluß von 2 bis 3 der 6 Unterschenkelvenen im allgemeinen zu keinem oder nur zu einem wenig ausgeprägten postthrombotischen Syndrom führt.

Indikationen für eine fibrinolytische Therapie sind nach neueren Erfahrungen – auch im Hinblick auf das oft nicht exakt bestimmbare Alter der Thrombose – subakute, 7 bis 14 Tage alte, in Ausnahmefällen auch noch ältere Thrombosen der V. femoralis und der V. poplitea.

32.4.3.2 Kontraindikationen

Absolute Kontraindikationen der fibrinolytischen Therapie sind eine hämorrhagische Diathese, gastroduodenale Ulzera, eine Hämaturie, eine Hypertonie mit fixierten diastolischen Werten über 100 mm Hg oder ein Fundus hypertonicus III bzw. IV, eine Retinopathia diabetica im Stadium III bzw. IV, vorausgegangene enzephalomalazische Insulte, Mitralvitien mit nachgewiesenen Vorhofthromben, frische operative Eingriffe in Abhängigkeit von der Art und Dauer des zurückliegenden Eingriffs, Arteriographien bis zu 7 Tagen und eine Schwangerschaft im 1. Trimenon, da hier unter der fibrinolytischen Therapie ein Abort befürchtet werden muß. Zu den relativen Kontraindikationen gehören intramuskuläre Injektionen während der zurückliegenden 7 Tage, wobei hier über die Indikation einer fibrinolytischen Therapie von Fall zu Fall entschieden werden muß.

Die fibrinolytische Therapie wird heute überwiegend mit Streptokinase oder mit Urokinase durchgeführt. Andere Formen der fibrinolytischen Therapie, wie die Behandlung mit einem Streptokinaseplasminogenaktivator, mit einer intermittierenden Gabe von Humanplasminogen unter einer Langzeitstreptokinasetherapie oder auch mit Plasmin haben sich nicht bewährt und daher nicht durchsetzen können. Desgleichen wurde der Einsatz von azetylierten Streptokinaseplasminogenaktivatoren bei dieser Indikation nicht weiter verfolgt, da die nach den Tierversuchen postulierte hohe Fibrinaffinität sich in den klinischen Untersuchungen nicht bestätigte. In klinischer Prüfung steht der Gewebsplasminogenaktivator (rt-PA) bei dieser Indikation, zumal hier bereits Studien bei der Lungenembolie vorliegen. Neue erfolgversprechende Möglichkeiten zeichnen sich mit der auch für diese Indikation in klinischer Erprobung stehenden Prourokinase ab, die sich durch eine hohe Fibrinaffinität auszeichnet. Je nach Herkunft bzw. Wirkungsmechanismus können physiologische und nichtphysiologische sowie fibrinspezifische und nichtfibrinspezifische Plasminogenaktivatoren unterschieden werden (Tabelle 32.1)

32.4.3.2 Streptokinase

Die Streptokinase (SK) ist ein Stoffwechselprodukt der betahämolysierenden Streptokokken der Lancefield-Gruppe C mit einem Molekulargewicht von 47000 Dalton. Das Molekül besitzt keine proteolytische Aktivität, hat jedoch eine hohe Affinität zu Plasminogen. Die Streptokinase besitzt Antigenität und führt zur Antikörperbildung. Die Aktivierung von Plasminogen durch Streptokinase erfolgt in 2 Schritten. In einem ersten Schritt bildet sich ein äquimolarer Komplex von Plasminogen und Streptokinase, der als Aktivatorkomplex wirksam wird. In einem zweiten Schritt führt dieser Aktivatorkomplex zu einer Aktivierung von Plasminogen zu Plasmin. Werden hohe Mengen an Streptokinase appliziert, wird nahezu das gesamte zirkulierende Plasminogen an Strepokinase gebunden; dem so gebildeten Aktivatorkomplex steht freies Plasminogen nicht oder nur noch in sehr kleinen Mengen zur Verfügung, so daß eine systemische Plasminogenaktivierung mit Plasminbildung in diesem Prozeß keine entscheidende Rolle spielt. Für die Streptokinase induzierte Thrombolyse bedeutet dies ein Überwiegen der durch Diffusion von Streptokinase und Aktivatorkomplex bedingten endogenen Lyse gegenüber der durch zirkulierendes Plasmin hervorgerufenen exogenen Lyse des Thrombus.

Durch die Antigenität der Streptokinase und die damit verbundene Antikörperbildung wird die Therapiedauer auf 6 bis 7 Tage begrenzt und die Wiederholung der Streptokinasetherapie nach

Tabelle 32.1. In der Klinik eingesetzte Fibrinolytika

Plasminogenaktivatoren	Herkunft	Erstmaliger klinischer Einsatz	Fibrinspezifität
Streptokinase	Streptokokken	1959	nein
APSAC (Acylated plasminogen streptokinase activator)	Streptokokken und Humanplasminogen	1984	nein
Urokinase	Humanurin Zellkulturen	1965	nein
Gewebsplasminogen-aktivator (rt-PA)	Human-DNS Biotechnologie	1983	ja

Entwicklung eines hohen Antistreptokinasetiters erst nach ca. 3 Monaten wieder möglich.

Dosierungsschemata

In der Behandlung der tiefen Beinvenenthrombose haben sich 2 Streptokinase Dosierungsschemata durchgesetzt.

Langzeitstreptokinasetherapie

Die Initialdosis zur raschen Neutralisierung des Antistreptokinasetiters beträgt 250 000 IE SK/20min. Die Erhaltungsdosis beträgt 100 000 IE SK/h und die Behandlungsdauer im allgemeinen 3 bis 6 Tage. Laborchemisch kommt es durch die ausgeprägte Plasminämie innerhalb der ersten 12 bis 36 h zu einem deutlichen Abfall des Fibrinogens mit entsprechend verlängerter Reptilasezeit, Parameter der anfallenden Fibrinogen- und Fibrinspaltprodukte sowie der Plasmathrombinzeit (PTZ). Nach Abklingen der antikoagulatorisch wirksamen Fibrinogen- und Fibrinspaltprodukte wird nach 12–36 h Heparin simultan appliziert, um weitere Thrombosierungen, auch bereits eröffneter Venenabschnitte, zu verhindern. Die Heparinisierung wird im allgemeinen mit 500 IE Heparin/h begonnen und im weiteren Verlauf nach dem Ausfall der PTZ, in die sowohl die Wirkung des Heparin als auch der Fibrinogen- und Fibrinspaltprodukte eingeht, gesteuert; die PTZ sollte um das 2- bis 3fache der Norm verlängert sein.

Kontrolluntersuchungen

Nach der unmittelbar vor Einleiten der Streptokinasetherapie durchgeführten Phlebographie wird nach 3 Tagen, auch in Abhängigkeit vom klinischen Befund, die erste Kontrollphlebographie durchgeführt, um bei erfolgter Thrombolyse über den Abbruch oder bei fehlender Thrombolyse über die Fortführung der Streptokinasetherapie entscheiden zu können. Zunehmend wird alternativ zur Kontrolle als bildgebendes Verfahren die Duplexsonographie im Bereich der V. femoralis und der V. poplitea eingesetzt.

Nebenwirkungen

Streptokinase kann infolge seiner Antigenität bei Einleiten der Therapie zu anaphylaktischen oder anaphylaktoiden Reaktionen sowie im weiteren Verlauf auch zu einer Beeinträchtigung des Allgemeinbefindens mit fieberhaften Reaktionen führen. Die Blutungskomplikationen liegen unter diesem Dosierungsschema zwischen 1–8,3%, bei der Arbeitsgruppe in Basel, in deren Krankengut auch klinisch experimentelle Therapieschemata unter Zusatz von Plasmin Eingang fanden, bei 10%. Der Anteil zerebraler Blutungen liegt zwischen 0,2 und 1,2%, desgleichen liegt die Letalität, auch infolge fulminanter Lungenembolien, bei 0,2 bis 1,2% (s. Tabelle 32.5).

Ergebnisse

Die größten Erfahrungen mit der Langzeitstreptokinasetherapie über 3 bis 6 Tage bestehen bei akuter, 1 bis 6 Tage alter Becken- und/oder Beinvenenthrombose; die vollständige Thrombolyserate lag unter diesem Therapieschema bei akuter Venenthrombose bei 33–67% (Tabelle 32.2), wobei die Thrombolyserate zwischen dem 3. Und 6. Tag am höchsten war.

Nachbehandlung

Nach Beendigung der Streptokinasetherapie wird die Heparintherapie fortgesetzt, wobei die partielle Thromboplastinzeit (PTT) als alleiniger Parameter der Heparinwirkung, um das 2- bis 3fache der Norm verlängert sein sollte. Überlappend mit Heparin wird dann die Dauerantikoagulation mit Phenprocoumon (Marcumar) eingeleitet. Heparin wird zu dem Zeitpunkt abgesetzt, an dem die TPZ nach Quick unter 30% liegt.

Ultrahohe Streptokinasetherapie

Die ultrahohe Streptokinasetherapie bei tiefer Venenthrombose wurde in Analogie an die ultrahohe Streptokinasetherapie des Myokardinfarktes Mitte der 80er Jahre von Martin [5, 6] eingeführt. Die Initialdosis zur raschen Neutralisierung des Antistreptokinasetiters beträgt 250 000 IE SK/20 min. Die Erhaltungsdosis beträgt 1 500 000 IE SK/h über 6 h. Nach erfolgter Thrombolyse wird die Antikogulation mit Heparin eingeleitet. Die bisher vorliegenden Erfahrungen mit diesem Dosierungsschema zeigen, daß für eine vollständige Thrombolyse einer ausgedehnten Becken- und Beinvenenthrombose im allgemeinen ein Zyklus mit 9 000 000 IE SK/6h nicht ausreichend ist, sondern

Tabelle 32.2. Ergebnisse der fibrinolytischen Therapie einzelner Autorengruppen bei akuter tiefer Venenthrombose [10]

Autoren	n		Alter des Thrombus (Tage)	Erfolgsrate +(%)[a]	(+)(%)[b]	(–)(%)
Theiss 1980 (München)	SK	52	$\bar{x}=7$	33	35	32
Tilsner 1986 (Hamburg)	UK	60	1–6	52	16	32
Trübestein 1988 (Bonn)	SK	134	1–6	67	25	8
	UHSK	89	1–6	48	16	36
	UK	69	1–6	48	33	19
Heinrich 1996 (NBVL-Studie)	SK	63	1–14	27	35	38
	UHSK	65	1–14	35	31	34

[a] +(%): vollständige Thrombolyse
[b] (+)(%): partielle Thrombolyse

2 bis 3 Zyklen mit 9 000 000 IE SK/6 h erforderlich sind, um vergleichbar gute Ergebnisse zu erzielen. Heparin wird zwischen den einzelnen Zyklen nicht appliziert, da die bei Einleiten und Absetzen der ultrahohen Streptokinasetherapie anfallenden antikoagulatorisch wirksamen Fibrinogen- und Fibrinspaltprodukte einen ausreichenden gerinnungshemmenden Effekt entfalten. Das Intervall zwischen den einzelnen Zyklen liegt im allgemeinen zwischen 24–36 h. Bei erfolgloser ultrahoher Streptokinasetherapie wird die fibrinoytische Therapie von Fall zu Fall mit Urokinase fortgeführt.

Kontrolluntersuchungen

Im allgemeinen wird 24–36 h nach der ultrahohen Streptokinasetherapie die erste Kontrollphlebographie durchgeführt, um bei erfolgter Thrombolyse über den Abbruch oder bei fehlender Thrombolyse über die Fortführung der ultrahohen Streptokinasetherapie entscheiden zu können. Zunehmend wird alternativ zur Kontrolle als bildgebendes Verfahren die Duplexsonograhie im Bereich der V. femoralis und der V. poplitea eingesetzt.

Nebenwirkungen

Die Nebenwirkungen, insbesondere die Blutungskomplikationen, sind unter der ultrahohen Streptokinasetherapie deutlich geringer als unter der konventionellen Streptokinasetherapie über 3–6 Tage. Über intrazerebrale Blutungen unter der ultrahohen Streptokinasetherapie wurde in der Behandlung der Beinvenenthrombosen bisher nicht berichtet [10]. Die Letalität liegt nach Angaben einzelner Autoren bei 1,8–2,5%.

Ergebnisse

Die Eröffnungsrate liegt bei akuter tiefer Becken- und/oder Beinvenenthrombose zwischen 36 und 70,3%, wobei bis zu 5 Zyklen der ultrahohen Streptokinasetherapie appliziert wurden (Tabelle 32.3).

Nachbehandlung

Die Nachbehandlung entspricht der der Langzeitstreptokinasetherapie.

Wertung der unterschiedlichen Streptokinasetherapieschemata

Bei Vergleich der Ergebnisse und Nebenwirkungen der ultrahohen Streptokinasetherapie mit der Langzeitstreptokinasetherapie ist festzustellen, daß die vollständige Thrombolyserate mit Ausnahme einer Studie [2] im allgemeinen niedriger liegt als bei der Langzeitstreptokinasetherapie über 5–6 Tage. Die Nebenwirkungsrate, insbesondere die Blutungskomplikation, ist bei der ultrahohen Streptokinasetherapie jedoch in allen Studien geringer als unter der Langzeitstreptokinasetherapie.

32.4.3.3 Urokinase

Die Urokinase ist ein körpereigener Aktivator des fibrinolytischen Systems, der aus menschlichem

Tabelle 32.3. Ergebnisse der ultrahohen Streptokinasetherapie bei akuter tiefer Becken- und Beinvenenthrombose einschließlich der Subklaviavenenthrombose [10]

Autor	Anzahl der Patienten	Anzahl der SK-Zyklen	Erfolgsrate +(%)[a]	(+)(%)[b]	Lungenembolie tödl.	nicht tödl.	Intrazerebrale Blutung tödl.	nicht tödl.
Theiss 1988	41	1–5	49	34	1	1	0	0
Koch 1988	15	1–2	45	67	0	0	0	0
Krzywanek 1988	11	1–4	36	46	0	0	0	0
Straub 1988	20	1–2	70		0	0	0	0
Fahn 1989	56	1–4	43	40	1	1	0	0
Krüger 1989	37	1–5	70,3	21,6	0	0	0	0
Trübestein 1990	89	1–2	48	16	0	0	0	0
Martin 1991	158	1–4	44,9	34,8	4	0	0	0
Heinrich 1996	65	2,5 (± 0,8)	35	31	0	0	0	0

[a] +(%): vollständige Thrombolyse
[b] (+)(%): partielle Thrombolyse

Urin oder aus Nierenzellkulturen gewonnen wird. Als homologes Enzym, das in der Niere synthetisiert wird, besitzt die Urokinase keine Antigenität und ist als direkter Aktivator des Plasminogens gut steuerbar.

Dosierungsschema

In der Behandlung der Becken- und/oder Beinvenenthrombose hat sich die Langzeiturokinasetherapie durchgesetzt; die aus hämostaseologischer Sicht mit der ultrahohen Streptokinasetherapie nicht vergleichbare ultrahohe Urokinasetherapie konnte sich bei niedrigeren Eröffnungsraten und einer höheren Blutungskomplikationsrate gegenüber der Langzeiturokinasetherapie nicht durchsetzen [4].

Langzeiturokinasetherapie

Die Initialdosis beträgt 250000 bis 600000 IE UK/20 min. Die Erhaltungsdosis beträgt 40000 bis 100000 IE UK/h, wobei sich im allgemeinen die höhere Dosierung durchgesetzt hat, da die Therapiedauer direkt mit der Dosis korreliert und die Inzidenz von Blutungskomplikationen sich bei diesen unterschiedlichen Dosierungsschemata nicht signifikant unterscheidet [11].

Die Dauer der Urokinasetherapie beträgt im allgemeinen 7–14 Tage. Heparin wird von Anfang an simultan appliziert, da unter diesen Urokinasedosierungen der Anfall der antikoagulatorisch wirksamen Fibrinogen- und Fibrinspaltprodukte nicht ausreichend ist, um Appositionsthrombosen oder eine Rethrombosierung in bereits eröffneten Venenabschnitten zu verhindern. Die Antikoagulation wird im allgemeinen mit 500 IE Heparin/h begonnen und im weiteren Verlauf nach dem Ausfall der Plasmathrombinzeit (PTZ) gesteuert, die zwischen dem 2- bis 3fachen der Norm verlängert sein sollte.

Kontrolluntersuchungen

Nach der unmittelbar vor Einleiten der Urokinasetherapie durchgeführten Phlebographie wird, auch in Abhängigkeit vom klinischen Befund, nach 5 bis 6 Tagen die erste Kontrollphlebographie durchgeführt, um bei erfolgter Thrombolyse über den Abbruch oder bei fehlender Thrombolyse über die Fortführung der Urokinasetherapie entscheiden zu können. Zunehmend wird alternativ zur Kontrolle als bildgebendes Verfahren die Duplexsonographie im Bereich der V. femoralis und der V. poplitea eingesetzt.

Nebenwirkungen

Allgemeine Unverträglichkeitserscheinungen werden bei der fehlenden Antigenität der Urokinase nicht beobachtet. Die Blutungskomplikationen liegen bei der Langzeiturokinasetherapie zwischen 1,0 und 1,2% [10] und damit deutlich niedriger als unter der Langzeitstreptokinasetherapie über 3–6 Tage. Über zerebrale Blutungen wurde bisher in der Behandlung der Beckenvenen- und Beinvenenthrombose nicht berichtet. Die Letalität liegt, auch infolge fulminanter Lungenembolien, bei 0–1,2% (Tabelle 32.4).

Ergebnisse

Die Eröffnungsraten der Urokinasetherapie liegen bei ausreichender Therapiedauer vergleichsweise

Tabelle 32.4. Nebenwirkungen der Streptokinase- und Urokinasetherapie bei tiefer Venenthrombose nach einzelnen Arbeitsgruppen sowie nach der Sammelstatistik von Burkhardt [10]

Autoren		n	Blutung (%)	zerebrale Blutung (%)	Abbruch der Therapie (%)	Letalität (%)
Burkhardt 1979	SK	337	8,3	0	15	0
Thayer 1981 (Wien)	SK	138	4,3	0	?	0
Zimmermann 1983 (Heidelberg)	UK	91	1,0	0	2	0
Marbet 1986 (Basel)	SK	491	10,0	0,2	20	0,2
Tilsner 1988 (Hamburg)	UK/SK	408	1,0	0	?	0,6
Trübestein 1988	SK	175	5,1	1,2	5	0,6
(Bonn)	UHSK	89	2,2	0	0	0
	UK	176	1,2	0	1,2	1,2
Heinrich 1996	SK	79	36,7	0	0	0
(NBVL-Studie)	UHSK	77	22,1	0	0	0

ähnlich wie bei der Langzeitstreptokinasetherapie. Bei akuten Beckenvenen- und/oder Beinvenenthrombosen lag die vollständige Thrombolyserate bei Tilsner [7] und Trübestein [10] bei 52 und 48% und die partielle Thrombolyserate bei 16 und 33% (s. Tabelle 32.2).

Bei subakuten, 7 bis 21 Tage alten Beckenvenen- und/oder Beinvenenthrombosen liegt die vollständige Thrombolyserate infolge einsetzender Organisation der Thrombose deutlich niedriger [8]; es fanden sich vollständige Thrombolyseraten bei subakuter Beckenvenen- und/oder Beinvenenthrombose von 39 und 19% und partielle Thrombolyseraten von 51 und 29% (Tabelle 32.5).

Nachbehandlung

Nach Beendigung der Urokinasetherapie wird die Heparintherapie fortgesetzt, wobei die partielle Thromboplastinzeit (PTT), als alleiniger Parameter der Heparinwirkung um das 2- bis 3fache der Norm verlängert sein sollte. Überlappend mit Heparin wird dann die Dauerantikoagulation mit Phenprocoumon (Marcumar) eingeleitet. Heparin wird zu dem Zeitpunkt abgesetzt, an dem die TPZ nach Quick unter 30% liegt.

Bewertung der Streptokinase- und Urokinasetherapie

Bei Vergleich der Ergebnisse und Nebenwirkungen der Langzeiturokinasetherapie mit der Langzeitstreptokinasetherapie ist festzustellen, daß bei längerer Therapiedauer für Urokinase die vollständige Thrombolyserate vergleichbar ist, die Nebenwirkungsrate, insbesondere die Blutungskomplikation, unter der Urokinasetherapie geringer ist. Ein Nachteil der Urokinasetherapie sind die auch z.Z noch hohen Kosten der Therapie.

32.4.3.4 Prourokinase (SCUPA, single chain urokinase type plasminogen activator)

Prourokinase ist eine inaktive Vorstufe der Urokinase, die durch Plasmin aktiviert wird. Sie zeichnet sich durch eine hohe Fibrinaffinität aus. Laborchemisch zeigt sich nach einer 48stündigen Inkubation von Prourokinase im Plasma nach Zugabe eines Fibringerinnsels eine wirksame Fibrinolyse ohne begleitende Fibrinogenolyse. Die Ergebnisse klinischer Untersuchungen bestätigen die hohe Fibrinaffinität [12].

Der Antrag auf Zulassung der Prourokinase wurde zunächst für die Indikation akuter Myokardinfarkt gestellt.

32.4.3.5 Gewebsplasminogenaktivator (tissue-plasminogen-activator)

Der Gewebsplasminogenaktivator wurde aus menschlichem Uterusgewebe und einer menschlichen Melanomzelllinie isoliert und gereinigt. Im weiteren Verlauf wurde das Gen für menschlichen Gewebsplasminogenaktivator kloniert und rekombinierter Gewebsplasminogenaktivator (recombinant tissue-type plasminogen activator, rt-PA) gewonnen. Dieser Gewebsplasminogenaktivator zeigte in den Untersuchungen und in den nachfol-

Tabelle 32.5. Ergebnisse der fibrinolytischen Therapie einzelner Autorengruppen bei subakuter tiefer Venenthrombose [10]

Autoren		n	Alter des Thrombus (Tage)	Erfolgsrate +(%)[a]	(+)(%)[b]	−(%)
Marbet 1980 (Basel)	SK	148	1–14	41	23	36
Marbet 1985 (Basel)	PL SK	101	1–14	47	31	22
Zimmermann 1982 (Heidelberg)	UK	58	11–42	13	21	66
Minar 1984 (Wien)	UK	55	1–21	20	42	38
Tilsner 1986 (Hamburg)	SK/UK UK	303 105	7–90	39	29	32
Hasler 1988 (Freiburg)	UK	153	1–21	20	39	41
Trübestein 1988 (Bonn)	SK UK	41 107	7–21	19	51	30

[a] +(%): vollständige Thrombolyse
[b] (+)(%): partielle Thrombolyse

genden klinischen Studien eine hohe spezifische Affinität für Fibrin, jedoch keine katalytische Aktivität.

Der Einsatz von Gewebsplasminogenaktivator (rt-PA, Actilyse) konzentrierte sich auf die Behandlung des akuten Myokardinfarkts. Die positiven Ergebnisse klinischer Studien mit rt-PA führten zur Zulassung für die Indikation akuter Myokardinfarkt in der Bundesrepublik Deutschland und den USA.

Basierend auf den Ergebnissen klinischer Pilotstudien bei tiefer Venenthrombose [14] wurde eine doppelblind randomisierte Studie mit 4 unterschiedlichen Dosierungen von rt-PA bei simultaner Gabe von Heparin durchgeführt, in die 166 Patienten mit 1 bis 14 Tage alter, tiefer Venenthrombose eingeschlossen wurden [15]. Die Interimsanalyse ergab in Abhängigkeit von der rt-PA-Dosis eine Thrombolyserate von 57–67%. Die Blutungskomplikationen waren relativ hoch und korrelierten mit der Höhe der Dosis und der Dauer der rt-PA-Therapie. Im Hinblick auf die relativ hohe Rate von Blutungskomplikationen unter der systemischen Gabe von rt-PA läuft nach vorausgegangenen Pilotstudien [9] z.Z. eine randomisierte Studie bei akuter Beinvenenthrombose mit lokoregionaler Applikation von rt-PA im Vergleich zur ultrahohen Streptokinasetherapie.

32.5 Perspektiven

Die Thrombolyse der Becken- und/oder Beinvenenthrombose mit den heute zur Verfügung stehenden Fibrinolytika Streptokinase und Urokinase ist eine differenzierte Therapie mit potentiellen Nebenwirkungen, deren schwerwiegendste Nebenwirkung die Blutungskomplikation ist. Die Häufigkeit des Auftretens einer Lungenembolie unter der fibrinolytischen Therapie ist bis heute nicht geklärt; eine mit dieser Fragestellung z.Z. laufende Untersuchung ist noch nicht abgeschlossen. Die fibrinolytische Therapie ist durch zahlreiche Kontraindikationen limitiert.

Die Thrombolyserate liegt unter der fibrinolytischen Therapie bei der akuten Becken- und/oder Beinvenenthrombose über 50% und nimmt mit zunehmendem Alter der Thrombose ab, so daß ein möglichst früher Einsatz von Fibrinolytika anzustreben ist. Die mit dieser Indikation z.Z. in klinischer Prüfung stehenden Fibrinolytika mit einer höheren Fibrinaffinität als Streptokinase und Urokinase versprechen nach den bisher vorliegenden Ergebnissen eine ebenso hohe Thrombolyserate mit weniger schweren Blutungskomplikationen.

Literatur

1. Brunner U (1988) Tiefe Venenthrombose: Vergleich des Schrifttums über verschiedene Langzeitstudien in gefäßchirurgischer Sicht. VASA 17:247–251
2. Heinrich F, Heinrich U (1996) Ergebnisse der Nordbadischen Venen-Lyse-NBVL-Studie. Prospektive phlebographisch kontrollierte randomisierte multizentrische Prüfung der Wirkung von ultrahoch versus konventionell dosierter Streptokinase bei frischen Thromben in tiefen Bein-Becken-Venen. Med Klinik 91:1–13
3. Hirsch J (1991) Heparin. New Engl J Med 342:1565–1567

4. Krzywanek HJ (1988) Vergleichende Untersuchung zur intermittierenden fibrinolytischen Behandlung akuter Phlebothrombose mit Streptokinase und Urokinase in ultrahoher Dosierung. Inn Med 15:179–184
5. Martin M (1990) Phlebologische Krankheitsbilder. Huber, Bern
6. Martin M, Fiebach BJO (1988) Die Kurzzeitlyse mit ultrahoher Streptokinase. Dosierung zur Behandlung peripherer Arterien- und Venenverschlüsse. Huber, Bern
7. Tilsner V (1986) Thrombolytische Therapie mit Urokinase. – Indikation und Ergebnisse. Folia Haematol 113:1–2
8. Tilsner V (1992) Thrombolyse älterer venöser Thromben. Hämostaseologie 12:149–151
9. Timmermann J, Rudofsky G, Haag N, Ranft J, Ruck U (1992) Lokale fibrinolytische Therapie (PLL) der tiefen Beinvenenthrombosen mit rt-PA. Phlebol 21:205–209
10. Trübestein G (1992) Die Fibrinolysetherapie von Becken- und Beinvenenthrombosen. Hämostaseologie 12:142–148
11. Trübestein G, Trübestein R, Wilgalis M, Popov S, Harder T (1986) Die fibrinolytische Therapie mit Streptokinase und Urokinase bei tiefer Venenthrombose. Med Klin 81:79–84
12. Trübestein G, Popov S, Wolf H, Welzel D (1987) Effects of pro-urokinase and urokinase on the fibrinolytic system in man. Haemostasis 17:238–244
13. Widmer LK, Brandenberg E, Schmitt H E, Widmer M T, Voelin R, Zemp E, Madar G (1985) Zum Schicksal des Patienten mit tiefer Venenthrombose. Dtsch med Wochenschr 110:993–997
14. Zimmermann R, Gürsoy A, Horn A, Harenberg J, Diehm C, Kübler W (1991) Fibrinolytic therapy of Deep Vein Thrombosis with Continous Intravenous Infusion of a Recombinant Tissue Plasminogen Activator. Semin Thromb Hemost 17:48–54
15. Zimmermann R, Seifried E, Schramm W, Haarmann W, Bluhm K (1992) Thrombolyse tiefer venöser Thrombosen mit unterschiedlichen Dosierungen von rt-Pa. Ergebnisse einer prospektiven multizentrischen Studie. Gesellschaft für Thrombose- und Hämostaseforschung (GTH), 36. Jahrestagung (abstract)

33 Das postthrombotische Syndrom

E.-I. RICHTER

INHALT

33.1 Definition

Unter dem Begriff „postthrombotisches Syndrom" werden alle Folgeerscheinungen insbesondere der unteren Extremitäten zusammengefaßt, die nach einer stumm verlaufenen oder anamnestisch bekannten tiefen Venenthrombose auftreten. Die Entwicklung zum postthrombotischen Syndrom beginnt beim postthrombotischen Zustand und kann sich über Jahre hinziehen.

Die Häufigkeit des postthrombotischen Syndroms wird unterschiedlich angegeben. Danach sollen 4–6% bzw. 11% der abgelaufenen Thrombosen ein postthrombotisches Syndrom entwickeln. [1]

Muskel- und Leitvenen am Unterschenkel [9] sind mit ca. 19%, und alle Leitvenen der entsprechenden Extremität mit ca. 56% betroffen.

Wenngleich seltener in der Literatur beschrieben [3], kann sich nach intravenösen Injektionen, Dauertropfinfusionen, Kavakathetern oder Venae sectio das postthrombotische Syndrom der oberen Extremitäten nur wenige Monate nach dem Eingriff entwickeln. Auch die Dekompensation eines anlagebedingten Venenschadens ist möglich.

Hinweisendes Symptom ist die Schwellung der Unterarme unter Einschluß der Hände. Stark geschlängelt verlaufende ektasierte Venen des Handrückens markieren sich kräftig über dem Hautniveau (Abb. 33.1). Im dazugehörigen Armphlebogramm (Abb. 33.2) ist der iatrogene Schaden an der Vene neben dem Fehlen der Venenklappen zu erkennen.

33.2 Risikofaktoren

Zu der erworbenen Störung des venösen Abstroms in der Tiefe kommt eine zusätzliche Hämostase durch zu langes Sitzen mit abgewinkelten Beinen neben der Bewegungsarmut. Eine verminderte Flüssigkeitszufuhr unterstützt über die Hypovolämie die Stase mit der möglichen Folge einer Rethrombosierung.

33.3 Pathophysiologie

Im Verlauf des postthrombotischen Syndroms werden die Venenabschnitte durch den Organisationsprozeß morphologisch umgestaltet, wobei die Venenklappen narbig schrumpfen, da bei Beinvenen häufig Thromben in den Taschen der Klappen sitzen. Als Folge davon resultiert die Insuffizienz der Klappe als irreversibles Zustandsbild. Rückläufige Druckwellen aus kleinen Zuflußvenen können nicht mehr aufgehalten werden. Derart veränderte Venen haben eine Verdickung der Venenwand und weisen bindegewebige Stränge auf, die durch das Lumen ziehen. Diese Veränderungen sind nicht selten der Boden für neue Thromben.

Die Muskelpumpe wird durch Strömungshindernisse in den nicht bzw. teilweise rekanalisierten Venen in ihrer Wirkung eingeschränkt. Deshalb entwickelt sich ein Kollateralkreislauf. Dieser kann 1., 2. oder 3. Ordnung [8] sein und richtet sich danach, über welche Venensysteme extra- oder intrafaszial das Blut abströmt (Abb. 33.3). Formen des venösen Kollateralkreislaufs:

1. Ordnung: V. saphena magna
2. Ordnung: V. saphena parva-femoropoplitea
3. Ordnung: V. saphena parva-V. femoropoplitea vom Typ II in den Plexus pudendus einmündend

Da der Druckabfall im Kollateralkreislauf z.B. von der V. saphena magna bzw. parva auf Dauer zu gering ist, entwickeln sich nun sekundäre Veränderungen wie Phlebosklerose, Venektasien,

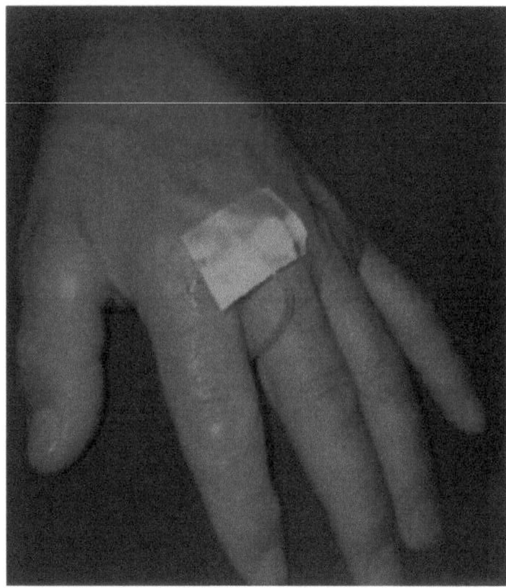

Abb. 33.1. 57jähriger Patient mit Unterarmödem und Phlebektasie des Handrückens

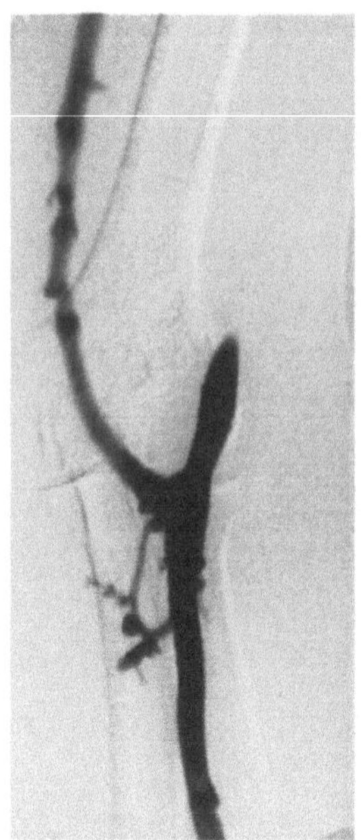

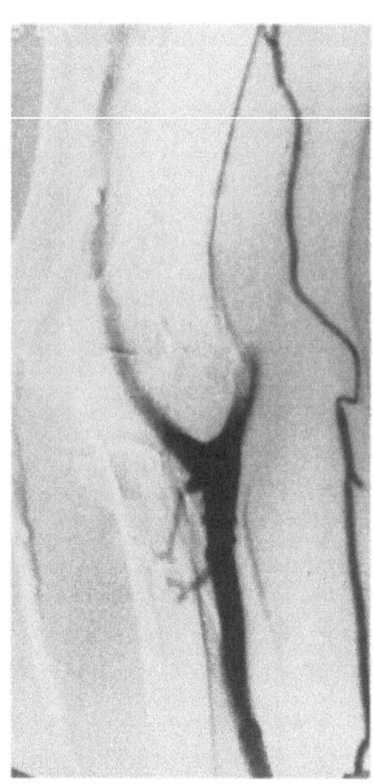

Abb. 33.2. Gleicher Patient wie in Abb. 33.1 mit iatrogenem Verschluß der V. brachialis links durch Infusionsbehandlung während einer Herzinfarkttherapie

Varizen. Schließlich erliegen auch die kollateralen Venensysteme der Insuffizienz. Druckerhöhung und Strömungsverlangsamung führen zur Rückwirkung auf das Lymphsystem [2, 5, 15, 19].

33.4 Röntgenzeichen

An eine ausführliche klinisch-angiologische Untersuchung [6] schließt sich die aszendierende Phlebographie an. Die Indikation dazu ergibt sich aus der Frage nach der Morphologie des tiefen Venensystems. Präoperativ [7, 13] sind neben der Dokumentation noch Venendruckmessungen [12] nach Palma bzw. May-Husni erforderlich. Immer sollte die supramalleoläre Stauung zur Beurteilung der Perforansvenen angestrebt werden. Sie sind suffizient, wenn sie sich unter dieser Bedingung nicht darstellen. Für die Diagnose „postthrombotisches Syndrom“ werden nur die direkten Rönt-

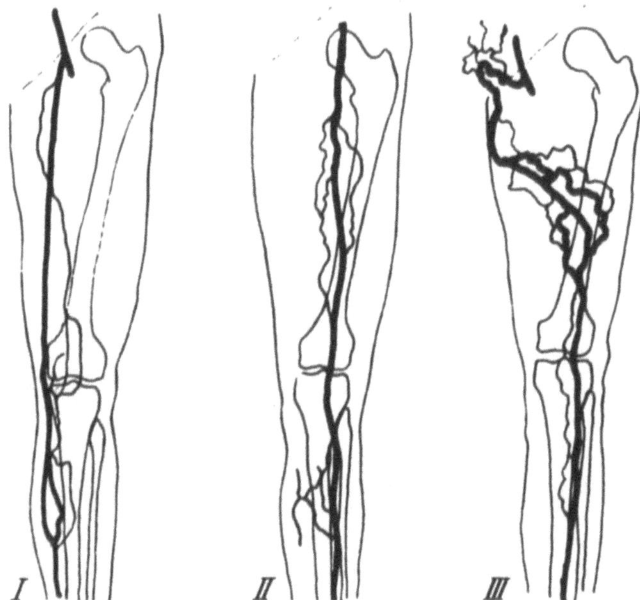

Abb. 33.3. Oberflächlicher Kollateralkreislauf 1.–3. Ordnung nach Hach

genzeichen ausgewertet, wenn eine Befundkonstanz auf mindestens 2 Aufnahmen vorhanden ist.

Die Röntgenzeichen ergeben sich aus dem Beginn des postthrombotischen Syndroms, nämlich aus dem postthrombotischen Geschehen. Die aszendierende Phlebographie zeigt die partielle Rekanalisation von Venenabschnitten, die unregelmäßigen Gefäßkonturen und den Kollateralkreislauf. Durch den Verlust von Venenklappen ist der Rückstrom des Kontrastmittels beim Preßversuch während der Untersuchung zu erkennen. Auch aneurysmatische Ausbuchtungen von Venen werden dokumentiert. Die Muskelvenen der Waden sind ungeordnet rekanalisiert [2, 4, 7, 8, 10, 12, 19] (Abb. 33.4 und 33.5).

Röntgenzeichen des postthromobotischen Syndroms:

- Füllungsdefekt,
- Zerstörte Klappen,
- Rekanalisationszeichen,
- Strömungsumkehr,
- insuffiziente Vv. perforantes,
- tiefe Kollateralvenen.

33.5 Klinik

Die betroffenen Patienten klagen über Spannungsgefühl, Knöchelschwellung mit der Behinderung, abends in die Schuhe zu gelangen. Müde Beine, schwere, regelrecht bleierne Unterschenkel und Füße werden neben Kältegefühl oder Brennen bei ziehenden Schmerzen in der Wade angegeben.

Nächtliche, sehr schmerzhafte, langanhaltende Krämpfe der unteren Extremität stören den Schlaf. Auch tagsüber besteht nicht selten eine Unruhe in den Beinen.

Eine Vielfalt von Hautveränderungen tritt im Laufe der Zeit hinzu. Die Oberhaut ist dünn und trocken, das Unterhautgewebe ist atrophiert. Bandförmig die Zirkumferenz des Unterschenkels

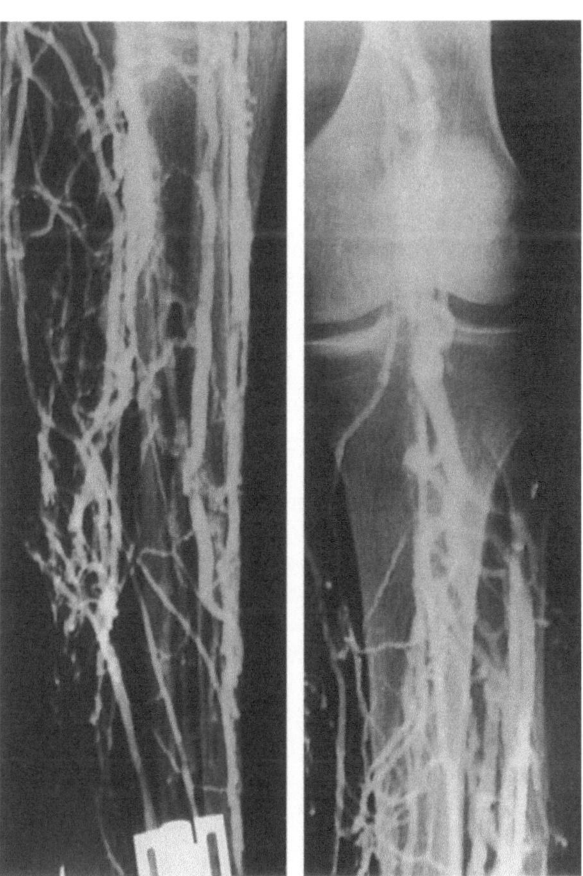

a

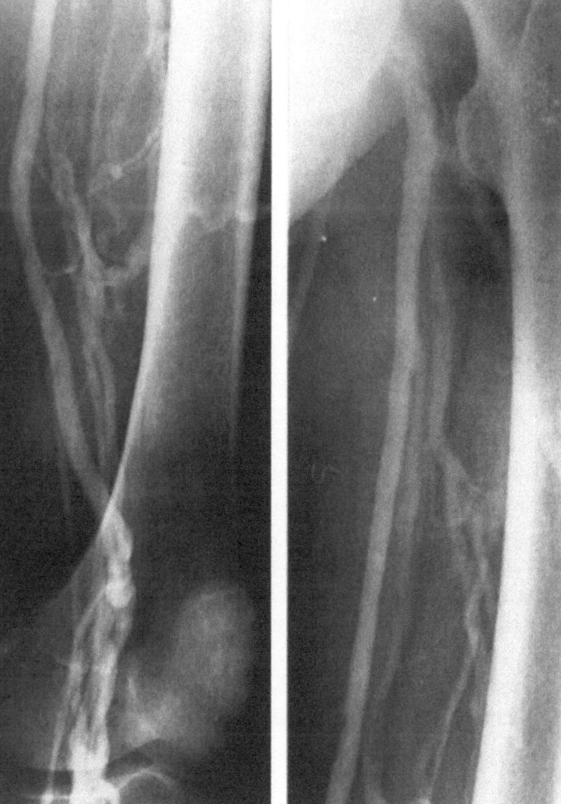

b

Abb. 33.4. a Aszendierende Phlebographie eines 80jährigen Patienten mit postthrombotischem Syndrom. Teilweise Rekanalisation von Unterschenkelvenen und der V. poplitea. Wirre oberflächliche Venen. Am unteren Bildrand des Unterschenkels metallische Halterung des Stauschlauchs. **b** Unregelmäßige Gefäßkontur der partiell gedoppelten V. femoralis superficialis mit septenartigen Rekanalisationszeichen. Orthograd durchströmte V. Saphena magna

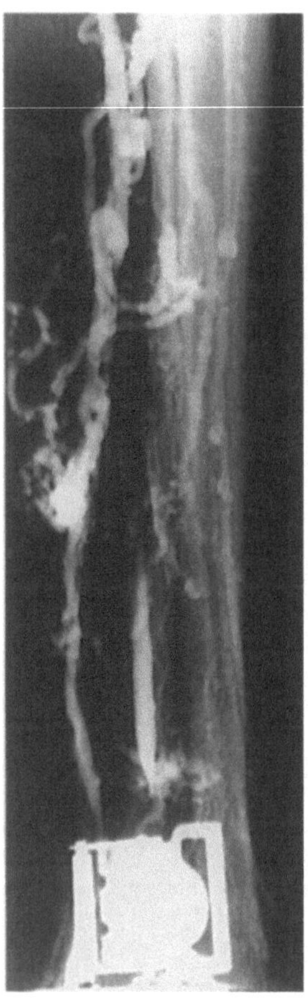
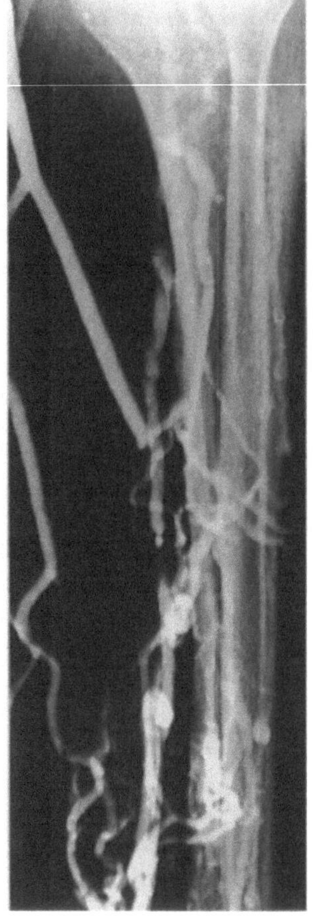

a

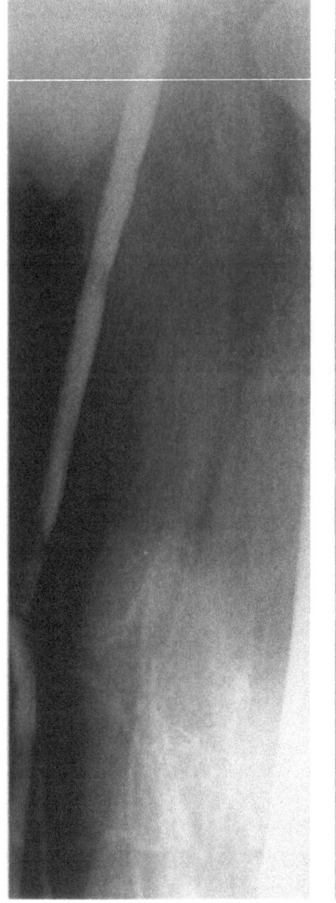
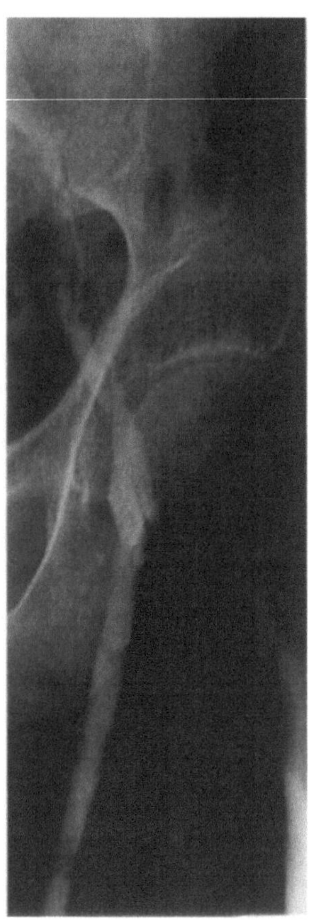

b

Abb. 33.5. a Postthrombotischer Schaden der tiefen US-Venen mit Rethrombose und zerstörten Klappen bei einem 63jährigen Mann. Wirre Kollateralen der Muskelvenen. Hauptabfluß über die V. saphena magna. **b** Oberschenkel mit Leiste des gleichen Patienten. Hauptabfluß des Kontrastmittels über die V. saphena magna bei Verschluß der V. femoralis superior links

umfassend sind neben Indurationen Pigmentierungen zu erkennen. In noch pigmentierten Partien bilden sich stellenweise Hyperkeratosen. Stauungsbedingte Ekzeme in allen Stadien wie trockene, schuppende, krusten- und borkenbildende, nässende, papulöse, hyperkeratotische Ulzerationen (Abb. 33.6 und 33.7) imponieren durch Entzündung, Gewebedefekte und Nekrosen. Pigmentlose atrophische Stellen sind Narben von Ulzera.

Oberflächennahe Gefäße verändern sich zu Varizen; auch die Erweiterung der Venolen und Hautkapillaren in Form von besenreiserartigen blauen bis blauroten feinen Strichen („Pinselstriche“) gehört dazu.

Teleangiektasien, radiär angeordnet, sind als Ausdruck tiefer Insuffizienz am Fußrücken bis zum Knie reichend, vorhanden. Beim Wegdrücken folgt ein schnelles Nachfüllen vom Zentrum zur Peripherie („blow out“).

Temperaturbedingte Gewebeschäden im Bereich der Endstrombahn imponieren als blaue Gebilde mit roter Mitte. Sie werden durch den Venenstau begünstigt. Die erweiterten Verbindungen zu den Fußsohlenvenen, vom medialen Fußabschnitt ausgehend und sich über den Fußrücken bis nach lateral entwickelnd, tragen die Bezeichnung Corona phlebectatica paraplantaris. Sie entsteht durch die rückgestaute Blutsäule, die sich einen Ausweg über die Vv. communicantes sucht, deren Klappen insuffizient sind. Der vermehrte Bluteinstrom und die fehlende Pufferung der Drucksteigerung beim Gehen führt zu einer Überlastung der zarten, subkutanen Venen, die sich nachfolgend erweitern.

Das Ödem ist beim Postthrombotiker meist einseitig und mäßig stark. Es ist schwer eindrückbar, beim Liegen schwindet es nicht völlig. Bei statischer Fehlfunktion ist es um die Gelenke am stärksten ausgeprägt. Gegen Abend und bei war-

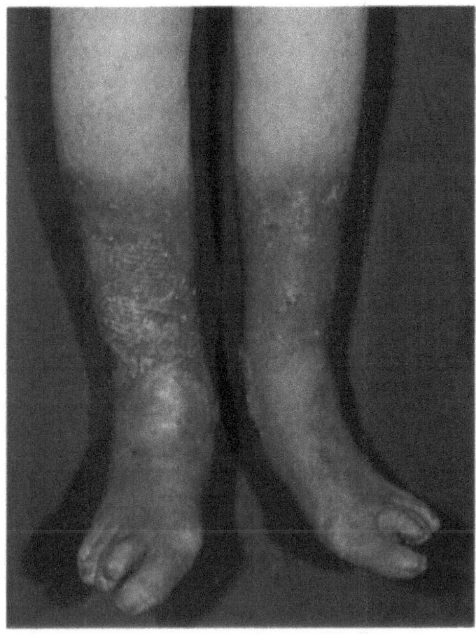

Abb. 33.6. 62jährige Patientin mit anbehandeltem Ulcus cruris rechts und ausgedehnter Hautpigmentierung

mer Witterung nehmen die Ödeme zu. Die Form des Beines ist plump, der Oberschenkel gar walzenförmig. Venös bedingte Ödeme schmerzen !!

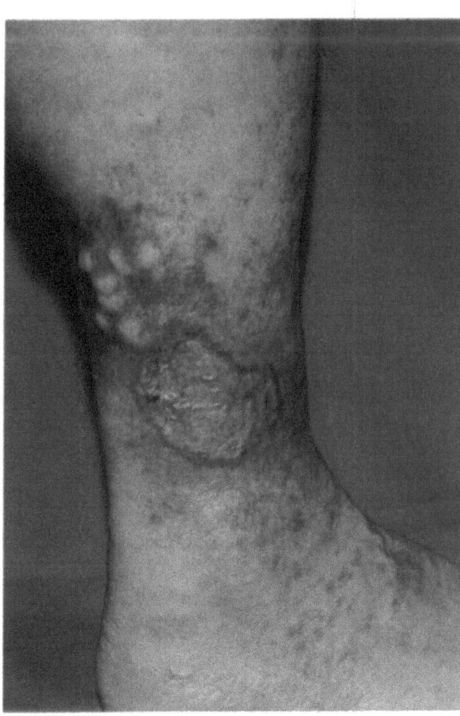

Abb. 33.7. Spätkomplikation eines postthrombotischen Schadens bei einem 53jährigen Patienten. Zustand nach Hauttransplantation

Das Ödem ist das führende Krankheitszeichen des postthrombotischen Syndroms. Es entsteht durch den erhöhten hydrostatischen Druck im venösen Schenkel und die gestörte Pumpfunktion durch die Insuffizienzleistung der Venen. Deshalb kommt es zur Zunahme der interstitiellen, extravaskulären Flüssigkeit. Diese beträgt bei klinischer Evidenz des Ödems mehrere Liter und enthält reichlich Eiweiß. Die als Eiweißtransportorgan vorhandenen Lymphbahnen im subfaszialen Bereich fallen aus. Das heißt, daß neben der venösen Drainageinsuffizienz auch eine begleitende lymphatische Transportstörung vorliegt. Es wird angenommen, daß die perivenös verlaufenden Lymphbahnen durch den Organisationsprozeß der Thrombose geschädigt werden. Pathologisch-anatomische Untersuchungen dazu fehlen.

Nach einem gewissen Intervall der subfaszialen Lymphtransportstörung erfolgt ein vermehrter Lymphstrom über die präfaszialen Lymphbahnen und deren LK-Stationen (inguinal, iliakal, paraaortal). Mit der Fluoreszenzmikrolymphographie ist es möglich, die Störungen der kutanen Lymphzirkulation zu erfassen und zu klären, inwieweit den morphologischen Veränderungen der Lymphkapillaren bei der chronisch-venösen Insuffizienz eine Bedeutung zukommt [6, 15].

Als Spätkomplikation der chronisch venösen Insuffizienz tritt die subkutane Knochenmetaplasie [7] auf, die einer echten Knochenneubildung und nicht nur einer Verkalkung entspricht. Sie wird mit der Röntgenweichteilaufnahme dargestellt.

Postthrombotisches Syndrom:

- Beinschwellung,
- Ödem, auch subfaszial,
- Schwere- und Kältegefühl.

33.6 Therapie

Da eine Restitutio ad integrum nicht erreicht wird, kann die Therapie nur immer eine symptomatische sein. Es ist in diesem Falle besser, von Therapiehilfen zu sprechen. Die Annahme, daß intensive sportliche Betätigung ein Venenleiden verhindern könne, hat sich leider nicht erfüllt und ist ins Gegenteil umgeschlagen. Soweit eine anlagebedingte Voraussetzung gegeben ist, wird sie im Laufe des Lebens der betroffenen Person manifest. Jede therapeutische Maßnahme hat zum Ziel, das Tempo der Ausbreitung des postthrombotischen Syndroms zu bremsen.

Zu vermeiden sind in jedem Fall enge Kleidungsstücke wie Hosen, Gürtel, straffe Miederwaren, Strumpf- und Gummibänder. Bekleidung, die dem Körper genügend Bewegungsfreiheit läßt, sollte bevorzugt getragen werden. Spitze Schuhe mit hohen Absätzen oder Pantoffeln sind nicht empfehlenswert. Besser eignen sich bequeme, stabile Schuhe, möglichst mit etwas Absatz, da sie die Venen unterstützen.

Alkohol und Nikotin im Übermaß wirken sich am Venensystem nicht gerade günstig aus.

Lokale Wärme in Form von heißen Fuß- und Vollbädern eignen sich genau so wenig wie ausgedehntes warmes Baden, lange Saunagänge oder unterschiedlich temperierte Wechselbäder. Desgleichen sollte das bewegungslose Liegen in der Sonne vermieden werden. Hitzeeinwirkung erweitert die Gefäße und führt zu schmerzhaften Schwellungen in den Beinen sowie zur Verschlimmerung des Leidens. Ebensowenig venenfreundlich ist das Heben und Tragen überschwerer Lasten.

Die Hauptaufgabe liegt im Entlasten der Venen. Dazu gehört Fitness für die Beine, denn Bewegungsarmut schadet. Also sollten Radfahren, Wandern, lange Spaziergänge, Schwimmen, Wassertreten (bei 18–28C) und Tanzen bevorzugt werden, um die Beinmuskeln zu trainieren. Dem langen Stehen oder Sitzen gar mit übereinandergeschlagenen Beinen sollte Einhalt geboten werden, bzw. ist in solchen Fälle angeraten, so oft als möglich die Beine hochzulegen. Sollte langes Sitzen unumgänglich sein, wären häufige Veränderungen der Fuß- bzw. Beinstellungen sinnvoll.

Neben der Spezialgymnastik [2] wird kalorienarme, schlackenreiche Kost mit Joghurt, Quark und Buttermilch empfohlen. Statt dem Fleisch sollte dem Fisch der Vorzug gegeben werden.

Die medikamentöse Zusatztherapie besteht aus protektiven antiödematösen [2, 18] Substanzen wie z.B. Dexium, Pororutin, Phlebex fluid und den Bestandteilen des Roßkastanienextraktes (Flavonoide und das Äscin). Sie erfüllen den Zweck, auf noch funktionstüchtige Venen mit erhaltener Muskulatur tonisierend zu wirken. Auch die vordergründig subjektiven Symptome wie Schweregefühl und Schmerz sollen dadurch behoben werden.

Schließlich sei noch der anmodellierte Kompressionsverband [14, 14, 18] erwähnt. Im Anfangsstadium ständig getragen, bewirkt er eine Herabsetzung des Extremitätenvolumens und damit eine Beschleunigung der venösen Strömungsgeschwindigkeit neben der Reduktion des kapillaren Stromzeitvolumens. Auf diese Weise wird das Angebot der lymphpflichtigen Last vermindert und der beim postthrombotischen Syndrom gestörte subfasziale Lymphtransport verbessert. Sind die Ödeme dann verschwunden, folgt anstelle des anmodellierten Kompressionsverbandes sofort ein Maßgummistrumpf [16].

Literatur

1. Beneke G (1973) Pathologie der Venenerkrankungen. In: Haid-Fischer F, Haid H (Hrsg) Venenerkrankungen, Phlebologie für Klinik u. Praxis. Thieme, Stuttgart, S 35
2. Bollinger A (1979) Funktionelle Angiologie, Lehrbuch und Atlas. Thieme, Stuttgart
3. Dembski JC (1973) Röntgenanatomie und Röntgenpathologie der Unterarmvenen. Rofo: 119:684–692
4. Ehringer H, Fischer H, Netzer CO, Schmutzler R, Zeitler E (1979) Venöse Abflußstörungen. Enke, Stuttgart
5. Franzech UK, Yanar A, Leu AJ, Bollinger A (1991) Störungen der kutanen Lymphzirkulation beim postthrombotischen Syndrom. In: Wuppermann T, Richter H (Hrsg) Thrombose und Thrombosefolgen; conscientia diagnostica. Schnetztor Konstanz, S 129
6. Fröhlich H (1991) Die Phlebographie des postthrombotischen Syndroms In: Wuppermann T, Richter H (Hrsg) Thrombose und Thrombosefolgen conscientia diagnostica. Schnetztor, Konstanz, S 158
7. Grüntzig A, Albrecht HJ (1972) Knochenmetaplasie des subcutanen Gewebes bei chronisch venöser Insuffizienz. Vasa 1:52
8. Hach W (1980) Die Röntgenuntersuchung des Venensystems In: Ergebnisse der Angiologie, Bd 22:105
9. Hach W (1985) Phlebographie der Bein- und Beckenvenen. Schnetztor, Konstanz
10. Haid-Fischer F, Haid H (1985) Venenerkrankungen. Thieme, Stuttgart New York
11. Husni EA (1970) In situ saphenopopliteal bypass graft for incompetence of the femoral and popliteal veins. Surg Gynec Obstet 130:279
12. May R, Nißl R (1973) Die Phlebographie der unteren Extremitäten. Thieme, Stuttgart, S 89
13. Palma EC, Esperon R (1960) Veins transplants and grafts in the surgical treatment of the postphlebitic syndrome. J Cardiovasc Surg 1:94
14. Partsch H (1984) Besserung der venösen Pumpleistung bei chronischer Veneninsuffizienz durch Kompression in Abhängigkeit von Andruck und Material. Vasa 13:58–64
15. Partsch H (1984) Lymphangiopathie bei chronischer Veneninsuffizienz. Phleb Proktol:85–89
16. Partsch H, Kahn P (1982) Venöse Strömungsbeschleunigung in Bein und Becken durch „Anti-Thrombosestrümpfe". Klinikarzt 6
17. Partsch H, Lofferer O, Mostbeck A (1973) Zur Beurteilung der Lymph- und Venenzirkulation am Bein mit und ohne Kompression. In: Zeitler E (Hrsg) Aktuelle Probleme in der Angiologie: 19. Diagnostik mit Isotopen bei arteriellen und venösen Durchblutungsstörungen der Extremitäten. Huber, Bern Stuttgart Wien, S 174
18. Trübestein G (1984) Arterielle Verschlußkrankheit und tiefe Venenthrombose. Thieme, Stuttgart New York, S 94 ff, 216 ff
19. Widmer LK, Waibel P (1968) Venenkrankheiten in der Praxis. Huber, Bern Stuttgart

34 Venae perforantes – Perforansinsuffizienz und ihre Folgen

A. GERLACH

INHALT

34.1 Definition

Perforansvenen sind eine Besonderheit der unteren Extremität. Als Perforansvenen werden diejenigen Venen bezeichnet, die die oberflächlichen extrafaszial verlaufenden Venen mit den tiefen intrafaszial verlaufenden Leitvenen des Beines verbinden. Die Perforansvenen treten durch eine Faszienlücke, begleitet von einer die Haut versorgenden Arterie und einem Lymphgefäß. Sie verlaufen transfaszial.

Eine Differenzierung zwischen Vv. communicantes – anatomisch gesehen Verbindungsvenen zwischen oberflächlichen Venen und Muskelvenen – und Vv. perforantes – direkte Verbindung zwischen oberflächlichen Venen und tiefen Leitvenen wird nicht mehr vorgenommen.

Perforansvenen sind meist paarig angelegt. Sie besitzen Klappen. Der Blutfluß ist von innen nach außen gerichtet.

34.1.1 Klinisch bedeutsame Perforansvenen

Es werden ca. 150 Venengruppen beschrieben, die die Faszie perforieren [6, 11]. Klinische Bedeutung haben davon nur die wenigsten. Für die klinisch wichtigen Perforansvenen führte May den Begriff der „Schlüsselperforantes“ ein [8]. Sie werden im folgenden beschrieben.

34.2 Perforansvenen im Vena-saphena-magna-Stromgebiet

34.2.1 Unterschenkelperforantes

Perforansvenen am Unterschenkel sind wesentlich zahlreicher als am Oberschenkel. Die klinisch wichtigen tragen die Eigennamen der Erstbeschreiber [8].

Cockett- und Sherman-Perforantes

Die Cockett-Perforansvenen verbinden den hinteren Seitenast der V. saphena magna (hintere Bogenvene) mit den Vv. tibiales posteriores. Sie liegen auf der gedachten Linton-Linie, die etwa dem Verlauf der hinteren Bogenvene entspricht. Die Linie ist eine Senkrechte, die etwa daumenbreit hinter dem Innenknöchel beginnt und bis zum Fibulaköpfchen reicht.

Es werden 3 Cockett-Venenpaare unterschieden. Die Cockett-I-Gruppe liegt in ca. 7 cm Höhe über der Fußsohle; die Cockett-II-Gruppe in ca. 13 cm Höhe und die Cockett-III-Gruppe in ca. 18 cm Höhe (Abb. 34.1).

Klinisch weniger bedeutsam ist das in etwa 24 cm Höhe auf der Linton-Linie liegende Sherman-Venenpaar, das ebenfalls die hintere Bogenvene mit den Vv. tibiales posteriores verbindet.

Boyd-Perforansvenen

Oberhalb des Zuflusses der hinteren Bogenvene zur V. saphena magna, ca. handbreit unter dem

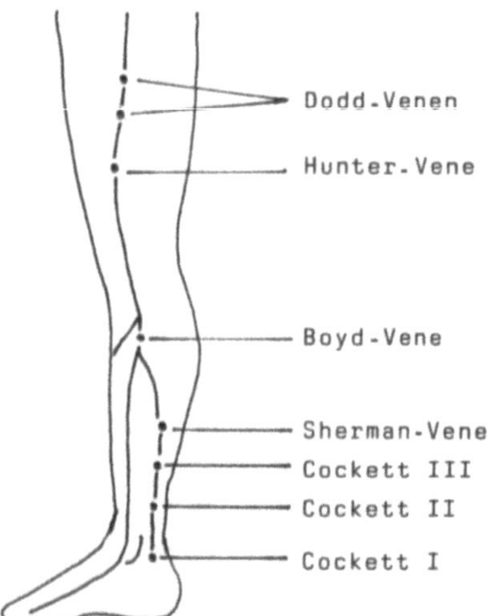

Abb. 34.1. Mediale Ansicht des Beines. Schema der klinisch wichtigen Perforansvenen (Modifiziert nach 1981 [8])

Kniegelenk, liegt die Boyd-Perforansgruppe, die die V. saphena magna mit den Vv. tibiales posteriores oder der V. poplitea verbindet (s. Abb. 34.1).

Perforantes zwischen vorderer Bogenvene und Vv. tibiales anteriores

Dorsolateral in Unterschenkelmitte liegt der Insuffizienzpunkt der lateralen Perforansvene, die die o.g. Venen miteinander verbindet (Abb. 34.2).

Etwa in gleicher Höhe befindet sich eine weitere Verbindung zwischen vorderer Bogenvene und Vv. tibiales anteriores, die sog. „mid crural veins". Die Faszienlücke liegt anterolateral.

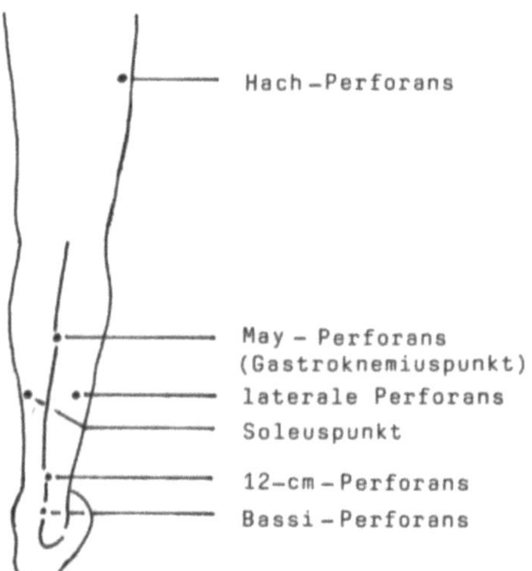

Abb. 34.2. Dorsale Ansicht des Beines. Insuffizienzpunkte der Perforansvenen

34.2.2 Perforansvenen am Oberschenkel

Hunter- und Dodd-Perforantes

Oberhalb des Kniegelenkes verbinden in Höhe des Adduktorenkanals die Hunter-Perforantes und weiter proximal die Dodd-Perforantes die V. saphena magna mit der V. femoralis superficialis (Abb. 34.1 und 34.3).

Profundaperforans

Die laterale Oberschenkelperforansvene (Abb. 34.2), Profundaperforans nach Hach [2], befindet sich am dorsolateralen Oberschenkel und verbindet die extrafaszialen lateralen Oberschenkelgefäße mit der V. profunda femoris. Ihr Nachweis erfolgt mit der Varikographie.

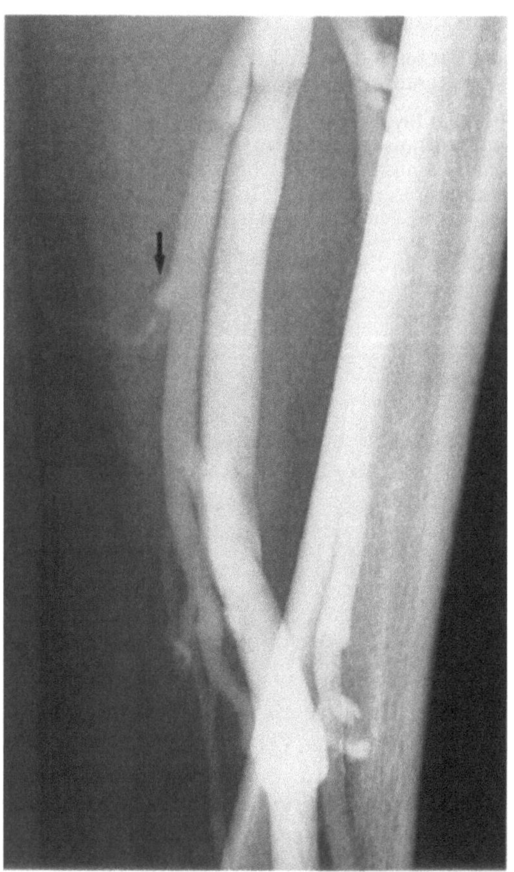

Abb. 34.3. ↓ Suffiziente Dodd-Perforansvene bei gedoppelter V. femoralis

34.3 Perforansvenen im Vena-Saphena-parva-Stromgebiet

In ca. 5 cm Höhe über der Fußsohle verbindet die Bassiperforans die V. saphena parva mit den Vv. fibulares und in etwa 12 cm Höhe tritt die sog. „12-cm-Perforans" durch die Faszie und verbindet dieselben Venen.

Die May-Perforansvene verbindet die V. saphena parva mit den Muskelvenen des M. gastrocnemius. Sie tritt in Wadenmitte durch die Faszie (Gastroknemiuspunkt). Die Soleusperforantes verbinden die V. saphena parva mit den gleichnamigen Muskelvenen (Soleuspunkt).

34.4 Röntgenmorphologie

34.4.1 Phlebographie

Die Phlebographie als invasive Methode hat ihre Berechtigung zur Operationsplanung bei Varikose und chronisch venöser Insuffizienz. Sie wird als aszendierende Preßphlebographie nach Hach durchgeführt, evtl. zusätzlich als Ablaufphlebographie zur Darstellung der oberflächlichen Venen [3].

Die Phlebographie hat den Vorteil, sowohl die intra- als auch die extrafaszial verlaufenden Venen übersichtlich darzustellen. Nur phlebographisch kann sicher zwischen primärer und sekundärer Varikose differenziert werden. Sie ist Referenzmethode für die nichtinvasiven Untersuchungen.

Suffiziente Perforansvenen

Suffiziente Perforansvenen sind am Unterschenkel paarig, am Oberschenkel gelegentlich unpaar, sie sind glatt begrenzt, spindelförmig, mit 2–3 Klappen besetzt. Ihr Durchmesser beträgt 0,5–9 mm. Der Mündungswinkel in die tiefen Leitvenen ist spitz. Der Blutstrom ist von außen nach innen gerichtet [3].

Suffiziente Perforansvenen werden fakultativ bei der aszendierenden Preßphlebographie oder der Ablaufphlebographie sichtbar (Abb. 34.3 und 34.4).

Insuffiziente Perforansvenen

Eine Perforansinsuffizienz liegt vor, wenn es zu einer regelmäßigen Flußumkehr in den Verbindungsvenen von innen nach außen kommt.

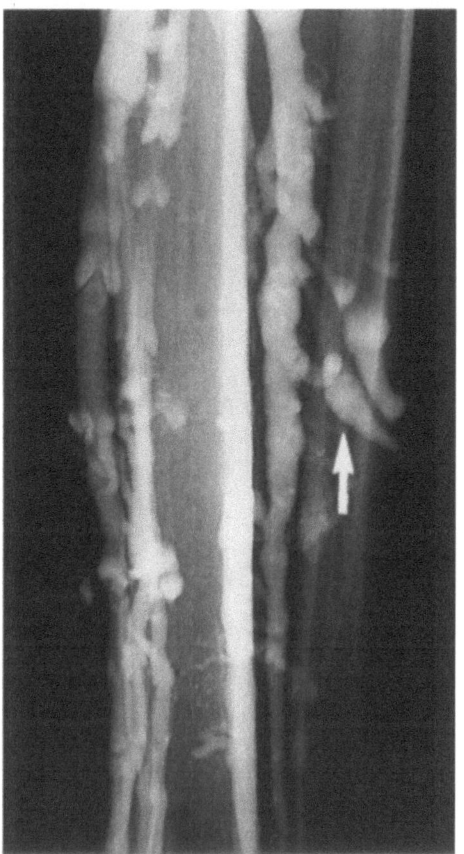

Abb. 34.4. ↑ Suffiziente laterale Perforansvene

Konsekutiv tritt ein Gefäßumbau auf, der zu charakteristischen röntgenmorphologischen Veränderungen führt, die folgendermaßen aussehen:

- Nachweis einer unpaaren varikös entarteten Perforansvene,
- Umbau von der Spindelform in die zylindrische Form,
- Mündungswinkel > 60°,
- Verlust der Venenklappen,
- retrograder Blustrom in der Perforansvene [3].

Liegen 2 der oben genannten Kriterien vor, so liegt eine sichere Perforansinsuffizienz vor (Abb. 34.5).

Durch eine Änderung der Druckverhältnisse können die tiefen Leitvenen oberhalb der insuffizienten Perforansvenen dilatieren und eine Elongation aufweisen. Dieser Befund ist insbesondere bei Cockett-Perforansinsuffizienzen zu beobachten und wird als sekundäre Tibialinsuffizienz bezeichnet [3].

Die Treffsicherheit, eine Perforansinsuffizienz phlebographisch zu diagnostizieren, liegt bei 45–70% [2, 13, 14].

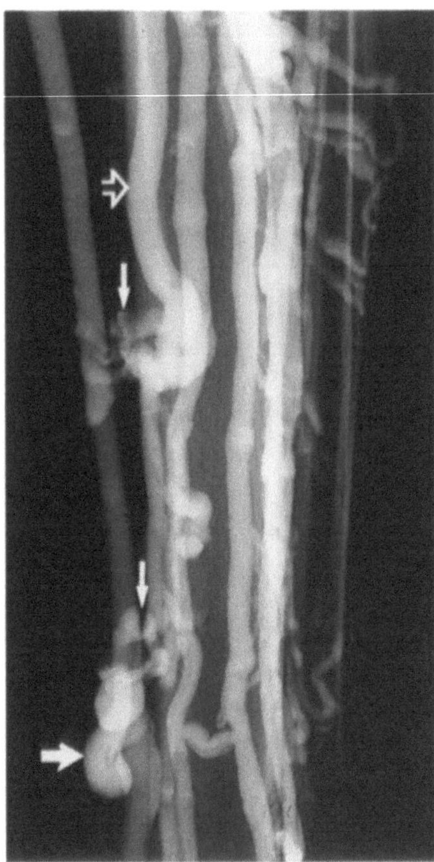

Abb. 34.5. ↓ Insuffizienz der oberen und mittleren Cockett-Venen. ➔ Extrafasziale aneurysmatische Erweiterung des Lumens dem Dow-Zeichen entsprechend. ⇨ Zeichen der sekundären Tibialinsuffizienz oberhalb der Cockett-Venen.

34.5 Nichtinvasive Diagnostik von insuffizienten Perforansvenen

Hier soll nur kurz auf die klinische Untersuchung und die Sonographie eingegangen werden.

34.5.1 Klinische Untersuchung

Die sorgfältige klinische Untersuchung kann schon eine hohe Zahl von insuffizienten Perforansvenen aufdecken. Sie lassen sich in den Faszienlücken tasten oder sind als punktförmige Vorwölbungen sichtbar (Dow-Zeichen). Die sichtbare Gefäßerweiterung entsteht durch den sog. „Blow-out-Effekt" nach Cockett [1]. Während der Muskelkontraktion kommt es zu einer „rammstoßartigen" Druckübertragung auf die Perforansvene, die röntgenologisch eine aneurysmatische Erweiterung an der Stelle des „Blow-out" zeigt (s. Abb. 34.5).

34.5.2 Sonographie

Als sonographische Verfahren in der Venendiagnostik kommen die B-Bild-Sonographie, die Dopplersonographie, beide kombiniert als Duplexsonographie und die farbkodierte Duplexsonographie zur Anwendung [4, 9].

Die Sonographie wird im wesentlichen zur Thrombosediagnostik und zum Nachweis einer Flußumkehr bei Stammvarikose zur Bestimmung des oberen und unteren Insuffizienzpunktes eingesetzt [5].

Der Nachweis von Perforansinsuffizienzen ist möglich, aber sehr zeitaufwendig.

34.6 Lokalisation und Häufigkeit von Perforansinsuffizienzen

Perforansinsuffizienzen treten zu 90% am Unterschenkel auf [12]. Hier ist am häufigsten die Cockett-Venengruppe betroffen (78–87%) [10, 12]. Perforansinsuffizienzen am Knie und Oberschenkel sind mit 10% relativ selten.

34.7 Klinische Bedeutung von Perforansinsuffizienzen

34.7.1 Primäre Stamm- und Seitenastvarikose

Man unterscheidet zwischen primärer und sekundärer Perforansinsuffizienz. Die primäre Perforansinsuffizienz tritt nur selten isoliert, d.h. ohne Stamm- oder Seitenastvarikose auf. Sie ist in der Regel verknüpft mit einer primären Varikose im Vena-saphena-magna- oder Vena-saphena-parva-Bereich.

34.7.2 Sekundäre Varikosis

Bei thrombotischem Verschluß oder – seltener – Kompression einer Leitvene erfolgt der Blutabfluß über sekundär insuffizient werdende Perforansvenen in die oberflächlichen Venen, die unter dem ansteigenden Druck varikös entarten können.

34.7.3 Folgen von Perforansinsuffizienzen

Perforansinsuffizienzen mit primärer und sekundärer Varikose vergesellschaftet können zu dem

Bild der chronisch-venösen Insuffizienz führen, das gekennzeichnet ist durch Ödem, trophische Hautveränderungen bis hin zum Ulcus cruris [7]. 70–90% aller Unterschenkelgeschwüre sind venöse Ulzera. Sie liegen bevorzugt an der Innenseite des distalen Unterschenkels, was mit den Cockett-Perforansinsuffizienzen zusammenhängt. Für den Therapieerfolg bei Varizenoperationen und die chirurgische Therapie von Ulcera cruris ist die Erkennung und Ausschaltung von insuffizienten Perforansvenen von großer Bedeutung [12].

Literatur

1. Cockett FB, Elgan Jones DE (1953) The ankle blow-out-syndrome. A new approach to the varicose ulcer problem. Lancet 1:17
2. Hach W (1981) Spezielle Diagnostik der primären Varikose. Demeter, Gräfeling
3. Hach W (1985) Phlebographie der Bein- und Beckenvenen, 3. Aufl. Schnetztor, Konstanz
4. Hennerici M, Neuerburg-Heusler D (1988) Gefäßdiagnostik mit Ultraschall. Thieme, Stuttgart New York
5. Koyano K, Sakaguchi S (1988) Selective stripping operation based on Doppler ultrasonic findings for primary varicose veins of the lower extremities. Surgery 103:615–619
6. Limborgh J van (1965) Anatomie der Venae communicantes. Zbl Phlebol 4:268–271
7. Madar L, Widmer K (1990) Varicosis und chronisch venöse Insuffizienz – geringfügige Gesundheitsstörung oder Krankheit? Eine kritische Literaturübersicht. Lymphol 14:36–46
8. May R (1981) Die Nomenklatur der chirurgisch wichtigsten Verbindungsvenen. In: May R, Partsch H, Staubesand J (Hrsg) Venae perforantes. Urban & Schwarzenberg, München Wien Baltimore
9. Partsch H (1990) Doppler Ultraschalluntersuchung der Extremitätenvenen. In: Weber J, May R (Hrsg) Funktionelle Phlebologie. Thieme, Stuttgart New York
10. Ris HB, Wittwer P, Tschudi J, Stirnemann H, Doran JE (1988) Langzeitresultate nach Varizenoperation. Chirurg 59:592–597
11. Schäfer K (1975) Das subcutane Gefäßsystem (untere Extremität): Micropräparatorische Untersuchungen. Gegenb morph Jahrb 121:492–514
12. Weber J, May R (1990) Funktionelle Phlebologie. Thieme, Stuttgart New York
13. Wienert V (1981) Diagnostik der insuffizienten Perforansvenen-Wertigkeit der Methoden. In: May R, Partsch H, Staubesand J (Hrsg) Venae perforantes. Urban & Schwarsenberg, München Wien Baltimore
14. Wuppermann T, Knospe E, Reiss HD, Mellmann J (1981) Diagnostik insuffizienter Venae perforantes: Trefferquoten verschiedener Untersuchungsmethoden bei der primären Varikosis. In: May R, Partsch H, Staubesand J (Hrsg) Venae perforantes. Urban & Schwarzenberg, München Wien Baltimore

35 Thrombolyse der Phlebothrombosen im Arm und Schulterbereich

W. Brockhaus

INHALT

Im Gegensatz zur thrombolytischen Behandlung venöser Thrombosen im Bereich der unteren Extremität scheinen die Erfahrungen mit der thrombolytischen Behandlung venöser Thrombosen im Bereich der oberen Extremität nur sehr begrenzt zu sein, wenn man die Zahl der neueren Publikationen zugrunde legt, obwohl die Ergebnisse der konservativen Behandlung durch Hochlagerung und orale Antikoagulanzien ebenso wie die der chirurgischen Intervention mit Thrombektomie unbefriedigend sind [17, 22]. Selbst in den Standardwerken über Blutgerinnung mit ausführlichen Kapiteln über fibrinolytische Therapie sind venöse Thrombosen der oberen Extremität als Indikation kaum oder gar nicht aufgenommen [1, 2, 11]. Die Gründe hierfür sind sicher mehrgestaltig.

Der Anteil an Thrombosen der Oberarmvenen im Vergleich zur venösen Thrombose der unteren Extremitäten wird mit 1–2% angegeben [7, 24]. Aufgrund dieses Umstandes sind größere prospektive Studien naturgemäß nur sehr schwierig durchführbar. Häufig muß retrospektiv auf frühere Ergebnisse zurückgegriffen werden [4, 21]. Dabei sind Spätfolgen nach venösen Thrombosen im Bereich der oberen Extremität als rezidivierendes Ödem, Kraftlosigkeit, zyanotische Verfärbung der Extremität, Schmerzen unter Belastung oder auch in Ruhe, Krämpfe, Kollateralkreisläufe mit 68–95% sehr häufig. Zu einer spontanen Rekanalisation kommt es in weniger als 10% der Ereignisse [9, 24] – seltener als bei tiefen Beinvenenthrombosen. Wird hingegen ohne Zeitverzögerung beim Auftreten der konstant anzutreffenden klinischen Symptomatik, Zyanose, Ödem und Spannungsschmerz konsequent mit Heparin antikoaguliert, treten die beschriebenen Dauerschäden seltener und nur in geringerem Ausmaß auf [4, 17].

Normalerweise ist die venöse Thrombose der Gefäße des Oberarms Folge einer mechanischen Überlastung oder eines Traumas [6, 24], die entsprechend ihrer Entstehung als Thrombose par effort, Streßthrombose, primäre oder idiopathische Thrombose bezeichnet wird.

35.1 Ätiologie

Das Kostoklavikularsyndrom, Syndrom der 1. Rippe, Hyperabduktionssyndrom, zusammengefaßt unter dem Begriff „Thoracic inlet syndrome", beschreiben anatomische Konstellationen auf knöcherner, bindegewebiger und muskulärer Grundlage, die mehr [7] oder minder [24] häufig als Ursache für diese Thromboseform angenommen werden. Katheterthrombosen als Folgeerscheinung von Venenverweilkathetern oder von Schrittmachersonden sind als iatrogene Ereignisse meist Folge einer Verletzung der Gefäßwand oder einer chemischen Einwirkung. Die Inzidenz von klinisch symptomatischen Katheterthrombosen bei Jugularvenenkathetern und Subklaviakathetern wird immerhin mit 2%, der radiologische Nachweis mit 50%!, angegeben. Bei Schrittmachersonden wurden 6 Monate nach Implantation phlebographisch in 24% Thrombosen und in 12% konsekutive Kollateralkreisläufe angetroffen, eine klinische Symptomatik fand sich hingegen nur bei 2% der Patienten [17].

Dem Kathetermaterial scheint bei der Entstehung derartiger Thrombosen ebenfalls eine erhebliche Bedeutung zuzukommen, wie die Inzidenzen thrombotischer Ereignisse zwischen 4–33% bei Verwendung verschiedener Kathetermaterialien zeigen. Die niedrigsten Thromboseraten finden sich bei Silastickathetern vom Typ Broviac [11, 17]. Selten ist eine Polycythaemia vera oder auch einmal die Einnahme von Ovulationshemmern als auslösende Thromboseursache anzuschuldigen [7].

35.2 Klinischer Verlauf

Zimmermann [23] fand bei 10 von 18 Thrombosen der oberen Extremität eine mechanische Überlastung als wahrscheinlichen Auslöser, 4 Fällen lag eine Gewalteinwirkung von außen zugrunde, und in 4 Fällen wurde ein zentralvenöser Katheter als auslösende Ursache der Thrombose angesehen.

In etwa 10% treten kleinere Lungenembolien auf, die selten lebensbedrohlich sind, insbesondere bei der Entfernung von thrombosierten Venenverweilkathetern oder von Schrittmacherkathetern. Obwohl in Einzelfällen eine thrombolytische Therapie bei Katheterthrombosen erfolgreich durchgeführt wurde, bestehen häufig gerade bei diesen Patienten Kontraindikationen gegen eine Thrombolyse, wie kürzliche Operation, frischer Apoplex oder Tumorleiden. Darüber hinaus wird dieser Art von Thrombosen eine gute Prognose nachgesagt [9].

Lebensbedrohende Zustände im Gefolge einer Thrombose der oberen Extremität gehören zu den Seltenheiten, wie z.B. apositionelles Thrombuswachstum nach peripher in die Vv. jugulares oder nach zentral in die V. cava superior, obwohl sie im schlimmsten Fall in Form einer Phlegmasia coerulea dolens der oberen Extremität außerordentlich dramatisch verlaufen können und häufig zum Tode führen. Derartigen Ereignissen liegen dann in den meisten Fällen schwerwiegende andere Krankheitszustände zugrunde, wie z.B. direkte Kompression durch ein fortgeschrittenes Tumorleiden [11]. Smith [15] analysiert bei 3 eigenen und 13 Patienten aus der Literatur dieses Ereignis. Die zugrundeliegende Erkrankung war in 5 Fällen ein Tumorleiden, in 3 Fällen ein Pumpversagen des Herzens verbunden mit Sepsis oder Versagen anderer Organsysteme. 2 Fällen lag eine Sepsis mit Versagen anderer Organsysteme zugrunde, in 6 Fällen war ein ursächlicher Zusammenhang mit anderen Erkrankungen nicht herzustellen.

Voraussetzung für das Auftreten einer Phlegmasia coerulea dolens der oberen Extremität schien in allen Fällen eine periphere Thrombose im Arm, eine Thrombose der V. axillaris bzw. der V. subclavia und ein Pumpversagen des Herzens zu sein. Die Sechsmonatsmortalität der Patienten lag bei mindestens 50%, wobei 2 Patienten im Follow up verloren gingen. Bei 4 von 6 Patienten, die das Ereignis überlebten, mußten Amputationen vorgenommen werden, davon in 3 Fällen oberhalb des Ellbogens. Aus dem dramatischen Geschehen bei dem – wenn auch sehr seltenen – Ereignis ergibt sich die Notwendigkeit zu raschen und wirksamen Maßnahmen, die zum einen in der Wiederherstellung ausreichender Kreislaufverhältnisse bestehen und zum anderen in der Wiedereröffnung der verlegten Strombahn durch Thrombolyse und/oder Thrombektomie, wobei auch die unverzügliche Durchführung dieser Maßnahmen keine Garantie auf Erfolg bietet, wie der Verlauf bei einer Patientin der eigenen Klinik zeigte (Abb. 35.1). Unter den gegebenen Umständen ist auch der vorangegangene Versuch einer Thrombektomie keine Kontraindikation für eine nachfolgende Thrombolyse, da die Wundverhältnisse am Arm normalerweise eine gute Kontrolle von auftretenden Blutverlusten zulassen [19] und bei der schlechten Prognose die ergriffenen Maßnahmen den Charakter einer Ultima ratio tragen.

Abgesehen von diesen seltenen Ausnahmefällen sind beim Entschluß zur thrombolytischen Therapie einer venösen Thrombose im Bereich der

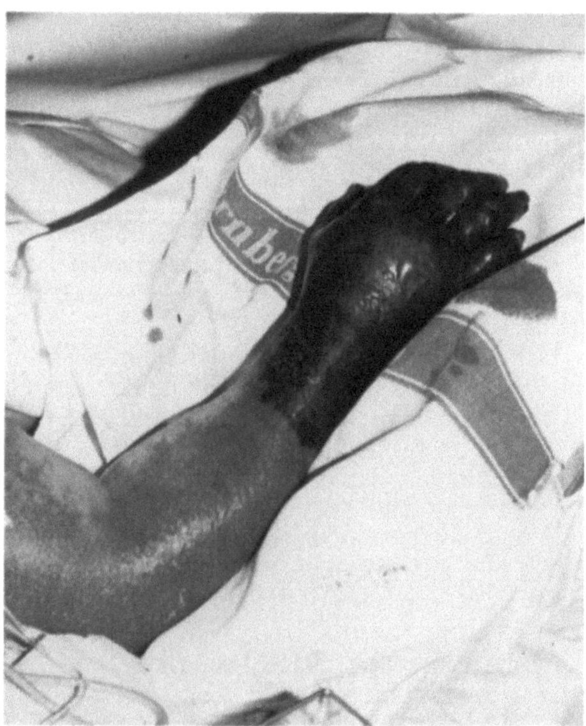

Abb. 35.1 Phlegmasia coerulea dolens der rechten oberen Extremität bei Zustand nach Schenkelhalsfraktur, bei dilatativer Kardiomyopathie und Staphylokokkensepsis

oberen Extremität mehrere Gesichtspunkte zu berücksichtigen:

1. Die Wahrscheinlichkeit, eine Wiedereröffnung der verschlossenen Gefäße zu erreichen.
2. Der Nutzen für den Patienten bei Erreichen des Therapiezieles.
3. Die Häufigkeit und Schwere von Nebenwirkungen.
4. Und nicht zuletzt müssen die einzusetzenden finanziellen Mittel in Relation zum zu erwartenden Nutzen bei Fehlen von schwerwiegenden Folgen für Leben und Gesundheit des Patienten besonders sorgfältig gegeneinander abgewogen werden.

Bei frischen Thrombosen, mit einem Thrombusalter bis zu 10 Tagen, sind die Aussichten das Strömungshindernis zu beseitigen gut. Besteht der Verschluß länger, sind die Empfehlungen widersprüchlich [17, 24; Martin mündliche Mittteilung. 7. Kongreß der GTH].

Allgemein wird die Ansicht vertreten, daß eine Thrombolyse bei unkomplizierten Verschlüssen der Venen der oberen Extremität nur dann zu vertreten ist, wenn eine ausgeprägte Symptomatik vorliegt [20] oder eine einwandfreie Funktion der betroffenen Extremität für den Patienten Voraussetzung zur weiteren Ausübung des Berufes ist. Ob auch die Ausübung von Sport und Hobby – wie vereinzelt gefordert [17], zur Indikationsstellung ausreichen, ist eine Auffassungsfrage. Sicher wird man auch dem Alter des Patienten besondere Beachtung schenken müssen. Ein rein schematisches Vorgehen, wie kürzlich in einem Leserbrief empfohlen, ist u.E. nicht zu vertreten [8].

Dringender als bei lebensnotwendigen Eingriffen ist die umfassende Aufklärung des Patienten über die geplanten Maßnahmen.

35.3 Nebenwirkungen der thrombolytischen Therapie

Die häufigste und schwerwiegendste Nebenwirkung einer thrombolytischen Therapie ist die Blutung. Aus verschiedenen Studien wird die Häufigkeit von Blutungen bei koronaren Lysen mit insgesamt 5,8–14% angegeben (häufig Blutungen aus Punktionsstellen), 1,7% waren schwerwiegend und 0,9–1% intrazerebral [2]. Im Gegensatz zu den koronaren Kurzzeitlysen erfordern die Thrombolysen im Bereich des venösen Systems aufgrund des größeren zu beseitigenden Thrombusvolumens eine längere Behandlungsdauer. Auf der anderen Seite ist bekannt, daß mit der Lysedauer auch das Blutungsrisiko wächst, und daß insbesondere die Häufigkeit von Hirnblutungen nach 72 h zunimmt. Ein zusätzliches Risiko scheinen Kombinationen eines niedrigdosierten Fibrinolytikums mit Heparin zu sein, zumindest für die Streptokinase liegen derartige Beobachtungen vor [1]. Das erhöhte Blutungsrisiko bei Langzeitlysen drückt sich in den Ergebnissen der Urokinase-pulmonary-embolism-Studie aus, in der Blutungsereignisse insgesamt bei 45% aller Patienten auftraten, die mit Urokinase behandelt wurden, verglichen mit 27%, die nur Heparin erhielten, wobei eine Korrelation zwischen der Änderung des Plasmafibrinogenspiegels und dem Auftreten hämorrhagischer Komplikationen zu bestehen scheint [1]. Aus diesem Grund erscheint eine Therapiesteuerung auf der Grundlage von Laborbefunden notwendig.

Weniger bedeutsam als die Blutung sind geringe Anstiege der Transaminasen und Fieberreaktionen, möglicherweise mitbedingt durch Abbauprodukte aus dem Thrombusmaterial. Allergische Reaktionen ernsterer Natur können bei der Anwendung von Streptokinase auftreten.

Auf die Kontraindikationen für eine fibrinolytische Therapie ist an anderer Stelle eingegangen worden. Es versteht sich, daß nachdem eine Indikation aus lebensbedrohenden Gründen meist nicht gegeben ist, aus ethischen und moralischen Gründen die Gegenanzeigen besonders streng beachtet werden müssen, auch um eventuell haftungsrechtlichen Konsequenzen zu entgehen.

35.4 Therapie

In die Überlegungen zur Wahl des therapeutischen Vorgehens gehört die Berücksichtigung der Genese des Verschlusses. Meist wird allerdings eine auslösende Ursache nicht zweifelsfrei zu ermitteln sein, wie es z.B. bei Kompression durch die 1. Rippe beim Thoracic-inlet-Syndrom oder der Tumorkompression der Fall ist. Bei Entschluß zur Thrombolysetherapie stehen die Erfahrungen verschiedener Untersucher mit unterschiedlichem Vorgehen zur Verfügung. Zimmermann [24], Hollmann [3] und andere [11] entschieden sich für Urokinase als Fibrinolytikum der 1. Wahl. Theiss [16], Martin [12, 13], Huey [5] und Landercasper [9] benutzten Streptokinase, andere setzten beide Thrombolytika ein [19].

Zimmermann [24] spricht sich bei gegebener Indikation und gleicher Wirksamkeit wegen der geringeren Nebenwirkungsrate für den Einsatz der Urokinase aus, obwohl diese im Vergleich mit der

Streptokinase erheblich teurer ist. Bei 33 Patienten mit Armvenenthrombosen, die überwiegend mit Urokinase behandelt wurden, konnte er bei 12 von 17 Patienten mit einer frischen Thrombose eine vollständige Rekanalisation erreichen, während bei 3 Patienten die Therapie versagte. Waren die Thrombosen älter als 10 Tage, konnte keine Wiedereröffnung erreicht werden [22, 23]. Zur Einleitung der Therapie wird eine Initialdosis von $150–250 \times 10^3$ IE Urokinase über 5 min empfohlen und eine Erhaltungsdosis von 1 300–2 000 IE/kg Kg/h gewählt. Bei diesem Vorgehen ist gleichzeitig die Gabe von Heparin in einer Dosierung erforderlich, die zu einer Verlängerung der PTT um das 1,5- bis 2fache der Norm führt, was etwa einer Menge von 15–17 IU/kg Kg/h Heparin entspricht. Die Behandlungsdauer betrug längstens 12 Tage, in der Mehrzahl der Fälle wurde eine Rekanalisation in weniger als 8 Tagen erreicht [23].

Andere führten in einigen Fällen eine Rekanalisation der verschlossenen Gefäße erfolgreich als perkutane transluminale Angioplastie mit Urokinase durch [4]. In den beschriebenen Kasuistiken wurde das Thrombolytikum unmittelbar in den Thrombus infundiert, die notwendigen Urokinasedosen lagen mit 50 000 IU/h um ca. 50% niedriger als die bei der systemischen Lyse, wie sie von Zimmermann empfohlen wurde. In einigen Fällen wurde eine Loadingdose von 100 000 IU verabreicht, die Lysedauer lag mit 4–7 Tagen etwas niedriger als bei Zimmermann. Zeitgleich mit der lokalen Lyse erfolgte eine schematische systemische Heparinisierung mit 24 000 IU Heparin/Tag. Aufgrund der kleinen Fallzahl und fehlender Angaben über das Alter der Thrombosen ist eine endgültige Beurteilung des Verfahrens nicht möglich. Das Vorgehen erscheint jedoch aufwendig. Sinnvoll erscheint die Lyse vom betroffenen Arm aus, um höhere Konzentrationen des Thrombolytikums an den Thrombus heranzuführen. Im Gegensatz zu den Venen am Fuß treten die Venen am Handrücken infolge der Stauung gut hervor und lassen sich ohne Schwierigkeiten punktieren. Um ein zu leichtes Abfließen des infundierten Fibrinolytikums zu vermeiden, sollte mittels elastischer Binden eine milde Kompression der oberflächlichen Hautvenen erfolgen. Ob diese aufgrund der theoretischen Überlegungen sinnvolle Maßnahme auch praktischen Nutzen bringt, wird sich kaum beweisen lassen. Bei wenigen Patienten in der eigenen Klinik angewendet, hatte sie ohne Mehraufwand zumindest keine Nachteile. Ebenso erscheint es sinnvoll bei einer katheterinduzierten Thrombose eine Lyse über den liegenden Katheter durchzuführen und ihn unter der laufenden Lyse stückweise zurückzuziehen, sobald sich Blut aspirieren läßt. Gleichzeitig muß eine systemische Heparinisierung zur Vermeidung von Thrombosen im „Backwater" des Katheters erfolgen [11]. Die bei dieser Vorgehensweise notwendigen Mengen an Thrombolytikum sind sehr niedrig und belaufen sich auf 20 000 E Streptokinase oder bis zu max. 40 000 IU Urokinase/h mit entsprechend weiterer Verminderung eines evtl. Blutungsrisikos.

Die größten Erfahrungen im Rahmen von Thrombolysen liegen zweifellos für die Streptokinase als dem klassischen Thrombolytikum vor. Hohe lytische Aktivität bei niedrigem Preis machen ihre Anwendung attraktiv, wenngleich fehlende Fibrinspezifität und Antigenität als unerwünschte Eigenschaften ihren Einsatz begrenzen. Dessen ungeachtet ist sie unter Berücksichtigung dieser Nachteile wohl weiterhin als Therapeutikum der 1. Wahl zu betrachten. Zwei verschiedene Therapieschemata kommen üblicherweise zur Anwendung:

1. Die Langzeitlyse in konventioneller Dosierung über Laborparameter gesteuert.
2. Die Kurzzeitlyse mit ultrahoher Streptokinasedosierung nach Martin [12, 13].

In konventioneller Dosierung behandelte Theiss [17] 19 Patienten mit Thrombosen der Armvenen mit Streptokinase und/oder Urokinase. Letztere wurde mit einer Ausnahme bei Langzeitlysen nach Auftreten von Streptokinaseantikörpern etwa nach dem 5.–9. Behandlungstag eingesetzt. Die Streptokinase wurde individuell nach Laborparametern dosiert [18], während die Urokinase schematisch mit 1 Mio IU unter gleichzeitiger Heparinisierung gegeben wurde. Die Lysedauer wurde bei den bis zu 28 Tage alten Thrombosen auf max. 14 Tage ausgedehnt. Eine klinische Besserung konnte nach einer medianen Behandlungsdauer von 6,5 Tagen bei 18 von 19 Patienten erzielt werden. Bei 11 von 19 Patienten gelang eine Vollrekanalisation, die im Median nach 4,5 Tagen erreicht wurde. Zur Erzielung einer Teilrekanalisation waren durchschnittliche Behandlungsdauern von 9 Tagen erforderlich. Nach den Erfahrungen des Autors besteht im Gegensatz zur Meinung von Zimmermann [20] keine Korrelation zwischen Lyseerfolg und Thrombusalter, wenn dieses nicht 14 Tage überschreitet. Auch bei Thromben mit einer bis zu 28 Tagen bestehenden Symptomatik waren Lysebehandlungen noch erfolgreich.

Trotz seiner guten Ergebnisse steht auch Theiss der Fibrinolyse bei dieser Indikation zunehmend kritisch gegenüber [17].

Nur kurzzeitig – seit 1–3 Tagen –, bestand die Symptomatik bei einer kleinen Gruppe von Patienten, von denen 3 erfolgreich mit einem konventionellen Streptokinaseschema (initial 250 mal 10^3 IE über 20 min, 100 mal 10^3 IE/h) behandelt wurden. Die Lysedauer gefolgt von einer systemischen Heparintherapie betrug 78 h. Bei 1 Patienten mit einer erst seit 24 h bestehenden Symptomatik war eine aufwendige Behandlung mit Streptokinase und Urokinase über insgesamt 6 Tage notwendig, bis sich ein Erfolg einstellte. Die Langzeitergebnisse mit einem Follow-up bis zu 4 Jahren ergaben bei allen 4 Patienten offene Gefäße [9].

In den letzten Jahren wurde neben der Streptokinase in konventionellen Verfahren die Kurzzeitlyse mit ultrahoher Streptokinasedosierung nach Martin erfolgreich angewendet. Auf die praktische Durchführung soll an dieser Stelle nicht näher eingegangen werden.

Mit diesem Vorgehen konnte Martin selbst Eröffnungsraten von 83% bei 12 Patienten mit einer mittleren Verschlußdauer von 7,5 ± 7,23 Tagen erzielen, wobei eine Abhängigkeit von Thrombusalter (5,8 ± 4,07 Tage) und Thrombuslänge (< 10cm) bestand [12]. Nach Erfahrungen des Autors lassen sich Thrombosen des Oberarms und Schultervenen erfolgreicher lysieren als solche der unteren Extremität (Mitteilung auf der GTH 92). Häufig reicht bereits ein Behandlungszyklus zur Wiedereröffnung aus.

In Analogie zur lokalen Lyse von Verschlüssen der Oberarmvenen mit Urokinase wurde ebensolches Vorgehen auch mit Streptokinase versucht.

Bei 9 Patienten mit 10 thrombotischen Ereignissen konnte mit einer Dosis von 5 000 bis 10 000 IE über einen mit der Spitze im Thrombus plazierten Katheter in 7 Fällen eine Rekanalisation erreicht werden, die in 4 Fällen komplett war. Die Lysedauer betrug aber immerhin 19–48 h. Selbstverständlich war auch bei diesen Patienten eine systemische Heparinisierung erforderlich [5].

Die Fibrinolytika der neueren Generation, wie der P-anisoylierte Streptokinaseplasminogenkomplex (APSAC), der Gewebeplasminogenaktivator (t-PA) und die Prourokinase (scuPA), zeichnen sich durch höhere Fibrinspezifität aus. Diese Eigenschaft läßt eine höhere Thrombusspezifität erwarten, womit bei hoher thrombolytischer Aktivität gleichzeitig eine Senkung der systemischen Wirkung verbunden wäre. Theoretisch wäre es denkbar, daß sich damit das Blutungsrisiko einer thrombolytischen Therapie senken ließe. Die Hoffnung auf eine Reduzierung der Blutungsereignisse scheint sich jedoch trotz der teilweise hohen Fibrinspezifität nicht zu erfüllen, wie sich in großen Herzinfarktstudien zeigte.

In einer Untersuchung an 28 Patienten mit thrombotischen Ereignissen im venösen Gefäßbereich (14 Patienten mit Thrombosen im Ileofemoralvenenbereich, 6 Patienten mit „spontanen" Thrombosen im Bereich der Venen des Schultergürtels und 8 Patienten mit Thrombosen im Bereich der oberen Hohlvene) wurde APSAC in einer Dosierung von 2mal 10 mg bis max. 6mal 10 mg fraktioniert in 12stündigen Abständen verabreicht. Die Ergebnisse von Gerinnungsuntersuchungen (PTZ, Quick, aPTT, Fibrinogenbestimmung, Reptilasezeit und Thrombozytenzahl) dienten der genauen Dosisermittlung. Vor der 1. Dosis wurde zur Vermeidung von Unverträglichkeitserscheinungen eine einmalige Injektion von 100 mg Hydrokortison verabfolgt. Bei den Verschlüssen im Bereich des Schultergürtels, deren Symptomatik seit maximal 7 Tagen bestand, wurde in 2 Fällen eine komplette Rekanalisation erreicht, in 3 Fällen eine partielle Wiedereröffnung, während bei einem Patienten mit einer 3 Tage alten Symptomatik die Therapie erfolglos war. Bei den Thrombosen im Bereich der V. cava superior, meist Katheterthrombosen mit einer Symptomatik von nicht länger als 24 h, in einem Fall 48 h ließ sich eine Rekanalisation in 5 von 8 Fällen erzielen. In 3 Fällen mit einer Symptomatik von 48 h oder mehr zeigte sich kein Erfolg. Ernste Blutungskomplikationen traten nicht auf [14]. Mit Unverträglichkeitserscheinungen muß in gleichem Ausmaß wie bei der Anwendung von Streptokinase gerechnet werden.

Unter Zugrundelegung der kleinen Patientenzahl sind die Ergebnisse wohl nicht besser als die Ergebnisse mit den herkömmlichen Thrombolytika. Bei Berücksichtigung der hohen Kosten der Substanz und fehlender Zulassung für die Indikation kann dieses Verfahren nicht empfohlen werden.

In seltenen Fällen wird man sich auch des rt-PA bedienen, wenn bei dringender Indikation bei gleichzeitig bestehendem hohen Blutungsrisiko eine Thrombolyse notwendig ist. Bei 2 eigenen Patienten wurde eine derartige Behandlung durchgeführt. Für die Entscheidung zur Thrombolyse mit rt-PA war zum einen die größere Fibrinspezifität und zum anderen die kürzere Halbwertszeit von 1,5–4 min für rt-PA verglichen mit ca. 30 min für Streptokinase und ca. 14–18 min für Urokinase ausschlaggebend [1, 10].

In beiden Fällen bestand eine Thrombose der V. cava superior, die in einem Fall bei einem blutenden Rektumkarzinom durch einen Cavakatheter bedingt war. Ohne zusätzliche Blutungskomplikationen konnte mit rt-PA eine freie Durchgängigkeit des Gefäßes erreicht werden. Unter gleichzeitiger systemischer Heparinisierung – PTT max. das 1,5- bis 2,0fache der Norm – wurde über den liegenden Katheter nach einer Bolusgabe von 20 mg rt-PA und einer Dauerinfusion von 5 mg rt-PA/h so lange lysiert, bis sich über den Katheter Blut aspirieren ließ. Anschließend wurde der Katheter vorsichtig einige Zentimeter zurückgezogen bis eine Aspiration nicht mehr möglich war und die Lyse fortgesetzt. Nach einigen Stunden wurde erneut eine Blutaspiration versucht und der beschriebene Vorgang solange wiederholt bis der Katheter nach einer Behandlungsdauer von etwa 10 h komplikationslos entfernt werden konnte. Das Gefäß zeigte freie Durchgängigkeit, ein Thrombus nach distal bestand nicht. Vorsichtshalber wurde die Lyse für 10 h mit 2 mg/h rt-Pa fortgesetzt um eventuell vorhandene übersehene Thrombusreste zu entfernen.

Bei der zweiten Patientin bestand ebenfalls eine Thrombose der V. cava superior mit maximaler oberer Einflußstauung und erheblicher Diapedeseblutung. Eine Fibrinolyse mit Urokinase war erfolglos gewesen und hatte unter typischen Veränderungen der Hämostaseparameter zu einer erheblichen Blutungsneigung geführt. Wegen der schweren Symptomatik wurde der Entschluß zur Fibrinolyse mit rt-PA gefaßt. Trotz einer hohen Loadingdose von 8 mg und einer Erhaltungsdosis zwischen 4 mg und 10 mg/h für 8 Tage bei gleichzeitiger Heparinisierung gelang eine Eröffnung des Gefäßes nicht, lediglich eine klinische Besserung der Stauung bis zur Ausbildung einer ausreichenden Kollateralisation ließ sich erreichen. Die spätere Diagnostik ergab eine Ummauerung der V. cava superior durch ein ausgedehntes Schilddrüsenkarzinom. Derartige Ereignisse stellen sicherlich Ausnahmesituationen dar und werden nur der Vollständigkeit halber erwähnt. Auch aus Kostengründen erscheint z.Z. der Einsatz des sehr teuren Präparates nur in vereinzelten Ausnahmefällen gerechtfertigt.

35.5 Ergebnisse

Die Ergebnisse aus der Literatur und die eigenen Erfahrungen lassen sich zu folgenden Empfehlungen zusammenfassen:

1. Thrombosen im Bereich der Venen der oberen Extremität sind bei einem Thrombosealter bis maximal 14 Tagen erfolgreich lysierbar, wenngleich die Indikation bei fehlenden schwerwiegenden Folgeerscheinungen der konventionell behandelten Thrombose sehr zurückhaltend gestellt werden sollte. In der Mehrzahl der Fällen ist eine lege artis durchgeführte Heparintherapie der sinnvollere Weg [4, 16, 21].
2. Bei Entschluß zur Fibrinolyse sind die bekannten Fibrinolytika geeignet, wobei u.E. der Streptokinase aufgrund wirtschaftlicher Überlegungen der Vorzug gegeben werden sollte. Ob eine Langzeitlyse in konventioneller Form oder eine ultrahochdosierte Kurzzeitlyse nach Martin durchgeführt wird, sollte davon abhängig gemacht werden, mit welcher Form der therapierende Arzt mehr Erfahrungen hat. Ein leistungsfähiges Labor zur Steuerung der Therapie sollte auf jeden Fall zur Verfügung stehen. Für eine Lyse mit Urokinase sollten die von Zimmermann empfohlenen Dosierungen zur Anwendung kommen.
3. Eine lokale Lyse bietet kaum Vorteile und ist als Routinemaßnahme zu aufwendig.
4. Die Verwendung von rt-PA erscheint zumindest zum gegenwärtigen Zeitpunkt, abgesehen von wirtschaftlichen Gesichtspunkten, auch bei Fehlen ausreichend belegter Studienergebnisse nicht gerechtfertigt. Somit besteht für diese Indikation auch keine Zulassung. Deshalb kann sie zur Zeit nur in gut begründbaren Einzelfällen zum Einsatz kommen, wobei Dosierungsempfehlungen z.Z. nicht zur Verfügung stehen. Für den Einsatz von APSAC gibt es bei diesen Krankheitsbildern z.Z. wohl keine Begründung.

Literatur

1. Chesterman CN (1987) Thrombolytic Therapy In: Bloom AL, Thomas DP (eds) Haemostasis and thrombosis. 2nd ed. Churchill Livingston, Edinburgh London Melbourne New York, pp 831 ff
2. Hirsh J, Marder VJ, Salzman EW, Hull RD (1987) Treatment of venous thromboembolism. In: Colman RW, Hirsh J, Marder VJ, Salzman EW (eds) Haemostasis and thrombosis. Lippincott, Philadelphia, pp 1266–1272
3. Hollmann JP, Günther RW (1987) Direkte venöse Thrombolyse und venöse Angioplastie im Bereich der oberen Extremität. Fortschr Rontgenstr 146(3):259–262
4. Huber P, Häuptli W, Schmitt HE, Widmer LK (1987) Die Axillar-Subclaviavenenthrombose und ihre Folgen. Internist 28:336–343
5. Huey H, Morris CD, Nichols DM, Connel DG, Fry PD (1987) Low-Dose/Streptokinase thrombolysis of axil-

lary-subclavian vein thrombosis, Cardiovasc Intervent Radiol 10:92–95

6. Janssen EJ, Zimmermann R, Kossakowski A, Harenberg J, Mörl H (1982) Periphere Venendruckmessung und Dopplersonographie der Vena subclavia bei Patienten nach Paget-v. Schroetter-Syndrom. Phlebol Proktol 11:132–136
7. Kappert A (1987) Lehrbuch und Atlas der Angiologie. 12. Aufl. Huber, Bern Stuttgart Toronto
8. Kriessmann A (1992) Therapie der Armvenethrombose (Leserzuschrift). DMW 117(7):279
9. Landercasper J, Gall W, Fischer M, Boyd CW, Dahlberg PJ, Kisken WA, Boland T (1987) Thrombolytic therapy of axillary-subclavian venous thrombosis Arch Surg 122:1072–1075
10. Lijnen HR, Collen D (1987) Natural inhibitors of fibrinolysis In: Bloom AL, Thomas DP (eds) Haemostasis and thrombosis. Churchill Livingston, Edinburgh London Melbourne New York, pp 255 ff
11. Marder VJ, Bill WR (1987) Fibrinolytic therapy. In: Colman RW, Hirsh J, Marder VJ, Salzman EW, Haemostasis and thrombosis. Lippincott, Philadelphia, pp 1393–1437
12. Martin M (1990) Phlebologische Krankheitsbilder. Huber, Bern Stuttgart Toronto, S 103–105
13. Martin M, Fiebach BJO (1988) Kurzzeitlyse mit ultrahoher Streptokinase-Dosierung zur Behandlung peripherer Arterien- und Venenverschlüsse, Huber, Bern Stuttgart Toronto, S 59–60
14. Ruckley CV, Boulton FE, Redhead D (1987) The treatment of venous thrombosis of the upper and lower limbs with "APSAC" (P-anisoylated streptokinaseplasminogen complex) Eur J Vasc Surg 1:107–112
15. Smith BM, Shield GW, Riddell DH, Snell JD (1985) Venous gangrene of the upper extremity. Ann Surg 201(4):511–519
16. Theiss W (1991) Periphere Thrombolyse. Internist 32:W 117–123
17. Theiss W, Wirtzfeld A (1982) Fibrinolytische Behandlung von akuten und subakuten Thrombosen der tiefen Venen des Schultergürtels. Dtsch Med Wochenschr 107:933–936
18. Theiss W, Hofer E, Kriessmann A, Lutilsky L, Sauer E, Wirtzfeld A (1980) Tiefe Venenthrombosen, Streptokinase-Behandlung mit angepaßter Erhaltungsdosis. Med Klin 75:580
19. Trübestein G, Brecht T, Ludwig M, Wilgalis M, Etzel F (1982) Indikation zur fibrinolytischen Therapie bei peripherer Venenthrombose. Bergmann, München (Verhandlungen der Deutschen Gesellschaft für innere Medizin 88. Bd), S 868
20. Zimmermann R, Harenberg J, Mörl H (1983) Tiefe Venenthrombosen: Neue Aspekte der medikamentösen Behandlung. Dtsch Arztebl 80/19:1–8
21. Zimmermann R, Mörl H, Harenberg J, (1984) Vena-subclavia-Thrombosen als Komplikation peripherer und zentralvenöser Katheter. Dtsch med Wochenschr 109/34:1305
22. Zimmermann R, Mörl H, Harenberg J, Gerhardt P, Jansen E, Kuhn HM (1981) Urokinase-Behandlung kurzstreckiger venöser Thrombosen In: Breddin (Hrsg) Thrombose und Atherogenese. Witzstrock Baden-Baden Köln New York, S 249–252
23. Zimmermann R, Mörl H, Harenberg J, Gerhardt P, Kuhn HM, Wahl P (1981) Urokinase therapy of subclavian-axillary vein thrombosis. Klin Wochenschr 59:851–856
24. Zimmermann R, Harenberg J, Kossakowski A, Jansen E, Kuhn HM, Mörl H (1982) Spätbefunde nach konservativer und fibrinolytischer Behandlung bei Patienten mit Paget-von-Schrötter-Syndrom. Bergmann, München (Verhandlungen der Deutschen Gesellschaft für innere Medizin 88. Bd), S 866

36 Phlebographie bei Dialysepatienten mit arteriovenösen Shunt und Dilatation von Dialyseshuntstenosen

B. Kramann und S. Roman

INHALT

36.1 Komplikationen

Das Leben des Dialysepatienten ist durch Komplikationen seines Shunts in hohem Maße gefährdet. Eine wirkungsvolle Dialyse erfordert Flußraten von mindestens 300 ml/min. Der Blutfluß in einem Shunt kann eine Höhe von 3000–4000 ml/min erreichen. Die Belastung einer Dialysefistel ist somit sehr groß; entsprechend zahlreich sind die Komplikationsmöglichkeiten. Stenosen oder Verschlüsse werden im venösen Flußgebiet ca. 10mal häufiger als auf arterieller Seite beobachtet. Die Entstehung von Shuntkomplikationen wird einerseits beeinflußt durch Faktoren, die sich aus den pathologischen Strömungsverhältnissen ergeben und andererseits durch die Manipulationen im Zusammenhang mit der Punktion [6]:

1. Turbulenzen sollen zu Fibrinablagerung, Thrombozytenaggregation und perivaskulärer Fibrose führen.
2. Der unphysiologisch hohe Druck im venösen System soll eine sekundäre, progressive Mediasklerose erzeugen.
3. Regelmäßige Punktionen mit großkalibrigen Kanülen sollen über lokale Blutungen Intimapolster und perivaskuläre Fibrosen verursachen.
4. Im Bereich proximaler Graftanastomosen werden durch Intimahyperplasie bedingte Stenosen und perivaskuläre Fibrosen beobachtet.

Weitere Komplikationsmöglichkeiten sind u.a. High-Flow-Status mit kardialer Belastung durch zu großes Shuntvolumen, venöse Aneurysmen und Pseudoaneurysmen, Infektionen durch Shuntsepsis, Stealeffekte und arterielle Embolien aus dem Anastomosenbereich.

Allgemein akzeptiert ist die Forderung, eine Dialysefistel am Unterarm so weit distal wie möglich anzulegen [7]. In der Regel wird zwischen A. radialis und V. cephalica eine Verbindung entweder Seit-zu-Seit oder End-zu-End geschaffen. In der Kubitalregion werden Dialysefisteln nur bei nicht mehr behebbaren Funktionsstörungen weiter distal gelegener Shunts angelegt. In Ausnahmefällen bietet sich noch die Shuntanlegung am Oberschenkal an (Abb. 36.1).

Ciminofisteln sind weniger störanfällig als Prothesenfisteln aus Fremdmaterial. Als Fremdmaterial kommen in Frage; Polytetrafluoroaethylen (PTFE) oder Bovine-Grafts aus Kalbskarotis. Neue bovine Kollagenprothesen haben bisher keinen Vorteil gegenüber den PTFE-Prothesen erbracht.

Besteht der Verdacht auf eine ungenügende Flußrate, so sollte die Shuntangiographie an erster Stelle der diagnostischen Maßnahmen stehen. Steigen die Retentionswerte aus unklarer Ursache an, darf man auch bei scheinbar gut durchgängiger Fistel mit einer Shuntdarstellung nicht zögern. Weitere Hinweise auf eine fehlerhafte Shuntfunktion sind erhöhter venöser Rücklaufdruck bei der Dialyse, Auftreten von Mischblut im extrakorporalen Kreislauf, Arterialisierung der Handvenen mit Schwellung und Ödem. Die Indikation zur angiographischen Klärung der Gefäßverhältnisse sollte relativ großzügig gestellt werden, da ein Shuntkorrektureingriff im Stadium des akuten Shuntverschlusses nachteilig ist; denn oberstes Ziel der Shuntchirurgie ist es, mit den vorhandenen Gefäßen sparsam umzugehen und alle Möglichkeiten einer direkten Fistelanlage voll auszuschöpfen, bevor der Entschluß zum arteriovenösen Interponat gefaßt wird.

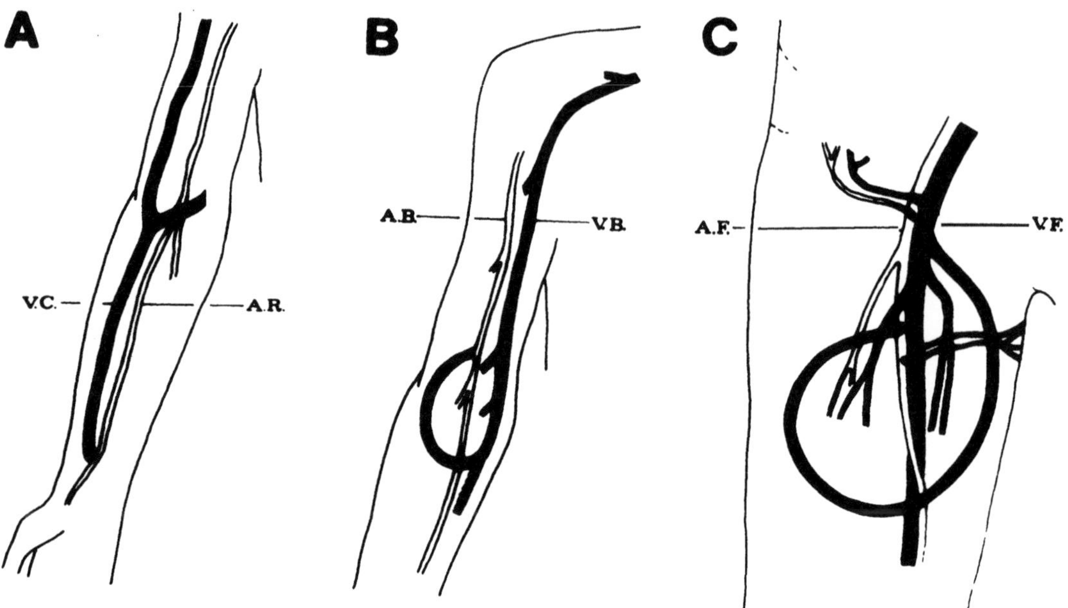

Abb. 36.1a–c. Schemazeichnung der Dialyseshunts am Unterarm distal **(a)**, in der Ellbeuge **(b)** und am Oberschenkel **(c)**

36.2 Methodik der Shuntdarstellung

Die Technik der Shuntdarstellung wird von verschiedenen Untersuchern unterschiedlich angegeben [8, 9]. Unstreitig vorteilhaft ist der Einsatz der digitalen Subtraktionsangiographie. Wir punktieren den venösen Schenkel der Fistel mit einer Kanüle 17–20 G. Die Punktionsstelle wird so gewählt, daß sie möglichst nahe dem mutmaßlich stenosierten Abschnitt aber nicht allzu weit von der Anastomose entfernt liegt. Punktiert wird entgegen der Strömungsrichtung, um eine leichtere Kontrastierung der Arterie zu erreichen. Zunächst wird der venöse Schenkel bis hin zur V. cava superior dargestellt. Anschließend erfolgt durch übersystolische Manschettenblockade die Darstellung von Anastomose und zuführender Arterie. Die Gefäßverhältnisse müssen in mehreren Ebenen projeziert werden. Die Untersuchung erfolgt ambulant und ist nicht unbedingt an einen zeitlichen Zusammenhang mit der Dialyse gebunden, da die Anwendung der DSA-Technik eine ausreichende Diagnostik mit kleinen Kontrastmittelmengen erlaubt. Wir verwenden zur diagnostischen Darstellung in der Regel < 100 ml nichtionischer Kontrastmittel mit einem Jodgehalt von 30 mg/ml. Werden allerdings in seltenen Fällen mehr als 100 ml appliziert, so sollte der Patient anschließend dialysiert werden. Andere Autoren ziehen die Direktpunktion der A. brachialis in Oberarmhöhe vor [8]. Die Untersuchungsmethoden bieten spezielle Vor- und Nachteile. Unseres Erachtens ist die arterielle Punktion, sei es transfemoral mit Katheter oder die direkte Brachialispunktion nur gerechtfertigt, wenn klinisch der Verdacht auf eine vorgeschaltete, durch venöse Punktion nicht darstellbare, arterielle Stenose vorliegt.

36.3 Indikationen zur transluminalen perkutanen Angioplastie

Generell gilt, daß die transluminale perkutane Angioplastie (PTA) Methode der ersten Wahl zur Rekanalisation eines Shunts ist. Die Indikation zur PTA von Hämodialyseshunts ist gegeben bei pathologisch verminderten Flußraten und Nachweis von Stenosen sowohl im venösen als auch im arteriellen Schenkel und im Anastomosenbereich. Während die Stenosen älter als 4 Wochen sein sollten, gilt die Indikation zur PTA auch bei akuten Verschlüssen im Shunt. Im letztgenannten Fall läßt sich die PTA kombinieren mit Aspirationsthrombektomie. Nach unserer Erfahrung lassen sich auch noch einige Wochen alte Verschlüsse auf diese Weise therapieren. Einige Autoren setzen frühzeitig die lokale Fibrinolysetherapie beim Shuntverschluß ein [4]. Da jedoch die akuten Verschlüsse meist kurzstreckig sind, erscheint uns hier in der Regel die Aspirationsthrombektomie geeigneter zu sein. Bei größeren Thrombusmassen lysieren wir jedoch auch lokal mit maximal 10 mg rt-pA. Liegen zusätzlich zu den Stenosen Aneurysmen vor, so gilt dies nicht unbedingt als Kontraindikation zur PTA; hier ist die Indikation individuell zu stellen. Als Kontraindikation zur PTA ist dagegen das primäre Versagen eines Shunts anzusehen, da hier mit einem operationsbedingten Fehler zu rechnen ist. Eine Stenosen- oder Verschlußlänge >6 cm ist unseres Erachtens keine Kontraindikation für die PTA. Generell gilt, daß die Früherkennung von verminderter Shuntleistung durch den betreuenden Nephrologen zu frühzeitiger Intervention führen soll, wenn die Läsionen noch nicht allzuweit fortgeschritten sind.

36.4 Zur Technik der PTA

Im Gegensatz zur ausschließlich diagnostischen Shuntdarstellung verwenden wir zur PTA noch die Film-Folientechnik, um das Gefäßkaliber besser einschätzen zu können. Es wird zunächst auf der venösen Seite punktiert, auch wenn zusätzlich zu venösen Stenosen arterielle Stenosen vorliegen. Erst wenn die Passage der arteriellen Stenose mit dem Dilatationskatheter von der venösen Seite aus nicht durchführbar erscheint, sollte arteriell eingegangen werden. Nach Punktion des Gefäßes werden 5000 E Heparin intravenös appliziert. Nur wenn die Aspiration von Thromben geplant ist, verwenden wir eine Schleuse zur Einführung des Katheters. Im Gegensatz zur PTA peripherer Arterien ist bei der Shunt-PTA die hohe Druckbelastbarkeit der Ballons gegebenenfalls bis zu 18 atm von großer Bedeutung. Da die Patienten bei der Dilatation von Shuntvenen im allgemeinen Schmerzen angeben, infiltrieren wir in der Regel vor dem Eingriff die perivaskuläre Region durch subkutane Injektion von 2% Scandicain. Einige Autoren geben längere Dilatationszeiten von bis zu einigen Minuten an [3]. Wir dilatieren Shuntstenosen jedoch nicht länger als periphere arterielle Läsionen. Der Rekanalisationsversuch wird erst dann beendet, wenn der Shunt durch Pulsation und Schwirren klinisch erkennbar eine ausreichende Flußrate gewährleistet. Im Gegensatz zur PTA peripherer Arterien bei AVK versuchen wir, möglichst keine Reststenosen zu hinterlassen, da wir vermuten, daß diese durch Turbulenzen leichter zur Restenosierung führen können. Die Dilatation hochgradiger Anastomosenstenosen ist zwar schwieriger als diejenige kurzstreckiger venöser Stenosen; sie ist jedoch mit dem modernen Kathetermaterial fast durchweg möglich (Abb. 36.2–36.6).

Im Falle eines akuten Shuntverschlusses liegt als Ursache regelmäßig eine Stenose vor, die nach erfolgter Aspiration oder Lyse des Thrombus dilatiert werden muß.

Im Anschluß an die Dilatation wird die Hämodialyse durchgeführt. Der Patient erhält anschließend Heparin 500 E/h intravenös über einen Zeitraum Von 1–3 Tagen je nach Länge der ursprünglichen Läsion und dem morphologischen Aspekt des Gefäßes nach dem Eingriff. War der Eingriff ungewöhnlich schwierig und nahm dementsprechend längere Zeit in Anspruch, so schützen wir den Patienten mit prophylaktischer Breitspektrumantibiotikagabe. Im weiteren Verlauf, sofern keine Kontraindikationen vorliegen, erhält der Patient 100 mg Aspirin/Tag.

36.5 Ergebnisse und Diskussion

Von November 1989 bis November 1996 führten wir insgesamt 162 Interventionen bei 120 Patienten mit Shuntproblemen durch. Hierunter zählten 98 Shuntstenosen und 22 Verschlüsse. In nur 2 Fällen handelte es sich um PTFE-Shunts. Bei 95 Patienten hatten sich die therapiewürdigen Shuntprobleme innerhalb des ersten Jahres nach chirurgischer Shuntanlage entwickelt. In allen Fällen wurde eine PTA durchgeführt, in 140 Fällen allein, in 16 Fällen kombiniert mit Aspirationsthrombektomie sowie in 6 Fällen in Kombination mit Aspirationsthrombektomie und lokaler Lysetherapie. Die Primärerfolgsrate betrug 99,2%, die kumulative Offenheit betrug nach einem Jahr 67,8%. Fast ein Drittel unserer Patienten waren Diabetiker, wir konnten keinen statistisch signifikanten Unterschied in der Offenheitsrate zwischen Diabetiker und Nicht-Diabetiker erkennen. Stents wurden von uns nicht verwendet. Insgesamt traten 4 lokale Komplikationen auf, 3 Perforationen und 1 lokale Infektion, die jedoch alle ohne chirurgischen Eingriff behoben werden konnten.

Die in der Literatur angegebenen Primärerfolgsraten schwanken zwischen 91 und 67%, die schlechteren Ergebnisse stammen hierbei aus den Anfangszeiten der PTA [1–6, 10–12]. Insgesamt ist die Langzeitoffenheitsrate bei heterologen Shunts geringer als diejenige bei homologen Shunts. Unsere vergleichsweise guten Resultate sind wohl z.T. auch darauf zurückzuführen, daß unsere nephrologischen Partner die Patienten schon bei Verdacht auf eine beginnende Shuntinsuffizienz zur Diagnostik überweisen, so daß relativ wenig langstreckige Stenosen oder Verschlüsse therapiert werden mußten. Es erscheint uns von Bedeutung,

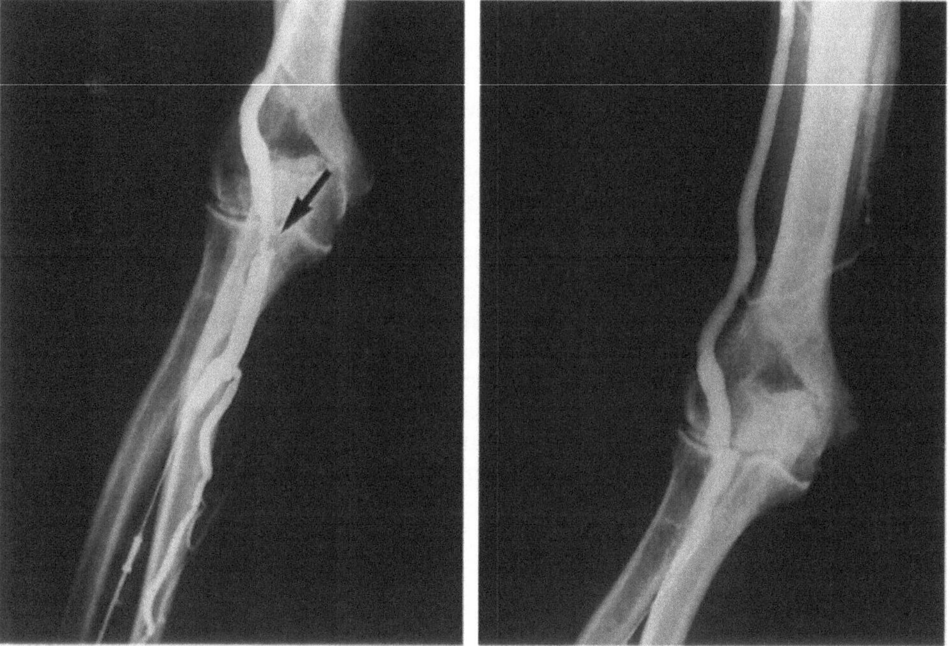

Abb. 36.2. **a** Kurzstreckige Stenose im venösen Schenkel eines Unterarmshunts vor der Dilatation (*Pfeil*). **b** Zustand nach Dilatation. Der stenosierte Bereich ist vollständig aufgeweitet

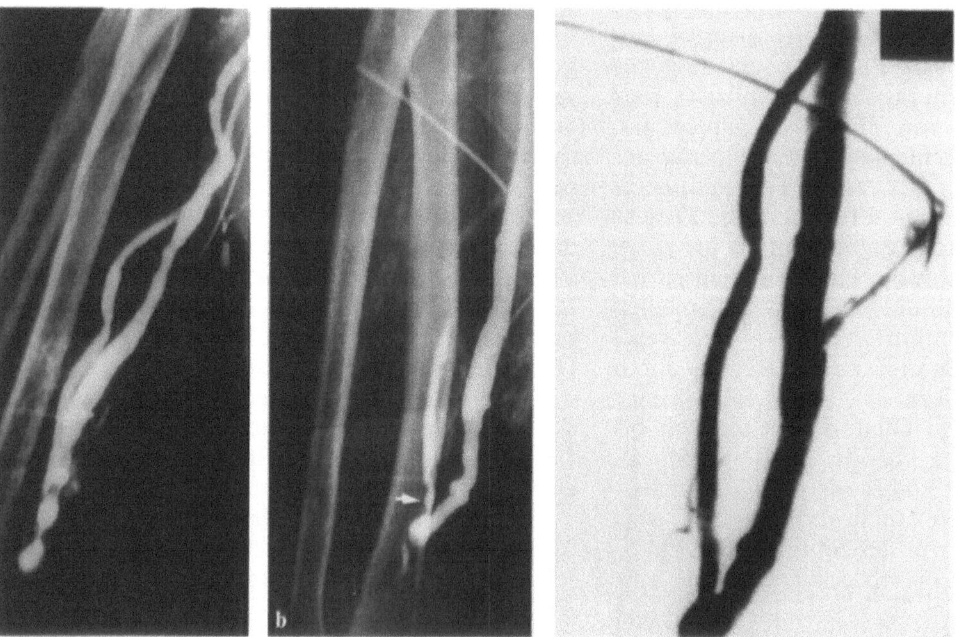

Abb. 36.3a–c. Disalyseshunt am Unterarm distal mit kombinierten venösen und arteriellen Stenosen. **a** Situation vor der Dilatation. Der Dilatationskatheter liegt im venösen Schenkel. Erkennbar sind zunächst nur 3 hochgradige, kurzstreckige venöse Stenosen sowie 2 leichtgradige proximale Lumeneinengungen. Hier handelt es sich um bedeutunglose Spasmen. **b** Zustand nach erster Dilatation der venösen Stenosen. Es bestehen noch Reststenosen. Darüber hinaus ist jetzt ein stenosiertes arterielles Segment anastomosennah erkennbar (*Pfeil*). Die Spasmen sind verschwunden. **c** Kontrolle nach Dilatation der arteriellen und Nachdilatation der venösen Stenosen. Die Arterie wurde vom venösen Schenkel aus sondiert. Gutes morphologisches und funktionelles Ergebnis

Abb. 36.4. a Hochgradige Stenose sowohl venös als auch arteriell anastomosennah. b Zustand nach Dilatation der venösen und arteriellen Stenosen. Es liegt je ein Dilatationskatheter in der Vene als auch in der Arterie. Hier war eine direkte Sondierung der Arterie über die Vene nicht möglich

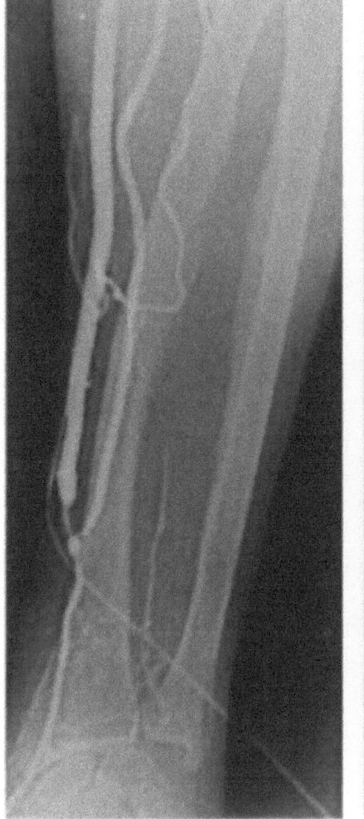

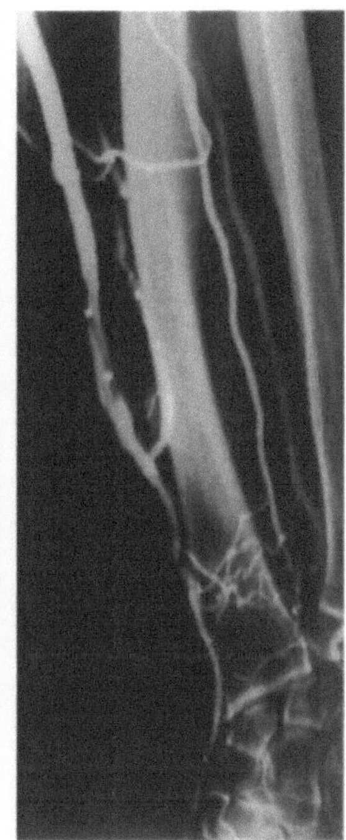

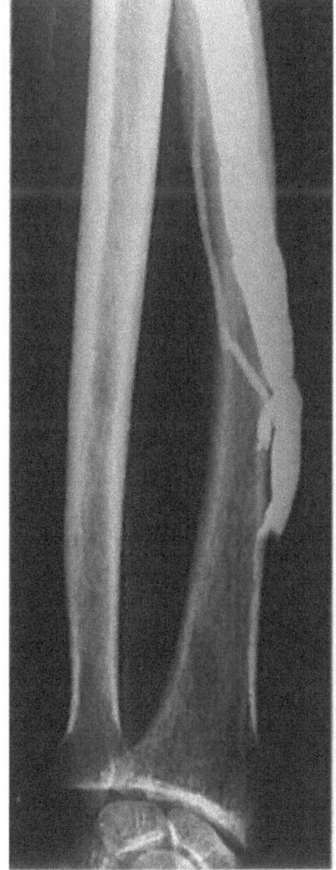

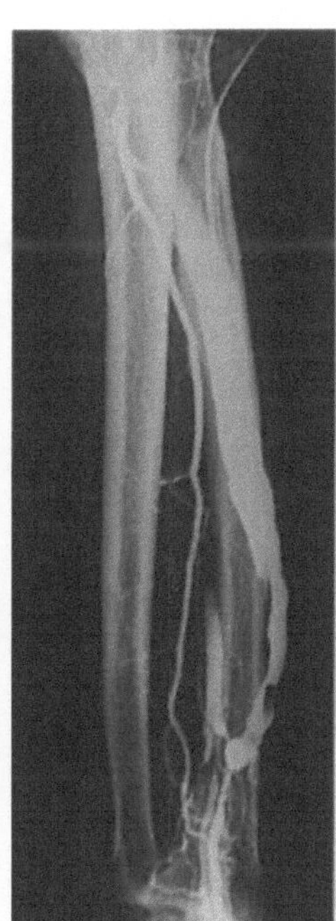

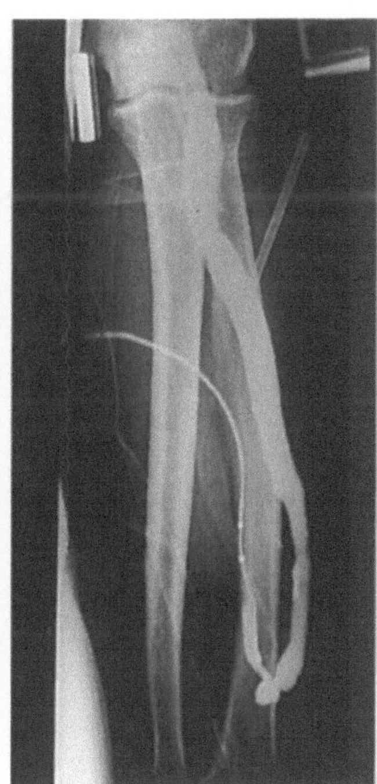

Abb. 36.5. **a** Akuter Shuntverschluß. Sondierung der Vene. **b** Kontrollaufnahme während der Thrombusaspiration. Ein Resthrombus ist noch erkennbar. Zusätzlich wird jetzt eine hochgradige arterielle Stenose sichtbar (*Pfeil*). **c** Zur Dilatation der arteriellen Stenose wird ein Katheter in die Arterie eingeführt. Kontrollaufnahme nach Dilatation der Stenose und vollständiger Absaugung des Thrombus. Gutes morphologisches und funktionelles Ergebnis

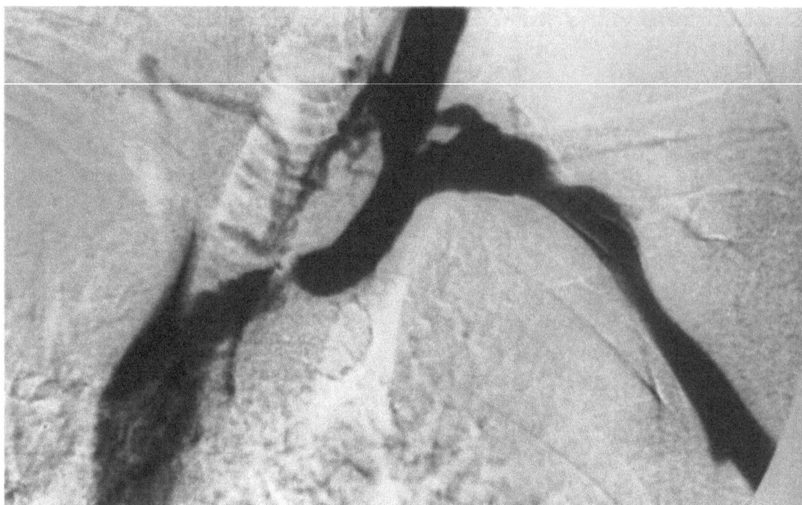

a

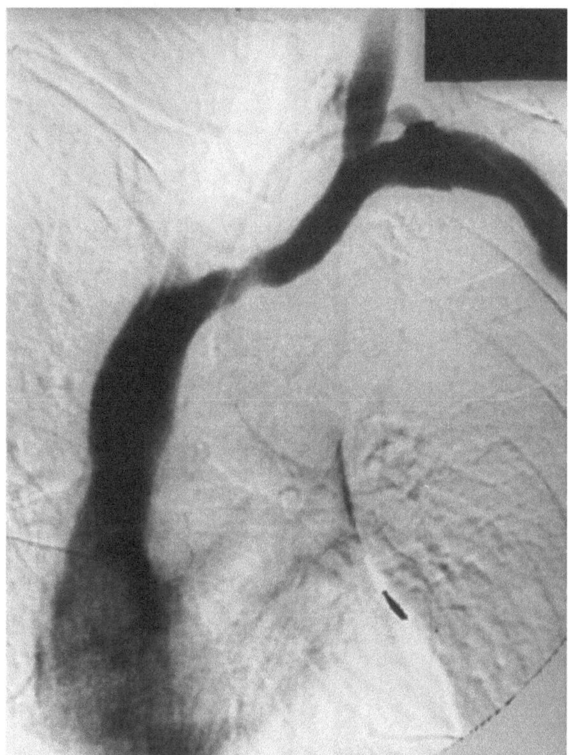

b

Abb. 36.6. a Hochgradige Stenose der V. anonyma. **b** Zustand nach Dilatation der Anonymastenose. Die noch bestehende leichte Reststenose ist funktionell unerheblich

Stenosen frühzeitig zu erfassen und zu korrigieren sowie keine Reststenosen zu belassen. Verschlüsse bilden ein besonderes Problem, das einer individuell abgestimmten Kombinationstherapie von PTA eventuell kombiniert mit lokaler Lyse und/ oder Thrombektomie bedarf [11].

36.6 Schlußfolgerung

Die perkutane transluminale Angioplastie ist eine klinisch ausgereifte Methode zur Therapie von Stenosen und Verschlüssen des Dialyseshunts. Bei Funktionsstörungen des Shunts sollte der Patient frühzeitig dem interventionell tätigen Radiologen vorgestellt werden.

Literatur

1. Bohndorf K, Günther RW, Vorwerk D, Gladziwa U, Kistler U, Sieberth HG (1990) Technical aspects and results of percutaneous transluminal angioplasty in Brescia-Cimino dialysis fistulas. Cardiovasc Intervent Radiol 13:323–326
2. Burger H, Kluchert BA, Kootstra G, Kitslaar PJ, Ubbink DT (1995) Survival of arteriovenous fistulas and shunts for haemodialysis. Eur J Surg 161:327–334
3. Gaux JC, Bourquelot P (1990) Percutaneous transluminal angioplasty of arteriovenous shunts. In: Dondelinger R, Rossi P, Kurdziel JC, Wallace S (heds) Interventional radiology. Thieme, Stuttgart New York, pp
4. Gmelin E (1987) Indikationen zur perkutanen transluminalen Angioplastie (PPTA) bei Funktionsstörungen von Hämodialysefisteln. Dtsch med Wochenschr 112:13–16
5. Gmelin E, Karnel F (1990) Radiologische Rekanalisation von Venen, Gefäßprothesen und Arterien bei insuffizienten Dialysefisteln. Fortschr Rontgenstr 153:432–437
6. Gross-Fengels W, Neufang KFR, Baldamus C, Schmitz-Rixen T (1989) Perkutane transluminale Angioplastie von Hämodialyse-Shunts. In: Friedmann G, Steinbrich W, Gross-Fengels W (Hrsg) Angioplastie, Embolisation, Punktion, Drainagen. Interventionelle Methoden der Radiologie. Schnetztor, Konstanz, S 65–75
7. Haug M, Däbritz S (1987) Shuntkomplikationen und deren Vorbeugung aus der Sicht des Gefäßchirurgen. Angio 9:3–7
8. Hepp W, Ehmann T, Langer M, Zwicker C, de Jonge K (1987) Stellenwert der intraarteriellen digitalen Subtraktionsangiographie (i.a. DSA) bei der Planung von Reoperationen an Dialysefisteln. Angio 9:41–46
9. Ingram TL, Reid SH, Tisnado J, Cho SR (1988) Percutaneous transluminal angioplasty of brachiocephalic vein stenosis in patients with dialsis shunts. Radiology 166:45–47
10. Neufang KFR, Erasmi-Körber H, Wimmer G (1983) Verfahren der Shuntdarstellung bei Dialysepatienten unter besonderer Berücksichtigung der digitalen Subtraktionsangiographie (DSA). Rontgenbl 36:145–151
11. Vorwerk D, Gunther RW, Schurmann K, Sohn M (1995) Perkutane Behandlungsmöglichkeiten beim thrombotischen Verschluß von Brescia-Cimino-Dialyseshunts. Fortschr Rontgenstr 162:236–240
12. Schwab SJ, Saeed M, Sussman SK, McCann RL (1987) Transluminal angioplasty of venous stenoses in polytetrafluoroethylene vascular access grafts. Kidney Int 32:395–398

37 Neurovaskuläre Kompressionssyndrome des „thoracic outlet“ und Schultergürtels

C. Schunn

INHALT

37.1 Einleitung und Definitionen

Bei ihrem Durchtritt zum Arm durchlaufen die neurovaskulären Strukturen der oberen Extremität von der oberen Thoraxapertur durch das laterale Halsdreieck und den Schultergürtel verschiedene potentielle Engpässe. Bei pathologisch-funktionellen Veränderungen vorgegebener anatomischer Engpässe kann es zu Kompressionssyndromen von Plexus brachialis, A. subclavia sowie des axillosubklavialen Venenabflusses kommen. Je nach den anatomischen Gegebenheiten stehen demnach Beschwerdebilder aufgrund von Irritation des Plexus brachialis, Kompression der Arterie oder Verlegung der venösen Strombahn im Vordergrund. Unter dem Terminus „thoracic outlet syndrome“ (TOS)[1] subsummierte Peet erstmals Kompressionsphänomene im Bereich der hinteren Skalenuslücke, der kostoklavikulären Enge sowie der seltenen Kompression im Bereich von Korakoid und Pectoralis-minor-Sehne (Hyperabduktionssyndrom). Unter dem Begriff des Schultergürtelsyndroms sind nach Vollmar [75] das kostoklavikuläre Kompressionssyndrom sowie das Hyperabduktionssyndrom zu verstehen. Hierzu sollten auch noch Kompressionsphänomene im Bereich der Axilla gezählt werden („quadrilateral space syndrome“) [5, 13, 67].

37.1.1 Klinisches Erscheinungsbild

Je nach Beschwerdebild und beteiligten anatomischen Strukturen wird von neurogenem, arteriellem oder venösem TOS gesprochen. Letzteres wird auch als Paget-von-Schroetter-Syndrom, „effort thrombosis“ oder „thrombose par effort“ bezeichnet.

Das neurogene TOS, Beschwerden, die auf Irritation bzw. Kompression des Plexus brachialis beruhen, ist mit 80–97% bei weitem am häufigsten anzutreffen [41, 54, 68, 69]. Meist betrifft es junge Erwachsene und zeigt mit einer Geschlechtsverteilung von 4:1 eine deutlich weibliche Prädisposition.

Das arterielle TOS, mit thromboembolischen Komplikationen aufgrund von Kompression der A. subclavia oder ihrer Äste, ist in weniger als 5% der Fälle mit einem TOS zu finden.

Das venöse TOS, die Spontanthrombosierung von V. axillaris oder subclavia, typischerweise

[1]Obwohl sich mit dem Ausdruck „thoracic outlet“ anatomisch streng genommen die untere Thoraxöffnung verbindet und die obere Thoraxapertur besser als „thoracic inlet“ beschrieben wäre, hat sich o.g. Begriff im Schrifttum durchgesetzt und soll deshalb einfachheitshalber im weiteren beibehalten werden.

nach verstärkter Aktivität des Armes, wird in größeren Serien mit einer Häufigkeit von bis zu 16% beobachtet [41, 69].

37.1.2 Anatomie

Der knöcherne Rahmen der oberen Thoraxapertur, gebildet anterior vom Manubrium sterni, lateral von der 1. Rippe und posterior von der Halswirbelsäule, wird in leicht antevertierter Frontalebene durch den M. scalenus anterior in eine vordere und eine hintere Loge getrennt (Abb. 37.1). Die vordere Loge ist anterosuperior begrenzt durch die Klavikula und den der Klavikula anliegenden M. subclavius, inferomedial durch den Oberrand der 1. Rippe sowie posterior durch den M. scalenus anterior. Die durch die vordere Loge tretende V. subclavia (ab lateralem Rand der 1. Rippe V. axillaris) kann hier, z.B. bei Exostosis des Tuberculum scalenum der 1. Rippe oder einer hypertrophen Kallusbildung nach Klavikulafraktur, in dieser kostoklavikulären Enge eingeengt werden. Die 5 Wurzeln des Plexus brachialis formieren sich nach Austritt aus den Foramina intervertebralia zu den 3 Faszikeln des Plexus, dem sich von unten kommend die A. subclavia anlagert. Gemeinsam treten sie zwischen dem Scalenus anterior und medius, der hinteren Skalenuslücke, aus dem „thoracic outlet" in den Raum des

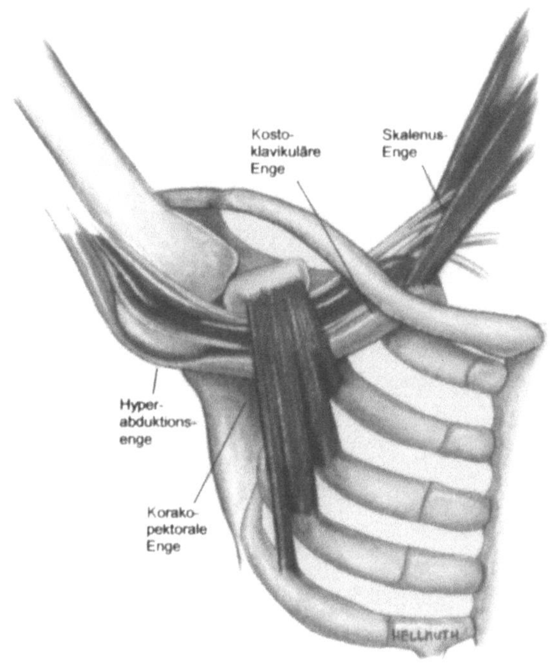

Abb. 37.1. Anatomie der Schultergürtelengen

Schultergürtels. Dieser physiologische Hiatus ist die potentielle Skalenusenge, wo Kompressionsphänomene sowohl des Plexus als auch der Arterie durch ossäre oder fibromuskuläre Strukturen verursacht werden können (Scalenus-anticus-Syndrom). Der Durchtritt des neurovaskulären Bündels unter dem Processus coracoideus und der Sehne des M. pectoralis minor, der korakopektoralen Enge, stellt eine weitere potentielle Kompressionsmöglichkeit dar, die aber klinisch nur sehr selten relevant ist. Schließlich ergibt sich bei starker Hyperabduktion und Außenrotation in der Schulter speziell bei muskelstarken Sportlern eine funktionelle Hyperabduktionsenge am Humeruskopf bzw. im sog. „quadrilateralen Raum" [5], die zu neurovaskulären Beschwerden führen kann.

37.1.3 Pathophysiologie

Durch das Zusammenspiel von anatomischen Varianten im Bereich des Schultergürtels und abnormer funktioneller Beanspruchung oder pathologischen Umbauvorgängen werden aus potentiellen Engstellen funktionelle Engen. Bei Patienten mit TOS finden sich zum einen gegenüber der Allgemeinbevölkerung vermehrt Abnormitäten der ossären sowie fibromuskulären Anatomie des „thoracic outlet". Zum anderen deuten das typische Auftreten der Beschwerden erst im 2. und 3. Lebensjahrzehnt, die häufige Anamnese einer vorhergehenden repetitiven Überbeanspruchung des Schultergürtels, oft bei Arbeiten über Augenhöhe, das vermehrte Auftreten in bestimmten Berufsgruppen (wie z.B. Montagearbeiter, Friseure, Kraftfahrer) und schließlich die häufige Angabe eines signifikanten vorhergehenden Traumas im Bereich des Schultergürtels auf eine starke funktionelle Komponente. Haltungsfehler führen zur Imbalance zwischen Muskelgruppen, so daß die einen chronisch überbeansprucht, die anderen unterbeansprucht, atrophiert, verkürzt und schmerzhaft kontrakt werden. Nach Meinung einiger Autoren stehen diese Veränderungen – Muskelspasmus, Verkürzung und Überbeanspruchung – gegenüber der direkten Kompression von Nervenstrukturen bei einer Vielzahl der Patienten pathophysiologisch ursächlich sogar ganz im Vordergrund [32, 40, 46]. Speziell bei Patienten mit traumatisch bedingtem TOS konnten neuerdings auch histomorphologische Umbauvorgänge im Bereich der Scalenus-anterior- und -medius-Muskulatur nachgewiesen werden. Neben fibrösen Umbauvorgängen fanden sich auch eine Verschiebung zu Gunsten der langsam tonisch kontrahierenden Typ-I-Fasern gegenüber den schnell kontrahierenden Typ-II-Fasern [38, 62].

37.1.4 Pathologische Anatomie

Anatomische Veränderungen im Bereich des „thoracic outlet" können primär angeboren oder sekundär erworben sein (Tabelle 37.1).

In der Normalbevölkerung sind ossäre Anomalien im Bereich des „thoracic outlet" selten, dagegen finden sich Weichteilanomalien in diesem Bereich wesentlich häufiger. So wird die Prävalenz einer Halsrippe in der Literatur auf etwa 0,5% geschätzt [17]. Adson fand mit 72% eine deutliche weibliche Prädisposition [2]. Halsrippen treten etwa in der Hälfte der Fälle beidseitig auf, während Anomalien der 1. Rippe gewöhnlich nur einseitig anzutreffen sind [17, 49]. In diesem Zusammenhang ist auf die nur selten auftretende Doppelseitigkeit des TOS zu verweisen. Entwicklungsgeschichtlich handelt es sich bei Halsrippen um den Zustand einer unvollständigen Rückbildung eines Vorläufers des Processus transversalis, ein Merkmal, das autosomal-dominant vererbt werden kann [63]. Entsprechend dem Grad der unvollständigen Rückbildung finden sich fibröskorpelige Residuen unterschiedlicher Länge und Ausbildung. Im Röntgenbild weist hierauf oft lediglich ein vergrößerter Processus transversus des HWK 7 hin (Abb. 37.2). Diese Strukturen wurden von Roos als Typ-1- und -2-Bänder beschrieben [55]. Angeborene Anomalien im Bereich der 1. Rippe sind noch seltener als Halsrippen. Der Kompressionsmechanismus erklärt sich hier durch die veränderte Weichteilgeometrie der Skalenuslücke und dadurch abweichende Muskelansatzpunkte. Die V. subclavia kann durch fibrokartilaginäre Bänder bei fehlender Inserierung einer inkomplett ausgebildeten 1. Rippe am Sternum komprimiert werden.

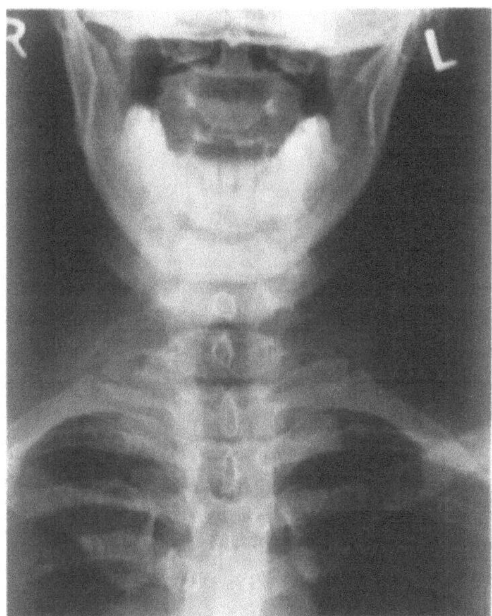

Abb. 37.2. Hypertropher Processus transversus

Die Differenzierung der Skalenusmuskeln in einen vorderen und einen mittleren Anteil ist im

Tabelle 37.1. Ursachen des neurogenen Thoracic-outlet-Syndroms

Angeboren	*Erworben*
Knöchern	*Knöchern*
Halsrippe	Hypertropher Kallus oder Pseudarthrose nach Klavikulafraktur
Abnormer Processus transversus des 7. HWK	Fraktur oder Exostose der 1. Rippe
Abnormitäten der 1. Rippe	Knöcherne Tumoren
Weichteile	*Weichteile*
Abnormität der Skalenusmuskeln	Weichteiltrauma im Bereich des Schultergürtels
– Abnorme Insertion, M. scalenus anterior oder medius	– Einmalig
– Verflechtungen von Muskelfasern mit dem Plexus brachialis	– Repetitiv (Athleten, berufsbedingt)
– M. scalenus minimus	Skalenusmuskelhypertrophie
Ligamentäre Abnormitäten	Narbenstränge nach vorausgegangenen Operationen
Abnormitäten des Plexus brachialis	Weichteiltumoren
	Pancoast-Tumor, Metastasen
Haltungsanomalien	
Herabhängende Schultern	
Mammahyperplasie	

wesentlichen vom Einsprossen des Gefäßnervenbündels determiniert [41]. Entsprechend sind die verschiedenen Umschlingungen und Verflechtungen von Muskelfasern im Austrittsbereich des Plexus brachialis und der A. subclavia durch das Skalenusdreieck als Restzustände der Differenzierung in einen M. scalenus anterior und medius zu verstehen. Das gleiche gilt für den M. scalenus minimus [41]. Je nach Breite der Insertionen auf der 1. Rippe ist die Basis des Skalenusdreiecks 0–24 mm weit.

Verwebungen des Plexus brachialis mit Muskelfasern – oder bindegewebig umgestaltete Residuen des Skalenuskomplexes – fanden Sanders u. Roos in 75% ihrer chirurgisch behandelten Patienten mit TOS. Sie werden aber auch nicht selten beim Gesunden beobachtet: Bei 60 Kadaversektionen fanden sich solche Anomalien der Weichteilanatomie in 40%. Bei 45% fand sich der Austritt der C5- und C6-Wurzeln zwischen Fasern des M. scalenus anterior anstatt durch die Skalenuslücke [60]. Juvonnen fand in 63% von 98 Kadaverdissektionen eine der 14 von Roos [55, 56] klassifizierten Weichteilanomalien im Sinne von kongenitalen fibrösen Bändern oder Muskelanomalien der Skalenusgruppe [27]. Zusammenfassend entstehen neurovaskuläre Kompressionsyndrome des TOS aus der Kombination von

1. morphologisch anatomischen Varianten,
2. funktionell veränderten Weichteilstrukturen aufgrund von Fehlbelastungen und
3. histomorphologischen Adaptationszuständen als Antwort auf Traumatisierung und chronische Fehlbelastung.

37.2 Das neurogene Kompressionssyndrom

37.2.1 Klinik

Patienten mit neurogenem TOS klagen über akut oder schleichend einsetzende Schmerzen im Bereich des Nackens und der Schulter, die sowohl thorakal als auch in den Arm bis zur Hand und den Fingern ausstrahlen können. Gelegentlich werden auch ipsilaterale Kopfschmerzen und Schmerzen im Bereich des Kiefergelenks angegeben. Häufig treten außerdem Parästhesien und Taubheitsgefühl in Hand und Fingern sowie die subjektive Verminderung der Fingerdexterität auf. Kältegefühl und eine gelegentliche livide Verfärbung der Hand im Sinne einer Vasospastik bei Kompression autonomer, sympathischer Fasern werden als seltenere Beschwerden vorgebracht und sollten auch an ein gleichzeitig bestehendes arterielles TOS denken lassen. Bei Irritation der oberen Wurzeln des Plexus brachialis stehen Schmerzen im lateralen Halsdreieck hinter dem M. sternocleidomastoideus im Vordergrund. Sie ziehen zur Mandibula und dem Ohr und strahlen über die Schulter in den lateralen Arm, im Sinne einer C 5- bis C 7-Verteilung. Bei Beteiligung der unteren Wurzeln (C 8–T 1) werden Schmerzen supra- und infraklavikulär, im Bereich der Axilla und paraskapulär im Bereich des M. rhomboideus angegeben. Am Oberarm verlaufen sie entlang dem medialen Aspekt mit ulnarseitiger Ausstrahlung in den Unterarm und die Hand. Häufig ist jedoch eine eindeutige Zuordnung zur oberen oder unteren Plexusbeteiligung aufgrund klinischer Angaben nicht eindeutig möglich [9, 57, 69].

Anamnestisch ist in 20–49% der Fälle ein Trauma im Bereich der Nacken- oder Schultergürtelmuskulatur vorausgegangen [14, 68]. Hierbei handelt es sich entweder um ein direktes Einzeltrauma, z.B. ein HWS-Schleudertrauma („whiplash injury“), oder um repetitive, meist arbeitsbedingte Mikrotraumen, wie z.B. beim Heben schwerer Lasten oder Arbeiten mit erhobenen Armen. Seltener ist ein knöchernes Trauma im Bereich der 1. Rippe, des Querfortsatzes eines Halswirbels oder der Klavikula in der Vorgeschichte zu erfragen. Die Patienten beschreiben oft eine deutliche Verschlimmerung der Beschwerden bei Abduktion/Elevation und Außenrotation des jeweiligen Armes. Gelegentlich sind die Schmerzen auch durch Zug am hängenden Arm, z.B. beim Tragen von Lasten, auslösbar. Die Beschwerden verlaufen meist chronisch rezidivierend über Jahre mit Verschlechterung bei Belastung. Das Auftreten vor allem nächtlicher Schmerzen, ähnlich dem Karpaltunnelsyndrom, ist nicht selten.

37.2.2 Körperliche Untersuchung

Bei der körperlichen Untersuchung stehen zum einen symptomauslösende Manöver, zum anderen der Ausschluß anderer pathologischer Gegebenheiten im Vordergrund. Bei der Palpation läßt sich im Bereich der Fossa supraclavicularis die Skalenusmuskulatur oft druckschmerzhaft palpieren mit Auslösung der beschriebenen Symptomatik. Bei 3minütiger 90°-Abduktion und Außenrotation in der Schulter (Roos-Test) läßt sich die klinische Symptomatik speziell bei der unteren Plexusirritation häufig gut reproduzieren [55]. Bei der Auskultation und Palpation des lateralen Halsdreieckes sowie der Fossa supraclavicularis wird nach Gefäßschwirren und abnormer Pulsation der A. subclavia sowie nach Raumforderungen als Hinweis auf ein tumoröses Geschehen gesucht. Die Erhebung des Pulsstatus sollte auch die Dokumentation von Dopplerperfusionsdrücken mit einschließen. An den Akren ist nach Zeichen abgelaufener Mikroembolisationen zu suchen, die von wandständigen Thromben aus einer dilatierten oder aneurysmatisch degenerierten A. subclavia stammen können. Das Verschwinden des Radialispulses bei Blickwendung zur gesunden Seite, Extension der HWS, tiefer Inspiration und bequem aufliegendem Ellenbogen (Adson-Test) [3] sowie bei verschiedenen Abduktions-, Elevations- und Retroversionsstellungen des Armes ist zur Diagnosestellung des TOS nur bedingt hilfreich, da es bei mehr als der Hälfte der Normalbevölkerung zu beobachten ist [9, 16, 41]. Hingegen ist das Auftreten der neurologischen Symptomatik bei diesen Manövern von wesentlicher diagnostischer Bedeutung [47]. Die funktionelle Untersuchung sollte auch eine eingehend orthopädische Begutachtung der HWS und des Schultergürtels einschließen.

Bei der neurologischen Untersuchung finden sich objektivierbare Ausfälle im Bereich von Sensorik und Motorik nur sehr selten. Typischerweise ist dann eine Atrophie des M. abductor policis brevis sowie des M. opponens pollicis feststellbar. Klinisch imponiert dies als Einsinken der radialen Kontur des Daumenballens. In geringerem Maße sind auch Paresen der übrigen, nicht vom N. medianus, sondern vom N. ulnaris versorgten kleinen Handmuskeln assoziiert [43]. Selten finden sich verminderte Muskeleigenreflexe (Trizeps, Trömner) [43, 49]. Das Äquivalent des Lasègue-Tests für den Plexus brachialis ist der axiale Armstreßtest nach Elvey [15]. Hierbei wird beim liegenden Patienten die erkrankte Schulter leicht passiv nach dorsal geführt, dabei zunehmend abduziert, retrovertiert und außenrotiert. Hierbei wird im Ellenbogen aus 90°-Beugung zusätzlich extendiert, der Unterarm supiniert und im Handgelenk extendiert. Diese Position führt, ähnlich einer unphysiologischen Hyperextensionlagerung des Armes in Narkose, zu sukzessive größerem Zug an allen Anteilen des Plexus brachialis. Nach Stoney hat sich dieser Test in der klinischen Praxis zur Unterscheidung zwischen plexusbedingten und anderen Schulteraffektionen bewährt [69].

37.2.3 Differentialdiagnose

Die Diagnose des neurologischen TOS ist eine Ausschlußdiagnose, da weder eine eindeutig pathognomonische Klinik noch ein ausschließlich pathologisch-anatomisches Korrelat existieren. Entsprechend sorgfältig und weitreichend sollten die differentialdiagnostischen Erwägungen verfolgt werden (Tabelle 37.2). Auszuschließen sind zunächst Wurzelkompressionssyndrome durch Diskopathien oder Spondylose im Bereich der HWS. Hier sind oft der akute Schmerzbeginn und das Auslösen der Schmerzen durch Husten und Pressen richtungsweisend.

Lokalinvasive Tumoren, z.B. ein Pancoast-Tumor, können zu ähnlichen Schmerzsymptomen führen. Es findet sich hierbei gelegentlich ein Horner-Syndrom, das beim TOS fehlt.

Eine weitere prominente Differentialdiagnose ist das Karpaltunnelsyndrom mit ähnlicher Schmerzsymptomatik, wenn auch meist mehr unterarm- und handbetont. Hier können ein positiver Tinel-Test (Beklopfen des Karpaltunnels führt zu Parästhesien im Bereich des Medianusnervs) sowie ein positiver Phalen-Test (Parästhesien im Medianusgebiet bei passiver Maximalflexion im Handgelenk für 1 min.) und auch das typische nächtliche Auftreten der Schmerzen klinisch hinweisend sein. Die elektrophysiologische Abklärung ist in jedem Fall obligat [9, 43]. Von besonderer Bedeutung ist auch die Beobachtung, daß bei Patienten mit neurogenem TOS in 20–30% gleichzeitig periphere Nervenkompressionssyndrome, vornehmlich ein Karpaltunnelsyndrom, nachweisbar sind. Dieses als „double crush syndrome" beschriebene Phänomen wurde im Sinne einer erhöhten Vulnerabilität des peripheren Nervs bei gestörter proximaler Trophik gedeutet [65, 77].

Die Diagnose einer peripheren Neuropathie ergibt sich aus den klinisch dokumentierbaren Ausfällen und der internistischen Grunderkrankung. Die seltene Syringomyelie und die amyotrophische Lateralsklerose können ebenfalls zur Atrophie der kleinen Handmuskeln führen, jedoch stehen Schmerzsyndrome hier im Hintergrund, und eine diskrete Paraspastik der Beine ist differentialdiagnostisch richtungsweisend für einen intrinsisch spinalen Prozeß. Zum Ausschluß einer Erkrankung aus dem weiten Kreis der posttraumatischen, entzündlichen und degenerativen Erkrankungen der Gelenke und Weichteile des Schultergürtels ist eine eingehende orthopädische Begutachtung unbedingt zu empfehlen.

37.2.4 Zusatzdiagnostik

Nativaufnahmen der HWS ggf. mit Schrägaufnahmen zur Beurteilung der Foramina interverte-

Tabelle 37.2. Differentialdiagnose des neurogenen Thoracic-outlet-Syndroms

Erkrankungen der Halswirbelsäule Spondylose Spondylitis Diskopathie	Entzündliche Erkrankungen der Weichteile Myalgien Myositis Polymyalgia rheumatica Bursitis Tendinitis Arthritis
Erkrankungen des zervikalen Rückenmarks Amyotrope Lateralsklerose Rückenmarktumoren Extramedullär raumfordernde Prozesse Multiple Sklerose	Postentzündliche und funktionelle Erkrankungen des Schultergürtels Verletzungen der Rotatorenmanschette Schultergelenkarthrose Tendopathien des • M. supraspinatus • M. infraspinatus • M. subscapularis • M. biceps brachii, Caput longum
Erkrankungen der peripheren Nervenbahnen Traumatische Halswurzel- und Plexusschäden Periphere Nervenkompressionssyndrome • N. medianus (CTS) • N.ulnaris Sulcus ulnaris Loge de Guyon • N. subscapularis • N. thoracicus longus • N. accessorius	Verschiedenes Angina pectoris Raynaud-Syndrom Persönlichkeitsstörungen

bralia, des Thorax sowie des Schultergelenks sind die Basis der apparativen Diagnostik. Es muß hier noch einmal darauf hingewiesen werden, daß der Nachweis abnormer ossärer Strukturen wie einer Zervikalrippe, (Abb. 37.3), eines hypertrophen Processus transversus des 7. HWK (s. Abb. 37.2) oder einer inkompletten 1. Rippe auf die Diagnose eines neurogenen TOS nur hinweisen, es aber nicht beweisen kann.

Der Verdacht auf eine Raumforderung im Bereich der HWS (Spinalstenose, Tumoren, Zysten oder Diskopathien) machte früher die Myelographie erforderlich. Sie ist heute weitgehend durch CT und MRT ersetzt worden. Der Nachweis von Weichteilanomalien im Bereich der oberen Thoraxapertur und die direkte Darstellung der Verdrängung von Plexusanteilen ist ebenfalls durch das MRT möglich geworden. Um eine Distorsion des Plexus zur Darstellung zu bringen, sollte in 3-mm-Schichten und T1-gewichtetem Echo geschichtet werden. Hierbei muß die Einstellung der schräg angehobenen frontalen Durchtrittsebene des Plexus durch die Skalenuslücke bei jedem Patienten individuell optimiert werden. Mit dieser Technik erzielte Panegyres bei einer Serie von 20 Patienten eine Sensitivität von 79%, eine Spezifität von 87,5% und eine Falsch-positiv-Rate von 9,5% [51].

Die Wertigkeit elektrophysiologischer Untersuchungen in der Diagnostik des neurogenen TOS wird sehr unterschiedlich beurteilt. „Typische“ Befunde sind häufig erst bei Spätformen mit motorischen Ausfällen und manifesten Muskelatrophien im Bereich der Hand feststellbar. Die Mehrzahl der Patienten präsentiert sich jedoch in einem früheren Stadium mit vornehm-

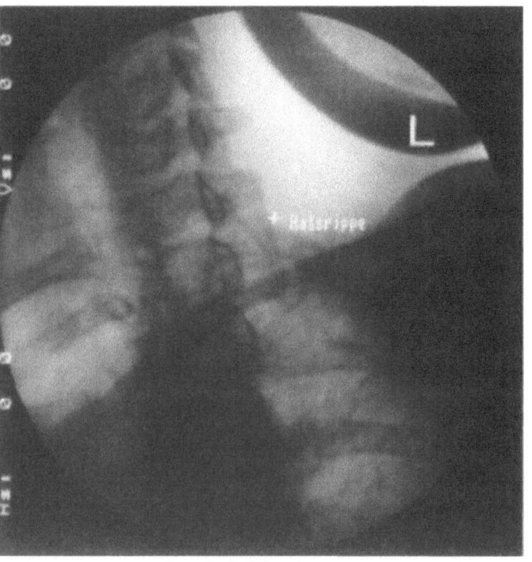

Abb. 37.3. Zervikalrippe links

lich sensorischen Beschwerden. Nervenleitgeschwindigkeit, Messung der F-Wellen-Latenz und Elektromyographie finden Anwendung vor allem zur Abgrenzung von peripheren Nervenkompressionssyndromen [9, 65, 69]. Bei der Verwendung von somatosensorisch evozierten Potentialen im Gebiet von N. ulnaris und N. medianus haben sich gute klinische Korrelate nachweisen lassen [19, 29, 39].

Die Arteriographie sollte den wenigen Patienten mit neurogenem TOS vorbehalten bleiben, die neben neurologischen Beschwerden auch Zeichen arterieller Thromboembolien oder Gefäßveränderungen der A. subclavia aufweisen. Ebenso bedarf es einer Phlebographie nur dann, wenn anamnestisch oder bei der körperlichen Untersuchung eine Armvenenthrombose zu vermuten ist.

37.2.5 Therapie

37.2.5.1 Konservative Therapie

Aus den oben angestellten Überlegungen zur Pathophysiologie des neurogenen TOS ergeben sich physikalisch-konservative Maßnahmen zunächst als Therapie der ersten Wahl, solange keine motorischen Ausfälle zu beobachten sind.

Neben der vorübergehenden Ruhigstellung der betroffenen Extremität, ggf. mittels einer speziellen Orthose [46], und der Vermeidung auslösender Bewegungsabläufe stehen krankengymnastische Übungen im Vordergrund, die auf eine Kräftigung der Schulterheber abzielen. Hierauf sprechen vor allem schlanke junge Frauen an, die mit nach vorn abwärtshängenden Schultern die Haltungsanomalie des „droopy shoulder syndrome" aufweisen [43, 69]. Patienten, bei denen die Kompression durch Muskelhypertrophie zustandekommt, wie z.B. Gewichtheber, Tennisspieler oder auch Patienten mit chronisch obstruktiven Atemwegerkrankungen, sprechen dagegen eher auf dehnende und mobilisierende Maßnahmen im Bereich der HWS und des Schultergürtels an [76]. Nach Erfahrung von Selke sprechen Patienten mit posttraumatischem Auftreten der Beschwerden meist schlechter auf konservative Therapien an und benötigen eher die operative Dekompression [68].

37.2.5.2 Operative Therapie

Die Indikation zur Operation sollte nur zurückhaltend und nach Versagen eines mehrmonatigen konservativen Therapieversuchs gestellt werden. Ausgenommen hiervon sind Patienten, die bereits klinisch und elektrophysiologisch nachweisbare motorische Ausfälle haben oder gleichzeitig ein symptomatisches vaskuläres Kompressionssyndrom aufweisen. Auch die besseren chirurgischen Resultate bei Patienten mit knöchernem anatomischem Korrelat rechtfertigen die frühere Indikationsstellung zur chirurgischen Therapie [3, 33].

Entsprechend dem anatomisch-physiologischen Verständnis hat die chirurgische Therapie ein Stadium der Evolution durchlaufen. Verschiedene operative Vorgehensweisen sind beschrieben, jedoch finden im wesentlichen nur 2 davon breite Anwendung (Abb. 37.4 und 37.5):

- der transaxilläre Zugang zur Resektion der 1. Rippe, einer Halsrippe und Skalenotomie;
- der supraklavikuläre Zugang zu Skalenotomie/Skalenektomie und Resektion einer Halsrippe oder der 1. thorakalen Rippe.

Die kombinierte Anwendung beider Zugänge kommt gelegentlich dann zur Anwendung, wenn die Entfernung der 1. Rippe gewünscht wird, aber von supraklavikulär nur technisch schwierig zu bewerkstelligen ist. Die Vertreter des supraklavikulären Zugangs verweisen auf die Bedeutung von Weichteilanomalien und ihrer exakten Entfernung unter Freilegung und Neurolyse des Plexus brachialis zur Vermeidung von Rezidiven [69, 75]. Unter der beschränkten Exposition eines transaxillären Zugangs, so wird befürchtet, sei die unvollständige Dekompression wahrscheinlicher und die Verletzungsgefahr von neurovaskulären Strukturen größer [6]. Die Vertreter des durch Roos [54] popularisierten transaxillären Verfahrens dagegen verweisen auf sehr gute klinischen Resultate mit einer 80- bis 90%-Erfolgsrate dieser im Ganzen weniger aufwendigen und belastenden Methode, die auch ein besseres kosmetisches Ergebnis bewirkt [44, 78]. Obwohl die Symptome des einzelnen Patienten nicht immer eindeutig einer oberen oder unteren Plexusymptomatik zuordenbar sind, empfehlen verschiedene Autoren, das supraklavikuläre oder transaxilläre Vorgehen jeweils individuell auszuwählen [57, 61]. Wood u. Ellison dagegen erzielten gleichwertige Resultate bei 181 Patienten mit oberem oder unterem Plexussyndrom mit der transaxillären Resektion der 1. Rippe [78]. Sie empfehlen bei der transaxillären Resektion, den M. scalenus anterior nicht zuerst von der 1. Rippe abzutrennen, sondern en bloc mit der 1. Rippe zu entfernen.

Sanders u. Pearce [59] erzielten gleichwertige Resultate bei transaxilärem oder supraklavikulärem Vorgehen. Nach 5- bis 10jähriger Nachbeob-

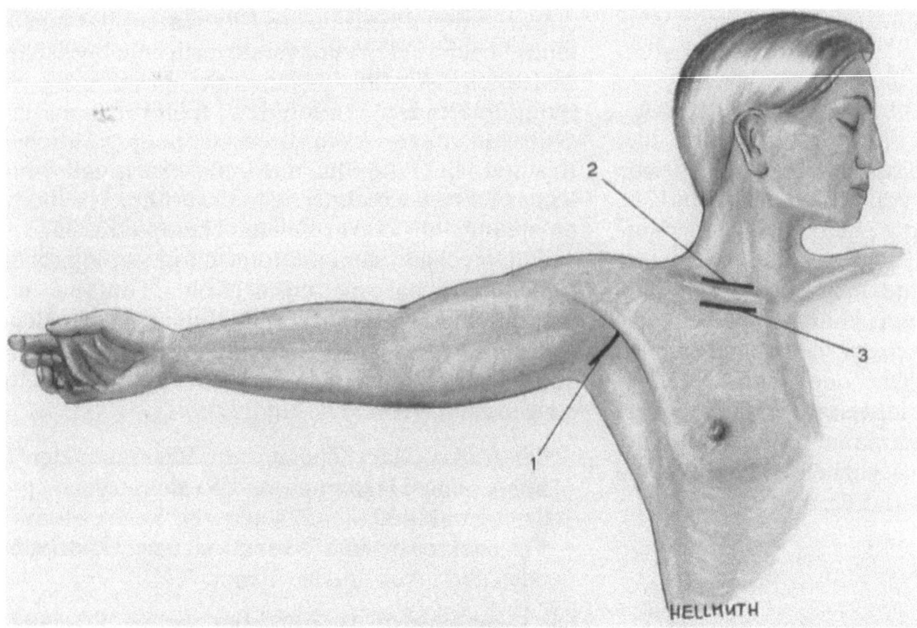

Abb. 37.4. Operative Zugänge zum „thoracic outlet“: *1* Transaxillärer Zugang für das neurogene und venöse TOS. *2* Supraklavikulärer Zugang: zur Dekompresssion bei arteriellem TOS, zur venösen Thrombektomie, gelegentlich bei neurogenem TOS. *3* Infraklavikulärer Zugang: gelegentlich hilfreich in Kombination mit *2* zur Rekonstruktion der A. subclavia, zur Resektion des Sternalansatzes der 1. Rippe, zur Thrombektomie proximaler V.-subclavia-Thrombosen und Beseitigung von narbigen Strikturen

achtungszeit fanden sie gute Resultate noch bei 70% ihrer Patienten.

Welche operative Vorgehensweise auch immer gewählt wird, sie muß mit größtmöglicher Sorgfalt durchgeführt werden, da Rezidiveingriffe nur bei etwa 40% der Patienten zufriedenstellende Langzeitergebnisse bringen [6, 61]. Bei der transaxillären Resektion der 1. Rippe darf zur Vermeidung von Rezidiven vor allem kein wesentliches Residuum der 1. Rippe an ihrem posterioren Ende (beim venösen TOS auch am kostoklavikulären Ende) stehen [44].

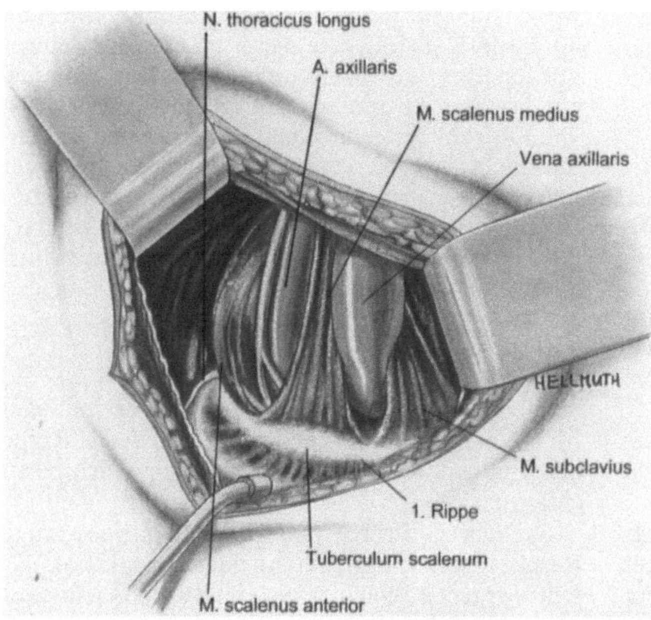

Abb. 37.5. Transaxillärer Zugang zur Skalenotomie und Resektion der 1. Rippe

37.2.6 Komplikationen

Bei den die Nervenbahnen betreffenden Komplikationen stehen Schäden des Plexus brachialis im Vordergrund. Meist handelt es sich hier um retraktionsbedingte Neuropraxien, die in 80% komplett rückbildungsfähig sind [69]. Beim Abtragen des posterioren Rippenstummels mit dem Rongeur ist speziell die unterste Wurzel (T 1) des Plexus brachialis gefährdet. Daneben sind vor allem die interkostobrachialen Nerven 1–3, der N. phrenicus (auf dem M. scalenus anterior), der N. throacicus longus (unter oder im M. scalenus medius) und gelegentlich der N. vagus bzw. der N. recurrens gefährdet.

Das Entstehen eines Pneumothorax ist meist intraoperativ bereits erkennbar und läßt sich durch eine Kurzabsaugung mittels eines kleinlumigen Katheters, der am Ende der Operation entfernt werden kann, behandeln. Speziell bei linksseitigen Operationen ist auf den Ductus thoracicus zu achten, um chronische Lymphfisteln oder einen Chylothorax zu vermeiden.

37.2.7 Resultate

Die Resultate nach chirurgischer Therapie des neurogenen TOS variieren sehr stark, je nachdem, ob von chirurgischer oder nichtchirurgischer Seite berichtet wird. Aber auch Nachbeobachtungszeitraum sowie Kriterien für Indikationsstellung und Beurteilung der Resultate spielen hier eine große Rolle und gestalten Vergleiche problematisch. Lindgren [31] berichtet über eine kumulative Erfahrung mit 45 Patienten über 21 Jahre, die nach durchschnittlich 8jähriger Nachbeobachtungszeit begutachtet wurden. 26 von 45 Patienten wurden als Therapieversager eingestuft. Diese Beurteilung war bei 5 Patienten auf operative Komplikationen (Kausalgie, Serratus-anterior-Lähmung) zurückzuführen. Bei 11 Patienten ergaben sich andere Diagnosen wie periphere Nervenkompression, zervikale Spondylose, neurogene Tumoren im Spinal- und Wurzelbereich, diabetische Neuropathie sowie unvollständig entfernte knöcherne Abnormitäten des „thoracic outlet“. Bei 10 Patienten fanden sich funktionelle Bewegungsstörungen im Bereich der HWS und des Schultergürtels. Bei konservativer Indikationsstellung und größerer Erfahrung können jedoch durchaus bessere Resultate erzielt werden. Green [22] berichtet von einer Indikation zu chirurgischen Therapie in nur 25% der zur Operation zugewiesenen Patienten. Bei einer durchschnittlich 5jährigen Nachbeobachtungszeit waren immerhin noch 78% von 136 Patienten nach transaxillärer Resektion der 1. Rippe zufrieden mit dem Ergebnis und würden sie, vor die Wahl gestellt, wieder an sich durchführen lassen. Als Komplikationen fanden sich keine Plexopathien oder vaskulären Schäden. Eine bleibende Lähmung des N. thoracicus longus war bei 2 Patienten zu beobachten. Besonders bei Patienten mit vorausgehendem Trauma fanden sich schlechtere Ergebnisse. Auch das Anstehen eines berufsgenossenschaftlichen Regreßverfahrens oder eine repetitive manuelle berufliche Tätigkeit wirken sich häufig negativ auf das funktionelle Ergebnis aus, z.B. im Sinne einer hohen Frühpensionierungsrate [14, 21, 22]. Der (seltene) Patient mit dem klassischen neurogenen TOS, also mit dokumentierbaren motorischen Ausfällen im Bereich der von C 8–T 1 versorgten Hand- und Unterarmmuskeln, sollte präoperativ darüber aufgeklärt sein, daß die operative Dekompression die Symptomatik in der Regel zwar in ihrer Progredienz anhalten, sie aber nicht rückgängig machen kann [22].

37.3 Das arterielle TOS

Im Gegensatz zum neurogenen TOS finden sich die Komplikationen einer arteriellen Kompression nur in 3–5% aller Patienten mit TOS [28, 41, 75]. Auffallend ist auch die beim arteriellen TOS annähernd gleiche Geschlechtsverteilung [8, 13].

Am häufigsten kommt es im Bereich der hinteren Skalenuslücke zu chronischen Kompressionsschäden der A. subclavia. Seltener wird dies beim Durchtritt durch die kostoklavikuläre Enge beobachtet. Die Irritation der A. axillaris beim Unterqueren des M. pectoralis minor und Processus coracoideus ist eine klinische Seltenheit [18].

Bei Hyperabduktion der Schulter des athletischen Patienten kann es auch zur intermittierenden Kompression der A. axillaris am Humeruskopf und dabei typischerweise auch zur Okklusion der A. circumflexa humeri posterior kommen [13].

Bei der überwiegenden Mehrzahl der Patienten mit arterieller Kompressionssymptomatik findet sich eine knöcherne Anomalie des Schultergürtels. Hierbei ist es in der Regel eine vollständig ausgebildete Halsrippe, seltener eine abnorme 1. thorakale Rippe, die die A. subclavia von unten her komprimiert [8, 13, 30]. Auch ein hypertropher Kallus nach Fraktur des Schlüsselbeines oder der 1. Rippe können gelegentlich zu einer Einengung führen. Beim Schlüsselbein ist es jedoch meist eine pseudarthrotisch verheilte Klavikulafraktur, die zur arteriellen Wandschädigung führt [28].

Die arterielle Kompression ohne knöchernes anatomisches Substrat ist eher selten und wird nur in etwa 10% der Fälle mit arteriellem TOS beobachtet [10, 13].

37.3.1 Pathophysiologie

Aus dem Zusammenspiel anatomischer Varianten und zusätzlicher funktioneller oder posttraumatischer Veränderungen im Bereich des Schultergürtels resultiert die zuerst nur intermittierende, später dann chronische Kompression der Arterienwand (Abb. 37.6). Die Kompression der Arterie führt zunächst zur lokalen transmuralen Gefäßwandschädigung mit Intimabeteiligung. Von oberflächlichen Ulzera der Intima aus kann es zur Embolisierung von Mikrothromben kommen, was heute als Ursache der gelegentlich zu beobachtenden vasospastischen Phänomene beim TOS im Sinne einer Raynaud-Symptomatik angesehen wird [71]. Aber auch die Makroembolisation und die primäre Thrombosierung des Gefäßlumens können bereits in diesem Stadium entstehen. Dann kommt es sowohl durch Kompression als auch durch postentzündliche Vorgänge zur fixierten Gefäßstenose. Die Ursachen der mit der Stenosierung einhergehenden poststenotischen Dilatation und später dann aneurysmatischen Degeneration sind noch nicht vollständig geklärt. Es wird postuliert, daß poststenotische Turbulenzen und Vibrationen erhöhte Scherkräfte an der Arterienwand verursachen. Dies führt zur Mediadegeneration und schließlich zur Gefäßdilatation [48]. Rezidivierende kleine bis mittelgroße Embolien verlaufen oft zunächst relativ blande. Wird der proximale Streuherd jedoch nicht rechtzeitig erkannt und beseitigt, kann es langfristig zur Verlegung der Ausstrombahn und dann auch zum Stadium der kritischen Ischämie bis hin zum Extremitätenverlust kommen. Tritt eine primäre Thrombosierung lokal im Bereich der ge-

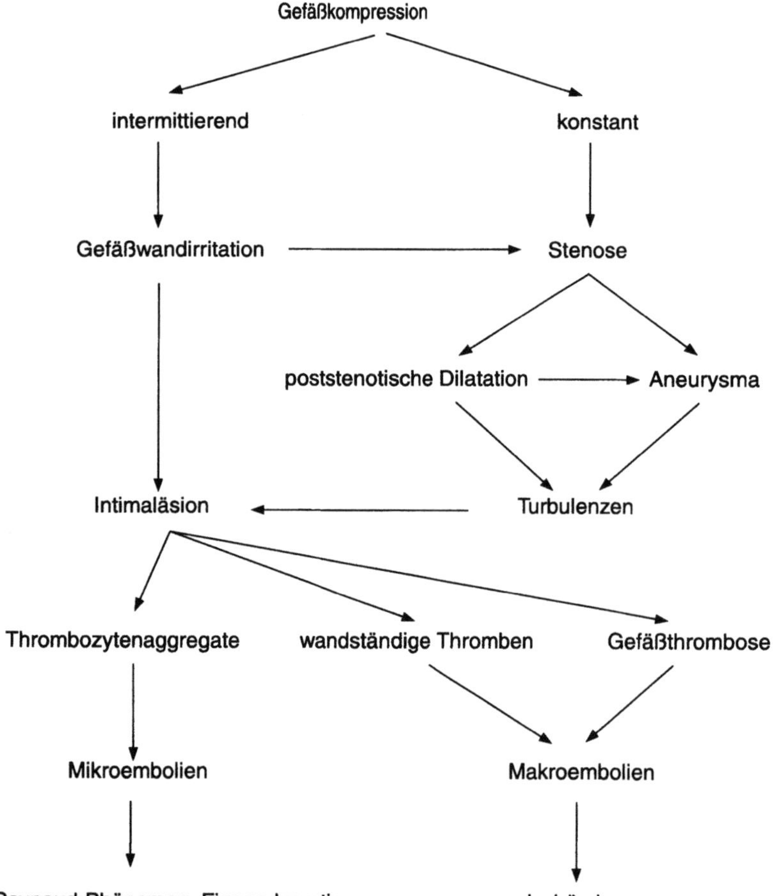

Abb. 37.6. Pathophysiologie des arteriellen Thoracic-outlet-Syndroms

schädigten A. subclavia oder axillaris ohne vorausgegangene rezidivierende Embolien auf, wird dies oft erstaunlich gut toleriert. Dies erklärt sich aus der reichen Kollateralisierung im Bereich der Schulter. Handelt es sich jedoch um den Endpunkt eines rezidivierenden thromboembolischen Geschehens, kann es zur kritischen Ischämie kommen, die therapeutisch oft nur schwierig beherrschbar ist. Neben der antegraden Embolisierung kann es bei Thrombosierung der A. subclavia auch zur gefürchteten retrograden Embolisation in das Vertebralis- oder Karotisstromgebiet kommen [58, 72].

37.3.2 Klinik

Die arterielle Kompression im *asymptomatischen Stadium* wird klinisch nur selten erkannt. Ein supraklavikulär zu tastender pulsierender Tumor oder die Auskultation eines Stenosegeräusches supra- oder infraklavikulär am ruhenden Arm sollte zu weitergehender Diagnostik veranlassen. Das Verschwinden der Handgelenkpulse bei verschiedenen Abduktionsmanövern dagegen ist weniger relevant, da es auch bei einem Großteil normaler Probanden zu beobachten ist [68]. Beschwerden im Sinne eines neurogenen TOS sollten auch an die Möglichkeit einer gleichzeitig bestehenden asymptomatischen arteriellen Schädigung denken lassen.

Bei der Embolisation von mikroskopisch großen Thrombozytenaggregaten, dem *mikroembolischen Stadium*, klagen die Patienten häufig über vasomotorische Symptome wie Kältegefühl und Kälteintoleranz oder temporäre Verfärbung der Finger, die mit Schmerzen und Taubheitsgefühl einhergehen. Vasomotorische Symptome im Bereich der betroffenen Extremität wurden lange Zeit ausschließlich als eine Reizung der zervikalen gefäßbegleitenden Sympathikusfasern interpretiert. Dementsprechend stand die zervikale Sympathektomie lange Zeit als chirurgisches Therapieverfahren der Wahl im Vordergrund.

Heute werden diese Beschwerden jedoch eher als Vorläufersymptome mit Signalcharakter im Sinne von rezidivierenden Mikroembolien verstanden. Swinton [71] beschrieb eine einseitige Raynaud-Symptomatik bei Patienten mit akutem Subklaviaverschluß aufgrund eines arteriellen TOS, die dem akuten Ereignis bis zu 2 Jahren vorausging. Neben mikroembolischen Ereignissen kann es sich dabei auch um den rasch kompensierten Verschluß kleinerer Arterienäste und Kollateralen durch kleinere Thromboembolien handeln. Bei der Angiographie zeigt sich dementsprechen häufig das Bild eines chronischen multisegmentalen Verschlußleidens. In diesem Zusammenhang muß jedoch auch vermerkt werden, daß ohne den angiographischen Nachweis des Verschlusses kleiner Digitalarterien die Ätiologie der raynaudartigen Beschwerden nicht immer geklärt werden kann, da beim arteriellen TOS in bis zu 30% der Fälle gleichzeitig neurologische Symptome vorkommen [8, 28, 58].

Im *Stadium der Makroembolien* hängt das Ausmaß der ischämischen Beschwerden, wie eingangs schon angesprochen, zum einen stark vom Zustand der Ausflußbahn, zum anderen auch von der Lokalisation des akuten Gefäßverschlusses ab. So wird z.B. der akute Verschluß der A. subclavia oder der Verschluß der A. brachialis nach dem Abgang der A. profunda brachii erstaunlich gut toleriert und verursacht in der Regel nur eine leichtere Armclaudicatio (Abb. 37.7). Häufig sind trotz proximalem embolischem Gefäßverschluß die Handgelenkpulse noch palpabel. Rezidivierende Embolien stammen meist aus einem bereits aneurysmatisch veränderten proximalen Gefäß [8]. Hierbei kann es insbesondere am 1. und 2. Strahl zu trophischen Veränderungen bis hin zur Fingergangrän kommen. Wenn nach Verschluß aller 3 Unterarmarterien durch Verlegung der A. brachialis auch noch die Ellenbogenkollateralen ausfallen, kommt es zur kompletten Ischämie.

37.3.3 Klinische Untersuchung und Differentialdiagnose

Im Gegensatz zum neurogenen TOS sind die klinischen Zeichen beim arteriellen TOS im makroembolischen Stadium mit akut auftretender Ischämiesymptomatik der oberen Extremität eindeutig. Rein palpatorisch läßt sich bei der körperlichen Untersuchung der Ort der akuten Lumenverlegung oft bereits grob lokalisieren. Bei sehr proximaler Lumenverlegung kommt es jedoch haufig nicht zum distalen Pulsverlust. Hier helfen Dopplerokklusionsdruckmessungen oder Pulsvolumenplethysmographie, um die Durchblutungssitutation im Seitenvergleich zu objektivieren. Die akute Ischämie der oberen Extremität ist zu 50% embolischer Natur, wovon bei weitem die Mehrzahl kardialen Ursprungs ist. Zu 25% ist sie primär thrombotischer Genese, zu weiteren 25% tritt sie nach iatrogenen Eingriffen auf [36]. Dementsprechend ist vor allem nach Anzeichen für eine kardiale Emboliequelle – Herzgeräusche, Arrhythmie, Myokardinfarktzeichen – zu fahn-

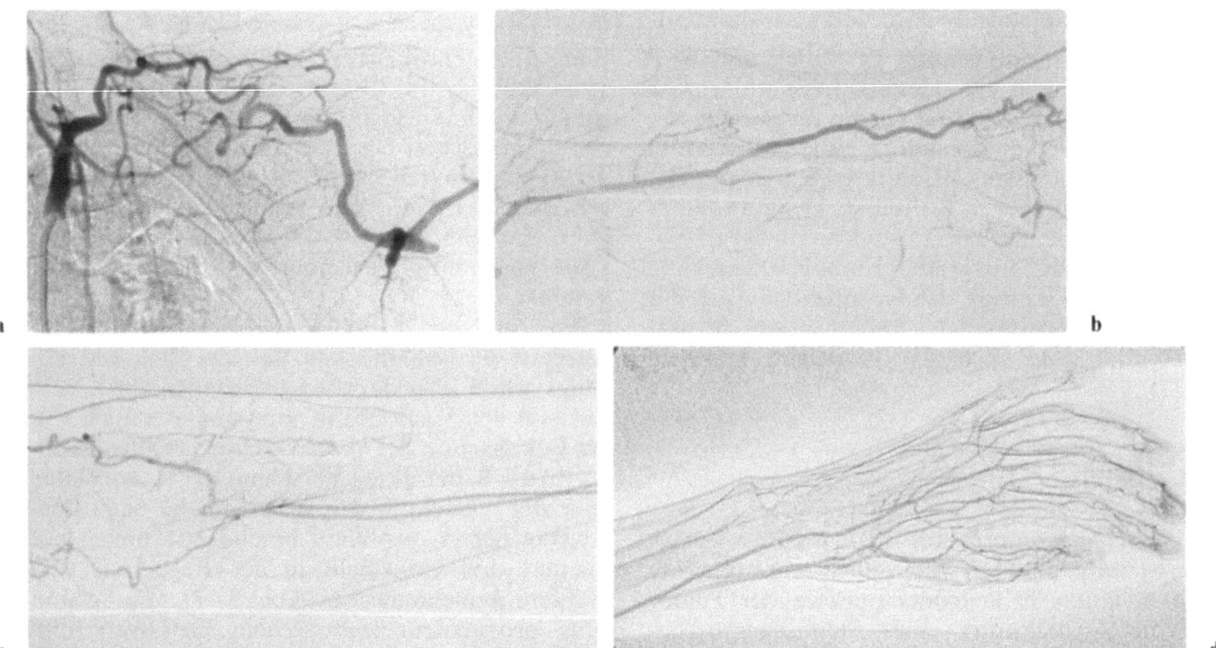

Abb. 37.7a–d. 30jährige Patientin mit voll kompensierter Ischämie bei A.-subclavia-Verschluß und Kollateralisierung über A. profunda brachii

den. Die sehr seltenen Emboliequellen aus atherosklerotischen Plaques oder aneurysmatischen Veränderungen der Aorta ascendens und ihrer supraaortalen Äste sind nur mit apparativer Diagnostik nachzuweisen. Generell gilt jedoch: Je jünger der Patient, desto stärker ist der Verdacht auf ein arterielles TOS als Streuherd für arterioarterielle Embolien der oberen Extremität.

Im asymptomatischen Stadium weist ein verbreiterter Puls oder ein Gefäßschwirren der A. axillaris und subclavia sowie, beim schlanken Patienten, fortgeleitet auch von der A. brachiocephalica auf eine entsprechende dilatative oder stenosierende Gefäßpathologie hin. Die Auskultation sollte am entspannt herabhängenden Arm erfolgen, da bei Abduktionsmanövern auch beim Gesunden Gefäßgeräusche auftreten können [58]. Besonders das einseitige Auftreten einer Raynaud-Symptomatik an der Hand, ein Fingerblutdruckgradient von mehr als 15 mmHg, ein absoluter Fingerblutdruck von weniger als 70 mmHg oder ischämische Ulzera an den Fingern weisen auf Gefäßverschlüsse im Bereich des Arcus palmaris oder der Digitalarterien hin, die möglicherweise aufgrund einer arterioarteriellen Emboliequelle entstanden sind. Es empfiehlt sich die arteriographische Abklärung der Einstrombahn [53]. Daneben muß an systemische Erkrankungen aus dem Formenkreis der Arteriitiden oder Kollagenosen gedacht werden. Neben der Klinik sind hier serologische Untersuchungen sowie typische arteriographische Befunde richtungweisend.

37.3.4 Zusatzdiagnostik

Röntgenaufnahmen der HWS – am besten in 4 Ebenen – und der oberen Thoraxapertur gehören auch bei arterieller Symptomatik zur Basisdiagnostik des TOS.

Die Duplexsonographie bietet neben der morphologischen Darstellung auch die Möglichkeit, dynamische Kompressionsvorgänge bei Abduktionsmanövern der Schulter zu dokumentieren [34]. Eine durchgehende Beurteilung der gesamten Gefäßwand scheitert jedoch nicht selten am knöchernen Klavikulafenster. Trotz guter Ergebnisse der Duplexsonographie ist deshalb vor der chirurgischen Therapie die selektive Angiographie der A. subclavia zu fordern. Auch beim asymptomatischen Patienten ist die Indikation zur Angiographie dann gegeben, wenn sich neben einer ossären Anomalie (Halsrippe oder abnorme 1. Rippe) auch noch Gefäßgeräusche oder ein ungewöhnlich prominenter Puls im Subklaviastromgebiet finden [28, 58].

Bei der Angiographie empfiehlt sich der transfemorale Zugang, um auch die proximalen supraaortalen Äste darstellen zu können. Finden sich bei neutraler Schulterposition keine pathologischen Befunde, wird die Serie in Abduktion, Außenrotation und Retroversion der Schulter wiederholt. Hierbei nachweisbare Kompressionsphänomene (Abb. 37.8) sind jedoch nur dann von diagnostischer und therapeutischer Konsequenz, wenn sich der Nachweis stattgehabter peripherer Embolien erbringen läßt, da sie auch beim gesunden Patienten nachweisbar sein können. Deshalb ist es wichtig, auch die peripheren Gefäßäste darzustellen. Die Beigabe von Lidocain vermindert die Schmerzhaftigkeit der selektiven Injektion. Intraarterielle Gaben von Priscolin oder Nitroglyzerin helfen bei der Darstellung der kleinen Handgefäße [36]. Manchmal lassen sich Abbrüche im Sinne von stattgehabten Mikroembolien nachweisen, bevor die proximale Läsion in der Subklavia darstellbar ist [64]. An der A. subclavia sind neben einer Einengung – meist von inferior kommend – gelegentlich nur eine Elongation (Abb. 37.9) oder Konturunregelmäßigkeiten mit wandständigen Thromben nachweisbar. Beim Patienten mit symptomatischer A.-subclavia-Kompression wird in 60–70% der Fälle eine poststenotische Dilatation – definiert als Lumenvergrößerung bis zum Zweifachen des normalen Gefäßdurchmessers – oder eine aneurysmatische Degeneration – definiert als größer als zweifache Lumenvergrößerung – beobachtet [8, 13, 58].

37.3.5 Therapie

Die Indikation zur Operation stellt sich für alle symptomatischen Formen des arteriellen TOS. Gelegentlich ist sie auch beim Jugendlichen mit asymptomatischer Halsrippe und extremer Abknickung bzw. nachweisbarer Stenosierung der A. subclavia gegeben [75].

Die chirurgische Therapie des arteriellen TOS verfolgt 3 Ziele:

1. Die Beseitigung der Gefäßlumenverlegung,
2. die Resektion der komprimierenden Strukturen und
3. die Sanierung des lokalen Gefäßschadens.

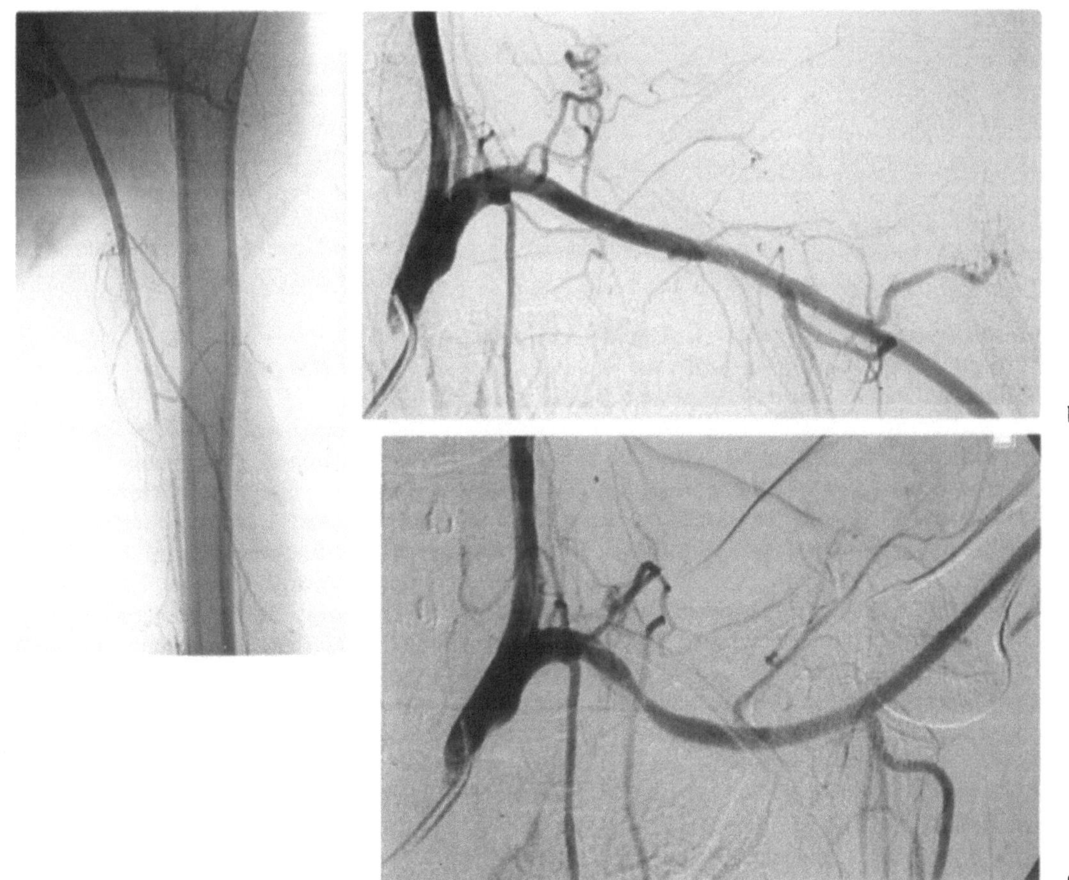

Abb. 37.8a–c. 37jährige Patientin mit embolischem Verschluß (**a**) der A. brachialis. Normale Verhältnisse bei herabhängendem Arm (**b**) Kompression der proximalen A. subclavia in Abduktionsstellung (**c**)

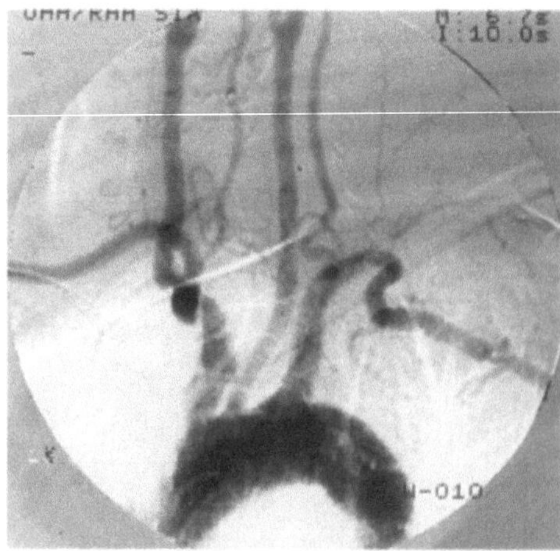

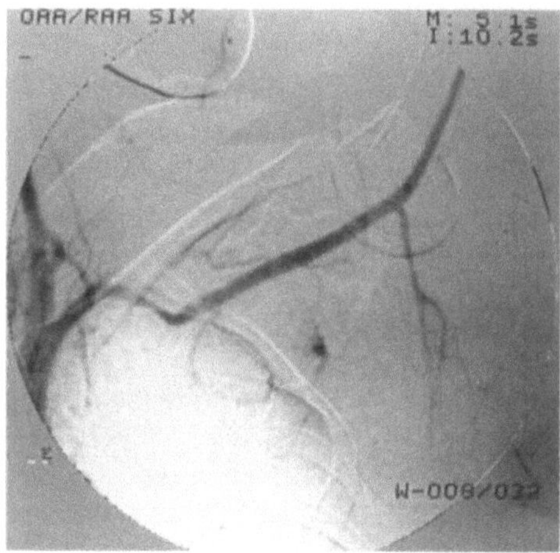

Abb. 37.9. 46jährige Patientin mit Elongation der linken A. subclavia in Ruhestellung (**a**), Kompression in Abduktion (**b**)

Idealerweise erfolgen alle 3 Schritte simultan. Erfolgt initial wegen Verdacht auf kardiale Embolie oder wegen akuter kompletter Ischämie nur die Katheterdesobliterierung über einen peripheren chirurgischen Zugang ohne vorhergehende angiographische Abklärung der Einstrombahn, ist diese dringlich postoperativ nachzuholen, wenn sich kein kardialer Streuherd nachweisen läßt.

Zur chirurgischen Therapie hat sich der supraklavikuläre Zugang bewährt, der einen guten Überblick zur Resektion einer Halsrippe oder der 1. thorakalen Rippe sowie aller fibromuskulären Strukturen im Bereich der Skalenuslücke bietet. Außerdem ermöglicht er auch einen adäquaten Zugang zur A. subclavia. Bei einer arteriellen Pathologie, die bis in die A. axillaris reicht, empfiehlt sich gelegentlich der zuerst von Martin [42] beschriebene kombinierte supra- und infraklavikuläre Zugang (s. Abb. 37.4). Nur gelegentlich wird die mediale Resektion der Klavikula notwendig sein, um die Arterie adäquat darzustellen [28].

Bei der Behandlung der arteriellen Läsion empfiehlt sich ein aggressives Vorgehen auch beim nur geringgradig dilatierten Gefäß. Es sollte probatorisch längs eröffnet werden, da gelegentlich eine Intimaläsion angiographisch nicht nachweisbar ist, und kann dann, ggf. unter Verwendung eines Patch, wieder verschlossen werden [28, 64, 75]. Die probatorische Gefäßeröffnung dürfte jedoch in der Zukunft von der intraoperativen Duplexsonographie oder dem intravaskulären Ultraschall (IVUS) abgelöst werden.

Aneurysmen der A. subclavia dagegen sollten immer reseziert werden. Eine End-zu-End-Reanastomose ist oft durch den Längengewinn nach Resektion der Halsrippe primär möglich. Ansonsten empfiehlt sich die Interpostition eines autologen Venensegments oder einer Gefäßprothese zur Rekonstruktion. Bei jeder Gefäßmanipulation ist an die gefürchtete Komplikation einer retrograden zerebralen Embolisation zu denken [72, 75]. Nur bei multisegmentalen peripheren Gefäßverschlüssen und schwerer Ischämie ist ein peripherer Venenbypass indiziert. Die meist schlechten Abstromverhältnisse führen jedoch nicht selten zu enttäuschenden Ergebnissen [16]. Wenn sich nach der Katheterdesobliteration die periphere Strombahn nicht zufriedenstellend eröffnen läßt, sollte noch zusätzlich die extrapleurale dorsale Sympathektomie unter Resektion des 2. und 3. sympathischen Thorakalganglions durchgeführt werden [23, 28, 58].

37.3.6 Resultate

Die Langzeitergebnisse sind bei aggressivem chirurgischem Vorgehen sehr gut. Vereinzelte Berichte über persistierende ischämische Beschwerden und Amputationen sind meist auf nicht erkannte proximale Emboliequellen bzw. rezidivierende stumme Embolien mit irreversibler Verlegung der Ausstrombahn zurückzuführen [64]. Bei der Durchsicht der publizierten Resultate von 1970–1990 fanden Sanders u. Craig nach durchschnittlich 5 Jahren gute Resultate bei 85% von 137 Patienten. Eine Amputation wurde bei 3% notwendig, 3% erlitten perioperativ einen Schlaganfall, und 1,4% erlagen der Erkrankung [58].

37.4 Die primäre Thrombose der V. axillaris und subclavia – das venöse TOS oder Paget-von-Schroetter-Syndrom

37.4.1 Inzidenz

Das venöse TOS, die Thrombose der V. subclavia und axillaris durch Kompression im Bereich des „thoracic outlet" und Schultergürtels, tritt nur bei etwa 10% aller Patienten mit Thrombosen im Bereich der oberen Extremität auf. Bei 90% der Patienten dagegen findet sich anamnestisch ein direktes Trauma, meist eine vorausgegangene invasive Katheteranwendung im Bereich der V. subclavia, eine Koagulopathie oder andere sekundäre Ursachen.

Venöse Beschwerden durch Kompression oder Thrombose des axillosubklavialen Venensegments werden nur in etwa 3–16% der Patienten mit TOS beobachtet [20, 35, 41, 68]. Bei 2 Dritteln finden sich daneben auch neurologische Beschwerden im Sinne eines neurogenen TOS [41].

37.4.2 Pathologie

Die V. subclavia wird typischerweise bei stärkerer Abduktion und Retroversion der Schulter (Tennisspieler, Gewichtheber) repetitiv in der kostoklavikulären Enge zwischen dem hypertrophierten M. subclavius und der 1. Rippe komprimiert [4]. Von laterodorsal können die Hypertrophie des M. scalenus anterior bzw. seiner Insertion an der 1. Rippe – dem Tuberculum subclavium – noch zusätzlich einengend wirken. Bei repetitiver Kompression der Vene kommt es schließlich zur Fibrosierung der Wand und zum Intimaschaden, der dann auslösend für die Thrombose ist. Inwieweit zusätzlich noch eine Hyperkoagulobilität z.B. aufgrund von Einnahme von Östrogenen ursächlich eine Rolle spielt, ist derzeit nicht mit Sicherheit zu beantworten [37].

37.4.3 Klinik

Das von Paget und von von Schroetter vor über 100 Jahren unabhängig beschriebene Krankheitsbild der Spontanthrombose der V. subclavia tritt typischerweise am dominanten Arm bei Männern im 2. und 3. Lebensjahrzehnt auf [50, 66]. Betroffene Frauen sind dagegen im Durchschnitt etwa 10 Jahre älter [20]. Die Anamnese einer stärkeren physischen, meist athletischen Beanspruchung der Extremität läßt sich in 75% der Fälle erheben („thrombose par effort") [26, 35]. Die teils akut, teils schleichend einsetzenden Beschwerden betreffen die meist schmerzlose Schwellneigung des gesamten Armes. Die Schwellung bessert sich in Ruhe oft spontan und exazerbiert wieder nach Aktivität. Gelegentlich finden sich neben Schweregefühl auch dumpfe Schmerzen im Bereich des Armes. Starke Schmerzen, Taubheitsgefühl oder Einschränkungen der Fingermotorik sprechen dagegen für eine gleichzeitig bestehende Irritation des Plexus brachialis.

Im Spontanverlauf bildet sich die Schwellung meist nach 2–3 Wochen zurück. Danach auftretende rezidivierende Schwellungszustände bei körperlicher Aktivität weisen einerseits auf eine postthrombotische venöse Hypertonie bei mangelnder Kapazität der abführender Kollateralen hin, andererseits entstehen sie auch auf dem Boden nachweisbarer Rezidivthrombosen im Bereich der Schulterkollateralen. Postthrombotische Hautveränderungen oder gar venöse Ulzera entwickeln sich dagegen an der oberen Extremität nur extrem selten. Lungenembolien aus dem Zustromgebiet der oberen Hohlvene galten früher als klinische Rarität. Mit sensitiveren Nachweisverfahren (Ventilations-Perfusions-Lungenszintigramm, Pulmonalisangiogram) lassen sie sich aber bei 10–15% von Patienten mit Thrombose der oberen Extremität nachweisen [25, 26].

37.4.4 Klinische Untersuchung und Differentialdiagnose

Je nach Dauer der Symptomatik findet sich nach einer frischen Thrombose der V. axillaris oder subclavia neben der meist schmerzlosen Schwellung der gesamten oberen Extremität auch eine zyanotische Verfärbung. Im akuten Stadium ist die V. axillaris leicht druckschmerzhaft und als derber Strang oder prall elastisch gefüllt palpabel. Nach Rückbildung der akuten Symptomatik weisen oft nur noch diskrete Anzeichen wie venöse Kollateralen im Schultergürtelbereich auf eine stattgehabte größere Thrombose hin. (Abb. 37.10) Die Beobachtung einer vergrößerten V. jugularis interna deutet dagegen eher auf einen stenosierenden Prozeß im Bereich der oberen Hohlvene hin. Bei der überwiegenden Mehrzahl läßt sich auch das Verschwinden der Armpulse bei den verschiedenen Abduktionsmanövern nachweisen. Darüber hinaus finden sich bei etwa 45% der Patienten auch Hinweise auf eine Plexuskompression anhand von somatosensorisch evozierten Potentialen [37].

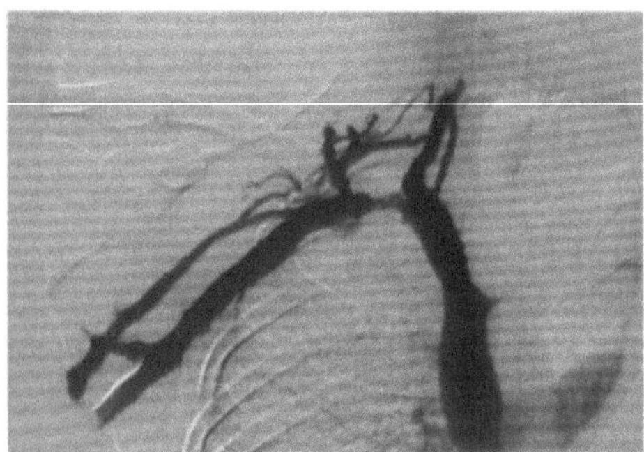

Abb. 37.10. 46jähriger Patient mit rekanalisierter Thrombose der V. subclavia dextra. Venöser Abfluß über Kollateralvenen in die V. jugularis

Anamnestisch sowie bei der körperlichen Untersuchung ist immer nach einer vorausgehenden Kathetermanipulation im Bereich der großen Venen des Schultergürtels zu suchen. Häufig erinnern sich die Patienten nicht mehr daran, und nur noch alte Punktionsnarben weisen auf die immer häufigere und längerdauernde Verwendung von zentralen Zugängen, Pulmonaliskathetern, Schrittmachersonden oder Chemotherapieports hin. Die hierbei oft inapparent verlaufende Thrombose der V. subclavia ist mit einer Inzidenz von 25% durchaus keine Seltenheit [36].

37.4.5 Diagnostik

Obgleich sich mit der nichtinvasiven Duplexsonographie die komplette Thrombosierung der V. subclavia mit 100% Sensitivität und Spezifität nachweisen läßt, ist die Methode bei der Darstellung der genauen Morphologie und besonders beim Nachweis nichtokklusiver Venenveränderungen der Phlebographie deutlich unterlegen. Auch mit der sehr sensitiven MRT finden sich klinisch nicht immer korrelierende Befunde [24]. Deshalb und auch, weil der 1. therapeutischen Schritt – die Katheterlyse – sie ohnehin notwendig macht, ist die Phlebographie weiterhin unverzichtbar [37]. Um größere Verdünnungseffekte zu vermeiden und eine isolierte Thrombose im Bereich der V. axillaris nicht zu übersehen, sollte die Kontrastmittelgabe am besten über die V. basilaris und nicht über das V.-cephalica-Stromgebiet erfolgen. Nach Injektionen im Liegen am adduzierten und abduzierten Arm [Abb. 37.11] ist gelegentlich die Wiederholung im Sitzen erforderlich, um bei fehlender Thrombosierung eine Kompression am „thoracic outlet" nachzuweisen [37]. Der intravenöse Druck erhöht sich auch beim Gesunden in

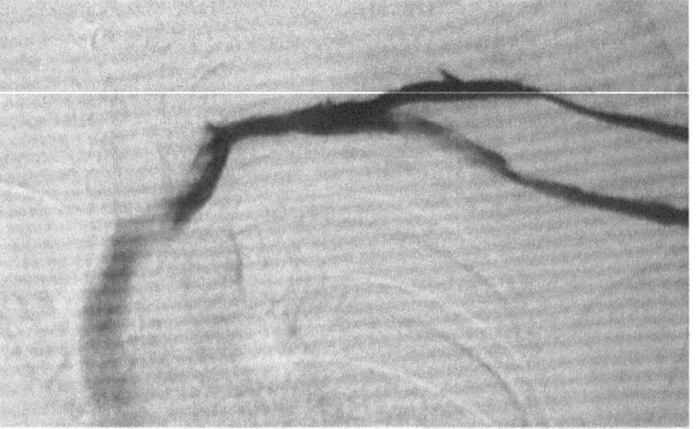

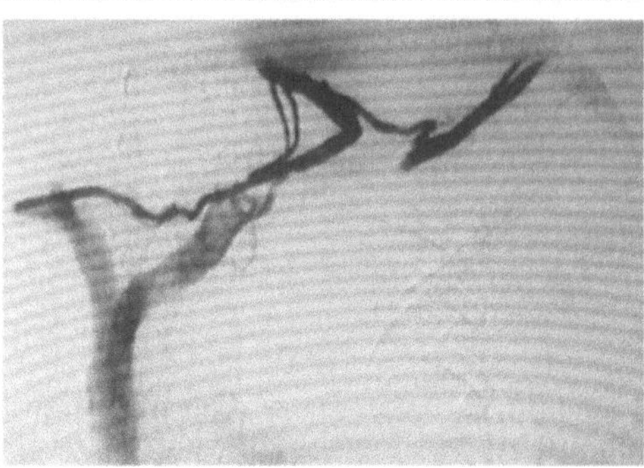

Abb. 37.11a,b. Asymptomatische 42jährige Patientin mit dynamischer Kompression der linken V. subclavia und venösem Abfluß über das Jugularissystem in Abduktionsstellung. Zustand nach Spontanthrombose der rechten V. subclavia. **a** Ruhestellung, **b** Funktionsstellung

Hyperabduktionsstellung von durchschnittlich 5 auf 7–9 mmHg. Dagegen lassen sich beim Patienten mit Verlegung der venösen Strombahn Drücke von über 12 mmHg nachweisen [12].

37.4.6 Therapie und Resultate

Der früher übliche Therapieansatz mit Hochlagerung der Extremität und Antikoagulation muß heute als obsolet gelten, da über 50% der Patienten danach auch langfristig noch symptomatisch bleiben. Auch die chirurgische Thrombektomie führte zu sehr uneinheitlichen Ergebnissen [1, 26]. Mit dem besseren Verständnis der zugrundeliegenden pathophysiologischen Mechanismen hat sich folgender multimodaler diagnostischer und therapeutischer Stufenplan durchgesetzt, der von der Mehrzahl erfahrener Kliniker empfohlen wird:

1. Die exakte *Darstellung der Thrombose* und eventuell bestehender Kollateralen als Ausdruck eines schon älteren Geschehens erfolgt mittels Phlebographie über die V. basilaris.
2. Die *Beseitigung der akuten Thrombose* wird am besten mittels kathetergesteuerter lokaler Lysetherapie mit Urokinase durchgeführt.

3. Die *Darstellung der zugrundeliegenden Pathologie* erfolgt mittels Kontrollphlebogramm.
4. Die *Beseitigung der auslösenden Pathologie* wird zum einen durch die chirurgische Dekompression des „thoracic outlet" erreicht, zum anderen erlaubt die Kombination mit der Katheterdilatation auch die Beseitigung einer verbleibenden venösen Stenose.
5. Zur *Sicherung des Therapieergebnisses* erfolgt die mittelfristige Antikoagulation mit Marcumar (3–6 Monate).

Zur lokalen Katheterlyse wird zunächst die Bolusdosis von 250 000 I.E. Urokinase/h für 1–2 h direkt in den Thrombus appliziert, danach wird die Infusion von 60–120 000 I.E./h empfohlen. Zusätzlich wird niederschwellig nach einem Bolus von 5 000 I.E. Heparin i.v. mit 500–800 I.E./h heparinisiert. Die meisten Thrombosen lassen sich so innerhalb von 24 h eröffnen. Bei Thrombosen, die älter als 7–10 Tage sind, geht die Erfolgsrate drastisch zurück. Hier lassen sich gelegentlich jedoch durch Verlängerung der Lysetherapie auf 48 h noch Erfolge erzielen, dies aber um den Preis wachsender Komplikationen einer dann auch systemisch wirksam werdenden Lysetherapie [11, 37]. Das von Zimmerman et al. [79] vertretene systemische Lysekonzept mit Urokinase ergab mit 82% Erfolgsrate bei Thrombosen, die weniger als 8 Tagen alt waren, ebenfalls sehr gute Ergebnisse. Hierzu war jedoch im Mittel eine 10tägige Infusionstherapie notwendig.

Erfolgt zur Behandlung allein die Thrombolyse, finden sich bei etwa der Hälfte der Patienten Reststenosen bzw. Thromben, 43% bleiben langfristig symptomatisch [26]. Auch die Kombination von Lysetherapie und unmittelbar nachfolgender Katheterdilatation (PTA) hat sich ohne chirurgische Dekompression einer nachgewiesenen Einengung am „thoracic outlet" nicht bewährt [35]. Mit der transaxillären Resektion der 1. Rippe im Intervall werden schließlich auch die lokale Venenkompression behoben und das Therapieergebnis langfristig gesichert [35, 57, 74]. Ob die Einhaltung eines mehrmonatigen Intervalls zwischen Lysetherapie und chirurgischer Dekompression sinnvoll ist oder sie schon kurzfristig danach erfolgen sollte, läßt sich derzeit nicht sicher beantworten. Befürworter der sofortigen Therapie verweisen auf Rethrombosen im Intervall trotz Antikoagulation [45, 57, 74]. Nach Machleder [35] ermöglicht dagegen ein Intervall von 2–3 Monaten die von Sundqvist [70] beschriebenen reparativen Vorgänge der venösen Intima. Das von Thompson et al. [73] vertretene Therapiekonzept des kombiniert supra- und infraklavikulären Zugangs zur V. subclavia (s. Abb. 37.4) betont die ausgedehnte Auslösung der Vene von umgebendem Narbengewebe und Resektion auch des sternalen Ansatzes der 1. Rippe. Beim Patienten mit Kontraindikationen zur Lysetherapie oder nach erfolgloser Lyse wurden vereinzelt auch gute Ergebnisse mit der Kombination von chirurgischer Thrombektomie und Resektion der 1. Rippe erzielt. Dies kann von einem supraklavikulären Zugang [1] oder nach Resektion der medialen Klavikula durchgeführt werden [4].

Insgesamt ist die etwas weniger aggressive Vorgehensweise mit transaxillärer Resektion der 1. Rippe in der Regel durchaus adäquat. Klinisch bestehen hiermit auch die meisten Erfahrungen und die besten Ergebnisse. Langfristig wird bei über 80% der Patienten Beschwerdefreiheit erreicht [26, 35]. Wenn nach erfolgreicher Dekompression trotz Dilatation noch venöse Stenosen bestehen, ist schließlich noch die Implantation eines Stents zu diskutieren. Diesbezüglich gibt es jedoch nur wenig Erfahrung, und langfristig ist eine Einengung oder Abknickung des Stents unter der Klavikula nicht auszuschließen [7].

Zusammenfassend handelt es sich bei den Kompressionssyndromen der oberen Thoraxapertur und des Schultergürtels um ein komplexes Zusammenspiel von anatomischen Varianten und funktionellen Veränderungen am Schultergürtel. Je nach primär betroffener Struktur – Nerv, Arterie oder Vene – stehen neben rein dekomprimierenden Maßnahmen auch primär rekonstruktive Gefäßeingriffe im Vordergrund des individuellen Therapieplans. Rein symptomatische Therapieansätze, die sich allein auf die Lumeneröffnung der Arterie oder Vene konzentrieren und die extrinsische Kompression ignorieren, führen dagegen oft zu unzureichenden Ergebnissen.

Literatur

1. Adams JT, DeWeese JA (1971) "Effort" thrombosis of the axillary and subclavian veins. J Trauma 11:923
2. Adson AW (1947) Surgical treatment for symptoms produced by cervical ribs and the scalenus anticus muscle. Surg Gynecol Obstet 85:687
3. Adson AW, Coffey JR (1927) Cervical rib: a method of anterior approach for relief of symptoms by the division of the scalenus anticus. Ann Surg 85:839
4. Aziz S, Straehley CJ, Whelan TJ (1986) Effort-related axillosubclavian vein thrombosis: a new theory of pathogenesis and a plea for direct surgical intervention. Am J Surg 152:57
5. Cahill BR, Palmer RE (1983) Quadrilateral space syndrome. J Hand Surg 65

6. Cheng S, Stoney RJ (1994) Supraclavicular reoperation for neurogenic thoracic outlet syndrome. J Vasc Surg 19:565
7. Cohen GS, Braunstein L, Ball DS, Domeracki F (1996) Effort thrombosis: effective treatment with vascular stent after unrelieved venous stenosis following a surgical release procedure. Cardiovasc Intervent Radiol 19:37
8. Cormier J, Amrane M, Ward A, Laurian C, Gigou F (1989) Arterial complications of the thoracic outlet syndrome: Fifty-five operative cases. J Vasc Surg 9:778
9. Dawson DM (1993) Entrapment neuropathies of the upper extremities. New Engl J Med 329(27):2013
10. DeWeese JA (1992) Arterial complications of the thoracic outlet syndrome – association with bony abnormalities and optimal method of treatment. (Nineteenths annual symposium on current critical problems and new techniques in vascular surgery. New York City)
11. Druy EM, Trout HH, Giordano JM, Hix WR (1985) Lytic therapy in the treatment of axillary and subclavian vein thrombosis. J Vasc Surg 6:821
12. Dunant JH (1981) Effort thrombosis, a complication of thoracic outlet syndrome. Vasa 10:322
13. Durham JR, Yao JS, Pierce WH, Nuber GM, McCarthy WJ (1995) Arterial injuries in the thoracic outlet. J Vasc Surg 21:57
14. Ellison DW, Wood VW (1994) Trauma-related thoracic outlet syndrome. J Hand Surg 19B(4):424
15. Elvey RL (1980) Brachial plexus tension tests and the pathoanatomical origin of arm pain. Melbourne Lincoln Institute of Health Sciences, 1980:105
16. Etheredge S, Wilbur B, Stoney RJ (1979) Thoracic outlet syndrome. Am J Surg 138:175
17. Etter L (1944) Osseous abnormalities of the thoracic cage seen in forty thousand consecutive chest photoroentgenograms. Am J Roentgenol 51:359
18. Finkelstein JA, Johnston KW (1993) Thrombosis of the axillary artery secondary to compression by the pectoralis minor muscle. Ann Vasc Surg 7:287
19. Glover JL, Worth RM, Bendik PJ (1981) Evoked responses in the diagnosis of thoracic outlet syndrome. Surgery 89:86
20. Gloviczki P, Kazmier FJ, Hollier LH (1996) Axillary-subclavian venous occlusion: The morbidity of a nonlethal disease. J Vasc Surg 4:333
21. Gockel M, Vastamäki M, Alabranta H (1994) Long term results of primary scalenotomy in the treatment of thoracic outlet syndrome. J Hand Surg 19 B:229
22. Green RM, McNamara J, Ouriel K (1991) Long-term follow-up after thoracic outlet decompression: an analysis of factors determining outcome. J Vasc Surg 14(6):739
23. Haimovici H (1984) Arterial thromboembolism secondary to thoracic outlet compression. In: Haimovici H (ed) Vascular surgery – principles and techniques, 2nd edn. Appleton Century Crofts, Norwalk, p 903
24. Haire WD, Lynch TG, Lund GB, Lieberman RP, Edny JA (1991) Limitations of magnetic resonance imaging and ultrasound-directed (duplex) scanning in the diagnosis of subclavian vein thrombosis. J Vasc Surg 13:391
25. Harley DP, White GH, Nelson RJ, Mehringer CM (1984) Pulmonary embolism secondary to venous thrombosis of the arm. Am J Surg 147:221
26. Hurlbert SN, Rutherford RB (1995) Basic data underlying clinical decision making: primary subclavian-auxillary vein thrombosis. Ann Vasc Surg 9:217
27. Juvonen T, Satta J, Laitala P, Luukkonen K, Nissinen J (1995) Anomalies at the thoracic outlet are frequent in the general population. Am J Surg 170:33
28. Kieffer E, Ruotolo C (1995) Arterial complications of thoracic outlet compression. In: Rutherford R, (ed) Vascular surgery, vol 1, 4th edn. WB Saunders, Philadelphia, p 992
29. Lai DT, Walsh J, May J (1995) Predicting outcomes in thoracic outlet syndrome. Med J Aust 162(7):345
30. Lang J (1985) Topographische Anatomie des Plexus Brachialis und Thoracic-Outlet Syndrome. de Gruyter, Berlin
31. Lindgren KA (1995) Reasons for failures in the surgical treatment of thoracic outlet syndrome. Muscle Nerve 18:1484
32. Lindgren KA, Manninen H, Rytkönen H (1995) Thoracic outlet syndrome – a functional disturbance of the thoracic upper aperture? Muscle Nerve 18: 526
33. Lindgren SH, Ribbe EB, Norgren LE (1989) Two year follow-up of patients operated on for thoracic outlet syndrome: effects on sick leave incidence. Europ J Vasc Surg 3:411
34. Longley DG, Yedlicka JW, Molina EJ, Schwabacher S, Hunter DW, Letourneau JG (1992) Thoracic outlet syndrome: evaluation of the subclavian vessels by color duplex sonography. AJR 158:623
35. Machleder HI (1993) Evaluation of a new treatment strategy for Paget-Schroetter syndrome: spontaneous thrombosis of the axillary-subclavian vein. J Vasc Surg 17:305
36. Machleder HI (1993) Vascular diseases of the upper extremities and the thoracic outlet syndromes. In: Moore W (ed) Vascular surgery. A comprehensive review, 4th edn. Saunders, Philadelphia, p 592
37. Machleder HI (1995) Axillary-subclavian vein thrombosis. In: Rutherford RB (ed) Vascular surgery, vol 1, 4th edn. Saunders, Philadelphia, p 999
38. Machleder HI, Moll F, Verity A (1986) The anterior scalene muscle in thoracic outlet compression syndrome: histochemical and morphometric studies. Arch Surg 121:1141
39. Machleder HI, Moll F, Nuwer M, Jordan S (1987) Somatosensory evoked potentials in the assessment of thoracic outlet compression syndrome. J Vasc Surg 6:177
40. Mackinnon SE (1994) Thoracic outlet syndrome. Ann Thorac Surg 58:287
41. Makhoul RG, Machleder HI (1992) Developmental anomalies at the thoracic outlet: an analysis of 200 consecutive cases. J Vasc Surg 16(4):534
42. Martin J, Gaspard DJ, Johnston PW, Kohl RD, Dietrick W (1976) Vascular manifestations of the thoracic outlet syndrome. A surgical urgency. Arch Surg 779
43. Mast H (1994) Neurologische Symptomatik, Diagnostik und Therapie des sogenannten „thoracic-outlet-syndrome". Dtsch Med Wochenschr 119:1087
44. Mingoli A, Feldhaus RJ, Farina C, Cavallari N, Sapienzia P, di Marzo L, Cavallaro A (1995) Long-term outcome after transaxillary approach for thoracic outlet syndrome. Surgery 118:840
45. Molina JE (1992) Surgery for effort thrombosis of the subclavian vein. J Thorac Cardiovasc Surg 103:341
46. Nakatsuchi Y, Saitho S, Hosaka M, Matsuda S (1995) Conservative treatment of thoracic outlet syndrome using an orthosis. J Hand Surg (Brit) 20B(1):35

47. Novak CB, Mackinnon SE, Patterson GA (1993) Evaluation of patients with thoracic outlet syndrome. J Hand Surg (Am) 18(2):292
48. Ojha M, Johnson KW, Cobbold RS (1990) Evidence of a possible link between poststenotic dilation and wall shear stress. J Vasc Surg 11:127
49. Owens JC (1984) Thoracic outlet compression syndromes. In: Haimovici H (ed) Vascular surgery. Principles and techniques, 2nd edn. Appleton Century Crofts, Norwalk, p 877
50. Paget J (1875) Clinical lectures and essays. Longmans, Green, London
51. Panegyres PK, Moore NM, Gibson R, Rushworth G, Donaghy M (1993) Thoracic outlet syndrome and magnetic resonance imaging. Brain 116:823
52. Peet RM, Hendriksen MD, Anderson TP (1956) Thoracic outlet syndrome: evaluation of a therapeutic exercise program. Mayo Clin Proc 31:281
53. Porter JM, Edwards JM (1995) Occlusive and vasospastic diseases involving distal upper extremity arteries – Raynaud's Syndrome. In: Rutherford RB (ed) Vascular surgery, vol 1, 4th edn. Saunders, Philadelphia, p 961
54. Roos DB (1966) Transaxillary approach for first rib resection to relieve thoracic outlet syndrome. Ann Surg 163:354
55. Roos DB (1976) Congenital anomalies associated with thoracic outlet syndrome; anatomy, symptoms, diagnosis and treatment. Am J Surg 132:771
56. Roos DB (1979) New concepts of thoracic outlet syndrome that explain etiology, symptoms and treatment. Vasc Surg 13:313
57. Roos DB (1987) Thoracic outlet syndromes: Update 1987. Am J Surg 154:568
58. Sanders RJ, Haug C (1991) Review of arterial thoracic outlet syndrome with a report of five new instances. Surg Gynecol Obstet 173:415
59. Sanders RJ, Pearce WH (1989) The treatment of thoracic outlet syndrome: a comparison of different operations. J Vasc Surg 10:626
60. Sanders RJ, Roos DB (1989) The surgical anatomy of the scalene triangle. Contemp Surg 35:11
61. Sanders RJ, Haug CE, Pearce WH (1990) Recurrent thoracic outlet syndrome. J Vasc Surg 12:390
62. Sanders RJ, Jackson CG, Banchero N, Pearce WH (1990) Scalene muscle abnormalities in traumatic thoracic outlet syndrome. Am J Surg 159:231
63. Schapera J (1987) Autosomal dominant inheritance of cervical ribs. Clin Genet 31:386
64. Schein CJ, Haimovici H, Young H (1956) Recent advances in surgery. Arterial thrombosis associated with cervical ribs: surgical considerations. Surgery 40:428
65. Schnyder H, Rösler KM, Hess CW (1994) Die diagnostische Bedeutung von elektrophysiologischen Zusatzuntersuchungen bei Verdacht auf neurogenes Schultergürtelsyndrom (thoracic outlet syndrome). Schweiz Med Wochenschr 124:349
66. Schroetter L von (1884) Erkrankungen der Gefäße. In: Nothnagel (Hrsg) Handbuch der Pathologie und Therapie. Holder, Wien
67. Schulte KR, Warner JJ (1995) Uncommon causes of shoulder pain in the athlete. Orthop Clin North Am 26:505
68. Selke FW, Kelley TR (1988) Thoracic outlet syndrome. Am J Surg 156:54–57
69. Stoney RJ, Cheng SW (1995) Neurogenic throracic outlet syndrome. In: Rutherford RB (ed) Vascular surgery, vol 1, 4th edn. Saunders, Philadelphia, p 976
70. Sundqvist SB, Hedner U, Kullenberg HK, Bergentz S (1972) Deep venous thrombosis of the arm: a study of coagulation and fibrinolysis. Acta Chir Scand 138:313
71. Swinton NW, Hall RJ, Baugh JH, Blake HA (1970) Unilateral Raynaud's phenomenon caused by cervical-first rib anomalies. Am J Med 48:404
72. Symonds CP (1927) Two cases of thrombosis of subclavian artery with contralateral hemiplegia of sudden onset, probably embolic. Brain 50:259
73. Thompson RW, Schneider PA, Nelken NA, Skioldebrand CG, Stoney RJ (1992) Circumferential venolysis and paraclavicular thoracic outlet decompression for "effort thrombosis" of the subclavian vein. J Vasc Surg 16:723
74. Urschel HC, Razzuk MA (1991) Improved management of the Paget-Schroetter syndrome secondary to thoracic outlet compression. Ann Thorac Surg 52:1217
75. Vollmar J (1996) Rekonstruktive Chirurgie der Arterien. 4. Aufl. Thieme, Stuttgart, S 328
76. Winkel D, Vleeming A, Fisher S, Meijer O, Vroege C (1985) Nichtoperative Orthopädie der Weichteile des Bewegungsapparates. Fischer, Stuttgart New York, S 114
77. Wood VE, Biondi J (1990) Double-crush nerve compression in the thoracic-outlet-syndrome. J Bone Joint Surg 72:85
78. Wood VE, Ellison DW (1994) Results of upper plexus thoracic outlet syndrome operation. Ann Thorac Surg 58:458
79. Zimmermann R, Morl H, Harenberg J, Gerhardt P, Kuhn HM, Wahl P (1981) Urokinasetherapy of subclavian-axillary vein thrombosis. Klin Wochenschr 59:851

Sachverzeichnis

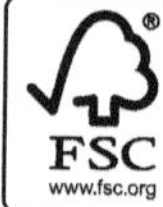
MIX
Papier aus verantwortungsvollen Quellen
Paper from responsible sources
FSC® C105338

If you have any concerns about our products,
you can contact us on
ProductSafety@springernature.com

In case Publisher is established outside the EU,
the EU authorized representative is:
Springer Nature Customer Service Center GmbH
Europaplatz 3, 69115 Heidelberg, Germany

Printed by Libri Plureos GmbH
in Hamburg, Germany